ICD-10

疾病和有关健康问题的国际统计分类

第十次修订本

第一卷

类目表

第二版

北京协和医院世界卫生组织
国际分类家族合作中心编译

主译　董景五
编译　薛　欣
主审　董景五

世界卫生组织

人民卫生出版社

ICD-10:疾病和有关健康问题的国际统计分类:第十次修订本,第一卷
第二版

1990年第43届卫生大会通过了国际疾病分类第十次修订本(WHA 43.24)并且批准了1989年9月26日至10月2日在日内瓦举行的ICD第十次国际修订会议对在10年修订周期内对其进行更新的建议。

该建议在1996年于日本东京举行的WHO国际分类家族合作中心年度会议上被投入运作,随后建立了指导进行更新的一个正式机制。按照这样的更新机制,每年进行较小的更新,如果需要的话,每三年进行较大的更新。

有关进行更新的更多信息以及更新内容的累积列表请见:http://www.who.int/classifications/。今后的更新也将在该网址列出。

ICD-10第二版包含了第一版第三卷中作为补遗对第一卷的勘误表以及在1998至2003年间生效的更新内容。

图书在版编目(CIP)数据

疾病和有关健康问题的国际统计分类:第十次修订本,第一卷/董景五主译. —二版. —北京:人民卫生出版社,2008.6
ISBN 978-7-117-09970-7

Ⅰ.疾… Ⅱ.董… Ⅲ.疾病-统计分析-世界
Ⅳ.R195.4

中国版本图书馆CIP数据核字(2008)第024734号

ISBN 978-7-117-09970-7

疾病和有关健康问题的国际统计分类
第十次修订本
第一卷
第二版

主　　译:董景五
出版发行:人民卫生出版社(中继线 010-59780011)
地　　址:北京市朝阳区潘家园南里19号
邮　　编:100021
E-mail:pmph @ pmph.com
购书热线:010-59787592　010-59787584　010-65264830
印　　刷:三河市宏达印刷有限公司
经　　销:新华书店
开　　本:787×1092　1/16　　**印张**:61.5
字　　数:2493千字
版　　次:1996年12月第1版　2025年5月第2版第38次印刷
标准书号:ISBN 978-7-117-09970-7
定　　价:148.00元
打击盗版举报电话:010-59787491　E-mail:WQ @pmph.com
(凡属印装质量问题请与本社市场营销中心联系退换)

第二版编译说明

国际疾病分类（简称 ICD）自产生到现在已有 100 多年的历史，它在世界卫生组织（简称 WHO）和各成员国的关注和支持下得以不断的补充、完善，并成为国际公认的卫生信息标准分类。

在世界卫生组织的推荐下，经卫生部批准，我国于 1981 年在北京协和医院成立了 WHO 疾病分类合作中心，随着推广应用与健康有关的其他国际分类工作的逐渐开展，按照 WHO 的要求，中心名称也随之改为 WHO 国际分类家族合作中心（简称 WHO-FIC 中心）。

中心自成立以来即开始了推广应用国际疾病分类第九次修订本（ICD-9）的工作,经卫生部批准于 1987 年起在我国正式使用 ICD-9 编码进行疾病统计和死因统计工作。1993 年 5 月，国家技术监督局发布了等效采用 ICD-9 编制的“疾病分类与代码”国家标准，这标志着我国应用国际疾病分类的工作从此走上了法制化的轨道。

国际疾病分类第十次修订工作始于 1983 年，世界卫生组织多次召开 WHO-FIC 中心主任会议以及专家委员会会议，商讨、制定第十次修订本的内容，并通过 WHO 各成员国和地区办事处大量征求意见和建议，经过近十年努力，四易其稿，终于在 1992 年-1994 年先后完成并出版了《国际疾病分类第十次修订本（ICD-10）》三卷书，该分类于 1989 年被国际疾病分类第十次国际修订会议批准，并被随后举行的第 43 届世界卫生大会正式通过，自 1993 年 1 月 1 日起生效。中心随即于 1996 年-1998 年编译完成并先后出版了 ICD-10 中文本三卷书。按照卫生部的统一部署，从 2002 年起，我国正式使用 ICD-10 编码开展疾病和死因统计工作。

1999 年，世界卫生组织成立了 ICD-10 更新顾问委员会（URC）。作为唯一的权威机构，URC 负责对分类原文版的修订工作，包括广泛收集建议、识别并确定所修订内容的影响程度。对 ICD-10 其他语种版本的编译工作则分别由各国的权威机构来完成。2005 年世界卫生组织在日内瓦正式出版了《国际疾病分类第十次修订本（ICD-10）第二版》三卷书，以后每年还将通过官方渠道继续发布对 ICD-10 有关内容的修订和使用建议。

按照 WHO 对中心的工作部署，我们编译了 ICD-10 第二版三卷书的中文本，编译内容除了以ICD-10 三卷书英文本为主要依据外，还参照了由 WHO 官方渠道发布的对 ICD-10 的修订建议（本书截止到 2006 年度），这样既可以确保我国在疾病和死因分类统计上与各国保持一致,同时也能够满足广大使用者对新版 ICD-10 的需求。对今后更新内容有兴趣的使用者，可以登陆由中心负责发布信息并提供维护和咨询服务的中文平台：http：//www. icd. cn。

ICD-10 在保持 ICD-9 基本内容的基础上做了较大的变动，主要表现在：

（1）分类的名称由过去的“国际疾病分类”改为“疾病和有关健康问题的国际统计分类”，为保持连续性，简称仍使用“国际疾病分类（ICD-10）”。这一改动进一步强调了 ICD 的统计目的，扩大了 ICD 的应用范围，有利于 ICD 在国际卫生统计信息间的交流和比较；

（2）全书由两卷改为三卷。其中第一卷为 ICD 编码的内容类目表，第二卷为指导手册，第三卷为字母顺序索引，从而更加详细地介绍了在应用 ICD-10 中的有关内容；

（3）编码形式由“纯数字编码”改为“字母数字编码”形式。在不增加位数的前提下，使分类可采用的编码容量有所扩大，为更加合理地分配有关内容以及为将来增加和改变编码留出了空间。

（4）增加分类的章节，扩大核心内容。第二版将全书分为22大章，将原来合并在一章的“神经系统和感觉器官的疾病”分别设立为：“神经系统疾病”、“眼和附器疾病”及“耳和乳突疾病”三章；将原来的两个补充分类 -“损伤和中毒的外因”及“影响健康状态和与保健机构接触的某些因素” - 调整为核心分类的内容；另外新增加了第22章“用于特殊目的的编码”。

ICD-10 基本保持了 ICD-9 的结构框架及编码和分类原则，并对 ICD 分类轴心、星剑号系统、有关死亡的定义以及对死亡和疾病进行编码的原则进行了更详细的说明。

ICD-10 更加明确“疾病和有关健康问题分类家族（FIC）”的概念，即以 ICD 为核心分类之一，以其他相关分类、衍生分类和国际疾病命名法为外围，逐渐加强和完善这一分类家族。ICD-10 的推广应用必将进一步提高我国医学科学及卫生统计工作的水平。

编译 ICD-10 三卷书中文本是一项十分艰巨的工作，在时间紧、人手少、任务重的情况下，我们以保证质量为基本原则，坚持高标准、严要求，力争使本书体现现代医学科学发展的水平。在编译中，我们严格按照 ICD-10 英文本的内容进行逐条翻译，同时在不违背英文原意的前提下，尽可能符合中文阅读的习惯，并对有关的编译原则作如下规定和说明：

（1）由于目前还没有完整统一的医学术语和标准疾病名称，在 ICD 中使用的医学名词也只是多数国家常用的习惯名称。为了尽量使用更具权威的标准医学名词，在编译中我们已尽量采用了已由全国科学技术名词审定委员会公布的有关学科的标准名词（见参考资料 6-16），并参考了国内几本影响较大的英汉辞典（见参考资料 17-21）。

（2）以人名命名的疾病、综合征或医学诊断名词，除已有标准名称的之外，均以《世界人名翻译大辞典》（见参考资料 22）的译名为准。当某些常见疾病的现译名与医学界惯用的原译名差别较大时，则尽量将新旧译名并列出现。

如：H81.0 梅尼埃［美尼尔］病

当译名仅一个汉字时则在后面加“氏”；当译名超过一个字时，则不再加“氏”。

如：Q90 唐氏综合征

Q91 爱德华兹综合征和帕套综合征

（3）以地名命名的疾病、综合征或医学诊断名词，按照通常的译名翻译。

如：A83.0 日本脑炎

（4）以人名或地名命名的细菌、病毒及其他病原体的译名，除已有标准名称的之外，也参照上面的（2）、（3）条规定。

如：A02 其他沙门菌感染

（5）文中常见的两个英文缩写词的含义是：

NOS 为 Not Otherwise Specified 的缩写，其含义是：其他未特指

NEC 为 Not Elsewhere Classified 的缩写，其含义是：不可归类在他处者

本书主要为从事疾病编码、疾病统计、生命统计工作的人员作为工作用书。另外在医学领域中从事卫生行政管理、医疗、科研、教学的人员以及高等和中等医学院校的师生也能够从中受益。本书对有志于学习并使用中英文医学名词的广大医务卫生工作者来说，也是一本兼有医学辞典、标准编码及参考教材作用的工具书。由于编译人员水平有限，难免存在错误和缺欠之处，敬请读者批评指正，以便今后再版时修正。

北京协和医院世界卫生组织国际分类家族合作中心

2008 年 2 月

目 录

前 言

疾病分类可以解释为按照既定标准将疾病单位纳入类目的一种系统。分类可以有许多轴心，而轴心的选择将根据编制统计表的用途而定。疾病的统计分类必须在易于管理的类目数目内包含全部的疾病情况。

疾病和有关健康问题的国际统计分类第十次修订本，是最早形成于 1893 年作为贝蒂荣［原译名伯蒂隆］分类或国际死因列表的一系列分类中的最新版本。本书第二卷对该分类的历史背景进行了全面的回顾。本书的标题已做了适当修改，使其内容和目的更加清楚并能够反映在疾病和损伤以外不断发展的分类范围，而熟悉的简称“ICD”仍予以保留。在更新分类的过程中，疾病情况的分组是以一种被认为最适合于一般流行病学目的和卫生保健评价的方式进行的。

ICD 的第十次修订工作始于 1983 年 9 月在日内瓦举行的一次关于 ICD-10 的准备会议。工作方案由定期召开的世界卫生组织国际分类家族合作中心主任会议制定。指导方针由包括 1984 年和 1987 年召开的国际疾病分类第十次修订本专家委员会会议在内的一些专门会议提供。

除了由许多专家组和单个专家们提供的技术服务外，通过 1984 年和 1986 年两次修订草稿在全球的交流，还收到了来自世界卫生组织各会员国和地区办事处的大量意见和建议。从收到的意见来看，许多使用者明确希望 ICD 除了通常有的“诊断信息”（就术语的最广义来说）以外还能包含其他的各类数据。为了适应这些使用者可理解的要求，便产生了以传统的 ICD 及其熟悉的格式和结构为核心的分类“家族”。这样 ICD 本身将能满足一般目的的诊断信息要求,而其他各种分类将与 ICD 结合使用，那样既能用不同的方法处理同样的信息也能处理不同的信息（特别是医疗和手术操作及残疾）。

根据 ICD 第九次修订本产生时提出的不同的基础结构可能更符合多数使用者和各种使用者需要的建议，对其他几种模式进行了评估。很显然，无论如何，该分类传统的单变量轴心设计及其在结构上强调疾病情况发生的频率、花费或公共卫生的重要性的其他方面在时间上经受了考验，多数使用者对已被提出的可能替换的任何模式不予赞同。

作为第十次修订本的研究结果，传统的 ICD 结构被保留下来，但用一种字母数字编码方案代替了以前的数字编码方案。这样就提供了一个更大的编码框架，并为将来的修订留下空间，同时又不会像以前的修订那样使编码系统断裂。

为了使有效空间得到最佳的利用，免疫机制的某些疾患与血液及造血器官的疾病被放在一起（第三章）。为眼和附器疾病以及耳和乳突疾病分别建立了新章。以前的外因补充分类以及影响健康状态和与保健机构接触的某些因素的补充分类现已成为主要分类的一部分。

在第九次修订本中引入的对某些诊断报告采取剑号和星号双重分类系统的做法已被保留和扩展，星号轴心被包括在同类的三位数类目中。

ICD-10 三卷书的内容

分类的版式已被更改，由两卷改为三卷：

第一卷：类目表。包括第十次国际修订会议报告、三位数和四位数水平上的分类内容、肿瘤形态学的分类、死亡和疾病的特殊类目表、定义以及命名条例。

第二卷：指导手册。把过去包括在第一卷中的有关证明书和分类的注释以及在较早的修订本中没有的大量新的背景材料、教学材料、有关第一卷的使用及类目表的指导和 ICD 应用的计划放在一起。本卷还包括过去在第一卷的前言中出现过的历史资料。

第三卷：字母顺序索引。有索引本身的内容以及使用本索引的前言和扩充性说明书。

* * *

本分类被 1989 年国际疾病分类第十次国际修订会议所批准，并被第四十三届世界卫生大会正式通过，其决议如下：

第四十三届世界卫生大会研究了国际疾病分类第十次国际修订会议报告；

1. 通过会议的下列建议：

（1）由三位数类目、选择性四位数亚目的详细列表以及死亡和疾病的简短类目表，组成疾病和有关健康问题的国际统计分类第十次修订本，本分类自 1993 年 1 月 1 日起生效；
（2）有关孕产妇、胎儿、围生儿、新生儿和婴儿死亡的定义、标准和报告要求；
（3）对死亡的根本死因编码以及对疾病的主要情况编码的规则和说明；

2. 请求总干事发行疾病和有关健康问题的国际统计分类手册；

3. 批准会议的下列建议：

（1）对疾病和有关健康分类家族的概念和执行，要以疾病和有关健康问题的国际统计分类为核心分类，以一些有关的及补充的分类和国际疾病命名法为外围；
（2）在十年修订周期内完成一个更新过程。

致 谢

自 1948 年第六次修订以来，ICD 的周期性修订由世界卫生组织负责协调。随着使用本分类的增加，可以理解，每个使用者都希望对其修订作出贡献。第十次修订本就是大量的国际活动、合作以及折衷的产物。世界卫生组织对许多国际和国家的专家组以及许多国家的个人所做出的贡献表示感谢。

世界卫生组织（WHO）感谢设立在德国科隆的德国医学文献和信息研究所（DIMDI）中的 WHO 国际分类家族合作中心，特别是中心主任 med. Michael Schopen 博士在文本更新和为 ICD-10 第二版准备的电子文档工作中所作出的重要技术贡献。

世界卫生组织国际分类家族合作中心

已经建立了十个世界卫生组织国际分类家族合作中心以协助各国解决在开展和应用与健康有关的分类，尤其是ICD的使用中遇到的问题。

很重要的一点是各国应使各个中心的注意力放在他们使用ICD中可能遇到的任何有意义的问题上，特别是当经常遇到一种新的疾病而ICD又未提供一个合适的分类时。迄今还没有在ICD的两次修订之间进行过更新，但有人提议，通过中心建立一种机制以便在必要时对新的疾病提供适当的编码。

除了正式的世界卫生组织合作中心外，还有许多国家级咨询中心。当使用者遇到问题时，应首先向这些中心或相应的国家办公室咨询。

有三个中心面向英语使用者。可以与每个世界卫生组织国际分类家族合作中心的主任联系，地址分别是：

Australian Institute of Health
GPO Box 570
Canberra ACT 2601,
Australia（澳大利亚）

Office For National Statistics
1 Drummond Gate
London, SW1V 2QQ
England（英国）

National Center for Health Statistics
Centers for Disease Control and Prevention
3311 Toledo Road
Hyattsville, MD 20782
United States of America（美国）

其他七个中心都以一种或一组语言为基础而设立，分别位于下列机构中：

北京协和医院
中国医学科学院
北京 100730
中华人民共和国（面向中文）

INSERM
44 Chemin de Ronde
F-78110 Le Vesinet
France（法国）（面向法文）

Department of Social Medicine
University Hospital
S-751 85 Uppsala
Sweden（瑞典）（面向北欧国家）

Faculdade de Saúde Publica/Universidade de São Paulo
Avenida Dr Arnaldo 715,
0255 São Paulo, SP
Brazil（巴西）（面向葡萄牙文）

The N. A. Semaško Institute,
U1. Obuha 12
Moscow B-120
Russian Federation（俄罗斯联邦）（面向俄文）

Centro Venezolano de Clasificación de Enfermedades（CEVECE）
El Silencio
Centro Simón Bolívar,
Edificio Sir, Piso 3, Oficina 315
Caracas 1010
Venezuela（委内瑞拉）（面向西班牙文）

German Institute of Medical Documentation and Information（DIMDI）
Waisenhausgasse 36-38A
50676 Köln
Germany（德国）（面向德文）

国际疾病分类第十次国际修订会议报告

由世界卫生组织召开的国际疾病分类第十次国际修订会议于 1989 年 9 月 26 日至 10 月 2 日在日内瓦的世界卫生组织总部举行，来自 43 个会员国的代表出席了这次会议，他们是：

安哥拉
澳大利亚
巴哈马
比利时
巴西
保加利亚
布隆迪
加拿大
中国
古巴
塞浦路斯
丹麦
芬兰
法国
(前)德意志民主共和国
(前)德意志联邦共和国
匈牙利
印度
印度尼西亚
以色列
日本
科威特
卢森堡
马达加斯加
马里
马耳他
莫桑比克
荷兰
尼日尔
葡萄牙
韩国
塞内加尔
新加坡
西班牙
瑞典
瑞士
泰国
乌干达
(前)苏联
阿拉伯联合酋长国
英国
美国
委内瑞拉

联合国、国际劳工组织和世界卫生组织各地区办事处都派代表参加了会议。参加会议的还有国际医学科学组织理事会和其他涉及肿瘤登记、聋哑、流行病学、家庭医学、妇产科学、高血压病、健康记录、预防和社会医学、神经病学、精神病学、康复以及性传播疾病等 12 个非政府组织的代表。

世界卫生组织助理总干事雅德尔医师（Dr J. -P. Jardel）代表总干事主持了会议的开幕式。雅德尔医师谈到由于对修订提案做了大量的征求意见和准备工作，因而有必要花费比通常两次修订的间隔区间更长的时间。他注意到第十次修订本采用了新的名称，即疾病和有关健康问题的国际统计分类，从而强调其统计的目的并反映其应用范围的扩大。同时，ICD 这样一个方便的简称得以保留。他还提到新的字母数字编码方案，使其有可能为在各章的内容之间提供更好的平衡，为将来增加与改变留出空间，以及在较复杂和详细的四位数修订本不适用的地方产生一个 ICD 的三位数类目手册和字母顺序索引供使用。

会议选举了以下官员：

主　席：	R. H. C. Wells 医师	澳大利亚
副主席：	H. Bay-Nielsen 医师	丹麦
	R. Braun 医师	（前）德意志民主共和国
	R. A. Israel 先生	美国
	R. Laurenti 医师	巴西
报告起草人：	P. Maguin 医师	法国
	E. Taylor 女士	加拿大

会议秘书处如下：

J. -P. Jardel 医师	世界卫生组织助理总干事，日内瓦，瑞士
H. R. Hapsara 医师	世界卫生组织流行病监测和卫生形势及趋势评估司司长，日内瓦，瑞士
J. -C. Alary 医师	世界卫生组织流行病学及统计方法学处处长，日内瓦，瑞士
G. R. Bramer 医师	世界卫生组织流行病学及统计方法学处医务官员，日内瓦，瑞士（秘书）
A. L'Hours 先生	世界卫生组织流行病学及统计方法学处技术官员，日内瓦，瑞士
W. Janisch 教授	（前）德意志民主共和国教授（临时顾问）
T. Kruse 先生	丹麦（临时顾问）
K. Kupka 医师	法国（临时顾问）
J. Leowski 医师	波兰（临时顾问）
R. M. Loy 女士	英国（临时顾问）
R. H. Seeman 先生	美国（临时顾问）

世界卫生组织总部的其他有关技术部门的代表也协助了会议秘书处的工作。

会议通过了有关讨论第十次修订本各章的提议内容以及将被编入出版手册中的题材、编写前言和分类家族及有关事项的议事日程。

1. 国际疾病分类（ICD）使用的历史与发展

会议回顾了令人难忘的可以追溯到第十八世纪的统计分类历史。早期分类的修订本只涉及死因，在1948年的第六次修订本中，将其范围扩展到包括非致死性疾病。这一扩展一直持续到第九次修订本，同时做了一些革新以满足各种组织广泛的统计需要。除此之外，在第九次国际修订会议上（日内瓦，1975年）[1]还做出建议并批准以试行的办法发表了医学操作以及损伤、障碍和残疾的补充分类。

2. 关于 ICD 第十次修订本提案准备工作的回顾

会议前的提案是世界卫生组织总部和世界各地开展大量工作的产物。工作计划受世界卫生组织国际分类家族合作中心主任定期会议的指导。方针准则由一些专门会议和国际疾病分类第十次修订本专家委员会提供，该委员会曾在 1984 年[2] 和 1987 年[3] 的会议上对应采取的工作方向和最后提案的形式做出决定。

大量的准备工作用于对 ICD 结构的适应性进行彻底检查，主要是疾病和其他健康问题的统计分类要为死亡率和卫生保健数据的广泛多样的需要服务。由于在 ICD 各章内容之间存在着提供一个较好平衡的可能性，因此还对稳定编码系统以尽量减少在连续修订中造成混乱的方法进行了调查研究。

很明显，即使采用一种新的结构，也不能使一种分类适应各种极端的要求。所以便产生了分类“家族”的想法，把 ICD 作为主要核心，它包括对传统的死亡和疾病统计所需要的核心部分，而对过细、过粗或不同的分类及其有关事项的需要则可由家族的其他成员来处理。

合作中心已经对可能代替 ICD 结构的几种模式进行了研究，结果发现每一种都有令人不满意的地方而且没有一种具有的优点足以超过现有的结构而适于取代它。一些为评价第九次修订本而召开的专门会议已经证实了这一点，即尽管有些潜在的使用者认为 ICD 的现有结构不适用，但大量的使用者对此感到满意，他们认为 ICD 具有许多特有的实力，不管它有什么明显的不协调，也还是希望 ICD 继续保持其现有的形式。

为了产生一种编码框架，以便使各章达到较好的平衡并为将来在不使编码断裂的基础上增加和更改留下足够的空间，已经对各种涉及字母数字符号的方案进行了检验。

对这些事项做出的决定就为第十次修订本各章提议的逐次草案的准备铺平了道路。这些草案曾两次散发到各会员国以征求意见，同时也被其他感兴趣的团体、中心主任会议和专家委员会所审查。大量的国际专科协会、个人专家学者、世界卫生组织总部的其他部门和地区办事处把他们对提案的准备和会前委托的有关资料的建议和指导意见提交给世界卫生组织负责 ICD 的部门和各合作中心。世界卫生组织对这种帮助表示深深的感射。

3. ICD 第十次修订本提案的一般特征和内容

在第十次修订本的提案中，主要的革新是采用了一种字母数字编码方案，即在四位数水平上的第一位使用一个英文字母，后面跟着三个数字。它的效果是使编码框架的容量比第九次修订本扩大一倍多，并使绝大多数的章能使用唯一的一个或一组字母，每个字母能够提供 100 个三位数类目。在可使用的 26 个字母中，已经使用了 25 个，字母 U 被留下为将来的增加和更改使用，并有可能作为临时分类以解决国家和国际水平上在修订本之间引起的困难。

作为一种策略，某些三位数类目已被留下用于将来的扩展和修订，留下的数目根据各章情况而有所不同：主要以解剖部位为轴心分类的那些章留下的类目较少，因为就其性质来说，将来其内容的更改会更有限。

第九次修订本包括 17 章加两个补充分类：损伤和中毒外因的补充分类（E 编码）及影响健康状态和与保健机构接触的因素的补充分类（V 编码）。根据第十次修订本准备会议（日内瓦，1983 年）的建议[4]和继后会议的批准，这两章已不再被认为是补充分类而被作为核心分类的一部分。

在第十次修订本的提案中，各章排列的顺序最初与第九次修订本相同；但是，为了有效地使用空间，免疫机制的疾患后来被包括在血液及造血器官的疾病内，而在第九次修订本中它们是被包括在内分泌、营养和代谢疾病内。“血液及造血器官疾病和某些涉及免疫机制的疾患”这一新章现在放在“肿瘤”一章之后，两章共同使用字母 D。

在对“神经系统和感觉器官的疾病”这一章的早期草案进行推敲时，很快就清楚了一点，即不可能在本章一个字母所含的 100 个三位数类目下满足所有详细的需求。因此，决定分别设立三章-“神经系统疾病”使用字母 G，“眼和附器疾病”以及“耳和乳突疾病”这两章共同使用字母 H。

“泌尿生殖系统疾病”、“妊娠、分娩和产褥期”、“起源于围生期的某些情况”和“先天性畸形、变形和染色体异常”各章也被放在一起作为连续的第十四章到第十七章。

由于原来的补充分类作为核心分类的一部分以及新设立的两章被包括在内，在第十次修订本的提案中共有 21 章[1]。某些章的标题已被修改以便更好地指示其包括的内容。

当有提议彻底更改 ICD 的某些地方时，对其现场试验是适当的。下面是进行过这种试验的几章：

第五章　精神和行为障碍
第十九章　损伤、中毒和外因的某些其他后果
第二十章　疾病和死亡的外因

尽管对第二章“肿瘤”的内容更改较少，还是进行了某些现场试验。

在第十次修订本的提案中有下列一些新的特征：

- 每章开头的不包括注释已被扩展用于解释各章相应的层次，并使“特殊组”各章优先排列于器官或系统各章之前这一点更明确，在特殊组各章中，“妊娠、分娩和产褥期”以及“起源于围生期的某些情况”又优先于其他章。
- 每章开头还列出了对三位数类目各节以及与星号有关类目的总览，这么做是为了阐明各章的结构也有利于星号类目的使用。
- 类目表中的注释适用于该分类的所有方面；如果一个注释只适用于疾病或只适用于死亡，则把它放在疾病编码规则或死亡编码规则的特殊注释中。
- 第九次修订本曾标明一定数量的情况系由药物引起，这种做法被沿用到起草第十次修订本的提案中，现在有许多这样的情况被分别标明。

一个重要的革新是用某些章接近末尾的类目设立操作后的疾患。这些标明的重要情况凭其本身的资格就构成一种医疗问题，包括诸如在某器官切除后的内分泌和代谢性疾病的例子，以及其他特指情况，如胃切除术后倾倒综合征。对于并未特指某个身体系统的操作后情况，包括如空气栓塞和手术后休克那样的即时并发症，应继续分类在“损伤、中毒和外因的某些其他后果”一章。

[1] 编者注：在 ICD-10 第二版中增加了第二十二章“用于特殊目的的编码”。

另一个改变是，在第九次修订本中四位数标题常常必须和三位数标题一起读才能确定亚目的完整意思和意图，而提交给本次会议的草案显示，标题几乎一律是完整的并能够单独使用。

在第九次修订本中引入的对病因和临床表现的双重分类方案，即剑号和星号系统曾受到一定程度的批评。这主要与下面的事实有关，即这种分类方法常常在三位数和四位数水平上把临床表现和其他信息混合在一起，有时在这两种轴心下会出现相同的诊断名称。还有许多人认为这种系统不够全面。为了克服这些问题，在第十次修订本草案中,星号信息被包括在82个单纯星号的三位数类目中供选择使用。这种方法可以使那些既有一般的根本疾病过程又有某一特定器官或部位临床表现或并发症的疾病诊断得到两个编码，可以根据任一轴心检索或列表。

会议接受了第十次修订本提案的这些特征。

各章内容均向会议做了介绍，并用一份报告书向会议介绍了自第九次修订以来的改变以及关于某些革新的背景信息。会议讨论了一些与各章结构及内容改变有关的问题，而且秘书处对继续要做的工作和修改达成一致。

4. 有关孕产妇和儿童保健的标准和定义

会议有兴趣地考虑了第十次修订本关于孕产妇死亡及胎儿、围生儿、新生儿与婴儿死亡的推荐定义、标准和报告要求。这些建议是一系列专门会议和征求意见的结果并直接有助于改进数据的可比性。

会议一致认为，把第九次修订本中发表的活产和胎儿死亡的定义保留下来是令人满意的。

经过几次讨论后，会议成立了一个工作组讨论孕产妇死亡的题目，并以它的建议为基础，也同意把第九次修订本中发表的孕产妇死亡的定义保留下来。

为了改进孕产妇死亡数据的质量并提供另一种收集在妊娠或与妊娠有关的时期死亡数据的方法,同时鼓励对妊娠终止后超过42天发生的产科原因死亡进行记录，工作组对两个附加定义，即“与妊娠有关的死亡”和“晚期孕产妇死亡”，作了简洁的陈述。[这些被包括在“定义”一节。]

会议建议各国考虑把关于有无现时妊娠以及死前一年内的妊娠问题包括在死亡证明书中。

会议一致认为，由于活产数一般比出生总数（活产数加胎儿死亡数）更容易获得，所以活产数应在与孕产妇死亡有关的比值［如在第二卷中包括的那样］中作为分母。

关于围生儿、新生儿和婴儿死亡率，也被强烈建议被发表的以出生队列为基础的率应该这样来标明和区分。

会议肯定了以完整的时间单位来表达年龄的做法，并指定生命的第一天为零天。

会议推荐在ICD第十次修订本手册中包括的有关孕产妇死亡以及胎儿、围生儿、新生儿和婴儿死亡的定义、标准和报告要求。

5. 编码、选择规则和类目表

5.1 死亡的编码和选择规则

向会议报告了对发表在第九次修订本中的根本死因选择和修饰规则及有关注释的审查过程，会议对规则的修改和对注释的广泛修改提出了几点建议。

会议建议用第十次修订本中的内容［包括在第二卷中的那些规则］来代替发表在第九次修订本中的用于主要死亡报表的死因选择规则。

向会议进一步报告了已经起草并正在审查中的用于根本死因编码的附加注释和死因登记的解释。由于这些注释旨在改进编码的一致性，会议同意把它们编入第十次修订本中。

会议注意到关于死因的多情况编码和分析的继续使用。会议表示鼓励这样的活动，但不建议在第十次修订本中要包括任何将遵循的特定规则或分析方法。

在考虑国际死因医学证明书的格式时，专家委员会意识到这样一种情况，即老龄化人口具有较大比例的涉及多种疾病过程以及有关介入治疗影响的死亡，而倾向于在根本死因和直接死因之间增加可能陈述的数量：这意味着在许多国家要增加被记入死亡证明书的情况的数量。这就导致委员会做出在证明书的第Ⅰ部分中增加一个（d）行的建议。

所以会议建议，在认为确实有必要的国家要考虑在死因医学证明书的第Ⅰ部分中增加一个（d）行的可能性。

5.2 疾病的编码和选择规则

第九次修订本首次把对疾病、特别是对疾病统计报告选择的单一情况的记录和编码指导包括在内。在第九次修订本的定义和规则的使用中所获得的经验已经证明了它们的用处以及为了阐明其含义、为了使医疗保健专业人员进一步详细阐述有关的诊断信息记录、为了在某些特殊问题处理上得到更多的指导而产生的需求。

会议批准了1975年修订会议关于在医疗保健事件中选择单一情况分析的建议，但又认为，只要可行的地方就应进行多情况编码和分析以补充常规统计。会议强调第十次修订本必须明确大部分指导只适用于当“主要情况”报表对一次医疗事件是适当时，以及当“事件”的概念本身与有组织地收集数据的方式有关时。

据此，会议建议在疾病的记录和编码上的附加指导应被包括在第十次修订本中，“主要情况”和“其他情况”的定义应和处理明显不正确报告了“主要情况”的修饰规则一起被编入［这些内容被包括在第二卷］。

会议还建议在“主要情况”从属于ICD中提供的双重分类系统的地方，剑号和星号两种编码都应被记录，并允许根据任何一种编码编制报表。

会议同意应增加大量的注释和例子以提供进一步帮助。

5.3 死亡和疾病的类目表

向会议报告了关于在使用以第九次修订本为基础编制的基础类目表中所发生的困难，以及关于已经从事的、特别是世界卫生组织所做的为死亡资料的报表和发表编制新类目表的工作。在这一过程中有一点是很明确的，即在许多国家5岁以内的死亡率较之婴儿死亡率是一个更稳健的指标，所以与其要一个只包括婴儿死亡的类目表，倒不如要一个既包括婴儿死亡又包括5岁以内儿童死亡的类目表。

会议准备了两个一般死亡类目表以及婴儿和儿童死亡类目表的版本供参考，需要时，第二个版本中包括各章的标题和残留条目。

由于对提出的死亡类目表表示了某些关注，所以一个小工作组被召集来考虑可能包括的某些附加条目。工作组的报告被会议接受并被反映在死亡类目表中［见“特殊类目表”一节］。

会议以疾病报表的类目为题，审查了一个提议的类目表和一个以各章标题为基础编制的典型出版物式类目表，并用所选择的条目作为例子列于每个标题下。对于这样的类目表就其最广义来说是否对所有的疾病有适用性表示了极大的关注。普遍认为提出的类目表可能更适用于住院病人的疾病，并感到应做出进一步的努力去编制适用于其他疾病用途的类目表，而且在第十次修订本中，死亡和疾病类目表都应附有关于其使用的适当解释和说明。

根据会议上提出的关注问题和工作组的结论，会议同意在努力为这些类目表建立更明确和更具描述性的标题的同时，在第十次修订本中发表类目表和出版物式类目表。会议还同意，为了便利另一种星号类目的报表，应该编制包括星号类目在内的疾病类目表的第二个版本。

6. 分类的家族

6.1 分类家族的概念

在第九次修订本的准备过程中就已经认识到，单纯的ICD不能包括所有需要的信息，而只有一个疾病和有关健康的分类“家族”才能满足公共卫生的不同需要。所以自二十世纪七十年代末期起，曾经设想了各种可能的解决办法，其中之一是需要一个核心分类（ICD）与一系列的模块，其中一些有层次关系而其他的则为补充性质。

在与各合作中心共同研究与讨论后，精心制作了一个分类家族的概念框架，随后于1987年由专家委员会进行了修订，这个方案被建议列在下面：

疾病和有关健康分类的家族

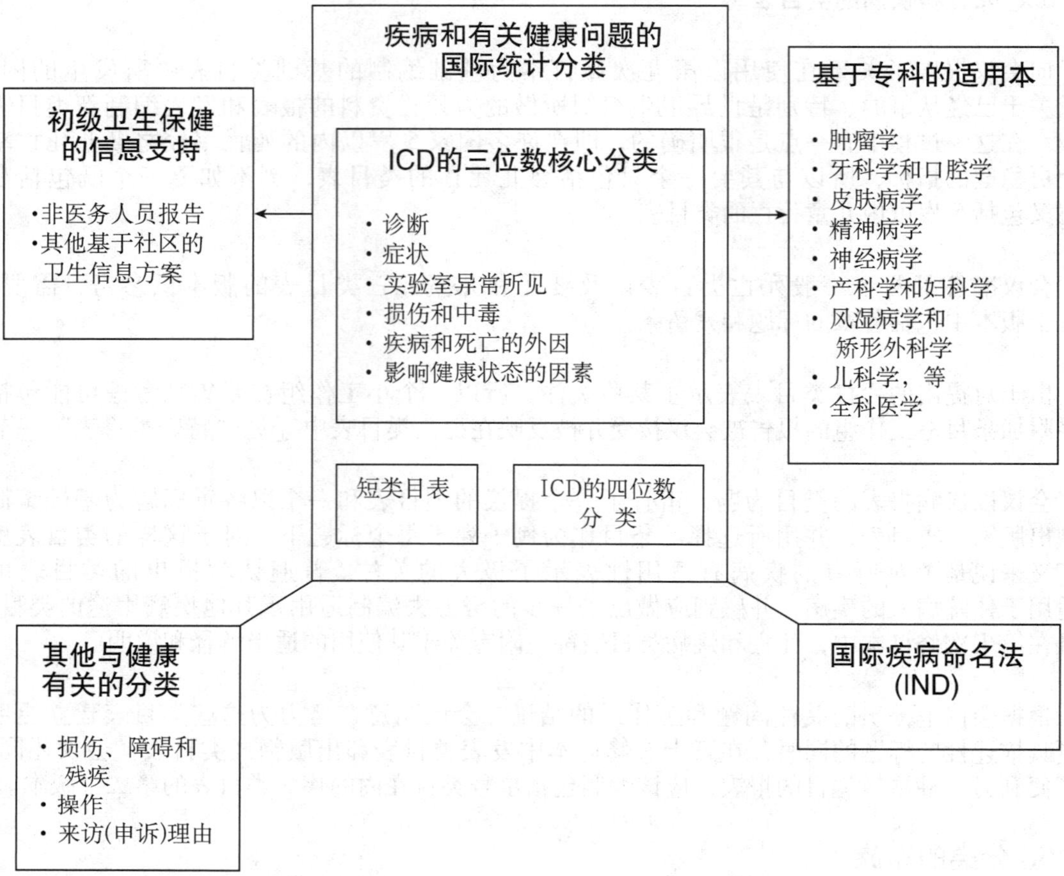

会议建议由世界卫生组织继续研究疾病和有关健康分类的家族概念。

为了保持ICD本身和这一家族概念的完整性，会议建议为了国际可比性的利益，除非由世界卫生组织授权，否则在制定翻译本和适用本时，不得对第十次修订本中的三位数类目和四位数亚目的内容（如标题所示）做任何改变。世界卫生组织的秘书处对ICD负责并对由ICD引伸出的任何出版物（国家统计出版物除外）或译本起资料交换中心的作用。打算出版其译本、适用本或其他与ICD有关分类的想法必须立即通知世界卫生组织。

会议还关注地审查了一份在不仅与老年人的健康而且与其日常生活活动以及社会和自然环境有关的社会医学和多方面评价中，使用ICD家族的不同成员及其联系的报告书。报告表明，通过ICD和国际损伤、障碍和残疾分类（ICIDH）的使用，特别是通过第十次修订本中第二十一章提议编码的使用能够获得有用的信息。

6.2 专科适用本

向会议报告了关于产生精神卫生项目领域的第十次修订本适用本的计划。临床指导将与一个供精神病学领域工作的临床医生使用的版本一起出版；还将提出用于精神卫生问题调查的研究标准；并且产生用于处理童年障碍和成年人问题分类的多轴心报告书以及为一般专业人员使用的版本。与精神病学和神经病学有关的ICD编码的刊物也要根据这一主题的以前出版物的原则产生。

会议还得知，那些过去确保ICD基本结构和功能的方法被保持在为牙科和口腔科医学专家应用而编制的最初适用本（ICD-DA）内，而一个ICD-DA与第十次修订本相联系的新的修订本已处于最后编制阶段。

会议收到了《国际疾病分类肿瘤学专辑》（ICD-O）第二版的报告书，这是一个包括肿瘤的局部解剖学和形态学的多轴心分类。已对经过长期演化而形成的ICD-O的形态学编码进行了广泛的现场试验。第二版的局部解剖学编码以第十次修订本中C00-C80的类目为基础，因此该书的出版要等候世界卫生大会对第十次修订本的批准。

会议对在一般医学实践领域中一个适用本的价值达成一致，而且会议得知关于在这一领域工作的小组与世界卫生组织合作的意愿。关于可能会变得越来越多的其他的专科适用本，世界卫生组织以资料交换中心的身份提出建议的作用被认为是极为重要的。

6.3 对初级卫生保健的信息支持

按照1975年修订会议的建议，1976年世界卫生组织东南亚地区办事处在新德里召集了一个工作组，起草了一份症状联系的详细列表并由此衍生出两个短列表，一个用于死因，另一个用于与保健机构接触的理由。在该地区的一些国家中对这一系统进行了现场试验，并根据获得的结果修订了症状联系的列表和报告格式。世界卫生组织于1978年在“非医务人员报告”[5]的小册子中发表了这一修订版本。

1978年提出的2000年人人享有卫生保健的全球战略在会员国中引起对发展信息系统的许多要求。在2000年卫生统计国际会议（贝拉焦市，意大利，1982年）[6]上，“非医务人员报告”的信息与产生并用于卫生管理目的的其他信息的一体化问题被认为是约束非医务人员报告方案广泛执行的主要问题。在初级医疗分类专家会议（日内瓦，1985年）[7]上，强调需要一种方法以通过建立在社区基础信息的引伸意义上的非医务人员报告使信息支持、卫生服务管理和社区服务达到统一。

向会议报告了一些国家在社区基础的卫生信息，包括健康问题与需求、有关危险因素与对策方面的开发和利用的经验。这些经验支持在社区水平上作为一种填补个别国家的信息空白并加强他们的信息系统的方法去开发非常规方法的想法。需要强调的是，不管在发达国家还是发展中国家，都应在当地开发这样的方法或系统，由于像疾病模式以及语言和文化等因素的不同，不要试图把它们移植到其他的地区或国家。

6.4 损伤、障碍和残疾

按照1975年修订会议的建议和1976年世界卫生大会的决议WHA29.35[9]，世界卫生组织于1980年出版了试行的国际损伤、障碍和残疾分类（ICIDH）[8]英文版。自那时起，该分类已按照许多方式进行了研究和开发。

三要素-损伤、障碍和残疾-的主要定义，无疑有助于改变对能力丧失的看法。损伤的定义已被广泛地接受，它与包括在 ICD 中的术语在很大范围上有重叠。障碍的定义在广义上与康复专业人员和团体的活动领域相对应，尽管感到需要对与严重度分级有关的编码予以更多的注意，因为这常常是残疾的预测指标。修改残疾定义的要求也正在增多，以便更加强调与环境相互作用的影响。

在能力丧失的管理中迅速演变的想法和实践已经不可能及时修订 ICIDH 并送交会议。可以确定的是在第十次修订本生效之前不大可能产生一个新版本。

6.5 医学操作

按照 1975 年修订会议的建议和 1976 年世界卫生大会的决议 WHA29.35[9]，世界卫生组织于 1978 年出版了试行的国际医学操作分类（ICPM）[10]。已有少数国家采纳了这一分类，其他许多国家用其作为本国外科手术分类的基础。

各世界卫生组织国际分类家族合作中心的主任们认识到世界卫生组织在最后完成和出版该分类之前有必要经过起草提案、征求意见、再次起草和进一步征求意见的过程，这对于象医学操作这样一个迅速进展的领域是不适当的。因此中心主任们建议 ICPM 不必和 ICD 第十次修订本一起修订。

在 1987 年的专家委员会上要求世界卫生组织考虑在第十次修订时至少对试行的 ICPM 的第 5 章“手术操作”的大纲加以更新。为响应这一要求和许多国家所表示的需要，秘书处做出计划并编制一个医学操作的类目表。

该表在 1989 年的中心主任会议上提交给中心主任并被认为可以作为各国对手术操作的统计出版物或报告书的指导，也有利于各国之间的比较。该表的目的是识别一些操作及一组操作并规定把它们作为开发国家分类的基础，从而改进这种分类的可比性。

会议承认该类目表的价值，即使其任何出版物都要在第十次修订本执行之后才能发表，仍应继续进行其开发工作。

6.6 国际疾病命名法

自 1970 年以来，国际医学科学组织理事会(CIOMS)就已专门从事国际疾病命名法(IND)的编制并把 IND 作为对 ICD 的补充。

IND 的主要目的是对每个疾病条目提供一个单一的建议名称。选择名称的主要标准是名称应特异、明确、尽可能自我描述和简单而且以在哪里都行得通的原因为基础。每个被建议的疾病或综合征的名称都要给予尽可能明确而简短的定义。每个定义要附加一个同义词表。

至会议召开时，已经出版了以下几册：下呼吸道疾病分册、传染病（病毒性、细菌性、寄生虫性疾病及真菌病）分册和心血管疾病分册；以下几册的编写工作正在进行中：消化系统疾病分册、女性生殖系统疾病分册、泌尿和男性生殖系统疾病分册、代谢性及内分泌疾病分册、血液和造血器官疾病分册、免疫学系统疾病分册、肌肉骨骼系统疾病分册和神经系统疾病分册。今后计划出版的分册包括：精神病学疾病、皮肤疾病、耳鼻喉疾病以及眼和附器疾病。

会议认识到：权威的、最新的国际疾病命名法对发展 ICD 和改进卫生信息的可比性是重要的。因此会议建议，鼓励世界卫生组织和国际医学科学组织理事会去探索低成本-高效率的途径以达到及时完成和维护该命名法的目的。

7. ICD 第十次修订本的执行

向会议报告了世界卫生组织准备用三卷书来出版第十次修订本的详细的四位数版本：第一卷包括类目表，第二卷包括所有有关的定义、标准、规则和说明，第三卷包括字母顺序索引。

进一步向会议报告了将把第十次修订本的三位数版本作为单行本出版，它将在类目表中列出所有的包括和不包括的注释。它还包括所有有关的定义、标准、规则、说明以及一个简短的字母顺序索引。

计划编制本国语言的第十次修订本的会员国应将其意图通知世界卫生组织。可以从世界卫生组织那里得到以印刷形式和用电子宣传工具制作的 ICD 在三位数和四位数水平的草稿副本。

关于类目表和字母顺序索引的版面和排版的外观，大会保证将考虑来自中心主任们的建议和编码人员的意见，并参照第九次修订本努力改进这些方面。

如第九次修订本那样，计划在合作中心的帮助下为曾受过培训的编码人员的重新定向编制一些教材。实际培训课程由世界卫生组织的地区办事处和各国负责。这些课程从 1991 年后期到 1992 年底进行，在第十次修订本执行之前完成。

世界卫生组织还将编制供新的使用者用的 ICD 基本培训教材，但在 1993 年以前不准备开始这些课程。

如上所述，世界卫生组织准备在电子宣传工具中提供第十次修订本（类目表和字母顺序索引）。将来在合作中心的支持下，还可以得到其他的软件。在第十次修订本执行之前关键是应得到对第九次和第十次修订本之间相互转换的软件。

由于专家委员会认可的编制活动是按时间表进行的，所以会议建议，国际疾病分类第十次修订本应自 1993 年 1 月 1 日起开始生效。

8. ICD 将来的修订本

会议讨论了在第九次修订本使用的延长期内所遇到的困难，这与出现了新疾病而又缺少更新机制去容纳它们有关。

对关于第十次修订本如何克服这些困难并避免类似问题的各种建议进行了讨论。有一个明确的感觉，即需要对各国间正在进行的信息交换采用第十次修订本的标准，但应很仔细地考虑在该版本应用期间所引入的任何改变在分析和趋势上的影响。曾以座谈会的形式讨论过这些改变以及使用空白字母“U”作为新的或暂时性编码的潜在可能性。一致认为间隔不到十年就举行一次修订会议是不适宜的。

基于已表达的需要以及这样一个事实，即试图确定或规定确切的使用时间是不恰当的，会议建议，应在十年后举行下一次国际修订会议，世界卫生组织应确保在两个修订本间更新过程的原则并考虑如何建立一个有效的更新机制。

9. ICD 第十次修订本的采纳

会议做出以下建议：

考虑了世界卫生组织基于专家委员会对国际疾病分类第十次修订本的建议所准备的提案；

认识到需要进一步做出少量的小修改以反映在会议期间由会员国提出的对某些细节的意见；

建议由提议修订的各章及其三位数类目、四位数亚目和疾病与死亡的短类目表构成疾病和有关健康问题的国际统计分类第十次修订本。

参考文献

1. *International Classification of Diseases, 1975 Revision*, Volume 1. Geneva, World Health Organization, 1977, pp. xiii-xxiv.
2. *Report of the Expert Committee on the International Classification of Diseases-10th Revision: First Meeting.* Geneva, World Health Organization, 1984 (unpublished document DES/EC/ICD-10/84. 34).
3. *Report of the Expert Committee on the International Classification of Diseases-10th Revision: Second Meeting.* Geneva, World Health Organization. 1987 (unpublished document WHO/DES/EC/ICD-10/87. 38).
4. *Report of the Preparatory Meeting on ICD-10.* Geneva, World Health Organization, 1983 (unpublished document DES/ICD-10/83. 19).
5. *Lay reporting of health information.* Geneva, World Health Organization, 1978.
6. *International Conference on Health Statistics for the Year* 2000. Budapest, Statistical Publishing House, 1984.
7. *Report of the Consultation on primary Care Classifications.* Geneva, World Health Organization, 1985 (unpublished document DES/PHC/85. 7).
8. *International Classification of Impairments, Disabilities, and Handicaps.* Geneva, World Health Organization, 1980.
9. *WHO Official Records*, No. 233, 1976, p. 18.
10. *International Classification of Procedures in Medicine.* Geneva, World Health Organization, 1978.

三位数类目表
List of three-character categories

第一章 某些传染病和寄生虫病 (A00-B99)

Chapter I Certain infectious and parasitic diseases (A00-B99)

肠道传染病(A00-A09) / Intestinal infectious diseases(A00-A09)

A00	霍乱	A00	Cholera
A01	伤寒和副伤寒	A01	Typhoid and paratyphoid fevers
A02	其他沙门菌感染	A02	Other salmonella infections
A03	细菌性痢疾	A03	Shigellosis
A04	其他细菌性肠道感染	A04	Other bacterial intestinal infections
A05	其他细菌性食物中毒,不可归类在他处者	A05	Other bacterial foodborne intoxications, not elsewhere classified
A06	阿米巴病	A06	Amoebiasis
A07	其他原虫性肠道疾病	A07	Other protozoal intestinal diseases
A08	病毒性和其他特指的肠道感染	A08	Viral and other specified intestinal infections
A09	其他传染性和未特指病因的胃肠炎和结肠炎	A09	Other gastroenteritis and colitis of infectious and unspecified origin

结核病(A15-A19) / Tuberculosis(A15-A19)

A15	呼吸道结核,经细菌学和组织学证实	A15	Respiratory tuberculosis, bacteriologically and histologically confirmed
A16	呼吸道结核,未经细菌学或组织学证实	A16	Respiratory tuberculosis, not confirmed bacteriologically or histologically
A17†	神经系统的结核	A17†	Tuberculosis of nervous system
A18	其他器官的结核	A18	Tuberculosis of other organs
A19	粟粒性结核	A19	Miliary tuberculosis

某些动物源性细菌性疾病(A20-A28) / Certain zoonotic bacterial diseases(A20-A28)

A20	鼠疫	A20	Plague
A21	土拉菌病[兔热病]	A21	Tularaemia
A22	炭疽	A22	Anthrax
A23	布氏菌病	A23	Brucellosis
A24	鼻疽和类鼻疽	A24	Glanders and melioidosis
A25	鼠咬热	A25	Rat-bite fevers
A26	类丹毒	A26	Erysipeloid
A27	钩端螺旋体病	A27	Leptospirosis
A28	其他动物源性细菌性疾病,不可归类在他处者	A28	Other zoonotic bacterial diseases, not elsewhere classified

其他细菌性疾病(A30-A49) / Other bacterial diseases(A30-A49)

A30	麻风[汉森病]	A30	Leprosy[Hansen's disease]
A31	其他分枝杆菌感染	A31	Infection due to other mycobacteria
A32	利斯特菌病	A32	Listeriosis
A33	新生儿破伤风	A33	Tetanus neonatorum
A34	产科破伤风	A34	Obstetrical tetanus
A35	其他破伤风	A35	Other tetanus
A36	白喉	A36	Diphtheria
A37	百日咳	A37	Whooping cough
A38	猩红热	A38	Scarlet fever
A39	脑膜炎球菌感染	A39	Meningococcal infection
A40	链球菌性败血症	A40	Streptococcal septicaemia

A41 其他败血症
A42 放线菌病
A43 诺卡[放线]菌病
A44 巴尔通体病
A46 丹毒
A48 其他细菌性疾病,不可归类在他处者
A49 未特指部位的细菌性感染

主要为性传播模式的感染(A50-A64)

A50 先天性梅毒
A51 早期梅毒
A52 晚期梅毒
A53 其他和未特指的梅毒
A54 淋球菌感染
A55 衣原体(性病性)淋巴肉芽肿
A56 其他性传播的衣原体疾病
A57 软下疳
A58 腹股沟肉芽肿
A59 滴虫病
A60 肛门生殖器的疱疹病毒[单纯疱疹]感染
A63 其他主要为性传播的疾病,不可归类在他处者
A64 未特指的性传播疾病

其他螺旋体病(A65-A69)

A65 非性病性梅毒
A66 雅司病
A67 品他病
A68 回归热
A69 其他螺旋体感染

由衣原体引起的其他疾病(A70-A74)

A70 鹦鹉热衣原体感染
A71 沙眼
A74 由衣原体引起的其他疾病

立克次体病(A75-A79)

A75 斑疹伤寒
A77 斑疹热[蜱媒介的立克次体病]
A78 Q 热
A79 其他立克次体病

中枢神经系统的病毒性感染(A80-A89)

A80 急性脊髓灰质炎
A81 中枢神经系统的非典型病毒感染
A82 狂犬病
A83 蚊媒介的病毒性脑炎
A84 蜱媒介的病毒性脑炎
A85 其他病毒性脑炎,不可归类在他处者
A86 未特指的病毒性脑炎

A41 Other septicaemia
A42 Actinomycosis
A43 Nocardiosis
A44 Bartonellosis
A46 Erysipelas
A48 Other bacterial diseases, not elsewhere classified
A49 Bacterial infection of unspecified site

Infections with a predominantly sexual mode of transmission (A50-A64)

A50 Congenital syphilis
A51 Early syphilis
A52 Late syphilis
A53 Other and unspecified syphilis
A54 Gonococcal infection
A55 Chlamydial lymphogranuloma(venereum)
A56 Other sexually transmitted chlamydial diseases
A57 Chancroid
A58 Granuloma inguinale
A59 Trichomoniasis
A60 Anogenital herpesviral[herpes simplex] infections
A63 Other predominantly sexually transmitted diseases, not elsewhere classified
A64 Unspecified sexually transmitted disease

Other spirochaetal diseases(A65-A69)

A65 Nonvenereal syphilis
A66 Yaws
A67 Pinta[carate]
A68 Relapsing fevers
A69 Other spirochaetal infections

Other diseases caused by chlamydiae(A70-A74)

A70 *Chlamydia psittaci* infection
A71 Trachoma
A74 Other diseases caused by chlamydiae

Rickettsioses(A75-A79)

A75 Typhus fever
A77 Spotted fever[tick-borne rickettsioses]
A78 Q fever
A79 Other rickettsioses

Viral infections of the central nervous system(A80-A89)

A80 Acute poliomyelitis
A81 Atypical virus infections of central nervous system
A82 Rabies
A83 Mosquito-borne viral encephalitis
A84 Tick-borne viral encephalitis
A85 Other viral encephalitis, not elsewhere classified
A86 Unspecified viral encephalitis

A87	病毒性脑膜炎	A87	Viral meningitis
A88	中枢神经系统的其他病毒性感染,不可归类在他处者	A88	Other viral infections of central nervous system, not elsewhere classified
A89	中枢神经系统未特指的病毒性感染	A89	Unspecified viral infection of central nervous system

节肢动物媒介的病毒性发热和病毒性出血热(A90-A99) **Arthropod-borne viral fevers and viral haemorrhagic fevers (A90-A99)**

A90	登革热[古典登革热]	A90	Dengue fever[classical dengue]
A91	登革出血热	A91	Dengue haemorrhagic fever
A92	其他蚊媒介的病毒性发热	A92	Other mosquito-borne viral fevers
A93	其他节肢动物媒介的病毒性发热,不可归类在他处者	A93	Other arthropod-borne viral fevers, not elsewhere classified
A94	未特指的节肢动物媒介的病毒性发热	A94	Unspecified arthropod-borne viral fever
A95	黄热病	A95	Yellow fever
A96	沙粒病毒性出血热	A96	Arenaviral haemorrhagic fever
A98	其他病毒性出血热,不可归类在他处者	A98	Other viral haemorrhagic fevers, not elsewhere classified
A99	未特指的病毒性出血热	A99	Unspecified viral haemorrhagic fever

特征为皮肤和粘膜损害的病毒性感染(B00-B09) **Viral infections characterized by skin and mucous membrane lesions(B00-B09)**

B00	疱疹病毒[单纯疱疹]感染	B00	Herpesviral[herpes simplex]infections
B01	水痘	B01	Varicella[chickenpox]
B02	带状疱疹	B02	Zoster[herpes zoster]
B03	天花	B03	Smallpox
B04	猴痘	B04	Monkeypox
B05	麻疹	B05	Measles
B06	风疹	B06	Rubella[German measles]
B07	病毒性疣	B07	Viral warts
B08	其他以皮肤和粘膜损害为特征的病毒性感染,不可归类在他处者	B08	Other viral infections characterized by skin and mucous membrane lesions, not elsewhere classified
B09	未特指的以皮肤和粘膜损害为特征的病毒性感染	B09	Unspecified viral infection characterized by skin and mucous membrane lesions

病毒性肝炎(B15-B19) **Viral hepatitis(B15-B19)**

B15	急性甲型肝炎	B15	Acute hepatitis A
B16	急性乙型肝炎	B16	Acute hepatitis B
B17	其他急性病毒性肝炎	B17	Other acute viral hepatitis
B18	慢性病毒性肝炎	B18	Chronic viral hepatitis
B19	未特指的病毒性肝炎	B19	Unspecified viral hepatitis

人类免疫缺陷病毒[HIV]病(B20-B24) **Human immunodeficiency virus[HIV]disease(B20-B24)**

B20	人类免疫缺陷病毒[HIV]病造成的传染病和寄生虫病	B20	Human immunodeficiency virus[HIV]disease resulting in infectious and parasitic diseases
B21	人类免疫缺陷病毒[HIV]病造成的恶性肿瘤	B21	Human immunodeficiency virus[HIV]disease resulting in malignant neoplasms
B22	人类免疫缺陷病毒[HIV]病造成的其他特指的疾病	B22	Human immunodeficiency virus[HIV]disease resulting in other specified diseases
B23	人类免疫缺陷病毒[HIV]病造成的其他情况	B23	Human immunodeficiency virus[HIV]disease resulting in other conditions
B24	未特指的人类免疫缺陷病毒[HIV]病	B24	Unspecified human immunodeficiency virus[HIV] disease

其他病毒性疾病(B25-B34) / Other viral diseases(B25-B34)

B25	巨细胞病毒病	Cytomegaloviral disease
B26	流行性腮腺炎	Mumps
B27	传染性单核细胞增多症	Infectious mononucleosis
B30	病毒性结膜炎	Viral conjunctivitis
B33	其他病毒性疾病，不可归类在他处者	Other viral diseases, not elsewhere classified
B34	未特指部位的病毒性感染	Viral infection of unspecified site

真菌病(B35-B49) / Mycoses(B35-B49)

B35	皮肤癣菌病	Dermatophytosis
B36	其他浅部真菌病	Other superficial mycoses
B37	念珠菌病	Candidiasis
B38	球孢子菌病	Coccidioidomycosis
B39	组织胞浆菌病	Histoplasmosis
B40	芽生菌病	Blastomycosis
B41	副球孢子菌病	Paracoccidioidomycosis
B42	孢子丝菌病	Sporotrichosis
B43	着色真菌病与棕色真菌病性脓肿	Chromomycosis and phaeomycotic abscess
B44	曲霉病	Aspergillosis
B45	隐球菌病	Cryptococcosis
B46	接合菌病	Zygomycosis
B47	足菌肿	Mycetoma
B48	其他真菌病,不可归类在他处者	Other mycoses, not elsewhere classified
B49	未特指的真菌病	Unspecified mycosis

原虫性疾病(B50-B64) / Protozoal diseases(B50-B64)

B50	恶性疟原虫疟疾	*Plasmodium falciparum* malaria
B51	间日疟原虫疟疾	*Plasmodium vivax* malaria
B52	三日疟原虫疟疾	*Plasmodium malariae* malaria
B53	其他经寄生虫学证实的疟疾	Other parasitologically confirmed malaria
B54	未特指的疟疾	Unspecified malaria
B55	利什曼病	Leishmaniasis
B56	非洲锥虫病	African trypanosomiasis
B57	查加斯病	Chagas' disease
B58	弓形虫病[弓形体病]	Toxoplasmosis
B59	肺孢子虫病	Pneumocystosis
B60	其他原虫性疾病,不可归类在他处者	Other protozoal diseases, not elsewhere classified
B64	未特指的原虫性疾病	Unspecified protozoal disease

蠕虫病(B65-B83) / Helminthiases(B65-B83)

B65	血吸虫病[裂体吸虫病]	Schistosomiasis[bilharziasis]
B66	其他吸虫感染	Other fluke infections
B67	棘球蚴病	Echinococcosis
B68	绦虫病	Taeniasis
B69	囊虫病[囊尾蚴病]	Cysticercosis
B70	裂头绦虫病和裂头蚴病	Diphyllobothriasis and sparganosis
B71	其他绦虫感染	Other cestode infections
B72	龙线虫病	Dracunculiasis
B73	盘尾丝虫病	Onchocerciasis
B74	丝虫病	Filariasis
B75	旋毛虫病	Trichinellosis

B76 钩虫病
B77 蛔虫病
B78 类圆线虫病
B79 鞭虫病
B80 蛲虫病
B81 其他肠道蠕虫病，不可归类在他处者
B82 未特指的肠道寄生虫病
B83 其他蠕虫病

虱病、螨病和其他病虫侵染（B85-B89）

B85 虱病和阴虱病
B86 疥疮
B87 蝇蛆病
B88 其他病虫侵染
B89 未特指的寄生虫病

传染病和寄生虫病的后遗症（B90-B94）

B90 结核病后遗症
B91 脊髓灰质炎后遗症
B92 麻风后遗症
B94 其他和未特指的传染病和寄生虫病的后遗症

细菌、病毒和其他传染性病原体（B95-B97）

B95 链球菌和葡萄球菌作为分类于其他章疾病的原因
B96 其他细菌性病原体作为分类于其他章疾病的原因
B97 病毒性病原体作为分类于其他章疾病的原因

其他传染病（B99）

B99 其他和未特指的传染病

第二章 肿瘤 （C00-D48）

恶性肿瘤（C00-C97）

唇、口腔和咽恶性肿瘤（C00-C14）

C00 唇恶性肿瘤
C01 舌根恶性肿瘤
C02 舌其他和未特指部位的恶性肿瘤
C03 牙龈恶性肿瘤
C04 口底恶性肿瘤
C05 腭恶性肿瘤

B76 Hookworm diseases
B77 Ascariasis
B78 Strongyloidiasis
B79 Trichuriasis
B80 Enterobiasis
B81 Other intestinal helminthiases, not elsewhere classified
B82 Unspecified intestinal parasitism
B83 Other helminthiases

Pediculosis, acariasis and other infestations (B85-B89)

B85 Pediculosis and phthiriasis
B86 Scabies
B87 Myiasis
B88 Other infestations
B89 Unspecified parasitic disease

Sequelae of infectious and parasitic diseases (B90-B94)

B90 Sequelae of tuberculosis
B91 Sequelae of poliomyelitis
B92 Sequelae of leprosy
B94 Sequelae of other and unspecified infectious and parasitic diseases

Bacterial, viral and other infectious agents (B95-B97)

B95 Streptococcus and staphylococcus as the cause of diseases classified to other chapters
B96 Other bacterial agents as the cause of diseases classified to other chapters
B97 Viral agents as the cause of diseases classified to other chapters

Other infectious diseases (B99)

B99 Other and unspecified infectious diseases

Chapter Ⅱ Neoplasms (C00-D48)

Malignant neoplasms (C00-C97)

Malignant neoplasms of lip, oral cavity and pharynx (C00-C14)

C00 Malignant neoplasm of lip
C01 Malignant neoplasm of base of tongue
C02 Malignant neoplasm of other and unspecified parts of tongue
C03 Malignant neoplasm of gum
C04 Malignant neoplasm of floor of mouth
C05 Malignant neoplasm of palate

C06	口其他和未特指部位的恶性肿瘤	C06	Malignant neoplasm of other and unspecified parts of mouth
C07	腮腺恶性肿瘤	C07	Malignant neoplasm of parotid gland
C08	大涎腺其他和未特指的恶性肿瘤	C08	Malignant neoplasm of other and unspecified major salivary glands
C09	扁桃体恶性肿瘤	C09	Malignant neoplasm of tonsil
C10	口咽恶性肿瘤	C10	Malignant neoplasm of oropharynx
C11	鼻咽恶性肿瘤	C11	Malignant neoplasm of nasopharynx
C12	梨状窦恶性肿瘤	C12	Malignant neoplasm of pyriform sinus
C13	咽下部恶性肿瘤	C13	Malignant neoplasm of hypopharynx
C14	唇、口腔和咽其他和部位不明的恶性肿瘤	C14	Malignant neoplasm of other and ill-defined sites in the lip, oral cavity and pharynx

消化器官恶性肿瘤(*C15-C26*) *Malignant neoplasms of digestive organs*(*C15-C26*)

C15	食管恶性肿瘤	C15	Malignant neoplasm of oesophagus
C16	胃恶性肿瘤	C16	Malignant neoplasm of stomach
C17	小肠恶性肿瘤	C17	Malignant neoplasm of small intestine
C18	结肠恶性肿瘤	C18	Malignant neoplasm of colon
C19	直肠乙状结肠连接处恶性肿瘤	C19	Malignant neoplasm of rectosigmoid junction
C20	直肠恶性肿瘤	C20	Malignant neoplasm of rectum
C21	肛门和肛管恶性肿瘤	C21	Malignant neoplasm of anus and anal canal
C22	肝和肝内胆管恶性肿瘤	C22	Malignant neoplasm of liver and intrahepatic bile ducts
C23	胆囊恶性肿瘤	C23	Malignant neoplasm of gallbladder
C24	胆道其他和未特指部位的恶性肿瘤	C24	Malignant neoplasm of other and unspecified parts of biliary tract
C25	胰恶性肿瘤	C25	Malignant neoplasm of pancreas
C26	消化器官其他和不明确的恶性肿瘤	C26	Malignant neoplasm of other and ill-defined digestive organs

呼吸和胸腔内器官恶性肿瘤(*C30-C39*) *Malignant neoplasms of respiratory and intrathoracic organs*(*C30-C39*)

C30	鼻腔和中耳恶性肿瘤	C30	Malignant neoplasm of nasal cavity and middle ear
C31	鼻旁窦恶性肿瘤	C31	Malignant neoplasm of accessory sinuses
C32	喉恶性肿瘤	C32	Malignant neoplasm of larynx
C33	气管恶性肿瘤	C33	Malignant neoplasm of trachea
C34	支气管和肺恶性肿瘤	C34	Malignant neoplasm of bronchus and lung
C37	胸腺恶性肿瘤	C37	Malignant neoplasm of thymus
C38	心脏、纵隔和胸膜恶性肿瘤	C38	Malignant neoplasm of heart, mediastinum and pleura
C39	呼吸系统和胸腔内器官其他和不明确部位的恶性肿瘤	C39	Malignant neoplasm of other and ill-defined sites in the respiratory system and intrathoracic organs

骨和关节软骨恶性肿瘤(*C40-C41*) *Malignant neoplasms of bone and articular cartilage*(*C40-C41*)

C40	四肢骨和关节软骨恶性肿瘤	C40	Malignant neoplasm of bone and articular cartilage of limbs
C41	骨和关节软骨其他和未特指部位的恶性肿瘤	C41	Malignant neoplasm of bone and articular cartilage of other and unspecified sites

皮肤黑色素瘤和其他恶性肿瘤(*C43-C44*) *Melanoma and other malignant neoplasms of skin*(*C43-C44*)

C43	皮肤恶性黑色素瘤	C43	Malignant melanoma of skin
C44	皮肤其他恶性肿瘤	C44	Other malignant neoplasms of skin

	间皮组织和软组织恶性肿瘤(*C45-C49*)		*Malignant neoplasms of mesothelial and soft tissue*(*C45-C49*)
C45	间皮瘤	C45	Mesothelioma
C46	卡波西肉瘤	C46	Kaposi's sarcoma
C47	周围神经和自主神经系统恶性肿瘤	C47	Malignant neoplasm of peripheral nerves and autonomic nervous system
C48	腹膜后腔和腹膜恶性肿瘤	C48	Malignant neoplasm of retroperitoneum and peritoneum
C49	其他结缔组织和软组织恶性肿瘤	C49	Malignant neoplasm of other connective and soft tissue

	乳房恶性肿瘤(*C50*)		*Malignant neoplasm of breast*(*C50*)
C50	乳房恶性肿瘤	C50	Malignant neoplasm of breast

	女性生殖器官恶性肿瘤(*C51-C58*)		*Malignant neoplasms of female genital organs*(*C51-C58*)
C51	外阴恶性肿瘤	C51	Malignant neoplasm of vulva
C52	阴道恶性肿瘤	C52	Malignant neoplasm of vagina
C53	宫颈恶性肿瘤	C53	Malignant neoplasm of cervix uteri
C54	子宫体恶性肿瘤	C54	Malignant neoplasm of corpus uteri
C55	部位未特指的子宫恶性肿瘤	C55	Malignant neoplasm of uterus, part unspecified
C56	卵巢恶性肿瘤	C56	Malignant neoplasm of ovary
C57	女性生殖器官其他和未特指的恶性肿瘤	C57	Malignant neoplasm of other and unspecified female genital organs
C58	胎盘恶性肿瘤	C58	Malignant neoplasm of placenta

	男性生殖器官恶性肿瘤(*C60-C63*)		*Malignant neoplasms of male genital organs*(*C60-C63*)
C60	阴茎恶性肿瘤	C60	Malignant neoplasm of penis
C61	前列腺恶性肿瘤	C61	Malignant neoplasm of prostate
C62	睾丸恶性肿瘤	C62	Malignant neoplasm of testis
C63	男性生殖器官其他和未特指的恶性肿瘤	C63	Malignant neoplasm of other and unspecified male genital organs

	泌尿道恶性肿瘤(*C64-C68*)		*Malignant neoplasms of urinary tract*(*C64-C68*)
C64	肾(除外肾盂)恶性肿瘤	C64	Malignant neoplasm of kidney, except renal pelvis
C65	肾盂恶性肿瘤	C65	Malignant neoplasm of renal pelvis
C66	输尿管恶性肿瘤	C66	Malignant neoplasm of ureter
C67	膀胱恶性肿瘤	C67	Malignant neoplasm of bladder
C68	泌尿器官其他和未特指的恶性肿瘤	C68	Malignant neoplasm of other and unspecified urinary organs

	眼、脑和中枢神经系统其他部位的恶性肿瘤(*C69-C72*)		*Malignant neoplasms of eye, brain and other parts of central nervous system*(*C69-C72*)
C69	眼和附器恶性肿瘤	C69	Malignant neoplasm of eye and adnexa
C70	脑脊膜恶性肿瘤	C70	Malignant neoplasm of meninges
C71	脑恶性肿瘤	C71	Malignant neoplasm of brain
C72	脊髓、脑神经和中枢神经系统其他部位的恶性肿瘤	C72	Malignant neoplasm of spinal cord, cranial nerves and other parts of central nervous system

	甲状腺和其他内分泌腺恶性肿瘤(*C73-C75*)		*Malignant neoplasms of thyroid and other endocrine glands*(*C73-C75*)
C73	甲状腺恶性肿瘤	C73	Malignant neoplasm of thyroid gland
C74	肾上腺恶性肿瘤	C74	Malignant neoplasm of adrenal gland
C75	其他内分泌腺和有关结构的恶性肿瘤	C75	Malignant neoplasm of other endocrine glands and related structures

不明确、继发和未特指部位的恶性肿瘤(C76-C80)		*Malignant neoplasms of ill-defined, secondary and unspecified sites(C76-C80)*	
C76	其他和不明确部位的恶性肿瘤	C76	Malignant neoplasm of other and ill-defined sites
C77	淋巴结继发性和未特指的恶性肿瘤	C77	Secondary and unspecified malignant neoplasm of lymph nodes
C78	呼吸和消化器官的继发性恶性肿瘤	C78	Secondary malignant neoplasm of respiratory and digestive organs
C79	其他部位的继发性恶性肿瘤	C79	Secondary malignant neoplasm of other sites
C80	部位未特指的恶性肿瘤	C80	Malignant neoplasm without specification of site
淋巴、造血和有关组织的恶性肿瘤(C81-C96)		*Malignant neoplasms of lymphoid, haematopoietic and related tissue(C81-C96)*	
C81	霍奇金[何杰金]病	C81	Hodgkin's disease
C82	滤泡性[结节性]非霍奇金淋巴瘤	C82	Follicular[nodular]non-Hodgkin's lymphoma
C83	弥漫性非霍奇金淋巴瘤	C83	Diffuse non-Hodgkin's lymphoma
C84	周围和皮的T细胞淋巴瘤	C84	Peripheral and cutaneous T-cell lymphomas
C85	非霍奇金淋巴瘤的其他和未特指类型	C85	Other and unspecified types of non-Hodgkin's lymphoma
C88	恶性免疫增生性疾病	C88	Malignant immunoproliferative diseases
C90	多发性骨髓瘤和恶性浆细胞肿瘤	C90	Multiple myeloma and malignant plasma cell neoplasms
C91	淋巴样白血病	C91	Lymphoid leukaemia
C92	髓样白血病	C92	Myeloid leukaemia
C93	单核细胞白血病	C93	Monocytic leukaemia
C94	特指细胞类型的其他白血病	C94	Other leukaemias of specified cell type
C95	未特指细胞类型的白血病	C95	Leukaemia of unspecified cell type
C96	淋巴、造血和有关组织其他和未特指的恶性肿瘤	C96	Other and unspecified malignant neoplasms of lymphoid, haematopoietic and related tissue
独立(原发)多个部位的恶性肿瘤(C97)		*Malignant neoplasms of independent(primary)multiple sites(C97)*	
C97	独立(原发)多个部位的恶性肿瘤	C97	Malignant neoplasms of independent(primary)multiple sites
原位肿瘤(D00-D09)		**In situ neoplasms(D00-D09)**	
D00	口腔、食管和胃原位癌	D00	Carcinoma in situ of oral cavity, oesophagus and stomach
D01	消化器官其他和未特指的原位癌	D01	Carcinoma in situ of other and unspecified digestive organs
D02	中耳和呼吸系统原位癌	D02	Carcinoma in situ of middle ear and respiratory system
D03	原位黑色素瘤	D03	Melanoma in situ
D04	皮肤原位癌	D04	Carcinoma in situ of skin
D05	乳房原位癌	D05	Carcinoma in situ of breast
D06	宫颈原位癌	D06	Carcinoma in situ of cervix uteri
D07	生殖器官其他和未特指的原位癌	D07	Carcinoma in situ of other and unspecified genital organs
D09	其他和未特指部位的原位癌	D09	Carcinoma in situ of other and unspecified sites
良性肿瘤(D10-D36)		**Benign neoplasms(D10-D36)**	
D10	口和咽良性肿瘤	D10	Benign neoplasm of mouth and pharynx
D11	大涎腺良性肿瘤	D11	Benign neoplasm of major salivary glands
D12	结肠、直肠、肛门和肛管良性肿瘤	D12	Benign neoplasm of colon, rectum, anus and anal canal
D13	消化系统其他和不明确部位的良性肿瘤	D13	Benign neoplasm of other and ill-defined parts of digestive system
D14	中耳和呼吸系统良性肿瘤	D14	Benign neoplasm of middle ear and respiratory system

D15	胸腔内器官其他和未特指的良性肿瘤	D15	Benign neoplasm of other and unspecified intrathoracic organs
D16	骨和关节软骨良性肿瘤	D16	Benign neoplasm of bone and articular cartilage
D17	良性脂肪瘤样肿瘤	D17	Benign lipomatous neoplasm
D18	血管瘤和淋巴管瘤,任何部位	D18	Haemangioma and lymphangioma, any site
D19	间皮组织良性肿瘤	D19	Benign neoplasm of mesothelial tissue
D20	腹膜后腔和腹膜软组织良性肿瘤	D20	Benign neoplasm of soft tissue of retroperitoneum and peritoneum
D21	结缔组织和其他软组织的其他良性肿瘤	D21	Other benign neoplasms of connective and other soft tissue
D22	黑素细胞痣	D22	Melanocytic naevi
D23	皮肤其他良性肿瘤	D23	Other benign neoplasms of skin
D24	乳房良性肿瘤	D24	Benign neoplasm of breast
D25	子宫平滑肌瘤	D25	Leiomyoma of uterus
D26	子宫其他良性肿瘤	D26	Other benign neoplasms of uterus
D27	卵巢良性肿瘤	D27	Benign neoplasm of ovary
D28	女性生殖器官其他和未特指的良性肿瘤	D28	Benign neoplasm of other and unspecified female genital organs
D29	男性生殖器官良性肿瘤	D29	Benign neoplasm of male genital organs
D30	泌尿器官良性肿瘤	D30	Benign neoplasm of urinary organs
D31	眼和附器良性肿瘤	D31	Benign neoplasm of eye and adnexa
D32	脑脊膜良性肿瘤	D32	Benign neoplasm of meninges
D33	脑和中枢神经系统其他部位的良性肿瘤	D33	Benign neoplasm of brain and other parts of central nervous system
D34	甲状腺良性肿瘤	D34	Benign neoplasm of thyroid gland
D35	内分泌腺其他和未特指的良性肿瘤	D35	Benign neoplasm of other and unspecified endocrine glands
D36	其他和未特指部位的良性肿瘤	D36	Benign neoplasm of other and unspecified sites

动态未定或动态未知的肿瘤(D37-D48)

Neoplasms of uncertain or unknown behaviour(D37-D48)

D37	口腔和消化器官动态未定或动态未知的肿瘤	D37	Neoplasm of uncertain or unknown behaviour of oral cavity and digestive organs
D38	中耳、呼吸和胸腔器官动态未定或动态未知的肿瘤	D38	Neoplasm of uncertain or unknown behaviour of middle ear and respiratory and intrathoracic organs
D39	女性生殖器官动态未定或动态未知的肿瘤	D39	Neoplasm of uncertain or unknown behaviour of female genital organs
D40	男性生殖器官动态未定或动态未知的肿瘤	D40	Neoplasm of uncertain or unknown behaviour of male genital organs
D41	泌尿器官动态未定或动态未知的肿瘤	D41	Neoplasm of uncertain or unknown behaviour of urinary organs
D42	脑脊膜动态未定或动态未知的肿瘤	D42	Neoplasm of uncertain or unknown behaviour of meninges
D43	脑和中枢神经系统动态未定或动态未知的肿瘤	D43	Neoplasm of uncertain or unknown behaviour of brain and central nervous system
D44	内分泌腺动态未定或动态未知的肿瘤	D44	Neoplasm of uncertain or unknown behaviour of endocrine glands
D45	真性红细胞增多症	D45	Polycythaemia vera
D46	骨髓增生异常综合征	D46	Myelodysplastic syndromes
D47	淋巴、造血和有关组织动态未定或动态未知的其他肿瘤	D47	Other neoplasms of uncertain or unknown behaviour of lymphoid, haematopoietic and related tissue
D48	其他和未特指部位的动态未定或动态未知的肿瘤	D48	Neoplasm of uncertain or unknown behaviour of other and unspecified sites

第三章 血液及造血器官疾病和涉及免疫机制的某些疾患（D50-D89）

Chapter Ⅲ Diseases of blood and blood-forming organs and certain disorders involving the immune mechanism（D50-D89）

营养性贫血（D50-D53）

D50 缺铁性贫血
D51 维生素 B_{12} 缺乏性贫血
D52 叶酸盐缺乏性贫血
D53 其他营养性贫血

溶血性贫血（D55-D59）

D55 酶代谢紊乱性贫血
D56 地中海贫血
D57 镰状细胞疾患
D58 其他遗传性溶血性贫血
D59 后天性溶血性贫血

再生障碍性及其他贫血（D60-D64）

D60 后天性纯红细胞再生障碍［幼红细胞减少症］
D61 其他再生障碍性贫血
D62 急性出血后贫血
D63 分类于他处的慢性疾病引起的贫血
D64 其他贫血

凝血缺陷、紫癜和其他出血性情况（D65-D69）

D65 播散性血管内凝血［去纤维蛋白综合征］
D66 遗传性因子Ⅷ缺乏
D67 遗传性因子Ⅸ缺乏
D68 其他凝血缺陷
D69 紫癜和其他出血性情况

其他血液和造血器官疾病（D70-D77）

D70 粒细胞缺乏
D71 多形核中性粒细胞的功能紊乱
D72 其他白细胞疾患
D73 脾疾病
D74 高铁血红蛋白血症
D75 血液和造血器官的其他疾病
D76 涉及淋巴网状组织和网状组织细胞系统的某些疾病
D77* 分类于他处的疾病引起的血液和造血器官的其他疾患

涉及免疫机制的某些疾患（D80-D89）

D80 抗体缺陷为主的免疫缺陷
D81 联合免疫缺陷

Nutritional anaemias（D50-D53）

D50 Iron deficiency anaemia
D51 Vitamin B_{12} deficiency anaemia
D52 Folate deficiency anaemia
D53 Other nutritional anaemias

Haemolytic anaemias（D55-D59）

D55 Anaemia due to enzyme disorders
D56 Thalassaemia
D57 Sickle-cell disorders
D58 Other hereditary haemolytic anaemias
D59 Acquired haemolytic anaemia

Aplastic and other anaemias（D60-D64）

D60 Acquired pure red cell aplasia［erythroblastopenia］
D61 Other aplastic anaemias
D62 Acute posthaemorrhagic anaemia
D63 Anaemia in chronic diseases classified elsewhere
D64 Other anaemias

Coagulation defects, purpura and other haemorrhagic conditions（D65-D69）

D65 Disseminated intravascular coagulation［defibrination syndrome］
D66 Hereditary factor Ⅷ deficiency
D67 Hereditary factor Ⅸ deficiency
D68 Other coagulation defects
D69 Purpura and other haemorrhagic conditions

Other diseases of blood and blood-forming organs（D70-D77）

D70 Agranulocytosis
D71 Functional disorders of polymorphonuclear neutrophils
D72 Other disorders of white blood cells
D73 Diseases of spleen
D74 Methaemoglobinaemia
D75 Other diseases of blood and blood-forming organs
D76 Certain diseases involving lymphoreticular tissue and reticulohistiocytic system
D77* Other disorders of blood and blood-forming organs in diseases classified elsewhere

Certain disorders involving the immune mechanism（D80-D89）

D80 Immunodeficiency with predominantly antibody defects
D81 Combined immunodeficiencies

D82	与其他严重缺陷有关的免疫缺陷	D82	Immunodeficiency associated with other major defects
D83	常见变异型免疫缺陷	D83	Common variable immunodeficiency
D84	其他免疫缺陷	D84	Other immunodeficiencies
D86	结节病	D86	Sarcoidosis
D89	涉及免疫机制的其他疾患,不可归类在他处者	D89	Other disorders involving the immune mechanism, not elsewhere classified

第四章 内分泌、营养和代谢疾病(E00-E90)
Chapter Ⅳ Endocrine, nutritional and metabolic diseases (E00-E90)

甲状腺疾患(E00-E07) / Disorders of thyroid gland(E00-E07)

E00	先天性碘缺乏综合征	E00	Congenital iodine-deficiency syndrome
E01	碘缺乏相关性甲状腺疾患和有关情况	E01	Iodine-deficiency-related thyroid disorders and allied conditions
E02	临床症状不明显[亚临床]的碘缺乏性甲状腺功能减退症	E02	Subclinical iodine-deficiency hypothyroidism
E03	其他甲状腺功能减退症	E03	Other hypothyroidism
E04	其他非毒性甲状腺肿	E04	Other nontoxic goitre
E05	甲状腺毒症[甲状腺功能亢进症]	E05	Thyrotoxicosis[hyperthyroidism]
E06	甲状腺炎	E06	Thyroiditis
E07	甲状腺的其他疾患	E07	Other disorders of thyroid

糖尿病(E10-E14) / Diabetes mellitus(E10-E14)

E10	胰岛素依赖型糖尿病	E10	Insulin-dependent diabetes mellitus
E11	非胰岛素依赖型糖尿病	E11	Non-insulin-dependent diabetes mellitus
E12	营养不良相关性糖尿病	E12	Malnutrition-related diabetes mellitus
E13	其他特指的糖尿病	E13	Other specified diabetes mellitus
E14	未特指的糖尿病	E14	Unspecified diabetes mellitus

葡萄糖调节和胰腺内分泌的其他疾患(E15-E16) / Other disorders of glucose regulation and pancreatic internal secretion(E15-E16)

E15	非糖尿病低血糖性昏迷	E15	Nondiabetic hypoglycaemic coma
E16	胰腺内分泌的其他疾患	E16	Other disorders of pancreatic internal secretion

其他内分泌腺疾患(E20-E35) / Disorders of other endocrine glands(E20-E35)

E20	甲状旁腺功能减退症	E20	Hypoparathyroidism
E21	甲状旁腺功能亢进症和甲状旁腺的其他疾患	E21	Hyperparathyroidism and other disorders of parathyroid gland
E22	垂体功能亢进	E22	Hyperfunction of pituitary gland
E23	垂体功能减退和其他疾患	E23	Hypofunction and other disorders of pituitary gland
E24	库欣[柯兴]综合征	E24	Cushing's syndrome
E25	肾上腺性征疾患	E25	Adrenogenital disorders
E26	醛固酮过多症	E26	Hyperaldosteronism
E27	其他肾上腺疾患	E27	Other disorders of adrenal gland
E28	卵巢功能障碍	E28	Ovarian dysfunction
E29	睾丸功能障碍	E29	Testicular dysfunction
E30	青春期疾患,不可归类在他处者	E30	Disorders of puberty, not elsewhere classified
E31	多腺体功能障碍	E31	Polyglandular dysfunction
E32	胸腺病	E32	Diseases of thymus

E34	其他内分泌疾患	E34	Other endocrine disorders
E35*	分类于他处的疾病引起的内分泌腺疾患	E35*	Disorders of endocrine glands in diseases classified elsewhere

营养不良(E40-E46) / **Malnutrition(E40-E46)**

E40	夸希奥科病[恶性营养不良病]	E40	Kwashiorkor
E41	营养性消瘦	E41	Nutritional marasmus
E42	消瘦性夸希奥科病	E42	Marasmic kwashiorkor
E43	未特指的重度蛋白质-能量营养不良	E43	Unspecified severe protein-energy malnutrition
E44	中度和轻度蛋白质-能量营养不良	E44	Protein-energy malnutrition of moderate and mild degree
E45	继后于蛋白质-能量营养不良的发育迟缓	E45	Retarded development following protein-energy malnutrition
E46	未特指的蛋白质-能量营养不良	E46	Unspecified protein-energy malnutrition

其他营养缺乏(E50-E64) / **Other nutritional deficiencies(E50-E64)**

E50	维生素 A 缺乏病	E50	Vitamin A deficiency
E51	硫胺素缺乏	E51	Thiamine deficiency
E52	烟酸缺乏[糙皮病]	E52	Niacin deficiency[pellagra]
E53	其他 B 族维生素缺乏病	E53	Deficiency of other B group vitamins
E54	抗坏血酸缺乏	E54	Ascorbic acid deficiency
E55	维生素 D 缺乏病	E55	Vitamin D deficiency
E56	其他维生素缺乏病	E56	Other vitamin deficiencies
E58	饮食性钙缺乏	E58	Dietary calcium deficiency
E59	饮食性硒缺乏	E59	Dietary selenium deficiency
E60	饮食性锌缺乏	E60	Dietary zinc deficiency
E61	其他营养元素缺乏	E61	Deficiency of other nutrient elements
E63	其他营养缺乏	E63	Other nutritional deficiencies
E64	营养不良和其他营养缺乏的后遗症	E64	Sequelae of malnutrition and other nutritional deficiencies

肥胖症和其他营养过度(E65-E68) / **Obesity and other hyperalimentation(E65-E68)**

E65	局部多脂症	E65	Localized adiposity
E66	肥胖症	E66	Obesity
E67	其他营养过度	E67	Other hyperalimentation
E68	营养过度后遗症	E68	Sequelae of hyperalimentation

代谢紊乱(E70-E90) / **Metabolic disorders(E70-E90)**

E70	芳香氨基酸代谢紊乱	E70	Disorders of aromatic amino-acid metabolism
E71	支链氨基酸代谢和脂肪酸代谢紊乱	E71	Disorders of branched-chain amino-acid metabolism and fatty-acid metabolism
E72	其他氨基酸代谢紊乱	E72	Other disorders of amino-acid metabolism
E73	乳糖不耐受	E73	Lactose intolerance
E74	其他碳水化合物代谢紊乱	E74	Other disorders of carbohydrate metabolism
E75	(神经)鞘脂类代谢紊乱和其他脂贮积疾患	E75	Disorders of sphingolipid metabolism and other lipid storage disorders
E76	糖胺聚糖代谢紊乱	E76	Disorders of glycosaminoglycan metabolism
E77	糖蛋白代谢紊乱	E77	Disorders of glycoprotein metabolism
E78	脂蛋白代谢紊乱和其他脂血症	E78	Disorders of lipoprotein metabolism and other lipidaemias
E79	嘌呤和嘧啶代谢紊乱	E79	Disorders of purine and pyrimidine metabolism
E80	卟啉和胆红素代谢紊乱	E80	Disorders of porphyrin and bilirubin metabolism
E83	矿物质代谢紊乱	E83	Disorders of mineral metabolism

E84	囊性纤维化病	E84	Cystic fibrosis
E85	淀粉样变	E85	Amyloidosis
E86	血容量缺失	E86	Volume depletion
E87	液体-电解质及酸碱平衡的其他紊乱	E87	Other disorders of fluid, electrolyte and acid-base balance
E88	其他代谢紊乱	E88	Other metabolic disorders
E89	操作后内分泌和代谢紊乱,不可归类在他处者	E89	Postprocedural endocrine and metabolic disorders, not elsewhere classified
E90 *	分类于他处疾病引起的营养和代谢疾患	E90 *	Nutritional and metabolic disorders in diseases classified elsewhere

第五章 精神和行为障碍 (F00-F99)

Chapter V Mental and behavioural disorders (F00-F99)

器质性(包括症状性)精神障碍(F00-F09) / Organic, including symptomatic, mental disorders (F00-F09)

F00 *	阿尔茨海默病性痴呆(G30. -†)	F00 *	Dementia in Alzheimer's disease(G30. -†)
F01	血管性痴呆	F01	Vascular dementia
F02 *	分类于他处的其他疾病引起的痴呆	F02 *	Dementia in other diseases classified elsewhere
F03	未特指的痴呆	F03	Unspecified dementia
F04	器质性遗忘综合征,非由酒精和其他精神活性物质所致	F04	Organic amnesic syndrome, not induced by alcohol and other psychoactive substances
F05	谵妄,非由酒精和其他精神活性物质所致	F05	Delirium, not induced by alcohol and other psychoactive substances
F06	脑损害和功能障碍及躯体疾病引起的其他精神障碍	F06	Other mental disorders due to brain damage and dysfunction and to physical disease
F07	脑部疾病、损害和功能障碍引起的人格和行为障碍	F07	Personality and behavioural disorders due to brain disease, damage and dysfunction
F09	未特指的器质性或症状性精神障碍	F09	Unspecified organic or symptomatic mental disorder

使用精神活性物质引起的精神和行为障碍(F10-F19) / Mental and behavioural disorders due to psychoactive substance use(F10-F19)

F10	使用酒精引起的精神和行为障碍	F10	Mental and behavioural disorders due to use of alcohol
F11	使用阿片样物质引起的精神和行为障碍	F11	Mental and behavioural disorders due to use of opioids
F12	使用大麻类物质引起的精神和行为障碍	F12	Mental and behavioural disorders due to use of cannabinoids
F13	使用镇静剂或催眠剂引起的精神和行为障碍	F13	Mental and behavioural disorders due to use of sedatives or hypnotics
F14	使用可卡因引起的精神和行为障碍	F14	Mental and behavioural disorders due to use of cocaine
F15	使用其他兴奋剂(包括咖啡因)引起的精神和行为障碍	F15	Mental and behavioural disorders due to use of other stimulants, including caffeine
F16	使用致幻剂引起的精神和行为障碍	F16	Mental and behavioural disorders due to use of hallucinogens
F17	使用烟草引起的精神和行为障碍	F17	Mental and behavioural disorders due to use of tobacco
F18	使用挥发性溶剂引起的精神和行为障碍	F18	Mental and behavioural disorders due to use of volatile solvents
F19	使用多种药物和其他精神活性物质引起的精神和行为障碍	F19	Mental and behavioural disorders due to multiple drug use and use of other psychoactive substances

精神分裂症、分裂型障碍和妄想性障碍(F20-F29)

F20 精神分裂症
F21 分裂型障碍
F22 持久的妄想性障碍
F23 急性而短暂的精神病性障碍
F24 感应性妄想性障碍
F25 分裂情感性障碍
F28 其他非器质性精神病性障碍
F29 未特指的非器质性精神病

心境[情感]障碍(F30-F39)

F30 躁狂发作
F31 双相情感障碍
F32 抑郁发作
F33 复发性抑郁障碍
F34 持久的心境[情感]障碍
F38 其他心境[情感]障碍
F39 未特指的心境[情感]障碍

神经症性、应激相关的以及躯体形式的障碍(F40-F48)

F40 恐怖性焦虑障碍
F41 其他焦虑障碍
F42 强迫性障碍
F43 严重应激反应及适应障碍
F44 分离[转换]性障碍
F45 躯体形式障碍
F48 其他神经症性障碍

与生理紊乱和躯体因素有关的行为综合征(F50-F59)

F50 进食障碍
F51 非器质性睡眠障碍
F52 性功能障碍,非由器质性障碍或疾病引起
F53 与产褥期有关的精神和行为障碍,不可归类在他处者
F54 与归类在他处的障碍或疾病有关的心理和行为因素
F55 非致依赖性物质滥用
F59 与生理紊乱和躯体因素有关的未特指的行为综合征

成人人格和行为障碍(F60-F69)

F60 特异性人格障碍
F61 混合型和其他人格障碍
F62 持久性人格改变,非由脑损害和疾病所致
F63 习惯和冲动障碍
F64 性身份障碍
F65 性偏好障碍

Schizophrenia, schizotypal and delusional disorders (F20-F29)

F20 Schizophrenia
F21 Schizotypal disorder
F22 Persistent delusional disorders
F23 Acute and transient psychotic disorders
F24 Induced delusional disorder
F25 Schizoaffective disorders
F28 Other nonorganic psychotic disorders
F29 Unspecified nonorganic psychosis

Mood[affective]disorders(F30-F39)

F30 Manic episode
F31 Bipolar affective disorder
F32 Depressive episode
F33 Recurrent depressive disorder
F34 Persistent mood[affective]disorders
F38 Other mood[affective]disorders
F39 Unspecified mood[affective]disorder

Neurotic, stress-related and somatoform disorders (F40-F48)

F40 Phobic anxiety disorders
F41 Other anxiety disorders
F42 Obsessive-compulsive disorder
F43 Reaction to severe stress, and adjustment disorders
F44 Dissociative[conversion]disorders
F45 Somatoform disorders
F48 Other neurotic disorders

Behavioural syndromes associated with physiological disturbances and physical factors(F50-F59)

F50 Eating disorders
F51 Nonorganic sleep disorders
F52 Sexual dysfunction, not caused by organic disorder or disease
F53 Mental and behavioural disorders associated with the puerperium, not elsewhere classified
F54 Psychological and behavioural factors associated with disorders or diseases classified elsewhere
F55 Abuse of non-dependence-producing substances
F59 Unspecified behavioural syndromes associated with physiological disturbances and physical factors

Disorders of adult personality and behaviour(F60-F69)

F60 Specific personality disorders
F61 Mixed and other personality disorders
F62 Enduring personality changes, not attributable to brain damage and disease
F63 Habit and impulse disorders
F64 Gender identity disorders
F65 Disorders of sexual preference

F66 与性发育和性取向有关的心理和行为障碍
F68 成人人格和行为的其他障碍
F69 未特指的成人人格和行为障碍

精神发育迟缓(F70-F79)

F70 轻度精神发育迟缓
F71 中度精神发育迟缓
F72 重度精神发育迟缓
F73 极重度精神发育迟缓
F78 其他精神发育迟缓
F79 未特指的精神发育迟缓

心理发育障碍(F80-F89)

F80 特定性言语和语言发育障碍
F81 特定性学习技能发育障碍
F82 特定性运动功能发育障碍
F83 混合性特定性发育障碍
F84 弥漫性[综合性]发育障碍
F88 其他心理发育障碍
F89 未特指的心理发育障碍

通常在童年和青少年期发病的行为和情绪障碍(F90-F98)

F90 多动性障碍
F91 品行障碍
F92 品行和情绪混合性障碍
F93 特发于童年的情绪障碍
F94 特发于童年和青少年期的社会功能障碍
F95 抽动障碍
F98 通常在童年和青少年期发病的其他行为和情绪障碍

未特指的精神障碍(F99)

F99 精神障碍,其他方面未特指

第六章
神经系统疾病
(G00-G99)

中枢神经系统炎性疾病(G00-G09)

G00 细菌性脑膜炎,不可归类在他处者
G01* 分类于他处的细菌性疾病引起的脑膜炎
G02* 分类于他处的其他传染病和寄生虫病引起的脑膜炎
G03 其他和未特指原因引起的脑膜炎
G04 脑炎、脊髓炎和脑脊髓炎

F66 Psychological and behavioural disorders associated with sexual development and orientation
F68 Other disorders of adult personality and behaviour
F69 Unspecified disorder of adult personality and behaviour

Mental retardation(F70-F79)

F70 Mild mental retardation
F71 Moderate mental retardation
F72 Severe mental retardation
F73 Profound mental retardation
F78 Other mental retardation
F79 Unspecified mental retardation

Disorders of psychological development(F80-F89)

F80 Specific developmental disorders of speech and language
F81 Specific developmental disorders of scholastic skills
F82 Specific developmental disorder of motor function
F83 Mixed specific developmental disorders
F84 Pervasive developmental disorders
F88 Other disorders of psychological development
F89 Unspecified disorder of psychological development

Behavioural and emotional disorders with onset usually occurring in childhood and adolescence(F90-F98)

F90 Hyperkinetic disorders
F91 Conduct disorders
F92 Mixed disorders of conduct and emotions
F93 Emotional disorders with onset specific to childhood
F94 Disorders of social functioning with onset specific to childhood and adolescence
F95 Tic disorders
F98 Other behavioural and emotional disorders with onset usually occurring in childhood and adolescence

Unspecified mental disorder(F99)

F99 Mental disorder, not otherwise specified

Chapter Ⅵ
Diseases of the nervous system
(G00-G99)

Inflammatory diseases of the central nervous system (G00-G09)

G00 Bacterial meningitis, not elsewhere classified
G01* Meningitis in bacterial diseases classified elsewhere
G02* Meningitis in other infectious and parasitic diseases classified elsewhere
G03 Meningitis due to other and unspecified causes
G04 Encephalitis, myelitis and encephalomyelitis

G05*	分类于他处的疾病引起的脑炎、脊髓炎和脑脊髓炎	G05*	Encephalitis, myelitis and encephalomyelitis in diseases classified elsewhere
G06	颅内和椎管内脓肿及肉芽肿	G06	Intracranial and intraspinal abscess and granuloma
G07*	分类于他处的疾病引起的颅内、椎管内脓肿和肉芽肿	G07*	Intracranial and intraspinal abscess and granuloma in diseases classified elsewhere
G08	颅内和椎管内的静脉炎和血栓性静脉炎	G08	Intracranial and intraspinal phlebitis and thrombophlebitis
G09	中枢神经系统炎性疾病的后遗症	G09	Sequelae of inflammatory diseases of central nervous system

主要影响中枢神经系统的全身性萎缩(G10-G13) / **Systemic atrophies primarily affecting the central nervous system(G10-G13)**

G10	亨廷顿病	G10	Huntington's disease
G11	遗传性共济失调	G11	Hereditary ataxia
G12	脊髓性肌萎缩和有关的综合征	G12	Spinal muscular atrophy and related syndromes
G13*	分类于他处的疾病引起的主要影响中枢神经系统的全身性萎缩	G13*	Systemic atrophies primarily affecting central nervous system in diseases classified elsewhere

锥体束外和运动疾患(G20-G26) / **Extrapyramidal and movement disorders(G20-G26)**

G20	帕金森病	G20	Parkinson's disease
G21	继发性帕金森综合征	G21	Secondary parkinsonism
G22*	分类于他处的疾病引起的帕金森综合征	G22*	Parkinsonism in diseases classified elsewhere
G23	其他的基底核变性疾病	G23	Other degenerative diseases of basal ganglia
G24	张力失常	G24	Dystonia
G25	其他锥体束外和运动疾患	G25	Other extrapyramidal and movement disorders
G26*	分类于他处的疾病引起的锥体束外和运动疾患	G26*	Extrapyramidal and movement disorders in diseases classified elsewhere

神经系统的其他变性性疾病(G30-G32) / **Other degenerative diseases of the nervous system (G30-G32)**

G30	阿尔茨海默病	G30	Alzheimer's disease
G31	神经系统的其他变性性疾病,不可归类在他处者	G31	Other degenerative diseases of nervous system, not elsewhere classified
G32*	分类于他处的疾病引起的神经系统其他变性性疾患	G32*	Other degenerative disorders of nervous system in diseases classified elsewhere

中枢神经系统的脱髓鞘疾病(G35-G37) / **Demyelinating diseases of the central nervous system (G35-G37)**

G35	多发性硬化	G35	Multiple sclerosis
G36	其他急性播散性脱髓鞘	G36	Other acute disseminated demyelination
G37	中枢神经系统的其他脱髓鞘疾病	G37	Other demyelinating diseases of central nervous system

发作性和阵发性疾患(G40-G47) / **Episodic and paroxysmal disorders(G40-G47)**

G40	癫痫[癫痌]	G40	Epilepsy
G41	癫痫持续状态	G41	Status epilepticus
G43	偏头痛	G43	Migraine
G44	其他头痛综合征	G44	Other headache syndromes
G45	短暂性大脑缺血性发作和相关的综合征	G45	Transient cerebral ischaemic attacks and related syndromes
G46*	脑血管疾病引起的脑血管综合征(I60-I67†)	G46*	Vascular syndromes of brain in cerebrovascular diseases(I60-I67†)
G47	睡眠障碍	G47	Sleep disorders

神经、神经根和神经丛疾患(G50-G59)		**Nerve, nerve root and plexus disorders(G50-G59)**	
G50	三叉神经疾患	G50	Disorders of trigeminal nerve
G51	面神经疾患	G51	Facial nerve disorders
G52	其他脑神经疾患	G52	Disorders of other cranial nerves
G53*	分类于他处的疾病引起的脑神经疾患	G53*	Cranial nerve disorders in diseases classified elsewhere
G54	神经根和神经丛疾患	G54	Nerve root and plexus disorders
G55*	分类于他处的疾病引起的神经根和神经丛压迫	G55*	Nerve root and plexus compressions in diseases classified elsewhere
G56	上肢单神经病	G56	Mononeuropathies of upper limb
G57	下肢单神经病	G57	Mononeuropathies of lower limb
G58	其他单神经病	G58	Other mononeuropathies
G59*	分类于他处的疾病引起的单神经病	G59*	Mononeuropathy in diseases classified elsewhere
多神经病和周围神经系统的其他疾患(G60-G64)		**Polyneuropathies and other disorders of the peripheral nervous system(G60-G64)**	
G60	遗传性和特发性神经病	G60	Hereditary and idiopathic neuropathy
G61	炎性多神经病	G61	Inflammatory polyneuropathy
G62	其他多神经病	G62	Other polyneuropathies
G63*	分类于他处的疾病引起的多神经病	G63*	Polyneuropathy in diseases classified elsewhere
G64	周围神经系统的其他疾患	G64	Other disorders of peripheral nervous system
肌神经接点和肌肉疾病(G70-G73)		**Diseases of myoneural junction and muscle(G70-G73)**	
G70	重症肌无力和其他肌神经疾患	G70	Myasthenia gravis and other myoneural disorders
G71	肌肉的原发性疾患	G71	Primary disorders of muscles
G72	其他肌病	G72	Other myopathies
G73*	分类于他处的疾病引起的肌神经接点和肌肉的疾患	G73*	Disorders of myoneural junction and muscle in diseases classified elsewhere
大脑性瘫痪和其他麻痹[瘫痪]综合征(G80-G83)		**Cerebral palsy and other paralytic syndromes (G80-G83)**	
G80	大脑性瘫痪[脑瘫]	G80	Cerebral palsy
G81	偏瘫	G81	Hemiplegia
G82	截瘫和四肢瘫	G82	Paraplegia and tetraplegia
G83	其他麻痹[瘫痪]综合征	G83	Other paralytic syndromes
神经系统的其他疾患(G90-G99)		**Other disorders of the nervous system(G90-G99)**	
G90	自主神经系统的疾患	G90	Disorders of autonomic nervous system
G91	脑积水	G91	Hydrocephalus
G92	中毒性脑病	G92	Toxic encephalopathy
G93	脑的其他疾患	G93	Other disorders of brain
G94*	分类于他处的疾病引起的脑的其他疾患	G94*	Other disorders of brain in diseases classified elsewhere
G95	脊髓的其他疾病	G95	Other diseases of spinal cord
G96	中枢神经系统的其他疾患	G96	Other disorders of central nervous system
G97	神经系统的操作后疾患,不可归类在他处者	G97	Postprocedural disorders of nervous system, not elsewhere classified
G98	神经系统的其他疾患,不可归类在他处者	G98	Other disorders of nervous system, not elsewhere classified
G99*	分类于他处的疾病引起的神经系统的其他疾患	G99*	Other disorders of nervous system in diseases classified elsewhere

第七章 眼和附器疾病 (H00-H59)

Chapter Ⅶ Diseases of the eye and adnexa (H00-H59)

眼睑、泪器系和眼眶疾患(H00-H06) / Disorders of eyelid, lacrimal system and orbit(H00-H06)

H00	睑腺炎和睑板腺囊肿	Hordeolum and chalazion
H01	眼睑的其他炎症	Other inflammation of eyelid
H02	眼睑的其他疾患	Other disorders of eyelid
H03*	分类于他处的疾病引起的眼睑疾患	Disorders of eyelid in diseases classified elsewhere
H04	泪器系疾患	Disorders of lacrimal system
H05	眼眶疾患	Disorders of orbit
H06*	分类于他处的疾病引起的泪器系和眼眶疾患	Disorders of lacrimal system and orbit in diseases classified elsewhere

结膜疾患(H10-H13) / Disorders of conjunctiva(H10-H13)

H10	结膜炎	Conjunctivitis
H11	结膜的其他疾患	Other disorders of conjunctiva
H13*	分类于他处的疾病引起的结膜疾患	Disorders of conjunctiva in diseases classified elsewhere

巩膜、角膜、虹膜和睫状体疾患(H15-H22) / Disorders of sclera, cornea, iris and ciliary body (H15-H22)

H15	巩膜疾患	Disorders of sclera
H16	角膜炎	Keratitis
H17	角膜瘢痕和混浊	Corneal scars and opacities
H18	角膜的其他疾患	Other disorders of cornea
H19*	分类于他处的疾病引起的巩膜和角膜疾患	Disorders of sclera and cornea in diseases classified elsewhere
H20	虹膜睫状体炎	Iridocyclitis
H21	虹膜和睫状体的其他疾患	Other disorders of iris and ciliary body
H22*	分类于他处的疾病引起的虹膜和睫状体疾患	Disorders of iris and ciliary body in diseases classified elsewhere

晶状体疾患(H25-H28) / Disorders of lens(H25-H28)

H25	老年性白内障	Senile cataract
H26	其他白内障	Other cataract
H27	晶状体的其他疾患	Other disorders of lens
H28*	分类于他处的疾病引起的白内障和晶状体的其他疾患	Cataract and other disorders of lens in diseases classified elsewhere

脉络膜和视网膜疾患(H30-H36) / Disorders of choroid and retina(H30-H36)

H30	脉络膜视网膜炎	Chorioretinal inflammation
H31	脉络膜的其他疾患	Other disorders of choroid
H32*	分类于他处的疾病引起的脉络膜视网膜疾患	Chorioretinal disorders in diseases classified elsewhere
H33	视网膜脱离和断裂	Retinal detachments and breaks
H34	视网膜血管阻塞	Retinal vascular occlusions
H35	其他视网膜疾患	Other retinal disorders
H36*	分类于他处的疾病引起的视网膜疾患	Retinal disorders in diseases classified elsewhere

青光眼(H40-H42) / Glaucoma(H40-H42)

H40	青光眼	Glaucoma
H42*	分类于他处的疾病引起的青光眼	Glaucoma in diseases classified elsewhere

中文	English
玻璃体和眼球疾患(H43-H45)	**Disorders of vitreous body and globe(H43-H45)**
H43 玻璃体疾患	H43 Disorders of vitreous body
H44 眼球疾患	H44 Disorders of globe
H45* 分类于他处的疾病引起的玻璃体和眼球疾患	H45* Disorders of vitreous body and globe in diseases classified elsewhere
视神经和视路疾患(H46-H48)	**Disorders of optic nerve and visual pathways(H46-H48)**
H46 视神经炎	H46 Optic neuritis
H47 视[第二]神经和视路的其他疾患	H47 Other disorders of optic[2nd]nerve and visual pathways
H48* 分类于他处的疾病引起的视[第二]神经和视路疾患	H48* Disorders of optic[2nd] nerve and visual pathways in diseases classified elsewhere
眼球外肌、双眼运动、调节和屈光疾患(H49-H52)	**Disorders of ocular muscles, binocular movement, accommodation and refraction(H49-H52)**
H49 麻痹性斜视	H49 Paralytic strabismus
H50 其他斜视	H50 Other strabismus
H51 双眼运动的其他疾患	H51 Other disorders of binocular movement
H52 屈光和调节疾患	H52 Disorders of refraction and accommodation
视觉障碍和盲(H53-H54)	**Visual disturbances and blindness(H53-H54)**
H53 视觉障碍	H53 Visual disturbances
H54 视力缺损,包括盲(双眼或单眼)	H54 Visual impairment including blindness(binocular or monocular)
眼和附器的其他疾患(H55-H59)	**Other disorders of eye and adnexa(H55-H59)**
H55 眼震和其他不规则眼运动	H55 Nystagmus and other irregular eye movements
H57 眼和附器的其他疾患	H57 Other disorders of eye and adnexa
H58* 分类于他处的疾病引起的眼和附器的其他疾患	H58* Other disorders of eye and adnexa in diseases classified elsewhere
H59 眼和附器的操作后疾患,不可归类在他处者	H59 Postprocedural disorders of eye and adnexa, not elsewhere classified

第八章 耳和乳突疾病 (H60-H95)

Chapter Ⅷ Diseases of the ear and mastoid process (H60-H95)

中文	English
外耳疾病(H60-H62)	**Diseases of external ear(H60-H62)**
H60 外耳炎	H60 Otitis externa
H61 外耳的其他疾患	H61 Other disorders of external ear
H62* 分类于他处的疾病引起的外耳疾患	H62* Disorders of external ear in diseases classified elsewhere
中耳和乳突疾病(H65-H75)	**Diseases of middle ear and mastoid(H65-H75)**
H65 非化脓性中耳炎	H65 Nonsuppurative otitis media
H66 化脓性和未特指的中耳炎	H66 Suppurative and unspecified otitis media
H67* 分类于他处的疾病引起的中耳炎	H67* Otitis media in diseases classified elsewhere
H68 咽鼓管炎和阻塞	H68 Eustachian salpingitis and obstruction
H69 咽鼓管的其他疾患	H69 Other disorders of Eustachian tube
H70 乳突炎和有关情况	H70 Mastoiditis and related conditions
H71 中耳胆脂瘤	H71 Cholesteatoma of middle ear

H72	鼓膜穿孔	H72	Perforation of tympanic membrane
H73	鼓膜的其他疾患	H73	Other disorders of tympanic membrane
H74	中耳和乳突的其他疾患	H74	Other disorders of middle ear and mastoid
H75*	分类于他处的疾病引起的中耳和乳突的其他疾患	H75*	Other disorders of middle ear and mastoid in diseases classified elsewhere

内耳疾病(H80-H83) / **Diseases of inner ear(H80-H83)**

H80	耳硬化	H80	Otosclerosis
H81	前庭功能疾患	H81	Disorders of vestibular function
H82*	分类于他处的疾病引起的眩晕综合征	H82*	Vertiginous syndromes in diseases classified elsewhere
H83	内耳的其他疾病	H83	Other diseases of inner ear

耳的其他疾患(H90-H95) / **Other disorders of ear(H90-H95)**

H90	传导性和感音神经性听觉丧失	H90	Conductive and sensorineural hearing loss
H91	其他听觉丧失	H91	Other hearing loss
H92	耳痛和耳渗出液	H92	Otalgia and effusion of ear
H93	耳的其他疾患,不可归类在他处者	H93	Other disorders of ear, not elsewhere classified
H94*	分类于他处的疾病引起的耳的其他疾患	H94*	Other disorders of ear in diseases classified elsewhere
H95	耳和乳突的操作后疾患,不可归类在他处者	H95	Postprocedural disorders of ear and mastoid process, not elsewhere classified

第九章 循环系统疾病 (I00-I99)

Chapter IX Diseases of the circulatory system (I00-I99)

急性风湿热(I00-I02) / **Acute rheumatic fever(I00-I02)**

I00	风湿热,未提及心脏受累	I00	Rheumatic fever without mention of heart involvement
I01	风湿热伴有心脏受累	I01	Rheumatic fever with heart involvement
I02	风湿性舞蹈病	I02	Rheumatic chorea

慢性风湿性心脏病(I05-I09) / **Chronic rheumatic heart diseases(I05-I09)**

I05	风湿性二尖瓣疾病	I05	Rheumatic mitral valve diseases
I06	风湿性主动脉瓣疾病	I06	Rheumatic aortic valve diseases
I07	风湿性三尖瓣疾病	I07	Rheumatic tricuspid valve diseases
I08	多个心瓣膜疾病	I08	Multiple valve diseases
I09	其他风湿性心脏病	I09	Other rheumatic heart diseases

高血压病(I10-I15) / **Hypertensive diseases(I10-I15)**

I10	特发性(原发性)高血压	I10	Essential(primary)hypertension
I11	高血压心脏病	I11	Hypertensive heart disease
I12	高血压肾脏病	I12	Hypertensive renal disease
I13	高血压心脏和肾脏病	I13	Hypertensive heart and renal disease
I15	继发性高血压	I15	Secondary hypertension

缺血性心脏病(I20-I25) / **Ischaemic heart diseases(I20-I25)**

I20	心绞痛	I20	Angina pectoris
I21	急性心肌梗死	I21	Acute myocardial infarction
I22	随后性心肌梗死	I22	Subsequent myocardial infarction

I23	急性心肌梗死后的某些近期并发症	I23	Certain current complications following acute myocardial infarction
I24	其他急性缺血性心脏病	I24	Other acute ischaemic heart diseases
I25	慢性缺血性心脏病	I25	Chronic ischaemic heart disease

肺源性心脏病和肺循环疾病(I26-I28) **Pulmonary heart disease and diseases of pulmonary circulation(I26-I28)**

I26	肺栓塞	I26	Pulmonary embolism
I27	其他肺源性心脏病	I27	Other pulmonary heart diseases
I28	肺血管的其他疾病	I28	Other diseases of pulmonary vessels

其他类型的心脏病(I30-I52) **Other forms of heart disease(I30-I52)**

I30	急性心包炎	I30	Acute pericarditis
I31	心包的其他疾病	I31	Other diseases of pericardium
I32*	分类于他处的疾病引起的心包炎	I32*	Pericarditis in diseases classified elsewhere
I33	急性和亚急性心内膜炎	I33	Acute and subacute endocarditis
I34	非风湿性二尖瓣疾患	I34	Nonrheumatic mitral valve disorders
I35	非风湿性主动脉瓣疾患	I35	Nonrheumatic aortic valve disorders
I36	非风湿性三尖瓣疾患	I36	Nonrheumatic tricuspid valve disorders
I37	肺动脉瓣疾患	I37	Pulmonary valve disorders
I38	瓣膜未特指的心内膜炎	I38	Endocarditis, valve unspecified
I39*	分类于他处的疾病引起的心内膜炎和心瓣膜疾患	I39*	Endocarditis and heart valve disorders in diseases classified elsewhere
I40	急性心肌炎	I40	Acute myocarditis
I41*	分类于他处的疾病引起的心肌炎	I41*	Myocarditis in diseases classified elsewhere
I42	心肌病	I42	Cardiomyopathy
I43*	分类于他处的疾病引起的心肌病	I43*	Cardiomyopathy in diseases classified elsewhere
I44	房室传导阻滞和左束支传导阻滞	I44	Atrioventricular and left bundle-branch block
I45	其他传导疾患	I45	Other conduction disorders
I46	心脏停搏	I46	Cardiac arrest
I47	阵发性心动过速	I47	Paroxysmal tachycardia
I48	心房纤颤和扑动	I48	Atrial fibrillation and flutter
I49	其他心律失常	I49	Other cardiac arrhythmias
I50	心力衰竭	I50	Heart failure
I51	心脏病的并发症和不明确表述	I51	Complications and ill-defined descriptions of heart disease
I52*	分类于他处的疾病引起的其他心脏疾患	I52*	Other heart disorders in diseases classified elsewhere

脑血管病(I60-I69) **Cerebrovascular diseases(I60-I69)**

I60	蛛网膜下出血	I60	Subarachnoid haemorrhage
I61	脑内出血	I61	Intracerebral haemorrhage
I62	其他非创伤性颅内出血	I62	Other nontraumatic intracranial haemorrhage
I63	脑梗死	I63	Cerebral infarction
I64	脑卒中,未特指为出血或梗死	I64	Stroke, not specified as haemorrhage or infarction
I65	入脑前动脉的闭塞和狭窄,未造成脑梗死	I65	Occlusion and stenosis of precerebral arteries, not resulting in cerebral infarction
I66	大脑动脉的闭塞和狭窄,未造成脑梗死	I66	Occlusion and stenosis of cerebral arteries, not resulting in cerebral infarction
I67	其他脑血管病	I67	Other cerebrovascular diseases
I68*	分类于他处的疾病引起的脑血管疾患	I68*	Cerebrovascular disorders in diseases classified elsewhere
I69	脑血管病后遗症	I69	Sequelae of cerebrovascular disease

动脉、小动脉和毛细血管疾病(I70-I79)		Diseases of arteries, arterioles and capillaries(I70-I79)	
I70	动脉粥样硬化	I70	Atherosclerosis
I71	主动脉瘤和主动脉壁夹层形成	I71	Aortic aneurysm and dissection
I72	其他动脉瘤	I72	Other aneurysm
I73	其他周围血管疾病	I73	Other peripheral vascular diseases
I74	动脉栓塞和血栓形成	I74	Arterial embolism and thrombosis
I77	动脉和小动脉的其他疾患	I77	Other disorders of arteries and arterioles
I78	毛细血管疾病	I78	Diseases of capillaries
I79*	分类于他处的疾病引起的动脉、小动脉和毛细血管疾患	I79*	Disorders of arteries, arterioles and capillaries in diseases classified elsewhere

静脉、淋巴管和淋巴结疾病,不可归类在他处者(I80-I89)		Diseases of veins, lymphatic vessels and lymph nodes, not elsewhere classified(I80-I89)	
I80	静脉炎和血栓性静脉炎	I80	Phlebitis and thrombophlebitis
I81	门静脉血栓形成	I81	Portal vein thrombosis
I82	其他静脉栓塞和血栓形成	I82	Other venous embolism and thrombosis
I83	下肢静脉曲张	I83	Varicose veins of lower extremities
I84	痔	I84	Haemorrhoids
I85	食管静脉曲张	I85	Oesophageal varices
I86	其他部位的静脉曲张	I86	Varicose veins of other sites
I87	静脉的其他疾患	I87	Other disorders of veins
I88	非特异性淋巴结炎	I88	Nonspecific lymphadenitis
I89	淋巴管和淋巴结的其他非感染性疾患	I89	Other noninfective disorders of lymphatic vessels and lymph nodes

循环系统其他和未特指的疾患(I95-I99)		Other and unspecified disorders of the circulatory system (I95-I99)	
I95	低血压	I95	Hypotension
I97	循环系统的操作后疾患,不可归类在他处者	I97	Postprocedural disorders of circulatory system, not elsewhere classified
I98*	分类于他处的疾病引起的循环系统的其他疾患	I98*	Other disorders of circulatory system in diseases classified elsewhere
I99	循环系统的其他和未特指的疾患	I99	Other and unspecified disorders of circulatory system

第十章 呼吸系统疾病 (J00-J99)

Chapter X Diseases of the respiratory system (J00-J99)

急性上呼吸道感染(J00-J06)		Acute upper respiratory infections(J00-J06)	
J00	急性鼻咽炎[感冒]	J00	Acute nasopharyngitis[common cold]
J01	急性鼻窦炎	J01	Acute sinusitis
J02	急性咽炎	J02	Acute pharyngitis
J03	急性扁桃体炎	J03	Acute tonsillitis
J04	急性喉炎和气管炎	J04	Acute laryngitis and tracheitis
J05	急性梗阻性喉炎[哮吼]和会厌炎	J05	Acute obstructive laryngitis[croup] and epiglottitis
J06	多发性和未特指部位的急性上呼吸道感染	J06	Acute upper respiratory infections of multiple and unspecified sites

流行性感冒和肺炎(J09-J18) Influenza and pneumonia(J09-J18)

J09	被标明的禽流感病毒引起的流行性感冒	Influenza due to identified avian influenza virus
J10	被标明的其他流感病毒引起的流行性感冒	Influenza due to other identified influenza virus
J11	流行性感冒,病毒未标明	Influenza, virus not identified
J12	病毒性肺炎,不可归类在他处者	Viral pneumonia, not elsewhere classified
J13	链球菌性肺炎	Pneumonia due to *Streptococcus pneumoniae*
J14	流感嗜血杆菌性肺炎	Pneumonia due to *Haemophilus influenzae*
J15	细菌性肺炎,不可归类在他处者	Bacterial pneumonia, not elsewhere classified
J16	其他传染性病原体引起的肺炎,不可归类在他处者	Pneumonia due to other infectious organisms, not elsewhere classified
J17*	分类于他处的疾病引起的肺炎	Pneumonia in diseases classified elsewhere
J18	肺炎,病原体未特指	Pneumonia, organism unspecified

其他急性下呼吸道感染(J20-J22) Other acute lower respiratory infections(J20-J22)

J20	急性支气管炎	Acute bronchitis
J21	急性细支气管炎	Acute bronchiolitis
J22	未特指的急性下呼吸道感染	Unspecified acute lower respiratory infection

上呼吸道的其他疾病(J30-J39) Other diseases of upper respiratory tract(J30-J39)

J30	血管舒缩性和变应性鼻炎	Vasomotor and allergic rhinitis
J31	慢性鼻炎、鼻咽炎和咽炎	Chronic rhinitis, nasopharyngitis and pharyngitis
J32	慢性鼻窦炎	Chronic sinusitis
J33	鼻息肉	Nasal polyp
J34	鼻和鼻窦的其他疾患	Other disorders of nose and nasal sinuses
J35	扁桃体和腺样体慢性疾病	Chronic diseases of tonsils and adenoids
J36	扁桃体周脓肿	Peritonsillar abscess
J37	慢性喉炎和喉气管炎	Chronic laryngitis and laryngotracheitis
J38	声带和喉疾病,不可归类在他处者	Diseases of vocal cords and larynx, not elsewhere classified
J39	上呼吸道的其他疾病	Other diseases of upper respiratory tract

慢性下呼吸道疾病(J40-J47) Chronic lower respiratory diseases(J40-J47)

J40	支气管炎,未特指为急性或慢性	Bronchitis, not specified as acute or chronic
J41	单纯性和粘液脓性慢性支气管炎	Simple and mucopurulent chronic bronchitis
J42	未特指的慢性支气管炎	Unspecified chronic bronchitis
J43	肺气肿	Emphysema
J44	其他慢性阻塞性肺病	Other chronic obstructive pulmonary disease
J45	哮喘	Asthma
J46	哮喘持续状态	Status asthmaticus
J47	支气管扩张(症)	Bronchiectasis

外部物质引起的肺部疾病(J60-J70) Lung diseases due to external agents(J60-J70)

J60	煤炭工肺尘埃沉着病	Coal worker's pneumoconiosis
J61	石棉和其他矿物纤维引起的肺尘埃沉着病	Pneumoconiosis due to asbestos and other mineral fibres
J62	含硅[矽]粉尘引起的肺尘埃沉着病	Pneumoconiosis due to dust containing silica
J63	其他无机粉尘引起的肺尘埃沉着病	Pneumoconiosis due to other inorganic dusts
J64	未特指的肺尘埃沉着病	Unspecified pneumoconiosis
J65	肺尘埃沉着病伴有结核	Pneumoconiosis associated with tuberculosis
J66	特指的有机粉尘引起的气道疾病	Airway disease due to specific organic dust
J67	有机粉尘引起的过敏性肺炎	Hypersensitivity pneumonitis due to organic dust

J68	吸入化学制剂、气体、烟雾和蒸气引起的呼吸性情况	J68	Respiratory conditions due to inhalation of chemicals, gases, fumes and vapours
J69	固体和液体引起的肺炎	J69	Pneumonitis due to solids and liquids
J70	其他外部物质引起的呼吸性情况	J70	Respiratory conditions due to other external agents

主要影响间质的其他呼吸性疾病(J80-J84) **Other respiratory diseases principally affecting the interstitium(J80-J84)**

J80	成人型呼吸窘迫综合征	J80	Adult respiratory distress syndrome
J81	肺水肿	J81	Pulmonary oedema
J82	肺嗜酸性粒细胞增多,不可归类在他处者	J82	Pulmonary eosinophilia, not elsewhere classified
J84	其他间质性肺疾病	J84	Other interstitial pulmonary diseases

下呼吸道化脓性和坏死性情况(J85-J86) **Suppurative and necrotic conditions of lower respiratory tract(J85-J86)**

J85	肺和纵隔脓肿	J85	Abscess of lung and mediastinum
J86	脓胸	J86	Pyothorax

胸膜的其他疾病(J90-J94) **Other diseases of pleura(J90-J94)**

J90	胸腔积液,不可归类在他处者	J90	Pleural effusion, not elsewhere classified
J91*	分类于他处的情况引起的胸腔积液	J91*	Pleural effusion in conditions classified elsewhere
J92	胸膜斑	J92	Pleural plaque
J93	气胸	J93	Pneumothorax
J94	其他胸膜情况	J94	Other pleural conditions

呼吸系统的其他疾病(J95-J99) **Other diseases of the respiratory system(J95-J99)**

J95	操作后的呼吸性疾患,不可归类在他处者	J95	Postprocedural respiratory disorders, not elsewhere classified
J96	呼吸衰竭,不可归类在他处者	J96	Respiratory failure, not elsewhere classified
J98	其他呼吸性疾患	J98	Other respiratory disorders
J99*	分类于他处的疾病引起的呼吸性疾患	J99*	Respiratory disorders in diseases classified elsewhere

第十一章 消化系统疾病 (K00-K93)

Chapter XI Diseases of the digestive system (K00-K93)

口腔、涎腺和颌疾病(K00-K14) **Diseases of oral cavity, salivary glands and jaws(K00-K14)**

K00	牙发育和出牙疾患	K00	Disorders of tooth development and eruption
K01	埋伏牙和阻生牙	K01	Embedded and impacted teeth
K02	龋(齿)	K02	Dental caries
K03	牙齿硬组织的其他疾病	K03	Other diseases of hard tissues of teeth
K04	牙髓和根尖周组织疾病	K04	Diseases of pulp and periapical tissues
K05	龈炎和牙周疾病	K05	Gingivitis and periodontal diseases
K06	牙龈和无牙牙槽嵴的其他疾患	K06	Other disorders of gingiva and edentulous alveolar ridge
K07	牙面畸形(包括错䓘)	K07	Dentofacial anomalies[including malocclusion]
K08	牙齿及支持结构的其他疾患	K08	Other disorders of teeth and supporting structures
K09	口区囊肿,不可归类在他处者	K09	Cysts of oral region, not elsewhere classified
K10	颌的其他疾病	K10	Other diseases of jaws
K11	涎腺疾病	K11	Diseases of salivary glands
K12	口炎和有关损害	K12	Stomatitis and related lesions
K13	唇及口腔粘膜的其他疾病	K13	Other diseases of lip and oral mucosa
K14	舌疾病	K14	Diseases of tongue

食管、胃和十二指肠疾病(K20-K31)		**Diseases of oesophagus, stomach and duodenum(K20-K31)**	
K20	食管炎	K20	Oesophagitis
K21	胃-食管反流性疾病	K21	Gastro-oesophageal reflux disease
K22	食管的其他疾病	K22	Other diseases of oesophagus
K23*	分类于他处的疾病引起的食管疾患	K23*	Disorders of oesophagus in diseases classified elsewhere
K25	胃溃疡	K25	Gastric ulcer
K26	十二指肠溃疡	K26	Duodenal ulcer
K27	部位未特指的消化性溃疡	K27	Peptic ulcer, site unspecified
K28	胃空肠溃疡	K28	Gastrojejunal ulcer
K29	胃炎和十二指肠炎	K29	Gastritis and duodenitis
K30	消化不良	K30	Dyspepsia
K31	胃和十二指肠的其他疾病	K31	Other diseases of stomach and duodenum
阑尾疾病(K35-K38)		**Diseases of appendix(K35-K38)**	
K35	急性阑尾炎	K35	Acute appendicitis
K36	其他阑尾炎	K36	Other appendicitis
K37	未特指的阑尾炎	K37	Unspecified appendicitis
K38	阑尾的其他疾病	K38	Other diseases of appendix
疝(K40-K46)		**Hernia(K40-K46)**	
K40	腹股沟疝	K40	Inguinal hernia
K41	股疝	K41	Femoral hernia
K42	脐疝	K42	Umbilical hernia
K43	腹疝	K43	Ventral hernia
K44	膈疝	K44	Diaphragmatic hernia
K45	其他腹疝	K45	Other abdominal hernia
K46	未特指的腹疝	K46	Unspecified abdominal hernia
非感染性小肠炎和结肠炎(K50-K52)		**Noninfective enteritis and colitis(K50-K52)**	
K50	克罗恩病[局限性肠炎]	K50	Crohn's disease[regional enteritis]
K51	溃疡性结肠炎	K51	Ulcerative colitis
K52	其他非感染性胃肠炎和结肠炎	K52	Other noninfective gastroenteritis and colitis
肠的其他疾病(K55-K63)		**Other diseases of intestines(K55-K63)**	
K55	肠血管疾患	K55	Vascular disorders of intestine
K56	麻痹性肠梗阻和不伴有疝的肠梗阻	K56	Paralytic ileus and intestinal obstruction without hernia
K57	肠憩室病	K57	Diverticular disease of intestine
K58	肠易激综合征	K58	Irritable bowel syndrome
K59	其他功能性肠疾患	K59	Other functional intestinal disorders
K60	肛门及直肠区的裂和瘘	K60	Fissure and fistula of anal and rectal regions
K61	肛门和直肠区脓肿	K61	Abscess of anal and rectal regions
K62	肛门和直肠的其他疾病	K62	Other diseases of anus and rectum
K63	肠的其他疾病	K63	Other diseases of intestine
腹膜疾病(K65-K67)		**Diseases of peritoneum(K65-K67)**	
K65	腹膜炎	K65	Peritonitis
K66	腹膜的其他疾患	K66	Other disorders of peritoneum
K67*	分类于他处的传染病引起的腹膜疾患	K67*	Disorders of peritoneum in infectious diseases classified elsewhere

肝疾病(K70-K77)

K70 酒精性肝病
K71 中毒性肝病
K72 肝衰竭,不可归类在他处者
K73 慢性肝炎,不可归类在他处者
K74 肝纤维化和肝硬变
K75 其他炎性肝脏疾病
K76 肝的其他疾病
K77* 分类于他处的疾病引起的肝疾患

Diseases of liver(K70-K77)

K70 Alcoholic liver disease
K71 Toxic liver disease
K72 Hepatic failure, not elsewhere classified
K73 Chronic hepatitis, not elsewhere classified
K74 Fibrosis and cirrhosis of liver
K75 Other inflammatory liver diseases
K76 Other diseases of liver
K77* Liver disorders in diseases classified elsewhere

胆囊、胆道和胰腺疾患(K80-K87)

K80 胆石症
K81 胆囊炎
K82 胆囊的其他疾病
K83 胆道的其他疾病
K85 急性胰腺炎
K86 胰腺的其他疾病
K87* 分类于他处的疾病引起的胆囊、胆道和胰腺疾患

Disorders of gallbladder, biliary tract and pancreas (K80-K87)

K80 Cholelithiasis
K81 Cholecystitis
K82 Other diseases of gallbladder
K83 Other diseases of biliary tract
K85 Acute pancreatitis
K86 Other diseases of pancreas
K87* Disorders of gallbladder, biliary tract and pancreas in diseases classified elsewhere

消化系统的其他疾病(K90-K93)

K90 肠吸收不良
K91 消化系统的操作后疾患,不可归类在他处者
K92 消化系统的其他疾病
K93* 分类于他处的疾病引起的其他消化器官疾患

Other diseases of the digestive system(K90-K93)

K90 Intestinal malabsorption
K91 Postprocedural disorders of digestive system, not elsewhere classified
K92 Other diseases of digestive system
K93* Disorders of other digestive organs in diseases classified elsewhere

第十二章
皮肤和皮下组织疾病
(L00-L99)

Chapter XII
Diseases of the skin and subcutaneous tissue
(L00-L99)

皮肤和皮下组织的感染(L00-L08)

L00 葡萄球菌性烫伤样皮肤综合征
L01 脓疱病
L02 皮肤脓肿、疖和痈
L03 蜂窝织炎
L04 急性淋巴结炎
L05 藏毛囊肿
L08 皮肤和皮下组织其他局部感染

Infections of the skin and subcutaneous tissue(L00-L08)

L00 Staphylococcal scalded skin syndrome
L01 Impetigo
L02 Cutaneous abscess, furuncle and carbuncle
L03 Cellulitis
L04 Acute lymphadenitis
L05 Pilonidal cyst
L08 Other local infections of skin and subcutaneous tissue

大疱性疾患(L10-L14)

L10 天疱疮
L11 其他皮肤棘层松解性疾患
L12 类天疱疮
L13 其他大疱性疾患
L14* 分类于他处的疾病引起的大疱性疾患

Bullous disorders(L10-L14)

L10 Pemphigus
L11 Other acantholytic disorders
L12 Pemphigoid
L13 Other bullous disorders
L14* Bullous disorders in diseases classified elsewhere

中文		English	
皮炎和湿疹(L20-L30)		**Dermatitis and eczema(L20-L30)**	
L20	特应性皮炎	L20	Atopic dermatitis
L21	脂溢性皮炎	L21	Seborrhoeic dermatitis
L22	尿布皮炎	L22	Diaper[napkin]dermatitis
L23	变应性接触性皮炎	L23	Allergic contact dermatitis
L24	刺激性接触性皮炎	L24	Irritant contact dermatitis
L25	未特指的接触性皮炎	L25	Unspecified contact dermatitis
L26	剥脱性皮炎	L26	Exfoliative dermatitis
L27	内服物质引起的皮炎	L27	Dermatitis due to substances taken internally
L28	慢性单纯性苔癣和痒疹	L28	Lichen simplex chronicus and prurigo
L29	瘙痒(症)	L29	Pruritus
L30	其他皮炎	L30	Other dermatitis
丘疹鳞屑性疾患(L40-L45)		**Papulosquamous disorders(L40-L45)**	
L40	银屑病[牛皮癣]	L40	Psoriasis
L41	副银屑病[类银屑病]	L41	Parapsoriasis
L42	玫瑰糠疹	L42	Pityriasis rosea
L43	扁平苔癣	L43	Lichen planus
L44	其他丘疹鳞屑性疾患	L44	Other papulosquamous disorders
L45*	分类于他处的疾病引起的丘疹鳞屑性疾患	L45*	Papulosquamous disorders in diseases classified elsewhere
荨麻疹和红斑(L50-L54)		**Urticaria and erythema(L50-L54)**	
L50	荨麻疹	L50	Urticaria
L51	多形性红斑	L51	Erythema multiforme
L52	结节性红斑	L52	Erythema nodosum
L53	其他红斑性情况	L53	Other erythematous conditions
L54*	分类于他处的疾病引起的红斑	L54*	Erythema in diseases classified elsewhere
与辐射有关的皮肤和皮下组织疾患(L55-L59)		**Radiation-related disorders of the skin and subcutaneous tissue(L55-L59)**	
L55	晒斑[晒伤]	L55	Sunburn
L56	紫外线辐射引起的其他急性皮肤改变	L56	Other acute skin changes due to ultraviolet radiation
L57	慢性暴露于非电离辐射下引起的皮肤改变	L57	Skin changes due to chronic exposure to nonionizing radiation
L58	放射性皮炎	L58	Radiodermatitis
L59	与辐射有关的皮肤和皮下组织其他疾患	L59	Other disorders of skin and subcutaneous tissue related to radiation
皮肤附件的疾患(L60-L75)		**Disorders of skin appendages(L60-L75)**	
L60	甲疾患	L60	Nail disorders
L62*	分类于他处的疾病引起的甲疾患	L62*	Nail disorders in diseases classified elsewhere
L63	斑秃	L63	Alopecia areata
L64	雄激素性脱发	L64	Androgenic alopecia
L65	其他非瘢痕性毛发缺失	L65	Other nonscarring hair loss
L66	瘢痕性脱发[瘢痕性毛发缺失]	L66	Cicatricial alopecia[scarring hair loss]
L67	毛色和毛干异常	L67	Hair colour and hair shaft abnormalities
L68	多毛症	L68	Hypertrichosis
L70	痤疮	L70	Acne
L71	酒渣鼻	L71	Rosacea
L72	皮肤和皮下组织毛囊囊肿	L72	Follicular cysts of skin and subcutaneous tissue

L73	其他毛囊疾患	L73	Other follicular disorders
L74	外分泌汗腺疾患	L74	Eccrine sweat disorders
L75	顶(浆分)泌汗腺疾患	L75	Apocrine sweat disorders

皮肤和皮下组织的其他疾患(L80-L99)

Other disorders of the skin and subcutaneous tissue (L80-L99)

L80	白癜风	L80	Vitiligo
L81	色素沉着的其他疾患	L81	Other disorders of pigmentation
L82	脂溢性角化病	L82	Seborrhoeic keratosis
L83	黑棘皮病	L83	Acanthosis nigricans
L84	鸡眼和胼胝	L84	Corns and callosities
L85	其他表皮肥厚	L85	Other epidermal thickening
L86*	分类于他处的疾病引起的皮肤角化病	L86*	Keratoderma in diseases classified elsewhere
L87	经表皮排除疾患	L87	Transepidermal elimination disorders
L88	坏疽性脓皮症	L88	Pyoderma gangrenosum
L89	受压区褥疮	L89	Decubitus ulcer and pressure area
L90	皮肤萎缩性疾患	L90	Atrophic disorders of skin
L91	皮肤肥厚性疾患	L91	Hypertrophic disorders of skin
L92	皮肤和皮下组织肉芽肿性疾患	L92	Granulomatous disorders of skin and subcutaneous tissue
L93	红斑狼疮	L93	Lupus erythematosus
L94	其他局限性结缔组织疾患	L94	Other localized connective tissue disorders
L95	局限于皮肤的血管炎,不可归类在他处者	L95	Vasculitis limited to skin, not elsewhere classified
L97	下肢溃疡,不可归类在他处者	L97	Ulcer of lower limb, not elsewhere classified
L98	皮肤和皮下组织的其他疾患,不可归类在他处者	L98	Other disorders of skin and subcutaneous tissue, not elsewhere classified
L99*	分类于他处的疾病引起的皮肤和皮下组织的其他疾患	L99*	Other disorders of skin and subcutaneous tissue in diseases classified elsewhere

第十三章
肌肉骨骼系统和结缔组织疾病
(M00-M99)

Chapter XIII
Diseases of the musculoskeletal system and connective tissue
(M00-M99)

关节病(M00-M25)

Arthropathies(M00-M25)

感染性关节病(M00-M03)

Infectious arthropathies(M00-M03)

M00	化脓性关节炎	M00	Pyogenic arthritis
M01*	分类于他处的传染病和寄生虫病引起的关节的直接感染	M01*	Direct infections of joint in infectious and parasitic diseases classified elsewhere
M02	反应性关节病	M02	Reactive arthropathies
M03*	分类于他处的疾病引起的感染后和反应性关节病	M03*	Postinfective and reactive arthropathies in diseases classified elsewhere

炎性多关节病(M05-M14)

Inflammatory polyarthropathies(M05-M14)

M05	血清反应阳性的类风湿性关节炎	M05	Seropositive rheumatoid arthritis
M06	其他类风湿性关节炎	M06	Other rheumatoid arthritis
M07*	银屑病性和肠病性关节病	M07*	Psoriatic and enteropathic arthropathies
M08	幼年型关节炎	M08	Juvenile arthritis
M09*	分类于他处的疾病引起的幼年型关节炎	M09*	Juvenile arthritis in diseases classified elsewhere

M10	痛风	M10	Gout
M11	其他结晶性关节病	M11	Other crystal arthropathies
M12	其他特指的关节病	M12	Other specific arthropathies
M13	其他关节炎	M13	Other arthritis
M14*	分类于他处的其他疾病引起的关节病	M14*	Arthropathies in other diseases classified elsewhere

关节病(*M15-M19*) — *Arthrosis*(*M15-M19*)

M15	多关节病	M15	Polyarthrosis
M16	髋关节病	M16	Coxarthrosis[arthrosis of hip]
M17	膝关节病	M17	Gonarthrosis[arthrosis of knee]
M18	第一腕掌关节的关节病	M18	Arthrosis of first carpometacarpal joint
M19	其他关节病	M19	Other arthrosis

其他关节疾患(*M20-M25*) — *Other joint disorders*(*M20-M25*)

M20	手指和脚趾的后天性变形	M20	Acquired deformities of fingers and toes
M21	四肢其他后天性变形	M21	Other acquired deformities of limbs
M22	髌骨疾患	M22	Disorders of patella
M23	膝关节内紊乱	M23	Internal derangement of knee
M24	其他特指的关节紊乱	M24	Other specific joint derangements
M25	其他关节疾患,不可归类在他处者	M25	Other joint disorders, not elsewhere classified

系统性结缔组织疾患(M30-M36) — **Systemic connective tissue disorders(M30-M36)**

M30	结节性多动脉炎和有关情况	M30	Polyarteritis nodosa and related conditions
M31	其他坏死性血管病	M31	Other necrotizing vasculopathies
M32	系统性红斑狼疮	M32	Systemic lupus erythematosus
M33	皮多肌炎	M33	Dermatopolymyositis
M34	全身性硬皮病	M34	Systemic sclerosis
M35	结缔组织的其他系统性受累	M35	Other systemic involvement of connective tissue
M36*	分类于他处的疾病引起的系统性结缔组织疾患	M36*	Systemic disorders of connective tissue in diseases classified elsewhere

背部病(M40-M54) — **Dorsopathies(M40-M54)**

变形性背部病(*M40-M43*) — *Deforming dorsopathies*(*M40-M43*)

M40	脊柱后凸和脊柱前凸	M40	Kyphosis and lordosis
M41	脊柱侧弯[脊柱侧凸]	M41	Scoliosis
M42	脊柱骨软骨病	M42	Spinal osteochondrosis
M43	其他变形性背部病	M43	Other deforming dorsopathies

脊椎病(*M45-M49*) — *Spondylopathies*(*M45-M49*)

M45	强直性脊柱炎	M45	Ankylosing spondylitis
M46	其他炎性脊椎病	M46	Other inflammatory spondylopathies
M47	脊椎关节强硬	M47	Spondylosis
M48	其他脊椎病	M48	Other spondylopathies
M49*	分类于他处的疾病引起的脊椎病	M49*	Spondylopathies in diseases classified elsewhere

其他背部病(*M50-M54*) — *Other dorsopathies*(*M50-M54*)

M50	颈椎间盘疾患	M50	Cervical disc disorders
M51	其他椎间盘疾患	M51	Other intervertebral disc disorders
M53	其他背部病,不可归类在他处者	M53	Other dorsopathies, not elsewhere classified
M54	背痛	M54	Dorsalgia

软组织疾患(M60-M79) Soft tissue disorders(M60-M79)

肌肉疾患(*M60-M63*) *Disorders of muscles*(*M60-M63*)

M60	肌炎	Myositis
M61	肌肉钙化和骨化	Calcification and ossification of muscle
M62	肌肉其他疾患	Other disorders of muscle
M63*	分类于他处的疾病引起的肌肉疾患	Disorders of muscle in diseases classified elsewhere

滑膜和肌腱疾患(*M65-M68*) *Disorders of synovium and tendon*(*M65-M68*)

M65	滑膜炎和腱鞘炎	Synovitis and tenosynovitis
M66	滑膜和肌腱的自发性破裂	Spontaneous rupture of synovium and tendon
M67	滑膜和肌腱的其他疾患	Other disorders of synovium and tendon
M68*	分类于他处的疾病引起的滑膜和肌腱疾患	Disorders of synovium and tendon in diseases classified elsewhere

其他软组织疾患(*M70-M79*) *Other soft tissue disorders*(*M70-M79*)

M70	与使用、过度使用和压迫有关的软组织疾患	Soft tissue disorders related to use, overuse and pressure
M71	其他粘液囊病	Other bursopathies
M72	成纤维细胞疾患	Fibroblastic disorders
M73*	分类于他处的疾病引起的软组织疾患	Soft tissue disorders in diseases classified elsewhere
M75	肩损害	Shoulder lesions
M76	下肢(不包括足)肌腱端病	Enthesopathies of lower limb, excluding foot
M77	其他肌腱端病	Other enthesopathies
M79	其他软组织疾患,不可归类在他处者	Other soft tissue disorders, not elsewhere classified

骨病和软骨病(M80-M94) Osteopathies and chondropathies(M80-M94)

骨密度和结构的疾患(*M80-M85*) *Disorders of bone density and structure*(*M80-M85*)

M80	骨质疏松伴有病理性骨折	Osteoporosis with pathological fracture
M81	骨质疏松不伴有病理性骨折	Osteoporosis without pathological fracture
M82*	分类于他处的疾病引起的骨质疏松	Osteoporosis in diseases classified elsewhere
M83	成人骨软化症	Adult osteomalacia
M84	骨连续性疾患	Disorders of continuity of bone
M85	骨密度和结构的其他疾患	Other disorders of bone density and structure

其他骨病(*M86-M90*) *Other osteopathies*(*M86-M90*)

M86	骨髓炎	Osteomyelitis
M87	骨坏死	Osteonecrosis
M88	骨佩吉特病[畸形性骨炎]	Paget's disease of bone[osteitis deformans]
M89	骨的其他疾患	Other disorders of bone
M90*	分类于他处的疾病引起的骨病	Osteopathies in diseases classified elsewhere

软骨病(*M91-M94*) *Chondropathies*(*M91-M94*)

M91	幼年型髋关节和骨盆骨软骨病	Juvenile osteochondrosis of hip and pelvis
M92	其他幼年型骨软骨病	Other juvenile osteochondrosis
M93	其他骨软骨病	Other osteochondropathies
M94	软骨的其他疾患	Other disorders of cartilage

肌肉骨骼系统和结缔组织的其他疾患(M95-M99)

Other disorders of the musculoskeletal system and connective tissue(M95-M99)

M95	肌肉骨骼系统和结缔组织的其他后天性变形	M95	Other acquired deformities of musculoskeletal system and connective tissue
M96	操作后肌肉骨骼疾患,不可归类在他处者	M96	Postprocedural muscoloskeletal disorders, not elsewhere classified
M99	生物力学损害,不可归类在他处者	M99	Biomechanical lesions, not elsewhere classified

第十四章 泌尿生殖系统疾病(N00-N99)

Chapter XIV Diseases of the genitourinary system (N00-N99)

肾小球疾病(N00-N08)

Glomerular diseases(N00-N08)

N00	急性肾炎综合征	N00	Acute nephritic syndrome
N01	急进型肾炎综合征	N01	Rapidly progressive nephritic syndrome
N02	复发性和持续性血尿	N02	Recurrent and persistent haematuria
N03	慢性肾炎综合征	N03	Chronic nephritic syndrome
N04	肾病综合征	N04	Nephrotic syndrome
N05	未特指的肾炎综合征	N05	Unspecified nephritic syndrome
N06	孤立性蛋白尿伴有特指的形态学损害	N06	Isolated proteinuria with specified morphological lesion
N07	遗传性肾病,不可归类在他处者	N07	Hereditary nephropathy, not elsewhere classified
N08*	分类于他处的疾病引起的肾小球疾患	N08*	Glomerular disorders in diseases classified elsewhere

肾小管-间质疾病(N10-N16)

Renal tubulo-interstitial diseases(N10-N16)

N10	急性肾小管-间质肾炎	N10	Acute tubulo-interstitial nephritis
N11	慢性肾小管-间质肾炎	N11	Chronic tubulo-interstitial nephritis
N12	肾小管-间质肾炎,未特指急性或慢性	N12	Tubulo-interstitial nephritis, not specified as acute or chronic
N13	梗阻性和反流性尿路病	N13	Obstructive and reflux uropathy
N14	药物和重金属诱发的肾小管-间质和肾小管情况	N14	Drug-and heavy-metal-induced tubulo-interstitial and tubular conditions
N15	其他肾小管-间质疾病	N15	Other renal tubulo-interstitial diseases
N16*	分类于他处的疾病引起的肾小管-间质疾患	N16*	Renal tubulo-interstitial disorders in diseases classified elsewhere

肾衰竭(N17-N19)

Renal failure(N17-N19)

N17	急性肾衰竭	N17	Acute renal failure
N18	慢性肾衰竭	N18	Chronic renal failure
N19	未特指的肾衰竭	N19	Unspecified renal failure

尿石病(N20-N23)

Urolithiasis(N20-N23)

N20	肾和输尿管结石	N20	Calculus of kidney and ureter
N21	下泌尿道结石	N21	Calculus of lower urinary tract
N22*	分类于他处的疾病引起的泌尿道结石	N22*	Calculus of urinary tract in diseases classified elsewhere
N23	未特指的肾绞痛	N23	Unspecified renal colic

肾和输尿管的其他疾患(N25-N29)

Other disorders of kidney and ureter(N25-N29)

N25	肾小管功能损害所致的疾患	N25	Disorders resulting from impaired renal tubular function
N26	未特指的肾挛缩	N26	Unspecified contracted kidney

N27	原因不明的小肾	N27	Small kidney of unknown cause
N28	肾和输尿管的其他疾患,不可归类在他处者	N28	Other disorders of kidney and ureter, not elsewhere classified
N29*	分类于他处的疾病引起的肾和输尿管的其他疾患	N29*	Other disorders of kidney and ureter in diseases classified elsewhere

泌尿系统的其他疾病(N30-N39) **Other diseases of the urinary system(N30-N39)**

N30	膀胱炎	N30	Cystitis
N31	膀胱神经肌肉功能不良,不可归类在他处者	N31	Neuromuscular dysfunction of bladder, not elsewhere classified
N32	膀胱的其他疾患	N32	Other disorders of bladder
N33*	分类于他处的疾病引起的膀胱疾患	N33*	Bladder disorders in diseases classified elsewhere
N34	尿道炎和尿道综合征	N34	Urethritis and urethral syndrome
N35	尿道狭窄	N35	Urethral stricture
N36	尿道的其他疾患	N36	Other disorders of urethra
N37*	分类于他处的疾病引起的尿道疾患	N37*	Urethral disorders in diseases classified elsewhere
N39	泌尿系统的其他疾患	N39	Other disorders of urinary system

男性生殖器官疾病(N40-N51) **Diseases of male genital organs(N40-N51)**

N40	前列腺增生	N40	Hyperplasia of prostate
N41	前列腺炎性疾病	N41	Inflammatory diseases of prostate
N42	前列腺的其他疾患	N42	Other disorders of prostate
N43	鞘膜积液和精子囊肿	N43	Hydrocele and spermatocele
N44	睾丸扭转	N44	Torsion of testis
N45	睾丸炎和附睾炎	N45	Orchitis and epididymitis
N46	男性不育症	N46	Male infertility
N47	包皮过长、包茎和嵌顿包茎	N47	Redundant prepuce, phimosis and paraphimosis
N48	阴茎的其他疾患	N48	Other disorders of penis
N49	男性生殖器官炎性疾患,不可归类在他处者	N49	Inflammatory disorders of male genital organs, not elsewhere classified
N50	男性生殖器官的其他疾患	N50	Other disorders of male genital organs
N51*	分类于他处的疾病引起的男性生殖器官疾患	N51*	Disorders of male genital organs in diseases classified elsewhere

乳房疾患(N60-N64) **Disorders of breast(N60-N64)**

N60	良性乳腺发育不良	N60	Benign mammary dysplasia
N61	乳房炎性疾患	N61	Inflammatory disorders of breast
N62	乳房肥大	N62	Hypertrophy of breast
N63	未特指的乳房肿块	N63	Unspecified lump in breast
N64	乳房的其他疾患	N64	Other disorders of breast

女性盆腔器官炎性疾病(N70-N77) **Inflammatory diseases of female pelvic organs(N70-N77)**

N70	输卵管炎和卵巢炎	N70	Salpingitis and oophoritis
N71	子宫炎性疾病,除外宫颈	N71	Inflammatory disease of uterus, except cervix
N72	宫颈炎性疾病	N72	Inflammatory disease of cervix uteri
N73	其他女性盆腔炎性疾病	N73	Other female pelvic inflammatory diseases
N74*	分类于他处的疾病引起的女性盆腔炎性疾患	N74*	Female pelvic inflammatory disorders in diseases classified elsewhere
N75	前庭大腺[巴多林腺]疾病	N75	Diseases of Bartholin's gland
N76	阴道和外阴的其他炎症	N76	Other inflammation of vagina and vulva
N77*	分类于他处的疾病引起的外阴阴道溃疡和炎症	N77*	Vulvovaginal ulceration and inflammation in diseases classified elsewhere

女性生殖道非炎性疾患(N80-N98) | **Noninflammatory disorders of female genital tract (N80-N98)**

N80	子宫内膜异位症	Endometriosis
N81	女性生殖器脱垂	Female genital prolapse
N82	累及女性生殖道的瘘	Fistulae involving female genital tract
N83	卵巢、输卵管和阔韧带的非炎性疾患	Noninflammatory disorders of ovary, fallopian tube and broad ligament
N84	女性生殖道息肉	Polyp of female genital tract
N85	子宫其他非炎性疾患,除外宫颈	Other noninflammatory disorders of uterus, except cervix
N86	宫颈糜烂和外翻	Erosion and ectropion of cervix uteri
N87	宫颈发育不良	Dysplasia of cervix uteri
N88	宫颈其他非炎性疾患	Other noninflammatory disorders of cervix uteri
N89	阴道的其他非炎性疾患	Other noninflammatory disorders of vagina
N90	外阴和会阴的其他非炎性疾患	Other noninflammatory disorders of vulva and perineum
N91	无月经、月经过少和月经稀少	Absent, scanty and rare menstruation
N92	月经过多、月经频繁和月经不规则	Excessive, frequent and irregular menstruation
N93	其他异常的子宫和阴道出血	Other abnormal uterine and vaginal bleeding
N94	与女性生殖器官和月经周期有关的疼痛和其他情况	Pain and other conditions associated with female genital organs and menstrual cycle
N95	绝经期和其他围绝经期的疾患	Menopausal and other perimenopausal disorders
N96	习惯性流产	Habitual aborter
N97	女性不孕症	Female infertility
N98	与人工授精有关的并发症	Complications associated with artificial fertilization

泌尿生殖系统的其他疾患(N99) | **Other disorders of the genitourinary tract(N99)**

N99	泌尿生殖系统的操作后疾患,不可归类在他处者	Postprocedural disorders of genitourinary system, not elsewhere classified

第十五章 妊娠、分娩和产褥期(O00-O99)

Chapter XV Pregnancy, childbirth and the puerperium (O00-O99)

流产结局的妊娠(O00-O08) | **Pregnancy with abortive outcome(O00-O08)**

O00	异位妊娠	Ectopic pregnancy
O01	葡萄胎[水泡状胎块]	Hydatidiform mole
O02	受孕的其他异常产物	Other abnormal products of conception
O03	自然流产	Spontaneous abortion
O04	医疗性流产	Medical abortion
O05	其他流产	Other abortion
O06	未特指的流产	Unspecified abortion
O07	企图流产失败	Failed attempted abortion
O08	流产、异位妊娠和葡萄胎妊娠后的并发症	Complications following abortion and ectopic and molar pregnancy

妊娠、分娩和产褥期的水肿、蛋白尿和高血压疾患(O10-O16) | **Oedema, proteinuria and hypertensive disorders in pregnancy, childbirth and the puerperium(O10-O16)**

O10	原有的高血压并发于妊娠、分娩和产褥期	Pre-existing hypertension complicating pregnancy, childbirth and the puerperium

O11	原有高血压性疾患，并发蛋白尿	O11	Pre-existing hypertensive disorder with superimposed proteinuria
O12	妊娠[妊娠引起的]水肿和蛋白尿，不伴有高血压	O12	Gestational[pregnancy-induced]oedema and proteinuria without hypertension
O13	妊娠[妊娠引起的]高血压不伴有有意义的蛋白尿	O13	Gestational [pregnancy-induced] hypertension without significant proteinuria
O14	妊娠[妊娠引起的]高血压伴有有意义的蛋白尿	O14	Gestational[pregnancy-induced]hypertension with significant proteinuria
O15	子痫	O15	Eclampsia
O16	未特指的孕产妇高血压	O16	Unspecified maternal hypertension

主要与妊娠有关的其他孕产妇疾患(O20-O29) **Other maternal disorders predominantly related to pregnancy(O20-O29)**

O20	妊娠早期出血	O20	Haemorrhage in early pregnancy
O21	妊娠期剧吐	O21	Excessive vomiting in pregnancy
O22	妊娠期静脉并发症	O22	Venous complications in pregnancy
O23	妊娠期泌尿生殖道的感染	O23	Infections of genitourinary tract in pregnancy
O24	妊娠期糖尿病	O24	Diabetes mellitus in pregnancy
O25	妊娠期营养不良	O25	Malnutrition in pregnancy
O26	为主要与妊娠有关的其他情况给予的孕产妇医疗	O26	Maternal care for other conditions predominantly related to pregnancy
O28	孕产妇产前筛查的异常所见	O28	Abnormal findings on antenatal screening of mother
O29	妊娠期间麻醉的并发症	O29	Complications of anaesthesia during pregnancy

与胎儿和羊膜腔及可能的分娩问题有关的孕产妇医疗(O30-O48) **Maternal care related to the fetus and amniotic cavity and possible delivery problems(O30-O48)**

O30	多胎妊娠	O30	Multiple gestation
O31	特发于多胎妊娠的并发症	O31	Complications specific to multiple gestation
O32	为已知或可疑胎儿先露异常给予的孕产妇医疗	O32	Maternal care for known or suspected malpresentation of fetus
O33	为已知或可疑胎盆不称给予的孕产妇医疗	O33	Maternal care for known or suspected disproportion
O34	为已知或可疑盆腔器官异常给予的孕产妇医疗	O34	Maternal care for known or suspected abnormality of pelvic organs
O35	为已知或可疑胎儿异常和损害给予的孕产妇医疗	O35	Maternal care for known or suspected fetal abnormality and damage
O36	为其他已知或可疑的胎儿问题给予的孕产妇医疗	O36	Maternal care for other known or suspected fetal problems
O40	羊水过多	O40	Polyhydramnios
O41	羊水和胎膜的其他疾患	O41	Other disorders of amniotic fluid and membranes
O42	胎膜早破	O42	Premature rupture of membranes
O43	胎盘疾患	O43	Placental disorders
O44	前置胎盘	O44	Placenta praevia
O45	胎盘早期剥离	O45	Premature separation of placenta[abruptio placentae]
O46	产前出血，不可归类在他处者	O46	Antepartum haemorrhage, not elsewhere classified
O47	假临产	O47	False labour
O48	过期妊娠	O48	Prolonged pregnancy

产程和分娩的并发症(O60-O75) **Complications of labour and delivery(O60-O75)**

O60	早产	O60	Preterm labour and delivery
O61	引产失败	O61	Failed induction of labour
O62	产力异常	O62	Abnormalities of forces of labour

O63 滞产
O64 胎儿的胎位不正和先露异常引起的梗阻性分娩
O65 母体骨盆异常引起的梗阻性分娩
O66 其他梗阻性分娩
O67 产程和分娩并发产时出血,不可归类在他处者
O68 产程和分娩并发胎儿应激反应[窘迫]
O69 产程和分娩并发脐带并发症
O70 分娩时会阴裂伤
O71 其他产科创伤
O72 产后出血
O73 胎盘和胎膜滞留不伴有出血
O74 产程和分娩期间麻醉的并发症
O75 产程和分娩的其他并发症,不可归类在他处者

分娩(O80-O84)

O80 单胎顺产
O81 借助产钳和真空吸引器的单胎分娩
O82 经剖宫产术的单胎分娩
O83 其他助产的单胎分娩
O84 多胎分娩

主要与产褥期有关的并发症(O85-O92)

O85 产褥期脓毒病
O86 其他产褥感染
O87 产褥期的静脉并发症
O88 产科栓塞
O89 产褥期中麻醉的并发症
O90 产褥期的并发症,不可归类在他处者
O91 与分娩有关的乳房感染
O92 与分娩有关的乳房和哺乳的其他疾患

其他产科情况,不可归类在他处者(O94-O99)

O94 妊娠、分娩和产褥期并发症的后遗症
O95 未特指原因的产科死亡
O96 任何产科原因的死亡,发生于分娩后42天以上至一年以内
O97 直接产科原因后遗症的死亡
O98 可归类在他处的孕产妇的传染病和寄生虫病并发于妊娠、分娩和产褥期
O99 可归类在他处的孕产妇的其他疾病并发于妊娠、分娩和产褥期

O63 Long labour
O64 Obstructed labour due to malposition and malpresentation of fetus
O65 Obstructed labour due to maternal pelvic abnormality
O66 Other obstructed labour
O67 Labour and delivery complicated by intrapartum haemorrhage, not elsewhere classified
O68 Labour and delivery complicated by fetal stress [distress]
O69 Labour and delivery complicated by umbilical cord complications
O70 Perineal laceration during delivery
O71 Other obstetric trauma
O72 Postpartum haemorrhage
O73 Retained placenta and membranes, without haemorrhage
O74 Complications of anaesthesia during labour and delivery
O75 Other complications of labour and delivery, not elsewhere classified

Delivery(O80-O84)

O80 Single spontaneous delivery
O81 Single delivery by forceps and vacuum extractor
O82 Single delivery by caesarean section
O83 Other assisted single delivery
O84 Multiple delivery

Complications predominantly related to the puerperium (O85-O92)

O85 Puerperal sepsis
O86 Other puerperal infections
O87 Venous complications in the puerperium
O88 Obstetric embolism
O89 Complications of anaesthesia during the puerperium
O90 Complications of the puerperium, not elsewhere classified
O91 Infections of breast associated with childbirth
O92 Other disorders of breast and lactation associated with childbirth

Other obstetric conditions, not elsewhere classified (O94-O99)

O94 Sequelae of complication of pregnancy, childbirth and the puerperium
O95 Obstetric death of unspecified cause
O96 Death from any obstetric cause occurring more than 42 days but less than one year after delivery
O97 Death from sequelae of direct obstetric causes
O98 Maternal infectious and parasitic diseases classifiable elsewhere but complicating pregnancy, childbirth and the puerperium
O99 Other maternal diseases classifiable elsewhere but complicating pregnancy, childbirth and the puerperium

第十六章
起源于围生期的某些情况（P00-P96）

Chapter XVI
Certain conditions originating in the perinatal period (P00-P96)

胎儿和新生儿受母体因素及妊娠、产程和分娩并发症的影响（P00-P04）

P00	胎儿和新生儿受母体情况影响，这些情况可能与本次妊娠无关
P01	胎儿和新生儿受母体妊娠并发症的影响
P02	胎儿和新生儿受胎盘、脐带和胎膜的并发症的影响
P03	胎儿和新生儿受产程和分娩的其他并发症的影响
P04	胎儿和新生儿受经胎盘或母乳传播的有害物质的影响

Fetus and newborn affected by maternal factors and by complications of pregnancy, labour and delivery (P00-P04)

P00	Fetus and newborn affected by maternal conditions that may be unrelated to present pregnancy
P01	Fetus and newborn affected by maternal complications of pregnancy
P02	Fetus and newborn affected by complications of placenta, cord and membranes
P03	Fetus and newborn affected by other complications of labour and delivery
P04	Fetus and newborn affected by noxious influences transmitted via placenta or breast milk

与妊娠期长短和胎儿生长有关的疾患（P05-P08）

P05	胎儿生长缓慢和胎儿营养不良
P07	与孕期短和低出生体重有关的疾患，不可归类在他处者
P08	与孕期长和高出生体重有关的疾患

Disorders related to length of gestation and fetal growth (P05-P08)

P05	Slow fetal growth and fetal malnutrition
P07	Disorders related to short gestation and low birth weight, not elsewhere classified
P08	Disorders related to long gestation and high birth weight

产伤（P10-P15）

P10	产伤引起的颅内撕裂和出血
P11	中枢神经系统的其他产伤
P12	头皮产伤
P13	骨骼产伤
P14	周围神经系统产伤
P15	其他产伤

Birth trauma (P10-P15)

P10	Intracranial laceration and haemorrhage due to birth injury
P11	Other birth injuries to central nervous system
P12	Birth injury to scalp
P13	Birth injury to skeleton
P14	Birth injury to peripheral nervous system
P15	Other birth injuries

特发于围生期的呼吸和心血管疾患（P20-P29）

P20	子宫内低氧症
P21	出生窒息
P22	新生儿呼吸窘迫
P23	先天性肺炎
P24	新生儿吸入综合征
P25	起源于围生期的间质肺气肿及有关情况
P26	起源于围生期的肺出血
P27	起源于围生期的慢性呼吸性疾病
P28	起源于围生期的其他呼吸性情况
P29	起源于围生期的心血管疾患

Respiratory and cardiovascular disorders specific to the perinatal period (P20-P29)

P20	Intrauterine hypoxia
P21	Birth asphyxia
P22	Respiratory distress of newborn
P23	Congenital pneumonia
P24	Neonatal aspiration syndromes
P25	Interstitial emphysema and related conditions originating in the perinatal period
P26	Pulmonary haemorrhage originating in the perinatal period
P27	Chronic respiratory disease originating in the perinatal period
P28	Other respiratory conditions originating in the perinatal period
P29	Cardiovascular disorders originating in the perinatal period

中文	English
特发于围生期的感染(P35-P39)	**Infections specific to the perinatal period(P35-P39)**
P35 先天性病毒性疾病	P35 Congenital viral diseases
P36 新生儿细菌性脓毒症	P36 Bacterial sepsis of newborn
P37 其他先天性传染病和寄生虫病	P37 Other congenital infectious and parasitic diseases
P38 新生儿脐炎伴有或不伴有轻度出血	P38 Omphalitis of newborn with or without mild haemorrhage
P39 特发于围生期的其他感染	P39 Other infections specific to the perinatal period
胎儿和新生儿出血性和血液学疾患(P50-P61)	**Haemorrhagic and haematological disorders of fetus and newborn(P50-P61)**
P50 胎儿失血	P50 Fetal blood loss
P51 新生儿脐带出血	P51 Umbilical haemorrhage of newborn
P52 胎儿和新生儿颅内非创伤性出血	P52 Intracranial nontraumatic haemorrhage of fetus and newborn
P53 胎儿和新生儿出血性疾病	P53 Haemorrhagic disease of fetus and newborn
P54 新生儿其他出血	P54 Other neonatal haemorrhages
P55 胎儿和新生儿的溶血性疾病	P55 Haemolytic disease of fetus and newborn
P56 溶血性疾病引起的胎儿水肿	P56 Hydrops fetalis due to haemolytic disease
P57 核黄疸	P57 Kernicterus
P58 其他过度溶血引起的新生儿黄疸	P58 Neonatal jaundice due to other excessive haemolysis
P59 其他和未特指原因所致的新生儿黄疸	P59 Neonatal jaundice from other and unspecified causes
P60 胎儿和新生儿播散性血管内凝血	P60 Disseminated intravascular coagulation of fetus and newborn
P61 其他围生期血液疾患	P61 Other perinatal haematological disorders
特发于胎儿和新生儿的暂时性内分泌和代谢疾患(P70-P74)	**Transitory endocrine and metabolic disorders specific to fetus and newborn(P70-P74)**
P70 特发于胎儿和新生儿的暂时性碳水化合物代谢紊乱	P70 Transitory disorders of carbohydrate metabolism specific to fetus and newborn
P71 暂时性新生儿钙和镁代谢紊乱	P71 Transitory neonatal disorders of calcium and magnesium metabolism
P72 新生儿其他暂时性内分泌疾患	P72 Other transitory neonatal endocrine disorders
P74 新生儿其他暂时性电解质和代谢紊乱	P74 Other transitory neonatal electrolyte and metabolic disturbances
胎儿和新生儿的消化系统疾患(P75-P78)	**Digestive system disorders of fetus and newborn(P75-P78)**
P75* 胎粪性肠梗阻(E84.1†)	P75* Meconium ileus(E84.1†)
P76 新生儿其他肠梗阻	P76 Other intestinal obstruction of newborn
P77 胎儿和新生儿的坏死性小肠结肠炎	P77 Necrotizing enterocolitis of fetus and newborn
P78 其他围生期的消化系统疾患	P78 Other perinatal digestive system disorders
累及胎儿和新生儿体被和体温调节的情况(P80-P83)	**Conditions involving the integument and temperature regulation of fetus and newborn(P80-P83)**
P80 新生儿低温症	P80 Hypothermia of newborn
P81 新生儿其他体温调节障碍	P81 Other disturbances of temperature regulation of newborn
P83 特发于胎儿和新生儿体被的其他情况	P83 Other conditions of integument specific to fetus and newborn
起源于围生期的其他疾患(P90-P96)	**Other disorders originating in the perinatal period(P90-P96)**
P90 新生儿惊厥	P90 Convulsions of newborn
P91 新生儿的其他大脑障碍	P91 Other disturbances of cerebral status of newborn
P92 新生儿喂养问题	P92 Feeding problems of newborn

P93	胎儿和新生儿用药引起的反应和中毒	P93	Reactions and intoxications due to drugs administered to fetus and newborn
P94	新生儿肌张力疾患	P94	Disorders of muscle tone of newborn
P95	未特指原因的胎儿死亡	P95	Fetal death of unspecified cause
P96	起源于围生期的其他情况	P96	Other conditions originating in the perinatal period

第十七章 先天性畸形、变形和染色体异常(Q00-Q99)

Chapter XVII Congenital malformations, deformations and chromosomal abnormalities (Q00-Q99)

神经系统先天性畸形(Q00-Q07) / Congenital malformations of the nervous system(Q00-Q07)

Q00	无脑儿和类似畸形	Q00	Anencephaly and similar malformations
Q01	脑膨出	Q01	Encephalocele
Q02	小头畸形	Q02	Microcephaly
Q03	先天性脑积水	Q03	Congenital hydrocephalus
Q04	脑的其他先天性畸形	Q04	Other congenital malformations of brain
Q05	脊柱裂	Q05	Spina bifida
Q06	脊髓的其他先天性畸形	Q06	Other congenital malformations of spinal cord
Q07	神经系统其他先天性畸形	Q07	Other congenital malformations of nervous system

眼、耳、面和颈部先天性畸形(Q10-Q18) / Congenital malformations of eye, ear, face and neck (Q10-Q18)

Q10	眼睑、泪器和眼眶先天性畸形	Q10	Congenital malformations of eyelid, lacrimal apparatus and orbit
Q11	无眼、小眼和巨眼畸形	Q11	Anophthalmos, microphthalmos and macrophthalmos
Q12	先天性晶状体畸形	Q12	Congenital lens malformations
Q13	眼前段先天性畸形	Q13	Congenital malformations of anterior segment of eye
Q14	眼后段先天性畸形	Q14	Congenital malformations of posterior segment of eye
Q15	眼的其他先天性畸形	Q15	Other congenital malformations of eye
Q16	引起听力缺陷的耳先天性畸形	Q16	Congenital malformations of ear causing impairment of hearing
Q17	耳的其他先天性畸形	Q17	Other congenital malformations of ear
Q18	面和颈部的其他先天性畸形	Q18	Other congenital malformations of face and neck

循环系统先天性畸形(Q20-Q28) / Congenital malformations of the circulatory system (Q20-Q28)

Q20	心腔和心连接的先天性畸形	Q20	Congenital malformations of cardiac chambers and connections
Q21	心间隔先天性畸形	Q21	Congenital malformations of cardiac septa
Q22	肺动脉瓣和三尖瓣先天性畸形	Q22	Congenital malformations of pulmonary and tricuspid valves
Q23	主动脉瓣和二尖瓣先天性畸形	Q23	Congenital malformations of aortic and mitral valves
Q24	心脏的其他先天性畸形	Q24	Other congenital malformations of heart
Q25	大动脉先天性畸形	Q25	Congenital malformations of great arteries
Q26	大静脉先天性畸形	Q26	Congenital malformations of great veins
Q27	周围循环系统的其他先天性畸形	Q27	Other congenital malformations of peripheral vascular system
Q28	循环系统的其他先天性畸形	Q28	Other congenital malformations of circulatory system

呼吸系统先天性畸形(Q30-Q34)		Congenital malformations of the respiratory system (Q30-Q34)	
Q30	鼻先天性畸形	Q30	Congenital malformations of nose
Q31	喉先天性畸形	Q31	Congenital malformations of larynx
Q32	气管和支气管先天性畸形	Q32	Congenital malformations of trachea and bronchus
Q33	肺先天性畸形	Q33	Congenital malformations of lung
Q34	呼吸系统其他的先天性畸形	Q34	Other congenital malformations of respiratory system

唇裂和腭裂(Q35-Q37)		Cleft lip and cleft palate(Q35-Q37)	
Q35	腭裂	Q35	Cleft palate
Q36	唇裂	Q36	Cleft lip
Q37	腭裂伴有唇裂	Q37	Cleft palate with cleft lip

消化系统的其他先天性畸形(Q38-Q45)		Other congenital malformations of the digestive system (Q38-Q45)	
Q38	舌、口和咽的其他先天性畸形	Q38	Other congenital malformations of tongue, mouth and pharynx
Q39	食管先天性畸形	Q39	Congenital malformations of oesophagus
Q40	上消化道的其他先天性畸形	Q40	Other congenital malformations of upper alimentary tract
Q41	小肠先天性缺如、闭锁和狭窄	Q41	Congenital absence, atresia and stenosis of small intestine
Q42	大肠先天性缺如、闭锁和狭窄	Q42	Congenital absence, atresia and stenosis of large intestine
Q43	肠的其他先天性畸形	Q43	Other congenital malformations of intestine
Q44	胆囊、胆管和肝先天性畸形	Q44	Congenital malformations of gallbladder, bile ducts and liver
Q45	消化系统的其他先天性畸形	Q45	Other congenital malformations of digestive system

生殖器官先天性畸形(Q50-Q56)		Congenital malformations of genital organs(Q50-Q56)	
Q50	卵巢、输卵管和阔韧带先天性畸形	Q50	Congenital malformations of ovaries, fallopian tubes and broad ligaments
Q51	子宫和宫颈先天性畸形	Q51	Congenital malformations of uterus and cervix
Q52	女性生殖器的其他先天性畸形	Q52	Other congenital malformations of female genitalia
Q53	睾丸未降	Q53	Undescended testicle
Q54	尿道下裂	Q54	Hypospadias
Q55	男性生殖器官的其他先天性畸形	Q55	Other congenital malformations of male genital organs
Q56	性别不清和假两性畸形	Q56	Indeterminate sex and pseudohermaphroditism

泌尿系统先天性畸形(Q60-Q64)		Congenital malformations of the urinary system(Q60-Q64)	
Q60	肾缺如和肾的其他萎缩性缺陷	Q60	Renal agenesis and other reduction defects of kidney
Q61	囊性肾病	Q61	Cystic kidney disease
Q62	肾盂的先天性梗阻性缺陷和输尿管先天性畸形	Q62	Congenital obstructive defects of renal pelvis and congenital malformations of ureter
Q63	肾的其他先天性畸形	Q63	Other congenital malformations of kidney
Q64	泌尿系统的其他先天性畸形	Q64	Other congenital malformations of urinary system

肌肉骨骼系统先天性畸形和变形(Q65-Q79)		Congenital malformations and deformations of the musculoskeletal system(Q65-Q79)	
Q65	髋先天性变形	Q65	Congenital deformities of hip
Q66	足先天性变形	Q66	Congenital deformities of feet
Q67	头、面、脊柱和胸的先天性肌肉骨骼变形	Q67	Congenital musculoskeletal deformities of head, face, spine and chest
Q68	肌肉骨骼的其他先天性变形	Q68	Other congenital musculoskeletal deformities
Q69	多指[趾]畸形	Q69	Polydactyly
Q70	并指[趾]畸形	Q70	Syndactyly

Q71	上肢短小缺陷	Q71	Reduction defects of upper limb
Q72	下肢短小缺陷	Q72	Reduction defects of lower limb
Q73	未特指四肢的短小缺陷	Q73	Reduction defects of unspecified limb
Q74	四肢的其他先天性畸形	Q74	Other congenital malformations of limb(s)
Q75	颅和面骨的其他先天性畸形	Q75	Other congenital malformations of skull and face bones
Q76	脊柱及胸廓先天性畸形	Q76	Congenital malformations of spine and bony thorax
Q77	骨软骨发育不良伴有管状骨和脊柱的发育缺陷	Q77	Osteochondrodysplasia with defects of growth of tubular bones and spine
Q78	其他骨软骨发育不良	Q78	Other osteochondrodysplasias
Q79	肌肉骨骼系统先天性畸形,不可归类在他处者	Q79	Congenital malformations of musculoskeletal system, not elsewhere classified

其他先天性畸形(Q80-Q89) / **Other congenital malformations(Q80-Q89)**

Q80	先天性鱼鳞病	Q80	Congenital ichthyosis
Q81	大疱性表皮松解症	Q81	Epidermolysis bullosa
Q82	皮肤的其他先天性畸形	Q82	Other congenital malformations of skin
Q83	乳房先天性畸形	Q83	Congenital malformations of breast
Q84	体被的其他先天性畸形	Q84	Other congenital malformations of integument
Q85	斑痣性错构瘤病,不可归类在他处者	Q85	Phakomatoses, not elsewhere classified
Q86	已知的外源性原因引起的先天性畸形综合征,不可归类在他处者	Q86	Congenital malformation syndromes due to known exogenous causes, not elsewhere classified
Q87	影响多系统的其他特指的先天性畸形综合征	Q87	Other specified congenital malformation syndromes affecting multiple systems
Q89	其他先天性畸形,不可归类在他处者	Q89	Other congenital malformations, not elsewhere classified

染色体异常,不可归类在他处者(Q90-Q99) / **Chromosomal abnormalities, not elsewhere classified (Q90-Q99)**

Q90	唐氏综合征[先天愚型]	Q90	Down's syndrome
Q91	爱德华兹综合征和帕套综合征	Q91	Edwards' syndrome and Patau's syndrome
Q92	常染色体其他三体性和部分三体型,不可归类在他处者	Q92	Other trisomies and partial trisomies of the autosomes, not elsewhere classified
Q93	常染色体的单体性和缺失,不可归类在他处者	Q93	Monosomies and deletions from the autosomes, not elsewhere classified
Q95	平衡重排和结构标记,不可归类在他处者	Q95	Balanced rearrangements and structural markers, not elsewhere classified
Q96	特纳综合征[性腺发育障碍症][45,X 综合征]	Q96	Turner's syndrome
Q97	其他的性染色体异常,女性表型,不可归类在他处者	Q97	Other sex chromosome abnormalities, female phenotype, not elsewhere classified
Q98	其他的性染色体异常,男性表型,不可归类在他处者	Q98	Other sex chromosome abnormalities, male phenotype, not elsewhere classified
Q99	其他染色体异常,不可归类在他处者	Q99	Other chromosome abnormalities, not elsewhere classified

第十八章 症状、体征和临床与实验室异常所见，不可归类在他处者（R00-R99）

Chapter XVIII Symptoms, signs and abnormal clinical and laboratory findings, not elsewhere classified (R00-R99)

累及循环和呼吸系统的症状和体征（R00-R09）
Symptoms and signs involving the circulatory and respiratory systems (R00-R09)

R00	心脏搏动异常	R00	Abnormalities of heart beat
R01	心脏杂音和其他心音	R01	Cardiac murmurs and other cardiac sounds
R02	坏疽，不可归类在他处者	R02	Gangrene, not elsewhere classified
R03	血压读数异常，无诊断者	R03	Abnormal blood-pressure reading, without diagnosis
R04	呼吸道出血	R04	Haemorrhage from respiratory passages
R05	咳嗽	R05	Cough
R06	呼吸异常	R06	Abnormalities of breathing
R07	咽痛和胸痛	R07	Pain in throat and chest
R09	累及循环和呼吸系统的其他症状和体征	R09	Other symptoms and signs involving the circulatory and respiratory systems

累及消化系统和腹部的症状和体征（R10-R19）
Symptoms and signs involving the digestive system and abdomen (R10-R19)

R10	腹部和盆腔痛	R10	Abdominal and pelvic pain
R11	恶心和呕吐	R11	Nausea and vomiting
R12	胃灼热	R12	Heartburn
R13	吞咽困难	R13	Dysphagia
R14	胃肠气胀及有关情况	R14	Flatulence and related conditions
R15	大便失禁	R15	Faecal incontinence
R16	肝大和脾大，不可归类在他处者	R16	Hepatomegaly and splenomegaly, not elsewhere classified
R17	未特指的黄疸	R17	Unspecified jaundice
R18	腹水	R18	Ascites
R19	累及消化系统和腹部的其他症状和体征	R19	Other symptoms and signs involving the digestive system and abdomen

累及皮肤和皮下组织的症状和体征（R20-R23）
Symptoms and signs involving the skin and subcutaneous tissue (R20-R23)

R20	皮肤感觉障碍	R20	Disturbances of skin sensation
R21	皮疹和其他非特异性斑疹	R21	Rash and other nonspecific skin eruption
R22	皮肤和皮下组织的局部肿胀、肿物和肿块	R22	Localized swelling, mass and lump of skin and subcutaneous tissue
R23	其他皮肤改变	R23	Other skin changes

累及神经和肌肉骨骼系统的症状和体征（R25-R29）
Symptoms and signs involving the nervous and musculoskeletal systems (R25-R29)

R25	异常的不随意运动	R25	Abnormal involuntary movements
R26	异常的步态和移动	R26	Abnormalities of gait and mobility
R27	其他协调缺乏	R27	Other lack of coordination
R29	累及神经和肌肉骨骼系统的其他症状和体征	R29	Other symptoms and signs involving the nervous and musculoskeletal systems

累及泌尿系统的症状和体征（R30-R39）
Symptoms and signs involving the urinary system (R30-R39)

R30	与排尿有关的疼痛	R30	Pain associated with micturition
R31	未特指的血尿	R31	Unspecified haematuria

R32	未特指的尿失禁	R32	Unspecified urinary incontinence
R33	尿潴留	R33	Retention of urine
R34	无尿和少尿	R34	Anuria and oliguria
R35	多尿	R35	Polyuria
R36	尿道排出物	R36	Urethral discharge
R39	累及泌尿系统的其他症状和体征	R39	Other symptoms and signs involvingthe urinary system

累及认知、知觉、情绪状态和行为的症状和体征(R40-R46) **Symptoms and signs involving cognition, perception emotional state and behaviour(R40-R46)**

R40	嗜睡、木僵和昏迷	R40	Somnolence, stupor and coma
R41	累及认知功能和意识的其他症状和体征	R41	Other symptoms and signs involving cognitive functions and awareness
R42	头晕和眩晕	R42	Dizziness and giddiness
R43	嗅觉和味觉障碍	R43	Disturbances of smell and taste
R44	累及一般感觉和知觉的其他症状和体征	R44	Other symptoms and signs involving general sensations and perceptions
R45	累及情绪状态的症状和体征	R45	Symptoms and signs involving emotional state
R46	累及外貌与行为的症状和体征	R46	Symptoms and signs involving appearance and behaviour

累及言语和语音的症状和体征(R47-R49) **Symptoms and signs involving speech and voice(R47-R49)**

R47	言语障碍,不可归类在他处者	R47	Speech disturbances, not elsewhere classified
R48	诵读困难和其他符号识别功能障碍,不可归类在他处者	R48	Dyslexia and other symbolic dysfunctions, not elsewhere classified
R49	语音障碍	R49	Voice disturbances

一般症状和体征(R50-R69) **General symptoms and signs(R50-R69)**

R50	原因不明的发热	R50	Fever of unknown origin
R51	头痛	R51	Headache
R52	疼痛,不可归类在他处者	R52	Pain, not elsewhere classified
R53	不适和疲劳	R53	Malaise and fatigue
R54	衰老	R54	Senility
R55	晕厥和虚脱	R55	Syncope and collapse
R56	惊厥,不可归类在他处者	R56	Convulsions, not elsewhere classified
R57	休克,不可归类在他处者	R57	Shock, not elsewhere classified
R58	出血,不可归类在他处者	R58	Haemorrhage, not elsewhere classified
R59	淋巴结增大	R59	Enlarged lymph nodes
R60	水肿,不可归类在他处者	R60	Oedema, not elsewhere classified
R61	多汗症	R61	Hyperhidrosis
R62	未达到预期正常生理发育水平	R62	Lack of expected normal physiological development
R63	有关食物和液体摄取的症状和体征	R63	Symptoms and signs concerning food and fluid intake
R64	恶病质	R64	Cachexia
R68	其他的一般症状和体征	R68	Other general symptoms and signs
R69	原因不知和原因未特指的发病	R69	Unknown and unspecified causes of morbidity

血液检查的异常所见,无诊断者(R70-R79) **Abnormal findings on examination of blood, without diagnosis(R70-R79)**

R70	红细胞沉降率升高和血浆粘滞度异常	R70	Elevated erythrocyte sedimentation rate and abnormality of plasma viscosity
R71	红细胞异常	R71	Abnormality of red blood cells
R72	白细胞异常,不可归类在他处者	R72	Abnormality of white blood cells, not elsewhere classified
R73	血糖水平升高	R73	Elevated blood glucose level

R74	血清酶水平异常	R74	Abnormal serum enzyme levels
R75	人类免疫缺陷病毒[HIV]的实验室证据	R75	Laboratory evidence of human immunodeficiency virus [HIV]
R76	其他血清免疫学异常所见	R76	Other abnormal immunological findings in serum
R77	血浆蛋白的其他异常	R77	Other abnormalities of plasma proteins
R78	血中发现通常不出现的药物和其他物质	R78	Findings of drugs and other substances, not normally found in blood
R79	血液化学的其他异常所见	R79	Other abnormal findings of blood chemistry

尿检查的异常所见，无诊断者(R80-R82)

Abnormal findings on examination of urine, without diagnosis(R80-R82)

R80	孤立性蛋白尿	R80	Isolated proteinuria
R81	糖尿	R81	Glycosuria
R82	尿的其他异常所见	R82	Other abnormal findings in urine

其他体液、体内物质和组织检查的异常所见，无诊断者(R83-R89)

Abnormal findings on examination of other body fluids, substances and tissues, without diagnosis(R83-R89)

R83	脑脊液的异常所见	R83	Abnormal findings in cerebrospinal fluid
R84	呼吸器官和胸腔标本的异常所见	R84	Abnormal findings in specimens from respiratory organs and thorax
R85	消化器官和腹腔标本的异常所见	R85	Abnormal findings in specimens from digestive organs and abdominal cavity
R86	男性生殖器官标本的异常所见	R86	Abnormal findings in specimens from male genital organs
R87	女性生殖器官标本的异常所见	R87	Abnormal findings in specimens from female genital organs
R89	其他器官、系统和组织标本的异常所见	R89	Abnormal findings in specimens from other organs, systems and tissues

诊断性影像和功能检查的异常所见，无诊断者(R90-R94)

Abnormal findings on diagnostic imaging and in function studies, without diagnosis(R90-R94)

R90	中枢神经系统的诊断性影像检查的异常所见	R90	Abnormal findings on diagnostic imaging of central nervous system
R91	肺诊断性影像检查的异常所见	R91	Abnormal findings on diagnostic imaging of lung
R92	乳房诊断性影像检查的异常所见	R92	Abnormal findings on diagnostic imaging of breast
R93	其他身体结构诊断性影像检查的异常所见	R93	Abnormal findings on diagnostic imaging of other body structures
R94	功能检查的异常结果	R94	Abnormal results of function studies

原因不明确和原因不知的死亡(R95-R99)

Ill-defined and unknown causes of mortality(R95-R99)

R95	婴儿猝死综合征	R95	Sudden infant death syndrome
R96	其他猝死，原因不知者	R96	Other sudden death, cause unknown
R98	无人在场的死亡	R98	Unattended death
R99	其他原因不明确和未特指原因的死亡	R99	Other ill-defined and unspecified causes of mortality

第十九章 损伤、中毒和外因的某些其他后果(S00-T98)

Chapter XIX Injury, poisoning and certain other consequences of external causes (S00-T98)

头部损伤(S00-S09) Injuries to the head(S00-S09)

S00	头部浅表损伤	S00	Superficial injury of head
S01	头部开放性伤口	S01	Open wound of head
S02	颅骨和面骨骨折	S02	Fracture of skull and facial bones
S03	头部关节和韧带脱位、扭伤和劳损	S03	Dislocation, sprain and strain of joints and ligaments of head
S04	脑神经损伤	S04	Injury of cranial nerves
S05	眼和眶损伤	S05	Injury of eye and orbit
S06	颅内损伤	S06	Intracranial injury
S07	头部挤压伤	S07	Crushing injury of head
S08	头的部分创伤性切断	S08	Traumatic amputation of part of head
S09	头部其他和未特指的损伤	S09	Other and unspecified injuries of head

颈部损伤(S10-S19) Injuries to the neck(S10-S19)

S10	颈部浅表损伤	S10	Superficial injury of neck
S11	颈部开放性伤口	S11	Open wound of neck
S12	颈部骨折	S12	Fracture of neck
S13	在颈水平的关节和韧带脱位、扭伤和劳损	S13	Dislocation, sprain and strain of joints and ligaments at neck level
S14	在颈水平的神经和脊髓损伤	S14	Injury of nerves and spinal cord at neck level
S15	在颈水平的血管损伤	S15	Injury of blood vessels at neck level
S16	在颈水平的肌肉和肌腱损伤	S16	Injury of muscle and tendon at neck level
S17	颈部挤压伤	S17	Crushing injury of neck
S18	在颈水平的创伤性切断	S18	Traumatic amputation at neck level
S19	颈部其他和未特指的损伤	S19	Other and unspecified injuries of neck

胸部损伤(S20-S29) Injuries to the thorax(S20-S29)

S20	胸部浅表损伤	S20	Superficial injury of thorax
S21	胸部开放性伤口	S21	Open wound of thorax
S22	肋骨、胸骨和胸椎骨折	S22	Fracture of rib(s), sternum and thoracic spine
S23	胸部关节和韧带脱位、扭伤和劳损	S23	Dislocation, sprain and strain of joints and ligaments of thorax
S24	在胸水平的神经和脊髓损伤	S24	Injury of nerves and spinal cord atthorax level
S25	胸部血管损伤	S25	Injury of blood vessels of thorax
S26	心脏损伤	S26	Injury of heart
S27	其他和未特指胸内器官损伤	S27	Injury of other and unspecifiedintrathoracic organs
S28	胸部挤压伤和胸的部分创伤性切断	S28	Crushing injury of thorax and traumatic amputation of part of thorax
S29	胸部其他和未特指的损伤	S29	Other and unspecified injuries of thorax

腹部、下背、腰椎和骨盆损伤(S30-S39) Injuries to the abdomen, lower back, lumbar spine and pelvis(S30-S39)

S30	腹部、下背和骨盆浅表损伤	S30	Superficial injury of abdomen, lower back and pelvis
S31	腹部、下背和骨盆开放性伤口	S31	Open wound of abdomen, lower back and pelvis
S32	腰椎和骨盆骨折	S32	Fracture of lumbar spine and pelvis

S33	腰椎和骨盆关节和韧带脱位、扭伤和劳损	S33	Dislocation, sprain and strain of joints and ligaments of lumbar spine and pelvis
S34	在腹、下背和骨盆水平的神经和腰部脊髓损伤	S34	Injury of nerves and lumbar spinal cord at abdomen, lower back and pelvis level
S35	在腹、下背和骨盆水平的血管损伤	S35	Injury of blood vessels at abdomen, lower back and pelvis level
S36	腹内器官损伤	S36	Injury of intra-abdominal organs
S37	泌尿系和盆腔器官损伤	S37	Injury of urinary and pelvic organs
S38	腹部、下背和骨盆部分挤压伤和创伤性切断	S38	Crushing injury and traumatic amputation of part of abdomen, lower back and pelvis
S39	腹部、下背和骨盆其他和未特指的损伤	S39	Other and unspecified injuries of abdomen, lower back and pelvis

肩和上臂损伤(S40-S49) / **Injuries to the shoulder and upper arm(S40-S49)**

S40	肩和上臂浅表损伤	S40	Superficial injury of shoulder and upper arm
S41	肩和上臂开放性伤口	S41	Open wound of shoulder and upper arm
S42	肩和上臂骨折	S42	Fracture of shoulder and upper arm
S43	肩胛带关节和韧带脱位、扭伤和劳损	S43	Dislocation, sprain and strain of joints and ligaments of shoulder girdle
S44	在肩和上臂水平的神经损伤	S44	Injury of nerves at shoulder and upper arm level
S45	在肩和上臂水平的血管损伤	S45	Injury of blood vessels at shoulder and upper arm level
S46	在肩和上臂水平的肌肉和肌腱损伤	S46	Injury of muscle and tendon at shoulder and upper arm level
S47	肩和上臂挤压伤	S47	Crushing injury of shoulder and upper arm
S48	肩和上臂创伤性切断	S48	Traumatic amputation of shoulder and upper arm
S49	肩和上臂其他和未特指的损伤	S49	Other and unspecified injuries of shoulder and upper arm

肘和前臂损伤(S50-S59) / **Injuries to the elbow and forearm(S50-S59)**

S50	前臂浅表损伤	S50	Superficial injury of forearm
S51	前臂开放性伤口	S51	Open wound of forearm
S52	前臂骨折	S52	Fracture of forearm
S53	肘关节和韧带脱位、扭伤和劳损	S53	Dislocation, sprain and strain of joints and ligaments of elbow
S54	在前臂水平的神经损伤	S54	Injury of nerves at forearm level
S55	在前臂水平的血管损伤	S55	Injury of blood vessels at forearm level
S56	在前臂水平的肌肉和肌腱损伤	S56	Injury of muscle and tendon at forearm level
S57	前臂挤压伤	S57	Crushing injury of forearm
S58	前臂创伤性切断	S58	Traumatic amputation of forearm
S59	前臂其他和未特指的损伤	S59	Other and unspecified injuries of forearm

腕和手损伤(S60-S69) / **Injuries to the wrist and hand(S60-S69)**

S60	腕和手浅表损伤	S60	Superficial injury of wrist and hand
S61	腕和手开放性伤口	S61	Open wound of wrist and hand
S62	在腕和手水平的骨折	S62	Fracture at wrist and hand level
S63	在腕和手水平的关节和韧带脱位、扭伤和劳损	S63	Dislocation, sprain and strain of joints and ligaments at wrist and hand level
S64	在腕和手水平的神经损伤	S64	Injury of nerves at wrist and hand level
S65	在腕和手水平的血管损伤	S65	Injury of blood vessels at wrist and hand level
S66	在腕和手水平的肌肉和肌腱损伤	S66	Injury of muscle and tendon at wrist and hand level
S67	腕和手挤压伤	S67	Crushing injury of wrist and hand
S68	腕和手创伤性切断	S68	Traumatic amputation of wrist and hand
S69	腕和手其他和未特指的损伤	S69	Other and unspecified injuries of wrist and hand

髋和大腿损伤(S70-S79) | **Injuries to the hip and thigh(S70-S79)**

S70	髋和大腿浅表损伤	S70	Superficial injury of hip and thigh
S71	髋和大腿开放性伤口	S71	Open wound of hip and thigh
S72	股骨骨折	S72	Fracture of femur
S73	髋关节和韧带脱位、扭伤和劳损	S73	Dislocation, sprain and strain of joint and ligaments of hip
S74	在髋和大腿水平的神经损伤	S74	Injury of nerves at hip and thigh level
S75	在髋和大腿水平的血管损伤	S75	Injury of blood vessels at hip and thigh level
S76	在髋和大腿水平的肌肉和肌腱损伤	S76	Injury of muscle and tendon at hip and thigh level
S77	髋和大腿挤压伤	S77	Crushing injury of hip and thigh
S78	髋和大腿创伤性切断	S78	Traumatic amputation of hip and thigh
S79	髋和大腿其他和未特指的损伤	S79	Other and unspecified injuries of hip and thigh

膝和小腿损伤(S80-S89) | **Injuries to the knee and lower leg(S80-S89)**

S80	小腿浅表损伤	S80	Superficial injury of lower leg
S81	小腿开放性伤口	S81	Open wound of lower leg
S82	小腿(包括踝)骨折	S82	Fracture of lower leg, including ankle
S83	膝关节和韧带脱位、扭伤和劳损	S83	Dislocation, sprain and strain of joints and ligaments of knee
S84	在小腿水平的神经损伤	S84	Injury of nerves at lower leg level
S85	在小腿水平的血管损伤	S85	Injury of blood vessels at lower leg level
S86	在小腿水平的肌肉和肌腱损伤	S86	Injury of muscle and tendon at lower leg level
S87	小腿挤压伤	S87	Crushing injury of lower leg
S88	小腿创伤性切断	S88	Traumatic amputation of lower leg
S89	小腿其他和未特指的损伤	S89	Other and unspecified injuries of lower leg

踝和足损伤(S90-S99) | **Injuries to the ankle and foot(S90-S99)**

S90	踝和足浅表损伤	S90	Superficial injury of ankle and foot
S91	踝和足开放性伤口	S91	Open wound of ankle and foot
S92	足骨折,除外踝	S92	Fracture of foot, except ankle
S93	在踝和足水平的关节和韧带脱位、扭伤和劳损	S93	Dislocation, sprain and strain of joints and ligaments at ankle and foot level
S94	在踝和足水平的神经损伤	S94	Injury of nerves at ankle and foot level
S95	在踝和足水平的血管损伤	S95	Injury of blood vessels at ankle and foot level
S96	在踝和足水平的肌肉和肌腱损伤	S96	Injury of muscle and tendon at ankle and foot level
S97	踝和足挤压伤	S97	Crushing injuries of ankle and foot
S98	踝和足创伤性切断	S98	Traumatic amputation of ankle and foot
S99	踝和足其他和未特指的损伤	S99	Other and unspecified injuries of ankle and foot

累及身体多个部位的损伤(T00-T07) | **Injuries involving multiple body regions(T00-T07)**

T00	累及身体多个部位的浅表损伤	T00	Superficial injuries involving multiple body regions
T01	累及身体多个部位的开放性伤口	T01	Open wounds involving multiple body regions
T02	累及身体多个部位的骨折	T02	Fractures involving multiple body regions
T03	累及身体多个部位的脱位、扭伤和劳损	T03	Dislocations, sprains and strains involving multiple body regions
T04	累及身体多个部位的挤压伤	T04	Crushing injuries involving multiple body regions
T05	累及身体多个部位的创伤性切断	T05	Traumatic amputations involving multiple body regions
T06	累及身体多个部位的其他损伤,不可归类在他处者	T06	Other injuries involving multiple body regions, not elsewhere classified
T07	未特指的多处损伤	T07	Unspecified multiple injuries

躯干、四肢或身体未特指部位的损伤(T08-T14)

T08 脊柱骨折,水平未特指
T09 脊柱和躯干的其他损伤,水平未特指
T10 上肢骨折,水平未特指
T11 上肢的其他损伤,水平未特指
T12 下肢骨折,水平未特指
T13 下肢的其他损伤,水平未特指
T14 身体未特指部位的损伤

Injuries to unspecified part of trunk, limb or body region (T08-T14)

T08 Fracture of spine, level unspecified
T09 Other injuries of spine and trunk, level unspecified
T10 Fracture of upper limb, level unspecified
T11 Other injuries of upper limb, level unspecified
T12 Fracture of lower limb, level unspecified
T13 Other injuries of lower limb, level unspecified
T14 Injury of unspecified body region

通过自然腔口进入异物的效应(T15-T19)

T15 外眼异物
T16 耳内异物
T17 呼吸道内异物
T18 消化道内异物
T19 泌尿生殖道内异物

Effects of foreign body entering through natural orifice (T15-T19)

T15 Foreign body on external eye
T16 Foreign body in ear
T17 Foreign body in respiratory tract
T18 Foreign body in alimentary tract
T19 Foreign body in genitourinary tract

烧伤和腐蚀伤(T20-T32)

身体外表面烧伤和腐蚀伤,按部位特指者(T20-T25)

T20 头和颈烧伤和腐蚀伤
T21 躯干烧伤和腐蚀伤
T22 肩和上肢烧伤和腐蚀伤,除外腕和手
T23 腕和手烧伤和腐蚀伤
T24 髋和下肢烧伤和腐蚀伤,除外踝和足
T25 踝和足烧伤和腐蚀伤

限于眼和内部器官烧伤和腐蚀伤(T26-T28)

T26 限于眼和附器的烧伤和腐蚀伤
T27 呼吸道的烧伤和腐蚀伤
T28 其他内部器官的烧伤和腐蚀伤

身体多个部位和未特指部位的烧伤和腐蚀伤(T29-T32)

T29 身体多个部位的烧伤和腐蚀伤
T30 身体部位未特指的烧伤和腐蚀伤
T31 根据体表累及范围分类的烧伤
T32 根据体表累及范围分类的腐蚀伤

Burns and corrosions (T20-T32)

Burns and corrosions of external body surface, specified by site (T20-T25)

T20 Burn and corrosion of head and neck
T21 Burn and corrosion of trunk
T22 Burn and corrosion of shoulder and upper limb, except wrist and hand
T23 Burn and corrosion of wrist and hand
T24 Burn and corrosion of hip and lower limb, except ankle and foot
T25 Burn and corrosion of ankle and foot

Burns and corrosions confined to eye and internal organs (T26-T28)

T26 Burn and corrosion confined to eye and adnexa
T27 Burn and corrosion of respiratory tract
T28 Burn and corrosion of other internal organs

Burns and corrosions of multiple and unspecified body regions (T29-T32)

T29 Burns and corrosions of multiple body regions
T30 Burn and corrosion, body region unspecified
T31 Burns classified according to extent of body surface involved
T32 Corrosions classified according to extent of body surface involved

冻伤(T33-T35)

T33 浅表冻伤
T34 冻伤伴有组织坏死
T35 累及身体多个部位的冻伤和未特指的冻伤

Frostbite (T33-T35)

T33 Superficial frostbite
T34 Frostbite with tissue necrosis
T35 Frostbite involving multiple body regions and unspecified frostbite

药物、药剂和生物制品中毒(T36-T50)
Poisoning by drugs, medicaments and biological substances (T36-T50)

T36	全身性抗生素中毒	T36	Poisoning by systemic antibiotics
T37	其他全身性抗感染药和抗寄生虫药中毒	T37	Poisoning by other systemic anti-infectives and antiparasitics
T38	激素类及其合成代用品和拮抗剂中毒,不可归类在他处者	T38	Poisoning by hormones and their synthetic substitutes and antagonists, not elsewhere classified
T39	非阿片样镇痛药、解热药和抗风湿药中毒	T39	Poisoning by nonopioid analgesics, antipyretics and antirheumatics
T40	麻醉品和致幻药[致幻剂]中毒	T40	Poisoning by narcotics and psychodysleptics [hallucinogens]
T41	麻醉药和治疗性气体中毒	T41	Poisoning by anaesthetics and therapeutic gases
T42	镇癫痫药、镇静催眠药和抗帕金森病药中毒	T42	Poisoning by antiepileptic, sedative-hypnotic and antiparkinsonism drugs
T43	对精神有影响的药物中毒,不可归类在他处者	T43	Poisoning by psychotropic drugs, not elsewhere classified
T44	主要影响自主神经系统的药物中毒	T44	Poisoning by drugs primarily affecting the autonomic nervous system
T45	主要为全身性和血液学的制剂中毒,不可归类在他处者	T45	Poisoning by primarily systemic and haematological agents, not elsewhere classified
T46	主要影响心血管系统的制剂中毒	T46	Poisoning by agents primarily affecting the cardiovascular system
T47	主要影响胃肠系统的制剂中毒	T47	Poisoning by agents primarily affecting the gastrointestinal system
T48	主要作用于平滑肌和骨骼肌及呼吸系统的制剂中毒	T48	Poisoning by agents primarily acting on smooth and skeletal muscles and the respiratory system
T49	主要影响皮肤和粘膜的局部制剂及眼科、耳鼻喉科和牙科的药物中毒	T49	Poisoning by topical agents primarily affecting skin and mucous membrane and by ophthalmological, otorhinolaryngological and dental drugs
T50	利尿剂和其他及未特指的药物、药剂和生物制品中毒	T50	Poisoning by diuretics and other and unspecified drugs, medicaments and biological substances

主要为非药用物质的毒性效应(T51-T65)
Toxic effects of substances chiefly nonmedicinal as to source (T51-T65)

T51	酒精的毒性效应	T51	Toxic effect of alcohol
T52	有机溶剂的毒性效应	T52	Toxic effect of organic solvents
T53	脂环烃和芳香族烃的卤素衍生物的毒性效应	T53	Toxic effect of halogen derivatives of aliphatic and aromatic hydrocarbons
T54	腐蚀性物质的毒性效应	T54	Toxic effect of corrosive substances
T55	皂类和洗涤剂的毒性效应	T55	Toxic effect of soaps and detergents
T56	金属的毒性效应	T56	Toxic effect of metals
T57	其他无机物质的毒性效应	T57	Toxic effect of other inorganic substances
T58	一氧化碳的毒性效应	T58	Toxic effect of carbon monoxide
T59	其他气体、烟雾和蒸气的毒性效应	T59	Toxic effect of other gases, fumes and vapours
T60	杀虫剂的毒性效应	T60	Toxic effect of pesticides
T61	摄入海产品中有害物质的毒性效应	T61	Toxic effect of noxious substances eaten as seafood
T62	摄入食物中其他有害物质的毒性效应	T62	Toxic effect of other noxious substances eaten as food
T63	与有毒动物接触的毒性效应	T63	Toxic effect of contact with venomous animals
T64	黄曲霉毒素和其他真菌毒素污染食物的毒性效应	T64	Toxic effect of aflatoxin and other mycotoxin food contaminants
T65	其他和未特指物质的毒性效应	T65	Toxic effect of other and unspecified substances

外因的其他和未特指的效应(T66-T78)		Other and unspecified effects of external causes(T66-T78)
T66	辐射的未特指效应	Unspecified effects of radiation
T67	热和光的效应	Effects of heat and light
T68	低体温	Hypothermia
T69	降温的其他效应	Other effects of reduced temperature
T70	气压和水压的效应	Effects of air pressure and water pressure
T71	窒息	Asphyxiation
T73	其他缺乏的效应	Effects of other deprivation
T74	虐待综合征	Maltreatment syndromes
T75	其他外因的效应	Effects of other external causes
T78	有害效应,不可归类在他处者	Adverse effects, not elsewhere classified

创伤的某些早期并发症(T79) / **Certain early complications of trauma(T79)**

T79	创伤的某些早期并发症,不可归类在他处者	Certain early complications of trauma, not elsewhere classified

手术和医疗的并发症,不可归类在他处者(T80-T88) / **Complications of surgical and medical care, not elsewhere classified(T80-T88)**

T80	输注、输血和治疗性注射后的并发症	Complications following infusion, transfusion and therapeutic injection
T81	操作并发症,不可归类在他处者	Complications of procedures, not elsewhere classified
T82	心脏和血管假体装置、植入物和移植物的并发症	Complications of cardiac and vascular prosthetic devices, implants and grafts
T83	泌尿生殖系假体装置、植入物和移植物的并发症	Complications of genitourinary prosthetic devices, implants and grafts
T84	内部矫形外科假体装置、植入物和移植物的并发症	Complications of internal orthopaedic prosthetic devices, implants and grafts
T85	其他内部假体装置、植入物和移植物的并发症	Complications of other internal prosthetic devices, implants and grafts
T86	移植器官和组织的失败和排斥	Failure and rejection of transplanted organs and tissues
T87	再植和切断术所特有的并发症	Complications peculiar to reattachment and amputation
T88	手术和医疗的其他并发症,不可归类在他处者	Other complications of surgical and medical care, not elsewhere classified

损伤、中毒和外因的其他后果的后遗症(T90-T98) / **Sequelae of injuries, of poisoning and of other consequences of external causes(T90-T98)**

T90	头部损伤后遗症	Sequelae of injuries of head
T91	颈部和躯干损伤后遗症	Sequelae of injuries of neck and trunk
T92	上肢损伤后遗症	Sequelae of injuries of upper limb
T93	下肢损伤后遗症	Sequelae of injuries of lower limb
T94	涉及多个和未特指身体部位损伤的后遗症	Sequelae of injuries involving multiple and unspecified body regions
T95	烧伤、腐蚀伤和冻伤后遗症	Sequelae of burns, corrosions and frostbite
T96	药物、药剂和生物制品中毒后遗症	Sequelae of poisoning by drugs, medicaments and biological substances
T97	主要为非药用物质毒性效应的后遗症	Sequelae of toxic effects of substances chiefly nonmedicinal as to source
T98	外因的其他和未特指效应的后遗症	Sequelae of other and unspecified effects of external causes

第二十章 疾病和死亡的外因 (V01-Y98)

Chapter XX External causes of morbidity and mortality (V01-Y98)

运输事故(V01-V99)

Transport accidents(V01-V99)

行人在运输事故中的损伤(*V01-V09*)

Pedestrian injured in transport accident(*V01-V09*)

V01	行人在与脚踏车碰撞中的损伤	V01	Pedestrian injured in collision with pedal cycle
V02	行人在与两轮或三轮摩托车碰撞中的损伤	V02	Pedestrian injured in collision with two-or three-wheeled motor vehicle
V03	行人在与小汽车、轻型货车或篷车碰撞中的损伤	V03	Pedestrian injured in collision with car, pick-up truck or van
V04	行人在与重型运输车或公共汽车碰撞中的损伤	V04	Pedestrian injured in collision with heavy transport vehicle or bus
V05	行人在与火车或铁路车辆碰撞中的损伤	V05	Pedestrian injured in collision with railway train or railway vehicle
V06	行人在与其他非机动车辆碰撞中的损伤	V06	Pedestrian injured in collision with other nonmotor vehicle
V09	行人在其他和未特指运输事故中的损伤	V09	Pedestrian injured in other and unspecified transport accidents

骑脚踏车人员在运输事故中的损伤(*V10-V19*)

Pedal cyclist injured in transport accident(*V 10-V19*)

V10	骑脚踏车人员在脚踏车与行人或牲畜碰撞中的损伤	V10	Pedal cyclist injured in collision with pedestrian or animal
V11	骑脚踏车人员在脚踏车与其他脚踏车碰撞中的损伤	V11	Pedal cyclist injured in collision with other pedal cycle
V12	骑脚踏车人员在脚踏车与两轮或三轮机动车碰撞中的损伤	V12	Pedal cyclist injured in collision with two-or three-wheeled motor vehicle
V13	骑脚踏车人员在脚踏车与小汽车、轻型货车或篷车碰撞中的损伤	V13	Pedal cyclist injured in collision with car, pick-up truck or van
V14	骑脚踏车人员在脚踏车与重型运输车或公共汽车碰撞中的损伤	V14	Pedal cyclist injured in collision with heavy transport vehicle or bus
V15	骑脚踏车人员在脚踏车与火车或铁路车辆碰撞中的损伤	V15	Pedal cyclist injured in collision with railway train or railway vehicle
V16	骑脚踏车人员在脚踏车与其他非机动车辆碰撞中的损伤	V16	Pedal cyclist injured in collision with other nonmotor vehicle
V17	骑脚踏车人员在脚踏车与固定或静止物体碰撞中的损伤	V17	Pedal cyclist injured in collision with fixed or stationary object
V18	骑脚踏车人员在非碰撞性运输事故中的损伤	V18	Pedal cyclist injured in noncollision transport accident
V19	骑脚踏车人员在其他和未特指的运输事故中的损伤	V19	Pedal cyclist injured in other and unspecified transport accidents

骑摩托车人员在运输事故中的损伤(*V20-V29*)

Motorcycle rider injured in transport accident(*V20-V29*)

V20	骑摩托车人员在摩托车与行人或牲畜碰撞中的损伤	V20	Motorcyle rider injured in collision with pedestrian or animal
V21	骑摩托车人员在摩托车与脚踏车碰撞中的损伤	V21	Motorcyle rider injured in collision with pedal cycle
V22	骑摩托车人员在摩托车与两轮或三轮机动车碰撞中的损伤	V22	Motorcyle rider injured in collision with two-or three-wheeled motor vehicle
V23	骑摩托车人员在摩托车与小汽车、轻型货车或篷车碰撞中的损伤	V23	Motorcyle rider injured in collision with car, pick-up truck or van

V24	骑摩托车人员在摩托车与重型运输车或公共汽车碰撞中的损伤	V24	Motorcyle rider injured in collision with heavy transport vehicle or bus
V25	骑摩托车人员在摩托车与火车或铁路车辆碰撞中的损伤	V25	Motorcyle rider injured in collision with railway train or railway vehicle
V26	骑摩托车人员在摩托车与其他非机动车辆碰撞中的损伤	V26	Motorcyle rider injured in collision with other nonmotor vehicle
V27	骑摩托车人员在摩托车与固定或静止物体碰撞中的损伤	V27	Motorcyle rider injured in collision with fixed or stationary object
V28	骑摩托车人员在非碰撞性运输事故中的损伤	V28	Motorcyle rider injured in noncollision transport accident
V29	骑摩托车人员在其他和未特指的运输事故中的损伤	V29	Motorcyle rider injured in other and unspecified transport accidents

三轮机动车乘员在运输事故中的损伤（*V30-V39*）

Occupant of three-wheeled motor vehicle injured in transport accident（*V30-V39*）

V30	三轮机动车乘员在三轮机动车与行人或牲畜碰撞中的损伤	V30	Occupant of three-wheeled motor vehicle injured in collision with pedestrian or animal
V31	三轮机动车乘员在三轮机动车与脚踏车碰撞中的损伤	V31	Occupant of three-wheeled motor vehicle injured in collision with pedal cycle
V32	三轮机动车乘员在三轮机动车与两轮或三轮机动车碰撞中的损伤	V32	Occupant of three-wheeled motor vehicle injured in collision with two-or three-wheeled motor vehicle
V33	三轮机动车乘员在三轮机动车与小汽车、轻型货车或篷车碰撞中的损伤	V33	Occupant of three-wheeled motor vehicle injured in collision with car, pick-up truck or van
V34	三轮机动车乘员在三轮机动车与重型运输车或公共汽车碰撞中的损伤	V34	Occupant of three-wheeled motor vehicle injured in collision with heavy transport vehicle or bus
V35	三轮机动车乘员在三轮机动车与火车或铁路车辆碰撞中的损伤	V35	Occupant of three-wheeled motor vehicle injured in collision with railway train or railway vehicle
V36	三轮机动车乘员在三轮机动车与其他非机动车辆碰撞中的损伤	V36	Occupant of three-wheeled motor vehicle injured in collision with other nonmotor vehicle
V37	三轮机动车乘员在三轮机动车与固定或静止物体碰撞中的损伤	V37	Occupant of three-wheeled motor vehicle injured in collision with fixed or stationary object
V38	三轮机动车乘员在非碰撞性运输事故中的损伤	V38	Occupant of three-wheeled motor vehicle injured in noncollision transport accident
V39	三轮机动车乘员在其他和未特指的运输事故中的损伤	V39	Occupant of three-wheeled motor vehicle injured in other and unspecified transport accidents

小汽车乘员在运输事故中的损伤（*V40-V49*）

Car occupant injured in transport accident（*V40-V49*）

V40	小汽车乘员在小汽车与行人或牲畜碰撞中的损伤	V40	Car occupant injured in collision with pedestrian or animal
V41	小汽车乘员在小汽车与脚踏车碰撞中的损伤	V41	Car occupant injured in collision with pedal cycle
V42	小汽车乘员在小汽车与两轮或三轮机动车碰撞中的损伤	V42	Car occupant injured in collision with two-or three-wheeled motor vehicle
V43	小汽车乘员在小汽车与小汽车、轻型货车或篷车碰撞中的损伤	V43	Car occupant injured in collision with car, pick-up truck or van
V44	小汽车乘员在小汽车与重型运输车或公共汽车碰撞中的损伤	V44	Car occupant injured in collision with heavy transport vehicle or bus
V45	小汽车乘员在小汽车与火车或铁路车辆碰撞中的损伤	V45	Car occupant injured in collision with railway train or railway vehicle
V46	小汽车乘员在小汽车与其他非机动车辆碰撞中的损伤	V46	Car occupant injured in collision with other nonmotor vehicle

V47 小汽车乘员在小汽车与固定或静止物体碰撞中的损伤

V48 小汽车乘员在非碰撞性运输事故中的损伤

V49 小汽车乘员在其他和未特指的运输事故中的损伤

轻型货车或篷车乘员在运输事故中的损伤（*V50-V59*）

V50 轻型货车或篷车乘员在轻型货车或篷车与行人或牲畜碰撞中的损伤

V51 轻型货车或篷车乘员在轻型货车或篷车与脚踏车碰撞中的损伤

V52 轻型货车或篷车乘员在轻型货车或篷车与两轮或三轮机动车碰撞中的损伤

V53 轻型货车或篷车乘员在轻型货车或篷车与小汽车、轻型货车或篷车碰撞中的损伤

V54 轻型货车或篷车乘员在轻型货车或篷车与重型运输车或公共汽车碰撞中的损伤

V55 轻型货车或篷车乘员在轻型货车或篷车与火车或铁路车辆碰撞中的损伤

V56 轻型货车或篷车乘员在轻型货车或篷车与其他非机动车辆碰撞中的损伤

V57 轻型货车或篷车乘员在轻型货车或篷车与固定或静止物体碰撞中的损伤

V58 轻型货车或篷车乘员在非碰撞性运输事故中的损伤

V59 轻型货车或篷车乘员在其他和未特指的运输事故中的损伤

重型运输车乘员在运输事故中的损伤（*V60-V69*）

V60 重型运输车乘员在重型运输车与行人或牲畜碰撞中的损伤

V61 重型运输车乘员在重型运输车与脚踏车碰撞中的损伤

V62 重型运输车乘员在重型运输车与两轮或三轮机动车碰撞中的损伤

V63 重型运输车乘员在重型运输车与小汽车、轻型货车或篷车碰撞中的损伤

V64 重型运输车乘员在重型运输车与重型运输车或公共汽车碰撞中的损伤

V65 重型运输车乘员在重型运输车与火车或铁路车辆碰撞中的损伤

V66 重型运输车乘员在重型运输车与其他非机动车辆碰撞中的损伤

V67 重型运输车乘员在重型运输车与固定或静止物体碰撞中的损伤

V68 重型运输车乘员在非碰撞性运输事故中的损伤

V47 Car occupant injured in collision with fixed or stationary object

V48 Car occupant injured in noncollision transport accident

V49 Car occupant injured in other and unspecified transport accidents

Occupant of pick-up truck or van injured in transport accident (*V50-V59*)

V50 Occupant of pick-uptruck or van injured in collision with pedestrian or animal

V51 Occupant of pick-up truck or van injured in collision with pedal cycle

V52 Occupant of pick-up truck or van injured in collision with two-or three-wheeled motor vehicle

V53 Occupant of pick-up truck or van injured in collision with car, pick-up truck or van

V54 Occupant of pick-up truck or van injured in collision with heavy transport vehicle or bus

V55 Occupant of pick-up truck or van injured in collision with railway train or railway vehicle

V56 Occupant of pick-up truck or van injured in collision with other nonmotor vehicle

V57 Occupant of pick-up truck or van injured in collision with fixed or stationary object

V58 Occupant of pick-up truck or van injured in noncollision transport accident

V59 Occupant of pick-up truck or van injured in other and unspecified transport accidents

Occupant of heavy transport vehicle injured in transport accident (*V60-V69*)

V60 Occupant of heavy transport vehicle injured in collision with pedestrian or animal

V61 Occupant of heavy transport vehicle injured in collision with pedal cycle

V62 Occupant of heavy transport vehicle injured in collision with two-or three-wheeled motor vehicle

V63 Occupant of heavy transport vehicle injured in collision with car, pick-up truck or van

V64 Occupant of heavy transport vehicle injured in collision with heavy transport vehicle or bus

V65 Occupant of heavy transport vehicle injured in collision with railway train or railway vehicle

V66 Occupant of heavy transport vehicle injured in collision with other nonmotor vehicle

V67 Occupant of heavy transport vehicle injured in collision with fixed or stationary object

V68 Occupant of heavy transport vehicle injured in noncollision transport accident

V69	重型运输车乘员在其他和未特指的运输事故中的损伤	V69	Occupant of heavy transport vehicle injured in other and unspecified transport accidents

公共汽车乘员在运输事故中的损伤(*V70-V79*) *Bus occupant injured in transport accident*(*V70-V79*)

V70	公共汽车乘员在公共汽车与行人或牲畜碰撞中的损伤	V70	Bus occupant injured in collision with pedestrian or animal
V71	公共汽车乘员在公共汽车与脚踏车碰撞中的损伤	V71	Bus occupant injured in collision with pedal cycle
V72	公共汽车乘员在公共汽车与两轮或三轮机动车碰撞中的损伤	V72	Bus occupant injured in collision with two-or three-wheeled motor vehicle
V73	公共汽车乘员在公共汽车与小汽车、轻型货车或篷车碰撞中的损伤	V73	Bus occupant injured in collision with car, pick-up truck or van
V74	公共汽车乘员在公共汽车与重型运输车或公共汽车碰撞中的损伤	V74	Bus occupant injured in collision with heavy transport vehicle or bus
V75	公共汽车乘员在公共汽车与火车或铁路车辆碰撞中的损伤	V75	Bus occupant injured in collision with railway train or railway vehicle
V76	公共汽车乘员在公共汽车与其他非机动车辆碰撞中的损伤	V76	Bus occupant injured in collision with other nonmotor vehicle
V77	公共汽车乘员在公共汽车与固定或静止物体碰撞中的损伤	V77	Bus occupant injured in collision with fixed or stationary object
V78	公共汽车乘员在非碰撞性运输事故中的损伤	V78	Bus occupant injured in noncollision transport accident
V79	公共汽车乘员在其他和未特指的运输事故中的损伤	V79	Bus occupant injured in other and unspecified transport accidents

其他陆地运输事故(*V80-V89*) *Other land transport accidents*(*V80-V89*)

V80	牲畜骑手或畜挽车辆乘员在运输事故中的损伤	V80	Animal-rider or occupant of animal-drawn vehicle injured in transport accident
V81	火车或铁路车辆乘员在运输事故中的损伤	V81	Occupant of railway train or railway vehicle injured in transport accident
V82	(市内有轨)电车乘员在运输事故中的损伤	V82	Occupant of streetcar injured in transport accident
V83	主要用于工业厂区的专用车辆上的乘员在运输事故中的损伤	V83	Occupant of special vehicle mainly used on industrial premises injured in transport accident
V84	主要用于农业的专用车辆上的乘员在运输事故中的损伤	V84	Occupant of special vehicle mainly used in agriculture injured in transport accident
V85	专用建筑车辆上的乘员在运输事故中的损伤	V85	Occupant of special construction vehicle injured in transport accident
V86	专用的全地带车辆或其他主要设计用于越野的机动车辆上的乘员在运输事故中的损伤	V86	Occupant of special all-terrain or other motor vehicle designed primarily for off-road use, injured in transport accident
V87	特指类型的交通事故，但受害者的运输方式不明	V87	Traffic accident of specified type but victim's mode of transport unknown
V88	特指类型的非交通事故，但受害者的运输方式不明	V88	Nontraffic accident of specified type but victim's mode of transport unknown
V89	机动或非机动车辆事故，车辆类型未特指	V89	Motor-or nonmotor-vehicle accident, type of vehicle unspecified

水上运输事故(*V90-V94*) *Water transport accidents*(*V90-V94*)

V90	船舶事故引起的淹溺和沉没	V90	Accident to watercraft causing drowning and submersion
V91	船舶事故引起的其他损伤	V91	Accident to watercraft causing other injury

V92 与水上运输有关的非船舶事故的淹溺和沉没
V92 Water-transport-related drowning and submersion without accident to watercraft
V93 非船舶事故的船上事故，未引起淹溺和沉没
V93 Accident on board watercraft without accident to watercraft, not causing drowning and submersion
V94 其他和未特指的水上运输事故
V94 Other and unspecified water transport accidents

航空和航天运输事故(*V95-V97*)
Air and space transport accidents(*V95-V97*)
V95 动力飞行器事故引起乘员损伤
V95 Accident to powered aircraft causing injury to occupant
V96 无动力飞行器事故引起乘员损伤
V96 Accident to nonpowered aircraft causing injury to occupant
V97 其他特指的空中运输事故
V97 Other specified air transport accidents

其他和未特指的运输事故(*V98-V99*)
Other and unspecified transport accidents(*V98-V99*)
V98 其他特指的运输事故
V98 Other specified transport accidents
V99 未特指的运输事故
V99 Unspecified transport accident

意外损伤的其他外因(W00-X59)
Other external causes of accidental injury(W00-X59)

跌倒(*W00-W19*)
Falls(*W00-W19*)
W00 在涉及冰和雪的同一平面上跌倒
W00 Fall on same level involving ice and snow
W01 在同一平面上滑倒、绊倒和摔倒
W01 Fall on same level from slipping, tripping and stumbling
W02 涉及溜冰、滑雪、溜旱冰或滑板时的跌倒
W02 Fall involving ice-skates, skis, roller-skates or skateboards
W03 被别人碰撞或推动引起的在同一平面上的其他跌倒
W03 Other fall on same level due to collision with, or pushing by, another person
W04 在被他人运送或搀扶时跌倒
W04 Fall while being carried or supported by other persons
W05 涉及轮椅上的跌落
W05 Fall involving wheelchair
W06 涉及床上的跌落
W06 Fall involving bed
W07 涉及椅子上的跌落
W07 Fall involving chair
W08 涉及其他家具上的跌落
W08 Fall involving other furniture
W09 涉及运动场设施上的跌落
W09 Fall involving playground equipment
W10 在楼梯或台阶上跌倒和跌落
W10 Fall on and from stairs and steps
W11 在梯子上跌倒和跌落
W11 Fall on and from ladder
W12 在脚手架上跌倒和跌落
W12 Fall on and from scaffolding
W13 从房屋或建筑结构上跌落或跌出
W13 Fall from, out of or through building or structure
W14 从树上跌落
W14 Fall from tree
W15 从悬崖上跌落
W15 Fall from cliff
W16 潜水或跳水引起的损伤，除外淹溺和沉没
W16 Diving or jumping into water causing injury other than drowning or submersion
W17 从一个平面至另一平面的其他跌落
W17 Other fall from one level to another
W18 在同一平面的其他跌倒
W18 Other fall on same level
W19 未特指的跌倒
W19 Unspecified fall

暴露于无生命机械性力量下(*W20-W49*)
Exposure to inanimate mechanical forces(*W20-W49*)
W20 被投掷、抛出或坠落物体击中
W20 Struck by thrown, projected or falling object
W21 撞在体育设施上或被体育设施击中
W21 Striking against or struck by sports equipment
W22 撞在其他物体上或被其他物体击中
W22 Striking against or struck by other objects
W23 被物体钩住、挤压、轧住或夹住
W23 Caught, crushed, jammed or pinched in or between objects
W24 接触升降和传送装置，不可归类在他处者
W24 Contact with lifting and transmission devices, not elsewhere classified
W25 接触锋利的玻璃
W25 Contact with sharp glass

W26	接触刀、剑或匕首	W26	Contact with knife, sword or dagger
W27	接触无动力手工工具	W27	Contact with nonpowered hand tool
W28	接触动力割草机	W28	Contact with powered lawnmower
W29	接触其他动力手工工具和家用机械	W29	Contact with other powered hand tools and household machinery
W30	接触农业机械	W30	Contact with agricultural machinery
W31	接触其他和未特指的机械	W31	Contact with other and unspecified machinery
W32	手枪发射	W32	Handgun discharge
W33	步枪、猎枪和较大火器发射	W33	Rifle, shotgun and larger firearm discharge
W34	其他和未特指的火器发射	W34	Discharge from other and unspecified firearms
W35	锅炉爆炸和破裂	W35	Explosion and rupture of boiler
W36	高压气罐爆炸和破裂	W36	Explosion and rupture of gas cylinder
W37	压缩轮胎、管子和软管爆炸和破裂	W37	Explosion and rupture of pressurized tyre, pipe or hose
W38	其他特指的压缩装置爆炸和破裂	W38	Explosion and rupture of other specified pressurized devices
W39	烟火发射	W39	Discharge of firework
W40	其他材料爆炸	W40	Explosion of other materials
W41	暴露于高压喷射下	W41	Exposure to high-pressure jet
W42	暴露于噪声下	W42	Exposure to noise
W43	暴露于振动下	W43	Exposure to vibration
W44	异物进入或穿入眼或自然腔口	W44	Foreign body entering into or through eye or natural orifice
W45	异物或物体经皮肤进入	W45	Foreign body or object entering through skin
W46	接触皮下注射器针头	W46	Contact with hypodermic needle
W49	暴露于其他和未特指的无生命机械性力量下	W49	Exposure to other and unspecified inanimate mechanical forces

暴露于有生命机械性力量下(*W50-W64*) *Exposure to animate mechanical forces*(*W50-W64*)

W50	被别人殴打、踢、拧、咬或抓伤	W50	Hit, struck, kicked, twisted, bitten or scratched by another person
W51	撞到别人或意外被别人碰撞	W51	Striking against or bumped into by another person
W52	被蜂拥人群挤压、推挤或踏踩	W52	Crushed, pushed and stepped on by crowd or human stampede
W53	被鼠咬伤	W53	Bitten by rat
W54	被狗咬伤或抓伤	W54	Bitten or struck by dog
W55	被其他哺乳动物咬伤或抓伤	W55	Bitten or struck by other mammals
W56	接触海生动物的损伤	W56	Contact with marine animal
W57	被无毒昆虫和其他无毒节肢动物咬伤或螫伤	W57	Bitten or stung by nonvenomous insect and other nonvenomous arthropods
W58	被鳄鱼或短吻鳄咬伤或抓伤	W58	Bitten or struck by crocodile or alligator
W59	被其他爬行动物咬伤或压伤	W59	Bitten or crushed by other reptiles
W60	接触植物荆棘和刺以及锐利叶片的损伤	W60	Contact with plant thorns and spines and sharp leaves
W64	暴露于其他和未特指的有生命机械性力量下	W64	Exposure to other and unspecified animate mechanical forces

意外淹溺和沉没(*W65-W74*) *Accidental drowning and submersion*(*W65-W74*)

W65	在浴盆内淹溺和沉没	W65	Drowning and submersion while in bath-tub
W66	落入浴盆后淹溺和沉没	W66	Drowning and submersion following fall into bath-tub
W67	在游泳池中淹溺和沉没	W67	Drowning and submersion while in swimming-pool
W68	落入游泳池后淹溺和沉没	W68	Drowning and submersion following fall into swimming-pool
W69	在自然水域中淹溺和沉没	W69	Drowning and submersion while in natural water

W70 落入自然水域后淹溺和沉没

W73 其他特指的淹溺和沉没

W74 未特指的淹溺和沉没

其他对呼吸的意外威胁(*W75-W84*)

W75 在床上意外窒息和绞窄

W76 其他意外悬吊和绞窄

W77 塌方、坠落土块和其他物质引起对呼吸的威胁

W78 吸入胃内容物

W79 吸入或咽下食物引起的呼吸道梗阻

W80 吸入和咽下其他物体引起的呼吸道梗阻

W81 被封闭于或陷入低氧环境

W83 其他特指的对呼吸的威胁

W84 未特指的对呼吸的威胁

暴露于电流、辐射和极度环境气温及气压下(*W85-W99*)

W85 暴露于输电线路下

W86 暴露于其他特指的电流下

W87 暴露于未特指的电流下

W88 暴露于电离辐射下

W89 暴露于人造可见光和紫外线下

W90 暴露于其他非电离辐射下

W91 暴露于未特指类型的辐射下

W92 暴露于人为原因的过热环境下

W93 暴露于人为原因的过冷环境下

W94 暴露于高气压、低气压和气压改变环境下

W99 暴露于其他和未特指的人为环境因素下

暴露于烟、火和火焰下(*X00-X09*)

X00 暴露于房屋或建筑结构内的无控制性火焰下

X01 暴露于房屋或建筑结构外的无控制性火焰下

X02 暴露于房屋或建筑结构内的控制性火焰下

X03 暴露于房屋或建筑结构外的控制性火焰下

X04 暴露于高度易燃材料的起火下

X05 暴露于睡衣的起火或焚毁下

X06 暴露于其他衣着用品和装饰品的起火或焚毁下

X08 暴露于其他特指的烟、火和火焰下

X09 暴露于未特指的烟、火和火焰下

W70 Drowning and submersion following fall into natural water

W73 Other specified drowning and submersion

W74 Unspecified drowning and submersion

Other accidental threats to breathing(*W75-W84*)

W75 Accidental suffocation and strangulation in bed

W76 Other accidental hanging and strangulation

W77 Threat to breathing due to cave-in, falling earth and other substances

W78 Inhalation of gastric contents

W79 Inhalation and ingestion of food causing obstruction of respiratory tract

W80 Inhalation and ingestion of other objects causing obstruction of respiratory tract

W81 Confined to or trapped in a low-oxygen environment

W83 Other specified threats to breathing

W84 Unspecified threat to breathing

Exposure to electric current, radiation and extreme ambient air temperature and pressure(*W85-W99*)

W85 Exposure to electric transmission lines

W86 Exposure to other specified electric current

W87 Exposure to unspecified electric current

W88 Exposure to ionizing radiation

W89 Exposure to man-made visible and ultraviolet light

W90 Exposure to other nonionizing radiation

W91 Exposure to unspecified type of radiation

W92 Exposure to excessive heat of man-made origin

W93 Exposure to excessive cold of man-made origin

W94 Exposure to high and low air pressure and changes in air pressure

W99 Exposure to other and unspecified man-made environmental factors

Exposure to smoke, fire and flames(*X00-X09*)

X00 Exposure to uncontrolled fire in building or structure

X01 Exposure to uncontrolled fire, not in building or structure

X02 Exposure to controlled fire in building or structure

X03 Exposure to controlled fire, not in building or structure

X04 Exposure to ignition of highly flammable material

X05 Exposure to ignition or melting of nightwear

X06 Exposure to ignition or melting of other clothing and apparel

X08 Exposure to other specified smoke, fire and flames

X09 Exposure to unspecified smoke, fire and flames

接触热和烫的物质(*X10-X19*)

X10 接触热饮料、食物和动植物油
X11 接触热自来水
X12 接触其他热液体
X13 接触蒸气和热蒸气
X14 接触热空气和气体
X15 接触热的家用器具
X16 接触热的取暖器具、散热器和管
X17 接触热的发动机、机械和工具
X18 接触其他热的金属
X19 接触其他和未特指的热和烫的物质

接触有毒的动物和植物(*X20-X29*)

X20 接触毒蛇和蜥蜴
X21 接触毒蜘蛛
X22 接触蝎子
X23 接触大黄蜂、黄蜂和蜜蜂
X24 接触蜈蚣和(热带)有毒的千足虫
X25 接触其他有毒的节肢动物
X26 接触有毒的海生动物和植物
X27 接触其他特指的有毒动物
X28 接触其他特指的有毒植物
X29 接触未特指的有毒动物或植物

暴露于自然力量下(*X30-X39*)

X30 暴露于过度自然热下
X31 暴露于过度自然冷下
X32 暴露于阳光下
X33 闪电的受害者
X34 地震受害者
X35 火山爆发受害者
X36 雪崩、山崩和其他地面运动受害者
X37 灾难性暴风雨受害者
X38 洪水受害者
X39 暴露于其他和未特指的自然力量下

有毒物质的意外中毒及暴露于该物质下(*X40-X49*)

X40 非阿片样镇痛药、解热药和抗风湿药的意外中毒及暴露于该类药物
X41 镇癫痫药、镇静催眠药、抗帕金森病药和对精神有影响的药物的意外中毒及暴露于该类药物,不可归类在他处者
X42 麻醉品和致幻药[致幻剂]意外中毒及暴露于该类药物,不可归类在他处者
X43 作用于自主神经系统的其他药物的意外中毒及暴露于该类药物
X44 其他和未特指的药物、药剂和生物制品的意外中毒及暴露于该类物质

Contact with heat and hot substances(*X10-X19*)

X10 Contact with hot drinks, food, fats and cooking oils
X11 Contact with hot tap-water
X12 Contact with other hot fluids
X13 Contact with steam and hot vapours
X14 Contact with hot air and gases
X15 Contact with hot household appliances
X16 Contact with hot heating appliances, radiators and pipes
X17 Contact with hot engines, machinery and tools
X18 Contact with other hot metals
X19 Contact with other and unspecified heat and hot substances

Contact with venomous animals and plants(*X20-X29*)

X20 Contact with venomous snakes and lizards
X21 Contact with venomous spiders
X22 Contact with scorpions
X23 Contact with hornets, wasps and bees
X24 Contact with centipedes and venomous millipedes (tropical)
X25 Contact with other venomous arthropods
X26 Contact with venomous marine animals and plants
X27 Contact with other specified venomous animals
X28 Contact with other specified venomous plants
X29 Contact with unspecified venomous animal or plant

Exposure to forces of nature(*X30-X39*)

X30 Exposure to excessive natural heat
X31 Exposure to excessive natural cold
X32 Exposure to sunlight
X33 Victim of lightning
X34 Victim of earthquake
X35 Victim of volcanic eruption
X36 Victim of avalanche, landslide and other earth movements
X37 Victim of cataclysmic storm
X38 Victim of flood
X39 Exposure to other and unspecified forces of nature

Accidental poisoning by and exposure to noxious substances(*X40-X49*)

X40 Accidental poisoning by and exposure to nonopioid analgesics, antipyretics and antirheumatics
X41 Accidental poisoning by and exposure to antiepileptic, sedative-hypnotic, antiparkinsonism and psychotropic drugs, not elsewhere classified
X42 Accidental poisoning by and exposure to narcotics and psychodysleptics[hallucinogens], not elsewhere classified
X43 Accidental poisoning by and exposure to other drugs acting on the autonomic nervous system
X44 Accidental poisoning by and exposure to other and unspecified drugs, medicaments and biological substances

X45 酒精的意外中毒及暴露于酒精

X46 有机溶剂和卤素烃及其蒸气的意外中毒及暴露于该类物质

X47 其他气体和蒸气的意外中毒及暴露于该类物质

X48 杀虫剂的意外中毒及暴露于杀虫剂

X49 其他和未特指的化学制品和有害物质的意外中毒及暴露于该类物质

操劳过度、旅行和贫困(*X50-X57*)

X50 操劳过度和剧烈或重复运动

X51 旅行和运动

X52 长期滞留在失重环境下

X53 食物缺乏

X54 水缺乏

X57 未特指的贫困

意外暴露于其他和未特指的因素下(*X58-X59*)

X58 暴露于其他特指的因素下

X59 暴露于未特指的因素下

故意自害(X60-X84)

X60 非阿片样镇痛药、解热药和抗风湿药的故意自毒及暴露于该类药物

X61 镇癫痫药、镇静催眠药、抗帕金森病药和对精神有影响的药物的故意自毒及暴露于该类药物,不可归类在他处者

X62 麻醉品和致幻药[致幻剂]故意自毒及暴露于该类药物,不可归类在他处者

X63 作用于自主神经系统的其他药物的故意自毒及暴露于该类药物

X64 其他和未特指的药物、药剂和生物制品的故意自毒及暴露于该类药物

X65 酒精的故意自毒及暴露于酒精

X66 有机溶剂和卤素烃及其蒸气的故意自毒及暴露于该类物质

X67 其他气体和蒸气的故意自毒及暴露于该类物质

X68 杀虫剂的故意自毒及暴露于杀虫剂

X69 其他和未特指的化学制品和有害物质的故意自毒及暴露于该类物质

X70 用悬吊、绞勒和窒息方式故意自害

X71 用淹溺和沉没方式故意自害

X72 用手枪发射方式故意自害

X73 用步枪、猎枪和大型火器发射方式故意自害

X74 用其他和未特指的火器发射方式故意自害

X75 用爆炸物方式故意自害

X45 Accidental poisoning by and exposure to alcohol

X46 Accidental poisoning by and exposure to organic solvents and halogenated hydrocarbons and their vapours

X47 Accidental poisoning by and exposure to other gases and vapours

X48 Accidental poisoning by and exposure to pesticides

X49 Accidental poisoning by and exposure to other and unspecified chemicals and noxious substances

Overexertion, travel and privation(*X50-X57*)

X50 Overexertion and strenuous or repetitive movements

X51 Travel and motion

X52 Prolonged stay in weightless environment

X53 Lack of food

X54 Lack of water

X57 Unspecified privation

Accidental exposure to other and unspecified factors(*X58-X59*)

X58 Exposure to other specified factors

X59 Exposure to unspecified factor

Intentional self-harm(X60-X84)

X60 Intentional self-poisoning by and exposure to nonopioid analgesics, antipyretics and antirheumatics

X61 Intentional self-poisoning by and exposure to antiepileptic, sedative-hypnotic, antiparkinsonism and psychotropic drugs, not elsewhere classified

X62 Intentional self-poisoning by and exposure to narcotics and psychodysleptics[hallucinogens], not elsewhere classified

X63 Intentional self-poisoning by and exposure to other drugs acting on the autonomic nervous system

X64 Intentional self-poisoning by and exposure to other and unspecified drugs, medicaments and biological substances

X65 Intentional self-poisoning by and exposure to alcohol

X66 Intentional self-poisoning by and exposure to organic solvents and halogenated hydrocarbons and their vapours

X67 Intentional self-poisoning by and exposure to other gases and vapours

X68 Intentional self-poisoning by and exposure to pesticides

X69 Intentional self-poisoning by and exposure to other and unspecified chemicals and noxious substances

X70 Intentional self-harm by hanging, strangulation and suffocation

X71 Intentional self-harm by drowning and submersion

X72 Intentional self-harm by handgun discharge

X73 Intentional self-harm by rifle, shotgun and larger firearm discharge

X74 Intentional self-harm by other and unspecified firearm discharge

X75 Intentional self-harm by explosive material

X76	用烟、火和火焰方式故意自害	X76	Intentional self-harm by smoke, fire and flames
X77	用蒸气、热气和热物体方式故意自害	X77	Intentional self-harm by steam, hot vapours and hot objects
X78	用尖锐物体方式故意自害	X78	Intentional self-harm by sharp object
X79	用钝器方式故意自害	X79	Intentional self-harm by blunt object
X80	用从高处跳下方式故意自害	X80	Intentional self-harm by jumping from a high place
X81	用跳下或躺倒在移动物体前的方式故意自害	X81	Intentional self-harm by jumping or lying before moving object
X82	用机动车辆碰撞方式故意自害	X82	Intentional self-harm by crashing of motor vehicle
X83	用其他特指的方式故意自害	X83	Intentional self-harm by other specified means
X84	用未特指的方式故意自害	X84	Intentional self-harm by unspecified means

加害(X85-Y09) **Assault(X85-Y09)**

X85	用药物、药剂和生物制品进行加害	X85	Assault by drugs, medicaments and biological substances
X86	用腐蚀性物质进行加害	X86	Assault by corrosive substance
X87	用杀虫剂进行加害	X87	Assault by pesticides
X88	用气体和蒸气进行加害	X88	Assault by gases and vapours
X89	用其他特指的化学制品和有害物质进行加害	X89	Assault by other specified chemicals and noxious substances
X90	用未特指的化学制品或有害物质进行加害	X90	Assault by unspecified chemical or noxious substance
X91	用悬吊、绞勒和窒息进行加害	X91	Assault by hanging, strangulation and suffocation
X92	用淹溺和沉没进行加害	X92	Assault by drowning and submersion
X93	用手枪发射进行加害	X93	Assault by handgun discharge
X94	用步枪、猎枪和大型火器发射进行加害	X94	Assault by rifle, shotgun and larger firearm discharge
X95	用其他和未特指的火器发射进行加害	X95	Assault by other and unspecified firearm discharge
X96	用爆炸物进行加害	X96	Assault by explosive material
X97	用烟、火和火焰进行加害	X97	Assault by smoke, fire and flames
X98	用蒸气、热气和热物体进行加害	X98	Assault by steam, hot vapours and hot objects
X99	用尖锐物体进行加害	X99	Assault by sharp object
Y00	用钝器进行加害	Y00	Assault by blunt object
Y01	用从高处推下进行加害	Y01	Assault by pushing from high place
Y02	用将受害者推向或放置在移动物体前进行加害	Y02	Assault by pushing or placing victim before moving object
Y03	用机动车辆碰撞进行加害	Y03	Assault by crashing of motor vehicle
Y04	用暴力进行加害	Y04	Assault by bodily force
Y05	暴力的性加害	Y05	Sexual assault by bodily force
Y06	被忽视照料和遗弃	Y06	Neglect and abandonment
Y07	其他虐待综合征	Y07	Other maltreatment syndromes
Y08	用其他特指的手段进行加害	Y08	Assault by other specified means
Y09	用未特指的手段进行加害	Y09	Assault by unspecified means

意图不确定的事件(Y10-Y34) **Event of undetermined intent(Y10-Y34)**

Y10	非阿片样镇痛药、解热药和抗风湿药的中毒及暴露于该类药物,意图不确定的	Y10	Poisoning by and exposure to nonopioid analgesics, antipyretics and antirheumatics, undetermined intent
Y11	镇癫痫药、镇静催眠药、抗帕金森病药和对精神有影响的药物的中毒及暴露于该类药物,不可归类在他处,意图不确定的	Y11	Poisoning by and exposure to antiepileptics, sedative-hypnotic, antiparkinsonism and psychotropic drugs, not elsewhere classified, undetermined intent
Y12	麻醉品和致幻药[致幻剂]的中毒及暴露于该类药物,不可归类在他处,意图不确定的	Y12	Poisoning by and exposure to narcotics and psychodysleptics[hallucinogens], not elsewhere classified, undetermined intent

Y13 作用于自主神经系统的其他药物的中毒及暴露于该类药物,意图不确定的
Y14 其他和未特指的药物、药剂和生物制品的中毒及暴露于该类药物,意图不确定的
Y15 酒精中毒及暴露于酒精,意图不确定的
Y16 有机溶剂和卤素烃及其蒸气的中毒及暴露于该类物质,意图不确定的
Y17 其他气体和蒸气的中毒及暴露于该类物质,意图不确定的
Y18 杀虫剂的中毒及暴露于杀虫剂,意图不确定的
Y19 其他和未特指的化学制品和有害物质的中毒及暴露于该类物质,意图不确定的
Y20 悬吊、绞勒和窒息,意图不确定的
Y21 淹溺和沉没,意图不确定的
Y22 手枪发射,意图不确定的
Y23 步枪、猎枪和大型火器发射,意图不确定的
Y24 其他和未特指的火器发射,意图不确定的
Y25 接触爆炸物,意图不确定的
Y26 暴露于烟、火和火焰下,意图不确定的
Y27 接触蒸气、热气和热物体,意图不确定的
Y28 接触尖锐物体,意图不确定的
Y29 接触钝器,意图不确定的
Y30 从高处跌落、跳下或被推下,意图不确定的
Y31 在移动物体前跌倒、躺卧或跑动以及进入移动物体,意图不确定的
Y32 机动车辆的碰撞,意图不确定的
Y33 其他特指的事件,意图不确定的
Y34 未特指的事件,意图不确定的

依法处置和作战行动(Y35-Y36)

Y35 依法处置
Y36 作战行动

医疗和手术的并发症(Y40-Y84)

在治疗中使用的药物、药剂和生物制品引起的有害效应(*Y40-Y59*)

Y40 全身性抗生素的有害效应
Y41 其他全身性抗感染药和抗寄生虫药的有害效应
Y42 激素类及其合成代用品和拮抗剂的有害效应,不可归类在他处者
Y43 主要为全身性制剂的有害效应

Y13 Poisoning by and exposure to other drugs acting on the autonomic nervous system, undetermined intent
Y14 Poisoning by and exposure to other and unspecified drugs, medicaments and biological substances, undetermined intent
Y15 Poisoning by and exposure to alcohol, undetermined intent
Y16 Poisoning by and exposure to organic solvents and halogenated hydrocarbons and their vapours, undetermined intent
Y17 Poisoning by and exposure to other gases and vapours, undetermined intent
Y18 Poisoning by and exposure to pesticides, undetermined intent
Y19 Poisoning by and exposure to other and unspecified chemicals and noxious substances, undetermined intent
Y20 Hanging, strangulation and suffocation, undetermined intent
Y21 Drowning and submersion, undetermined intent
Y22 Handgun discharge, undetermined intent
Y23 Rifle, shotgun and larger firearm discharge, undetermined intent
Y24 Other and unspecified firearm discharge, undetermined intent
Y25 Contact with explosive material, undetermined intent
Y26 Exposure to smoke, fire and flames, undetermined intent
Y27 Contact with steam, hot vapours and hot objects, undetermined intent
Y28 Contact with sharp object, undetermined intent
Y29 Contact with blunt object, undetermined intent
Y30 Falling, jumping or pushed from ahigh place, undetermined intent
Y31 Falling, lying or running before or into moving object, undetermined intent
Y32 Crashing of motor vehicle, undetermined intent
Y33 Other specified events, undetermined intent
Y34 Unspecified event, undetermined intent

Legal intervention and operations of war(Y35-Y36)

Y35 Legal intervention
Y36 Operations of war

Complications of medical and surgical care(Y40-Y84)

Drugs, medicaments and biological substances causing adverse effects in therapeutic use(Y40-Y59)

Y40 Systemic antibiotics
Y41 Other systemic anti-infectives and antiparasitics
Y42 Hormones and their synthetic substitutes and antagonists, not elsewhere classified
Y43 Primarily systemic agents

Y44	主要影响血液组成成分的制剂的有害效应	Y44	Agents primarily affecting blood constituents
Y45	镇痛药、解热药和消炎药的有害效应	Y45	Analgesics, antipyretics and anti-inflammatory drugs
Y46	镇癫痫药和抗帕金森病药的有害效应	Y46	Antiepileptics and antiparkinsonism drugs
Y47	镇静剂、催眠药和抗焦虑药的有害效应	Y47	Sedatives, hypnotics and antianxiety drugs
Y48	麻醉药和治疗性气体的有害效应	Y48	Anaesthetics and therapeutic gases
Y49	对精神有影响的药物的有害效应，不可归类在他处者	Y49	Psychotropic drugs, not elsewhere classified
Y50	中枢神经系统兴奋剂的有害效应，不可归类在他处者	Y50	Central nervous system stimulants, not elsewhere classified
Y51	主要影响自主神经系统药物的有害效应	Y51	Drugs primarily affecting the autonomic nervous system
Y52	主要影响心血管系统制剂的有害效应	Y52	Agents primarily affecting the cardiovascular system
Y53	主要影响胃肠系统制剂的有害效应	Y53	Agents primarily affecting the gastrointestinal system
Y54	主要影响水平衡和矿物质及尿酸代谢制剂的有害效应	Y54	Agents primarily affecting water-balance and mineral and uric acid metabolism
Y55	主要作用于平滑肌和骨骼肌及呼吸系统制剂的有害效应	Y55	Agents primarily acting on smooth and skeletal muscles and the respiratory system
Y56	主要影响皮肤和粘膜的局部制剂及眼科、耳鼻喉科和牙科药物的有害效应	Y56	Topical agents primarily affecting skin and mucous membrane and ophthalmological, otorhinolaryngological and dental drugs
Y57	其他和未特指药物和药剂的有害效应	Y57	Other and unspecified drugs and medicaments
Y58	细菌疫苗类的有害效应	Y58	Bacterial vaccines
Y59	其他和未特指疫苗类和生物制品的有害效应	Y59	Other and unspecified vaccines and biological substances

在手术和医疗中对病人的意外事故(*Y60-Y69*)

Misadventures to patients during surgical and medical care (*Y60-Y69*)

Y60	在手术和医疗中非故意的切割、针刺、穿孔或出血	Y60	Unintentional cut, puncture, perforation or haemorrhage during surgical and medical care
Y61	在手术和医疗中异物意外地遗留在体内	Y61	Foreign object accidentally left in body during surgical and medical care
Y62	在手术和医疗中无菌预防措施的失败	Y62	Failure of sterile precautions during surgical and medical care
Y63	在手术和医疗中使用剂量不当	Y63	Failure in dosage during surgical and medical care
Y64	医疗或生物材料被污染	Y64	Contaminated medical or biological substances
Y65	在手术和医疗中的其他意外事故	Y65	Other misadventures during surgical and medical care
Y66	未给予手术和医疗	Y66	Nonadministration of surgical and medical care
Y69	在手术和医疗中未特指的意外事故	Y69	Unspecified misadventure during surgical and medical care

在诊断和治疗中使用与有害事件有关的医疗装置(*Y70-Y82*)

Medical devices associated with adverse incidents in diagnostic and therapeutic use (*Y70-Y82*)

Y70	与有害事件有关的麻醉装置	Y70	Anaesthesiology devices associated with adverse incidents
Y71	与有害事件有关的心血管装置	Y71	Cardiovascular devices associated with adverse incidents
Y72	与有害事件有关的耳鼻喉科装置	Y72	Otorhinolaryngological devices associated with adverse incidents
Y73	与有害事件有关的胃肠病学和泌尿科装置	Y73	Gastroenterology and urology devices associated with adverse incidents
Y74	与有害事件有关的综合医院和个人使用的装置	Y74	General hospital and personal-use devices associated with adverse incidents
Y75	与有害事件有关的神经科装置	Y75	Neurological devices associated with adverse incidents

Y76	与有害事件有关的妇产科装置	Y76	Obstetric and gynaecological devices associated with adverse incidents
Y77	与有害事件有关的眼科装置	Y77	Ophthalmic devices associated with adverse incidents
Y78	与有害事件有关的放射学装置	Y78	Radiological devices associated with adverse incidents
Y79	与有害事件有关的矫形外科装置	Y79	Orthopaedic devices associated with adverse incidents
Y80	与有害事件有关的理疗装置	Y80	Physical medicine devices associated with adverse incidents
Y81	与有害事件有关的普通外科和整形外科装置	Y81	General-and plastic-surgery devices associated with adverse incidents
Y82	与有害事件有关的其他和未特指的医疗装置	Y82	Other and unspecified medical devices associated with adverse incidents

手术和其他医疗操作作为病人异常反应或以后并发症的原因，而在操作当时并未提及意外事故(*Y83-Y84*)

Surgical and other medical procedures as the cause of abnormal reaction of the patient, or of later complication, without mention of misadventure at the time of the procedure(*Y83-Y84*)

Y83	外科手术和其他外科操作作为病人异常反应或以后并发症的原因，而在操作当时并未提及意外事故	Y83	Surgical operation and other surgical procedures as the cause of abnormal reaction of the patient, or of later complication, without mention of misadventure at the time of the procedure
Y84	其他医疗操作作为病人异常反应或以后并发症的原因，而在操作当时并未提及意外事故	Y84	Other medical procedures as the cause of abnormal reaction of the patient, or of later complication, without mention of misadventure at the time of the procedure

外因的后遗症导致的疾病和死亡(Y85-Y89)

Sequelae of external causes of morbidity and mortality (Y85-Y89)

Y85	运输事故的后遗症	Y85	Sequelae of transport accidents
Y86	其他事故的后遗症	Y86	Sequelae of other accidents
Y87	故意自害、加害和意图不确定事件的后遗症	Y87	Sequelae of intentional self-harm, assault and events of undetermined intent
Y88	手术和医疗作为外因的后遗症	Y88	Sequelae of surgical and medical care as external cause
Y89	其他外因的后遗症	Y89	Sequelae of other external causes

与分类于他处的疾病和死亡原因有关的补充因素(Y90-Y98)

Supplementary factors related to causes of morbidity and mortality classified elsewhere(Y90-Y98)

Y90	测定血中酒精水平以获得酒精影响的证据	Y90	Evidence of alcohol involvement determined by blood alcohol level
Y91	测定中毒水平以获得酒精影响的证据	Y91	Evidence of alcohol involvement determined by level of intoxication
Y95	医源性情况	Y95	Nosocomial condition
Y96	与工作有关的情况	Y96	Work-related condition
Y97	与环境污染有关的情况	Y97	Environmental-pollution-related condition
Y98	与生活方式有关的情况	Y98	Lifestyle-related condition

第二十一章
影响健康状态和与保健机构接触的因素
(Z00-Z99)

Chapter XXI
Factors influencing health status and contact with health services(Z00-Z99)

为检查和调查而与保健机构接触的人(Z00-Z13)
Persons encountering health services for examination and investigation(Z00-Z13)

Z00	无主诉或诊断报告的人接受的一般性检查和调查	Z00	General examination and investigation of persons without complaint and reported diagnosis
Z01	无主诉或诊断报告的人接受的其他特殊检查和调查	Z01	Other special examinations and investigations of persons without complaint or reported diagnosis
Z02	为行政管理目的接受的检查和会面	Z02	Examination and encounter for administrative purposes
Z03	为可疑疾病和情况接受的医疗观察和评价	Z03	Medical observation and evaluation for suspected diseases and conditions
Z04	为其他原因接受的检查和观察	Z04	Examination and observation for other reasons
Z08	恶性肿瘤治疗后的随诊检查	Z08	Follow-up examination after treatment for malignant neoplasm
Z09	除恶性肿瘤外，为其他情况治疗后的随诊检查	Z09	Follow-up examination after treatment for conditions other than malignant neoplasms
Z10	限定人群的常规一般性健康查体	Z10	Routine general health check-up of defined subpopulation
Z11	传染病和寄生虫病的特殊筛查	Z11	Special screening examination for infectious and parasitic diseases
Z12	肿瘤的特殊筛查	Z12	Special screening examination for neoplasms
Z13	其他疾病和疾患的特殊筛查	Z13	Special screening examination for other diseases and disorders

具有与传染病有关的潜在健康危害的人(Z20-Z29)
Persons with potential health hazards related to communicable diseases(Z20-Z29)

Z20	接触和暴露于传染病	Z20	Contact with and exposure to communicable diseases
Z21	无症状的人类免疫缺陷病毒[HIV]感染状态	Z21	Asymptomatic human immunodeficiency virus [HIV] infection status
Z22	传染病病原携带者	Z22	Carrier of infectious disease
Z23	为抗单一的细菌性疾病采取必要的免疫	Z23	Need for immunization against single bacterial diseases
Z24	为抗某些单一的病毒性疾病采取必要的免疫	Z24	Need for immunization against certain single viral diseases
Z25	为抗其他单一的病毒性疾病采取必要的免疫	Z25	Need for immunization against other single viral diseases
Z26	为抗其他单一的传染病采取必要的免疫	Z26	Need for immunization against other single infectious diseases
Z27	为抗多种传染病采取必要的联合免疫	Z27	Need for immunization against combinations of infectious diseases
Z28	免疫未进行	Z28	Immunization not carried out
Z29	其他必要的预防措施	Z29	Need for other prophylactic measures

与生殖有关的情况而与保健机构接触的人(Z30-Z39)
Persons encountering health services in circumstances related to reproduction(Z30-Z39)

Z30	避孕问题	Z30	Contraceptive management
Z31	生育问题	Z31	Procreative management
Z32	妊娠检查和检验	Z32	Pregnancy examination and test
Z33	附带妊娠状态	Z33	Pregnant state, incidental
Z34	正常妊娠监督	Z34	Supervision of normal pregnancy
Z35	高危妊娠监督	Z35	Supervision of high-risk pregnancy
Z36	产前筛查	Z36	Antenatal screening
Z37	分娩的结局	Z37	Outcome of delivery

Z38	按照出生地点划分活产婴儿	Z38	Liveborn infants according to place of birth
Z39	产后医疗照顾和检查	Z39	Postpartum care and examination

为特殊操作和卫生保健而与保健机构接触的人(Z40-Z54)

Persons encountering health services for specific procedures and health care(Z40-Z54)

Z40	预防性手术	Z40	Prophylactic surgery
Z41	非以改善健康状况为目的的操作	Z41	Procedures for purposes other than remedying health state
Z42	涉及整形手术的随诊医疗	Z42	Follow-up care involving plastic surgery
Z43	对人工造口的维护	Z43	Attention to artificial openings
Z44	外部假体装置的安装和调整	Z44	Fitting and adjustment of external prosthetic device
Z45	植入装置的调整和管理	Z45	Adjustment and management of implanted device
Z46	其他装置的安装和调整	Z46	Fitting and adjustment of other devices
Z47	其他矫形外科的随诊医疗	Z47	Other orthopaedic follow-up care
Z48	其他手术的随诊医疗	Z48	Other surgical follow-up care
Z49	涉及透析的医疗	Z49	Care involving dialysis
Z50	涉及使用康复操作的医疗	Z50	Care involving use of rehabilitation procedures
Z51	其他医疗照顾	Z51	Other medical care
Z52	器官和组织的供者	Z52	Donors of organs and tissues
Z53	为特殊操作而与保健机构接触的人,但操作未进行	Z53	Persons encountering health services for specific procedures, not carried out
Z54	恢复期	Z54	Convalescence

具有与社会经济和心理社会情况有关的潜在健康危害的人(Z55-Z65)

Persons with potential health hazards related to socioeconomic and psychosocial circumstances(Z55-Z65)

Z55	与教育和文化素养有关的问题	Z55	Problems related to education and literacy
Z56	与就业和失业有关的问题	Z56	Problems related to employment and unemployment
Z57	职业性暴露于危险因素	Z57	Occupational exposure to risk-factors
Z58	与外界环境有关的问题	Z58	Problems related to physical environment
Z59	与住房和经济情况有关的问题	Z59	Problems related to housing and economic circumstances
Z60	与社会环境有关的问题	Z60	Problems related to social environment
Z61	与童年时消极生活事件有关的问题	Z61	Problems related to negative life events in childhood
Z62	与养育有关的其他问题	Z62	Other problems related to upbringing
Z63	与家族(包括家庭环境)有关的其他问题	Z63	Other problems related to primary support group, including family circumstances
Z64	与某些心理社会情况有关的问题	Z64	Problems related to certain psychosocial circumstances
Z65	与其他心理社会情况有关的问题	Z65	Problems related to other psychosocial circumstances

因其他情况而与保健机构接触的人(Z70-Z76)

Persons encountering health services in other circumstances (Z70-Z76)

Z70	与性态度、性行为和性取向有关的咨询	Z70	Counselling related to sexual attitude, behaviour and orientation
Z71	为其他咨询和医疗指导而与保健机构接触的人,不可归类在他处者	Z71	Persons encountering health services for other counselling and medical advice, not elsewhere classified
Z72	与生活方式有关的问题	Z72	Problems related to lifestyle
Z73	与生活管理困难有关的问题	Z73	Problems related to life-management difficulty
Z74	与依赖于照料人员有关的问题	Z74	Problems related to care-provider dependency
Z75	与医疗设施和其他卫生保健有关的问题	Z75	Problems related to medical facilities and other health care
Z76	在其他情况下与保健机构接触的人	Z76	Persons encountering health services in other circumstances

具有与家族和个人史以及影响健康状态的某些情况有关的潜在健康危害的人(Z80-Z99)

Z80 恶性肿瘤家族史
Z81 精神和行为障碍家族史
Z82 导致劳动能力丧失的某些伤残和慢性疾病家族史
Z83 其他特指疾患家族史
Z84 其他情况家族史
Z85 恶性肿瘤个人史
Z86 某些其他疾病个人史
Z87 其他疾病和情况个人史
Z88 对药物、药剂和生物制品过敏个人史
Z89 四肢后天性缺失
Z90 器官后天性缺失,不可归类在他处者
Z91 危险因素个人史,不可归类在他处者
Z92 医疗个人史
Z93 人工造口状态
Z94 器官和组织移植状态
Z95 具有心脏和血管植入物和移植物
Z96 具有其他功能性植入物
Z97 具有其他装置
Z98 其他手术后状态
Z99 依赖于可启动机器和装置,不可归类在他处者

Persons with potential health hazards related to family and personal history and certain conditions influencing health status(Z80-Z99)

Z80 Family history of malignant neoplasm
Z81 Family history of mental and behavioural disorders
Z82 Family history of certain disabilities and chronic diseases leading to disablement
Z83 Family history of other specific disorders
Z84 Family history of other conditions
Z85 Personal history of malignant neoplasm
Z86 Personal history of certain other diseases
Z87 Personal history of other diseases and conditions
Z88 Personal history of allergy to drugs, medicaments and biological substances
Z89 Acquired absence of limb
Z90 Acquired absence of organs, not elsewhere classified
Z91 Personal history of risk-factors, not elsewhere classified
Z92 Personal history of medical treatment
Z93 Artificial opening status
Z94 Transplanted organ and tissue status
Z95 Presence of cardiac and vascular implants and grafts
Z96 Presence of other functional implants
Z97 Presence of other devices
Z98 Other postsurgical states
Z99 Dependence on enabling machines and devices, not elsewhere classified

第二十二章
用于特殊目的的编码
(U00-U99)

Chapter XXII
Codes for special purposes
(U00-U99)

对新发生的不明原因疾病的临时安排(U00-U49)

U04 严重急性呼吸道综合征[SARS]

Provisional assignment of new diseases of uncertain etiology (U00-U49)

U04 Severe acute respiratory syndrome[SARS]

对抗生素产生耐药性的菌株(U80-U89)

U80 耐青霉素类抗生素的菌株
U81 耐万古霉素类抗生素的菌株
U88 耐多种抗生素的菌株
U89 耐其他和未特指抗生素的菌株

Bacterial agents resistant to antibiotics(U80-U89)

U80 Agent resistant to penicillin and related antibiotics
U81 Agent resistant to vancomycin and related antibiotics
U88 Agent resistant to multiple antibiotics
U89 Agent resistant to other and unspecified antibiotics

内容类目表和四位数亚目
Tabular list of inclusions and four-character subcategories

第一章 某些传染病和寄生虫病（A00-B99）

CHAPTER Ⅰ Certain infectious and parasitic diseases（A00-B99）

包　括：一般认为有传染性的或可传播的疾病

不包括：传染病的病原携带者或可疑病原携带者(Z22.-)

某些局部感染-见身体系统的有关章节

并发于妊娠、分娩和产褥期的传染病和寄生虫病［除外产科破伤风和人类免疫缺陷病毒［HIV］病］（O98.-）

特发于围生期的传染病和寄生虫病［除外新生儿期破伤风、先天性梅毒、围生期淋球菌感染和围生期人类免疫缺陷病毒［HIV］病］（P35-P39）

流感和其他急性呼吸道感染（J00-J22）

需要时，使用附加编码（U80.-—U89.-）标明对抗生素产生耐药性的某一菌株。

Includes：diseases generally recognized as communicable or transmissible

Excludes：carrier or suspected carrier of infectious disease（Z22.-）

certain localized infections-see body system-related chapters

infectious and parasitic diseases complicating pregnancy，childbirth and the puerperium［except obstetrical tetanus and human immunodeficiency virus［HIV］disease］（O98.-）

infectious and parasitic diseases specific to the perinatal period［except tetanus neonatorum，congenital syphilis，perinatal gonococcal infection and perinatal human immunodeficiency virus［HIV］disease］（P35-P39）

influenza and other acute respiratory infections（J00-J22）

Use additional code（U80.-—U89.-） if desired，to identify the antibiotic to which a bacterial agent is resistant.

本章包括下列各节：

This chapter contains the following blocks：

肠道传染病（A00-A09）

A00 霍乱
A00.0 霍乱，由于01群霍乱弧菌，霍乱生物型所致
古典型霍乱
A00.1 霍乱，由于01群霍乱弧菌，埃尔托生物型所致
埃尔托霍乱
A00.9 未特指的霍乱

A01 伤寒和副伤寒
A01.0 伤寒
伤寒沙门菌感染
A01.1 副伤寒甲
A01.2 副伤寒乙
A01.3 副伤寒丙
A01.4 未特指的副伤寒
副伤寒沙门菌 NOS 感染

A02 其他沙门菌感染
包　括：除了伤寒沙门菌和副伤寒沙门菌以外，任何沙门菌属感染或食物中毒
A02.0 沙门菌肠炎
沙门菌病
A02.1 沙门菌败血症
A02.2 局限性沙门菌感染
沙门菌：
- 关节炎†（M01.3*）
- 脑膜炎†（G01*）
- 骨髓炎†（M90.2*）
- 肺炎†（J17.0*）
- 肾小管-间质病†（N16.0*）

A02.8 其他特指的沙门菌感染
A02.9 未特指的沙门菌感染

A03 细菌性痢疾
A03.0 志贺痢疾杆菌引起的细菌性痢疾
A亚群细菌性痢疾［志贺-克鲁泽痢疾］
A03.1 弗氏志贺菌引起的细菌性痢疾
B亚群细菌性痢疾
A03.2 波氏志贺菌引起的细菌性痢疾
C亚群细菌性痢疾
A03.3 宋内志贺菌引起的细菌性痢疾
D亚群细菌性痢疾
A03.8 其他细菌性痢疾
A03.9 未特指的细菌性痢疾
细菌性痢疾 NOS

Intestinal infectious diseases (A00-A09)

A00 **Cholera**
A00.0 **Cholera due to *Vibrio cholerae* 01, biovar cholerae**
Classical cholera
A00.1 **Cholera due to *Vibrio cholerae* 01, biovar eltor**
Cholera eltor
A00.9 **Cholera, unspecified**

A01 **Typhoid and paratyphoid fevers**
A01.0 **Typhoid fever**
Infection due to *Salmonella typhi*
A01.1 **Paratyphoid fever A**
A01.2 **Paratyphoid fever B**
A01.3 **Paratyphoid fever C**
A01.4 **Paratyphoid fever, unspecified**
Infection due to *Salmonella paratyphi* NOS

A02 **Other salmonella infections**
Includes: infection or foodborne intoxication due to any *Salmonella* species other than *S. typhi* and *S. paratyphi*
A02.0 **Salmonella enteritis**
Salmonellosis
A02.1 **Salmonella septicaemia**
A02.2 **Localized salmonella infections**
Salmonella:
- arthritis†(M01.3*)
- meningitis†(G01*)
- osteomyelitis†(M90.2*)
- pneumonia†(J17.0*)
- renal tubulo-interstitial disease†(N16.0*)

A02.8 **Other specified salmonella infections**
A02.9 **Salmonella infection, unspecified**

A03 **Shigellosis**
A03.0 **Shigellosis due to *Shigella dysenteriae***
Group A shigellosis [Shiga-Kruse dysentery]
A03.1 **Shigellosis due to *Shigella flexneri***
Group B shigellosis
A03.2 **Shigellosis due to *Shigella boydii***
Group C shigellosis
A03.3 **Shigellosis due to *Shigella sonnei***
Group D shigellosis
A03.8 **Other shigellosis**
A03.9 **Shigellosis, unspecified**
Bacillary dysentery NOS

A04 **其他细菌性肠道感染**
不包括：归类在他处的食物中毒
结核性肠炎(A18.3)
A04.0 **肠道病原性大肠杆菌感染**
A04.1 **肠毒性大肠杆菌感染**
A04.2 **肠侵袭性大肠杆菌感染**
A04.3 **肠出血性大肠杆菌感染**
A04.4 **其他肠道大肠杆菌感染**
大肠杆菌肠炎 NOS
A04.5 **弯曲菌肠炎**
A04.6 **小肠结肠耶尔森菌性小肠炎**
不包括：肠外耶尔森菌病(A28.2)
A04.7 **艰难梭状芽胞杆菌性小肠结肠炎**
艰难梭状芽胞杆菌性食物中毒
假膜性结肠炎
A04.8 **其他特指的细菌性肠道感染**
A04.9 **未特指的细菌性肠道感染**
细菌性肠炎 NOS

A05 **其他细菌性食物中毒，不可归类在他处者**
不包括：大肠杆菌感染(A04.0-A04.4)
利斯特菌病(A32.-)
沙门菌食物中毒和感染(A02.-)
有毒食物的毒性效应(T61-T62)
A05.0 **食物媒介的葡萄球菌性食物中毒**
A05.1 **肉毒中毒**
肉毒梭状芽胞杆菌性食物中毒
A05.2 **食物媒介的产气荚膜梭状芽胞杆菌[韦尔希梭状芽胞杆菌]食物中毒**
坏死性肠炎
猪腹病
A05.3 **食物媒介的副溶血性弧菌食物中毒**
A05.4 **食物媒介的蜡样芽胞杆菌食物中毒**
A05.8 **其他特指的细菌性食物中毒**
A05.9 **未特指的细菌性食物中毒**

A06 **阿米巴病**
包 括：溶组织内阿米巴感染
不包括：其他原虫性肠道疾病(A07.-)
A06.0 **急性阿米巴痢疾**
急性阿米巴病
肠阿米巴病 NOS
A06.1 **慢性肠阿米巴病**
A06.2 **阿米巴非痢疾性结肠炎**

A04 **Other bacterial intestinal infections**
Excludes: foodborne intoxications, elsewhere classified
tuberculous enteritis (A18.3)
A04.0 **Enteropathogenic *Escherichia coli* infection**
A04.1 **Enterotoxigenic *Escherichia coli* infection**
A04.2 **Enteroinvasive *Escherichia coli* infection**
A04.3 **Enterohaemorrhagic *Escherichia coli* infection**
A04.4 **Other intestinal *Escherichia coli* infections**
Escherichia coli enteritis NOS
A04.5 **Campylobacter enteritis**
A04.6 **Enteritis due to *Yersinia enterocolitica***
Excludes: extraintestinal yersiniosis (A28.2)
A04.7 **Enterocolitis due to *Clostridium difficile***
Foodborne intoxication by *Clostridium difficile*
Pseudomembranous colitis
A04.8 **Other specified bacterial intestinal infections**
A04.9 **Bacterial intestinal infection, unspecified**
Bacterial enteritis NOS

A05 **Other bacterial foodborne intoxications, not elsewhere classified**
Excludes: *Escherichia coli* infection (A04.0-A04.4)
listeriosis (A32.-)
salmonella foodborne intoxication and infection (A02.-)
toxic effect of noxious foodstuffs (T61-T62)
A05.0 **Foodborne staphylococcal intoxication**
A05.1 **Botulism**
Classical foodborne intoxication due to *Clostridium botulinum*
A05.2 **Foodborne *Clostridium perfringens* [*Clostridium welchii*] intoxication**
Enteritis necroticans
Pig-bel
A05.3 **Foodborne *Vibrio parahaemolyticus* intoxication**
A05.4 **Foodborne *Bacillus cereus* intoxication**
A05.8 **Other specified bacterial foodborne intoxications**
A05.9 **Bacterial foodborne intoxication, unspecified**

A06 **Amoebiasis**
Includes: infection due to *Entamoeba histolytica*
Excludes: other protozoal intestinal diseases (A07.-)
A06.0 **Acute amoebic dysentery**
Acute amoebiasis
Intestinal amoebiasis NOS
A06.1 **Chronic intestinal amoebiasis**
A06.2 **Amoebic nondysenteric colitis**

A06.3 肠道阿米巴瘤
阿米巴瘤 NOS
A06.4 阿米巴肝脓肿
肝阿米巴病
A06.5† 阿米巴肺脓肿(J99.8*)
肺(和肝)阿米巴脓肿
A06.6† 阿米巴脑脓肿(G07*)
脑(和肝)(和肺)阿米巴脓肿
A06.7 皮肤阿米巴病
A06.8 其他部位的阿米巴感染
阿米巴性:
· 阑尾炎
· 龟头炎 †(N51.2*)
A06.9 未特指的阿米巴病

A07 其他原虫性肠道疾病

A07.0 小袋纤毛虫病
小袋虫性痢疾
A07.1 贾第虫病[兰伯鞭毛虫病]
A07.2 隐孢子虫病
A07.3 等孢球虫病
贝氏等孢球虫和人等孢球虫的感染
肠球虫病
等孢球虫病
A07.8 其他特指的原虫性肠道疾病
肠道滴虫病
肉孢子虫病
肉孢球虫病
A07.9 未特指的原虫性肠道疾病
鞭毛虫性腹泻
原虫性:
· 结肠炎
· 腹泻
· 痢疾

A08 病毒性和其他特指的肠道感染

不包括: 流感累及胃肠道
(J09,J10.8,J11.8)
A08.0 轮状病毒性肠炎
A08.1 诺沃克组病毒引起的急性胃肠病
小圆结构病毒性肠炎
A08.2 腺病毒性肠炎
A08.3 其他病毒性肠炎
A08.4 未特指的病毒性肠道感染
病毒性:
· 肠炎 NOS
· 胃肠炎 NOS
· 胃肠病 NOS
A08.5 其他特指的肠道感染

A06.3 Amoeboma of intestine
Amoeboma NOS
A06.4 Amoebic liver abscess
Hepatic amoebiasis
A06.5† Amoebic lung abscess (J99.8*)
Amoebic abscess of lung (and liver)
A06.6† Amoebic brain abscess (G07*)
Amoebic abscess of brain (and liver) (and lung)
A06.7 Cutaneous amoebiasis
A06.8 Amoebic infection of other sites
Amoebic:
· appendicitis
· balanitis†(N51.2*)
A06.9 Amoebiasis, unspecified

A07 Other protozoal intestinal diseases

A07.0 Balantidiasis
Balantidial dysentery
A07.1 Giardiasis [lambliasis]
A07.2 Cryptosporidiosis
A07.3 Isosporiasis
Infection due to *Isospora belli* and *Isospora hominis*
Intestinal coccidiosis
Isosporosis
A07.8 Other specified protozoal intestinal diseases
Intestinal trichomoniasis
Sarcocystosis
Sarcosporidiosis
A07.9 Protozoal intestinal disease, unspecified
Flagellate diarrhoea
Protozoal:
· colitis
· diarrhoea
· dysentery

A08 Viral and other specified intestinal infections

Excludes: influenza with involvement of gastrointestinal tract (J09, J10.8, J11.8)
A08.0 Rotaviral enteritis
A08.1 Acute gastroenteropathy due to Norwalk agent
Small round structured virus enteritis
A08.2 Adenoviral enteritis
A08.3 Other viral enteritis
A08.4 Viral intestinal infection, unspecified
Viral:
· enteritis NOS
· gastroenteritis NOS
· gastroenteropathy NOS
A08.5 Other specified intestinal infections

A09 其他传染性和未特指病因的胃肠炎和结肠炎

不包括：细菌性、原虫性、病毒性和其他特指的传染性病原体所引起(A00-A08)
非感染性(见非传染性)腹泻(K52.9)
· 新生儿(P78.3)

A09.0 其他和未特指传染性病因的胃肠炎和结肠炎

小肠或肠卡他
传染性或脓毒性：
· 结肠炎 }
· 小肠炎 } NOS 出血性
· 胃肠炎 }
传染性腹泻 NOS
腹泻：
· 急性血性
· 急性出血性
· 急性水性
· 痢疾性
· 流行性

A09.9 未特指病因的胃肠炎和结肠炎

A09 Other gastroenteritis and colitis of infectious and unspecified origin

Excludes: due to bacterial, protozoal, viral and other specified infectious agents (A00-A08)
Noninfective (see noninfectious) diarrhoea (K52.9)
· neonatal (P78.3)

A09.0 Other and unspecified gastroenteritis and colitis of infectious origin

Catarrh, enteric or intestinal
Infectious or septic:
· colitis }
· enteritis } NOS haemorrhagic
· gastroenteritis }
Infectious diarrhoea NOS
Diarrhoea:
· acute bloody
· acute hemorrhagic
· acute watery
· dysenteric
· epidemic

A09.9 Gastroenteritis and colitis of unspecified origin

结核病 (A15-A19)

包　括：结核分枝杆菌和牛型结核菌感染

不包括：先天性结核(P37.0)
与结核有关的肺尘埃沉着病(J65)
结核后遗症(B90.-)
结核性硅沉着病(J65)

Tuberculosis (A15-A19)

Includes: infections due to *Mycobacterium tuberculosis* and *Mycobacterium bovis*

Excludes: congenital tuberculosis (P37.0)
pneumoconiosis associated with tuberculosis (J65)
sequelae of tuberculosis (B90.-)
silicotuberculosis (J65)

A15 呼吸道结核，经细菌学和组织学证实

A15.0 肺结核，经显微镜下痰检查证实，伴有或不伴有痰培养

结核性：
· 支气管扩张 }
· 肺纤维化 } 经显微镜下痰检查证实伴有或不伴有痰培养
· 肺炎 }
· 气胸 }

A15.1 肺结核，仅经痰培养所证实

列于 A15.0 中仅经痰培养所证实的情况

A15.2 肺结核，经组织学所证实

列于 A15.0 中经组织学所证实的情况

A15 Respiratory tuberculosis, bacteriologically and histologically confirmed

A15.0 Tuberculosis of lung, confirmed by sputum microscopy with or without culture

Tuberculous:
· bronchiectasis }
· fibrosis of lung } confirmed by sputum microscopy with or without culture
· pneumonia }
· pneumothorax }

A15.1 Tuberculosis of lung, confirmed by culture only

Conditions listed in A15.0, confirmed by culture only

A15.2 Tuberculosis of lung, confirmed histologically

Conditions listed in A15.0, confirmed histologically

A15.3 肺结核,经未特指的方法所证实

列于 A15.0 中的情况,经证实但未特指是细菌学还是组织学的方法

A15.4 胸腔内淋巴结结核,经细菌学和组织学所证实

淋巴结结核:
- 肺门
- 纵隔
- 气管支气管

} 经细菌学和组织学所证实

不包括: 特指为原发性(A15.7)

A15.5 喉、气管和支气管结核,经细菌学和组织学所证实

结核:
- 支气管
- 声门
- 喉
- 气管

} 经细菌学和组织学所证实

A15.6 结核性胸膜炎,经细菌学和组织学所证实

胸膜结核
结核性脓胸
} 经细菌学和组织学所证实

不包括: 原发性呼吸道结核,经细菌学和组织学所证实(A15.7)

A15.7 原发性呼吸道结核,经细菌学和组织学所证实

A15.8 其他呼吸道结核,经细菌学和组织学所证实

纵隔结核
鼻咽结核
结核:
- 鼻
- 窦[任何鼻窦]

} 经细菌学和组织学所证实

A15.9 未特指的呼吸道结核,经细菌学和组织学所证实

A16 呼吸道结核,未经细菌学或组织学所证实

A16.0 肺结核,细菌学和组织学检查为阴性

结核性:
- 支气管扩张
- 肺纤维化
- 肺炎
- 气胸

} 细菌学和组织学检查为阴性

A16.1 肺结核,未做细菌学和组织学检查

列于 A16.0 中的情况,未做细菌学和组织学检查

A15.3 Tuberculosis of lung, confirmed by unspecified means

Conditions listed in A15.0, confirmed but unspecified whether bacteriologically or histologically

A15.4 Tuberculosis of intrathoracic lymph nodes, confirmed bacteriologically and histologically

Tuberculosis of lymph nodes:
- hilar
- mediastinal
- tracheobronchial

} confirmed bacteriologically and histologically

Excludes: specified as primary (A15.7)

A15.5 Tuberculosis of larynx, trachea and bronchus, confirmed bacteriologically and histologically

Tuberculosis of:
- bronchus
- glottis
- larynx
- trachea

} confirmed bacteriologically and histologically

A15.6 Tuberculous pleurisy, confirmed bacteriologically and histologically

Tuberculosis of pleura
Tuberculous empyema
} confirmed bacteriologically and histologically

Excludes: in primary respiratory tuberculosis, confirmed bacteriologically and histologically (A15.7)

A15.7 Primary respiratory tuberculosis, confirmed bacteriologically and histologically

A15.8 Other respiratory tuberculosis, confirmed bacteriologically and histologically

Mediastinal tuberculosis
Nasopharyngeal tuberculosis
Tuberculosis of:
- nose
- sinus[any nasal]

} confirmed bacteriologically and histologically

A15.9 Respiratory tuberculosis unspecified, confirmed bacteriologically and histologically

A16 Respiratory tuberculosis, not confirmed bacteriologically or histologically

A16.0 Tuberculosis of lung, bacteriologically and histologically negative

Tuberculous:
- bronchiectasis
- fibrosis of lung
- pneumonia
- pneumothorax

} bacteriologically and histologically negative

A16.1 Tuberculosis of lung, bacteriological and histological examination not done

Conditions listed in A16.0, bacteriological and histological examination not done

A16.2 肺结核,未提及细菌学或组织学的证实

肺结核
结核性:
· 支气管扩张
· 肺纤维化
· 肺炎
· 气胸
} NOS（未提及细菌学或组织学的证实）

A16.3 胸腔内淋巴结结核,未提及细菌学或组织学的证实

淋巴结结核:
· 肺门
· 胸腔内
· 纵隔
· 气管支气管
} NOS（未提及细菌学或组织学的证实）

不包括：当特指为原发性时(A16.7)

A16.4 喉、气管和支气管结核,未提及细菌学或组织学的证实

结核:
· 支气管
· 声门
· 喉
· 气管
} NOS（未提及细菌学或组织学的证实）

A16.5 结核性胸膜炎,未提及细菌学或组织学的证实

胸膜结核
结核性:
· 脓胸
· 胸膜炎
} NOS（未提及细菌学或组织学的证实）

不包括：原发性呼吸道结核（A16.7）

A16.7 原发性呼吸道结核,未提及细菌学或组织学的证实

原发性:
· 呼吸道结核 NOS
· 结核性复征

A16.8 其他呼吸道结核,未提及细菌学或组织学的证实

纵隔结核
鼻咽结核
结核:
· 鼻
· 窦[任何鼻窦]
} NOS（未提及细菌学或组织学的证实）

A16.9 未特指的呼吸道结核,未提及细菌学或组织学的证实

呼吸道结核 NOS
结核 NOS

A16.2 Tuberculosis of lung, without mention of bacteriological or histological confirmation

Tuberculosis of lung
Tuberculous:
· bronchiectasis
· fibrosis of lung
· pneumonia
· pneumothorax
} NOS (without mention of bacteriological or histological confirmation)

A16.3 Tuberculosis of intrathoracic lymph nodes, without mention of bacteriological or histological confirmation

Tuberculosis of lymph nodes:
· hilar
· intrathoracic
· mediastinal
· tracheobronchial
} NOS (without mention of bacteriological or histological confirmation)

Excludes: when specified as primary (A16.7)

A16.4 Tuberculosis of larynx, trachea and bronchus, without mention of bacteriological or histological confirmation

Tuberculosis of:
· bronchus
· glottis
· larynx
· trachea
} NOS (without mention of bacteriological or histological confirmation)

A16.5 Tuberculous pleurisy, without mention of bacteriological or histological confirmation

Tuberculosis of pleura
Tuberculous:
· empyema
· pleurisy
} NOS (without mention of bacteriological or histological confirmation)

Excludes: in primary respiratory tuberculosis (A16.7)

A16.7 Primary respiratory tuberculosis without mention of bacteriological or histological confirmation

Primary:
· respiratory tuberculosis NOS
· tuberculous complex

A16.8 Other respiratory tuberculosis, without mention of bacteriological or histological confirmation

Mediastinal tuberculosis
Nasopharyngeal tuberculosis
Tuberculosis of:
· nose
· sinus [any nasal]
} NOS (without mention of bacteriological or histological confirmation)

A16.9 Respiratory tuberculosis unspecified, without mention of bacteriological or histological confirmation

Respiratory tuberculosis NOS
Tuberculosis NOS

A17† 神经系统的结核

A17.0† 结核性脑膜炎(G01*)
脑(脊)膜结核
结核性柔脑膜炎

A17.1† 脑膜结核瘤(G07*)
脑脊膜结核瘤

A17.8† 神经系统的其他结核
脑(G07*)、脊髓(G07*)的结核瘤、结核
结核性:
- 脑脓肿(G07*)
- 脑膜脑炎(G05.0*)
- 脊髓炎(G05.0*)
- 多神经病(G63.0*)

A17.9† 未特指的神经系统结核(G99.8*)

A18 其他器官的结核

A18.0† 骨和关节的结核
结核:
- 髋(M01.1*)
- 膝(M01.1*)
- 脊柱(M49.0*)

结核性:
- 关节炎(M01.1*)
- 乳突炎(H75.0*)
- 骨坏死(M90.0*)
- 骨炎(M90.0*)
- 骨髓炎(M90.0*)
- 滑膜炎(M68.0*)
- 腱鞘炎(M68.0*)

A18.1 泌尿生殖系统的结核
结核:
- 膀胱†(N33.0*)
- 宫颈†(N74.0*)
- 肾†(N29.1*)
- 男性生殖器官†(N51.-*)
- 输尿管†(N29.1*)

女性结核性盆腔炎性疾病†(N74.1*)

A18.2 结核性周围淋巴结病
结核性腺炎
不包括:淋巴结结核:
- 胸腔内(A15.4,A16.3)
- 肠系膜和腹膜后(A18.3)
- 结核性气管支气管腺病(A15.4,A16.3)

A17† Tuberculosis of nervous system

A17.0† Tuberculous meningitis (G01*)
Tuberculosis of meninges (cerebral) (spinal)
Tuberculous leptomeningitis

A17.1† Meningeal tuberculoma (G07*)
Tuberculoma of meninges

A17.8† Other tuberculosis of nervous system
Tuberculoma, Tuberculosis of brain (G07*), spinal cord (G07*)
Tuberculous:
- abscess of brain (G07*)
- meningoencephalitis (G05.0*)
- myelitis (G05.0*)
- polyneuropathy (G63.0*)

A17.9† Tuberculosis of nervous system, unspecified (G99.8*)

A18 Tuberculosis of other organs

A18.0† Tuberculosis of bones and joints
Tuberculosis of:
- hip (M01.1*)
- knee (M01.1*)
- vertebral column (M49.0*)

Tuberculous:
- arthritis (M01.1*)
- mastoiditis (H75.0*)
- necrosis of bone (M90.0*)
- osteitis (M90.0*)
- osteomyelitis (M90.0*)
- synovitis (M68.0*)
- tenosynovitis (M68.0*)

A18.1 Tuberculosis of genitourinary system
Tuberculosis of:
- bladder†(N33.0*)
- cervix†(N74.0*)
- kidney†(N29.1*)
- male genital organs†(N51.-*)
- ureter†(N29.1*)

Tuberculous female pelvic inflammatory disease† (N74.1*)

A18.2 Tuberculous peripheral lymphadenopathy
Tuberculous adenitis
Excludes: tuberculosis of lymph nodes:
- intrathoracic (A15.4, A16.3)
- mesenteric and retroperitoneal (A18.3)
- tuberculous tracheobronchial adenopathy (A15.4, A16.3)

A18.3　肠、腹膜和肠系膜淋巴结的结核

结核：
· 肛门和直肠†(K93.0*)
· 肠(大肠)(小肠)†(K93.0*)
· 腹膜后(淋巴结)
结核性：
· 腹水
· 小肠炎†(K93.0*)
· 腹膜炎†(K67.3*)

A18.4　皮肤和皮下组织的结核

结核性硬结红斑
狼疮：
· 侵蚀性
· 寻常：
　· NOS
　· 眼睑的†(H03.1*)
瘰疬性皮肤结核
不包括：红斑狼疮(L93.-)
　　· 系统性(M32.-)

A18.5　眼结核

结核性：
· 脉络膜视网膜炎†(H32.0*)
· 巩膜外层炎†(H19.0*)
· 基质性角膜炎†(H19.2*)
· 虹膜睫状体炎†(H22.0*)
· 角膜结膜炎(基质性)(小疱性)†(H19.2*)
不包括：眼睑的寻常狼疮(A18.4)

A18.6　耳结核

结核性中耳炎†(H67.0*)
不包括：结核性乳突炎(A18.0†)

A18.7†　肾上腺结核(E35.1*)

艾迪生病，结核性

A18.8　其他特指器官的结核

结核：
· 心内膜†(I39.8*)
· 心肌†(I41.0*)
· 食管†(K23.0*)
· 心包†(I32.0*)
· 甲状腺†(E35.0*)
结核性大脑动脉炎†(I68.1*)

A19　粟粒性结核

包　括：结核：
　· 播散性
　· 全身性
结核性多浆膜炎

A19.0　单个特指部位的急性粟粒性结核

A19.1　多个部位的急性粟粒性结核

A19.2　未特指的急性粟粒性结核

A19.8　其他粟粒性结核

A19.9　未特指的粟粒性结核

A18.3　Tuberculosis of intestines, peritoneum and mesenteric glands

Tuberculosis (of):
· anus and rectum† (K93.0*)
· intestine (large) (small)† (K93.0*)
· retroperitoneal (lymph nodes)
Tuberculous:
· ascites
· enteritis† (K93.0*)
· peritonitis† (K67.3*)

A18.4　Tuberculosis of skin and subcutaneous tissue

Erythema induratum, tuberculous
Lupus:
· exedens
· vulgaris:
　· NOS
　· of eyelid† (H03.1*)
Scrofuloderma
Excludes: lupus erythematosus (L93.-)
　　· systemic (M32.-)

A18.5　Tuberculosis of eye

Tuberculous:
· chorioretinitis† (H32.0*)
· episcleritis† (H19.0*)
· interstitial keratitis† (H19.2*)
· iridocyclitis† (H22.0*)
· keratoconjunctivitis (interstitial) (phlyctenular)† (H19.2*)
Excludes: lupus vulgaris of eyelid (A18.4)

A18.6　Tuberculosis of ear

Tuberculous otitis media† (H67.0*)
Excludes: tuberculous mastoiditis (A18.0†)

A18.7†　Tuberculosis of adrenal glands (E35.1*)

Addison's disease, tuberculous

A18.8　Tuberculosis of other specified organs

Tuberculosis of:
· endocardium† (I39.8*)
· myocardium† (I41.0*)
· oesophagus† (K23.0*)
· pericardium† (I32.0*)
· thyroid gland† (E35.0*)
Tuberculous cerebral arteritis† (I68.1*)

A19　Miliary tuberculosis

Includes: tuberculosis:
　· disseminated
　· generalized
tuberculous polyserositis

A19.0　Acute miliary tuberculosis of a single specified site

A19.1　Acute miliary tuberculosis of multiple sites

A19.2　Acute miliary tuberculosis, unspecified

A19.8　Other miliary tuberculosis

A19.9　Miliary tuberculosis, unspecified

某些动物源性细菌性疾病（A20-A28）

A20 鼠疫
包　括：鼠疫耶尔森菌感染
A20.0 腺鼠疫[腹股沟淋巴结鼠疫]
A20.1 蜂窝织皮下型鼠疫
A20.2 肺鼠疫
A20.3 脑膜炎型鼠疫
A20.7 败血症型鼠疫
A20.8 其他形式的鼠疫
顿挫性鼠疫
无症状鼠疫
轻型鼠疫
A20.9 未特指的鼠疫

A21 土拉菌病[兔热病]
包　括：兔热病
土拉热杆菌感染
兔热病
A21.0 溃疡腺型土拉菌病
A21.1 眼腺型土拉菌病
眼土拉菌病
A21.2 肺土拉菌病
A21.3 胃肠土拉菌病
腹部土拉菌病
A21.7 全身性土拉菌病
A21.8 其他形式的土拉菌病
A21.9 未特指的土拉菌病

A22 炭疽
包　括：炭疽杆菌感染
A22.0 皮肤炭疽
恶性：
・痈
・脓疱
A22.1 肺炭疽
吸入性炭疽
捡破烂人病
拣毛工病
A22.2 胃肠炭疽
A22.7 炭疽性败血症
A22.8 其他形式的炭疽
炭疽脑膜炎†（G01*）
A22.9 未特指的炭疽

Certain zoonotic bacterial diseases (A20-A28)

A20 **Plague**
Includes: infection due to *Yersinia pestis*
A20.0 **Bubonic plague**
A20.1 **Cellulocutaneous plague**
A20.2 **Pneumonic plague**
A20.3 **Plague meningitis**
A20.7 **Septicaemic plague**
A20.8 **Other forms of plague**
Abortive plague
Asymptomatic plague
Pestis minor
A20.9 **Plague, unspecified**

A21 **Tularaemia**
Includes: deer-fly fever
infection due to *Francisella tularensis*
rabbit fever
A21.0 **Ulceroglandular tularaemia**
A21.1 **Oculoglandular tularaemia**
Ophthalmic tularaemia
A21.2 **Pulmonary tularaemia**
A21.3 **Gastrointestinal tularaemia**
Abdominal tularaemia
A21.7 **Generalized tularaemia**
A21.8 **Other forms of tularaemia**
A21.9 **Tularaemia, unspecified**

A22 **Anthrax**
Includes: infection due to *Bacillus anthracis*
A22.0 **Cutaneous anthrax**
Malignant:
・carbuncle
・pustule
A22.1 **Pulmonary anthrax**
Inhalation anthrax
Ragpicker's disease
Woolsorter's disease
A22.2 **Gastrointestinal anthrax**
A22.7 **Anthrax septicaemia**
A22.8 **Other forms of anthrax**
Anthrax meningitis† (G01*)
A22.9 **Anthrax, unspecified**

A23 布氏菌病

包　括：热：
- ·马耳他
- ·地中海
- ·波状

A23.0 马耳他布氏菌病
A23.1 流产布氏菌病
A23.2 猪布氏菌病
A23.3 犬布氏菌病
A23.8 其他布氏菌病
A23.9 未特指的布氏菌病

A24 鼻疽和类鼻疽

A24.0 鼻疽
鼻疽假单胞菌感染
鼻疽伯克霍尔德菌感染
鼻疽
A24.1 急性和暴发性类鼻疽
类鼻疽：
·肺炎
·脓毒症
·败血症
A24.2 亚急性和慢性类鼻疽
A24.3 其他类鼻疽
A24.4 未特指的类鼻疽
假鼻疽假单胞菌 NOS 感染
假鼻疽伯克霍尔德菌 NOS 感染
惠特莫尔病

A25 鼠咬热

A25.0 螺菌病
鼠咬热
A25.1 链杆菌病
流行性关节红斑
哈佛山热
链杆菌性鼠咬热
A25.9 未特指的鼠咬热

A26 类丹毒

A26.0 皮肤类丹毒
游走性红斑
A26.7 丹毒丝菌败血症
A26.8 其他形式的类丹毒
A26.9 未特指的类丹毒

A27 钩端螺旋体病

A27.0 出血性黄疸钩端螺旋体病
出血性黄疸血清型钩端螺旋体病
A27.8 其他形式的钩端螺旋体病
A27.9 未特指的钩端螺旋体病

A23 Brucellosis

Includes: fever:
- · Malta
- · Mediterranean
- · undulant

A23.0 Brucellosis due to *Brucella melitensis*
A23.1 Brucellosis due to *Brucella abortus*
A23.2 Brucellosis due to *Brucella suis*
A23.3 Brucellosis due to *Brucella canis*
A23.8 Other brucellosis
A23.9 Brucellosis, unspecified

A24 Glanders and melioidosis

A24.0 Glanders
Infection due to *Pseudomonas mallei*
Infection due to *Burkholderia mallei*
Malleus
A24.1 Acute and fulminating melioidosis
Melioidosis:
· pneumonia
· sepsis
· septicaemia
A24.2 Subacute and chronic melioidosis
A24.3 Other melioidosis
A24.4 Melioidosis, unspecified
Infection due to *Pseudomonas pseudomallei* NOS
Infection due to *Burkholderia pseudomallei* NOS
Whitmore's disease

A25 Rat-bite fevers

A25.0 Spirillosis
Sodoku
A25.1 Streptobacillosis
Epidemic arthritic erythema
Haverhill fever
Streptobacillary rat-bite fever
A25.9 Rat-bite fever, unspecified

A26 Erysipeloid

A26.0 Cutaneous erysipeloid
Erythema migrans
A26.7 *Erysipelothrix* septicaemia
A26.8 Other forms of erysipeloid
A26.9 Erysipeloid, unspecified

A27 Leptospirosis

A27.0 Leptospirosis icterohaemorrhagica
Leptospirosis due to *Leptospira interrogans* serovar icterohaemorrhagiae
A27.8 Other forms of leptospirosis
A27.9 Leptospirosis, unspecified

A28 **其他动物源性细菌性疾病，不可归类在他处者**

A28.0 **巴斯德菌病**

A28.1 **猫抓病**

猫抓热

A28.2 **肠外耶尔森菌病**

不包括： 小肠结肠耶尔森菌性小肠炎（A04.6）

鼠疫（A20.-）

A28.8 **其他特指的动物源性细菌性疾病，不可归类在他处者**

A28.9 **未特指的动物源性细菌性疾病**

A28 **Other zoonotic bacterial diseases, not elsewhere classified**

A28.0 **Pasteurellosis**

A28.1 **Cat-scratch disease**

Cat-scratch fever

A28.2 **Extraintestinal yersiniosis**

Excludes: enteritis due to *Yersinia enterocolitica* (A04.6)

plague (A20.-)

A28.8 **Other specified zoonotic bacterial diseases, not elsewhere classified**

A28.9 **Zoonotic bacterial disease, unspecified**

其他细菌性疾病 (A30-A49)

Other bacterial diseases (A30-A49)

A30 **麻风［汉森病］**

包　括： 麻风分枝杆菌感染

不包括： 麻风后遗症（B92）

A30.0 **未定类麻风**

Ⅰ型麻风

A30.1 **结核样型麻风**

TT 型麻风

A30.2 **偏结核样型界线类麻风**

BT 型麻风

A30.3 **中间界线类麻风**

BB 型麻风

A30.4 **偏瘤型界线类麻风**

BL 型麻风

A30.5 **瘤型麻风**

LL 型麻风

A30.8 **其他形式的麻风**

A30.9 **未特指的麻风**

A30 **Leprosy [Hansen's disease]**

Includes: infection due to *Mycobacterium leprae*

Excludes: sequelae of leprosy (B92)

A30.0 **Indeterminate leprosy**

Ⅰ leprosy

A30.1 **Tuberculoid leprosy**

TT leprosy

A30.2 **Borderline tuberculoid leprosy**

BT leprosy

A30.3 **Borderline leprosy**

BB leprosy

A30.4 **Borderline lepromatous leprosy**

BL leprosy

A30.5 **Lepromatous leprosy**

LL leprosy

A30.8 **Other forms of leprosy**

A30.9 **Leprosy, unspecified**

A31 **其他分枝杆菌感染**

不包括： 麻风（A30.-）

结核病（A15-A19）

A31.0 **肺分枝杆菌感染**

分枝杆菌感染：

- 鸟
- 胞内［巴蒂杆菌］
- 堪萨斯

A31.1 **皮肤分枝杆菌感染**

伯鲁里溃疡

分枝杆菌感染：

- 海
- 溃疡

A31.8 **其他分枝杆菌感染**

A31 **Infection due to other mycobacteria**

Excludes: leprosy (A30.-)

tuberculosis (A15-A19)

A31.0 **Pulmonary mycobacterial infection**

Infection due to *Mycobacterium*:

- *avium*
- *intracellulare* [Battey bacillus]
- *kansasii*

A31.1 **Cutaneous mycobacterial infection**

Buruli ulcer

Infection due to *Mycobacterium*:

- *marinum*
- *ulcerans*

A31.8 **Other mycobacterial infections**

A31.9　未特指的分枝杆菌感染
非典型分枝杆菌感染 NOS
分枝杆菌病 NOS

A32　利斯特菌病
包　括：食物媒介的利斯特菌感染
不包括：新生儿(播散性)利斯特菌病(P37.2)

A32.0　皮肤利斯特菌病
A32.1†　利斯特菌性脑膜炎和脑膜脑炎
利斯特菌性：
· 脑膜炎(G01*)
· 脑膜脑炎(G05.0*)

A32.7　利斯特菌败血症
A32.8　其他形式的利斯特菌病
利斯特菌性：
· 大脑动脉炎†(I68.1*)
· 心内膜炎†(I39.8*)
眼腺利斯特菌病

A32.9　未特指的利斯特菌病

A33　新生儿破伤风

A34　产科破伤风

A35　其他破伤风
破伤风 NOS
不包括：破伤风：
· 新生儿(A33)
· 产科(A34)

A36　白喉
A36.0　咽白喉
白喉性膜性咽峡炎
扁桃体白喉

A36.1　鼻咽白喉
A36.2　喉白喉
白喉性喉气管炎

A36.3　皮肤白喉
不包括：红癣(L08.1)

A36.8　其他白喉
白喉性：
· 结膜炎†(H13.1*)
· 心肌炎†(I41.0*)
· 多神经炎†(G63.0*)

A36.9　未特指的白喉

A37　百日咳
A37.0　百日咳博德特杆菌性百日咳
A37.1　副百日咳博德特杆菌性百日咳
A37.8　其他博德特杆菌属性百日咳
A37.9　未特指的百日咳

A31.9　Mycobacterial infection, unspecified
Atypical mycobacterial infection NOS
Mycobacteriosis NOS

A32　Listeriosis
Includes: listerial foodborne infection
Excludes: neonatal (disseminated) listeriosis (P37.2)

A32.0　Cutaneous listeriosis
A32.1†　Listerial meningitis and meningoencephalitis
Listerial:
· meningitis (G01*)
· meningoencephalitis (G05.0*)

A32.7　Listerial septicaemia
A32.8　Other forms of listeriosis
Listerial:
· cerebral arteritis† (I68.1*)
· endocarditis† (I39.8*)
Oculoglandular listeriosis

A32.9　Listeriosis, unspecified

A33　Tetanus neonatorum

A34　Obstetrical tetanus

A35　Other tetanus
Tetanus NOS
Excludes: tetanus:
· neonatorum (A33)
· obstetrical (A34)

A36　Diphtheria
A36.0　Pharyngeal diphtheria
Diphtheritic membranous angina
Tonsillar diphtheria

A36.1　Nasopharyngeal diphtheria
A36.2　Laryngeal diphtheria
Diphtheritic laryngotracheitis

A36.3　Cutaneous diphtheria
Excludes: erythrasma (L08.1)

A36.8　Other diphtheria
Diphtheritic:
· conjunctivitis† (H13.1*)
· myocarditis† (I41.0*)
· polyneuritis† (G63.0*)

A36.9　Diphtheria, unspecified

A37　Whooping cough
A37.0　Whooping cough due to *Bordetella pertussis*
A37.1　Whooping cough due to *Bordetella parapertussis*
A37.8　Whooping cough due to other *Bordetella species*
A37.9　Whooping cough, unspecified

A38 猩红热
猩红热
不包括：链球菌性咽喉痛(J02.0)

A39 脑膜炎球菌感染
A39.0† 脑膜炎球菌性脑膜炎(G01*)
A39.1† 沃-弗综合征(E35.1*)
脑膜炎球菌性出血性肾上腺炎
脑膜炎球菌性肾上腺综合征
A39.2 急性脑膜炎球菌血症
A39.3 慢性脑膜炎球菌血症
A39.4 未特指的脑膜炎球菌血症
脑膜炎球菌性菌血症NOS
A39.5† 脑膜炎球菌性心脏病
脑膜炎球菌性：
· 心炎 NOS(I52.0*)
· 心内膜炎(I39.8*)
· 心肌炎(I41.0*)
· 心包炎(I32.0*)
A39.8 其他脑膜炎球菌感染
脑膜炎球菌性：
· 关节炎†(M01.0*)
· 结膜炎†(H13.1*)
· 脑炎†(G05.0*)
· 球后视神经炎†(H48.1*)
脑膜炎球菌感染后的关节炎†(M03.0*)
A39.9 未特指的脑膜炎球菌感染
脑膜炎球菌病 NOS

A40 链球菌性败血症
不包括：产程期间的(O75.3)
继后于：
· 流产、异位妊娠或葡萄胎妊娠(O03-O07,O08.0)
· 免疫(T88.0)
· 输注、输血或治疗性注射(T80.2)
新生儿(P36.0-P36.1)
操作后(T81.4)
产褥期(O85)
A40.0 A族链球菌性败血症
A40.1 B族链球菌性败血症
A40.2 D族链球菌性败血症
A40.3 肺炎链球菌性败血症
肺炎球菌性败血症
A40.8 其他链球菌性败血症
A40.9 未特指的链球菌性败血症

A38 Scarlet fever
Scarlatina
Excludes: streptococcal sore throat (J02.0)

A39 Meningococcal infection
A39.0† Meningococcal meningitis (G01*)
A39.1† Waterhouse-Friderichsen syndrome (E35.1*)
Meningococcal haemorrhagic adrenalitis
Meningococcic adrenal syndrome
A39.2 Acute meningococcaemia
A39.3 Chronic meningococcaemia
A39.4 Meningococcaemia, unspecified
Meningococcal bacteraemia NOS
A39.5† Meningococcal heart disease
Meningococcal:
· carditis NOS (I52.0*)
· endocarditis (I39.8*)
· myocarditis (I41.0*)
· pericarditis (I32.0*)
A39.8 Other meningococcal infections
Meningococcal:
· arthritis† (M01.0*)
· conjunctivitis† (H13.1*)
· encephalitis† (G05.0*)
· retrobulbar neuritis† (H48.1*)
Postmeningococcal arthritis† (M03.0*)
A39.9 Meningococcal infection, unspecified
Meningococcal disease NOS

A40 Streptococcal septicaemia
Excludes: during labour (O75.3)
following:
· abortion or ectopic or molar pregnancy (O03-O07, O08.0)
· immunization (T88.0)
· infusion, transfusion or therapeutic injection (T80.2)
neonatal (P36.0-P36.1)
postprocedural (T81.4)
puerperal (O85)
A40.0 Septicaemia due to Streptococcus, group A
A40.1 Septicaemia due to Streptococcus, group B
A40.2 Septicaemia due to Streptococcus, group D
A40.3 Septicaemia due to *Streptococcus pneumoniae*
Pneumococcal septicaemia
A40.8 Other streptococcal septicaemia
A40.9 Streptococcal septicaemia, unspecified

A41 其他败血症

不包括： 菌血症 NOS(A49.9)
产程期间的(O75.3)
继后于：
· 流产、异位妊娠或葡萄胎妊娠(O03-O07,O08.0)
· 免疫(T88.0)
· 输注、输血或治疗性注射(T80.2)
败血症(由于)(……中)：
· 放线菌病(A42.7)
· 炭疽(A22.7)
· 念珠菌属(B37.7)
· 丹毒丝菌(A26.7)
· 肠外耶尔森菌病(A28.2)
· 淋球菌性(A54.8)
· 疱疹病毒性(B00.7)
· 利斯特菌性(A32.7)
· 脑膜炎球菌性(A39.2-A39.4)
· 新生儿的(P36.-)
· 操作后的(T81.4)
· 产褥期(O85)
· 链球菌性(A40.-)
· 土拉菌病(A21.7)
败血症性：
· 类鼻疽(A24.1)
· 鼠疫(A20.7)
中毒性休克综合征(A48.3)

A41.0 金黄色葡萄球菌性败血症
A41.1 其他特指的葡萄球菌性败血症
凝固酶阴性葡萄球菌性败血症
A41.2 未特指的葡萄球菌性败血症
A41.3 流感嗜血杆菌性败血症
A41.4 厌氧菌性败血症
不包括： 气性坏疽(A48.0)
A41.5 其他革兰氏阴性病原体性败血症
革兰氏阴性菌败血症 NOS
A41.8 其他特指的败血症
A41.9 未特指的败血症
感染性休克

A42 放线菌病

不包括： 放线菌瘤(B47.1)
A42.0 肺放线菌病
A42.1 腹放线菌病
A42.2 颈面部放线菌病
A42.7 放线菌病性败血症
A42.8 其他形式的放线菌病
A42.9 未特指的放线菌病

A41 Other septicaemia

Excludes: bacteraemia NOS (A49.9)
during labour (O75.3)
following:
· abortion or ectopic or molar pregnancy (O03-O07, O08.0)
· immunization (T88.0)
· infusion, transfusion or therapeutic injection (T80.2)
septicaemia (due to) (in):
· actinomycotic (A42.7)
· anthrax (A22.7)
· candidal (B37.7)
· *Erysipelothrix* (A26.7)
· extraintestinal yersiniosis (A28.2)
· gonococcal (A54.8)
· herpesviral (B00.7)
· listerial (A32.7)
· meningococcal (A39.2-A39.4)
· neonatal (P36.-)
· postprocedural (T81.4)
· puerperal (O85)
· streptococcal (A40.-)
· tularaemia (A21.7)
septicaemic:
· melioidosis (A24.1)
· plague (A20.7)
toxic shock syndrome (A48.3)

A41.0 Septicaemia due to *Staphylococcus aureus*
A41.1 Septicaemia due to other specified staphylococcus
Septicaemia due to coagulase-negative staphylococcus
A41.2 Septicaemia due to unspecified staphylococcus
A41.3 Septicaemia due to *Haemophilus influenzae*
A41.4 Septicaemia due to anaerobes
Excludes: gas gangrene (A48.0)
A41.5 Septicaemia due to other Gram-negative organisms
Gram-negative septicaemia NOS
A41.8 Other specified septicaemia
A41.9 Septicaemia, unspecified
Septic shock

A42 Actinomycosis

Excludes: actinomycetoma (B47.1)
A42.0 Pulmonary actinomycosis
A42.1 Abdominal actinomycosis
A42.2 Cervicofacial actinomycosis
A42.7 Actinomycotic septicaemia
A42.8 Other forms of actinomycosis
A42.9 Actinomycosis, unspecified

A43 诺卡菌病

A43.0 肺诺卡菌病
A43.1 皮肤诺卡菌病
A43.8 其他形式的诺卡菌病
A43.9 未特指的诺卡菌病

A44 巴尔通体病

A44.0 全身性巴尔通体病
奥罗亚热
A44.1 皮肤和粘膜皮肤的巴尔通体病
秘鲁疣
A44.8 其他形式的巴尔通体病
A44.9 未特指的巴尔通体病

A46 丹毒

不包括： 产后或产褥期丹毒(O86.8)

A48 其他细菌性疾病，不可归类在他处者

不包括： 放线菌瘤(B47.1)

A48.0 气性坏疽
产气梭状芽胞杆菌性：
· 蜂窝织炎
· 肌坏死
A48.1 军团病
A48.2 非肺炎性军团病[庞蒂亚克热]
A48.3 中毒性休克综合征
不包括： 内毒素休克 NOS(R57.8)
败血症 NOS(A41.9)
A48.4 巴西紫热
全身性埃及嗜血杆菌感染
A48.8 其他特指的细菌性疾病

A49 未特指部位的细菌性感染

不包括： 细菌性病原体作为分类于其他章疾病的原因(B95-B96)
衣原体感染 NOS(A74.9)
脑膜炎球菌性感染 NOS(A39.9)
立克次体感染 NOS(A79.9)
螺旋体感染 NOS(A69.9)

A49.0 未特指部位的葡萄球菌感染
A49.1 未特指部位的链球菌感染
A49.2 未特指部位的流感嗜血杆菌感染
A49.3 未特指部位的支原体感染
A49.8 未特指部位的其他的细菌性感染
A49.9 未特指的细菌性感染
菌血症 NOS

A43 Nocardiosis

A43.0 Pulmonary nocardiosis
A43.1 Cutaneous nocardiosis
A43.8 Other forms of nocardiosis
A43.9 Nocardiosis, unspecified

A44 Bartonellosis

A44.0 Systemic bartonellosis
Oroya fever
A44.1 Cutaneous and mucocutaneous bartonellosis
Verruga peruana
A44.8 Other forms of bartonellosis
A44.9 Bartonellosis, unspecified

A46 Erysipelas

Excludes: postpartum or puerperal erysipelas(O86.8)

A48 Other bacterial diseases, not elsewhere classified

Excludes: actinomycetoma (B47.1)

A48.0 Gas gangrene
Clostridial:
· cellulitis
· myonecrosis
A48.1 Legionnaires' disease
A48.2 Nonpneumonic Legionnaires' disease [Pontiac fever]
A48.3 Toxic shock syndrome
Excludes: endotoxic shock NOS (R57.8)
septicaemia NOS (A41.9)
A48.4 Brazilian purpuric fever
Systemic *Haemophilus aegyptius* infection
A48.8 Other specified bacterial diseases

A49 Bacterial infection of unspecified site

Excludes: bacterial agents as the cause of diseases classified to other chapters (B95-B96)
chlamydial infection NOS (A74.9)
meningococcal infection NOS(A39.9)
rickettsial infection NOS (A79.9)
spirochaetal infection NOS (A69.9)

A49.0 Staphylococcal infection, unspecified site
A49.1 Streptococcal infection, unspecified site
A49.2 *Haemophilus influenzae* infection, unspecified site
A49.3 Mycoplasma infection, unspecified site
A49.8 Other bacterial infections of unspecified site
A49.9 Bacterial infection, unspecified
Bacteraemia NOS

主要为性传播模式的感染（A50-A64）

不包括：人类免疫缺陷病毒[HIV]病（B20-B24）
非特异性和非链球菌性尿道炎（N34.1）
赖特尔病（M02.3）

A50 先天性梅毒

A50.0 有症状的早期先天性梅毒
特指为早期或出生后两年内显现的任何先天性梅毒情况。
早期先天性梅毒：
- 皮肤的
- 粘膜皮肤的
- 内脏的

早期先天性梅毒性：
- 喉炎
- 眼病
- 骨软骨病
- 咽炎
- 肺炎
- 鼻炎

A50.1 潜伏性早期先天性梅毒
出生后两年内无临床表现而伴有阳性血清学反应、阴性脑脊液检验的先天性梅毒。

A50.2 未特指的早期先天性梅毒
出生后两年内的先天性梅毒NOS。

A50.3 晚期先天性梅毒性眼病
晚期先天性梅毒性基质性角膜炎†（H19.2*）
晚期先天性梅毒性眼病NEC†（H58.8*）
不包括：哈钦森三联症（A50.5）

A50.4 晚期先天性神经梅毒[青少年神经梅毒]
幼年型麻痹性痴呆
幼年型：
- 一般性轻瘫
- 脊髓痨
- 脊髓轻瘫性神经梅毒

晚期先天性梅毒性：
- 脑炎†（G05.0*）
- 脑膜炎†（G01*）
- 多神经病†（G63.0*）

需要时，使用附加编码标明任何有关的精神障碍。
不包括：哈钦森三联症（A50.5）

Infections with a predominantly sexual mode of transmission (A50-A64)

Excludes: human immunodeficiency virus [HIV] disease (B20-B24)
nonspecific and nongonococcal urethritis (N34.1)
Reiter's disease (M02.3)

A50 Congenital syphilis

A50.0 Early congenital syphilis, symptomatic
Any congenital syphilitic condition specified as early or manifest less than two years after birth.
Early congenital syphilis:
- cutaneous
- mucocutaneous
- visceral

Early congenital syphilitic:
- laryngitis
- oculopathy
- osteochondropathy
- pharyngitis
- pneumonia
- rhinitis

A50.1 Early congenital syphilis, latent
Congenital syphilis without clinical manifestations, with positive serological reaction and negative spinal fluid test, less than two years after birth.

A50.2 Early congenital syphilis, unspecified
Congenital syphilis NOS less than two years after birth.

A50.3 Late congenital syphilitic oculopathy
Late congenital syphilitic interstitial keratitis† (H19.2*)
Late congenital syphilitic oculopathy NEC† (H58.8*)
Excludes: Hutchinson's triad (A50.5)

A50.4 Late congenital neurosyphilis [juvenile neurosyphilis]
Dementia paralytica juvenilis
Juvenile:
- general paresis
- tabes dorsalis
- taboparetic neurosyphilis

Late congenital syphilitic:
- encephalitis† (G05.0*)
- meningitis† (G01*)
- polyneuropathy† (G63.0*)

Use additional code, if desired, to identify any associated mental disorder.
Excludes: Hutchinson's triad (A50.5)

A50.5 有症状的其他晚期先天性梅毒

特指为晚期或出生两年或两年以后显现的任何先天性梅毒情况。

克拉顿关节 †（M03.1*）

哈钦森：

· 牙

· 三联症

晚期先天性：

· 心血管梅毒 †（I98.0*）

· 梅毒性：

  · 关节病 †（M03.1*）

  · 骨软骨病 †（M90.2*）

梅毒性鞍鼻

A50.6 潜伏性晚期先天性梅毒

出生两年或两年以后无临床表现而伴有阳性血清学反应、阴性脑脊液检验的先天性梅毒。

A50.7 未特指的晚期先天性梅毒

出生两年或两年以后的先天性梅毒 NOS。

A50.9 未特指的先天性梅毒

A51 早期梅毒

A51.0 初期生殖器梅毒

梅毒性下疳 NOS

A51.1 初期肛门梅毒

A51.2 其他部位的初期梅毒

A51.3 皮肤和粘膜二期梅毒

扁平湿疣

梅毒性：

· 脱发 †（L99.8*）

· 白斑病 †（L99.8*）

· 粘膜斑

A51.4 其他二期梅毒

二期梅毒性：

· 女性盆腔炎性疾病 †（N74.2*）

· 虹膜睫状体炎 †（H22.0*）

· 淋巴结病

· 脑膜炎 †（G01*）

· 肌炎 †（M63.0*）

· 眼病 NEC†（H58.8*）

· 骨膜炎 †（M90.1*）

A51.5 潜伏性早期梅毒

感染后两年内无临床表现而伴有阳性血清学反应、阴性脑脊液检验的后天性梅毒。

A51.9 未特指的早期梅毒

A50.5 Other late congenital syphilis, symptomatic

Any congenital syphilitic condition specified as late or manifest two years or more after birth.

Clutton's joints†（M03.1*）

Hutchinson's：

· teeth

· triad

Late congenital：

· cardiovascular syphilis†（I98.0*）

· syphilitic：

  · arthropathy†（M03.1*）

  · osteochondropathy†（M90.2*）

Syphilitic saddle nose

A50.6 Late congenital syphilis, latent

Congenital syphilis without clinical manifestations, with positive serological reaction and negative spinal fluid test, two years or more after birth.

A50.7 Late congenital syphilis, unspecified

Congenital syphilis NOS two years or more after birth.

A50.9 Congenital syphilis, unspecified

A51 Early syphilis

A51.0 Primary genital syphilis

Syphilitic chancre NOS

A51.1 Primary anal syphilis

A51.2 Primary syphilis of other sites

A51.3 Secondary syphilis of skin and mucous membranes

Condyloma latum

Syphilitic：

· alopecia†（L99.8*）

· leukoderma†（L99.8*）

· mucous patch

A51.4 Other secondary syphilis

Secondary syphilitic：

· female pelvic inflammatory disease†（N74.2*）

· iridocyclitis†（H22.0*）

· lymphadenopathy

· meningitis†（G01*）

· myositis†（M63.0*）

· oculopathy NEC†（H58.8*）

· periostitis†（M90.1*）

A51.5 Early syphilis, latent

Syphilis (acquired) without clinical manifestations, with positive serological reaction and negative spinal fluid test, less than two years after infection.

A51.9 Early syphilis, unspecified

A52 晚期梅毒

A52.0† 心血管梅毒

心血管梅毒 NOS(I98.0*)

梅毒性:

- 主动脉动脉瘤(I79.0*)
- 主动脉瓣关闭不全(I39.1*)
- 主动脉炎(I79.1*)
- 大脑动脉炎(I68.1*)
- 心内膜炎 NOS(I39.8*)
- 心肌炎(I41.0*)
- 心包炎(I32.0*)
- 肺动脉反流(I39.3*)

A52.1 有症状性神经梅毒

夏科关节病†(M14.6*)

晚期梅毒性:

- 听神经炎†(H94.0*)
- 脑炎†(G05.0*)
- 脑膜炎†(G01*)
- 视神经萎缩†(H48.0*)
- 多神经病†(G63.0*)
- 球后视神经炎†(H48.1*)

梅毒性帕金森病†(G22*)

脊髓痨

A52.2 无症状性神经梅毒

A52.3 未特指的神经梅毒

中枢神经系统 NOS 的 {
树胶样肿(梅毒性)
梅毒(晚期)
梅毒瘤

A52.7 其他有症状性晚期梅毒

梅毒性肾小球疾病†(N08.0*)

除分类于 A52.0-A52.3 以外，任何部位的 {
树胶样肿(梅毒性)
晚期或三期梅毒

晚期梅毒性:

- 滑囊炎†(M73.1*)
- 脉络膜视网膜炎†(H32.0*)
- 巩膜外层炎†(H19.0*)
- 女性盆腔炎性疾病†(N74.2*)
- 白斑病†(L99.8*)
- 眼病 NEC†(H58.8*)
- 腹膜炎†(K67.2*)

梅毒[分期未特指的]:

- 骨†(M90.2*)
- 肝†(K77.0*)
- 肺†(J99.8*)
- 肌肉†(M63.0*)
- 滑膜†(M68.0*)

A52.8 潜伏性晚期梅毒

感染后两年或两年以上无临床表现而伴有阳性血清学反应、阴性脑脊液检验的后天性梅毒。

A52.9 未特指的晚期梅毒

A52 Late syphilis

A52.0† Cardiovascular syphilis

Cardiovascular syphilis NOS (I98.0*)

Syphilitic:

- aneurysm of aorta (I79.0*)
- aortic incompetence (I39.1*)
- aortitis (I79.1*)
- arteritis, cerebral (I68.1*)
- endocarditis NOS (I39.8*)
- myocarditis (I41.0*)
- pericarditis (I32.0*)
- pulmonary regurgitation (I39.3*)

A52.1 Symptomatic neurosyphilis

Charcot's arthropathy† (M14.6*)

Late syphilitic:

- acoustic neuritis† (H94.0*)
- encephalitis† (G05.0*)
- meningitis† (G01*)
- optic atrophy† (H48.0*)
- polyneuropathy† (G63.0*)
- retrobulbar neuritis† (H48.1*)

Syphilitic parkinsonism† (G22*)

Tabes dorsalis

A52.2 Asymptomatic neurosyphilis

A52.3 Neurosyphilis, unspecified

Gumma (syphilitic)
Syphilis (late)
Syphiloma
} of central nervous system NOS

A52.7 Other symptomatic late syphilis

Glomerular disease in syphilis† (N08.0*)

Gumma (syphilitic)
Late or tertiary syphilis
} any sites, except those classified to A52.0-A52.3

Late syphilitic:

- bursitis† (M73.1*)
- chorioretinitis† (H32.0*)
- episcleritis† (H19.0*)
- female pelvic inflammatory disease† (N74.2*)
- leukoderma† (L99.8*)
- oculopathy NEC† (H58.8*)
- peritonitis† (K67.2*)

Syphilis [stage unspecified] of:

- bone† (M90.2*)
- liver† (K77.0*)
- lung† (J99.8*)
- muscle† (M63.0*)
- synovium† (M68.0*)

A52.8 Late syphilis, latent

Syphilis (acquired) without clinical manifestations, with positive serological reaction and negative spinal fluid test, two years or more after infection.

A52.9 Late syphilis, unspecified

A53 其他和未特指的梅毒

A53.0 未特指早期或晚期的潜伏性梅毒

潜伏性梅毒 NOS

阳性的梅毒血清学反应

A53.9 未特指的梅毒

梅毒螺旋体感染 NOS

梅毒(后天性) NOS

不包括: 两岁以下因梅毒 NOS 引起的死亡(A50.2)

A54 淋球菌感染

A54.0 下泌尿生殖道的淋球菌感染不伴有尿道周或副腺的脓肿

淋球菌性:
- 宫颈炎 NOS
- 膀胱炎 NOS
- 尿道炎 NOS
- 外阴阴道炎 NOS

不包括: 伴有:
- 泌尿生殖道腺体脓肿(A54.1)
- 尿道周脓肿(A54.1)

A54.1 下泌尿生殖道的淋球菌感染伴有尿道周和副腺的脓肿

淋球菌性前庭大腺脓肿

A54.2 淋球菌性盆腔腹膜炎和其他泌尿生殖道的淋球菌感染

淋球菌性:
- 附睾炎 †(N51.1*)
- 女性盆腔炎性疾病 †(N74.3*)
- 睾丸炎 †(N51.1*)
- 前列腺炎 †(N51.0*)

不包括: 淋球菌性腹膜炎(A54.8)

A54.3 眼的淋球菌感染

淋球菌性:
- 结膜炎 †(H13.1*)
- 虹膜睫状体炎 †(H22.0*)

淋球菌性新生儿眼炎

A54.4† 肌肉骨骼系统的淋球菌感染

淋球菌性:
- 关节炎(M01.3*)
- 滑囊炎(M73.0*)
- 骨髓炎(M90.2*)
- 滑膜炎(M68.0*)
- 腱鞘炎(M68.0*)

A54.5 淋球菌性咽炎

A54.6 肛门和直肠的淋球菌感染

A53 Other and unspecified syphilis

A53.0 Latent syphilis, unspecified as early or late

Latent syphilis NOS

Positive serological reaction for syphilis

A53.9 Syphilis, unspecified

Infection due to *Treponema pallidum* NOS

Syphilis (acquired) NOS

Excludes: syphilis NOS causing death under two years of age (A50.2)

A54 Gonococcal infection

A54.0 Gonococcal infection of lower genitourinary tract without periurethral or accessory gland abscess

Gonococcal:
- cervicitis NOS
- cystitis NOS
- urethritis NOS
- vulvovaginitis NOS

Excludes: with:
- genitourinary gland abscess (A54.1)
- periurethral abscess (A54.1)

A54.1 Gonococcal infection of lower genitourinary tract with periurethral and accessory gland abscess

Gonococcal Bartholin's gland abscess

A54.2 Gonococcal pelviperitonitis and other gonococcal genitourinary infections

Gonococcal:
- epididymitis† (N51.1*)
- female pelvic inflammatory disease† (N74.3*)
- orchitis† (N51.1*)
- prostatitis† (N51.0*)

Excludes: gonococcal peritonitis (A54.8)

A54.3 Gonococcal infection of eye

Gonococcal:
- conjunctivitis† (H13.1*)
- iridocyclitis† (H22.0*)

Ophthalmia neonatorum due to gonococcus

A54.4† Gonococcal infection of musculoskeletal system

Gonococcal:
- arthritis (M01.3*)
- bursitis (M73.0*)
- osteomyelitis (M90.2*)
- synovitis (M68.0*)
- tenosynovitis (M68.0*)

A54.5 Gonococcal pharyngitis

A54.6 Gonococcal infection of anus and rectum

A54.8　其他淋球菌感染

淋球菌性：
- ·脑脓肿†（G07*）
- ·心内膜炎†（I39.8*）
- ·脑膜炎†（G01*）
- ·心肌炎†（I41.0*）
- ·心包炎†（I32.0*）
- ·腹膜炎†（K67.1*）
- ·肺炎†（J17.0*）
- ·败血症
- ·皮肤损害

不包括：淋球菌性盆腔腹膜炎（A54.2）

A54.9　未特指的淋球菌感染

A55　衣原体（性病性）淋巴肉芽肿

热带腹股沟淋巴结炎
迪朗-尼古拉-法夫尔病
女阴蚀疮
腹股沟淋巴肉芽肿

A56　其他性传播的衣原体疾病

包　括：沙眼衣原体引起的性传播疾病

不包括：衣原体性：
- ·淋巴肉芽肿（A55）
- ·新生儿：
  - ·结膜炎（P39.1）
  - ·肺炎（P23.1）

可分类于 A74.-中的情况

A56.0　下泌尿生殖道的衣原体感染

衣原体性：
- ·宫颈炎
- ·膀胱炎
- ·尿道炎
- ·外阴阴道炎

A56.1　盆腔腹膜和其他泌尿生殖器官的衣原体感染

衣原体性：
- ·附睾炎†（N51.1*）
- ·女性盆腔炎性疾病†（N74.4*）
- ·睾丸炎†（N51.1*）

A56.2　未特指的泌尿生殖道的衣原体感染

A56.3　肛门和直肠的衣原体感染

A56.4　咽的衣原体感染

A56.8　其他部位的性传播的衣原体感染

A57　软下疳

软下疳

A54.8　Other gonococcal infections

Gonococcal：
- · brain abscess†（G07*）
- · endocarditis†（I39.8*）
- · meningitis†（G01*）
- · myocarditis†（I41.0*）
- · pericarditis†（I32.0*）
- · peritonitis†（K67.1*）
- · pneumonia†（J17.0*）
- · septicaemia
- · skin lesions

Excludes： gonococcal pelviperitonitis（A54.2）

A54.9　Gonococcal infection, unspecified

A55　Chlamydial lymphogranuloma (venereum)

Climatic or tropical bubo
Durand-Nicolas-Favre disease
Esthiomene
Lymphogranuloma inguinale

A56　Other sexually transmitted chlamydial diseases

Includes： sexually transmitted diseases due to *Chlamydia trachomatis*

Excludes： chlamydial：
- · lymphogranuloma（A55）
- · neonatal：
  - · conjunctivitis（P39.1）
  - · pneumonia（P23.1）

conditions classified to A74.-

A56.0　Chlamydial infection of lower genitourinary tract

Chlamydial：
- · cervicitis
- · cystitis
- · urethritis
- · vulvovaginitis

A56.1　Chlamydial infection of pelviperitoneum and other genitourinary organs

Chlamydial：
- · epididymitis†（N51.1*）
- · female pelvic inflammatory disease†（N74.4*）
- · orchitis†（N51.1*）

A56.2　Chlamydial infection of genitourinary tract, unspecified

A56.3　Chlamydial infection of anus and rectum

A56.4　Chlamydial infection of pharynx

A56.8　Sexually transmitted chlamydial infection of other sites

A57　Chancroid

Ulcus molle

A58 腹股沟肉芽肿
腹股沟肉芽肿

A58 **Granuloma inguinale**
Donovanosis

A59 滴虫病[毛滴虫病]
不包括：肠道滴虫病(A07.8)
A59.0 泌尿生殖系滴虫病
(阴道)滴虫引起的 { (阴道)白带 / 前列腺炎 †(N51.0*)
A59.8 其他部位的滴虫病
A59.9 未特指的滴虫病

A59 **Trichomoniasis**
Excludes: intestinal trichomoniasis (A07.8)
A59.0 **Urogenital trichomoniasis**
Leukorrhoea (vaginalis) / Prostatitis† (N51.0*) } due to *Trichomonas* (vaginalis)
A59.8 **Trichomoniasis of other sites**
A59.9 **Trichomoniasis, unspecified**

A60 肛门生殖器的疱疹病毒[单纯疱疹]感染
A60.0 生殖器和泌尿生殖道的疱疹病毒感染
生殖道的疱疹病毒感染：
· 女性 †(N77.0-N77.1*)
· 男性 †(N51.-*)
A60.1 肛周皮肤和直肠的疱疹病毒感染
A60.9 未特指的肛门生殖器的疱疹病毒感染

A60 **Anogenital herpesviral [herpes simplex] infection**
A60.0 **Herpesviral infection of genitalia and urogenital tract**
Herpesviral infection of genital tract:
· female† (N77.0-N77.1*)
· male† (N51.-*)
A60.1 **Herpesviral infection of perianal skin and rectum**
A60.9 **Anogenital herpesviral infection, unspecified**

A63 其他主要为性传播的疾病，不可归类在他处者
不包括：触染性软疣(B08.1)
宫颈乳头状瘤(D26.0)
A63.0 肛门生殖器(性病性)疣
A63.8 其他特指的主要为性传播的疾病

A63 **Other predominantly sexually transmitted diseases, not elsewhere classified**
Excludes: molluscum contagiosum (B08.1)
papilloma of cervix (D26.0)
A63.0 **Anogenital (venereal) warts**
A63.8 **Other specified predominantly sexually transmitted diseases**

A64 未特指的性传播疾病
性病 NOS

A64 **Unspecified sexually transmitted disease**
Venereal disease NOS

其他螺旋体病(A65-A69)

不包括：钩端螺旋体病(A27.-)
梅毒(A50-A53)

Other spirochaetal diseases (A65-A69)

Excludes: leptospirosis (A27.-)
syphilis (A50-A53)

A65 非性病性梅毒
非性病性梅毒
地方性梅毒
恩乔维拉病

A65 **Nonvenereal syphilis**
Bejel
Endemic syphilis
Njovera

A66 雅司病
包　括：雅司病
(热带)雅司病
皮安病

A66 **Yaws**
Includes: bouba
framboesia (tropica)
pian

A66.0　雅司病初发损害
雅司病下疳
初发或原发的雅司病
初发雅司病的溃疡
初发雅司病

A66.0　Initial lesions of yaws
Chancre of yaws
Framboesia, initial or primary
Initial framboesial ulcer
Mother yaw

A66.1　多发性乳头瘤和湿性角化过度性雅司病
雅司瘤
皮安瘤
雅司病的足底或手掌乳头瘤

A66.1　Multiple papillomata and wet crab yaws
Framboesioma
Pianoma
Plantar or palmar papilloma of yaws

A66.2　雅司病的其他早期皮肤损害
感染后五年内的皮肤雅司病
早期雅司病(皮肤)(斑点性)(斑丘疹性)(小丘疹性)(丘疹性)
早期雅司皮损

A66.2　Other early skin lesions of yaws
Cutaneous yaws, less than five years after infection
Early yaws (cutaneous) (macular) (maculopapular) (micropapular) (papular)
Framboeside of early yaws

A66.3　雅司病角化过度
鬼状手
雅司病引起的手掌或足底(早期)(晚期)的角化过度
虫蛀样足底

A66.3　Hyperkeratosis of yaws
Ghoul hand
Hyperkeratosis, palmar or plantar (early) (late) due to yaws
Worm-eaten soles

A66.4　雅司病的树胶样肿和溃疡
树胶样肿雅司皮损
结节型晚期雅司病(溃疡性)

A66.4　Gummata and ulcers of yaws
Gummatous framboeside
Nodular late yaws (ulcerated)

A66.5　毁形性鼻咽炎
毁形性鼻咽炎

A66.5　Gangosa
Rhinopharyngitis mutilans

A66.6　雅司病的骨和关节损害
(早期)(晚期)雅司病的 { 腱鞘囊肿 / 关节积水 / 骨炎 / (肥厚性)骨膜炎 }
(晚期)雅司病的 { 鼻骨增殖性骨膜炎[根度病] / 骨的树胶样肿 / 树胶样肿性骨炎或骨膜炎 }

A66.6　Bone and joint lesions of yaws
{ Ganglion / Hydrarthrosis / Osteitis / Periostitis (hypertrophic) } of yaws (early) (late)
{ Goundou / Gumma, bone / Gummatous osteitis or periostitis } of yaws (late)

A66.7　雅司病的其他表现
雅司病的关节旁结节
粘膜雅司病

A66.7　Other manifestations of yaws
Juxta-articular nodules of yaws
Mucosal yaws

A66.8　潜伏性雅司病
无临床表现而伴有阳性血清学的雅司病

A66.8　Latent yaws
Yaws without clinical manifestations, with positive serology

A66.9　未特指的雅司病

A66.9　Yaws, unspecified

A67　品他病

A67　Pinta [carate]

A67.0　品他病初期损害
品他病的 { 下疳(初期的) / 丘疹(初期的) }

A67.0　Primary lesions of pinta
{ Chancre (primary) / Papule (primary) } of pinta [carate]

A67.1　品他病中期损害
品他病的 { 红斑 / 浓染性损害 / 角化过度 }
品他疹

A67.1　Intermediate lesions of pinta
{ Erythematous plaques / Hyperchromic lesions / Hyperkeratosis } of pinta [carate]
Pintids

A67.2 品他病晚期损害

品他病的：
- 心血管损害†（I98.1*）
- 皮肤损害：
  - ·无色性
  - ·瘢痕性
  - ·变色性

A67.3 品他病的混合性损害

品他病的无色性和浓染性皮肤损害

A67.9 未特指的品他病

A68 回归热

包　括：回归热

不包括：莱姆病（A69.2）

A68.0 虱媒介的回归热

回归热包柔螺旋体性回归热

A68.1 蜱媒介的回归热

回归热包柔螺旋体以外的任何包柔螺旋体引起的回归热

A68.9 未特指的回归热

A69 其他螺旋体感染

A69.0 坏死性溃疡性口炎

走马疳

梭菌螺旋体性的坏疽

坏疽性口炎

A69.1 其他樊尚螺旋体感染

梭菌螺旋体性咽炎

（急性）坏死性溃疡性：
- ·龈炎
- ·龈口炎

螺旋体性口炎

战壕口炎

樊尚：
- ·咽峡炎
- ·龈炎

A69.2 莱姆病

布氏包柔螺旋体引起的慢性游走性红斑

A69.8 其他特指的螺旋体感染

A69.9 未特指的螺旋体感染

由衣原体引起的其他疾病（A70-A74）

A70 鹦鹉热衣原体感染

鸟疫

鹦鹉热

A67.2 **Late lesions of pinta**

Cardiovascular lesions†（I98.1*）

Skin lesions：
- · achromic
- · cicatricial
- · dyschromic

} of pinta［carate］

A67.3 **Mixed lesions of pinta**

Achromic with hyperchromic skin lesions of pinta［carate］

A67.9 **Pinta，unspecified**

A68 Relapsing fevers

Includes：recurrent fever

Excludes：Lyme disease（A69.2）

A68.0 **Louse-borne typhus relapsing fever**

Relapsing fever due to *Borrelia recurrentis*

A68.1 **Tick-borne relapsing fever**

Relapsing fevers due to any *Borrelia* species other than *Borrelia recurrentis*

A68.9 **Relapsing fever，unspecified**

A69 Other spirochaetal infections

A69.0 **Necrotizing ulcerative stomatitis**

Cancrum oris

Fusospirochaetal gangrene

Noma/Stomatitis gangrenosa

A69.1 **Other Vincent's infections**

Fusospirochaetal pharyngitis

Necrotizing ulcerative（acute）：
- · gingivitis
- · gingivostomatitis

Spirochaetal stomatitis

Trench mouth

Vincent's：
- · angina
- · gingivitis

A69.2 **Lyme disease**

Erythema chronicum migrans due to *Borrelia burgdorferi*

A69.8 **Other specified spirochaetal infections**

A69.9 **Spirochaetal infection，unspecified**

Other diseases caused by chlamydiae（A70-A74）

A70 *Chlamydia psittaci* infection

Ornithosis

Parrot fever/Psittacosis

A71 **沙眼**
不包括：沙眼后遗症（B94.0）
A71.0 **初期沙眼**
可疑沙眼
A71.1 **活动期沙眼**
颗粒性（沙眼性）结膜炎
沙眼性：
· 滤泡性结膜炎
· 血管翳
A71.9 **未特指的沙眼**

A74 **由衣原体引起的其他疾病**
不包括：衣原体肺炎（J16.0）
新生儿衣原体：
· 结膜炎（P39.1）
· 肺炎（P23.1）
性传播的衣原体疾病（A55-A56）
A74.0† **衣原体结膜炎（H13.1*）**
类沙眼
A74.8 **其他衣原体疾病**
衣原体腹膜炎†（K67.0*）
A74.9 **未特指的衣原体感染**
衣原体病 NOS

立克次体病（A75-A79）

A75 **斑疹伤寒**
不包括：桑氏艾希体性立克次体病（A79.8）
A75.0 **普氏立克次体引起的流行性虱媒介的斑疹伤寒**
典型性斑疹伤寒（热）
流行性（虱媒介的）斑疹伤寒
A75.1 **再燃性斑疹伤寒［布里尔病］**
布里尔-津瑟病
A75.2 **地方性斑疹伤寒立克次体引起的斑疹伤寒**
鼠（蚤媒介的）斑疹伤寒
A75.3 **恙虫病立克次体引起的斑疹伤寒**
丛林（螨传播的）斑疹伤寒
恙虫热
A75.9 **未特指的斑疹伤寒**
斑疹伤寒（热）NOS

A77 **斑疹热［蜱媒介的立克次体病］**
A77.0 **立氏立克次体性斑疹热**
落矶山斑疹热
圣保罗热

A71 **Trachoma**
Excludes: sequelae of trachoma (B94.0)
A71.0 **Initial stage of trachoma**
Trachoma dubium
A71.1 **Active stage of trachoma**
Granular conjunctivitis (trachomatous)
Trachomatous:
· follicular conjunctivitis
· pannus
A71.9 **Trachoma, unspecified**

A74 **Other diseases caused by chlamydiae**
Excludes: chlamydial pneumonia (J16.0)
neonatal chlamydial:
· conjunctivitis (P39.1)
· pneumonia (P23.1)
sexually transmitted chlamydial diseases (A55-A56)
A74.0† **Chlamydial conjunctivitis (H13.1*)**
Paratrachoma
A74.8 **Other chlamydial diseases**
Chlamydial peritonitis† (K67.0*)
A74.9 **Chlamydial infection, unspecified**
Chlamydiosis NOS

Rickettsioses (A75-A79)

A75 **Typhus fever**
Excludes: rickettsiosis due to *Ehrlichia sennetsu* (A79.8)
A75.0 **Epidemic louse-borne typhus fever due to *Rickettsia prowazekii***
Classical typhus (fever)
Epidemic (louse-borne) typhus
A75.1 **Recrudescent typhus [Brill's disease]**
Brill-Zinsser disease
A75.2 **Typhus fever due to *Rickettsia typhi***
Murine (flea-borne) typhus
A75.3 **Typhus fever due to *Rickettsia tsutsugamushi***
Scrub (mite-borne) typhus
Tsutsugamushi fever
A75.9 **Typhus fever, unspecified**
Typhus (fever) NOS

A77 **Spotted fever [tick-borne rickettsioses]**
A77.0 **Spotted fever due to *Rickettsia rickettsii***
Rocky Mountain spotted fever
Sao Paulo fever

A77.1 **康诺尔立克次体性斑疹热** / **Spotted fever due to *Rickettsia conorii***
非洲蜱传斑疹伤寒 / African tick typhus
南欧斑疹热 / Boutonneuse fever
印度蜱传斑疹伤寒 / India tick typhus
肯尼亚蜱传斑疹伤寒 / Kenya tick typhus
马赛热 / Marseilles fever
地中海蜱热 / Mediterranean tick fever

A77.2 **西伯利亚立克次体性斑疹热** / **Spotted fever due to *Rickettsia siberica***
北亚蜱热 / North Asian tick fever
西伯利亚蜱传斑疹伤寒 / Siberian tick typhus

A77.3 **澳洲立克次体性斑疹热** / **Spotted fever due to *Rickettsia australis***
昆士兰蜱传斑疹伤寒 / Queensland tick typhus

A77.8 **其他斑疹热** / **Other spotted fevers**

A77.9 **未特指的斑疹热** / **Spotted fever, unspecified**
蜱媒介的斑疹伤寒 NOS / Tick-borne typhus NOS

A78 Q 热 / Q fever
伯纳特-柯克斯体感染 / Infection due to *Coxiella burnetii*
九里热 / Nine Mile fever
Q 热 / Quadrilateral fever

A79 其他立克次体病 / Other rickettsioses

A79.0 **战壕热** / **Trench fever**
五日热 / Quintan fever
战壕热 / Wolhynian fever

A79.1 **螨立克次体性立克次体痘** / **Rickettsialpox due to *Rickettsia akari***
立克次体痘[疹热] / Kew Garden fever
水疱性立克次体病 / Vesicular rickettsiosis

A79.8 **其他特指的立克次体病** / **Other specified rickettsioses**
桑氏艾希体性立克次体病 / Rickettsiosis due to *Ehrlichia sennetsu*

A79.9 **未特指的立克次体病** / **Rickettsiosis, unspecified**
立克次体感染 NOS / Rickettsial infection NOS

中枢神经系统的病毒性感染 (A80-A89)
Viral infections of the central nervous system (A80-A89)

不包括： 后遗症：
- 脊髓灰质炎(B91)
- 病毒性脑炎(B94.1)

Excludes: sequelae of:
- poliomyelitis (B91)
- viral encephalitis (B94.1)

A80 急性脊髓灰质炎 / Acute poliomyelitis

A80.0 **急性麻痹性脊髓灰质炎，与接种有关** / **Acute paralytic poliomyelitis, vaccine-associated**

A80.1 **急性麻痹性脊髓灰质炎，(外地)移入性野病毒** / **Acute paralytic poliomyelitis, wild virus, imported**

A80.2 **急性麻痹性脊髓灰质炎，本土性野病毒** / **Acute paralytic poliomyelitis, wild virus, indigenous**

A80.3 **其他和未特指的急性麻痹性脊髓灰质炎** / **Acute paralytic poliomyelitis, other and unspecified**

A80.4 **急性非麻痹性脊髓灰质炎** / **Acute nonparalytic poliomyelitis**

A80.9 **未特指的急性脊髓灰质炎** / **Acute poliomyelitis, unspecified**

A81 中枢神经系统的非典型病毒感染

包 括：中枢神经系统的朊病毒病

A81.0 克罗伊茨费尔特-雅各布病

亚急性海绵状脑病

A81.1 亚急性硬化性全脑炎

道森包涵体脑炎

范博盖尔特硬化性白质脑病

A81.2 进行性多灶性白质脑病

多灶性白质脑病 NOS

A81.8 中枢神经系统其他的非典型病毒感染

库鲁病

A81.9 未特指的中枢神经系统的非典型病毒感染

中枢神经系统的朊病毒病 NOS

A82 狂犬病

A82.0 森林狂犬病

A82.1 城市狂犬病

A82.9 未特指的狂犬病

A83 蚊媒介的病毒性脑炎

包 括：蚊媒介的病毒性脑膜脑炎

不包括：委内瑞拉马型脑炎(A92.2)

A83.0 日本脑炎

A83.1 西方马脑炎

A83.2 东方马脑炎

A83.3 圣路易斯脑炎

A83.4 澳大利亚脑炎

昆金病毒病

A83.5 加利福尼亚脑炎

加利福尼亚脑膜脑炎

拉克罗斯脑炎

A83.6 罗西欧病毒病

A83.8 其他蚊媒介的病毒性脑炎

A83.9 未特指的蚊媒介的病毒性脑炎

A84 蜱媒介的病毒性脑炎

包 括：蜱媒介的病毒性脑膜脑炎

A84.0 远东蜱媒介的脑炎[俄罗斯春-夏型脑炎]

A84.1 中部欧洲蜱媒介的脑炎

A84.8 其他蜱媒介的病毒性脑炎

羊跳跃病

波瓦桑病毒病

A84.9 未特指的蜱媒介的病毒性脑炎

A81 Atypical virus infections of central nervous system

Includes: prion diseases of the central nervous system

A81.0 Creutzfeldt-Jakob disease

Subacute spongiform encephalopathy

A81.1 Subacute sclerosing panencephalitis

Dawson's inclusion body encephalitis

Van Bogaert's sclerosing leukoencephalopathy

A81.2 Progressive multifocal leukoencephalopathy

Multifocal leukoencephalopathy NOS

A81.8 Other atypical virus infections of central nervous system

Kuru

A81.9 Atypical virus infection of central nervous system, unspecified

Prion disease of central nervous system NOS

A82 Rabies

A82.0 Sylvatic rabies

A82.1 Urban rabies

A82.9 Rabies, unspecified

A83 Mosquito-borne viral encephalitis

Includes: mosquito-borne viral meningoencephalitis

Excludes: Venezuelan equine encephalitis (A92.2)

A83.0 Japanese encephalitis

A83.1 Western equine encephalitis

A83.2 Eastern equine encephalitis

A83.3 St Louis encephalitis

A83.4 Australian encephalitis

Kunjin virus disease

A83.5 California encephalitis

California meningoencephalitis

La Crosse encephalitis

A83.6 Rocio virus disease

A83.8 Other mosquito-borne viral encephalitis

A83.9 Mosquito-borne viral encephalitis, unspecified

A84 Tick-borne viral encephalitis

Includes: tick-borne viral meningoencephalitis

A84.0 Far Eastern tick-borne encephalitis [Russian spring-summer encephalitis]

A84.1 Central European tick-borne encephalitis

A84.8 Other tick-borne viral encephalitis

Louping ill

Powassan virus disease

A84.9 Tick-borne viral encephalitis, unspecified

A85 其他病毒性脑炎，不可归类在他处者

包　括：特指的病毒性：
- 脑脊髓炎 NEC
- 脑膜脑炎 NEC

不包括：良性肌痛性脑脊髓炎(G93.3)
由于……引起的脑炎：
- 疱疹病毒[单纯疱疹](B00.4)
- 麻疹病毒(B05.0)
- 流行性腮腺炎病毒(B26.2)
- 脊髓灰质炎病毒(A80.-)
- 带状疱疹(B02.0)

淋巴细胞性脉络丛脑膜炎(A87.2)

A85.0† **肠病毒性脑炎(G05.1*)**
肠病毒性脑脊髓炎

A85.1† **腺病毒性脑炎(G05.1*)**
腺病毒性脑膜脑炎

A85.2 **未特指的节肢动物媒介的病毒性脑炎**

A85.8 **其他特指的病毒性脑炎**
昏睡性脑炎
冯·埃科诺莫-克吕谢病

A86 未特指的病毒性脑炎

病毒性：
- 脑脊髓炎 NOS
- 脑膜脑炎 NOS

A87 病毒性脑膜炎

不包括：由于……引起的脑膜炎：
- 疱疹病毒[单纯疱疹](B00.3)
- 麻疹病毒(B05.1)
- 流行性腮腺炎病毒(B26.1)
- 脊髓灰质炎病毒(A80.-)
- 带状疱疹(B02.1)

A87.0† **肠病毒性脑膜炎(G02.0*)**
柯萨奇病毒脑膜炎
艾柯病毒脑膜炎

A87.1† **腺病毒性脑膜炎(G02.0*)**

A87.2 **淋巴细胞性脉络丛脑膜炎**
淋巴细胞性脑膜脑炎

A87.8 **其他病毒性脑膜炎**

A87.9 **未特指的病毒性脑膜炎**

A85 Other viral encephalitis, not elsewhere classified

Includes: specified viral:
- encephalomyelitis NEC
- meningoencephalitis NEC

Excludes: benign myalgic encephalomyelitis(G93.3)
encephalitis due to:
- herpesvirus [herpes simplex] (B00.4)
- measles virus (B05.0)
- mumps virus (B26.2)
- poliomyelitis virus (A80.-)
- zoster (B02.0)

lymphocytic choriomeningitis(A87.2)

A85.0† **Enteroviral encephalitis (G05.1*)**
Enteroviral encephalomyelitis

A85.1† **Adenoviral encephalitis (G05.1*)**
Adenoviral meningoencephalitis

A85.2 **Arthropod-borne viral encephalitis, unspecified**

A85.8 **Other specified viral encephalitis**
Encephalitis lethargica
Von Economo-Cruchet disease

A86 Unspecified viral encephalitis

Viral:
- encephalomyelitis NOS
- meningoencephalitis NOS

A87 Viral meningitis

Excludes: meningitis due to:
- herpesvirus [herpes simplex] (B00.3)
- measles virus (B05.1)
- mumps virus (B26.1)
- poliomyelitis virus (A80.-)
- zoster (B02.1)

A87.0† **Enteroviral meningitis (G02.0*)**
Coxsackievirus meningitis
Echovirus meningitis

A87.1† **Adenoviral meningitis (G02.0*)**

A87.2 **Lymphocytic choriomeningitis**
Lymphocytic meningoencephalitis

A87.8 **Other viral meningitis**

A87.9 **Viral meningitis, unspecified**

A88 中枢神经系统的其他病毒性感染，不可归类在他处者

不包括：病毒性：
- 脑炎 NOS(A86)
- 脑膜炎 NOS(A87.9)

A88.0 肠病毒疹热[波士顿疹病]

A88.1 流行性眩晕

A88.8 中枢神经系统其他特指的病毒性感染

A89 中枢神经系统未特指的病毒性感染

节肢动物媒介的病毒性发热和病毒性出血热(A90-A99)

A90 登革热[古典登革热]

不包括：登革出血热(A91)

A91 登革出血热

A92 其他蚊媒介的病毒性发热

不包括：罗斯河病(B33.1)

A92.0 奇昆古尼亚病毒病

奇昆古尼亚(出血)热

A92.1 奥尼昂-尼昂热

A92.2 委内瑞拉马型热

委内瑞拉马型：
- 脑炎
- 脑脊髓炎病毒病

A92.3 西尼罗河病毒感染

西尼罗河热

A92.4 裂谷热

A92.8 其他特指的蚊媒介的病毒性发热

A92.9 未特指的蚊媒介的病毒性发热

A93 其他节肢动物媒介的病毒性发热，不可归类在他处者

A93.0 奥罗普什病毒病

奥罗普什热

A93.1 白蛉热

白蛉热[三日热]

白蛉热

A93.2 科罗拉多蜱热

A88 Other viral infections of central nervous system, not elsewhere classified

Excludes: viral:
- encephalitis NOS (A86)
- meningitis NOS (A87.9)

A88.0 Enteroviral exanthematous fever [Boston exanthem]

A88.1 Epidemic vertigo

A88.8 Other specified viral infections of central nervous system

A89 Unspecified viral infection of central nervous system

Arthropod-borne viral fevers and viral haemorrhagic fevers (A90-A99)

A90 Dengue fever [classical dengue]

Excludes: dengue haemorrhagic fever(A91)

A91 Dengue haemorrhagic fever

A92 Other mosquito-borne viral fevers

Excludes: Ross River disease (B33.1)

A92.0 Chikungunya virus disease

Chikungunya (haemorrhagic) fever

A92.1 O'nyong-nyong fever

A92.2 Venezuelan equine fever

Venezuelan equine:
- encephalitis
- encephalomyelitis virus disease

A92.3 West Nile virus infection

West Nile fever

A92.4 Rift Valley fever

A92.8 Other specified mosquito-borne viral fevers

A92.9 Mosquito-borne viral fever, unspecified

A93 Other arthropod-borne viral fevers, not elsewhere classified

A93.0 Oropouche virus disease

Oropouche fever

A93.1 Sandfly fever

Pappataci fever

Phlebotomus fever

A93.2 Colorado tick fever

A93.8 其他特指的节肢动物媒介的病毒性发热

皮里病毒病

疱疹性口炎病毒病[印地安纳热]

A93.8 Other specified arthropod-borne viral fevers

Piry virus disease

Vesicular stomatitis virus disease [Indiana fever]

A94 未特指的节肢动物媒介的病毒性发热

虫媒病毒热 NOS

虫媒病毒感染 NOS

A94 Unspecified arthropod-borne viral fever

Arboviral fever NOS

Arbovirus infection NOS

A95 黄热病

A95.0 森林黄热病

丛林黄热病

A95.1 城市黄热病

A95.9 未特指的黄热病

A95 Yellow fever

A95.0 Sylvatic yellow fever

Jungle yellow fever

A95.1 Urban yellow fever

A95.9 Yellow fever, unspecified

A96 沙粒病毒性出血热

A96.0 朱宁出血热

阿根廷出血热

A96.1 马丘波出血热

玻利维亚出血热

A96.2 拉沙热

A96.8 其他沙粒病毒性出血热

A96.9 未特指的沙粒病毒性出血热

A96 Arenaviral haemorrhagic fever

A96.0 Junin haemorrhagic fever

Argentinian haemorrhagic fever

A96.1 Machupo haemorrhagic fever

Bolivian haemorrhagic fever

A96.2 Lassa fever

A96.8 Other arenaviral haemorrhagic fevers

A96.9 Arenaviral haemorrhagic fever, unspecified

A98 其他病毒性出血热，不可归类在他处者

不包括： 奇昆古尼亚出血热(A92.0)
登革出血热(A91)

A98.0 克里米亚-刚果出血热

中亚出血热

A98.1 鄂木斯克出血热

A98.2 基萨那[凯萨努]森林病

A98.3 马尔堡病毒病

A98.4 埃博拉病毒病

A98.5 出血热伴有肾综合征

出血热：
- 流行性
- 朝鲜
- 俄罗斯

汉滩[汉坦]病毒病伴有肾脏表现

流行性肾病

不包括： 汗坦病毒(心)-肺综合征(B33.4† J17.1*)

A98.8 其他特指的病毒性出血热

A98 Other viral haemorrhagic fevers, not elsewhere classified

Excludes: chikungunya haemorrhagic fever (A92.0)
dengue haemorrhagic fever (A91)

A98.0 Crimean-Congo haemorrhagic fever

Central Asian haemorrhagic fever

A98.1 Omsk haemorrhagic fever

A98.2 Kyasanur Forest disease

A98.3 Marburg virus disease

A98.4 Ebola virus disease

A98.5 Haemorrhagic fever with renal syndrome

Haemorrhagic fever:
- epidemic
- Korean
- Russian

Hantaan virus disease with renal manifestations

Nephropathia epidemica

Excludes: hantavirus (cardio)-pulmonary syndrome (B33.4† J17.1*)

A98.8 Other specified viral haemorrhagic fevers

A99 未特指的病毒性出血热

A99 Unspecified viral haemorrhagic fever

特征为皮肤和粘膜损害的病毒性感染（B00-B09）

Viral infections characterized by skin and mucous membrane lesions (B00-B09)

B00 疱疹病毒[单纯疱疹]感染

不包括：肛门生殖器的疱疹病毒感染（A60.-）
先天性疱疹病毒感染（P35.2）
γ疱疹病毒性单核细胞增多症（B27.0）
疱疹性咽峡炎（B08.5）

B00.0 疱疹性湿疹
卡波西水疱样疹

B00.1 疱疹病毒性水疱皮炎
单纯疱疹：
·面
·唇
水疱皮炎：
·耳 } 人类2型（α）疱疹病毒引起的
·唇 }

B00.2 疱疹病毒性龈口炎和咽扁桃体炎
疱疹病毒性咽炎

B00.3† 疱疹病毒性脑膜炎（G02.0*）

B00.4† 疱疹病毒性脑炎（G05.1*）
疱疹性脑膜脑炎
乙型类人猿病

B00.5 疱疹病毒性眼病
疱疹病毒性：
·结膜炎†（H13.1*）
·眼睑皮炎†（H03.1*）
·虹膜睫状体炎†（H22.0*）
·虹膜炎†（H22.0*）
·角膜炎†（H19.1*）
·角膜结膜炎†（H19.1*）
·前眼色素层炎†（H22.0*）

B00.7 播散性疱疹病毒病
疱疹病毒性败血症

B00.8 其他形式的疱疹病毒感染
疱疹病毒性：
·肝炎†（K77.0*）
·瘭疽[化脓性指头炎]

B00.9 未特指的疱疹病毒感染
单纯疱疹感染 NOS

B00 Herpesviral [herpes simplex] infections

Excludes: anogenital herpesviral infections (A60.-)
congenital herpesviral infection (P35.2)
gammaherpesviral mononucleosis (B27.0)
herpangina (B08.5)

B00.0 Eczema herpeticum
Kaposi's varicelliform eruption

B00.1 Herpesviral vesicular dermatitis
Herpes simplex:
· facialis
· labialis
Vesicular dermatitis of:
· ear } due to human (alpha) herpesvirus 2
· lip }

B00.2 Herpesviral gingivostomatitis and pharyngotonsillitis
Herpesviral pharyngitis

B00.3† Herpesviral meningitis (G02.0*)

B00.4† Herpesviral encephalitis (G05.1*)
Herpesviral meningoencephalitis
Simian B disease

B00.5 Herpesviral ocular disease
Herpesviral:
· conjunctivitis† (H13.1*)
· dermatitis of eyelid† (H03.1*)
· iridocyclitis† (H22.0*)
· iritis† (H22.0*)
· keratitis† (H19.1*)
· keratoconjunctivitis† (H19.1*)
· uveitis, anterior† (H22.0*)

B00.7 Disseminated herpesviral disease
Herpesviral septicaemia

B00.8 Other forms of herpesviral infection
Herpesviral:
· hepatitis† (K77.0*)
· whitlow

B00.9 Herpesviral infection, unspecified
Herpes simplex infection NOS

B01 水痘

B01.0† 水痘脑膜炎（G02.0*）

B01.1† 水痘脑炎（G05.1*）
水痘后脑炎
水痘脑脊髓炎

B01.2† 水痘肺炎（J17.1*）

B01 Varicella [chickenpox]

B01.0† Varicella meningitis (G02.0*)

B01.1† Varicella encephalitis (G05.1*)
Postchickenpox encephalitis
Varicella encephalomyelitis

B01.2† Varicella pneumonia (J17.1*)

B01.8 **水痘伴有其他并发症**
B01.9 **水痘不伴有并发症**
水痘 NOS

B02 带状疱疹

包　括：带状疱疹

B02.0† **带状疱疹脑炎(G05.1*)**
带状疱疹脑膜脑炎

B02.1† **带状疱疹脑膜炎(G02.0*)**

B02.2† **带状疱疹累及其他神经系统**
疱疹后：
· 膝状神经节炎(G53.0*)
· 多神经病(G63.0*)
· 三叉神经痛(G53.0*)

B02.3 **带状疱疹眼病**
带状疱疹：
· 睑炎†(H03.1*)
· 结膜炎†(H13.1*)
· 虹膜睫状体炎†(H22.0*)
· 虹膜炎†(H22.0*)
· 角膜炎†(H19.2*)
· 角膜结膜炎†(H19.2*)
· 巩膜炎†(H19.0*)

B02.7 **播散性带状疱疹**
B02.8 **带状疱疹伴有其他并发症**
B02.9 **带状疱疹不伴有并发症**
带状疱疹 NOS

B03 天花[2]

B04 猴痘

B05 麻疹

包　括：麻疹
不包括：亚急性硬化性全脑炎(A81.1)

B05.0† **麻疹并发脑炎(G05.1*)**
麻疹后脑炎

B05.1† **麻疹并发脑膜炎(G02.0*)**
麻疹后脑膜炎

B05.2† **麻疹并发肺炎(J17.1*)**
麻疹后肺炎

B05.3† **麻疹并发中耳炎(H67.1*)**
麻疹后中耳炎

B05.4 **麻疹伴有肠道并发症**
B05.8 **麻疹伴有其他并发症**
麻疹角膜炎和麻疹角膜结膜炎†(H19.2*)

B05.9 **麻疹不伴有并发症**
麻疹 NOS

2：在 1980 年的第 33 届世界卫生大会上宣布天花已经被根除。保留此分类是为了监测的目的。

B01.8 **Varicella with other complications**
B01.9 **Varicella without complication**
Varicella NOS

B02 Zoster [herpes zoster]

Includes: shingles zona

B02.0† **Zoster encephalitis (G05.1*)**
Zoster meningoencephalitis

B02.1† **Zoster meningitis (G02.0*)**

B02.2† **Zoster with other nervous system involvement**
Postherpetic:
· geniculate ganglionitis (G53.0*)
· polyneuropathy (G63.0*)
· trigeminal neuralgia (G53.0*)

B02.3 **Zoster ocular disease**
Zoster:
· blepharitis† (H03.1*)
· conjunctivitis† (H13.1*)
· iridocyclitis† (H22.0*)
· iritis† (H22.0*)
· keratitis† (H19.2*)
· keratoconjunctivitis† (H19.2*)
· scleritis† (H19.0*)

B02.7 **Disseminated zoster**
B02.8 **Zoster with other complications**
B02.9 **Zoster without complication**
Zoster NOS

B03 Smallpox[2]

B04 Monkeypox

B05 Measles

Includes: morbilli
Excludes: subacute sclerosing panencephalitis (A81.1)

B05.0† **Measles complicated by encephalitis (G05.1*)**
Postmeasles encephalitis

B05.1† **Measles complicated by meningitis (G02.0*)**
Postmeasles meningitis

B05.2† **Measles complicated by pneumonia (J17.1*)**
Postmeasles pneumonia

B05.3† **Measles complicated by otitis media (H67.1*)**
Postmeasles otitis media

B05.4 **Measles with intestinal complications**
B05.8 **Measles with other complications**
Measles keratitis and keratoconjunctivitis† (H19.2*)

B05.9 **Measles without complication**
Measles NOS

2 In 1980 the 33rd World Health Assembly declared that smallpox had been eradicated. The classification is maintained for surveillance purposes.

B06 风疹
不包括：先天性风疹（P35.0）
B06.0† 风疹伴有神经科并发症
风疹性：
· 脑炎（G05.1*）
· 脑膜炎（G02.0*）
· 脑膜脑炎（G05.1*）
B06.8 风疹伴有其他并发症
风疹性：
· 关节炎†（M01.4*）
· 肺炎†（J17.1*）
B06.9 风疹不伴有并发症
风疹 NOS

B07 病毒性疣
疣：
· 单纯性
· 寻常性
不包括：肛门生殖器（性病性）疣（A63.0）
乳头[状]瘤：
· 膀胱（D41.4）
· 宫颈（D26.0）
· 喉（D14.1）

B08 其他以皮肤和粘膜损害为特征的病毒性感染，不可归类在他处者
不包括：疱疹性口炎病毒病（A93.8）
B08.0 其他正痘病毒属感染
牛痘
触染性深脓疱病毒病
假性牛痘[挤奶人结节]
牛痘
不包括：猴痘（B04）
B08.1 传染性软疣
B08.2 猝发疹[第六病]
B08.3 传染性红斑[第五病]
B08.4 肠病毒性水疱性口炎伴有疹病
手足口病
B08.5 肠病毒性水疱性咽炎
疱疹性咽峡炎
B08.8 其他特指的以皮肤和粘膜损害为特征的病毒性感染
肠病毒性淋巴结咽炎
口蹄疫
塔那痘病毒病
亚巴痘病毒病

B09 未特指的以皮肤和粘膜损害为特征的病毒性感染
病毒性：
· 粘膜疹 NOS
· 疹 NOS

B06 **Rubella [German measles]**
Excludes: congenital rubella (P35.0)
B06.0† **Rubella with neurological complications**
Rubella:
· encephalitis (G05.1*)
· meningitis (G02.0*)
· meningoencephalitis (G05.1*)
B06.8 **Rubella with other complications**
Rubella:
· arthritis† (M01.4*)
· pneumonia† (J17.1*)
B06.9 **Rubella without complication**
Rubella NOS

B07 **Viral warts**
Verruca:
· simplex
· vulgaris
Excludes: anogenital (venereal) warts (A63.0)
papilloma of:
· bladder (D41.4)
· cervix (D26.0)
· larynx (D14.1)

B08 **Other viral infections characterized by skin and mucous membrane lesions, not elsewhere classified**
Excludes: vesicular stomatitis virus disease (A93.8)
B08.0 **Other orthopoxvirus infections**
Cowpox
Orf virus disease
Pseudocowpox [milkers' node]
Vaccinia
Excludes: monkeypox (B04)
B08.1 **Molluscum contagiosum**
B08.2 **Exanthema subitum [sixth disease]**
B08.3 **Erythema infectiosum [fifth disease]**
B08.4 **Enteroviral vesicular stomatitis with exanthem**
Hand, foot and mouth disease
B08.5 **Enteroviral vesicular pharyngitis**
Herpangina
B08.8 **Other specified viral infections characterized by skin and mucous membrane lesions**
Enteroviral lymphonodular pharyngitis
Foot-and-mouth disease
Tanapox virus disease
Yaba pox virus disease

B09 **Unspecified viral infection characterized by skin and mucous membrane lesions**
Viral:
· enanthema NOS
· exanthema NOS

病毒性肝炎 (B15-B19)

不包括： 巨细胞病毒性肝炎(B25.1)
疱疹病毒性[单纯疱疹]肝炎(B00.8)
病毒性肝炎后遗症(B94.2)

如果是输血后肝炎，需要时使用附加编码(第二十章)标明药物。

B15 急性甲型肝炎

B15.0 甲型肝炎，伴有肝昏迷

B15.9 甲型肝炎，不伴有肝昏迷
(急性)(病毒性)甲型肝炎 NOS

B16 急性乙型肝炎

B16.0 急性乙型肝炎，伴有δ因子(共同感染)，并伴有肝昏迷

B16.1 急性乙型肝炎，伴有δ因子(共同感染)，但不伴有肝昏迷

B16.2 急性乙型肝炎，不伴有δ因子(共同感染)，但伴有肝昏迷

B16.9 急性乙型肝炎，不伴有δ因子(共同感染)，也不伴有肝昏迷
(急性)(病毒性)乙型肝炎 NOS

B17 其他急性病毒性肝炎

B17.0 乙型肝炎病毒携带者的急性δ因子(重复)感染

B17.1 急性丙型肝炎

B17.2 急性戊型肝炎

B17.8 其他特指的急性病毒性肝炎
(急性)(病毒性)非甲非乙型肝炎 NEC

B17.9 未特指的急性病毒性肝炎
急性肝炎 NOS

B18 慢性病毒性肝炎

B18.0 慢性乙型病毒性肝炎，伴有δ因子

B18.1 慢性乙型病毒性肝炎，不伴有δ因子
慢性(病毒性)乙型肝炎

B18.2 慢性丙型病毒性肝炎

B18.8 其他慢性病毒性肝炎

B18.9 未特指的慢性病毒性肝炎

B19 未特指的病毒性肝炎

B19.0 未特指的病毒性肝炎，伴有肝昏迷

B19.9 未特指的病毒性肝炎，不伴有肝昏迷

病毒性肝炎 NOS

Viral hepatitis (B15-B19)

Excludes: cytomegaloviral hepatitis (B25.1)
herpesviral [herpes simplex] hepatitis (B00.8)
sequelae of viral hepatitis (B94.2)

Use additional code (Chapter XX), if desired, to identify drug, if posttransfusion hepatitis

B15 Acute hepatitis A

B15.0 Hepatitis A with hepatic coma

B15.9 Hepatitis A without hepatic coma
Hepatitis A (acute)(viral) NOS

B16 Acute hepatitis B

B16.0 Acute hepatitis B with delta-agent (coinfection) with hepatic coma

B16.1 Acute hepatitis B with delta-agent (coinfection) without hepatic coma

B16.2 Acute hepatitis B without delta-agent, with hepatic coma

B16.9 Acute hepatitis B without delta-agent and without hepatic coma
Hepatitis B (acute)(viral) NOS

B17 Other acute viral hepatitis

B17.0 Acute delta-(super) infection of hepatitis B carrier

B17.1 Acute hepatitis C

B17.2 Acute hepatitis E

B17.8 Other specified acute viral hepatitis
Hepatitis non-A non-B(acute)(viral) NEC

B17.9 Acute viral hepatitis, unspecified
Acute Hepatitis NOS

B18 Chronic viral hepatitis

B18.0 Chronic viral hepatitis B with delta-agent

B18.1 Chronic viral hepatitis B without delta-agent
Chronic (viral) hepatitis B

B18.2 Chronic viral hepatitis C

B18.8 Other chronic viral hepatitis

B18.9 Chronic viral hepatitis, unspecified

B19 Unspecified viral hepatitis

B19.0 Unspecified viral hepatitis with hepatic coma

B19.9 Unspecified viral hepatitis without hepatic coma
Viral hepatitis NOS

人类免疫缺陷病毒[HIV]病(B20-B24)

Human immunodeficiency virus [HIV] disease (B20-B24)

不包括：无症状的人类免疫缺陷病毒[HIV]感染情况(Z21)

Excludes: asymptomatic human immunodeficiency virus [HIV] infection status (Z21)

B20	**人类免疫缺陷病毒[HIV]病造成的传染病和寄生虫病**	**B20**	**Human immunodeficiency virus [HIV] disease resulting in infectious and parasitic diseases**
	不包括：急性 HIV 感染综合征(B23.0)		Excludes: acute HIV infection syndrome (B23.0)
B20.0	**人类免疫缺陷病毒[HIV]病造成的分枝杆菌感染** 人类免疫缺陷病毒病造成的结核	**B20.0**	**HIV disease resulting in mycobacterial infection** HIV disease resulting in tuberculosis
B20.1	**人类免疫缺陷病毒[HIV]病造成的其他细菌感染**	**B20.1**	**HIV disease resulting in other bacterial infections**
B20.2	**人类免疫缺陷病毒[HIV]病造成的巨细胞病毒病**	**B20.2**	**HIV disease resulting in cytomegaloviral disease**
B20.3	**人类免疫缺陷病毒[HIV]病造成的其他病毒感染**	**B20.3**	**HIV disease resulting in other viral infections**
B20.4	**人类免疫缺陷病毒[HIV]病造成的念珠菌病**	**B20.4**	**HIV disease resulting in candidiasis**
B20.5	**人类免疫缺陷病毒[HIV]病造成的其他真菌病**	**B20.5**	**HIV disease resulting in other mycoses**
B20.6	**人类免疫缺陷病毒[HIV]病造成的卡氏肺囊虫肺炎[肺孢子虫病]** 人类免疫缺陷病毒病造成的卡氏肺囊虫肺炎	**B20.6**	**HIV disease resulting in *Pneumocystis carinii* pneumonia** HIV disease resulting in *Pneumocystis carinii* pneumonia
B20.7	**人类免疫缺陷病毒[HIV]病造成的多发性感染**	**B20.7**	**HIV disease resulting in multiple infections**
B20.8	**人类免疫缺陷病毒[HIV]病造成的其他传染病和寄生虫病**	**B20.8**	**HIV disease resulting in other infectious and parasitic diseases**
B20.9	**人类免疫缺陷病毒[HIV]病造成的未特指的传染病和寄生虫病** 人类免疫缺陷病毒病造成的感染 NOS	**B20.9**	**HIV disease resulting in unspecified infectious and parasitic disease** HIV disease resulting in infection NOS
B21	**人类免疫缺陷病毒[HIV]病造成的恶性肿瘤**	**B21**	**Human immunodeficiency virus [HIV] disease resulting in malignant neoplasms**
B21.0	**人类免疫缺陷病毒[HIV]病造成的卡波西肉瘤**	**B21.0**	**HIV disease resulting in Kaposi's sarcoma**
B21.1	**人类免疫缺陷病毒[HIV]病造成的伯基特淋巴瘤**	**B21.1**	**HIV disease resulting in Burkitt's lymphoma**
B21.2	**人类免疫缺陷病毒[HIV]病造成的其他类型的非霍奇金淋巴瘤**	**B21.2**	**HIV disease resulting in other type of non-Hodgkin's lymphoma**
B21.3	**人类免疫缺陷病毒[HIV]病造成的淋巴造血和有关组织的其他恶性肿瘤**	**B21.3**	**HIV disease resulting in other malignant neoplasms of lymphoid, haematopoietic and related tissue**
B21.7	**人类免疫缺陷病毒[HIV]病造成的多发性恶性肿瘤**	**B21.7**	**HIV disease resulting in multiple malignant neoplasms**
B21.8	**人类免疫缺陷病毒[HIV]病造成的其他恶性肿瘤**	**B21.8**	**HIV disease resulting in other malignant neoplasms**
B21.9	**人类免疫缺陷病毒[HIV]病造成的未特指的恶性肿瘤**	**B21.9**	**HIV disease resulting in unspecified malignant neoplasm**

B22 人类免疫缺陷病毒[HIV]病造成的其他特指的疾病

B22.0 人类免疫缺陷病毒[HIV]病造成的脑病
人类免疫缺陷病毒病性痴呆

B22.1 人类免疫缺陷病毒[HIV]病造成的淋巴组织间质性肺炎

B22.2 人类免疫缺陷病毒[HIV]病造成的消瘦综合征
人类免疫缺陷病毒病造成的身体成长受阻
纤弱病

B22.7 人类免疫缺陷病毒[HIV]病造成的分类于他处的多种疾病
注：使用本类目应参考在第二卷中疾病或死亡的编码规则和指导。

B23 人类免疫缺陷病毒[HIV]病造成的其他情况

B23.0 急性人类免疫缺陷病毒[HIV]感染综合征

B23.1 人类免疫缺陷病毒[HIV]病造成的(持续的)全身性淋巴结病

B23.2 人类免疫缺陷病毒[HIV]病造成的不可归类在他处的血液学和免疫学的异常

B23.8 人类免疫缺陷病毒[HIV]病造成的其他特指的情况

B24 未特指的人类免疫缺陷病毒[HIV]病

后天性免疫缺陷综合征[艾滋病]NOS
艾滋病相关复合征[ARC]NOS

其他病毒性疾病(B25-B34)

B25 巨细胞病毒病

不包括：先天性巨细胞病毒感染(P35.1)
巨细胞病毒性单核细胞增多症(B27.1)

B25.0† 巨细胞病毒性肺炎(J17.1*)
B25.1† 巨细胞病毒性肝炎(K77.0*)
B25.2† 巨细胞病毒性胰腺炎(K87.1*)
B25.8 其他巨细胞病毒病
B25.9 未特指的巨细胞病毒病

B22 Human immunodeficiency virus [HIV] disease resulting in other specified diseases

B22.0 **HIV disease resulting in encephalopathy**
HIV dementia

B22.1 **HIV disease resulting in lymphoid interstitial pneumonitis**

B22.2 **HIV disease resulting in wasting syndrome**
HIV disease resulting in failure to thrive
Slim disease

B22.7 **HIV disease resulting in multiple diseases classified elsewhere**
Note: For use of this category, reference should be made to the morbidity or mortality coding rules and guidelines in Volume 2.

B23 Human immunodeficiency virus [HIV] disease resulting in other conditions

B23.0 **Acute HIV infection syndrome**

B23.1 **HIV disease resulting in (persistent) generalized lymphadenopathy**

B23.2 **HIV disease resulting in haematological and immunological abnormalities, not elsewhere classified**

B23.8 **HIV disease resulting in other specified conditions**

B24 Unspecified human immunodeficiency virus [HIV] disease

Acquired immunodeficiency syndrome [AIDS] NOS
AIDS-related complex [ARC] NOS

Other viral diseases (B25-B34)

B25 Cytomegaloviral disease

Excludes: congential cytomegalovirus infection (P35.1)
cytomegaloviral mononucleosis (B27.1)

B25.0† **Cytomegaloviral pneumonitis (J17.1*)**
B25.1† **Cytomegaloviral hepatitis (K77.0*)**
B25.2† **Cytomegaloviral pancreatitis (K87.1*)**
B25.8 **Other cytomegaloviral diseases**
B25.9 **Cytomegaloviral disease, unspecified**

B26 流行性腮腺炎

包　括：腮腺炎：
- 流行性
- 传染性

B26.0† **流行性腮腺炎性睾丸炎(N51.1*)**

B26.1† **流行性腮腺炎性脑膜炎(G02.0*)**

B26.2† **流行性腮腺炎性脑炎(G05.1*)**

B26.3† **流行性腮腺炎性胰腺炎(K87.1*)**

B26.8 **流行性腮腺炎伴有其他并发症**

流行性腮腺炎性：
- 关节炎†(M01.5*)
- 心肌炎†(I41.1*)
- 肾炎†(N08.0*)
- 多神经病†(G63.0*)

B26.9 **流行性腮腺炎不伴有并发症**

流行性腮腺炎：
- NOS
- 腮腺炎 NOS

B27 传染性单核细胞增多症

包　括：腺热
单核细胞性咽峡炎
传染性单核细胞增多症

B27.0 **γ疱疹病毒性单核细胞增多症**

EB 病毒[爱泼斯坦-巴尔]引起的单核细胞增多症

B27.1 **巨细胞病毒性单核细胞增多症**

B27.8 **其他传染性单核细胞增多症**

B27.9 **未特指的传染性单核细胞增多症**

B30 病毒性结膜炎

不包括：眼病：
- 疱疹病毒性[单纯疱疹](B00.5)
- 带状疱疹(B02.3)

B30.0† **腺病毒性角膜结膜炎(H19.2*)**

流行性角膜结膜炎
船坞眼

B30.1† **腺病毒性结膜炎(H13.1*)**

急性腺病毒性滤泡性结膜炎
游泳池结膜炎

B30.2 **病毒性咽结膜炎**

B30.3† **急性流行性出血性(肠病毒性)结膜炎(H13.1*)**

由于……引起的结膜炎：
- 24 型柯萨奇病毒
- 70 型肠病毒

(急性)(流行性)出血性结膜炎

B30.8† **其他病毒性结膜炎(H13.1*)**

新城结膜炎

B30.9 **未特指的病毒性结膜炎**

B26 Mumps

Includes: parotitis:
- epidemic
- infectious

B26.0† **Mumps orchitis (N51.1*)**

B26.1† **Mumps meningitis (G02.0*)**

B26.2† **Mumps encephalitis (G05.1*)**

B26.3† **Mumps pancreatitis (K87.1*)**

B26.8 **Mumps with other compl cations**

Mumps:
- arthritis† (M01.5*)
- myocarditis† (I41.1*)
- nephritis† (N08.0*)
- polyneuropathy† (G63.0*)

B26.9 **Mumps without complication**

Mumps:
- NOS
- parotitis NOS

B27 Infectious mononucleosis

Includes: glandular fever
monocytic angina
Pfeiffer's disease

B27.0 **Gammaherpesviral mononucleosis**

Mononucleosis due to Epstein-Barr virus

B27.1 **Cytomegaloviral mononucleosis**

B27.8 **Other infectious mononucleosis**

B27.9 **Infectious mononucleosis, unspecified**

B30 Viral conjunctivitis

Excludes: ocular disease:
- herpesviral [herpes simplex] (B00.5)
- zoster (B02.3)

B30.0† **Keratoconjunctivitis due to adenovirus (H19.2*)**

Epidemic keratoconjunctivitis
Shipyard eye

B30.1† **Conjunctivitis due to adenovirus (H13.1*)**

Acute adenoviral follicular conjunctivitis
Swimming-pool conjunctivitis

B30.2 **Viral pharyngoconjunctivitis**

B30.3† **Acute epidemic haemorrhagic conjunctivitis (enteroviral) (H13.1*)**

Conjunctivitis due to:
- coxsackievirus 24
- enterovirus 70

Haemorrhagic conjunctivitis (acute) (epidemic)

B30.8† **Other viral conjunctivitis (H13.1*)**

Newcastle conjunctivitis

B30.9 **Viral conjunctivitis, unspecified**

B33 其他病毒性疾病，不可归类在他处者

B33.0 流行性肌痛
流行性胸肌痛

B33.1 罗斯河病
流行性多关节炎和疹病
罗斯河热

B33.2 病毒性心炎

B33.3 反转录病毒感染，不可归类在他处者
反转录病毒感染 NOS

B33.4† 汗坦病毒（心）-肺综合征［HPS］［HCPS］（J17.1*）
汗坦病毒病伴有肺部表现
辛诺柏病毒病
需要时，使用附加编码（N17.9）标明任何由以下汗坦病毒：安第斯、牛轭河和污黑小河沟病毒引起的与HPS有关的肾衰竭。
不包括： 出血热伴有肾综合征（A98.5† N08.0*）

B33.8 其他特指的病毒性疾病

B34 未特指部位的病毒性感染

不包括： 巨细胞病毒病 NOS（B25.9）
疱疹病毒［单纯疱疹］感染 NOS（B00.9）
反转录病毒感染 NOS（B33.3）
病毒性病原体作为分类于其他章疾病的原因（B97.-）

B34.0 未特指部位的腺病毒感染

B34.1 未特指部位的肠病毒感染
柯萨奇病毒感染 NOS
艾柯病毒感染 NOS

B34.2 未特指部位的冠状病毒感染
不包括： SARS（U04.9）

B34.3 未特指部位的细小病毒感染

B34.4 未特指部位的乳头多瘤空泡病毒感染

B34.8 其他未特指部位的病毒性感染

B34.9 未特指的病毒性感染
病毒血症 NOS

B33 Other viral diseases, not elsewhere classified

B33.0 Epidemic myalgia
Bornholm disease

B33.1 Ross River disease
Epidemic polyarthritis and exanthema
Ross River fever

B33.2 Viral carditis

B33.3 Retrovirus infections, not elsewhere classified
Retrovirus infection NOS

B33.4† Hantavirus (cardio)-pulmonary syndrome [HPS][HCPS](J17.1*)
Hantavirus disease with pulmonary manifestations
Sin Nombre virus disease
Use additional code (N17.9), if desired, to identify any renal failure associated with HPS caused by Andes, Bayou and Black Creek Canal the hantavirus aetiologies.
Excludes: haemorrhagic fever with renal manifestations (A98.5† N08.0*)

B33.8 Other specified viral diseases

B34 Viral infection of unspecified site

Excludes: cytomegaloviral disease NOS (B25.9)
herpesvirus [herpes simplex] infection NOS (B00.9)
retrovirus infection NOS (B33.3)
viral agents as the cause of diseases classified to other chapters (B97. -)

B34.0 Adenovirus infection, unspecified site

B34.1 Enterovirus infection, unspecified site
Coxsackievirus infection NOS
Echovirus infection NOS

B34.2 Coronavirus infection, unspecified site
Excludes: SARS (U04.9)

B34.3 Parvovirus infection, unspecified site

B34.4 Papovavirus infection, unspecified site

B34.8 Other viral infections of unspecified site

B34.9 Viral infection, unspecified
Viraemia NOS

真菌病 (B35-B49)

不包括：有机粉尘引起的过敏性肺炎(J67.-)

蕈样真菌病(C84.0)

B35 皮肤癣菌病

包　括：黄癣
表皮癣菌属、小孢子菌属和毛癣菌属引起的感染
除 B36.-以外的任何类型的癣

B35.0 须癣和头癣
须癣
脓癣
头皮癣
真菌性须疮

B35.1 甲癣
皮肤癣菌性甲床炎
指甲皮肤癣菌病
甲真菌病
甲癣

B35.2 手癣
手皮肤癣菌病
手癣

B35.3 脚癣
脚癣[足皮肤癣菌病]
足皮肤癣菌病
足癣

B35.4 体癣
体癣

B35.5 叠瓦癣
叠瓦癣

B35.6 股癣
洗衣员癣
腹股沟癣
股癣

B35.8 其他皮肤癣菌病
皮肤癣菌病：
· 播散性
· 肉芽肿性

B35.9 未特指的皮肤癣菌病
癣 NOS

B36 其他浅部真菌病

B36.0 花斑癣
癣：
· 热带花斑
· 花斑

Mycoses (B35-B49)

Excludes: hypersensitivity pneumonitis due to organic dust (J67.-)

mycosis fungoides (C84.0)

B35 Dermatophytosis

Includes: favus
infections due to species of *Epidermophyton*, *Microsporum* and *Trichophyton*
tinea, any type except those in B36.-

B35.0 Tinea barbae and tinea capitis
Beard ringworm
Kerion
Scalp ringworm
Sycosis, mycotic

B35.1 Tinea unguium
Dermatophytic onychia
Dermatophytosis of nail
Onychomycosis
Ringworm of nails

B35.2 Tinea manuum
Dermatophytosis of hand
Hand ringworm

B35.3 Tinea pedis
Athlete's foot
Dermatophytosis of foot
Foot ringworm

B35.4 Tinea corporis
Ringworm of the body

B35.5 Tinea imbricata
Tokelau

B35.6 Tinea cruris
Dhobi itch
Groin ringworm
Jock itch

B35.8 Other dermatophytoses
Dermatophytosis:
· disseminated
· granulomatous

B35.9 Dermatophytosis, unspecified
Ringworm NOS

B36 Other superficial mycoses

B36.0 Pityriasis versicolor
Tinea:
· flava
· versicolor

B36.1	**黑癣**	**B36.1**	**Tinea nigra**
	掌肌微黑角膜真菌病		Keratomycosis nigricans palmaris
	黑色小孢子菌病		Microsporosis nigra
	黑糠疹		Pityriasis nigra
B36.2	**白癣**	**B36.2**	**White piedra**
	白癣		Tinea blanca
B36.3	**黑色发结节病**	**B36.3**	**Black piedra**
B36.8	**其他特指的浅部真菌病**	**B36.8**	**Other specified superficial mycoses**
B36.9	**未特指的浅部真菌病**	**B36.9**	**Superficial mycosis, unspecified**

B37 念珠菌病 / Candidiasis

	包　括：念珠菌病		**Includes:** candidosis [moniliasis]
	不包括：新生儿念珠菌病(P37.5)		**Excludes:** neonatal candidiasis (P37.5)
B37.0	**念珠菌性口炎**	**B37.0**	**Candidal stomatitis**
	口鹅口疮		Oral thrush
B37.1	**肺念珠菌病**	**B37.1**	**Pulmonary candidiasis**
B37.2	**皮肤和指[趾]甲念珠菌病**	**B37.2**	**Candidiasis of skin and nail**
	念珠菌性：		Candidal:
	·甲床炎		· onychia
	·甲沟炎		· paronychia
	不包括：尿布皮炎(L22)		**Excludes:** diaper [napkin] dermatitis (L22)
B37.3†	**外阴和阴道念珠菌病(N77.1*)**	**B37.3†**	**Candidiasis of vulva and vagina (N77.1*)**
	念珠菌性外阴阴道炎		Candidal vulvovaginitis [Monilial vulvovaginitis]
	阴道念珠菌病		Vaginal thrush
B37.4	**其他泌尿生殖系部位的念珠菌病**	**B37.4**	**Candidiasis of other urogenital sites**
	念珠菌性：		Candidal:
	·龟头炎 †(N51.2*)		· balanitis† (N51.2*)
	·尿道炎 †(N37.0*)		· urethritis† (N37.0*)
B37.5†	**念珠菌性脑膜炎(G02.1*)**	**B37.5†**	**Candidal meningitis (G02.1*)**
B37.6†	**念珠菌性心内膜炎(I39.8)**	**B37.6†**	**Candidal endocarditis (I39.8*)**
B37.7	**念珠菌性败血症**	**B37.7**	**Candidal septicaemia**
B37.8	**其他部位的念珠菌病**	**B37.8**	**Candidiasis of other sites**
	念珠菌性：		Candidal:
	·唇炎		· cheilitis
	·小肠炎		· enteritis
B37.9	**未特指的念珠菌病**	**B37.9**	**Candidiasis, unspecified**
	鹅口疮 NOS		Thrush NOS

B38 球孢子菌病 / Coccidioidomycosis

B38.0	**急性肺球孢子菌病**	**B38.0**	**Acute pulmonary coccidioidomycosis**
B38.1	**慢性肺球孢子菌病**	**B38.1**	**Chronic pulmonary coccidioidomycosis**
B38.2	**未特指的肺球孢子菌病**	**B38.2**	**Pulmonary coccidioidomycosis, unspecified**
B38.3	**皮肤球孢子菌病**	**B38.3**	**Cutaneous coccidioidomycosis**
B38.4†	**球孢子菌病脑膜炎(G02.1*)**	**B38.4†**	**Coccidioidomycosis meningitis(G02.1*)**
B38.7	**播散性球孢子菌病**	**B38.7**	**Disseminated coccidioidomycosis**
	全身性球孢子菌病		Generalized coccidioidomycosis
B38.8	**其他形式的球孢子菌病**	**B38.8**	**Other forms of coccidioidomycosis**
B38.9	**未特指的球孢子菌病**	**B38.9**	**Coccidioidomycosis, unspecified**

B39 组织胞浆菌病 / Histoplasmosis

B39.0	**急性肺荚膜组织胞浆菌病**	**B39.0**	**Acute pulmonary histoplasmosis capsulati**
B39.1	**慢性肺荚膜组织胞浆菌病**	**B39.1**	**Chronic pulmonary histoplasmosis capsulati**

B39.2	未特指的肺荚膜组织胞浆菌病	B39.2	**Pulmonary histoplasmosis capsulati, unspecified**
B39.3	播散性荚膜组织胞浆菌病 全身性荚膜组织胞浆菌病	B39.3	**Disseminated histoplasmosis capsulati** Generalized histoplasmosis capsulati
B39.4	未特指的荚膜组织胞浆菌病 美洲组织胞浆菌病	B39.4	**Histoplasmosis capsulati, unspecified** American histoplasmosis
B39.5	杜波依西变种组织胞浆菌病 非洲组织胞浆菌病	B39.5	**Histoplasmosis duboisii** African histoplasmosis
B39.9	未特指的组织胞浆菌病	B39.9	**Histoplasmosis, unspecified**

B40 芽生菌病 / B40 Blastomycosis

不包括：巴西芽生菌病(B41.-)
瘢痕疙瘩性芽生菌病(B48.0)

Excludes: Brazilian blastomycosis(B41.-)
keloidal blastomycosis (B48.0)

B40.0	急性肺芽生菌病	B40.0	**Acute pulmonary blastomycosis**
B40.1	慢性肺芽生菌病	B40.1	**Chronic pulmonary blastomycosis**
B40.2	未特指的肺芽生菌病	B40.2	**Pulmonary blastomycosis, unspecified**
B40.3	皮肤芽生菌病	B40.3	**Cutaneous blastomycosis**
B40.7	播散性芽生菌病 全身性芽生菌病	B40.7	**Disseminated blastomycosis** Generalized blastomycosis
B40.8	其他形式的芽生菌病	B40.8	**Other forms of blastomycosis**
B40.9	未特指的芽生菌病	B40.9	**Blastomycosis, unspecified**

B41 副球孢子菌病 / B41 Paracoccidioidomycosis

包　括：巴西芽生菌病
卢茨病

Includes: Brazilian blastomycosis
Lutz' disease

B41.0	肺副球孢子菌病	B41.0	**Pulmonary paracoccidioidomycosis**
B41.7	播散性副球孢子菌病 全身性副球孢子菌病	B41.7	**Disseminated paracoccidioidomycosis** Generalized paracoccidioidomycosis
B41.8	其他形式的副球孢子菌病	B41.8	**Other forms of paracoccidioidomycosis**
B41.9	未特指的副球孢子菌病	B41.9	**Paracoccidioidomycosis, unspecified**

B42 孢子丝菌病 / B42 Sporotrichosis

B42.0†	肺孢子丝菌病(J99.8*)	B42.0†	**Pulmonary sporotrichosis (J99.8*)**
B42.1	淋巴皮肤的孢子丝菌病	B42.1	**Lymphocutaneous sporotrichosis**
B42.7	播散性孢子丝菌病 全身性孢子丝菌病	B42.7	**Disseminated sporotrichosis** Generalized sporotrichosis
B42.8	其他形式的孢子丝菌病	B42.8	**Other forms of sporotrichosis**
B42.9	未特指的孢子丝菌病	B42.9	**Sporotrichosis, unspecified**

B43 着色真菌病与棕色真菌病性脓肿 / B43 Chromomycosis and phaeomycotic abscess

B43.0	皮肤着色真菌病 疣状皮炎	B43.0	**Cutaneous chromomycosis** Dermatitis verrucosa
B43.1	棕色真菌病性脑脓肿 大脑着色真菌病	B43.1	**Phaeomycotic brain abscess** Cerebral chromomycosis
B43.2	皮下棕色真菌病性脓肿和囊肿	B43.2	**Subcutaneous phaeomycotic abscess and cyst**
B43.8	其他形式的着色真菌病	B43.8	**Other forms of chromomycosis**
B43.9	未特指的着色真菌病	B43.9	**Chromomycosis, unspecified**

B44 曲霉病
包 括：曲霉肿
B44.0 侵入性肺曲霉病
B44.1 其他肺曲霉病
B44.2 扁桃体曲霉病
B44.7 播散性曲霉病
全身性曲霉病
B44.8 其他形式的曲霉病
B44.9 未特指的曲霉病

B45 隐球菌病
B45.0 肺隐球菌病
B45.1 大脑隐球菌病
隐球菌性脑膜炎†（G02.1*）
大脑脑膜隐球菌病
B45.2 皮肤隐球菌病
B45.3 骨隐球菌病
B45.7 播散性隐球菌病
全身性隐球菌病
B45.8 其他形式的隐球菌病
B45.9 未特指的隐球菌病

B46 接合菌病
B46.0 肺毛霉病
B46.1 鼻大脑毛霉病
B46.2 胃肠毛霉病
B46.3 皮肤毛霉病
皮下毛霉病
B46.4 播散性毛霉病
全身性毛霉病
B46.5 未特指的毛霉病
B46.8 其他接合菌病
虫霉病
B46.9 未特指的接合菌病
藻菌病 NOS

B47 足菌肿[足分枝菌病]
B47.0 真菌性足菌肿
真菌性足菌肿
足菌肿
B47.1 放线菌瘤
B47.9 未特指的足菌肿
足分枝菌病 NOS

B48 其他真菌病，不可归类在他处者
B48.0 瘢痕疙瘩性芽生菌病
瘢痕疙瘩性芽生菌病
洛博病
B48.1 鼻孢子菌病

B44 Aspergillosis
Includes: aspergilloma
B44.0 Invasive pulmonary aspergillosis
B44.1 Other pulmonary aspergillosis
B44.2 Tonsillar aspergillosis
B44.7 Disseminated aspergillosis
Generalized aspergillosis
B44.8 Other forms of aspergillosis
B44.9 Aspergillosis, unspecified

B45 Cryptococcosis
B45.0 Pulmonary cryptococcosis
B45.1 Cerebral cryptococcosis
Cryptococcal meningitis†（G02.1*）
Cryptococcosis meningocerebralis
B45.2 Cutaneous cryptococcosis
B45.3 Osseous cryptococcosis
B45.7 Disseminated cryptococcosis
Generalized cryptococcosis
B45.8 Other forms of cryptococcosis
B45.9 Cryptococcosis, unspecified

B46 Zygomycosis
B46.0 Pulmonary mucormycosis
B46.1 Rhinocerebral mucormycosis
B46.2 Gastrointestinal mucormycosis
B46.3 Cutaneous mucormycosis
Subcutaneous mucormycosis
B46.4 Disseminated mucormycosis
Generalized mucormycosis
B46.5 Mucormycosis, unspecified
B46.8 Other zygomycoses
Entomophthoromycosis
B46.9 Zygomycosis, unspecified
Phycomycosis NOS

B47 Mycetoma
B47.0 Eumycetoma
Madura foot, mycotic
Maduromycosis
B47.1 Actinomycetoma
B47.9 Mycetoma, unspecified
Madura foot NOS

B48 Other mycoses, not elsewhere classified
B48.0 Lobomycosis
Keloidal blastomycosis
Lobo's disease
B48.1 Rhinosporidiosis

B48.2 阿利什利菌病
波伊德假性阿利什利菌感染
不包括： 真菌性足分枝菌病（B47.0）

B48.2 Allescheriasis
Infection due to *Pseudallescheria boydii*
Excludes： eumycetoma（B47.0）

B48.3 地霉病
地丝菌口炎

B48.3 Geotrichosis
Geotrichum stomatitis

B48.4 青霉病

B48.4 Penicillosis

B48.7 机会性真菌病
低毒的真菌引起的真菌病，它们只有在一些因素的影响下才能造成感染，例如有虚弱疾病或给予免疫抑制剂和其他治疗剂或放射疗法。这些致病真菌的大多数常常是土壤中和腐败植物中的腐生菌。

B48.7 Opportunistic mycoses
Mycoses caused by fungi of low virulence that can establish an infection only as a consequence of factors such as the presence of debilitating disease or the administration of immunosuppressive and other therapeutic agents or radiation therapy. Most of the causal fungi are normally saprophytic in soil and decaying vegetation.

B48.8 其他特指的真菌病
不育大孢子菌病

B48.8 Other specified mycoses
Adiaspiromycosis

B49 未特指的真菌病
真菌血症 NOS

B49 Unspecified mycosis
Fungaemia NOS

原虫性疾病（B50-B64）

不包括： 阿米巴病（A06.-）
其他原虫性肠道疾病（A07.-）

Protozoal diseases（B50-B64）

Excludes： amoebiasis（A06.-）
other protozoal intestinal diseases（A07.-）

B50 恶性疟原虫疟疾
包　括： 恶性疟原虫伴有任何其他疟原虫种属的混合感染

B50 ***Plasmodium falciparum*** **malaria**
Includes： mixed infections of *Plasmodium falciparum* with any other Plasmodium species

B50.0 恶性疟原虫疟疾伴有大脑并发症
脑型疟疾 NOS

B50.0 ***Plasmodium falciparum*** **malaria with cerebral complications**
Cerebral malaria NOS

B50.8 其他严重的和有并发症的恶性疟原虫疟疾
严重的或有并发症的恶性疟原虫疟疾 NOS

B50.8 Other severe and complicated ***Plasmodium falciparum*** **malaria**
Severe or complicated *Plasmodium falciparum* malaria NOS

B50.9 未特指的恶性疟原虫疟疾

B50.9 ***Plasmodium falciparum*** **malaria, unspecified**

B51 间日疟原虫疟疾
包　括： 间日疟原虫伴有恶性疟原虫以外的其他疟原虫种属的混合感染
不包括： 伴有恶性疟原虫的混合感染时（B50.-）

B51 ***Plasmodium vivax*** **malaria**
Includes： mixed infections of *Plasmodium vivax* with other *Plasmodium* species, except *Plasmodium falciparum*
Excludes： when mixed with *Plasmodium falciparum*（B50.-）

B51.0 间日疟原虫疟疾伴有脾破裂

B51.0 ***Plasmodium vivax*** **malaria with rupture of spleen**

B51.8 间日疟原虫疟疾伴有其他并发症

B51.8 ***Plasmodium vivax*** **malaria with other complications**

B51.9 间日疟原虫疟疾不伴有并发症
间日疟原虫疟疾 NOS

B51.9 ***Plasmodium vivax*** **malaria without complication**
Plasmodium vivax malaria NOS

B52 三日疟原虫疟疾

包 括：三日疟原虫伴有恶性疟原虫和间日疟原虫以外的其他疟原虫种属的混合感染

不包括：伴有下列疟原虫混合感染时：
- 恶性(B50.-)
- 间日(B51.-)

B52.0 三日疟原虫疟疾伴有肾病

B52.8 三日疟原虫疟疾伴有其他并发症

B52.9 三日疟原虫疟疾不伴有并发症

三日疟原虫疟疾 NOS

B52 *Plasmodium malariae* malaria

Includes: mixed infections of *Plasmodium malariae* with other *Plasmodium* species, except *Plasmodium falciparum* and *Plasmodium vivax*

Excludes: when mixed with *Plasmodium*:
- *falciparum*(B50.-)
- *vivax*(B51.-)

B52.0 ***Plasmodium malariae* malaria with nephropathy**

B52.8 ***Plasmodium malariae* malaria with other complications**

B52.9 ***Plasmodium malariae* malaria without complication**

Plasmodium malariae malaria NOS

B53 其他经寄生虫学证实的疟疾

B53.0 卵形疟原虫疟疾

不包括：伴有下列疟原虫混合感染时：
- 恶性(B50.-)
- 三日(B52.-)
- 间日(B51.-)

B53.1 猴疟原虫性疟疾

不包括：伴有下列疟原虫混合感染时：
- 恶性(B50.-)
- 三日(B52.-)
- 卵形(B53.0)
- 间日(B51.-)

B53.8 其他经寄生虫学证实的疟疾，不可归类在他处者

经寄生虫学证实的疟疾 NOS

B53 Other parasitologically confirmed malaria

B53.0 ***Plasmodium ovale* malaria**

Excludes: when mixed with *Plasmodium*:
- *falciparum* (B50.-)
- *malariae* (B52.-)
- *vivax* (B51.-)

B53.1 **Malaria due to simian plasmodia**

Excludes: when mixed with *Plasmodium*:
- *falciparum* (B50.-)
- *malariae* (B52.-)
- *ovale* (B53.0)
- *vivax* (B51.-)

B53.8 **Other parasitologically confirmed malaria, not elsewhere classified**

Parasitologically confirmed malaria NOS

B54 未特指的疟疾

临床诊断为疟疾但不伴有经寄生虫学的证实

B54 Unspecified malaria

Clinically diagnosed malaria without parasitological confirmation.

B55 利什曼病

B55.0 内脏利什曼病

黑热病

黑热病后皮肤利什曼病

B55.1 皮肤利什曼病

B55.2 粘膜皮肤利什曼病

B55.9 未特指的利什曼病

B55 Leishmaniasis

B55.0 **Visceral leishmaniasis**

Kala-azar

Post-kala-azar dermal leishmaniasis

B55.1 **Cutaneous leishmaniasis**

B55.2 **Mucocutaneous leishmaniasis**

B55.9 **Leishmaniasis, unspecified**

B56 非洲锥虫病

B56.0 冈比亚锥虫病

冈比亚布鲁斯锥虫病感染

西非昏睡病

B56.1 津巴布韦锥虫病

东非昏睡病

津巴布韦布鲁斯锥虫病感染

B56 African trypanosomiasis

B56.0 **Gambiense trypanosomiasis**

Infection due to *Trypanosoma brucei* gambiense

West African sleeping sickness

B56.1 **Rhodesiense trypanosomiasis**

East African sleeping sickness

Infection due to *Trypanosoma brucei* rhodesiense

B56.9 **未特指的非洲锥虫病**
昏睡病 NOS
在非洲锥虫病流行地区的锥虫病 NOS

B57 查加斯病

包　括： 美洲锥虫病
克鲁斯锥虫病感染

B57.0† **急性查加斯病累及心脏(I41.2*,I98.1*)**
急性查加斯病伴有：
· 累及心血管 NEC(I98.1*)
· 心肌炎(I41.2*)

B57.1 **急性查加斯病，未累及心脏**
急性查加斯病 NOS

B57.2 **(慢性)查加斯病累及心脏**
美洲锥虫病 NOS
(慢性)查加斯病(伴有)：
· NOS
· 累及心血管 NEC†(I98.1*)
· 心肌炎†(I41.2*)
在查加斯病流行地区的锥虫病 NOS

B57.3 **(慢性)查加斯病累及消化系统**

B57.4 **(慢性)查加斯病累及神经系统**

B57.5 **(慢性)查加斯病累及其他器官**

B58 弓形虫病[弓形体病]

包　括： 鼠弓形虫感染
不包括： 先天性弓形体病(P37.1)

B58.0† **眼弓形体病**
弓形虫脉络膜视网膜炎(H32.0*)

B58.1† **弓形虫肝炎(K77.0*)**

B58.2† **弓形虫脑膜脑炎(G05.2*)**

B58.3† **肺弓形体病(J17.3*)**

B58.8 **弓形虫病，累及其他器官**
弓形虫：
· 心肌炎†(I41.2*)
· 肌炎†(M63.1*)

B58.9 **未特指的弓形虫病**

B59† 肺孢子虫病(J17.3*)

肺炎，由于：
· 卡氏肺囊虫[卡氏肺孢子虫]
· 耶氏肺囊虫[耶氏肺孢子虫]

B56.9 **African trypanosomiasis, unspecified**
Sleeping sickness NOS
Trypanosomiasis NOS, in places where African trypanosomiasis is prevalent

B57 Chagas' disease

Includes: American trypanosomiasis
infection due to *Trypanosoma cruzi*

B57.0† **Acute Chagas' disease with heart involvement (I41.2*, I98.1*)**
Acute Chagas' disease with:
· cardiovascular involvement NEC(I98.1*)
· myocarditis (I41.2*)

B57.1 **Acute Chagas' disease without heart involvement**
Acute Chagas' disease NOS

B57.2 **Chagas' disease (chronic) with heart involvement**
American trypanosomiasis NOS
Chagas' disease(chronic)(with):
· NOS
· cardiovascular involvement NEC† (I98.1*)
· myocarditis† (I41.2*)
Trypanosomiasis NOS, in places where Chagas' disease is prevalent

B57.3 **Chagas' disease (chronic) with digestive system involvement**

B57.4 **Chagas' disease (chronic) with nervous system involvement**

B57.5 **Chagas' disease (chronic) with other organ involvement**

B58 Toxoplasmosis

Includes: infection due to *Toxoplasma gondii*
Excludes: congenital toxoplasmosis (P37.1)

B58.0† **Toxoplasma oculopathy**
Toxoplasma chorioretinitis (H32.0*)

B58.1† **Toxoplasma hepatitis (K77.0*)**

B58.2† **Toxoplasma meningoencephalitis (G05.2*)**

B58.3† **Pulmonary toxoplasmosis (J17.3*)**

B58.8 **Toxoplasmosis with other organ involvement**
Toxoplasma:
· myocarditis† (I41.2*)
· myositis†(M63.1*)

B58.9 **Toxoplasmosis, unspecified**

B59† Pneumocystosis (J17.3*)

Pneumonia due to:
· Pneumocystis carinii
· Pneumocystis jirovecii

B60 其他原虫性疾病，不可归类在他处者

不包括： 隐孢子虫病（A07.2）
肠道微孢子虫病（A07.8）
等孢球虫病（A07.3）

B60.0 巴贝虫病
梨浆虫病

B60.1 棘阿米巴病
棘阿米巴性结膜炎†（H13.1*）
棘阿米巴性角膜结膜炎†（H19.2*）

B60.2 纳归虫病
原发性阿米巴脑膜脑炎†（G05.2*）

B60.8 其他特指的原虫性疾病
小孢子菌病

B64 未特指的原虫性疾病

蠕虫病
（B65-B83）

B65 血吸虫病［裂体吸虫病］

包 括： 蜗牛热

B65.0 埃及血吸虫引起的血吸虫病［泌尿道血吸虫病］

B65.1 曼森裂体吸虫引起的血吸虫病［肠道血吸虫病］

B65.2 日本血吸虫引起的血吸虫病
亚洲血吸虫病

B65.3 尾蚴性皮炎
尾蚴性皮炎

B65.8 其他血吸虫病
下列血吸虫感染：
· 刚果
· 羊
· 湄公河

B65.9 未特指的血吸虫病

B66 其他吸虫感染

B66.0 后睾吸虫病
下列吸虫感染：
· 猫肝吸虫
· （猫）（麝猫）后睾吸虫

B66.1 支睾吸虫病
中华肝吸虫病
华支睾吸虫感染
东方肝吸虫病

B60 Other protozoal diseases, not elsewhere classified

Excludes: cryptosporidiosis (A07.2)
intestinal microsporidiosis (A07.8)
isosporiasis (A07.3)

B60.0 Babesiosis
Piroplasmosis

B60.1 Acanthamoebiasis
Conjunctivitis due to *Acanthamoeba*† (H13.1*)
Keratoconjunctivitis due to *Acanthamoeba*† (H19.2*)

B60.2 Naegleriasis
Primary amoebic meningoencephalitis† (G05.2*)

B60.8 Other specified protozoal diseases
Microsporidiosis

B64 Unspecified protozoal disease

Helminthiases
(B65-B83)

B65 Schistosomiasis [bilharziasis]

Includes: snail fever

B65.0 Schistosomiasis due to *Schistosoma haematobium* [urinary schistosomiasis]

B65.1 Schistosomiasis due to *Schistosoma mansoni* [intestinal schistosomiasis]

B65.2 Schistosomiasis due to *Schistosoma japonicum*
Asiatic schistosomiasis

B65.3 Cercarial dermatitis
Swimmer's itch

B65.8 Other schistosomiases
Infection due to *Schistosoma*:
· *intercalatum*
· *mattheei*
· *mekongi*

B65.9 Schistosomiasis, unspecified

B66 Other fluke infections

B66.0 Opisthorchiasis
Infection due to:
· cat liver fluke
· *Opisthorchis* (*felineus*) (*viverrini*)

B66.1 Clonorchiasis
Chinese liver fluke disease
Infection due to *Clonorchis sinensis*
Oriental liver fluke disease

B66.2　支双腔吸虫病
支双腔吸虫感染
枪状双腔吸虫感染
B66.3　片吸虫病
下列片吸虫感染：
· 大片吸虫
· 肝片吸虫
· 印度片吸虫
羊肝吸虫病
B66.4　并殖吸虫病
并殖吸虫属感染
肺吸虫病
B66.5　姜片虫病
布斯克姜片虫感染
肠吸虫病
B66.8　其他特指的吸虫感染
棘口吸虫病
异形吸虫病
后殖吸虫病
隐孔吸虫病
沃森吸虫病
B66.9　未特指的吸虫感染

B67　棘球蚴病
包　括： 棘球蚴病
B67.0　肝细粒棘球蚴感染
B67.1　肺细粒棘球蚴感染
B67.2　骨细粒棘球蚴感染
B67.3　其他部位和多部位的细粒棘球蚴感染
B67.4　未特指的细粒棘球蚴感染
犬绦虫(感染)
B67.5　肝多房棘球蚴感染
B67.6　其他部位和多部位的多房棘球蚴感染
B67.7　未特指的多房棘球蚴感染
B67.8　未特指的肝棘球蚴病
B67.9　其他和未特指的棘球蚴病
棘球蚴病 NOS

B68　绦虫病
不包括： 囊虫病(B69. -)
B68.0　猪肉绦虫的绦虫病
猪肉绦虫(感染)
B68.1　牛肉绦虫的绦虫病
牛肉绦虫(感染)
牛肉绦虫成虫感染
B68.9　未特指的绦虫病

B66.2　Dicrocoeliasis
Infection due to *Dicrocoelium dendriticum*
Lancet fluke infection
B66.3　Fascioliasis
Infection due to *Fasciola*:
· *gigantica*
· *hepatica*
· *indica*
Sheep liver fluke disease
B66.4　Paragonimiasis
Infection due to *Paragonimus* species
Lung fluke disease/Pulmonary distomiasis
B66.5　Fasciolopsiasis
Infection due to *Fasciolopsis buski*
Intestinal distomiasis
B66.8　Other specified fluke infections
Echinostomiasis
Heterophyiasis
Metagonimiasis
Nanophyetiasis
Watsoniasis
B66.9　Fluke infection, unspecified

B67　Echinococcosis
Includes: hydatidosis
B67.0　*Echinococcus granulosus* infection of liver
B67.1　*Echinococcus granulosus* infection of lung
B67.2　*Echinococcus granulosus* infection of bone
B67.3　*Echinococcus granulosus* infection, other and multiple sites
B67.4　*Echinococcus granulosus* infection, unspecified
Dog tapeworm (infection)
B67.5　*Echinococcus multilocularis* infection of liver
B67.6　*Echinococcus multilocularis* infection, other and multiple sites
B67.7　*Echinococcus multilocularis* infection, unspecified
B67.8　Echinococcosis, unspecified, of liver
B67.9　Echinococcosis, other and unspecified
Echinococcosis NOS

B68　Taeniasis
Excludes: cysticercosis (B69. -)
B68.0　*Taenia solium* taeniasis
Pork tapeworm (infection)
B68.1　Taenia *saginata* taeniasis
Beef tapeworm (infection)
Infection due to adult tapeworm *Taenia saginata*
B68.9　Taeniasis, unspecified

B69 囊虫病[囊尾蚴病]
包 括：猪肉绦虫幼虫型引起的囊虫病感染

B69.0 中枢神经系统囊虫病
B69.1 眼囊虫病
B69.8 其他部位的囊虫病
B69.9 未特指的囊虫病

B70 裂头绦虫病和裂头蚴病
B70.0 裂头绦虫病
(太平洋区)(阔节)裂头绦虫(成虫)感染
鱼绦虫(感染)
不包括：幼虫型裂头绦虫病(B70.1)

B70.1 裂头蚴病
由于……引起的感染：
· 裂头蚴(曼森)(芽殖)
· 迭宫属幼虫
幼虫型裂头绦虫病
迭宫属病

B71 其他绦虫感染
B71.0 膜壳绦虫病
短小绦虫(感染)
长膜壳绦虫(感染)

B71.1 复孔绦虫病
B71.8 其他特指的绦虫感染
多头绦虫蚴病

B71.9 未特指的绦虫感染
绦虫(感染)NOS

B72 龙线虫病
麦地那龙线虫感染
麦地那龙线虫感染

B73 盘尾丝虫病
旋盘尾丝虫感染
盘尾丝虫病
河盲病

B74 丝虫病
不包括：盘尾丝虫病(B73)
热带(肺的)嗜酸性粒细胞增多症 NOS(J82)

B74.0 班氏吴策线虫引起的丝虫病
班氏：
· 象皮肿
· 丝虫病

B74.1 马来(布鲁格)丝虫引起的丝虫病
B74.2 帝汶(布鲁格)丝虫引起的丝虫病
B74.3 罗阿丝虫病
卡拉巴肿
非洲眼线虫病
罗阿丝虫感染

B69 Cysticercosis
Includes： cysticerciasis infection due to larval form of *Taenia solium*

B69.0 Cysticercosis of central nervous system
B69.1 Cysticercosis of eye
B69.8 Cysticercosis of other sites
B69.9 Cysticercosis, unspecified

B70 Diphyllobothriasis and sparganosis
B70.0 Diphyllobothriasis
Diphyllobothrium (adult) (*latum*) (*pacificum*) infection
Fish tapeworm (infection)
Excludes： larval diphyllobothriasis (B70.1)

B70.1 Sparganosis
Infection due to：
· *Sparganum* (*mansoni*) (*proliferum*)
· *Spirometra larvae*
Larval diphyllobothriasis
Spirometrosis

B71 Other cestode infections
B71.0 Hymenolepiasis
Dwarf tapeworm (infection)
Rat tapeworm (infection)

B71.1 Dipylidiasis
B71.8 Other specified cestode infections
Coenurosis

B71.9 Cestode infection, unspecified
Tapeworm (infection) NOS

B72 Dracunculiasis
Guinea worm infection
Infection due to *Dracunculus medinensis*

B73 Onchocerciasis
Onchocerca volvulus infection
Onchocercosis
River blindness

B74 Filariasis
Excludes： onchocerciasis (B73)
tropical (pulmonary) eosinophilia NOS (J82)

B74.0 Filariasis due to *Wuchereria bancrofti*
Bancroftian：
· elephantiasis
· filariasis

B74.1 Filariasis due *to Brugia malayi*
B74.2 Filariasis due to *Brugia timori*
B74.3 Loiasis
Calabar swelling
Eyeworm disease of Africa
Loa loa infection

B74.4 曼森丝虫病
由于……曼森丝虫引起的感染：
· 奥扎尔德
· 常现
· 链尾

B74.8 其他丝虫病
恶丝虫病

B74.9 未特指的丝虫病

B75 旋毛虫病
旋毛虫属感染
旋毛虫病

B76 钩虫病
包　括： 钩虫病

B76.0 (十二指肠)钩虫病
(十二指肠)钩虫属感染

B76.1 美洲钩虫病
美洲钩虫感染

B76.8 其他钩虫病

B76.9 未特指的钩虫病
皮肤幼虫移行症 NOS

B77 蛔虫病
包　括： 蛔虫病
蛔虫感染

B77.0 蛔虫病伴有肠道并发症

B77.8 蛔虫病伴有其他并发症

B77.9 未特指的蛔虫病

B78 类圆线虫病
不包括： 毛圆线虫病(B81.2)

B78.0 肠道类圆线虫病

B78.1 皮肤类圆线虫病

B78.7 播散性类圆线虫病

B78.9 未特指的类圆线虫病

B79 鞭虫病
鞭虫病
鞭虫(病)(感染)

B80 蛲虫病
蛲虫病
蛲虫感染

B81 其他肠道蠕虫病，不可归类在他处者
不包括： 广州副圆线虫引起的血管圆线虫病(B83.2)
广州圆线虫引起的血管圆线虫病(B83.2)

B81.0 异尖线虫病
异尖线虫蚴感染

B74.4 **Mansonelliasis**
Infection due to *Mansonella*:
· *ozzardi*
· *perstans*
· *streptocerca*

B74.8 **Other filariases**
Dirofilariasis

B74.9 **Filariasis, unspecified**

B75 Trichinellosis
Infection due to *Trichinella* species
Trichiniasis

B76 Hookworm diseases
Includes: uncinariasis

B76.0 **Ancylostomiasis**
Infection due to *Ancylostoma* species

B76.1 **Necatoriasis**
Infection due to *Necator americanus*

B76.8 **Other hookworm diseases**

B76.9 **Hookworm disease, unspecified**
Cutaneous larva migrans NOS

B77 Ascariasis
Includes: ascaridiasis
roundworm infection

B77.0 **Ascariasis with intestinal complications**

B77.8 **Ascariasis with other complications**

B77.9 **Ascariasis, unspecified**

B78 Strongyloidiasis
Excludes: trichostrongyliasis (B81.2)

B78.0 **Intestinal strongyloidiasis**

B78.1 **Cutaneous strongyloidiasis**

B78.7 **Disseminated strongyloidiasis**

B78.9 **Strongyloidiasis, unspecified**

B79 Trichuriasis
Trichocephaliasis
Whipworm (disease)(infection)

B80 Enterobiasis
Oxyuriasis
Pinworm infection/Threadworm infection

B81 Other intestinal helminthiases, not elsewhere classified
Excludes: angiostrongyliasis due to *Parastrongylus cantonensis* (B83.2)
angiostrongyliasis due to *Angiostrongylus cantonensis* (B83.2)

B81.0 **Anisakiasis**
Infection due to *Anisakis larvae*

B81.1 **肠道毛细线虫病**
毛细线虫病 NOS
菲律宾毛细线虫感染
不包括：肝毛细线虫病(B83.8)

B81.1 **Intestinal capillariasis**
Capillariasis NOS
Infection due to *Capillaria philippinensis*
Excludes: hepatic capillariasis (B83.8)

B81.2 **毛圆线虫病**

B81.2 **Trichostrongyliasis**

B81.3 **肠道血管圆线虫病**
哥斯达黎加副圆线虫引起的血管圆线虫病
脊形管圆线虫引起的血管圆线虫病

B81.3 **Intestinal angiostrongyliasis**
Angiostrongyliasis due to *Parastrongylus costaricensis*
Angiostrongyliasis due to *Angiostrongylus costaricensis*

B81.4 **混合型肠道蠕虫病**
由于可分类于 B65.0-B81.3 和 B81.8 中超过一个以上类目的肠道蠕虫引起的感染。
混合型蠕虫病 NOS

B81.4 **Mixed intestinal helminthiases**
Infection due to intestinal helminths classifiable to more than one of the categories B65.0-B81.3, and B81.8
Mixed helminthiasis NOS

B81.8 **其他特指的肠道蠕虫病**
由于……引起的感染：
· 结节线虫属[结节线虫病]
· 缩小三齿线虫[三齿线虫病]

B81.8 **Other specified intestinal helminthiases**
Infection due to:
· *Oesophagostomum* species [oesophagostomiasis]
· *Ternidens diminutus* [ternidensiasis]

B82 未特指的肠道寄生虫病

B82 Unspecified intestinal parasitism

B82.0 **未特指的肠道蠕虫病**

B82.0 **Intestinal helminthiasis, unspecified**

B82.9 **未特指的肠道寄生虫病**

B82.9 **Intestinal parasitism, unspecified**

B83 其他蠕虫病

不包括：毛细线虫病：
· NOS(B81.1)
· 肠道(B81.1)

B83 Other helminthiases

Excludes: capillariasis:
· NOS (B81.1)
· intestinal (B81.1)

B83.0 **内脏幼虫移行症**
弓蛔虫病

B83.0 **Visceral larva migrans**
Toxocariasis

B83.1 **颚口线虫病**
游动性肿

B83.1 **Gnathostomiasis**
Wandering swelling

B83.2 **广州副圆线虫引起的血管圆线虫病**
广州圆线虫引起的血管圆线虫病
嗜酸细胞性脑膜脑炎†(G05.2*)
不包括：肠道的血管圆线虫病(B81.3)

B83.2 **Angiostrongyliasis due to *Parastrongylus cantonensis***
Angiostrongyliasis due to *Angiostrongylus cantonensis*
Eosinophilic meningoencephalitis† (G05.2*)
Excludes: intestinal angiostrongyliasis (B81.3)

B83.3 **比翼(线虫)病**
比翼线虫病

B83.3 **Syngamiasis**
Syngamosis

B83.4 **内部水蛭病**
不包括：外部水蛭病(B88.3)

B83.4 **Internal hirudiniasis**
Excludes: external hirudiniasis (B88.3)

B83.8 **其他特指的蠕虫病**
棘头虫病
筒线虫病
肝毛细线虫病
后圆线虫病
吸吮线虫病

B83.8 **Other specified helminthiases**
Acanthocephaliasis
Gongylonemiasis
Hepatic capillariasis
Metastrongyliasis
Thelaziasis

B83.9 **未特指的蠕虫病**
蠕虫 NOS
不包括：肠道蠕虫病 NOS(B82.0)

B83.9 **Helminthiasis, unspecified**
Worms NOS
Excludes: intestinal helminthiasis NOS (B82.0)

虱病、螨病和其他病虫侵染(B85-B89)

Pediculosis, acariasis and other infestations (B85-B89)

B85	**虱病和阴虱病**	**B85**	**Pediculosis and phthiriasis**
B85.0	**头虱引起的虱病** 头虱侵染	**B85.0**	**Pediculosis due to *Pediculus humanus capitis*** Head-louse infestation
B85.1	**体虱引起的虱病** 体虱侵染	**B85.1**	**Pediculosis due to *Pediculus humanus corporis*** Body-louse infestation
B85.2	**未特指的虱病**	**B85.2**	**Pediculosis, unspecified**
B85.3	**阴虱病** 侵染： ·阴虱	**B85.3**	**Phthiriasis** Infestation by: · crab-louse/*Phthirus pubis*
B85.4	**混合型虱病和阴虱病** 可分类于 B85.0-B85.3 中超过一个以上类目的虱侵染。	**B85.4**	**Mixed pediculosis and phthiriasis** Infestation classifiable to more than one of the categories B85.0-B85.3
B86	**疥疮** 疥螨痒病	**B86**	**Scabies** Sarcoptic itch
B87	**蝇蛆病** **包　括：**被幼蝇侵染	**B87**	**Myiasis** **Includes:** infestation by larvae of flies
B87.0	**皮肤蝇蛆病** 匐行蝇蛆病	**B87.0**	**Cutaneous myiasis** Creeping myiasis
B87.1	**伤口蝇蛆病** 创伤性蝇蛆病	**B87.1**	**Wound myiasis** Traumatic myiasis
B87.2	**眼蝇蛆病**	**B87.2**	**Ocular myiasis**
B87.3	**鼻咽蝇蛆病** 喉蝇蛆病	**B87.3**	**Nasopharyngeal myiasis** Laryngeal myiasis
B87.4	**耳蝇蛆病**	**B87.4**	**Aural myiasis**
B87.8	**其他部位的蝇蛆病** 泌尿生殖道蝇蛆病 肠道蝇蛆病	**B87.8**	**Myiasis of other sites** Genitourinary myiasis Intestinal myiasis
B87.9	**未特指的蝇蛆病**	**B87.9**	**Myiasis, unspecified**
B88	**其他病虫侵染**	**B88**	**Other infestations**
B88.0	**其他螨病** 螨所致的皮炎 由于……引起的皮炎： ·脂螨属 ·鸡皮刺螨 ·(美洲)吸血异脂螨 恙螨病 **不包括：**疥疮(B86)	**B88.0**	**Other acariasis** Acarine dermatitis Dermatitis due to: · *Demodex* species · *Dermanyssus gallinae* · *Liponyssoides sanguineus* Trombiculosis **Excludes:** scabies (B86)
B88.1	**潜蚤病[沙蚤侵染]**	**B88.1**	**Tungiasis [sandflea infestation]**
B88.2	**其他节肢动物侵染** 肠蜣螂病	**B88.2**	**Other arthropod infestations** Scarabiasis
B88.3	**外部水蛭病** 水蛭侵染 NOS **不包括：**内部水蛭病(B83.4)	**B88.3**	**External hirudiniasis** Leech infestation NOS **Excludes:** internal hirudiniasis (B83.4)

B88.8 **其他特指的病虫侵染**
有蔓母草引起的鱼寄生物感染
舌形虫病
蛇舌状虫病

B88.9 **未特指的病虫侵染**
(皮肤)病虫侵染 NOS
螨侵染 NOS
皮肤寄生物 NOS

B88.8 **Other specified infestations**
Ichthyoparasitism due to *Vandellia cirrhosa*
Linguatulosis
Porocephaliasis

B88.9 **Infestation, unspecified**
Infestation (skin) NOS
Infestation by mites NOS
Skin parasites NOS

B89 未特指的寄生虫病

B89 Unspecified parasitic disease

传染病和寄生虫病的后遗症 (B90-B94)

注：这些类目是用于表明在类目 A00-B89 中的疾病是后遗症的原因，而疾病本身分类于他处(即 A00-B89)。所谓“后遗症”包括特指为后遗症者；还包括那些可分类在上述类目的疾病的晚期效应，如果有证据表明疾病本身已不再存在的话。这些类目的使用应参考第二卷中疾病和死亡编码的规则和指导。

Sequelae of infectious and parasitic diseases (B90-B94)

Note: These categories are to be used to indicate conditions in categories A00-B89 as the cause of sequelae, which are themselves classified elsewhere. The "sequelae" include conditions specified as such; they also include late effects of diseases classifiable to the above categories if there is evidence that the disease itself is no longer present. For use of these categories, reference should be made to the morbidity or mortality coding rules and guidelines in Volume 2.

B90 结核病后遗症

B90.0 **中枢神经系统结核的后遗症**
B90.1 **泌尿生殖系结核的后遗症**
B90.2 **骨和关节结核的后遗症**
B90.8 **其他器官结核的后遗症**
B90.9 **呼吸道结核和未特指结核的后遗症**
结核病后遗症 NOS

B90 Sequelae of tuberculosis

B90.0 **Sequelae of central nervous system tuberculosis**
B90.1 **Sequelae of genitourinary tuberculosis**
B90.2 **Sequelae of tuberculosis of bones and joints**
B90.8 **Sequelae of tuberculosis of other organs**
B90.9 **Sequelae of respiratory and unspecified tuberculosis**
Sequelae of tuberculosis NOS

B91 脊髓灰质炎的后遗症

B91 Sequelae of poliomyelitis

B92 麻风的后遗症

B92 Sequelae of leprosy

B94 其他和未特指的传染病和寄生虫病的后遗症

B94.0 **沙眼的后遗症**
B94.1 **病毒性脑炎的后遗症**
B94.2 **病毒性肝炎的后遗症**
B94.8 **其他特指传染病和寄生虫病的后遗症**
B94.9 **未特指的传染病或寄生虫病的后遗症**

B94 Sequelae of other and unspecified infectious and parasitic diseases

B94.0 **Sequelae of trachoma**
B94.1 **Sequelae of viral encephalitis**
B94.2 **Sequelae of viral hepatitis**
B94.8 **Sequelae of other specified infectious and parasitic diseases**
B94.9 **Sequelae of unspecified infectious or parasitic disease**

细菌、病毒和其他传染性病原体（B95-B97）

注：这些类目决不能用作主要编码。当需要标明分类于他处疾病中的传染性病原体时，它们可作为补充或附加编码使用。

B95 链球菌和葡萄球菌作为分类于其他章疾病的原因

B95.0 A族链球菌作为分类于其他章疾病的原因

B95.1 B族链球菌作为分类于其他章疾病的原因

B95.2 D族链球菌作为分类于其他章疾病的原因

B95.3 肺炎链球菌作为分类于其他章疾病的原因

B95.4 其他链球菌作为分类于其他章疾病的原因

B95.5 未特指的链球菌作为分类于其他章疾病的原因

B95.6 金黄色葡萄球菌作为分类于其他章疾病的原因

B95.7 其他葡萄球菌作为分类于其他章疾病的原因

B95.8 未特指的葡萄球菌作为分类于其他章疾病的原因

B96 其他细菌性病原体作为分类于其他章疾病的原因

B96.0 肺炎支原体作为分类于其他章疾病的原因

类胸膜肺炎菌［PPLO］

B96.1 肺炎杆菌作为分类于其他章疾病的原因

B96.2 大肠杆菌作为分类于其他章疾病的原因

B96.3 流感嗜血杆菌作为分类于其他章疾病的原因

B96.4 变形菌（奇异）（摩根）作为分类于其他章疾病的原因

B96.5 假单胞菌属（铜绿）作为分类于其他章疾病的原因

B96.6 脆弱（微小）杆菌作为分类于其他章疾病的原因

B96.7 产气荚膜梭状芽胞杆菌作为分类于其他章疾病的原因

B96.8 其他特指的细菌性病原体作为分类于其他章疾病的原因

Bacterial, viral and other infectious agents (B95-B97)

Note: These categories should never be used in primary coding. They are provided for use as supplementary or additional codes when it is desired to identify the infectious agent(s) in diseases classified elsewhere.

B95 Streptococcus and staphylococcus as the cause of diseases classified to other chapters

B95.0 Streptococcus, group A, as the cause of diseases classified to other chapters

B95.1 Streptococcus, group B, as the cause of diseases classified to other chapters

B95.2 Streptococcus, group D, as the cause of diseases classified to other chapters

B95.3 *Streptococcus pneumoniae* as the cause of diseases classified to other chapters

B95.4 Other streptococcus as the cause of diseases classified to other chapters

B95.5 Unspecified streptococcus as the cause of diseases classified to other chapters

B95.6 *Staphylococcus aureus* as the cause of diseases classified to other chapters

B95.7 Other staphylococcus as the cause of diseases classified to other chapters

B95.8 Unspecified staphylococcus as the cause of diseases classified to other chapters

B96 Other bacterial agents as the cause of diseases classified to other chapters

B96.0 *Mycoplasma pneumoniae* [*M. pneumoniae*] as the cause of diseases classified to other chapters

Pleuro-pneumonia-like-organism [PPLO]

B96.1 *Klebsiella pneumoniae* [*K. pneumoniae*] as the cause of diseases classified to other chapters

B96.2 *Escherichia coli* [*E. coli*] as the cause of diseases classified to other chapters

B96.3 *Haemophilus influenzae* [*H. influenzae*] as the cause of diseases classified to other chapters

B96.4 *Proteus* (*mirabilis*) (*morganii*) as the cause of diseases classified to other chapters

B96.5 *Pseudomonas* (*aeruginosa*) as the cause of diseases classified to other chapters

B96.6 *Bacillus fragilis* [*B. fragilis*] as the cause of diseases classified to other chapters

B96.7 *Clostridium perfringens* [*C. perfringens*] as the cause of diseases classified to other chapters

B96.8 Other specified bacterial agents as the cause of diseases classified to other chapters

B97 病毒性病原体作为分类于其他章疾病的原因

B97.0 腺病毒作为分类于其他章疾病的原因

B97.1 肠病毒作为分类于其他章疾病的原因

柯萨奇病毒
艾柯病毒

B97.2 冠状病毒作为分类于其他章疾病的原因

B97.3 反转录病毒作为分类于其他章疾病的原因

慢病毒
肿瘤病毒

B97.4 呼吸道合胞体病毒作为分类于其他章疾病的原因

B97.5 呼肠孤病毒作为分类于其他章疾病的原因

B97.6 细小病毒作为分类于其他章疾病的原因

B97.7 乳头状瘤病毒作为分类于其他章疾病的原因

B97.8 其他病毒性病原体作为分类于其他章疾病的原因

其他传染病 (B99)

B99 其他和未特指的传染病

B97 Viral agents as the cause of diseases classified to other chapters

B97.0 Adenovirus as the cause of diseases classified to other chapters

B97.1 Enterovirus as the cause of diseases classified to other chapters

Coxsackievirus
Echovirus

B97.2 Coronavirus as the cause of diseases classified to other chapters

B97.3 Retrovirus as the cause of diseases classified to other chapters

Lentivirinae
Oncovirinae

B97.4 Respiratory syncytial virus as the cause of diseases classified to other chapters

B97.5 Reovirus as the cause of diseases classified to other chapters

B97.6 Parvovirus as the cause of diseases classified to other chapters

B97.7 Papillomavirus as the cause of diseases classified to other chapters

B97.8 Other viral agents as the cause of diseases classified to other chapters

Other infectious diseases (B99)

B99 Other and unspecified infectious diseases

第二章 肿瘤 (C00-D48)

本章包括肿瘤的下列几大组：

C00-C97　恶性肿瘤
- C00-C75　特指部位述及或假定为原发性的恶性肿瘤，除外淋巴、造血和有关组织
  - C00-C14　唇、口腔和咽
  - C15-C26　消化器官
  - C30-C39　呼吸和胸腔内器官
  - C40-C41　骨和关节软骨
  - C43-C44　皮肤
  - C45-C49　间皮组织和软组织
  - C50　乳房
  - C51-C58　女性生殖器官
  - C60-C63　男性生殖器官
  - C64-C68　泌尿道
  - C69-C72　眼、脑和中枢神经系统其他部位
  - C73-C75　甲状腺和其他内分泌腺
- C76-C80　不明确、继发和部位未特指的恶性肿瘤
- C81-C96　淋巴、造血和有关组织的述及或假定为原发性的恶性肿瘤
- C97　独立(原发)多个部位的恶性肿瘤

D00-D09　原位肿瘤
D10-D36　良性肿瘤
D37-D48　动态未定或动态未知的肿瘤
[见 D37 前的注释]

注释

1. 原发、不明确、继发和未特指部位的恶性肿瘤

类目 C76-C80 包括的恶性肿瘤是没有明确指出其起源部位或未提及原发部位而被描述为“播散的”、“分散的”或“扩散的”癌瘤。在这两种情况下，都认为原发部位是未知的。

2. 功能活性

不论肿瘤是否具有功能活性，所有肿瘤均归类在本章。需要时，使用第四章的附加编码标明那种伴随肿瘤的功能活性，例如产生儿茶酚胺的肾上腺恶性嗜铬细胞瘤应编码于 C74 伴有附加编码 E27.5；垂体嗜碱性腺瘤伴有库欣[柯兴]综合征应编码于 D35.2 伴有附加编码 E24.0。

CHAPTER Ⅱ Neoplasms (C00-D48)

This chapter contains the following broad groups of neoplasms:

C00-C97　Malignant neoplasms
- C00-C75　Malignant neoplasms, stated or presumed to be primary, of specified sites, except of lymphoid, haematopoietic and related tissue
  - C00-C14　Lip, oral cavity and pharynx
  - C15-C26　Digestive organs
  - C30-C39　Respiratory and intrathoracic organs
  - C40-C41　Bone and articular cartilage
  - C43-C44　Skin
  - C45-C49　Mesothelial and soft tissue
  - C50　Breast
  - C51-C58　Female genital organs
  - C60-C63　Male genital organs
  - C64-C68　Urinary tract
  - C69-C72　Eye, brain and other parts of central nervous system
  - C73-C75　Thyroid and other endocrine glands
- C76-C80　Malignant neoplasms of ill-defined, secondary and unspecified sites
- C81-C96　Malignant neoplasms, stated or presumed to be primary, of lymphoid, haematopoietic and related tissue
- C97　Malignant neoplasms of independent (primary) multiple sites

D00-D09　In situ neoplasms
D10-D36　Benign neoplasms
D37-D48　Neoplasms of uncertain or unknown behaviour
[see note before D37]

Notes

1. Primary, ill-defined, secondary and unspecified sites of malignant neoplasms

Categories C76-C80 include malignant neoplasms for which there is no clear indication of the original site of the cancer or the cancer is stated to be “disseminated”, “scattered” or “spread” without mention of the primary site. In both cases the primary site is considered to be unknown.

2. Functional activity

All neoplasms are classified in this chapter, whether they are functionally active or not. An additional code from Chapter Ⅳ may be used, if desired, to identify functional activity associated with any neoplasm. For exmaple, catecholamine-producing malignant phaeochromocytoma of adrenal gland should be coded to C74 with additional code E27.5; basophil adenoma of pituitary gland with Cushing's syndrome should be coded to D35.2 with additional code E24.0.

3. 形态学

恶性肿瘤有许多主要的形态学(组织学)分组:癌(包括鳞状细胞癌和腺癌)、肉瘤、其他软组织瘤(包括间皮瘤)、淋巴瘤[霍奇金(何杰金)和非霍奇金(非何杰金)]、白血病、其他特指的和部位特异的类型及未特指的癌瘤。癌瘤是个一般性术语,可以用于上面任何一组,不过它很少用于淋巴、造血和有关组织的恶性肿瘤。"癌"有时被不正确地当作"癌瘤"的同义语。

在第二章中,肿瘤主要是在动态的大组内按部位分类。在少数例外情况下,类目和亚目标题中指出肿瘤的形态学。

如欲标明肿瘤的组织学类型,提供有全面的分开的形态学编码(见肿瘤的形态学一节)。这些形态学编码是从《国际疾病分类肿瘤学专辑》(ICD-O)第二版中得到的,此分类是一个双重轴心分类,分别对局部解剖和形态学提供独立的编码系统。这种编码有六位数字:前四位数标明组织学类型,第五位数是动态编码(恶性原发性、恶性继发性(转移的)、原位、良性、未确定是否恶性或良性),而第六位数是实体肿瘤的分级(分化)编码,也作为一个特殊编码用于淋巴瘤和白血病。

4. 第二章中亚目的使用

本章中亚目.8 的特殊作用应引起注意[见注释5]。在有必要对"其他"提供亚目的场合下,通常指定.7 作为这种亚目。

5. 部位边缘界限交搭跨越的恶性肿瘤和亚目.8 的使用(交搭跨越恶性肿瘤的损害)

类目 C00-C75 是根据原发性恶性肿瘤的起源进行分类的。许多三位数类目被进一步分为该器官的名称部分或亚目。当一个肿瘤在一个三位数类目内存在交搭跨越两个或更多相邻部位并且其起源不能确定时,应分类于亚目.8"交搭跨越恶性肿瘤的损害",除非此组合被索引明确地归类在他处。例如,食管和胃的癌被索引明确地归类在 C16.0(胃贲门部),而舌尖部和舌腹面的癌应分类于 C02.8。另外,当舌尖癌扩展到舌腹面时,则应按已知为起源处的舌尖部位编码于 C02.1。"交搭跨越"意指涉及的部位是相邻的(彼此邻接的)。数字上连续的亚目通常是解剖学上相邻的部位,但并不总是如此(例如膀胱 C67.-),编码人员可能需要查阅解剖学教科书以确定局部解剖关系。

3. Morphology

There are a number of major morphological (histological) groups of malignant neoplasms: carcinomas including squamous (cell) and adenocarcinomas; sarcomas; other soft tissue tumours including mesotheliomas; lymphomas (Hodgkin's and non-Hodgkin's); leukaemia; other specified and site-specific types; and unspecified cancers. Cancer is a generic term and may be used for any of the above groups, although it is rarely applied to the malignant neoplasms of lymphatic, haematopoietic and related tissue. "Carcinoma" is sometimes used incorrectly as a synonym for "cancer".

In Chapter Ⅱ neoplasms are classified predominantly by site within broad groupings for behaviour. In a few exceptional cases morphology is indicated in the category and subcategory titles.

For those wishing to identify the histological type of neoplasm, comprehensive separate morphology codes are provided (*see* section Morphology of neoplasms). These morphology codes are derived from the second edition of International Classification of Diseases for Oncology (ICD-O), which is a dual-axis classification providing independent coding systems for topography and morphology. Morphology codes have six digits: the first four digits identify the histological type; the fifth digit is the behaviour code (malignant primary, malignant secondary (metastatic), in situ, benign, uncertain whether malignant or benign); and the sixth digit is a grading code (differentiation) for solid tumours, and is also used as a special code for lymphomas and leukaemias.

4. Use of subcategories in Chapter Ⅱ

Attention is drawn to the special use of subcategory.8 in this chapter [see note 5]. Where it has been necessary to provide subcategories for "other", these have generally been designated as subcategory.7.

5. Malignant neoplasms overlapping site boundaries and the use of subcategory.8 (overlapping lesion)

Categories C00-C75 classify primary malignant neoplasms according to their point of origin. Many three-character categories are further divided into named parts or subcategories of the organ in question. A neoplasm that overlaps two or more contiguous sites within a three-character category and whose point of origin cannot be determined should be classified to the subcategory.8 ("overlapping lesion"), unless the combination is specifically indexed elsewhere. For example, carcinoma of oesophagus and stomach is specifically indexed to C16.0 (cardia), while carcinoma of the tip and ventral surface of the tongue should be assigned to C02.8. On the other hand, carcinoma of the tip of the tongue extending to involve the ventral surface should be coded to C02.1 as the point of origin, the tip, is known. "Overlapping" implies that the sites involved are contiguous (next to each other). Numerically consecutive subcategories are frequently anatomically contiguous, but this is not invariably so (e.g. bladder C67.-) and the coder may need to consult anatomical texts to determine the topographical relationships.

有时一个肿瘤在某些系统内交搭跨越几个三位数类目的边界。为了对付这种情况,指定了下列一些亚目:

C02.8	舌交搭跨越恶性肿瘤的损害
C08.8	大唾液腺交搭跨越恶性肿瘤的损害
C14.8	唇、口腔和咽交搭跨越恶性肿瘤的损害
C21.8	直肠、肛门和肛管交搭跨越恶性肿瘤的损害
C24.8	胆道交搭跨越恶性肿瘤的损害
C26.8	消化系统交搭跨越恶性肿瘤的损害
C39.8	呼吸和胸腔内器官交搭跨越恶性肿瘤的损害
C41.8	骨和关节软骨交搭跨越恶性肿瘤的损害
C49.8	结缔组织和软组织交搭跨越恶性肿瘤的损害
C57.8	女性生殖器官交搭跨越恶性肿瘤的损害
C63.8	男性生殖器官交搭跨越恶性肿瘤的损害
C68.8	泌尿器官交搭跨越恶性肿瘤的损害
C72.8	中枢神经系统交搭跨越恶性肿瘤的损害

这方面的一个例子是胃和小肠癌,它应被编码于 C26.8(消化系统交搭跨越恶性肿瘤的损害)。

6. 异位组织的恶性肿瘤

异位组织的恶性肿瘤应编码于所提及的部位,例如异位胰腺恶性肿瘤应编码于胰,未特指(C25.9)。

7. 字母顺序索引在肿瘤编码方面的使用

对肿瘤编码时,除了部位以外,还必须考虑形态学和动态。首先要做的总是参考在字母顺序索引中对肿瘤形态学的描述。

第三卷的前言包括关于正确使用字母顺序索引的一般介绍,应参考有关肿瘤的特殊说明和举例,以确保正确使用第二章中的类目和亚目。

8.《国际疾病分类肿瘤学专辑》(ICD-O)第二版的使用

对某些形态学类型来说,第二章提供的局部解剖分类相当有限,或者根本没有提供。ICD-O 用于所有肿瘤的局部解剖编码基本上是第二章用于恶性肿瘤(C00-C77,C80)的相同三位数和四位数类目,这样就对其他肿瘤(恶性继发性(转移性)、良性、原位、不确定或未知的)的部位提供了更多的特异性。

所以建议那些对标明肿瘤部位和形态学都感兴趣的部门,如肿瘤登记、肿瘤医院、病理学系和其他肿瘤专门机构应使用 ICD-O。

Sometimes a neoplasm overlaps the boundaries of three-character categories within certain systems. To take care of this the following subcategories have been designated:

C02.8	Overlapping lesion of tongue
C08.8	Overlapping lesion of major salivary glands
C14.8	Overlapping lesion of lip, oral cavity and pharynx
C21.8	Overlapping lesion of rectum, anus and anal canal
C24.8	Overlapping lesion of biliary tract
C26.8	Overlapping lesion of digestive system
C39.8	Overlapping lesion of respiratory and intrathoracic organs
C41.8	Overlapping lesion of bone and articular cartilage
C49.8	Overlapping lesion of connective and soft tissue
C57.8	Overlapping lesion of female genital organs
C63.8	Overlapping lesion of male genital organs
C68.8	Overlapping lesion of urinary organs
C72.8	Overlapping lesion of central nervous system

An example of this is a carcinoma of the stomach and small intestine, which should be coded to C26.8 (Overlapping lesion of digestive system).

6. Malignant neoplasms of ectopic tissue

Malignant neoplasms of ectopic tissue are to be coded to the site mentioned, e. g. ectopic pancreatic malignant neoplasms are coded to pancreas, unspecified (C25.9).

7. Use of the Alphabetical Index in coding neoplasms

In addition to site, morphology and behaviour must also be taken into consideration when coding neoplasms, and reference should always be made first to the Alphabetical Index entry for the morphological description.

The introductory pages of Volume 3 include general instructions about the correct use of the Alphabetical Index. The specific instructions and examples pertaining to neoplasms should be consulted to ensure correct use of the categories and subcategories in Chapter Ⅱ.

8. Use of the second edition of International Classification of Diseases for Oncology (ICD-O)

For certain morphological types, Chapter Ⅱ provides a rather restricted topographical classification, or none at all. The topography codes of ICD-O use for all neoplasms essentially the same three-and four-character categories that Chapter Ⅱ uses for malignant neoplasms (C00-C77, C80), thus providing increased specificity of site for other neoplasms (malignant secondary (metastatic), benign, in situ and uncertain or unknown).

It is therefore recommended that agencies interested in identifying both the site and morphology of tumours, e. g. cancer registries, cancer hospitals, pathology departments and other agencies specializing in cancer, use ICD-O.

恶性肿瘤[3] (C00-C97)

除淋巴、造血和有关组织恶性肿瘤以外，述及或假定为特指部位原发性的恶性肿瘤(C00-C75)。

Malignant neoplasms (C00-C97)

Malignant neoplasms, stated or presumed to be primary, of specified sites, except of lymphoid, haematopoietic and related tissue (C00-C75)

唇、口腔和咽恶性肿瘤 (C00-C14)

Malignant neoplasms of lip, oral cavity and pharynx (C00-C14)

C00 唇恶性肿瘤

不包括：唇皮肤(C43.0,C44.0)

C00.0 外上唇恶性肿瘤

上唇：
- NOS
- 口红区
- 唇红缘

C00.1 外下唇恶性肿瘤

下唇：
- NOS
- 口红区
- 唇红缘

C00.2 外唇未特指的恶性肿瘤

唇红缘 NOS

C00.3 上唇内面恶性肿瘤

上唇：
- 颊侧面
- 系带
- 粘膜
- 口腔面

C00.4 下唇内面恶性肿瘤

下唇：
- 颊侧面
- 系带
- 粘膜
- 口腔面

C00.5 唇内面未特指的恶性肿瘤

未特指上唇或下唇的：
- 颊侧面
- 系带
- 粘膜
- 口腔面

C00.6 唇连合的恶性肿瘤

C00.8 唇交搭跨越恶性肿瘤的损害

[见本章开头的注释5]

C00.9 未特指的唇恶性肿瘤

C00 Malignant neoplasm of lip

Excludes: skin of lip (C43.0, C44.0)

C00.0 External upper lip

Upper lip:
- NOS
- lipstick area
- vermilion border

C00.1 External lower lip

Lower lip:
- NOS
- lipstick area
- vermilion border

C00.2 External lip, unspecified

Vermilion border NOS

C00.3 Upper lip, inner aspect

Upper lip:
- buccal aspect
- frenulum
- mucosa
- oral aspect

C00.4 Lower lip, inner aspect

Lower lip:
- buccal aspect
- frenulum
- mucosa
- oral aspect

C00.5 Lip, unspecified, inner aspect

Lip, not specified whether upper or lower:
- buccal aspect
- frenulum
- mucosa
- oral aspect

C00.6 Commissure of lip

C00.8 Overlapping lesion of lip

[See note 5 at the beginning of this chapter]

C00.9 Lip, unspecified

---

[3] 编译注：为使用方便，本章文中四位数标题已尽可能按照其含义补充完整，但标题下的内容仍按照原文翻译。

C01 舌根恶性肿瘤
舌根背面
舌固定部分 NOS
舌后三分之一

C02 舌其他和未特指部位的恶性肿瘤

C02.0 舌背面恶性肿瘤
舌前三分之二背面
不包括：舌根背面(C01)

C02.1 舌缘恶性肿瘤
舌尖

C02.2 舌腹面恶性肿瘤
舌前三分之二腹面
舌系带

C02.3 舌前三分之二部位未特指的恶性肿瘤
舌中三分之一 NOS
舌活动部分 NOS

C02.4 舌扁桃体恶性肿瘤
不包括：扁桃体 NOS(C09.9)

C02.8 舌交搭跨越恶性肿瘤的损害
[见本章开头的注释 5]
舌恶性肿瘤,其起源部位不能分类于 C01-C02.4 任何类目中者。

C02.9 未特指的舌恶性肿瘤

C03 牙龈恶性肿瘤
包　括：牙槽(嵴)粘膜
牙龈
不包括：恶性牙源性肿瘤(C41.0-C41.1)

C03.0 上牙龈恶性肿瘤
C03.1 下牙龈恶性肿瘤
C03.9 未特指的牙龈恶性肿瘤

C04 口底恶性肿瘤

C04.0 口底前部恶性肿瘤
前磨牙与尖牙连接处以前
C04.1 口底侧部恶性肿瘤
C04.8 口底交搭跨越恶性肿瘤的损害
[见本章开头的注释 5]
C04.9 未特指的口底恶性肿瘤

C05 腭恶性肿瘤

C05.0 硬腭恶性肿瘤
C05.1 软腭恶性肿瘤
不包括：软腭的鼻咽面(C11.3)
C05.2 悬雍垂恶性肿瘤
C05.8 腭交搭跨越恶性肿瘤的损害
[见本章开头的注释 5]
C05.9 未特指的腭恶性肿瘤
口顶

C01 Malignant neoplasm of base of tongue
Dorsal surface of base of tongue
Fixed part of tongue NOS
Posterior third of tongue

C02 Malignant neoplasm of other and unspecified parts of tongue

C02.0 Dorsal surface of tongue
Anterior two-thirds of tongue, dorsal surface
Excludes: dorsal surface of base of tongue (C01)

C02.1 Border of tongue
Tip of tongue

C02.2 Ventral surface of tongue
Anterior two-thirds of tongue, ventral surface
Frenulum linguae

C02.3 Anterior two-thirds of tongue, part unspecified
Middle third of tongue NOS
Mobile part of tongue NOS

C02.4 Lingual tonsil
Excludes: tonsil NOS (C09.9)

C02.8 Overlapping lesion of tongue
[See note 5 at the beginning of this chapter]
Malignant neoplasm of tongue whose point of origin cannot be classified to any one of the categories C01-C02.4

C02.9 Tongue, unspecified

C03 Malignant neoplasm of gum
Includes: alveolar (ridge) mucosa
gingiva
Excludes: malignant odontogenic neoplasms (C41.0-C41.1)

C03.0 Upper gum
C03.1 Lower gum
C03.9 Gum, unspecified

C04 Malignant neoplasm of floor of mouth

C04.0 Anterior floor of mouth
Anterior to the premolar-canine junction
C04.1 Lateral floor of mouth
C04.8 Overlapping lesion of floor of mouth
[See note 5 at the beginning of this chapter]
C04.9 Floor of mouth, unspecified

C05 Malignant neoplasm of palate

C05.0 Hard palate
C05.1 Soft palate
Excludes: nasopharyngeal surface of soft palate (C11.3)
C05.2 Uvula
C05.8 Overlapping lesion of palate
[See note 5 at the beginning of this chapter]
C05.9 Palate, unspecified
Roof of mouth

C06 口其他和未特指部位的恶性肿瘤

C06.0 **颊粘膜恶性肿瘤**
颊粘膜 NOS
颊内部

C06.1 **口前庭恶性肿瘤**
(上)(下)颊沟
(上)(下)唇沟

C06.2 **磨牙后区恶性肿瘤**

C06.8 **口的其他和未特指部位交搭跨越恶性肿瘤的损害**
[见本章开头的注释5]

C06.9 **未特指的口恶性肿瘤**
小涎腺,部位未特指
口腔 NOS

C07 腮腺恶性肿瘤

C08 大涎腺其他和未特指的恶性肿瘤

不包括: 特指按其解剖部位分类的小涎腺恶性肿瘤
小涎腺恶性肿瘤 NOS (C06.9)
腮腺(C07)

C08.0 **下颌下腺恶性肿瘤**
颌下腺

C08.1 **舌下腺恶性肿瘤**

C08.8 **大涎腺交搭跨越恶性肿瘤的损害**
[见本章开头的注释5]
大涎腺恶性肿瘤,其起源部位不能分类于 C07-C08.1 任何类目中者。

C08.9 **未特指的大涎腺恶性肿瘤**
(大)涎腺 NOS

C09 扁桃体恶性肿瘤

不包括: 舌扁桃体(C02.4)
咽扁桃体(C11.1)

C09.0 **扁桃体窝恶性肿瘤**

C09.1 **(前)(后)扁桃体柱恶性肿瘤**

C09.8 **扁桃体交搭跨越恶性肿瘤的损害**
[见本章开头的注释5]

C09.9 **未特指的扁桃体恶性肿瘤**
扁桃体:
· NOS
· 咽门
· 腭

C06 Malignant neoplasm of other and unspecified parts of mouth

C06.0 **Cheek mucosa**
Buccal mucosa NOS
Internal cheek

C06.1 **Vestibule of mouth**
Buccal sulcus (upper)(lower)
Labial sulcus (upper)(lower)

C06.2 **Retromolar area**

C06.8 **Overlapping lesion of other and unspecified parts of mouth**
[See note 5 at the beginning of this chapter]

C06.9 **Mouth, unspecified**
Minor salivary gland, unspecified site
Oral cavity NOS

C07 Malignant neoplasm of parotid gland

C08 Malignant neoplasm of other and unspecified major salivary glands

Excludes: malignant neoplasms of specified minor salivary glands which are classified according to their anatomical location
malignant neoplasms of minor salivary glands NOS (C06.9)
parotid gland (C07)

C08.0 **Submandibular gland**
Submaxillary gland

C08.1 **Sublingual gland**

C08.8 **Overlapping lesion of major salivary glands**
[See note 5 at the beginning of this chapter]
Malignant neoplasm of major salivary glands whose point of origin cannot be classified to any one of the categories C07-C08.1

C08.9 **Major salivary gland, unspecified**
Salivary gland (major) NOS

C09 Malignant neoplasm of tonsil

Excludes: lingual tonsil (C02.4)
pharyngeal tonsil (C11.1)

C09.0 **Tonsillar fossa**

C09.1 **Tonsillar pillar (anterior)(posterior)**

C09.8 **Overlapping lesion of tonsil**
[See note 5 at the beginning of this chapter]

C09.9 **Tonsil, unspecified**
Tonsil:
· NOS
· faucial
· palatine

C10 口咽恶性肿瘤
不包括：扁桃体（C09.-）

C10.0 会厌谷恶性肿瘤

C10.1 会厌前面恶性肿瘤
会厌，游离缘[边缘]
舌会厌襞
不包括：会厌（舌骨上部分）NOS（C32.1）

C10.2 口咽侧壁恶性肿瘤

C10.3 口咽后壁恶性肿瘤

C10.4 鳃裂恶性肿瘤
鳃裂囊肿[肿瘤的部位]

C10.8 口咽交搭跨越恶性肿瘤的损害
[见本章开头的注释5]
口咽连接处

C10.9 未特指的口咽恶性肿瘤

C10 Malignant neoplasm of oropharynx
Excludes：tonsil（C09.-）

C10.0 Vallecula

C10.1 Anterior surface of epiglottis
Epiglottis，free border [margin]
Glossoepiglottic fold（s）
Excludes：epiglottis（suprahyoid portion）NOS（C32.1）

C10.2 Lateral wall of oropharynx

C10.3 Posterior wall of oropharynx

C10.4 Branchial cleft
Branchial cyst [site of neoplasm]

C10.8 Overlapping lesion of oropharynx
[See note 5 at the beginning of this chapter]
Junctional region of oropharynx

C10.9 Oropharynx，unspecified

C11 鼻咽恶性肿瘤
C11.0 鼻咽上壁恶性肿瘤
鼻咽顶

C11.1 鼻咽后壁恶性肿瘤
腺样体
咽扁桃体

C11.2 鼻咽侧壁恶性肿瘤
罗森米窝
咽鼓管开口
咽隐窝

C11.3 鼻咽前壁恶性肿瘤
鼻咽底
软腭的鼻咽（前）（后）表面
鼻后缘：
· 鼻后孔
· 鼻中隔

C11.8 鼻咽交搭跨越恶性肿瘤的损害
[见本章开头的注释5]

C11.9 未特指的鼻咽恶性肿瘤
鼻咽壁 NOS

C11 Malignant neoplasm of nasopharynx
C11.0 Superior wall of nasopharynx
Roof of nasopharynx

C11.1 Posterior wall of nasopharynx
Adenoid
Pharyngeal tonsil

C11.2 Lateral wall of nasopharynx
Fossa of Rosenmüller
Opening of auditory tube
Pharyngeal recess

C11.3 Anterior wall of nasopharynx
Floor of nasopharynx
Nasopharyngeal（anterior）（posterior）surface of soft palate
Posterior margin of nasal：
· choana
· septum

C11.8 Overlapping lesion of nasopharynx
[See note 5 at the beginning of this chapter]

C11.9 Nasopharynx，unspecified
Nasopharyngeal wall NOS

C12 梨状窦恶性肿瘤
梨状窝

C12 Malignant neoplasm of pyriform sinus
Pyriform fossa

C13 咽下部恶性肿瘤
不包括：梨状窦（C12）

C13.0 环状软骨后部恶性肿瘤

C13.1 杓状会厌襞，咽下面的恶性肿瘤
杓状会厌襞：
· NOS
· 边缘区
不包括：杓状会厌襞，喉面（C32.1）

C13.2 下咽后壁恶性肿瘤

C13.8 下咽交搭跨越恶性肿瘤的损害
[见本章开头的注释5]

C13.9 未特指的下咽恶性肿瘤
下咽壁 NOS

C13 Malignant neoplasm of hypopharynx
Excludes：pyriform sinus（C12）

C13.0 Postcricoid region

C13.1 Aryepiglottic fold，hypopharyngeal aspect
Aryepiglottic fold：
· NOS
· marginal zone
Excludes：aryepiglottic fold，laryngeal aspect（C32.1）

C13.2 Posterior wall of hypopharynx

C13.8 Overlapping lesion of hypopharynx
[See note 5 at the beginning of this chapter]

C13.9 Hypopharynx，unspecified
Hypopharyngeal wall NOS

C14 唇、口腔和咽其他和部位不明的恶性肿瘤

不包括：口腔 NOS(C06.9)

C14.0 未特指的咽恶性肿瘤

C14.2 瓦尔代尔扁桃体环恶性肿瘤

C14.8 唇、口腔和咽交搭跨越恶性肿瘤的损害

[见本章开头的注释5]

唇、口腔和咽恶性肿瘤，其起源部位不能分类于 C00-C14.2 任何类目中者。

C14 Malignant neoplasm of other and ill-defined sites in the lip, oral cavity and pharynx

Excludes: oral cavity NOS(C06.9)

C14.0 Pharynx, unspecified

C14.2 Waldeyer's ring

C14.8 Overlapping lesion of lip, oral cavity and pharynx

[See note 5 at the beginning of this chapter]

Malignant neoplasm of lip, oral cavity and pharynx whose point of origin cannot be classified to any one of the categories C00-C14.2

消化器官恶性肿瘤(C15-C26)

Malignant neoplasms of digestive organs (C15-C26)

C15 食管恶性肿瘤

注：两个可供选择的亚分类如下：

.0-.2 按部位描述

.3-.5 按三分之一分类

这一背离类目应相互独立的分类原则是经过慎重考虑的，因为尽管这两种术语形式都在使用，但所造成的解剖分段是不能类比的。

C15.0 颈部食管恶性肿瘤

C15.1 胸部食管恶性肿瘤

C15.2 腹部食管恶性肿瘤

C15.3 食管上三分之一的恶性肿瘤

C15.4 食管中三分之一的恶性肿瘤

C15.5 食管下三分之一的恶性肿瘤

C15.8 食管交搭跨越恶性肿瘤的损害

[见本章开头的注释5]

C15.9 未特指的食管恶性肿瘤

C15 Malignant neoplasm of oesophagus

Note: Two alternative subclassifications are given:

.0-.2 by anatomical description

.3-.5 by thirds

This departure from the principle that categories should be mutually exclusive is deliberate, since both forms of terminology are in use but the resulting anatomical divisions are not analogous.

C15.0 Cervical part of oesophagus

C15.1 Thoracic part of oesophagus

C15.2 Abdominal part of oesophagus

C15.3 Upper third of oesophagus

C15.4 Middle third of oesophagus

C15.5 Lower third of oesophagus

C15.8 Overlapping lesion of oesophagus

[See note 5 at the beginning of this chapter]

C15.9 Oesophagus, unspecified

C16 胃恶性肿瘤

C16.0 贲门恶性肿瘤

贲门口

贲门-食管连接处

胃-食管连接处

食管和胃

C16.1 胃底恶性肿瘤

C16.2 胃体恶性肿瘤

C16.3 幽门窦恶性肿瘤

胃窦

C16.4 幽门恶性肿瘤

幽门前

幽门管

C16 Malignant neoplasm of stomach

C16.0 Cardia

Cardiac orifice

Cardio-oesophageal junction

Gastro-oesophageal junction

Oesophagus and stomach

C16.1 Fundus of stomach

C16.2 Body of stomach

C16.3 Pyloric antrum

Gastric antrum

C16.4 Pylorus

Prepylorus

Pyloric canal

C16.5 未特指的胃小弯恶性肿瘤
胃小弯,不能分类于 C16.1-C16.4 者

C16.6 未特指的胃大弯恶性肿瘤
胃大弯,不能分类于 C16.0-C16.4 者

C16.8 胃交搭跨越恶性肿瘤的损害
[见本章开头的注释 5]

C16.9 未特指的胃恶性肿瘤
胃癌 NOS

C17 小肠恶性肿瘤

C17.0 十二指肠恶性肿瘤
C17.1 空肠恶性肿瘤
C17.2 回肠恶性肿瘤
不包括: 回盲瓣(C18.0)
C17.3 麦克尔憩室恶性肿瘤
C17.8 小肠交搭跨越恶性肿瘤的损害
[见本章开头的注释 5]
C17.9 未特指的小肠恶性肿瘤

C18 结肠恶性肿瘤

C18.0 盲肠恶性肿瘤
回盲瓣
C18.1 阑尾恶性肿瘤
C18.2 升结肠恶性肿瘤
C18.3 结肠肝曲恶性肿瘤
C18.4 横结肠恶性肿瘤
C18.5 结肠脾曲恶性肿瘤
C18.6 降结肠恶性肿瘤
C18.7 乙状结肠恶性肿瘤
乙状结肠(曲)
不包括: 直肠乙状结肠连接处(C19)
C18.8 结肠交搭跨越恶性肿瘤的损害
[见本章开头的注释 5]
C18.9 未特指的结肠恶性肿瘤
大肠 NOS

C19 直肠乙状结肠连接处恶性肿瘤

结肠和直肠
直肠乙状结肠(结肠)

C20 直肠恶性肿瘤

直肠壶腹

C21 肛门和肛管的恶性肿瘤

C21.0 未特指的肛门恶性肿瘤
不包括: 肛门:
- 边缘(C43.5,C44.5)
- 皮肤(C43.5,C44.5)
- 肛周皮肤(C43.5,C44.5)

C16.5 **Lesser curvature of stomach, unspecified**
Lesser curvature of stomach, not classifiable to C16.1-C16.4

C16.6 **Greater curvature of stomach, unspecified**
Greater curvature of stomach, not classifiable to C16.0-C16.4

C16.8 **Overlapping lesion of stomach**
[See note 5 at the beginning of this chapter]

C16.9 **Stomach, unspecified**
Gastric cancer NOS

C17 Malignant neoplasm of small intestine

C17.0 **Duodenum**
C17.1 **Jejunum**
C17.2 **Ileum**
Excludes: ileocaecal valve (C18.0)
C17.3 **Meckel's diverticulum**
C17.8 **Overlapping lesion of small intestine**
[See note 5 at the beginning of this chapter]
C17.9 **Small intestine, unspecified**

C18 Malignant neoplasm of colon

C18.0 **Caecum**
Ileocaecal valve
C18.1 **Appendix**
C18.2 **Ascending colon**
C18.3 **Hepatic flexure**
C18.4 **Transverse colon**
C18.5 **Splenic flexure**
C18.6 **Descending colon**
C18.7 **Sigmoid colon**
Sigmoid (flexure)
Excludes: rectosigmoid junction (C19)
C18.8 **Overlapping lesion of colon**
[See note 5 at the beginning of this chapter]
C18.9 **Colon, unspecified**
Large intestine NOS

C19 Malignant neoplasm of rectosigmoid junction

Colon with rectum
Rectosigmoid (colon)

C20 Malignant neoplasm of rectum

Rectal ampulla

C21 Malignant neoplasm of anus and anal canal

C21.0 **Anus, unspecified**
Excludes: anal:
- margin (C43.5, C44.5)
- skin (C43.5, C44.5)
- perianal skin (C43.5, C44.5)

C21.1 **肛管恶性肿瘤**
肛门括约肌
C21.2 **泄殖腔肛源区恶性肿瘤**
C21.8 **直肠、肛门和肛管交搭跨越恶性肿瘤的损害**
[见本章开头的注释5]
肛门直肠连接处
肛门直肠
直肠、肛门和肛管恶性肿瘤，其起源部位不能分类于C20-C21.2任何类目中者。

C22 **肝和肝内胆管恶性肿瘤**

不包括： 胆道NOS(C24.9)
肝继发性恶性肿瘤(C78.7)

C22.0 **肝细胞癌**
肝细胞癌
肝细胞癌
C22.1 **肝内胆管癌**
胆管癌
C22.2 **肝母细胞瘤**
C22.3 **肝血管肉瘤**
肝巨噬细胞肉瘤
C22.4 **肝的其他肉瘤**
C22.7 **其他特指的肝恶性肿瘤**
C22.9 **未特指的肝恶性肿瘤**

C23 **胆囊恶性肿瘤**

C24 **胆道其他和未特指部位的恶性肿瘤**
不包括： 肝内胆管(C22.1)
C24.0 **肝外胆管恶性肿瘤**
胆管或胆道NOS
胆总管
胆囊管
肝管
C24.1 **法特壶腹恶性肿瘤**
C24.8 **胆道交搭跨越恶性肿瘤的损害**
[见本章开头的注释5]
累及肝内和肝外胆管的恶性肿瘤
胆道恶性肿瘤，其起源部位不能分类于C22.0-C24.1任何类目中者。
C24.9 **未特指的胆道恶性肿瘤**

C25 **胰恶性肿瘤**
C25.0 **胰头恶性肿瘤**
C25.1 **胰体恶性肿瘤**
C25.2 **胰尾恶性肿瘤**

C21.1 **Anal canal**
Anal sphincter
C21.2 **Cloacogenic zone**
C21.8 **Overlapping lesion of rectum, anus and anal canal**
[See note 5 at the beginning of this chapter]
Anorectal junction
Anorectum
Malignant neoplasm of rectum, anus and anal canal whose point of origin cannot be classified to any one of the categories C20-C21.2

C22 **Malignant neoplasm of liver and intrahepatic bile ducts**

Excludes: biliary tract NOS (C24.9)
secondary malignant neoplasm of liver (C78.7)

C22.0 **Liver cell carcinoma**
Hepatocellular carcinoma
Hepatoma
C22.1 **Intrahepatic bile duct carcinoma**
Cholangiocarcinoma
C22.2 **Hepatoblastoma**
C22.3 **Angiosarcoma of liver**
Kupffer cell sarcoma
C22.4 **Other sarcomas of liver**
C22.7 **Other specified carcinomas of liver**
C22.9 **Liver, unspecified**

C23 **Malignant neoplasm of gallbladder**

C24 **Malignant neoplasm of other and unspecified parts of biliary tract**
Excludes: intrahepatic bile duct (C22.1)
C24.0 **Extrahepatic bile duct**
Biliary duct or passage NOS
Common bile duct
Cystic duct
Hepatic duct
C24.1 **Ampulla of Vater**
C24.8 **Overlapping lesion of biliary tract**
[See note 5 at the beginning of this chapter]
Malignant neoplasm involving both intrahepatic and extrahepatic bile ducts
Malignant neoplasm of biliary tract whose point of origin cannot be classified to any one of the categories C22.0-C24.1
C24.9 **Biliary tract, unspecified**

C25 **Malignant neoplasm of pancreas**
C25.0 **Head of pancreas**
C25.1 **Body of pancreas**
C25.2 **Tail of pancreas**

C25.3 胰管恶性肿瘤

C25.4 胰腺内分泌的恶性肿瘤
朗格汉斯胰岛

C25.7 胰其他部位的恶性肿瘤
胰颈

C25.8 胰交搭跨越恶性肿瘤的损害
［见本章开头的注释 5］

C25.9 未特指的胰恶性肿瘤

C26 消化器官其他和不明确的恶性肿瘤

不包括： 腹膜和腹膜后腔的（C48.-）

C26.0 肠道部位未特指的恶性肿瘤
肠 NOS

C26.1 脾恶性肿瘤
不包括： 霍奇金病（C81.-）
非霍奇金淋巴瘤（C82-C85）

C26.8 消化系统交搭跨越恶性肿瘤的损害
［见本章开头的注释 5］
消化器官恶性肿瘤，其起源部位不能分类于 C15-C26.1 任何类目中者。
不包括： 贲门-食管连接处（C16.0）

C26.9 消化系统部位不明确的恶性肿瘤
消化管或道 NOS
胃肠道 NOS

C25.3 Pancreatic duct

C25.4 Endocrine pancreas
Islets of Langerhans

C25.7 Other parts of pancreas
Neck of pancreas

C25.8 Overlapping lesion of pancreas
[See note 5 at the beginning of this chapter]

C25.9 Pancreas, unspecified

C26 Malignant neoplasm of other and ill-defined digestive organs

Excludes: peritoneum and retroperitoneum (C48.-)

C26.0 Intestinal tract, part unspecified
Intestine NOS

C26.1 Spleen
Excludes: Hodgkin's disease (C81.-)
non-Hodgkin's lymphoma (C82-C85)

C26.8 Overlapping lesion of digestive system
[See note 5 at the beginning of this chapter]
Malignant neoplasm of digestive organs whose point of origin cannot be classified to any one of the categories C15-C26.1
Excludes: cardio-oesophageal junction (C16.0)

C26.9 Ill-defined sites within the digestive system
Alimentary canal or tract NOS
Gastrointestinal tract NOS

呼吸和胸腔内器官恶性肿瘤（C30-C39）

包　括： 中耳
不包括： 间皮瘤（C45.-）

C30 鼻腔和中耳恶性肿瘤

C30.0 鼻腔恶性肿瘤
鼻软骨
鼻甲
内鼻
鼻中隔
鼻前庭
不包括： 鼻骨（C41.0）
鼻 NOS（C76.0）
嗅球（C72.2）
鼻中隔和鼻后孔后缘（C11.3）
鼻皮肤（C43.3，C44.3）

Malignant neoplasms of respiratory and intrathoracic organs (C30-C39)

Includes: middle ear
Excludes: mesothelioma (C45.-)

C30 Malignant neoplasm of nasal cavity and middle ear

C30.0 Nasal cavity
Cartilage of nose
Concha, nasal
Internal nose
Septum of nose
Vestibule of nose
Excludes: nasal bone (C41.0)
nose NOS (C76.0)
olfactory bulb (C72.2)
posterior margin of nasal septum and choana (C11.3)
skin of nose (C43.3, C44.3)

C30.1 中耳恶性肿瘤
咽鼓管
内耳
乳突气泡
不包括： 外耳道(C43.2,C44.2)
耳骨(道)(C41.0)
耳软骨(C49.0)
(外)耳皮肤(C43.2,C44.2)

C31 鼻旁窦恶性肿瘤

C31.0 **上颌窦恶性肿瘤**
窦(海默尔)(上颌窦)
C31.1 **筛窦恶性肿瘤**
C31.2 **额窦恶性肿瘤**
C31.3 **蝶窦恶性肿瘤**
C31.8 **鼻旁窦交搭跨越恶性肿瘤的损害**
[见本章开头的注释5]
C31.9 **未特指的鼻旁窦恶性肿瘤**

C32 喉恶性肿瘤

C32.0 **声门恶性肿瘤**
内喉
(真)声带 NOS
C32.1 **声门上恶性肿瘤**
杓状会厌褶,喉面
会厌(舌骨上部分)NOS
外喉
假声带
会厌后面(喉面)
喉室带
不包括： 会厌前面(C10.1)
杓状会厌褶：
· NOS(C13.1)
· 咽下面(C13.1)
· 边缘区(C13.1)
C32.2 **声门下恶性肿瘤**
C32.3 **喉软骨恶性肿瘤**
C32.8 **喉交搭跨越恶性肿瘤的损害**
[见本章开头的注释5]
C32.9 **未特指的喉恶性肿瘤**

C33 气管恶性肿瘤

C34 支气管和肺恶性肿瘤

C34.0 **主支气管恶性肿瘤**
气管隆嵴
(肺)门
C34.1 **上叶,支气管或肺的恶性肿瘤**
C34.2 **中叶,支气管或肺的恶性肿瘤**
C34.3 **下叶,支气管或肺的恶性肿瘤**

C30.1 **Middle ear**
Eustachian tube
Inner ear
Mastoid air cells
Excludes: auricular canal (external) (C43.2, C44.2)
bone of ear (meatus) (C41.0)
cartilage of ear (C49.0)
skin of (external) ear (C43.2, C44.2)

C31 Malignant neoplasm of accessory sinuses

C31.0 **Maxillary sinus**
Antrum (Highmore) (maxillary)
C31.1 **Ethmoidal sinus**
C31.2 **Frontal sinus**
C31.3 **Sphenoidal sinus**
C31.8 **Overlapping lesion of accessory sinuses**
[See note 5 at the beginning of this chapter]
C31.9 **Accessory sinus, unspecified**

C32 Malignant neoplasm of larynx

C32.0 **Glottis**
Intrinsic larynx
Vocal cord (true) NOS
C32.1 **Supraglottis**
Aryepiglottic fold, laryngeal aspect
Epiglottis (suprahyoid portion) NOS
Extrinsic larynx
False vocal cord
Posterior (laryngeal) surface of epiglottis
Ventricular bands
Excludes: anterior surface of epiglottis (C10.1)
aryepiglottic fold:
· NOS (C13.1)
· hypopharyngeal aspect (C13.1)
· marginal zone (C13.1)
C32.2 **Subglottis**
C32.3 **Laryngeal cartilage**
C32.8 **Overlapping lesion of larynx**
[See note 5 at the beginning of this chapter]
C32.9 **Larynx, unspecified**

C33 Malignant neoplasm of trachea

C34 Malignant neoplasm of bronchus and lung

C34.0 **Main bronchus**
Carina
Hilus (of lung)
C34.1 **Upper lobe, bronchus or lung**
C34.2 **Middle lobe, bronchus or lung**
C34.3 **Lower lobe, bronchus or lung**

C34.8　支气管和肺交搭跨越恶性肿瘤的损害
[见本章开头的注释5]
C34.9　未特指的支气管或肺恶性肿瘤

C37　胸腺恶性肿瘤

C38　心脏、纵隔和胸膜恶性肿瘤

不包括：间皮瘤(C45.-)
C38.0　心脏恶性肿瘤
心包
不包括：大血管(C49.3)
C38.1　前纵隔恶性肿瘤
C38.2　后纵隔恶性肿瘤
C38.3　部位未特指的纵隔恶性肿瘤
C38.4　胸膜恶性肿瘤
C38.8　心脏、纵隔和胸膜交搭跨越恶性肿瘤的损害
[见本章开头的注释5]

C39　呼吸系统和胸腔内器官其他和不明确部位的恶性肿瘤

不包括：胸腔内 NOS(C76.1)
胸部的 NOS(C76.1)
C39.0　上呼吸道部位未特指的恶性肿瘤
C39.8　呼吸和胸腔内器官交搭跨越恶性肿瘤的损害
[见本章开头的注释5]
呼吸和胸腔内器官的恶性肿瘤，其起源部位不能分类于 C30-C39.0 任何类目中者。
C39.9　呼吸系统不明确部位的恶性肿瘤
呼吸道 NOS

骨和关节软骨恶性肿瘤(C40-C41)

不包括：骨髓 NOS(C96.7)
滑膜(C49.-)

C40　四肢骨和关节软骨恶性肿瘤

C40.0　上肢长骨和肩胛骨恶性肿瘤
C40.1　上肢短骨恶性肿瘤
C40.2　下肢长骨恶性肿瘤
C40.3　下肢短骨恶性肿瘤

C34.8　Overlapping lesion of bronchus and lung
[See note 5 at the beginning of this chapter]
C34.9　Bronchus or lung, unspecified

C37　Malignant neoplasm of thymus

C38　Malignant neoplasm of heart, mediastinum and pleura

Excludes: mesothelioma (C45.-)
C38.0　Heart
Pericardium
Excludes: great vessels (C49.3)
C38.1　Anterior mediastinum
C38.2　Posterior mediastinum
C38.3　Mediastinum, part unspecified
C38.4　Pleura
C38.8　Overlapping lesion of heart, mediastinum and pleura
[See note 5 at the beginning of this chapter]

C39　Malignant neoplasm of other and ill-defined sites in the respiratory system and intrathoracic organs

Excludes: intrathoracic NOS (C76.1)
thoracic NOS (C76.1)
C39.0　Upper respiratory tract, part unspecified
C39.8　Overlapping lesion of respiratory and intrathoracic organs
[See note 5 at the beginning of this chapter]
Malignant neoplasm of respiratory and intrathoracic organs whose point of origin cannot be classified to any one of the categories C30-C39.0
C39.9　Ill-defined sites within the respiratory system
Respiratory tract NOS

Malignant neoplasms of bone and articular cartilage (C40-C41)

Excludes: bone marrow NOS (C96.7)
synovia (C49.-)

C40　Malignant neoplasm of bone and articular cartilage of limbs

C40.0　Scapula and long bones of upper limb
C40.1　Short bones of upper limb
C40.2　Long bones of lower limb
C40.3　Short bones of lower limb

C40.8 四肢骨和关节软骨交搭跨越恶性肿瘤的损害
[见本章开头的注释5]

C40.8 **Overlapping lesion of bone and articular cartilage of limbs**
[See note 5 at the beginning of this chapter]

C40.9 未特指的四肢骨和关节软骨恶性肿瘤

C40.9 **Bone and articular cartilage of limb, unspecified**

C41 骨和关节软骨其他和未特指部位的恶性肿瘤

C41 Malignant neoplasm of bone and articular cartilage of other and unspecified sites

不包括：四肢的骨(C40.-)
软骨：
· 耳(C49.0)
· 喉(C32.3)
· 四肢(C40.-)
· 鼻(C30.0)

Excludes: bones of limbs (C40.-)
cartilage of:
· ear (C49.0)
· larynx (C32.3)
· limbs (C40.-)
· nose (C30.0)

C41.0 颅骨和面骨恶性肿瘤
(上)颌骨
眶骨
不包括：除……的骨内性或牙源性外任何类型的癌：
· 上颌窦(C31.0)
· 上颌(C03.0)
(下)颌骨(C41.1)

C41.0 **Bones of skull and face**
Maxilla (superior)
Orbital bone
Excludes: carcinoma, any type except intraosseous or odontogenic of:
· maxillary sinus (C31.0)
· upper jaw (C03.0)
jaw bone (lower) (C41.1)

C41.1 下颌骨恶性肿瘤
下颌骨
不包括：除……的骨内性或牙源性外任何类型的癌：
· 颌 NOS(C03.9)
· 下(C03.1)
上颌骨(C41.0)

C41.1 **Mandible**
Lower jaw bone
Excludes: carcinoma, any type except intraosseous or odontogenic of:
· jaw NOS (C03.9)
· lower (C03.1)
upper jaw bone (C41.0)

C41.2 脊柱恶性肿瘤
不包括：骶骨和尾骨(C41.4)

C41.2 **Vertebral column**
Excludes: sacrum and coccyx (C41.4)

C41.3 肋骨、胸骨和锁骨恶性肿瘤

C41.3 **Ribs, sternum and clavicle**

C41.4 盆骨、骶骨和尾骨恶性肿瘤

C41.4 **Pelvic bones, sacrum and coccyx**

C41.8 骨和关节软骨交搭跨越恶性肿瘤的损害
[见本章开头的注释5]
骨和关节软骨恶性肿瘤，其起源部位不能分类于C40-C41任何类目中者。

C41.8 **Overlapping lesion of bone and articular cartilage**
[See note 5 at the beginning of this chapter]
Malignant neoplasm of bone and articular cartilage whose point of origin cannot be classified to any one of the categories C40-C41

C41.9 未特指的骨和关节软骨恶性肿瘤

C41.9 **Bone and articular cartilage, unspecified**

皮肤黑色素瘤和其他恶性肿瘤(C43-C44)

Melanoma and other malignant neoplasms of skin (C43-C44)

C43 皮肤恶性黑色素瘤

C43 Malignant melanoma of skin

包 括：形态学编码M872-M879，其动态编码为/3者
不包括：生殖器官皮肤恶性黑色素瘤(C51-C52,C60.-,C63.-)

Includes: morphology codes M872-M879 with behaviour code/3
Excludes: malignant melanoma of skin of genital organs (C51-C52, C60.-, C63.-)

C43.0 **唇恶性黑色素瘤**
不包括：唇红缘(C00.0-C00.2)
C43.1 **眼睑(包括眦)恶性黑色素瘤**
C43.2 **耳和外耳道恶性黑色素瘤**
C43.3 **面部其他和未特指部位的恶性黑色素瘤**
C43.4 **头皮和颈部恶性黑色素瘤**
C43.5 **躯干恶性黑色素瘤**
肛门的：
· 边缘
· 皮肤
肛周皮肤
乳房皮肤
不包括：肛门 NOS(C21.0)
C43.6 **上肢(包括肩)恶性黑色素瘤**
C43.7 **下肢(包括髋)恶性黑色素瘤**
C43.8 **皮肤交搭跨越的恶性黑色素瘤**
[见本章开头的注释5]
C43.9 **未特指的皮肤恶性黑色素瘤**
黑色素瘤(恶性)NOS

C44 皮肤其他恶性肿瘤

包　括：恶性肿瘤：
· 皮脂腺
· 汗腺
不包括：卡波西肉瘤(C46.-)
皮肤恶性黑色素瘤(C43.-)
生殖器官皮肤的(C51-C52，C60.-，C63.-)
C44.0 **唇皮肤恶性肿瘤**
唇基底细胞癌
不包括：唇恶性肿瘤(C00.-)
C44.1 **眼睑(包括眦)皮肤恶性肿瘤**
不包括：眼睑结缔组织(C49.0)
C44.2 **耳和外耳道皮肤恶性肿瘤**
不包括：耳结缔组织(C49.0)
C44.3 **面部其他和未特指部位的皮肤恶性肿瘤**
C44.4 **头皮和颈部皮肤恶性肿瘤**
C44.5 **躯干皮肤恶性肿瘤**
肛门的：
· 边缘
· 皮肤
肛周皮肤
乳房皮肤
不包括：肛门 NOS(C21.0)
C44.6 **上肢(包括肩)皮肤恶性肿瘤**
C44.7 **下肢(包括髋)皮肤恶性肿瘤**
C44.8 **皮肤交搭跨越恶性肿瘤的损害**
[见本章开头的注释5]
C44.9 **未特指的皮肤恶性肿瘤**

C43.0 **Malignant melanoma of lip**
Excludes: vermilion border of lip (C00.0-C00.2)
C43.1 **Malignant melanoma of eyelid, including canthus**
C43.2 **Malignant melanoma of ear and external auricular canal**
C43.3 **Malignant melanoma of other and unspecified parts of face**
C43.4 **Malignant melanoma of scalp and neck**
C43.5 **Malignant melanoma of trunk**
Anal:
· margin
· skin
Perianal skin
Skin of breast
Excludes: anus NOS (C21.0)
C43.6 **Malignant melanoma of upper limb, including shoulder**
C43.7 **Malignant melanoma of lower limb, including hip**
C43.8 **Overlapping malignant melanoma of skin**
[See note 5 at the beginning of this chapter]
C43.9 **Malignant melanoma of skin, unspecified**
Melanoma (malignant) NOS

C44 Other malignant neoplasm of skin

Includes: malignant neoplasm of:
· sebaceous glands
· sweat glands
Excludes: Kaposi's sarcoma (C46.-)
malignant melanoma of skin (C43.-)
skin of genital organs (C51-C52, C60.-, C63.-)
C44.0 **Skin of lip**
Basal cell carcinoma of lip
Excludes: malignant neoplasm of lip (C00.-)
C44.1 **Skin of eyelid, including canthus**
Excludes: connective tissue of eyelid (C49.0)
C44.2 **Skin of ear and external auricular canal**
Excludes: connective tissue of ear (C49.0)
C44.3 **Skin of other and unspecified parts of face**
C44.4 **Skin of scalp and neck**
C44.5 **Skin of trunk**
Anal:
· margin
· skin
Perianal skin
Skin of breast
Excludes: anus NOS (C21.0)
C44.6 **Skin of upper limb, including shoulder**
C44.7 **Skin of lower limb, including hip**
C44.8 **Overlapping lesion of skin**
[See note 5 at the beginning of this chapter]
C44.9 **Malignant neoplasm of skin, unspecified**

间皮组织和软组织恶性肿瘤（C45-C49）

C45 间皮瘤
包 括：形态学编码为 M905，其动态编码为/3 者

C45.0 胸膜间皮瘤
不包括：胸膜其他恶性肿瘤（C38.4）

C45.1 腹膜间皮瘤
肠系膜
结肠系膜
网膜
腹膜（壁层）（盆腔）
不包括：腹膜其他恶性肿瘤（C48.-）

C45.2 心包间皮瘤
不包括：心包其他恶性肿瘤（C38.0）

C45.7 其他部位的间皮瘤
C45.9 未特指的间皮瘤

C46 卡波西肉瘤
包 括：形态学编码为 M9140，其动态编码为/3 者

C46.0 皮肤卡波西肉瘤
C46.1 软组织卡波西肉瘤
C46.2 腭卡波西肉瘤
C46.3 淋巴结卡波西肉瘤
C46.7 其他部位的卡波西肉瘤
C46.8 多器官的卡波西肉瘤
C46.9 未特指的卡波西肉瘤

C47 周围神经和自主神经系统恶性肿瘤
包 括：交感和副交感神经及神经节

C47.0 头、面和颈部周围神经恶性肿瘤
不包括：眶周围神经（C69.6）
C47.1 上肢（包括肩）周围神经恶性肿瘤
C47.2 下肢（包括髋）周围神经恶性肿瘤
C47.3 胸部周围神经恶性肿瘤
C47.4 腹部周围神经恶性肿瘤
C47.5 盆腔周围神经恶性肿瘤
C47.6 未特指的躯干周围神经恶性肿瘤
C47.8 周围神经和自主神经系统交搭跨越恶性肿瘤的损害
[见本章开头的注释 5]
C47.9 未特指的周围神经和自主神经系统恶性肿瘤

Malignant neoplasms of mesothelial and soft tissue (C45-C49)

C45 Mesothelioma
Includes: morphology code M905 with behaviour code/3

C45.0 **Mesothelioma of pleura**
Excludes: other malignant neoplasm of pleura (C38.4)

C45.1 **Mesothelioma of peritoneum**
Mesentery
Mesocolon
Omentum
Peritoneum (parietal) (pelvic)
Excludes: other malignant neoplasms of peritoneum (C48.-)

C45.2 **Mesothelioma of pericardium**
Excludes: other malignant neoplasms of pericardium (C38.0)

C45.7 **Mesothelioma of other sites**
C45.9 **Mesothelioma, unspecified**

C46 Kaposi's sarcoma
Includes: morphology code M9140 with behaviour code/3

C46.0 **Kaposi's sarcoma of skin**
C46.1 **Kaposi's sarcoma of soft tissue**
C46.2 **Kaposi's sarcoma of palate**
C46.3 **Kaposi's sarcoma of lymph nodes**
C46.7 **Kaposi's sarcoma of other sites**
C46.8 **Kaposi's sarcoma of multiple organs**
C46.9 **Kaposi's sarcoma, unspecified**

C47 Malignant neoplasm of peripheral nerves and autonomic nervous system
Includes: sympathetic and parasympathetic nerves and ganglia

C47.0 **Peripheral nerves of head, face and neck**
Excludes: peripheral nerves of orbit (C69.6)
C47.1 **Peripheral nerves of upper limb, including shoulder**
C47.2 **Peripheral nerves of lower limb, including hip**
C47.3 **Peripheral nerves of thorax**
C47.4 **Peripheral nerves of abdomen**
C47.5 **Peripheral nerves of pelvis**
C47.6 **Peripheral nerves of trunk, unspecified**
C47.8 **Overlapping lesion of peripheral nerves and autonomic nervous system**
[See note 5 at the beginning of this chapter]
C47.9 **Peripheral nerves and autonomic nervous system, unspecified**

C48 腹膜后腔和腹膜恶性肿瘤

不包括：卡波西肉瘤(C46.1)
间皮瘤(C45.-)

C48.0 腹膜后腔恶性肿瘤

C48.1 腹膜特指部位的恶性肿瘤
肠系膜
结肠系膜
网膜
腹膜：
· 壁层
· 盆腔

C48.2 未特指的腹膜恶性肿瘤

C48.8 腹膜后腔和腹膜交搭跨越恶性肿瘤的损害
[见本章开头的注释5]

C48 Malignant neoplasm of retroperitoneum and peritoneum

Excludes: Kaposi's sarcoma (C46.1)
mesothelioma (C45.-)

C48.0 **Retroperitoneum**

C48.1 **Specified parts of peritoneum**
Mesentery
Mesocolon
Omentum
Peritoneum:
· parietal
· pelvic

C48.2 **Peritoneum, unspecified**

C48.8 **Overlapping lesion of retroperitoneum and peritoneum**
[See note 5 at the beginning of this chapter]

C49 其他结缔组织和软组织恶性肿瘤

包　括：血管
滑囊
软骨
筋膜
脂肪
韧带，除外子宫韧带
淋巴管
肌肉
滑膜
肌腱(鞘)

不包括：(的)软骨：
· 关节(C40-C41)
· 喉(C32.3)
· 鼻(C30.0)
乳房结缔组织(C50.-)
卡波西肉瘤(C46.-)
间皮瘤(C45.-)
周围神经和自主神经系统(C47.-)
腹膜(C48.-)
腹膜后腔(C48.0)

C49.0 头、面和颈部结缔组织和软组织恶性肿瘤
结缔组织：
· 耳
· 睑
不包括：眶结缔组织(C69.6)

C49.1 上肢(包括肩)结缔组织和软组织恶性肿瘤

C49.2 下肢(包括髋)结缔组织和软组织恶性肿瘤

C49 Malignant neoplasm of other connective and soft tissue

Includes: blood vessel
bursa
cartilage
fascia
fat
ligament, except uterine
lymphatic vessel
muscle
synovia
tendon (sheath)

Excludes: cartilage (of):
· articular (C40-C41)
· larynx (C32.3)
· nose (C30.0)
connective tissue of breast (C50.-)
Kaposi's sarcoma (C46.-)
mesothelioma (C45.-)
peripheral nerves and autonomic nervous system (C47.-)
peritoneum (C48.-)
retroperitoneum (C48.0)

C49.0 **Connective and soft tissue of head, face and neck**
Connective tissue of:
· ear
· eyelid
Excludes: connective tissue of orbit (C69.6)

C49.1 **Connective and soft tissue of upper limb, including shoulder**

C49.2 **Connective and soft tissue of lower limb, including hip**

C49.3 胸部结缔组织和软组织恶性肿瘤
腋
膈
大血管
不包括： 乳房(C50.-)
心脏(C38.0)
纵隔(C38.1-C38.3)
胸腺(C37)

C49.4 腹部结缔组织和软组织恶性肿瘤
腹壁
季肋部

C49.5 盆腔结缔组织和软组织恶性肿瘤
臀部
腹股沟
会阴

C49.6 躯干未特指结缔组织和软组织的恶性肿瘤
背 NOS

C49.8 结缔组织和软组织交搭跨越恶性肿瘤的损害
[见本章开头的注释5]
结缔组织和软组织恶性肿瘤，其起源部位不能分类于类目 C47-C49.6 中者。

C49.9 未特指的结缔组织和软组织恶性肿瘤

C49.3 Connective and soft tissue of thorax
Axilla
Diaphragm
Great vessels
Excludes： breast (C50.-)
heart (C38.0)
mediastinum (C38.1-C38.3)
thymus (C37)

C49.4 Connective and soft tissue of abdomen
Abdominal wall
Hypochondrium

C49.5 Connective and soft tissue of pelvis
Buttock
Groin
Perineum

C49.6 Connective and soft tissue of trunk, unspecified
Back NOS

C49.8 Overlapping lesion of connective and soft tissue
[See note 5 at the beginning of this chapter]
Malignant neoplasm of connective and soft tissue whose point of origin cannot be classified to any one of the categories C47-C49.6

C49.9 Connective and soft tissue, unspecified

乳房恶性肿瘤 (C50)

C50 乳房恶性肿瘤
包　括： 乳房结缔组织
不包括： 乳房皮肤(C43.5,C44.5)

C50.0 乳头和乳晕恶性肿瘤
C50.1 乳房中央部恶性肿瘤
C50.2 乳房上内象限恶性肿瘤
C50.3 乳房下内象限恶性肿瘤
C50.4 乳房上外象限恶性肿瘤
C50.5 乳房下外象限恶性肿瘤
C50.6 乳房腋尾部恶性肿瘤
C50.8 乳房交搭跨越恶性肿瘤的损害
[见本章开头的注释5]
C50.9 未特指的乳房恶性肿瘤

Malignant neoplasm of breast (C50)

C50 Malignant neoplasm of breast
Includes： connective tissue of breast
Excludes： skin of breast (C43.5, C44.5)

C50.0 Nipple and areola
C50.1 Central portion of breast
C50.2 Upper-inner quadrant of breast
C50.3 Lower-inner quadrant of breast
C50.4 Upper-outer quadrant of breast
C50.5 Lower-outer quadrant of breast
C50.6 Axillary tail of breast
C50.8 Overlapping lesion of breast
[See note 5 at the beginning of this chapter]
C50.9 Breast, unspecified

女性生殖器官恶性肿瘤（C51-C58）

包 括：女性生殖器官皮肤

C51 外阴恶性肿瘤

C51.0 大阴唇恶性肿瘤
前庭大腺
C51.1 小阴唇恶性肿瘤
C51.2 阴蒂恶性肿瘤
C51.8 外阴交搭跨越恶性肿瘤的损害
［见本章开头的注释5］
C51.9 未特指的外阴恶性肿瘤
女性外生殖器 NOS
阴部

C52 阴道恶性肿瘤

C53 宫颈恶性肿瘤

C53.0 宫颈内膜恶性肿瘤
C53.1 外宫颈恶性肿瘤
C53.8 宫颈交搭跨越恶性肿瘤的损害
［见本章开头的注释5］
C53.9 未特指的宫颈恶性肿瘤

C54 子宫体恶性肿瘤

C54.0 子宫峡部恶性肿瘤
子宫下段
C54.1 子宫内膜恶性肿瘤
C54.2 子宫肌层恶性肿瘤
C54.3 子宫底部恶性肿瘤
C54.8 子宫体交搭跨越恶性肿瘤的损害
［见本章开头的注释5］
C54.9 未特指的子宫体恶性肿瘤

C55 子宫部位未特指的恶性肿瘤

C56 卵巢恶性肿瘤

C57 女性生殖器官其他和未特指的恶性肿瘤

C57.0 输卵管恶性肿瘤
输卵管
C57.1 阔韧带恶性肿瘤
C57.2 圆韧带恶性肿瘤
C57.3 子宫旁组织恶性肿瘤
子宫韧带 NOS
C57.4 未特指的子宫附件恶性肿瘤

Malignant neoplasms of female genital organs (C51-C58)

Includes: skin of female genital organs

C51 Malignant neoplasm of vulva

C51.0 Labium majus
Bartholin's [greater vestibular] gland
C51.1 Labium minus
C51.2 Clitoris
C51.8 Overlapping lesion of vulva
[See note 5 at the beginning of this chapter]
C51.9 Vulva, unspecified
External female genitalia NOS
Pudendum

C52 Malignant neoplasm of vagina

C53 Malignant neoplasm of cervix uteri

C53.0 Endocervix
C53.1 Exocervix
C53.8 Overlapping lesion of cervix uteri
[See note 5 at the beginning of this chapter]
C53.9 Cervix uteri, unspecified

C54 Malignant neoplasm of corpus uteri

C54.0 Isthmus uteri
Lower uterine segment
C54.1 Endometrium
C54.2 Myometrium
C54.3 Fundus uteri
C54.8 Overlapping lesion of corpus uteri
[See note 5 at the beginning of this chapter]
C54.9 Corpus uteri, unspecified

C55 Malignant neoplasm of uterus, part unspecified

C56 Malignant neoplasm of ovary

C57 Malignant neoplasm of other and unspecified female genital organs

C57.0 Fallopian tube
Oviduct/Uterine tube
C57.1 Broad ligament
C57.2 Round ligament
C57.3 Parametrium
Uterine ligament NOS
C57.4 Uterine adnexa, unspecified

C57.7 其他特指的女性生殖器官恶性肿瘤
沃尔夫体或管

C57.8 女性生殖器官交搭跨越恶性肿瘤的损害
[见本章开头的注释5]
女性生殖器官恶性肿瘤,其起源部位不能分类于C51-C57.7,C58任何类目中者。
输卵管-卵巢
子宫-卵巢

C57.9 未特指的女性生殖器官恶性肿瘤
女性泌尿生殖道NOS

C58 胎盘恶性肿瘤
绒毛膜癌NOS
绒毛膜上皮癌NOS
不包括: 绒毛膜腺瘤(破坏性)(D39.2)
葡萄胎:
· NOS(O01.9)
· 侵袭性(D39.2)
· 恶性(D39.2)

男性生殖器官恶性肿瘤(C60-C63)

包 括: 男性生殖器官皮肤

C60 阴茎恶性肿瘤

C60.0 包皮恶性肿瘤
包皮

C60.1 阴茎头恶性肿瘤

C60.2 阴茎体恶性肿瘤
海绵体

C60.8 阴茎交搭跨越恶性肿瘤的损害
[见本章开头的注释5]

C60.9 未特指的阴茎恶性肿瘤
阴茎皮肤NOS

C61 前列腺恶性肿瘤

C62 睾丸恶性肿瘤

C62.0 睾丸未降部的恶性肿瘤
异位睾丸[肿瘤的部位]
睾丸未降[肿瘤的部位]

C62.1 睾丸下降部的恶性肿瘤
阴囊的睾丸

C62.9 未特指的睾丸恶性肿瘤

C57.7 Other specified female genital organs
Wolffian body or duct

C57.8 Overlapping lesion of female genital organs
[See note 5 at the beginning of this chapter]
Malignant neoplasm of female genital organs whose point of origin cannot be classified to any one of the categories C51-C57.7, C58
Tubo-ovarian
Utero-ovarian

C57.9 Female genital organ, unspecified
Female genitourinary tract NOS

C58 Malignant neoplasm of placenta
Choriocarcinoma NOS
Chorionepithelioma NOS
Excludes: chorioadenoma (destruens) (D39.2)
hydatidiform mole:
· NOS (O01.9)
· invasive (D39.2)
· malignant (D39.2)

Malignant neoplasms of male genital organs (C60-C63)

Includes: skin of male genital organs

C60 Malignant neoplasm of penis

C60.0 Prepuce
Foreskin

C60.1 Glans penis

C60.2 Body of penis
Corpus cavernosum

C60.8 Overlapping lesion of penis
[See note 5 at the beginning of this chapter]

C60.9 Penis, unspecified
Skin of penis NOS

C61 Malignant neoplasm of prostate

C62 Malignant neoplasm of testis

C62.0 Undescended testis
Ectopic testis [site of neoplasm]
Retained testis [site of neoplasm]

C62.1 Descended testis
Scrotal testis

C62.9 Testis, unspecified

C63 男性生殖器官其他和未特指的恶性肿瘤
C63.0 附睾恶性肿瘤
C63.1 精索恶性肿瘤
C63.2 阴囊恶性肿瘤
阴囊皮肤
C63.7 其他特指的男性生殖器官恶性肿瘤
精囊
鞘膜
C63.8 男性生殖器官交搭跨越恶性肿瘤的损害
[见本章开头的注释5]
男性生殖器官恶性肿瘤，其起源部位不能分类于C60-C63.7任何类目中者。
C63.9 未特指的男性生殖器官恶性肿瘤
男性泌尿生殖道NOS

C63 **Malignant neoplasm of other and unspecified male genital organs**
C63.0 **Epididymis**
C63.1 **Spermatic cord**
C63.2 **Scrotum**
Skin of scrotum
C63.7 **Other specified male genital organs**
Seminal vesicle
Tunica vaginalis
C63.8 **Overlapping lesion of male genital organs**
[See note 5 at the beginning of this chapter]
Malignant neoplasm of male genital organs whose point of origin cannot be classified to any one of the categories C60-C63.7
C63.9 **Male genital organ, unspecified**
Male genitourinary tract NOS

泌尿道恶性肿瘤(C64-C68)

Malignant neoplasms of urinary tract (C64-C68)

C64 肾(除外肾盂)恶性肿瘤
不包括：肾：
- 盏(C65)
- 盂(C65)

C64 **Malignant neoplasm of kidney, except renal pelvis**
Excludes: renal:
- calyces (C65)
- pelvis (C65)

C65 肾盂恶性肿瘤
肾盂输尿管连接处
肾盏

C65 **Malignant neoplasm of renal pelvis**
Pelviureteric junction
Renal calyces

C66 输尿管恶性肿瘤
不包括：膀胱输尿管口(C67.6)

C66 **Malignant neoplasm of ureter**
Excludes: ureteric orifice of bladder (C67.6)

C67 膀胱恶性肿瘤
C67.0 膀胱三角区恶性肿瘤
C67.1 膀胱顶恶性肿瘤
C67.2 膀胱侧壁恶性肿瘤
C67.3 膀胱前壁恶性肿瘤
C67.4 膀胱后壁恶性肿瘤
C67.5 膀胱颈恶性肿瘤
尿道内口
C67.6 输尿管口恶性肿瘤
C67.7 脐尿管恶性肿瘤
C67.8 膀胱交搭跨越恶性肿瘤的损害
[见本章开头的注释5]
C67.9 未特指的膀胱恶性肿瘤

C67 **Malignant neoplasm of bladder**
C67.0 **Trigone of bladder**
C67.1 **Dome of bladder**
C67.2 **Lateral wall of bladder**
C67.3 **Anterior wall of bladder**
C67.4 **Posterior wall of bladder**
C67.5 **Bladder neck**
Internal urethral orifice
C67.6 **Ureteric orifice**
C67.7 **Urachus**
C67.8 **Overlapping lesion of bladder**
[See note 5 at the beginning of this chapter]
C67.9 **Bladder, unspecified**

C68 **泌尿器官其他和未特指的恶性肿瘤**

不包括：泌尿生殖道 NOS：
· 女性(C57.9)
· 男性(C63.9)

C68.0 **尿道恶性肿瘤**
不包括：膀胱尿道口(C67.5)

C68.1 **尿道旁腺恶性肿瘤**

C68.8 **泌尿器官交搭跨越恶性肿瘤的损害**
[见本章开头的注释5]
泌尿器官恶性肿瘤，其起源部位不能分类于 C64-C68.1 任何类目中者。

C68.9 **未特指的泌尿器官恶性肿瘤**
泌尿系统 NOS

C68 **Malignant neoplasm of other and unspecified urinary organs**

Excludes: genitourinary tract NOS:
· female (C57.9)
· male (C63.9)

C68.0 **Urethra**
Excludes: urethral orifice of bladder (C67.5)

C68.1 **Paraurethral gland**

C68.8 **Overlapping lesion of urinary organs**
[See note 5 at the beginning of this chapter]
Malignant neoplasm of urinary organs whose point of origin cannot be classified to any one of the categories C64-C68.1

C68.9 **Urinary organ, unspecified**
Urinary system NOS

眼、脑和中枢神经系统其他部位的恶性肿瘤 (C69-C72)

Malignant neoplasms of eye, brain and other parts of central nervous system (C69-C72)

C69 **眼和附器恶性肿瘤**

不包括：眼睑结缔组织(C49.0)
眼睑(皮肤)(C43.1, C44.1)
视神经(C72.3)

C69.0 **结合膜恶性肿瘤**

C69.1 **角膜恶性肿瘤**

C69.2 **视网膜恶性肿瘤**

C69.3 **脉络膜恶性肿瘤**

C69.4 **睫状体恶性肿瘤**
眼球

C69.5 **泪腺和泪管恶性肿瘤**
泪囊
鼻泪管

C69.6 **眶恶性肿瘤**
眶结缔组织
眼球外肌
眶周神经
球后组织
眼球后组织
不包括：眶骨(C41.0)

C69.8 **眼和附器交搭跨越恶性肿瘤的损害**
[见本章开头的注释5]

C69.9 **未特指的眼恶性肿瘤**

C69 **Malignant neoplasm of eye and adnexa**

Excludes: connective tissue of eyelid (C49.0)
eyelid (skin) (C43.1, C44.1)
optic nerve (C72.3)

C69.0 **Conjunctiva**

C69.1 **Cornea**

C69.2 **Retina**

C69.3 **Choroid**

C69.4 **Ciliary body**
Eyeball

C69.5 **Lacrimal gland and duct**
Lacrimal sac
Nasolacrimal duct

C69.6 **Orbit**
Connective tissue of orbit
Extraocular muscle
Peripheral nerves of orbit
Retrobulbar tissue
Retro-ocular tissue
Excludes: orbital bone (C41.0)

C69.8 **Overlapping lesion of eye and adnexa**
[See note 5 at the beginning of this chapter]

C69.9 **Eye, unspecified**

C70 **脑脊膜恶性肿瘤**

C70.0 **脑膜恶性肿瘤**

C70.1 **脊(髓)膜恶性肿瘤**

C70.9 **未特指的脑脊膜恶性肿瘤**

C70 **Malignant neoplasm of meninges**

C70.0 **Cerebral meninges**

C70.1 **Spinal meninges**

C70.9 **Meninges, unspecified**

C71 脑恶性肿瘤

不包括：脑神经(C72.2-C72.5)
球后组织(C69.6)

C71.0 大脑(除外脑叶和脑室)恶性肿瘤
幕上的 NOS

C71.1 额叶恶性肿瘤

C71.2 颞叶恶性肿瘤

C71.3 顶叶恶性肿瘤

C71.4 枕叶恶性肿瘤

C71.5 脑室恶性肿瘤
不包括：第四脑室(C71.7)

C71.6 小脑恶性肿瘤

C71.7 脑干恶性肿瘤
第四脑室
幕下的 NOS

C71.8 脑交搭跨越恶性肿瘤的损害
[见本章开头的注释5]

C71.9 未特指的脑恶性肿瘤

C72 脊髓、脑神经和中枢神经系统其他部位的恶性肿瘤

不包括：脑脊膜(C70.-)
周围神经和自主神经系统(C47.-)

C72.0 脊髓恶性肿瘤

C72.1 马尾恶性肿瘤

C72.2 嗅神经恶性肿瘤
嗅球

C72.3 视神经恶性肿瘤

C72.4 听神经恶性肿瘤

C72.5 脑神经其他和未特指的恶性肿瘤
脑神经 NOS

C72.8 脑和中枢神经系统其他部位交搭跨越恶性肿瘤的损害
[见本章开头的注释5]
脑和中枢神经系统其他部位恶性肿瘤，其起源部位不能分类于C70-C72.5任何类目中者。

C72.9 未特指的中枢神经系统恶性肿瘤
神经系统 NOS

甲状腺和其他内分泌腺恶性肿瘤 (C73-C75)

C73 甲状腺恶性肿瘤

C71 Malignant neoplasm of brain

Excludes: cranial nerves (C72.2-C72.5)
retrobulbar tissue (C69.6)

C71.0 Cerebrum, except lobes and ventricles
Supratentorial NOS

C71.1 Frontal lobe

C71.2 Temporal lobe

C71.3 Parietal lobe

C71.4 Occipital lobe

C71.5 Cerebral ventricle
Excludes: fourth ventricle (C71.7)

C71.6 Cerebellum

C71.7 Brain stem
Fourth ventricle
Infratentorial NOS

C71.8 Overlapping lesion of brain
[See note 5 at the beginning of this chapter]

C71.9 Brain, unspecified

C72 Malignant neoplasm of spinal cord, cranial nerves and other parts of central nervous system

Excludes: meninges (C70.-)
peripheral nerves and autonomic nervous system (C47.-)

C72.0 Spinal cord

C72.1 Cauda equina

C72.2 Olfactory nerve
Olfactory bulb

C72.3 Optic nerve

C72.4 Acoustic nerve

C72.5 Other and unspecified cranial nerves
Cranial nerve NOS

C72.8 Overlapping lesion of brain and other parts of central nervous system
[See note 5 at the beginning of this chapter]
Malignant neoplasm of brain and other parts of central nervous system whose point of origin cannot be classified to any one of the categories C70-C72.5

C72.9 Central nervous system, unspecified
Nervous system NOS

Malignant neoplasms of thyroid and other endocrine glands (C73-C75)

C73 Malignant neoplasm of thyroid gland

C74 肾上腺恶性肿瘤
C74.0 肾上腺皮质恶性肿瘤
C74.1 肾上腺髓质恶性肿瘤
C74.9 未特指的肾上腺恶性肿瘤

C75 其他内分泌腺和有关结构的恶性肿瘤
不包括：肾上腺(C74.-)
胰腺内分泌(C25.4)
卵巢(C56)
睾丸(C62.-)
胸腺(C37)
甲状腺(C73)
C75.0 甲状旁腺恶性肿瘤
C75.1 垂体恶性肿瘤
C75.2 颅咽管恶性肿瘤
C75.3 松果体恶性肿瘤
C75.4 颈动脉体恶性肿瘤
C75.5 主动脉体和其他节旁体恶性肿瘤
C75.8 累及多个腺体未特指的恶性肿瘤
注：如果知道有多个部位被累及，它们应被分别编码。
C75.9 未特指的内分泌腺恶性肿瘤

不明确、继发和未特指部位的恶性肿瘤 (C76-C80)

C76 其他和不明确部位的恶性肿瘤
不包括：恶性肿瘤：
· 泌尿生殖道 NOS：
  · 女性(C57.9)
  · 男性(C63.9)
· 淋巴、造血和有关组织(C81-C96)
· 未特指部位(C80)
C76.0 头、面和颈部恶性肿瘤
颊 NOS
鼻 NOS
C76.1 胸部恶性肿瘤
腋 NOS
胸内的 NOS
胸的 NOS
C76.2 腹部恶性肿瘤
C76.3 盆腔恶性肿瘤
腹股沟 NOS
盆腔内交搭跨越系统的部位，如：
· 直肠阴道(隔)
· 直肠膀胱(隔)

C74 Malignant neoplasm of adrenal gland
C74.0 Cortex of adrenal gland
C74.1 Medulla of adrenal gland
C74.9 Adrenal gland, unspecified

C75 Malignant neoplasm of other endocrine glands and related structures
Excludes: adrenal gland (C74.-)
endocrine pancreas (C25.4)
ovary (C56)
testis (C62.-)
thymus (C37)
thyroid gland (C73)
C75.0 Parathyroid gland
C75.1 Pituitary gland
C75.2 Craniopharyngeal duct
C75.3 Pineal gland
C75.4 Carotid body
C75.5 Aortic body and other paraganglia
C75.8 Pluriglandular involvement, unspecified
Note: If the sites of multiple involvement are known, they should be coded separately.
C75.9 Endocrine gland, unspecified

Malignant neoplasms of ill-defined, secondary and unspecified sites (C76-C80)

C76 Malignant neoplasm of other and ill-defined sites
Excludes: malignant neoplasm of:
· genitourinary tract NOS:
  · female (C57.9)
  · male (C63.9)
· lymphoid, haematopoietic and related tissue (C81-C96)
· unspecified site (C80)
C76.0 Head, face and neck
Cheek NOS
Nose NOS
C76.1 Thorax
Axilla NOS
Intrathoracic NOS
Thoracic NOS
C76.2 Abdomen
C76.3 Pelvis
Groin NOS
Sites overlapping systems within the pelvis, such as:
· rectovaginal (septum)
· rectovesical (septum)

C76.4 上肢恶性肿瘤 | **C76.4** **Upper limb**

C76.5 下肢恶性肿瘤 | **C76.5** **Lower limb**

C76.7 其他不明确部位的恶性肿瘤 | **C76.7** **Other ill-defined sites**

C76.8 其他和不明确部位交搭跨越恶性肿瘤的损害 | **C76.8** **Overlapping lesion of other and ill-defined sites**

[见本章开头的注释5] | [See note 5 at the beginning of this chapter]

C77 淋巴结继发性和未特指的恶性肿瘤 | Secondary and unspecified malignant neoplasm of lymph nodes

不包括：淋巴结恶性肿瘤，特指为原发性(C81-C88,C96.-)

Excludes: malignant neoplasm of lymph nodes, specified as primary (C81-C88,C96.-)

C77.0 头、面和颈部淋巴结继发性和未特指的恶性肿瘤 | **C77.0** **Lymph nodes of head, face and neck**

锁骨上淋巴结 | Supraclavicular lymph nodes

C77.1 胸腔内淋巴结继发性和未特指的恶性肿瘤 | **C77.1** **Intrathoracic lymph nodes**

C77.2 腹腔内淋巴结继发性和未特指的恶性肿瘤 | **C77.2** **Intra-abdominal lymph nodes**

C77.3 腋下和上肢淋巴结继发性和未特指的恶性肿瘤 | **C77.3** **Axillary and upper limb lymph nodes**

胸淋巴结 | Pectoral lymph nodes

C77.4 腹股沟和下肢淋巴结继发性和未特指的恶性肿瘤 | **C77.4** **Inguinal and lower limb lymph nodes**

C77.5 盆腔内淋巴结继发性和未特指的恶性肿瘤 | **C77.5** **Intrapelvic lymph nodes**

C77.8 多个部位淋巴结继发性和未特指的恶性肿瘤 | **C77.8** **Lymph nodes of multiple regions**

C77.9 未特指的淋巴结恶性肿瘤 | **C77.9** **Lymph node, unspecified**

C78 呼吸和消化器官的继发性恶性肿瘤 | Secondary malignant neoplasm of respiratory and digestive organs

C78.0 肺部继发性恶性肿瘤 | **C78.0** **Secondary malignant neoplasm of lung**

C78.1 纵隔继发性恶性肿瘤 | **C78.1** **Secondary malignant neoplasm of mediastinum**

C78.2 胸膜继发性恶性肿瘤 | **C78.2** **Secondary malignant neoplasm of pleura**

恶性胸膜渗出 NOS | Malignant pleural effusion NOS

C78.3 其他和未特指的呼吸器官继发性恶性肿瘤 | **C78.3** **Secondary malignant neoplasm of other and unspecified respiratory organs**

C78.4 小肠继发性恶性肿瘤 | **C78.4** **Secondary malignant neoplasm of small intestine**

C78.5 大肠和直肠继发性恶性肿瘤 | **C78.5** **Secondary malignant neoplasm of large intestine and rectum**

C78.6 腹膜后和腹膜继发性恶性肿瘤 | **C78.6** **Secondary malignant neoplasm of retro-peritoneum and peritoneum**

恶性腹水 NOS | Malignant ascites NOS

C78.7 肝部继发性恶性肿瘤 | **C78.7** **Secondary malignant neoplasm of liver**

C78.8 其他和未特指的消化器官继发性恶性肿瘤 | **C78.8** **Secondary malignant neoplasm of other and unspecified digestive organs**

C79 其他部位的继发性恶性肿瘤 | Secondary malignant neoplasm of other sites

C79.0 肾和肾盂继发性恶性肿瘤 | **C79.0** **Secondary malignant neoplasm of kidney and renal pelvis**

C79.1 未特指的膀胱和其他及泌尿器官继发性恶性肿瘤

C79.2 皮肤继发性恶性肿瘤

C79.3 脑和脑膜继发性恶性肿瘤

C79.4 其他和未特指部位的神经系统继发性恶性肿瘤

C79.5 骨和骨髓继发性恶性肿瘤

C79.6 卵巢继发性恶性肿瘤

C79.7 肾上腺继发性恶性肿瘤

C79.8 其他特指部位的继发性恶性肿瘤

C79.1 Secondary malignant neoplasm of bladder and other and unspecified urinary organs

C79.2 Secondary malignant neoplasm of skin

C79.3 Secondary malignant neoplasm of brain and cerebral meninges

C79.4 Secondary malignant neoplasm of other and unspecified parts of nervous system

C79.5 Secondary malignant neoplasm of bone and bone marrow

C79.6 Secondary malignant neoplasm of ovary

C79.7 Secondary malignant neoplasm of adrenal gland

C79.8 Secondary malignant neoplasm of other specified sites

C80 部位未特指的恶性肿瘤

癌症
癌
癌病
全身性：
· 癌症
· 恶性肿瘤
恶性肿瘤
多发性癌症
恶性恶病质
原发部位不知

} 未特指部位（原发性）（继发性）

C80 Malignant neoplasm without specification of site

Cancer
Carcinoma
Carcinomatosis
Generalized：
· cancer
· malignancy
Malignancy
Multiple cancer
Malignant cachexia
Primary site unknown

} unspecified site (primary) (secondary)

淋巴、造血和有关组织的恶性肿瘤（C81-C96）

注：在类目 C82-C85 非霍奇金淋巴瘤中使用的术语是工作惯用语中的术语，它试图在几个主要分类方案中找到共同的基础。这些方案中使用的术语未在类目表中列出，但出现在字母顺序索引中，它们不可能总是与类目表中的术语完全等同。

包　括：形态学编码为 M959-M994，其动态编码为/3 者

不包括：淋巴结继发性和未特指的肿瘤（C77.-）

Malignant neoplasms of lymphoid, haematopoietic and related tissue (C81-C96)

Note：The terms used in categories C82-C85 for non-Hodgkin's lymphomas are those of the Working Formulation, which attempted to find common ground among several major classification schemes. The terms used in these schemes are not given in the Tabular List but appear in the Alphabetical Index; exact equivalence with the terms appearing in the Tabular List is not always possible.

Includes：morphology codes M959-M994 with behaviour code/3

Excludes：secondary and unspecified neoplasm of lymph nodes (C77.-)

C81 霍奇金［何杰金］病

包　括：形态学编码为 M965-M966，其动态编码为/3 者

C81.0 淋巴细胞为主型霍奇金病
淋巴细胞-组织细胞为主型

C81.1 结节性硬化型霍奇金病

C81.2 混合细胞型霍奇金病

C81 Hodgkin's disease

Includes：morphology codes M965-M966 with behaviour code/3

C81.0 Lymphocytic predominance
Lymphocytic-histiocytic predominance

C81.1 Nodular sclerosis

C81.2 Mixed cellularity

C81.3 淋巴细胞减少型霍奇金病
C81.7 其他类型的霍奇金病
C81.9 未特指的霍奇金病

C81.3 **Lymphocytic depletion**
C81.7 **Other Hodgkin's disease**
C81.9 **Hodgkin's disease, unspecified**

C82 滤泡性[结节性]非霍奇金淋巴瘤

包 括：滤泡性非霍奇金淋巴瘤伴有或不伴有弥漫区
形态学编码为 M969，其动态编码为/3 者

C82.0 小分裂细胞滤泡性非霍奇金淋巴瘤
C82.1 小分裂细胞和大细胞混合型滤泡性非霍奇金淋巴瘤
C82.2 大细胞滤泡性非霍奇金淋巴瘤
C82.7 其他类型的滤泡性非霍奇金淋巴瘤
C82.9 未特指的滤泡性非霍奇金淋巴瘤
结节性非霍奇金淋巴瘤 NOS

C82 Follicular [nodular] non-Hodgkin's lymphoma

Includes: follicular non-Hodgkin's lymphoma with or without diffuse areas
morphology code M969 with behaviour code/3

C82.0 **Small cleaved cell, follicular**
C82.1 **Mixed small cleaved and large cell, follicular**
C82.2 **Large cell, follicular**
C82.7 **Other types of follicular non-Hodgkin's lymphoma**
C82.9 **Follicular non-Hodgkin's lymphoma, unspecified**
Nodular non-Hodgkin's lymphoma NOS

C83 弥漫性非霍奇金淋巴瘤

包 括：形态学编码为 M9593，M9595，M967-M968，其动态编码为/3 者

C83.0 小细胞(弥漫性)非霍奇金淋巴瘤
C83.1 小分裂细胞(弥漫性)非霍奇金淋巴瘤
C83.2 小细胞和大细胞混合型(弥漫性)非霍奇金淋巴瘤
C83.3 大细胞(弥漫性)非霍奇金淋巴瘤
网状细胞肉瘤
C83.4 免疫母细胞(弥漫性)非霍奇金淋巴瘤
C83.5 原淋巴细胞(弥漫性)非霍奇金淋巴瘤
C83.6 未分化(弥漫性)非霍奇金淋巴瘤
C83.7 伯基特瘤
C83.8 其他类型的弥漫性非霍奇金淋巴瘤
C83.9 未特指的弥漫性非霍奇金淋巴瘤

C83 Diffuse non-Hodgkin's lymphoma

Includes: morphology codes M9593, M9595, M967-M968 with behaviour code/3

C83.0 **Small cell (diffuse)**
C83.1 **Small cleaved cell (diffuse)**
C83.2 **Mixed small and large cell (diffuse)**
C83.3 **Large cell (diffuse)**
Reticulum cell sarcoma
C83.4 **Immunoblastic (diffuse)**
C83.5 **Lymphoblastic (diffuse)**
C83.6 **Undifferentiated (diffuse)**
C83.7 **Burkitt's tumour**
C83.8 **Other types of diffuse non-Hodgkin's lymphoma**
C83.9 **Diffuse non-Hodgkin's lymphoma, unspecified**

C84 周围和皮的 T 细胞淋巴瘤

包 括：形态学编码为 M970，其动态编码为/3 者

C84.0 蕈样肉芽肿病
C84.1 塞扎里病
C84.2 T-区性淋巴瘤
C84.3 淋巴上皮样淋巴瘤
伦纳特淋巴瘤
C84.4 周围 T 细胞淋巴瘤
C84.5 其他和未特指的 T 细胞淋巴瘤
注：如果某一特定的淋巴瘤同时提及 T 细胞谱系或涉及的情况，则编码于这个更特异的描述。

C84 Peripheral and cutaneous T-cell lymphomas

Includes: morphology code M970 with behaviour code/3

C84.0 **Mycosis fungoides**
C84.1 **Sézary's disease**
C84.2 **T-zone lymphoma**
C84.3 **Lymphoepithelioid lymphoma**
Lennert's lymphoma
C84.4 **Peripheral T-cell lymphoma**
C84.5 **Other and unspecified T-cell lymphomas**
Note: If T-cell lineage or involvement is mentioned in conjunction with a specific lymphoma, code to the more specific description.

C85 非霍奇金淋巴瘤的其他和未特指类型

包 括：形态学编码为 M9590-M9592，M9594，M971，其动态编码为/3 者

C85.0 淋巴肉瘤

C85.1 未特指的 B-细胞淋巴瘤

注：如果某一特定的淋巴瘤同时提及 B 细胞谱系或涉及的情况，则编码于这个更特异的描述。

C85.7 非霍奇金淋巴瘤的其他特指类型

恶性：
- 网状内皮组织增殖
- 网状细胞增多

小神经胶质细胞瘤

C85.9 未特指类型的非霍奇金淋巴瘤

淋巴瘤 NOS

恶性淋巴瘤 NOS

非霍奇金淋巴瘤 NOS

C85 Other and unspecified types of non-Hodgkin's lymphoma

Includes: morphology codes M9590-M9592, M9594, M971 with behaviour code/3

C85.0 Lymphosarcoma

C85.1 B-cell lymphoma, unspecified

Note: If B-cell lineage or involvement is mentioned in conjunction with a specific lymphoma, code to the more specific description.

C85.7 Other specified types of non-Hodgkin's lymphoma

Malignant:
- reticuloendotheliosis
- reticulosis

Microglioma

C85.9 Non-Hodgkin's lymphoma, unspecified type

Lymphoma NOS

Malignant lymphoma NOS

Non-Hodgkin's lymphoma NOS

C88 恶性免疫增生性疾病

包 括：形态学编码为 M976，其动态编码为/3 者

C88.0 瓦尔登斯特伦巨球蛋白血症

C88.1 α 重链病

C88.2 γ 重链病

富兰克林病

C88.3 免疫增生性小肠病

地中海淋巴瘤

C88.7 其他恶性免疫增生性疾病

C88.9 未特指的恶性免疫增生性疾病

免疫增生性疾病 NOS

C88 Malignant immunoproliferative diseases

Includes: morphology code M976 with behaviour code/3

C88.0 Waldenstrom's macroglobulinaemia

C88.1 Alpha heavy chain disease

C88.2 Gamma heavy chain disease

Franklin's disease

C88.3 Immunoproliferative small intestinal disease

Mediterranean lymphoma

C88.7 Other malignant immunoproliferative diseases

C88.9 Malignant immunoproliferative disease, unspecified

Immunoproliferative disease NOS

C90 多发性骨髓瘤和恶性浆细胞肿瘤

包 括：形态学编码为 M973，M9830，其动态编码为/3 者

C90.0 多发性骨髓瘤

卡勒病

骨髓瘤病

不包括：孤立性骨髓瘤（C90.2）

C90.1 浆细胞白血病

C90.2 （髓外的）浆细胞瘤

恶性浆细胞瘤 NOS

浆细胞瘤 NOS

孤立性骨髓瘤

C90 Multiple myeloma and malignant plasma cell neoplasms

Includes: morphology codes M973, M9830 with behaviour code/3

C90.0 Multiple myeloma

Kahler's disease

Myelomatosis

Excludes: solitary myeloma (C90.2)

C90.1 Plasma cell leukaemia

C90.2 Plasmacytoma, extramedullary

Malignant plasma cell tumour NOS

Plasmacytoma NOS

Solitary myeloma

C91 淋巴样白血病
包 括：形态学编码为 M982，M9940-M9941，其动态编码为/3 者

C91.0 急性淋巴细胞白血病
不包括：慢性淋巴细胞白血病急性加重（C91.1）

C91.1 慢性淋巴细胞白血病
C91.2 亚急性淋巴细胞白血病
C91.3 幼淋巴细胞白血病
C91.4 多毛细胞白血病
白血病性网状内皮组织增殖
C91.5 成人 T-细胞白血病
C91.7 其他淋巴样白血病
C91.9 未特指的淋巴样白血病

C92 髓样白血病
包 括：白血病：
· 粒细胞
髓细胞
形态学编码为 M986-M988，M9930，其动态编码为/3 者

C92.0 急性髓样白血病
不包括：慢性髓样白血病的急性加重（C92.1）

C92.1 慢性髓样白血病
C92.2 亚急性髓样白血病
C92.3 髓样肉瘤
绿色瘤
粒细胞肉瘤
C92.4 急性早幼粒细胞白血病
C92.5 急性粒-单核细胞白血病
C92.7 其他髓样白血病
C92.9 未特指的髓样白血病

C93 单核细胞白血病
包 括：单核细胞样白血病
形态学编码为 M989，其动态编码为/3 者

C93.0 急性单核细胞白血病
不包括：慢性单核细胞白血病的急性加重（C93.1）

C93.1 慢性单核细胞白血病
C93.2 亚急性单核细胞白血病
C93.7 其他单核细胞白血病
C93.9 未特指的单核细胞白血病

C94 特指细胞类型的其他白血病
包 括：形态学编码为 M984，M9850，M9900，M9910，M9931-M9932，其动态编码为/3 者
不包括：白血病性网状内皮细胞增殖（C91.4）
浆细胞白血病（C90.1）

C91 Lymphoid leukaemia
Includes: morphology codes M982, M9940-M9941 with behaviour code/3

C91.0 **Acute lymphoblastic leukaemia**
Excludes: acute exacerbation of chronic lymphocytic leukaemia(C91.1)

C91.1 **Chronic lymphocytic leukaemia**
C91.2 **Subacute lymphocytic leukaemia**
C91.3 **Prolymphocytic leukaemia**
C91.4 **Hairy-cell leukaemia**
Leukaemic reticuloendotheliosis
C91.5 **Adult T-cell leukaemia**
C91.7 **Other lymphoid leukaemia**
C91.9 **Lymphoid leukaemia, unspecified**

C92 Myeloid leukaemia
Includes: leukaemia:
· granulocytic
· myelogenous
morphology codes M986-M988, M9930 with behaviour code/3

C92.0 **Acute myeloid leukaemia**
Excludes: acute exacerbation of chronic myeloid leukaemia (C92.1)

C92.1 **Chronic myeloid leukaemia**
C92.2 **Subacute myeloid leukaemia**
C92.3 **Myeloid sarcoma**
Chloroma
Granulocytic sarcoma
C92.4 **Acute promyelocytic leukaemia**
C92.5 **Acute myelomonocytic leukaemia**
C92.7 **Other myeloid leukaemia**
C92.9 **Myeloid leukaemia, unspecified**

C93 Monocytic leukaemia
Includes: monocytoid leukaemia
morphology code M989 with behaviour code/3

C93.0 **Acute monocytic leukaemia**
Excludes: acute exacerbation of chronic monocytic leukaemia(C93.1)

C93.1 **Chronic monocytic leukaemia**
C93.2 **Subacute monocytic leukaemia**
C93.7 **Other monocytic leukaemia**
C93.9 **Monocytic leukaemia, unspecified**

C94 Other leukaemias of specified cell type
Includes: morphology codes M984, M9850, M9900, M9910, M9931-M9932 with behaviour code/3
Excludes: leukaemic reticuloendotheliosis(C91.4)
plasma cell leukaemia (C90.1)

C94.0 急性红细胞增多症和红白血病
急性红细胞性骨髓增殖症
迪古列尔莫病
C94.1 慢性红细胞增多症
海尔迈尔-舍纳病
C94.2 急性原巨核细胞白血病
白血病：
· 原巨核细胞(急性)
· 巨核细胞(急性)
C94.3 肥大细胞白血病
C94.4 急性全骨髓增殖症
C94.5 急性骨髓纤维化
C94.7 其他特指的白血病
淋巴肉瘤细胞白血病

C95 未特指细胞类型的白血病

包 括：形态学编码为 M980，其动态编码为/3 者

C95.0 未特指细胞类型的急性白血病
母细胞白血病
干细胞白血病
不包括：未特指的慢性白血病急性加重(C95.1)
C95.1 未特指细胞类型的慢性白血病
C95.2 未特指细胞类型的亚急性白血病
C95.7 未特指细胞类型的其他白血病
C95.9 未特指的白血病

C96 淋巴、造血和有关组织其他和未特指的恶性肿瘤

包 括：形态学编码为 M972，M974，动态编码为/3 者

C96.0 莱特雷尔-西韦病
非脂(类)：
· 网状内皮组织增殖
· 网状细胞增多
C96.1 恶性组织细胞增多症
组织细胞髓性网状细胞增多
C96.2 恶性肥大细胞瘤
恶性：
· 肥大细胞瘤
· 肥大细胞增多症
肥大细胞肉瘤
不包括：肥大细胞白血病(C94.3)
肥大细胞增多症(皮的)(Q82.2)
C96.3 真性组织细胞淋巴瘤
C96.7 淋巴、造血和有关组织其他特指的恶性肿瘤
C96.9 淋巴、造血和有关组织未特指的恶性肿瘤

C94.0 Acute erythraemia and erythroleukaemia
Acute erythraemic myelosis
Di Guglielmo's disease
C94.1 Chronic erythraemia
Heilmeyer-Schöner disease
C94.2 Acute megakaryoblastic leukaemia
Leukaemia:
· megakaryoblastic (acute)
· megakaryocytic (acute)
C94.3 Mast cell leukaemia
C94.4 Acute panmyelosis
C94.5 Acute myelofibrosis
C94.7 Other specified leukaemias
Lymphosarcoma cell leukaemia

C95 Leukaemia of unspecified cell type

Includes: morphology code M980 with behaviour code/3

C95.0 Acute leukaemia of unspecified cell type
Blast cell leukaemia
Stem cell leukaemia
Excludes: acute exacerbation of unspecified chronic leukaemia (C95.1)
C95.1 Chronic leukaemia of unspecified cell type
C95.2 Subacute leukaemia of unspecified cell type
C95.7 Other leukaemia of unspecified cell type
C95.9 Leukaemia, unspecified

C96 Other and unspecified malignant neoplasms of lymphoid, haematopoietic and related tissue

Includes: morphology codes M972, M974 with behaviour code/3

C96.0 Letterer-Siwe disease
Nonlipid:
· reticuloendotheliosis
· reticulosis
C96.1 Malignant histiocytosis
Histiocytic medullary reticulosis
C96.2 Malignant mast cell tumour
Malignant:
· mastocytoma
· mastocytosis
Mast cell sarcoma
Excludes: mast cell leukaemia (C94.3)
mastocytosis (cutaneous) (Q82.2)
C96.3 True histiocytic lymphoma
C96.7 Other specified malignant neoplasms of lymphoid, haematopoietic and related tissue
C96.9 Malignant neoplasm of lymphoid, haema-topoietic and related tissue, unspecified

独立(原发)多个部位的恶性肿瘤(C97)

C97 独立(原发)多个部位的恶性肿瘤

注:本类目的使用应参考第二卷死亡编码规则和准则。

原位肿瘤(D00-D09)

注:许多原位肿瘤被认为是位于发育异常和侵袭性癌之间形态学变化的连续统一体内。例如:宫颈上皮内肿瘤(CIN)被认定有三级,其第三级(CIN Ⅲ)包括重度发育异常和原位癌。这个分级系统已经扩大到其他器官,如外阴和阴道。描述为Ⅲ级的上皮内肿瘤,不管提及或未提及重度发育异常,均指定于这一节,而Ⅰ级和Ⅱ级的则按照所累及的器官系统的发育异常进行分类并应编码于相应的身体系统章节内。

包 括:鲍恩[博温]病
增殖性红斑
形态学编码的动态编码为/2 者
凯拉增殖性红斑

D00 口腔、食管和胃原位癌

不包括:原位黑色素瘤(D03. -)

D00.0 唇、口腔和咽原位癌
杓状会厌褶:
· NOS
· 咽下面
· 边缘区
唇红缘
不包括:杓状会厌褶,喉面(D02.0)
会厌:
· NOS(D02.0)
· 舌骨上部分(D02.0)
唇皮肤(D03.0,D04.0)

D00.1 食管原位癌

D00.2 胃原位癌

Malignant neoplasms of independent (primary) multiple sites (C97)

C97 Malignant neoplasms of independent (primary) multiple sites

Note: For use of this category, reference should be made to the mortality coding rules and guidelines in Volume 2.

In situ neoplasms (D00-D09)

Note: Many in situ neoplasms are regarded as being located within a continuum of morphological change between dysplasia and invasive cancer. For example, for cervical intraepithelial neoplasia (CIN) three grades are recognized, the third of which (CIN Ⅲ) includes both severe dysplasia and carcinoma in situ. This system of grading has been extended to other organs, such as vulva and vagina. Descriptions of grade Ⅲ intraepithelial neoplasia, with or without mention of severe dysplasia, are assigned to this section; grades Ⅰ and Ⅱ are classified as dysplasia of the organ system involved and should be coded to the relevant body system chapter.

Includes: Bowen's disease
erythroplasia
morphology codes with behaviour code/2
Queyrat's erythroplasia

D00 Carcinoma in situ of oral cavity, oesophagus and stomach

Excludes: melanoma in situ (D03. -)

D00.0 Lip, oral cavity and pharynx
Aryepiglottic fold:
· NOS
· hypopharyngeal aspect
· marginal zone
Vermilion border of lip
Excludes: aryepiglottic fold, laryngeal aspect (D02.0)
epiglottis:
· NOS (D02.0)
· suprahyoid portion (D02.0)
skin of lip (D03.0, D04.0)

D00.1 Oesophagus

D00.2 Stomach

D01 消化器官其他和未特指的原位癌

不包括：原位黑色素瘤(D03.-)

D01.0 结肠原位癌
不包括：直肠乙状结肠连接处(D01.1)

D01.1 直肠乙状结肠连接处原位癌

D01.2 直肠原位癌

D01.3 肛门和肛管原位癌
不包括：肛门：
· 边缘(D03.5,D04.5)
· 皮肤(D03.5,D04.5)
肛周皮肤(D03.5,D04.5)

D01.4 肠其他和未特指部位的原位癌
不包括：法特壶腹(D01.5)

D01.5 肝、胆囊和胆道原位癌
法特壶腹

D01.7 消化器官其他特指的原位癌
胰

D01.9 消化器官未特指的原位癌

D02 中耳和呼吸系统原位癌

不包括：原位黑色素瘤(D03.-)

D02.0 喉原位癌
杓状会厌褶,喉面
会厌(舌骨上部分)
不包括：杓状会厌褶：
· NOS(D00.0)
· 咽下面(D00.0)
· 边缘区(D00.0)

D02.1 气管原位癌

D02.2 支气管和肺原位癌

D02.3 呼吸系统其他部位的原位癌
鼻旁窦
中耳
鼻腔
不包括：(外)耳(皮肤)(D03.2,D04.2)
鼻：
· NOS(D09.7)
· 皮肤(D03.3,D04.3)

D02.4 呼吸系统未特指的原位癌

D03 原位黑色素瘤

包　括：形态学编码为 M872-879,其动态编码为/2 者

D03.0 唇原位黑色素瘤

D03.1 眼睑(包括眦)原位黑色素瘤

D03.2 耳和外耳道原位黑色素瘤

D03.3 面部其他和未特指部位的原位黑色素瘤

D01 Carcinoma in situ of other and unspecified digestive organs

Excludes: melanoma in situ (D03.-)

D01.0 **Colon**
Excludes: rectosigmoid junction (D01.1)

D01.1 **Rectosigmoid junction**

D01.2 **Rectum**

D01.3 **Anus and anal canal**
Excludes: anal:
· margin (D03.5, D04.5)
· skin (D03.5, D04.5)
perianal skin (D03.5, D04.5)

D01.4 **Other and unspecified parts of intestine**
Excludes: ampulla of Vater (D01.5)

D01.5 **Liver, gallbladder and bile ducts**
Ampulla of Vater

D01.7 **Other specified digestive organs**
Pancreas

D01.9 **Digestive organ, unspecified**

D02 Carcinoma in situ of middle ear and respiratory system

Excludes: melanoma in situ (D03.-)

D02.0 **Larynx**
Aryepiglottic fold, laryngeal aspect
Epiglottis (suprahyoid portion)
Excludes: aryepiglottic fold:
· NOS (D00.0)
· hypopharyngeal aspect (D00.0)
· marginal zone (D00.0)

D02.1 **Trachea**

D02.2 **Bronchus and lung**

D02.3 **Other parts of respiratory system**
Accessory sinuses
Middle ear
Nasal cavities
Excludes: ear (external) (skin) (D03.2, D04.2)
nose:
· NOS (D09.7)
· skin (D03.3, D04.3)

D02.4 **Respiratory system, unspecified**

D03 Melanoma in situ

Includes: morphology codes M872-M879 with behaviour code/2

D03.0 **Melanoma in situ of lip**

D03.1 **Melanoma in situ of eyelid, including canthus**

D03.2 **Melanoma in situ of ear and external auricular canal**

D03.3 **Melanoma in situ of other and unspecified parts of face**

D03.4 头皮和颈部原位黑色素瘤
D03.5 躯干原位黑色素瘤
肛门:
· 边缘
· 皮肤
乳房(皮肤)(软组织)
肛周皮肤
D03.6 上肢(包括肩)原位黑色素瘤
D03.7 下肢(包括髋)原位黑色素瘤
D03.8 其他部位的原位黑色素瘤
D03.9 未特指的原位黑色素瘤

D04 皮肤原位癌
不包括: 凯拉增殖性红斑(阴茎)NOS (D07.4)
原位黑色素瘤(D03. -)
D04.0 唇皮肤原位癌
不包括: 唇红缘(D00.0)
D04.1 眼睑(包括眦)皮肤原位癌
D04.2 耳和外耳道皮肤原位癌
D04.3 面部其他和未特指部位皮肤的原位癌
D04.4 头皮和颈部皮肤原位癌
D04.5 躯干皮肤原位癌
肛门:
· 边缘
· 皮肤
肛周皮肤
乳房皮肤
不包括: 肛门 NOS(D01.3)
生殖器官皮肤(D07. -)
D04.6 上肢(包括肩)皮肤原位癌
D04.7 下肢(包括髋)皮肤原位癌
D04.8 皮肤其他部位的原位癌
D04.9 皮肤未特指的原位癌

D05 乳房原位癌
不包括: 乳房皮肤原位癌(D04.5)
乳房(皮肤)原位黑色素瘤 (D03.5)
D05.0 乳房小叶原位癌
D05.1 乳房导管原位癌
D05.7 乳房其他部位的原位癌
D05.9 乳房未特指的原位癌

D06 宫颈原位癌
包 括: 宫颈上皮内肿瘤[CIN],Ⅲ级,提及或未提及重度发育不良
不包括: 宫颈原位黑色素瘤(D03.5)
宫颈重度发育不良 NOS (N87.2)
D06.0 宫颈内膜原位癌
D06.1 宫颈外膜原位癌

D03.4 **Melanoma in situ of scalp and neck**
D03.5 **Melanoma in situ of trunk**
Anal:
· margin
· skin
Breast (skin) (soft tissue)
Perianal skin
D03.6 **Melanoma in situ of upper limb, including shoulder**
D03.7 **Melanoma in situ of lower limb, including hip**
D03.8 **Melanoma in situ of other sites**
D03.9 **Melanoma in situ, unspecified**

D04 Carcinoma in situ of skin
Excludes: erythroplasia of Queyrat (penis) NOS (D07.4)
melanoma in situ (D03. -)
D04.0 **Skin of lip**
Excludes: vermilion border of lip (D00.0)
D04.1 **Skin of eyelid, including canthus**
D04.2 **Skin of ear and external auricular canal**
D04.3 **Skin of other and unspecified parts of face**
D04.4 **Skin of scalp and neck**
D04.5 **Skin of trunk**
Anal:
· margin
· skin
Perianal skin
Skin of breast
Excludes: anus NOS (D01.3)
skin of genital organs (D07. -)
D04.6 **Skin of upper limb, including shoulder**
D04.7 **Skin of lower limb, including hip**
D04.8 **Skin of other sites**
D04.9 **Skin, unspecified**

D05 Carcinoma in situ of breast
Excludes: carcinoma in situ of skin of breast (D04.5)
melanoma in situ of breast (skin) (D03.5)
D05.0 **Lobular Carcinoma in situ**
D05.1 **Intraductal Carcinoma in situ**
D05.7 **Other carcinoma in situ of breast**
D05.9 **Carcinoma in situ of breast, unspecified**

D06 Carcinoma in situ of cervix uteri
Includes: cervical intraepithelial neoplasia [CIN], grade Ⅲ, with or without mention of severe dysplasia
Excludes: melanoma in situ of cervix (D03.5)
severe dysplasia of cervix NOS (N87.2)
D06.0 **Endocervix**
D06.1 **Exocervix**

D06.7 宫颈其他部位的原位癌
D06.9 宫颈未特指的原位癌

D07 生殖器官其他和未特指的原位癌

不包括：原位黑色素瘤（D03.5）

D07.0 子宫内膜原位癌
D07.1 外阴原位癌
外阴上皮内肿瘤［VIN］，Ⅲ级，提及或未提及重度发育不良
不包括：外阴重度发育不良 NOS（N90.2）
D07.2 阴道原位癌
阴道上皮内肿瘤［VAIN］，Ⅲ级，提及或未提及重度发育不良
不包括：阴道重度发育不良 NOS（N89.2）
D07.3 女性生殖器官其他和未特指的原位癌
D07.4 阴茎原位癌
凯拉增殖性红斑 NOS
D07.5 前列腺原位癌
D07.6 男性生殖器官其他和未特指的原位癌

D09 其他和未特指部位的原位癌

不包括：原位黑色素瘤（D03.-）

D09.0 膀胱原位癌
D09.1 泌尿器官其他和未特指的原位癌
D09.2 眼原位癌
不包括：眼睑皮肤（D04.1）
D09.3 甲状腺和其他内分泌腺原位癌
不包括：内分泌胰腺（D01.7）
卵巢（D07.3）
睾丸（D07.6）
D09.7 其他特指部位的原位癌
D09.9 未特指的原位癌

D06.7 **Other parts of cervix**
D06.9 **Cervix, unspecified**

D07 Carcinoma in situ of other and unspecified genital organs

Excludes: melanoma in situ (D03.5)

D07.0 **Endometrium**
D07.1 **Vulva**
Vulvar intraepithelial neoplasia [VIN], grade Ⅲ, with or without mention of severe dysplasia
Excludes: severe dysplasia of vulva NOS (N90.2)
D07.2 **Vagina**
Vaginal intraepithelial neoplasia [VAIN], grade Ⅲ, with or without mention of severe dysplasia
Excludes: severe dysplasia of vagina NOS (N89.2)
D07.3 **Other and unspecified female genital organs**
D07.4 **Penis**
Erythroplasia of Queyrat NOS
D07.5 **Prostate**
D07.6 **Other and unspecified male genital organs**

D09 Carcinoma in situ of other and unspecified sites

Excludes: melanoma in situ (D03.-)

D09.0 **Bladder**
D09.1 **Other and unspecified urinary organs**
D09.2 **Eye**
Excludes: skin of eyelid (D04.1)
D09.3 **Thyroid and other endocrine glands**
Excludes: endocrine pancreas (D01.7)
ovary (D07.3)
testis (D07.6)
D09.7 **Carcinoma in situ of other specified sites**
D09.9 **Carcinoma in situ, unspecified**

良性肿瘤 (D10-D36)

包　括：形态学编码的动态编码为/0 者

D10 口和咽良性肿瘤

D10.0 唇良性肿瘤
唇(系带)(内面)(粘膜)(唇红缘)
不包括：唇皮肤(D22.0,D23.0)

D10.1 舌良性肿瘤
舌扁桃体

D10.2 口底良性肿瘤

D10.3 其他和未特指部位的口良性肿瘤
小涎腺 NOS
不包括：良性牙源性肿瘤(D16.4-D16.5)
唇粘膜(D10.0)
软腭的鼻咽表面(D10.6)

D10.4 扁桃体良性肿瘤
扁桃体(咽门)(腭的)
不包括：舌扁桃体(D10.1)
咽扁桃体(D10.6)
扁桃体：
·窝(D10.5)
·柱(D10.5)

D10.5 其他部位的口咽良性肿瘤
会厌,前面
扁桃体：
·窝
·柱
会咽谷
不包括：会厌：
·NOS(D14.1)
·舌骨上部分(D14.1)

D10.6 鼻咽良性肿瘤
咽扁桃体
鼻中隔后缘和鼻后孔

D10.7 咽下部良性肿瘤

D10.9 未特指的咽良性肿瘤

D11 大涎腺良性肿瘤

不包括：按解剖部位分类的特指的小涎腺良性肿瘤
小涎腺良性肿瘤 NOS(D10.3)

D11.0 腮腺良性肿瘤

D11.7 其他大涎腺的良性肿瘤
腺：
·舌下腺
·下颌下腺

D11.9 未特指的大涎腺良性肿瘤

Benign neoplasms (D10-D36)

Includes: morphology codes with behaviour code/0

D10 Benign neoplasm of mouth and pharynx

D10.0 Lip
Lip (frenulum) (inner aspect) (mucosa) (vermilion border)
Excludes: skin of lip (D22.0, D23.0)

D10.1 Tongue
Lingual tonsil

D10.2 Floor of mouth

D10.3 Other and unspecified parts of mouth
Minor salivary gland NOS
Excludes: benign odontogenic neoplasms (D16.4-D16.5)
mucosa of lips (D10.0)
nasopharyngeal surface of soft palate (D10.6)

D10.4 Tonsil
Tonsil (faucial) (palatine)
Excludes: lingual tonsil (D10.1)
pharyngeal tonsil (D10.6)
tonsillar:
· fossa (D10.5)
· pillars (D10.5)

D10.5 Other parts of oropharynx
Epiglottis, anterior aspect
Tonsillar:
· fossa
· pillars
Vallecula
Excludes: epiglottis:
· NOS (D14.1)
· suprahyoid portion (D14.1)

D10.6 Nasopharynx
Pharyngeal tonsil
Posterior margin of septum and choanae

D10.7 Hypopharynx

D10.9 Pharynx, unspecified

D11 Benign neoplasm of major salivary glands

Excludes: benign neoplasms of specified minor salivary glands which are classified according to their anatomical location
benign neoplasms of minor salivary glands NOS (D10.3)

D11.0 Parotid gland

D11.7 Other major salivary glands
Gland:
· sublingual
· submandibular

D11.9 Major salivary gland, unspecified

D12 结肠、直肠、肛门和肛管良性肿瘤

D12.0 盲肠良性肿瘤
回盲瓣
D12.1 阑尾良性肿瘤
D12.2 升结肠良性肿瘤
D12.3 横结肠良性肿瘤
结肠肝曲
结肠脾曲
D12.4 降结肠良性肿瘤
D12.5 乙状结肠良性肿瘤
D12.6 未特指的结肠良性肿瘤
结肠腺瘤病
大肠 NOS
结肠(遗传性)息肉病
D12.7 直肠乙状结肠连接处良性肿瘤
D12.8 直肠良性肿瘤
D12.9 肛门和肛管良性肿瘤
不包括：肛门：
· 边缘(D22.5,D23.5)
· 皮肤(D22.5,D23.5)
肛周皮肤(D22.5,D23.5)

D13 消化系统其他和不明确部位的良性肿瘤

D13.0 食管良性肿瘤
D13.1 胃良性肿瘤
D13.2 十二指肠良性肿瘤
D13.3 其他和未特指部位的小肠良性肿瘤
D13.4 肝良性肿瘤
肝内胆管
D13.5 肝外胆管良性肿瘤
D13.6 胰良性肿瘤
不包括：内分泌胰腺(D13.7)
D13.7 胰腺内分泌的良性肿瘤
胰岛细胞瘤
朗格汉斯胰岛
D13.9 消化系统内不明确部位的良性肿瘤
消化系统 NOS
肠 NOS
脾

D12 Benign neoplasm of colon, rectum, anus and anal canal

D12.0 Caecum
Ileocaecal valve
D12.1 Appendix
D12.2 Ascending colon
D12.3 Transverse colon
Hepatic flexure
Splenic flexure
D12.4 Descending colon
D12.5 Sigmoid colon
D12.6 Colon, unspecified
Adenomatosis of colon
Large intestine NOS
Polyposis (hereditary) of colon
D12.7 Rectosigmoid junction
D12.8 Rectum
D12.9 Anus and anal canal
Excludes: anal:
· margin (D22.5, D23.5)
· skin (D22.5, D23.5)
perianal skin (D22.5, D23.5)

D13 Benign neoplasm of other and ill-defined parts of digestive system

D13.0 Oesophagus
D13.1 Stomach
D13.2 Duodenum
D13.3 Other and unspecified parts of small intestine
D13.4 Liver
Intrahepatic bile ducts
D13.5 Extrahepatic bile ducts
D13.6 Pancreas
Excludes: endocrine pancreas (D13.7)
D13.7 Endocrine pancreas
Islet cell tumour
Islets of Langerhans
D13.9 Ill-defined sites within the digestive system
Digestive system NOS
Intestine NOS
Spleen

D14 中耳和呼吸系统良性肿瘤

D14.0 中耳、鼻腔和鼻旁窦良性肿瘤

鼻软骨

不包括：(外)耳道(D22.2,D23.2)

骨：
- 耳(D16.4)
- 鼻(D16.4)

耳软骨(D21.0)

(外)耳(皮肤)(D22.2,D23.2)

鼻：
- NOS(D36.7)
- 皮肤(D22.3,D23.3)

嗅球(D33.3)

(的)息肉：
- 鼻旁窦(J33.8)
- (中)耳(H74.4)
- 鼻(腔)(J33.-)

鼻中隔和鼻后孔的后边缘(D10.6)

D14.1 喉良性肿瘤

会厌(舌骨上部分)

不包括：会厌,前面(D10.5)

声带和喉息肉(J38.1)

D14.2 气管良性肿瘤

D14.3 支气管和肺良性肿瘤

D14.4 未特指的呼吸系统良性肿瘤

D15 胸腔内器官其他和未特指的良性肿瘤

不包括：间皮组织(D19.-)

D15.0 胸腺良性肿瘤

D15.1 心脏良性肿瘤

不包括：大血管(D21.3)

D15.2 纵隔良性肿瘤

D15.7 其他特指的胸腔内器官良性肿瘤

D15.9 未特指的胸腔内器官良性肿瘤

D16 骨和关节软骨良性肿瘤

不包括：结缔组织：
- 耳(D21.0)
- 眼睑(D21.0)
- 喉(D14.1)
- 鼻(D14.0)

滑膜(D21.-)

D16.0 肩胛骨和上肢长骨良性肿瘤

D16.1 上肢短骨良性肿瘤

D16.2 下肢长骨良性肿瘤

D16.3 下肢短骨良性肿瘤

D14 Benign neoplasm of middle ear and respiratory system

D14.0 Middle ear, nasal cavity and accessory sinuses

Cartilage of nose

Excludes: auricular canal (external) (D22.2, D23.2)

bone of:
- ear (D16.4)
- nose (D16.4)

cartilage of ear (D21.0)

ear (external) (skin) (D22.2, D23.2)

nose:
- NOS (D36.7)
- skin (D22.3, D23.3)

olfactory bulb (D33.3)

polyp (of):
- accessory sinus (J33.8)
- ear (middle) (H74.4)
- nasal (cavity) (J33.-)

posterior margin of septum and choanae (D10.6)

D14.1 Larynx

Epiglottis (suprahyoid portion)

Excludes: epiglottis, anterior aspect (D10.5)

polyp of vocal cord and larynx (J38.1)

D14.2 Trachea

D14.3 Bronchus and lung

D14.4 Respiratory system, unspecified

D15 Benign neoplasm of other and unspecified intrathoracic organs

Excludes: mesothelial tissue (D19.-)

D15.0 Thymus

D15.1 Heart

Excludes: great vessels (D21.3)

D15.2 Mediastinum

D15.7 Other specified intrathoracic organs

D15.9 Intrathoracic organ, unspecified

D16 Benign neoplasm of bone and articular cartilage

Excludes: connective tissue of:
- ear (D21.0)
- eyelid (D21.0)
- larynx (D14.1)
- nose (D14.0)

synovia (D21.-)

D16.0 Scapula and long bones of upper limb

D16.1 Short bones of upper limb

D16.2 Long bones of lower limb

D16.3 Short bones of lower limb

D16.4 颅骨和面骨良性肿瘤
上颌骨(上的)
眶骨
不包括：下颌骨(D16.5)
D16.5 下颌骨良性肿瘤
D16.6 脊柱良性肿瘤
不包括：骶骨和尾骨(D16.8)
D16.7 肋骨、胸骨和锁骨良性肿瘤
D16.8 骨盆骨、骶骨和尾骨良性肿瘤
D16.9 未特指的骨和关节软骨良性肿瘤

D16.4 **Bones of skull and face**
Maxilla (superior)
Orbital bone
Excludes: lower jaw bone (D16.5)
D16.5 **Lower jaw bone**
D16.6 **Vertebral column**
Excludes: sacrum and coccyx (D16.8)
D16.7 **Ribs, sternum and clavicle**
D16.8 **Pelvic bones, sacrum and coccyx**
D16.9 **Bone and articular cartilage, unspecified**

D17 良性脂肪瘤样肿瘤

包 括：形态学编码为 M885-M888，其动态编码为/0 者
D17.0 头、面和颈部皮肤和皮下组织良性脂肪瘤样肿瘤
D17.1 躯干皮肤和皮下组织良性脂肪瘤样肿瘤
D17.2 四肢皮肤和皮下组织良性脂肪瘤样肿瘤
D17.3 其他和未特指部位的皮肤和皮下组织良性脂肪瘤样肿瘤
D17.4 胸腔内器官良性脂肪瘤样肿瘤
D17.5 腹腔内器官良性脂肪瘤样肿瘤
不包括：腹膜和腹膜后腔的(D17.7)
D17.6 精索良性脂肪瘤样肿瘤
D17.7 其他部位的良性脂肪瘤样肿瘤
腹膜
腹膜后腔
D17.9 未特指的良性脂肪瘤样肿瘤
脂肪瘤 NOS

D17 Benign lipomatous neoplasm

Includes: morphology codes M885-M888 with behaviour code/0
D17.0 **Benign lipomatous neoplasm of skin and subcutaneous tissue of head, face and neck**
D17.1 **Benign lipomatous neoplasm of skin and subcutaneous tissue of trunk**
D17.2 **Benign lipomatous neoplasm of skin and subcutaneous tissue of limbs**
D17.3 **Benign lipomatous neoplasm of skin and subcutaneous tissue of other and unspecified sites**
D17.4 **Benign lipomatous neoplasm of intrathoracic organs**
D17.5 **Benign lipomatous neoplasm of intra-abdominal organs**
Excludes: peritoneum and retroperitoneum (D17.7)
D17.6 **Benign lipomatous neoplasm of spermatic cord**
D17.7 **Benign lipomatous neoplasm of other sites**
Peritoneum
Retroperitoneum
D17.9 **Benign lipomatous neoplasm, unspecified**
Lipoma NOS

D18 血管瘤和淋巴管瘤，任何部位

包 括：形态学编码为 M912-M917，其动态编码为/0 者
不包括：蓝痣或色素痣(D22. -)
D18.0 血管瘤，任何部位
血管瘤 NOS
D18.1 淋巴管瘤，任何部位

D18 Haemangioma and lymphangioma, any site

Includes: morphology codes M912-M917 with behaviour code/0
Excludes: blue or pigmented naevus (D22. -)
D18.0 **Haemangioma, any site**
Angioma NOS
D18.1 **Lymphangioma, any site**

D19 间皮组织良性肿瘤

包 括：形态学编码为 M905，其动态编码为/0 者
D19.0 胸膜间皮组织良性肿瘤
D19.1 腹膜间皮组织良性肿瘤
D19.7 其他部位的间皮组织良性肿瘤
D19.9 未特指的间皮组织良性肿瘤
良性间皮瘤 NOS

D19 Benign neoplasm of mesothelial tissue

Includes: morphology code M905 with behaviour code/0
D19.0 **Mesothelial tissue of pleura**
D19.1 **Mesothelial tissue of peritoneum**
D19.7 **Mesothelial tissue of other sites**
D19.9 **Mesothelial tissue, unspecified**
Benign mesothelioma NOS

D20 腹膜后腔和腹膜软组织良性肿瘤

不包括：腹膜和腹膜后腔良性脂肪瘤样肿瘤 D17.7）
间皮组织(D19. -)

D20.0 腹膜后腔良性肿瘤
D20.1 腹膜良性肿瘤

D20 Benign neoplasm of soft tissue of retroperitoneum and peritoneum

Excludes: benign lipomatous neoplasm of peritoneum and retroperitoneum (D17.7)
mesothelial tissue (D19. -)

D20.0 Retroperitoneum
D20.1 Peritoneum

D21 结缔组织和其他软组织的其他良性肿瘤

包 括：血管
粘液囊
软骨
筋膜
脂肪
韧带，除外子宫韧带
淋巴隙
肌肉
滑膜
腱(鞘)

不包括：软骨：
· 关节(D16. -)
· 喉(D14.1)
· 鼻(D14.0)
乳房结缔组织(D24)
血管瘤(D18.0)
脂肪瘤样肿瘤(D17. -)
淋巴管瘤(D18.1)
周围神经和自主神经系统(D36.1)
腹膜(D20.1)
腹膜后腔(D20.0)
子宫：
· 平滑肌瘤(D25. -)
· 韧带，任何(D28.2)
血管组织(D18. -)

D21.0 头、面和颈部结缔组织和其他软组织的良性肿瘤
结缔组织：
· 耳
· 眼睑
不包括：眶结缔组织(D31.6)

D21.1 上肢结缔组织和其他软组织良性肿瘤，包括肩

D21.2 下肢结缔组织和其他软组织良性肿瘤，包括髋

D21.3 胸部结缔组织和其他软组织良性肿瘤
腋
膈
大血管
不包括：心脏(D15.1)
纵隔(D15.2)
胸腺(D15.0)

D21 Other benign neoplasms of connective and other soft tissue

Includes: blood vessel
bursa
cartilage
fascia
fat
ligament, except uterine
lymphatic channel
muscle
synovia
tendon (sheath)

Excludes: cartilage:
· articular (D16. -)
· larynx (D14.1)
· nose (D14.0)
connective tissue of breast (D24)
haemangioma (D18.0)
lipomatous neoplasm (D17. -)
lymphangioma (D18.1)
peripheral nerves and autonomic nervous system (D36.1)
peritoneum (D20.1)
retroperitoneum (D20.0)
uterine:
· leiomyoma (D25. -)
· ligament, any (D28.2)
vascular tissue (D18. -)

D21.0 Connective and other soft tissue of head, face and neck
Connective tissue of:
· ear
· eyelid
Excludes: connective tissue of orbit (D31.6)

D21.1 Connective and other soft tissue of upper limb, including shoulder

D21.2 Connective and other soft tissue of lower limb, including hip

D21.3 Connective and other soft tissue of thorax
Axilla
Diaphragm
Great vessels
Excludes: heart (D15.1)
mediastinum (D15.2)
thymus (D15.0)

D21.4 腹部结缔组织和其他软组织良性肿瘤
D21.5 盆腔结缔组织和其他软组织良性肿瘤
不包括：子宫：
· 平滑肌瘤(D25.-)
· 韧带，任何(D28.2)
D21.6 躯干结缔组织和其他软组织未特指的良性肿瘤
背 NOS
D21.9 未特指的结缔组织和其他软组织良性肿瘤

D22 黑素细胞痣

包 括：形态学编码为 M872-M879，其动态编码为/0 者
痣：
· NOS
· 蓝
· 毛
· 色素
D22.0 唇黑素细胞痣
D22.1 眼睑(包括眦)黑素细胞痣
D22.2 耳和外耳道黑素细胞痣
D22.3 其他和未特指部位的面部黑素细胞痣
D22.4 头皮和颈部黑素细胞痣
D22.5 躯干黑素细胞痣
肛门：
· 边缘
· 皮肤
肛周皮肤
乳房皮肤
D22.6 上肢(包括肩)黑素细胞痣
D22.7 下肢(包括髋)黑素细胞痣
D22.9 未特指的黑素细胞痣

D23 皮肤其他良性肿瘤

包 括：良性肿瘤：
· 毛囊
· 皮脂腺
· 汗腺
不包括：良性脂肪瘤样肿瘤(D17.0-D17.3)
黑素细胞痣(D22.-)
D23.0 唇皮肤良性肿瘤
不包括：唇红缘(D10.0)
D23.1 眼睑(包括眦)皮肤良性肿瘤
D23.2 耳和外耳道皮肤良性肿瘤
D23.3 面部其他和未特指部位皮肤的良性肿瘤
D23.4 头皮和颈部皮肤良性肿瘤

D21.4 Connective and other soft tissue of abdomen
D21.5 Connective and other soft tissue of pelvis
Excludes: uterine:
· leiomyoma (D25.-)
· ligament, any (D28.2)
D21.6 Connective and other soft tissue of trunk, unspecified
Back NOS
D21.9 Connective and other soft tissue, unspecified

D22 Melanocytic naevi

Includes: morphology codes M872-M879 with behaviour code/0
naevus:
· NOS
· blue
· hairy
· pigmented
D22.0 Melanocytic naevi of lip
D22.1 Melanocytic naevi of eyelid, including canthus
D22.2 Melanocytic naevi of ear and external auricular canal
D22.3 Melanocytic naevi of other and unspecified parts of face
D22.4 Melanocytic naevi of scalp and neck
D22.5 Melanocytic naevi of trunk
Anal:
· margin
· skin
Perianal skin
Skin of breast
D22.6 Melanocytic naevi of upper limb, including shoulder
D22.7 Melanocytic naevi of lower limb, including hip
D22.9 Melanocytic naevi, unspecified

D23 Other benign neoplasms of skin

Includes: benign neoplasm of:
· hair follicles
· sebaceous glands
· sweat glands
Excludes: benign lipomatous neoplasms (D17.0-D17.3)
melanocytic naevi (D22.-)
D23.0 Skin of lip
Excludes: vermilion border of lip (D10.0)
D23.1 Skin of eyelid, including canthus
D23.2 Skin of ear and external auricular canal
D23.3 Skin of other and unspecified parts of face
D23.4 Skin of scalp and neck

D23.5	**躯干皮肤良性肿瘤** 肛门: ·边缘 ·皮肤 肛周皮肤 乳房皮肤 **不包括:** 肛门 NOS(D12.9) 生殖器官的皮肤(D28-D29)	**D23.5**	**Skin of trunk** Anal: · margin · skin Perianal skin Skin of breast **Excludes:** anus NOS (D12.9) skin of genital organs (D28-D29)
D23.6	**上肢(包括肩)皮肤良性肿瘤**	**D23.6**	**Skin of upper limb, including shoulder**
D23.7	**下肢(包括髋)皮肤良性肿瘤**	**D23.7**	**Skin of lower limb, including hip**
D23.9	**未特指的皮肤良性肿瘤**	**D23.9**	**Skin, unspecified**

D24 乳房良性肿瘤 / D24 Benign neoplasm of breast

乳房:
·结缔组织
·软组织
不包括: 良性乳腺发育不良(N60.-)
乳房皮肤(D22.5,D23.5)

Breast:
· connective tissue
· soft parts
Excludes: benign mammary dysplasia(N60.-)
skin of breast (D22.5, D23.5)

D25 子宫平滑肌瘤 / D25 Leiomyoma of uterus

包 括: 子宫良性肿瘤,其形态学编码为 M889,动态编码为/0者
子宫纤维肌瘤

Includes: benign neoplasms of uterus with morphology code M889 and behaviour code/0
fibromyoma of uterus

D25.0	**子宫粘膜下平滑肌瘤**	**D25.0**	**Submucous leiomyoma of uterus**
D25.1	**子宫壁内平滑肌瘤**	**D25.1**	**Intramural leiomyoma of uterus**
D25.2	**子宫浆膜下层平滑肌瘤**	**D25.2**	**Subserosal leiomyoma of uterus**
D25.9	**未特指的子宫平滑肌瘤**	**D25.9**	**Leiomyoma of uterus, unspecified**

D26 子宫其他良性肿瘤 / D26 Other benign neoplasms of uterus

D26.0	**宫颈良性肿瘤**	**D26.0**	**Cervix uteri**
D26.1	**子宫体良性肿瘤**	**D26.1**	**Corpus uteri**
D26.7	**其他部位的子宫良性肿瘤**	**D26.7**	**Other parts of uterus**
D26.9	**未特指的子宫良性肿瘤**	**D26.9**	**Uterus, unspecified**

D27 卵巢良性肿瘤 / D27 Benign neoplasm of ovary

D28 女性生殖器官其他和未特指的良性肿瘤 / D28 Benign neoplasm of other and unspecified female genital organs

包 括: 腺瘤样息肉
女性生殖器官皮肤

Includes: adenomatous polyp
skin of female genital organs

D28.0	**外阴良性肿瘤**	**D28.0**	**Vulva**
D28.1	**阴道良性肿瘤**	**D28.1**	**Vagina**
D28.2	**输卵管和子宫韧带良性肿瘤** 输卵管 子宫(阔)(圆)韧带	**D28.2**	**Uterine tubes and ligaments** Fallopian tube Uterine ligament (broad)(round)
D28.7	**其他特指的女性生殖器官良性肿瘤**	**D28.7**	**Other specified female genital organs**
D28.9	**未特指的女性生殖器官良性肿瘤**	**D28.9**	**Female genital organ, unspecified**

D29 男性生殖器官良性肿瘤

包　括：男性生殖器官皮肤

D29.0 **阴茎良性肿瘤**

D29.1 **前列腺良性肿瘤**

不包括： 前列腺增生(腺瘤样)(N40)

前列腺：
· 肥大(N40)
· 增生(N40)

D29.2 **睾丸良性肿瘤**

D29.3 **附睾良性肿瘤**

D29.4 **阴囊良性肿瘤**

阴囊皮肤

D29.7 **其他男性生殖器官良性肿瘤**

精囊
精索
鞘膜

D29.9 **未特指的男性生殖器官良性肿瘤**

D30 泌尿器官良性肿瘤

D30.0 **肾良性肿瘤**

不包括： 肾：
· 盏(D30.1)
· 盂(D30.1)

D30.1 **肾盂良性肿瘤**

D30.2 **输尿管良性肿瘤**

不包括： 膀胱输尿管口(D30.3)

D30.3 **膀胱良性肿瘤**

膀胱……口：
· 尿道
· 输尿管

D30.4 **尿道良性肿瘤**

不包括： 膀胱尿道口(D30.3)

D30.7 **其他泌尿器官良性肿瘤**

尿道旁腺

D30.9 **未特指的泌尿器官良性肿瘤**

泌尿系统 NOS

D31 眼和附器良性肿瘤

不包括： 眼睑结缔组织(D21.0)
视神经(D33.3)
眼睑皮肤(D22.1,D23.1)

D31.0 **结合膜良性肿瘤**

D31.1 **角膜良性肿瘤**

D31.2 **视网膜良性肿瘤**

D31.3 **脉络膜良性肿瘤**

D31.4 **睫状体良性肿瘤**

眼球

D31.5 **泪腺和泪管良性肿瘤**

泪囊
鼻泪管

D29 Benign neoplasm of male genital organs

Includes: skin of male genital organs

D29.0 **Penis**

D29.1 **Prostate**

Excludes: hyperplasia of prostate (adenomatous) (N40)

prostatic:
· enlargement (N40)
· hypertrophy (N40)

D29.2 **Testis**

D29.3 **Epididymis**

D29.4 **Scrotum**

Skin of scrotum

D29.7 **Other male genital organs**

Seminal vesicle
Spermatic cord
Tunica vaginalis

D29.9 **Male genital organ, unspecified**

D30 Benign neoplasm of urinary organs

D30.0 **Kidney**

Excludes: renal:
· calyces (D30.1)
· pelvis (D30.1)

D30.1 **Renal pelvis**

D30.2 **Ureter**

Excludes: ureteric orifice of bladder (D30.3)

D30.3 **Bladder**

Orifice of bladder:
· urethral
· ureteric

D30.4 **Urethra**

Excludes: urethral orifice of bladder (D30.3)

D30.7 **Other urinary organs**

Paraurethral glands

D30.9 **Urinary organ, unspecified**

Urinary system NOS

D31 Benign neoplasm of eye and adnexa

Excludes: connective tissue of eyelid (D21.0)
optic nerve (D33.3)
skin of eyelid (D22.1, D23.1)

D31.0 **Conjunctiva**

D31.1 **Cornea**

D31.2 **Retina**

D31.3 **Choroid**

D31.4 **Ciliary body**

Eyeball

D31.5 **Lacrimal gland and duct**

Lacrimal sac
Nasolacrimal duct

D31.6	**未特指的眶良性肿瘤** 眶结缔组织 眼外肌 眶周围神经 球后组织 眼后组织 **不包括：**眶骨(D16.4)	**D31.6**	**Orbit, unspecified** Connective tissue of orbit Extraocular muscle Peripheral nerves of orbit Retrobulbar tissue Retro-ocular tissue **Excludes:** orbital bone (D16.4)
D31.9	**未特指的眼良性肿瘤**	**D31.9**	**Eye, unspecified**
D32	**脑脊膜良性肿瘤**	**D32**	**Benign neoplasm of meninges**
D32.0	**脑膜良性肿瘤**	**D32.0**	**Cerebral meninges**
D32.1	**脊(髓)膜良性肿瘤**	**D32.1**	**Spinal meninges**
D32.9	**未特指的脑脊膜良性肿瘤** 脑膜瘤 NOS	**D32.9**	**Meninges, unspecified** Meningioma NOS
D33	**脑和中枢神经系统其他部位的良性肿瘤** **不包括：**血管瘤(D18.0) 脑脊膜(D32.-) 周围神经和自主神经系统(D36.1) 眼后组织(D31.6)	**D33**	**Benign neoplasm of brain and other parts of central nervous system** **Excludes:** angioma (D18.0) meninges (D32.-) peripheral nerves and autonomic nervous system (D36.1) retro-ocular tissue (D31.6)
D33.0	**脑幕上的良性肿瘤** 脑室 大脑 额叶 枕叶 顶叶 颞叶 **不包括：**第四脑室(D33.1)	**D33.0**	**Brain, supratentorial** Cerebral ventricle Cerebrum Frontal lobe Occipital lobe Parietal lobe Temporal lobe **Excludes:** fourth ventricle (D33.1)
D33.1	**脑幕下的良性肿瘤** 脑干 小脑 第四脑室	**D33.1**	**Brain, infratentorial** Brain stem Cerebellum Fourth ventricle
D33.2	**脑未特指的良性肿瘤**	**D33.2**	**Brain, unspecified**
D33.3	**脑神经良性肿瘤** 嗅球	**D33.3**	**Cranial nerves** Olfactory bulb
D33.4	**脊髓良性肿瘤**	**D33.4**	**Spinal cord**
D33.7	**其他特指部位的中枢神经系统良性肿瘤**	**D33.7**	**Other specified parts of central nervous system**
D33.9	**未特指的中枢神经系统良性肿瘤** (中枢)神经系统 NOS	**D33.9**	**Central nervous system, unspecified** Nervous system (central) NOS
D34	**甲状腺良性肿瘤**	**D34**	**Benign neoplasm of thyroid gland**
D35	**内分泌腺其他和未特指的良性肿瘤** **不包括：**内分泌胰腺(D13.7) 卵巢(D27) 睾丸(D29.2) 胸腺(D15.0)	**D35**	**Benign neoplasm of other and unspecified endocrine glands** **Excludes:** endocrine pancreas (D13.7) ovary (D27) testis (D29.2) thymus (D15.0)
D35.0	**肾上腺良性肿瘤**	**D35.0**	**Adrenal gland**

D35.1 甲状旁腺良性肿瘤
D35.2 垂体良性肿瘤
D35.3 颅咽管良性肿瘤
D35.4 松果体良性肿瘤
D35.5 颈动脉体良性肿瘤
D35.6 主动脉体和其他节旁体良性肿瘤
D35.7 其他特指内分泌腺的良性肿瘤
D35.8 累及多个腺体的良性肿瘤
D35.9 未特指的内分泌腺良性肿瘤

D35.1 **Parathyroid gland**
D35.2 **Pituitary gland**
D35.3 **Craniopharyngeal duct**
D35.4 **Pineal gland**
D35.5 **Carotid body**
D35.6 **Aortic body and other paraganglia**
D35.7 **Other specified endocrine glands**
D35.8 **Pluriglandular involvement**
D35.9 **Endocrine gland, unspecified**

D36 其他和未特指部位的良性肿瘤

D36.0 淋巴结良性肿瘤
D36.1 周围神经和自主神经系统良性肿瘤

不包括：眶周围神经(D31.6)

D36.7 其他特指部位的良性肿瘤
鼻 NOS
D36.9 未特指部位的良性肿瘤

D36 Benign neoplasm of other and unspecified sites

D36.0 **Lymph nodes**
D36.1 **Peripheral nerves and autonomic nervous system**

Excludes: peripheral nerves of orbit (D31.6)

D36.7 **Other specified sites**
Nose NOS
D36.9 **Benign neoplasm of unspecified site**

动态未定或动态未知的肿瘤(D37-D48)

注：类目D37-D48按照部位分类动态未定或动态未知的肿瘤，即：良性恶性尚未确定的肿瘤。它们在肿瘤形态学分类中被指定的动态编码为/1。

Neoplasms of uncertain or unknown behaviour (D37-D48)

Note: Categories D37-D48 classify by site neoplasms of uncertain or unknown behaviour, i. e., there is doubt whether the neoplasm is malignant or benign. Such neoplasms are assigned behaviour code/1 in the classification of the morphology of neoplasms.

D37 口腔和消化器官动态未定或动态未知的肿瘤

D37.0 唇、口腔和咽动态未定或动态未知的肿瘤
杓状会厌褶：
- NOS
- 咽下面
- 边缘区

大涎腺和小涎腺
唇红缘
不包括：杓状会厌褶，喉面(D38.0)
会厌：
- NOS(D38.0)
- 舌骨上部分(D38.0)

唇皮肤(D48.5)

D37.1 胃动态未定或动态未知的肿瘤
D37.2 小肠动态未定或动态未知的肿瘤
D37.3 阑尾动态未定或动态未知的肿瘤
D37.4 结肠动态未定或动态未知的肿瘤

D37 Neoplasm of uncertain or unknown behaviour of oral cavity and digestive organs

D37.0 **Lip, oral cavity and pharynx**

Aryepiglottic fold:
- NOS
- hypopharyngeal aspect
- marginal zone

Major and minor salivary glands
Vermillon border of lip
Excludes: aryepiglottic fold, laryngeal aspect (D38.0)
epiglottis:
- NOS (D38.0)
- suprahyoid portion (D38.0)

skin of lip (D48.5)

D37.1 **Stomach**
D37.2 **Small intestine**
D37.3 **Appendix**
D37.4 **Colon**

D37.5 **直肠动态未定或动态未知的肿瘤**

直肠乙状结肠连接处

D37.6 **肝、胆囊和胆管动态未定或动态未知的肿瘤**

法特壶腹

D37.7 **其他消化器官动态未定或动态未知的肿瘤**

肛门：
- 管
- 括约肌

肛门 NOS

肠 NOS

食管

胰

不包括： 肛门：
- 边缘（D48.5）
- 皮肤（D48.5）

肛周皮肤（D48.5）

D37.9 **消化器官未特指的动态未定或动态未知的肿瘤**

D38 中耳、呼吸和胸腔内器官动态未定或动态未知的肿瘤

不包括： 心脏（D48.7）

D38.0 **喉动态未定或动态未知的肿瘤**

杓状会厌襞，喉面

会厌（舌骨上部分）

不包括： 杓状会厌襞：
- NOS（D37.0）
- 咽下面（D37.0）
- 边缘区（D37.0）

D38.1 **气管、支气管和肺动态未定或动态未知的肿瘤**

D38.2 **胸膜动态未定或动态未知的肿瘤**

D38.3 **纵隔动态未定或动态未知的肿瘤**

D38.4 **胸腺动态未定或动态未知的肿瘤**

D38.5 **其他呼吸器官动态未定或动态未知的肿瘤**

鼻旁窦

鼻软骨

中耳

鼻腔

不包括：（外）耳（皮肤）（D48.5）

鼻：
- NOS（D48.7）
- 皮肤（D48.5）

D38.6 **呼吸器官未特指的动态未定或动态未知的肿瘤**

D37.5 **Rectum**

Rectosigmoid junction

D37.6 **Liver, gallbladder and bile ducts**

Ampulla of Vater

D37.7 **Other digestive organs**

Anal:
- canal
- sphincter

Anus NOS

Intestine NOS

Oesophagus

Pancreas

Excludes: anal:
- margin (D48.5)
- skin (D48.5)

perianal skin (D48.5)

D37.9 **Digestive organ, unspecified**

D38 Neoplasm of uncertain or unknown behaviour of middle ear and respiratory and intrathoracic organs

Excludes: heart (D48.7)

D38.0 **Larynx**

Aryepiglottic fold, laryngeal aspect

Epiglottis (suprahyoid portion)

Excludes: aryepiglottic fold:
- NOS (D37.0)
- hypopharyngeal aspect (D37.0)
- marginal zone (D37.0)

D38.1 **Trachea, bronchus and lung**

D38.2 **Pleura**

D38.3 **Mediastinum**

D38.4 **Thymus**

D38.5 **Other respiratory organs**

Accessory sinuses

Cartilage of nose

Middle ear

Nasal cavities

Excludes: ear (external) (skin) (D48.5)

nose:
- NOS (D48.7)
- skin (D48.5)

D38.6 **Respiratory organ, unspecified**

D39 女性生殖器官动态未定或动态未知的肿瘤

D39.0 子宫动态未定或动态未知的肿瘤
D39.1 卵巢动态未定或动态未知的肿瘤
D39.2 胎盘动态未定或动态未知的肿瘤
破坏性绒毛膜腺瘤
葡萄胎：
· 侵袭性
· 恶性
不包括：葡萄胎 NOS(O01.9)
D39.7 其他女性生殖器官动态未定或动态未知的肿瘤
女性生殖器官皮肤
D39.9 女性生殖器官未特指的动态未定或动态未知的肿瘤

D39 Neoplasm of uncertain or unknown behaviour of female genital organs

D39.0 Uterus
D39.1 Ovary
D39.2 Placenta
Chorioadenoma destruens
Hydatidiform mole：
· invasive
· malignant
Excludes：hydatidiform mole NOS（O01.9）
D39.7 Other female genital organs
Skin of female genital organs
D39.9 Female genital organ，unspecified

D40 男性生殖器官动态未定或动态未知的肿瘤

D40.0 前列腺动态未定或动态未知的肿瘤
D40.1 睾丸动态未定或动态未知的肿瘤
D40.7 其他男性生殖器官动态未定或动态未知的肿瘤
男性生殖器官皮肤
D40.9 男性生殖器官未特指的动态未定或动态未知的肿瘤

D40 Neoplasm of uncertain or unknown behaviour of male genital organs

D40.0 Prostate
D40.1 Testis
D40.7 Other male genital organs
Skin of male genital organs
D40.9 Male genital organ，unspecified

D41 泌尿器官动态未定或动态未知的肿瘤

D41.0 肾动态未定或动态未知的肿瘤
不包括：肾盂(D41.1)
D41.1 肾盂动态未定或动态未知的肿瘤
D41.2 输尿管动态未定或动态未知的肿瘤
D41.3 尿道动态未定或动态未知的肿瘤
D41.4 膀胱动态未定或动态未知的肿瘤
D41.7 其他泌尿器官动态未定或动态未知的肿瘤
D41.9 泌尿器官未特指的动态未定或动态未知的肿瘤

D41 Neoplasm of uncertain or unknown behaviour of urinary organs

D41.0 Kidney
Excludes：renal pelvis（D41.1）
D41.1 Renal pelvis
D41.2 Ureter
D41.3 Urethra
D41.4 Bladder
D41.7 Other urinary organs
D41.9 Urinary organ，unspecified

D42 脑脊膜动态未定或动态未知的肿瘤

D42.0 脑膜动态未定或动态未知的肿瘤
D42.1 脊(髓)膜动态未定或动态未知的肿瘤
D42.9 脑脊膜未特指的动态未定或动态未知的肿瘤

D42 Neoplasm of uncertain or unknown behaviour of meninges

D42.0 Cerebral meninges
D42.1 Spinal meninges
D42.9 Meninges，unspecified

D43 脑和中枢神经系统动态未定或动态未知的肿瘤

不包括：周围神经和自主神经系统（D48.2）

D43.0 脑幕上动态未定或动态未知的肿瘤
脑室
大脑
额、枕、顶、颞 叶
不包括：第四脑室（D43.1）

D43.1 脑幕下动态未定或动态未知的肿瘤
脑干
小脑
第四脑室

D43.2 脑未特指的动态未定或动态未知的肿瘤

D43.3 脑神经动态未定或动态未知的肿瘤

D43.4 脊髓动态未定或动态未知的肿瘤

D43.7 中枢神经系统其他部位动态未定或动态未知的肿瘤

D43.9 中枢神经系统未特指的动态未定或动态未知的肿瘤
（中枢）神经系统 NOS

D44 内分泌腺动态未定或动态未知的肿瘤

不包括：内分泌胰腺（D37.7）
卵巢（D39.1）
睾丸（D40.1）
胸腺（D38.4）

D44.0 甲状腺动态未定或动态未知的肿瘤

D44.1 肾上腺动态未定或动态未知的肿瘤

D44.2 甲状旁腺动态未定或动态未知的肿瘤

D44.3 垂体动态未定或动态未知的肿瘤

D44.4 颅咽管动态未定或动态未知的肿瘤

D44.5 松果体动态未定或动态未知的肿瘤

D44.6 颈动脉体动态未定或动态未知的肿瘤

D44.7 主动脉体和其他节旁体动态未定或动态未知的肿瘤

D44.8 累及多个腺体动态未定或动态未知的肿瘤
多内分泌腺瘤病

D44.9 内分泌腺未特指的动态未定或动态未知的肿瘤

D45 真性红细胞增多症

形态学编码 M9950，其动态编码为/1者

D43 Neoplasm of uncertain or unknown behaviour of brain and central nervous system

Excludes: peripheral nerves and autonomic nervous system (D48.2)

D43.0 Brain, supratentorial
Cerebral ventricle
Cerebrum
Frontal, Occipital, Parietal, Temporal lobe
Excludes: fourth ventricle (D43.1)

D43.1 Brain, infratentorial
Brain stem
Cerebellum
Fourth ventricle

D43.2 Brain, unspecified

D43.3 Cranial nerves

D43.4 Spinal cord

D43.7 Other parts of central nervous system

D43.9 Central nervous system, unspecified
Nervous system (central) NOS

D44 Neoplasm of uncertain or unknown behaviour of endocrine glands

Excludes: endocrine pancreas (D37.7)
ovary (D39.1)
testis (D40.1)
thymus (D38.4)

D44.0 Thyroid gland

D44.1 Adrenal gland

D44.2 Parathyroid gland

D44.3 Pituitary gland

D44.4 Craniopharyngeal duct

D44.5 Pineal gland

D44.6 Carotid body

D44.7 Aortic body and other paraganglia

D44.8 Pluriglandular involvement
Multiple endocrine adenomatosis

D44.9 Endocrine gland, unspecified

D45 Polycythaemia vera

Morphology code M9950 with behaviour code/1

D46 骨髓增生异常综合征

包　括：形态学编码为 M998，其动态编码为/1 者

D46.0 顽固性贫血不伴有铁粒幼细胞，如此述及的

D46.1 顽固性贫血伴有铁粒幼细胞

D46.2 顽固性贫血伴有胚细胞过多

D46.3 顽固性贫血伴有转化中的胚细胞过多

D46.4 未特指的顽固性贫血

D46.7 其他骨髓增生异常综合征

D46.9 未特指的骨髓增生异常综合征

骨髓增生异常 NOS

白血病前期（综合征）NOS

D47 淋巴、造血和有关组织动态未定或动态未知的其他肿瘤

包　括：形态学编码为 M974，M976，M996-M997，其动态编码为/1 者

D47.0 动态未定和动态未知的组织细胞和肥大细胞瘤

肥大细胞瘤 NOS

不包括：（皮肤）肥大细胞增多症（Q82.2）

D47.1 慢性骨髓增生性疾病

骨髓纤维化（伴髓样化生）

未特指的骨髓增生性疾病

骨髓硬化症（巨核细胞性）伴髓样化生

D47.2 单克隆丙球蛋白病

D47.3 特发性（出血性）血小板增多症

特发性出血性血小板增多症

D47.7 淋巴、造血和有关组织其他特指的动态未定或动态未知的肿瘤

D47.9 淋巴、造血和有关组织未特指的动态未定或动态未知的肿瘤

淋巴细胞增生性疾病 NOS

D46 Myelodysplastic syndromes

Includes: morphology code M998 with behaviour code/1

D46.0 Refractory anaemia without sideroblasts, so stated

D46.1 Refractory anaemia with sideroblasts

D46.2 Refractory anaemia with excess of blasts

D46.3 Refractory anaemia with excess of blasts with transformation

D46.4 Refractory anaemia, unspecified

D46.7 Other myelodysplastic syndromes

D46.9 Myelodysplastic syndrome, unspecified

Myelodysplasia NOS

Preleukaemia (syndrome) NOS

D47 Other neoplasms of uncertain or unknown behaviour of lymphoid, haematopoietic and related tissue

Includes: morphology codes M974, M976, M996-M997 with behaviour code/1

D47.0 Histiocytic and mast cell tumours of uncertain and unknown behaviour

Mast cell tumour NOS/ Mastocytoma NOS

Excludes: mastocytosis (cutaneous) (Q82.2)

D47.1 Chronic myeloproliferative disease

Myelofibrosis (with myeloid metaplasia)

Myeloproliferative disease, unspecified

Myelosclerosis (megakaryocytic) with myeloid metaplasia

D47.2 Monoclonal gammopathy

D47.3 Essential (haemorrhagic) thrombocythaemia

Idiopathic haemorrhagic thrombocythaemia

D47.7 Other specified neoplasms of uncertain or unknown behaviour of lymphoid, haematopoietic and related tissue

D47.9 Neoplasm of uncertain or unknown behaviour of lymphoid, haematopoietic and related tissue, unspecified

Lymphoproliferative disease NOS

D48 其他和未特指部位的动态未定或动态未知的肿瘤

不包括：神经纤维瘤病（非恶性）（Q85.0）

D48.0 骨和关节软骨动态未定或动态未知的肿瘤

不包括：软骨：
- 耳（D48.1）
- 喉（D38.0）
- 鼻（D38.5）

眼睑结缔组织（D48.1）
滑膜（D48.1）

D48.1 结缔组织和其他软组织动态未定或动态未知的肿瘤

结缔组织：
- 耳
- 眼睑

不包括：（的）软骨：
- 关节（D48.0）
- 喉（D38.0）
- 鼻（D38.5）

乳房结缔组织（D48.6）

D48.2 周围神经和自主神经系统动态未定或动态未知的肿瘤

不包括：眶周围神经（D48.7）

D48.3 腹膜后腔动态未定或动态未知的肿瘤

D48.4 腹膜动态未定或动态未知的肿瘤

D48.5 皮肤动态未定或动态未知的肿瘤

肛门：
- 边缘
- 皮肤

肛周皮肤
乳房皮肤

不包括：肛门 NOS（D37.7）
生殖器官皮肤（D39.7，D40.7）
唇红缘（D37.0）

D48.6 乳房动态未定或动态未知的肿瘤

乳房结缔组织
叶状囊肉瘤

不包括：乳房皮肤（D48.5）

D48.7 其他特指部位的动态未定或动态未知的肿瘤

眼
心脏
眶周围神经

不包括：结缔组织（D48.1）
眼睑皮肤（D48.5）

D48 Neoplasm of uncertain or unknown behaviour of other and unspecified sites

Excludes：neurofibromatosis（nonmalignant）（Q85.0）

D48.0 Bone and articular cartilage

Excludes：cartilage of：
- ear（D48.1）
- larynx（D38.0）
- nose（D38.5）

connective tissue of eyelid（D48.1）
synovia（D48.1）

D48.1 Connective and other soft tissue

Connective tissue of：
- ear
- eyelid

Excludes：cartilage（of）：
- articular（D48.0）
- larynx（D38.0）
- nose（D38.5）

connective tissue of breast（D48.6）

D48.2 Peripheral nerves and autonomic nervous system

Excludes：peripheral nerves of orbit（D48.7）

D48.3 Retroperitoneum

D48.4 Peritoneum

D48.5 Skin

Anal：
- margin
- skin

Perianal skin
Skin of breast

Excludes：anus NOS（D37.7）
skin of genital organs（D39.7，D40.7）
vermilion border of lip（D37.0）

D48.6 Breast

Connective tissue of breast
Cystosarcoma phyllodes

Excludes：skin of breast（D48.5）

D48.7 Other specified sites

Eye
Heart
Peripheral nerves of orbit

Excludes：connective tissue（D48.1）
skin of eyelid（D48.5）

D48.9 未特指的动态未定或动态未知的肿瘤

"增生"NOS
肿瘤 NOS
新生物 NOS
瘤 NOS

D48.9 Neoplasm of uncertain or unknown behaviour, unspecified

"Growth" NOS
Neoplasm NOS
New growth NOS
Tumour NOS

第三章 血液及造血器官疾病和涉及免疫机制的某些疾患（D50-D89）

CHAPTER Ⅲ Diseases of the blood and blood-forming organs and certain disorders involving the immune mechanism (D50-D89)

不包括：自身免疫性疾病（系统性）NOS（M35.9）
起源于围生期的某些情况（P00-P96）
妊娠、分娩和产褥期的并发症（O00-O99）
先天性畸形、变形和染色体异常（Q00-Q99）
内分泌、营养和代谢疾病（E00-E90）
人类免疫缺陷病毒［HIV］病（B20-B24）
损伤、中毒和外因的某些其他后果（S00-T98）
肿瘤（C00-D48）
症状、体征和临床与实验室异常所见，不可归类在他处者（R00-R99）

Excludes: autoimmune disease (systemic) NOS (M35.9)
certain conditions originating in the perinatal period (P00-P96)
complications of pregnancy, childbirth and the puerperium (O00-O99)
congenital malformations, deformations and chromosomal abnormalities (Q00-Q99)
endocrine, nutritional and metabolic diseases (E00-E90)
human immunodeficiency virus [HIV] disease (B20-B24)
injury, poisoning and certain other consequences of external causes (S00-T98)
neoplasms (C00-D48)
symptoms, signs and abnormal clinical and laboratory findings, not elsewhere classified (R00-R99)

本章包括下列各节：

D50-D53	营养性贫血
D55-D59	溶血性贫血
D60-D64	再生障碍性及其他贫血
D65-D69	凝血缺陷、紫癜和其他出血性情况
D70-D77	血液和造血器官的其他疾病
D80-D89	涉及免疫机制的某些疾患

This chapter contains the following blocks:

D50-D53	Nutritional anaemias
D55-D59	Haemolytic anaemias
D60-D64	Aplastic and other anaemias
D65-D69	Coagulation defects, purpura and other haemorrhagic conditions
D70-D77	Other diseases of blood and blood-forming organs
D80-D89	Certain disorders involving the immune mechanism

本章提供的星号类目如下：

D63*	分类于他处的慢性疾病引起的贫血
D77*	分类于他处的疾病引起的血液和造血器官的其他疾患

Asterisk categories for this chapter are provided as follows:

D63*	Anaemia in chronic diseases classified elsewhere
D77*	Other disorders of the blood and blood-forming organs in diseases classified elsewhere

营养性贫血 (D50-D53)

Nutritional anaemias (D50-D53)

D50 缺铁性贫血
包　括：贫血：
· 铁缺乏性
· 低色性

D50.0 继发于(慢性)失血的缺铁性贫血
出血后贫血(慢性)
不包括：急性出血后贫血(D62)
由于胎儿失血的先天性贫血(P61.3)

D50.1 缺铁性吞咽困难
凯利-佩特森综合征
普卢默-文森综合征

D50.8 其他缺铁性贫血

D50.9 未特指的缺铁性贫血

D50 Iron deficiency anaemia
Includes: anaemia:
· asiderotic
· hypochromic

D50.0 Iron deficiency anaemia secondary to blood loss (chronic)
Posthaemorrhagic anaemia (chronic)
Excludes: acute posthaemorrhagic anaemia (D62)
congenital anaemia from fetal blood loss (P61.3)

D50.1 Sideropenic dysphagia
Kelly-Paterson syndrome
Plummer-Vinson syndrome

D50.8 Other iron deficiency anaemias

D50.9 Iron deficiency anaemia, unspecified

D51 维生素 B_{12} 缺乏性贫血
不包括：维生素 B_{12} 缺乏(E53.8)

D51.0 内在因子缺乏引起的维生素 B_{12} 缺乏性贫血
贫血：
· 艾迪生
· 比尔默
· 恶性(先天性)
先天性内在因子缺乏

D51.1 选择性维生素 B_{12} 吸收不良伴有蛋白尿引起的维生素 B_{12} 缺乏性贫血
伊梅斯隆德(-格雷斯贝克)综合征
巨幼细胞遗传性贫血

D51.2 转钴胺素Ⅱ缺乏

D51.3 其他饮食性维生素 B_{12} 缺乏性贫血
绝对素食者的贫血

D51.8 其他维生素 B_{12} 缺乏性贫血

D51.9 未特指的维生素 B_{12} 缺乏性贫血

D51 Vitamin B_{12} deficiency anaemia
Excludes: vitamin B_{12} deficiency (E53.8)

D51.0 Vitamin B_{12} deficiency anaemia due to intrinsic factor deficiency
Anaemia:
· Addison
· Biermer
· pernicious (congenital)
Congenital intrinsic factor deficiency

D51.1 Vitamin B_{12} deficiency anaemia due to selective vitamin B_{12} malabsorption with proteinuria
Imerslund (-Gräsbeck) syndrome
Megaloblastic hereditary anaemia

D51.2 Transcobalamin II deficiency

D51.3 Other dietary vitamin B_{12} deficiency anaemia
Vegan anaemia

D51.8 Other vitamin B_{12} deficiency anaemias

D51.9 Vitamin B_{12} deficiency anaemia, unspecified

D52 叶酸盐缺乏性贫血

D52.0 饮食性叶酸盐缺乏性贫血
营养性巨幼细胞性贫血

D52.1 药物性叶酸盐缺乏性贫血
需要时,使用附加外因编码(第二十章)标明药物。

D52.8 其他叶酸盐缺乏性贫血

D52.9 未特指的叶酸盐缺乏性贫血
叶酸缺乏性贫血 NOS

D52 Folate deficiency anaemia

D52.0 Dietary folate deficiency anaemia
Nutritional megaloblastic anaemia

D52.1 Drug-induced folate deficiency anaemia
Use additional external cause code (Chapter XX), if desired, to identify drug.

D52.8 Other folate deficiency anaemias

D52.9 Folate deficiency anaemia, unspecified
Folic acid deficiency anaemia NOS

D53 **其他营养性贫血**
包　括：对维生素 B_{12} 或叶酸盐治疗无反应的巨幼细胞性贫血

D53.0 **蛋白缺乏性贫血**
氨基酸缺乏性贫血
乳清酸尿性贫血
不包括：莱施-尼汉综合征(E79.1)

D53.1 **其他巨幼细胞性贫血，不可归类在他处者**
巨幼细胞性贫血 NOS
不包括：迪古列尔莫病(C94.0)

D53.2 **维生素 C 缺乏性贫血**
不包括：维生素 C 缺乏症(E54)

D53.8 **其他特指的营养性贫血**
与……缺乏有关的贫血：
· 铜
· 钼
· 锌
不包括：未提及贫血的营养缺乏，如：
· 铜缺乏(E61.0)
· 钼缺乏(E61.5)
· 锌缺乏(E60)

D53.9 **未特指的营养性贫血**
单纯性慢性贫血
不包括：贫血 NOS(D64.9)

D53 **Other nutritional anaemias**
Includes: megaloblastic anaemia unresponsive to vitamin B_{12} or folate therapy

D53.0 **Protein deficiency anaemia**
Amino-acid deficiency anaemia
Orotaciduric anaemia
Excludes: Lesch-Nyhan syndrome(E79.1)

D53.1 **Other megaloblastic anaemias, not elsewhere classified**
Megaloblastic anaemia NOS
Excludes: Di Guglielmo's disease(C94.0)

D53.2 **Scorbutic anaemia**
Excludes: scurvy(E54)

D53.8 **Other specified nutritional anaemias**
Anaemia associated with deficiency of:
· copper
· molybdenum
· zinc
Excludes: nutritional deficiencies without mention of anaemia, such as:
· copper deficiency(E61.0)
· molybdenum deficiency(E61.5)
· zinc deficiency(E60)

D53.9 **Nutritional anaemia, unspecified**
Simple chronic anaemia
Excludes: anaemia NOS(D64.9)

溶血性贫血(D55-D59)

D55 **酶代谢紊乱性贫血**
不包括：药物性酶缺乏性贫血(D59.2)

D55.0 **葡萄糖 6-磷酸脱氢酶[G6PD]缺乏性贫血**
蚕豆病
葡萄糖 6-磷酸脱氢酶缺乏性贫血

D55.1 **其他谷胱甘肽代谢紊乱性贫血**
贫血(由于)：
· 与己糖-磷酸盐[HMP]支路有关的酶缺乏，除外葡萄糖 6-磷酸脱氢酶[G6PD]
· 溶血性非球形红细胞性(遗传性)，Ⅰ型

D55.2 **糖酵解酶代谢紊乱性贫血**
贫血：
· 溶血性非球形红细胞性(遗传性)，Ⅱ型
· 己糖激酶缺乏
· 丙酮酸激酶[PK]缺乏
· 磷酸丙糖(同分)异构酶缺乏

Haemolytic anaemias (D55-D59)

D55 **Anaemia due to enzyme disorders**
Excludes: drug-induced enzyme deficiency anaemia (D59.2)

D55.0 **Anaemia due to glucose-6-phosphate dehydrogenase[G6PD] deficiency**
Favism
G6PD deficiency anaemia

D55.1 **Anaemia due to other disorders of glutathione metabolism**
Anaemia(due to):
· enzyme deficiencies, except G6PD, related to the hexose monophosphate[HMP] shunt pathway
· haemolytic nonspherocytic(hereditary), type Ⅰ

D55.2 **Anaemia due to disorders of glycolytic enzymes**
Anaemia:
· haemolytic nonspherocytic(hereditary), type Ⅱ
· hexokinase deficiency
· pyruvate kinase[PK] deficiency
· triose-phosphate isomerase deficiency

D55.3 核苷酸代谢紊乱性贫血
D55.8 其他酶代谢紊乱性贫血
D55.9 未特指的酶代谢紊乱性贫血

D56 地中海贫血

D56.0 α型地中海贫血
不包括：溶血性疾病引起的胎儿水肿(P56.-)
D56.1 β型地中海贫血
库利贫血
严重β型地中海贫血
地中海贫血：
· 中间型
· 重型
D56.2 δ-β型地中海贫血
D56.3 地中海贫血特性
D56.4 遗传性胎儿血红蛋白持续增多症[HPFH]
D56.8 其他地中海贫血
D56.9 未特指的地中海贫血
地中海贫血(伴有其他血红蛋白病)
地中海贫血(轻型)(混合型)(伴有其他血红蛋白病)

D57 镰状细胞疾患

不包括：其他血红蛋白病(D58.-)
D57.0 镰状细胞性贫血伴有危象
血红蛋白-SS病伴有危象
D57.1 镰状细胞性贫血不伴有危象
镰状细胞：
· 贫血 } NOS
· 病 } NOS
· 疾患 } NOS
D57.2 双杂合镰状细胞形成疾患
病：
· 血红蛋白-SC
· 血红蛋白-SD
· 血红蛋白-SE
· 镰状细胞地中海贫血
D57.3 镰状细胞特性
Hb-S特性
杂合血红蛋白S[HbAS]
D57.8 其他镰状细胞疾患

D58 其他遗传性溶血性贫血

D58.0 遗传性球形红细胞增多症
无胆色素尿性(家族性)黄疸
先天性(球形红细胞)溶血性黄疸
明科夫斯基-消法尔综合征

D55.3 Anaemia due to disorders of nucleotide metabolism
D55.8 Other anaemias due to enzyme disorders
D55.9 Anaemia due to enzyme disorder, unspecified

D56 Thalassaemia

D56.0 Alpha thalassaemia
Excludes: hydrops fetalis due to haemolytic disease (P56.-)
D56.1 Beta thalassaemia
Cooley's anaemia
Severe beta thalassaemia
Thalassaemia:
· intermedia
· major
D56.2 Delta-beta thalassaemia
D56.3 Thalassaemia trait
D56.4 Hereditary persistence of fetal haemoglobin [HPFH]
D56.8 Other thalassaemias
D56.9 Thalassaemia, unspecified
Mediterranean anaemia (with other haemoglobinopathy)
Thalassaemia (minor) (mixed) (with other haemoglobinopathy)

D57 Sickle-cell disorders

Excludes: other haemoglobinopathies (D58.-)
D57.0 Sickle-cell anaemia with crisis
Hb-SS disease with crisis
D57.1 Sickle-cell anaemia without crisis
Sickle-cell:
· anaemia } NOS
· disease } NOS
· disorder } NOS
D57.2 Double heterozygous sickling disorders
Disease:
· Hb-SC
· Hb-SD
· Hb-SE
· sickle-cell thalassaemia
D57.3 Sickle-cell trait
Hb-S trait
Heterozygous haemoglobin S [HbAS]
D57.8 Other sickle-cell disorders

D58 Other hereditary haemolytic anaemias

D58.0 Hereditary spherocytosis
Acholuric (familial) jaundice
Congenital (spherocytic) haemolytic icterus
Minkowski-Chauffard syndrome

D58.1 遗传性椭圆形红细胞增多症
椭圆形红细胞增多症(先天性)
卵形红细胞症(先天性)(遗传性)

D58.2 其他血红蛋白病
异常的血红蛋白 NOS
先天性海因茨小体性贫血
病:
· 血红蛋白-C
· 血红蛋白-D
· 血红蛋白-E
血红蛋白病 NOS
不稳定血红蛋白溶血病
不包括:家族性红细胞增多症(D75.0)
血红蛋白-M 病(D74.0)
遗传性胎儿血红蛋白持续增多症[HPFH](D56.4)
高海拔红细胞增多症(D75.1)
高铁血红蛋白血症(D74.-)

D58.8 其他特指的遗传性溶血性贫血
口形红细胞增多

D58.9 未特指的遗传性溶血性贫血

D59 后天性溶血性贫血

D59.0 药物性自身免疫性溶血性贫血
需要时,使用附加外因编码(第二十章)标明药物。

D59.1 其他自身免疫性溶血性贫血
自身免疫性溶血性疾病(冷型)(温型)
慢性冷性血细胞凝集素病
冷凝集素:
· 病
· 血红蛋白尿
溶血性贫血:
· 冷型(继发性)(症状性)
· 温型(继发性)(症状性)
不包括:埃文斯综合征(D69.3)
胎儿和新生儿溶血性疾病(P55.-)
阵发性冷性血红蛋白尿(D59.6)

D59.2 药物性非自身免疫性溶血性贫血
药物性酶缺乏性贫血
需要时,使用附加外因编码(第二十章)标明药物。

D59.3 溶血-尿毒症综合征

D59.4 其他非自身免疫性溶血性贫血
溶血性贫血:
· 机械性
· 微血管病性
· 中毒性
需要时,使用附加外因编码(第二十章)标明原因。

D58.1 Hereditary elliptocytosis
Elliptocytosis(congenital)
Ovalocytosis(congenital)(hereditary)

D58.2 Other haemoglobinopathies
Abnormal haemoglobin NOS
Congenital Heinz body anaemia
Disease:
· Hb-C
· Hb-D
· Hb-E
Haemoglobinopathy NOS
Unstable haemoglobin haemolytic disease
Excludes: familial polycythaemia(D75.0)
Hb-M disease(D74.0)
hereditary persistence of fetal haemoglobin [HPFH](D56.4)
high-altitude polycythaemia(D75.1)
methaemoglobinaemia(D74.-)

D58.8 Other specified hereditary haemolytic anaemias
Stomatocytosis

D58.9 Hereditary haemolytic anaemia, unspecified

D59 Acquired haemolytic anaemia

D59.0 Drug-induced autoimmune haemolytic anaemia
Use additional external cause code (Chapter XX), if desired, to identify drug.

D59.1 Other autoimmune haemolytic anaemias
Autoimmune haemolytic disease(cold type)(warm type)
Chronic cold haemagglutinin disease
Cold agglutinin:
· disease
· haemoglobinuria
Haemolytic anaemia:
· cold type(secondary)(symptomatic)
· warm type(secondary)(symptomatic)
Excludes: Evans' syndrome(D69.3)
haemolytic disease of fetus and newborn (P55.-)
paroxysmal cold haemoglobinuria(D59.6)

D59.2 Drug-induced nonautoimmune haemolytic anaemia
Drug-induced enzyme deficiency anaemia
Use additional external cause code (Chapter XX), if desired, to identify drug.

D59.3 Haemolytic-uraemic syndrome

D59.4 Other nonautoimmune haemolytic anaemias
Haemolytic anaemia:
· mechanical
· microangiopathic
· toxic
Use additional external cause code (Chapter XX), if desired, to identify cause.

D59.5 **阵发性夜间血红蛋白尿[马尔基亚法瓦-米凯利]**
不包括：血红蛋白尿 NOS(R82.3)

D59.5 **Paroxysmal nocturnal haemoglobinuria [Marchiafava-Micheli]**
Excludes: haemoglobinuria NOS(R82.3)

D59.6 **其他外因性溶血症引起的血红蛋白尿**
血红蛋白尿:
· 劳力性
· 行军性
· 阵发性冷性
需要时,使用附加外因编码(第二十章)标明原因。
不包括：血红蛋白尿 NOS(R82.3)

D59.6 **Haemoglobinuria due to haemolysis from other external causes**
Haemoglobinuria:
· from exertion
· march
· paroxysmal cold
Use additional external cause code (Chapter XX), if desired, to identify cause.
Excludes: haemoglobinuria NOS(R82.3)

D59.8 **其他后天性溶血性贫血**

D59.8 **Other acquired haemolytic anaemias**

D59.9 **未特指的后天性溶血性贫血**
特发性溶血性贫血,慢性

D59.9 **Acquired haemolytic anaemia, unspecified**
Idiopathic haemolytic anaemia, chronic

再生障碍性及其他贫血(D60-D64)

Aplastic and other anaemias (D60-D64)

D60 后天性纯红细胞再生障碍[幼红细胞减少症]
包　括：红细胞再生障碍(后天性)(成年人)(伴有胸腺瘤)

D60 Acquired pure red cell aplasia [erythroblastopenia]
Includes: red cell aplasia (acquired) (adult) (with thymoma)

D60.0 **慢性后天性纯红细胞再生障碍**
D60.1 **短暂后天性纯红细胞再生障碍**
D60.8 **其他后天性纯红细胞再生障碍**
D60.9 **未特指的后天性纯红细胞再生障碍**

D60.0 **Chronic acquired pure red cell aplasia**
D60.1 **Transient acquired pure red cell aplasia**
D60.8 **Other acquired pure red cell aplasias**
D60.9 **Acquired pure red cell aplasia, unspecified**

D61 其他再生障碍性贫血
不包括：粒细胞缺乏(D70)

D61 Other aplastic anaemias
Excludes: agranulocytosis(D70)

D61.0 **体质性再生障碍性贫血**
再生障碍,(纯)红细胞(的):
· 先天性
· 婴儿的
· 原发性
布拉克凡-戴蒙德综合征
家族性再生不良性贫血
范科尼贫血
全血细胞减少症伴有畸形

D61.0 **Constitutional aplastic anaemia**
Aplasia, (pure) red cell (of):
· congenital
· infants
· primary
Blackfan-Diamond syndrome
Familial hypoplastic anaemia
Fanconi's anaemia
Pancytopenia with malformations

D61.1 **药物性再生障碍性贫血**
需要时,使用附加外因编码(第二十章)标明药物。

D61.1 **Drug-induced aplastic anaemia**
Use additional external cause code (Chapter XX), if desired, to identify drug.

D61.2 **其他外因引起的再生障碍性贫血**
需要时,使用附加外因编码(第二十章)标明原因。

D61.2 **Aplastic anaemia due to other external agents**
Use additional external cause code (Chapter XX), if desired, to identify cause.

D61.3 **特发性再生障碍性贫血**
D61.8 **其他特指的再生障碍性贫血**
D61.9 **未特指的再生障碍性贫血**
再生不良性贫血 NOS
髓性再生不良
全骨髓病

D61.3 **Idiopathic aplastic anaemia**
D61.8 **Other specified aplastic anaemias**
D61.9 **Aplastic anaemia, unspecified**
Hypoplastic anaemia NOS
Medullary hypoplasia
Panmyelophthisis

D62 急性出血后贫血

不包括：胎儿失血所致的先天性贫血（P61.3）

D62 Acute posthaemorrhagic anaemia

Excludes: congenital anaemia from fetal blood loss (P61.3)

D63* 分类于他处的慢性疾病引起的贫血

D63.0* **肿瘤引起的贫血（C00-D48†）**

D63.8* **分类于他处的其他慢性疾病引起的贫血**

D63* Anaemia in chronic diseases classified elsewhere

D63.0* **Anaemia in neoplastic disease (C00-D48†)**

D63.8* **Anaemia in other chronic diseases classified elsewhere**

D64 其他贫血

不包括：顽固性贫血：
- NOS（D46.4）
- 伴有胚细胞过多（D46.2）
  - 转化中的（D46.3）
- 伴有铁粒幼细胞（D46.1）
- 不伴有铁粒幼细胞（D46.0）

D64.0 **遗传性铁粒幼细胞贫血**

性连锁低色性铁粒幼细胞贫血

D64.1 **由疾病引起的继发性铁粒幼细胞贫血**

需要时，使用附加编码标明疾病。

D64.2 **由药物和中毒引起的继发性铁粒幼细胞贫血**

需要时，使用附加外因编码（第二十章）标明原因。

D64.3 **其他铁粒幼细胞贫血**

铁粒幼细胞贫血：
- NOS
- 吡哆醇有效性 NEC

D64.4 **先天性红细胞生成不良性贫血**

造血不良性贫血（先天性）

不包括：布拉克凡-戴蒙德综合征（D61.0）
迪古列尔莫病（C94.0）

D64.8 **其他特指的贫血**

婴儿假性白血病

幼白红细胞贫血

D64.9 **未特指的贫血**

D64 Other anaemias

Excludes: refractory anaemia:
- NOS (D46.4)
- with excess of blasts (D46.2)
  - with transformation (D46.3)
- with sideroblasts (D46.1)
- without sideroblasts (D46.0)

D64.0 **Hereditary sideroblastic anaemia**

Sex-linked hypochromic sideroblastic anaemia

D64.1 **Secondary sideroblastic anaemia due to disease**

Use additional code, if desired, to identify disease.

D64.2 **Secondary sideroblastic anaemia due to drugs and toxins**

Use additional external cause code (Chapter XX), if desired, to identify cause.

D64.3 **Other sideroblastic anaemias**

Sideroblastic anaemia:
- NOS
- pyridoxine-responsive NEC

D64.4 **Congenital dyserythropoietic anaemia**

Dyshaematopoietic anaemia (congenital)

Excludes: Blackfan-Diamond syndrome (D61.0)
Di Guglielmo's disease (C94.0)

D64.8 **Other specified anaemias**

Infantile pseudoleukaemia

Leukoerythroblastic anaemia

D64.9 **Anaemia, unspecified**

凝血缺陷、紫癜和其他出血性情况(D65-D69)

Coagulation defects, purpura and other haemorrhagic conditions (D65-D69)

D65 播散性血管内凝血[去纤维蛋白综合征]

纤维蛋白原缺乏血症,后天性
消耗性凝血障碍
弥散性或播散性血管内凝血[DIC]
纤维蛋白溶解性出血,后天性
紫癜:
· 纤维蛋白溶解性
· 暴发性
不包括:那些(并发于):
· 流产、异位妊娠或葡萄胎妊娠(O00-O07,O08.1)
· 新生儿(P60)
· 妊娠、分娩和产褥期(O45.0,O46.0,O67.0,O72.3)

D65 Disseminated intravascular coagulation [defibrination syndrome]

Afibrinogenaemia, acquired
Consumption coagulopathy
Diffuse or disseminated intravascular coagulation[DIC]
Fibrinolytic haemorrhage, acquired
Purpura:
· fibrinolytic
· fulminans
Excludes: that(complicating):
· abortion or ectopic or molar pregnancy (O00-O07, O08.1)
· in newborn(P60)
· pregnancy, childbirth and the puerperium (O45.0, O46.0, O67.0, O72.3)

D66 遗传性因子Ⅷ缺乏

遗传性因子Ⅷ缺乏(伴有功能性缺陷)
血友病:
· NOS
· A 型
· 典型的
不包括:因子Ⅷ缺乏伴有血管缺陷(D68.0)

D66 Hereditary factor Ⅷ deficiency

Deficiency factor Ⅷ(with functional defect)
Haemophilia:
· NOS
· A
· classical
Excludes: factor Ⅷ deficiency with vascular defect (D68.0)

D67 遗传性因子Ⅸ缺乏

克里斯马斯病
缺乏:
· 因子Ⅸ(伴有功能性缺陷)
· 血浆凝血激酶成分[PTC]
B 型血友病

D67 Hereditary factor Ⅸ deficiency

Christmas disease
Deficiency:
· factor Ⅸ(with functional defect)
· plasma thromboplastin component[PTC]
Haemophilia B

D68 其他凝血缺陷

不包括:那些并发于:
· 流产、异位妊娠或葡萄胎妊娠(O00-O07,O08.1)
· 妊娠、分娩和产褥期(O45.0,O46.0,O67.0,O72.3)

D68.0 冯·维勒布兰德病
血管血友病
因子Ⅷ缺乏伴有血管缺陷
血管性血友病
不包括:毛细血管脆弱(遗传性)(D69.8)
因子Ⅷ缺乏:
· NOS(D66)
· 伴有功能缺陷(D66)

D68 Other coagulation defects

Excludes: those complicating:
· abortion or ectopic or molar pregnancy (O00-O07, O08.1)
· pregnancy, childbirth and the puerperium (O45.0, O46.0, O67.0, O72.3)

D68.0 Von Willebrand's disease
Angiohaemophilia
Factor Ⅷ deficiency with vascular defect
Vascular haemophilia
Excludes: capillary fragility(hereditary)(D69.8)
factor Ⅷ deficiency:
· NOS(D66)
· with functional defect(D66)

D68.1　遗传性因子Ⅺ缺乏

C 型血友病

血浆凝血致活酶前质[PTA]缺乏

D68.2　其他凝血因子的遗传性缺乏

先天性纤维蛋白原缺乏血症

缺乏：
- AC 球蛋白
- 前加速因子

因子缺乏：
- Ⅰ[纤维蛋白原因子]
- Ⅱ[凝血酶原因子]
- Ⅴ[易变因子]
- Ⅶ[稳定因子]
- Ⅹ[斯图尔特-普劳厄因子]
- Ⅻ[哈格曼因子]
- ⅩⅢ[纤维蛋白稳定因子]

异常纤维蛋白原血症(先天性)

低前转变素血症

奥夫伦病

D68.3　循环抗凝物引起的出血性疾患

长期使用抗凝物期间的出血

高肝素血症

增多：
- 抗凝血酶
- 抗Ⅷa
- 抗Ⅸa
- 抗Ⅹa
- 抗Ⅺa

需要时，使用附加外因编码(第二十章)标明任何所用的抗凝药物。

不包括：长期使用抗凝物但不伴有出血(Z92.1)

D68.4　后天性凝血因子缺乏

由于……引起的凝血因子缺乏：
- 肝病
- 维生素 K 缺乏

不包括：新生儿维生素 K 缺乏(P53)

D68.5　原发性血栓形成倾向

活化蛋白 C 抵抗[凝血因子Ⅴ莱顿突变]

缺乏：
- 抗凝血酶
- 蛋白 C
- 蛋白 S

凝血酶原基因突变

D68.6　其他血栓形成倾向

抗心磷脂抗体综合征

抗磷脂综合征

存在狼疮抗凝物

不包括：播散性血管内凝血(D65)

高同型半胱氨酸血症(E72.1)

D68.8　其他特指的凝血缺陷

D68.9　未特指的凝血缺陷

D68.1　Hereditary factor XI deficiency

Haemophilia C

Plasma thromboplastin antecedent[PTA]deficiency

D68.2　Hereditary deficiency of other clotting factors

Congenital afibrinogenaemia

Deficiency：
- AC globulin
- proaccelerin

Deficiency of factor：
- Ⅰ[fibrinogen]
- Ⅱ[prothrombin]
- Ⅴ[labile]
- Ⅶ[stable]
- Ⅹ[Stuart-Prower]
- Ⅻ[Hageman]
- ⅩⅢ[fibrin-stabilizing]

Dysfibrinogenaemia(congenital)

Hypoproconvertinaemia

Owren's disease

D68.3　Haemorrhagic disorder due to circulating anticoagulants

Haemorrhage during long term use of anticoagulants

Hyperheparinaemia

Increase in：
- antithrombin
- anti-Ⅷa
- anti-Ⅸa
- anti-Ⅹa
- anti-Ⅺa

Use additional external cause code(Chapter XX), if desired, to identify any administered anticoagulant.

Excludes：long term use of anticoagulants without haemorrhage(Z92.1)

D68.4　Acquired coagulation factor deficiency

Deficiency of coagulation factor due to：
- liver disease
- vitamin K deficiency

Excludes：vitamin K deficiency of newborn(P53)

D68.5　Primary thrombophilia

Activated protein C resistance[factor V Leiden mutation]

Deficiency：
- antithrombin
- protein C
- protein S

Prothrombin gene mutation

D68.6　Other thrombophilia

Anticardiolipin syndrome

Antiphospholipid syndrome

Presence of the lupus anticoagulant

Excludes：disseminated intravascular coagulation (D65)

hyperhomocysteinemia(E72.1)

D68.8　Other specified coagulation defects

D68.9　Coagulation defect, unspecified

D69 紫癜和其他出血性情况

不包括： 良性高丙球蛋白血症性紫癜（D89.0）
冷球蛋白血症性紫癜(D89.1)
特发性（出血性）血小板增多症(D47.3)
暴发性紫癜(D65)
血栓性血小板减少性紫癜（M31.1）

D69.0 变应性[过敏性]紫癜
紫癜：
- 过敏性
- 亨诺克(-舍恩莱因)
- 非血小板减少性：
  - 出血性
  - 特发性
- 血管的

血管炎，变应性[过敏性]

D69.1 血小板质量缺陷
贝尔纳-苏利耶[巨大血小板]综合征
格兰茨曼病
灰色血小板综合征
血小板机能不全（出血性）（遗传性）
血小板病
不包括： 冯·维勒布兰德病(D68.0)

D69.2 其他非血小板减少性紫癜
紫癜：
- NOS
- 老年性
- 单纯性

D69.3 特发性血小板减少性紫癜
埃文斯综合征

D69.4 其他原发性血小板减少
不包括： 血小板减少伴有桡骨缺失（Q87.2）
短暂性新生儿血小板减少（P61.0）
维斯科特-奥尔德里奇综合征(D82.0)

D69.5 继发性血小板减少
需要时，使用附加外因编码（第二十章）标明原因。

D69.6 未特指的血小板减少

D69.8 其他特指的出血性情况
毛细血管脆性（遗传性）
血管性假血友病

D69.9 未特指的出血性情况

D69 Purpura and other haemorrhagic conditions

Excludes: benign hypergammaglobulinaemic purpura (D89.0)
cryoglobulinaemic purpura(D89.1)
essential (haemorrhagic) thrombocythaemia (D47.3)
purpura fulminans(D65)
thrombotic thrombocytopenic purpura (M31.1)

D69.0 Allergic purpura
Purpura:
- anaphylactoid
- Henoch(-Schönlein)
- nonthrombocytopenic:
  - haemorrhagic
  - idiopathic
- vascular

Vasculitis, allergic

D69.1 Qualitative platelet defects
Bernard-Soulier[giant platelet]syndrome
Glanzmann's disease
Grey platelet syndrome
Thromboasthenia(haemorrhagic)(hereditary)
Thrombocytopathy
Excludes: von Willebrand's disease(D68.0)

D69.2 Other nonthrombocytopenic purpura
Purpura:
- NOS
- senile
- simplex

D69.3 Idiopathic thrombocytopenic purpura
Evans' syndrome

D69.4 Other primary thrombocytopenia
Excludes: thrombocytopenia with absent radius (Q87.2)
transient neonatal thrombocytopenia (P61.0)
Wiskott-Aldrich syndrome(D82.0)

D69.5 Secondary thrombocytopenia
Use additional external cause code (Chapter XX), if desired, to identify cause.

D69.6 Thrombocytopenia, unspecified

D69.8 Other specified haemorrhagic conditions
Capillary fragility(hereditary)
Vascular pseudohaemophilia

D69.9 Haemorrhagic condition, unspecified

其他血液和造血器官疾病（D70-D77）

Other diseases of blood and blood-forming organs (D70-D77)

D70 粒细胞缺乏

粒细胞缺乏性咽峡炎
婴儿遗传性粒细胞缺乏
科斯特曼病
中性粒细胞减少症：
· NOS
· 先天性
· 周期性
· 药物性
· 脾性（原发性）
· 中毒性
中性粒细胞减少性脾增大
如系药物诱发者，需要时，使用附加外因编码（第二十章）标明药物。
不包括： 短暂性新生儿中性粒细胞减少（P61.5）

D70 Agranulocytosis

Agranulocytic angina
Infantile genetic agranulocytosis
Kostmann's disease
Neutropenia:
· NOS
· congenital
· cyclic/periodic
· drug-induced
· splenic (primary)
· toxic
Neutropenic splenomegaly
Use additional external cause code (Chapter XX), if desired, to identify drug, if drug-induced.
Excludes: transient neonatal neutropenia (P61.5)

D71 多形核中性粒细胞的功能紊乱

细胞膜受体复合体［CR3］缺陷
慢性（儿童期）肉芽肿病
先天性吞噬细胞功能不良
进行性脓毒性肉芽肿病

D71 Functional disorders of polymorphonuclear neutrophils

Cell membrane receptor complex [CR3] defect
Chronic (childhood) granulomatous disease
Congenital dysphagocytosis
Progressive septic granulomatosis

D72 其他白细胞疾患

不包括： 嗜碱粒细胞增多（D75.8）
免疫疾患（D80-D89）
中性粒细胞减少症（D70）
白血病前期（综合征）（D46.9）

D72.0 白细胞遗传性异常

异常（成颗粒）（颗粒细胞）或综合征：
· 奥尔德
· 梅-黑格林
· 佩尔格-许特
遗传性：
· 白细胞性：
  · 分节过多
  · 分节不足
· 白黑变病
不包括： 切迪阿克（-施泰因布林克）-东综合征（E70.3）

D72.1 嗜酸粒细胞增多

嗜酸粒细胞增多：
· 变应性［过敏性］
· 遗传性

D72 Other disorders of white blood cells

Excludes: basophilia (D75.8)
immunity disorders (D80-D89)
neutropenia (D70)
preleukaemia (syndrome) (D46.9)

D72.0 Genetic anomalies of leukocytes

Anomaly (granulation) (granulocyte) or syndrome:
· Alder
· May-Hegglin
· Pelger-Huët
Hereditary:
· leukocytic:
  · hypersegmentation
  · hyposegmentation
· leukomelanopathy
Excludes: Chediak (-Steinbrinck)-Higashi syndrome (E70.3)

D72.1 Eosinophilia

Eosinophilia:
· allergic
· hereditary

D72.8 白细胞的其他特指疾患
白血病样反应：
· 淋巴细胞性
· 单核细胞性
· 髓细胞性
白细胞增多
淋巴细胞增多(症状性)
淋巴细胞减少
单核细胞增多(症状性)
浆细胞增多

D72.8 Other specified disorders of white blood cells
Leukaemoid reaction：
· lymphocytic
· monocytic
· myelocytic
Leukocytosis
Lymphocytosis(symptomatic)
Lymphopenia
Monocytosis(symptomatic)
Plasmacytosis

D72.9 未特指的白细胞疾患

D72.9 Disorder of white blood cells, unspecified

D73 脾疾病

D73 Diseases of spleen

D73.0 脾功能减退症
无脾,手术后
脾萎缩
不包括： 无脾(先天性)(Q89.0)

D73.0 Hyposplenism
Asplenia, postsurgical
Atrophy of spleen
Excludes： asplenia(congenital)(Q89.0)

D73.1 脾功能亢进
不包括： 脾大：
· NOS(R16.1)
· 先天性(Q89.0)

D73.1 Hypersplenism
Excludes： splenomegaly：
· NOS(R16.1)
· congenital(Q89.0)

D73.2 慢性充血性脾大

D73.2 Chronic congestive splenomegaly

D73.3 脾脓肿

D73.3 Abscess of spleen

D73.4 脾囊肿

D73.4 Cyst of spleen

D73.5 脾梗死
脾破裂,非创伤性
脾扭转
不包括： 创伤性脾破裂(S36.0)

D73.5 Infarction of spleen
Splenic rupture, nontraumatic
Torsion of spleen
Excludes： traumatic rupture of spleen(S36.0)

D73.8 脾的其他疾病
脾纤维化 NOS
脾周围炎
脾炎 NOS

D73.8 Other diseases of spleen
Fibrosis of spleen NOS
Perisplenitis
Splenitis NOS

D73.9 未特指的脾疾病

D73.9 Disease of spleen, unspecified

D74 高铁血红蛋白血症

D74 Methaemoglobinaemia

D74.0 先天性高铁血红蛋白血症
先天性 NADH 高铁血红蛋白还原酶缺乏
血红蛋白-M 病[Hb-M]
高铁血红蛋白血症,遗传性

D74.0 Congenital methaemoglobinaemia
Congenital NADH-methaemoglobin reductase deficiency
Haemoglobin-M[Hb-M]disease
Methaemoglobinaemia, hereditary

D74.8 其他高铁血红蛋白血症
后天性高铁血红蛋白血症(伴有硫化血红蛋白血症)
中毒性高铁血红蛋白血症
需要时,使用附加外因编码(第二十章)标明原因。

D74.8 Other methaemoglobinaemias
Acquired methaemoglobinaemia(with sulfhaemoglobinaemia)
Toxic methaemoglobinaemia
Use additional external cause code(Chapter XX), if desired, to identify cause.

D74.9 未特指的高铁血红蛋白血症

D74.9 Methaemoglobinaemia, unspecified

D75 血液和造血器官的其他疾病

不包括：淋巴结增大(R59. -)
高丙球蛋白血症 NOS(D89.2)
淋巴结炎：
· NOS(I88.9)
· 急性(L04. -)
· 慢性(I88.1)
· 肠系膜的(急性)(慢性)(I88.0)

D75.0 家族性红细胞增多症
红细胞增多症：
· 良性
· 家族性
不包括：遗传性卵圆形红细胞增多症(D58.1)

D75.1 继发性红细胞增多症
红细胞增多症 NOS
红细胞增多症：
· 后天性
· 由于：
  · 红细胞生成素
  · 血浆容积下降
  · 高海拔
  · 应激
· 情绪性
· 低血氧性
· 肾源性
· 相对性
不包括：红细胞增多症：
· 新生儿(P61.1)
· 真性(D45)

D75.2 特发性血小板增多症
不包括：特发性(出血性)血小板增多症(D47.3)

D75.8 血液和造血器官其他特指的疾病
嗜碱粒细胞增多

D75.9 血液和造血器官未特指的疾病

D75 Other diseases of blood and blood-forming organs

Excludes: enlarged lymph nodes(R59. -)
hypergammaglobulinaemia NOS(D89.2)
lymphadenitis:
· NOS(I88.9)
· acute(L04. -)
· chronic(I88.1)
· mesenteric(acute)(chronic)(I88.0)

D75.0 Familial erythrocytosis
Polycythaemia:
· benign
· familial
Excludes: hereditary ovalocytosis(D58.1)

D75.1 Secondary polycythaemia
Erythrocytosis NOS
Polycythaemia:
· acquired
· due to:
  · erythropoietin
  · fall in plasma volume
  · high altitude
  · stress
· emotional
· hypoxaemic
· nephrogenous
· relative
Excludes: polycythaemia:
· neonatorum(P61.1)
· vera(D45)

D75.2 Essential thrombocytosis
Excludes: essential(haemorrhagic) thrombocythaemia(D47.3)

D75.8 Other specified diseases of blood and blood-forming organs
Basophilia

D75.9 Disease of blood and blood-forming organs, unspecified

D76 涉及淋巴网状组织和网状组织细胞系统的某些疾病

不包括：莱特雷尔-西韦病(C96.0)
恶性组织细胞增多症(C96.1)
网状内皮组织增殖或网状细胞增多：
· 组织细胞髓性(C96.1)
· 白血病性(C91.4)
· 脂肪黑变性(I89.8)
· 恶性(C85.7)
· 非脂(类)(C96.0)

D76 Certain diseases involving lymphoreticular tissue and reticulohistiocytic system

Excludes: Letterer-Siwe disease(C96.0)
malignant histiocytosis(C96.1)
reticuloendotheliosis or reticulosis:
· histiocytic medullary(C96.1)
· leukaemic(C91.4)
· lipomelanotic(I89.8)
· malignant(C85.7)
· nonlipid(C96.0)

D76.0 朗格汉斯细胞的组织细胞增多症，不可归类在他处者
嗜酸细胞肉芽肿
慢性特发性组织细胞增多症
(慢性)组织细胞增多症 X

D76.1 噬红细胞性淋巴细胞与组织细胞增多症
家族性噬红细胞性网状细胞增多
除朗格汉斯细胞外的单核吞噬细胞的组织细胞增多症 NOS

D76.2 噬红细胞综合征,与感染有关的
需要时,使用附加编码标明传染性病原体或疾病。

D76.3 其他组织细胞增多综合征
网状组织细胞瘤(巨细胞)
窦组织细胞增多伴有大块性淋巴结病
黄肉芽肿

D76.0 Langerhans' cell histiocytosis, not elsewhere classified
Eosinophilic granuloma
Hand-Schüller-Christian disease
Histiocytosis X(chronic)

D76.1 Haemophagocytic lymphohistiocytosis
Familial haemophagocytic reticulosis
Histiocytoses of mononuclear phagocytes other than Langerhans' cells NOS

D76.2 Haemophagocytic syndrome, infection-associated
Use additional code, if desired, to identify infectious agent or disease.

D76.3 Other histiocytosis syndromes
Reticulohistiocytoma(giant-cell)
Sinus histiocytosis with massive lymphadenopathy
Xanthogranuloma

D77* 分类于他处的疾病引起的血液和造血器官的其他疾患

血吸虫病[裂体吸虫病]引起的脾纤维化(B65. -†)

D77* Other disorders of blood and blood-forming organs in diseases classified elsewhere

Fibrosis of spleen in schistosomiasis [bilharziasis] (B65. -†)

涉及免疫机制的某些疾患(D80-D89)

包　括：补体系统中的缺陷
免疫缺陷疾患,除外人类免疫缺陷病毒[HIV]病
肉样瘤病

不包括：自身免疫病(系统性)NOS(M35.9)
多形核中性粒细胞的功能紊乱(D71)
人类免疫缺陷病毒[HIV]病(B20-B24)

Certain disorders involving the immune mechanism (D80-D89)

Includes: defects in the complement system
immunodeficiency disorders, except human immunodeficiency virus[HIV]disease
sarcoidosis

Excludes: autoimmune disease(systemic)NOS(M35.9)
functional disorders of polymorphonuclear neutrophils (D71)
human immunodeficiency virus[HIV]disease (B20-B24)

D80 抗体缺陷为主的免疫缺陷

D80.0 遗传性低丙球蛋白血症
常染色体隐性无丙球蛋白血症(瑞士型)
X 连锁的无丙球蛋白血症[布鲁顿](伴有生长激素缺乏)

D80.1 非家族性低丙球蛋白血症
无丙球蛋白血症伴载有免疫球蛋白的 B 型淋巴细胞
普通易变型无丙球蛋白血症
低丙球蛋白血症 NOS

D80 Immunodeficiency with predominantly antibody defects

D80.0 Hereditary hypogammaglobulinaemia
Autosomal recessive agammaglobulinaemia (Swiss type)
X-linked agammaglobulinaemia[Bruton] (with growth hormone deficiency)

D80.1 Nonfamilial hypogammaglobulinaemia
Agammaglobulinaemia with immunoglobulin-bearing B lymphocytes
Common variable agammaglobulinaemia[CVAgamma]
Hypogammaglobulinaemia NOS

D80.2　免疫球蛋白 A[IgA]的选择性缺乏
D80.2　Selective deficiency of immunoglobulin A[IgA]

D80.3　免疫球蛋白 G[IgG]亚类的选择性缺乏
D80.3　Selective deficiency of immunoglobulin G [IgG] subclasses

D80.4　免疫球蛋白 M[IgM]的选择性缺乏
D80.4　Selective deficiency of immunoglobulin M [IgM]

D80.5　伴有免疫球蛋白 M[IgM]增多的免疫缺陷
D80.5　Immunodeficiency with increased immunoglobulin M[IgM]

D80.6　伴有接近正常的免疫球蛋白或伴有高免疫球蛋白血症的抗体缺陷
D80.6　Antibody deficiency with near-normal immunoglobulins or with hyperimmunoglobulinaemia

D80.7　婴儿期短暂性低丙球蛋白血症
D80.7　Transient hypogammaglobulinaemia of infancy

D80.8　抗体缺陷为主的其他免疫缺陷
D80.8　Other immunodeficiencies with predominantly antibody defects

κ 轻链缺乏
Kappa light chain deficiency

D80.9　抗体缺陷为主的未特指的免疫缺陷
D80.9　Immunodeficiency with predominantly antibody defects, unspecified

D81　联合免疫缺陷
D81　Combined immunodeficiencies

不包括：常染色体隐性无丙球蛋白血症(瑞士型)(D80.0)
Excludes: autosomal recessive agammaglobulinaemia (Swiss type) (D80.0)

D81.0　重症联合免疫缺陷[SCID]伴有网状组织发育不全
D81.0　Severe combined immunodeficiency [SCID] with reticular dysgenesis

D81.1　重症联合免疫缺陷[SCID]伴有低数量的 T 和 B 细胞
D81.1　Severe combined immunodeficiency [SCID] with low T- and B-cell numbers

D81.2　重症联合免疫缺陷[SCID]伴有低或正常数量的 B 细胞
D81.2　Severe combined immunodeficiency [SCID] with low or normal B-cell numbers

D81.3　腺苷脱氨酶[ADA]缺乏
D81.3　Adenosine deaminase[ADA] deficiency

D81.4　奈泽洛夫综合征
D81.4　Nezelof's syndrome

D81.5　嘌呤核苷磷酸化酶[PNP]缺乏
D81.5　Purine nucleoside phosphorylase[PNP] deficiency

D81.6　主要组织相容性复合体一级缺乏
D81.6　Major histocompatibility complex class Ⅰ deficiency

淋巴细胞稀少综合征
Bare lymphocyte syndrome

D81.7　主要组织相容性复合体二级缺乏
D81.7　Major histocompatibility complex class Ⅱ deficiency

D81.8　其他联合免疫缺陷
D81.8　Other combined immunodeficiencies

生物素依赖羧化酶缺乏
Biotin-dependent carboxylase deficiency

D81.9　未特指的联合免疫缺陷
D81.9　Combined immunodeficiency, unspecified

重症联合免疫缺陷疾患[SCID]NOS
Severe combined immunodeficiency disorder [SCID] NOS

D82　与其他严重缺陷有关的免疫缺陷
D82　Immunodeficiency associated with other major defects

不包括：共济失调性毛细血管扩张症[路易斯-巴尔](G11.3)
Excludes: ataxia telangiectasia[Louis-Bar](G11.3)

D82.0　威斯科特-奥尔德里奇综合征
D82.0　Wiskott-Aldrich syndrome

免疫缺陷伴有血小板减少和湿疹
Immunodeficiency with thrombocytopenia and eczema

D82.1　迪格奥尔格综合征
D82.1　Di George's syndrome

咽囊综合征
Pharyngeal pouch syndrome

胸腺：
- 淋巴(组织)发育不全
- 不发育或发育不全伴有免疫缺陷

Thymic:
- alymphoplasia
- aplasia or hypoplasia with immunodeficiency

D82.2　免疫缺陷伴有短肢身材
D82.2　Immunodeficiency with short-limbed stature

D82.3 EB 病毒遗传缺陷反应后的免疫缺陷
X 连锁淋巴增生性疾病
D82.4 高免疫球蛋白 E[IgE]综合征
D82.8 与其他特指的严重缺陷有关的免疫缺陷
D82.9 与未特指的严重缺陷有关的免疫缺陷

D83 常见变异型免疫缺陷

D83.0 常见变异型免疫缺陷伴有显著的 B 细胞数量和功能异常
D83.1 常见变异型免疫缺陷伴有显著的免疫调节的 T 细胞疾患
D83.2 常见变异型免疫缺陷伴有对 B 或 T 细胞的自身抗体
D83.8 其他的常见变异型免疫缺陷
D83.9 未特指的常见变异型免疫缺陷

D84 其他免疫缺陷

D84.0 淋巴细胞功能抗原-1[LFA-1]缺陷
D84.1 补体系统中的缺陷
补体 1 酯酶抑制剂[C1-INH]缺乏
D84.8 其他特指的免疫缺陷
D84.9 未特指的免疫缺陷

D86 结节病

D86.0 肺结节病
D86.1 淋巴结结节病
D86.2 肺结节病伴有淋巴结结节病
D86.3 皮肤结节病
D86.8 其他和联合部位的结节病
结节病性虹膜睫状体炎 †(H22.1*)
结节病性多发性脑神经麻痹 †(G53.2*)
结节病性:
- 关节病 †(M14.8*)
- 心肌炎 †(I41.8*)
- 肌炎 †(M63.3*)

眼色素层腮腺炎[黑福特]
D86.9 未特指的结节病

D89 涉及免疫机制的其他疾患，不可归类在他处者

不包括：高球蛋白血症 NOS(R77.1)
单克隆丙球蛋白病(D47.2)
移植失败和排斥(T86.-)

D89.0 多克隆高丙球蛋白血症
良性高丙球蛋白血症性紫癜
多克隆丙球蛋白病 NOS

D82.3 Immunodeficiency following hereditary defective response to Epstein-Barr virus
X-linked lymphoproliferative disease
D82.4 Hyperimmunoglobulin E[IgE] syndrome
D82.8 Immunodeficiency associated with other specified major defects
D82.9 Immunodeficiency associated with major defect, unspecified

D83 Common variable immunodeficiency

D83.0 Common variable immunodeficiency with predominant abnormalities of B-cell numbers and function
D83.1 Common variable immunodeficiency with predominant immunoregulatory T-cell disorders
D83.2 Common variable immunodeficiency with autoantibodies to B- or T-cells
D83.8 Other common variable immunodeficiencies
D83.9 Common variable immunodeficiency, unspecified

D84 Other immunodeficiencies

D84.0 Lymphocyte function antigen-1[LFA-1] defect
D84.1 Defects in the complement system
C1 esterase inhibitor[C1-INH] deficiency
D84.8 Other specified immunodeficiencies
D84.9 Immunodeficiency, unspecified

D86 Sarcoidosis

D86.0 Sarcoidosis of lung
D86.1 Sarcoidosis of lymph nodes
D86.2 Sarcoidosis of lung with sarcoidosis of lymph nodes
D86.3 Sarcoidosis of skin
D86.8 Sarcoidosis of other and combined sites
Iridocyclitis in sarcoidosis†(H22.1*)
Multiple cranial nerve palsies in sarcoidosis†(G53.2*)
Sarcoid:
- arthropathy†(M14.8*)
- myocarditis†(I41.8*)
- myositis†(M63.3*)

Uveoparotid fever[Heerfordt]
D86.9 Sarcoidosis, unspecified

D89 Other disorders involving the immune mechanism, not elsewhere classified

Excludes: hyperglobulinaemia NOS(R77.1)
monoclonal gammopathy(D47.2)
transplant failure and rejection(T86.-)

D89.0 Polyclonal hypergammaglobulinaemia
Benign hypergammaglobulinaemic purpura
Polyclonal gammopathy NOS

D89.1　冷球蛋白血症

冷球蛋白血症：
- ·自发性
- ·特发性
- ·混合性
- ·原发性
- ·继发性

冷球蛋白血症性：
- ·紫癜
- ·血管炎

D89.2　未特指的高丙球蛋白血症

D89.8　涉及免疫机制其他特指的疾患，不可归类在他处者

D89.9　涉及免疫机制未特指的疾患

免疫疾病 NOS

D89.1　Cryoglobulinaemia

Cryoglobulinaemia：
- · essential
- · idiopathic
- · mixed
- · primary
- · secondary

Cryoglobulinaemic：
- · purpura
- · vasculitis

D89.2　Hypergammaglobulinaem a，unspecified

D89.8　Other specified disorders involving the immune mechanism，not elsewhere classified

D89.9　Disorder involving the immune mechanism，unspecified

Immune disease NOS

第四章 内分泌、营养和代谢疾病 (E00-E90)

CHAPTER Ⅳ Endocrine, nutritional and metabolic diseases (E00-E90)

注：所有肿瘤无论有无功能活性，均被分类于第二章。需要时，可使用本章适当的编码（如，E05.8，E07.0，E16-E31，E34.-）作为附加编码以标明由于肿瘤和异位内分泌组织所致的功能活性，或与肿瘤和分类于他处的其他情况有关的内分泌腺功能亢进和功能减退。

Note: All neoplasms, whether functionally active or not, are classified in Chapter Ⅱ. Appropriate codes in this chapter (i. e. E05.8, E07.0, E16-E31, E34. -) may be used, if desired, as additional codes to indicate either functional activity by neoplasms and ectopic endocrine tissue or hyperfunction and hypofunction of endocrine glands associated with neoplasms and other conditions classified elsewhere.

不包括：妊娠、分娩和产褥期的并发症（O00-O99）
症状、体征和临床与实验室异常所见，不可归类在他处者（R00-R99）
特发于胎儿和新生儿的暂时性内分泌和代谢疾患（P70-P74）

Excludes: complications of pregnancy, childbirth and the puerperium (O00-O99)
symptoms, signs and abnormal clinical and laboratory findings, not elsewhere classified (R00-R99)
transitory endocrine and metabolic disorders specific to fetus and newborn (P70-P74)

本章包括下列各节：

E00-E07	甲状腺疾患	E00-E07	Disorders of thyroid gland
E10-E14	糖尿病	E10-E14	Diabetes mellitus
E15-E16	葡萄糖调节和胰腺内分泌的其他疾患	E15-E16	Other disorders of glucose regulation and pancreatic internal secretion
E20-E35	其他内分泌腺疾患	E20-E35	Disorders of other endocrine glands
E40-E46	营养不良	E40-E46	Malnutrition
E50-E64	其他营养缺乏	E50-E64	Other nutritional deficiencies
E65-E68	肥胖症和其他营养过度	E65-E68	Obesity and other hyperalimentation
E70-E90	代谢紊乱	E70-E90	Metabolic disorders

This chapter contains the following blocks: (see above)

本章提供的星号类目如下：

Asterisk categories for this chapter are provided as follows:

E35*	分类于他处的疾病引起的内分泌腺疾患	E35*	Disorders of endocrine glands in diseases classified elsewhere
E90*	分类于他处的疾病引起的营养和代谢疾患	E90*	Nutritional and metabolic disorders in diseases classified elsewhere

甲状腺疾患 (E00-E07)

E00 先天性碘缺乏综合征

包　括：与环境中碘缺乏有关的地方性情况，可以是直接的或由于母体碘缺乏所造成的后果。其中有一些情况目前并未出现甲状腺功能减退症，但它们是由于在胎儿发育期间甲状腺激素分泌不足所致的后果。环境性致甲状腺肿物质可能与其有关。

需要时，使用附加编码(F70-F79)标明有关的精神发育迟缓。

不包括： 临床症状不明显的碘缺乏性甲状腺功能减退症(E02)

E00.0 先天性碘缺乏综合征，神经病型

地方性呆小病，神经病型

E00.1 先天性碘缺乏综合征，粘液水肿型

地方性呆小病：
- 甲状腺功能减退的
- 粘液水肿型

E00.2 先天性碘缺乏综合征，混合型

地方性呆小病，混合型

E00.9 未特指的先天性碘缺乏综合征

先天性碘缺乏性甲状腺功能减退症 NOS

地方性呆小病 NOS

E01 碘缺乏相关性甲状腺疾患和有关情况

不包括： 先天性碘缺乏综合征(E00.-)

临床症状不明显的碘缺乏性甲状腺功能减退症(E02)

E01.0 碘缺乏相关性弥漫性(地方性)甲状腺肿

E01.1 碘缺乏相关性多结节性(地方性)甲状腺肿

碘缺乏相关性结节性甲状腺肿

E01.2 未特指的碘缺乏相关性(地方性)甲状腺肿

地方性甲状腺肿 NOS

E01.8 其他碘缺乏相关性甲状腺疾患和有关情况

后天性碘缺乏性甲状腺功能减退症 NOS

Disorders of thyroid gland (E00-E07)

E00 Congenital iodine-deficiency syndrome

Includes: endemic conditions associated with environmental iodine deficiency either directly or as a consequence of maternal iodine deficiency. Some of the conditions have no current hypothyroidism but are the consequence of inadequate thyroid hormone secretion in the developing fetus. Environmental goitrogens may be associated.

Use additional code (F70-F79), if desired, to identify associated mental retardation.

Excludes: subclinical iodine-deficiency hypothyroidism (E02)

E00.0 Congenital iodine-deficiency syndrome, neurological type

Endemic cretinism, neurological type

E00.1 Congenital iodine-deficiency syndrome, myxoedematous type

Endemic cretinism:
- hypothyroid
- myxoedematous type

E00.2 Congenital iodine-deficiency syndrome, mixed type

Endemic cretinism, mixed type

E00.9 Congenital iodine-deficiency syndrome, unspecified

Congenital iodine-deficiency hypothyroidism NOS

Endemic cretinism NOS

E01 Iodine-deficiency-related thyroid disorders and allied conditions

Excludes: congenital iodine-deficiency syndrome (E00.-)

subclinical iodine-deficiency hypothyroidism (E02)

E01.0 Iodine-deficiency-related diffuse (endemic) goitre

E01.1 Iodine-deficiency-related multinodular (endemic) goitre

Iodine-deficiency-related nodular goitre

E01.2 Iodine-deficiency-related (endemic) goitre, unspecified

Endemic goitre NOS

E01.8 Other iodine-deficiency-related thyroid disorders and allied conditions

Acquired iodine-deficiency hypothyroidism NOS

E02 临床症状不明显[亚临床]的碘缺乏性甲状腺功能减退症

E03 其他甲状腺功能减退症

不包括： 碘缺乏相关性甲状腺功能减退症(E00-E02)
操作后甲状腺功能减退症(E89.0)

E03.0 先天性甲状腺功能减退症伴有弥漫性甲状腺肿
先天性甲状腺肿(非毒性)：
· NOS
· 实质的
不包括： 暂时性先天性甲状腺肿伴有功能正常(P72.0)

E03.1 先天性甲状腺功能减退症不伴有甲状腺肿
甲状腺不发育(伴有粘液性水肿)
先天性：
· 甲状腺萎缩
· 甲状腺功能减退症 NOS

E03.2 药物和其他外源性物质引起的甲状腺功能减退症
需要时，使用附加外因编码(第二十章)标明原因。

E03.3 感染后甲状腺功能减退症

E03.4 甲状腺萎缩(后天性)
不包括： 先天性甲状腺萎缩(E03.1)

E03.5 粘液性水肿昏迷

E03.8 其他特指的甲状腺功能减退症

E03.9 未特指的甲状腺功能减退症
粘液性水肿 NOS

E04 其他非毒性甲状腺肿

不包括： 先天性甲状腺肿：
· NOS
· 弥漫性 } (E03.0)
· 实质的
碘缺乏相关性甲状腺肿(E00-E02)

E04.0 非毒性弥漫性甲状腺肿
甲状腺肿，非毒性：
· 弥漫性(胶性)
· 单纯性

E04.1 非毒性单个甲状腺结节
胶性结节(囊性)(甲状腺)
非毒性单结节性甲状腺肿
甲状腺(囊性)结节 NOS

E04.2 非毒性多结节性甲状腺肿
囊性甲状腺肿 NOS
多结节性(囊性)甲状腺肿 NOS

E02 Subclinical iodine-deficiency hypothyroidism

E03 Other hypothyroidism

Excludes: iodine-deficiency-related hypothyroidism (E00-E02)
postprocedural hypothyroidism(E89.0)

E03.0 Congenital hypothyroidism with diffuse goitre
Goitre(nontoxic) congenital:
· NOS
· parenchymatous
Excludes: transitory congenital goitre with normal function(P72.0)

E03.1 Congenital hypothyroidism without goitre
Aplasia of thyroid(with myxoedema)
Congenital:
· atrophy of thyroid
· hypothyroidism NOS

E03.2 Hypothyroidism due to medicaments and other exogenous substances
Use additional external cause code (Chapter XX), if desired, to identify cause.

E03.3 Postinfectious hypothyroidism

E03.4 Atrophy of thyroid(acquired)
Excludes: congenital atrophy of thyroid(E03.1)

E03.5 Myxoedema coma

E03.8 Other specified hypothyroidism

E03.9 Hypothyroidism, unspecified
Myxoedema NOS

E04 Other nontoxic goitre

Excludes: congenital goitre:
· NOS
· diffuse } (E03.0)
· parenchymatous
iodine-deficiency-related goitre(E00-E02)

E04.0 Nontoxic diffuse goitre
Goitre, nontoxic:
· diffuse(colloid)
· simple

E04.1 Nontoxic single thyroid nodule
Colloid nodule(cystic)(thyroid)
Nontoxic uninodular goitre
Thyroid(cystic) nodule NOS

E04.2 Nontoxic multinodular goitre
Cystic goitre NOS
Multinodular(cystic) goitre NOS

E04.8 其他特指的非毒性甲状腺肿

E04.9 未特指的非毒性甲状腺肿

甲状腺肿 NOS

结节性甲状腺肿(非毒性)NOS

E05 甲状腺毒症[甲状腺功能亢进症]

不包括:慢性甲状腺炎伴有短暂性甲状腺毒症(E06.2)

新生儿甲状腺毒症(P72.1)

E05.0 甲状腺毒症伴有弥漫性甲状腺肿

突眼性或毒性甲状腺肿 NOS

格雷夫斯病[毒性弥漫性甲状腺肿]

毒性弥漫性甲状腺肿

E05.1 甲状腺毒症伴有毒性单个甲状腺结节

甲状腺毒症伴有毒性单结节性甲状腺肿

E05.2 甲状腺毒症伴有毒性多结节性甲状腺肿

毒性结节性甲状腺肿 NOS

E05.3 来自异位甲状腺组织的甲状腺毒症

E05.4 人为甲状腺毒症

E05.5 甲状腺危象

E05.8 其他甲状腺毒症

促甲状腺激素分泌过度

需要时,使用附加外因编码(第二十章)标明原因。

E05.9 未特指的甲状腺毒症

甲状腺功能亢进症 NOS

甲状腺毒性心脏病†(I43.8*)

E06 甲状腺炎

不包括:产后甲状腺炎(O90.5)

E06.0 急性甲状腺炎

甲状腺脓肿

甲状腺炎:

· 生脓性

· 化脓性

需要时,使用附加编码(B95-B97)标明传染性病原体。

E06.1 亚急性甲状腺炎

甲状腺炎:

· 德奎尔万

· 巨细胞

· 肉芽肿性

· 非化脓性

不包括:自身免疫性甲状腺炎(E06.3)

E06.2 慢性甲状腺炎伴有短暂性甲状腺毒症

不包括:自身免疫性甲状腺炎(E06.3)

E04.8 Other specified nontoxic goitre

E04.9 Nontoxic goitre, unspecified

Goitre NOS

Nodular goitre(nontoxic)NOS

E05 Thyrotoxicosis [hyperthyroidism]

Excludes: chronic thyroiditis with transient thyrotoxicosis(E06.2)

neonatal thyrotoxicosis(P72.1)

E05.0 Thyrotoxicosis with diffuse goitre

Exophthalmic or toxic goitre NOS

Graves' disease

Toxic diffuse goitre

E05.1 Thyrotoxicosis with toxic single thyroid nodule

Thyrotoxicosis with toxic uninodular goitre

E05.2 Thyrotoxicosis with toxic multinodular goitre

Toxic nodular goitre NOS

E05.3 Thyrotoxicosis from ectopic thyroid tissue

E05.4 Thyrotoxicosis factitia

E05.5 Thyroid crisis or storm

E05.8 Other thyrotoxicosis

Overproduction of thyroid-stimulating hormone

Use additional external cause code (Chapter XX), if desired, to identify cause.

E05.9 Thyrotoxicosis, unspecified

Hyperthyroidism NOS

Thyrotoxic heart disease†(I43.8*)

E06 Thyroiditis

Excludes: postpartum thyroiditis(O90.5)

E06.0 Acute thyroiditis

Abscess of thyroid

Thyroiditis:

· pyogenic

· suppurative

Use additional code (B95-B97), if desired, to identify infectious agent.

E06.1 Subacute thyroiditis

Thyroiditis:

· de Quervain

· giant-cell

· granulomatous

· nonsuppurative

Excludes: autoimmune thyroiditis(E06.3)

E06.2 Chronic thyroiditis with transient thyrotoxicosis

Excludes: autoimmune thyroiditis(E06.3)

E06.3　自身免疫性甲状腺炎
桥本甲状腺炎
桥本甲状腺毒症(短暂性)
淋巴瘤性甲状腺肿
淋巴细胞性甲状腺炎
淋巴瘤性甲状腺瘤

E06.4　药物性甲状腺炎
需要时,使用附加外因编码(第二十章)标明药物。

E06.5　其他慢性甲状腺炎
甲状腺炎:
· 慢性:
  · NOS
  · 纤维性
· 侵袭性
· 里德尔

E06.9　未特指的甲状腺炎

E07　甲状腺的其他疾患

E07.0　降钙素分泌过多
甲状腺 C 细胞增生
甲状腺降钙素分泌过多

E07.1　激素生成障碍性甲状腺肿
家族性激素生成障碍性甲状腺肿
彭德莱综合征[家族性呆小聋哑症]
不包括: 暂时性先天性甲状腺肿,伴有正常功能(P72.0)

E07.8　其他特指的甲状腺疾患
甲状腺结合球蛋白异常
甲状腺 { 出血 / 梗死 }
病态甲状腺功能正常综合征

E07.9　未特指的甲状腺疾患

E06.3　Autoimmune thyroiditis
Hashimoto's thyroiditis
Hashitoxicosis(transient)
Lymphadenoid goitre
Lymphocytic thyroiditis
Struma lymphomatosa

E06.4　Drug-induced thyroiditis
Use additional external cause code (Chapter XX), if desired, to identify drug.

E06.5　Other chronic thyroiditis
Thyroiditis:
· chronic
  · NOS
  · fibrous
· ligneous
· Riedel

E06.9　Thyroiditis, unspecified

E07　Other disorders of thyroid

E07.0　Hypersecretion of calcitonin
C-cell hyperplasia of thyroid
Hypersecretion of thyrocalcitonin

E07.1　Dyshormogenetic goitre
Familial dyshormogenetic goitre
Pendred's syndrome
Excludes: transitory congenital goitre with normal function(P72.0)

E07.8　Other specified disorders of thyroid
Abnormality of thyroid-binding globulin
Haemorrhage / Infarction } of thyroid
Sick-euthyroid syndrome

E07.9　Disorder of thyroid, unspecified

糖尿病 (E10-E14)

Diabetes mellitus (E10-E14)

如系药物诱发者,需要时,使用附加外因编码(第二十章)标明药物。

Use additional external cause code(Chapter XX),if desired,to identify drug,if drug- induced.

下列第四位数亚目用于类目 E10-E14:

The following fourth-character subdivisions are for use with categories E10-E14:

.0 伴有昏迷 / **.0 With coma**

糖尿病:
- 昏迷伴有或不伴有酮症酸中毒
- 高渗性昏迷
- 低血糖性昏迷

高血糖性昏迷 NOS

Diabetic:
- coma with or without ketoacidosis
- hyperosmolar coma
- hypoglycaemic coma

Hyperglycaemic coma NOS

.1 伴有酮症酸中毒 / **.1 With ketoacidosis**

糖尿病:
- 酸中毒 } 未提及昏迷
- 酮症酸中毒 } 未提及昏迷

Diabetic:
- acidosis } without mention of coma
- ketoacidosis } without mention of coma

.2† 伴有肾的并发症 / **.2† With renal complications**

糖尿病肾病(N08.3*)
毛细血管内肾小球性肾病(N08.3*)
基梅尔施泰因-威尔逊综合征[毛细血管间性肾小球硬化症](N08.3*)

Diabetic nephropathy(N08.3*)
Intracapillary glomerulonephrosis(N08.3*)
Kimmelstiel-Wilson syndrome(N08.3*)

.3† 伴有眼的并发症 / **.3† With ophthalmic complications**

糖尿病:
- 白内障(H28.0*)
- 视网膜病变(H36.0*)

Diabetic:
- cataract(H28.0*)
- retinopathy(H36.0*)

.4† 伴有神经的并发症 / **.4† With neurological complications**

糖尿病:
- 肌萎缩(G73.0*)
- 自主神经病变(G99.0*)
- 单一神经病变(G59.0*)
- 多发神经病变(G63.2*)
  - 自主的(G99.0*)

Diabetic:
- amyotrophy(G73.0*)
- autonomic neuropathy(G99.0*)
- mononeuropathy(G59.0*)
- polyneuropathy(G63.2*)
  - autonomic(G99.0*)

.5 伴有周围循环并发症 / **.5 With peripheral circulatory complications**

糖尿病:
- 坏疽
- 周围血管病 †(I79.2*)
- 溃疡

Diabetic:
- gangrene
- peripheral angiopathy†(I79.2*)
- ulcer

.6 伴有其他特指的并发症 / **.6 With other specified complications**

糖尿病关节病 †(M14.2*)
- 神经病性 †(M14.6*)

Diabetic arthropathy†(M14.2*)
- neuropathic†(M14.6*)

.7 伴有多个并发症 / **.7 With multiple complications**

.8 伴有未特指的并发症 / **.8 With unspecified complications**

.9 不伴有并发症 / **.9 Without complications**

E10 胰岛素依赖型糖尿病

[亚目见 E10 的前面]

包　括： 糖尿病：
- ·脆弱型
- ·幼年型
- ·趋酮症性
- ·Ⅰ型

不包括： 糖尿病：
- ·营养不良相关性(E12.-)
- ·新生儿的(P70.2)
- ·妊娠、分娩和产褥期的(O24.-)

糖尿：
- ·NOS(R81)
- ·肾的(E74.8)

葡萄糖耐量降低(R73.0)

手术后血内胰岛素不足(E89.1)

E10 Insulin-dependent diabetes mellitus

[see before E10 for subdivisions]

Includes: diabetes(mellitus):
- · brittle
- · juvenile-onset
- · ketosis-prone
- · type Ⅰ

Excludes: diabetes mellitus(in):
- · malnutrition-related(E12.-)
- · neonatal(P70.2)
- · pregnancy, childbirth and the puerperium(O24.-)

glycosuria:
- · NOS(R81)
- · renal(E74.8)

impaired glucose tolerance(R73.0)

postsurgical hypoinsulinaemia(E89.1)

E11 非胰岛素依赖型糖尿病

[亚目见 E10 的前面]

包　括： 糖尿病(非肥胖)(肥胖)：
- ·成年型
- ·成熟期发病
- ·非酮症性
- ·稳定性
- ·Ⅱ型

青年的非胰岛素依赖型糖尿病

不包括： 糖尿病：
- ·营养不良相关性(E12.-)
- ·新生儿的(P70.2)
- ·妊娠、分娩和产褥期的糖尿病(O24.-)

糖尿：
- ·NOS(R81)
- ·肾的(E74.8)

葡萄糖耐量降低(R73.0)

手术后血内胰岛素不足(E89.1)

E11 Non-insulin-dependent diabetes mellitus

[see before E10 for subdivisions]

Includes: diabetes(mellitus)(nonobese)(obese):
- · adult-onset
- · maturity-onset
- · nonketotic
- · stable
- · type Ⅱ

non-insulin-dependent diabetes of the young

Excludes: diabetes mellitus(in):
- · malnutrition-related(E12.-)
- · neonatal(P70.2)
- · pregnancy, childbirth and the puerperium(O24.-)

glycosuria:
- · NOS(R81)
- · renal(E74.8)

impaired glucose tolerance(R73.0)

postsurgical hypoinsulinaemia(E89.1)

E12 营养不良相关性糖尿病

[亚目见 E10 的前面]

包　括： 营养不良相关性糖尿病：
- ·胰岛素依赖型
- ·非胰岛素依赖型

不包括： 妊娠、分娩和产褥期的糖尿病(O24.-)

糖尿：
- ·NOS(R81)
- ·肾的(E74.8)

葡萄糖耐量降低(R73.0)

新生儿糖尿病(P70.2)

手术后血内胰岛素不足(E89.1)

E12 Malnutrition-related diabetes mellitus

[see before E10 for subdivisions]

Includes: malnutrition-related diabetes mellitus:
- · insulin-dependent
- · non-insulin-dependent

Excludes: diabetes mellitus in pregnancy, childbirth and the puerperium(O24.-)

glycosuria:
- · NOS(R81)
- · renal(E74.8)

impaired glucose tolerance(R73.0)

neonatal diabetes mellitus(P70.2)

postsurgical hypoinsulinaemia(E89.1)

E13 其他特指的糖尿病

[亚目见 E10 的前面]

不包括：糖尿病：

- ·胰岛素依赖型(E10. -)
- ·营养不良相关性(E12. -)
- ·新生儿的(P70.2)
- ·非胰岛素依赖型(E11. -)
- ·妊娠、分娩和产褥期的(O24. -)

糖尿：

- ·NOS(R81)
- ·肾的(E74.8)

葡萄糖耐量降低(R73.0)

手术后血内胰岛素不足(E89.1)

E13 Other specified diabetes mellitus

[see before E10 for subdivisions]

Excludes: diabetes mellitus(in):

- · insulin-dependent(E10. -)
- · malnutrition-related(E12. -)
- · neonatal(P70.2)
- · non-insulin-dependent(E11. -)
- · pregnancy, childbirth and the puerperium (O24. -)

glycosuria:

- · NOS(R81)
- · renal(E74.8)

impaired glucose tolerance(R73.0)

postsurgical hypoinsulinaemia(E89.1)

E14 未特指的糖尿病

[亚目见 E10 的前面]

包　括：糖尿病 NOS

不包括：糖尿病：

- ·胰岛素依赖型(E10. -)
- ·营养不良相关性(E12. -)
- ·新生儿的(P70.2)
- ·非胰岛素依赖型(E11. -)
- ·妊娠、分娩和产褥期的(O24. -)

糖尿：

- ·NOS(R81)
- ·肾的(E74.8)

葡萄糖耐量降低(R73.0)

手术后血内胰岛素不足(E89.1)

E14 Unspecified diabetes mellitus

[see before E10 for subdivisions]

Includes: diabetes NOS

Excludes: diabetes mellitus(in):

- · insulin-dependent(E10. -)
- · malnutrition-related(E12. -)
- · neonatal(P70.2)
- · non-insulin-dependent(E11. -)
- · pregnancy, childbirth and the puerperium (O24. -)

glycosuria:

- · NOS(R81)
- · renal(E74.8)

impaired glucose tolerance(R73.0)

postsurgical hypoinsulinaemia(E89.1)

葡萄糖调节和胰腺内分泌的其他疾患 (E15-E16)

Other disorders of glucose regulation and pancreatic internal secretion (E15-E16)

E15 非糖尿病低血糖性昏迷

非糖尿病引起的药物性胰岛素性昏迷

胰岛素分泌过多伴有低血糖性昏迷

低血糖性昏迷 NOS

如系药物诱发者，需要时，使用附加外因编码(第二十章)标明药物。

E15 Nondiabetic hypoglycaemic coma

Drug-induced insulin coma in nondiabetic

Hyperinsulinism with hypoglycaemic coma

Hypoglycaemic coma NOS

Use additional external cause code (Chapter XX), if desired, to identify drug, if drug-induced.

E16 胰腺内分泌的其他疾患

E16.0 药物性低血糖不伴有昏迷
需要时,使用附加外因编码(第二十章)标明药物。
E16.1 其他低血糖
功能性非高胰岛素性低血糖
胰岛素分泌过多:
· NOS
· 功能性
胰岛β细胞增生 NOS
低血糖后昏迷的脑病
E16.2 未特指的低血糖
E16.3 高血糖素分泌增多
胰腺内分泌细胞增生伴有(胰)高血糖素过多
E16.4 胃泌素分泌异常
高胃泌素血症
佐林格-埃利森综合征
E16.8 胰腺内分泌其他特指的疾患
来自……的胰腺内分泌增加:
· 生长激素释放素
· 胰多肽
· 生长抑制素
· 肠血管活性多肽
E16.9 胰腺内分泌未特指的疾患
胰岛细胞增生 NOS
胰腺内分泌细胞增生 NOS

E16 Other disorders of pancreatic internal secretion

E16.0 Drug-induced hypoglycaemia without coma
Use additional external cause code (Chapter XX), if desired, to identify drug.
E16.1 Other hypoglycaemia
Functional nonhyperinsulinaemic hypoglycaemia
Hyperinsulinism:
· NOS
· functional
Hyperplasia of pancreatic islet beta cells NOS
Posthypoglycaemic coma encephalopathy
E16.2 Hypoglycaemia, unspecified
E16.3 Increased secretion of glucagon
Hyperplasia of pancreatic endocrine cells with glucagon excess
E16.4 Abnormal secretion of gastrin
Hypergastrinaemia
Zollinger-Ellison syndrome
E16.8 Other specified disorders of pancreatic internal secretion
Increased secretion from endocrine pancreas of:
· growth hormone-releasing hormone
· pancreatic polypeptide
· somatostatin
· vasoactive-intestinal polypeptide
E16.9 Disorder of pancreatic internal secretion, unspecified
Islet-cell hyperplasia NOS
Pancreatic endocrine cell hyperplasia NOS

其他内分泌腺疾患(E20-E35)

不包括: 乳溢(N64.3)
男子乳腺发育(N62)

Disorders of other endocrine glands (E20-E35)

Excludes: galactorrhoea (N64.3)
gynaecomastia (N62)

E20 甲状旁腺功能减退症

不包括: 迪格奥尔格综合征(D82.1)
操作后甲状旁腺功能减退症(E89.2)
手足搐搦 NOS(R29.0)
暂时性新生儿甲状旁腺功能减退症(P71.4)
E20.0 特发性甲状旁腺功能减退症
E20.1 假性甲状旁腺功能减退症
E20.8 其他甲状旁腺功能减退症
E20.9 未特指的甲状旁腺功能减退症
甲状旁腺性手足搐搦

E20 Hypoparathyroidism

Excludes: Di George's syndrome (D82.1)
postprocedural hypoparathyroidism (E89.2)
tetany NOS (R29.0)
transitory neonatal hypoparathyroidism (P71.4)
E20.0 Idiopathic hypoparathyroidism
E20.1 Pseudohypoparathyroidism
E20.8 Other hypoparathyroidism
E20.9 Hypoparathyroidism, unspecified
Parathyroid tetany

E21 甲状旁腺功能亢进症和甲状旁腺的其他疾患

不包括：骨软化症：
- ·成人（M83.-）
- ·婴儿和幼儿（E55.0）

E21.0 原发性甲状旁腺功能亢进症
甲状旁腺增生
全身囊性纤维性骨炎［骨的冯·雷克林豪森病］

E21.1 继发性甲状旁腺功能亢进症，不可归类在他处者
不包括：肾源性继发性甲状旁腺功能亢进症（N25.8）

E21.2 其他甲状旁腺功能亢进症
不包括：家族性低钙尿性高钙血症（E83.5）

E21.3 未特指的甲状旁腺功能亢进症

E21.4 甲状旁腺其他特指的疾患

E21.5 甲状旁腺未特指的疾患

E22 垂体功能亢进

不包括：库欣［柯兴］综合征（E24.-）
纳尔逊综合征（E24.1）
分泌过度：
- ·促肾上腺皮质激素，与库欣病无关（E27.0）
- ·垂体促肾上腺皮质激素（E24.0）
- ·促甲状腺激素（E05.8）

E22.0 肢端肥大症和垂体性巨人症
与肢端肥大症有关的关节病†（M14.5*）
生长激素生成过多
不包括：体质性：
- ·巨人症（E34.4）
- ·高身材（E34.4）

胰腺内分泌的生长激素释放素分泌增加（E16.8）

E22.1 高催乳素血症
如系药物诱发者，需要时，使用附加外因编码（第二十章）标明药物。

E22.2 抗利尿激素分泌不足综合征

E22.8 其他的垂体功能亢进
中枢性性早熟

E22.9 未特指的垂体功能亢进

E21 Hyperparathyroidism and other disorders of parathyroid gland

Excludes: osteomalacia:
- · adult (M83.-)
- · infantile and juvenile (E55.0)

E21.0 Primary hyperparathyroidism
Hyperplasia of parathyroid
Osteitis fibrosa cystica generalisata [von Recklinghausen's disease of bone]

E21.1 Secondary hyperparathyroidism, not elsewhere classified
Excludes: secondary hyperparathyroidism of renal origin (N25.8)

E21.2 Other hyperparathyroidism
Excludes: familial hypocalciuric hypercalcaemia (E83.5)

E21.3 Hyperparathyroidism, unspecified

E21.4 Other specified disorders of parathyroid gland

E21.5 Disorder of parathyroid gland, unspecified

E22 Hyperfunction of pituitary gland

Excludes: Cushing's syndrome (E24.-)
Nelson's syndrome (E24.1)
overproduction of:
- · ACTH not associated with Cushing's disease (E27.0)
- · pituitary ACTH (E24.0)
- · thyroid-stimulating hormone (E05.8)

E22.0 Acromegaly and pituitary gigantism
Arthropathy associated with acromegaly† (M14.5*)
Overproduction of growth hormone
Excludes: constitutional:
- · gigantism (E34.4)
- · tall stature (E34.4)

increased secretion from endocrine pancreas of growth hormone-releasing hormone (E16.8)

E22.1 Hyperprolactinaemia
Use additional external cause code (Chapter XX), if desired, to identify drug, if drug-induced.

E22.2 Syndrome of inappropriate secretion of antidiuretic hormone

E22.8 Other hyperfunction of pituitary gland
Central precocious puberty

E22.9 Hyperfunction of pituitary gland, unspecified

E23 垂体功能减退和其他疾患

包　括：所列出情况无论其疾患是在垂体或是在下丘脑者
不包括：操作后垂体功能减退症(E89.3)

E23.0 **垂体功能减退症**
能生育的无睾综合征
促性腺激素分泌不足的性腺功能减退症
特发性生长激素缺乏
单一缺乏：
· 促性腺激素
· 生长激素
· 垂体激素
卡尔曼综合征[性幼稚-失嗅综合征]
洛兰-勒维身材矮小症
垂体坏死(产后)
全垂体功能减退症
垂体：
· 恶病质
· 功能不全 NOS
· 身材矮小症
希恩综合征
西蒙兹病

E23.1 **药物性垂体功能减退症**
需要时，使用附加外因编码(第二十章)标明药物。

E23.2 **尿崩症**
不包括：肾源性尿崩症(N25.1)

E23.3 **下丘脑功能不良，不可归类在他处者**
不包括：普拉德-威利综合征(Q87.1)
鲁塞尔-西尔弗综合征(Q87.1)

E23.6 **其他垂体疾患**
垂体脓肿
肥胖性生殖无能症

E23.7 **未特指的垂体疾患**

E24 库欣综合征[皮质醇增多症]

E24.0 **垂体依赖性库欣病**
垂体促肾上腺皮质激素分泌过度
垂体依赖性肾上腺皮质功能亢进症

E24.1 **纳尔逊综合征**

E24.2 **药物性皮质醇增多症**
需要时，使用附加外因编码(第二十章)标明药物。

E24.3 **异位促肾上腺皮质激素综合征**

E24.4 **醇诱发的假库欣综合征**

E24.8 **其他库欣综合征**

E24.9 **未特指的库欣综合征**

E23 Hypofunction and other disorders of pituitary gland

Includes: the listed conditions whether the disorder is in the pituitary or the hypothalamus
Excludes: postprocedural hypopituitarism(E89.3)

E23.0 **Hypopituitarism**
Fertile eunuch syndrome
Hypogonadotropic hypogonadism
Idiopathic growth hormone deficiency
Isolated deficiency of:
· gonadotropin
· growth hormone
· pituitary hormone
Kallmann's syndrome
Lorain-Levi short stature
Necrosis of pituitary gland(postpartum)
Panhypopituitarism
Pituitary:
· cachexia
· insufficiency NOS
· short stature
Sheehan's syndrome
Simmonds' disease

E23.1 **Drug-induced hypopituitarism**
Use additional external cause code (Chapter XX), if desired, to identify drug.

E23.2 **Diabetes insipidus**
Excludes: nephrogenic diabetes insipidus(N25.1)

E23.3 **Hypothalamic dysfunction, not elsewhere classified**
Excludes: Prader-Willi syndrome(Q87.1)
Russell-Silver syndrome(Q87.1)

E23.6 **Other disorders of pituitary gland**
Abscess of pituitary
Adiposogenital dystrophy

E23.7 **Disorder of pituitary gland, unspecified**

E24 Cushing's syndrome

E24.0 **Pituitary-dependent Cushing's disease**
Overproduction of pituitary ACTH
Pituitary-dependent hyperadrenocorticism

E24.1 **Nelson's syndrome**

E24.2 **Drug-induced Cushing's syndrome**
Use additional external cause code (Chapter XX), if desired, to identify drug.

E24.3 **Ectopic ACTH syndrome**

E24.4 **Alcohol-induced pseudo-Cushing's syndrome**

E24.8 **Other Cushing's syndrome**

E24.9 **Cushing's syndrome, unspecified**

E25 肾上腺性征疾患

包　括：肾上腺性征综合征，男性化或女性化，无论是后天性还是在激素合成中先天性酶缺乏引起的肾上腺增生
女性：
· 肾上腺性假两性同体
· 异性假性性早熟
男性：
· 同性假性性早熟
· 早熟性巨生殖器巨体
· 性早熟伴有肾上腺增生
(女性)男性化

E25.0 先天性肾上腺性征疾患伴有酶缺乏
先天性肾上腺增生
21 羟基化酶缺乏
盐丢失性先天性肾上腺增生

E25.8 其他肾上腺性征疾患
特发性肾上腺性征疾患
如系药物诱发者，需要时，使用附加外因编码(第二十章)标明药物。

E25.9 未特指的肾上腺性征疾患
肾上腺性征综合征 NOS

E26 醛固酮过多症

E26.0 原发性醛固酮过多症
康恩综合征
肾上腺增生(双侧)引起的原发性醛固酮增多症

E26.1 继发性醛固酮过多症

E26.8 其他醛固酮过多症
巴特综合征

E26.9 未特指的醛固酮过多症

E27 其他肾上腺疾患

E27.0 其他肾上腺皮质活动过度
促肾上腺皮质激素分泌过度，与库欣病无关
肾上腺(皮质)功能早现
不包括：库欣综合征(E24.-)

E27.1 原发性肾上腺皮质功能减退症
艾迪生病
自身免疫肾上腺炎
不包括：淀粉样变(E85.-)
结核性艾迪生病(A18.7)
沃-弗综合征(A39.1)

E27.2 艾迪生病危象
肾上腺危象
肾上腺皮质危象

E27.3 药物性肾上腺皮质功能减退症
需要时，使用附加外因编码(第二十章)标明药物。

E25 Adrenogenital disorders

Includes: adrenogenital syndromes, virilizing or feminizing, whether acquired or due to adrenal hyperplasia consequent on inborn enzyme defects in hormone synthesis
female:
· adrenal pseudohermaphroditism
· heterosexual precocious pseudopuberty
male:
· isosexual precocious pseudopuberty
· macrogenitosomia praecox
· sexual precocity with adrenal hyperplasia
virilization(female)

E25.0 Congenital adrenogenital disorders associated with enzyme deficiency
Congenital adrenal hyperplasia
21-Hydroxylase deficiency
Salt-losing congenital adrenal hyperplasia

E25.8 Other adrenogenital disorders
Idiopathic adrenogenital disorder
Use additional external cause code (Chapter XX), if desired, to identify drug, if drug-induced.

E25.9 Adrenogenital disorder, unspecified
Adrenogenital syndrome NOS

E26 Hyperaldosteronism

E26.0 Primary hyperaldosteronism
Conn's syndrome
Primary aldosteronism due to adrenal hyperplasia (bilateral)

E26.1 Secondary hyperaldosteronism

E26.8 Other hyperaldosteronism
Bartter's syndrome

E26.9 Hyperaldosteronism, unspecified

E27 Other disorders of adrenal gland

E27.0 Other adrenocortical overactivity
Overproduction of ACTH, not associated with Cushing's disease
Premature adrenarche
Excludes: Cushing's syndrome(E24.-)

E27.1 Primary adrenocortical insufficiency
Addison's disease
Autoimmune adrenalitis
Excludes: amyloidosis(E85.-)
tuberculous Addison's disease(A18.7)
Waterhouse-Friderichsen syndrome(A39.1)

E27.2 Addisonian crisis
Adrenal crisis
Adrenocortical crisis

E27.3 Drug-induced adrenocortical insufficiency
Use additional external cause code (Chapter XX), if desired, to identify drug.

E27.4　其他和未特指的肾上腺皮质功能减退症
肾上腺：
· 出血
· 梗死
肾上腺皮质功能减退症 NOS
醛甾酮过少症
不包括： 肾上腺脑白质营养不良［艾迪生-席尔德］(E71.3)
沃-弗综合征(A39.1)

E27.5　肾上腺髓质功能亢进
肾上腺髓质增生
儿茶酚胺分泌过多

E27.8　肾上腺其他特指的疾患
皮质醇结合球蛋白异常

E27.9　肾上腺未特指的疾患

E28　卵巢功能障碍
不包括： 单纯促性腺激素缺乏(E23.0)
操作后卵巢功能衰竭(E89.4)

E28.0　雌激素过多
如系药物诱发者，需要时，使用附加外因编码(第二十章)标明药物。

E28.1　雄激素过多
卵巢雄激素分泌过多
如系药物诱发者，需要时，使用附加外因编码(第二十章)标明药物。

E28.2　多囊卵巢综合征
硬囊卵巢综合征
斯坦-勒旺塔尔综合征

E28.3　原发性卵巢功能衰竭
雌激素减少
早发绝经 NOS
抗卵巢综合征
不包括： 绝经期和女性更年期状态(N95.1)
纯性腺发育不全(Q99.1)
特纳综合征(Q96.-)

E28.8　其他卵巢功能障碍
卵巢功能亢进 NOS

E28.9　未特指的卵巢功能障碍

E29　睾丸功能障碍
不包括： 雄激素抵抗综合征(E34.5)
精子缺乏或精液缺乏 NOS (N46)
单纯促性腺激素缺乏(E23.0)
克兰费尔特综合征(Q98.0-Q98.2，Q98.4)
操作后睾丸功能减退症(E89.5)
睾丸女性化(综合征)(E34.5)

E27.4　Other and unspecified adrenocortical insufficiency
Adrenal:
· haemorrhage
· infarction
Adrenocortical insufficiency NOS
Hypoaldosteronism
Excludes: adrenoleukodystrophy [Addison-Schilder] (E71.3)
Waterhouse-Friderichsen syndrome (A39.1)

E27.5　Adrenomedullary hyperfunction
Adrenomedullary hyperplasia
Catecholamine hypersecretion

E27.8　Other specified disorders of adrenal gland
Abnormality of cortisol-binding globulin

E27.9　Disorder of adrenal gland, unspecified

E28　Ovarian dysfunction
Excludes: isolated gonadotropin deficiency (E23.0)
postprocedural ovarian failure (E89.4)

E28.0　Estrogen excess
Use additional external cause code (Chapter XX), if desired, to identify drug, if drug-induced.

E28.1　Androgen excess
Hypersecretion of ovarian androgens
Use additional external cause code (Chapter XX), if desired, to identify drug, if drug-induced.

E28.2　Polycystic ovarian syndrome
Sclerocystic ovary syndrome
Stein-Leventhal syndrome

E28.3　Primary ovarian failure
Decreased estrogen
Premature menopause NOS
Resistant ovary syndrome
Excludes: menopausal and female climacteric states (N95.1)
Pure gonadal dysgenesis (Q99.1)
Turner's syndrome (Q96.-)

E28.8　Other ovarian dysfunction
Ovarian hyperfunction NOS

E28.9　Ovarian dysfunction, unspecified

E29　Testicular dysfunction
Excludes: androgen resistance syndrome (E34.5)
azoospermia or oligospermia NOS (N46)
isolated gonadotropin deficiency (E23.0)
Klinefelter's syndrome (Q98.0-Q98.2, Q98.4)
postprocedural testicular hypofunction (E89.5)
testicular feminization (syndrome) (E34.5)

E29.0 **睾丸功能亢进**
睾丸激素分泌过多

E29.1 **睾丸功能减退症**
睾丸雄激素生物合成障碍 NOS
5α 还原酶缺乏(伴有男性假两性同体)
睾丸性腺功能减退症 NOS
如系药物诱发者,需要时,使用附加外因编码(第二十章)标明药物。

E29.8 **其他睾丸功能障碍**

E29.9 **未特指的睾丸功能障碍**

E30 青春期疾患,不可归类在他处者

E30.0 **青春期延迟**
体质性青春期延迟
性发育延迟

E30.1 **性早熟**
早发月经
不包括: 奥尔布赖特(-麦丘恩)(-施特恩贝格)综合征(Q78.1)
中枢性性早熟(E22.8)
先天性肾上腺增生(E25.0)
女性异性假性性早熟(E25. -)
男性同性假性性早熟(E25. -)

E30.8 **其他青春期疾患**
乳房早熟

E30.9 **未特指的青春期疾患**

E31 多腺体功能障碍

不包括: 共济失调性毛细血管扩张症[路易斯-巴尔](G11.3)
肌强直性营养不良[斯坦纳特](G71.1)
假性甲状旁腺功能减退症(E20.1)

E31.0 **自身免疫性多腺体衰竭**
施密特综合征

E31.1 **多腺体功能亢进**
不包括: 多内分泌腺瘤病(D44.8)

E31.8 **其他多腺体功能障碍**

E31.9 **未特指的多腺体功能障碍**

E32 胸腺病

不包括: 不发育或发育不全伴有免疫缺陷(D82.1)
重症肌无力(G70.0)

E32.0 **持续性胸腺增生**
胸腺肥大

E32.1 **胸腺脓肿**

E32.8 **其他胸腺病**

E32.9 **未特指的胸腺病**

E29.0 **Testicular hyperfunction**
Hypersecretion of testicular hormones

E29.1 **Testicular hypofunction**
Defective biosynthesis of testicular androgen NOS
5-α-reductase deficiency(with male pseudo hermaphoriditism)
Testicular hypogonadism NOS
Use additional external cause code (Chapter XX), if desired, to identify drug, if drug-induced.

E29.8 **Other testicular dysfunction**

E29.9 **Testicular dysfunction, unspecified**

E30 Disorders of puberty, not elsewhere classified

E30.0 **Delayed puberty**
Constitutional delay of puberty
Delayed sexual development

E30.1 **Precocious puberty**
Precocious menstruation
Excludes: Albright(-McCune)(-Sternberg) syndrome (Q78.1)
central precocious puberty(E22.8)
congenital adrenal hyperplasia(E25.0)
female heterosexual precocious pseudo-puberty(E25. -)
male isosexual precocious pseudopuberty (E25. -)

E30.8 **Other disorders of puberty**
Premature thelarche

E30.9 **Disorder of puberty, unspecified**

E31 Polyglandular dysfunction

Excludes: ataxia telangiectasia [Louis- Bar] (G11.3)
dystrophia myotonica [Steinert](G71.1)
pseudohypoparathyroidism(E20.1)

E31.0 **Autoimmune polyglandular failure**
Schmidt's syndrome

E31.1 **Polyglandular hyperfunction**
Excludes: multiple endocrine adenomatosis(D44.8)

E31.8 **Other polyglandular dysfunction**

E31.9 **Polyglandular dysfunction, unspecified**

E32 Diseases of thymus

Excludes: aplasia or hypoplasia with immunodeficiency (D82.1)
myasthenia gravis(G70.0)

E32.0 **Persistent hyperplasia of thymus**
Hypertrophy of thymus

E32.1 **Abscess of thymus**

E32.8 **Other diseases of thymus**

E32.9 **Disease of thymus, unspecified**

E34 其他内分泌疾患

不包括：假性甲状旁腺功能减退症（E20.1）

E34.0 类癌瘤综合征

注：需要时，使用附加编码以标明与一种类癌瘤有关的功能活性。

E34.1 其他肠激素分泌过多

E34.2 异位激素分泌，不可归类在他处者

E34.3 身材矮小症，不可归类在他处者

身材矮小症：
· NOS
· 体质性
· 拉伦型
· 精神社会的

不包括：早老（E34.8）
鲁塞尔-西尔弗综合征（Q87.1）
短肢身材伴有免疫缺陷（D82.2）
身材矮小症：
· 软骨发育不全（Q77.4）
· 季肋发育不全（Q77.4）
· 特指畸形综合征-按综合征编码-见字母顺序索引
· 营养性（E45）
· 垂体性（E23.0）
· 肾性（N25.0）

E34.4 体质性高身材

体质性巨人症

E34.5 雄激素抵抗综合征

男性假两性同体伴有雄激素抵抗
周围激素感受器疾患
赖芬斯坦综合征
睾丸女性化（综合征）

E34.8 其他特指的内分泌疾患

松果体功能障碍
早老

E34.9 未特指的内分泌疾患

失调：
· 内分泌 NOS
· 激素 NOS

E35* 分类于他处的疾病引起的内分泌腺疾患

E35.0* 分类于他处的疾病引起的甲状腺疾患

甲状腺结核（A18.8†）

E35.1* 分类于他处的疾病引起的肾上腺疾患

结核性艾迪生病（A18.7†）
沃-弗综合征（脑膜炎球菌性）（A39.1†）

E35.8* 分类于他处的疾病引起的其他内分泌腺疾患

E34 Other endocrine disorders

Excludes: pseudohypoparathyroidism（E20.1）

E34.0 Carcinoid syndrome

Note: May be used as an additional code, if desired, to identify functional activity associated with a carcinoid tumour.

E34.1 Other hypersecretion of intestinal hormones

E34.2 Ectopic hormone secretion, not elsewhere classified

E34.3 Short stature, not elsewhere classified

Short stature:
· NOS
· constitutional
· Laron-type
· psychosocial

Excludes: progeria（E34.8）
Russell-Silver syndrome（Q87.1）
short-limbed stature with immunodeficiency（D82.2）
short stature:
· achondroplastic（Q77.4）
· hypochondroplastic（Q77.4）
· in specific dysmorphic syndromes-code to syndrome-see Alphabetical Index
· nutritional（E45）
· pituitary（E23.0）
· renal（N25.0）

E34.4 Constitutional tall stature

Constitutional gigantism

E34.5 Androgen resistance syndrome

Male pseudohermaphroditism with androgen resistance
Peripheral hormonal receptor disorder
Reifenstein's syndrome
Testicular feminization（syndrome）

E34.8 Other specified endocrine disorders

Pineal gland dysfunction
Progeria

E34.9 Endocrine disorder, unspecified

Disturbance:
· endocrine NOS
· hormone NOS

E35* Disorders of endocrine glands in diseases classified elsewhere

E35.0* Disorders of thyroid gland in diseases classified elsewhere

Tuberculosis of thyroid gland（A18.8†）

E35.1* Disorders of adrenal glands in diseases classified elsewhere

Tuberculous Addison's disease（A18.7†）
Waterhouse-Friderichsen syndrome（meningococcal）（A39.1†）

E35.8* Disorders of other endocrine glands in diseases classified elsewhere

营养不良
（E40-E46）

注： 营养不良程度通常是按体重计量，以有关参考总体平均值的标准差表示。当可获得一个或多个以前的测量结果，儿童体重增长不足或有儿童或成人体重降低的证据时，这通常是营养不良的表现。当仅获得一个测量结果，没有其他临床或实验室检查时，诊断只能建立在概率之上。在特殊情况下不能获得体重的测量结果时，则可靠性应基于临床证据。

如果一个观察体重低于参考总体平均值3倍或更多倍标准差时，那么说明他患有重度营养不良的概率高；中度营养不良的高概率是观察值低于平均数2倍但少于3倍标准差之间；轻度营养不良的高概率是观察值低于平均数1倍但少于2倍标准差之间。

不包括： 肠吸收不良（K90.-）
营养性贫血（D50-D53）
蛋白质-能量营养不良后遗症（E64.0）
纤弱病（B22.2）
饥饿（T73.0）

E40 夸希奥科病［恶性营养不良病］

重度营养不良伴有营养性水肿和皮肤及头发色素沉着异常。

不包括： 消瘦性夸希奥科病（E42）

E41 营养性消瘦

重度营养不良伴有消瘦

不包括： 消瘦性恶性营养不良病（E42）

E42 消瘦性夸希奥科病

重度蛋白质-能量营养不良［如E43中］：

· 中间型
· 伴有夸希奥科病和消瘦两者的特征

E43 未特指的重度蛋白质-能量营养不良

儿童或成人体重严重下降［消瘦］或儿童体重增长不足，导致观察个体的体重低于平均值至少3倍标准差（或通过其他统计方法表示相似的下降）。当仅有一个测量结果时，高概率的严重消瘦是指观察体重低于参考总体平均值3倍或更多倍标准差。

饥饿性水肿

Malnutrition
（E40-E46）

Note： The degree of malnutrition is usually measured in terms of weight, expressed in standard deviations from the mean of the relevant reference population. When one or more previous measurements are available, lack of weight gain in children, or evidence of weight loss in children or adults, is usually indicative of malnutrition. When only one measurement is available, the diagnosis is based on probabilities and is not definitive without other clinical or laboratory tests. In the exceptional circumstances that no measurement of weight is available, reliance should be placed on clinical evidence.

If an observed weight is below the mean value of the reference population, there is a high probability of severe malnutrition if there is an observed value situated 3 or more standard deviations below the mean value of the reference population; a high probability of moderate malnutrition for an observed value located between 2 and less than 3 standard deviations below this mean; and a high probability of mild malnutrition for an observed value located between 1 and less than 2 standard deviations below this mean.

Excludes： intestinal malabsorption（K90.-）
nutritional anaemias（D50-D53）
sequelae of protein-energy malnutrition（E64.0）
slim disease（B22.2）
starvation（T73.0）

E40 Kwashiorkor

Severe malnutrition with nutritional oedema with dyspigmentation of skin and hair.

Excludes： marasmic kwashiorkor（E42）

E41 Nutritional marasmus

Severe malnutrition with marasmus

Excludes： marasmic kwashiorkor（E42）

E42 Marasmic kwashiorkor

Severe protein-energy malnutrition ［as in E43］：

· intermediate form
· with signs of both kwashiorkor and marasmus

E43 Unspecified severe protein-energy malnutrition

Severe loss of weight ［wasting］ in children or adults, or lack of weight gain in children leading to an observed weight that is at least 3 standard deviations below the mean value for the reference population（or a similar loss expressed through other statistical approaches）. When only one measurement is available, there is a high probability of severe wasting when the observed weight is 3 or more standard deviations below the mean of the reference population.

Starvation oedema

E44 中度和轻度蛋白质-能量营养不良

E44.0 中度蛋白质-能量营养不良

儿童或成人体重下降或儿童体重增长不足,导致观察个体的体重位于参考总体平均值以下的2至3倍标准差之间(或通过其他统计方法表示相似的下降)。当仅有一个测量结果时,高概率的中度蛋白质-能量营养不良是指观察体重低于参考总体平均值2至3倍标准差。

E44.1 轻度蛋白质-能量营养不良

儿童或成人体重下降或儿童体重增长不足,导致观察个体的体重位于参考总体平均值以下的1至2倍标准差之间(或通过其他统计方法表示相似的下降)。当仅有一个测量结果时,高概率的轻度蛋白质-能量营养不良是指观察体重低于参考总体平均值1至2倍标准差。

E44 Protein-energy malnutrition of moderate and mild degree

E44.0 Moderate protein-energy malnutrition

Weight loss in children or adults, or lack of weight gain in children leading to an observed weight that is 2 or more but less than 3 standard deviations below the mean value for the reference population (or a similar loss expressed through other statistical approaches). When only one measurement is available, there is a high probability of moderate protein-energy malnutrition when the observed weight is 2 or more but less than 3 standard deviations below the mean of the reference population.

E44.1 Mild protein-energy malnutrition

Weight loss in children or adults, or lack of weight gain in children leading to an observed weight that is 1 or more but less than 2 standard deviations below the mean value for the reference population (or a similar loss expressed through other statistical approaches). When only one measurement is available, there is a high probability of mild protein-energy malnutrition when the observed weight is 1 or more but less than 2 standard deviations below the mean of the reference population.

E45 继后于蛋白质-能量营养不良的发育迟缓

营养性:
- 身材矮小症
- 矮小

营养不良造成的身体发育迟缓

E45 Retarded development following protein-energy malnutrition

Nutritional:
- short stature
- stunting

Physical retardation due to malnutrition

E46 未特指的蛋白质-能量营养不良

营养不良 NOS
蛋白质-能量失衡 NOS

E46 Unspecified protein-energy malnutrition

Malnutrition NOS
Protein-energy imbalance NOS

其他营养缺乏 (E50-E64)

不包括: 营养性贫血(D50-D53)

Other nutritional deficiencies (E50-E64)

Excludes: nutritional anaemias (D50-D53)

E50 维生素 A 缺乏病

不包括: 维生素A缺乏后遗症(E64.1)

E50.0 维生素 A 缺乏病伴有结膜干燥症

E50.1 维生素 A 缺乏病伴有比托斑点及结膜干燥症

少年儿童的比托斑点

E50.2 维生素 A 缺乏病伴有角膜干燥症

E50.3 维生素 A 缺乏病伴有角膜溃疡和干燥症

E50 Vitamin A deficiency

Excludes: sequelae of vitamin A deficiency (E64.1)

E50.0 Vitamin A deficiency with conjunctival xerosis

E50.1 Vitamin A deficiency with Bitot's spot and conjunctival xerosis

Bitot's spot in the young child

E50.2 Vitamin A deficiency with corneal xerosis

E50.3 Vitamin A deficiency with corneal ulceration and xerosis

E50.4 维生素 A 缺乏病伴有角膜软化症
E50.5 维生素 A 缺乏病伴有夜盲症
E50.6 维生素 A 缺乏病伴有角膜干眼性瘢痕
E50.7 维生素 A 缺乏病的其他眼部表现
干眼症 NOS
E50.8 维生素 A 缺乏病的其他表现
毛囊角化病 } 维生素 A 缺乏造成的 †(L86*)
皮肤干燥病 }
E50.9 未特指的维生素 A 缺乏病
维生素 A 缺乏症 NOS

E51 硫胺素缺乏
不包括：硫胺素缺乏后遗症(E64.8)
E51.1 脚气病
脚气病：
· 干性
· 湿性 †(I98.8*)
E51.2 韦尼克脑病
E51.8 硫胺素缺乏的其他表现
E51.9 未特指的硫胺素缺乏

E52 烟酸缺乏[糙皮病]
缺乏：
· 烟酸(-色氨酸)
· 烟酰胺
糙皮病(酒精性)
不包括：烟酸缺乏后遗症(E64.8)

E53 其他 B 族维生素缺乏病
不包括：维生素 B 缺乏后遗症(E64.8)
维生素 B_{12} 缺乏性贫血(D51.-)
E53.0 核黄素缺乏
核黄素缺乏病
E53.1 吡哆醇缺乏
维生素 B_6 缺乏
不包括：吡哆醇反应性铁粒幼细胞性贫血(D64.3)
E53.8 其他特指的 B 族维生素缺乏病
缺乏：
· 生物素
· 氰钴胺素
· 叶酸盐
· 叶酸
· 泛酸
· 维生素 B_{12}
E53.9 未特指的维生素 B 缺乏病

E54 抗坏血酸缺乏
维生素 C 缺乏
维生素 C 缺乏症
不包括：维生素 C 缺乏性贫血(D53.2)
维生素 C 缺乏后遗症(E64.2)

E50.4 Vitamin A deficiency with keratomalacia
E50.5 Vitamin A deficiency with night blindness
E50.6 Vitamin A deficiency with xerophthalmic scars of cornea
E50.7 Other ocular manifestations of vitamin A deficiency
Xerophthalmia NOS
E50.8 Other manifestations of vitamin A deficiency
Follicular keratosis } due to vitamin A deficiency† (L86*)
Xeroderma }
E50.9 Vitamin A deficiency, unspecified
Hypovitaminosis A NOS

E51 Thiamine deficiency
Excludes: sequelae of thiamin deficiency(E64.8)
E51.1 Beriberi
Beriberi:
· dry
· wet†(I98.8*)
E51.2 Wernicke's encephalopathy
E51.8 Other manifestations of thiamine deficiency
E51.9 Thiamine deficiency, unspecified

E52 Niacin deficiency [pellagra]
Deficiency:
· niacin(-tryptophan)
· nicotinamide
Pellagra(alcoholic)
Excludes: sequelae of niacin deficiency(E64.8)

E53 Deficiency of other B group vitamins
Excludes: sequelae of vitamin B deficiency(E64.8)
vitamin B_{12} deficiency anaemia(D51.-)
E53.0 Riboflavin deficiency
Ariboflavinosis
E53.1 Pyridoxine deficiency
Vitamin B_6 deficiency
Excludes: pyridoxine-responsive sideroblastic anaemia (D64.3)
E53.8 Deficiency of other specified B group vitamins
Deficiency:
· biotin
· cyanocobalamin
· folate
· folic acid
· pantothenic acid
· vitamin B_{12}
E53.9 Vitamin B deficiency, unspecified

E54 Ascorbic acid deficiency
Deficiency of vitamin C
Scurvy
Excludes: scorbutic anaemia(D53.2)
sequelae of vitamin C deficiency(E64.2)

E55 维生素 D 缺乏病
不包括： 成人骨软化症(M83.-)
骨质疏松症(M80-M81)
佝偻病后遗症(E64.3)

E55.0 佝偻病，活动性
骨软化：
·婴儿的
·幼年的
不包括： 佝偻病：
·腹性(K90.0)
·克罗恩(K50.-)
·非活动性(E64.3)
·肾性(N25.0)
·维生素 D 抵抗性(E83.3)

E55.9 未特指的维生素 D 缺乏病
维生素 D 缺乏病

E56 其他维生素缺乏病
不包括： 其他维生素缺乏后遗症(E64.8)

E56.0 维生素 E 缺乏病
E56.1 维生素 K 缺乏病
不包括： 维生素 K 缺乏引起的凝血因子缺乏(D68.4)
新生儿维生素 K 缺乏(P53)

E56.8 其他维生素缺乏病
E56.9 未特指的维生素缺乏病

E58 饮食性钙缺乏
不包括： 钙代谢紊乱(E83.5)
钙缺乏后遗症(E64.8)

E59 饮食性硒缺乏
克山病
不包括： 硒缺乏后遗症(E64.8)

E60 饮食性锌缺乏

E61 其他营养元素缺乏
如系药物诱发者，需要时，使用附加外因编码(第二十章)标明药物。
不包括： 矿物质代谢紊乱(E83.-)
碘缺乏相关性甲状腺疾患(E00-E02)
营养不良和其他营养缺乏的后遗症(E64.-)

E61.0 铜缺乏
E61.1 铁缺乏
不包括： 缺铁性贫血(D50.-)
E61.2 镁缺乏
E61.3 锰缺乏
E61.4 铬缺乏
E61.5 钼缺乏
E61.6 钒缺乏

E55 Vitamin D deficiency
Excludes： adult osteomalacia(M83.-)
osteoporosis(M80-M81)
sequelae of rickets(E64.3)

E55.0 Rickets, active
Osteomalacia：
· infantile
· juvenile
Excludes： rickets：
· coeliac(K90.0)
· Crohn's(K50.-)
· inactive(E64.3)
· renal(N25.0)
· vitamin-D-resistant(E83.3)

E55.9 Vitamin D deficiency, unspecified
Avitaminosis D

E56 Other vitamin deficiencies
Excludes： sequelae of other vitamin deficiencies (E64.8)

E56.0 Deficiency of vitamin E
E56.1 Deficiency of vitamin K
Excludes： deficiency of coagulation factor due to vitamin K deficiency(D68.4)
vitamin K deficiency of newborn(P53)

E56.8 Deficiency of other vitamins
E56.9 Vitamin deficiency, unspecified

E58 Dietary calcium deficiency
Excludes： disorders of calcium metabolism(E83.5)
sequelae of calcium deficiency(E64.8)

E59 Dietary selenium deficiency
Keshan disease
Excludes： sequelae of selenium deficiency(E64.8)

E60 Dietary zinc deficiency

E61 Deficiency of other nutrient elements
Use additional external cause code (Chapter XX), if desired, to identify drug, if drug-induced.
Excludes： disorders of mineral metabolism(E83.-)
iodine-deficiency-related thyroid disorders (E00-E02)
sequelae of malnutrition and other nutritional deficiencies(E64.-)

E61.0 Copper deficiency
E61.1 Iron deficiency
Excludes： iron deficiency anaemia(D50.-)
E61.2 Magnesium deficiency
E61.3 Manganese deficiency
E61.4 Chromium deficiency
E61.5 Molybdenum deficiency
E61.6 Vanadium deficiency

E61.7 多种营养元素缺乏
E61.8 其他特指的营养元素缺乏
E61.9 未特指的营养元素缺乏

E63 其他营养缺乏

不包括： 脱水(E86)
生长不足(R62.8)
新生儿喂养问题(P92.-)
营养不良和其他营养缺乏的后遗症(E64.-)

E63.0 必需脂肪酸[EFA]缺乏
E63.1 摄入食物结构失衡
E63.8 其他特指的营养缺乏
E63.9 未特指的营养缺乏
营养性心肌病 NOS†(I43.2*)

E64 营养不良和其他营养缺乏的后遗症

E64.0 蛋白质-能量营养不良后遗症
不包括： 继后于蛋白质-能量营养不良的发育迟缓(E45)
E64.1 维生素 A 缺乏后遗症
E64.2 维生素 C 缺乏后遗症
E64.3 佝偻病后遗症
需要时，使用附加编码(M40.1，M41.5)，标明脊柱畸形。
E64.8 其他营养缺乏后遗症
E64.9 未特指的营养缺乏后遗症

肥胖症和其他营养过度(E65-E68)

E65 局部多脂症

脂肪垫

E66 肥胖症

不包括： 肥胖性生殖无能症(E23.6)
脂肪过多症：
· NOS(E88.2)
· 疼痛性[德卡姆](E88.2)
普拉德-威利综合征(Q87.1)

E66.0 过度热能引起的肥胖症
E66.1 药物性肥胖症
需要时，使用附加外因编码(第二十章)标明药物。
E66.2 极度肥胖症伴有小泡性肺换气不足
匹克威克综合征
E66.8 其他肥胖症
病态性肥胖症
E66.9 未特指的肥胖症
单纯性肥胖症 NOS

E61.7 **Deficiency of multiple nutrient elements**
E61.8 **Deficiency of other specified nutrient elements**
E61.9 **Deficiency of nutrient element, unspecified**

E63 Other nutritional deficiencies

Excludes: dehydration(E86)
failure to thrive(R62.8)
feeding problems in newborn(P92.-)
sequelae of malnutrition and other nutritional deficiencies(E64.-)

E63.0 **Essential fatty acid [EFA] deficiency**
E63.1 **Imbalance of constituents of food intake**
E63.8 **Other specified nutritional deficiencies**
E63.9 **Nutritional deficiency, unspecified**
Nutritional cardiomyopathy NOS†(I43.2*)

E64 Sequelae of malnutrition and other nutritional deficiencies

E64.0 **Sequelae of protein-energy malnutrition**
Excludes: retarded development following protein-energy malnutrition(E45)
E64.1 **Sequelae of vitamin A deficiency**
E64.2 **Sequelae of vitamin C deficiency**
E64.3 **Sequelae of rickets**
Use additional code(M40.1, M41.5), if desired, spinal deformity.
E64.8 **Sequelae of other nutritional deficiencies**
E64.9 **Sequelae of unspecified nutritional deficiency**

Obesity and other hyperalimentation (E65-E68)

E65 Localized adiposity

Fat pad

E66 Obesity

Excludes: adiposogenital dystrophy(E23.6)
lipomatosis:
· NOS(E88.2)
· dolorosa [Dercum](E88.2)
Prader-Willi syndrome(Q87.1)

E66.0 **Obesity due to excess calories**
E66.1 **Drug-induced obesity**
Use additional external cause code (Chapter XX), if desired, to identify drug.
E66.2 **Extreme obesity with alveolar hypoventilation**
Pickwickian syndrome
E66.8 **Other obesity**
Morbid obesity
E66.9 **Obesity, unspecified**
Simple obesity NOS

E67 其他营养过度

不包括：营养过度 NOS（R63.2）
营养过度后遗症（E68）

E67.0 维生素 A 过多症
E67.1 高胡萝卜素血症
E67.2 大剂量维生素 B_6 综合征
E67.3 维生素 D 过多症
E67.8 其他特指的营养过度

E68 营养过度后遗症

代谢紊乱（E70-E90）

不包括：雄激素抵抗综合征（E34.5）
先天性肾上腺增生（E25.0）
埃勒斯-当洛斯综合征（Q79.6）
酶代谢紊乱引起的溶血性贫血（D55.-）
马方综合征（Q87.4）
5α 还原酶缺乏（E29.1）

E70 芳香氨基酸代谢紊乱

E70.0 典型的苯丙酮尿
E70.1 其他高苯丙酮尿
E70.2 酪氨酸代谢紊乱
尿黑酸尿症
高酪氨酸血症
褐黄病
酪氨酸代谢（紊乱）症
E70.3 白化病
白化病：
· 眼的
· 眼部皮肤
综合征：
· 切迪阿克（-施泰因布林克）-东
· 克罗斯
· 赫日曼斯基-普德拉克
E70.8 其他芳香氨基酸代谢紊乱
紊乱：
· 组氨酸代谢
· 色氨酸代谢
E70.9 未特指的芳香氨基酸代谢紊乱

E67 Other hyperalimentation

Excludes: hyperalimentation NOS（R63.2）
sequelae of hyperalimentation（E68）

E67.0 Hypervitaminosis A
E67.1 Hypercarotenaemia
E67.2 Megavitamin-B_6 syndrome
E67.3 Hypervitaminosis D
E67.8 Other specified hyperalimentation

E68 Sequelae of hyperalimentation

Metabolic disorders（E70-E90）

Excludes: androgen resistance syndrome（E34.5）
congenital adrenal hyperplasia（E25.0）
Ehlers-Danlos syndrome（Q79.6）
haemolytic anaemias due to enzyme disorders（D55.-）
Marfan's syndrome（Q87.4）
5-α-reductase deficiency（E29.1）

E70 Disorders of aromatic amino-acid metabolism

E70.0 Classical phenylketonuria
E70.1 Other hyperphenylalaninaemias
E70.2 Disorders of tyrosine metabolism
Alkaptonuria
Hypertyrosinaemia/Tyrosinaemia
Ochronosis
Tyrosinosis
E70.3 Albinism
Albinism：
· ocular
· oculocutaneous
Syndrome：
· Chediak（-Steinbrinck）-Higashi
· Cross
· Hermansky-Pudlak
E70.8 Other disorders of aromatic amino-acid metabolism
Disorders of：
· histidine metabolism
· tryptophan metabolism
E70.9 Disorder of aromatic amino-acid metabolism, unspecified

E71 支链氨基酸代谢和脂肪酸代谢紊乱

E71 Disorders of branched-chain amino-acid metabolism and fatty-acid metabolism

E71.0 槭糖尿病
E71.0 Maple-syrup-urine disease

E71.1 其他支链氨基酸代谢紊乱
E71.1 Other disorders of branched-chain amino-acid metabolism

高缬氨酸-异亮氨酸血症 Hyperleucine-isoleucinaemia
高缬氨酸血症 Hypervalinaemia
异缬氨酸血症 Isovaleric acidaemia
甲基丙二酸血症 Methylmalonic acidaemia
丙酸血症 Propionic acidaemia

E71.2 未特指的支链氨基酸代谢紊乱
E71.2 Disorder of branched-chain amino-acid metabolism, unspecified

E71.3 脂肪酸代谢紊乱
E71.3 Disorders of fatty-acid metabolism

肾上腺脑白质营养不良[艾迪生-席尔德] Adrenoleukodystrophy [Addison-Schilder]
肌肉肉毒碱棕榈酰转移酶缺乏 Muscle carnitine palmityltransferase deficiency
不包括：席尔德病(G37.0)
Excludes: Schilder's disease(G37.0)

E72 其他氨基酸代谢紊乱

E72 Other disorders of amino-acid metabolism

不包括：无疾病表现的异常所见(R70-R89)
紊乱：
· 芳香氨基酸代谢(E70.-)
· 支链氨基酸代谢(E71.0-E71.2)
· 脂肪酸代谢(E71.3)
· 嘌呤和嘧啶代谢(E79.-)
痛风(M10.-)

Excludes: abnormal findings without manifest disease (R70-R89)
disorders of:
· aromatic amino-acid metabolism(E70.-)
· branched-chain amino-acid metabolism (E71.0-E71.2)
· fatty-acid metabolism(E71.3)
· purine and pyrimidine metabolism(E79.-)
gout(M10.-)

E72.0 氨基酸转移紊乱
E72.0 Disorders of amino-acid transport

胱氨酸贮积症 Cystinosis
胱氨酸尿症 Cystinuria
凡科尼(-德托尼)(-德勃雷)综合征 Fanconi(-de Toni)(-Debré) syndrome
哈特纳普病 Hartnup's disease
洛氏综合征 Lowe's syndrome
不包括：色氨酸代谢紊乱(E70.8)
Excludes: disorders of tryptophan metabolism(E70.8)

E72.1 载硫氨基酸代谢紊乱
E72.1 Disorders of sulfur-bearing amino-acid metabolism

胱硫醚尿 Cystathioninuria
高胱氨酸尿症 Homocystinuria
蛋氨酸血症 Methioninaemia
亚硫酸盐氧化酶缺乏 Sulfite oxidase deficiency
不包括：转钴胺素Ⅱ缺乏(D51.2)
Excludes: transcobalamin Ⅱ deficiency(D51.2)

E72.2 尿素循环代谢紊乱
E72.2 Disorders of urea cycle metabolism

精氨酸血症 Argininaemia
精氨(基)琥珀酸尿症 Argininosuccinic aciduria
瓜氨酸血症 Citrullinaemia
高氨血症 Hyperammonaemia
不包括：鸟氨酸代谢紊乱(E72.4)
Excludes: disorders of ornithine metabolism(E72.4)

E72.3	**赖氨酸和羟赖氨酸代谢紊乱**	**E72.3**	**Disorders of lysine and hydroxylysine metabolism**
	戊二酸尿症 羟赖氨酸血症 高赖氨酸血症 **不包括：**雷夫叙姆病（G60.1） 策尔韦格综合征（Q87.8）		Glutaric aciduria Hydroxylysinaemia Hyperlysinaemia **Excludes：** Refsum's disease（G60.1） Zellweger's syndrome（Q87.8）
E72.4	**鸟氨酸代谢紊乱**	**E72.4**	**Disorders of ornithine metabolism**
	鸟氨酸血症（Ⅰ、Ⅱ型）		Ornithinaemia（types Ⅰ，Ⅱ）
E72.5	**甘油酸代谢紊乱**	**E72.5**	**Disorders of glycine metabolism**
	高羟氨酸血症 高脯氨酸血症（Ⅰ、Ⅱ型） 非酮病性高甘油酸血症 肌氨酸血症		Hyperhydroxyprolinaemia Hyperprolinaemia（types Ⅰ，Ⅱ） Non-ketotic hyperglycinaemia Sarcosinaemia
E72.8	**其他特指的氨基酸代谢紊乱**	**E72.8**	**Other specified disorders of amino-acid metabolism**
	紊乱： ·β 氨基酸代谢 ·γ 谷氨酰（基）循环		Disorders of： · β-amino-acid metabolism · γ-glutamyl cycle
E72.9	**未特指的氨基酸代谢紊乱**	**E72.9**	**Disorder of amino-acid metabolism, unspecified**

E73	**乳糖不耐受**	**E73**	**Lactose intolerance**
E73.0	**先天性乳糖缺乏**	**E73.0**	**Congenital lactase deficiency**
E73.1	**继发性乳糖缺乏**	**E73.1**	**Secondary lactase deficiency**
E73.8	**其他乳糖不耐受**	**E73.8**	**Other lactose intolerance**
E73.9	**未特指的乳糖不耐受**	**E73.9**	**Lactose intolerance, unspecified**

E74	**其他碳水化合物代谢紊乱**	**E74**	**Other disorders of carbohydrate metabolism**
	不包括：高血糖素分泌增多（E16.3） 糖尿病（E10-E14） 低血糖 NOS（E16.2） 粘多糖贮积症（E76.0-E76.3）		**Excludes：** increased secretion of glucagon（E16.3） diabetes mellitus（E10-E14） hypoglycaemia NOS（E16.2） mucopolysaccharidosis（E76.0-E76.3）
E74.0	**糖原贮积病**	**E74.0**	**Glycogen storage disease**
	心脏糖原贮积病 病： ·安德森 ·科里 ·福布斯 ·赫尔 ·麦卡德尔 ·蓬佩 ·塔瑞 ·陶里 ·冯·吉尔克 肝磷酸化酶缺乏		Cardiac glycogenosis Disease： · Andersen · Cori · Forbes · Hers · McArdle · Pompe · Tarui · Tauri · von Gierke Liver phosphorylase deficiency
E74.1	**果糖代谢紊乱**	**E74.1**	**Disorders of fructose metabolism**
	原发性果糖尿症 果糖-1，6-二磷酸缺乏 遗传性果糖不耐受		Essential fructosuria Fructose-1，6-diphosphatase deficiency Hereditary fructose intolerance
E74.2	**半乳糖代谢紊乱**	**E74.2**	**Disorders of galactose metabolism**
	半乳糖激酶缺乏 半乳糖血症		Galactokinase deficiency Galactosaemia

E74.3 其他肠碳水化合物吸收障碍

葡萄糖-半乳糖吸收不良
蔗糖酶缺乏
不包括：乳糖不耐受（E73.-）

E74.4 丙酮酸盐代谢和糖异生紊乱

缺乏：
· 磷酸烯醇丙酮酸羧激酶
· 丙酮酸：
  · 羧化酶
  · 脱羧酶
不包括：伴有贫血（D55.-）

E74.8 其他特指的碳水化合物代谢紊乱

原发性戊糖尿
草酸盐沉着症
草酸尿
肾糖尿

E74.9 未特指的碳水化合物代谢紊乱

E75 （神经）鞘脂类代谢紊乱和其他脂贮积疾患

不包括：粘脂贮积症，Ⅰ-Ⅲ型（E77.0-E77.1）
雷夫叙姆病（G60.1）

E75.0 GM_2 神经节苷脂贮积症

病：
· 桑德霍夫
· 泰-萨克斯
GM_2 神经节苷脂贮积症：
· NOS
· 成人型
· 幼年型

E75.1 其他神经节苷脂贮积症

神经节苷脂贮积症：
· NOS
· GM_1
· GM_3
粘脂贮积症Ⅳ型

E75.2 其他神经鞘脂贮积症

病：
· 法布里（-安德森）
· 戈谢
· 克拉贝
· 尼曼-皮克
法伯综合征
异染性脑白质营养不良
硫酸酯酶缺乏
不包括：肾上腺脑白质营养不良［艾迪生-席尔德］（E71.3）

E75.3 未特指的神经鞘脂贮积症

E74.3 Other disorders of intestinal carbohydrate absorption

Glucose-galactose malabsorption
Sucrase deficiency
Excludes: lactose intolerance（E73.-）

E74.4 Disorders of pyruvate metabolism and gluconeogenesis

Deficiency of:
· phosphoenolpyruvate carboxykinase
· pyruvate:
  · carboxylase
  · dehydrogenase
Excludes: with anaemia（D55.-）

E74.8 Other specified disorders of carbohydrate metabolism

Essential pentosuria
Oxalosis
Oxaluria
Renal glycosuria

E74.9 Disorder of carbohydrate metabolism, unspecified

E75 Disorders of sphingolipid metabolism and other lipid storage disorders

Excludes: mucolipidosis, types Ⅰ-Ⅲ（E77.0-E77.1）
Refsum's disease（G60.1）

E75.0 GM_2 gangliosidosis

Disease:
· Sandhoff
· Tay-Sachs
GM_2 gangliosidosis:
· NOS
· adult
· juvenile

E75.1 Other gangliosidosis

Gangliosidosis:
· NOS
· GM_1
· GM_3
Mucolipidosis Ⅳ

E75.2 Other sphingolipidosis

Disease:
· Fabry（-Anderson）
· Gaucher
· Krabbe
· Niemann-Pick
Farber's syndrome
Metachromatic leukodystrophy
Sulfatase deficiency
Excludes: adrenoleukodystrophy［Addision-Schilder］（E71.3）

E75.3 Sphingolipidosis, unspecified

E75.4　神经元蜡样脂褐质贮积症
病：
· 巴滕
· 比尔朔夫斯基-扬斯基
· 库夫斯
· 施皮尔迈尔-福格特

E75.5　其他脂贮积疾患
脑腱胆固醇沉着[范·博盖尔特-谢勒-爱泼斯坦]
沃尔曼病

E75.6　未特指的脂贮积疾患

E76　糖胺聚糖代谢紊乱

E76.0　粘多糖贮积症，Ⅰ型
综合征：
· 胡勒
· 胡勒-沙伊
· 沙伊

E76.1　粘多糖贮积症，Ⅱ型
亨特综合征

E76.2　其他粘多糖贮积症
β 葡萄糖醛酸酶缺乏
粘多糖贮积症，Ⅲ、Ⅳ、Ⅵ、Ⅶ型
综合征：
· 马罗托-拉米(轻度)(重度)
· 莫基奥(-样)(典型)
· 圣菲利波(B 型)(C 型)(D 型)

E76.3　未特指的粘多糖贮积症

E76.8　其他糖胺聚糖代谢紊乱

E76.9　未特指的糖胺聚糖代谢紊乱

E77　糖蛋白代谢紊乱

E77.0　溶酶体酶翻译后修饰缺陷
粘脂贮积症Ⅱ型[Ⅰ细胞病]
粘脂贮积症Ⅲ型[假胡勒多种营养不良]

E77.1　糖蛋白递降分解缺陷
天冬氨酰葡萄糖胺尿症
岩藻糖苷贮积症
甘露糖苷贮积症
涎酸贮积症[粘脂贮积症Ⅰ型]

E77.8　其他糖蛋白代谢紊乱

E77.9　未特指的糖蛋白代谢紊乱

E75.4　Neuronal ceroid lipofuscinosis
Disease:
· Batten
· Bielschowsky-Jansky
· Kufs
· Spielmeyer-Vogt

E75.5　Other lipid storage disorders
Cerebrotendinous cholesterosis [van Bogaert-Scherer-Epstein]
Wolman's disease

E75.6　Lipid storage disorder, unspecified

E76　Disorders of glycosaminoglycan metabolism

E76.0　Mucopolysaccharidosis, type Ⅰ
Syndrome:
· Hurler
· Hurler-Scheie
· Scheie

E76.1　Mucopolysaccharidosis, type Ⅱ
Hunter's syndrome

E76.2　Other mucopolysaccharidoses
β-glucuronidase deficiency
Mucopolysaccharidosis, types Ⅲ, Ⅳ, Ⅵ, Ⅶ
Syndrome:
· Maroteaux-Lamy (mild) (severe)
· Morquio (-like) (classic)
· Sanfilippo (type B) (type C) (type D)

E76.3　Mucopolysaccharidosis, unspecified

E76.8　Other disorders of glucosaminoglycan metabolism

E76.9　Disorder of glucosaminoglycan metabolism, unspecified

E77　Disorders of glycoprotein metabolism

E77.0　Defects in post-translational modification of lysosomal enzymes
Mucolipidosis Ⅱ [Ⅰ-cell disease]
Mucolipidosis Ⅲ [Pseudo-Hurler polydystrophy]

E77.1　Defects in glycoprotein degradation
Aspartylglucosaminuria
Fucosidosis
Mannosidosis
Sialidosis [mucolipidosis Ⅰ]

E77.8　Other disorders of glycoprotein metabolism

E77.9　Disorder of glycoprotein metabolism, unspecified

E78 脂蛋白代谢紊乱和其他脂血症

不包括：神经鞘脂贮积症（E75.0-E75.3）

E78.0 纯高胆固醇血症
家族性高胆固醇血症
弗雷德里克森高脂蛋白血症，Ⅱa 型
高 β 脂蛋白血症
高脂血症，A 族
低密度脂蛋白型[LDL]高脂蛋白血症

E78.1 纯高甘油酯血症
内源性高甘油酯血症
弗雷德里克森高脂蛋白血症，Ⅳ型
高脂血症，B 族
高前 β 脂蛋白血症
极低密度脂蛋白型[VLDL]高脂蛋白血症

E78.2 混合性高脂血症
宽或上浮 β 脂蛋白血症
弗雷德里克森高脂蛋白血症，Ⅱb 或Ⅲ型
高 β 脂蛋白血症伴有前 β 脂蛋白血症
高胆固醇血症伴有内源性高甘油酯血症
高脂血症，C 族
结节丘疹性黄瘤
结节性黄瘤
不包括：脑腱胆固醇沉着[范・博盖尔特-谢勒-爱泼斯坦]（E75.5）

E78.3 高乳糜微粒血症
弗雷德里克森高脂蛋白血症，Ⅰ或Ⅴ型
高脂血症，D 族
混合性高甘油酯血症

E78.4 其他高脂血症
家族性混合性高脂血症

E78.5 未特指的高脂血症

E78.6 脂蛋白缺乏
无 β 脂蛋白血症
高密度脂蛋白缺乏
低 α 脂蛋白血症
低 β 脂蛋白血症（家族性）
卵磷脂胆固醇酰基转移酶缺乏
丹吉尔病

E78.8 其他脂蛋白代谢紊乱

E78.9 未特指的脂蛋白代谢紊乱

E78 Disorders of lipoprotein metabolism and other lipidaemias

Excludes: sphingolipidosis (E75.0-E75.3)

E78.0 Pure hypercholesterolaemia
Familial hypercholesterolaemia
Fredrickson's hyperlipoproteinaemia, type Ⅱa
Hyperbetalipoproteinaemia
Hyperlipidaemia, group A
Low-density-lipoprotein-type [LDL] hyperlipoproteinaemia

E78.1 Pure hyperglyceridaemia
Endogenous hyperglyceridaemia
Fredrickson's hyperlipoproteinaemia, type Ⅳ
Hyperlipidaemia, group B
Hyperprebetalipoproteinaemia
Very-low-density-lipoprotein-type [VLDL] hyperlipoproteinaemia

E78.2 Mixed hyperlipidaemia
Broad- or floating-betalipoproteinaemia
Fredrickson's hyperlipoproteinaemia, type Ⅱb or Ⅲ
Hyperbetalipoproteinaemia with prebetalipoproteinaemia
Hypercholesterolaemia with endogenous hyperglyceridaemia
Hyperlipidaemia, group C
Tubero-eruptive xanthoma
Xanthoma tuberosum
Excludes: cerebrotendinous cholesterosis [van Bogaert-Scherer-Epstein] (E75.5)

E78.3 Hyperchylomicronaemia
Fredrickson's hyperlipoproteinaemia, type Ⅰ or Ⅴ
Hyperlipidaemia, group D
Mixed hyperglyceridaemia

E78.4 Other hyperlipidaemia
Familial combined hyperlipidaemia

E78.5 Hyperlipidaemia, unspecified

E78.6 Lipoprotein deficiency
Abetalipoproteinaemia
High-density lipoprotein deficiency
Hypoalphalipoproteinaemia
Hypobetalipoproteinaemia (familial)
Lecithin cholesterol acyltransferase deficiency
Tangier disease

E78.8 Other disorders of lipoprotein metabolism

E78.9 Disorder of lipoprotein metabolism, unspecified

E79 嘌呤和嘧啶代谢紊乱

不包括：肾结石（N20.0）
联合免疫缺陷疾患（D81.-）
痛风（M10.-）
乳清酸尿性贫血（D53.0）
着色性干皮病（Q82.1）

E79 Disorders of purine and pyrimidine metabolism

Excludes: calculus of kidney (N20.0)
combined immunodeficiency disorders (D81.-)
gout (M10.-)
orotaciduric anaemia (D53.0)
xeroderma pigmentosum (Q82.1)

E79.0 **高尿酸血症不伴有感染性关节炎体征和砂砾性病**
无症状高尿酸血症
E79.1 **莱施-尼汉综合征**
E79.8 **其他嘌呤和嘧啶代谢紊乱**
遗传性黄嘌呤尿
E79.9 **未特指的嘌呤和嘧啶代谢紊乱**

E80 卟啉和胆红素代谢紊乱

包　括：过氧化氢酶和过氧化物酶缺陷
E80.0 **遗传性红细胞生成性卟啉症**
先天性红细胞生成性卟啉症
红细胞生成性卟啉症
E80.1 **迟发性皮肤卟啉症**
E80.2 **其他卟啉症**
遗传性粪卟啉症
卟啉症：
· NOS
· 急性间歇性(肝的)
需要时,使用附加外因编码(第二十章)标明原因。
E80.3 **过氧化氢酶和过氧化物酶缺陷**
过氧化氢酶缺乏[竹原]
E80.4 **吉尔伯特综合征**
E80.5 **克里格勒-纳贾综合征**
E80.6 **其他胆红素代谢紊乱**
迪宾-约翰逊综合征
罗托综合征
E80.7 **未特指的胆红素代谢紊乱**

E83 矿物质代谢紊乱

不包括：饮食性矿物质缺乏(E58-E61)
甲状旁腺疾患(E20-E21)
维生素D缺乏病(E55.-)
E83.0 **铜代谢紊乱**
门克斯病[遗传性铜吸收障碍](毛发扭结)(坚硬发)
威尔逊病
E83.1 **铁代谢紊乱**
血色病
不包括：贫血：
· 缺铁性(D50.-)
· 铁粒幼细胞(D64.0-D64.3)
E83.2 **锌代谢紊乱**
肠病性肢端皮炎

E79.0 **Hyperuricaemia without signs of inflammatory arthritis and tophaceous disease**
Asymptomatic hyperuricaemia
E79.1 **Lesch-Nyhan syndrome**
E79.8 **Other disorders of purine and pyrimidine metabolism**
Hereditary xanthinuria
E79.9 **Disorder of purine and pyrimidine metabolism, unspecified**

E80 Disorders of porphyrin and bilirubin metabolism

Includes: defects of catalase and peroxydase
E80.0 **Hereditary erythropoietic porphyria**
Congenital erythropoietic porphyria
Erythropoietic protoporphyria
E80.1 **Porphyria cutanea tarda**
E80.2 **Other porphyria**
Hereditary coproporphyria
Porphyria:
· NOS
· acute intermittent (hepatic)
Use additional external cause code (Chapter XX), if desired, to identify cause.
E80.3 **Defects of catalase and peroxidase**
Acatalasia [Takahara]
E80.4 **Gilbert's syndrome**
E80.5 **Crigler-Najjar syndrome**
E80.6 **Other disorders of bilirubin metabolism**
Dubin-Johnson syndrome
Rotor's syndrome
E80.7 **Disorder of bilirubin metabolism, unspecified**

E83 Disorders of mineral metabolism

Excludes: dietary mineral deficiency (E58-E61)
parathyroid disorders (E20-E21)
vitamin D deficiency (E55.-)
E83.0 **Disorders of copper metabolism**
Menkes' (kinky hair) (steely hair) disease
Wilson's disease
E83.1 **Disorders of iron metabolism**
Haemochromatosis
Excludes: anaemia:
· iron deficiency (D50.-)
· sideroblastic (D64.0-D64.3)
E83.2 **Disorders of zinc metabolism**
Acrodermatitis enteropathica

E83.3 磷和磷酸酶代谢紊乱

酸性磷酸酯酶缺乏
家族性低磷酸盐血症
磷酸酶过少症
维生素 D 抵抗：
· 骨软化
· 佝偻病
不包括： 成人骨软化症(M83. -)
骨质疏松症(M80-M81)

E83.4 镁代谢紊乱

高镁血症
低镁血症

E83.5 钙代谢紊乱

家族性低钙尿性高钙血症
特发性高钙尿
不包括： 软骨钙沉着(M11.1-M11.2)
甲状旁腺功能亢进症(E21.0-E21.3)

E83.8 其他矿物质代谢紊乱

E83.9 未特指的矿物质代谢紊乱

E84 囊性纤维化病

包　括： 胰纤维性囊肿病

E84.0 囊性纤维化病伴有肺表现

E84.1 囊性纤维化病伴有肠表现

胎粪性肠梗阻 †(P75*)
不包括： 已知不存在囊性纤维化病的胎粪梗阻(P76.0)

E84.8 囊性纤维化病伴有其他表现

囊性纤维化病伴有混合性表现

E84.9 未特指的囊性纤维化病

E85 淀粉样变

不包括： 阿尔茨海默病(G30. -)

E85.0 非神经病性家族遗传性淀粉样变

家族性地中海热
遗传性淀粉样肾病

E85.1 神经病性家族遗传性淀粉样变

淀粉样多神经病(葡萄牙型)

E85.2 未特指的家族遗传性淀粉样变

E85.3 继发性全身性淀粉样变

与血液透析有关的淀粉样变

E85.4 限定于器官的淀粉样变

局限性淀粉样变

E85.8 其他淀粉样变

E85.9 未特指的淀粉样变

E83.3 Disorders of phosphorus metabolism and phosphatases

Acid phosphatase deficiency
Familial hypophosphataemia
Hypophosphatasia
Vitamin-D-resistant:
· osteomalacia
· rickets
Excludes: adult osteomalacia(M83. -)
osteoporosis(M80-M81)

E83.4 Disorders of magnesium metabolism

Hypermagnesaemia
Hypomagnesaemia

E83.5 Disorders of calcium metabolism

Familial hypocalciuric hypercalcaemia
Idiopathic hypercalciuria
Excludes: chondrocalcinosis(M11.1-M11.2)
hyperparathyroidism(E21.0-E21.3)

E83.8 Other disorders of mineral metabolism

E83.9 Disorder of mineral metabolism, unspecified

E84 Cystic fibrosis

Includes: mucoviscidosis

E84.0 Cystic fibrosis with pulmonary manifestations

E84.1 Cystic fibrosis with intestinal manifestations

Meconium ileus†(P75*)
Excludes: meconium obstruction in cases where cystic fibrosis is known not to be present (P76.0)

E84.8 Cystic fibrosis with other manifestations

Cystic fibrosis with combined manifestations

E84.9 Cystic fibrosis, unspecified

E85 Amyloidosis

Excludes: Alzheimer's disease(G30. -)

E85.0 Non-neuropathic heredofamilial amyloidosis

Familial Mediterranean fever
Hereditary amyloid nephropathy

E85.1 Neuropathic heredofamilial amyloidosis

Amyloid polyneuropathy(Portuguese)

E85.2 Heredofamilial amyloidosis, unspecified

E85.3 Secondary systemic amyloidosis

Haemodialysis-associated amyloidosis

E85.4 Organ-limited amyloidosis

Localized amyloidosis

E85.8 Other amyloidosis

E85.9 Amyloidosis, unspecified

E86 血容量缺失

脱水

血浆容量或细胞外液缺失

血容量减少

不包括：新生儿脱水(P74.1)

血容量减少性休克：

· NOS(R57.1)

· 手术后(T81.1)

· 创伤性(T79.4)

E86 Volume depletion

Dehydration

Depletion of volume of plasma or extracellular fluid

Hypovolaemia

Excludes: dehydration of newborn(P74.1)

hypovolaemic shock:

· NOS(R57.1)

· postoperative(T81.1)

· traumatic(T79.4)

E87 液体-电解质及酸碱平衡的其他紊乱

E87.0 高渗透性和高钠血症

钠过量

钠过多

E87.1 低渗透性和低钠血症

钠缺乏

不包括：抗利尿激素分泌不足综合征(E22.2)

E87.2 酸中毒

酸中毒：

· NOS

· 乳酸性

· 代谢性

· 呼吸性

不包括：糖尿病性酸中毒(E10-E14伴有共用第四位数.1)

E87.3 碱中毒

碱中毒：

· NOS

· 代谢性

· 呼吸性

E87.4 混合性酸碱平衡失调

E87.5 高钾血症

钾过量

钾过多

E87.6 低钾血症

钾缺乏

E87.7 体液过多

不包括：水肿(R60.-)

E87.8 电解质和液体平衡的其他紊乱，不可归类在他处者

电解质失衡 NOS

高氯血症

低氯血症

E87 Other disorders of fluid, electrolyte and acid-base balance

E87.0 Hyperosmolality and hypernatraemia

Sodium [Na] excess

Sodium [Na] overload

E87.1 Hypo-osmolality and hyponatraemia

Sodium [Na] deficiency

Excludes: Syndrome of inappropriate secretion of antidiuretic hormone(E22.2)

E87.2 Acidosis

Acidosis:

· NOS

· lactic

· metabolic

· respiratory

Excludes: diabetic acidosis (E10-E14 with common fourth character.1)

E87.3 Alkalosis

Alkalosis:

· NOS

· metabolic

· respiratory

E87.4 Mixed disorder of acid-base balance

E87.5 Hyperkalaemia

Potassium [K] excess

Potassium [K] overload

E87.6 Hypokalaemia

Potassium [K] deficiency

E87.7 Fluid overload

Excludes: oedema(R60.-)

E87.8 Other disorders of electrolyte and fluid balance, not elsewhere classified

Electrolyte imbalance NOS

Hyperchloraemia

Hypochloraemia

E88 其他代谢紊乱

如系药物诱发者,需要时,使用附加外因编码(第二十章)标明药物。

不包括: 组织细胞增多病 X(慢性)(D76.0)

E88.0 血浆蛋白代谢紊乱,不可归类在他处者

α1 抗胰蛋白酶缺乏

双白蛋白血症

不包括: 脂蛋白代谢紊乱(E78. -)
单克隆丙球蛋白病(D47.2)
多克隆高丙球蛋白血症(D89.0)
瓦尔登斯特伦巨球蛋白血症(C88.0)

E88.1 脂肪营养不良,不可归类在他处者

脂肪营养不良 NOS

不包括: 惠普尔病(K90.8)

E88.2 脂肪过多症,不可归类在他处者

脂肪过多症:
· NOS
· 疼痛性[德卡姆]

E88.8 其他特指的代谢紊乱

洛努瓦-邦索德腺脂瘤病

三甲胺尿

E88.9 未特指的代谢紊乱

E89 操作后内分泌和代谢紊乱,不可归类在他处者

E89.0 操作后甲状腺功能减退症

放射后甲状腺功能减退症

手术后甲状腺功能减退症

E89.1 操作后血内胰岛素不足

胰切除术后高血糖

手术后血内胰岛素不足

E89.2 操作后甲状旁腺功能减退症

甲状旁腺缺乏性手足搐搦

E89.3 操作后垂体功能减退症

放射后垂体功能减退症

E89.4 操作后卵巢功能衰竭

E89.5 操作后睾丸功能减退

E89.6 操作后肾上腺皮质(髓质)功能减退

E89.8 其他操作后内分泌和代谢紊乱

E89.9 未特指的操作后内分泌和代谢紊乱

E90* 分类于他处的疾病引起的营养和代谢疾患

E88 Other metabolic disorders

Use additional external cause code (Chapter XX), if desired, to identify drug, if drug-induced.

Excludes: histiocytosis X (chronic) (D76.0)

E88.0 Disorders of plasma-protein metabolism, not elsewhere classified

Alpha-1-antitrypsin deficiency

Bisalbuminaemia

Excludes: disorder of lipoprotein metabolism (E78. -)
monoclonal gammopathy (D47.2)
polyclonal hypergammaglobulinaemia (D89.0)
Waldenstrom's macroglobulinaemia (C88.0)

E88.1 Lipodystrophy, not elsewhere classified

Lipodystrophy NOS

Excludes: Whipple's disease (K90.8)

E88.2 Lipomatosis, not elsewhere classified

Lipomatosis:
· NOS
· dolorosa [Dercum]

E88.8 Other specified metabolic disorders

Launois-Bensaude adenolipomatosis

Trimethylaminuria

E88.9 Metabolic disorder, unspecified

E89 Postprocedural endocrine and metabolic disorders, not elsewhere classified

E89.0 Postprocedural hypothyroidism

Postirradiation hypothyroidism

Postsurgical hypothyroidism

E89.1 Postprocedural hypoinsulinaemia

Postpancreatectomy hyperglycaemia

Postsurgical hypoinsulinaemia

E89.2 Postprocedural hypoparathyroidism

Parathyroprival tetany

E89.3 Postprocedural hypopituitarism

Postirradiation hypopituitarism

E89.4 Postprocedural ovarian failure

E89.5 Postprocedural testicular hypofunction

E89.6 Postprocedural adrenocortical (-medullary) hypofunction

E89.8 Other postprocedural endocrine and metabolic disorders

E89.9 Postprocedural endocrine and metabolic disorder, unspecified

E90* Nutritional and metabolic disorders in diseases classified elsewhere

第五章 精神和行为障碍 (F00-F99)

CHAPTER Ⅴ Mental and behavioural disorders (F00-F99)

包 括：心理发育障碍

不包括：症状、体征和临床与实验室异常所见，不可归类在他处者(R00-R99)

Includes： disorders of psychological development

Excludes： symptoms，signs and abnormal clinical and laboratory findings，not elsewhere classified (R00-R99)

本章包括下列各节：

F00-F09	器质性(包括症状性)精神障碍	F00-F09	Organic，including symptomatic，mental disorders
F10-F19	使用精神活性物质引起的精神和行为障碍	F10-F19	Mental and behavioural disorders due to psychoactive substance use
F20-F29	精神分裂症、分裂型障碍和妄想性障碍	F20-F29	Schizophrenia，schizotypal and delusional disorders
F30-F39	心境[情感]障碍	F30-F39	Mood [affective] disorders
F40-F48	神经症性、应激相关的以及躯体形式的障碍	F40-F48	Neurotic，stress-related and somatoform disorders
F50-F59	与生理紊乱和躯体因素有关的行为综合征	F50-F59	Behavioural syndromes associated with physiological disturbances and physical factors
F60-F69	成人人格和行为障碍	F60-F69	Disorders of adult personality and behaviour
F70-F79	精神发育迟缓	F70-F79	Mental retardation
F80-F89	心理发育障碍	F80-F89	Disorders of psychological development
F90-F98	通常在童年和青少年期发病的行为和情绪障碍	F90-F98	Behavioural and emotional disorders with onset usually occurring in childhood and adolescence
F99	未特指的精神障碍	F99	Unspecified mental disorder

This chapter contains the following blocks：

本章提供的星号类目如下：

Asterisk categories for this chapter are provided as follows：

F00*	阿尔茨海默病性痴呆	F00*	Dementia in Alzheimer's disease
F02*	分类于他处的其他疾病引起的痴呆	F02*	Dementia in other diseases classified elsewhere

器质性(包括症状性)精神障碍(F00-F09)

Organic, including symptomatic, mental disorders (F00-F09)

本节由一组精神障碍所组成,它们被分组在一起的基础是它们共同具有一种可证实的病因,即大脑的疾病、脑损伤或导致大脑功能紊乱的其他伤害。功能紊乱可以是原发性的,如直接或主要影响脑部的疾病、损伤和伤害;也可以是继发性的,如在全身性疾病和疾患中,脑部仅作为涉及受到侵害的身体多个器官或系统之一。

痴呆(F00-F03)是一种由于脑部疾病引起的综合征,通常具有慢性或进行性加重的性质,存在多种高级皮层功能的紊乱,包括记忆、思维、定向、理解、计算、学习能力、语言和判断能力的障碍,但意识并不模糊。常伴有认知功能的损害,偶尔以情绪控制、社会行为或动机力的衰退为前驱症状。本综合征可发生在阿尔茨海默病、脑血管病和其他影响脑部的原发或继发性情况中。

需要时,使用附加编码标明根本的疾病。

This block comprises a range of mental disorders grouped together on the basis of their having in common a demonstrable etiology in cerebral disease, brain injury, or other insult leading to cerebral dysfunction. The dysfunction may be primary, as in diseases, injuries, and insults that affect the brain directly and selectively; or secondary, as in systemic diseases and disorders that attack the brain only as one of the multiple organs or systems of the body that are involved.

Dementia (F00-F03) is a syndrome due to disease of the brain, usually of a chronic or progressive nature, in which there is disturbance of multiple higher cortical functions, including memory, thinking, orientation, comprehension, calculation, learning capacity, language, and judgement. Consciousness is not clouded. The impairments of cognitive function are commonly accompanied, and occasionally preceded, by deterioration in emotional control, social behaviour, or motivation. This syndrome occurs in Alzheimer's disease, in cerebrovascular disease, and in other conditions primarily or secondarily affecting the brain.

Use additional code, if desired, to identify the underlying disease.

F00* 阿尔茨海默病性痴呆(G30. -†)

阿尔茨海默病是一种具有神经病理和神经化学特征的病因不明的原发性退行性大脑疾病。本病通常在不知不觉中起病并在几年的周期内缓慢而稳固地发展。

F00* Dementia in Alzheimer's disease (G30. -†)

Alzheimer's disease is a primary degenerative cerebral disease of unknown etiology with characteristic neuropathological and neurochemical features. The disorder is usually insidious in onset and develops slowly but steadily over a period of several years.

F00.0* 早发性阿尔茨海默病性痴呆(G30.0†)

在65岁以前起病的阿尔茨海默病性痴呆伴有相对较快的退化速度以及明显的多种高级皮层功能障碍。

阿尔茨海默病,2型
早老性痴呆,阿尔茨海默型
阿尔茨海默型的原发性退行性痴呆,早老期起病

F00.0* Dementia in Alzheimer's disease with early onset (G30.0†)

Dementia in Alzheimer's disease with onset before the age of 65, with a relatively rapid deteriorating course and with marked multiple disorders of the higher cortical functions.

Alzheimer's disease, type 2
Presenile dementia, Alzheimer's type
Primary degenerative dementia of the Alzheimer's type, presenile onset

F00.1* 晚发性阿尔茨海默病性痴呆(G30.1†)

在65岁以后起病的阿尔茨海默病性痴呆,通常在75岁以后或更晚的年龄起病。具有进展缓慢并且以记忆力损害为主要特征。

阿尔茨海默病,1型
阿尔茨海默型的原发性退行性痴呆,老年期起病
老年性痴呆,阿尔茨海默型

F00.1* Dementia in Alzheimer's disease with late onset (G30.1†)

Dementia in Alzheimer's disease with onset after the age of 65, usually in the late 70s or thereafter, with a slow progression, and with memory impairment as the principal feature.

Alzheimer's disease, type 1
Primary degenerative dementia of the Alzheimer's type, senile onset
Senile dementia, Alzheimer's type

F00.2*　阿尔茨海默病性痴呆，非典型或混合型（G30.8†）

非典型痴呆，阿尔茨海默型

F00.9*　未特指的阿尔茨海默病性痴呆（G30.9†）

F01　血管性痴呆

血管性痴呆是由于血管性疾病包括高血压脑血管病引起的脑梗死的结果。梗死灶通常较小但其影响有累积作用。通常在晚年起病。

包　括：动脉硬化性痴呆

F01.0　急性发作的血管性痴呆

通常在脑血栓形成、脑栓塞或脑出血造成的一系列脑卒中发作后迅速发展。极少数病例可由一次大的梗死而引起。

F01.1　多发脑梗死性痴呆

逐渐起病，在一系列短暂缺血发作后形成累积性脑实质梗死。

以皮层为主的痴呆

F01.2　皮层下血管性痴呆

包括有高血压史和在大脑半球白质深层中有缺血性病灶的病例。大脑皮层通常保持完整，这一点可以把本病与阿尔茨海默病性痴呆极其相似的临床相加以区别。

F01.3　混合型皮层和皮层下血管性痴呆

F01.8　其他血管性痴呆

F01.9　未特指的血管性痴呆

F02*　分类于他处的其他疾病引起的痴呆

除阿尔茨海默病或脑血管病以外，由于或可能由于其他原因引起的痴呆。在一生中的任何时期都可能起病，但极少在老年期起病。

F02.0*　皮克病性痴呆（G31.0†）

在中年期起病的一种进行性痴呆，其特点为早期、缓慢发展的性格改变和社会性衰退，随后出现智能、记忆和言语功能的损害伴有淡漠、欣快且偶有锥体束外症状。

F00.2*　Dementia in Alzheimer's disease, atypical or mixed type (G30.8†)

Atypical dementia, Alzheimer's type

F00.9*　Dementia in Alzheimer's disease, unspecified (G30.9†)

F01　Vascular dementia

Vascular dementia is the result of infarction of the brain due to vascular disease, including hypertensive cerebro vascular disease. The infarcts are usually small but cumulative in their effect. Onset is usually in later life.

Includes: arteriosclerotic dementia

F01.0　Vascular dementia of acute onset

Usually develops rapidly after a succession of strokes from cerebrovascular thrombosis, embolism or haemorrhage. In rare cases, a single large infarction may be the cause.

F01.1　Multi-infarct dementia

Gradual in onset, following a number of transient ischaemic episodes which produce an accumulation of infarction in the cerebral parenchyma.

Predominantly cortical dementia

F01.2　Subcortical vascular dementia

Includes cases with a history of hypertension and foci of ischaemic destruction in the deep white matter of the cerebral hemispheres. The cerebral cortex is usually preserved and this contrasts with the clinical picture which may closely resemble that of dementia in Alzheimer's disease.

F01.3　Mixed cortical and subcortical vascular dementia

F01.8　Other vascular dementia

F01.9　Vascular dementia, unspecified

F02*　Dementia in other diseases classified elsewhere

Cases of dementia due, or presumed to be due, to causes other than Alzheimer's disease or cerebrovascular disease. Onset may be at any time in life, though rarely in old age.

F02.0*　Dementia in Pick's disease (G31.0†)

A progressive dementia, commencing in middle age, characterized by early, slowly progressing changes of character and social deterioration, followed by impairment of intellect, memory, and language functions, with apathy, euphoria and, occasionally, extrapyramidal phenomena.

F02.1* 克罗伊茨费尔特-雅各布病性痴呆(A81.0†)

一种具有广泛神经科体征的进行性痴呆。本病是由推测为某种传染性因子所致的特异性神经病理学改变而引起。通常在中年或老年期起病,但也可在成年的任何时期起病。病程为亚急性,在一到两年内导致死亡。

F02.1* Dementia in Creutzfeldt-Jakob disease (A81.0†)

A progressive dementia with extensive neurological signs, due to specific neuropathological changes that are presumed to be caused by a transmissible agent. Onset is usually in middle or later life, but may be at any adult age. The course is subacute, leading to death within one to two years.

F02.2* 亨廷顿病性痴呆(G10†)

一种作为广泛脑变性的一部分而发生的痴呆。本病由单个常染色体显性基因所遗传。典型的症状出现于20-40岁。病程进展缓慢,常在10-15年内导致死亡。

亨廷顿舞蹈症性痴呆

F02.2* Dementia in Huntington's disease (G10†)

A dementia occurring as part of a widespread degeneration of the brain. The disorder is transmitted by a single autosomal dominant gene. Symptoms typically emerge in the third and fourth decade. Progression is slow, leading to death usually within 10 to 15 years.

Dementia in Huntington's chorea

F02.3* 帕金森病性痴呆(G20†)

被确诊为帕金森病者在其病程中发生的一种痴呆。尚未发现特殊的有鉴别意义的临床特征。

痴呆由于:
- 帕金森病
- 帕金森综合征

F02.3* Dementia in Parkinson's disease (G20†)

A dementia developing in the course of established Parkinson's disease. No particular distinguishing clinical features have yet been demonstrated.

Dementia in:
- paralysis agitans
- parkinsonism

F02.4* 人类免疫缺陷病毒[HIV]病性痴呆(B22.0†)

痴呆发生于HIV病的病程中,除HIV感染外没有同时存在的疾病或情况能够解释其临床特征。

F02.4* Dementia in human immunodeficiency virus [HIV] disease (B22.0†)

Dementia developing in the course of HIV disease, in the absence of a concurrent illness or condition other than HIV infection that could explain the clinical features.

F02.8* 分类于他处的其他特指疾病引起的痴呆

痴呆由于:
- 大脑脂沉积症(E75.-†)
- 癫痫(G40.-†)
- 肝豆状核变性(E83.0†)
- 高钙血症(E83.5†)
- 甲状腺功能减退症,后天性(E01.-†,E03.-†)
- 中毒(T36-T65†)
- 多发性硬化(G35†)
- 神经梅毒(A52.1†)
- 烟酸缺乏[糙皮病](E52†)
- 结节性多动脉炎(M30.0†)
- 系统性红斑狼疮(M32.-†)
- 锥虫病(B56.-†,B57.-†)
- 维生素 B_{12} 缺乏(E53.8†)

F02.8* Dementia in other specified diseases classified elsewhere

Dementia in:
- cerebral lipidosis (E75.-†)
- epilepsy (G40.-†)
- hepatolenticular degeneration (E83.0†)
- hypercalcaemia (E83.5†)
- hypothyroidism, acquired (E01.-†, E03.-†)
- intoxications (T36-T65†)
- multiple sclerosis (G35†)
- neurosyphilis (A52.1†)
- niacin deficiency [pellagra] (E52†)
- polyarteritis nodosa (M30.0†)
- systemic lupus erythematosus (M32.-†)
- trypanosomiasis (B56.-†, B57.-†)
- vitamin B_{12} deficiency (E53.8†)

F03 未特指的痴呆

老年前期：
・痴呆 NOS
・精神病 NOS
原发性退行性痴呆 NOS
老年性：
・痴呆：
　・NOS
　・抑郁或妄想狂样型
・精神病 NOS
不包括：老年性痴呆伴有谵妄或急性精神错乱状态(F05.1)
衰老 NOS(R54)

F03 Unspecified dementia

Presenile:
・dementia NOS
・psychosis NOS
Primary degenerative dementia NOS
Senile:
・dementia:
　・NOS
　・depressed or paranoid type
・psychosis NOS
Excludes: senile dementia with delirium or acute confusional state (F05.1)
senility NOS (R54)

F04 器质性遗忘综合征，非由酒精和其他精神活性物质所致

一种近期和远期记忆受到显著损害而能保持瞬时记忆的综合征，伴有学习新内容的能力下降及时间定向障碍。虚构可以是本病显著的特征，但知觉和其他认知功能，包括智能往往保持完整。预后取决于根本病变的病程。

科尔萨科夫精神病或综合征，非酒精性

不包括：遗忘症：
・NOS(R41.3)
・顺行性(R41.1)
・分离性(F44.0)
・逆行性(R41.2)
科尔萨科夫综合征：
・酒精性或未特指的(F10.6)
・由其他精神活性物质引起的(F11-F19 伴有共用第四位数 .6)

F04 Organic amnesic syndrome, not induced by alcohol and other psychoactive substances

A syndrome of prominent impairment of recent and remote memory while immediate recall is preserved, with reduced ability to learn new material and disorientation in time. Confabulation may be a marked feature, but perception and other cognitive functions, including the intellect, are usually intact. The prognosis depends on the course of the underlying lesion.

Korsakov's psychosis or syndrome, nonalcoholic

Excludes: amnesia:
・NOS (R41.3)
・anterograde (R41.1)
・dissociative (F44.0)
・retrograde (R41.2)
Korsakov's syndrome:
・alcohol-induced or unspecified (F10.6)
・induced by other psychoactive substances (F11-F19 with common fourth character.6)

F05 谵妄，非由酒精和其他精神活性物质所致

一种非特异性病因的器质性大脑综合征，其特征为同时存在着意识、注意、知觉、思维、记忆、精神运动行为、情绪和醒-睡周期的功能紊乱。持续时间不定而严重程度的范围可以从轻微到极重度。

包　括：急性或亚急性：
・脑综合征
・精神错乱状态(非酒精性)
・感染性精神病
・器质性反应
・精神-器质性综合征
不包括：震颤性谵妄，酒精性或未特指的(F10.4)

F05 Delirium, not induced by alcohol and other psychoactive substances

An etiologically nonspecific organic cerebral syndrome characterized by concurrent disturbances of consciousness and attention, perception, thinking, memory, psychomotor behaviour, emotion, and the sleep-wake schedule. The duration is variable and the degree of severity ranges from mild to very severe.

Includes: acute or subacute:
・brain syndrome
・confusional state (non-alcoholic)
・infective psychosis
・organic reaction
・psycho-organic syndrome
Excludes: delirium tremens, alcohol-induced or unspecified (F10.4)

F05.0 谵妄,描述为并非附加于痴呆的

F05.1 谵妄,附加于痴呆的

符合上述标准但在痴呆(F00-F03)病程中发生的谵妄。

F05.8 其他谵妄

谵妄,具有混合的起源

F05.9 未特指的谵妄

F06 脑损害和功能障碍及躯体疾病引起的其他精神障碍

包括与脑疾患有关系的各种情况。脑疾患可由于原发性大脑疾病、继发地影响到脑部的全身性疾病、外源性毒性物质或激素、内分泌疾患以及其他躯体疾病所引起。

不包括: 与……有关的:
- 谵妄(F05. -)
- 分类于F00-F03的痴呆

使用酒精和其他精神活性物质所致(F10-F19)

F06.0 器质性幻觉症

一种持久或反复出现幻觉的障碍,通常为视幻觉或听幻觉。在发生时患者本人处于意识清晰状态,可能意识到也可能意识不到这是幻觉。可出现对幻觉的妄想性解释,但妄想不是主要的临床相,患者可以保持自知力。

器质性幻觉状态(非酒精性)

不包括: 酒精性幻觉症(F10.5)
精神分裂症(F20. -)

F06.1 器质性紧张性障碍

一种与紧张性症状有关的精神运动活动减少(木僵)或增多(兴奋)的障碍。精神运动紊乱的两个极端状态可以交替出现。

不包括: 紧张型精神分裂症(F20.2)
木僵:
- NOS(R40.1)
- 分离性(F44.2)

F06.2 器质性妄想性[精神分裂症样]障碍

一种主要临床相为持久或反复出现妄想的障碍。妄想时可能伴有幻觉。可能存在提示精神分裂症的某些特征,如古怪的幻觉或思维障碍。

偏执以及偏执-幻觉性器质性状态
癫痫时的精神分裂症样精神病

F05.0 Delirium not superimposed on dementia, so described

F05.1 Delirium superimposed on dementia

Conditions meeting the above criteria but developing in the course of a dementia (F00-F03).

F05.8 Other delirium

Delirium with mixed origin

F05.9 Delirium, unspecified

F06 Other mental disorders due to brain damage and dysfunction and to physical disease

Includes miscellaneous conditions causally related to brain disorder due to primary cerebral disease, to systemic disease affecting the brain secondarily, to exogenous toxic substances or hormones, to endocrine disorders, or to other somatic illnesses.

Excludes: associated with:
- delirium (F05. -)
- dementia as classified in F00-F03

resulting from use of alcohol and other psychoactive substances (F10-F19)

F06.0 Organic hallucinosis

A disorder of persistent or recurrent hallucinations, usually visual or auditory, that occur in clear consciousness and may or may not be recognized by the subject as such. Delusional elaboration of the hallucinations may occur, but delusions do not dominate the clinical picture; insight may be preserved.

Organic hallucinatory state (non-alcoholic)

Excludes: alcoholic hallucinosis (F10.5)
schizophrenia (F20. -)

F06.1 Organic catatonic disorder

A disorder of diminished (stupor) or increased (excitement) psychomotor activity associated with catatonic symptoms. The extremes of psychomotor disturbance may alternate.

Excludes: catatonic schizophrenia(F20.2)
stupor:
- NOS (R40.1)
- dissociative (F44.2)

F06.2 Organic delusional [schizophrenia-like] disorder

A disorder in which persistent or recurrent delusions dominate the clinical picture. The delusions may be accompanied by hallucinations. Some features suggestive of schizophrenia, such as bizarre hallucinations or thought disorder, may be present.

Paranoid and paranoid-hallucinatory organic states
Schizophrenia-like psychosis in epilepsy

不包括：障碍：
- ·急性和短暂性精神(F23.-)
- ·持久妄想性(F22.-)
- ·精神病药物性(F11-F19 伴有共用第四位数.5)

精神分裂症(F20.-)

Excludes: disorder:
- · acute and transient psychotic (F23.-)
- · persistent delusional (F22.-)
- · psychotic drug-induced (F11-F19 with common fourth character.5)

schizophrenia (F20.-)

F06.3 器质性心境[情感]障碍

以心境或情感方面的改变为特征的障碍，通常伴有总活动水平的改变、抑郁、亚躁狂、躁狂或既有躁狂又有抑郁(见 F30-F38)，但都是作为一种器质性疾患的后果而发生的。

不包括：心境障碍，非器质性或未特指的(F30-F39)

F06.3 Organic mood [affective] disorders

Disorders characterized by a change in mood or affect, usually accompanied by a change in the overall level of activity, depressive, hypomanic, manic or bipolar (see F30-F38), but arising as a consequence of an organic disorder.

Excludes: mood disorders, nonorganic or unspecified (F30-F39)

F06.4 器质性焦虑障碍

一种以广泛焦虑性障碍(F41.1)、惊恐障碍(F41.0)或两者联合障碍的基本描述特点为特征的障碍，但都是作为一种器质性疾患的后果而发生的。

不包括：焦虑障碍，非器质性或未特指的(F41.-)

F06.4 Organic anxiety disorder

A disorder characterized by the essential descriptive features of a generalized anxiety disorder (F41.1), a panic disorder (F41.0), or a combination of both, but arising as a consequence of an organic disorder.

Excludes: anxiety disorders, nonorganic or unspecified (F41.-)

F06.5 器质性分离性障碍

一种以部分或完全丧失对过去记忆、身份识别、瞬时感受和躯体运动控制之间的正常综合能力(见 F44.-)为特征的障碍，但都是作为一种器质性疾患的后果而发生的。

不包括：分离性[转换性]障碍，非器质性或未特指的(F44.-)

F06.5 Organic dissociative disorder

A disorder characterized by a partial or complete loss of the normal integration between memories of the past, awareness of identity and immediate sensations, and control of bodily movements (see F44.-), but arising as a consequence of an organic disorder.

Excludes: dissociative [conversion] disorders, nonorganic or unspecified (F44.-)

F06.6 器质性情绪不稳定[衰弱]障碍

一种以情绪失禁或不稳定、易疲劳及各种不愉快的躯体感受(如眩晕)和疼痛为特征的障碍，但都是作为一种器质性疾患的后果而发生的。

不包括：躯体形式障碍，非器质性或未特指的(F45.-)

F06.6 Organic emotionally labile [asthenic] disorder

A disorder characterized by emotional incontinence or lability, fatigability, and a variety of unpleasant physical sensations (e. g. dizziness) and pains, but arising as a consequence of an organic disorder.

Excludes: somatoform disorders, nonorganic or unspecified (F45.-)

F06.7 轻度认知障碍

一种以记忆损害、学习困难和较长时间集中精力于一项工作的能力减退为特征的障碍。当试图进行脑力工作时常有脑力疲乏的显著感觉，而且即使客观上是成功的，主观上仍感觉难于学习新的知识。这些症状还没有一个严重到能够做出痴呆(F00-F03)或谵妄(F05.-)的诊断。只有在与一种特指的躯体疾患有关时才能做出这种诊断，但如果存在任何可分类于 F10-F99 的精神或行为障碍则不能做出此诊断。

F06.7 Mild cognitive disorder

A disorder characterized by impairment of memory, learning difficulties, and reduced ability to concentrate on a task for more than brief periods. There is often a marked feeling of mental fatigue when mental tasks are attempted, and new learning is found to be subjectively difficult even when objectively successful. None of these symptoms is so severe that a diagnosis of either dementia (F00-F03) or delirium (F05.-) can be made. This diagnosis should be made only in association with a specified physical disorder, and should not be made in the presence of any of the mental or behavioural disorders classified to F10-F99.

本障碍可先于、伴随或继后于大脑和全身的各种各样的感染和躯体疾患，但不一定存在累及大脑的直接证据。通过对不同的病因、一般较轻症状更有限的范围和通常较短持续时间的比较，可以与脑炎后综合征（F07.1）和脑震荡后综合征（F07.2）加以鉴别。

The disorder may precede, accompany, or follow a wide variety of infections and physical disorders, both cerebral and systemic, but direct evidence of cerebral involvement is not necessarily present. It can be differentiated from postencephalitic syndrome (F07.1) and postconcussional syndrome (F07.2) by its different etiology, more restricted range of generally milder symptoms, and usually shorter duration.

F06.8 脑损害和功能障碍及躯体疾病引起的其他特指的精神障碍

癫痫性精神病 NOS

F06.8 Other specified mental disorders due to brain damage and dysfunction and to physical disease

Epileptic psychosis NOS

F06.9 脑损害和功能障碍及躯体疾病引起的未特指的精神障碍

器质性：
- 脑综合征 NOS
- 精神障碍 NOS

F06.9 Unspecified mental disorder due to brain damage and dysfunction and to physical disease

Organic:
- brain syndrome NOS
- mental disorder NOS

F07 脑部疾病、损害和功能障碍引起的人格和行为障碍

人格和行为改变可作为脑部疾病、损害或功能障碍的一种残留或伴随性障碍。

F07 Personality and behavioural disorders due to brain disease, damage and dysfunction

Alteration of personality and behaviour can be a residual or concomitant disorder of brain disease, damage or dysfunction.

F07.0 器质性人格障碍

一种以患者病前表现的习惯行为模式，包括情感、需求和冲动的表达，发生显著改变为特征的障碍。认知和思维功能的损害以及性行为的改变可能也是临床相的一部分。

器质性：
- 假性精神病态人格
- 假性迟滞性人格

综合征：
- 额叶
- 边缘性癫痫性人格
- 脑叶切断
- 脑白质切断后

不包括：在……后的持久性人格改变：
- 灾难性经历（F62.0）
- 精神疾病（F62.1）

脑震荡后综合征（F07.2）
脑炎后综合征（F07.1）
特异性人格障碍（F60.-）

F07.0 Organic personality disorder

A disorder characterized by a significant alteration of the habitual patterns of behaviour displayed by the subject premorbidly, involving the expression of emotions, needs and impulses. Impairment of cognitive and thought functions, and altered sexuality may also be part of the clinical picture.

Organic:
- pseudopsychopathic personality
- pseudoretarded personality

Syndrome:
- frontal lobe
- limbic epilepsy personality
- lobotomy
- postleucotomy

Excludes: enduring personality change after:
- catastrophic experience (F62.0)
- psychiatric illness (F62.1)

postconcussional syndrome (F07.2)
postencephalitic syndrome (F07.1)
specific personality disorder (F60.-)

F07.1 脑炎后综合征

病毒或细菌性脑炎恢复后残留的非特异的和易变的行为改变。这种障碍和器质性人格障碍之间的主要区别在于它是可逆的。

不包括：器质性人格障碍（F07.0）

F07.1 Postencephalitic syndrome

Residual nonspecific and variable behavioural change following recovery from either viral or bacterial encephalitis. The principal difference between this disorder and the organic personality disorders is that it is reversible.

Excludes: organic personality disorder (F07.0)

F07.2 脑震荡后综合征

一种在头部外伤（通常严重到足以造成意识丧失）后发生的综合征。包括许多互不联系的症状，如头痛、眩晕、疲乏、易激惹、难于集中注意力和从事脑力工作、记忆受损、失眠以及对应激、情绪激动或酒精的耐受力降低。

脑挫伤后综合征（脑病）

脑外伤后综合征，非精神病性

F07.8 脑部疾病、损害和功能障碍引起的其他器质性人格和行为障碍

右半球器质性情感性障碍

F07.9 脑部疾病、损害和功能障碍引起的未特指的器质性人格和行为障碍

器质性精神综合征

F09 未特指的器质性或症状性精神障碍

精神病：

· 器质性 NOS

· 症状性 NOS

不包括： 精神病 NOS（F29）

F07.2 Postconcussional syndrome

A syndrome that occurs following head trauma (usually sufficiently severe to result in loss of consciousness) and includes a number of disparate symptoms such as headache, dizziness, fatigue, irritability, difficulty in concentration and performing mental tasks, impairment of memory, insomnia, and reduced tolerance to stress, emotional excitement, or alcohol.

Postcontusional syndrome (encephalopathy)

Post-traumatic brain syndrome nonpsychotic

F07.8 Other organic personality and behavioural disorders due to brain disease, damage and dysfunction

Right hemispheric organic affective disorder

F07.9 Unspecified organic personality and behavioural disorder due to brain disease, damage and dysfunction

Organic psychosyndrome

F09 Unspecified organic or symptomatic mental disorder

Psychosis:

· organic NOS

· symptomatic NOS

Excludes: psychosis NOS (F29)

使用精神活性物质引起的精神和行为障碍(F10-F19)

本节包括范围广泛的一类障碍。它们的严重程度和临床类型有所不同,但都可归因为一种或多种精神活性物质的使用,这些物质在医疗处方中可能出现也可能不出现。编码的第三位数标明所涉及的物质,而第四位数则特指临床的状况。需要时,应对每种特指的物质进行编码,但应注意并不是所有的第四位数编码都适用于所有的物质。

精神活性物质的标明应建立在尽可能多的信息来源的基础上。这包括自我报告、血液和其他体液的分析、特征性躯体和心理学症状、临床体征和行为以及其他证据,如病人物品中的药物或来自知情第三方的报告。许多用药者服用一种以上的精神活性物质,但只要可能就应把引起现行的临床综合征或起最大作用的某种或某类物质作为主要诊断进行分类。当服用的其他精神活性物质达到中毒剂量(共用第四位数.0)、引起危害的程度(共用第四位数.1)、形成依赖(共用第四位数.2)或引起其他障碍(共用第四位数. 3-.9)时,也应作为其他诊断进行编码。

只有当服用精神活性物质的方式毫无秩序且杂乱无章,或不同的精神活性物质的作用被混合在一起难以区分时,才使用由于多种药物造成的障碍(F19. -)的诊断。

不包括:非致依赖性物质滥用(F55)

Mental and behavioural disorders due to psychoactive substance use(F10-F19)

This block contains a wide variety of disorders that differ in severity and clinical form but that are all attributable to the use of one or more psychoactive substances, which may or may not have been medically prescribed. The third character of the code identifies the substance involved, and the fourth character specifies the clinical state. The codes should be used, as required, for each substance specified, but it should be noted that not all fourth-character codes are applicable to all substances.

Identification of the psychoactive substance should be based on as many sources of information as possible. These include self-report data, analysis of blood and other body fluids, characteristic physical and psychological symptoms, clinical signs and behaviour, and other evidence such as a drug being in the patient's possession or reports from informed third parties. Many drug users take more than one type of psychoactive substance. The main diagnosis should be classified, whenever possible, according to the substance or class of substances that has caused or contributed most to the presenting clinical syndrome. Other diagnoses should be coded when other psychoactive substances have been taken in intoxicating amounts (common fourth character.0) or to the extent of causing harm (common fourth character.1), dependence (common fourth character.2) or other disorders(common fourth character.3-.9).

Only in cases in which patterns of psychoactive substance-taking are chaotic and indiscriminate, or in which the contributions of different psychoactive substances are inextricably mixed, should the diagnosis of disorders resulting from multiple drug use (F19. -) be used.

Excludes: abuse of non-dependence-producing substances (F55)

下列第四位数亚目可用于 F10-F19 类目：

The following fourth-character subdivisions are for use with categories F10-F19：

.0 急性中毒

一种在使用精神活性物质以后导致意识、认知、知觉、情感或行为、或其他精神生理学功能和反应水平发生紊乱的情况。这种紊乱与物质的急性药理学效应有直接关系并且能够随时间的推移以及完全恢复而消失，除非发生了组织损害或其他并发症。并发症可能包括外伤、呕吐物吸入、谵妄、昏迷、抽搐和其他医疗并发症。这些并发症的性质取决于物质的药理学等级和使用的方式。

酒精中毒性急性醉酒
“不适感”（药物所致）
醉酒 NOS
病理性中毒
精神活性物质中毒性昏游和附体障碍

不包括： 药物、药剂和生物制品造成的中毒（T36-T50）

.0 Acute intoxication

A condition that follows the administration of a psychoactive substance resulting in disturbances in level of consciousness, cognition, perception, affect or behaviour, or other psycho-physiological functions and responses. The disturbances are directly related to the acute pharmacological effects of the substance and resolve with time, with complete recovery, except where tissue damage or other complications have arisen. Complications may include trauma, inhalation of vomitus, delirium, coma, convulsions, and other medical complications. The nature of these complications depends on the pharmacological class of substance and mode of administration.

Acute drunkenness in alcoholism
“Bad trips”(drugs)
Drunkenness NOS
Pathological intoxication
Trance and possession disorders in psychoactive substance intoxication

Excludes: intoxication meaning poisoning (T36-T50)

.1 有害性使用

使用精神活性物质对健康引起损害的一种类型。损害可能是躯体性的（如自我注射精神活性物质造成的肝炎）或精神性的（如继发于大量饮酒之后的抑郁障碍发作）。

精神活性物质的滥用

.1 Harmful use

A pattern of psychoactive substance use that is causing damage to health. The damage may be physical (as in cases of hepatitis from the self-administration of injected psychoactive substances) or mental (e.g. episodes of depressive disorder secondary to heavy consumption of alcohol).

Psychoactive substance abuse

.2 依赖综合征

一组在反复使用精神物质后产生的行为、认知和生理学现象。典型的表现包括强烈渴望服用某种药物、难以控制的服药、坚持服药而不顾其有害的后果、服药更优先于其他活动和应尽的职责、耐药性增加并且有时处于一种躯体戒断状态。

依赖综合征可针对一种特异的精神活性物质（如烟草、酒精或安定药）、一类物质（如阿片样药物）或范围更广的药理学作用不同的精神活性物质。

慢性酒精中毒
发作性酒狂
药瘾

.2 Dependence syndrome

A cluster of behavioural, cognitive, and physiological phenomena that develop after repeated substance use and that typically include a strong desire to take the drug, difficulties in controlling its use, persisting in its use despite harmful consequences, a higher priority given to drug use than to other activities and obligations, increased tolerance, and sometimes a physical withdrawal state.

The dependence syndrome may be present for a specific psychoactive substance (e.g. tobacco, alcohol, or diazepam), for a class of substances (e.g. opioid drugs), or for a wider range of pharmacologically different psychoactive substances.

Chronic alcoholism
Dipsomania
Drug addiction

.3 **戒断状态**

一组在长期使用某种精神活性物质后在不同表现、不同程度上发生的对该物质绝对或相对戒断的症状。戒断状态的起病和持续时间均有时间限制并与即刻停止或减量前所服用的精神活性物质的类型和剂量有关。戒断状态可能并发抽搐。

.3 **Withdrawal state**

A group of symptoms of variable clustering and severity occurring on absolute or relative withdrawal of a psychoactive substance after persistent use of that substance. The onset and course of the withdrawal state are time-limited and are related to the type of psychoactive substance and dose being used immediately before cessation or reduction of use. The withdrawal state may be complicated by convulsions.

.4 **伴有谵妄的戒断状态**

一种如在共用第四位数.3中所定义的戒断状态同时并发了如在F05.-中所定义的谵妄的情况。也可能发生抽搐。当器质性因素也被认为在病因学方面起作用时,这种情况应分类到F05.8。

震颤谵妄(酒精性)

.4 **Withdrawal state with delirium**

A condition where the withdrawal state as defined in the common fourth character.3, is complicated by delirium as defined in F05.-. Convulsions may also occur. When organic factors are also considered to play a role in the etiology, the condition should be classifed to F05.8.

Delirium tremens (alcohol-induced)

.5 **精神病性障碍**

一组在使用精神活性物质期间或随后发生的精神病性现象,但这种现象不能只根据急性中毒来解释,也不形成戒断状态的一部分。本障碍的特征包括幻觉(典型者为听幻觉,但常多于一种感觉形式)、知觉歪曲、妄想(常具有偏执或被害色彩)、精神运动性障碍(兴奋或木僵)以及异常情感表现,可以从极度恐惧到销魂状态。当时的感觉通常是清晰的,尽管没有严重的意识障碍但有某种程度的意识模糊。

酒精性:
- 幻觉症
- 妒嫉
- 偏执
- 精神病 NOS

不包括:酒精或其他精神活性物质引起的残留性和迟发性精神病性障碍(F10-F19伴有共用第四位数.7)

.5 **Psychotic disorder**

A cluster of psychotic phenomena that occur during or following psychoactive substance use but that are not explained on the basis of acute intoxication alone and do not form part of a withdrawal state. The disorder is characterized by hallucinations (typically auditory, but often in more than one sensory modality), perceptual distortions, delusions (often of a paranoid or persecutory nature), psychomotor disturbances (excitement or stupor), and an abnormal affect, which may range from intense fear to ecstasy. The sensorium is usually clear but some degree of clouding of consciousness, though not severe confusion, may be present.

Alcoholic:
- hallucinosis
- jealousy
- paranoia
- psychosis NOS

Excludes: alcohol-or other psychoactive substance-induced residual and late-onset psychotic disorder (F10-F19 with common fourth character.7)

.6 遗忘综合征

一种与近记忆和远记忆均受到慢性显著损害有关的综合征。通常能够保留瞬间回忆，而以近记忆比远记忆的破坏更严重为特征。时间观念和事件发生顺序障碍常常表现得很明显，因此难于学习新知识。可能有明显的虚构，但并不总是存在。其他认知功能常常保持相对完好，但遗忘程度与其他的功能障碍不成比例。

遗忘障碍，酒精性或药物性
科尔萨科夫精神病或综合征，酒精或其他精神活性物质引起或未特指的
不包括：非酒精性科尔萨科夫精神病或综合征（F04）

.6 Amnesic syndrome

A syndrome associated with chronic prominent impairment of recent and remote memory. Immediate recall is usually preserved and recent memory is characteristically more disturbed than remote memory. Disturbances of time sense and ordering of events are usually evident, as are difficulties in learning new material. Confabulation may be marked but is not invariably present. Other cognitive functions are usually relatively well preserved and amnesic defects are out of proportion to other disturbances.

Amnestic disorder, alcohol- or drug-induced
Korsakov's psychosis or syndrome, alcohol- or other psychoactive substance-induced or unspecified
Excludes: nonalcoholic Korsakov's psychosis or syndrome (F04)

.7 残留性和迟发性精神病性障碍

一种由酒精或精神活性物质引起的认知、情感、人格或行为改变的障碍，其持续时间超过了与精神活性物质有关的直接效应理论上可能达到的作用时间。本障碍的发病应与精神活性物质的使用直接有关。对初次起病而发生时间晚于使用这种物质后发作时间的病例，只有在获得了可归因于精神活性物质的残留效应的明确而有力的证据时才应编码在此处。闪回可以部分地根据发作类型、极短暂病程的频率以及既往对酒精或其他精神活性物质有关的体验的再现来与精神病性障碍相鉴别。

酒精性痴呆 NOS
慢性酒精性脑综合征
痴呆和其他认知功能持续性损害的较轻形式
闪回
迟发性精神活性物质引起的精神病性障碍
致幻剂后知觉障碍
残留性：
· 情感障碍
· 人格和行为障碍
不包括：酒精或精神活性物质引起的：
· 科尔萨科夫综合征（F10-F19 伴有共用第四位数 .6）
· 精神病性状态（F10-F19 伴有共用第四位数 .5）

.7 Residual and late-onset psychotic disorder

A disorder in which alcohol- or psychoactive substance-induced changes of cognition, affect, personality, or behaviour persist beyond the period during which a direct psychoactive substance-related effect might reasonably be assumed to be operating. Onset of the disorder should be directly related to the use of the psychoactive substance. Cases in which initial onset of the state occurs later than episode (s) of such substance use should be coded here only where clear and strong evidence is available to attribute the state to the residual effect of the psychoactive substance. Flashbacks may be distinguished from psychotic state partly by their episodic nature, frequently of very short duration, and by their duplication of previous alcohol- or other psychoactive substance-related experiences.

Alcoholic dementia NOS
Chronic alcoholic brain syndrome
Dementia and other milder forms of persisting impairment of cognitive functions
Flashbacks
Late-onset psychoactive substance-induced psychotic disorder
Posthallucinogen perception disorder
Residual:
· affective disorder
· disorder of personality and behaviour
Excludes: alcohol-or psychoactive substance-induced:
· Korsakov's syndrome (F10-F19 with common fourth character.6)
· psychotic state (F10-F19 with common fourth character.5)

.8 其他精神和行为障碍

.8 Other mental and behavioural disorders

.9 未特指的精神和行为障碍

.9 Unspecified mental and behavioural disorder

F10.- 使用酒精引起的精神和行为障碍

[亚目见 F10 的前面]

F10.- Mental and behavioural disorders due to use of alcohol

[See before F10 for subdivisions]

F11.- 使用阿片样物质引起的精神和行为障碍

[亚目见 F10 的前面]

F11.- Mental and behavioural disorders due to use of opioids

[See before F10 for subdivisions]

F12.- 使用大麻类物质引起的精神和行为障碍

[亚目见 F10 的前面]

F12.- Mental and behavioural disorders due to use of cannabinoids

[See before F10 for subdivisions]

F13.- 使用镇静剂或催眠剂引起的精神和行为障碍

[亚目见 F10 的前面]

F13.- Mental and behavioural disorders due to use of sedatives or hypnotics

[See before F10 for subdivisions]

F14.- 使用可卡因引起的精神和行为障碍

[亚目见 F10 的前面]

F14.- Mental and behavioural disorders due to use of cocaine

[See before F10 for subdivisions]

F15.- 使用其他兴奋剂(包括咖啡因)引起的精神和行为障碍

[亚目见 F10 的前面]

F15.- Mental and behavioural disorders due to use of other stimulants, including caffeine

[See before F10 for subdivisions]

F16.- 使用致幻剂引起的精神和行为障碍

[亚目见 F10 的前面]

F16.- Mental and behavioural disorders due to use of hallucinogens

[See before F10 for subdivisions]

F17.- 使用烟草引起的精神和行为障碍

[亚目见 F10 的前面]

F17.- Mental and behavioural disorders due to use of tobacco

[See before F10 for subdivisions]

F18.- 使用挥发性溶剂引起的精神和行为障碍

[亚目见 F10 的前面]

F18.- Mental and behavioural disorders due to use of volatile solvents

[See before F10 for subdivisions]

F19.- 使用多种药物和其他精神活性物质引起的精神和行为障碍

[亚目见 F10 的前面]

当已知涉及两种或更多种精神活性物质,但不可能对哪一种物质对障碍起最大作用作出估价时则应使用此类目。当某些或甚至所有使用的精神活性物质的确切身份不确定或不知道时也应使用此类目,因为许多使用多种药物的人本身也常常不知道他们正在使用药物的详细情况。

包　括: 药物的误用 NOS

F19.- Mental and behavioural disorders due to multiple drug use and use of other psychoactive substances

[See before F10 for subdivisions]

This category should be used when two or more psycho active substances are known to be involved, but it is impossible to assess which substance is contributing most to the disorders. It should also be used when the exact identity of some or even all the psychoactive substances being used is uncertain or unknown, since many multiple drug users themselves often do not know the details of what they are taking.

Includes: misuse of drugs NOS

精神分裂症、分裂型障碍和妄想性障碍（F20-F29）

这一节把本组最重要的成分精神分裂症以及分裂型障碍、持久的妄想性障碍和更大的一组急性和短暂性精神病性障碍放在一起。尽管关于分裂情感性障碍的性质存在争论，但仍将其保留在这里。

F20 精神分裂症

精神分裂性障碍以基本的和特征性的思维和知觉歪曲以及不恰当或迟钝的情感为总体特征。尽管随着时间的推移可能出现某些认知的损害，但通常能够保持清晰的意识和智力能力。最重要的精神病理学现象包括思维鸣响、思维插入或被撤走、思维广播、妄想性知觉和被控制妄想、被影响或被动妄想、第三人评论或讨论病人式的语言性幻听、思维障碍和阴性症状。

精神分裂性障碍的病程可能呈连续性，也可能呈伴有进行性或稳定性损害的发作性，还可能呈伴有完全性或不完全性缓解的一次或多次性发作。当存在广泛的抑郁或躁狂症状时，不应做出精神分裂症的诊断，除非明确知道精神分裂性症状出现在情感障碍之前。当存在明确的脑疾病或处于药物中毒或戒断期时，也不应诊断为精神分裂症。在有癫痫或其他脑疾病的情况下发生类似障碍应分类于F06.2，而那些由精神活性物质引起的障碍则应分类于 F10-F19 伴有共用第四位数 .5。

不包括： 精神分裂症：
- 急性（未分化型）（F23.2）
- 循环性（F25.2）

精神分裂性反应（F23.2）
分裂型障碍（F21）

F20.0 偏执型精神分裂症

偏执型精神分裂症的主要表现是相对稳定的、常为偏执性的妄想，通常伴有幻觉，特别是听幻觉及知觉的障碍。情感、意志和语言障碍以及紧张症状可以不存在或相对不显著。

妄想痴呆性精神分裂症

不包括： 更年期偏执状态（F22.8）
偏执狂（F22.0）

Schizophrenia, schizotypal and delusional disorders (F20-F29)

This block brings together schizophrenia, as the most important member of the group, schizotypal disorder, persistent delusional disorders, and a larger group of acute and transient psychotic disorders. Schizoaffective disorders have been retained here in spite of their controversial nature.

F20 Schizophrenia

The schizophrenic disorders are characterized in general by fundamental and characteristic distortions of thinking and perception, and affects that are inappropriate or blunted. Clear consciousness and intellectual capacity are usually maintained although certain cognitive deficits may evolve in the course of time. The most important psychopathological phenomena include thought echo; thought insertion or withdrawal; thought broadcasting; delusional perception and delusions of control; influence or passivity; hallucinatory voices commenting or discussing the patient in the third person; thought disorders and negative symptoms.

The course of schizophrenic disorders can be either continuous, or episodic with progressive or stable deficit, or there can be one or more episodes with complete or incomplete remission. The diagnosis of schizophrenia should not be made in the presence of extensive depressive or manic symptoms unless it is clear that schizophrenic symptoms antedate the affective disturbance. Nor should schizophrenia be diagnosed in the presence of overt brain disease or during states of drug intoxication or withdrawal. Similar disorders developing in the presence of epilepsy or other brain disease should be classified under F06.2, and those induced by psychoactive substances under F10-F19 with common fourth character .5.

Excludes: schizophrenia:
- acute (undifferentiated) (F23.2)
- cyclic (F25.2)

schizophrenic reaction (F23.2)
schizotypal disorder (F21)

F20.0 Paranoid schizophrenia

Paranoid schizophrenia is dominated by relatively stable, often paranoid delusions, usually accompanied by hallucinations, particularly of the auditory variety, and perceptual disturbances. Disturbances of affect, volition and speech, and catatonic symptoms are either absent or relatively inconspicuous.

Paraphrenic schizophrenia

Excludes: involutional paranoid state (F22.8)
paranoia (F22.0)

F20.1 青春型精神分裂症

精神分裂症中情感变化突出的一种形式，常有片断性转瞬即逝的妄想和幻觉、不负责任和不可预测的行为以及作态。心境浅薄、不协调，思维瓦解、语言不连贯。具有与社会隔离的趋势。由于“阴性”症状，特别是情感平淡和意志丧失的迅速发展，通常预后不佳。只有在青少年或年轻的成年人中能够诊断青春型精神分裂症。

瓦解性精神分裂症
青春痴呆

F20.1 Hebephrenic schizophrenia

A form of schizophrenia in which affective changes are prominent, delusions and hallucinations fleeting and fragmentary, behaviour irresponsible and unpredictable, and mannerisms common. The mood is shallow and inappropriate, thought is disorganized, and speechis incoherent. There is a tendency to social isolation. Usually the prognosis is poor because of the rapid development of "negative" symptoms, particularly flattening of affect and loss of volition. Hebephrenia should normally be diagnosed only in adolescents or young adults.

Disorganized schizophrenia
Hebephrenia

F20.2 紧张型精神分裂症

紧张型精神分裂症的主要表现是明显的精神运动紊乱，常在运动过度和木僵或自动性服从和违拗两个极端之间交替变化。可长时间地保持拘束的态度和姿势。剧烈兴奋的发作可能是这种状况的显著特征。紧张现象可与伴有生动舞台性幻觉的梦样（梦呓性）状态合并出现。

紧张性木僵
精神分裂性：
· 僵强症
· 紧张症
· 蜡样屈曲

F20.2 Catatonic schizophrenia

Catatonic schizophrenia is dominated by prominent psychomotor disturbances that may alternate between extremes such as hyperkinesis and stupor, or automatic obedience and negativism. Constrained attitudes and postures may be maintained for long periods. Episodes of violent excitement may be a striking feature of the condition. The catatonic phenomena may be combined with a dream-like (oneiroid) state with vivid scenic hallucinations.

Catatonic stupor
Schizophrenic:
· catalepsy
· catatonia
· flexibilitas cerea

F20.3 未分化型精神分裂症

符合精神分裂症一般诊断标准的精神病性情况，但不符合F20.0-F20.2中的任何一种亚型，或表现出一种以上亚型的特点而没有一组诊断特征的特定亚型明显占优势。

非典型精神分裂症

不包括： 急性精神分裂症样精神病性障碍（F23.2）
慢性未分化型精神分裂症（F20.5）
精神分裂症后抑郁（F20.4）

F20.3 Undifferentiated schizophrenia

Psychotic conditions meeting the general diagnostic criteria for schizophrenia but not conforming to any of the subtypes in F20.0-F20.2, or exhibiting the features of more than one of them without a clear predominance of a particular set of diagnostic characteristics.

Atypical schizophrenia

Excludes: acute schizophrenia-like psychotic disorder (F23.2)
chronic undifferentiated schizophrenia (F20.5)
post-schizophrenic depression (F20.4)

F20.4 精神分裂症后抑郁

一种可迁延、产生于精神分裂性疾病余波中的抑郁发作。仍必须存在某些“阳性”或“阴性”的精神分裂性症状，但它们已不是主要的临床相。这些抑郁状态与增加的自杀风险有关。如病人不再有任何精神分裂性症状，则应诊断为抑郁发作（F32.-）。如果精神分裂性症状仍然旺盛而且突出，则应维持某个适当的精神分裂性亚型（F20.0-F20.3）的诊断。

F20.4 Post-schizophrenic depression

A depressive episode, which may be prolonged, arising in the aftermath of a schizophrenic illness. Some schizophrenic symptoms, either "positive" or "negative", must still be present but they no longer dominate the clinical picture. These depressive states are associated with an increased risk of suicide. If the patient no longer has any schizophrenic symptoms, a depressive episode should be diagnosed (F32.-). If schizophrenic symptoms are still florid and prominent, the diagnosis should remain that of the appropriate schizophrenic subtype (F20.0-F20.3).

F20.5　残留型精神分裂症

具有明确的由早期进展到晚期阶段的精神分裂性疾病发展的慢性阶段,以长期、但并非是不可逆转的“阴性”症状为特征。如精神运动迟滞、活动过少、情感迟钝、被动或缺乏始动性、语汇的数量和内容贫乏、面部表情、目光接触、音调顿挫以及姿势等非言语性交流贫乏、生活自理及社交能力不佳。

慢性未分化型的精神分裂症
(精神分裂性)残留状态
精神分裂性残留状态

F20.6　单纯型精神分裂症

一种具有潜隐起病但逐渐发展的古怪行为、不能适应社会的要求、总体表现降低的障碍。在残留型精神分裂症的特征性阴性症状(如情感迟钝、意志丧失等)出现之前,并无任何明显的精神病性症状。

F20.8　其他精神分裂症

体感异常性精神分裂症
精神分裂样:
· 障碍 NOS
· 精神病 NOS

不包括: 短暂的精神分裂样障碍(F23.2)

F20.9　未特指的精神分裂症

F21　分裂型障碍

一种以类似于精神分裂症中所见的古怪行为、异常思维和情感为特征的障碍,但在任何阶段均无明确和特征性的精神分裂性异常出现。症状可包括情感冷漠或不恰当、快感缺失、行为古怪或离奇、社交退缩倾向、未达到真正妄想程度的偏执或稀奇古怪的想法、强迫性沉思、思维障碍和知觉障碍、偶有短暂性准精神病性发作并伴有严重的错觉、幻听或其他幻觉以及妄想样观念、起病往往没有外界诱因。无明确的起病,其演化和病程常类似于一种人格障碍。

潜隐性精神分裂性反应
精神分裂症:
· 边缘状态
· 潜伏性
· 潜隐型
· 前驱型
· 假性神经症型
· 假性病态人格型
精神分裂型人格障碍

不包括: 阿斯珀格综合征(F84.5)
分裂样人格障碍(F60.1)

F20.5　Residual schizophrenia

A chronic stage in the development of a schizophrenic illness in which there has been a clear progression from an early stage to a later stage characterized by long-term, though not necessarily irreversible, “negative” symptoms, e. g. psychomotor slowing; underactivity; blunting of affect; passivity and lack of initiative; poverty of quantity or content of speech; poor nonverbal communication by facial expression, eye contact, voice modulation and posture; poor self-care and social performance.

Chronic undifferentiated schizophrenia
Restzustand (schizophrenic)
Schizophrenic residual state

F20.6　Simple schizophrenia

A disorder in which there is an insidious but progressive development of oddities of conduct, inability to meet the demands of society, and decline in total performance. The characteristic negative features of residual schizophrenia (e. g. blunting of affect and loss of volition) develop without being preceded by any overt psychotic symptoms.

F20.8　Other schizophrenia

Cenesthopathic schizophrenia
Schizophreniform:
· disorder NOS
· psychosis NOS

Exludes: brief schizophreniform disorders (F23.2)

F20.9　Schizophrenia, unspecified

F21　Schizotypal disorder

A disorder characterized by eccentric behaviour and anomalies of thinking and affect which resemble those seen in schizophrenia, though no definite and characteristic schizophrenic anomalies occur at any stage. The symptoms may include a cold or inappropriate affect; anhedonia; odd or eccentric behaviour; a tendency to social withdrawal; paranoid or bizarre ideas not amounting to true delusions; obsessive ruminations; thought disorder and perceptual disturbances; occasional transient quasi-psychotic episodes with intense illusions, auditory or other hallucinations, and delusion-like ideas, usually occurring without external provocation. There is no definite onset and evolution and course are usually those of a personality disorder.

Latent schizophrenic reaction
Schizophrenia:
· borderline
· latent
· prepsychotic
· prodromal
· pseudoneurotic
· pseudopsychopathic
Schizotypal personality disorder

Excludes: Asperger's syndrome (F84.5)
schizoid personality disorder (F60.1)

F22 持久的妄想性障碍

包括不可归类在器质性、精神分裂性或情感性障碍中的以长期存在持续性妄想为唯一或最突出临床特征的各种障碍。持续时间少于几个月的妄想性障碍应至少暂时分类于 F23. -。

F22.0 妄想性障碍

一种以出现单一或一整套相关的常为持久的、有时终生存在的妄想为特征的障碍。妄想的内容变异很大。如有清晰而持久的听幻觉(声音)、精神分裂性症状如被控制妄想、明显的情感迟钝以及脑部疾病的明确证据,则均与本诊断不相容。但是,出现偶尔或短暂的听幻觉,特别是在老年病人,只要不是典型的精神分裂性并只构成全部临床相的一小部分的话,则不能排除此诊断。

偏执狂
偏执狂样:
· 精神病
· 状态
妄想痴呆(晚发性)
关系妄想
不包括:偏执狂样:
· 人格障碍(F60.0)
· 精神病,心因性(F23.3)
· 反应(F23.3)
· 精神分裂症(F20.0)

F22.8 其他持久的妄想性障碍

妄想并伴有持久幻听或不足以诊断为精神分裂症(F20. -)的精神分裂性症状的障碍。

妄想性畸形恐怖
更年期偏执状态
好争辩的偏执狂

F22.9 未特指的持久的妄想性障碍

F22 Persistent delusional disorders

Includes a variety of disorders in which long-standing delusions constitute the only, or the most conspicuous, clinical characteristic and which cannot be classified as organic, schizophrenic or affective. Delusional disorders that have lasted for less than a few months should be classified, at least temporarily, under F23. -.

F22.0 Delusional disorder

A disorder characterized by the development either of a single delusion or of a set of related delusions that are usually persistent and sometimes lifelong. The content of the delusion or delusions is very variable. Clear and persistent auditory hallucinations (voices), schizophrenic symptoms such as delusions of control and marked blunting of affect, and definite evidence of brain disease are all incompatible with this diagnosis. However, the presence of occasional or transitory auditory hallucinations, particularly in elderly patients, does not rule out this diagnosis, provided that they are not typically schizophrenic and form only a small part of the overall clinical picture.

Paranoia
Paranoid:
· psychosis
· state
Paraphrenia (late)
Sensitiver Beziehungswahn
Excludes: paranoid:
· personality disorder (F60.0)
· psychosis, psychogenic (F23.3)
· reaction (F23.3)
· schizophrenia (F20.0)

F22.8 Other persistent delusional disorders

Disorders in which the delusion or delusions are accompanied by persistent hallucinatory voices or by schizophrenic symptoms that do not justify a diagnosis of schizophrenia (F20. -).

Delusional dysmorphophobia
Involutional paranoid state
Paranoia querulans

F22.9 Persistent delusional disorder, unspecified

F23 急性而短暂的精神病性障碍

以急性起病的精神病性症状如妄想、幻觉、知觉障碍以及正常行为的严重瓦解为特征的一组具有多种成分的障碍。急性起病被定义为在大约两周或更短的时间内的一种明确的不正常临床相的渐进发展。对这些障碍来说毫无器质性原因的证据。常存在困惑和苦思,但对时间、地点和人物的定向障碍并不持久或尚未严重到足以作出引起谵妄(F05.-)的器质性原因的诊断。通常在几个月之内可完全恢复,也常在几周甚至几日内完全恢复。如果障碍持久的话,则必须对分类作出改变。本障碍与急性应激反应可能有关,也可能无关。所谓应激反应通常指起病前一到二周的应激性事件。

F23.0 不伴有精神分裂症症状的急性多形性精神病性障碍

一种急性精神病性障碍,其幻觉、妄想或知觉障碍明显但变化显著,每天或每时都在改变。伴有强烈而短暂的幸福感或销魂状态、焦虑和易激惹的情绪混乱也很常见。这种多形性和不稳定性是总临床相的特征而其精神病性特点则不适于做出精神分裂症的诊断(F20.-)。这种障碍常常突然起病,在几天内迅速发展,并频繁显示其症状的迅速消退且无复发性。如果症状持久的话,则诊断应改为持久的妄想性障碍(F22.-)。

不伴有精神分裂症症状或未特指的妄想阵发

不伴有精神分裂症症状或未特指的循环性精神病

F23.1 伴有精神分裂症症状的急性多形性精神病性障碍

一种如F23.0中所描述、具有多形性和不稳定临床相的急性精神病障碍。但尽管存在不稳定性,某些典型的精神分裂症症状在大部分时间仍很明显。如果精神分裂性症状持久的话,则诊断应改为精神分裂症(F20.-)。

伴有精神分裂症症状的妄想阵发

伴有精神分裂症症状的循环性精神病

F23 Acute and transient psychotic disorders

A heterogenous group of disorders characterized by the acute onset of psychotic symptoms such as delusions, hallucinations, and perceptual disturbances, and by the severe disruption of ordinary behaviour. Acute onset is defined as a crescendo development of a clearly abnormal clinical picture in about two weeks or less. For these disorders there is no evidence of organic causation. Perplexity and puzzlement are often present but disorientation for time, place and person is not persistent or severe enough to justify a diagnosis of organically caused delirium(F05. -). Complete recovery usually occurs within a few months, often within a few weeks or even days. If the disorder persists, a change in classification will be necessary. The disorder may or may not be associated with acute stress, defined as usually stressful events preceding the onset by one to two weeks.

F23.0 Acute polymorphic psychotic disorder without symptoms of schizophrenia

An acute psychotic disorder in which hallucinations, delusions or perceptual disturbances are obvious but markedly variable, changing from day to day or even from hour to hour. Emotional turmoil with intense transient feelings of happiness or ecstasy, or anxiety and irritability, is also frequently present. The polymorphism and instability are characteristic for the overall clinical picture and the psychotic features do not justify a diagnosis of schizophrenia(F20. -). These disorders often have an abrupt onset, developing rapidly within a few days, and they frequently show a rapid resolution of symptoms with no recurrence. If the symptoms persist the diagnosis should be changed to persistent delusional disorder(F22. -).

Bouffée délirante without symptoms of schizophrenia or unspecified

Cycloid psychosis without symptoms of schizophrenia or unspecified

F23.1 Acute polymorphic psychotic disorder with symptoms of schizophrenia

An acute psychotic disorder in which the polymorphic and unstable clinical picture is present, as described in F23.0, despite this instability however, some symptoms typical of schizophrenia are also in evidence for the majority of the time. If the schizophrenic symptoms persist the diagnosis should be changed to schizophrenia (F20. -).

Bouffée délirante with symptoms of schizophrenia

Cycloid psychosis with symptoms of schizophrenia

F23.2 急性精神分裂症样精神病性障碍

一种急性精神病性障碍,其精神病性症状相对稳定并且适于做出精神分裂症的诊断,但持续时间少于一个月。不存在 F23.0 中所描述的多形性不稳定的特点。如果精神分裂性症状持久的话,则诊断应改为精神分裂症(F20. -)。

急性(未分化型)精神分裂症

短暂精神分裂样:

· 障碍

· 精神病

梦性精神病

精神分裂性反应

不包括:器质性妄想性[精神分裂样]障碍(F06.2)

精神分裂样障碍 NOS(F20.8)

F23.2 Acute schizophrenia-like psychotic disorder

An acute psychotic disorder in which the psychotic symptoms are comparatively stable and justify a diagnosis of schizophrenia, but have lasted for less than about one month; the polymorphic unstable features, as described in F23.0, are absent. If the schizophrenic symptoms persist the diagnosis should be changed to schizophrenia (F20. -).

Acute (undifferentiated) schizophrenia

Brief schizophreniform:

· disorder

· psychosis

Oneirophrenia

Schizophrenic reaction

Excludes: organic delusional [schizophrenia-like] disorder (F06.2)

Schizophreniform disorder NOS(F20.8)

F23.3 其他以妄想为主的急性精神病性障碍

一类以相对稳定的妄想或幻觉为主要临床特点,但不适于做出精神分裂症诊断(F20. -)的急性精神病性障碍。如果妄想持久的话,则诊断应改为持久的妄想性障碍(F22. -)。

偏执性反应

心因性偏执性精神病

F23.3 Other acute predominantly delusional psychotic disorders

Acute psychotic disorder in which comparatively stable delusions or hallucinations are the main clinical features, but do not justify a diagnosis of schizophrenia (F20. -). If the delusions persist the diagnosis should be changed to persistent delusional disorder(F22. -).

Paranoid reaction

Psychogenic paranoid psychosis

F23.8 其他急性而短暂的精神病性障碍

没有器质性病因的证据并且不适于分类在 F23.0-F23.3 的任何其他特指的急性精神病性障碍。

F23.8 Other acute and transient psychotic disorders

Any other specified acute psychotic disorders for which there is no evidence of organic causation and which do not justify classification to F23.0-F23.3.

F23.9 未特指的急性而短暂的精神病性障碍

短暂反应性精神病 NOS

反应性精神病

F23.9 Acute and transient psychotic disorder, unspecified

Brief reactive psychosis NOS

Reactive psychosis

F24 感应性妄想性障碍

一种由情感关系密切的两人或多人共有的妄想性障碍。其中仅有一人患有真正的精神病性障碍,其他人的妄想是因感应而产生的,当他们彼此被分开后,妄想常常随即消失。

双人精神病

感应性:

· 偏执性障碍

· 精神病性障碍

F24 Induced delusional disorder

A delusional disorder shared by two or more people with close emotional links. Only one of the people suffers from a genuine psychotic disorder; the delusions are induced in the other (s) and usually disappear when the people are separated.

Folie à deux

Induced:

· paranoid disorder

· psychotic disorder

F25 分裂情感性障碍

一类情感性和精神分裂性症状均很突出,但又不适于做出精神分裂症、抑郁或躁狂发作诊断的发作性障碍。情感性症状附加于预先存在的精神分裂性疾病或与其他种类的持久的妄想性障碍共存或交替出现的其他情况被分类在F20-F29。在情感性障碍中的心境不协调的精神病性症状不适于做出分裂情感性障碍的诊断。

F25.0 分裂情感性障碍,躁狂型

一种精神分裂性和躁狂性症状均很突出,以至于对疾病的发作不适于做出精神分裂症或躁狂发作诊断的障碍。本类目适用于单次发作也适用于大多数为分裂情感性、躁狂型发作中的复发性障碍。

分裂情感性精神病,躁狂型

精神分裂样精神病,躁狂型

F25.1 分裂情感性障碍,抑郁型

一种精神分裂性和抑郁性症状均很突出,以至于对疾病的发作不适于做出精神分裂症或抑郁发作诊断的障碍。本类目适用于单次发作也适用于大多数为分裂情感性、抑郁型发作中的复发性障碍。

分裂情感性精神病,抑郁型

精神分裂样精神病,抑郁型

F25.2 分裂情感性障碍,混合型

循环性精神分裂症

混合型精神分裂性和情感性精神病

F25.8 其他的分裂情感性障碍

F25.9 未特指的分裂情感性障碍

分裂情感性精神病 NOS

F28 其他非器质性精神病性障碍

不适于做出精神分裂症(F20.-)、持久的妄想性障碍(F22.-)、急性而短暂的精神病性障碍(F23.-)、躁狂性发作的精神病型(F30.2)或重度抑郁发作(F32.3)等诊断的妄想或幻觉障碍。

慢性幻觉性精神病

F29 未特指的非器质性精神病

精神病 NOS

不包括: 精神障碍 NOS(F99)

器质性或症状性精神病 NOS(F09)

F25 Schizoaffective disorders

Episodic disorders in which both affective and schizophrenic symptoms are prominent but which do not justify a diagnosis of either schizophrenia or depressive or manic episodes. Other conditions in which affective symptoms are superimposed on a pre-existing schizophrenic illness, or co-exist or alternate with persistent delusional disorders of other kinds, are classified under F20-F29. Mood-incongruent psychotic symptoms in affective disorders do not justify a diagnosis of schizoaffective disorder.

F25.0 Schizoaffective disorder, manic type

A disorder in which both schizophrenic and manic symptoms are prominent so that the episode of illness does not justify a diagnosis of either schizophrenia or a manic episode. This category should be used for both a single episode and a recurrent disorder in which the majority of episodes are schizoaffective, manic type.

Schizoaffective psychosis, manic type

Schizophreniform psychosis, manic type

F25.1 Schizoaffective disorder, depressive type

A disorder in which both schizophrenic and depressive symptoms are prominent so that the episode of illness does not justify a diagnosis of either schizophrenia or a depressive episode. This category should be used for both a single episode and a recurrent disorder in which the majority of episodes are schizoaffective, depressive type.

Schizoaffective psychosis, depressive type

Schizophreniform psychosis, depressive type

F25.2 Schizoaffective disorder, mixed type

Cyclic schizophrenia

Mixed schizophrenic and affective psychosis

F25.8 Other schizoaffective disorders

F25.9 Schizoaffective disorder, unspecified

Schizoaffective psychosis NOS

F28 Other nonorganic psychotic disorders

Delusional or hallucinatory disorders that do not justify a diagnosis of schizophrenia (F20.-), persistent delusional disorders (F22.-), acute and transient psychotic disorders (F23.-), psychotic types of manic episode (F30.2) or severe depressive episode (F32.3).

Chronic hallucinatory psychosis

F29 Unspecified nonorganic psychosis

Psychosis NOS

Excludes: mental disorder NOS (F99)

organic or symptomatic psychosis NOS (F09)

心境[情感]障碍（F30-F39）

本节包括的障碍中，其基本紊乱是情感或心境的改变，表现为低落（伴有或不伴有焦虑）或高涨。心境改变通常伴有整体活动水平的改变，其他症状大多是继发于心境和活动的改变或易于从这种改变的内容中得到理解。这类障碍多有复发的倾向，每次发病常常与应激性事件或处境有关。

Mood [affective] disorders (F30-F39)

This block contains disorders in which the fundamental disturbance is a change in affect or mood to depression (with or without associated anxiety) or to elation. The mood change is usually accompanied by a change in the overall level of activity; most of the other symptoms are either secondary to, or easily understood in the context of, the change in mood and activity. Most of these disorders tend to be recurrent and the onset of individual episodes can often be related to stressful events or situations.

F30 躁狂发作

本类目所有的亚目都仅适用于单次发作。一些在过去的（抑郁、轻躁狂、躁狂或混合型）情感性发作中有过一次或多次轻躁狂发作或躁狂发作者应编码在双相情感障碍（F31.-）。

包　括：双相障碍，单次躁狂发作

F30 Manic episode

All the subdivisions of this category should be used only for a single episode. Hypomanic or manic episodes in individuals who have had one or more previous affective episodes (depressive, hypomanic, manic, or mixed) should be coded as bipolar affective disorder (F31.-).

Includes: bipolar disorder, single manic episode

F30.0 轻躁狂

一种以心境持久的轻度高涨、精力和活动增加、体力和脑力工作效率上常有显著的良好感觉为特征的障碍。常常存在社交活动增多、说话滔滔不绝、与人过分亲近、性欲增强、睡眠需要减少的现象，但并未达到导致工作严重受损或引起社会拒绝的程度。易激惹、自负自傲和行为莽撞可代替较常见的欣快的交往。心境和行为的障碍并不伴有幻觉或妄想。

F30.0 Hypomania

A disorder characterized by a persistent mild elevation of mood, increased energy and activity, and usually marked feelings of well-being and both physical and mental efficiency. Increased sociability, talkativeness, over-familiarity, increased sexual energy, and a decreased need for sleep are often present but not to the extent that they lead to severe disruption of work or result in social rejection. Irritability, conceit, and boorish behaviour may take the place of the more usual euphoric sociability. The disturbances of mood and behaviour are not accompanied by hallucinations or delusions.

F30.1 不伴有精神病性症状的躁狂

心境的高涨与病人所处的环境不协调并且可以从无忧无虑的欢乐变化到几乎不可控制的兴奋。心境的高涨伴有精力增加和随之而来的活动过多、言语促迫和对睡眠需要的减少。注意力不能持久而且常有显著的随境转移。自我评价过高并伴有夸大和过分自信。正常的社交抑制力消失导致了轻率、鲁莽或与环境不适合及不相称的行为。

F30.1 Mania without psychotic symptoms

Mood is elevated out of keeping with the patient's circum stances and may vary from carefree joviality to almost uncontrollable excitement. Elation is accompanied by increased energy, resulting in overactivity, pressure of speech, and a decreased need for sleep. Attention cannot be sustained, and there is often marked distractibility. Self-esteem is often inflated with grandiose ideas and overconfidence. Loss of normal social inhibitions may result in behaviour that is reckless, foolhardy, or inappro-priate to the circumstances, and out of character.

F30.2　伴有精神病性症状的躁狂

除 F30.1 中描述的临床相以外，还有妄想（通常是夸大）或幻觉（通常是直接对病人讲话的声音），或者其兴奋、过度活动及思维奔逸已达到极端的程度以至于病人的表现对正常交往来说是不能理解或难以接近的。

伴有……的躁狂：

· 心境协调的精神病性症状

· 心境不协调的精神病性症状

躁狂性木僵

F30.8　其他躁狂发作

F30.9　未特指的躁狂发作

躁狂 NOS

F31　双相情感障碍

一种以两次或多次发作为特征的障碍。发作中病人的心境和活动水平明显紊乱，紊乱有时表现为心境的高涨、精力和活动增加（轻躁狂或躁狂），有时表现为心境的低落、精力和活动减少（抑郁）。仅有轻躁狂或躁狂反复发作的障碍按双相分类。

包　括： 躁狂-抑郁性：

· 疾病

· 精神病

· 反应

不包括： 双相障碍，单次躁狂发作（F30.-）

环性气质（F34.0）

F31.0　双相情感障碍，目前为轻躁狂发作

病人目前为轻躁狂，并在过去至少有一次其他的（轻躁狂、躁狂、抑郁或混合性）情感发作。

F31.1　双相情感障碍，目前为不伴有精神病性症状的躁狂发作

病人目前为不伴有（如 F30.1 的）精神病性症状的躁狂，并在过去至少有一次其他的（轻躁狂、躁狂、抑郁或混合性）情感发作。

F31.2　双相情感障碍，目前为伴有精神病性症状的躁狂发作

病人目前为伴有（如 F30.2 的）精神病性症状的躁狂，并在过去至少有一次其他的（轻躁狂、躁狂、抑郁或混合性）情感发作。

F30.2　Mania with psychotic symptoms

In addition to the clinical picture described in F30.1, delusions (usually grandiose) or hallucinations (usually of voices speaking directly to the patient) are present, or the excitement, excessive motor activity, and flight of ideas are so extreme that the subject is incomprehensible or inaccessible to ordinary communication.

Mania with:

· mood-congruent psychotic symptoms

· mood-incongruent psychotic symptoms

Manic stupor

F30.8　Other manic episodes

F30.9　Manic episode, unspecified

Mania NOS

F31　Bipolar affective disorder

A disorder characterized by two or more episodes in which the patient's mood and activity levels are significantly disturbed, this disturbance consisting on some occasions of an elevation of mood and increased energy and activity (hypomania or mania) and on others of a lowering of mood and decreased energy and activity (depression). Repeated episodes of hypomania or mania only are classified as bipolar.

Includes: manic-depressive:

· illness

· psychosis

· reaction

Excludes: bipolar disorder, single manic episode (F30.-)

cyclothymia (F34.0)

F31.0　Bipolar affective disorder, current episode hypomanic

The patient is currently hypomanic, and has had at least one other affective episode (hypomanic, manic, depressive, or mixed) in the past.

F31.1　Bipolar affective disorder, current episode manic without psychotic symptoms

The patient is currently manic, without psychotic symptoms (as in F30.1), and has had at least one other affective episode (hypomanic, manic, depressive, or mixed) in the past.

F31.2　Bipolar affective disorder, current episode manic with psychotic symptoms

The patient is currently manic, with psychotic symptoms (as in F30.2), and has had at least one other affective episode (hypomanic, manic, depressive, or mixed) in the past.

F31.3 双相情感障碍,目前为轻度或中度抑郁发作

病人目前为如(F32.0 或 F32.1)轻度或中度抑郁发作中那样的抑郁,并在过去至少有一次被证实的轻躁狂、躁狂或混合性情感发作。

F31.3 Bipolar affective disorder, current episode mild or moderate depression

The patient is currently depressed, as in a depressive episode of either mild or moderate severity (F32.0 or F32.1), and has had at least one authenticated hypomanic, manic, or mixed affective episode in the past.

F31.4 双相情感障碍,目前为不伴有精神病性症状的重度抑郁发作

病人目前为如不伴有(F32.2)精神病性症状的重度抑郁发作中那样的抑郁,并在过去至少有一次被证实的轻躁狂、躁狂或混合性情感发作。

F31.4 Bipolar affective disorder, current episode severe depression without psychotic symptoms

The patient is currently depressed, as in severe depressive episode without psychotic symptoms (F32.2), and has had at least one authenticated hypomanic, manic, or mixed affective episode in the past.

F31.5 双相情感障碍,目前为伴有精神病性症状的重度抑郁发作

病人目前为如伴有(F32.3)精神病性症状的重度抑郁发作中那样的抑郁,并在过去至少有一次被证实的轻躁狂、躁狂或混合性情感发作。

F31.5 Bipolar affective disorder, current episode severe depression with psychotic symptoms

The patient is currently depressed, as in severe depressive episode with psychotic symptoms (F32.3), and has had at least one authenticated hypomanic, manic, or mixed affective episode in the past.

F31.6 双相情感障碍,目前为混合性发作

病人在过去至少有一次被证实的轻躁狂、躁狂或混合性情感发作,而目前的表现为一种混合状态或一种迅速交替的躁狂和抑郁症状。

不包括: 单次混合性情感发作(F38.0)

F31.6 Bipolar affective disorder, current episode mixed

The patient has had at least one authenticated hypomanic, manic, depressive, or mixed affective episode in the past, and currently exhibits either a mixture or a rapid alteration of manic and depressive symptoms.

Excludes: single mixed affective episode (F38.0)

F31.7 双相情感障碍,目前为缓解状态

病人在过去至少有一次被证实的轻躁狂、躁狂或混合性情感发作,此外至少还有一次其他的(轻躁狂、躁狂、抑郁或混合性)情感发作。但病人目前已有好几个月无任何明显的心境紊乱。在继续治疗中的缓解期应编码于此。

F31.7 Bipolar affective disorder, currently in remission

The patient has had at least one authenticated hypomanic, manic, or mixed affective episode in the past, and at least one other affective episode (hypomanic, manic, depressive, or mixed) in addition, but is not currently suffering from any significant mood disturbance, and has not done so for several months. Periods of remission during prophylactic treatment should be coded here.

F31.8 其他双相情感障碍

双相障碍Ⅱ型

复发性躁狂发作 NOS

F31.8 Other bipolar affective disorders

Bipolar II disorder

Recurrent manic episodes NOS

F31.9 未特指的双相情感障碍

F31.9 Bipolar affective disorder, unspecified

F32 抑郁发作

在典型的轻度、中度或重度抑郁发作中，病人心境低落、精力下降且活动减少。欣赏娱乐的能力、兴趣和注意力降低，即使在从事常见的最轻的工作之后也感到明显的疲倦。睡眠常受影响，而且食欲下降。自尊心和自信心几乎总是降低，即使轻型病人也常有自罪感或无用感。几乎天天如此的低落的心境，不受环境影响并可能伴有所谓的“躯体”症状，例如丧失兴趣和愉快感，早晨比平常时间早几个小时就醒来，抑郁在早晨最严重，有显著的精神运动性迟滞激越、食欲下降、体重减轻以及性欲丧失。按照症状的数量和严重程度，可以把抑郁发作特指为轻度、中度或重度的。

包　括： 单次发作：
- ·抑郁性反应
- ·心因性抑郁
- ·反应性抑郁

不包括： 适应障碍（F43.2）
复发性抑郁障碍（F33.-）
当与 F91.-的行为障碍有关时（F92.0）

F32.0 轻度抑郁发作

常常有上述症状中的两个或三个。病人常为这些症状所困扰，但或许还能继续进行大部分活动。

F32.1 中度抑郁发作

常常有上述症状中的四个或更多个，病人在继续进行正常活动方面可能有很大的困难。

F32.2 不伴有精神病性症状的重度抑郁发作

在这种抑郁发作中，上述症状中的若干个都是明显而使人痛苦的，有典型的自尊心丧失以及无用感或自罪感。常见自杀的念头和行动而且还常有许多“躯体”症状。

激越性抑郁
重症抑郁
致命性抑郁
} 不伴有精神病症状的单次发作

F32 Depressive episode

In typical mild, moderate, or severe depressive episodes, the patient suffers from lowering of mood, reduction of energy, and decrease in activity. Capacity for enjoyment, interest, and concentration is reduced, and marked tiredness after even minimum effort is common. Sleep is usually disturbed and appetite diminished. Self-esteem and self-confidence are almost always reduced and, even in the mild form, some ideas of guilt or worthlessness are often present. The lowered mood varies little from day to day, is unresponsive to circumstances and may be accompanied by so-called "somatic" symptoms, such as loss of interest and pleasurable feelings, waking in the morning several hours before the usual time; depression worst in the morning, marked psychomotor retardation, agitation, loss of appetite, weight loss, and loss of libido. Depending upon the number and severity of the symptoms, a depressive episode may be specified as mild, moderate or severe.

Includes: single episodes of:
- · depressive reaction
- · psychogenic depression
- · reactive depression

Excludes: adjustment disorder (F43.2)
recurrent depressive disorder (F33. -)
when associated with conduct disorders in F91. - (F92.0)

F32.0 Mild depressive episode

Two or three of the above symptoms are usually present. The patient is usually distressed by these but will probably be able to continue with most activities.

F32.1 Moderate depressive episode

Four or more of the above symptoms are usually present and the patient is likely to have great difficulty in continuing with ordinary activities.

F32.2 Severe depressive episode without psychotic symptoms

An episode of depression in which several of the above symptoms are marked and distressing, typically loss of self-esteem and ideas of worthlessness or guilt. Suicidal thoughts and acts are common and a number of "somatic" symptoms are usually present.

Agitated depression
Major depression
Vital depression
} single episode without psychotic symptoms

F32.3 伴有精神病性症状的重度抑郁发作

一种如 F32.2 中那样描述的抑郁发作,但出现的幻觉、妄想、精神运动性迟滞或木僵等症状已严重到不能进行正常社交活动的程度。由于自杀、脱水或绝食可能会对生命造成危险。幻觉和妄想可能与心境协调也可能不协调。

单次发作:
- 伴有精神病性症状的重症抑郁
- 心因性抑郁性精神病
- 精神病性抑郁
- 反应性抑郁性精神病

F32.8 其他抑郁发作

非典型性抑郁

"隐匿性"抑郁的单次发作 NOS

F32.9 未特指的抑郁发作

抑郁 NOS

抑郁性障碍 NOS

F33 复发性抑郁障碍

一种以如(F32.-)抑郁发作所描述的没有任何心境高涨和(躁狂性)精力增加的独立发作病史那样的反复出现抑郁发作为特征的障碍。在一次抑郁发作后可能立即出现轻度心境高涨和(轻躁狂性)活动过多的短暂发作,有时是由抗抑郁治疗所诱发的。复发性抑郁障碍的较为严重的类型(F33.2 和 F33.3)与诸如躁狂-抑郁性精神病、忧郁症、致命性抑郁及内源性抑郁等以往概念有许多共同之处。第一次发作可以发生于从儿童期到老年的任何年龄,发病可能呈急性也可能呈隐袭性,病程可由几周至几个月。不管经历过多少次抑郁发作,有复发性抑郁障碍的病人今后出现躁狂发作的危险性决不能被完全排除。如果确实发生了躁狂发作,则诊断应改为双相情感障碍(F31.-)。

包 括:复发性发作:
- 抑郁性反应
- 心因性抑郁
- 反应性抑郁

季节性抑郁性障碍

不包括:复发性短暂抑郁发作(F38.1)

F32.3 Severe depressive episode with psychotic symptoms

An episode of depression as described in F32.2, but with the presence of hallucinations, delusions, psychomotor retardation, or stupor so severe that ordinary social activities are impossible; there may be danger to life from suicide, dehydration, or starvation. The hallucinations and delusions may or may not be mood-congruent.

Single episodes of:
- major depression with psychotic symptoms
- psychogenic depressive psychosis
- psychotic depression
- reactive depressive psychosis

F32.8 Other depressive episodes

Atypical depression

Single episodes of "masked" depressionNOS

F32.9 Depressive episode, unspecified

Depression NOS

Depressive disorder NOS

F33 Recurrent depressive disorder

A disorder characterized by repeated episodes of depression as described for depressive episode (F32.-), without any history of independent episodes of mood elevation and increased energy (mania). There may, however, be brief episodes of mild mood elevation and overactivity (hypomania) immediately after a depressive episode, sometimes precipitated by antidepressant treatment. The more severe forms of recurrent depressive disorder (F33.2, and F33.3) have much in common with earlier concepts such as manic-depressive depression, melancholia, vital depression and endogenous depression. The first episode may occur at any age from childhood to old age, the onset may be either acute or insidious, and the duration varies from a few weeks to many months. The risk that a patient with recurrent depressive disorder will have an episode of mania never disappears completely, however many depressive episodes have been experienced. If such an episode does occur, the diagnosis should be changed to bipolar affective disorder (F31.-).

Includes: recurrent episodes of:
- depressive reaction
- psychogenic depression
- reactive depression

seasonal depressive disorder

Excludes: recurrent brief depressive episodes (F38.1)

F33.0　复发性抑郁障碍，目前为轻度发作

一种以反复的抑郁发作、目前为如 F32.0 中描述那样的轻度发作且没有任何躁狂病史为特征的障碍。

F33.1　复发性抑郁障碍，目前为中度发作

一种以反复的抑郁发作、目前为如 F32.1 中描述那样的中等严重程度发作且没有任何躁狂病史为特征的障碍。

F33.2　复发性抑郁障碍，目前为不伴有精神病性症状的重度发作

一种以反复的抑郁发作、目前为如 F32.2 中描述那样不伴有精神病性症状的重度发作且没有任何躁狂病史为特征的障碍。

内因性抑郁，不伴有精神病性症状

复发性重症抑郁，不伴有精神病性症状

抑郁型躁狂-抑郁性精神病，不伴有精神病性症状

复发性致命性抑郁，不伴有精神病性症状

F33.3　复发性抑郁障碍，目前为伴有精神病性症状的重度发作

一种以反复的抑郁发作、目前为如 F32.3 中描述那样伴有精神病性症状的重度发作且以前没有躁狂发作为特征的障碍。

内因性抑郁伴有精神病性症状

抑郁型躁狂-抑郁性精神病，伴有精神病性症状的

复发性重度发作：

· 重症抑郁伴有精神病性症状
· 心因性抑郁性精神病
· 精神病性抑郁
· 反应性抑郁性精神病

F33.4　复发性抑郁障碍，目前为缓解状态

病人在过去曾有过两次或多次如 F33.0-F33.3 中描述那样的抑郁发作，但目前已有几个月未出现抑郁症状。

F33.8　其他复发性抑郁障碍

F33.9　未特指的复发性抑郁障碍

单相抑郁 NOS

F33.0　Recurrent depressive disorder, current episode mild

A disorder characterized by repeated episodes of depression, the current episode being mild, as in F32.0, and without any history of mania.

F33.1　Recurrent depressive disorder, current episode moderate

A disorder characterized by repeated episodes of depression, the current episode being of moderate severity, as in F32.1, and without any history of mania.

F33.2　Recurrent depressive disorder, current episode severe without psychotic symptoms

A disorder characterized by repeated episodes of depression, the current episode being severe without psychotic symptoms, as in F32.2, and without any history of mania.

Endogenous depression without psychotic symptoms

Major depression, recurrent without psychotic symptoms

Manic-depressive psychosis, depressed type without psychotic symptoms

Vital depression, recurrent without psychotic symptoms

F33.3　Recurrent depressive disorder, current episode severe with psychotic symptoms

A disorder characterized by repeated episodes of depression, the current episode being severe with psychotic symptoms, as in F32.3, and with no previous episode of mania.

Endogenous depression with psychotic symptoms

Manic-depressive psychosis, depressed type with psychotic symptoms

Recurrent severe episodes of

· major depression with psychotic symptoms
· psychogenic depressive psychosis
· psychotic depression
· reactive depressive psychosis

F33.4　Recurrent depressive disorder, currently in remission

The patient has had two or more depressive episodes as described in F33.0-F33.3, in the past, but has been free from depressive symptoms for several months.

F33.8　Other recurrent depressive disorders

F33.9　Recurrent depressive disorder, unspecified

Monopolar depression NOS

F34 持久的心境[情感]障碍

持久存在并常有起伏、每次发作均不足以严重到被描述为轻躁狂或轻度抑郁发作程度的心境障碍。因为这种障碍可以持续多年,有时甚至占据病人成年生命的大部分时间,因而造成相当大的痛苦和功能残缺。在某些情况下,反复或单次发作的躁狂或抑郁发作可附加在持久的情感障碍上。

F34.0 环性气质

气质持久的不稳定,涉及众多抑郁和轻度高涨的时期,但没有一个在严重程度或持续时间上足以达到适于作出双相情感障碍(F31.-)或复发性抑郁障碍(F33.-)的诊断。这种障碍常见于患有双相情感障碍病人的亲属。某些环性气质病人最终也发展为双相情感障碍。

情感性人格障碍
环性人格
环性心境人格

F34.1 恶劣心境

一种慢性的心境低落,至少持续若干年,但其严重程度或一次发作的持续时间都不足以达到做出重度、中度或轻度复发性抑郁障碍(F33.-)的诊断。

抑郁性:
· 神经症
· 人格障碍
神经症性抑郁
持久的焦虑抑郁

不包括:(轻度或非持久的)焦虑抑郁(F41.2)

F34.8 其他持久的心境[情感]障碍

F34.9 未特指的持久的心境[情感]障碍

F38 其他心境[情感]障碍

任何因严重性或持续时间都不足以达到分类于F30-F34的其他心境障碍。

F38.0 其他单次发作的心境[情感]障碍

混合性情感发作

F38.1 其他复发性心境[情感]障碍

复发性短暂抑郁发作

F38.8 其他特指的心境[情感]障碍

F39 未特指的心境[情感]障碍

情感性精神病 NOS

F34 Persistent mood [affective] disorders

Persistent and usually fluctuating disorders of mood in which the majority of the individual episodes are not sufficiently severe to warrant being described as hypomanic or mild depressive episodes. Because they last for many years, and sometimes for the greater part of the patient's adult life, they involve considerable distress and disability. In some instances, recurrent or single manic or depressive episodes may become superimposed on a persistent affective disorder.

F34.0 Cyclothymia

A persistent instability of mood involving numerous periods of depression and mild elation, none of which is sufficiently severe or prolonged to justify a diagnosis of bipolar affective disorder(F31.-) or recurrent depressive disorder(F33.-). This disorder is frequently found in the relatives of patients with bipolar affective disorder. Some patients with cyclothymia eventually develop bipolar affective disorder.

Affective personality disorder
Cycloid personality
Cyclothymic personality

F34.1 Dysthymia

A chronic depression of mood, lasting at least several years, which is not sufficiently severe, or in which individual episodes are not sufficiently prolonged, to justify a diagnosis of severe, moderate, or mild recurrent depressive disorder (F33.-).

Depressive:
· neurosis
· personality disorder
Neurotic depression
Persistent anxiety depression

Excludes: anxiety depression (mild or not persistent) (F41.2)

F34.8 Other persistent mood [affective] disorders

F34.9 Persistent mood [affective] disorder, unspecified

F38 Other mood [affective] disorders

Any other mood disorders that do not justify classification to F30-F34, because they are not of sufficient severity or duration.

F38.0 Other single mood [affective] disorders

Mixed affective episode

F38.1 Other recurrent mood [affective] disorders

Recurrent brief depressive episode

F38.8 Other specified mood [affective] disorders

F39 Unspecified mood [affective] disorder

Affective psychosis NOS

神经症性、应激相关的以及躯体形式的障碍（F40-F48）

不包括：当与F91.-的行为障碍有关时（F92.8）

F40 恐怖性焦虑障碍

一组仅仅或主要由某些目前并无危险的、意义明确的情境所诱发焦虑的障碍。其结果是这些情境被特征性回避或畏惧地忍受。病人的担忧可能集中在像心悸、昏倒感那样的个别症状上，并常常伴有继发的害怕死亡、失控或发疯的感觉。病人一旦设想进入恐怖情境即产生预期性焦虑。恐怖焦虑和抑郁常共同存在。是否需要作出两个诊断，即恐怖性焦虑和抑郁发作，还是只做一个诊断要根据这两种情况的病情进程及会诊时的治疗性考虑来确定。

F40.0 广场恐怖

这是一组意义相当明确的恐怖症，包括害怕离家、害怕进入商店、拥挤的人群和公共场所或害怕乘火车、汽车或飞机独自旅行。惊恐障碍是目前和过去发作的常见特征。抑郁性和强迫性症状以及社交恐怖也常作为次要特征出现。回避恐怖情境常常很突出，而某些患者因为他们能够回避他们的恐怖情境故很少感到焦虑。

广场恐怖不伴有惊恐障碍史
惊恐障碍伴有广场恐怖

F40.1 社交恐怖

害怕被别人监视而导致对社交情境的回避。更广泛的社交恐怖通常与自我评价低和害怕批评有关。病人常诉脸红、手抖、恶心或尿急，他们有时深信这些继发于焦虑的表现之一是其主要问题。症状可发展为惊恐发作。

恐人症
社交神经症

Neurotic, stress-related and somatoform disorders (F40-F48)

Excludes: when associated with conduct disorders in F91. - (F92.8)

F40 Phobic anxiety disorders

A group of disorders in which anxiety is evoked only, or predominantly, in certain well-defined situations that are not currently dangerous. As a result these situations are characteristically avoided or endured with dread. The patient's concern may be focused on individual symptoms like palpitations or feeling faint and is often associated with secondary fears of dying, losing control, or going mad. Contemplating entry to the phobic situation usually generates anticipatory anxiety. Phobic anxiety and depression often coexist. Whether two diagnoses, phobic anxiety and depressive episode, are needed, or only one, is determined by the time course of the two conditions and by therapeutic considerations at the time of consultation.

F40.0 Agoraphobia

A fairly well-defined cluster of phobias embracing fears of leaving home, entering shops, crowds and public places, or travelling alone in trains, buses or planes. Panic disorder is a frequent feature of both present and past episodes. Depressive and obsessional symptoms and social phobias are also commonly present as subsidiary features. Avoidance of the phobic situation is often prominent, and some agoraphobics experience little anxiety because they are able to avoid their phobic situations.

Agoraphobia without history of panic disorder
Panic disorder with agoraphobia

F40.1 Social phobias

Fear of scrutiny by other people leading to avoidance of social situations. More pervasive social phobias are usually associated with low self-esteem and fear of criticism. They may present as a complaint of blushing, hand tremor, nausea, or urgency of micturition, the patient sometimes being convinced that one of these secondary manifestations of their anxiety is the primary problem. Symptoms may progress to panic attacks.

Anthropophobia
Social neurosis

F40.2 特定的(孤立的)恐怖

恐怖限于高度特定的情境,例如,接近特定的动物、高处、雷鸣、黑暗、飞行、封闭的空间、在公共厕所大小便、吃某些食物、到牙科就诊或目睹流血或创伤。尽管诱发的情境是无联系的,但一经接触即可引起如广场或社交恐怖那样的惊恐。

高空恐怖
动物恐怖
幽闭恐怖
单纯恐怖

不包括:(非妄想性)变形恐怖(F45.2)
疾病恐怖(F45.2)

F40.2 Specific (isolated) phobias

Phobias restricted to highly specific situations such as proximity to particular animals, heights, thunder, darkness, flying, closed spaces, urinating or defecating in public toilets, eating certain foods, dentistry, or the sight of blood or injury. Though the triggering situation is discrete, contact with it can evoke panic as in agoraphobia or social phobia.

Acrophobia
Animal phobias
Claustrophobia
Simple phobia

Excludes: dysmorphophobia (nondelusinal) (F45.2)
nosophobia (F45.2)

F40.8 其他恐怖性焦虑障碍

F40.8 Other phobic anxiety disorders

F40.9 未特指的恐怖性焦虑障碍

恐怖症 NOS
恐怖状态 NOS

F40.9 Phobic anxiety disorder, unspecified

Phobia NOS
Phobic state NOS

F41 其他焦虑障碍

焦虑的表现是本类障碍的主要症状,且不局限于任何特定的外部环境。可有抑郁和强迫症状,甚至还会存在某些恐怖性焦虑的要素,但这些症状都显然是继发或不严重的。

F41 Other anxiety disorders

Disorders in which manifestation of anxiety is the major symptom and is not restricted to any particular environmental situation. Depressive and obsessional symptoms, and even some elements of phobic anxiety, may also be present, provided that they are clearly secondary or less severe.

F41.0 惊恐障碍[间歇发作性焦虑]

基本特征是严重焦虑(惊恐)的反复发作,且不局限于任何特定的情境或某一类场合,因而是难以预料的。与其他焦虑障碍一样,主要症状包括突发的心悸、胸痛、哽咽感、眩晕和非真实感(人格解体或现实解体)。也经常可见继发性的害怕死亡、失控或发疯的感觉。如果病人在发作开始时有抑郁性障碍,则惊恐障碍不应作为主要诊断,在这些场合下,惊恐发作很可能是继发于抑郁。

惊恐:
· 发作
· 状态

不包括:惊恐障碍伴有广场恐怖(F40.0)

F41.0 Panic disorder [episodic paroxysmal anxiety]

The essential feature is recurrent attacks of severe anxiety (panic), which are not restricted to any particular situation or set of circumstances and are therefore unpredictable. As with other anxiety disorders, the dominant symptoms include sudden onset of palpitations, chest pain, choking sensations, dizziness, and feelings of unreality (depersonalization or derealization). There is often also a secondary fear of dying, losing control, or going mad. Panic disorder should not be given as the main diagnosis if the patient has a depressive disorder at the time the attacks start; in these circumstances the panic attacks are probably secondary to depression.

Panic:
· attack
· state

Excludes: panic disorder with agoraphobia (F40.0)

F41.1 广泛性焦虑障碍

基本特征为泛化且持久的焦虑，但不局限于甚至不是主要见于任何特定的外部环境(即“自由浮动”)。主要症状有变异，但病人诉为总感到神经紧张、发抖、肌肉紧张、出汗、头重脚轻、心悸、眩晕和上腹不适。常有害怕自己或亲人即将得病或发生意外的表现。

焦虑：
- 神经症
- 反应
- 状态

不包括： 神经衰弱(F48.0)

F41.2 混合性焦虑和抑郁障碍

本类目应用于当焦虑和抑郁症状同时存在、但两者均不很突出的时候，如果分别考虑的话，这两种类型的症状都未达到适于做出某一诊断的程度。当焦虑和抑郁症状均存在、且其严重程度足以达到做出各自的诊断时，则两种诊断均应被记录，而不应使用本类目。

焦虑抑郁(轻度或非持久的)

F41.3 其他混合性焦虑障碍

焦虑症状与F42-F48中其他障碍的特征混合在一起，如果分别考虑的话，这些症状中没有一类的严重程度足以达到做出一个诊断的程度。

F41.8 其他特指的焦虑障碍

焦虑癔症

F41.9 未特指的焦虑障碍

焦虑 NOS

F41.1 Generalized anxiety disorder

Anxiety that is generalized and persistent but not restricted to, or even strongly predominating in, any particular environmental circumstances (i. e. it is “free-floating”). The dominant symptoms are variable but include complaints of persistent nervousness, trembling, muscular tensions, sweating, lightheadedness, palpitations, dizziness, and epigastric discomfort. Fears that the patient or a relative will shortly become ill or have an accident are often expressed.

Anxiety:
- neurosis
- reaction
- state

Excludes: neurasthenia (F48.0)

F41.2 Mixed anxiety and depressive disorder

This category should be used when symptoms of anxiety and depression are both present, but neither is clearly predominant, and neither type of symptom is present to the extent that justifies a diagnosis if considered separately. When both anxiety and depressive symptoms are present and severe enough to justify individual diagnoses, both diagnoses should be recorded and this category should not be used.

Anxiety depression (mild or not persistent)

F41.3 Other mixed anxiety disorders

Symptoms of anxiety mixed with features of other disorders in F42-F48. Neither type of symptom is severe enough to justify a diagnosis if considered separately.

F41.8 Other specified anxiety disorders

Anxiety hysteria

F41.9 Anxiety disorder, unspecified

Anxiety NOS

F42 强迫性障碍

基本特征是反复出现的强迫思维或强迫动作。强迫思维是以刻板形式一次又一次进入病人内心的观念、表象或冲动。它们几乎总是令人痛苦的，病人常常试图抵制，但不成功。尽管这些思维并非自愿且常常令人反感，但仍被病人视为是自己的思维。强迫动作和仪式是一再反复出现的刻板行为。这些行为既不能给人以愉快，也无助于完成有意义的任务。其作用在于防范某些客观上不可能发生的事件，这常涉及危害到病人的或由病人引起的、病人害怕发生的事件。这种行为通常被病人认为是无意义或无效的，并反复企图做出抵制。焦虑几乎总是存在。如果对强迫动作进行抵制，则焦虑加重。

包 括：强迫性神经症
强迫神经症

不包括：强迫型人格障碍（F60.5）

F42 Obsessive-compulsive disorder

The essential feature is recurrent obsessional thoughts or compulsive acts. Obsessional thoughts are ideas, images, or impulses that enter the patient's mind again and again in a stereotyped form. They are almost invariably distressing and the patient often tries, unsuccessfully, to resist them. They are, however, recognized as his or her own thoughts, even though they are involuntary and often repugnant. Compulsive acts or rituals are stereotyped behaviours that are repeated again and again. They are not inherently enjoyable, nor do they result in the completion of inherently useful tasks. Their function is to prevent some objectively unlikely event, often involving harm to or caused by the patient, which he or she fears might otherwise occur. Usually, this behaviour is recognized by the patient as pointless or ineffectual and repeated attempts are made to resist. Anxiety is almost invariably present. If compulsive acts are resisted the anxiety gets worse.

Includes: anankastic neurosis
obsessive-compulsive neurosis

Excludes: obsessive-compulsive personality(disorder) (F60.5)

F42.0 以强迫思维或穷思竭虑为主

这些表现为观念、心理表象或行为冲动的形式，几乎总是令患者痛苦。有时其观念是对选择考虑的决断不能，伴有对日常生活中的细微但又必要的事情无法做出抉择。在强迫性穷思竭虑和抑郁之间的关系特别密切，只有当不存在抑郁发作的情况下而出现或持续存在穷思竭虑时才倾向于做出强迫性障碍的诊断。

F42.0 Predominantly obsessional thoughts or ruminations

These may take the form of ideas, mental images, or impulses to act, which are nearly always distressing to the subject. Sometimes the ideas are an indecisive, endless consideration of alternatives, associated with an inability to make trivial but necessary decisions in day-to-day living. The relationship between obsessional ruminations and depression is particularly close and a diagnosis of obsessive-compulsive disorder should be preferred only if ruminations arise or persist in the absence of a depressive episode.

F42.1 以强迫动作[强迫仪式]为主

大多数强迫动作涉及清洗（特别是洗手）、反复检查以防范具有潜在危险的情况发生或保持有序和整洁。这种外在行为所隐含的是害怕，对通常有害于自己或自己造成危险的害怕，而强迫仪式是为了避免这种危险而作出的无效或象征性的尝试。

F42.1 Predominantly compulsive acts [obsessional rituals]

The majority of compulsive acts are concerned with cleaning (particularly handwashing), repeated checking to ensure that a potentially dangerous situation has not been allowed to develop, or orderliness and tidiness. Underlying the overt behaviour is a fear, usually of danger either to or caused by the patient, and the ritual is an ineffectual or symbolic attempt to avert that danger.

F42.2 混合性强迫思维和动作

F42.8 其他强迫性障碍

F42.9 未特指的强迫性障碍

F42.2 Mixed obsessional thoughts and acts

F42.8 Other obsessive-compulsive disorders

F42.9 Obsessive-compulsive disorder, unspecified

F43 严重应激反应及适应障碍

本类目与其他类目的不同在于它包括的障碍不仅可以通过症状和病程，还可以通过存在着一个或两个其他致病原因来加以识别：即产生急性应激反应异乎寻常的应激性生活事件或某一显著生活改变导致的连续性不愉快环境所造成的适应障碍。虽然不太严重的心理应激（“生活事件”）可以诱发或促进许多可分类在本章其他部分的障碍的发病，但其在病因学上的重要性并不总是很清楚，且在每个病例中，常常取决于个体的特异性、易感性，换言之，用生活事件解释障碍的发生与形式既非必要也不充分。相反，把这些障碍归在一起的想法是由于它们总是作为一种急性严重应激或连续性创伤的直接后果而发生。应激性事件或持续不愉快的环境是基本的和压倒一切的致病因素，而没有它们的影响，障碍就不会发生。本节内的障碍可被看作是对严重或持续应激的适应不良性反应，它们妨碍成功的应付机制，从而导致了社会功能的问题。

F43.0 急性应激反应

一种发生于个体的一过性障碍，不伴有任何其他明显对异常躯体和精神应激反应的精神障碍，并常常在几小时或几天内消退。个体易感性和应付能力在急性应激反应的发生和严重程度上有一定作用。症状显示典型的混合及变化相，包括一个“茫然”的初期状态伴有意识范围缩小、注意力狭窄、不能领会外在刺激以及定向错误。伴随这一状态可出现对周围环境进一步的退缩（可达到分离性木僵的程度，F44.2），也可出现激越性活动过多（逃跑反应或神游）。常存在惊恐性焦虑的自主神经症状（心动过速、出汗、面赤）。症状通常出现在受到应激性刺激或事件的影响后数分钟内，并在两到三天内（常在几小时内）消失。对于发作时的情况可有部分或完全的遗忘（F44.0）。如果症状持续，则应考虑改变诊断。

急性：
- 危机反应
- 对应激的反应

战斗疲劳
危机状态
精神性休克

F43 Reaction to severe stress, and adjustment disorders

This category differs from others in that it includes disorders identifiable on the basis of not only symptoms and course but also the existence of one or other of two causative influences: an exceptionally stressful life event producing an acute stress reaction, or a significant life change leading to continued unpleasant circumstances that result in an adjustment disorder. Although less severe psychosocial stress ("life events") may precipitate the onset or contribute to the presentation of a very wide range of disorders classified elsewhere in this chapter, its etiological importance is not always clear and in each case will be found to depend on individual, often idiosyncratic, vulnerability, i. e. the life events are neither necessary nor sufficient to explain the occurrence and form of the disorder. In contrast, the disorders brought together here are thought to arise always as a direct consequence of acute severe stress or continued trauma. The stressful events or the continuing unpleasant circumstances are the primary and overriding causal factor and the disorder would not have occurred without their impact. The disorders in this section can thus be regarded as maladaptive responses to severe or continued stress, in that they interfere with successful coping mechanisms and therefore lead to problems of social functioning.

F43.0 Acute stress reaction

A transient disorder that develops in an individual without any other apparent mental disorder in response to exceptional physical and mental stress and that usually subsides within hours or days. Individual vulnerability and coping capacity play a role in the occurrence and severity of acute stress reactions. The symptoms show a typically mixed and changing picture and include an initial state of "daze" with some constriction of the field of consciousness and narrowing of attention, inability to comprehend stimuli, and disorientation. This state may be followed either by further withdrawal from the surrounding situation (to the extent of a dissociative stupor-F44.2), or by agitation and over-activity (flight reaction or fugue). Autonomic signs of panic anxiety (tachycardia, sweating, flushing) are commonly present. The symptoms usually appear within minutes of the impact of the stressful stimulus or event, and disappear within two to three days (often within hours). Partial or complete amnesia (F44.0) for the episode may be present. If the symptoms persist, a change in diagnosis should be considered.

Acute:
- crisis reaction
- reaction to stress

Combat fatigue
Crisis state
Psychic shock

F43.1 创伤后应激障碍

这是对一种(短暂或长期的)具有异乎寻常的威胁性或灾难性应激事件或情境发生的延迟或延长性反应。这类事件或情境几乎能使任何人产生弥漫的痛苦。易感因素如人格特质(例如强迫、衰弱)或既往有神经症性疾病的历史,可以降低出现这类综合征发生的阈值或加重其病程,但用它们解释症状的发生既非必要也不充分。典型特征包括在闯入记忆("闪回")、睡梦或恶梦中反复再现创伤场面,在"麻木"感和情感迟钝的持续背景下发生与他人疏远、对周围环境淡漠无反应、快感缺失以及回避易使人联想起创伤的活动和情境。常有自主神经过度兴奋伴有过度警觉,一种增强的惊跳反应和失眠。焦虑和抑郁常与上述症状和体征有关,自杀观念也非少见。从创伤到发病间的潜伏期可从几周到数月不等。病程呈波动性,但大多数病人可望恢复。小部分病人可转为慢性,病程超过数年,最后转变为持久的人格改变(见 F62.0)。

创伤性神经症

F43.1 Post-traumatic stress disorder

Arises as a delayed or protracted response to a stressful event or situation (of either brief or long duration) of an exceptionally threatening or catastrophic nature, which is likely to cause pervasive distress in almost anyone. Predisposing factors, such as personality traits (e. g. compulsive, asthenic) or previous history of neurotic illness, may lower the threshold for the development of the syndrome or aggravate its course, but they are neither necessary nor sufficient to explain its occurrence. Typical features include episodes of repeated reliving of the trauma in intrusive memories ("flashbacks"), dreams or nightmares, occurring against the persisting background of a sense of "numbness" and emotional blunting, detachment from other people, unrespon siveness to surroundings, anhedonia, and avoidance of activities and situations reminiscent of the trauma. There is usually a state of autonomic hyperarousal with hypervigilance, an enhanced startle reaction, and insomnia. Anxiety and depression are commonly associated with the above symptoms and signs, and suicidal ideation is not infrequent. The onset follows the trauma with a latency period that may range from a few weeks to months. The course is fluctuating but recovery can be expected in the majority of cases. In a small proportion of cases the condition may follow a chronic course over many years, with eventual transition to an enduring personality change (F62.0).

Traumatic neurosis

F43.2 适应障碍

为主观痛苦和情绪紊乱的状态,常影响社会活动和行为表现,出现于对重大的生活改变或应激性生活事件的适应期间。应激源可能已经影响了个体社会网络的完整性(居丧、分离)或较广泛的社会支持和价值系统(移民、难民状态),或代表了一种主要的发展中的转化或危机(入学、成为父母、未能实现个人抱有希望的目的、退休)。个人素质或易感性在发病的危险度方面和适应障碍的表现形式方面起着重要的作用,但仍然可以假设,如果没有应激源就不会发生本病。临床表现各式各样,包括抑郁心境、焦虑或烦恼(或这些症状的混合)、无力应付的感觉、无从计划或难以维持现状,以及某种程度的处理日常事务能力受损。品行障碍可为伴随特征,尤其是在青少年。主要特征可能是短暂的或延长的抑郁反应,或者是其他情绪和品行的障碍。

F43.2 Adjustment disorders

States of subjective distress and emotional disturbance, usually interfering with social functioning and performance, arising in the period of adaptation to a significant life change or a stressful life event. The stressor may have affected the integrity of an individual's social network (bereavement, separation experiences) or the wider system of social supports and values (migration, refugee status), or represented a major developmental transition or crisis (going to school, becoming a parent, failure to attain a cherished personal goal, retirement). Individual predisposition or vulnerability plays an important role in the risk of occurrence and the shaping of the manifestations of adjustment disorders, but it is nevertheless assumed that the condition would not have arisen without the stressor. The manifestations vary and include depressed mood, anxiety or worry (or mixture of these), a feeling of inability to cope, plan ahead, or continue in the present situation; as well as some degree of disability in the performance of daily routine. Conduct disorders may be an associated feature, particularly in adolescents. The predominant feature may be a brief or prolonged depressive reaction, or a disturbance of other emotions and conduct.

文化休克
悲哀反应
儿童住院症
不包括：童年离别焦虑障碍（F93.0）

Culture shock
Grief reaction
Hospitalism in children
Excludes：separation anxiety disorder of childhood (F93.0)

F43.8 其他严重应激反应

F43.8 Other reactions to severe stress

F43.9 未特指的严重应激反应

F43.9 Reaction to severe stress, unspecified

F44 分离［转换］性障碍

分离或转换性障碍的共同特点是部分或全部丧失了在过去的记忆、身份意识、即刻感觉和身体运动控制之间的正常综合功能。分离性障碍的所有类型在几周或几个月以后都趋向于缓解，特别是当其发病与一种创伤性生活事件有关的话。如果发病与不可解决的问题或人际关系困难有关的话，则可能发展成较为慢性的障碍，特别是瘫痪和感觉麻木。这类障碍以前曾被分类为“转换性癔症”的各种类型。它们被假定为在起源上是心因性的，在时间上与创伤性事件、不可解决和难以忍受的问题或紊乱的关系有密切的联系。症状常常代表了病人对躯体疾病会如何表现的想法。医学检查和调查研究不能揭示存在有任何已知的躯体或神经科障碍。此外，有证据表明功能的缺失是感情冲突或需要的一种表达。症状的发展与心理应激有密切关系，并常常突然出现。只有处于正常随意控制下的躯体功能障碍和感觉缺失被包括在这里。涉及疼痛和其他由自主神经系统调节的复杂躯体感觉障碍被分类在躯体化障碍（F45.0）。应牢记在稍后出现严重的躯体或精神科障碍的可能性。

包 括：转换性：
- 癔症
- 反应

癔症
癔症性精神病

不包括：诈病［蓄意装病］（Z76.5）

F44 Dissociative [conversion] disorders

The common themes that are shared by dissociative or conversion disorders are a partial or complete loss of the normal integration between memories of the past, awareness of identity and immediate sensations, and control of bodily movements. All types of dissociative disorders tend to remit after a few weeks or months, particularly if their onset is associated with a traumatic life event. More chronic disorders, particularly paralyses and anaesthesias, may develop if the onset is associated with insoluble problems or interpersonal difficulties. These disorders have previously been classified as various types of "conversion hysteria". They are presumed to be psychogenic in origin, being associated closely in time with traumatic events, insoluble and intolerable problems, or disturbed relationships. The symptoms often represent the patient's concept of how a physical illness would be manifest. Medical examination and investigation do not reveal the presence of any known physical or neurological disorder. In addition, there is evidence that the loss of function is an expression of emotional conflicts or needs. The symptoms may develop in close relationship to psychological stress, and often appear suddenly. Only disorders of physical functions normally under voluntary control and loss of sensations are included here Disorders involving pain and other complex physical sensations mediated by the autonomic nervous system are classified under somatization disorders (F45.0). The possibility of the later appearance of serious physical or psychiatric disorders should always be kept in mind.

Includes：conversion:
- hysteria
- reaction

hysteria
psychosis

Excludes：malingering [conscious simulation] (Z76.5)

F44.0 分离性遗忘

主要特征是记忆丧失，通常为重要的近期事件，它不是由于器质性精神障碍所致，而且遗忘的如此严重以致不能用一般的健忘或疲劳来解释。遗忘通常集中于创伤性事件，如意外事故或预料不到的亲人丧失，而且是部分性和选择性的。完全和广泛性的遗忘不多见，且常为神游(F44.1)的一部分。如果是这样，则应将这种障碍分类为神游。当存在器质性脑障碍、中毒或过度疲劳时不应做出本诊断。

不包括： 酒精或其他精神活性物质引起的遗忘性障碍(F10-F19 伴有共用第四位数.6)
遗忘症：
· NOS(R41.3)
· 顺行性(R41.1)
· 逆行性(R41.2)
非酒精性器质性遗忘综合征(F04)
癫痫发作后遗忘(G40.-)

F44.1 分离性神游

分离性神游具有分离性遗忘的所有特征，再加上超出平常每日活动范围的有目的的游历。尽管在神游期存在遗忘，但这段时间病人的行为在旁观者看来可显得完全正常。

不包括： 癫痫发作后的神游(G40.-)

F44.2 分离性木僵

分离性木僵的诊断基础是随意运动以及对外界刺激(如光线、噪声和触摸)等正常反应的极度减少或消失，但检查和询问均未见到躯体性病因的证据。此外，有证据支持心理原因的存在，如近期的应激事件或问题。

不包括： 器质性紧张性障碍(F06.1)
木僵：
· NOS(R40.1)
· 紧张性(F20.2)
· 抑郁性(F31-F33)
· 躁狂性(F30.2)

F44.3 昼游和附体障碍

本障碍具有暂时丧失对个人身份感和周围环境的完全意识的表现。包括在这里的昼游状态仅指不随意或非己所欲的、发生在宗教或文化上认可的情况以外的活动。

F44.0 Dissociative amnesia

The main feature is loss of memory, usually of important recent events, that is not due to organic mental disorder, and is too great to be explained by ordinary forgetfulness or fatigue. The amnesia is usually centred on traumatic events, such as accidents or unexpected bereavements, and is usually partial and selective. Complete and generalized amnesia is rare, and is usually part of a fugue (F44.1). If this is the case, the disorder should be classified as such. The diagnosis should not be made in the presence of organic brain disorders, intoxication, or excessive fatigue.

Excludes: alcohol-or other psychoactive substance-induced amnesic disorder (F10-F19 with common fourth character.6)
amnesia:
· NOS (R41.3)
· anterograde (R41.1)
· retrograde (R41.2)
nonalcoholic organic amnesic syndrome (F04)
postictal amnesia in epilepsy (G40.-)

F44.1 Dissociative fugue

Dissociative fugue has all the features of dissociative amnesia, plus purposeful travel beyond the usual everyday range. Although there is amnesia for the period of the fugue, the patient's behaviour during this time may appear completely normal to independent observers.

Excludes: postictal fugue in epilepsy (G40.-)

F44.2 Dissociative stupor

Dissociative stupor is diagnosed on the basis of a profound diminution or absence of voluntary movement and normal responsiveness to external stimuli such as light, noise, and touch, but examination and investigation reveal no evidence of a physical cause. In addition, there is positive evidence of psychogenic causation in the form of recent stressful events or problems.

Excludes: organic catatonic disorder (F06.1)
stupor:
· NOS (R40.1)
· catatonic (F20.2)
· depressive (F31-F33)
· manic (F30.2)

F44.3 Trance and possession disorders

Disorders in which there is a temporary loss of the sense of personal identity and full awareness of the surroundings. Include here only trance states that are involuntary or unwanted, occurring outside religious or culturally accepted situations.

不包括：与……有关的状态：
·急性而短暂的精神病性障碍(F23.-)
·器质性人格障碍(F07.0)
·脑震荡后综合征(F07.2)
·精神活性物质中毒(F10-F19 伴有共用第四位数.0)
·精神分裂症(F20.-)

Excludes: states associated with:
· acute and transient psychotic disorders (F23.-)
· organic personality disorder (F07.0)
· postconcussional syndrome (F07.2)
· psychoactive substance intoxication (F10-F19 with common fourth character.0)
· schizophrenia (F20.-)

F44.4 分离性运动障碍

最常见的形式是一个或多个肢体完全或部分丧失运动能力。本病与下述疾病的任何类型均十分近似：共济失调症、失用症、运动不能症、失声、构音困难、异常运动、抽搐或瘫痪。

心因性：
·失声症
·发音困难

F44.4 Dissociative motor disorders

In the commonest varieties there is loss of ability to move the whole or a part of a limb or limbs. There may be close resemblance to almost any variety of ataxia, apraxia, akinesia, aphonia, dysarthria, dyskinesia, seizures, or paralysis.

Psychogenic:
· aphonia
· dysphonia

F44.5 分离性抽搐

分离性抽搐在运动上可与癫痫的抽搐十分近似，但极少见咬舌、跌伤和小便失禁，意识可以存在或代之以木僵或昏游状态。

F44.5 Dissociative convulsions

Dissociative convulsions may mimic epileptic seizures very closely in terms of movements, but tongue-biting, bruising due to falling, and incontinence of urine are rare, and consciousness is maintained or replaced by a state of stupor or trance.

F44.6 分离性感觉麻木和感觉丧失

皮肤的麻木区域常有边界，这表明它们与病人对躯体功能的想象有关，而与医学知识无关。可存在对几种感觉形式之间不同的丧失，这就不可能由一种神经损害所引起。感觉丧失可伴有感觉异常的主诉。在分离性障碍中很少见完全的视觉和听觉的丧失。

心因性耳聋

F44.6 Dissociative anaesthesia and sensory loss

Anaesthetic areas of skin often have boundaries that make it clear that they are associated with the patient's ideas about bodily functions, rather than medical knowledge. There may be differential loss between the sensory modalities which cannot be due to a neurological lesion. Sensory loss may be accompanied by complaints of paraesthesia. Loss of vision and hearing are rarely total in dissociative disorders.

Psychogenic deafness

F44.7 混合性分离[转换]性障碍

在 F44.0-F44.6 中特指的混合性障碍

F44.7 Mixed dissociative [conversion] disorders

Combination of disorders specified in F44.0-F44.6

F44.8 其他分离[转换]性障碍

甘泽综合征
多重人格
心因性：
·混浊
·朦胧状态

F44.8 Other dissociative [conversion] disorders

Ganser's syndrome
Multiple personality
Psychogenic:
· confusion
· twilight state

F44.9 未特指的分离[转换]性障碍

F44.9 Dissociative [conversion] disorder, unspecified

F45 躯体形式障碍

主要特征为反复陈述自己的躯体症状并坚持要求做医学检查，尽管反复检查的结果都是阴性而且医生已一再保证病人并不存在躯体症状。即使有躯体障碍也不能解释症状的性质和程度或病人的痛苦与先占观念。

F45 Somatoform disorders

The main feature is repeated presentation of physical symptoms together with persistent requests for medical investigations, in spite of repeated negative findings and reassurances by doctors that the symptoms have no physical basis. If any physical disorders are present, they do not explain the nature and extent of the symptoms or the distress and preoccupation of the patient.

不包括：分离性障碍(F44.-)
拔毛发(F98.4)
卷舌发音不清(F80.0)
齿音发音不清(F80.8)
咬指甲(F98.8)
与归类在他处的障碍或疾病有关的心理或行为因素(F54)
性功能障碍,非由器质性障碍或疾病引起(F52.-)
吸吮拇指(F98.8)
(童年和少年期)抽动障碍(F95.-)
图雷特综合征(F95.2)
拔毛狂(F63.3)

Excludes: dissociative disorders (F44.-)
hair-plucking (F98.4)
lalling (F80.0)
lisping (F80.8)
nail-biting (F98.8)
psychological or behavioural factors associated with disorders or diseases classified elsewhere (F54)
sexual dysfunction, not caused by organic disorder or disease (F52.-)
thumb-sucking (F98.8)
tic disorders (in childhood and adolescence) (F95.-)
Tourette's syndrome (F95.2)
trichotillomania (F63.3)

F45.0 躯体化障碍

主要特征是至少持续两年以上多种多样、反复出现并时常变化的躯体症状。大多数病人已有过与基层和专科医疗保健机构接触的长期和复杂经历,获得过许多阴性检查结果或做过一无所获的探查手术。症状可涉及身体的任何系统或部位。本障碍的病程呈慢性和波动性,并常伴有社会、人际和家庭行为方面的障碍。短期(少于两年)和不太显著的症状模式应归类于未分化的躯体形式障碍(F45.1)。

布里凯障碍
多种身心障碍
不包括：诈病[蓄意装病](Z76.5)

F45.0 Somatization disorder

The main features are multiple, recurrent and frequently changing physical symptoms of at least two years' duration. Most patients have a long and complicated history of contact with both primary and specialist medical care services, during which many negative investigations or fruitless exploratory operations may have been carried out. Symptoms may be referred to any part or system of the body. The course of the disorder is chronic and fluctuating, and is often associated with disruption of social, interpersonal, and family behaviour. Short-lived (less than two years) and less striking symptom patterns should be classified under undifferentiated somatoform disorder (F45.1).

Briquet's disorder
Multiple psychosomatic disorder
Excludes: malingering [conscious simulation] (Z76.5)

F45.1 未分化的躯体形式障碍

当躯体形式主诉为多样性、变异性、持久性,但又不足以构成躯体化障碍的完整而典型的临床相时,则应考虑未分化的躯体形式障碍的诊断。

未分化的身心障碍

F45.1 Undifferentiated somatoform disorder

When somatoform complaints are multiple, varying and persistent, but the complete and typical clinical picture of somatization disorder is not fulfilled, the diagnosis of undifferentiated somatoform disorder should be considered.

Undifferentiated psychosomatic disorder

F45.2 疑病障碍

基本特征是持久性的先占观念,认为自己患有一种或多种严重的和进行性的躯体障碍。病人表现有持久的躯体主诉或有关躯体外观的先占观念。正常或普通的感觉与外观常被病人视为异常和令人苦恼的,且常把注意力只集中于身体的一个或两个器官或系统。常存在明显的抑郁和焦虑,并可能适于做出附加诊断。

F45.2 Hypochondriacal disorder

The essential feature is a persistent preoccupation with the possibility of having one or more serious and progressive physical disorders. Patient manifest persistent somatic complaints or a persistent preoccupation with their physical appearance. Normal or commonplace sensations and appearances are often interpreted by patients as abnormal and distressing, and attention is usually focused upon only one or two organs or systems of the body. Marked depression and anxiety are often present, and may justify additional diagnoses.

躯体变形障碍[惧畸障碍]
变形恐怖(非妄想性)
疑病神经症
疑病症
疾病恐怖
不包括: 安想性畸形恐怖(F22.8)
关于身体功能或形状的固定妄想(F22. -)

Body dysmorphic disorder
Dysmorphophobia (nondelusional)
Hypochondriacal neurosis
Hypochondriasis
Nosophobia
Excludes: delusional dysmorphophobia (F22.8)
fixed delusions about bodily functions or shape (F22. -)

F45.3 躯体形式的自主神经功能紊乱

病人表现的症状似乎是由主要或完全在自主神经支配和控制下的一个系统或器官的躯体障碍所引起,即心血管、胃肠、呼吸以及泌尿生殖系统。症状通常有两种类型,但任何一型都不能表明有关器官或系统的躯体障碍。第一种类型,其主诉以自主神经激发的客观体征为基础,如心悸、出汗、脸红、震颤以及对可能存在的躯体障碍表现出恐惧与苦恼。第二种类型有非特异的或性质不断改变的主观主诉,如瞬息即逝的疼痛、烧灼感、沉重感、紧束感和肿胀感,病人坚持把这些症状归咎于某一特定的器官或系统。

心脏神经症
达科斯塔综合征
胃神经症
神经循环性衰弱
心因性形式:
· 吞气症
· 咳嗽
· 腹泻
· 消化不良
· 排尿困难
· 肠胃胀气
· 呃逆
· 换气过度
· 尿频
· 肠激惹综合征
· 幽门痉挛
不包括: 与归类在他处的障碍或疾病有关的心理和行为因素(F54)

F45.3 Somatoform autonomic dysfunction

Symptoms are presented by the patient as if they were due to a physical disorder of a system or organ that is largely or completely under autonomic innervation and control, i. e. the cardiovascular, gastrointestinal, respiratory and urogenital systems. The symptoms are usually of two types, neither of which indicates a physical disorder of the organ or system concerned. First, there are complaints based upon objective signs of autonomic arousal, such as palpitations, Sweating flushing, tremor, and expression of fear and distress about the possibility of a physical disorder. Second, there are subjective complaints of a nonspecific or changing nature such as fleeting aches and pains, sensations of burning, heaviness, tightness, and feelings of being bloated or distended, which are referred by the patient to a specific organ or system.

Cardiac neurosis
Da Costa's syndrome
Gastric neurosis
Neurocirculatory asthenia
Psychogenic forms of:
· aerophagy
· cough
· diarrhoea
· dyspepsia
· dysuria
· flatulence
· hiccough
· hyperventilation
· increased frequency of micturition
· irritable bowel syndrome
· pylorospasm
Excludes: psychological and behavioural factors associated with disorders or diseases classified elsewhere (F54)

F45.4 持久的躯体形式的疼痛障碍

突出的主诉是持久、严重和令人痛苦的疼痛,它不能用生理过程或躯体障碍完全加以解释,而且其发生与情绪冲突或心理社会问题有关,这些问题足以得出它们是主要致病原因的结论。结果通常是对病人在人际和医疗上的支持与照料均需要明显增加。在抑郁障碍或精神分裂症的病程中发生的被假定为心因性起源的疼痛不应包括在这里。

F45.4 Persistent somatoform pain disorder

The predominant complaint is of persistent, severe, and distressing pain, which cannot be explained fully by a physiological process or a physical disorder, and which occurs in association with emotional conflict or psychosocial problems that are sufficient to allow the conclusion that they are the main causative influences. The result is usually a marked increase in support and attention, either personal or medical. Pain presumed to be of psychogenic origin occurring during the course of depressive disorders or schizophrenia should not be included here.

精神性疼痛
心因性：
· 背痛
· 头痛
躯体形式疼痛障碍
不包括：背痛 NOS(M54.9)
疼痛：
· NOS(R52.9)
· 急性(R52.0)
· 慢性(R52.2)
· 难治疗的(R52.1)
紧张性头痛(G44.2)

Psychalgia
Psychogenic:
· backache
· headache
Somatoform pain disorder
Excludes: backache NOS (M54.9)
pain:
· NOS (R52.9)
· acute (R52.0)
· chronic (R52.2)
· intractable (R52.1)
tension headache (G44.2)

F45.8 其他躯体形式障碍

任何其他非由于躯体障碍引起的感觉、功能和行为的障碍，它们不通过自主神经系统调节，局限于身体的特定系统或部位，并且在时间上与应激事件或问题紧密相关。

心因性：
· 痛经
· 吞咽困难，包括"癔症球"
· 瘙痒症
· 斜颈
磨牙

F45.8 Other somatoform disorders

Any other disorders of sensation, function and behaviour, not due to physical disorders, which are not mediated through the autonomic nervous system, which are limited to specific systems or parts of the body, and which are closely associated in time with stressful events or problems.

Psychogenic:
· dysmenorrhoea
· dysphagia, including "globus hystericus"
· pruritus
· torticollis
Teeth-grinding

F45.9 未特指的躯体形式障碍

身心障碍 NOS

F45.9 Somatoform disorder, unspecified

Psychosomatic disorder NOS

F48 其他神经症性障碍

F48.0 神经衰弱

本障碍的表现形式有很大的文化差异，其两种主要类型彼此有相当大的重叠。一种类型的主要特征是主诉用脑后倍感疲倦，常伴有在职业行为或处理日常事务效率方面一定程度的降低。精神疲惫被典型地描述为：使人分心的联想和回忆令人不快地闯入脑中、注意力难集中和整体思维无效率。另一种类型则强调在轻微活动后即有全身无力、虚弱和筋疲力尽的感觉，伴有肌肉酸痛和不能松弛的感觉。两种类型中都常见有种种其他不愉快的躯体感觉，如头昏、紧张性头痛及普遍的不安定感。常常对自己脑力和体力的健康状况下降而担心、易激惹、快感缺失且有各种轻度的抑郁和焦虑。常有入睡和中段睡眠紊乱，但也可能有明显的睡眠过度。

F48 Other neurotic disorders

F48.0 Neurasthenia

Considerable cultural variations occur in the presentation of this disorder, and two main types occur, with substantial overlap. In one type, the main feature is a complaint of increased fatigue after mental effort, often associated with some decrease in occupational performance or coping efficiency in daily tasks. The mental fatiguability is typically described as an unpleasant intrusion of distracting associations or recollections, difficulty in concentrating, and generally inefficient thinking. In the other type, the emphasis is on feelings of bodily or physical weakness and exhaustion after only minimal effort, accompanied by a feeling of muscular aches and pains and inability to relax. In both types a variety of other unpleasant physical feelings is common, such as dizziness, tension headaches, and feelings of general instability. Worry about decreasing mental and bodily well-being, irritability, anhedonia, and varying minor degrees of both depression and anxiety are all common. Sleep is often disturbed in its initial and middle phases but hypersomnia may also be prominent.

疲劳综合征

需要时,使用附加编码标明以前的躯体疾病。

不包括: 虚弱 NOS(R53)
体力耗尽(Z73.0)
不适和疲劳(R53)
病毒感染后疲劳综合征(G93.3)
精神衰弱(F48.8)

Fatigue syndrome

Use additional code, if desired, to identify previous physical illness.

Excludes: asthenia NOS (R53)
burn-out (Z73.0)
malaise and fatigue (R53)
postviral fatigue syndrome (G93.3)
psychasthenia (F48.8)

F48.1 人格解体-现实解体综合征

一种罕见的障碍,病人自发地诉说自己的精神活动、身体以及周围环境的性质发生了改变,因而显得不真实、遥远或自动化。在本综合征的各种现象中,病人最常诉说的是情绪丧失并感觉疏远或脱离了他们的思维、身体或现实世界。尽管体验带有戏剧性质,但病人仍意识到这种变化的不真实性。病人的神经感觉中枢是正常的,其情绪表达的能力也是完整的。人格解体-现实解体综合征也可能作为精神分裂症性、抑郁性、恐怖性或强迫性障碍诊断的一部分而发生。在此情况下应对主要的障碍做出诊断。

F48.1 Depersonalization-derealization syndrome

A rare disorder in which the patient complains spontaneously that his or her mental activity, body, and surroundings are changed in their quality, so as to be unreal, remote, or automatized. Among the varied phenomena of the syndrome, patients complain most frequently of loss of emotions and feelings of estrangement or detachment from their thinking, their body, or the real world. In spite of the dramatic nature of the experience, the patient is aware of the unreality of the change. The sensorium is normal and the capacity for emotional expression intact. Depersonalization-derealization symptoms may occur as part of a diagnosable schizophrenic, depressive, phobic, or obsessive-compulsive disorder. In such cases the diagnosis should be that of the main disorder.

F48.8 其他特指的神经症性障碍

德哈特综合征
职业神经症,包括书写痉挛
精神衰弱
精神衰弱性神经症
心因性晕厥

F48.8 Other specified neurotic disorders

Dhat syndrome
Occupational neurosis, including writer's cramp
Psychasthenia
Psychasthenic neurosis
Psychogenic syncope

F48.9 未特指的神经症性障碍

神经症 NOS

F48.9 Neurotic disorder, unspecified

Neurosis NOS

与生理紊乱和躯体因素有关的行为综合征(F50-F59)

Behavioural syndromes associated with physiological disturbances and physical factors (F50-F59)

F50 进食障碍

不包括: 食欲不振 NOS(R63.0)
喂养:
· 困难和照管不当(R63.3)
· 婴儿或儿童期障碍(F98.2)
贪食(R63.2)

F50 Eating disorders

Excludes: anorexia NOS (R63.0)
feeding:
· difficulties and mismanagement (R63.3)
· disorder in infancy or childhood (F98.2)
polyphagia (R63.2)

F50.0 神经性厌食

一种病人自己造成和维持的、以有意减肥为特征的障碍。这种障碍最常发生于青春期女孩和年轻女性，但青春期男孩和年轻男性也可发生，临近青春期的儿童和将到绝经期的妇女也可患此病。本障碍与一种特异的精神病理学有关，病人强迫自己持续存在一种过分害怕发胖和体形松弛的想法，并给自己强加了一个低体重阈值。常有不同程度的营养不足伴有继发性内分泌和代谢改变及机体功能紊乱。症状可包括饮食过于挑剔、运动过度、自行导致的呕吐和催泻以及食欲抑制剂和利尿剂的使用。

不包括： 食欲不振（R63.0）
· 心因性（F50.8）

F50.1 非典型神经性厌食

本障碍虽具有神经性厌食的某些特征，但其全面的临床相却不适合做出神经性厌食的诊断。例如，在有明显的减肥和体重降低行为的表现中，却缺乏像闭经或显著地害怕变胖这样的关键症状之一。当已知的躯体障碍与减肥有关时，不应做出本病的诊断。

F50.2 神经性贪食

一种以反复发作性暴食及强烈地控制体重的先占观念并导致形成暴食继后呕吐或服用泻药形式为特征的综合征。本障碍和神经性厌食有许多共同的心理学特征，包括过分关心体形和体重。反复呕吐可能导致机体电解质紊乱和躯体并发症。常常会有（但不一定总有）神经性厌食发作的既往史，其间隔范围可由几个月到几年。

贪食症 NOS
神经性食欲亢进

F50.3 非典型神经性贪食

本障碍虽具有神经性贪食的某些特征，但其全面的临床相却不适合做出神经性贪食的诊断。例如，可有反复发作性暴食和过度服用泻药而不伴有显著的体重改变，或可缺少典型的对体形和体重的过分关心。

F50.0 Anorexia nervosa

A disorder characterized by deliberate weight loss, induced and sustained by the patient. It occurs most commonly in adolescent girls and young women, but adolescent boys and young men may also be affected, as may children approaching puberty and older women up to the menopause. The disorder is associated with a specific psychopathology whereby a dread of fatness and flabbiness of body contour persists as an intrusive overvalued idea, and the patients impose a low weight threshold on themselves. There is usually undernutrition of varying severity with secondary endocrine and metabolic changes and disturbances of bodily function. The symptoms include restricted dietary choice, excessive exercise, induced vomiting and purgation, and use of appetite suppressants and diuretics.

Excludes: loss of appetite (R63.0)
· psychogenic (F50.8)

F50.1 Atypical anorexia nervosa

Disorders that fulfil some of the features of anorexia nervosa but in which the overall clinical picture does not justify that diagnosis. For instance, one of the key symptoms, such as amenorrhoea or marked dread of being fat, may be absent in the presence of marked weight loss and weight-reducing behaviour. This diagnosis should not be made in the presence of known physical disorders associated with weight loss.

F50.2 Bulimia nervosa

A syndrome characterized by repeated bouts of overeating and an excessive preoccupation with the control of body weight, leading to a pattern of overeating followed by vomiting or use of purgatives. This disorder shares many psychological features with anorexia nervosa, including an overconcern with body shape and weight. Repeated vomiting is likely to give rise to disturbances of body electrolytes and physical complications. There is often, but not always, a history of an earlier episode of anorexia nervosa, the interval ranging from a few months to several years.

Bulimia NOS
Hyperorexia nervosa

F50.3 Atypical bulimia nervosa

Disorders that fulfil some of the features of bulimia nervosa, but in which the overall clinical picture does not justify that diagnosis. For instance, there may be recurrent bouts of overeating and overuse of purgatives without significant weight change, or the typical overconcern about body shape and weight may be absent.

F50.4　与其他心理紊乱有关的暴食

由于诸如丧失亲人、事故、分娩等应激事件而引起的暴食。

心因性暴食

不包括：肥胖症(E66.-)

F50.5　与其他心理紊乱有关的呕吐

在分离性障碍(F44.-)和疑病障碍(F45.2)中以及不只是由于归类于本章以外的情况所引起的反复呕吐。当情绪因素在妊娠中作为反复恶心与呕吐的主要原因时，本亚目也可附加用于O21.-(妊娠剧吐)。

心因性呕吐

不包括：恶心(R11)

呕吐 NOS(R11)

F50.8　其他进食障碍

成年人异食症

心因性无食欲

不包括：婴儿和儿童期的异食症(F98.3)

F50.9　未特指的进食障碍

F51　非器质性睡眠障碍

在许多情况下，睡眠障碍是另一种精神或躯体障碍的症状之一。对于一个病人的睡眠障碍来说，它是一种独立的情况还是归类于他处(不管本章或其他章)的另一障碍的单一特征，应以其临床征象、病程、治疗理由以及求医时的主次为基础来加以确定。总之，如果睡眠障碍是主诉之一且其本身被作为一种情况所察觉的话，就应使用本编码及其他适合的诊断以描述该病例所涉及的精神病理和病理生理状况。本类目只包括情绪因素被认为是主要因素，且非由归类于他处的可识别躯体障碍引起的睡眠障碍。

不包括：(器质性)睡眠障碍(G47.-)

F51.0　非器质性失眠症

一种持续相当长时间、睡眠的质和/或量均令人不满意的状况，包括难以入睡、难以维持睡眠或早醒。失眠症是许多精神和躯体障碍的一种常见症状，只有当它在临床相中占主要地位时才应在基本障碍后附加该诊断并归类于此处。

不包括：(器质性)失眠症(G47.0)

F50.4　Overeating associated with other psychological disturbances

Overeating due to stressful events, such as bereavements, accident, childbirth, etc.

Psychogenic overeating

Excludes: obesity (E66.-)

F50.5　Vomiting associated with other psychological disturbances

Repeated vomiting that occurs in dissociative disorders (F44.-) and hypochondriacal disorder (F45.2), and that is not solely due to conditions classified outside this chapter. This subcategory may also be used in addition to O21.-(excessive vomiting in pregnancy) when emotional factors are predominant in the causation of recurrent nausea and vomiting in pregnancy.

Psychogenic vomiting

Excludes: nausea (R11)

vomiting NOS (R11)

F50.8　Other eating disorders

Pica in adults

Psychogenic loss of appetite

Excludes: pica of infancy and childhood (F98.3)

F50.9　Eating disorder, unspecified

F51　Nonorganic sleep disorders

In many cases, a disturbance of sleep is one of the symptoms of another disorder, either mental or physical. Whether a sleep disorder in a given patient is an independent condition or simply one of the features of another disorder classified elsewhere, either in this chapter or in others, should be determined on the basis of its clinical presentation and course as well as on the therapeutic considerations and priorities at the time of the consultation. Generally, if the sleep disorder is one of the major complaints and is perceived as a condition in itself, the present code should be used along with other pertinent diagnoses describing the psychopathology and pathophysiology involved in a given case. This category includes only those sleep disorders in which emotional causes are considered to be a primary factor, and which are not due to identifiable physical disorders classified elsewhere.

Excludes: sleep disorders (organic) (G47.-)

F51.0　Nonorganic insomnia

A condition of unsatisfactory quantity and/or quality of sleep, which persists for a considerable period of time, including difficulty falling asleep, difficulty staying asleep, or early final wakening. Insomnia is a common symptom of many mental and physical disorders, and should be classified here in addition to the basic disorder only if it dominates the clinical picture.

Excludes: insomnia (organic) (G47.0)

F51.1 非器质性睡眠过度

睡眠过度被定义为一种白昼睡眠过度和睡眠发作(并非因睡眠不足所致),或醒后达到完全醒觉状态的过渡时间延长的状况。如果睡眠过度的发生缺少器质性因素的话,则这种情况常常与精神障碍有关。

不包括:(器质性)睡眠过度(G47.1)
发作性睡病(G47.4)

F51.2 非器质性睡眠-觉醒节律障碍

人体睡眠-觉醒节律与其环境所要求的睡眠-觉醒节律之间不同步,从而导致失眠或嗜睡的主诉。

心因性倒错:
· 生理 } 节律
· 昼夜 } 节律
· 睡眠 } 节律

不包括:睡眠-觉醒节律的(器质性)障碍(G47.2)

F51.3 睡行症[夜游症]

一种睡眠和觉醒现象同时存在的意识改变状态。睡行症发作时,病人常在夜间睡眠的前三分之一段起床、走动、呈现低水平的意识、反应性和运动技能。醒后通常对事件经过没有记忆。

F51.4 睡惊症[夜惊症]

夜间发作的极度恐惧与惊恐,伴有强烈的发声、运动形式及自主神经系统的高度兴奋。病人常在夜间睡眠的前三分之一段惊叫着坐起或下床。常常冲向门口,好像要夺路而逃,但很少会离开房间。事后即使有回忆,也很有限(通常只有一或两个片段的表象)。

F51.5 梦魇

梦魇是为焦虑或恐惧所占据的梦境体验。事后能详细地回忆梦的内容。这种梦境体验非常生动,并常包括涉及威胁生存、安全或个人自尊的主题。相同或相似的令人恐惧的噩梦主题反复出现是很常见的。在典型的发作过程中有一定程度的自主神经兴奋,但无明显的发声或躯体运动。醒后病人的警觉性和定向力迅速恢复。

梦境焦虑障碍

F51.8 其他非器质性睡眠障碍

F51.9 未特指的非器质性睡眠障碍

情绪性睡眠障碍 NOS

F51.1 Nonorganic hypersomnia

Hypersomnia is defined as a condition of either excessive daytime sleepiness and sleep attacks (not accounted for by an inadequate amount of sleep) or prolonged transition to the fully aroused state upon awakening. In the absence of an organic factor for the occurrence of hypersomnia, this condition is usually associated with mental disorders.

Excludes: hypersomnia (organic) (G47.1)
narcolepsy (G47.4)

F51.2 Nonorganic disorder of the sleep-wake schedule

A lack of synchrony between the sleep-wake schedule and the desired sleep-wake schedule for the individual's environment, resulting in a complaint of either insomnia or hypersomnia.

Psychogenic inversion of:
· circadian } rhythm
· nyctohemeral } rhythm
· sleep } rhythm

Excludes: disorders of the sleep-wake schedule (organic) (G47.2)

F51.3 Sleepwalking [somnambulism]

A state of altered consciousness in which phenomena of sleep and wakefulness are combined. During a sleep-walking episode the individual arises from bed, usually during the first third of nocturnal sleep, and walks about, exhibiting low levels of awareness, reactivity, and motor skill. Upon awakening, there is usually no recall of the event.

F51.4 Sleep terrors [night terrors]

Nocturnal episodes of extreme terror and panic associated with intense vocalization, motility, and high levels of autonomic discharge. The individual sits up or gets up, usually during the first third of nocturnal sleep, with a panicky scream. Quite often he or she rushes to the door as if trying to escape, although very seldom leaves the room. Recall of the event, if any, is very limited (usually to one or two fragmentary mental images).

F51.5 Nightmares

Dream experience loaded with anxiety or fear. There is very detailed recall of the dream content. This dream experience is very vivid and usually includes themes involving threats to survival, security, or self-esteem. Quite often there is a recurrence of the same or similar frightening nightmare themes. During a typical episode there is a degree of autonomic discharge but no appreciable vocalization or body motility. Upon awakening the individual rapidly becomes alert and oriented.

Dream anxiety disorder

F51.8 Other nonorganic sleep disorders

F51.9 Nonorganic sleep disorder, unspecified

Emotional sleep disorder NOS

F52 性功能障碍，非由器质性障碍或疾病引起

性功能障碍包括个体在他/她不能参与其所希望的性关系的各种表现形式。性反应是一种心身过程，性功能障碍的原因常涉及心理和躯体两个过程。

不包括：德哈特综合征(F48.8)

F52.0 性欲减退或缺失

性欲缺失是主要问题，而且它并不是继发于如阳痿或性交疼痛那样的其他性问题。

阴冷

性欲低下障碍

F52.1 性厌恶和性乐缺乏

对性交场面产生足够的恐惧或焦虑致使性活动被避免(性厌恶)或能够产生正常的性反应并体验性高潮，但缺乏相应的快感(性乐缺乏)。

(性的)快感缺失

F52.2 生殖器反应丧失

男性的主要问题是勃起障碍(难以产生或维持进行一次满意的性交所需要的勃起)。女性的主要问题是阴道干燥或缺乏润滑。

女性性唤起障碍

男性勃起障碍

心因性阳痿

不包括：器质性起因的阳痿(N48.4)

F52.3 性高潮功能障碍

性高潮不出现或明显推迟。

(男性)(女性)性高潮受抑

心因性性高潮缺失

F52.4 早泄

无法控制射精，以使性活动双方都能享受性快感。

F52.5 非器质性阴道痉挛

阴道周围的骨盆底部肌肉痉挛引起阴道口的封闭。使阴茎不能插入或引起疼痛。

心因性阴道痉挛

不包括：(器质性)阴道痉挛(N94.2)

F52 Sexual dysfunction, not caused by organic disorder or disease

Sexual dysfunction covers the various ways in which an individual is unable to participate in a sexual relationship as he or she would wish. Sexual response is a psychosomatic process and both psychological and somatic processes are usually involved in the causation of sexual dysfunction.

Excludes: Dhat syndrome (F48.8)

F52.0 Lack or loss of sexual desire

Loss of sexual desire is the principal problem and is not secondary to other sexual difficulties, such as erectile failure or dyspareunia.

Frigidity

Hypoactive sexual desire disorder

F52.1 Sexual aversion and lack of sexual enjoyment

Either the prospect of sexual interaction produces sufficient fear or anxiety that sexual activity is avoided (sexual aversion) or sexual responses occur normally and orgasm is experienced but there is a lack of appropriate pleasure (lack of sexual enjoyment).

Anhedonia (sexual)

F52.2 Failure of genital response

The principal problem in men is erectile dysfunction (diffculty in developing or maintaining an erection suitable for satisfactory intercourse). In women, the principal problem is vaginal dryness or failure of lubrication.

Female sexual arousal disorder

Male erectile disorder

Psychogenic impotence

Excludes: impotence of organic origin (N48.4)

F52.3 Orgasmic dysfunction

Orgasm either does not occur or is markedly delayed.

Inhibited orgasm (male) (female)

Psychogenic anorgasmy

F52.4 Premature ejaculation

The inability to control ejaculation sufficiently for both partners to enjoy sexual interaction.

F52.5 Nonorganic vaginismus

Spasm of the pelvic floor muscles that surround the vagina, causing occlusion of the vaginal opening. Penile entry is either impossible or painful.

Psychogenic vaginismus

Excludes: vaginismus (organic) (N94.2)

F52.6 非器质性性交疼痛

性交疼痛(或在性交时疼痛)在女性和男性都可发生。它常与局部病理状况有关,因此应根据病理学情况适当归类。本类目仅用于不存在原发的非器质性性功能障碍(如阴道痉挛或阴道干燥)时。

心因性性交疼痛

不包括:(器质性)性交疼痛(N94.1)

F52.7 性欲亢进

女性色情狂

男性色情狂

F52.8 其他性功能障碍,非由器质性障碍或疾病引起

F52.9 未特指的性功能障碍,非由器质性障碍或疾病引起

F53 与产褥期有关的精神和行为障碍,不可归类在他处者

本类目只包括与产褥期(分娩后六周内)有关的、不符合归类在本章他处障碍标准的精神障碍,以及因无法获得充足的信息,或因存在某些特殊附加的临床特征而使其不适于归类在他处的精神障碍。

F53.0 与产褥期有关的轻度精神和行为障碍,不可归类在他处者

抑郁:
- 产褥期 NOS
- 产后 NOS

F53.1 与产褥期有关的重度精神和行为障碍,不可归类在他处者

产褥期精神病 NOS

F53.8 其他与产褥期有关的精神和行为障碍,不可归类在他处者

F53.9 未特指的产褥期精神障碍

F52.6 Nonorganic dyspareunia

Dyspareunia (or pain during sexual intercourse) occurs in both women and men. It can often be attributed to local pathology and should then properly be categorized under the pathological condition. This category is to be used if there is no primary nonorganic sexual dysfunction(e. g. vaginismus or vaginal dryness).

Psychogenic dyspareunia

Excludes: dyspareunia (organic) (N94.1)

F52.7 Excessive sexual drive

Nymphomania

Satyriasis

F52.8 Other sexual dysfunction, not caused by organic disorder or disease

F52.9 Unspecified sexual dysfunction, not caused by organic disorder or disease

F53 Mental and behavioural disorders associated with the puerperium, not elsewhere classified

This category includes only mental disorders associated with the puerperium (commencing within six weeks of delivery) that do not meet the criteria for disorders classified elsewhere in this chapter, either because insufficient information is available, or because it is considered that special additional clinical features are present that make their classification elsewhere inappropriate.

F53.0 Mild mental and behavioural disorders associated with the puerperium, not elsewhere classified

Depression:
- postnatal NOS
- postpartum NOS

F53.1 Severe mental and behavioural disorders associated with the puerperium, not elsewhere classified

Puerperal psychosis NOS

F53.8 Other mental and behavioural disorders associated with the puerperium, not elsewhere classified

F53.9 Puerperal mental disorder, unspecified

F54 与归类在他处的障碍或疾病有关的心理和行为因素

本类目应用于记录存在着的心理或行为的影响，这些影响被认为在归类于其他章的躯体疾病的病因学中起主要作用。所导致的精神紊乱通常较轻，但常迁延较久（如担忧、情绪冲突、疑惧），而其本身并不适用于本章中的任一类目。

影响躯体状况的心理学因素
使用本类目的例子如：
· 哮喘 F54 加 J45. -
· 皮炎 F54 加 L23-L25
· 胃溃疡 F54 加 K25. -
· 粘液性结肠炎 F54 加 K58. -
· 溃疡性结肠炎 F54 加 K51. -
· 荨麻疹 F54 加 L50. -

需要时，使用附加编码标明有关的躯体障碍。

不包括： 紧张型头痛（G44.2）

F54 Psychological and behavioural factors associated with disorders or diseases classified elsewhere

This category should be used to record the presence of psychological or behavioural influences thought to have played a major part in the etiology of physical disorders which can be classified to other chapters. Any resulting mental disturbances are usually mild, and often prolonged (such as worry, emotional conflict, apprehension) and do not of themselves justify the use of any of the categories in this chapter.

Psychological factors affecting physical conditions
Examples of the use of this category are:
· asthma F54 and J45. -
· dermatitis F54 and L23-L25
· gastric ulcer F54 and K25. -
· mucous colitis F54 and K58. -
· ulcerative colitis F54 and K51. -
· urticaria F54 and L50. -

Use additional code, if desired, to identify the associated physical disorder.

Excludes: tension-type headache (G44.2)

F55 非致依赖性物质滥用

可能涉及种类繁多的药剂和民间验方，但特别重要的几组是：(a)不产生依赖的精神药物，如抗抑郁剂；(b)缓泻剂和(c)不需医生处方即可买到的镇痛剂，如阿司匹林和扑热息痛。

持久使用这类物质常包括不必要的求医或求助于保健人员，有时会伴有这类物质有害的躯体影响。当试图劝阻或制止使用这类物质时常遇到阻力，尽管已经警告会出现（甚至已出现）如肾功能障碍或电解质紊乱这样的躯体危害，病人仍会服用缓泻剂和镇痛剂。虽然通常我们很清楚病人对服用这类物质有强烈的动机，但他们不会像在 F10-F19 中服用特指的精神活性物质的病例那样产生依赖性或戒断症状。

滥用：
· 解酸药
· 草药或民间验方
· 类固醇或激素
· 维生素

用缓泻剂习惯

不包括： 精神活性物质的滥用（F10-F19）

F55 Abuse of non-dependence-producing substances

A wide variety of medicaments and folk remedies may be involved, but the particularly important groups are: (a) psychotropic drugs that do not produce dependence, such as antidepressants, (b) laxatives, and (c) analgesics that may be purchased without medical prescription, such as aspirin and paracetamol.

Persistent use of these substances often involves unnecessary contacts with medical professionals or supporting staff, and is sometimes accompanied by harmful physical effects of the substances. Attempts to dissuade or forbid the use of the substance are often met with resistance; for laxatives and analgesics this may be in spite of warnings about (or even the development of) physical harm such as renal dysfunction or electrolyte disturbances. Although it is usually clear that the patient has a strong motivation to take the substance, dependence or withdrawal symptoms do not develop as in the case of the psychoactive substances specified in F10-F19.

Abuse of:
· antacids
· herbal or folk remedies
· steroids or hormones
· vitamins

Laxative habit

Excludes: abuse of psychoactive substances (F10-F19)

F59 与生理紊乱和躯体因素有关的未特指的行为综合征

心因性生理功能障碍 NOS

F59 Unspecified behavioural syndromes associated with physiological disturbances and physical factors

Psychogenic physiological dysfunction NOS

成人人格和行为障碍（F60-F69）

本节包括各种有临床意义的状况和行为类型，它们趋向于有持久性，并表现出个人特征性的生活方式以及对待自己和他人的模式。在这些行为状况和类型中，有些是在个体发育的早期阶段，作为体质因素和社会经历双重的结果而形成，而其他的则在生活的后期获得。特异性人格障碍（F60.-）、混合型及其他人格障碍（F61.-）和持久的人格改变（F62.-）是根深蒂固和持久的行为类型，表现为对广泛的人际和社会处境产生固定的反应。他们与在特定的文化背景中一般人的感知、思维、情感，特别是待人接物的方式上有极大的或明显的偏离。这些行为类型相对稳定，对行为和心理功能的多个环节都有影响。他们常常（但不总是）伴有不同程度的主观的苦恼和社会行为方面的问题。

Disorders of adult personality and behaviour (F60-F69)

This block includes a variety of conditions and behaviour patterns of clinical significance which tend to be persistent and appear to be the expression of the individual's characteristic lifestyle and mode of relating to himself or herself and others. Some of these conditions and patterns of behaviour emerge early in the course of individual development, as a result of both constitutional factors and social experience, while others are acquired later in life. Specific personality disorders (F60.-), mixed and other personality disorders (F61.-), and enduring personality changes (F62.-) are deeply ingrained and enduring behaviour patterns, manifesting as inflexible responses to a broad range of personal and social situations. They represent extreme or significant deviations from the way in which the average individual in a given culture perceives, thinks, feels and, particularly, relates to others. Such behaviour patterns tend to be stable and to encompass multiple domains of behaviour and psychological functioning. They are frequently, but not always, associated with various degrees of subjective distress and problems of social performance.

F60 特异性人格障碍

个体的人格和行为倾向存在的严重紊乱，并非直接起因于疾病、损伤、其他脑损害或另一种精神科障碍，常涉及人格的几个侧面，几乎总是伴有个人的苦恼和与社会间显著的割裂，通常在儿童期或青春期就表现出来并持续到成年期。

F60.0 偏执型人格障碍

这种人格障碍的特征是对挫折过分敏感，对侮辱不肯原谅，猜疑以及由于把他人无意的或友好的行动误解为敌意或轻蔑而产生体验歪曲的倾向，毫无根据地反复怀疑配偶或性伙伴的性忠诚，好斗并顽固追求个人权利。可存在过分看重自己并常有过分的自我援引倾向。

F60 Specific personality disorders

These are severe disturbances in the personality and behavioural tendencies of the individual; not directly resulting from disease, damage, or other insult to the brain, or from another psychiatric disorder; usually involving several areas of the personality; nearly always associated with considerable personal distress and social disruption; and usually manifest since childhood or adolescence and continuing throughout adulthood.

F60.0 Paranoid personality disorder

Personality disorder characterized by excessive sensitivity to setbacks, unforgiveness of insults; suspiciousness and a tendency to distort experience by misconstruing the neutral or friendly actions of others as hostile or contemptuous; recurrent suspicions, without justification, regarding the sexual fidelity of the spouse or sexual partner; and a combative and tenacious sense of personal rights. There may be excessive self-importance, and there is often excessive self-reference.

人格障碍：
·夸大性偏执
·狂信性
·好诉讼性
·偏执型
·敏感性偏执型
不包括：妄想狂(F22.0)
·好争辩的(F22.8)
偏执型：
·精神病(F22.0)
·精神分裂症(F20.0)
·状态(F22.0)

Personality (disorder):
· expansive paranoid
· fanatic
· querulant
· paranoid
· sensitive paranoid
Excludes: paranoia (F22.0)
· querulans (F22.8)
paranoid:
· psychosis (F22.0)
· schizophrenia (F20.0)
· state (F22.0)

F60.1 分裂样人格障碍

这种人格障碍的特征是失去与人们情感的、社会的和其他方面的接触而偏爱幻想、单独行动和内省。表达感情和体验愉快的能力受到限制。

不包括：阿斯珀格综合征(F84.5)
妄想性障碍(F22.0)
儿童期分裂样障碍(F84.5)
精神分裂症(F20.-)
分裂型障碍(F21)

F60.1 Schizoid personality disorder

Personality disorder characterized by withdrawal from affectional, social and other contacts with preference for fantasy, solitary activities, and introspection. There is a limited capacity to express feelings and to experience pleasure.

Excludes: Asperger's syndrome (F84.5)
delusional disorder (F22.0)
schizoid disorder of childhood (F84.5)
schizophrenia (F20.-)
schizotypal disorder (F21)

F60.2 社交紊乱型人格障碍

这种人格障碍的特征是无视社会义务以及对他人的感受漠不关心。其行为和公认的社会准则有显著不同。行为不易通过不利的经历(包括惩罚)而改正。对挫折的耐受性低，对微小刺激便可引起攻击，甚至暴力行为；有责备别人的倾向或对他们与社会相冲突的行为做出似是而非的辩解。

人格障碍：
·悖德型
·反社会型
·非社交型
·精神病态型
·社会病态型
不包括：品行障碍(F91.-)
情绪不稳型人格障碍(F60.3)

F60.2 Dissocial personality disorder

Personality disorder characterized by disregard for social obligations, and callous unconcern for the feelings of others. There is gross disparity between behaviour and the prevailing social norms. Behaviour is not readily modifiable by adverse experience, including punishment. There is a low tolerance to frustration and a low threshold for discharge of aggression, including violence; there is a tendency to blame others, or to offer plausible rationalizations for the behaviour bringing the patient into conflict with society.

Personality (disorder):
· amoral
· antisocial
· asocial
· psychopathic
· sociopathic
Excludes: conduct disorders (F91.-)
emotionally unstable personality disorder (F60.3)

F60.3 情绪不稳型人格障碍

这种人格障碍的特征是具有行为冲动且不计后果的明确倾向,其心境是不可预测和多变的。易于情感爆发且无控制行为爆发的能力。有与他人发生争吵和冲突的倾向,特别是当其冲动行为受阻或受到批评时。本障碍可分为两型:冲动型,其特征主要是情绪不稳定和缺乏冲动控制;边缘型,其特征除上述外还有对自我形象、目的和内心偏好的紊乱、持续的空虚感、强烈和不稳定的人际关系以及包括自杀表示和企图的自毁行为倾向。

人格障碍:
· 攻击型
· 边缘型
· 爆发型

不包括:社交紊乱型人格障碍(F60.2)

F60.4 表演型人格障碍

这种障碍的特征是肤浅和易变的情感,自我戏剧化、做戏性、夸张的情绪表达,暗示性、自我中心、自我放任、不为他人着想,感情易受伤害以及不断渴望受到赞赏、刺激和他人的注意。

人格障碍:
· 癔症型
· 心理幼稚型

F60.5 强迫型人格障碍

这种障碍的特征是疑虑感、完美主义,对细节过分谨慎、核对与关注,固执、小心和刻板。可有强加的、令人讨厌的思想或冲动,但还未严重到强迫性障碍的程度。

人格障碍:
· 强迫型
· 强制型
· 强制-强迫型

不包括:强迫性障碍(F42.-)

F60.6 焦虑[回避]型人格障碍

这种人格障碍的特征是紧张和忧虑感、不安全感和自卑感。不断渴望被人喜欢和接受,过分担心被人拒绝和指责而限定个人的活动范围,并有在日常环境中惯于夸大潜在的危险和风险以回避某些活动的趋势。

F60.3 Emotionally unstable personality disorder

Personality disorder characterized by a definite tendency to act impulsively and without consideration of the consequences; the mood is unpredictable and capricious. There is a liability to outbursts of emotion and an incapacity to control the behavioural explosions. There is a tendency to quarrelsome behaviour and to conflicts with others, especially when impulsive acts are thwarted or censored. Two types may be distinguished: the impulsive type, characterized predominantly by emotional instability and lack of impulse control, and the borderline type, characterized in addition by disturbances in self-image, aims, and internal preferences, by chronic feelings of emptiness, by intense and unstable interpersonal relationships, and by a tendency to self-destructive behaviour, including suicide gestures and attempts.

Personality (disorder):
· aggressive
· borderline
· explosive

Excludes: dissocial personality disorder (F60.2)

F60.4 Histrionic personality disorder

Personality disorder characterized by shallow and labile affectivity, self-dramatization, theatricality, exaggerated expression of emotions, suggestibility, egocentricity, self-indulgence, lack of consideration for others, easily hurt feelings, and continuous seeking for appreciation, excitement and attention.

Personality (disorder):
· hysterical
· psychoinfantile

F60.5 Anankastic personality disorder

Personality disorder characterized by feelings of doubt, perfectionism, excessive conscientiousness, checking and preoccupation with details, stubbornness, caution, and rigidity. There may be insistent and unwelcome thoughts or impulses that do not attain the severity of an obsessive-compulsive disorder.

Personality (disorder):
· compulsive
· obsessional
· obsessive-compulsive

Excludes: obsessive-compulsive disorder (F42.-)

F60.6 Anxious [avoidant] personality disorder

Personality disorder characterized by feelings of tension and apprehension, insecurity and inferiority. There is a continuous yearning to be liked and accepted, a hypersensitivity to rejection and criticism with restricted personal attachments, and a tendency to avoid certain activities by habitual exaggeration of the potential dangers or risks in everyday situations.

F60.7 依赖型人格障碍

这种人格障碍的特征是事无巨细都完全被动地依靠他人来做出决定，深恐被遗弃，无助和无能的感觉，被动地顺从长者和他人的愿望以及对日常生活的需求反应力差。缺乏精力可以表现在智力和情绪方面，常有把责任推给别人的倾向。

人格障碍：
- 衰弱型
- 不当型
- 被动型
- 自我挫败型

F60.7 Dependent personality disorder

Personality disorder characterized by pervasive passive reliance on other people to make one's major and minor life decisions, great fear of abandonment, feelings of helplessness and incompetence, passive compliance with the wishes of elders and others, and a weak response to the demands of daily life. Lack of vigour may show itself in the intellectual or emotional spheres; there is often a tendency to transfer responsibility to others.

Personality (disorder):
- asthenic
- inadequate
- passive
- self-defeating

F60.8 其他特指的人格障碍

人格障碍：
- 古怪型
- “变化无常”型
- 不成熟型
- 自恋型
- 被动-攻击型
- 精神神经症型

F60.8 Other specific personality disorders

Personality (disorder):
- eccentric
- “haltlose” type
- immature
- narcissistic
- passive-aggressive
- psychoneurotic

F60.9 未特指的人格障碍

性格神经症 NOS
病理性人格 NOS

F60.9 Personality disorder, unspecified

Character neurosis NOS
Pathological personality NOS

F61 混合型和其他人格障碍

本类目旨在表现那些常常令人烦恼、但并不像 F60. - 中描述障碍的特征所具有的特指类型的症状显示的人格障碍。因此它们常常比 F60. - 中的那些障碍更难以诊断。

例如包括：
- 混合型人格障碍，存在 F60. - 中所列障碍的某些特征，但不具备任何一组突出症状，因此无法做出更为特异的诊断。
- 烦扰型人格改变，不可归类在 F60. -或 F62. -的、被看作是继发于同时存在情感或焦虑障碍的主要诊断后的情况。

不包括： 人格特征突出（Z73.1）

F61 Mixed and other personality disorders

This category is intended for personality disorders that are often troublesome but do not demonstrate the specific pattern of symptoms that characterize the disorders described in F60. -. As a result they are often more difficult to diagnose than the disorders in F60. -.

Examples include:
- mixed personality disorders with features of several of the disorders in F60. - but without a predominant set of symptoms that would allow a more specific diagnosis
- troublesome personality changes, not classifiable to F60. - or F62. -, and regarded as secondary to a main diagnosis of a coexisting affective or anxiety disorder.

Excludes: accentuated personality traits (Z73.1)

F62 持久性人格改变，非由脑损害和疾病所致

既往无人格障碍史的个体在灾难或过分长期的精神刺激之后、或在严重的精神科疾病之后发生的成人人格和行为障碍。只有当有证据表明，个体对环境和自身的感知、相互关系和思维的方式发生了确定而持久的改变时才能作出这个诊断。人格改变应是显著的，伴有固定的适应不良的行为，而这种行为在致病性经历之前并不存在。这种改变不应是另一种精神障碍的直接表现，也不应是任何先行精神障碍的残留症状。

不包括：脑部疾病、损害和功能障碍引起的人格和行为障碍（F07.-）

F62.0 灾难性经历后的持久性人格改变

在灾难性应激经历后发生的至少存在了两年的持久性人格改变。应激经历必须非常强烈以至于在解释它对人格的广泛影响时，根本无需考虑人格易感性的影响。这种障碍的特征是对世界持敌意或不信任的态度、社会性退缩、空虚或无望感、长期的似乎总是受到威胁的“紧张不安”感以及疏远感。创伤后应激障碍（F43.1）可能先于这种人格类型发生。

在……后的人格改变：
· 集中营经历
· 灾难
· 长期：
  · 被俘并随时有可能被杀
  · 处于威胁生命的环境，如恐怖主义的受害者
· 酷刑折磨

不包括：创伤后应激障碍（F43.1）

F62 Enduring personality changes, not attributable to brain damage and disease

Disorders of adult personality and behaviour that have developed in persons with no previous personality disorder following exposure to catastrophic or excessive prolonged stress, or following a severe psychiatric illness. These diagnoses should be made only when there is evidence of a definite and enduring change in a person's pattern of perceiving, relating to, or thinking about the environment and himself or herself. The personality change should be significant and be associated with inflexible and maladaptive behaviour not present before the pathogenic experience. The change should not be a direct manifestation of another mental disorder or a residual symptom of any antecedent mental disorder.

Excludes: personality and behavioural disorder due to brain diseases, damage and dysfunction (F07.-)

F62.0 Enduring personality change after catastrophic experience

Enduring personality change, present for at least two years, following exposure to catastrophic stress. The stress must be so extreme that it is not necessary to consider personal vulnerability in order to explain its profound effect on the personality. The disorder is characterized by a hostile or distrustful attitude towards the world, social withdrawal, feelings of emptiness or hopelessness, a chronic feeling of "being on edge" as if constantly threatened, and estrangement. Post-traumatic stress disorder (F43.1) may precede this type of personality change.

Personality change after:
· concentration camp experiences
· disasters
· prolonged:
  · captivity with an imminent possibility of being killed
  · exposure to life-threatening situations such as being a victim of terrorism
· torture

Excludes: post-traumatic stress disorder (F43.1)

F62.1　精神科疾病后持久性人格改变

在患严重精神科疾病的创伤性经历后所致的至少持续了两年的人格改变。这种改变不能用原有的人格障碍解释，并应与残留型精神分裂症和先行精神障碍中未完全恢复的其他状态相鉴别。这种障碍的特征是对他人过度依赖和强求的态度；坚信自己因病而改变或名声变坏，以致无法建立和密切维持与相互信任的人际关系并与社会隔离；被动性，对娱乐活动的参与和兴趣减少；长期诉说有病，可伴有疑病性主诉和患病行为；心境恶劣或易变，但不是由于现存的精神障碍或先行精神障碍的残留情感症状所引起；并有长期存在的社会和职业功能问题。

F62.1　Enduring personality change after psychiatric illness

Personality change, persisting for at least two years, attributable to the traumatic experience of suffering from a severe psychiatric illness. The change cannot be explained by a previous personality disorder and should be differentiated from residual schizophrenia and other states of incomplete recovery from an antecedent mental disorder. This disorder is characterized by an excessive dependency on and a demanding attitude towards others; conviction of being changed or stigmatized by the illness, leading to an inability to form and maintain close and confiding personal relationships and to social isolation; passivity, reduced interests, and diminished involvement in leisure activities; persistent complaints of being ill, which may be associated with hypochondriacal claims and illness behaviour; dysphoric or labile mood, not due to the presence of a current mental disorder or antecedent mental disorder with residual affective symptoms; and longstanding problems in social and occupational functioning.

F62.8　其他持久性人格改变

慢性疼痛性人格综合征

F62.8　Other enduring personality changes

Chronic pain personality syndrome

F62.9　未特指的持久性人格改变

F62.9　Enduring personality change, unspecified

F63　习惯和冲动障碍

本类目包括某些不可归类在其他类目的行为障碍。其特征是无明显合理动机而反复出现的行为，这种行为无法控制并常常对病人自己和他人的利益都造成损害。病人自称其行为与冲动行动有关。这些障碍的原因尚不清楚，它们被归类在一起是因为它们的主要描述很相似，而并非由于已知它们共同具有任何其他重要的特征。

不包括： 习惯性过度饮酒或服用精神性物质（F10-F19）
与性行为有关的冲动和习惯障碍（F65.-）

F63　Habit and impulse disorders

This category includes certain disorders of behaviour that are not classifiable under other categories. They are characterized by repeated acts that have no clear rational motivation, cannot be controlled, and generally harm the patient's own interests and those of other people. The patient reports that the behaviour is associated with impulses to action. The cause of these disorders is not understood and they are grouped together because of broad descriptive similarities, not because they are known to share any other important features.

Excludes: habitual excessive use of alcohol or psychoactive substances (F10-F19)
impulse and habit disorders involving sexual behaviour (F65.-)

F63.0　病理性赌博

本障碍包括在病人生活中占据统治地位的、对社会、职业、财产以及家庭价值观念和义务都造成损害的、频繁而反复发作的赌博行为。

强迫性赌博

不包括： 躁狂病人的过度赌博（F30.-）
赌博和打赌 NOS（Z72.6）
社会病态人格障碍者的赌博（F60.2）

F63.0　Pathological gambling

The disorder consists of frequent, repeated episodes of gambling that dominate the patient's life to the detriment of social, occupational, material, and family values and commitments.

Compulsive gambling

Excludes: excessive gambling by manic patients (F30.-)
gambling and betting NOS (Z72.6)
gambling in dissocial personality disorder (F60.2)

F63.1　病理性纵火[纵火狂]

本障碍的特征是无明显动机多次实施或企图实施纵火以烧毁财物或其他物品,并对与火和燃烧有关的问题存在持久的关注。这种行为常伴有在行动之前不断增加的紧张感和实施后立刻发生的强烈兴奋。

不包括:纵火(被)(见于):
- 有社会病态人格障碍的成年人(F60.2)
- 酒精或精神活性物质中毒者(F10-F19 伴有共用第四位数.0)
- 作为对可疑精神障碍者观察的理由(Z03.2)
- 品行障碍者(F91.-)
- 器质性精神障碍者(F00-F09)
- 精神分裂症者(F20.-)

F63.1　Pathological fire-setting [pyromania]

Disorder characterized by multiple acts of, or attempts at, setting fire to property or other objects, without apparent motive, and by a persistent preoccupation with subjects related to fire and burning. This behaviour is often associated with feelings of increasing tension before the act, and intense excitement immediately afterwards

Excludes: fire-setting (by)(in):
- adult with dissocial personality disorder (F60.2)
- alcohol or psychoactive substance intoxication(F10-F19, with common fourth character.0)
- as the reason for observation for suspected mental disorder (Z03.2)
- conduct disorder (F91.-)
- organic mental disorders (F00-F09)
- schizophrenia (F20.-)

F63.2　病理性偷窃[偷窃狂]

本障碍的特征是反复的无法克制偷窃物品的冲动,其目的并非为个人使用或获得钱财。患者可能将偷窃的物品丢弃、送人或收藏起来。这种行为常伴有在偷窃前不断增加的紧张感以及偷窃中和偷窃后立刻发生的满足感。

不包括:伴有偷窃的抑郁障碍者(F31-F33)
器质性精神障碍者(F00-F09)
入店行窃作为对可疑精神障碍者观察的理由(Z03.2)

F63.2　Pathological stealing [kleptomania]

Disorder characterized by repeated failure to resist impulses to steal objects that are not acquired for personal use or monetary gain. The objects may instead be discarded, given away, or hoarded. This behaviour is usually accompanied by an increasing sense of tension before, and a sense of gratification during and immediately after, the act.

Excludes: depressive disorder with stealing(F31-F33)
organic mental disorders (F00-F09)
shoplifting as the reason for observation for suspected mental disorder (Z03.2)

F63.3　拔毛狂

本障碍的特征是由于反复的无法克制拔掉毛发的冲动而引起的引人注目的毛发丧失。拔毛发前通常有不断增长的紧张感,而事后则有轻松感或满足感。如果拔毛发是由于事先存在有皮肤炎症,或作为对妄想或幻觉的一种反应,则不应做出这种诊断。

不包括:伴有拔毛发的刻板性运动障碍(F98.4)

F63.3　Trichotillomania

A disorder characterized by noticeable hair-loss due to a recurrent failure to resist impulses to pull out hairs. The hair-pulling is usually preceded by mounting tension and is followed by a sense of relief or gratification. This diagnosis should not be made if there is a pre-existing inflammation of the skin, or if the hair-pulling is in response to a delusion or a hallucination.

Excludes: stereotyped movement disorder with hair-plucking (F98.4)

F63.8　其他习惯和冲动障碍

持久反复出现的适应不良性行为的其他类型,它们并非继发于某种已知的精神科综合征,并表现为病人反复的无法克制执行某种行为的冲动。在前驱期有一段紧张感,在实施行动时有一种轻松感。

间歇性爆发性障碍

F63.8　Other habit and impulse disorders

Other kinds of persistently repeated maladaptive behaviour that are not secondary to a recognized psychiatric syndrome, and in which it appears that the patient is repeatedly failing to resist impulses to carry out the behaviour. There is a prodromal period of tension with a feeling of release at the time of the act.

Intermittent explosive disorder

F63.9　未特指的习惯和冲动障碍

F63.9　Habit and impulse disorder, unspecified

F64 性身份障碍

F64.0 易性症

渴望像异性那样生活并被异性接受为其中的一员，通常伴有对自己的解剖性别的苦恼感或不相称感，并希望通过外科手术和激素治疗使自己的身体尽可能与所偏爱的性别相一致。

F64.1 双重异装症

在个人生活中的某一时刻穿着异性服装，以暂时享受作为异性成员的体验，但并无更长久改变性别或通过外科手术改变性别的愿望，在穿着异性服装时也不伴有性兴奋。

青春期或成年期性身份障碍，非易性型

不包括： 恋物性异装症(F65.1)

F64.2 童年期性身份障碍

本障碍通常最早发生在童年早期(并常在青春期前已充分表现)，其特征是对本身性别有持久而强烈的痛苦感，同时渴望自己成为(或坚持本人就是)异性。持久地专注于异性的服装和活动，而对自己的性别加以否认。只有当正常的性身份全面紊乱时才能做出此诊断，仅有女孩像假小子或男孩像女孩气的行为是不够的。已经达到或进入青春期的个体的性身份障碍不应分类于此，而应分类于F66. -。

不包括： 自我不和谐的性取向(F66.1)
性成熟障碍(F66.0)

F64.8 其他性身份障碍

F64.9 未特指的性身份障碍

性角色障碍 NOS

F65 性偏好障碍

包　括： 性欲倒错

F65.0 恋物症

以某些无生命物体作为性唤起和性满足的刺激物。恋物对象多为人体的延伸物，如衣物或鞋袜。其他常见的对象是具有某些特殊质地的物品，如橡胶、塑料或皮革。恋物的重要性因人而异。在某些病例中它们仅用来加强由正常方式获得的性兴奋(如要求伴侣穿着特殊的衣服)。

F64 Gender identity disorders

F64.0 Transsexualism

A desire to live and be accepted as a member of the opposite sex, usually accompanied by a sense of discomfort with, or inappropriateness of, one's anatomic sex, and a wish to have surgery and hormonal treatment to make one's body as congruent as possible with one's preferred sex.

F64.1 Dual-role transvestism

The wearing of clothes of the opposite sex for part of individual's existence in order to enjoy the temporary experience of membership of the opposite sex, but without any desire for a more permanent sex change or associated surgical reassignment, and without sexual excitement accompanying the cross-dressing.

Gender identity disorder of adolescence or adulthood, nontranssexual type

Excludes: fetishistic transvestism (F65.1)

F64.2 Gender identity disorder of childhood

A disorder, usually first manifest during early childhood (and always well before puberty), characterized by a persistent and intense distress about assigned sex, together with a desire to be (or insistence that one is) of the other sex. There is a persistent preoccupation with the dress and activities of the opposite sex and repudiation of the individual's own sex. The diagnosis requires a profound disturbance of the normal gender identity; mere tomboyishness in girls or girlish behaviour in boys is not sufficient. Gender identity disorders in individuals who have reached or are entering puberty should not be classified here but in F66. -.

Excludes: egodystonic sexual orientation (F66.1)
sexual maturation disorder (F66.0)

F64.8 Other gender identity disorders

F64.9 Gender identity disorder, unspecified

Gender-role disorder NOS

F65 Disorders of sexual preference

Includes: paraphilias

F65.0 Fetishism

Reliance on some non-living object as a stimulus for sexual arousal and sexual gratification. Many fetishes are extensions of the human body, such as articles of clothing or footware. Other common examples are characterized by some particular texture such as rubber, plastic or leather. Fetish objects vary in their importance to the individual. In some cases they simply serve to enhance sexual excitement achieved in ordinary ways (e.g. having the partner wear a particular garment).

F65.1 恋物性异装症

穿着异性服装主要是为了获得性兴奋及塑造异性人员的外表。恋物性异装症和异性装扮症的区别在于它和性唤起有明显的联系，一旦达到性高潮且性唤起开始消退时，患者即强烈渴望脱去异性服装。恋物性异装症可能出现在易性症发展的较早期阶段。

异装性恋物症

F65.2 露阴症

一种反复出现或持久存在的向陌生人(通常为异性)或公共场合的人群暴露生殖器的倾向，但并无进一步勾引或接近的意图。在露阴时通常出现性兴奋并继之以手淫，但并不总是如此。

F65.3 窥淫症

一种反复出现或持久存在的窥视他人从事性活动或亲昵行为(如脱衣)的倾向。这种活动是在被窥视者察觉不到时进行的，通常导致性兴奋和手淫。

F65.4 恋童症

针对儿童的性偏好，通常为青春期前或青春初期的男孩或女孩或二者。

F65.5 施虐受虐症

一种将施加痛苦、侮辱或捆绑带入性活动的偏好。如果患者乐于接受这样的刺激，则称为受虐症；如果是施虐者，则称为施虐症。个体常常通过施虐和受虐两种活动获得性兴奋。

受虐症

施虐症

F65.6 性偏好多相障碍

有时在一个人身上可同时存在一种以上不正常的性偏好，其中没有一种占优势。最常见的是恋物症、异装症和施虐受虐症的结合。

F65.8 其他性偏好障碍

性偏好和活动的其他各种类型，包括用淫秽的语言打电话、在拥挤的公共场所与别人摩擦身体以获得性刺激、与动物发生性活动以及用勒颈或缺氧的方式来增强性兴奋。

摩擦症

恋尸症

F65.9 未特指的性偏好障碍

性偏离 NOS

F65.1 Fetishistic transvestism

The wearing of clothes of the opposite sex principally to obtain sexual excitement and to create the appearance of a person of the opposite sex. Fetishistic transvestism is distinguished from transsexual transvestism by its clear association with sexual arousal and the strong desire to remove the clothing once orgasm occurs and sexual arousal declines. It can occur as an earlier phase in the development of transsexualism.

Transvestic fetishism

F65.2 Exhibitionism

A recurrent or persistent tendency to expose the genitalia to strangers (usually of the opposite sex) or to people in public places, without inviting or intending closer contact. There is usually, but not invariably, sexual excitement at the time of the exposure and the act is commonly followed by masturbation.

F65.3 Voyeurism

A recurrent or persistent tendency to look at people engaging in sexual or intimate behaviour such as undressing. This is carried out without the observed people being aware, and usually leads to sexual excitement and masturbation.

F65.4 Paedophilia

A sexual preference for children, boys or girls or both, usually of prepubertal or early pubertal age.

F65.5 Sadomasochism

A preference for sexual activity which involves the infliction of pain or humiliation, or bondage. If the subject prefers to be the recipient of such stimulation this is called masochism; if the provider, sadism. Often an individual obtains sexual excitement from both sadistic and masochistic activities.

Masochism

Sadism

F65.6 Multiple disorders of sexual preference

Sometimes more than one abnormal sexual preference occurs in one person and there is none of first rank. The most common combination is fetishism, transvestism and sadomasochism.

F65.8 Other disorders of sexual preference

A variety of other patterns of sexual preference and activity, including making obscene telephone calls, rubbing up against people for sexual stimulation in crowded public places, sexual activity with animals, and use of strangulation or anoxia for intensifying sexual excitement.

Frotteurism

Necrophilia

F65.9 Disorder of sexual preference, unspecified

Sexual deviation NOS

F66 与性发育和性取向有关的心理和行为障碍

注：性取向本身不能被视为一种障碍。

F66.0 性成熟障碍

病人为不能确定自己的性身份或性取向而苦恼，从而产生焦虑或抑郁。最常发生于不能确定自己是同性恋、异性恋或双性恋的青少年，或一些在一段时期确定稳固的性取向（常为一种长久的关系）后，发现他们的性取向正在改变的个体。

F66.1 自我不和谐的性取向

性身份或性偏好（异性恋、同性恋、双性恋、或青春期前的）是确定无疑的，但由于伴有的心理和行为障碍使个体希望它们并非如此，并可能为了改变性取向而寻求治疗。

F66.2 性关系障碍

性身份或性取向（异性恋、同性恋、或双性恋）的异常导致与性伴侣建立或维持关系的困难。

F66.8 其他性心理发育障碍

F66.9 未特指的性心理发育障碍

F66 Psychological and behavioural disorders associated with sexual development and orientation

Note: Sexual orientation by itself is not to be regarded as a disorder.

F66.0 Sexual maturation disorder

The patient suffers from uncertainty about his or her gender identity or sexual orientation, which causes anxiety or depression. Most commonly this occurs in adolescents who are not certain whether they are homosexual, heterosexual or bisexual in orientation, or in individuals who, after a period of apparently stable sexual orientation, (often within a longstanding relationship), find that their sexual orientation is changing.

F66.1 Egodystonic sexual orientation

The gender identity or sexual preference (heterosexual, homosexual, bisexual, or prepubertal) is not in doubt, but the individual wishes it were different because of associated psychological and behavioural disorders, and may seek treatment in order to change it.

F66.2 Sexual relationship disorder

The gender identity or sexual orientation (heterosexual, homosexual, or bisexual) is responsible for difficulties in forming or maintaining a relationship with a sexual partner.

F66.8 Other psychosexual development disorders

F66.9 Psychosexual development disorder, unspecified

F68 成人人格和行为的其他障碍

F68.0 由于心理原因渲染的躯体症状

最初由确定的躯体障碍、疾病或残疾所引起的相应的躯体症状，在病人心理状态的影响下，变得夸张或持久。病人常为疼痛或残疾所困扰，并由于确实存在残疾或疼痛症状迁延或进展的可能性，而常对此忧心忡忡。

赔偿神经症

F68.1 有意制造或伪装的躯体或心理性的症状或残疾［做作性障碍］

病人无明显原因而反复伪装的症状以及为了产生症状或体征而不惜损害自己。其动机不明，推测其原因可能是内在的、采取病人角色的目的。本障碍常伴有显著的人格和关系障碍。

F68 Other disorders of adult personality and behaviour

F68.0 Elaboration of physical symptoms for psychological reasons

Physical symptoms compatible with and originally due to a confirmed physical disorder, disease or disability become exaggerated or prolonged due to the psychological state of the patient. The patient is commonly distressed by this pain or disability, and is often preoccupied with worries, which may be justified, of the possibility of prolonged or progressive disability or pain.

Compensation neurosis

F68.1 Intentional production or feigning of symptoms or disabilities, either physical or psychological [factitious disorder]

The patient feigns symptoms repeatedly for no obvious reason and may even inflict self-harm in order to produce symptoms or signs. The motivation is obscure and presumably internal with the aim of adopting the sick role. The disorder is often combined with marked disorders of personality and relationships.

医院游击者综合征
夸大综合征[明希豪森综合征]
巡游型病人
不包括：人为性皮炎(L98.1)
(具有明显动机的)诈病者(Z76.5)

Hospital hopper syndrome
Münchhausen's syndrome
Peregrinating patient
Excludes: factitial dermatitis (L98.1)
person feigning illness (with obvious motivation) (Z76.5)

F68.8 其他特指的成人人格和行为障碍

性格障碍 NOS
关系障碍 NOS

F68.8 Other specified disorders of adult personality and behaviour

Character disorder NOS
Relationship disorder NOS

F69 未特指的成人人格和行为障碍

F69 Unspecified disorder of adult personality and behaviour

精神发育迟缓 (F70-F79)

一种精神发育受阻或不全的情况，以在发育阶段所表现的技能损害为主要特征，这些技能如认知、语言、运动和社会能力，构成了智能的总体水平。发育迟缓的发生可伴有或不伴有任何其他精神或躯体情况。

传统上精神发育迟缓的程度是由标准化的智能测验来评定的。这些测验还可以通过在特定环境下社会适应力的评估分来加以补充。这些测定方法对精神发育迟缓的程度提供了近似的指标。诊断还有赖于熟练诊断医师对智力功能的全面评价。

智能力和社会适应力可随时间而改变，但不管有多低，在经过训练和康复后它都可以改进。诊断应建立在目前具有的功能水平上。

下列第四位数亚目可用于 F70-F79 类目，以标明行为缺陷的程度：

.0 无，或轻微的行为缺陷

.1 显著的行为缺陷，需要加以关注或治疗

.8 其他行为缺陷

.9 未提及行为缺陷

需要时，使用附加编码标明有关情况，如：孤独症、其他发育障碍、癫痫、品行障碍或严重的躯体残疾。

Mental retardation (F70-F79)

A condition of arrested or incomplete development of the mind, which is especially characterized by impairment of skills manifested during the developmental period, skills which contribute to the overall level of intelligence, i. e. cognitive, language, motor, and social abilities. Retardation can occur with or without any other mental or physical condition.

Degrees of mental retardation are conventionally estimated by standardized intelligence tests. These can be supplemented by scales assessing social adaptation in a given environment. These measures provide an approximate indication of the degree of mental retardation. The diagnosis will also depend on the overall assessment of intellectual functioning by a skilled diagnostician.

Intellectual abilities and social adaptation may change over time, and, however poor, may improve as a result of training and rehabilitation. Diagnosis should be based on the current levels of functioning.

The following fourth-character subdivisions are for use with categories F70-F79 to identify the extent of impairment of behaviour:

.0 With the statement of no, or minimal, impairment of behaviour

.1 Significant impairment of behaviour requiring attention or treatment

.8 Other impairments of behaviour

.9 Without mention of impairment of behaviour

Use additional code, if desired, to identify associated conditions such as autism, other developmental disorders, epilepsy, conduct disorders, or severe physical handicap.

F70 轻度精神发育迟缓

[亚目见 F70 的前面]

智商(IQ)范围大约为 50~69(对成人,其智力年龄在 9~12 岁之间)。在学校学习中可能有些困难。许多成年病人能够工作并维持良好的社会关系,对社会做出贡献。

包 括:心智虚弱
轻度智力低下

F70 Mild mental retardation

[See before F70 for subdivisions]

Approximate IQ range of 50 to 69 (in adults, mental age from 9 to under 12 years) Likely to result in some learning difficulties in school. Many adults will be able to work and maintain good social relationships and contribute to society.

Includes: feeble-mindedness
mild mental subnormality

F71 中度精神发育迟缓

[亚目见 F70 的前面]

智商(IQ)范围大约为 35~49(对成人,其智力年龄在 6~9 岁之间)。可造成儿童期的显著发育延迟,但大多数病人通过学习可以产生一定程度的独立照料自己的能力,并能获得适当交往和学习技能的能力。成年病人在社区中生活与工作时需要给予不同程度的帮助。

包 括:中度智力低下

F71 Moderate mental retardation

[See before F70 for subdivisions]

Approximate IQ range of 35 to 49 (in adults, mental age from 6 to under 9 years). Likely to result in marked developmental delays in childhood but most can learn to develop some degree of independence in self-care and acquire adequate communication and academic skills. Adults will need varying degrees of support to live and work in the community.

Includes: moderate mental subnormality

F72 重度精神发育迟缓

[亚目见 F70 的前面]

智商(IQ)范围大约为 20~34(对成人,其智力年龄在 3~6 岁之间)。其结果是需要给予连续不断的帮助。

包 括:重度智力低下

F72 Severe mental retardation

[See before F70 for subdivisions]

Approximate IQ range of 20 to 34 (in adults, mental age from 3 to under 6 years). Likely to result in continuous need of support.

Includes: severe mental subnormality

F73 极重度精神发育迟缓

[亚目见 F70 的前面]

智商(IQ)低于 20(对成人,其智力年龄在 3 岁以下)。其结果是在照顾自己、自制、交往和行动能力上受到严重限制。

包 括:极重度智力低下

F73 Profound mental retardation

[See before F70 for subdivisions]

IQ under 20 (in adults, mental age below 3 years). Results in severe limitation in self-care, continence, communication and mobility.

Includes: profound mental subnormality

F78 其他精神发育迟缓

[亚目见 F70 的前面]

F78 Other mental retardation

[See before F70 for subdivisions]

F79 未特指的精神发育迟缓

[亚目见 F70 的前面]

包 括:智力:
- 缺陷 NOS
- 低下 NOS

F79 Unspecified mental retardation

[See before F70 for subdivisions]

Includes: mental:
- deficiency NOS
- subnormality NOS

心理发育障碍（F80-F89）

本节中包括的障碍共同具有：(a) 一律起病于婴幼儿期或童年期；(b) 具有功能发育的损害或延迟，并与中枢神经系统的生物学成熟过程密切相关；(c) 病程恒定，不存在缓解和复发。大多数病例的功能受损包括语言、视觉-空间技能和运动共济。这种延迟或损害通常从它刚刚能被可靠地测出之时起就已经存在，并随着儿童的年龄增长逐渐减轻，不过到成年时仍常遗留较轻的缺陷。

F80 特定性言语和语言发育障碍

这类障碍在发育的早期就有正常语言获得方式的紊乱。此状况不能直接归咎于神经或言语机制的异常、感觉缺损、神经发育迟缓或环境因素。特定性言语和语言发育障碍常伴随一些有关的问题，如阅读和拼写困难、人际关系异常以及情绪和行为障碍。

F80.0 特定性言语构音障碍

一种特定性发育障碍，患儿运用语音的能力低于其智力年龄的应有水平，但其语言技能正常。

发育性：
- 语音学障碍
- 言语构音障碍

言语困难

功能性言语清晰度障碍

“r”“l”不分

不包括：言语清晰度受损（由于）：
- 失语 NOS（R47.0）
- 失用（R48.2）
- 听觉丧失（H90-H91）
- 精神发育迟缓（F70-F79）
- 伴有语言发育障碍：
  - 表达性（F80.1）
  - 感受性（F80.2）

F80.1 表达性语言障碍

一种特定性发育障碍，患儿表达性口语应用能力显著低于其智力年龄的应有水平，但其语言理解力在正常范围内。发音异常可有可无。

发音性言语困难或失语，表达型

Disorders of psychological development (F80-F89)

The disorders included in this block have in common: (a) onset invariably during infancy or childhood; (b) impairment or delay in development of functions that are strongly related to biological maturation of the central nervous system; and (c) a steady course without remissions and relapses. In most cases, the functions affected include language, visuo-spatial skills, and motor coordination. Usually, the delay or impairment has been present from as early as it could be detected reliably and will diminish progressively as the child grows older, although milder deficits often remain in adult life.

F80 Specific developmental disorders of speech and language

Disorders in which normal patterns of language acquisition are disturbed from the early stages of development. The conditions are not directly attributable to neurological or speech mechanism abnormalities, sensory impairments, mental retardation, or environmental factors. Specific developmental disorders of speech and language are often followed by associated problems, such as difficulties in reading and spelling, abnormalities in interpersonal relationships, and emotional and behavioural disorders.

F80.0 Specific speech articulation disorder

A specific developmental disorder in which the child's use of speech sounds is below the appropriate level for its mental age, but in which there is a normal level of language skills.

Developmental:
- phonological disorder
- speech articulation disorder

Dyslalia

Functional speech articulation disorder

Lalling

Excludes: speech articulation impairment (due to):
- aphasia NOS (R47.0)
- apraxia (R48.2)
- hearing loss (H90-H91)
- mental retardation (F70-F79)
- with language developmental disorder:
  - expressive (F80.1)
  - receptive (F80.2)

F80.1 Expressive language disorder

A specific developmental disorder in which the child's ability to use expressive spoken language is markedly below the appropriate level for its mental age, but in which language comprehension is within normal limits. There may or may not be abnormalities in articulation.

Developmental dysphasia or aphasia, expressive type

不包括：伴有癫痫的后天性失语[兰道-克勒夫纳综合征](F80.3)
言语困难和失语：
·NOS(R47.0)
·发育性，感受型(F80.2)
选择性缄默症(F94.0)
精神发育迟缓(F70-F79)
弥漫性[综合性]发育障碍(F84.-)

Excludes: acquired aphasia with epilepsy [Landau-Kleffner] (F80.3)
dysphasia and aphasia:
· NOS (R47.0)
· developmental, receptive type (F80.2)
elective mutism (F94.0)
mental retardation (F70-F79)
pervasive developmental disorders (F84.-)

F80.2　感受性语言障碍

一种特定性发育障碍，患儿对语言的理解低于其智力年龄的应有水平。几乎所有病例的语言表达都显著受损，语音发育异常也很常见。

先天性听知觉缺失
发育性：
·失语或言语困难，感受型
·韦尼克失语
语词性耳聋

不包括：伴有癫痫的后天性失语[兰道-克勒夫纳综合征](F80.3)
孤独症(F84.0-F84.1)
言语困难和失语：
·NOS(R47.0)
·发育性，表达型(F80.1)
选择性缄默症(F94.0)
聋引起的语言发育延迟(H90-H91)
精神发育迟缓(F70-F79)
综合性精神发育障碍(F84.-)

F80.2　Receptive language disorder

A specific developmental disorder in which the child's understanding of language is below the appropriate level for its mental age. In virtually all cases expressive language will also be markedly affected and abnormalities in word-sound production are common.

Congenital auditory imperception
Developmental:
· dysphasia or aphasia, receptive type
· Wernicke's aphasia
Word deafness

Excludes: acquired aphasia with epilepsy [Landau-Kleffner] (F80.3)
autism (F84.0-F84.1)
dysphasia and aphasia:
· NOS (R47.0)
· developmental, expressive type (F80.1)
elective mutism (F94.0)
language delay due to deafness (H90-H91)
mental retardation (F70-F79)
pervasive developmental disorders (F84.-)

F80.3　伴有癫痫的后天性失语[兰道-克勒夫纳综合征]

一种发生于儿童的障碍，病前语言发育正常，病后丧失了感受性和表达性语言功能，但仍保持一般智能；本障碍发病时伴脑电图有阵发异常波，多数患儿还有癫痫发作。发病通常在3~7岁之间，在几天或几周后丧失语言能力。抽搐与语言丧失之间发生的时间顺序变异很大，其中任何一个可先于另一个数月到两年。感染性脑炎已被假设为本障碍的可能病因。约三分之二的患儿或多或少遗留有严重的感受性语言缺陷。

不包括：失语(由于)：
·NOS(R47.0)
·孤独症(F84.0-F84.1)
·童年期瓦解性障碍(F84.2-F84.3)

F80.3　Acquired aphasia with epilepsy [Landau-Kleffner]

A disorder in which the child, having previously made normal progress in language development, loses both receptive and expressive language skills but retains general intelligence; the onset of the disorder is accompanied by paroxysmal abnormalities on the EEG, and in the majority of cases also by epileptic seizures. Usually the onset is between the ages of three and seven years, with skills being lost over days or weeks. The temporal association between the onset of seizures and loss of language is variable, with one preceding the other (either way round) by a few months to two years. An inflammatory encephalitic process has been suggested as a possible cause of this disorder. About two-thirds of patients are left with a more or less severe receptive language deficit.

Excludes: aphasia (due to):
· NOS (R47.0)
· autism (F84.0-F84.1)
· disintegrative disorders of childhood (F84.2-F84.3)

F80.8 其他言语和语言发育障碍

齿音发音不清

F80.9 未特指的言语和语言发育障碍

语言障碍 NOS

F81 特定性学习技能发育障碍

这类障碍在发育的早期就有正常技能获得方式的紊乱。这种紊乱不是简单的缺乏学习机会的后果,也不仅是精神发育迟缓的结果,也不是由于任何形式的后天性脑外伤或脑疾病所引起。

F81.0 特定性阅读障碍

主要特征为在阅读技能发育上特定的和显著的损害,这种损害不能只用智力年龄、视力问题或教育不当来解释。阅读理解技能、阅读中单词的辨认、朗读技能以及完成需要阅读参与的作业的能力都会受到影响。拼写困难常伴随特定的阅读障碍,这种困难即使在阅读能力有所改善后也常持续到青少年期。特定性阅读障碍的患儿常有言语或语言发育障碍的病史。在学龄期有关的情绪和行为紊乱也很常见。

"反向阅读"
发育性阅读困难
特定性阅读迟滞

不包括: 失读 NOS(R48.0)
诵读困难 NOS(R48.0)
继发于情绪紊乱的阅读困难(F93. -)

F81.1 特定性拼写障碍

主要特征是在拼写技能发育上特定的和显著的损害,但没有特定性阅读障碍的病史,不能只用智力年龄低、视力问题或教育不当来解释。口头和笔头正确拼读单词的能力都受到影响。

特定性拼写迟滞(不伴有阅读障碍)

不包括: 失写 NOS(R48.8)
拼写困难:
· 与阅读障碍有关的(F81.0)
· 教育不当引起的(Z55.8)

F80.8 Other developmental disorders of speech and language

Lisping

F80.9 Developmental disorder of speech and language, unspecified

Language disorder NOS

F81 Specific developmental disorders of scholastic skills

Disorders in which the normal patterns of skill acquisition are disturbed from the early stages of development. This is not simply a consequence of a lack of opportunity to learn, it is not solely a result of mental retardation, and it is not due to any form of acquired brain trauma or disease.

F81.0 Specific reading disorder

The main feature is a specific and significant impairment in the development of reading skills that is not solely accounted for by mental age, visual acuity problems, or inadequate schooling. Reading comprehension skill, reading word recognition, oral reading skill, and performance of tasks requiring reading may all be affected. Spelling difficulties are frequently associated with specific reading disorder and often remain into adolescence even after some progress in reading has been made. Specific developmental disorders of reading are commonly preceded by a history of disorders in speech or language development. Associated emotional and behavioural disturbances are common during the school age period.

"Backward reading"
Developmental dyslexia
Specific reading retardation

Excludes: alexia NOS (R48.0)
dyslexia NOS (R48.0)
reading difficulties secondary to emotional disorders (F93. -)

F81.1 Specific spelling disorder

The main feature is a specific and significant impairment in the development of spelling skills in the absence of a history of specific reading disorder, which is not solely accounted for by low mental age, visual acuity problems, or inadequate schooling. The ability to spell orally and to write out the words correctly are both affected.

Specific spelling retardation (without reading disorder)

Excludes: agraphia NOS (R48.8)
spelling difficulties:
· associated with a reading disorder (F81.0)
· due to inadequate teaching(Z55.8)

F81.2　特定性计算技能障碍

涉及一种特定的计算技能的损害,不能只根据弥漫性精神发育迟缓或教育不当来解释。缺陷涉及对加减乘除等基本计算技能的掌握,而不涉及对代数、三角、几何或微积分等更为抽象的数学技能的掌握。

发育性:
- 计算不能
- 计算障碍
- 格斯特曼综合征

不包括: 失算 NOS(R48.8)
　计算困难:
　- 与阅读或拼写障碍有关的(F81.3)
　- 教育不当引起的(Z55.8)

F81.3　混合性学习技能障碍

这是一组定义不明确障碍的残留类目,表现为计算和阅读或拼写技能皆有显著的损害,但又不能只根据弥漫性精神发育迟缓或教育不当来解释。本类目适用于同时符合 F81.2 标准以及 F81.0 或 F81.1 之一标准的那些障碍。

不包括: 特定性:
　- 计算技能障碍(F81.2)
　- 阅读障碍(F81.0)
　- 拼写障碍(F81.1)

F81.8　其他学习技能发育障碍

发育性表达性书写障碍

F81.9　未特指的学习技能发育障碍

知识获得不能 NOS

学习:
- 不能 NOS
- 障碍 NOS

F82　特定性运动功能发育障碍

本障碍的主要特征是运动共济发育严重损害,不能只根据弥漫性智力发育迟缓或任何特定的先天性或后天性神经科障碍来解释。不过,在大多数病例仔细的临床检查中仍显示出明显的神经发育不成熟的迹象,如悬空肢体的舞蹈样运动或镜像动作和其他伴随的运动特征,以及精细和粗大运动共济损害的体征。

F81.2　Specific disorder of arithmetical skills

Involves a specific impairment in arithmetical skills that is not solely explicable on the basis of general mental retardation or of inadequate schooling. The deficit concerns mastery of basic computational skills of addition, subtraction, multiplication, and division rather than of the more abstract mathematical skills involved in algebra, trigonometry, geometry, or calculus.

Developmental:
- acalculia
- arithmetical disorder
- Gerstmann's syndrome

Excludes: acalculia NOS (R48.8)
　arithmetical difficulties:
　- associated with a reading or spelling disorder (F81.3)
　- due to inadequate teaching (Z55.8)

F81.3　Mixed disorder of scholastic skills

An ill-defined residual category of disorders in which both arithmetical and reading or spelling are significantly impaired, but in which the disorder is not solely explicable in terms of general mental retardation or of inadequate schooling. It should be used for disorders meeting the criteria for both F81.2, and either F81.0 or F81.1.

Excludes: specific:
　- disorder of arithmetical skills (F81.2)
　- reading disorder (F81.0)
　- spelling disorder (F81.1)

F81.8　Other developmental disorders of scholastic skills

Developmental expressive writing disorder

F81.9　Developmental disorder of scholastic skills, unspecified

Knowledge acquisition disability NOS

Learning:
- disability NOS
- disorder NOS

F82　Specific developmental disorder of motor function

A disorder in which the main feature is a serious impairment in the development of motor coordination that is not solely explicable in terms of general intellectual retardation or of any specific congenital or acquired neurological disorder. Nevertheless, in most cases a careful clinical examination shows marked neurodevelopmental immaturities such as choreiform movements of unsupported limbs or mirror movements and other associated motor features, as well as signs of impaired fine and gross motor coordination.

笨拙儿童综合征
发育性：
· 共济障碍
· 运动不良
不包括： 异常的步态和移动(R26.-)
共济失调(R27.-)
· 继发于精神发育迟缓(F70-F79)

Clumsy child syndrome
Developmental:
· coordination disorder
· dyspraxia
Excludes: abnormalities of gait and mobility (R26.-)
lack of coordination (R27.-)
· secondary to mental retardation (F70-F79)

F83 混合性特定性发育障碍

这是一组障碍的残留类目，表现为言语和语言、学习技能及运动功能的特定性发育障碍的混合，但上述障碍中没有一种足以构成主要诊断。只有当这些特定性发育障碍之间存在显著的重叠时才能使用这个混合性类目。本障碍常与某种程度的一般认知功能损害有关，但并不总是如此。因而，当功能障碍符合 F80.-、F81.-和 F82 中两个或两个以上诊断标准时，才能使用本类目。

F83 Mixed specific developmental disorders

A residual category for disorders in which there is some admixture of specific developmental disorders of speech and language, of scholastic skills, and of motor function, but in which none predominates sufficiently to constitute the prime diagnosis. This mixed category should be used only when there is a major overlap between each of these specific developmental disorders. The disorders are usually, but not always, associated with some degree of general impairment of cognitive functions. Thus, the category should be used when there are dysfunctions meeting the criteria for two or more of F80.-, F81.- and F82.

F84 弥漫性[综合性]发育障碍

一组以社会人际交往和沟通模式的性质异常、兴趣与活动内容局限、刻板和重复为特点的障碍。这些性质异常是在所有场合下个体功能的一种弥漫性[综合性]的特征。

需要时，使用附加编码标明任何伴随的医学情况和精神发育迟缓。

F84 Pervasive developmental disorders

A group of disorders characterized by qualitative abnormalities in reciprocal social interactions and in patterns of communication, and by restricted, stereotyped, repetitive repertoire of interests and activities. These qualitative abnormalities are a pervasive feature of the individual's functioning in all situations.

Useadditional code, if desired, to identify any associated medical condition and mental retardation.

F84.0 童年孤独症

弥漫性[综合性]发育障碍的一种类型，其定义为：(a)在 3 岁前即出现发育异常或受损的表现，(b)功能失常的特征型可见于精神病理学的所有三个方面：社会交往、沟通以及局限、刻板和重复的行为。除了这些特定的诊断性特征外，还常有一系列其他非特定的问题，如恐怖症、睡眠和进食紊乱、发怒和(自我定向的)攻击。

孤独性障碍
婴幼儿：
· 孤独症
· 精神病
坎纳综合征
不包括： 孤独性精神病态(F84.5)

F84.0 Childhood autism

A type of pervasive developmental disorder that is defined by: (a) the presence of abnormal or impaired development that is manifest before the age of three years, and (b) the characteristic type of abnormal functioning in all the three areas of psychopathology: reciprocal social interaction, communication, and restricted, stereotyped, repetitive behaviour. In addition to these specific diagnostic features, a range of other nonspecific problems are common, such as phobias, sleeping and eating disturbances, temper tantrums, and (self-directed) aggression.

Autistic disorder
Infantile:
· autism
· psychosis
Kanner's syndrome
Excludes: autistic psychopathy (F84.5)

F84.1　不典型孤独症

弥漫性[综合性]发育障碍的一种类型,与童年孤独症的区别在于起病的年龄以及不能满足童年孤独症的全部三条诊断标准。只有当发育异常和受损是在3岁以后才出现,并且尽管在其他方面存在特征性异常表现,但却缺乏诊断孤独症所需的三个精神病理学方面(即:社会交往、沟通以及局限、刻板和重复的行为)中的一个或两个方面充分而显然的异常时,才可以使用本亚目。不典型性孤独症最常发生于极重度精神发育迟缓的个体以及具有严重的特定感受性语言发育障碍的人。

不典型儿童精神病

伴有孤独症特征的精神发育迟缓

需要时,使用附加编码(F70-F79)标明精神发育迟缓。

F84.2　雷特综合征

迄今只在女孩中发现的一种情况,其表现为早期发育明显正常,但随后出现言语、手的运动和使用技能的部分或完全丧失并伴有头颅增长变慢,通常在出生后的7个月到24个月之间起病。目的性手动丧失、手的刻板性扭动和过度换气为主要特征。社交和游戏发育受阻,但社会兴趣仍可保存。躯干共济失调和失用症可开始发生于4岁,并常伴随有舞蹈样手足徐动症性运动。结果几乎总是导致重度精神发育迟缓。

F84.3　其他童年瓦解性障碍

弥漫性[综合性]发育障碍的一种类型,其定义为发病前有一段完全正常的发育,随后在几个月的病程后,既往在某些发育过程中所获得的技能有肯定的丧失。典型病例可伴有对环境普遍丧失兴趣,刻板、重复的运动性作态,在社会交往和沟通方面有类似孤独症样的异常。尽管在某些病例中显示其障碍是由于某些有关的脑病所引起,但仍应根据其行为特征做出本诊断。

婴儿痴呆

瓦解性精神病

赫勒综合征

共生性精神病

需要时,使用附加编码标明任何有关的神经科情况。

不包括: 雷特综合征(F84.2)

F84.1　Atypical autism

A type of pervasive developmental disorder that differs from childhood autism either in age of onset or in failing to fulfil all three sets of diagnostic criteria. This subcategory should be used when there is abnormal and impaired development that is present only after age three years, and a lack of sufficient demonstrable abnormalities in one or two of the three areas of psychopathology required for the diagnosis of autism (namely, reciprocal social interactions, communication, and restricted, stereotyped, repetitive behaviour) in spite of characteristic abnormalities in the other area (s). Atypical autism arises most often in profoundly retarded individuals and in individuals with a severe specific developmental disorder of receptive language.

Atypical childhood psychosis

Mental retardation with autistic features

Use additional code (F70-F79), if desired, to identify mental retardation.

F84.2　Rett's syndrome

A condition, so far found only in girls, in which apparently normal early development is followed by partial or complete loss of speech and of skills in locomotion and use of hands, together with deceleration in head growth, usually with an onset between seven and 24 months of age. Loss of purposive hand movements, hand-wringing stereotypies, and hyperventilation are characteristic. Social and play development are arrested but social interest tends to be maintained. Trunk ataxia and apraxia start to develop by age four years and choreoathetoid movements frequently follow. Severe mental retardation almost invariably results.

F84.3　Other childhood disintegrative disorder

A type of pervasive developmental disorder that is defined by a period of entirely normal development before the onset of the disorder, followed by a definite loss of previously acquired skills in several areas of development over the course of a few months. Typically, this is accompanied by a general loss of interest in the environment, by stereotyped, repetitive motor mannerisms, and by autistic-like abnormalities in social interaction and communication. In some cases the disorder can be shown to be due to some associated encephalopathy but the diagnosis should be made on the behavioural features.

Dementia infantilis

Disintegrative psychosis

Heller's syndrome

Symbiotic psychosis

Useadditional code, if desired, to identify any associated neurological condition.

Excludes: Rett's syndrome (F84.2)

F84.4 与精神发育迟缓和刻板动作有关的多动障碍

一种分类学地位不确定且定义不明确的障碍。设计本类目是为了包括一组具有重度精神发育迟缓(智商低于35)并以多动、注意力不集中以及刻板行为为主要问题的儿童。使用兴奋剂治疗非但无效(与智商正常的儿童不一样)还可能产生情绪恶劣反应(有时伴有精神运动性迟滞)。在青少年期,多动倾向于被少动所代替(这在智力正常的多动儿童中是不常见的类型)。这种综合征也常与各种特定性或广泛性发育延迟有关。尚不知道行为模式与低智商或器质性脑损害的函数关系究竟有多大。

F84.4 Overactive disorder associated with mental retardation and stereotyped movements

An ill-defined disorder of uncertain nosological validity. The category is designed to include a group of children with severe mental retardation (IQ below 35) who show major problems in hyperactivity and in attention, as well as stereotyped behaviours. They tend not to benefit from stimulant drugs (unlike those with an IQ in the normal range) and may exhibit a severe dysphoric reaction (sometimes with psychomotor retardation) when given stimulants. In adolescence, the overactivity tends to be replaced by underactivity (a pattern that is not usual in hyperkinetic children with normal intelligence). This syndrome is also often associated with a variety of developmental delays, either specific or global. The extent to which the behavioural pattern is a function of low IQ or of organic brain damage is not known.

F84.5 阿斯珀格综合征

一种分类学地位不确定的障碍,其特征与典型的孤独症那样,有同样类型的社会交往性质异常,并伴有兴趣和活动内容局限、刻板和重复。本综合征与孤独症的主要区别在于没有语言或认知的一般性发育延迟或迟滞。本障碍常伴有明显的笨拙。上述异常常有强烈的延续到青少年和成年期的倾向。在成年早期偶尔出现精神病发作。

孤独症性精神病态
童年分裂样障碍

F84.5 Asperger's syndrome

A disorder of uncertain nosological validity, characterized by the same type of qualitative abnormalities of reciprocal social interaction that typify autism, together with a restricted, stereotyped, repetitive repertoire of interests and activities. It differs from autism primarily in the fact that there is no general delay or retardation in language or in cognitive development. This disorder is often associated with marked clumsiness. There is a strong tendency for the abnormalities to persist into adolescence and adult life. Psychotic episodes occasionally occur in early adult life.

Autistic psychopathy
Schizoid disorder of childhood

F84.8 其他弥漫性[综合性]发育障碍
F84.9 未特指的弥漫性[综合性]发育障碍

F84.8 Other pervasive developmental disorders
F84.9 Pervasive developmental disorder, unspecified

F88 其他心理发育障碍

发育性失认症

F88 Other disorders of psychological development

Developmental agnosia

F89 未特指的心理发育障碍

发育障碍 NOS

F89 Unspecified disorder of psychological development

Developmental disorder NOS

通常在童年和青少年期发病的行为和情绪障碍（F90-F98）

Behavioural and emotional disorders with onset usually occurring in childhood and adolescence (F90-F98)

F90 多动性障碍

本组障碍的特征是发病早（通常在5岁以内），对需要认知参与的活动缺乏持久性，倾向于经常变换活动内容，但任何一项都不能进行到底，同时伴有组织不好、调节不良和过度的活动。此外有一些其他有关的异常。多动的儿童常常粗心大意并具有冲动性，易出事故，并常因不动脑筋而违反纪律，但不是有意的。他们与成年人的关系常常是不受管教于约束，缺乏正常的谨慎和克制。他们不受其他儿童的欢迎进而变得孤立。常有认知功能的损害，而且运动和语言的特定性发育延迟也不成比例地频繁发生。继发的并发症包括社交紊乱性行为和自我评价低下。

不包括：焦虑障碍（F41.-）
心境［情感］障碍（F30-F39）
弥漫性［综合性］发育障碍（F84.-）
精神分裂症（F20.-）

F90.0 活动与注意失调

注意缺陷：
- 障碍伴有多动
- 多动障碍
- 综合征伴有多动

不包括：与品行障碍有关的多动性障碍（F90.1）

F90.1 多动性品行障碍

与品行障碍有关的多动性障碍

F90.8 其他多动性障碍

F90.9 未特指的多动性障碍

童年或青少年期多动性反应 NOS

多动综合征 NOS

F90 Hyperkinetic disorders

A group of disorders characterized by an early onset (usually in the first five years of life), lack of persistence in activities that require cognitive involvement, and a tendency to move from one activity to another without completing any one, together with disorganized, ill-regulated, and excessive activity. Several other abnormalities may be associated. Hyperkinetic children are often reckless and impulsive, prone to accidents, and find themselves in disciplinary trouble because of unthinking breaches of rules rather than deliberate defiance. Their relationships with adults are often socially disinhibited, with a lack of normal caution and reserve. They are unpopular with other children and may become isolated. Impairment of cognitive functions is common, and specific delays in motor and language development are disproportionately frequent. Secondary complications include dissocial behaviour and low self-esteem.

Excludes: anxiety disorders (F41.-)
mood [affective] disorders (F30-F39)
pervasive developmental disorders (F84.-)
schizophrenia (F20.-)

F90.0 Disturbance of activity and attention

Attention deficit:
- disorder with hyperactivity
- hyperactivity disorder
- syndrome with hyperactivity

Excludes: hyperkinetic disorder associated with conduct disorder (F90.1)

F90.1 Hyperkinetic conduct disorder

Hyperkinetic disorder associated with conduct disorder

F90.8 Other hyperkinetic disorders

F90.9 Hyperkinetic disorder, unspecified

Hyperkinetic reaction of childhood or adolescence NOS

Hyperkinetic syndrome NOS

F91 品行障碍

以反复和持久的社交紊乱性、攻击性或对抗性品行模式为特征的障碍。这种行为可严重违反相应年龄的社会规范,较之儿童普通的调皮捣蛋或青少年的逆反行为也更严重,并应意味着是持久类型的行为(6个月或更长)。品行障碍的特点也可能是其他精神科情况的症状,这时应采用根本的诊断。

作为诊断依据的行为举例包括:过分好斗或霸道,残忍地对待他人或动物,严重损坏财物,纵火,偷窃,反复说谎,逃学或离家出走,过分频繁地大发脾气和不服从。以上行为的任何一种,如果明显的话,都可以做出本诊断,但孤立的社交紊乱性行为不能下此诊断。

不包括:心境[情感]障碍(F30-F39)
弥漫性[综合性]发育障碍(F84.-)
精神分裂症(F20.-)
当与……有关时:
· 情绪障碍(F92.-)
· 多动性障碍(F90.1)

F91 Conduct disorders

Disorders characterized by a repetitive and persistent pattern of dissocial, aggressive, or defiant conduct. Such behaviour should amount to major violations of age-appropriate social expectations; it should therefore be more severe than ordinary childish mischief or adolescent rebelliousness and should imply an enduring pattern of behaviour (six months or longer). Features of conduct disorder can also be symptomatic of other psychiatric conditions, in which case the underlying diagnosis should be preferred.

Examples of the behaviours on which the diagnosis is based include excessive levels of fighting or bullying, cruelty to other people or animals, severe destructiveness to property, fire-setting, stealing, repeated lying, truancy from school and running away from home, unusually frequent and severe temper tantrums, and disobedience. Any one of these behaviours, if marked, is sufficient for the diagnosis, but isolated dissocial acts are not.

Excludes: mood [affective] disorders (F30-F39)
pervasive developmental disorders (F84.-)
schizophrenia (F20.-)
when associated with:
· emotional disorders (F92.-)
· hyperkinetic disorders (F90.1)

F91.0 局限于家庭的品行障碍

本类品行障碍具有社交紊乱性或攻击性行为(且不仅仅是对立、违抗或挑衅性行为),这种异常行为完全或几乎完全局限于家庭和核心家庭成员或最亲近的家人。这种障碍需符合F91.-的全部标准,只存在亲-子关系紊乱即使很严重也不足以下此诊断。

F91.0 Conduct disorder confined to the family context

Conduct disorder involving dissocial or aggressive behaviour (and not merely oppositional, defiant, disruptive behaviour), in which the abnormal behaviour is entirely, or almost entirely, confined to the home and to interactions with members of the nuclear family or immediate household. The disorder requires that the overall criteria for F91.- be met; even severely disturbed parent-child relationships are not of themselves sufficient for diagnosis.

F91.1 非社会化的品行障碍

本障碍的特征是持久的社交紊乱性或攻击性行为(符合F91.-的全部标准而不仅仅是对立、违抗或挑衅性行为)与和其他儿童个别交往时显著的全面性异常的共存。

品行障碍,孤独攻击型
非社会化攻击性障碍

F91.1 Unsocialized conduct disorder

Disorder characterized by the combination of persistent dissocial or aggressive behaviour (meeting the overall criteria for F91.-and not merely comprising oppositional, defiant, disruptive behaviour) with significant pervasive abnormalities in the individual's relationships with other children.

Conduct disorder, solitary aggressive type
Unsocialized aggressive disorder

F91.2 社会化的品行障碍

本障碍是指持久的社交紊乱性或攻击性行为(符合F91.-的全部标准而不仅仅是对立、违抗或挑衅性行为)发生在一些平时能够很好地与同伴玩耍的人身上。

F91.2 Socialized conduct disorder

Disorder involving persistent dissocial or aggressive behaviour (meeting the overall criteria for F91.- and not merely comprising oppositional, defiant, disruptive behaviour) occurring in individuals who are generally well integrated into their peer group.

品行障碍,集体型
集体违法犯罪
结帮违法
与他人结伙偷窃
逃学

F91.3 对立违抗性障碍

本类品行障碍常发生于较年幼儿童,主要特征是显著地违抗、不服从和挑衅行为,但不包括违法活动或更极端形式的攻击性或社交紊乱性行为。这种障碍需符合 F91. -的全部标准,只有调皮捣蛋或淘气的行为即使很严重也不足以下此诊断。应用本类目之前要谨慎,特别是对较年长的儿童,因为有临床意义的品行障碍常伴有社交紊乱性或攻击性行为,而这些行为早已超出了违抗、不服从或挑衅行为的界限。

F91.8 其他品行障碍

F91.9 未特指的品行障碍

童年:
· 行为障碍 NOS
· 品行障碍 NOS

F92 品行和情绪混合性障碍

本组障碍的特征是持久的攻击性、社交紊乱性或违抗行为与明确鲜明的抑郁、焦虑或其他情绪不良共存。必须同时符合童年的品行障碍(F91. -)和童年的情绪障碍(F93. -)或成年型神经症性诊断(F40-F48)或心境障碍(F30-F39)的标准。

F92.0 抑郁性品行障碍

本条亚目需要同时具有品行障碍(F91. -)以及持久而显著的抑郁心境(F32. -),症状表现如过分忧伤、对日常活动丧失兴趣和乐趣、自责和无望;也可有睡眠或食欲不良。

见于 F91. -的品行障碍与 F32. -中的抑郁障碍有关

F92.8 其他品行和情绪混合性障碍

本条亚目需要同时具有品行障碍(F91. -)和持久而显著的情绪症状,如焦虑、强迫或强制、人格解体或现实解体、恐怖症或疑病症。

见于 F91. -的品行障碍与……有关:
· F93. -中的情绪障碍
· F40-F48 中的神经症性障碍

F92.9 未特指的品行和情绪混合性障碍

Conduct disorder, group type
Group delinquency
Offences in the context of gang membership
Stealing in company with others
Truancy from school

F91.3 Oppositional defiant disorder

Conduct disorder, usually occurring in younger children, primarily characterized by markedly defiant, disobedient, disruptive behaviour that does not include delinquent acts or the more extreme forms of aggressive or dissocial behaviour. The disorder requires that the overall criteria for F91. - be met; even severely mischievous or naughty behaviour is not in itself sufficient for diagnosis. Caution should be employed before using this category, especially with older children, because clinically significant conduct disorder will usually be accompanied by dissocial or aggressive behaviour that goes beyond mere defiance, disobedience, or disruptiveness.

F91.8 Other conduct disorders

F91.9 Conduct disorder, unspecified

Childhood:
· behavioural disorder NOS
· conduct disorder NOS

F92 Mixed disorders of conduct and emotions

A group of disorders characterized by the combination of persistently aggressive, dissocial or defiant behaviour with overt and marked symptoms of depression, anxiety or other emotional upsets. The criteria for both conduct disorders of childhood (F91. -) and emotional disorders of childhood (F93. -) or an adult-type neurotic diagnosis (F40-F48) or a mood disorder (F30-F39) must be met.

F92.0 Depressive conduct disorder

This category requires the combination of conduct disorder (F91. -) with persistent and marked depression of mood (F32. -), as demonstrated by symptoms such as excessive misery, loss of interest and pleasure in usual activities, self-blame and hopelessness; disturbances of sleep or appetite may also be present.

Conduct disorder in F91. - associated with depressive disorder in F32. -

F92.8 Other mixed disorders of conduct and emotions

This category requires the combination of conduct disorder (F91. -) with persistent and marked emotional symptoms such as anxiety, obsessions or compulsions, depersonalization or derealization, phobias, or hypochondriasis.

Conduct disorder in F91. - associated with:
· emotional disorder in F93. -
· neurotic disorder in F40-F48

F92.9 Mixed disorder of conduct and emotions, unspecified

F93 特发于童年的情绪障碍

主要是正常发育趋向的夸大而不是本身性质异常的现象。在给特发于童年的这些情绪障碍和神经症性障碍(F40-F48)之间的区别下定义时，发育的恰当性被看做关键的诊断特征而应用。

不包括：当与品行障碍有关时(F92.-)

F93.0 童年离别焦虑障碍

只有当对离别的恐惧构成焦虑的中心，并且这种焦虑发生于童年早期时才可诊断为童年离别焦虑障碍。本障碍与正常离别焦虑的区别在其(严重)程度在统计学上是不寻常的(包括异常的、持久的超出了通常的年龄阶段)，并且社会功能也伴发了明显的问题。

不包括：心境[情感]障碍(F30-F39)
神经症性障碍(F40-F48)
童年恐怖性焦虑障碍(F93.1)
童年社交性焦虑障碍(F93.2)

F93.1 童年恐怖性焦虑障碍

见于童年的恐惧具有显著的发育阶段特定性并且(程度不等地)发生于大多数儿童，但这里提及的恐惧已达异常程度。发生于童年的其他恐惧，非属心理社会性发育的正常部分(如广场恐怖症)，应编码于F40-F48节中的适当类目。

不包括：广泛性焦虑障碍(F41.1)

F93.2 童年社交性焦虑障碍

在本障碍中，当儿童遇到崭新的、陌生的或具有社会性威胁的情景时，会出现对陌生人的警觉以及社交性恐惧或焦虑。本亚目只应用于当这样的恐惧发生在童年早期并且已达异常程度，同时伴有社会功能的问题时。

童年或青少年回避性障碍

F93.3 同胞竞争障碍

在一个紧随其后的同胞弟妹出生之后，通常大多数儿童表现出某种程度的情绪紊乱。只有当这种紊乱的程度或持续时间在统计上是不寻常的，同时又伴发有社会交往异常时才应诊断为同胞竞争障碍。

同胞忌妒

F93 Emotional disorders with onset specific to childhood

Mainly exaggerations of normal developmental trends rather than phenomena that are qualitatively abnormal in themselves. Developmental appropriateness is used as the key diagnostic feature in defining the difference between these emotional disorders, with onset specific to childhood, and the neurotic disorders (F40-F48).

Excludes: when associated with conduct disorder (F92. -)

F93.0 Separation anxiety disorder of childhood

Should be diagnosed when fear of separation constitutes the focus of the anxiety and when such anxiety first arose during the early years of childhood. It is differentiated from normal separation anxiety when it is of a degree (severity) that is statistically unusual (including an abnormal persistence beyond the usual age period), and when it is associated with significant problems in social functioning.

Excludes: mood [affective] disorders (F30-F39)
neurotic disorders (F40-F48)
phobic anxiety disorder of childhood (F93.1)
social anxiety disorder of childhood (F93.2)

F93.1 Phobic anxiety disorder of childhood

Fears in childhood that show a marked developmental phase specificity and arise (to some extent) in a majority of children, but that are abnormal in degree. Other fears that arise in childhood but that are not a normal part of psychosocial development (for example agoraphobia) should be coded under the appropriate category in section F40-F48.

Excludes: generalized anxiety disorder (F41.1)

F93.2 Social anxiety disorder of childhood

In this disorder there is a wariness of strangers and social apprehension or anxiety when encountering new, strange, or socially threatening situations. This category should be used only where such fears arise during the early years, but are both unusual in degree and accompanied by problems in social functioning.

Avoidant disorder of childhood or adolescence

F93.3 Sibling rivalry disorder

Some degree of emotional disturbance usually following the birth of an immediately younger sibling is shown by a majority of young children. A sibling rivalry disorder should be diagnosed only if the degree or persistence of the disturbance is both statistically unusual and associated with abnormalities of social interaction.

Sibling jealousy

F93.8 其他童年情绪障碍

身份障碍

过度焦虑障碍

不包括：童年期性身份障碍(F64.2)

F93.8 Other childhood emotional disorders

Identity disorder

Overanxious disorder

Excludes: gender identity disorder of childhood (F64.2)

F93.9 未特指的童年情绪障碍

F93.9 Childhood emotional disorder, unspecified

F94 特发于童年和青少年期的社会功能障碍

这是一组稍具异源性的障碍，它们都具有始于发育过程的社会功能异常，但(不同于弥漫性发育障碍)没有明显的、侵害所有领域功能的体质性社交无能或缺陷作为原发性特征。在许多病例中，生活环境的严重扭曲或闭塞被认为在病因学方面起关键性作用。

F94 Disorders of social functioning with onset specific to childhood and adolescence

A somewhat heterogeneous group of disorders that have in common abnormalities in social functioning which begin during the developmental period, but which (unlike the pervasive developmental disorders) are not primarily characterized by an apparently constitutional social incapacity or deficit that pervades all areas of functioning. In many instances, serious environmental distortions or privations probably play a crucial role in etiology.

F94.0 选择性缄默症

其特征为讲话时有明显的、受情绪制约的选择性，如患儿在一些场合表现出充分的语言才能，但在另一些(特殊的)场合却不能讲话。本障碍通常伴有显著的人格特点如社交焦虑、退缩、敏感或抗拒。

选择性缄默症

不包括：弥漫性[综合性]发育障碍(F84.-)

精神分裂症(F20.-)

特定性言语和语言发育障碍(F80.-)

童年早期离别焦虑所表现的一过性缄默(F93.0)

F94.0 Elective mutism

Characterized by a marked, emotionally determined selectivity in speaking, such that the child demonstrates a language competence in some situations but fails to speak in other (definable) situations. The disorder is usually associated with marked personality features involving social anxiety, withdrawal, sensitivity, or resistance.

Selective mutism

Excludes: pervasive developmental disorders (F84.-)

schizophrenia (F20.-)

specific developmental disorders of speech and language (F80.-)

transient mutism as part of separation anxiety in young children (F93.0)

F94.1 童年反应性依恋障碍

起病于5岁以前，其特征为儿童社交关系模式的持久异常，伴有情绪紊乱并与对周围环境改变的反应有关(如恐惧和高度警觉，与同伴交往差，自伤和伤人，愁苦以及某些病例的停止生长发育)。本综合征的发生可能是父母严重忽视、打骂或虐待的直接后果。

需要时，使用附加编码标明任何有关的身体成长受阻或生长发育迟滞。

不包括：阿斯珀格综合征(F84.5)

童年脱抑制性依恋障碍(F94.2)

虐待综合征(T74.-)

选择性依恋模式的正常变异

童年期性虐待或躯体虐待，导致心理社会问题(Z61.4-Z61.6)

F94.1 Reactive attachment disorder of childhood

Starts in the first five years of life and is characterized by persistent abnormalities in the child's pattern of social relationships that are associated with emotional disturbance and are reactive to changes in environmental circumstances (e.g. fearfulness and hypervigilance, poor social interaction with peers, aggression towards self and others, misery, and growth failure in some cases). The syndrome probably occurs as a direct result of severe parental neglect, abuse, or serious mishandling.

Use additional code, if desired, to identify any associated failure to thrive or growth retardation.

Excludes: Asperger's syndrome (F84.5)

disinhibited attachment disorder of childhood (F94.2)

maltreatment syndromes (T74.-)

normal variation in pattern of selective attachment

sexual or physical abuse in childhood, resulting in psychosocial problems (Z61.4-Z61.6)

F94.2 童年脱抑制性依恋障碍

一种发生在5岁以前的特殊形式的社会功能异常,即使生活环境出现巨变也仍有持续存在的倾向,如泛化、无选择的依恋行为,寻求注意和无区别的友好行为,与同伴交往失调;也可在环境影响下伴发情绪或行为紊乱。

无情性精神病态
孤儿院综合征

不包括: 阿斯珀格综合征(F84.5)
儿童住院症(F43.2)
多动性障碍(F90.-)
童年反应性依恋障碍(F94.1)

F94.2 Disinhibited attachment disorder of childhood

A particular pattern of abnormal social functioning that arises during the first five years of life and that tends to persist despite marked changes in environmental circumstances, e.g. diffuse, nonselectively focused attachment behaviour, attention-seeking and indiscriminately friendly behaviour, poorly modulated peer interactions; depending on circumstances there may also be associated emotional or behavioural disturbance.

Affectionless psychopathy
Institutional syndrome

Excludes: Asperger's syndrome (F84.5)
hospitalism in children (F43.2)
hyperkinetic disorders (F90.-)
reactive attachment disorder of childhood (F94.1)

F94.8 童年其他社会功能障碍

F94.8 Other childhood disorders of social functioning

F94.9 未特指的童年社会功能障碍

F94.9 Childhood disorder of social functioning, unspecified

F95 抽动障碍

这些综合征的主要表现是某种形式的抽动。抽动是一种不随意、快速、反复的非节律性运动(常局限于某些肌群)或无明显目的、突然发生的声音。抽动常具有不可克制的体验,但通常可被忍住一段时间,且因紧张而加重,在睡眠时消失。常见的简单运动性抽动包括眨眼、颈痉挛、耸肩和扮鬼脸。常见的简单发声抽动包括清嗓子、学吼叫、抽鼻子和嘶嘶声。常见的复杂抽动包括打自己、跳跃和单脚蹦。常见的复杂发声抽动包括重复特别的词句、有时用社会不能接受的(常为猥亵淫秽的)词句(秽语症)以及重复自己的发声或词句(重复言语)。

F95 Tic disorders

Syndromes in which the predominant manifestation is some form of tic. A tic is an involuntary, rapid, recurrent, nonrhythmic motor movement (usually involving circumscribed muscle groups) or vocal production that is of sudden onset and that serves no apparent purpose. Tics tend to be experienced as irresistible but usually they can be suppressed for varying periods of time, are exacerbated by stress, and disappear during sleep. Common simple motor tics include only eye-blinking, neck-jerking, shoulder-shrugging, and facial grimacing. Common simple vocal tics include throat-clearing, barking, sniffing, and hissing. Common complex tics include hitting oneself, jumping, and hopping. Common complex vocal tics include the repetition of particular words, and sometimes the use of socially unacceptable (often obscene) words (coprolalia), and the repetition of one's own sounds or words (palilalia).

F95.0 一过性抽动障碍

符合抽动障碍的一般标准,但抽动持续时间不超过12个月。抽动方式常为眨眼、扮鬼脸或头部抽动。

F95.0 Transient tic disorder

Meets the general criteria for a tic disorder but the tics do not persist longer than 12 months. The tics usually take the form of eye-blinking, facial grimacing or head-jerking.

F95.1 慢性运动或发声抽动障碍

符合抽动障碍的一般标准,具有运动或发声抽动(但两者不并存),可以是单一的,也可以是多种的(通常是多种的),抽动时间持续在一年以上。

F95.1 Chronic motor or vocal tic disorder

Meets the general criteria for a tic disorder, in which there are motor or vocal tics (but not both), that may be either single or multiple (but usually multiple), and last for more than a year.

F95.2　发声和多种运动联合抽动障碍［德拉图雷特综合征］

抽动障碍的一种形式，具有或已有过多种运动性抽动以及一种或几种发声抽动，但不一定同时发生。本障碍通常在青少年期加重并有延续到成年期的倾向。发声抽动常为多种的并伴有爆发性的重复发声、清嗓子和呼噜声，也可能使用污秽的词或短语。有时伴有手势的模仿动作，也可有猥亵（秽亵）性质的行为。

F95.8　其他抽动障碍

F95.9　未特指的抽动障碍

抽动 NOS

F98　通常在童年和青少年期发病的其他行为和情绪障碍

一组异源性障碍，它们共同的特征是起病于童年，但在其他许多方面则不同。某些状况代表了定义明确的综合征，另外的状况则最多是些症状的复合，只是由于它们比较多见并伴有心理社会问题，而且不能归入其他综合征，才把这些症状的复合包括在这里。

不包括： 屏气发作（R06.8）
童年期性身份障碍（F64.2）
嗜睡与贪食症［克莱内-莱文综合征］（G47.8）
强迫性障碍（F42. -）
情绪原因引起的睡眠障碍（F51. -）

F98.0　非器质性遗尿症

本障碍的特征为不自主的排尿，可发生在白天或夜间，相对于个体的智力年龄来说属于异常，这种症状也并非由于任何神经科障碍、癫痫发作或任何泌尿道结构异常所引起的膀胱失控所致。遗尿可能自出生就存在或在学会控制小便以后发生。遗尿可伴有或不伴有更广泛的情绪或行为障碍。

非器质性起源的（原发性）（继发性）遗尿症
功能性遗尿症
心因性遗尿症
非器质性起源的尿失禁

不包括： 遗尿症 NOS（R32）

F95.2　Combined vocal and multiple motor tic disorder [de la Tourette]

A form of tic disorder in which there are, or have been, multiple motor tics and one or more vocal tics, although these need not have occurred concurrently. The disorder usually worsens during adolescence and tends to persist into adult life. The vocal tics are often multiple with explosive repetitive vocalizations, throat-clearing, and grunting, and there may be the use of obscene words or phrases. Sometimes there is associated gestural echopraxia which may also be of an obscene nature (copropraxia).

F95.8　Other tic disorders

F95.9　Tic disorder, unspecified

Tic NOS

F98　Other behavioural and emotional disorders with onset usually occurring in childhood and adolescence

A heterogeneous group of disorders that share the characteristic of an onset in childhood but otherwise differ in many respects. Some of the conditions represent well-defined syndromes but others are no more than symptom complexes that need inclusion because of their frequency and association with psychosocial problems, and because they cannot be incorporated into other syndromes.

Excludes: breath-holding spells (R06.8)
gender identity disorder of childhood (F64.2)
Kleine-Levin syndrome (G47.8)
obsessive-compulsive disorder (F42. -)
sleep disorders due to emotional causes (F51. -)

F98.0　Nonorganic enuresis

A disorder characterized by involuntary voiding of urine, by day and by night, which is abnormal in relation to the individual's mental age, and which is not a consequence of a lack of bladder control due to any neurological disorder, to epileptic attacks, or to any structural abnormality of the urinary tract. The enuresis may have been present from birth or it may have arisen following a period of acquired bladder control. The enuresis may or may not be associated with a more widespread emotional or behavioural disorder.

Enuresis (primary) (secondary) of nonorganic origin
Functional enuresis
Psychogenic enuresis
Urinary incontinence of nonorganic origin

Excludes: enuresis NOS (R32)

F98.1 非器质性遗粪症

在个体所属社会文化背景不能认可的地方，反复地、自主或不自主地大便，大便的粘稠度为正常或接近正常。这种情况可能是正常婴儿大便失控的异常延续，也可能是在学会控制大便后的节制力丧失，还可能是虽有正常的大便生理控制能力，仍故意在不适当的地方大便。这种情况可以作为单一的症状性障碍发生，也可以是更广泛障碍的一部分，尤其是某种情绪障碍（F93.-）或品行障碍（F91.-）。

功能性遗粪症
非器质性起源的大便失禁
心因性遗粪症

需要时，使用附加编码标明任何同时存在的便秘原因。

不包括：遗粪症 NOS（R15）

F98.2 婴儿和儿童期的喂养障碍

通常特发于婴幼儿和童年早期、具有不同表现的喂食障碍。在食物供应充分、养育者能够胜任、患儿又不存在器质性疾病的情况下，通常存在拒食和极端追求新奇。可伴有或不伴有反刍（无恶心或胃肠疾病而重复反胃）。

婴幼儿反刍障碍

不包括：神经性厌食和其他进食障碍（F50.-）
喂养：
· 困难和照管不当（R63.3）
· 问题，新生儿的（P92.-）
婴幼儿或童年异食癖（F98.3）

F98.3 婴幼儿和童年异食癖

持久进食无营养的物质（如泥土、颜料碎屑等）。它可能作为更广泛传播的精神科障碍（如孤独症）的众多症状之一，或者作为一种相对独立的精神病理学行为而发生，只有后者才分类在此。本现象最常见于精神发育迟缓的儿童，如果同时存在精神发育迟缓，应选择 F70-F79 作为主要诊断。

F98.1 Nonorganic encopresis

Repeated, voluntary or involuntary passage of faeces, usually of normal or near-normal consistency, in places not appropriate for that purpose in the individual's own sociocultural setting. The condition may represent an abnormal continuation of normal infantile incontinence, it may involve a loss of continence following the acquisition of bowel control, or it may involve the deliberate deposition of faeces in inappropriate places in spite of normal physiological bowel control. The condition may occur as a monosymptomatic disorder, or it may form part of a wider disorder, especially an emotional disorder (F93.-) or a conduct disorder (F91.-).

Functional encopresis
Incontinence of faeces of nonorganic origin
Psychogenic encopresis

Use additional code, if desired, to identify the cause of any coexisting constipation.

Excludes: encopresis NOS (R15)

F98.2 Feeding disorder of infancy and childhood

A feeding disorder of varying manifestations usually specific to infancy and early childhood. It generally involves food refusal and extreme faddiness in the presence of an adequate food supply, a reasonably competent caregiver, and the absence of organic disease. There may or may not be associated rumination (repeated regurgitation without nausea or gastrointestinal illness).

Rumination disorder of infancy

Excludes: anorexia nervosa and other eating disorders (F50.-)
feeding:
· difficulties and mismanagement (R63.3)
· problems in newborn (P92.-)
pica of infancy or childhood (F98.3)

F98.3 Pica of infancy and childhood

Persistent eating of non-nutritive substances (such as soil, paint chippings, etc.). It may occur as one of many symptoms that are part of a more widespread psychiatric disorder (such as autism), or as a relatively isolated psychopathological behaviour; only the latter is classified here. The phenomenon is most common in mentally retarded children and, if mental retardation is also present, F70-F79 should be selected as the main diagnosis.

F98.4 刻板性运动障碍

不构成任何已知精神或神经科病态的自主、重复、刻板而无意义(常为节律性)的运动。当这种运动仅作为某些其他障碍的症状而发生时,则只应记录全面的障碍。非自伤类的动作包括:摇摆躯体、摇摆头部、拔毛、捻发、作态地弹指及拍手。刻板性自伤行为包括反复撞头、打耳光、戳眼睛、咬手、嘴唇或身体的其他部位。所有的刻板性运动障碍都最常伴发精神发育迟缓(对这种病例,两者均应记录)。如果戳眼发生在有视力损害的儿童,则两者均应编码:把戳眼编码于本亚目,而视力损害编码于适当的躯体障碍类目下。

刻板性/习惯性障碍

不包括: 异常的不随意运动(R25. -)
器质性起源的运动障碍(G20-G25)
咬指甲(F98.8)
挖鼻孔(F98.8)
作为更广泛精神科病态的一部分的刻板动作(F00-F95)
吸吮拇指(F98.8)
抽动障碍(F95. -)
拔毛狂(F63.3)

F98.4 Stereotyped movement disorders

Voluntary, repetitive, stereotyped, nonfunctional (and often rhythmic) movements that do not form part of any recognized psychiatric or neurological condition. When such movements occur as symptoms of some other disorder, only the overall disorder should be recorded. The movements that are of a non self-injurious variety include: body-rocking, head-rocking, hair-plucking, hair-twisting, finger-flicking mannerisms, and hand- flapping. Stereotyped self-injurious behaviour includes repetitive head-banging, face-slapping, eye-poking, and biting of hands, lips or other body parts. All the stereotyped movement disorders occur most frequently in association with mental retardation (when this is the case, both should be recorded). If eye-poking occurs in a child with visual impairment, both should be coded: eye-poking under this category and the visual condition under the appropriate somatic disorder code.

Stereotype/habit disorder

Excludes: abnormal involuntary movements (R25. -)
movement disorders of organic origin (G20-G25)
nail-biting (F98.8)
nose-picking (F98.8)
stereotypies that are part of a broader psychiatric condition (F00-F95)
thumb-sucking (F98.8)
tic disorders (F95. -)
trichotillomania (F63.3)

F98.5 口吃[结巴]

讲话的特征为:频繁地重复或延长声音、音节或词句,或频繁地踌躇或停顿以致破坏了讲话的节律。只有当其严重到明显影响讲话的流畅程度时,才能把它分类为一种障碍。

不包括: 言语急促杂乱(F98.6)
抽动障碍(F95. -)

F98.5 Stuttering [stammering]

Speech that is characterized by frequent repetition or prolongation of sounds or syllables or words, or by frequent hesitations or pauses that disrupt the rhythmic flow of speech. It should be classified as a disorder only if its severity is such as to markedly disturb the fluency of speech.

Excludes: cluttering (F98.6)
tic disorders (F95. -)

F98.6 言语急促杂乱

讲话急速以致破坏了语言流畅性,但没有重复和踌躇,其严重性足以降低言语的可懂度。讲话不规则、无节律、常急促不稳地迸发出一些错误的短语。

不包括: 口吃(F98.5)
抽动障碍(F95. -)

F98.6 Cluttering

A rapid rate of speech with breakdown in fluency, but no repetitions or hesitations, of a severity to give rise to diminished speech intelligibility. Speech is erratic and dysrhythmic, with rapid jerky spurts that usually involve faulty phrasing patterns.

Excludes: stuttering (F98.5)
tic disorders (F95. -)

F98.8 通常在童年和青少年期发病的其他特指的行为和情绪障碍

注意缺陷障碍不伴有多动
过度手淫
咬指甲
挖鼻孔
吸吮拇指

F98.9 通常在童年和青少年期发病的未特指的行为和情绪障碍

F98.8 Other specified behavioural and emotional disorders with onset usually occurring in childhood and adolescence

Attention deficit disorder without hyperactivity
Excessive masturbation
Nail-biting
Nose-picking
Thumb-sucking

F98.9 Unspecified behavioural and emotional disorders with onset usually occurring in childhood and adolescence

未特指的精神障碍（F99）

Unspecified mental disorder（F99）

F99 精神障碍，其他方面未特指

精神病 NOS

不包括： 器质性精神障碍 NOS（F06.9）

F99 Mental disorder, not otherwise specified

Mental illness NOS

Excludes: organic mental disorder NOS（F06.9）

第六章 神经系统疾病 (G00-G99)

CHAPTER VI Diseases of the nervous system (G00-G99)

不包括： 起源于围生期的某些情况(P00-P96)
某些传染病和寄生虫病(A00-B99)
妊娠、分娩和产褥期的并发症(O00-O99)
先天性畸形、变形和染色体异常(Q00-Q99)
内分泌、营养和代谢疾病(E00-E90)
损伤、中毒和外因的某些其他后果(S00-T98)
肿瘤(C00-D48)
症状、体征和临床与实验室异常所见，不可归类在他处者(R00-R99)

Excludes: certain conditions originating in the perinatal period (P00-P96)
certain infectious and parasitic diseases(A00-B99)
complications of pregnancy, childbirth and the puerperium(O00-O99)
congenital malformations, deformations and chromosomal abnormalities(Q00-Q99)
endocrine, nutritional and metabolic diseases (E00-E90)
injury, poisoning and certain other consequences of external causes(S00-T98)
neoplasms(C00-D48)
symptoms, signs and abnormal clinical and laboratory findings, not elsewhere classified(R00-R99)

本章包括下列各节：

G00-G09	中枢神经系统炎性疾病
G10-G13	主要影响中枢神经系统的全身性萎缩
G20-G26	锥体外系和运动疾患
G30-G32	神经系统的其他变性性疾病
G35-G37	中枢神经系统的脱髓鞘疾病
G40-G47	发作性和阵发性疾患
G50-G59	神经、神经根和神经丛疾患
G60-G64	多神经病和周围神经系统的其他疾患
G70-G73	肌神经接点和肌肉疾病
G80-G83	大脑性瘫痪和其他麻痹[瘫痪]综合征
G90-G99	神经系统的其他疾患

This chapter contains the following blocks:

G00-G09	Inflammatory diseases of the central nervous system
G10-G13	Systemic atrophies primarily affecting the central nervous system
G20-G26	Extrapyramidal and movement disorders
G30-G32	Other degenerative diseases of the nervous system
G35-G37	Demyelinating diseases of the central nervous system
G40-G47	Episodic and paroxysmal disorders
G50-G59	Nerve, nerve root and plexus disorders
G60-G64	Polyneuropathies and other disorders of the peripheral nervous system
G70-G73	Diseases of myoneural junction and muscle
G80-G83	Cerebral palsy and other paralytic syndromes
G90-G99	Other disorders of the nervous system

本章提供的星号类目如下：

G01*	分类于他处的细菌性疾病引起的脑膜炎
G02*	分类于他处的其他传染病和寄生虫病引起的脑膜炎
G05*	分类于他处的疾病引起的脑炎、脊髓炎和脑脊髓炎
G07*	分类于他处的疾病引起的颅内、椎管内脓肿和肉芽肿
G13*	分类于他处的疾病引起的主要影响中枢神经系统的全身性萎缩
G22*	分类于他处的疾病引起的帕金森综合征
G26*	分类于他处的疾病引起的锥体外系和运动疾患

Asterisk categories for this chapter are provided as follows:

G01*	Meningitis in bacterial diseases classified elsewhere
G02*	Meningitis in other infectious and parasitic diseases classified elsewhere
G05*	Encephalitis, myelitis and encephalomyelitis in diseases classified elsewhere
G07*	Intracranial and intraspinal abscess and granuloma in diseases classified elsewhere
G13*	Systemic atrophies primarily affecting central nervous system in diseases classified elsewhere
G22*	Parkinsonism in diseases classified elsewhere
G26*	Extrapyramidal and movement disorders in diseases classified elsewhere

G32* 分类于他处的疾病引起的神经系统其他变性性疾患 | G32* Other degenerative disorders of nervous system in diseases classified elsewhere

G46* 脑血管疾病引起的脑血管综合征 | G46* Vascular syndromes of brain in cerebrovascular diseases

G53* 分类于他处的疾病引起的脑神经疾患 | G53* Cranial nerve disorders in diseases classified elsewhere

G55* 分类于他处的疾病引起的神经根和神经丛压迫 | G55* Nerve root and plexus compressions in diseases classified elsewhere

G59* 分类于他处的疾病引起的单神经病 | G59* Mononeuropathy in diseases classified elsewhere

G63* 分类于他处的疾病引起的多神经病 | G63* Polyneuropathy in diseases classified elsewhere

G73* 分类于他处的疾病引起的肌神经接点和肌肉的疾患 | G73* Disorders of myoneural junction and muscle in diseases classified elsewhere

G94* 分类于他处的疾病引起的脑的其他疾患 | G94* Other disorders of brain in diseases classified elsewhere

G99* 分类于他处的疾病引起的神经系统的其他疾患 | G99* Other disorders of nervous system in diseases classified elsewhere

中枢神经系统炎性疾病(G00-G09)

Inflammatory diseases of the central nervous system (G00-G09)

G00 细菌性脑膜炎，不可归类在他处者

G00 Bacterial meningitis, not elsewhere classified

包　括：细菌性蛛网膜炎、柔脑膜炎、脑膜炎、硬脑膜炎

Includes: bacterial arachnoiditis, leptomeningitis, meningitis, pachymeningitis

不包括：细菌性：
- 脑膜脑炎(G04.2)
- 脊髓脊膜炎(G04.2)

Excludes: bacterial:
- meningoencephalitis (G04.2)
- meningomyelitis (G04.2)

G00.0 嗜血杆菌脑膜炎

流感嗜血杆菌性脑膜炎

G00.0 Haemophilus meningitis

Meningitis due to *Haemophilus influenzae*

G00.1 肺炎球菌性脑膜炎

G00.1 Pneumococcal meningitis

G00.2 链球菌性脑膜炎

G00.2 Streptococcal meningitis

G00.3 葡萄球菌性脑膜炎

G00.3 Staphylococcal meningitis

G00.8 其他细菌性脑膜炎

脑膜炎，由于……引起的：
- 大肠杆菌
- 弗里德伦德尔杆菌
- 克雷白杆菌

G00.8 Other bacterial meningitis

Meningitis due to:
- *Escherichia coli*
- Friedländer bacillus
- *Klebsiella*

G00.9 未特指的细菌性脑膜炎

脑膜炎：
- 脓性 NOS
- 生脓性 NOS
- 化脓性 NOS

G00.9 Bacterial meningitis, unspecified

Meningitis:
- purulent NOS
- pyogenic NOS
- suppurative NOS

G01* 分类于他处的细菌性疾病引起的脑膜炎

脑膜炎(由于)：
· 炭疽(A22.8†)
· 淋球菌性(A54.8†)
· 钩端螺旋体病(A27. -†)
· 利斯特菌(A32.1†)
· 莱姆病(A69.2†)
· 脑膜炎球菌性(A39.0†)
· 神经梅毒(A52.1†)
· 沙门菌感染(A02.2†)
· 梅毒：
　· 先天性(A50.4†)
　· 继发性(A51.4†)
· 结核性(A17.0†)
· 伤寒(A01.0†)

不包括：分类于他处的细菌性疾病引起的脑膜脑炎和脊髓脊膜炎(G05.0*)

G01* Meningitis in bacterial diseases classified elsewhere

Meningitis(in)：
· anthrax(A22.8†)
· gonococcal(A54.8†)
· leptospirosis(A27. -†)
· listerial(A32.1†)
· Lyme disease(A69.2†)
· meningococcal(A39.0†)
· neurosyphilis(A52.1†)
· salmonella infection(A02.2†)
· syphilis：
　· congenital(A50.4†)
　· secondary(A51.4†)
· tuberculous(A17.0†)
· typhoid fever(A01.0†)

Excludes：meningoencephalitis and meningomyelitis in bacterial diseases classified elsewhere(G05.0*)

G02* 分类于他处的其他传染病和寄生虫病引起的脑膜炎

不包括：分类于他处的其他传染病和寄生虫病引起的脑膜脑炎和脊髓脊膜炎(G05.1-G05.2*)

G02* Meningitis in other infectious and parasitic diseases classified elsewhere

Excludes：meningoencephalitis and meningomyelitis in other infectious and parasitic diseases classified elsewhere(G05.1-G05.2*)

G02.0* 分类于他处的病毒性疾病引起的脑膜炎

脑膜炎(由于)：
· 腺病毒(A87.1†)
· 肠病毒(A87.0†)
· 疱疹病毒[单纯疱疹](B00.3†)
· 传染性单核细胞增多症(B27. -†)
· 麻疹(B05.1†)
· 流行性腮腺炎(B26.1†)
· 风疹(B06.0†)
· 水痘(B01.0†)
· 带状疱疹(B02.1†)

G02.0* Meningitis in viral diseases classified elsewhere

Meningitis(due to)：
· adenoviral(A87.1†)
· enteroviral(A87.0†)
· herpesviral [herpes simplex](B00.3†)
· infectious mononucleosis(B27. -†)
· measles(B05.1†)
· mumps(B26.1†)
· rubella(B06.0†)
· varicella[chickenpox](B01.0†)
· zoster(B02.1†)

G02.1* 真菌病脑膜炎

脑膜炎(由于)：
· 念珠菌性(B37.5†)
· 球孢子菌病(B38.4†)
· 隐球菌性(B45.1†)

G02.1* Meningitis in mycoses

Meningitis(in)：
· candidal(B37.5†)
· coccidioidomycosis(B38.4†)
· cryptococcal(B45.1†)

G02.8* 分类于他处的其他特指的传染病和寄生虫病引起的脑膜炎

脑膜炎，由于……引起的：
· 非洲锥虫病(B56. -†)
· 查加斯病(慢性)(B57.4†)

G02.8* Meningitis in other specified infectious and parasitic diseases classified elsewhere

Meningitis due to：
· African trypanosomiasis(B56. -†)
· Chagas' disease(chronic)(B57.4†)

G03 其他和未特指原因引起的脑膜炎

包　括：蛛网膜炎
软脑膜炎 } 其他和未特指原因引起的
脑膜炎
硬脑膜炎

不包括：脑膜脑炎(G04.-)
脊髓脊膜炎(G04.-)

G03.0 非化脓性脑膜炎
非细菌性脑膜炎

G03.1 慢性脑膜炎

G03.2 良性复发性脑膜炎[莫拉利特]

G03.8 其他特指原因引起的脑膜炎

G03.9 未特指的脑膜炎
蛛网膜炎(脊髓的)NOS

G04 脑炎、脊髓炎和脑脊髓炎

包　括：急性上行性脊髓炎
脑膜脑炎
脊髓脊膜炎

不包括：良性肌痛性脑脊髓炎(G93.3)
脑病：
· NOS(G93.4)
· 酒精性(G31.2)
· 中毒性(G92)
多发性硬化(G35)
脊髓炎：
· 急性横贯性(G37.3)
· 亚急性坏死性(G37.4)

G04.0 急性播散性脑炎
脑炎 } 人工免疫后
脑脊髓炎
需要时，使用附加外因编码(第二十章)标明疫苗。

G04.1 热带痉挛性截瘫

G04.2 细菌性脑膜脑炎和脊髓脊膜炎，不可归类在他处者

G04.8 其他脑炎、脊髓炎和脑脊髓炎
感染后脑炎和脑脊髓炎 NOS

G04.9 未特指的脑炎、脊髓炎和脑脊髓炎
脑室炎(大脑的)NOS

G05* 分类于他处的疾病引起的脑炎、脊髓炎和脑脊髓炎

包　括：分类于他处的疾病引起的脑膜脑炎和脊髓脊膜炎

G03 Meningitis due to other and unspecified causes

Includes: arachnoiditis
leptomeningitis } due to other and unspecified causes
meningitis
pachymeningitis

Excludes: meningoencephalitis(G04.-)
meningomyelitis(G04.-)

G03.0 Nonpyogenic meningitis
Nonbacterial meningitis

G03.1 Chronic meningitis

G03.2 Benign recurrent meningitis [Mollaret]

G03.8 Meningitis due to other specified causes

G03.9 Meningitis, unspecified
Arachnoiditis(spinal) NOS

G04 Encephalitis, myelitis and encephalomyelitis

Includes: acute ascending myelitis
meningoencephalitis
meningomyelitis

Excludes: benign myalgic encephalomyelitis(G93.3)
encephalopathy:
· NOS(G93.4)
· alcoholic(G31.2)
· toxic(G92)
multiple sclerosis(G35)
myelitis:
· acute transverse(G37.3)
· subacute necrotizing(G37.4)

G04.0 Acute disseminated encephalitis
Encephalitis } postimmunization
Encephalomyelitis
Use additional external cause code(Chapter XX), if desired, to identify vaccine.

G04.1 Tropical spastic paraplegia

G04.2 Bacterial meningoencephalitis and meningomyelitis, not elsewhere classified

G04.8 Other encephalitis, myelitis and encephalomyelitis
Postinfectious encephalitis and encephalomyelitis NOS

G04.9 Encephalitis, myelitis and encephalomyelitis, unspecified
Ventriculitis(cerebral) NOS

G05* Encephalitis, myelitis and encephalomyelitis in diseases classified elsewhere

Includes: meningoencephalitis and meningomyelitis in diseases classified elsewhere

G05.0* **分类于他处的细菌性疾病引起的脑炎、脊髓炎和脑脊髓炎**
脑炎、脊髓炎或脑脊髓炎(由于)：
·利斯特菌(A32.1†)
·脑膜炎球菌(A39.8†)
·梅毒：
　·先天性(A50.4†)
　·晚期(A52.1†)
·结核性(A17.8†)

G05.0* **Encephalitis, myelitis and encephalomyelitis in bacterial diseases classified elsewhere**
Encephalitis, myelitis or encephalomyelitis(in):
· listerial(A32.1†)
· meningococcal(A39.8†)
· syphilis:
　· congenital(A50.4†)
　· late(A52.1†)
· tuberculous(A17.8†)

G05.1* **分类于他处的病毒性疾病引起的脑炎、脊髓炎和脑脊髓炎**
脑炎、脊髓炎或脑脊髓炎(由于)：
·腺病毒(A85.1†)
·巨细胞病毒(B25.8†)
·肠病毒(A85.0†)
·疱疹病毒[单纯疱疹](B00.4†)
·流感(J09†,J10.8†,J11.8†)
·麻疹(B05.0†)
·流行性腮腺炎(B26.2†)
·水痘后(B01.1†)
·风疹(B06.0†)
·带状疱疹(B02.0†)

G05.1* **Encephalitis, myelitis and encephalomyelitis in viral diseases classified elsewhere**
Encephalitis, myelitis or encephalomyelitis(in):
· adenoviral(A85.1†)
· cytomegaloviral(B25.8†)
· enteroviral(A85.0†)
· herpesviral [herpes simplex](B00.4†)
· influenza(J09†,J10.8†,J11 8†)
· measles(B05.0†)
· mumps(B26.2†)
· postchickenpox(B01.1†)
· rubella(B06.0†)
· zoster(B02.0†)

G05.2* **分类于他处的其他传染病和寄生虫病引起的脑炎、脊髓炎和脑脊髓炎**
脑炎、脊髓炎或脑脊髓炎,由于：
·非洲锥虫病(B56.-†)
·查加斯病(慢性)(B57.4†)
·纳归虫病(B60.2†)
·弓形虫病(B58.2†)
嗜酸细胞性脑膜脑炎(B83.2†)

G05.2* **Encephalitis, myelitis and encephalomyelitis in other infectious and parasitic diseases classified elsewhere**
Encephalitis, myelitis or encephalomyelitis in:
· African trypanosomiasis(B56.-†)
· Chagas' disease(chronic)(B57.4†)
· naegleriasis(B60.2†)
· toxoplasmosis(B58.2†)
Eosinophilic meningoencephalitis(B83.2†)

G05.8* **分类于他处的其他疾病引起的脑炎、脊髓炎和脑脊髓炎**
系统性红斑狼疮性脑炎(M32.1†)

G05.8* **Encephalitis, myelitis and encephalomyelitis in other diseases classified elsewhere**
Encephalitis in systemic lupus erythematosus(M32.1†)

G06 颅内和椎管内脓肿及肉芽肿

需要时,使用附加编码(B95-B97)标明传染性病原体。

G06.0 **颅内脓肿和肉芽肿**
(的)脓肿(栓子)：
·脑[任何部位]
·小脑的
·大脑的
·耳源性
颅内脓肿或肉芽肿：
·硬膜外
·硬膜下

G06.1 **椎管内脓肿和肉芽肿**
脊髓脓肿(栓子)[任何部位]
椎管内脓肿或肉芽肿：
·硬膜外
·硬膜下

G06.2 **未特指的硬膜外和硬膜下脓肿**

G06 Intracranial and intraspinal abscess and granuloma

Use additional code(B95-B97), if desired, to identify infectious agent.

G06.0 **Intracranial abscess and granuloma**
Abscess(embolic)(of):
· brain [any part]
· cerebellar
· cerebral
· otogenic
Intracranial abscess or granuloma:
· epidural/ extradural
· subdural

G06.1 **Intraspinal abscess and granuloma**
Abscess(embolic) of spinal cord [any part]
Intraspinal abscess or granuloma:
· epidural/extradural
· subdural

G06.2 **Extradural and subdural abscess, unspecified**

G07* 分类于他处的疾病引起的颅内、椎管内脓肿和肉芽肿

脑脓肿：
· 阿米巴性(A06.6†)
· 淋球菌性(A54.8†)
· 结核性(A17.8†)
脑血吸虫病性肉芽肿(B65.-†)
结核球：
· 脑(A17.8†)
· 脑脊膜(A17.1†)

G08 颅内和椎管内的静脉炎和血栓性静脉炎

脓毒性：
· 栓塞
· 静脉内膜炎
· 静脉炎
· 血栓性静脉炎
· 血栓形成
} 颅内或椎管内静脉窦和静脉的

不包括：颅内静脉炎和血栓性静脉炎：
· 并发：
· 流产、异位妊娠或葡萄胎妊娠(O00-O07,O08.7)
· 妊娠、分娩和产褥期(O22.5,O87.3)
· 非生脓性起因的(I67.6)
非生脓性椎管内静脉炎和血栓性静脉炎(G95.1)

G09 中枢神经系统炎性疾病的后遗症

注：本类目是用于表明那些主要分类在G00-G08(即不包括那些标有星号(*)者)的疾病是后遗症的原因，而它们本身分类于他处(即G00-G08)。所谓"后遗症"包括特指为后遗症或晚期效应者，以及在疾病发病后一年或更长时间仍然存在的那些情况。本类目的使用应参考第二卷中疾病和死亡编码的有关规则和指导。

G07* Intracranial and intraspinal abscess and granuloma in diseases classified elsewhere

Abscess of brain:
· amoebic(A06.6†)
· gonococcal(A54.8†)
· tuberculous(A17.8†)
Schistosomiasis granuloma of brain(B65.-†)
Tuberculoma of:
· brain(A17.8†)
· meninges(A17.1†)

G08 Intracranial and intraspinal phlebitis and thrombophlebitis

Septic:
· embolism
· endophlebitis
· phlebitis
· thrombophlebitis
· thrombosis
} of intracranial or intraspinal venous sinuses and veins

Excludes: intracranial phlebitis and thrombophlebitis:
· complicating:
· abortion or ectopic or molar pregnancy (O00-O07,O08.7)
· pregnancy, childbirth and the puerperium(O22.5,O87.3)
· of nonpyogenic origin(I67.6)
nonpyogenic intraspinal phlebitis and thrombophlebitis(G95.1)

G09 Sequelae of inflammatory diseases of central nervous system

Note: This category is to be used to indicate conditions whose primary classification is to G00-G08(i.e. excluding those marked with an asterisk(*)) as the cause of sequelae, themselves classifiable elsewhere. The "sequelae" include conditions specified as such or as late effects, or those present one year or more after onset of the causal condition. For use of this category reference should be made to the relevant morbidity and mortality coding rules and guidelines in Volume 2.

主要影响中枢神经系统的全身性萎缩（G10-G13）

Systemic atrophies primarily affecting the central nervous system (G10-G13)

G10 亨廷顿病
亨廷顿舞蹈症

G10 Huntington's disease
Huntington's chorea

G11 遗传性共济失调
不包括：遗传性特发性神经病（G60.-）
大脑性瘫痪［脑瘫］（G80.-）
代谢紊乱（E70-E90）

G11.0 先天性非进行性共济失调

G11.1 早期发病的小脑性共济失调
注：发病通常在20岁以前
早期发病的小脑性共济失调伴有：
· 特发性震颤
· 肌阵挛［亨特共济失调］
· 保留有腱反射
弗里德赖希共济失调（常染色体隐性）
X连锁隐性脊髓小脑性共济失调

G11.2 晚期发病的小脑性共济失调
注：发病通常在20岁之后

G11.3 小脑共济失调伴有脱氧核糖核酸［DNA］修复缺陷
共济失调性毛细血管扩张症［路易斯-巴尔］
不包括：科凯恩综合征（Q87.1）
着色性干皮病（Q82.1）

G11.4 遗传性痉挛性截瘫

G11.8 其他遗传性共济失调

G11.9 未特指的遗传性共济失调
遗传性小脑性：
· 共济失调 NOS
· 变性
· 病
· 综合征

G11 Hereditary ataxia
Excludes: hereditary and idiopathic neuropathy (G60.-)
cerebral palsy (G80.-)
metabolic disorders (E70-E90)

G11.0 Congenital nonprogressive ataxia

G11.1 Early-onset cerebellar ataxia
Note: Onset usually before the age of 20
Early-onset cerebellar ataxia with:
· essential tremor
· myoclonus [Hunt's ataxia]
· retained tendon reflexes
Friedreich's ataxia (autosomal recessive)
X-linked recessive spinocerebellar ataxia

G11.2 Late-onset cerebellar ataxia
Note: Onset usually after the age of 20

G11.3 Cerebellar ataxia with defective DNA repair
Ataxia telangiectasia [Louis-Bar]
Excludes: Cockayne's syndrome (Q87.1)
xeroderma pigmentosum (Q82.1)

G11.4 Hereditary spastic paraplegia

G11.8 Other hereditary ataxias

G11.9 Hereditary ataxia, unspecified
Hereditary cerebellar:
· ataxia NOS
· degeneration
· disease
· syndrome

G12 脊髓性肌萎缩和有关的综合征

G12.0 婴儿脊髓性肌萎缩，Ⅰ型［韦德尼希-霍夫曼］

G12.1 其他遗传性脊髓性肌萎缩
幼年进行性延髓性麻痹［法西奥-隆德］
脊髓性肌萎缩：
· 成年型
· 幼年型，Ⅱ型
· 远侧的
· 幼年型，Ⅲ型［库格尔贝里-韦兰德］
· 肩腓型

G12 Spinal muscular atrophy and related syndromes

G12.0 Infantile spinal muscular atrophy, type Ⅰ [Werdnig-Hoffman]

G12.1 Other inherited spinal muscular atrophy
Progressive bulbar palsy of childhood [Fazio-Londe]
Spinal muscular atrophy:
· adult form
· childhood form, type Ⅱ
· distal
· juvenile form, type Ⅲ [Kugelberg-Welander]
· scapuloperoneal form

G12.2 运动神经元病
家族性运动神经元病
侧索硬化：
·肌萎缩型
·原发性
进行性：
·延髓性麻痹
·脊髓性肌萎缩

G12.8 其他脊髓性肌萎缩和有关的综合征

G12.9 未特指的脊髓性肌萎缩

G13* 分类于他处的疾病引起的主要影响中枢神经系统的全身性萎缩

G13.0* 癌旁神经肌病和神经病
癌性神经肌病(C00-C97†)
感觉中枢癌旁神经病[丹尼布朗](C00-D48†)

G13.1* 肿瘤病引起的主要影响中枢神经系统的其他全身性萎缩
癌旁边缘系统脑病(C00-D48†)

G13.2* 粘液水肿引起的主要影响中枢神经系统的全身性萎缩(E00.1†,E03.-†)

G13.8* 分类于他处的其他疾病引起的主要影响中枢神经系统的全身性萎缩

锥体外系和运动疾患(G20-G26)

G20 帕金森病

半身帕金森综合征
帕金森病
帕金森综合征或帕金森病：
·NOS
·特发性
·原发性

G21 继发性帕金森综合征

G21.0 恶性抗精神病药综合征
需要时,使用附加外因编码(第二十章)标明药物。

G21.1 其他药物性继发性帕金森综合征
需要时,使用附加外因编码(第二十章)标明药物。

G21.2 其他外部因素引起的继发性帕金森综合征
需要时,使用附加外因编码(第二十章)标明外部因素。

G12.2 Motor neuron disease
Familial motor neuron disease
Lateral sclerosis:
· amyotrophic
· primary
Progressive:
· bulbar palsy
· spinal muscular atrophy

G12.8 Other spinal muscular atrophies and related syndromes

G12.9 Spinal muscular atrophy, unspecified

G13* Systemic atrophies primarily affecting central nervous system in diseases classified elsewhere

G13.0* Paraneoplastic neuromyopathy and neuropathy
Carcinomatous neuromyopathy(C00-C97†)
Sensorial paraneoplastic neuropathy[Denny Brown](C00-D48†)

G13.1* Other systemic atrophy primarily affecting central nervous system in neoplastic disease
Paraneoplastic limbic encephalopathy(C00-D48†)

G13.2* Systemic atrophy primarily affecting central nervous system in myxoedema(E00.1†, E03.-†)

G13.8* Systemic atrophy primarily affecting central nervous system in other diseases classified elsewhere

Extrapyramidal and movement disorders (G20-G26)

G20 Parkinson's disease

Hemiparkinsonism
Paralysis agitans
Parkinsonism or Parkinson's disease:
· NOS
· idiopathic
· primary

G21 Secondary parkinsonism

G21.0 Malignant neuroleptic syndrome
Use additional external cause code(Chapter XX), if desired, to identify drug.

G21.1 Other drug-induced secondary parkinsonism
Use additional external cause code(Chapter XX), if desired, to identify drug.

G21.2 Secondary parkinsonism due to other external agents
Use additional external cause code(Chapter XX), if desired, to identify external agent.

G21.3　脑炎后帕金森综合征
G21.4　血管性帕金森综合征
G21.8　其他继发性帕金森综合征
G21.9　未特指的继发性帕金森综合征

G21.3　Postencephalitic parkinsonism
G21.4　Vascular parkinsonism
G21.8　Other secondary parkinsonism
G21.9　Secondary parkinsonism, unspecified

G22* 分类于他处的疾病引起的帕金森综合征

梅毒性帕金森综合征(A52.1†)

G22* Parkinsonism in diseases classified elsewhere

Syphilitic parkinsonism(A52.1†)

G23 其他的基底核变性疾病

不包括：多系统变性(G90.3)

G23.0　哈勒沃登-施帕茨病
苍白球色素变性
G23.1　进行性核上性眼肌麻痹[斯蒂尔-里查森-奥尔谢夫斯基]
G23.2　纹状体黑质变性
G23.8　其他特指的基底核变性疾病
基底核钙化
G23.9　未特指的基底核变性疾病

G23 Other degenerative diseases of basal ganglia

Excludes: multi-system degeneration(G90.3)

G23.0　Hallervorden-Spatz disease
Pigmentary pallidal degeneration
G23.1　Progressive supranuclear ophthalmoplegia [Steele-Richardson-Olszewski]
G23.2　Striatonigral degeneration
G23.8　Other specified degenerative diseases of basal ganglia
Calcification of basal ganglia
G23.9　Degenerative disease of basal ganglia, unspecified

G24 张力失常

包　括：运动障碍
不包括：手足徐动症样脑瘫(G80.3)

G24.0　药物性张力失常
需要时,使用附加外因编码(第二十章)标明药物。
G24.1　特发性家族性张力失常
特发性张力失常 NOS
G24.2　特发性非家族性张力失常
G24.3　痉挛性斜颈
不包括：斜颈 NOS(M43.6)
G24.4　特发性口面运动障碍
口面运动障碍
G24.5　睑痉挛
G24.8　其他张力失常
G24.9　未特指的张力失常
运动障碍 NOS

G24 Dystonia

Includes: dyskinesia
Excludes: athetoid cerebral palsy(G80.3)

G24.0　Drug-induced dystonia
Use additional external cause code(Chapter XX), if desired, to identify drug.
G24.1　Idiopathic familial dystonia
Idiopathic dystonia NOS
G24.2　Idiopathic nonfamilial dystonia
G24.3　Spasmodic torticollis
Excludes: torticollis NOS(M43.6)
G24.4　Idiopathic orofacial dystonia
Orofacial dyskinesia
G24.5　Blepharospasm
G24.8　Other dystonia
G24.9　Dystonia, unspecified
Dyskinesia NOS

G25 其他锥体束外和运动疾患

G25.0　特发性震颤
家族性震颤
不包括：震颤 NOS(R25.1)
G25.1　药物性震颤
需要时,使用附加外因编码(第二十章)标明药物。
G25.2　其他特指型震颤
意向性震颤

G25 Other extrapyramidal and movement disorders

G25.0　Essential tremor
Familial tremor
Excludes: tremor NOS(R25.1)
G25.1　Drug-induced tremor
Use additional external cause code(Chapter XX), if desired, to identify drug.
G25.2　Other specified forms of tremor
Intention tremor

G25.3 肌阵挛
药物性肌阵挛
如系药物诱发者，需要时，使用附加外因编码（第二十章）标明药物。
不包括： 面肌纤维抽搐（G51.4）
肌阵挛型癫痫（G40. -）

G25.3 Myoclonus
Drug-induced myoclonus
Use additional external cause code (Chapter XX), if desired, to identify drug, if drug-induced.
Excludes: facial myokymia (G51.4)
myoclonic epilepsy (G40. -)

G25.4 药物性舞蹈症
需要时，使用附加外因编码（第二十章）标明药物。

G25.4 Drug-induced chorea
Use additional external cause code (Chapter XX), if desired, to identify drug.

G25.5 其他舞蹈症
舞蹈症 NOS
不包括： 舞蹈症 NOS 伴有累及心脏（I02.0）
亨廷顿舞蹈症（G10）
风湿性舞蹈症（I02. -）
西德纳姆舞蹈症（I02. -）

G25.5 Other chorea
Chorea NOS
Excludes: chorea NOS with heart involvement (I02.0)
Huntington's chorea (G10)
rheumatic chorea (I02. -)
Sydenham's chorea (I02. -)

G25.6 药物性抽搐和其他器质性原因的抽搐
如系药物诱发者，需要时，使用附加外因编码（第二十章）标明药物。
不包括： 德拉图雷特综合征（F95.2）
抽搐 NOS（F95.9）

G25.6 Drug-induced tics and other tics of organic origin
Use additional external cause code (Chapter XX), if desired, to identify drug, if drug-induced.
Excludes: de la Tourette's syndrome (F95.2)
tic NOS (F95.9)

G25.8 其他特指的锥体束外和运动疾患
多动腿综合征
僵人综合征

G25.8 Other specified extrapyramidal and movement disorders
Restless legs syndrome
Stiff-man syndrome

G25.9 未特指的锥体束外和运动疾患

G25.9 Extrapyramidal and movement disorder, unspecified

G26* 分类于他处的疾病引起的锥体束外和运动疾患

G26* Extrapyramidal and movement disorders in diseases classified elsewhere

神经系统的其他变性性疾病（G30-G32）

Other degenerative diseases of the nervous system (G30-G32)

G30 阿尔茨海默病
包　括： 老年性和早老性型
不包括： 老年性：
· 脑变性 NEC（G31.1）
· 痴呆 NOS（F03）
衰老 NOS（R54）

G30 Alzheimer's disease
Includes: senile and presenile forms
Excludes: senile:
· degeneration of brain NEC (G31.1)
· dementia NOS (F03)
senility NOS (R54)

G30.0 阿尔茨海默病伴有早期发病
注：通常在 65 岁以前发病

G30.0 Alzheimer's disease with early onset
Note: Onset usually before the age of 65

G30.1 阿尔茨海默病伴有晚期发病
注：通常在 65 岁以后发病

G30.1 Alzheimer's disease with late onset
Note: Onset usually after the age of 65

G30.8 其他阿尔茨海默病

G30.8 Other Alzheimer's disease

G30.9 未特指的阿尔茨海默病

G30.9 Alzheimer's disease, unspecified

G31 神经系统的其他变性性疾病,不可归类在他处者

不包括:赖氏综合征(G93.7)

G31.0 局限性脑萎缩

皮克病

进行性孤立性失语症

G31.1 老年性脑变性,不可归类在他处者

不包括:阿尔茨海默病(G30.-)

衰老 NOS(R54)

G31.2 酒精性神经系统变性

酒精性:

· 小脑的:

 · 共济失调

 · 变性

· 大脑变性

· 脑病

酒精引起的自主神经系统功能障碍

G31.8 神经系统其他特指的变性性疾病

灰质变性[阿尔珀斯]

路易体(痴呆)(病)

亚急性坏死性脑病[利氏综合征]

G31.9 神经系统未特指的变性性疾病

G32* 分类于他处的疾病引起的神经系统其他变性性疾患

G32.0* 分类于他处的疾病引起的脊髓亚急性混合变性

不包括:维生素 B_{12} 缺乏的脊髓亚急性混合变性(E53.8†)

G32.8* 分类于他处的疾病引起的神经系统其他特指的变性性疾患

中枢神经系统的脱髓鞘疾病(G35-G37)

G35 多发性硬化

多发性硬化:

· NOS

· 脑干

· 脊髓

· 播散性

· 全身性

G31 Other degenerative diseases of nervous system, not elsewhere classified

Excludes: Reye's syndrome(G93.7)

G31.0 **Circumscribed brain atrophy**

Pick's disease

Progressive isolated aphasia

G31.1 **Senile degeneration of brain, not elsewhere classified**

Excludes: Alzheimer's disease(G30.-)

senility NOS(R54)

G31.2 **Degeneration of nervous system due to alcohol**

Alcoholic:

· cerebellar:

 · ataxia

 · degeneration

· cerebral degeneration

· encephalopathy

Dysfunction of autonomic nervous system due to alcohol

G31.8 **Other specified degenerative diseases of nervous system**

Grey-matter degeneration [Alpers]

Lewy body(ies)(dementia)(disease)

Subacute necrotizing encephalopathy [Leigh]

G31.9 **Degenerative disease of nervous system, unspecified**

G32* Other degenerative disorders of nervous system in diseases classified elsewhere

G32.0* **Subacute combined degeneration of spinal cord in diseases classified elsewhere**

Excludes: Subacute combined degeneration of spinal cord in vitamin B_{12} deficiency(E53.8†)

G32.8* **Other specified degenerative disorders of nervous system in diseases classified elsewhere**

Demyelinating diseases of the central nervous system (G35-G37)

G35 Multiple sclerosis

Multiple sclerosis(of):

· NOS

· brain stem

· cord

· disseminated

· generalized

G36 其他急性播散性脱髓鞘

不包括：感染后脑炎和脑脊髓炎 NOS（G04.8）

G36.0 视神经脊髓炎［德维克］

视神经炎的脱髓鞘

不包括：视神经炎 NOS（H46）

G36.1 急性和亚急性出血性白质脑炎［赫斯特］

G36.8 其他特指的急性播散性脱髓鞘

G36.9 未特指的急性播散性脱髓鞘

G36 Other acute disseminated demyelination

Excludes: postinfectious encephalitis and encephalomyelitis NOS（G04.8）

G36.0 Neuromyelitis optica［Devic］

Demyelination in optic neuritis

Excludes: optic neuritis NOS（H46）

G36.1 Acute and subacute haemorrhagic leukoencephalitis［Hurst］

G36.8 Other specified acute disseminated demyelination

G36.9 Acute disseminated demyelination, unspecified

G37 中枢神经系统的其他脱髓鞘疾病

G37.0 弥漫性硬化

轴周性脑炎

席尔德病

不包括：肾上腺脑白质营养不良［艾迪生-席尔德］（E71.3）

G37.1 胼胝体中枢性脱髓鞘

G37.2 中枢性脑桥髓鞘破坏

G37.3 中枢神经系统脱髓鞘病的急性横贯性脊髓炎

急性横贯性脊髓炎 NOS

不包括：多发性硬化（G35）

视神经脊髓炎［德维克］（G36.0）

G37.4 亚急性坏死性脊髓炎

G37.5 同心性硬化［鲍洛］

G37.8 中枢神经系统其他特指的脱髓鞘疾病

G37.9 未特指的中枢神经系统脱髓鞘病

G37 Other demyelinating diseases of central nervous system

G37.0 Diffuse sclerosis

Periaxial encephalitis

Schilder's disease

Excludes: adrenoleukodystrophy［Addison-Schilder］（E71.3）

G37.1 Central demyelination of corpus callosum

G37.2 Central pontine myelinolysis

G37.3 Acute transverse myelitis in demyelinating disease of central nervous system

Acute transverse myelitis NOS

Excludes: multiple sclerosis（G35）

neuromyelitis optica［Devic］（G36.0）

G37.4 Subacute necrotizing myelitis

G37.5 Concentric sclerosis［Baló］

G37.8 Other specified demyelinating diseases of central nervous system

G37.9 Demyelinating disease of central nervous system, unspecified

发作性和阵发性疾患（G40-G47）

G40 癫痫［癫痫］

不包括：兰道-克勒夫纳综合征（F80.3）

发作（惊厥性）NOS（R56.8）

癫痫持续状态（G41.-）

托德麻痹（G83.8）

G40.0 局部相关性（局灶性）（部分）特发性癫痫和伴有局限性发作的癫痫综合征

儿童期良性癫痫伴有中颞区脑电图棘波

儿童期癫痫伴有枕区脑电图阵发波

Episodic and paroxysmal disorders（G40-G47）

G40 Epilepsy

Excludes: Landau-Kleffner syndrome（F80.3）

seizure（convulsive）NOS（R56.8）

status epilepticus（G41.-）

Todd's paralysis（G83.8）

G40.0 Localization-related（focal）（partial）idiopathic epilepsy and epileptic syndromes with seizures of localized onset

Benign childhood epilepsy with centrotemporal EEG spikes

Childhood epilepsy with occipital EEG paroxysms

G40.1	**局部相关性(局灶性)(部分)症状性癫痫和伴有简单部分发作的癫痫综合征** 癫痫发作不伴有意识改变 简单部分发作继而成为全身发作	**G40.1**	**Localization-related (focal) (partial) symptomatic epilepsy and epileptic syndromes with simple partial seizures** Attacks without alteration of consciousness Simple partial seizures developing into secondarily generalized seizures
G40.2	**局部相关性(局灶性)(部分)症状性癫痫和伴有复杂部分发作的癫痫综合征** 癫痫发作伴有意识改变且常常伴有自动症 复杂部分发作继而成为全身发作	**G40.2**	**Localization-related (focal) (partial) symptomatic epilepsy and epileptic syndromes with complex partial seizures** Attacks with alteration of consciousness, often with automatisms Complex partial seizures developing into secondarily generalized seizures
G40.3	**全身性特发性癫痫和癫痫综合征** 良性: ·婴儿期肌阵挛性癫痫 ·新生儿抽搐(家族性) 儿童癫痫小发作 癫痫伴有觉醒时的大发作 幼年的: ·癫痫小发作 ·肌阵挛性癫痫[冲动性小发作] 非特指的癫痫发作: ·无张力性 ·阵挛性 ·肌阵挛性 ·强直性 ·强直-阵挛性	**G40.3**	**Generalized idiopathic epilepsy and epileptic syndromes** Benign: · myoclonic epilepsy in infancy · neonatal convulsions (familial) Childhood absence epilepsy [pyknolepsy] Epilepsy with grand mal seizures on awakening Juvenile: · absence epilepsy · myoclonic epilepsy [impulsive petit mal] Nonspecific epileptic seizures: · atonic · clonic · myoclonic · tonic · tonic-clonic
G40.4	**其他全身性癫痫和癫痫综合征** 癫痫伴有: ·肌阵挛性小发作 ·肌阵挛性起立不能性发作 婴儿痉挛 伦诺克斯-加斯托综合征 额手鞠躬发作 症状性早期肌阵挛性脑病 韦斯特综合征	**G40.4**	**Other generalized epilepsy and epileptic syndromes** Epilepsy with: · myoclonic absences · myoclonic-astatic seizures Infantile spasms Lennox-Gastaut syndrome Salaam attacks Symptomatic early myoclonic encephalopathy West's syndrome
G40.5	**特指的癫痫综合征** 持续性局限性癫痫[科热夫尼科夫] 癫痫发作,与……有关: ·酒精 ·药物 ·激素改变 ·睡眠剥夺 ·应激 如系药物诱发者,需要时,使用附加外因编码(第二十章)标明药物。	**G40.5**	**Special epileptic syndromes** Epilepsia partialis continua [Kozhevnikof] Epileptic seizures related to: · alcohol · drugs · hormonal changes · sleep deprivation · stress Use additional external cause code (Chapter XX), if desired, to identify drug, if drug-induced.
G40.6	**未特指的癫痫大发作(伴有或不伴有小发作)**	**G40.6**	**Grand mal seizures, unspecified (with or without petit mal)**
G40.7	**未特指的癫痫小发作,不伴有大发作**	**G40.7**	**Petit mal, unspecified, without grand mal seizures**

G40.8 其他癫痫
癫痫和癫痫综合征，不确定是否为局灶性或全身性的

G40.9 未特指的癫痫
癫痫的：
· 惊厥 NOS
· 发作 NOS

G41 癫痫持续状态

G41.0 癫痫大发作持续状态
强直性阵挛性癫痫持续状态
不包括：持续性局限性癫痫［科热夫尼科夫］（G40.5）

G41.1 癫痫小发作持续状态
癫痫小发作状态

G41.2 复杂部分性癫痫持续状态

G41.8 其他癫痫持续状态

G41.9 未特指的癫痫持续状态

G43 偏头痛

如系药物诱发者，需要时，使用附加外因编码（第二十章）标明药物。
不包括：头痛 NOS（R51）

G43.0 偏头痛不伴有先兆［普通偏头痛］

G43.1 偏头痛伴有先兆［典型偏头痛］
偏头痛：
· 先兆，不伴有头痛
· 基底部
· 替代症
· 家族性偏瘫性
· 伴有：
  · 急性发病先兆
  · 延长的先兆
  · 典型先兆

G43.2 偏头痛状态

G43.3 复杂性偏头痛

G43.8 其他偏头痛
眼肌麻痹性偏头痛
视网膜性偏头痛

G43.9 未特指的偏头痛

G44 其他头痛综合征

不包括：非典型面部痛（G50.1）
头痛 NOS（R51）
三叉神经痛（G50.0）

G44.0 丛集性头痛综合征
慢性发作性偏头痛
丛集性头痛：
· 慢性
· 发作性

G44.1 血管性头痛，不可归类在他处者
血管性头痛 NOS

G40.8 Other epilepsy
Epilepsies and epileptic syndromes undetermined as to whether they are focal or generalized

G40.9 Epilepsy, unspecified
Epileptic:
· convulsions NOS
· fits NOS/seizures NOS

G41 Status epilepticus

G41.0 Grand mal status epilepticus
Tonic-clonic status epilepticus
Excludes: epilepsia partialis continua [Kozhevnikof] (G40.5)

G41.1 Petit mal status epilepticus
Epileptic absence status

G41.2 Complex partial status epilepticus

G41.8 Other status epilepticus

G41.9 Status epilepticus, unspecified

G43 Migraine

Use additional external cause code (Chapter XX), if desired, to identify drug, if drug-induced.
Excludes: headache NOS (R51)

G43.0 Migraine without aura [common migraine]

G43.1 Migraine with aura [classical migraine]
Migraine:
· aura without headache
· basilar
· equivalents
· familial hemiplegic
· with:
  · acute-onset aura
  · prolonged aura
  · typical aura

G43.2 Status migrainosus

G43.3 Complicated migraine

G43.8 Other migraine
Ophthalmoplegic migraine
Retinal migraine

G43.9 Migrain, unspecified

G44 Other headache syndromes

Excludes: atypical facial pain (G50.1)
headache NOS (R51)
trigeminal neuralgia (G50.0)

G44.0 Cluster headache syndrome
Chronic paroxysmal hemicrania
Cluster headache:
· chronic
· episodic

G44.1 Vascular headache, not elsewhere classified
Vascular headache NOS

G44.2 紧张型头痛

慢性紧张型头痛

发作性紧张性头痛

紧张性头痛 NOS

G44.3 慢性创伤后头痛

G44.4 药物性头痛，不可归类在他处者

需要时，使用附加外因编码（第二十章）标明药物。

G44.8 其他特指的头痛综合征

G44.2 Tension-type headache

Chronic tension-type headache

Episodic tension headache

Tension headache NOS

G44.3 Chronic post-traumatic headache

G44.4 Drug-induced headache, not elsewhere classified

Use additional external cause code (Chapter XX), if desired, to identify drug.

G44.8 Other specified headache syndromes

G45 短暂性大脑缺血性发作和相关的综合征

不包括：新生儿大脑缺血（P91.0）

G45.0 椎基底动脉综合征

G45.1 颈动脉综合征（大脑半球的）

G45.2 多发性和双侧入脑前动脉综合征

G45.3 一过性黑矇

G45.4 短暂性完全性遗忘

不包括：遗忘症 NOS（R41.3）

G45.8 其他短暂性大脑缺血性发作和相关的综合征

G45.9 未特指的短暂性大脑缺血性发作

大脑动脉痉挛

短暂性大脑缺血 NOS

G45 Transient cerebral ischaemic attacks and related syndromes

Excludes: neonatal cerebral ischaemia (P91.0)

G45.0 Vertebro-basilar artery syndrome

G45.1 Carotid artery syndrome (hemispheric)

G45.2 Multiple and bilateral precerebral artery syndromes

G45.3 Amaurosis fugax

G45.4 Transient global amnesia

Excludes: amnesia NOS (R41.3)

G45.8 Other transient cerebral ischaemic attacks and related syndromes

G45.9 Transient cerebral ischaemic attack, unspecified

Spasm of cerebral artery

Transient cerebral ischaemia NOS

G46* 脑血管疾病引起的脑血管综合征（I60-I67†）

G46.0* 大脑中动脉综合征（I66.0†）

G46.1* 大脑前动脉综合征（I66.1†）

G46.2* 大脑后动脉综合征（I66.2†）

G46.3* 脑干卒中发作综合征（I60-I67†）

综合征：

- 本尼迪克
- 克洛德
- 福维尔
- 米亚尔-居布莱
- 瓦伦贝格
- 韦伯

G46.4* 小脑卒中发作综合征（I60-I67†）

G46.5* 单纯运动性腔隙综合征（I60-I67†）

G46.6* 单纯感觉性腔隙综合征（I60-I67†）

G46.7* 其他腔隙综合征（I60-I67†）

G46.8* 脑血管疾病引起的其他脑血管综合征（I60-I67†）

G46* Vascular syndromes of brain in cerebrovascular diseases (I60-I67†)

G46.0* Middle cerebral artery syndrome (I66.0†)

G46.1* Anterior cerebral artery syndrome (I66.1†)

G46.2* Posterior cerebral artery syndrome (I66.2†)

G46.3* Brain stem stroke syndrome (I60-I67†)

Syndrome:

- Benedikt
- Claude
- Foville
- Millard-Gubler
- Wallenberg
- Weber

G46.4* Cerebellar stroke syndrome (I60-I67†)

G46.5* Pure motor lacunar syndrome (I60-I67†)

G46.6* Pure sensory lacunar syndrome (I60-I67†)

G46.7* Other lacunar syndromes (I60-I67†)

G46.8* Other vascular syndromes of brain in cerebrovascular diseases (I60-I67†)

G47 睡眠障碍

不包括：梦魇（F51.5）
　　非器质性睡眠障碍（F51.-）
　　睡惊症（F51.4）
　　睡行症（F51.3）

G47 Sleep disorders

Excludes: nightmares (F51.5)
　　nonorganic sleep disorders (F51.-)
　　sleep terrors (F51.4)
　　sleepwalking (F51.3)

G47.0 初发性或维持性睡眠障碍[失眠症]
G47.1 过度嗜眠障碍[睡眠过度]
G47.2 睡眠-觉醒节律障碍
睡眠时相延迟综合征
不规则睡眠-觉醒型
G47.3 睡眠呼吸暂停
睡眠呼吸暂停:
· 中枢性
· 梗阻性
不包括:匹克威克综合征(E66.2)
新生儿睡眠呼吸暂停(P28.3)
G47.4 发作性睡病和猝倒症
G47.8 其他睡眠障碍
克莱内-莱文综合征
G47.9 未特指的睡眠障碍

神经、神经根和神经丛疾患(G50-G59)

不包括:当前创伤性神经、神经根和神经丛疾患-见按身体部位的神经损伤
神经痛 } NOS(M79.2)
神经炎 }
妊娠中的周围神经炎(O26.8)
脊神经根炎 NOS(M54.1)

G50 三叉神经疾患
包 括:第五脑神经疾患
G50.0 三叉神经痛
阵发性面痛综合征
三叉神经痛
G50.1 非典型性面部痛
G50.8 三叉神经的其他疾患
G50.9 未特指的三叉神经疾患

G51 面神经疾患
包 括:第七脑神经疾患
G51.0 贝尔面瘫
面神经麻痹
G51.1 膝状神经节炎
不包括:疱疹后膝状神经节炎(B02.2)
G51.2 梅尔克松综合征
梅尔克松-罗森塔尔综合征
G51.3 阵挛性半面痉挛
G51.4 面肌纤维抽搐
G51.8 面神经的其他疾患
G51.9 未特指的面神经疾患

G47.0 Disorders of initiating and maintaining sleep [insomnias]
G47.1 Disorders of excessive somnolence [hypersomnias]
G47.2 Disorders of the sleep-wake schedule
Delayed sleep phase syndrome
Irregular sleep-wake pattern
G47.3 Sleep apnoea
Sleep apnoea:
· central
· obstructive
Excludes: Pickwickian syndrome(E66.2)
sleep apnoea of newborn(P28.3)
G47.4 Narcolepsy and cataplexy
G47.8 Other sleep disorders
Kleine-Levin syndrome
G47.9 Sleep disorder, unspecified

Nerve, nerve root and plexus disorders (G50-G59)

Excludes: current traumatic nerve, nerve root and plexus disorders-see nerve injury by body region
neuralgia } NOS(M79.2)
neuritis }
peripheral neuritis in pregnancy(O26.8)
radiculitis NOS(M54.1)

G50 Disorders of trigeminal nerve
Includes: disorders of 5th cranial nerve
G50.0 Trigeminal neuralgia
Syndrome of paroxysmal facial pain
Tic douloureux
G50.1 Atypical facial pain
G50.8 Other disorders of trigeminal nerve
G50.9 Disorder of trigeminal nerve, unspecified

G51 Facial nerve disorders
Includes: disorders of 7th cranial nerve
G51.0 Bell's palsy
Facial palsy
G51.1 Geniculate ganglionitis
Excludes: postherpetic geniculate ganglionitis(B02.2)
G51.2 Melkersson's syndrome
Melkersson-Rosenthal syndrome
G51.3 Clonic hemifacial spasm
G51.4 Facial myokymia
G51.8 Other disorders of facial nerve
G51.9 Disorder of facial nerve, unspecified

G52 其他脑神经疾患

不包括：(的)疾患：

- 听神经［第八脑神经］(H93.3)
- 视神经［第二脑神经］(H46,H47.0)

神经麻痹引起的麻痹性斜视(H49.0-H49.2)

G52.0 嗅神经疾患
第一脑神经疾患

G52.1 舌咽神经疾患
第九脑神经疾患
舌咽神经痛

G52.2 迷走神经疾患
肺胃神经［第十脑神经］疾患

G52.3 舌下神经疾患
第十二脑神经疾患

G52.7 多发脑神经疾患
多发性脑神经炎

G52.8 其他特指的脑神经疾患

G52.9 未特指的脑神经疾患

G53* 分类于他处的疾病引起的脑神经疾患

G53.0* 带状疱疹后神经痛(**B02.2†**)
疱疹后：

- 膝状神经节炎
- 三叉神经痛

G53.1* 分类于他处的传染病和寄生虫病引起的多发性脑神经麻痹(**A00-B99†**)

G53.2* 结节病引起的多发性脑神经麻痹(**D86.8†**)

G53.3* 肿瘤病引起的多发性脑神经麻痹(**C00-D48†**)

G53.8* 分类于他处的其他疾病引起的其他脑神经疾患

G54 神经根和神经丛疾患

不包括：当前创伤性神经根和神经丛疾患-见按身体部位的神经损伤

椎间盘疾患(M50-M51)
神经痛或神经炎 NOS(M79.2)
神经炎或神经根炎：

- 臂的 NOS
- 腰的 NOS
- 腰骶的 NOS
- 胸的 NOS

神经根炎 NOS
神经根病 NOS
}(M54.1)
椎关节强硬(M47.-)

G52 Disorders of other cranial nerves

Excludes: disorders of:

- acoustic［8th］nerve(H93.3)
- optic［2nd］nerve(H46,H47.0)

paralytic strabismus due to nerve palsy (H49.0-H49.2)

G52.0 **Disorders of olfactory nerve**
Disorder of 1st cranial nerve

G52.1 **Disorders of glossopharyngeal nerve**
Disorder of 9th cranial nerve
Glossopharyngeal neuralgia

G52.2 **Disorders of vagus nerve**
Disorder of pneumogastric［10th］nerve

G52.3 **Disorders of hypoglossal nerve**
Disorder of 12th cranial nerve

G52.7 **Disorders of multiple cranial nerves**
Polyneuritis cranialis

G52.8 **Disorders of other specified cranial nerves**

G52.9 **Cranial nerve disorder, unspecified**

G53* Cranial nerve disorders in diseases classified elsewhere

G53.0* **Postzoster neuralgia(B02.2†)**
Postherpetic:

- geniculate ganglionitis
- trigeminal neuralgia

G53.1* **Multiple cranial nerve palsies in infectious and parasitic diseases classified elsewhere (A00-B99†)**

G53.2* **Multiple cranial nerve palsies in sarcoidosis (D86.8†)**

G53.3* **Multiple cranial nerve palsies in neoplastic disease(C00-D48†)**

G53.8* **Other cranial nerve disorders in other diseases classified elsewhere**

G54 Nerve root and plexus disorders

Excludes: current traumatic nerve root and plexus disorders-see nerve injury by body region

intervertebral disc disorders(M50-M51)
neuralgia or neuritis NOS(M79.2)
neuritis or radiculitis:

- brachial NOS
- lumbar NOS
- lumbosacral NOS
- thoracic NOS

radiculitis NOS
radiculopathy NOS
}(M54.1)
spondylosis(M47.-)

G54.0 **臂丛疾患**
胸出口综合征
G54.1 **腰骶丛疾患**
G54.2 **颈神经根疾患,不可归类在他处者**
G54.3 **胸神经根疾患,不可归类在他处者**
G54.4 **腰骶神经根疾患,不可归类在他处者**
G54.5 **神经痛性肌萎缩**
帕森内奇-奥尔德雷-特纳综合征
肩胛带神经炎
G54.6 **幻肢综合征伴有疼痛**
G54.7 **幻肢综合征不伴有疼痛**
幻肢综合征 NOS
G54.8 **其他神经根和神经丛疾患**
G54.9 **未特指的神经根和神经丛疾患**

G55* 分类于他处的疾病引起的神经根和神经丛压迫

G55.0* **肿瘤病引起的神经根和神经丛压迫(C00-D48†)**
G55.1* **椎间盘疾患引起的神经根和神经丛压迫(M50-M51†)**
G55.2* **脊椎关节强硬引起的神经根和神经丛压迫(M47.-†)**
G55.3* **其他背部病引起的神经根和神经丛压迫(M45-M46†,M48.-†,M53-M54†)**
G55.8* **分类于他处的其他疾病引起的神经根和神经丛压迫**

G56 上肢单神经病

不包括:当前创伤性神经疾患-见按身体部位的神经损伤

G56.0 **腕管综合征**
G56.1 **正中神经的其他损害**
G56.2 **尺神经损害**
迟发性尺神经麻痹
G56.3 **桡神经损害**
G56.4 **灼性神经痛**
G56.8 **上肢其他单神经病**
上肢指间神经瘤
G56.9 **未特指的上肢单神经病**

G57 下肢单神经病

不包括:当前创伤性神经疾患-见按身体部位的神经损伤

G57.0 **坐骨神经损害**
不包括:坐骨神经痛:
- NOS(M54.3)
- 椎间盘疾患(M51.1)

G57.1 **感觉异样性股痛**
股外侧皮神经综合征

G54.0 **Brachial plexus disorders**
Thoracic outlet syndrome
G54.1 **Lumbosacral plexus disorders**
G54.2 **Cervical root disorders, not elsewhere classified**
G54.3 **Thoracic root disorders, not elsewhere classified**
G54.4 **Lumbosacral root disorders, not elsewhere classified**
G54.5 **Neuralgic amyotrophy**
Parsonage-Aldren-Turner syndrome
Shoulder-girdle neuritis
G54.6 **Phantom limb syndrome with pain**
G54.7 **Phantom limb syndrome without pain**
Phantom limb syndrome NOS
G54.8 **Other nerve root and plexus disorders**
G54.9 **Nerve root and plexus disorder, unspecified**

G55* Nerve root and plexus compressions in diseases classified elsewhere

G55.0* **Nerve root and plexus compressions in neoplastic disease(C00-D48†)**
G55.1* **Nerve root and plexus compressions in intervertebral disc disorders(M50-M51†)**
G55.2* **Nerve root and plexus compressions in spondylosis(M47.-†)**
G55.3* **Nerve root and plexus compressions in other dorsopathies(M45-M46†, M48.-†, M53-M54†)**
G55.8* **Nerve root and plexus compressions in other diseases classified elsewhere**

G56 Mononeuropathies of upper limb

Excludes: current traumatic nerve disorder-see nerve injury by body region

G56.0 **Carpal tunnel syndrome**
G56.1 **Other lesions of median nerve**
G56.2 **Lesion of ulnar nerve**
Tardy ulnar nerve palsy
G56.3 **Lesion of radial nerve**
G56.4 **Causalgia**
G56.8 **Other mononeuropathies of upper limb**
Interdigital neuroma of upper limb
G56.9 **Mononeuropathy of upper limb, unspecified**

G57 Mononeuropathies of lower limb

Excludes: current traumatic nerve disorder-see nerve injury by body region

G57.0 **Lesion of sciatic nerve**
Excludes: sciatica:
- NOS(M54.3)
- attributed to intervertebral disc disorder (M51.1)

G57.1 **Meralgia paraesthetica**
Lateral cutaneous nerve of thigh syndrome

G57.2 股神经损害
G57.3 外腘神经损害
腓神经麻痹
G57.4 中腘神经损害
G57.5 跗管综合征
G57.6 跖神经损害
莫顿跖痛症
G57.8 下肢其他单神经病
下肢趾间神经瘤
G57.9 未特指的下肢单神经病

G58 其他单神经病
G58.0 肋间神经病
G58.7 多发性单神经炎
G58.8 其他特指的单神经病
G58.9 未特指的单神经病

G59* 分类于他处的疾病引起的单神经病
G59.0* 糖尿病单一神经病变(E10-E14†伴有共用第四位数.4)
G59.8* 分类于他处的疾病引起的其他单神经病

多神经病和周围神经系统的其他疾患(G60-G64)

不包括：神经痛 NOS(M79.2)
神经炎 NOS(M79.2)
妊娠中的周围神经炎(O26.8)
神经根炎 NOS(M54.1)

G60 遗传性和特发性神经病
G60.0 遗传性运动和感觉神经病
病：
· 沙尔科-玛丽-图思
· 德热里纳-索塔
遗传性运动和感觉神经病，Ⅰ-Ⅳ型婴儿肥大性神经病
腓侧肌萎缩(轴突型)(肥大型)

鲁西-莱维综合征
G60.1 植烷酸贮积症
G60.2 与遗传性共济失调有关的神经病
G60.3 特发性进行性神经病

G57.2 Lesion of femoral nerve
G57.3 Lesion of lateral popliteal nerve
Peroneal nerve palsy
G57.4 Lesion of medial popliteal nerve
G57.5 Tarsal tunnel syndrome
G57.6 Lesion of plantar nerve
Morton's metatarsalgia
G57.8 Other mononeuropathies of lower limb
Interdigital neuroma of lower limb
G57.9 Mononeuropathy of lower limb, unspecified

G58 Other mononeuropathies
G58.0 Intercostal neuropathy
G58.7 Mononeuritis multiplex
G58.8 Other specified mononeuropathies
G58.9 Mononeuropathy, unspecified

G59* Mononeuropathy in diseases classified elsewhere
G59.0* Diabetic mononeuropathy (E10-E14† with common fourth character.4)
G59.8* Other mononeuropathies in diseases classified elsewhere

Polyneuropathies and other disorders of the peripheral nervous system (G60-G64)

Excludes: neuralgia NOS (M79.2)
neuritis NOS (M79.2)
peripheral neuritis in pregnancy (O26.8)
radiculitis NOS (M54.1)

G60 Hereditary and idiopathic neuropathy
G60.0 Hereditary motor and sensory neuropathy
Disease:
· Charcot-Marie-Tooth
· Déjerine-Sottas
Hereditary motor and sensory neuropathy, types Ⅰ-Ⅳ
Hypertrophic neuropathy of infancy
Peroneal muscular atrophy (axonal type) (hypertrophic type)
Roussy-Lévy syndrome
G60.1 Refsum's disease
G60.2 Neuropathy in association with hereditary ataxia
G60.3 Idiopathic progressive neuropathy

G60.8 **其他遗传性和特发性神经病**
莫尔万病
内拉东综合征
感觉性神经病：
· 显性遗传性
· 隐性遗传性

G60.9 **未特指的遗传性和特发性神经病**

G61 炎性多神经病

G61.0 **吉兰-巴雷[格林-巴利]综合征**
急性感染(后)性多神经炎

G61.1 **血清性神经病变**
需要时，使用附加外因编码(第二十章)标明原因。

G61.8 **其他炎性多神经病**

G61.9 **未特指的炎性多神经病**

G62 其他多神经病

G62.0 **药物性多神经病**
需要时，使用附加外因编码(第二十章)标明药物。

G62.1 **酒精性多神经病**

G62.2 **其他毒性物质引起的多神经病**
需要时，使用附加外因编码(第二十章)标明毒性物质。

G62.8 **其他特指的多神经病**
辐射性多神经病
需要时，使用附加外因编码(第二十章)标明原因。

G62.9 **未特指的多神经病**
神经病 NOS

G63* 分类于他处的疾病引起的多神经病

G63.0* **分类于他处的传染病和寄生虫病引起的多神经病**
多神经病(由于)：
· 白喉(A36.8†)
· 感染性单核细胞增多症(B27.-†)
· 麻风(A30.-†)
· 莱姆病(A69.2†)
· 流行性腮腺炎(B26.8†)
· 疱疹后(B02.2†)
· 梅毒，晚期(A52.1†)
  · 先天性(A50.4†)
· 结核性(A17.8†)

G63.1* **肿瘤病引起的多神经病(C00-D48†)**

G63.2* **糖尿病多发神经病变(E10-E14†伴有共用第四位数.4)**

G63.3* **其他内分泌和代谢疾病引起的多神经病(E00-E07†，E15-E16†，E20-E34†，E70-E89†)**

G60.8 **Other hereditary and idiopathic neuropathies**
Morvan's disease
Nelaton's syndrome
Sensory neuropathy:
· dominantly inherited
· recessively inherited

G60.9 **Hereditary and idiopathic neuropathy, unspecified**

G61 Inflammatory polyneuropathy

G61.0 **Guillain-Barré syndrome**
Acute (post-) infective polyneuritis

G61.1 **Serum neuropathy**
Use additional external cause code (Chapter XX), if desired, to identify cause.

G61.8 **Other inflammatory polyneuropathies**

G61.9 **Inflammatory polyneuropathy, unspecified**

G62 Other polyneuropathies

G62.0 **Drug-induced polyneuropathy**
Use additional external cause code (Chapter XX), if desired, to identify drug.

G62.1 **Alcoholic polyneuropathy**

G62.2 **Polyneuropathy due to other toxic agents**
Use additional external cause code (Chapter XX), if desired, to identify toxic agent.

G62.8 **Other specified polyneuropathies**
Radiation-induced polyneuropathy
Use additional external cause code (Chapter XX), if desired, to identify cause.

G62.9 **Polyneuropathy, unspecified**
Neuropathy NOS

G63* Polyneuropathy in diseases classified elsewhere

G63.0* **Polyneuropathy in infectious and parasitic diseases classified elsewhere**
Polyneuropathy (in):
· diphtheria (A36.8†)
· infectious mononucleosis (B27.-†)
· leprosy (A30.-†)
· Lyme disease (A69.2†)
· mumps (B26.8†)
· postherpetic (B02.2†)
· syphilis, late (A52.1†)
  · congenital (A50.4†)
· tuberculosis (A17.8†)

G63.1* **Polyneuropathy in neoplastic disease (C00-D48†)**

G63.2* **Diabetic polyneuropathy (E10-E14† with common fourth character .4)**

G63.3* **Polyneuropathy in other endocrine and metabolic diseases (E00-E07†, E15-E16†, E20-E34†, E70-E89†)**

G63.4* 营养缺乏引起的多神经病(E40-E64†)

G63.5* 系统性结缔组织疾患引起的多神经病(M30-M35†)

G63.6* 其他肌肉骨骼疾患引起的多神经病(M00-M25†,M40-M96†)

G63.8* 分类于他处的其他疾病引起的多神经病

尿毒症性神经病(N18.8†)

G64 周围神经系统的其他疾患

周围神经系统疾患 NOS

肌神经接点和肌肉疾病(G70-G73)

G70 重症肌无力和其他肌神经疾患

不包括:肉毒中毒(A05.1)
短暂性新生儿重症肌无力(P94.0)

G70.0 重症肌无力

如系药物诱发者,需要时,使用附加外因编码(第二十章)标明药物。

G70.1 中毒性肌神经疾患

需要时,使用附加外因编码(第二十章)标明毒性物质。

G70.2 先天性和发育性肌无力

G70.8 其他特指的肌神经疾患

G70.9 未特指的肌神经疾患

G71 肌肉的原发性疾患

不包括:先天性多发性关节弯曲(Q74.3)
代谢疾患(E70-E90)
肌炎(M60.-)

G71.0 肌营养不良

肌营养不良:
- 常染色体隐性,儿童期型,类似迪谢纳或贝克尔型
- 良性[贝克尔]
- 良性肩腓性伴有早期挛缩[埃米尼-德赖富斯]
- 远端的
- 面肩肱的
- 肢带的
- 眼的
- 眼咽的
- 肩腓的
- 严重的[迪谢纳]

G63.4* **Polyneuropathy in nutritional deficiency (E40-E64†)**

G63.5* **Polyneuropathy in systemic connective tissue disorders(M30-M35†)**

G63.6* **Polyneuropathy in other musculoskeletal disorders(M00-M25†,M40-M96†)**

G63.8* **Polyneuropathy in other diseases classified elsewhere**

Uraemic neuropathy(N18.8†)

G64 Other disorders of peripheral nervous system

Disorder of peripheral nervous system NOS

Dieseases of myoneural junction and muscle (G70-G73)

G70 Myasthenia gravis and other myoneural disorders

Excludes: botulism(A05.1)
transient neonatal myasthenia gravis (P94.0)

G70.0 Myasthenia gravis

Use additional external cause code(Chapter XX), if desired, to identify drug, if drug-induced.

G70.1 Toxic myoneural disorders

Use additional external cause code(Chapter XX), if desired, to identify toxic agent.

G70.2 Congenital and developmental myasthenia

G70.8 Other specified myoneural disorders

G70.9 Myoneural disorder, unspecified

G71 Primary disorders of muscles

Excludes: arthrogryposis multiplex congenita(Q74.3)
metabolic disorders(E70-E90)
myositis(M60.-)

G71.0 Muscular dystrophy

Muscular dystrophy:
- autosomal recessive, childhood type, resembling Duchenne or Becker
- benign [Becker]
- benign scapuloperoneal with early contractures [Emery-Dreifuss]
- distal
- facioscapulohumeral
- limb-girdle
- ocular
- oculopharyngeal
- scapuloperoneal
- severe [Duchenne]

不包括：先天性肌营养不良：
· NOS(G71.2)
· 伴有特指的肌纤维形态学异常(G71.2)

Excludes: congenital muscular dystrophy:
· NOS(G71.2)
· with specific morphological abnormalities of the muscle fibre(G71.2)

G71.1 肌强直性疾患

营养不良性肌强直[斯坦纳特]
肌强直：
· 软骨营养障碍性
· 药物性
· 症状性
先天性肌强直：
· NOS
· 显性[汤姆森]
· 隐性[贝克尔]
神经性肌强直[艾萨克]
先天性肌强直
假性肌强直
如系药物诱发者，需要时，使用附加外因编码(第二十章)标明药物。

G71.1 Myotonic disorders

Dystrophia myotonica [Steinert]
Myotonia:
· chondrodystrophic
· drug-induced
· symptomatic
Myotonia congenita:
· NOS
· dominant [Thomsen]
· recessive [Becker]
Neuromyotonia [Isaacs]
Paramyotonia congenita
Pseudomyotonia
Use additional external cause code(Chapter XX), if desired, to identify drug, if drug-induced.

G71.2 先天性肌病

先天性肌营养不良：
· NOS
· 伴有特指的肌纤维形态学异常

病：
· 肌肉中心核
· 肌肉小核
· 肌肉多核
纤维型不称
肌病：
· 肌管性(中央核性)
· 纤维状

G71.2 Congenital myopathies

Congenital muscular dystrophy:
· NOS
· with specific morphological abnormalities of the muscle fibre
Disease:
· central core
· minicore
· multicore
Fibre-type disproportion
Myopathy:
· myotubular(centronuclear)
· nemaline

G71.3 线粒体肌病，不可归类在他处者

G71.3 Mitochondrial myopathy, not elsewhere classified

G71.8 肌肉的其他原发性疾患

G71.8 Other primary disorders of muscles

G71.9 未特指的肌肉的原发性疾患

遗传性肌病 NOS

G71.9 Primary disorder of muscle, unspecified

Hereditary myopathy NOS

G72 其他肌病

不包括：先天性多发性关节弯曲(Q74.3)
皮多肌炎(M33. -)
肌缺血性梗死(M62.2)
肌炎(M60. -)
多肌炎(M33.2)

G72 Other myopathies

Excludes: arthrogryposis multiplex congenita(Q74.3)
dermatopolymyositis(M33. -)
ischaemic infarction of muscle(M62.2)
myositis(M60. -)
polymyositis(M33.2)

G72.0 药物性肌病

需要时，使用附加外因编码(第二十章)标明药物。

G72.0 Drug-induced myopathy

Use additional external cause code(Chapter XX), if desired, to identify drug.

G72.1 酒精性肌病

G72.1 Alcoholic myopathy

G72.2 其他毒性物质引起的肌病

需要时，使用附加外因编码(第二十章)标明毒性物质。

G72.2 Myopathy due to other toxic agents

Use additional external cause code(Chapter XX), if desired, to identify toxic agent.

G72.3 **周期性瘫痪**
周期性瘫痪(家族性):
·高血钾性
·低血钾性
·肌强直性
·血钾量正常的

G72.4 **炎性肌病,不可归类在他处者**

G72.8 **其他特指的肌病**

G72.9 **未特指的肌病**

G73* 分类于他处的疾病引起的肌神经接点和肌肉的疾患

G73.0* **内分泌疾病引起的肌无力综合征**
肌无力综合征,由于……引起的:
·糖尿病肌萎缩(E10-E14† 伴有共用第四位数.4)
·甲状腺毒症[甲状腺功能亢进症](E05.-†)

G73.1* **伊顿-兰伯特综合征(C80†)**

G73.2* **肿瘤病引起的其他肌无力综合征(C00-D48†)**

G73.3* **分类于他处的其他疾病引起的肌无力综合征**

G73.4* **分类于他处的传染病和寄生虫病引起的肌病**

G73.5* **内分泌疾病引起的肌病**
肌病,由于……引起的:
·甲状旁腺功能亢进症(E21.0-E21.3†)
·甲状旁腺功能减退症(E20.-†)
甲状腺毒性肌病(E05.-†)

G73.6* **代谢疾病引起的肌病**
肌病,由于……引起的:
·糖原贮积病(E74.0†)
·脂贮积疾患(E75.-†)

G73.7* **分类于他处的其他疾病引起的肌病**
肌病,由于……引起的:
·类风湿性关节炎(M05-M06†)
·硬皮病(M34.8†)
·干燥综合征[舍格伦](M35.0†)
·系统性红斑狼疮(M32.1†)

大脑性瘫痪和其他麻痹[瘫痪]综合征(G80-G83)

G80 大脑性瘫痪[脑瘫]

不包括:遗传性痉挛性截瘫(G11.4)

G80.0 **痉挛性四肢麻痹性脑瘫**
先天性痉挛性麻痹(大脑性)
痉挛性四肢麻痹性脑瘫

G72.3 **Periodic paralysis**
Periodic paralysis(familial):
· hyperkalaemic
· hypokalaemic
· myotonic
· normokalaemic

G72.4 **Inflammatory myopathy, not elsewhere Classified**

G72.8 **Other specified myopathies**

G72.9 **Myopathy, unspecified**

G73* Disorders of myoneural junction and muscle in diseases classified elsewhere

G73.0* **Myasthenic syndromes in endocrine diseases**
Myasthenic syndromes in:
· diabetic amyotrophy(E10-E14† with common fourth character .4)
· thyrotoxicosis [hyperthyroidism](E05.-†)

G73.1* **Eaton-Lambert syndrome(C80†)**

G73.2* **Other myasthenic syndromes in neoplastic disease(C00-D48†)**

G73.3* **Myasthenic syndromes in other diseases classified elsewhere**

G73.4* **Myopathy in infectious and parasitic diseases classified elsewhere**

G73.5* **Myopathy in endocrine diseases**
Myopathy in:
· hyperparathyroidism(E21.0-E21.3†)
· hypoparathyroidism(E20.-†)
Thyrotoxic myopathy(E05.-†)

G73.6* **Myopathy in metabolic diseases**
Myopathy in:
· glycogen storage disease(E74.0†)
· lipid storage disorders(E75.-†)

G73.7* **Myopathy in other diseases classified elsewhere**
Myopathy in:
· rheumatoid arthritis(M05-M06†)
· scleroderma(M34.8†)
· sicca syndrome [Sjögren](M35.0†)
· systemic lupus erythematosus(M32.1†)

Cerebral palsy and other paralytic syndromes (G80-G83)

G80 Cerebral palsy

Excludes: hereditary spastic paraplegia(G11.4)

G80.0 **Spastic quadriplegic cerebral palsy**
Congenital spastic paralysis(cerebral)
Spastic tetraplegic cerebral palsy

G80.1 **痉挛性双侧脑瘫**
痉挛性脑瘫 NOS
G80.2 **痉挛性偏侧脑瘫**
G80.3 **运动障碍性脑瘫**
手足徐动症样脑瘫
张力障碍性脑瘫
G80.4 **共济失调性脑瘫**
G80.8 **其他大脑性瘫痪[脑瘫]**
混合性脑瘫综合征
G80.9 **未特指的大脑性瘫痪[脑瘫]**
脑瘫 NOS

G81 偏瘫

注：本条类目只有当报告的(完全性)(不完全性)偏瘫没有进一步的详细说明，或者被描述为陈旧性或长期性情况而且未指明原因时才能作为主要编码。本类目还可用于多编码以标明任何原因引起的这些类型的偏瘫。

不包括：先天性脑瘫(G80.-)

G81.0 **松弛性偏瘫**
G81.1 **痉挛性偏瘫**
G81.9 **未特指的偏瘫**

G82 截瘫和四肢瘫

注：本类目只有当报告的下列情况没有进一步的详细说明，或者被描述为陈旧性或长期性情况而且未指明原因时才能作为主要编码。本类目还可用于多编码以标明任何原因引起的这些情况。

不包括：先天性脑瘫(G80.-)

G82.0 **松弛性截瘫**
G82.1 **痉挛性截瘫**
G82.2 **未特指的截瘫**
双下肢瘫痪 NOS
截瘫(下肢)NOS
G82.3 **松弛性四肢瘫痪**
G82.4 **痉挛性四肢瘫痪**
G82.5 **未特指的四肢瘫痪**
四肢瘫痪 NOS

G83 其他麻痹[瘫痪]综合征

注：本类目只有当报告的下列情况没有进一步的详细说明，或者被描述为陈旧性或长期性情况而且未指明原因时才能作为主要编码。本类目还可用于多编码以标明任何原因引起的这些情况。

包 括：麻痹[瘫痪](完全性)(不完全性)，除外 G80-G82 中者

G80.1 **Spastic diplegic cerebral palsy**
Spastic cerebral palsy NOS
G80.2 **Spastic hemiplegic cerebral palsy**
G80.3 **Dyskinetic cerebral palsy**
Athetoid cerebral palsy
Dystonic cerebral palsy
G80.4 **Ataxic cerebral palsy**
G80.8 **Other cerebral palsy**
Mixed cerebral palsy syndromes
G80.9 **Cerebral palsy, unspecified**
Cerebral palsy NOS

G81 Hemiplegia

Note: For primary coding, this category is to be used only when hemiplegia (complete) (incomplete) is reported without further specification, or is stated to be old or longstanding but of unspecified cause. The category is also for use in multiple coding to identify these types of hemiplegia resulting from any cause.

Excludes: congenital cerebral palsy (G80. -)

G81.0 **Flaccid hemiplegia**
G81.1 **Spastic hemiplegia**
G81.9 **Hemiplegia, unspecified**

G82 Paraplegia and tetraplegia

Note: For primary coding, this category is to be used only when the listed conditions are reported without further specification, or are stated to be old or longstanding but of unspecified cause. The category is also for use in multiple coding to identify these conditions resulting from any cause.

Excludes: congenital cerebral palsy (G80. -)

G82.0 **Flaccid paraplegia**
G82.1 **Spastic paraplegia**
G82.2 **Paraplegia, unspecified**
Paralysis of both lower limbs NOS
Paraplegia (lower) NOS
G82.3 **Flaccid tetraplegia**
G82.4 **Spastic tetraplegia**
G82.5 **Tetraplegia, unspecified**
Quadriplegia NOS

G83 Other paralytic syndromes

Note: For primary coding, this category is to be used only when the listed conditions are reported without further specification, or are stated to be old or longstanding but of unspecified cause. The category is also for use in multiple coding to identify these conditions resulting from any cause.

Includes: paralysis (complete) (incomplete), except as in G80-G82

G83.0 **双上肢瘫**
双侧瘫(上肢)
两上肢瘫痪

G83.1 **下肢单瘫**
单侧下肢瘫痪

G83.2 **上肢单瘫**
单侧上肢瘫痪

G83.3 **未特指的单瘫**

G83.4 **马尾综合征**
马尾综合征引起的神经源性膀胱
不包括：脊髓性膀胱 NOS(G95.8)

G83.8 **其他特指的麻痹[瘫痪]综合征**
托德麻痹(癫痫后的)

G83.9 **未特指的麻痹[瘫痪]综合征**

G83.0 **Diplegia of upper limbs**
Diplegia(upper)
Paralysis of both upper limbs

G83.1 **Monoplegia of lower limb**
Paralysis of lower limb

G83.2 **Monoplegia of upper limb**
Paralysis of upper limb

G83.3 **Monoplegia, unspecified**

G83.4 **Cauda equina syndrome**
Neurogenic bladder due to cauda equina syndrome
Excludes: cord bladder NOS(G95.8)

G83.8 **Other specified paralytic syndromes**
Todd's paralysis(postepileptic)

G83.9 **Paralytic syndrome, unspecified**

神经系统的其他疾患 (G90-G99)

G90 **自主神经系统的疾患**
不包括：酒精引起的自主神经系统功能障碍(G31.2)

G90.0 **特发性周围自主神经病**
颈动脉窦性晕厥

G90.1 **家族性自主神经功能异常[赖利-戴]**

G90.2 **霍纳综合征**
贝尔纳德(-霍纳)综合征

G90.3 **多系统变性**
神经源性直立性低血压[夏伊-德雷格尔]
不包括：直立性低血压 NOS(I95.1)

G90.4 **自主性高反射**

G90.8 **自主神经系统的其他疾患**

G90.9 **未特指的自主神经系统疾患**

G91 **脑积水**
包　括：后天性脑积水
不包括：脑积水：
· 先天性(Q03.-)
· 先天性弓形体病(P37.1)

G91.0 **交通性脑积水**

G91.1 **梗阻性脑积水**

G91.2 **正常压力脑积水**

G91.3 **未特指的创伤后脑积水**

G91.8 **其他脑积水**

G91.9 **未特指的脑积水**

Other disorders of the nervous system (G90-G99)

G90 **Disorders of autonomic nervous system**
Excludes: dysfunction of autonomic nervous system due to alcohol(G31.2)

G90.0 **Idiopathic peripheral autonomic neuropathy**
Carotid sinus syncope

G90.1 **Familial dysautonomia [Riley-Day]**

G90.2 **Horner's syndrome**
Bernard(-Horner) syndrome

G90.3 **Multi-system degeneration**
Neurogenic orthostatic hypotension[Shy-Drager]
Excludes: orthostatic hypotension NOS(I95.1)

G90.4 **Autonomic dysreflexia**

G90.8 **Other disorders of autonomic nervous system**

G90.9 **Disorder of autonomic nervous system, unspecified**

G91 **Hydrocephalus**
Includes: acquired hydrocephalus
Excludes: hydrocephalus:
· congenital(Q03.-)
· due to congenital toxoplasmosis(P37.1)

G91.0 **Communicating hydrocephalus**

G91.1 **Obstructive hydrocephalus**

G91.2 **Normal-pressure hydrocephalus**

G91.3 **Post-traumatic hydrocephalus, unspecified**

G91.8 **Other hydrocephalus**

G91.9 **Hydrocephalus, unspecified**

G92 中毒性脑病

需要时,使用附加外因编码(第二十章)标明毒性物质。

G93 脑的其他疾患

G93.0 大脑囊肿
蛛网膜囊肿
脑穿通性囊肿,后天性
不包括:后天性新生儿脑室周囊肿(P91.1)
先天性大脑囊肿(Q04.6)

G93.1 缺氧性脑损害,不可归类在他处者
不包括:并发于:
· 流产、异位妊娠或葡萄胎妊娠(O00-O07,O08.8)
· 妊娠、产程或分娩(O29.2,O74.3,O89.2)
· 手术和医疗(T80-T88)
新生儿缺氧(P21.9)

G93.2 良性颅内高压
不包括:高血压脑病(I67.4)

G93.3 病毒感染后疲劳综合征
良性肌痛性脑脊髓炎

G93.4 未特指的脑病
不包括:脑病:
· 酒精性(G31.2)
· 中毒性(G92)

G93.5 脑受压
受压、疝出 } 脑(干)的
不包括:创伤性脑受压(弥漫性)(S06.2)
· 局灶性(S06.3)

G93.6 脑水肿
不包括:脑水肿:
· 产伤(P11.0)
· 创伤性(S06.1)

G93.7 赖氏综合征
需要时,使用附加外因编码(第二十章)标明原因。

G93.8 脑其他特指的疾患
放射后脑病
需要时,使用附加外因编码(第二十章)标明原因。

G93.9 未特指的脑疾患

G94* 分类于他处的疾病引起的脑的其他疾患

G94.0* 分类于他处的传染病和寄生虫病引起的脑积水(A00-B99†)

G94.1* 肿瘤病引起的脑积水(C00-D48†)

G92 Toxic encephalopathy

Use additional external cause code (Chapter XX), if desired, to identify toxic agent.

G93 Other disorders of brain

G93.0 **Cerebral cysts**
Arachnoid cyst
Porencephalic cyst, acquired
Excludes: acquired periventricular cysts of newborn (P91.1)
congenital cerebral cysts (Q04.6)

G93.1 **Anoxic brain damage, not elsewhere classified**
Excludes: complicating:
· abortion or ectopic or molar pregnancy (O00-O07, O08.8)
· pregnancy, labour or delivery (O29.2, O74.3, O89.2)
· surgical and medical care (T80-T88)
neonatal anoxia (P21.9)

G93.2 **Benign intracranial hypertension**
Excludes: hypertensive encephalopathy (I67.4)

G93.3 **Postviral fatigue syndrome**
Benign myalgic encephalomyelitis

G93.4 **Encephalopathy, unspecified**
Excludes: encephalopathy:
· alcoholic (G31.2)
· toxic (G92)

G93.5 **Compression of brain**
Compression, Herniation } of brain (stem)
Excludes: traumatic compression of brain (diffuse) (S06.2)
· focal (S06.3)

G93.6 **Cerebral oedema**
Excludes: cerebral oedema:
· due to birth injury (P11.0)
· traumatic (S06.1)

G93.7 **Reye's syndrome**
Use additional external cause code (Chapter XX), if desired, to identify cause.

G93.8 **Other specified disorders of brain**
Postradiation encephalopathy
Use additional external cause code (Chapter XX), if desired, to identify cause.

G93.9 **Disorder of brain, unspecified**

G94* Other disorders of brain in diseases classified elsewhere

G94.0* **Hydrocephalus in infectious and parasitic diseases classified elsewhere (A00-B99†)**

G94.1* **Hydrocephalus in neoplastic disease (C00-D48†)**

G94.2* 分类于他处的其他疾病引起的脑积水

G94.2* **Hydrocephalus in other diseases classified elsewhere**

G94.8* 分类于他处的疾病引起的脑其他特指的疾患

G94.8* **Other specified disorders of brain in diseases classified elsewhere**

G95 脊髓的其他疾病

不包括：脊髓炎(G04.-)

G95.0 脊髓空洞症和延髓空洞症

G95.1 血管性脊髓病

急性脊髓梗死(栓子性)(非栓子性)
脊髓动脉血栓形成
脊髓出血
非生脓性椎管内静脉炎和血栓性静脉炎
脊髓水肿
亚急性坏死性脊髓病

不包括： 椎管内静脉炎和血栓性静脉炎,除外非生脓性(G08)

G95.2 未特指的脊髓受压

G95.8 脊髓其他特指的疾病

脊髓病性膀胱 NOS
脊髓病：
· 药物性
· 辐射诱发的

需要时,使用附加外因编码(第二十章)标明外部因素。

不包括： 神经源性膀胱：
· NOS(N31.9)
· 马尾综合征(G83.4)
膀胱的神经肌肉功能不良,未提及脊髓损害(N31.-)

G95.9 未特指的脊髓病

脊髓病 NOS

G95 Other diseases of spinal cord

Excludes: myelitis(G04.-)

G95.0 **Syringomyelia and syringobulbia**

G95.1 **Vascular myelopathies**

Acute infarction of spinal cord(embolic)(nonembolic)
Arterial thrombosis of spinal cord
Haematomyelia
Nonpyogenic intraspinal phlebitis and thrombophlebitis
Oedema of spinal cord
Subacute necrotic myelopathy

Excludes: intraspinal phlebitis and thrombophlebitis, except non-pyogenic(G08)

G95.2 **Cord compression, unspecified**

G95.8 **Other specified diseases of spinal cord**

Cord bladder NOS
Myelopathy:
· drug-induced
· radiation-induced

Use additional external cause code (Chapter XX), if desired, to identify external agent.

Excludes: neurogenic bladder:
· NOS(N31.9)
· due to cauda equina syndrome(G83.4)
neuromuscular dysfunction of bladder without mention of spinal cord lesion(N31.-)

G95.9 **Disease of spinal cord, unspecified**

Myelopathy NOS

G96 中枢神经系统的其他疾患

G96.0 脑脊液漏

不包括：来自腰椎穿刺(G97.0)

G96.1 脑脊膜疾患,不可归类在他处者

脑膜粘连(大脑的)(脊髓的)

G96.8 中枢神经系统其他特指的疾患

G96.9 中枢神经系统未特指的疾患

G96 Other disorders of central nervous system

G96.0 **Cerebrospinal fluid leak**

Excludes: from spinal puncture(G97.0)

G96.1 **Disorders of meninges, not elsewhere classified**

Meningeal adhesions(cerebral)(spinal)

G96.8 **Other specified disorders of central nervous system**

G96.9 **Disorder of central nervous system, unspecified**

G97 神经系统的操作后疾患,不可归类在他处者

G97.0 腰椎穿刺引起的脑脊液漏

G97.1 对腰椎穿刺的其他反应

G97.2 脑室分流后颅内低压

G97 Postprocedural disorders of nervous system, not elsewhere classified

G97.0 **Cerebrospinal fluid leak from spinal puncture**

G97.1 **Other reaction to spinal and lumbar puncture**

G97.2 **Intracranial hypotension following ventricular shunting**

G97.8 神经系统的其他操作后疾患

G97.8 Other postprocedural disorders of nervous system

G97.9 未特指的神经系统的操作后疾患

G97.9 Postprocedural disorder of nervous system, unspecified

G98 神经系统的其他疾患，不可归类在他处者

神经系统疾患 NOS

G98 Other disorders of nervous system, not elsewhere classified

Nervous system disorder NOS

G99* 分类于他处的疾病引起的神经系统的其他疾患

G99* Other disorders of nervous system in diseases classified elsewhere

G99.0* 内分泌和代谢疾病引起的自主神经病

淀粉样自主神经病(E85.-†)
糖尿病性自主神经病(E10-E14† 伴有共用第四位数.4)

G99.0* Autonomic neuropathy in endocrine and metabolic diseases

Amyloid autonomic neuropathy(E85.-†)
Diabetic autonomic neuropathy(E10-E14† with common fourth character .4)

G99.1* 分类于他处的其他疾病引起的自主神经系统其他疾患

G99.1* Other disorders of autonomic nervous system in other diseases classified elsewhere

G99.2* 分类于他处的疾病引起的脊髓病

脊髓前动脉和椎动脉压迫综合征(M47.0†)
脊髓病，由于……引起的：
· 椎间盘疾患(M50.0†, M51.0†)
· 肿瘤病(C00-D48†)
· 脊椎关节强硬(M47.-†)

G99.2* Myelopathy in diseases classified elsewhere

Anterior spinal and vertebral artery compression syndromes(M47.0†)
Myelopathy in:
· intervertebral disc disorders(M50.0†, M51.0†)
· neoplastic disease(C00-D48†)
· spondylosis(M47.-†)

G99.8* 分类于他处的疾病引起的神经系统其他特指的疾患

G99.8* Other specified disorders of nervous system in diseases classified elsewhere

第七章 眼和附器疾病 (H00-H59)

CHAPTER VII Diseases of the eye and adnexa (H00-H59)

不包括：起源于围生期的某些情况(P00-P96)
某些传染病和寄生虫病(A00-B99)
妊娠、分娩和产褥期的并发症(O00-O99)
先天性畸形、变形和染色体异常(Q00-Q99)
内分泌、营养和代谢疾病(E00-E90)
损伤、中毒和外因的某些其他后果(S00-T98)
肿瘤(C00-D48)
症状、体征和临床与实验室异常所见，不可归类在他处者(R00-R99)

Excludes: certain conditions originating in the perinatal period (P00-P96)
certain infectious and parasitic diseases (A00-B99)
complications of pregnancy, childbirth and the puerperium (O00-O99)
congenital malformations, deformations and chromosomal abnormalities (Q00-Q99)
endocrine, nutritional and metabolic diseases (E00-E90)
injury, poisoning and certain other consequences of external causes (S00-T98)
neoplasms (C00-D48)
symptoms, signs and abnormal clinical and laboratory findings, not elsewhere classified (R00-R99)

本章包括下列各节：

H00-H06	眼睑、泪器系和眼眶疾患
H10-H13	结膜疾患
H15-H22	巩膜、角膜、虹膜和睫状体疾患
H25-H28	晶状体疾患
H30-H36	脉络膜和视网膜疾患
H40-H42	青光眼
H43-H45	玻璃体和眼球疾患
H46-H48	视神经和视路疾患
H49-H52	眼球外肌、双眼运动、调节和屈光疾患
H53-H54	视觉障碍和盲
H55-H59	眼和附器的其他疾患

This chapter contains the following blocks:

H00-H06	Disorders of eyelid, lacrimal system and orbit
H10-H13	Disorders of conjunctiva
H15-H22	Disorders of sclera, cornea, iris and ciliary body
H25-H28	Disorders of lens
H30-H36	Disorders of choroid and retina
H40-H42	Glaucoma
H43-H45	Disorders of vitreous body and globe
H46-H48	Disorders of optic nerve and visual pathways
H49-H52	Disorders of ocular muscles, binocular movement, accommodation and refraction
H53-H54	Visual disturbances and blindness
H55-H59	Other disorders of eye and adnexa

本章提供的星号类目如下：

H03*	分类于他处的疾病引起的眼睑疾患
H06*	分类于他处的疾病引起的泪器系和眼眶疾患
H13*	分类于他处的疾病引起的结膜疾患
H19*	分类于他处的疾病引起的巩膜和角膜疾患
H22*	分类于他处的疾病引起的虹膜和睫状体疾患
H28*	分类于他处的疾病引起的白内障和其他晶状体疾患
H32*	分类于他处的疾病引起的脉络膜视网膜疾患

Asterisk categories for this chapter are provided as follows:

H03*	Disorders of eyelid in diseases classified elsewhere
H06*	Disorders of lacrimal system and orbit in diseases classified elsewhere
H13*	Disorders of conjunctiva in diseases classified elsewhere
H19*	Disorders of sclera and cornea in diseases classified elsewhere
H22*	Disorders of iris and ciliary body in diseases classified elsewhere
H28*	Cataract and other disorders of lens in diseases classified elsewhere
H32*	Chorioretinal disorders in diseases classified elsewhere

H36 * 分类于他处的疾病引起的视网膜疾患 | H36 * Retinal disorders in diseases classified elsewhere
H42 * 分类于他处的疾病引起的青光眼 | H42 * Glaucoma in diseases classified elsewhere
H45 * 分类于他处的疾病引起的玻璃体和眼球疾患 | H45 * Disorders of vitreous body and globe in diseases classified elsewhere
H48 * 分类于他处的疾病引起的视神经和视路疾患 | H48 * Disorders of optic nerve and visual pathways in diseases classified elsewhere
H58 * 分类于他处的疾病引起的眼和附器的其他疾患 | H58 * Other disorders of eye and adnexa in diseases classified elsewhere

眼睑、泪器系和眼眶疾患(H00-H06)

Disorders of eyelid, lacrimal system and orbit (H00-H06)

H00 睑腺炎和睑板腺囊肿

H00.0 睑腺炎和眼睑的其他深部炎症

脓肿、疖、睑腺炎 } 眼睑的

H00.1 睑板腺囊肿

H00 Hordeolum and chalazion

H00.0 Hordeolum and other deep inflammation of eyelid

Abscess, Furuncle, Stye } of eyelid

H00.1 Chalazion

H01 眼睑的其他炎症

H01.0 睑缘炎

不包括: 睑缘结膜炎(H10.5)

H01.1 眼睑的非感染性皮肤病

皮炎:
· 变应性[过敏性]
· 接触性
· 湿疹性
盘形红斑狼疮
干皮病
} 眼睑的

H01.8 眼睑其他特指的炎症

H01.9 眼睑未特指的炎症

H01 Other inflammation of eyelid

H01.0 Blepharitis

Excludes: blepharoconjunctivitis(H10.5)

H01.1 Noninfectious dermatoses of eyelid

Dermatitis:
· allergic
· contact
· eczematous
Discoid lupus erythematosus
Xeroderma
} of eyelid

H01.8 Other specified inflammation of eyelid

H01.9 Inflammation of eyelid, unspecified

H02 眼睑的其他疾患

不包括: 眼睑先天性畸形(Q10.0-Q10.3)

H02.0 睑内翻和倒睫

H02.1 睑外翻

H02.2 兔眼

H02.3 眼睑皮肤松弛症

H02.4 上睑下垂

H02.5 影响眼睑功能的其他疾患

睑缘粘连
睑裂狭小
(眼)睑退缩

不包括: 睑痉挛(G24.5)
抽搐(心因性)(F95.-)
· 器质性(G25.6)

H02.6 睑黄斑瘤

H02 Other disorders of eyelid

Excludes: congenital malformations of eyelid (Q10.0-Q10.3)

H02.0 Entropion and trichiasis of eyelid

H02.1 Ectropion of eyelid

H02.2 Lagophthalmos

H02.3 Blepharochalasis

H02.4 Ptosis of eyelid

H02.5 Other disorders affecting eyelid function

Ankyloblepharon
Blepharophimosis
Lid retraction

Excludes: blepharospasm(G24.5)
tic(psychogenic)(F95.-)
· organic(G25.6)

H02.6 Xanthelasma of eyelid

H02.7　眼睑和眼周区域的其他变性性疾患

黄褐斑
睫毛脱落 } 眼睑的
白癜风

H02.8　眼睑其他特指的疾患

睑多毛症
睑内残留异物

H02.9　眼睑未特指的疾患

H03* 分类于他处的疾病引起的眼睑疾患

H03.0* 分类于他处的疾病引起眼睑的寄生虫性侵染

脂螨属引起的睑皮炎(B88.0†)
眼睑的寄生虫性侵染,由于:
- 利什曼病(B55. -†)
- 罗阿丝虫病(B74.3†)
- 盘尾丝虫病(B73†)
- 虱病(B85.3†)

H03.1* 分类于他处的其他传染病累及眼睑

累及眼睑,由于:
- 疱疹病毒[单纯疱疹]感染(B00.5†)
- 麻风(A30. -†)
- 传染性软疣(B08.1†)
- 结核(A18.4†)
- 雅司病(A66. -†)
- 带状疱疹(B02.3†)

H03.8* 分类于他处的其他疾病累及眼睑

脓疱病累及眼睑(L01.0†)

H04 泪器系疾患

不包括: 泪器系先天性畸形(Q10.4-Q10.6)

H04.0　泪腺炎

慢性泪腺肥大

H04.1　泪腺的其他疾患

泪眼
干眼综合征
泪器的:
- 囊肿
- 腺萎缩

H04.2　溢泪

H04.3　泪道急性和未特指的炎症

泪囊炎(蜂窝织炎的)
泪囊周围炎 } 急性、亚急性或未特指
泪器的泪小管炎

不包括: 新生儿泪囊炎(P39.1)

H02.7　Other degenerative disorders of eyelid and periocular area

Chloasma
Madarosis } of eyelid
Vitiligo

H02.8　Other specified disorders of eyelid

Hypertrichosis of eyelid
Retained foreign body in eyelid

H02.9　Disorder of eyelid, unspecified

H03* Disorders of eyelid in diseases classified elsewhere

H03.0* Parasitic infestation of eyelid in diseases classified elsewhere

Dermatitis of eyelid due to *Demodex* species(B88.0†)
Parasitic infestation of eyelid in:
- leishmaniasis(B55. -†)
- loiasis(B74.3†)
- onchocerciasis(B73†)
- phthiriasis(B85.3†)

H03.1* Involvement of eyelid in other infectious diseases classified elsewhere

Involvement of eyelid in:
- herpesviral [herpes simplex] infection(B00.5†)
- leprosy(A30. -†)
- molluscum contagiosum(B08.1†)
- tuberculosis(A18.4†)
- yaws(A66. -†)
- zoster(B02.3†)

H03.8* Involvement of eyelid in other diseases classified elsewhere

Involvement of eyelid in impetigo(L01.0†)

H04 Disorders of lacrimal system

Excludes: congenital malformations of lacrimal system (Q10.4-Q10.6)

H04.0　Dacryoadenitis

Chronic enlargement of lacrimal gland

H04.1　Other disorders of lacrimal gland

Dacryops
Dry eye syndrome
Lacrimal:
- cyst
- gland atrophy

H04.2　Epiphora

H04.3　Acute and unspecified inflammation of lacrimal passages

Dacryocystitis (phlegmonous)
Dacryopericystitis } acute, subacute or unspecified
Lacrimal canaliculitis

Excludes: neonatal dacryocystitis(P39.1)

H04.4 **泪道慢性炎症**
泪囊炎
泪器的：
·泪小管炎
·粘液囊肿
}慢性

H04.5 **泪道狭窄和关闭不全**
泪石
泪点外翻
狭窄：
·泪小管
·泪管
·泪囊

H04.6 **泪道的其他改变**
泪囊瘘

H04.8 **泪器系的其他疾患**

H04.9 **泪器系未特指的疾患**

H05 眼眶疾患
不包括：眼眶先天性畸形(Q10.7)

H05.0 **眼眶急性炎症**
脓肿
蜂窝织炎
骨髓炎
骨膜炎
}眶的
球筋膜炎

H05.1 **眼眶慢性炎性疾患**
眼眶肉芽肿

H05.2 **突眼性情况**
眼球移位(侧向)NOS
出血
水肿
}眶的

H05.3 **眼眶畸形**
萎缩
外生骨疣
}眶的

H05.4 **眼球内陷**

H05.5 **眼眶贯通伤后残留(陈旧性)异物**
球后异物

H05.8 **眼眶的其他疾患**
眼眶囊肿

H05.9 **未特指的眼眶疾患**

H06* 分类于他处的疾病引起的泪器系和眼眶疾患

H06.0* **分类于他处的疾病引起的泪器系疾患**

H06.1* **分类于他处的疾病引起眼眶的寄生虫性侵染**
眼眶棘球蚴感染(B67.-†)
眼眶蝇蛆病(B87.2†)

H06.2* **甲状腺功能障碍性突眼(E05.-†)**

H06.3* **分类于他处的疾病引起眼眶的其他疾患**

H04.4 **Chronic inflammation of lacrimal passages**
Dacryocystitis
Lacrimal:
· Canaliculitis
· mucocele
} chronic

H04.5 **Stenosis and insufficiency of lacrimal passages**
Dacryolith
Eversion of lacrimal punctum
Stenosis of lacrimal:
· canaliculi
· duct
· sac

H04.6 **Other changes in lacrimal passages**
Lacrimal fistula

H04.8 **Other disorders of lacrimal system**

H04.9 **Disorder of lacrimal system, unspecified**

H05 Disorders of orbit
Excludes: congenital malformation of orbit (Q10.7)

H05.0 **Acute inflammation of orbit**
Abscess
Cellulitis
Osteomyelitis
Periostitis
} of orbit
Tenonitis

H05.1 **Chronic inflammatory disorders of orbit**
Granuloma of orbit

H05.2 **Exophthalmic conditions**
Displacement of globe (lateral) NOS
Haemorrhage
Oedema
} of orbit

H05.3 **Deformity of orbit**
Atrophy
Exostosis
} of orbit

H05.4 **Enophthalmos**

H05.5 **Retained (old) foreign body following penetrating wound of orbit**
Retrobulbar foreign body

H05.8 **Other disorders of orbit**
Cyst of orbit

H05.9 **Disorder of orbit, unspecified**

H06* Disorders of lacrimal system and orbit in diseases classified elsewhere

H06.0* **Disorders of lacrimal system in diseases classified elsewhere**

H06.1* **Parasitic infestation of orbit in diseases classified elsewhere**
Echinococcus infection of orbit (B67.-†)
Myiasis of orbit (B87.2†)

H06.2* **Dysthyroid exophthalmos (E05.-†)**

H06.3* **Other disorders of orbit in diseases classified elsewhere**

结膜疾患
（H10-H13）

H10 **结膜炎**
不包括：角膜结膜炎（H16.2）
H10.0 **粘液脓性结膜炎**
H10.1 **急性变应性结膜炎**
H10.2 **其他急性结膜炎**
H10.3 **未特指的急性结膜炎**
不包括：新生儿眼炎 NOS（P39.1）
H10.4 **慢性结膜炎**
H10.5 **睑缘结膜炎**
H10.8 **其他结膜炎**
H10.9 **未特指的结膜炎**

H11 **结膜的其他疾患**
不包括：角膜结膜炎（H16.2）
H11.0 **翼状胬肉**
不包括：假性翼状胬肉（H11.8）
H11.1 **结膜变性和沉着物**
结膜：
· 银质沉着病［银沉着病］
· 凝结物［结石］
· 色素沉着
· 干燥 NOS
H11.2 **结膜瘢痕**
睑球粘连
H11.3 **结膜出血**
结膜下出血
H11.4 **其他结膜血管疾患和囊肿**
结膜：
· 动脉瘤
· 充血
· 水肿
H11.8 **结膜其他特指的疾患**
假性翼状胬肉
H11.9 **结膜未特指的疾患**

H13* **分类于他处的疾病引起的结膜疾患**
H13.0* **结膜的丝虫感染（B74.-†）**
H13.1* **分类于他处的传染病和寄生虫病引起的结膜炎**
结膜炎（由于）：
· 棘阿米巴属（B60.1†）
· 腺病毒性滤泡性（急性）（B30.1†）
· 衣原体性（A74.0†）
· 白喉性（A36.8†）
· 淋球菌性（A54.3†）
· 出血性（急性）（流行性）（B30.3†）
· 疱疹病毒性［单纯疱疹］（B00.5†）
· 脑膜炎球菌性（A39.8†）
· 新城（B30.8†）
· 带状疱疹（B02.3†）

Disorders of conjunctiva
(H10-H13)

H10 **Conjunctivitis**
Excludes: keratoconjunctivitis (H16.2)
H10.0 **Mucopurulent conjunctivitis**
H10.1 **Acute atopic conjunctivitis**
H10.2 **Other acute conjunctivitis**
H10.3 **Acute conjunctivitis, unspecified**
Excludes: ophthalmia neonatorum NOS (P39.1)
H10.4 **Chronic conjunctivitis**
H10.5 **Blepharoconjunctivitis**
H10.8 **Other conjunctivitis**
H10.9 **Conjunctivitis, unspecified**

H11 **Other disorders of conjunctiva**
Excludes: keratoconjunctivitis (H16.2)
H11.0 **Pterygium**
Excludes: pseudopterygium (H11.8)
H11.1 **Conjunctival degenerations and deposits**
Conjunctival:
· argyrosis [argyria]
· concretions
· pigmentation
· xerosis NOS
H11.2 **Conjunctival scars**
Symblepharon
H11.3 **Conjunctival haemorrhage**
Subconjunctival haemorrhage
H11.4 **Other conjunctival vascular disorders and cysts**
Conjunctival:
· aneurysm
· hyperaemia
· oedema
H11.8 **Other specified disorders of conjunctiva**
Pseudopterygium
H11.9 **Disorder of conjunctiva, unspecified**

H13* **Disorders of conjunctiva in diseases classified elsewhere**
H13.0* **Filarial infectious of conjunctiva (B74.-†)**
H13.1* **Conjunctivitis in infectious and parasitic diseases classified elsewhere**
Conjunctivitis (due to):
· Acanthamoeba (B60.1†)
· adenoviral follicular (acute) (B30.1†)
· chlamydial (A74.0†)
· diphtheritic (A36.8†)
· gonococcal (A54.3†)
· haemorrhagic (acute) (epidemic) (B30.3†)
· herpesviral [herpes simplex] (B00.5†)
· meningococcal (A39.8†)
· Newcastle (B30.8†)
· zoster (B02.3†)

H13.2* 分类于他处的其他疾病引起的结膜炎

H13.3* 眼类天疱疮(L12. -†)

H13.8* 分类于他处的疾病引起的结膜其他疾患

巩膜、角膜、虹膜和睫状体疾患(H15-H22)

H15 巩膜疾患

H15.0 巩膜炎

H15.1 巩膜外层炎

H15.8 巩膜的其他疾患

赤道葡萄肿

巩膜膨隆

不包括: 变性性近视(H44.2)

H15.9 未特指的巩膜疾患

H16 角膜炎

H16.0 角膜溃疡

溃疡:

- 角膜:
  - NOS
  - 中心性
  - 边缘性
  - 穿孔性
  - 环形
  - 伴前房积脓
- 莫伦

H16.1 其他不伴有结膜炎的浅层角膜炎

角膜炎:

- 晕性
- 丝状
- 钱币状
- 星形
- 条纹状
- 浅层点状

光性角膜炎

雪盲

H16.2 角膜结膜炎

角膜结膜炎:

- NOS
- 暴露性
- 神经营养性
- 小泡性

结节性眼炎

浅层角膜炎伴结膜炎

H16.3 基质层和深层角膜炎

H13.2* Conjunctivitis in other diseases classified elsewhere

H13.3* Ocular pemphigoid(L12. -†)

H13.8* Other disorders of conjunctiva in diseases classified elsewhere

Disorders of sclera, cornea, iris and ciliary body (H15-H22)

H15 Disorders of sclera

H15.0 Scleritis

H15.1 Episcleritis

H15.8 Other disorders of sclera

Equatorial staphyloma

Scleral ectasia

Excludes: degenerative myopia(H44.2)

H15.9 Disorder of sclera, unspecified

H16 Keratitis

H16.0 Corneal ulcer

Ulcer:

- corneal:
  - NOS
  - central
  - marginal
  - perforated
  - ring
  - with hypopyon
- Mooren

H16.1 Other superficial keratitis without conjunctivitis

Keratitis:

- areolar
- filamentary
- nummular
- stellate
- striate
- superficial punctate

Photokeratitis

Snow blindness

H16.2 Keratoconjunctivitis

Keratoconjunctivitis:

- NOS
- exposure
- neurotrophic
- phlyctenular

Ophthalmia nodosa

Superficial keratitis with conjunctivitis

H16.3 Interstitial and deep keratitis

H16.4	**角膜新血管形成** 血管影(角膜的) 血管翳(角膜的)	**H16.4**	**Corneal neovascularization** Ghost vessels(corneal) Pannus(corneal)
H16.8	**其他角膜炎**	**H16.8**	**Other keratitis**
H16.9	**未特指的角膜炎**	**H16.9**	**Keratitis, unspecified**

H17 角膜瘢痕和混浊 / Corneal scars and opacities

H17.0	**粘连性白斑**	**H17.0**	**Adherent leukoma**
H17.1	**其他中心性角膜混浊**	**H17.1**	**Other central corneal opacity**
H17.8	**其他角膜瘢痕和混浊**	**H17.8**	**Other corneal scars and opacities**
H17.9	**未特指的角膜瘢痕和混浊**	**H17.9**	**Corneal scar and opacity, unspecified**

H18 角膜的其他疾患 / Other disorders of cornea

H18.0	**角膜色素沉着和沉着物** 角膜血染 凯泽-弗莱舍尔环 克鲁肯贝格梭 施特里线 如系药物诱发者,需要时,使用附加外因编码(第二十章)标明药物。	**H18.0**	**Corneal pigmentations and deposits** Haematocornea Kayser-Fleischer ring Krukenberg's spindle Staehli's line Use additional external cause code(Chapter XX), if desired, to identify drug, if drug-induced.
H18.1	**大泡性角膜病变**	**H18.1**	**Bullous keratopathy**
H18.2	**其他角膜水肿**	**H18.2**	**Other corneal oedema**
H18.3	**角膜层改变** 绉折 } 特塞梅特膜 破裂 }	**H18.3**	**Changes in corneal membranes** Fold } in Descemet's membrane Rupture }
H18.4	**角膜变性** 老年环 带状角膜病 **不包括:** 莫伦溃疡(H16.0)	**H18.4**	**Corneal degeneration** Arcus senilis Band keratopathy **Excludes:** Mooren's ulcer(H16.0)
H18.5	**遗传性角膜营养不良** 营养不良: ·角膜: 　·上皮性 　·颗粒性 　·格子状 　·斑点性 ·富克斯	**H18.5**	**Hereditary corneal dystrophies** Dystrophy: ·corneal: 　·epithelial 　·granular 　·lattice 　·macular ·Fuchs
H18.6	**圆锥角膜**	**H18.6**	**Keratoconus**
H18.7	**其他角膜畸形** 角膜: ·突出 ·葡萄肿 后弹力层膨出 **不包括:** 角膜先天性畸形(Q13.3-Q13.4)	**H18.7**	**Other corneal deformities** Corneal: ·ectasia ·staphyloma Descemetocele **Excludes:** congenital malformations of cornea(Q13.3-Q13.4)
H18.8	**角膜其他特指的疾患** 感觉缺失 } 感觉减退 } 角膜的 复发性糜烂 }	**H18.8**	**Other specified disorders of cornea** Anaesthesia } Hypaesthesia } of cornea Recurrent erosion }
H18.9	**角膜未特指的疾患**	**H18.9**	**Disorder of cornea, unspecified**

H19* 分类于他处的疾病引起的巩膜和角膜疾患

H19.0* **分类于他处的疾病引起的巩膜炎和巩膜外层炎**
梅毒性巩膜外层炎(A52.7†)
结核性巩膜外层炎(A18.5†)
带状疱疹性巩膜炎(B02.3†)

H19.1* **疱疹病毒性角膜炎和角膜结膜炎(B00.5†)**
树状和盘状角膜炎

H19.2* **分类于他处的其他传染病和寄生虫病引起的角膜炎和角膜结膜炎**
流行性角膜结膜炎(B30.0†)
角膜炎和角膜结膜炎(基质层的),由于……引起的:
· 棘阿米巴病(B60.1†)
· 麻疹(B05.8†)
· 梅毒(A50.3†)
· 结核(A18.5†)
· 带状疱疹(B02.3†)

H19.3* **分类于他处的其他疾病引起的角膜炎和角膜结膜炎**
干燥性角膜结膜炎(M35.0†)

H19.8* **分类于他处的疾病引起的巩膜和角膜的其他疾患**
唐氏综合征引起的圆锥角膜(Q90. -†)

H20 虹膜睫状体炎

H20.0 **急性和亚急性虹膜睫状体炎**
前眼色素层炎、睫状体炎、虹膜炎:急性、复发性或亚急性

H20.1 **慢性虹膜睫状体炎**
H20.2 **晶体诱发性虹膜睫状体炎**
H20.8 **其他的虹膜睫状体炎**
H20.9 **未特指的虹膜睫状体炎**

H21 虹膜和睫状体的其他疾患

不包括:交感性色素层炎(H44.1)

H21.0 **前房积血**
不包括:创伤性前房积血(S05.1)

H21.1 **虹膜和睫状体的其他血管疾患**
虹膜或睫状体的新血管形成
虹膜红变

H21.2 **虹膜和睫状体变性**
变性:
· 虹膜(色素性)
· 瞳孔缘
虹膜劈裂症
虹膜萎缩(特发性)(进行性)
缩瞳性瞳孔囊肿
虹膜半透明

H19* Disorders of sclera and cornea in diseases classified elsewhere

H19.0* **Scleritis and episcleritis in diseases classified elsewhere**
Syphilitic episcleritis(A52.7†)
Tuberculous episcleritis(A18.5†)
Zoster scleritis(B02.3†)

H19.1* **Herpesviral keratitis and keratoconjunctivitis (B00.5†)**
Dendritic and disciform keratitis

H19.2* **Keratitis and keratoconjunctivitis in other infectious and parasitic diseases classified elsewhere**
Epidemic keratoconjunctivitis(B30.0†)
Keratitis and keratoconjunctivitis(interstitial) in:
· acanthamoebiasis(B60.1†)
· measles(B05.8†)
· syphilis(A50.3†)
· tuberculosis(A18.5†)
· zoster(B02.3†)

H19.3* **Keratitis and keratoconjunctivitis in other diseases classified elsewhere**
Keratoconjunctivitis sicca(M35.0†)

H19.8* **Other disorders of sclera and cornea in diseases classified elsewhere**
Keratoconus in Down's disease(Q90. -†)

H20 Iridocyclitis

H20.0 **Acute and subacute iridocyclitis**
Anterior uveitis, Cyclitis, Iritis: acute, recurrent or subacute

H20.1 **Chronic iridocyclitis**
H20.2 **Lens-induced iridocyclitis**
H20.8 **Other iridocyclitis**
H20.9 **Iridocyclitis, unspecified**

H21 Other disorders of iris and ciliary body

Excludes: sympathetic uveitis(H44.1)

H21.0 **Hyphaema**
Excludes: traumatic hyphaema(S05.1)

H21.1 **Other vascular disorders of iris and ciliary body**
Neovascularization of iris or ciliary body
Rubeosis of iris

H21.2 **Degeneration of iris and ciliary body**
Degeneration of:
· iris(pigmentary)
· pupillary margin
Iridoschisis
Iris atrophy(essential)(progressive)
Miotic pupillary cyst
Translucency of iris

H21.3　虹膜睫状体和前房囊肿

虹膜、睫状体或前房的囊肿：
- ・NOS
- ・渗出性
- ・植入性
- ・寄生虫性

不包括：缩瞳性瞳孔囊肿（H21.2）

H21.4　瞳孔膜

虹膜膨隆

瞳孔：
- ・闭合
- ・闭锁

H21.5　虹膜和睫状体的其他粘连和破裂

前房角粘连

虹膜根部断离

退缩，前房角

粘连（虹膜）：
- ・NOS
- ・前面的
- ・后面的

不包括：瞳孔异位（Q13.2）

H21.8　虹膜和睫状体其他特指的疾患

H21.9　虹膜和睫状体未特指的疾患

H22* 分类于他处的疾病引起的虹膜和睫状体疾患

H22.0* 分类于他处的传染病和寄生虫病引起的虹膜睫状体炎

虹膜睫状体炎，由于……引起的：
- ・淋球菌感染（A54.3†）
- ・疱疹病毒［单纯疱疹］感染（B00.5†）
- ・梅毒（继发性）（A51.4†）
- ・结核（A18.5†）
- ・带状疱疹（B02.3†）

H22.1* 分类于他处的其他疾病引起的虹膜睫状体炎

虹膜睫状体炎，由于……引起的：
- ・强直性脊柱炎（M45†）
- ・结节病（D86.8†）

H22.8* 分类于他处的疾病引起的虹膜和睫状体的其他疾患

H21.3　Cyst of iris, ciliary body and anterior chamber

Cyst of iris, ciliary body or anterior chamber:
- · NOS
- · exudative
- · implantation
- · parasitic

Excludes: miotic pupillary cyst (H21.2)

H21.4　Pupillary membranes

Iris bombé

Pupillary:
- · occlusion
- · seclusion

H21.5　Other adhesions and disruptions of iris and ciliary body

Goniosynechiae

Iridodialysis

Recession, chamber angle

Synechiae (iris):
- · NOS
- · anterior
- · posterior

Excludes: corectopia (Q13.2)

H21.8　Other specified disorders of iris and ciliary body

H21.9　Disorder of iris and ciliary body, unspecified

H22* Disorders of iris and ciliary body in diseases classified elsewhere

H22.0* Iridocyclitis in infectious and parasitic diseases classified elsewhere

Iridocyclitis in:
- · gonococcal infection (A54.3†)
- · herpesviral [herpes simplex] infection (B00.5†)
- · syphilis (secondary) (A51.4†)
- · tuberculosis (A18.5†)
- · zoster (B02.3†)

H22.1* Iridocyclitis in other diseases classified elsewhere

Iridocyclitis in:
- · ankylosing spondylitis (M45†)
- · sarcoidosis (D86.8†)

H22.8* Other disorders of iris and ciliary body in diseases classified elsewhere

晶状体疾患 (H25-H28)

H25 老年性白内障

不包括： 囊膜性青光眼伴晶状体假性剥脱(H40.1)

H25.0 老年性初期白内障

老年性白内障：
- 冠状
- 皮质性
- 点状

囊下极性老年性白内障(前的)(后的)

水裂[未熟期内障]

H25.1 老年核性白内障

棕色白内障

核硬化白内障

H25.2 老年性白内障，莫尔加尼型

老年性过熟期白内障

H25.8 其他的老年性白内障

联合型老年性白内障

H25.9 未特指的老年性白内障

H26 其他白内障

不包括： 先天性白内障(Q12.0)

H26.0 婴儿、幼年和老年前期白内障

H26.1 外伤性白内障

需要时，使用附加外因编码(第二十章)标明原因。

H26.2 并发性白内障

慢性虹膜睫状体炎性白内障

继发于眼疾患的白内障

青光眼斑(囊下)

H26.3 药物性白内障

需要时，使用附加外因编码(第二十章)标明药物。

H26.4 后发性白内障

继发性白内障

泽默林环

H26.8 其他特指的白内障

H26.9 未特指的白内障

H27 晶状体的其他疾患

不包括： 先天性晶状体畸形(Q12.-)
眼内透镜的机械性并发症(T85.2)
假晶状体(Z96.1)

H27.0 无晶状体

H27.1 晶状体脱位

H27.8 晶状体其他特指的疾患

H27.9 晶状体未特指的疾患

Disorders of lens (H25-H28)

H25 Senile cataract

Excludes: capsular glaucoma with pseudoexfoliation of lens(H40.1)

H25.0 Senile incipient cataract

Senile cataract:
- coronary
- cortical
- punctate

Subcapsular polar senile cataract(anterior)(posterior)

Water clefts

H25.1 Senile nuclear cataract

Cataracta brunescens

Nuclear sclerosis cataract

H25.2 Senile cataract, morgagnian type

Senile hypermature cataract

H25.8 Other senile cataract

Combined forms of senile cataract

H25.9 Senile cataract, unspecified

H26 Other cataract

Excludes: congenital cataract(Q12.0)

H26.0 Infantile, juvenile and presenile cataract

H26.1 Traumatic cataract

Use additional external cause code(Chapter XX), if desired, to identify cause.

H26.2 Complicated cataract

Cataract in chronic iridocyclitis

Cataract secondary to ocular disorders

Glaucomatous flecks(subcapsular)

H26.3 Drug-induced cataract

Use additional external cause code(Chapter XX), if desired, to identify drug.

H26.4 After-cataract

Secondary cataract

Soemmerring's ring

H26.8 Other specified cataract

H26.9 Cataract, unspecified

H27 Other disorders of lens

Excludes: congenital lens malformations(Q12.-)
mechanical complications of intraocular lens(T85.2)
pseudophakia(Z96.1)

H27.0 Aphakia

H27.1 Dislocation of lens

H27.8 Other specified disorders of lens

H27.9 Disorder of lens, unspecified

H28* 分类于他处的疾病引起的白内障和晶状体的其他疾患

H28.0* 糖尿病性白内障（E10-E14† 伴有共用第四位数 .3）

H28.1* 其他内分泌、营养和代谢疾病引起的白内障

甲状旁腺功能减退症性白内障（E20. -†）

营养不良-脱水白内障（E40-E46†）

H28.2* 分类于他处的其他疾病引起的白内障

肌强直性白内障（G71.1†）

H28.8* 分类于他处的疾病引起的晶状体其他疾患

H28* Cataract and other disorders of lens in diseases classified elsewhere

H28.0* Diabetic cataract（E10-E14† with common fourth character .3）

H28.1* Cataract in other endocrine, nutritional and metabolic diseases

Cataract in hypoparathyroidism（E20. -†）

Malnutrition-dehydration cataract（E40-E46†）

H28.2* Cataract in other diseases classified elsewhere

Myotonic cataract（G71.1†）

H28.8* Other disorders of lens in diseases classified elsewhere

脉络膜和视网膜疾患（H30-H36）

Disorders of choroid and retina（H30-H36）

H30 脉络膜视网膜炎

H30.0 局灶性脉络膜视网膜炎

局灶性：
- 脉络膜视网膜炎
- 脉络膜炎
- 视网膜炎
- 视网膜脉络膜炎

H30.1 播散性脉络膜视网膜炎

播散性：
- 脉络膜视网膜炎
- 脉络膜炎
- 视网膜炎
- 视网膜脉络膜炎

不包括：渗出性视网膜病变（H35.0）

H30.2 后睫状体炎

扁平部睫状体炎

H30.8 其他脉络膜视网膜炎

原田病

H30.9 未特指的脉络膜视网膜炎

脉络膜视网膜炎、脉络膜炎、视网膜炎、视网膜脉络膜炎 } NOS

H30 Chorioretinal inflammation

H30.0 Focal chorioretinal inflammation

Focal：
- chorioretinitis
- choroiditis
- retinitis
- retinochoroiditis

H30.1 Disseminated chorioretinal inflammation

Disseminated：
- chorioretinitis
- choroiditis
- retinitis
- retinochoroiditis

Excludes： exudative retinopathy（H35.0）

H30.2 Posterior cyclitis

Pars planitis

H30.8 Other chorioretinal inflammations

Harada's disease

H30.9 Chorioretinal inflammation, unspecified

Chorioretinitis, Choroiditis, Retinitis, Retinochoroiditis } NOS

H31 脉络膜的其他疾患

H31.0 脉络膜视网膜瘢痕

后极部黄斑瘢痕（炎症后）（外伤后）

日光性视网膜病变

H31.1 脉络膜变性

萎缩、硬化 } 脉络膜的

不包括：血管样条纹症（H35.3）

H31 Other disorders of choroid

H31.0 Chorioretinal scars

Macula scars of posterior pole（postinflammatory）（post-traumatic）

Solar retinopathy

H31.1 Choroidal degeneration

Atrophy, Sclerosis } of choroid

Excludes： angioid streaks（H35.3）

H31.2 遗传性脉络膜营养障碍
无脉络膜
营养障碍,脉络膜(中心小区性)(广泛性)(视乳头周围)
回旋状萎缩,脉络膜
不包括: 鸟氨酸血症(E72.4)

H31.3 脉络膜出血和破裂
脉络膜出血:
· NOS
· 逼出性

H31.4 脉络膜脱离

H31.8 脉络膜其他特指的疾患

H31.9 脉络膜未特指的疾患

H32* 分类于他处的疾病引起的脉络膜视网膜疾患

H32.0* 分类于他处的传染病和寄生虫病引起的脉络膜视网膜炎症
脉络膜视网膜炎:
· 梅毒性,晚期(A52.7†)
· 弓形虫(B58.0†)
· 结核性(A18.5†)

H32.8* 分类于他处的疾病引起的其他脉络膜视网膜疾患

H33 视网膜脱离和断裂

不包括: 视网膜色素上皮脱离(H35.7)

H33.0 视网膜脱离伴视网膜断裂
裂孔性视网膜脱离

H33.1 视网膜劈裂症及视网膜囊肿
锯状缘囊肿
视网膜寄生虫性囊肿 NOS
视网膜假囊肿
不包括: 先天性视网膜劈裂(Q14.1)
视网膜微囊样变性(H35.4)

H33.2 浆液性视网膜脱离
视网膜脱离:
· NOS
· 不伴有视网膜断裂
不包括: 中心性浆液性脉络膜视网膜病变(H35.7)

H33.3 视网膜断裂不伴有脱离
马蹄形撕裂 } 视网膜的,不伴有脱离
圆形缺损 } 视网膜的,不伴有脱离
鱼口形缺损
视网膜断裂 NOS
不包括: 视网膜脱离手术后脉络膜视网膜瘢痕(H59.8)
周围性视网膜变性不伴有断裂(H35.4)

H33.4 牵引性视网膜脱离
增生性玻璃体-视网膜病变伴视网膜脱离

H33.5 其他视网膜脱离

H31.2 **Hereditary choroidal dystrophy**
Choroideremia
Dystrophy, choroidal (central areolar) (generalized) (peripapillary)
Gyrate atrophy, choroid
Excludes: ornithinaemia(E72.4)

H31.3 **Choroidal haemorrhage and rupture**
Choroidal haemorrhage:
· NOS
· expulsive

H31.4 **Choroidal detachment**

H31.8 **Other specified disorders of choroid**

H31.9 **Disorder of choroid, unspecified**

H32* Chorioretinal disorders in diseases classified elsewhere

H32.0* **Chorioretinal inflammation in infectious and parasitic diseases classified elsewhere**
chorioretinitis:
· syphilitic, late(A52.7†)
· toxoplasma(B58.0†)
· tuberculous(A18.5†)

H32.8* **Other chorioretinal disorders in diseases classified elsewhere**

H33 Retinal detachments and breaks

Excludes: detachment of retinal pigment epithelium (H35.7)

H33.0 **Retinal detachment with retinal break**
Rhegmatogenous retinal detachment

H33.1 **Retinoschisis and retinal cysts**
Cyst of ora serrata
Parasitic cyst of retina NOS
Pseudocyst of retina
Excludes: congenital retinoschisis(Q14.1)
microcystoid degeneration of retina(H35.4)

H33.2 **Serous retinal detachment**
Retinal detachment:
· NOS
· without retinal break
Excludes: central serous chorioretinopathy(H35.7)

H33.3 **Retinal breaks without detachment**
Horseshoe tear } of retina, without detachment
Round hole } of retina, without detachment
Operculum
Retinal break NOS
Excludes: chorioretinal scars after surgery for detachment(H59.8)
peripheral retinal degeneration without break(H35.4)

H33.4 **Traction detachment of retina**
Proliferative vitreo-retinopathy with retinal detachment

H33.5 **Other retinal detachments**

H34 视网膜血管阻塞
不包括：一过性黑矇（G45.3）

H34.0 短暂性视网膜动脉阻塞

H34.1 视网膜中央动脉阻塞

H34.2 其他视网膜动脉阻塞

视网膜粥肿栓塞
视网膜：
· 动脉阻塞：
　· 分支
　· 部分性
· 微栓塞

H34.8 其他的视网膜血管阻塞

视网膜静脉闭塞：
· 中心性
· 初期
· 部分性
· 分支性

H34.9 未特指的视网膜血管阻塞

H35 其他视网膜疾患

H35.0 背景性视网膜病变和视网膜血管改变

视网膜血管外观改变
视网膜：
· 微-动脉瘤
· 新血管形成
· 血管周炎
· 血管曲张
· 血管包鞘
· 血管炎
视网膜病变：
· NOS
· 背景性 NOS
· 科茨
· 渗出性
· 高血压性

H35.1 早产儿视网膜病

晶状体后纤维增生

H35.2 其他增生性视网膜病变

增生性玻璃体视网膜病变
不包括：增生性玻璃体-视网膜病变伴视网膜脱离（H33.4）

H35.3 黄斑和后极变性

血管样条纹症
囊肿 } 黄斑的
玻璃疣（变性性） } 黄斑的
穿孔 } 黄斑的
皱折 } 黄斑的
库恩特-尤尼乌斯变性
老年性黄斑变性（萎缩性）（渗出性）
中毒性黄斑病
　如系药物诱发者，需要时，使用附加外因编码（第二十章）标明药物。

H34 Retinal vascular occlusions
Excludes: amaurosis fugax（G45.3）

H34.0 Transient retinal artery occlusion

H34.1 Central retinal artery occlusion

H34.2 Other retinal artery occlusions

Hollenhorst's plaque
Retinal:
· artery occlusion:
　· branch
　· partial
· microembolism

H34.8 Other retinal vascular occlusions

Retinal vein occlusion:
· central
· incipient
· partial
· tributary

H34.9 Retinal vascular occlusion, unspecified

H35 Other retinal disorders

H35.0 Background retinopathy and retinal vascular changes

Changes in retinal vascular appearance
Retinal:
· micro-aneurysms
· neovascularization
· perivasculitis
· varices
· vascular sheathing
· vasculitis
Retinopathy:
· NOS
· background NOS
· Coats
· exudative
· hypertensive

H35.1 Retinopathy of prematurity

Retrolental fibroplasia

H35.2 Other proliferative retinopathy

Proliferative vitreo-retinopathy
Excludes: proliferative vitreo-retinopathy with retinal detachment（H33.4）

H35.3 Degeneration of macula and posterior pole

Angioid streaks
Cyst } of macula
Drusen（degenerative） } of macula
Hole } of macula
Puckering } of macula
Kuhnt-Junius degeneration
Senile macular degeneration（atrophic）（exudative）
Toxic maculopathy
Use additional external cause code（Chapter XX）, if desired, to identify drug, if drug-induced.

H35.4 周围性视网膜变性
变性,视网膜:
· NOS
· 格状
· 微囊样
· 栅栏状
· 铺路石状
· 网状
不包括: 伴有视网膜断裂(H33.3)

H35.5 遗传性视网膜变性
变性:
· 视网膜(白点状)(色素性)(卵黄性)
· 毯样视网膜的
· 玻璃体视网膜的
视网膜色素变性
施塔加特病

H35.6 视网膜出血

H35.7 视网膜层分离
中心性浆液性脉络膜视网膜病变
视网膜色素上皮脱离

H35.8 视网膜其他特指的疾患

H35.9 视网膜未特指的疾患

H36* 分类于他处的疾病引起的视网膜疾患

H36.0* 糖尿病视网膜病(E10-E14†伴有共用第四位数.3)

H36.8* 分类于他处的疾病引起的其他视网膜疾患
粥样硬化性视网膜病变(I70.8†)
增生性镰状红细胞性视网膜病变(D57.-†)
脂贮积疾患引起的视网膜变性(E75.-†)

青光眼 (H40-H42)

H40 青光眼

不包括: 绝对期青光眼(H44.5)
先天性青光眼(Q15.0)
产伤引起的外伤性青光眼(P15.3)

H40.0 可疑青光眼
眼内压高

H40.1 原发性开角型青光眼
青光眼(原发性)(残余期):
· 囊膜性伴有晶状体假性剥脱
· 慢性单纯性
· 低眼压
· 色素性

H35.4 Peripheral retinal degeneration
Degeneration, retina:
· NOS
· lattice
· microcystoid
· palisade
· paving stone
· reticular
Excludes: with retinal break(H33.3)

H35.5 Hereditary retinal dystrophy
Dystrophy:
· retinal(albipunctate)(pigmentary)(vitelliform)
· tapetoretinal
· vitreoretinal
Retinitis pigmentosa
Stargardt's disease

H35.6 Retinal haemorrhage

H35.7 Separation of retinal layers
Central serous chorioretinopathy
Detachment of retinal pigment epithelium

H35.8 Other specified retinal disorders

H35.9 Retinal disorder, unspecified

H36* Retinal disorders in diseases classified elsewhere

H36.0* Diabetic retinopathy (E10-E14† with common fourth character.3)

H36.8* Other retinal disorders in diseases classified elsewhere
Atherosclerotic retinopathy(I70.8†)
Proliferative sickle-cell retinopathy(D57.-†)
Retinal dystrophy in lipid storage disorders(E75.-†)

Glaucoma (H40-H42)

H40 Glaucoma

Excludes: absolute glaucoma(H44.5)
congenital glaucoma(Q15.0)
traumatic glaucoma due to birth injury (P15.3)

H40.0 Glaucoma suspect
Ocular hypertension

H40.1 Primary open-angle glaucoma
Glaucoma(primary)(residual stage):
· capsular with pseudoexfoliation of lens
· chronic simple
· low-tension
· pigmentary

H40.2　原发性闭角型青光眼
闭角型青光眼(原发性)(残余期)：
· 急性
· 慢性
· 间歇性

H40.3　继发于眼外伤的青光眼
需要时,使用附加编码标明原因。

H40.4　继发于眼部炎症的青光眼
需要时,使用附加编码标明原因。

H40.5　继发于其他眼部疾患的青光眼
需要时,使用附加编码标明原因。

H40.6　药物性青光眼
需要时,使用附加外因编码(第二十章)标明药物。

H40.8　其他青光眼

H40.9　未特指的青光眼

H40.2　Primary angle-closure glaucoma
Angle-closure glaucoma(primary)(residual stage):
· acute
· chronic
· intermittent

H40.3　Glaucoma secondary to eye trauma
Use additional code, if desired, to identify cause.

H40.4　Glaucoma secondary to eye inflammation
Use additional code, if desired, to identify cause.

H40.5　Glaucoma secondary to other eye disorders
Use additional code, if desired, to identify cause.

H40.6　Glaucoma secondary to drugs
Use additional external cause code(Chapter XX), if desired, to identify drug.

H40.8　Other glaucoma

H40.9　Glaucoma, unspecified

H42*　分类于他处的疾病引起的青光眼

H42.0*　内分泌、营养和代谢疾病引起的青光眼
青光眼,由于：
· 淀粉样变(E85.-†)
· 洛氏综合征(E72.0†)

H42.8*　分类于他处的其他疾病引起的青光眼
盘尾丝虫病性青光眼(B73†)

H42*　Glaucoma in diseases classified elsewhere

H42.0*　Glaucoma in endocrine, nutritional and metabolic diseases
Glaucoma in:
· amyloidosis(E85.-†)
· Lowe's syndrome(E72.0†)

H42.8*　Glaucoma in other diseases classified elsewhere
Glaucoma in onchocerciasis(B73†)

玻璃体和眼球疾患(H43-H45)

H43　玻璃体疾患

H43.0　玻璃体脱出
不包括： 白内障手术后玻璃体综合征(H59.0)

H43.1　玻璃体出血

H43.2　玻璃体内结晶沉积

H43.3　其他玻璃体混浊
玻璃体膜和线

H43.8　玻璃体的其他疾患
玻璃体：
· 变性
· 脱离
不包括： 增生性玻璃体视网膜病变伴有视网膜脱离(H33.4)

H43.9　未特指的玻璃体疾患

H44　眼球疾患
包　括： 影响眼部多个结构的疾患

H44.0　化脓性眼内炎
全眼球炎
玻璃体脓肿

Disorders of vitreous body and globe (H43-H45)

H43　Disorders of vitreous body

H43.0　Vitreous prolapse
Excludes: vitreous syndrome following cataract surgery (H59.0)

H43.1　Vitreous haemorrhage

H43.2　Crystalline deposits in vitreous body

H43.3　Other vitreous opacities
Vitreous membranes and strands

H43.8　Other disorders of vitreous body
Vitreous:
· degeneration
· detachment
Excludes: proliferative vitreo-retinopathy with retinal detachment(H33.4)

H43.9　Disorder of vitreous body, unspecified

H44　Disorders of globe
Includes: disorders affecting multiple structures of eye

H44.0　Purulent endophthalmitis
Panophthalmitis
Vitreous abscess

H44.1 其他眼内炎
寄生虫性眼内炎 NOS
交感性色素层炎

H44.2 变性近视

H44.3 眼球的其他变性性疾患
铜屑沉着病
眼铁质沉着病

H44.4 低眼压症

H44.5 眼球的变性性情况
绝对期青光眼
眼球萎缩
眼球痨

H44.6 眼内残留(陈旧性)磁性异物

残留(陈旧性)磁性异物(于):
· 前房
· 睫状体
· 虹膜
· 晶状体
· 眼球后壁
· 玻璃体

H44.7 眼内残留(陈旧性)非磁性异物

残留(陈旧性)(非磁性)异物(于):
· 前房
· 睫状体
· 虹膜
· 晶状体
· 眼球后壁
· 玻璃体

H44.8 眼球的其他疾患
眼内出血
眼球脱位

H44.9 未特指的眼球疾患

H45* 分类于他处的疾病引起的玻璃体和眼球疾患

H45.0* 分类于他处的疾病引起的玻璃体出血

H45.1* 分类于他处的疾病引起的眼内炎

眼内炎,由于:
· 囊尾蚴病(B69.1†)
· 盘尾丝虫病(B73†)
· 弓蛔虫病(B83.0†)

H45.8* 分类于他处的疾病引起的玻璃体和眼球的其他疾患

H44.1 Other endophthalmitis
Parasitic endophthalmitis NOS
Sympathetic uveitis

H44.2 Degenerative myopia

H44.3 Other degenerative disorders of globe
Chalcosis
Siderosis of eye

H44.4 Hypotony of eye

H44.5 Degenerated conditions of globe
Absolute glaucoma
Atrophy of globe
Phthisis bulbi

H44.6 Retained (old) intraocular foreign body, magnetic

Retained (old) magnetic foreign body (in):
· anterior chamber
· ciliary body
· iris
· lens
· posterior wall of globe
· vitreous body

H44.7 Retained (old) intraocular foreign body, nonmagnetic

Retained (nonmagnetic) (old) foreign body (in):
· anterior chamber
· ciliary body
· iris
· lens
· posterior wall of globe
· vitreous body

H44.8 Other disorders of globe
Haemophthalmos
Luxation of globe

H44.9 Disorder of globe, unspecified

H45* Disorders of vitreous body and globe in diseases classified elsewhere

H45.0* Vitreous haemorrhage in diseases classified elsewhere

H45.1* Endophthalmitis in diseases classified elsewhere

Endophthalmitis in:
· cysticercosis (B69.1†)
· onchocerciasis (B73†)
· toxocariasis (B83.0†)

H45.8* Other disorders of vitreous body and globe in diseases classified elsewhere

视神经和视路疾患(H46-H48)

Disorders of optic nerve and visual pathways (H46-H48)

H46 视神经炎

视:
· 神经病,除外缺血性
· 神经盘炎
球后视神经炎 NOS
不包括: 缺血性视神经病变(H47.0)
视神经脊髓炎[德维克](G36.0)

H46 Optic neuritis

Optic
· neuropathy, except ischaemic
· papillitis
Retrobulbar neuritis NOS
Excludes: ischaemic optic neuropathy (H47.0)
neuromyelitis optica [Devic] (G36.0)

H47 视[第二]神经和视路的其他疾患

H47.0 视神经疾患,不可归类在他处者
视神经受压
视神经鞘膜内出血
缺血性视神经病变
H47.1 未特指的视神经盘水肿
H47.2 视神经萎缩
视神经盘颞侧苍白
H47.3 视神经盘的其他疾患
视神经盘的玻璃疣
假性视乳头水肿
H47.4 视交叉疾患
H47.5 其他视路疾患
视束、膝状核和视放射疾患
H47.6 视皮层疾患
H47.7 未特指的视路疾患

H47 Other disorders of optic [2nd] nerve and visual pathways

H47.0 Disorders of optic nerve, not elsewhere classified
Compression of optic nerve
Haemorrhage in optic nerve sheath
Ischaemic optic neuropathy
H47.1 Papilloedema, unspecified
H47.2 Optic atrophy
Temporal pallor of optic disc
H47.3 Other disorders of optic disc
Drusen of optic disc
Pseudopapilloedema
H47.4 Disorders of optic chiasm
H47.5 Disorders of other visual pathways
Disorders of optic tracts, geniculate nuclei and optic radiations
H47.6 Disorders of visual cortex
H47.7 Disorder of visual pathways, unspecified

H48* 分类于他处的疾病引起的视[第二]神经和视路疾患

H48.0* 分类于他处的疾病引起的视神经萎缩
晚期梅毒引起的视神经萎缩(A52.1†)
H48.1* 分类于他处的疾病引起的球后视神经炎
球后视神经炎,由于:
· 晚期梅毒(A52.1†)
· 脑膜炎球菌感染(A39.8†)
· 多发性硬化(G35†)
H48.8* 分类于他处的疾病引起视神经和视路的其他疾患

H48* Disorders of optic [2nd] nerve and visual pathways in diseases classified elsewhere

H48.0* Optic atrophy in diseases classified elsewhere
Optic atrophy in late syphilis (A52.1†)
H48.1* Retrobulbar neuritis in diseases classified elsewhere
Retrobulbar neuritis in:
· late syphilis (A52.1†)
· meningococcal infection (A39.8†)
· multiple sclerosis (G35†)
H48.8* Other disorders of optic nerve and visual pathways in diseases classified elsewhere

眼球外肌、双眼运动、调节和屈光疾患（H49-H52）

Disorders of ocular muscles, binocular movement, accommodation. and refraction (H49-H52)

不包括：眼震和其他不规则眼运动（H55）

Excludes: nystagmus and other irregular eye movements (H55)

H49 麻痹性斜视

不包括：眼肌麻痹：
· 内部的（H52.5）
· 核间性（H51.2）
· 进行性核上性（G23.1）

H49.0 第三［动眼］神经麻痹
H49.1 第四［滑车］神经麻痹
H49.2 第六［展］神经麻痹
H49.3 全部（外部）眼肌麻痹
H49.4 进行性眼外肌麻痹
H49.8 其他麻痹性斜视
眼外肌麻痹 NOS
卡恩斯-塞尔综合征
H49.9 未特指的麻痹性斜视

H49 Paralytic strabismus

Excludes: ophthalmoplegia:
· internal (H52.5)
· internuclear (H51.2)
· progressive supranuclear (G23.1)

H49.0 Third [oculomotor] nerve palsy
H49.1 Fourth [trochlear] nerve palsy
H49.2 Sixth [abducent] nerve palsy
H49.3 Total (external) ophthalmoplegia
H49.4 Progressive external ophthalmoplegia
H49.8 Other paralytic strabismus
External ophthalmoplegia NOS
Kearn-Sayre syndrome
H49.9 Paralytic strabismus, unspecified

H50 其他斜视

H50.0 会聚性共同性斜视
内斜视（交替性）（单眼），除外间歇性

H50.1 散开性共同性斜视
外斜视（交替性）（单眼），除外间歇性

H50.2 垂直斜视
上斜视
下斜视
H50.3 间歇性斜视
间歇性：
· 内斜视 } （交替性）（单眼性）
· 外斜视 }
H50.4 其他和未特指的斜视
共同性斜视 NOS
旋转斜视
微斜视
单眼固定综合征
H50.5 隐斜
交替性上隐斜
内隐斜
外隐斜
H50.6 机械性斜视
布朗鞘综合征
粘连引起的斜视
外伤性眼肌展动受限
H50.8 其他特指的斜视
杜安综合征
H50.9 未特指的斜视

H50 Other strabismus

H50.0 Convergent concomitant strabismus
Esotropia (alternating) (monocular), except intermittent

H50.1 Divergent concomitant strabismus
Exotropia (alternating) (monocular), except intermittent

H50.2 Vertical strabismus
Hypertropia
Hypotropia
H50.3 Intermittent heterotropia
Intermittent:
· esotropia } (alternating) (monocular)
· exotropia }
H50.4 Other and unspecified heterotropia
Concomitant strabismus NOS
Cyclotropia
Microtropia
Monofixation syndrome
H50.5 Heterophoria
Alternating hyperphoria
Esophoria
Exophoria
H50.6 Mechanical strabismus
Brown's sheath syndrome
Strabismus due to adhesions
Traumatic limitation of duction of eye muscle
H50.8 Other specified strabismus
Duane's syndrome
H50.9 Strabismus, unspecified

H51 双眼运动的其他疾患
H51.0 同向性注视麻痹
H51.1 集合不全和过度
H51.2 核间性眼肌瘫痪
H51.8 其他特指的双眼运动疾患
H51.9 未特指的双眼运动疾患

H52 屈光和调节疾患
H52.0 远视
H52.1 近视
不包括：变性近视(H44.2)
H52.2 散光
H52.3 屈光参差和影像不等
H52.4 老视
H52.5 调节疾患
内眼肌麻痹(完全性)(全部性)
轻瘫 } 调节的
痉挛 }
H52.6 屈光的其他疾患
H52.7 屈光未特指的疾患

视觉障碍和盲(H53-H54)

H53 视觉障碍
H53.0 失用性弱视
弱视：
· 屈光参差性
· 剥夺性
· 斜视性
H53.1 主观视觉障碍
眼疲劳
昼盲
视物变形
畏光
闪光性暗点
突然视力丧失
视力晕轮
不包括：幻视(R44.1)
H53.2 复视
复视
H53.3 双眼视力的其他疾患
异常视网膜对应
视觉融和伴实体感觉缺陷
同步性视觉感受不伴融合
双眼视力抑制

H51 Other disorders of binocular movement
H51.0 Palsy of conjugate gaze
H51.1 Convergence insufficiency and excess
H51.2 Internuclear ophthalmoplegia
H51.8 Other specified disorders of binocular movement
H51.9 Disorder of binocular movement, unspecified

H52 Disorders of refraction and accommodation
H52.0 Hypermetropia
H52.1 Myopia
Excludes: degenerative myopia(H44.2)
H52.2 Astigmatism
H52.3 Anisometropia and anise konia
H52.4 Presbyopia
H52.5 Disorders of accommodation
Internal ophthalmoplegia(complete)(total)
Paresis } of accommodation
Spasm }
H52.6 Other disorders of refraction
H52.7 Disorder of refraction, unspecified

Visual disturbances and blindness (H53-H54)

H53 Visual disturbances
H53.0 Amblyopia ex anopsia
Amblyopia:
· anisometropic
· deprivation
· strabismic
H53.1 Subjective visual disturbances
Asthenopia
Hemeralopia/Day blindness
Metamorphopsia
Photophobia
Scintillating scotoma
Sudden visual loss
Visual halos
Excludes: visual hallucinations(R44.1)
H53.2 Diplopia
Double vision
H53.3 Other disorders of binocular vision
Abnormal retinal correspondence
Fusion with defective stereopsis
Simultaneous visual perception without fusion
Suppression of binocular vision

H53.4	**视野缺损**	**H53.4**	**Visual field defects**
	扩大盲点		Enlarged blind spot
	视野普遍性收缩		Generalized contraction of visual field
	偏盲(异侧性)(同侧性)		Hemianop(s)ia(heteronymous)(homonymous)
	象限盲		Quadrant anop(s)ia
	暗点:		Scotoma:
	·弓形		· arcuate
	·比耶鲁姆		· Bjerrum
	·中心性		· central
	·环形		· ring
H53.5	**色觉缺陷**	**H53.5**	**Colour vision deficiencies**
	全色盲		Achromatopsia
	后天性色觉缺陷		Acquired colour vision deficiency
	色盲		Colour blindness
	绿色弱视		Deuteranomaly
	绿色盲		Deuteranopia
	红色弱		Protanomaly
	红色盲		Protanopia
	蓝色弱		Tritanomaly
	蓝色盲		Tritanopia
	不包括: 昼盲(H53.1)		**Excludes:** day blindness(H53.1)
H53.6	**夜盲**	**H53.6**	**Night blindness**
	不包括: 维生素A缺乏引起者(E50.5)		**Excludes:** due to vitamin A deficiency(E50.5)
H53.8	**其他的视觉障碍**	**H53.8**	**Other visual disturbances**
H53.9	**未特指的视觉障碍**	**H53.9**	**Visual disturbance, unspecified**

H54 视力缺损,包括盲(双眼或单眼) / H54 Visual impairment including blindness (binocular or monocular)

	注:视力缺损类型的定义见下表		**Note:** For definition of visual impairment categories see table opposite.
	不包括: 一过性黑朦(G45.3)		**Excludes:** amaurosis fugax(G45.3)
H54.0	**盲,双眼**	**H54.0**	**Blindness, binocular**
	视力缺损类型5		Visual impairment categories 5.
H54.1	**重度视力缺损,双眼**	**H54.1**	**Severe visual impairment, binocular**
	视力缺损类型2		Visual impairment categories 2.
H54.2	**中度视力缺损,双眼**	**H54.2**	**Moderate visual impairment, binocular**
	视力缺损类型1		Visual impairment categories 1.
H54.3	**轻度或无视力缺损,双眼**	**H54.3**	**Mild or no visual impairment, binocular**
	视力缺损类型0		Visual impairment categories 0.
H54.4	**盲,单眼**	**H54.4**	**Blindness, monocular**
	一眼视力缺损类型3、4、5,而另一眼缺损类型0、1、2或9		Visual impairment categories 3,4,5 in one eye and categories 0,1,2 or 9 in the other eye.
H54.5	**重度视力缺损,单眼**	**H54.5**	**Severe visual impairment, monocular**
	一眼视力缺损类型2,而另一眼缺损类型0、1或9		Visual impairment categories 2 in one eye and categories 0,1 or 9 in other eye.
H54.6	**中度视力缺损,单眼**	**H54.6**	**Moderate visual impairment, monocular**
	一眼视力缺损类型1,而另一眼缺损类型0或9		Visual impairment categories 1 in one eye and categories 0 or 9 in other eye.

H54.9　未特指的视力缺损，双眼
视力缺损类型 9
注：下表给出视力缺损严重程度的分类，它是由国际眼科学会的决定(2002)推荐和世界卫生组织顾问组就"开发鉴定视力丧失及视力功能的标准"而推荐的(2003,9 月)。

对视力缺损特征编码在 H54.0 到 H54.3 者，其视力检查应在双眼睁开并存在任何矫正下进行。对视力缺损特征编码在 H54.4 到 H54.6 者，其视力检查应分别对单眼并存在任何矫正下进行。

如果需要考虑视野范围时，患者较好眼的视野范围在中心注视点周围不大于 10 度者，应分类于类型 3；对单眼盲(H54.4)，这种视野丧失的程度将应用到受影响的眼。

表 1. 视力缺损类型的修订建议

类型	存在视力的距离	
	差于：	等于或好于：
0 轻度或无视力缺损		6/18 3/10(0.3) 20/70
1 中度视力缺损	6/18 3/10(0.3) 20/70	6/60 1/10(0.1) 20/200
2 重度视力缺损	6/60 1/10(0.1) 20/200	3/60 1/20(0.05) 20/400
3 盲	3/60 1/20(0.05) 20/400	1/60* 1/50(0.02) 5/300(20/1200)
4 盲	1/60 1/50(0.02) 5/300(20/1200)	光感
5 盲	无光感	
9	未定或未特指	

* 1 米指数

注：在视力缺损类型 H54 中的术语，由类型 0 轻度或无视力缺损、类型 1 中度视力缺损、类型 2 重度视力缺损、盲的类型 3、4、5 和类型 9 视力不合格所组成。包括在以前修订版的术语"视力低下"已经由类型 1 和 2 替代，以避免与需要对低视力照顾的混淆。

H54.9　Unspecified visual impairment(binocular)
Visual impairment category 9.
Note: The table below gives a classification of severity of visual impairment recommended by the Resolution of the International Council of Ophthalmology(2002) and the Recommendations of the WHO Consultation on "Development of Standards for Characterization of Vision Loss and Visual Functioning"(Sept. 2003).

For characterizing visual impairment for codes H54.0 to H54.3, visual acuity should be measured with both eyes open with presenting correction if any. For characterizing visual impairment for codes H54.4 to H54.6, visual acuity should be measured monocularly with presenting correction if any.

If the extent of the visual field is taken into ccount, patients with a visual field of the better eye no greater than 10° in radius around central fixation should be placed under category 3. For monocular blindness(H54.4), this degree of field loss would apply to the affected eye.

Table 1. Proposed revision of categories of visual impairment

Category		Presenting distance visual acuity	
		worse than:	Equal to or better than:
0	Mild or no visual impairment		6/18 3/10(0.3) 20/70
1	Moderate visual impairment	6/18 3/10(0.3) 20/70	6/60 1/10(0.1) 20/200
2	Severe visual impairment	6/60 1/10(0.1) 20/200	3/60 1/20(0.05) 20/400
3	Blindness	3/60 1/20(0.05) 20/400	1/60* 1/50(0.02) 5/300(20/1200)
4	Blindness	1/60 1/50(0.02) 5/300(20/1200)	Light perception
5	Blindness	No light perception	
9		Undetermined or unspecified	

* Or counts fingers (CF) at 1 metre.

Note: The term visual impairment in category H54 comprises category 0 for mild or no visual impairment, category 1 for moderate visual impairment, category 2 for severe visual impairment, categories 3, 4 and 5 for blindness and category 9 for unqualified visual impairment. The term "low vision" included in the previous revision has been replaced by categories 1 and 2 to avoid confusion with those requiring low vision care.

眼和附器的其他疾患(H55-H59)

H55 眼震和其他不规则眼运动

眼震：
- NOS
- 先天性
- 剥夺性
- 分离性
- 隐性

H57 眼和附器的其他疾患

H57.0 瞳孔功能异常
H57.1 眼痛
H57.8 眼和附器其他特指的疾患
H57.9 眼和附器未特指的疾患

H58* 分类于他处的疾病引起的眼和附器的其他疾患

H58.0* 分类于他处的疾病引起的瞳孔功能异常

阿盖尔·罗伯逊现象或瞳孔,梅毒性(A52.1†)

H58.1* 分类于他处的疾病引起的视觉障碍

H58.8* 分类于他处的疾病引起的眼和附器其他特指的疾患

梅毒性眼病 NEC：
- 先天性：
  - 早期(A50.0†)
  - 晚期(A50.3†)
- 早期(继发性)(A51.4†)
- 晚期(A52.7†)

H59 眼和附器的操作后疾患,不可归类在他处者

不包括：机械性并发症：
- 眼内透镜(T85.2)
- 其他眼的假体装置、植入物和移植物(T85.3)

假晶状体(Z96.1)

H59.0 白内障术后(大泡性无晶状体的)角膜病变

玻璃体(接触)综合征
玻璃体角膜综合征

H59.8 眼和附器的其他操作后疾患

视网膜脱离手术后脉络膜视网膜瘢痕

H59.9 眼和附器未特指的操作后疾患

Other disorders of eye and adnexa (H55-H59)

H55 Nystagmus and other irregular eye movements

Nystagmus：
- NOS
- congenital
- deprivation
- dissociated
- latent

H57 Other disorders of eye and adnexa

H57.0 Anomalies of pupillary function
H57.1 Ocular pain
H57.8 Other specified disorders of eye and adnexa
H57.9 Disorder of eye and adnexa, unspecified

H58* Other disorders of eye and adnexa in diseases classified elsewhere

H58.0* Anomalies of pupillary function in diseases classified elsewhere

Argyll Robertson phenomenon or pupil, syphilitic (A52.1†)

H58.1* Visual disturbances in diseases classified elsewhere

H58.8* Other specified disorders of eye and adnexa in diseases classified elsewhere

Syphilitic oculopathy NEC：
- congenital：
  - early(A50.0†)
  - late(A50.3†)
- early(secondary)(A51.4†)
- late(A52.7†)

H59 Postprocedural disorders of eye and adnexa, not elsewhere classified

Excludes：mechanical complication of：
- intraocular lens(T85.2)
- other ocular prosthetic devices, implants and grafts(T85.3)

pseudophakia(Z96.1)

H59.0 Keratopathy(bullous aphakic) following cataract surgery

Vitreous(Touch) Syndrome
Vitreal Corneal Syndrome

H59.8 Other postprocedural disorders of eye and adnexa

Chorioretinal scars after surgery for detachment

H59.9 Postprocedural disorder of eye and adnexa, unspecified

第八章 耳和乳突疾病 (H60-H95)

CHAPTER VIII Diseases of the ear and mastoid process (H60-H95)

不包括：起源于围生期的某些情况(P00-P96)
某些传染病和寄生虫病(A00-B99)
妊娠、分娩和产褥期的并发症(O00-O99)
先天性畸形、变形和染色体异常(Q00-Q99)
内分泌、营养和代谢疾病(E00-E90)
损伤、中毒和外因的某些其他后果(S00-T98)
肿瘤(C00-D48)
症状、体征和临床与实验室异常所见，不可归类在他处者(R00-R99)

Excludes: certain conditions originating in the perinatal period (P00-P96)
certain infectious and parasitic diseases (A00-B99)
complications of pregnancy, childbirth and the puerperium (O00-O99)
congenital malformations, deformations and chromosomal abnormalities (Q00-Q99)
endocrine, nutritional and metabolic diseases (E00-E90)
injury, poisoning and certain other consequences of external causes (S00-T98)
neoplasms (C00-D48)
symptoms, signs and abnormal clinical and laboratory findings, not elsewhere classified (R00-R99)

本章包括下列各节：

H60-H62	外耳疾病
H65-H75	中耳和乳突疾病
H80-H83	内耳疾病
H90-H95	耳的其他疾患

This chapter contains the following blocks:

H60-H62	Diseases of external ear
H65-H75	Diseases of middle ear and mastoid
H80-H83	Diseases of inner ear
H90-H95	Other disorders of ear

本章提供的星号类目如下：

H62*	分类于他处的疾病引起的外耳疾患
H67*	分类于他处的疾病引起的中耳炎
H75*	分类于他处的疾病引起的中耳和乳突的其他疾患
H82*	分类于他处的疾病引起的眩晕综合征
H94*	分类于他处的疾病引起的耳的其他疾患

Asterisk categories for this chapter are provided as follows:

H62*	Disorders of external ear in diseases classified elsewhere
H67*	Otitis media in diseases classified elsewhere
H75*	Other disorders of middle ear and mastoid in diseases classified elsewhere
H82*	Vertiginous syndromes in diseases classified elsewhere
H94*	Other disorders of ear in diseases classified elsewhere

外耳疾病 (H60-H62)

H60 外耳炎

H60.0 外耳脓肿

疖 }
痈 } 耳廓或外耳道的
疖 }

H60.1 外耳蜂窝织炎

蜂窝织炎:
· 耳廓
· 外耳道

H60.2 恶性外耳炎

H60.3 其他感染性外耳炎

外耳炎:
· 弥漫性
· 出血性

游泳者耳病

H60.4 外耳胆脂瘤

外耳(道)阻塞性角化病

H60.5 急性外耳炎，非感染性

急性外耳炎:
· NOS
· 光化性
· 化学性
· 接触性
· 湿疹样的
· 反应性

H60.8 其他外耳炎

慢性外耳炎 NOS

H60.9 未特指的外耳炎

H61 外耳的其他疾患

H61.0 外耳软骨膜炎

慢性结节性耳轮软骨皮炎

软骨膜炎:
· 耳廓

H61.1 耳廓非感染性疾患

后天性变形:
· 耳廓

不包括: 菜花状耳(M95.1)

H61.2 耵聍栓塞

耵聍(耳垢)

H61.3 后天性外耳道狭窄

外耳道萎陷

H61.8 外耳其他特指的疾患

外耳道的外生骨疣

H61.9 外耳未特指的疾患

Diseases of external ear (H60-H62)

H60 Otitis externa

H60.0 Abscess of external ear

Boil }
Carbuncle } of auricle or external auditory canal
Furuncle }

H60.1 Cellulitis of external ear

Cellulitis of:
· auricle
· external auditory canal

H60.2 Malignant otitis externa

H60.3 Other infective otitis externa

Otitis externa:
· diffuse
· haemorrhagic

Swimmer's ear

H60.4 Cholesteatoma of external ear

Keratosis obturans of external ear (canal)

H60.5 Acute otitis externa, noninfective

Acute otitis externa:
· NOS
· actinic
· chemical
· contact
· eczematoid
· reactive

H60.8 Other otitis externa

Chronic otitis externa NOS

H60.9 Otitis externa, unspecified

H61 Other disorders of external ear

H61.0 Perichondritis of external ear

Chondrodermatitis nodularis chronica helicis

Perichondritis of:
· auricle/pinna

H61.1 Noninfective disorders of pinna

Acquired deformity of:
· auricle/pinna

Excludes: cauliflower ear (M95.1)

H61.2 Impacted cerumen

Wax in ear

H61.3 Acquired stenosis of external ear canal

Collapse of external ear canal

H61.8 Other specified disorders of external ear

Exostosis of external canal

H61.9 Disorder of external ear, unspecified

H62* **分类于他处的疾病引起的外耳疾患**

H62.0* **分类于他处的细菌性疾病引起的外耳炎**
丹毒引起的外耳炎(A46†)

H62.1* **分类于他处的病毒性疾病引起的外耳炎**
外耳炎,由于:
· 疱疹病毒[单纯疱疹]感染(B00.1†)
· 带状疱疹(B02.8†)

H62.2* **真菌病引起的外耳炎**
外耳炎,由于:
· 曲霉病(B44.8†)
· 念珠菌病(B37.2†)
耳真菌病 NOS(B36.9†)

H62.3* **分类于他处的其他传染病和寄生虫病引起的外耳炎**

H62.4* **分类于他处的其他疾病引起的外耳炎**
脓疱病引起的外耳炎(L01.-†)

H62.8* **分类于他处的疾病引起的外耳的其他疾患**

H62* **Disorders of external ear in diseases classified elsewhere**

H62.0* **Otitis externa in bacteria diseases classified elsewhere**
Otitis externa in erysipelas (A46†)

H62.1* **Otitis externa in viral diseases classified elsewhere**
Otitis externa in:
· herpesviral [herpes simplex] infection (B00.1†)
· zoster (B02.8†)

H62.2* **Otitis externa in mycoses**
Otitis externa in:
· aspergillosis (B44.8†)
· candidiasis (B37.2†)
Otomycosis NOS (B36.9†)

H62.3* **Otitis externa in other infectious and parasitic diseases classified elsewhere**

H62.4* **Otitis externa in other diseases classified elsewhere**
Otitis externa in impetigo (LC1. -†)

H62.8* **Other disorders of external ear in diseases classified elsewhere**

中耳和乳突疾病(H65-H75)

H65 **非化脓性中耳炎**
包 括:伴有鼓膜炎
使用附加编码以标明存在鼓膜穿孔(H72.-)。

H65.0 **急性浆液性中耳炎**
急性和亚急性分泌性中耳炎

H65.1 **其他急性非化脓性中耳炎**
中耳炎,急性和亚急性:
· 变应性(粘液样)(多血的)(浆液性)
· 粘液样
· 非化脓性 NOS
· 多血的
· 浆液粘蛋白性
不包括:航空中耳炎(T70.0)
中耳炎(急性)NOS (H66.9)

H65.2 **慢性浆液性中耳炎**
慢性咽鼓管及鼓室卡他

H65.3 **慢性粘液样中耳炎**
胶耳
慢性中耳炎:
· 粘蛋白性
· 分泌性
· 漏出性
不包括:粘连性中耳疾病(H74.1)

Diseases of middle ear and mastoid (H65-H75)

H65 **Nonsuppurative otitis media**
Includes: with myringitis
Use additional code to identify presence of perforated tympanic membrane (H72. -)

H65.0 **Acute serous otitis media**
Acute and subacute secretory otitis media

H65.1 **Other acute nonsuppurative otitis media**
Otitis media, acute and subacute:
· allergic (mucoid) (sanguinous) (serous)
· mucoid
· nonsuppurative NOS
· sanguinous
· seromucinous
Excludes: otitic barotrauma (T70.0)
otitis media (acute) NOS (H66.9)

H65.2 **Chronic serous otitis media**
Chronic tubotympanal catarrh

H65.3 **Chronic mucoid otitis media**
Glue ear
Otitis media, chronic:
· mucinous
· secretory
· transudative
Excludes: adhesive middle ear disease (H74.1)

H65.4 其他慢性非化脓性中耳炎
慢性中耳炎：
· 变应性
· 渗出性
· 非化脓性 NOS
· 浆液粘蛋白性
· 伴有渗出液(非脓性的)

H65.9 未特指的非化脓性中耳炎
中耳炎：
· 变应性
· 卡他性
· 渗出性
· 粘液性
· 分泌性
· 浆液粘蛋白性
· 浆液性
· 漏出性
· 伴有渗出液(非脓性的)

H66 化脓性和未特指的中耳炎

包 括：伴有鼓膜炎
使用附加编码以标明存在鼓膜穿孔(H72.-)。

H66.0 急性化脓性中耳炎

H66.1 慢性咽鼓管及鼓室化脓性中耳炎
良性慢性化脓性中耳炎
慢性咽鼓管及鼓室疾病

H66.2 慢性鼓窦隐窝化脓性中耳炎
慢性鼓窦隐窝疾病

H66.3 其他慢性化脓性中耳炎
慢性化脓性中耳炎 NOS

H66.4 未特指的化脓性中耳炎
脓性中耳炎 NOS

H66.9 未特指的中耳炎
中耳炎：
· NOS
· 急性 NOS
· 慢性 NOS

H67* 分类于他处的疾病引起的中耳炎

H67.0* 分类于他处的细菌性疾病引起的中耳炎
中耳炎，由于：
· 猩红热(A38†)
· 结核(A18.6†)

H67.1* 分类于他处的病毒性疾病引起的中耳炎
中耳炎，由于：
· 流行性感冒(J09-J11†)
· 麻疹(B05.3†)

H67.8* 分类于他处的其他疾病引起的中耳炎

H65.4 Other chronic nonsuppurative otitis media
Otitis media, chronic:
· allergic
· exudative
· nonsuppurative NOS
· seromucinous
· with effusion (nonpurulent)

H65.9 Nonsuppurative otitis media, unspecified
Otitis media:
· allergic
· catarrhal
· exudative
· mucoid
· secretory
· seromucinous
· serous
· transudative
· with effusion (nonpurulent)

H66 Suppurative and unspecified otitis media

Includes: with myringitis
Use additional code to identify presence of perforated tympanic membrane (H72.-)

H66.0 Acute suppurative otitis media

H66.1 Chronic tubotympanic suppurative otitis media
Benign chronic suppurative otitis media
Chronic tubotympanic disease

H66.2 Chronic atticoantral suppurative otitis media
Chronic atticoantral disease

H66.3 Other chronic suppurative otitis media
Chronic suppurative otitis media NOS

H66.4 Suppurative otitis media, unspecified
Purulent otitis media NOS

H66.9 Otitis media, unspecified
Otitis media:
· NOS
· acute NOS
· chronic NOS

H67* Otitis media in diseases classified elsewhere

H67.0* Otitis media in bacterial diseases classified elsewhere
Otitis media in:
· scarlet fever (A38†)
· tuberculosis (A18.6†)

H67.1* Otitis media in viral diseases classified elsewhere
Otitis media in:
· influenza (J09-J11†)
· measles (B05.3†)

H67.8* Otitis media in other diseases classified elsewhere

H68 咽鼓管炎和阻塞
H68.0 咽鼓管炎
H68.1 咽鼓管阻塞
受压、狭窄、狭窄 } 咽鼓管的

H69 咽鼓管的其他疾患
H69.0 咽鼓管开放症
H69.8 咽鼓管其他特指的疾患
H69.9 咽鼓管未特指的疾患

H70 乳突炎和有关情况
H70.0 急性乳突炎
脓肿、积脓 } 乳突的
H70.1 慢性乳突炎
骨疡、瘘 } 乳突的
H70.2 岩锥炎
岩骨炎症(急性)(慢性)
H70.8 其他乳突炎和有关情况
H70.9 未特指的乳突炎

H71 中耳胆脂瘤
鼓室胆脂瘤
不包括：外耳胆脂瘤(H60.4)
乳突后切除术空腔的复发性胆脂瘤(H95.0)

H72 鼓膜穿孔
包括：鼓膜穿孔：
· 外伤后持久性
· 炎症后
不包括：创伤性鼓膜破裂(S09.2)
H72.0 鼓膜中心穿孔
H72.1 鼓膜鼓室上隐窝穿孔
鼓膜松弛部穿孔
H72.2 鼓膜其他边缘性穿孔
H72.8 鼓膜的其他穿孔
穿孔：
· 多发性、· 全部 } 鼓膜的
H72.9 鼓膜未特指的穿孔

H73 鼓膜的其他疾患
H73.0 急性鼓膜炎
急性鼓膜炎
大疱性鼓膜炎
不包括：伴有中耳炎(H65-H66)

H68 Eustachian salpingitis and obstruction
H68.0 Eustachian salpingitis
H68.1 Obstruction of Eustachian tube
Compression, Stenosis, Stricture } of Eustachian tube

H69 Other disorders of Eustachian tube
H69.0 Patulous Eustachian tube
H69.8 Other specified disorders of Eustachian tube
H69.9 Eustachian tube disorder, unspecified

H70 Mastoiditis and related conditions
H70.0 Acute mastoiditis
Abscess, Empyema } of mastoid
H70.1 Chronic mastoiditis
Caries, Fistula } of mastoid
H70.2 Petrositis
Inflammation of petrous bone (acute) (chronic)
H70.8 Other mastoiditis and related conditions
H70.9 Mastoiditis, unspecified

H71 Cholesteatoma of middle ear
Cholesteatoma tympani
Excludes: cholesteatoma of external ear (H60.4)
recurrent cholesteatoma of postmastoidectomy cavity (H95.0)

H72 Perforation of tympanic membrane
Includes: perforation of ear drum:
· persistent post-traumatic
· postinflammatory
Excludes: traumatic rupture of ear drum (S09.2)
H72.0 Central perforation of tympanic membrane
H72.1 Attic perforation of tympanic membrane
Perforation of pars flaccida
H72.2 Other marginal perforations of tympanic membrane
H72.8 Other perforations of tympanic membrane
Perforation(s):
· multiple, · total } of tympanic membrane
H72.9 Perforation of tympanic membrane, unspecified

H73 Other disorders of tympanic membrane
H73.0 Acute myringitis
Acute tympanitis
Bullous myringitis
Excludes: with otitis media (H65-H66)

H73.1	慢性鼓膜炎 慢性鼓膜炎 不包括：伴有中耳炎(H65-H66)	H73.1	**Chronic myringitis** Chronic tympanitis **Excludes**: with otitis media (H65-H66)
H73.8	鼓膜其他特指的疾患	H73.8	**Other specified disorders of tympanic membrane**
H73.9	鼓膜未特指的疾患	H73.9	**Disorder of tympanic membrane, unspecified**

H74 中耳和乳突的其他疾患 / H74 Other disorders of middle ear and mastoid

H74.0	鼓室硬化	H74.0	**Tympanosclerosis**
H74.1	粘连性中耳疾病 粘连性中耳炎 不包括：胶耳(H65.3)	H74.1	**Adhesive middle ear disease** Adhesive otitis **Excludes**: glue ear (H65.3)
H74.2	听骨不连续性和脱位	H74.2	**Discontinuity and dislocation of ear ossicles**
H74.3	听骨其他后天性异常 关节强直 } 听骨的 部分丧失 } 听骨的	H74.3	**Other acquired abnormalities of ear ossicles** Ankylosis } of ear ossicles Partial loss } of ear ossicles
H74.4	中耳息肉	H74.4	**Polyp of middle ear**
H74.8	中耳和乳突其他特指的疾患	H74.8	**Other specified disorders of middle ear and mastoid**
H74.9	中耳和乳突未特指的疾患	H74.9	**Disorder of middle ear and mastoid, unspecified**

H75* 分类于他处的疾病引起的中耳和乳突的其他疾患 / H75* Other disorders of middle ear and mastoid in diseases classified elsewhere

H75.0*	分类于他处的传染病和寄生虫病引起的乳突炎 结核性乳突炎(A18.0†)	H75.0*	**Mastoiditis in infectious and parasitic diseases classified elsewhere** Tuberculous mastoiditis (A18.0†)
H75.8*	分类于他处的疾病引起特指的中耳和乳突的其他疾患	H75.8*	**Other specified disorders of middle ear and mastoid in diseases classified elsewhere**

内耳疾病 (H80-H83) / Diseases of inner ear (H80-H83)

H80 耳硬化 / H80 Otosclerosis

包　括：耳硬化症 / **Includes**: otospongiosis

H80.0	耳硬化累及卵圆窗，非闭塞性	H80.0	**Otosclerosis involving oval window, nonobliterative**
H80.1	耳硬化累及卵圆窗，闭塞性	H80.1	**Otosclerosis involving oval window, obliterative**
H80.2	耳蜗性耳硬化症 耳硬化累及： · 耳囊 · 圆窗	H80.2	**Cochlear otosclerosis** Otosclerosis involving: · otic capsule · round window
H80.8	其他耳硬化	H80.8	**Other otosclerosis**
H80.9	未特指的耳硬化	H80.9	**Otosclerosis, unspecified**

H81 前庭功能疾患

不包括：眩晕：
- NOS(R42)
- 流行性(A88.1)

H81.0 梅尼埃[美尼尔]病
迷路水肿
梅尼埃[美尼尔]综合征或眩晕

H81.1 良性阵发性眩晕

H81.2 前庭神经元炎

H81.3 其他周围性眩晕
莱穆瓦耶综合征
眩晕：
- 耳性
- 耳源性
- 外周性(前庭性)NOS

H81.4 中枢性眩晕
中枢性位置性眼震

H81.8 前庭功能的其他疾患

H81.9 前庭功能未特指的疾患
眩晕综合征 NOS

H82* 分类于他处的疾病引起的眩晕综合征

H83 内耳的其他疾病

H83.0 迷路炎

H83.1 迷路瘘管

H83.2 迷路功能障碍
超敏感性、功能减退、功能丧失 } 迷路的

H83.3 噪声对内耳的影响
声创伤
噪声性听力减退

H83.8 内耳其他特指的疾病

H83.9 内耳未特指的疾病

耳的其他疾患 (H90-H95)

H90 传导性和感音神经性听觉丧失

包　括：先天性聋
不包括：聋哑 NEC(H91.3)
聋 NOS(H91.9)
听觉丧失：
- NOS(H91.9)
- 噪声性(H83.3)
- 耳毒性的(H91.0)
- 突发性(特发性)(H91.2)

H81 Disorders of vestibular function

Excludes: vertigo:
- NOS (R42)
- epidemic (A88.1)

H81.0 Meniere's disease
Labyrinthine hydrops
Ménière's syndrome or vertigo

H81.1 Benign paroxysmal vertigo

H81.2 Vestibular neuronitis

H81.3 Other peripheral vertigo
Lermoyez's syndrome
Vertigo:
- aural
- otogenic
- peripheral NOS

H81.4 Vertigo of central origin
Central positional nystagmus

H81.8 Other disorders of vestibular function

H81.9 Disorder of vestibular function, unspecified
Vertiginous syndrome NOS

H82* Vertiginous syndromes in diseases classified elsewhere

H83 Other diseases of inner ear

H83.0 Labyrinthitis

H83.1 Labyrinthine fistula

H83.2 Labyrinthine dysfunction
Hypersensitivity, Hypofunction, Loss of function } of labyrinth

H83.3 Noise effects on inner ear
Acoustic trauma
Noise-induced hearing loss

H83.8 Other specified diseases of inner ear

H83.9 Disease of inner ear, unspecified

Other disorders of ear (H90-H95)

H90 Conductive and sensorineural hearing loss

Includes: congenital deafness
Excludes: deaf mutism NEC (H91.3)
deafness NOS (H91.9)
hearing loss:
- NOS (H91.9)
- noise-induced (H83.3)
- ototoxic (H91.0)
- sudden (idiopathic) (H91.2)

H90.0 **双侧传导性听觉丧失**
H90.1 **单侧传导性听觉丧失,对侧听觉不受限制**
H90.2 **未特指的传导性听觉丧失**
传导性聋 NOS
H90.3 **双侧感音神经性听觉丧失**
H90.4 **单侧感音神经性听觉丧失,对侧听觉不受限制**
H90.5 **未特指的感音神经性听觉丧失**
先天性聋 NOS
听觉丧失:
· 中枢性 NOS
· 神经性 NOS
· 感受性 NOS
· 传感性 NOS
感音神经性聋
H90.6 **双侧混合性传导性和感音神经性听觉丧失**
H90.7 **单侧混合性传导性和感音神经性听觉丧失,对侧听觉不受限制**
H90.8 **未特指的混合性传导性和感音神经性听觉丧失**

H91 其他听觉丧失
不包括: 听觉异常(H93.2)
分类于 H90. -的听觉丧失
耵聍栓塞(H61.2)
噪声性听力减退(H83.3)
心因性聋(F44.6)
短暂缺血性聋(H93.0)
H91.0 **耳毒性听觉丧失**
需要时,使用附加外因编码(第二十章)标明毒性物质。
H91.1 **老年聋**
老年聋
H91.2 **突发特发性听觉丧失**
突发性听觉丧失 NOS
H91.3 **聋哑,不可归类在他处者**
H91.8 **其他特指的听觉丧失**
H91.9 **未特指的听觉丧失**
聋:
· NOS
· 高频率
· 低频率

H92 耳痛和耳渗出液
H92.0 **耳痛**
H92.1 **耳漏**
不包括: 脑脊液经耳漏出(G96.0)
H92.2 **耳出血**
不包括: 创伤性耳出血-按损伤类型编码

H90.0 **Conductive hearing loss, bilateral**
H90.1 **Conductive hearing loss, unilateral with unrestricted hearing on the contralateral side**
H90.2 **Conductive hearing loss, unspecified**
Conductive deafness NOS
H90.3 **Sensorineural hearing loss, bilateral**
H90.4 **Sensorineural hearing loss, unilateral with unrestricted hearing on the contralateral side**
H90.5 **Sensorineural hearing loss, unspecified**
Congenital deafness NOS
Hearing loss:
· central NOS
· neural NOS
· perceptive NOS
· sensory NOS
Sensorineural deafness NOS
H90.6 **Mixed conductive and sensorineural hearing loss, bilateral**
H90.7 **Mixed conductive and sensorineural hearing loss, unilateral with unrestricted hearing on the contralateral side**
H90.8 **Mixed conductive and sensorineural hearing loss, unspecified**

H91 Other hearing loss
Excludes: abnormal auditory perception (H93.2)
hearing loss as classified in H90. -
impacted cerumen (H61.2)
noise-induced hearing loss (H83.3)
psychogenic deafness (F44.6)
transient ischaemic deafness (H93.0)
H91.0 **Ototoxic hearing loss**
Use additional external cause code (Chapter XX), if desired, to identify toxic agent.
H91.1 **Presbycusis**
Presbyacusia
H91.2 **Sudden idiopathic hearing loss**
Sudden hearing loss NOS
H91.3 **Deaf mutism, not elsewhere classified**
H91.8 **Other specified hearing loss**
H91.9 **Hearing loss, unspecified**
Deafness:
· NOS
· high frequency
· low frequency

H92 Otalgia and effusion of ear
H92.0 **Otalgia**
H92.1 **Otorrhoea**
Excludes: leakage of cerebrospinal fluid through ear (G96.0)
H92.2 **Otorrhagia**
Excludes: traumatic otorrhagia-code by type of injury

H93 耳的其他疾患，不可归类在他处者

H93.0 耳的变性性和血管性疾患
短暂缺血性聋
不包括：老年聋（H91.1）

H93.1 耳鸣

H93.2 其他听觉异常
听力复聪
复听
听觉过敏
暂时性听阈移位
不包括： 幻听（R44.0）

H93.3 听神经疾患
第八脑神经疾患

H93.8 耳其他特指的疾患

H93.9 耳未特指的疾患

H94* 分类于他处的疾病引起的耳的其他疾患

H94.0* 分类于他处的传染病和寄生虫病引起的听神经炎
梅毒引起的听神经炎（A52.1†）

H94.8* 分类于他处的疾病引起的耳其他特指的疾患

H95 耳和乳突的操作后疾患，不可归类在他处者

H95.0 乳突后切除术空腔的复发性胆脂瘤

H95.1 乳突切除术后的其他疾患
慢性炎症、肉芽形成、粘膜囊肿 } 乳突切除术后空腔的

H95.8 耳和乳突的其他操作后疾患

H95.9 耳和乳突未特指的操作后疾患

H93 Other disorders of ear, not elsewhere classified

H93.0 Degenerative and vascular disorders of ear
Transient ischaemic deafness
Excludes: presbycusis (H91.1)

H93.1 Tinnitus

H93.2 Other abnormal auditory perceptions
Auditory recruitment
Diplacusis
Hyperacusis
Temporary auditory threshold shift
Excludes: auditory hallucinations (R44.0)

H93.3 Disorders of acoustic nerve
Disorder of 8th cranial nerve

H93.8 Other specified disorders of ear

H93.9 Disorder of ear, unspecified

H94* Other disorders of ear in diseases classified elsewhere

H94.0* Acoustic neuritis in infectious and parasitic diseases classified elsewhere
Acoustic neuritis in syphilis (A52.1†)

H94.8* Other specified disorders of ear in diseases classified elsewhere

H95 Postprocedural disorders of ear and mastoid process, not elsewhere classified

H95.0 Recurrent cholesteatoma of postmastoidectomy cavity

H95.1 Other disorders following mastoidectomy
Chronic inflammation, Granulation, Mucosal cyst } of postmastoidectomy cavity

H95.8 Other postprocedural disorders of ear and mastoid process

H95.9 Postprocedural disorder of ear and mastoid process, unspecified

第九章 循环系统疾病（I00-I99）

CHAPTER Ⅸ Diseases of the circulatory system（I00-I99）

不包括： 起源于围生期的某些情况（P00-P96）
某些传染病和寄生虫病（A00-B99）
妊娠、分娩和产褥期的并发症（O00-O99）
先天性畸形、变形和染色体异常（Q00-Q99）
内分泌、营养和代谢疾病（E00-E90）
损伤、中毒和外因的某些其他后果（S00-T98）
肿瘤（C00-D48）
症状、体征和临床与实验室异常所见，不可归类在他处者（R00-R99）
系统性结缔组织疾患（M30-M36）
短暂性大脑缺血性发作和相关的综合征（G45.-）

Excludes： certain conditions originating in the perinatal period（P00-P96）
certain infectious and parasitic diseases（A00-B99）
complications of pregnancy，childbirth and the puerperium（O00-O99）
congenital malformations，deformations and chromosomal abnormalities（Q00-Q99）
endocrine，nutritional and metabolic diseases（E00-E90）
injury，poisoning and certain other consequences of external causes（S00-T98）
neoplasms（C00-D48）
symptoms，signs and abnormal clinical and laboratory findings，not elsewhere classified（R00-R99）
systemic connective tissue disorders（M30-M36）
transient cerebral ischaemic attacks and related syndromes（G45.-）

本章包括下列各节：

I00-I02	急性风湿热
I05-I09	慢性风湿性心脏病
I10-I15	高血压病
I20-I25	缺血性心脏病
I26-I28	肺源性心脏病和肺循环疾病
I30-I52	其他类型的心脏病
I60-I69	脑血管病
I70-I79	动脉、小动脉和毛细血管疾病
I80-I89	静脉、淋巴管和淋巴结疾病，不可归类在他处者
I95-I99	循环系统其他和未特指的疾患

This chapter contains the following blocks：

I00-I02	Acute rheumatic fever
I05-I09	Chronic rheumatic heart diseases
I10-I15	Hypertensive diseases
I20-I25	Ischaemic heart diseases
I26-I28	Pulmonary heart disease and diseases of pulmonary circulation
I30-I52	Other forms of heart disease
I60-I69	Cerebrovascular diseases
I70-I79	Diseases of arteries，arterioles and capillaries
I80-I89	Diseases of veins，lymphatic vessels and lymph nodes，not elsewhere classified
I95-I99	Other and unspecified disorders of the circulatory system

本章提供的星号类目如下：

I32*	分类于他处的疾病引起的心包炎
I39*	分类于他处的疾病引起的心内膜炎和心瓣膜疾患
I41*	分类于他处的疾病引起的心肌炎
I43*	分类于他处的疾病引起的心肌病
I52*	分类于他处的疾病引起的其他心脏疾患
I68*	分类于他处的疾病引起的脑血管疾患
I79*	分类于他处的疾病引起的动脉、小动脉和毛细血管疾患
I98*	分类于他处的疾病引起的循环系统的其他疾患

Asterisk categories for this chapter are provided as follows：

I32*	Pericarditis in diseases classified elsewhere
I39*	Endocarditis and heart valve disorders in diseases classified elsewhere
I41*	Myocarditis in diseases classified elsewhere
I43*	Cardiomyopathy in diseases classified elsewhere
I52*	Other heart disorders in diseases classified elsewhere
I68*	Cerebrovascular disorders in diseases classified elsewhere
I79*	Disorders of arteries，arterioles and capillaries in diseases classified elsewhere
I98*	Other disorders of circulatory system in diseases classified elsewhere

急性风湿热
(I00-I02)

I00 风湿热,未提及心脏受累

风湿性关节炎,急性或亚急性

I01 风湿热伴有心脏受累

不包括: 风湿性病因的慢性疾病(I05-I09),除非还存在着风湿热或有风湿过程复发或活动的证据。如果在死亡时对风湿性活动有疑问,则参考第二卷中死亡编码的规则和指导。

I01.0 急性风湿性心包炎

在 I00 中的任何情况伴有心包炎

风湿性心包炎(急性)

不包括: 当未特指为风湿性(I30. -)

I01.1 急性风湿性心内膜炎

在I00 中的任何情况伴有心内膜炎或瓣膜炎

急性风湿性心瓣膜炎

I01.2 急性风湿性心肌炎

在 I00 中的任何情况伴有心肌炎

I01.8 其他急性风湿性心脏病

在I00 中的任何情况伴有其他或多种类型的心脏受累

急性风湿性全心炎

I01.9 未特指的急性风湿性心脏病

在I00 中的任何情况伴有未特指类型的心脏受累

风湿性:
- ·心炎,急性
- ·心脏病,活动性或急性

I02 风湿性舞蹈症

包　括: 西德纳姆舞蹈症

不包括: 舞蹈症:
- ·NOS(G25.5)
- ·亨廷顿(G10)

I02.0 风湿性舞蹈症伴有心脏受累

舞蹈症 NOS 伴有心脏受累

风湿性舞蹈症伴有任何可分类于 I01. -类型的心脏受累

I02.9 风湿性舞蹈症不伴有心脏受累

风湿性舞蹈症 NOS

Acute rheumatic fever
(I00-I02)

I00 Rheumatic fever without mention of heart involvement

Arthritis, rheumatic, acute or subacute

I01 Rheumatic fever with heart involvement

Excludes: chronic diseases of rheumatic origin (I05-I09) unless rheumatic fever is also present or there is evidence of recrudescence or activity of the rheumatic process. In cases where there is doubt as to rheumatic activity at the time of death refer to the mortality coding rules and guidelines in Volume 2.

I01.0 Acute rheumatic pericarditis

Any condition in I00 with pericarditis

Rheumatic pericarditis (acute)

Excludes: when not specified as rheumatic (I30. -)

I01.1 Acute rheumatic endocarditis

Any condition in I00 with endocarditis or valvulitis

Acute rheumatic valvulitis

I01.2 Acute rheumatic myocarditis

Any condition in I00 with myocarditis

I01.8 Other acute rheumatic heart disease

Any condition in I00 with other or multiple types of heart involvement

Acute rheumatic pancarditis

I01.9 Acute rheumatic heart disease, unspecified

Any condition in I00 with unspecified type of heart involvement

Rheumatic:
- · carditis, acute
- · heart disease, active or acute

I02 Rheumatic chorea

Includes: Sydenham's chorea

Excludes: chorea:
- · NOS (G25.5)
- · Huntington (G10)

I02.0 Rheumatic chorea with heart involvement

Chorea NOS with heart involvement

Rheumatic chorea with heart involvement of any type classifiable under I01. -

I02.9 Rheumatic chorea without heart involvement

Rheumatic chorea NOS

慢性风湿性心脏病（I05-I09）

I05 风湿性二尖瓣疾病
包 括： 可分类于 I05.0 和 I05.2-I05.9 中的情况，不管特指或未特指为风湿性

不包括： 当特指为非风湿性时（I34.-）

I05.0 二尖瓣狭窄
二尖（瓣）梗阻（风湿性）

I05.1 风湿性二尖瓣关闭不全
风湿性二尖瓣：
· 关闭不全
· 反流

I05.2 二尖瓣狭窄伴有关闭不全
二尖瓣狭窄伴有关闭不全或反流

I05.8 其他二尖瓣疾病
二尖（瓣）衰竭

I05.9 未特指的二尖瓣疾病
二尖（瓣）疾患（慢性）NOS

I06 风湿性主动脉瓣疾病
不包括： 当未特指为风湿性时（I35.-）

I06.0 风湿性主动脉瓣狭窄
风湿性主动脉（瓣）梗阻

I06.1 风湿性主动脉瓣关闭不全
风湿性主动脉瓣：
· 关闭不全
· 反流

I06.2 风湿性主动脉瓣狭窄伴有关闭不全
风湿性主动脉瓣狭窄伴有关闭不全或反流

I06.8 其他风湿性主动脉瓣疾病

I06.9 未特指的风湿性主动脉瓣疾病
风湿性主动脉（瓣）疾病 NOS

I07 风湿性三尖瓣疾病
包 括： 特指为风湿性或未特指起源的

不包括： 当特指为非风湿性时（I36.-）

I07.0 三尖瓣狭窄
（风湿性）三尖（瓣）狭窄

I07.1 三尖瓣关闭不全
（风湿性）三尖（瓣）关闭不全

I07.2 三尖瓣狭窄伴有关闭不全

I07.8 其他三尖瓣疾病

I07.9 未特指的三尖瓣疾病
三尖瓣疾患 NOS

Chronic rheumatic herat diseases (I05-I09)

I05 Rheumatic mitral valve diseases
Includes: conditions classifiable to I05.0 and I05.2-I05.9, whether specified as rheumatic or not

Excludes: when specified as nonrheumatic (I34.-)

I05.0 Mitral stenosis
Mitral (valve) obstruction (rheumatic)

I05.1 Rheumatic mitral insufficiency
Rheumatic mitral:
· incompetence
· regurgitation

I05.2 Mitral stenosis with insufficiency
Mitral stenosis with incompetence or regurgitation

I05.8 Other mitral valve diseases
Mitral (valve) failure

I05.9 Mitral valve disease, unspecified
Mitral (valve) disorder (chronic) NOS

I06 Rheumatic aortic valve diseases
Excludes: when not specified as rheumatic (I35.-)

I06.0 Rheumatic aortic stenosis
Rheumatic aortic (valve) obstruction

I06.1 Rheumatic aortic insufficiency
Rheumatic aortic:
· incompetence
· regurgitation

I06.2 Rheumatic aortic stenosis with insufficiency
Rheumatic aortic stenosis with incompetence or regurgitation

I06.8 Other rheumatic aortic valve diseases

I06.9 Rheumatic aortic valve disease, unspecified
Rheumatic aortic (valve) disease NOS

I07 Rheumatic tricuspid valve diseases
Includes: whether specified as rheumatic or of unspecified origin

Excludes: when specified as nonrheumatic (I36.-)

I07.0 Tricuspid stenosis
Tricuspid (valve) stenosis (rheumatic)

I07.1 Tricuspid insufficiency
Tricuspid (valve) insufficiency (rheumatic)

I07.2 Tricuspid stenosis with insufficiency

I07.8 Other tricuspid valve diseases

I07.9 Tricuspid valve disease, unspecified
Tricuspid valve disorder NOS

I08 多个心瓣膜疾病

包　括：特指为风湿性或未特指起源的

不包括：瓣膜未特指的心内膜炎(I38)
　　瓣膜未特指的风湿性心内膜疾病(I09.1)
　　除风湿性心脏病以外的特指起源的多瓣膜疾病(用I34-I38,Q22-Q23和Q24.8中的适当编码)

I08.0 二尖瓣和主动脉瓣的疾患
同时累及二尖瓣和主动脉瓣,特指为风湿性或未特指起源的

I08.1 二尖瓣和三尖瓣的疾患

I08.2 主动脉瓣和三尖瓣的疾患

I08.3 二尖瓣、主动脉瓣和三尖瓣的合并疾患

I08.8 其他多个心瓣膜疾病

I08.9 未特指的多个心瓣膜疾病

I09 其他风湿性心脏病

I09.0 风湿性心肌炎
不包括：未特指为风湿性心肌炎(I51.4)

I09.1 瓣膜未特指的风湿性心内膜疾病
风湿性:
· 心内膜炎(慢性)
· 心瓣膜炎(慢性)
不包括：瓣膜未特指的心内膜炎(I38)

I09.2 慢性风湿性心包炎
风湿性粘连性心包炎
慢性风湿性:
· 纵隔心包炎
· 心肌心包炎
不包括：当未特指为风湿性时(I31.-)

I09.8 其他特指的风湿性心脏病
风湿性肺动脉瓣病

I09.9 未特指的风湿性心脏病
风湿性:
· 心炎
· 心力衰竭
不包括：类风湿性心炎(M05.3)

I08 Multiple valve diseases

Includes: whether specified as rheumatic or of unspecified origin

Excludes: endocarditis, valve unspecified (I38)
rheumatic diseases of endocardium, valve unspecified (I09.1)
multiple valve diseases of specified origin other than rheumatic heart disease (use appropriate codes in I34-I38, Q22-Q23 and Q24.8)

I08.0 Disorders of both mitral and aortic valves
Involvement of both mitral and aortic valves whether specified as rheumatic or of unspecified origin

I08.1 Disorders of both mitral and tricuspid valves

I08.2 Disorders of both aortic and tricuspid valves

I08.3 Combined disorders of mitral, aortic and tricuspid valves

I08.8 Other multiple valve diseases

I08.9 Multiple valve disease, unspecified

I09 Other rheumatic heart diseases

I09.0 Rheumatic myocarditis
Excludes: myocarditis not specified as rheumatic (I51.4)

I09.1 Rheumatic diseases of endocardium, valve unspecified
Rheumatic:
· endocarditis (chronic)
· valvulitis (chronic)
Excludes: endocarditis, valve unspecified (I38)

I09.2 Chronic rheumatic pericarditis
Adherent pericardium, rheumatic
Chronic rheumatic:
· mediastinopericarditis
· myopericarditis
Excludes: when not specified as rheumatic (I31.-)

I09.8 Other specified rheumatic heart diseases
Rheumatic disease of pulmonary valve

I09.9 Rheumatic heart disease, unspecified
Rheumatic:
· carditis
· heart failure
Excludes: rheumatoid carditis (M05.3)

高血压病 (I10-I15)

Hypertensive diseases (I10-I15)

不包括：并发于妊娠、分娩和产褥期（O10-O11，O13-O16）
累及冠状血管（I20-I25）
新生儿高血压（P29.2）
肺动脉高压（I27.0）

Excludes: complicating pregnancy, childbirth and the puerperium (O10-O11, O13-O16)
involving coronary vessels (I20-I25)
neonatal hypertension (P29.2)
pulmonary hypertension (I27.0)

I10 特发性(原发性)高血压

高血压
高血压(动脉的)(良性)(特发性)(恶性)(原发性)(系统性)
不包括：累及……的血管：
· 脑(I60-I69)
· 眼(H35.0)

I10 Essential (primary) hypertension

High blood pressure
Hypertension (arterial) (benign) (essential) (malignant) (primary) (systemic)
Excludes: involving vessels of:
· brain (I60-I69)
· eye (H35.0)

I11 高血压心脏病

包　括：在I50.-，I51.4-I51.9 中由于高血压引起的任何情况

I11.0 高血压心脏病伴有(充血性)心力衰竭
高血压性心力衰竭

I11.9 高血压心脏病不伴有(充血性)心力衰竭
高血压心脏病 NOS

I11 Hypertensive heart disease

Includes: any condition in I50.-, I51.4-I51.9 due to hypertension

I11.0 Hypertensive heart disease with (congestive) heart failure
Hypertensive heart failure

I11.9 Hypertensive heart disease without (congestive) heart failure
Hypertensive heart disease NOS

I12 高血压肾脏病

包　括：任何 N00-N07、N18.-、N19.-或 N26.-的情况，同时伴有 I10 的情况
肾动脉硬化
动脉硬化性肾炎(慢性)(间质性)
高血压肾病
肾硬化
不包括：继发性高血压(I15.-)

I12.0 高血压肾脏病伴有肾衰竭
高血压性肾衰竭

I12.9 高血压肾脏病不伴有肾衰竭
高血压肾脏病 NOS

I12 Hypertensive renal disease

Includes: any condition in N00-N07, N18.-, N19.- or N26.- with any condition in I10
arteriosclerosis of kidney
arteriosclerotic nephritis (chronic) (interstitial)
hypertensive nephropathy
nephrosclerosis
Excludes: secondary hypertension (I15.-)

I12.0 Hypertensive renal disease with renal failure
Hypertensive renal failure

I12.9 Hypertensive renal disease without renal failure
Hypertensive renal diseases NOS

I13 高血压心脏和肾脏病

包　括：任何 I11.-中的情况同时伴有 I12.-情况
疾病：
· 心肾性
· 心血管肾性

I13.0 高血压心脏和肾脏病伴有(充血性)心力衰竭

I13 Hypertensive heart and renal disease

Includes: any condition in I11.- with any condition in I12.-
disease:
· cardiorenal
· cardiovascular renal

I13.0 Hypertensive heart and renal disease with (congestive) heart failure

I13.1 高血压心脏和肾脏病伴有肾衰竭

I13.2 高血压心脏和肾脏病同时伴有(充血性)心力衰竭和肾衰竭

I13.9 未特指的高血压心脏和肾脏病

I15 继发性高血压

不包括:累及……的血管:
- 脑(I60-I69)
- 眼(H35.0)

I15.0 肾血管性高血压

I15.1 继发于其他肾疾患的高血压

I15.2 继发于内分泌疾患的高血压

I15.8 其他继发性高血压

I15.9 未特指的继发性高血压

缺血性心脏病(I20-I25)

注:类目 I21-I25 中所使用的持续时间,对疾病来说,是指缺血发作起病和住院治疗之间的时间间隔;对死亡来说,是指起病和死亡之间的时间间隔。

包 括:同时提及高血压(I10-I15)

需要时,使用附加编码标明存在的高血压。

I20 心绞痛

I20.0 不稳定性心绞痛

心绞痛:
- 增强型
- 劳力再次型
- 劳力恶化型

中间型冠状动脉综合征

心肌梗死前综合征

I20.1 心绞痛伴有确证的痉挛

心绞痛:
- 血管痉挛性
- 普林兹梅特尔
- 痉挛诱发的
- 变异型

I20.8 其他类型的心绞痛

劳力型心绞痛

狭心症

I20.9 未特指的心绞痛

心绞痛:
- NOS
- 心的

心绞痛综合征

缺血性胸痛

I13.1 Hypertensive heart and renal disease with renal failure

I13.2 Hypertensive heart and renal disease with both (congestive) heart failure and renal failure

I13.9 Hypertensive heart and renal disease, unspecified

I15 Secondary hypertension

Excludes: involving vessels of:
- brain (I60-I69)
- eye (H35.0)

I15.0 Renovascular hypertension

I15.1 Hypertension secondary to other renal disorders

I15.2 Hypertension secondary to endocrine disorders

I15.8 Other secondary hypertension

I15.9 Secondary hypertension, unspecified

Ischaemic heart diseases (I20-I25)

Note: For morbidity, duration as used in categories I21-I25 refers to the interval elapsing between onset of the ischaemic episode and admission to care. For mortality, duration refers to the interval elapsing between onset and death.

Includes: with mention of hypertension (I10-I15)

Use additional code, if desired, to identify presence of hypertension.

I20 Angina pectoris

I20.0 Unstable angina

Angina:
- crescendo
- de novo effort
- worsening effort

Intermediate coronary syndrome

Preinfarction syndrome

I20.1 Angina pectoris with documented spasm

Angina:
- angiospastic
- Prinzmetal
- spasm-induced
- variant

I20.8 Other forms of angina pectoris

Angina of effort

Stenocardia

I20.9 Angina pectoris, unspecified

Angina:
- NOS
- cardiac

Anginal syndrome

Ischaemic chest pain

I21 急性心肌梗死

包　括：心肌梗死特指为急性或注明自发病起时间为4周(28天)或更短

不包括：急性心肌梗死后的某些近期并发症(I23.-)

心肌梗死：

· 陈旧性(I25.2)
· 特指为慢性或注明自发病起时间超过4周(超过28天)(I25.8)
· 随后性(I22.-)

心肌梗死后综合征(I24.1)

I21.0 前壁急性透壁性心肌梗死

(急性)……(的)透壁性心肌梗死：

· 前(壁)NOS
· 前壁尖部
· 前侧壁
· 前间壁

I21.1 下壁急性透壁性心肌梗死

(急性)……(的)透壁性心肌梗死：

· 膈壁
· 下(壁)NOS
· 下侧壁
· 下后壁

I21.2 其他部位的急性透壁心肌梗死

(急性)……(的)透壁性心肌梗死：

· 尖-侧壁
· 基底-侧壁
· 高侧壁
· 侧(壁)NOS
· 后壁(真性)
· 后基底壁
· 后侧壁
· 后间壁
· 间壁的NOS

I21.3 未特指部位的急性透壁性心肌梗死

透壁性心肌梗死NOS

I21.4 急性心内膜下心肌梗死

非透壁性心肌梗死NOS

I21.9 未特指的急性心肌梗死

心肌梗死(急性)NOS

I21 Acute myocardial infarction

Includes: myocardial infarction specified as acute or with a stated duration of 4 weeks (28 days) or less from onset

Excludes: certain current complications following acute myocardial infarction (I23.-)

myocardial infarction:

· old (I25.2)
· specified as chronic or with a stated duration of more than 4 weeks (more than 28 days) from onset (I25.8)
· subsequent (I22.-)

postmyocardial infarction syndrome (I24.1)

I21.0 Acute transmural myocardial infarction of anterior wall

Transmural infarction (acute)(of):

· anterior (wall) NOS
· anteroapical
· anterolateral
· anteroseptal

I21.1 Acute transmural myocardial infarction of inferior wall

Transmural infarction (acute)(of):

· diaphragmatic wall
· inferior (wall) NOS
· inferolateral
· inferoposterior

I21.2 Acute transmural myocardial infarction of other sites

Transmural infarction (acute)(of):

· apical-lateral
· basal-lateral
· high lateral
· lateral (wall) NOS
· posterior (true)
· posterobasal
· posterolateral
· posteroseptal
· septal NOS

I21.3 Acute transmural myocardial infarction of unspecified site

Transmural myocardial infarction NOS

I21.4 Acute subendocardial myocardial infarction

Nontransmural myocardial infarction NOS

I21.9 Acute myocardial infarction, unspecified

Myocardial infarction (acute) NOS

I22 随后性心肌梗死

包　括： 复发性心肌梗死

不包括： 特指为慢性或注明自发病起持续时间超过4周（超过28天）（I25.8）

I22.0 前壁的随后性心肌梗死

（急性）……（的）随后性心肌梗死：
- ·前（壁）NOS
- ·前壁尖部
- ·前侧壁
- ·前间壁

I22.1 下壁的随后性心肌梗死

（急性）……（的）随后性心肌梗死：
- ·膈壁
- ·下（壁）NOS
- ·下侧壁
- ·下后壁

I22.8 其他部位的随后性心肌梗死

（急性）……（的）随后性心肌梗死：
- ·尖-侧壁
- ·基底-侧壁
- ·高侧壁
- ·侧（壁）NOS
- ·后壁（真性）
- ·后基底壁
- ·后侧壁
- ·后间壁
- ·间壁的NOS

I22.9 未特指部位的随后性心肌梗死

I23 急性心肌梗死后的某些近期并发症

不包括： 所列情况，当：
- ·与急性心肌梗死同时发生时（I21-I22）
- ·急性心肌梗死后未特指为近期并发症时（I31.-，I51.-）

I23.0 心包积血作为急性心肌梗死后的近期并发症

I23.1 房间隔缺损作为急性心肌梗死后的近期并发症

I23.2 室间隔缺损作为急性心肌梗死后的近期并发症

I23.3 心壁破裂不伴有心包积血作为急性心肌梗死后的近期并发症

不包括： 伴有心包积血（I23.0）

I22 Subsequent myocardial infarction

Includes: recurrent myocardial infarction

Excludes: specified as chronic or with a stated duration of more than 4 weeks (more than 28 days) from onset (I25.8)

I22.0 Subsequent myocardial infarction of anterior wall

Subsequent infarction (acute) (of):
- · anterior (wall) NOS
- · anteroapical
- · anterolateral
- · anteroseptal

I22.1 Subsequent myocardial infarction of inferior wall

Subsequent infarction (acute) (of):
- · diaphragmatic wall
- · inferior (wall) NOS
- · inferolateral
- · inferoposterior

I22.8 Subsequent myocardial infarction of other sites

Subsequent myocardial infarction (acute) (of):
- · apical-lateral
- · basal-lateral
- · high lateral
- · lateral (wall) NOS
- · posterior (true)
- · posterobasal
- · posterolateral
- · posteroseptal
- · septal NOS

I22.9 Subsequent myocardial infarction of unspecified site

I23 Certain current complications following acute myocardial infarction

Excludes: the listed conditions, when:
- · concurrent with acute myocardial infarction (I21-I22)
- · not specified as current complications following acute myocardial infarction (I31.-, I51.-)

I23.0 Haemopericardium as current complication following acute myocardial infarction

I23.1 Atrial septal defect as current complication following acute myocardial infarction

I23.2 Ventricular septal defect as current complication following acute myocardial infarction

I23.3 Rupture of cardiac wall without haemopericardium as current complication following acute myocardial infarction

Excludes: with haemopericardium (I23.0)

I23.4	**腱索断裂作为急性心肌梗死后的近期并发症**	**I23.4**	**Rupture of chordae tendineae as current complication following acute myocardial infarction**
I23.5	**乳头肌断裂作为急性心肌梗死后的近期并发症**	**I23.5**	**Rupture of papillary muscle as current complication following acute myocardial infarction**
I23.6	**心房、心耳和心室的血栓形成作为急性心肌梗死后的近期并发症**	**I23.6**	**Thrombosis of atrium, auricular appendage, and ventricle as current complications following acute myocardial infarction**
I23.8	**急性心肌梗死后的其他近期并发症**	**I23.8**	**Other current complications following acute myocardial infarction**

I24 其他急性缺血性心脏病 / Other acute ischaemic heart diseases

不包括： 心绞痛(I20.-)
新生儿的短暂性心肌缺血(P29.4)

Excludes: angina pectoris (I20.-)
transient myocardial ischaemia of newborn (P29.4)

I24.0	**冠状动脉血栓形成,未造成心肌梗死** 冠状(动脉)(静脉): ·栓塞 ·闭塞 ·血栓栓塞 } 未造成心肌梗死 **不包括：** 特指为慢性或注明自发病起持续时间超过4周(超过28天)(I25.8)	**I24.0**	**Coronary thrombosis not resulting in myocardial infarction** Coronary (artery)(vein): · embolism · occlusion · thromboembolism } not resulting in myocardial infarction **Excludes:** specified as chronic or with a stated duration of more than 4 weeks (more than 28 days) from onset (I25.8)
I24.1	**德雷斯勒综合征** 心肌梗死后综合征	**I24.1**	**Dressler's syndrome** Postmyocardial infarction syndrome
I24.8	**其他类型的急性缺血性心脏病** 冠状动脉: ·衰竭 ·供血不足	**I24.8**	**Other forms of acute ischaemic heart disease** Coronary: · failure · insufficiency
I24.9	**未特指的急性缺血性心脏病** **不包括：** 缺血性心脏病(慢性)NOS(I25.9)	**I24.9**	**Acute ischaemic heart disease, unspecified** **Excludes:** ischaemic heart disease (chronic) NOS (I25.9)

I25 慢性缺血性心脏病 / Chronic ischaemic heart disease

不包括： 心血管病NOS(I51.6)

Excludes: cardiovascular disease NOS (I51.6)

I25.0	**被描述为动脉硬化性心血管病**	**I25.0**	**Atherosclerotic cardiovascular disease, so described**
I25.1	**动脉硬化性心脏病** 冠状(动脉): ·粥样斑 ·动脉粥样硬化 ·病 ·硬化	**I25.1**	**Atherosclerotic heart disease** Coronary (artery): · atheroma · atherosclerosis · disease · sclerosis
I25.2	**陈旧性心肌梗死** 已愈合的心肌梗死 过去由心电图或其他特殊研究诊断的心肌梗死,但近期没有症状。	**I25.2**	**Old myocardial infarction** Healed myocardial infarction Past myocardial infarction diagnosed in ECG or other special investigation, but currently presenting no symptoms.
I25.3	**心脏动脉瘤** 动脉瘤: ·心壁 ·心室	**I25.3**	**Aneurysm of heart** Aneurysm: · mural · ventricular

I25.4 冠状动脉动脉瘤
冠状动脉动静脉瘘,后天性
不包括:先天性冠状(动脉)动脉瘤(Q24.5)

I25.5 缺血性心肌病

I25.6 无症状心肌缺血

I25.8 其他类型的慢性缺血性心脏病
在I21-I22 和 I24.-中特指为慢性的任何情况,或注明自发病起持续时间超过四周(超过 28 天)

I25.9 未特指的慢性缺血性心脏病
缺血性心脏病(慢性)NOS

I25.4 **Coronary artery aneurysm**
Coronary arteriovenous fistula, acquired
Excludes: congenital coronary (artery) aneurysm (Q24.5)

I25.5 **Ischaemic cardiomyopathy**

I25.6 **Silent myocardial ischaemia**

I25.8 **Other forms of chronic ischaemic heart disease**
Any condition in I21-I22 and I24.- specified as chronic or with a stated duration of more than 4 weeks (more than 28 days) from onset

I25.9 **Chronic ischaemic heart disease, unspecified**
Ischaemic heart disease (chronic) NOS

肺源性心脏病和肺循环疾病(I26-I28)

Pulmonary heart disease and diseases of pulmonary circulation (I26-I28)

I26 肺栓塞
包 括:肺(动脉)(静脉):
- 梗死
- 血栓栓塞
- 血栓形成

不包括:并发:
- 流产、异位妊娠或葡萄胎妊娠(O00-O07,O08.2)
- 妊娠、分娩和产褥期(O88.-)

I26.0 肺栓塞提及急性肺源性心脏病
急性肺源性心脏病 NOS

I26.9 肺栓塞未提及急性肺源性心脏病
肺栓塞 NOS

I26 Pulmonary embolism
Includes: pulmonary (artery) (vein):
- infarction
- thromboembolism
- thrombosis

Excludes: complicating:
- abortion or ectopic or molar pregnancy (O00-O07, O08.2)
- pregnancy, childbirth and the puerperium (O88.-)

I26.0 **Pulmonary embolism with mention of acute cor pulmonale**
Acute cor pulmonale NOS

I26.9 **Pulmonary embolism without mention of acute cor pulmonale**
Pulmonary embolism NOS

I27 其他肺源性心脏病
I27.0 原发性肺动脉高压

I27.1 脊柱后侧凸性心脏病

I27.2 其他继发性肺动脉高压
需要时,使用附加编码标明根本的疾病。

I27.8 其他特指的肺源性心脏病
不包括:艾森门格缺陷(Q21.8)

I27.9 未特指的肺源性心脏病
慢性肺心病
肺源性心脏病(慢性)NOS

I27 Other pulmonary heart diseases
I27.0 **Primary pulmonary hypertension**

I27.1 **Kyphoscoliotic heart disease**

I27.2 **Other secondary pulmonary hypertension**
Use additional code, if desired, to identify the underlying disease.

I27.8 **Other specified pulmonary heart diseases**
Excludes: Eisenmenger's defect (Q21.8)

I27.9 **Pulmonary heart disease, unspecified**
Chronic cardiopulmonary disease
Cor pulmonale (chronic) NOS

I28 肺血管的其他疾病
I28.0 肺血管动静脉瘘

I28.1 肺动脉的动脉瘤

I28 Other diseases of pulmonary vessels
I28.0 **Arteriovenous fistula of pulmonary vessels**

I28.1 **Aneurysm of pulmonary artery**

I28.8　肺血管其他特指的疾病

破裂 ⎫
狭窄 ⎬ 肺血管的
缩窄 ⎭

I28.9　肺血管未特指的病

I28.8　Other specified diseases of pulmonary vessels

Rupture ⎫
Stenosis ⎬ of pulmonary vessel
Stricture ⎭

I28.9　Disease of pulmonary vessels, unspecified

其他类型的心脏病 (I30-I52)

Other forms of heart disease (I30-I52)

I30　急性心包炎

包　括：急性心包积液

不包括：风湿性心包炎(急性)(I01.0)

I30.0　急性非特异性特发性心包炎

I30.1　感染性心包炎

心包炎：
- ·肺炎球菌性
- ·化脓性
- ·葡萄球菌性
- ·链球菌性
- ·病毒性

化脓性心包炎

需要时,使用附加编码(B95-B97)标明传染性病原体。

I30.8　其他类型的急性心包炎

I30.9　未特指的急性心包炎

I30　Acute pericarditis

Includes: acute pericardial effusion

Excludes: rheumatic pericarditis (acute) (I01.0)

I30.0　Acute nonspecific idiopathic pericarditis

I30.1　Infective pericarditis

Pericarditis:
- · pneumococcal
- · purulent
- · staphylococcal
- · streptococcal
- · viral

Pyopericarditis

Use additional code (B95-B97), if desired, to identify infectious agent.

I30.8　Other forms of acute pericarditis

I30.9　Acute pericarditis, unspecified

I31　心包的其他疾病

不包括：急性心肌梗死后的近期并发症(I23.-)
心切开术后综合征(I97.0)
创伤(S26.-)
当特指为风湿性时(I09.2)

I31.0　慢性粘连性心包炎

心包粘连(粘连性)
粘连性心包炎
粘连性纵隔心包炎

I31.1　慢性缩窄性心包炎

心包粘连(缩窄性)
心包钙化

I31.2　心包积血,不可归类在他处者

I31.3　心包积液(非炎性)

乳糜心包

I31.8　心包其他特指的疾病

心外膜斑
局部心包粘连

I31.9　心包未特指的疾病

心脏压塞
心包炎(慢性)NOS

I31　Other diseases of pericardium

Excludes: current complications following acute myocardial infarction (I23.-)
postcardiotomy syndrome (I97.0)
trauma (S26.-)
when specified as rheumatic (I09.2)

I31.0　Chronic adhesive pericarditis

Accretio cordis
Adherent pericardium
Adhesive mediastinopericarditis

I31.1　Chronic constrictive pericarditis

Concretio cordis
Pericardial calcification

I31.2　Haemopericardium, not elsewhere classified

I31.3　Pericardial effusion (noninflammatory)

Chylopericardium

I31.8　Other specified diseases of pericardium

Epicardial plaques
Focal pericardial adhesions

I31.9　Disease of pericardium, unspecified

Cardiac tamponade
Pericarditis (chronic) NOS

I32* 分类于他处的疾病引起的心包炎

I32.0* **分类于他处的细菌性疾病引起的心包炎**

心包炎：
- 淋球菌性(A54.8†)
- 脑膜炎球菌性(A39.5†)
- 梅毒性(A52.0†)
- 结核性(A18.8†)

I32.1* **分类于他处的其他传染病和寄生虫病引起的心包炎**

I32.8* **分类于他处的其他疾病引起的心包炎**

心包炎(由于)：
- 类风湿性(M05.3†)
- 系统性红斑狼疮(M32.1†)
- 尿毒性(N18.8†)

I33 急性和亚急性心内膜炎

不包括：急性风湿性心内膜炎(I01.1)
心内膜炎 NOS(I38)

I33.0 **急性和亚急性感染性心内膜炎**

心内膜炎(急性)(亚急性)：
- 细菌性
- 感染性 NOS
- 亚急性细菌性
- 恶性
- 脓毒性
- 溃疡性

需要时,使用附加编码(B95-B97)标明传染性病原体。

I33.9 **未特指的急性心内膜炎**

心内膜炎、心肌心内膜炎、心包心内膜炎 } 急性或亚急性

I34 非风湿性二尖瓣疾患

不包括：二尖(瓣)：
- 病(I05.9)
- 衰竭(I05.8)
- 狭窄(I05.0)

当未特指原因但提及……时：
- 主动脉瓣疾病(I08.0)
- 二尖瓣狭窄或梗阻(I05.0)

当特指为风湿性时(I05.-)
当特指为先天性时(Q23.2, Q23.3)

I34.0 **二尖(瓣)关闭不全**

二尖(瓣)：
- 关闭不全、反流 } NOS 或特指原因,除外风湿性

I32* Pericarditis in diseases classified elsewhere

I32.0* **Pericarditis in bacterial diseases classified elsewhere**

Pericarditis:
- gonococcal (A54.8†)
- meningococcal (A39.5†)
- syphilitic (A52.0†)
- tuberculous (A18.8†)

I32.1* **Pericarditis in other infectious and parasitic diseases classified elsewhere**

I32.8* **Pericarditis in other diseases classified elsewhere**

Pericarditis (in):
- rheumatoid (M05.3†)
- systemic lupus erythematosus (M32.1†)
- uraemic (N18.8†)

I33 Acute and subacute endocarditis

Excludes: acute rheumatic endocarditis (I01.1)
endocarditis NOS (I38)

I33.0 **Acute and subacute infective endocarditis**

Endocarditis (acute) (subacute):
- bacterial
- infective NOS
- lenta
- malignant
- septic
- ulcerative

Use additional code (B95-B97), if desired, to identify infectious agent.

I33.9 **Acute endocarditis, unspecified**

Endocarditis, Myoendocarditis, Periendocarditis } acute or subacute

I34 Nonrheumatic mitral valve disorders

Excludes: mitral (valve):
- disease (I05.9)
- failure (I05.8)
- stenosis (I05.0)

when of unspecified cause but with mention of:
- diseases of aortic valve (I08.0)
- mitral stenosis or obstruction (I05.0)

when specified as rheumatic (I05.-)
when specified as congenital (Q23.2, Q23.3)

I34.0 **Mitral (valve) insufficiency**

Mitral (valve):
- incompetence, regurgitation } NOS or of specified cause, except rheumatic

I34.1　**二尖(瓣)脱垂**
二尖瓣脱垂综合征
不包括：马方综合征(Q87.4)
I34.2　**非风湿性二尖(瓣)狭窄**
I34.8　**其他的非风湿性二尖瓣疾患**
I34.9　**未特指的非风湿性二尖瓣疾患**

I35　非风湿性主动脉瓣疾患

不包括：肥厚性主动脉瓣下狭窄(I42.1)
当未特指原因但提及二尖瓣疾病时(I08.0)
当特指为风湿性时(I06.-)
当特指为先天性时(Q23.0，Q23.1)

I35.0　**主动脉(瓣)狭窄**
I35.1　**主动脉(瓣)关闭不全**
主动脉(瓣)：
· 关闭不全
· 反流
} NOS 或特指原因，除外风湿性
I35.2　**主动脉(瓣)狭窄伴有关闭不全**
I35.8　**其他的主动脉瓣疾患**
I35.9　**未特指的主动脉瓣疾患**

I36　非风湿性三尖瓣疾患

不包括：当特指原因时(I07.-)
当特指为风湿性时(I07.-)
当特指为先天性时(Q22.4，Q22.8，Q22.9)

I36.0　**非风湿性三尖(瓣)狭窄**
I36.1　**非风湿性三尖(瓣)关闭不全**
三尖(瓣)：
· 关闭不全
· 反流
} 特指原因，除外风湿性
I36.2　**非风湿性三尖(瓣)狭窄伴有关闭不全**
I36.8　**其他的非风湿性三尖瓣疾患**
I36.9　**未特指的非风湿性三尖瓣疾患**

I37　肺动脉瓣疾患

不包括：当特指为风湿性时(I09.8)
当特指为先天性时(Q22.1-Q22.3)

I37.0　**肺动脉瓣狭窄**
I37.1　**肺动脉瓣关闭不全**
肺动脉瓣：
· 关闭不全
· 反流
} NOS 或特指原因，除外风湿性
I37.2　**肺动脉瓣狭窄伴有关闭不全**
I37.8　**其他的肺动脉瓣疾患**
I37.9　**未特指的肺动脉瓣疾患**

I34.1　**Mitral (valve) prolapse**
Floppy mitral valve syndrome
Excludes: Marfan's syndrome (Q87.4)
I34.2　**Nonrheumatic mitral (valve) stenosis**
I34.8　**Other nonrheumatic mitral valve disorders**
I34.9　**Nonrheumatic mitral valve disorder, unspecified**

I35　Nonrheumatic aortic valve disorders

Excludes: hypertrophic subaortic stenosis (I42.1)
when of unspecified cause but with mention of diseases of mitral valve (I08.0)
when specified as rheumatic (I06.-)
when specified as congenital (Q23.0, Q23.1)

I35.0　**Aortic (valve) stenosis**
I35.1　**Aortic (valve) insufficiency**
Aortic (valve):
· incompetence
· regurgitation
} NOS or of specified cause, except rheumatic
I35.2　**Aortic (valve) stenosis with insufficiency**
I35.8　**Other aortic valve disorders**
I35.9　**Aortic valve disorder, unspecified**

I36　Nonrheumatic tricuspid valve disorders

Excludes: when of unspecified cause (I07.-)
when specified as rheumatic (I07.-)
when specified as congenital (Q22.4, Q22.8, Q22.9)

I36.0　**Nonrheumatic tricuspid (valve) stenosis**
I36.1　**Nonrheumatic tricuspid (valve) insufficiency**
Tricuspid (valve):
· incompetence
· regurgitation
} of specified cause, except rheumatic
I36.2　**Nonrheumatic tricuspid (valve) stenosis with insufficiency**
I36.8　**Other nonrheumatic tricuspid valve disorders**
I36.9　**Nonrheumatic tricuspid valve disorder, unspecified**

I37　Pulmonary valve disorders

Excludes: when specified as rheumatic (I09.8)
when specified as congenital (Q22.1-Q22.3)

I37.0　**Pulmonary valve stenosis**
I37.1　**Pulmonary valve insufficiency**
Pulmonary valve:
· incompetence
· regurgitation
} NOS or of specified cause, except rheumatic
I37.2　**Pulmonary valve stenosis with insufficiency**
I37.8　**Other pulmonary valve disorders**
I37.9　**Pulmonary valve disorder, unspecified**

I38 瓣膜未特指的心内膜炎

心内膜炎(慢性)NOS

瓣膜的:
- ·关闭不全
- ·闭锁不全
- ·先天性反流
- ·狭窄

心瓣膜炎(慢性)

} 未特指瓣膜 } NOS 或特指原因,除外风湿性

不包括: 心内膜弹力纤维增生症(I42.4)
当特指为风湿性时(I09.1)
先天性心脏瓣膜关闭不全 NOS(Q24.8)
先天性心脏瓣膜狭窄 NOS(Q24.8)

I39* 分类于他处的疾病引起的心内膜炎和心瓣膜疾患

包　括: 累及心内膜:
- ·念珠菌感染(B37.6†)
- ·淋球菌感染(A54.8†)
- ·利布曼-萨克斯病(M32.1†)
- ·脑膜炎球菌感染(A39.5†)
- ·类风湿性关节炎(M05.3†)
- ·梅毒(A52.0†)
- ·结核(A18.8†)
- ·伤寒(A01.0†)

I39.0* 分类于他处的疾病引起的二尖瓣疾患

I39.1* 分类于他处的疾病引起的主动脉瓣疾患

I39.2* 分类于他处的疾病引起的三尖瓣疾患

I39.3* 分类于他处的疾病引起的肺动脉瓣疾患

I39.4* 分类于他处的疾病引起的多个瓣膜疾患

I39.8* 分类于他处的疾病引起的瓣膜未特指的心内膜炎

I40 急性心肌炎

I40.0 感染性心肌炎

脓毒性心肌炎

需要时,使用附加编码(B95-B97)标明传染性病原体。

I40.1 孤立性心肌炎

I40.8 其他的急性心肌炎

I40.9 未特指的急性心肌炎

I38 Endocarditis, valve unspecified

Endocarditis (chronic) NOS

Valvular:
- · incompetence
- · insufficiency
- · regurgitation
- · stenosis

Valvulitis (chronic)

} of unspecified valve } NOS or of specified cause, except rheumatic

Excludes: endocardial fibroelastosis (I42.4)
when specified as rheumatic (I09.1)
congenital insufficiency of cardiac valve NOS (Q24.8)
congenital stenosis of cardiac valve NOS (Q24.8)

I39* Endocarditis and heart valve disorders in diseases classified elsewhere

Includes: endocardial involvement in:
- · candidal infection (B37.6†)
- · gonococcal infection (A54.8†)
- · Libman-Sacks disease (M32.1†)
- · meningococcal infection (A39.5†)
- · rheumatoid arthritis (M05.3†)
- · syphilis (A52.0†)
- · tuberculosis (A18.8†)
- · typhoid fever (A01.0†)

I39.0* **Mitral valve disorders in diseases classified elsewhere**

I39.1* **Aortic valve disorders in diseases classified elsewhere**

I39.2* **Tricuspid valve disorders in diseases classified elsewhere**

I39.3* **Pulmonary valve disorders in diseases classified elsewhere**

I39.4* **Multiple valve disorders in diseases classified elsewhere**

I39.8* **Endocarditis, valve unspecified, in diseases classified elsewhere**

I40 Acute myocarditis

I40.0 **Infective myocarditis**

Septic myocarditis

Use additional code (B95-B97), if desired, to identify infectious agent.

I40.1 **Isolated myocarditis**

I40.8 **Other acute myocarditis**

I40.9 **Acute myocarditis, unspecified**

I41* 分类于他处的疾病引起的心肌炎

I41.0* 分类于他处的细菌性疾病引起的心肌炎
心肌炎：
· 白喉性(A36.8†)
· 淋球菌性(A54.8†)
· 脑膜炎球菌性(A39.5†)
· 梅毒性(A52.0†)
· 结核性(A18.8†)

I41.1* 分类于他处的病毒性疾病引起的心肌炎
流感性心肌炎(急性)：
· 禽流感病毒被标明(J09†)
· 其他病毒被标明(J10.8†)
流行性腮腺炎性心肌炎(B26.8†)

I41.2* 分类于他处的其他传染病和寄生虫病引起的心肌炎
心肌炎于：
· 查加斯病(慢性)(B57.2†)
  · 急性(B57.0†)
· 弓形虫病(B58.8†)

I41.8* 分类于他处的其他疾病引起的心肌炎
类风湿性心肌炎(M05.3†)
结节病性心肌炎(D86.8†)

I42 心肌病

不包括：心肌病并发：
· 妊娠(O99.4)
· 产褥期(O90.3)
缺血性心肌病(I25.5)

I42.0 扩张型心肌病
充血性心肌病

I42.1 梗阻性肥厚型心肌病
肥厚性主动脉瓣下狭窄

I42.2 其他肥厚型心肌病
非梗阻性肥厚型心肌病

I42.3 心内膜心肌（嗜酸性）病
心内膜心肌(热带性)纤维化
勒夫勒心内膜炎

I42.4 心内膜弹力纤维增生症
先天性心肌病

I42.5 其他的限制型心肌病
限制型心肌病 NOS

I42.6 酒精性心肌病

I42.7 药物和其他外部因素引起的心肌病
需要时，使用附加外因编码(第二十章)标明原因。

I42.8 其他的心肌病

I42.9 未特指的心肌病
心肌病(原发性)(继发性)NOS

I41* Myocarditis in diseases classified elsewhere

I41.0* Myocarditis in bacterial diseases classified elsewhere
Myocarditis:
· diphtheritic (A36.8†)
· gonococcal (A54.8†)
· meningococcal (A39.5†)
· syphilitic (A52.0†)
· tuberculous (A18.8†)

I41.1* Myocarditis in viral diseases classified elsewhere
Influenzal myocarditis (acute):
· avian influenza virus identified (J09†)
· other virus identified (J10.8†)
Mumps myocarditis (B26.8†)

I41.2* Myocarditis in other infectious and parasitic diseases classified elsewhere
Myocarditis in:
· Chagas' disease (chronic) (B57.2†)
  · acute (B57.0†)
· toxoplasmosis (B58.8†)

I41.8* Myocarditis in other diseases classified elsewhere
Rheumatoid myocarditis (M05.3†)
Sarcoid myocarditis (D86.8†)

I42 Cardiomyopathy

Excludes: cardiomyopathy complicating:
· pregnancy (O99.4)
· puerperium (O90.3)
ischaemic cardiomyopathy (I25.5)

I42.0 Dilated cardiomyopathy
Congestive cardiomyopathy

I42.1 Obstructive hypertrophic cardiomyopathy
Hypertrophic subaortic stenosis

I42.2 Other hypertrophic cardiomyopathy
Nonobstructive hypertrophic cardiomyopathy

I42.3 Endomyocardial (eosinophilic) disease
Endomyocardial (tropical) fibrosis
Löffler's endocarditis

I42.4 Endocardial fibroelastosis
Congenital cardiomyopathy

I42.5 Other restrictive cardiomyopathy
Constrictive cardiomyopathy NOS

I42.6 Alcoholic cardiomyopathy

I42.7 Cardiomyopathy due to drugs and other external agents
Use additional external cause code (Chapter XX), if desired, to identify cause.

I42.8 Other cardiomyopathies

I42.9 Cardiomyopathy, unspecified
Cardiomyopathy (primary) (secondary) NOS

I43* 分类于他处的疾病引起的心肌病

I43.0* **分类于他处的传染病和寄生虫病引起的心肌病**
白喉引起的心肌病(A36.8†)

I43.1* **代谢性疾病引起的心肌病**
心脏淀粉样变(E85.-†)

I43.2* **营养性疾病引起的心肌病**
营养性心肌病 NOS(E63.9†)

I43.8* **分类于他处的其他疾病引起的心肌病**
心脏痛风石(M10.0†)
甲状腺毒性心脏病(E05.9†)

I44 房室传导阻滞和左束支传导阻滞

I44.0 **一度房室传导阻滞**

I44.1 **二度房室传导阻滞**
房室传导阻滞,Ⅰ型和Ⅱ型
默比茨传导阻滞,Ⅰ型和Ⅱ型
二度传导阻滞,Ⅰ型和Ⅱ型
文克巴赫传导阻滞

I44.2 **完全性房室传导阻滞**
完全性心脏传导阻滞 NOS
三度传导阻滞

I44.3 **其他和未特指的房室传导阻滞**
房室传导阻滞 NOS

I44.4 **左前分支传导阻滞**

I44.5 **左后分支传导阻滞**

I44.6 **其他和未特指的分支传导阻滞**
左束支半传导阻滞 NOS

I44.7 **未特指的左束支传导阻滞**

I45 其他传导疾患

I45.0 **右分支传导阻滞**

I45.1 **其他和未特指的右束支传导阻滞**
右束支传导阻滞 NOS

I45.2 **双分支传导阻滞**

I45.3 **三分支传导阻滞**

I45.4 **非特异性室内传导阻滞**
束支传导阻滞 NOS

I45.5 **其他特指的心脏传导阻滞**
窦房传导阻滞
不包括:心脏传导阻滞 NOS(I45.9)

I43* Cardiomyopathy in diseases classified elsewhere

I43.0* **Cardiomyopathy in infectious and parasitic diseases classified elsewhere**
Cardiomyopathy in diphtheria (A36.8†)

I43.1* **Cardiomyopathy in metabolic diseases**
Cardiac amyloidosis (E85.-†)

I43.2* **Cardiomyopathy in nutritional diseases**
Nutritional cardiomyopathy NOS (E63.9†)

I43.8* **Cardiomyopathy in other diseases classified elsewhere**
Gouty tophi of heart (M10.0†)
Thyrotoxic heart disease (E05.9†)

I44 Atrioventricular and left bundle-branch block

I44.0 **Atrioventricular block, first degree**

I44.1 **Atrioventricular block, second degree**
Atrioventricular block, type Ⅰ and Ⅱ
Möbitz block, type Ⅰ and Ⅱ
Second-degree block, type Ⅰ and Ⅱ
Wenckebach's block

I44.2 **Atrioventricular block, complete**
Complete heart block NOS
Third-degree block

I44.3 **Other and unspecified atrioventricular block**
Atrioventricular block NOS

I44.4 **Left anterior fascicular block**

I44.5 **Left posterior fascicular block**

I44.6 **Other and unspecified fascicular block**
Left bundle-branch hemiblock NOS

I44.7 **Left bundle-branch block, unspecified**

I45 Other conduction disorders

I45.0 **Right fascicular block**

I45.1 **Other and unspecified right bundle-branch block**
Right bundle-branch block NOS

I45.2 **Bifascicular block**

I45.3 **Trifascicular block**

I45.4 **Nonspecific intraventricular block**
Bundle-branch block NOS

I45.5 **Other specified heart block**
Sinoatrial block / Sinoauricular block
Excludes: heart block NOS (I45.9)

I45.6　预激综合征
房室异常兴奋
房室传导:
· 加速
· 副
· 预激
劳恩-加农-莱文综合征
沃尔夫-帕金森-怀特综合征

I45.6　Pre-excitation syndrome
Anomalous atrioventricular excitation
Atrioventricular conduction:
· accelerated
· accessory
· pre-excitation
Lown-Ganong-Levine syndrome
Wolff-Parkinson-White syndrome

I45.8　其他特指的传导疾患
房室[AV]分离
干扰性分离
长 QT 综合征
不包括:QT 区间延长(R94.3)

I45.8　Other specified conduction disorders
Atrioventricular [AV] dissociation
Interference dissociation
long QT syndrome
Excludes: prolongation of QT interval (R94.3)

I45.9　未特指的传导疾患
心脏传导阻滞 NOS
斯托克斯-亚当斯综合征

I45.9　Conduction disorder, unspecified
Heart block NOS
Stokes-Adams syndrome

I46　心脏停搏

不包括:心源性休克(R57.0)
并发于:
· 流产、异位妊娠或葡萄胎妊娠(O00-O07,O08.8)
· 产科手术和操作(O75.4)

I46　Cardiac arrest

Excludes: cardiogenic shock (R57.0)
complicating:
· abortion or ectopic or molar pregnancy (O00-O07, O08.8)
· obstetric surgery and procedures (O75.4)

I46.0　心脏停搏复苏成功

I46.0　Cardiac arrest with successful resuscitation

I46.1　被描述为心脏性猝死
不包括:猝死:
· NOS(R96.-)
· 伴有:
　· 传导疾患(I44-I45)
　· 心肌梗死(I21-I22)

I46.1　Sudden cardiac death, so described
Excludes: sudden death:
· NOS (R96.-)
· with:
　· conduction disorder (I44-I45)
　· myocardial infarction (I21-I22)

I46.9　未特指的心脏停搏

I46.9　Cardiac arrest, unspecified

I47　阵发性心动过速

不包括:心动过速:
· NOS (R00.0)
· 窦房传导性 NOS (R00.0)
· 窦性 NOS (R00.0)

I47　Paroxysmal tachycardia

Excludes: tachycardia:
· NOS (R00.0)
· sinoauricular NOS (R00.0)
· sinus [sinusal] NOS (R00.0)

I47.0　折返性室性心律失常

I47.0　Re-entry ventricular arrhythmia

I47.1　室上性心动过速
阵发性心动过速:
· 房性
· 房室性[AV]
· 交界性
· 结性

I47.1　Supraventricular tachycardia
Paroxysmal tachycardia:
· atrial
· atrioventricular [AV]
· junctional
· nodal

I47.2　室性心动过速

I47.2　Ventricular tachycardia

I47.9　未特指的阵发性心动过速
布弗雷(-霍夫曼)综合征

I47.9　Paroxysmal tachycardia, unspecified
Bouveret(-Hoffmann) syndrome

I48　心房纤颤和扑动

I48　Atrial fibrillation and flutter

I49 其他心律失常

不包括：心动过缓：
- NOS（R00.1）
- 窦房性（R00.1）
- 窦性（R00.1）
- 迷走神经性（R00.1）

I49.0 心室纤颤和扑动

I49.1 心房过早除极
心房过早收缩

I49.2 交界性过早除极

I49.3 心室过早除极

I49.4 其他和未特指的过早除极
异位搏动
期外收缩
期外收缩性心律不齐
过早：
- 搏动 NOS
- 收缩

I49.5 病态窦性综合征
心搏过速-心动过缓综合征

I49.8 其他特指的心律失常
节律紊乱：
- 冠状窦
- 异位性
- 结性

I49.9 未特指的心律失常
心律失常（心脏的）NOS

I50 心力衰竭

不包括：并发：
- 流产、异位妊娠或葡萄胎妊娠（O00-O07，O08.8）
- 产科手术和操作（O75.4）

高血压（I11.0）
- 伴有肾脏病（I13. -）

心脏外科手术后或由于心脏假体的存在（I97.1）
新生儿心力衰竭（P29.0）

I50.0 充血性心力衰竭
充血性心脏病
右心室衰竭（继发于左心衰竭）

I50.1 左心室衰竭
肺水肿，提及心脏病 NOS 或心力衰竭
心源性哮喘
左心衰竭

I50.9 未特指的心力衰竭
心的、心脏或心肌衰竭 NOS

I49 Other cardiac arrhythmias

Excludes: bradycardia:
- NOS (R00.1)
- sinoatrial (R00.1)
- sinus (R00.1)
- vagal (R00.1)

I49.0 Ventricular fibrillation and flutter

I49.1 Atrial premature depolarization
Atrial premature beats

I49.2 Junctional premature depolarization

I49.3 Ventricular premature depolarization

I49.4 Other and unspecified premature depolarization
Ectopic beats
Extrasystoles
Extrasystolic arrhythmias
Premature:
- beats NOS
- contractions

I49.5 Sick sinus syndrome
Tachycardia-bradycardia syndrome

I49.8 Other specified cardiac arrhythmias
Rhythm disorder:
- coronary sinus
- ectopic
- nodal

I49.9 Cardiac arrhythmia, unspecified
Arrhythmia (cardiac) NOS

I50 Heart failure

Excludes: complicating:
- abortion or ectopic or molar pregnancy (O00-O07, O08.8)
- obstetric surgery and procedures (O75.4)

due to hypertension (I11.0)
- with renal disease (I13. -)

following cardiac surgery or due to presence of cardiac prosthesis (I97.1)
neonatal cardiac failure (P29.0)

I50.0 Congestive heart failure
Congestive heart disease
Right ventricular failure (secondary to left heart failure)

I50.1 Left ventricular failure
oedema of lung / pulmonary oedema } with mention of heart disease NOS or heart failure
Cardiac asthma
Left heart failure

I50.9 Heart failure, unspecified
Cardiac, heart or myocardial failure NOS

I51 心脏病的并发症和不明确表述

不包括：高血压引起的任何 I51.4-I51.9 中的情况(I11.-)
·伴有肾脏病(I13.-)
急性心肌梗死后的并发症(I23.-)
当特指为风湿性时(I00-I09)

I51.0 **心间隔缺损,后天性**
后天性(陈旧性)间隔缺损:
·心房的
·心耳的
·心室的

I51.1 **腱索断裂,不可归类在他处者**

I51.2 **乳头肌断裂,不可归类在他处者**

I51.3 **心内血栓形成,不可归类在他处者**
血栓形成(陈旧性):
·心尖部的
·心房的
·心耳的
·心室的

I51.4 **未特指的心肌炎**
心肌纤维化
心肌炎:
·NOS
·慢性(间质性)

I51.5 **心肌变性**
心脏或心肌变性:
·脂肪性
·老年性
心肌病

I51.6 **未特指的心血管疾病**
心血管意外 NOS
不包括：被描述为动脉硬化性心血管病(I25.0)

I51.7 **心脏肥大**
心的:
·扩大
·肥大
心室扩大

I51.8 **其他不明确的心脏病**
心炎(急性)(慢性)
全心炎(急性)(慢性)

I51.9 **未特指的心脏病**

I51 Complications and ill-defined descriptions of heart disease

Excludes: any condition in I51.4-I51.9 due to hypertension (I11.-)
· with renal disease (I13.-)
complications following acute myocardial infarction(I23.-)
when specified as rheumatic (I00-I09)

I51.0 **Cardiac septal defect, acquired**
Acquired septal defect (old):
· atrial
· auricular
· ventricular

I51.1 **Rupture of chordae tendineae, not elsewhere classified**

I51.2 **Rupture of papillary muscle, not elsewhere classified**

I51.3 **Intracardiac thrombosis, not elsewhere classified**
Thrombosis (old):
· apical
· atrial
· auricular
· ventricular

I51.4 **Myocarditis, unspecified**
Myocardial fibrosis
Myocarditis:
· NOS
· chronic (interstitial)

I51.5 **Myocardial degeneration**
Degeneration of heart or myocardium:
· fatty
· senile
Myocardial disease

I51.6 **Cardiovascular disease, unspecified**
Cardiovascular accident NOS
Excludes: atherosclerotic cardiovascular disease, so described (I25.0)

I51.7 **Cardiomegaly**
Cardiac:
· dilatation
· hypertrophy
Ventricular dilatation

I51.8 **Other ill-defined heart diseases**
Carditis (acute)(chronic)
Pancarditis (acute)(chronic)

I51.9 **Heart disease, unspecified**

I52* 分类于他处的疾病引起的其他心脏疾患

不包括：分类于他处的疾病引起的心血管疾患 NOS(I98. -*)

I52.0* 分类于他处的细菌性疾病引起的其他心脏疾患

脑膜炎球菌性心炎 NEC(A39.5†)

I52.1* 分类于他处的其他传染病和寄生虫病引起的其他心脏疾患

血吸虫病引起的肺心病(B65. -†)

I52.8* 分类于他处的其他疾病引起的其他心脏疾患

类风湿性心炎(M05.3†)

I52* **Other heart disorders in diseases classified elsewhere**

Excludes: cardiovascular disorders NOS in diseases classified elsewhere (I98. -*)

I52.0* **Other heart disorders in bacterial diseases classified elsewhere**

Meningococcal carditis NEC (A39.5†)

I52.1* **Other heart disorders in other infectious and parasitic diseases classified elsewhere**

Pulmonary heart disease in schistosomiasis (B65. -†)

I52.8* **Other heart disorders in other diseases classified elsewhere**

Rheumatoid carditis (M05.3†)

脑血管病 (I60-I69)

包　括：提及高血压(在 I10 和 I15. -中的情况)

需要时，使用附加编码标明存在的高血压。

不包括：短暂性大脑缺血性发作和相关的综合征(G45. -)
创伤性颅内出血(S06. -)
血管性痴呆(F01. -)

I60 蛛网膜下出血

包　括：脑动脉瘤破裂

不包括：蛛网膜下出血的后遗症(I69.0)

I60.0 颈动脉弯管和杈的蛛网膜下出血

I60.1 大脑中动脉的蛛网膜下出血

I60.2 前交通动脉的蛛网膜下出血

I60.3 后交通动脉的蛛网膜下出血

I60.4 基底动脉的蛛网膜下出血

I60.5 椎动脉的蛛网膜下出血

I60.6 其他颅内动脉的蛛网膜下出血

累及多个颅内动脉

I60.7 未特指颅内动脉的蛛网膜下出血

(先天性)颅内小动脉瘤破裂 NOS

来自……的蛛网膜下出血：
- 大脑 } 动脉 NOS
- 交通 }

Cerebrovascular diseases (I60-I69)

Includes: with mention of hypertension (conditions in I10 and I15. -)

Use additional code, if desired, to identify presence of hypertension.

Excludes: transient cerebral ischaemic attacks and related syndromes (G45. -)
traumatic intracranial haemorrhage (S06. -)
vascular dementia (F01. -)

I60 **Subarachnoid haemorrhage**

Includes: ruptured cerebral aneurysm

Excludes: sequelae of subarachnoid haemorrhage (I69.0)

I60.0 **Subarachnoid haemorrhage from carotid siphon and bifurcation**

I60.1 **Subarachnoid haemorrhage from middle cerebral artery**

I60.2 **Subarachnoid haemorrhage from anterior communicating artery**

I60.3 **Subarachnoid haemorrhage from posterior communicating artery**

I60.4 **Subarachnoid haemorrhage from basilar artery**

I60.5 **Subarachnoid haemorrhage from vertebral artery**

I60.6 **Subarachnoid haemorrhage from other intracranial arteries**

Multiple involvement of intracranial arteries

I60.7 **Subarachnoid haemorrhage from intracranial artery, unspecified**

Ruptured (congenital) berry aneurysm NOS

Subarachnoid haemorrhage from:
- cerebral } artery NOS
- communicating }

I60.8　其他的蛛网膜下出血
　　脑膜出血
　　大脑动静脉畸形的破裂
I60.9　未特指的蛛网膜下出血
　　(先天性)大脑动脉瘤破裂 NOS

I61　脑内出血

不包括： 脑内出血后遗症(I69.1)

I61.0　大脑半球的脑内出血,皮质下
　　深部脑内出血
I61.1　大脑半球的脑内出血,皮质的
　　大脑脑叶出血
　　浅表性脑内出血
I61.2　大脑半球未特指的脑内出血
I61.3　脑干的脑内出血
I61.4　小脑的脑内出血
I61.5　脑内出血,脑室内
I61.6　脑内出血,多处局限性
I61.8　其他脑内出血
I61.9　未特指的脑内出血

I62　其他非创伤性颅内出血

不包括： 颅内出血后遗症(I69.2)

I62.0　硬膜下出血(急性)(非创伤性)
I62.1　非创伤性硬膜外出血
　　非创伤性硬膜外出血
I62.9　未特指的颅内出血(非创伤性)

I63　脑梗死

包　括： 大脑动脉和入脑前动脉的闭塞和狭窄,造成脑梗死

不包括： 脑梗死后遗症(I69.3)

I63.0　入脑前动脉血栓形成引起的脑梗死
I63.1　入脑前动脉栓塞引起的脑梗死
I63.2　入脑前动脉未特指的闭塞或狭窄引起的脑梗死
I63.3　大脑动脉血栓形成引起的脑梗死
I63.4　大脑动脉栓塞引起的脑梗死
I63.5　大脑动脉未特指的闭塞或狭窄引起的脑梗死
I63.6　大脑静脉血栓形成引起的脑梗死,非生脓性
I63.8　其他脑梗死
I63.9　未特指的脑梗死

I60.8　Other subarachnoid haemorrhage
　　Meningeal haemorrhage
　　Rupture of cerebral arteriovenous malformation
I60.9　Subarachnoid haemorrhage, unspecified
　　Ruptured (congenital) cerebral aneurysm NOS

I61　Intracerebral haemorrhage

Excludes: sequelae of intracerebral haemorrhage (I69.1)

I61.0　Intracerebral haemorrhage in hemisphere, subcortical
　　Deep intracerebral haemorrhage
I61.1　Intracerebral haemorrhage in hemisphere, cortical
　　Cerebral lobe haemorrhage
　　Superficial intracerebral haemorrhage
I61.2　Intracerebral haemorrhage in hemisphere, unspecified
I61.3　Intracerebral haemorrhage in brain stem
I61.4　Intracerebral haemorrhage in cerebellum
I61.5　Intracerebral haemorrhage, intraventricular
I61.6　Intracerebral haemorrhage, multiple localized
I61.8　Other intracerebral haemorrhage
I61.9　Intracerebral haemorrhage, unspecified

I62　Other nontraumatic intracranial haemorrhage

Excludes: sequelae of intracranial haemorrhage (I69.2)

I62.0　Subdural haemorrhage (acute) (nontraumatic)
I62.1　Nontraumatic extradural haemorrhage
　　Nontraumatic epidural haemorrhage
I62.9　Intracranial haemorrhage (nontraumatic), unspecified

I63　Cerebral infarction

Includes: occlusion and stenosis of cerebral and precerebral arteries resulting in cerebral infarction

Excludes: sequelae of cerebral infarction (I69.3)

I63.0　Cerebral infarction due to thrombosis of precerebral arteries
I63.1　Cerebral infarction due to embolism of precerebral arteries
I63.2　Cerebral infarction due to unspecified occlusion or stenosis of precerebral arteries
I63.3　Cerebral infarction due to thrombosis of cerebral arteries
I63.4　Cerebral infarction due to embolism of cerebral arteries
I63.5　Cerebral infarction due to unspecified occlusion or stenosis of cerebral arteries
I63.6　Cerebral infarction due to cerebral venous thrombosis, nonpyogenic
I63.8　Other cerebral infarction
I63.9　Cerebral infarction, unspecified

I64 脑卒中,未特指为出血或梗死

脑血管意外 NOS

不包括:脑卒中后遗症(I69.4)

I65 入脑前动脉的闭塞和狭窄,未造成脑梗死

包 括:栓塞、狭窄、梗阻(完全性)(部分性)、血栓形成 } 基底动脉、颈动脉或椎动脉,未造成脑梗死

不包括:当引起脑梗死时(I63.-)

I65.0 椎动脉闭塞和狭窄

I65.1 基底动脉闭塞和狭窄

I65.2 颈动脉闭塞和狭窄

I65.3 多个和双侧入脑前动脉的闭塞和狭窄

I65.8 其他入脑前动脉的闭塞和狭窄

I65.9 未特指的入脑前动脉的闭塞和狭窄

入脑前动脉 NOS

I66 大脑动脉的闭塞和狭窄,未造成脑梗死

包 括:栓塞、狭窄、梗阻(完全性)(部分性)、血栓形成 } 大脑中、前和后动脉及小脑动脉,未造成脑梗死

不包括:当引起脑梗死时(I63.-)

I66.0 大脑中动脉闭塞和狭窄

I66.1 大脑前动脉闭塞和狭窄

I66.2 大脑后动脉闭塞和狭窄

I66.3 小脑动脉闭塞和狭窄

I66.4 多个和双侧大脑动脉闭塞和狭窄

I66.8 其他大脑动脉闭塞和狭窄

穿动脉闭塞和狭窄

I66.9 未特指的大脑动脉的闭塞和狭窄

I64 Stroke, not specified as haemorrhage or infarction

Cerebrovascular accident NOS

Excludes: sequelae of stroke (I69.4)

I65 Occlusion and stenosis of precerebral arteries, not resulting in cerebral infarction

Includes: embolism, narrowing, obstruction (complete) (partial), thrombosis } of basilar, carotid or vertebral arteries, not resulting in cerebral infarction

Excludes: when causing cerebral infarction (I63.-)

I65.0 **Occlusion and stenosis of vertebral artery**

I65.1 **Occlusion and stenosis of basilar artery**

I65.2 **Occlusion and stenosis of carotid artery**

I65.3 **Occlusion and stenosis of multiple and bilateral precerebral arteries**

I65.8 **Occlusion and stenosis of other precerebral artery**

I65.9 **Occlusion and stenosis of unspecified precerebral artery**

Precerebral artery NOS

I66 Occlusion and stenosis of cerebral arteries, not resulting in cerebral infarction

Includes: embolism, narrowing, obstruction (complete) (partial), thrombosis } of middle, anteror and posterior cerebral arteries, and cerebellar arteries, not resulting in cerebral infarction

Excludes: when causing cerebral infarction (I63.-)

I66.0 **Occlusion and stenosis of middle cerebral artery**

I66.1 **Occlusion and stenosis of anterior cerebral artery**

I66.2 **Occlusion and stenosis of posterior cerebral artery**

I66.3 **Occlusion and stenosis of cerebellar arteries**

I66.4 **Occlusion and stenosis of multiple and bilateral cerebral arteries**

I66.8 **Occlusion and stenosis of other cerebral artery**

Occlusion and stenosis of perforating arteries

I66.9 **Occlusion and stenosis of unspecified cerebral artery**

I67 其他脑血管病

不包括：所列情况的后遗症（I69.8）

I67.0 大脑动脉夹层形成，未破裂

不包括：破裂的大脑动脉（I60.7）

I67.1 脑动脉瘤，未破裂

大脑的：
- 动脉瘤 NOS
- 动静脉瘘，后天性

不包括：未破裂的先天性脑动脉瘤（Q28.-）
脑动脉瘤破裂（I60.-）

I67.2 大脑动脉粥样硬化

大脑动脉粥样化

I67.3 进行性血管性脑白质病

宾斯万格病

不包括：皮层下血管性痴呆（F01.2）

I67.4 高血压脑病

I67.5 烟雾病

I67.6 颅内静脉系统的非生脓性血栓形成

非生脓性血栓形成：
- 大脑静脉
- 颅内静脉窦

不包括：当引起梗死时（I63.6）

I67.7 大脑动脉炎，不可归类在他处者

I67.8 其他特指的脑血管疾病

急性脑血管功能不全 NOS

大脑缺血（慢性）

I67.9 未特指的脑血管病

I68* 分类于他处的疾病引起的脑血管疾患

I68.0* 大脑淀粉样血管病（E85.-†）

I68.1* 分类于他处的传染病和寄生虫病引起的大脑动脉炎

大脑动脉炎：
- 利斯特菌性（A32.8†）
- 梅毒性（A52.0†）
- 结核性（A18.8†）

I68.2* 分类于他处的其他疾病引起的大脑动脉炎

系统性红斑狼疮的大脑动脉炎（M32.1†）

I68.8* 分类于他处的疾病引起的其他脑血管疾患

I67 Other cerebrovascular diseases

Excludes: sequelae of the listed conditions (I69.8)

I67.0 Dissection of cerebral arteries, nonruptured

Excludes: ruptured cerebral arteries (I60.7)

I67.1 Cerebral aneurysm, nonruptured

Cerebral:
- aneurysm NOS
- arteriovenous fistula, acquired

Excludes: congenital cerebral aneurysm, nonruptured (Q28.-)
ruptured cerebral aneurysm (I60.-)

I67.2 Cerebral atherosclerosis

Atheroma of cerebral arteries

I67.3 Progressive vascular leukoencephalopathy

Binswanger's disease

Excludes: subcortical vascular dementia (F01.2)

I67.4 Hypertensive encephalopathy

I67.5 Moyamoya disease

I67.6 Nonpyogenic thrombosis of intracranial venous system

Nonpyogenic thrombosis of:
- cerebral vein
- intracranial venous sinus

Excludes: when causing infarction (I63.6)

I67.7 Cerebral arteritis, not elsewhere classified

I67.8 Other specified cerebrovascular diseases

Acute cerebrovascular insufficiency NOS

Cerebral ischaemia (chronic)

I67.9 Cerebrovascular disease, unspecified

I68* Cerebrovascular disorders in diseases classified elsewhere

I68.0* Cerebral amyloid angiopathy (E85.-†)

I68.1* Cerebral arteritis in infectious and parasitic diseases classified elsewhere

Cerebral arteritis:
- listerial (A32.8†)
- syphilitic (A52.0†)
- tuberculous (A18.8†)

I68.2* Cerebral arteritis in other diseases classified elsewhere

Cerebral arteritis in systemic lupus erythematosus (M32.1†)

I68.8* Other cerebrovascular disorders in diseases classified elsewhere

I69 脑血管病后遗症

注：本类目用于表明在类目 I60-I67 中的疾病是后遗症的原因，而他们本身分类于他处（即 I60-I67）。所谓“后遗症”包括特指为后遗症或晚期效应者，或在疾病发病后一年或更长时间仍然存在的那些情况。

I69.0 蛛网膜下出血后遗症
I69.1 脑内出血后遗症
I69.2 其他非创伤性颅内出血后遗症
I69.3 脑梗死后遗症
I69.4 脑卒中后遗症，未特指为出血或梗死
I69.8 其他和未特指的脑血管病后遗症

I69 Sequelae of cerebrovascular disease

Note: This category is to be used to indicate conditions in I60-I67 as the cause of sequelae, themselves classified elsewhere. The “sequelae” include conditions specified as such or as late effects, or those present one year or more after onset of the causal condition.

I69.0 Sequelae of subarachnoid haemorrhage
I69.1 Sequelae of intracerebral haemorrhage
I69.2 Sequelae of other nontraumatic intracranial haemorrhage
I69.3 Sequelae of cerebral infarction
I69.4 Sequelae of stroke, not specified as haemorrhage or infarction
I69.8 Sequelae of other and unspecified cerebrovascular diseases

动脉、小动脉和毛细血管疾病（I70-I79）

Diseases of arteries, arterioles and capillaries (I70-I79)

I70 动脉粥样硬化

包　括：小动脉硬化
动脉硬化
动脉硬化性血管病
粥样斑
变性：
· 动脉的
· 动脉血管的
· 血管的
变形性或闭塞性动脉内膜炎
老年性：
· 动脉炎
· 动脉内膜炎

不包括：大脑动脉（I67.2）
冠状动脉（I25.1）
肠系膜动脉（K55.1）
肺动脉（I27.0）

I70.0 主动脉的动脉粥样硬化
I70.1 肾动脉的动脉粥样硬化
戈德布拉特肾
不包括：肾小动脉的动脉粥样硬化（I12.-）
I70.2 四肢动脉的动脉粥样硬化
动脉粥样硬化性坏疽
蒙克贝格（中层）硬化
I70.8 其他动脉的动脉粥样硬化
I70.9 全身性和未特指的动脉粥样硬化

I70 Atherosclerosis

Includes: arteriolosclerosis
arteriosclerosis
arteriosclerotic vascular disease
atheroma
degeneration:
· arterial
· arteriovascular
· vascular
endarteritis deformans or obliterans
senile:
· arteritis
· endarteritis

Excludes: cerebral (I67.2)
coronary (I25.1)
mesenteric (K55.1)
pulmonary (I27.0)

I70.0 Atherosclerosis of aorta
I70.1 Atherosclerosis of renal artery
Goldblatt's kidney
Excludes: atherosclerosis of renal arterioles (I12.-)
I70.2 Atherosclerosis of arteries of extremities
Atherosclerotic gangrene
Mönckeberg's (medial) sclerosis
I70.8 Atherosclerosis of other arteries
I70.9 Generalized and unspecified atherosclerosis

I71 主动脉瘤和主动脉夹层

I71.0 **主动脉夹层[任何部分]**
主动脉夹层动脉瘤(破裂)[任何部分]
I71.1 **胸主动脉瘤破裂**
I71.2 **胸主动脉瘤,未提及破裂**
I71.3 **腹主动脉瘤破裂**
I71.4 **腹主动脉瘤,未提及破裂**
I71.5 **胸腹主动脉瘤破裂**
I71.6 **胸腹主动脉瘤,未提及破裂**
I71.8 **未特指部位的主动脉瘤破裂**
主动脉破裂 NOS
I71.9 **未特指部位的主动脉瘤,未提及破裂**
主动脉的 { 动脉瘤 / 扩张 / 玻璃样坏死 }

I72 其他动脉瘤

包　括: (假)动脉瘤(蜿蜒状)(破裂)
不包括: 动脉瘤:
- ·主动脉(I71.-)
- ·动静脉 NOS(Q27.3)
  - ·后天性(I77.0)
- ·大脑的(未破裂)(I67.1)
  - ·破裂(I60.-)
- ·冠状动脉(I25.4)
- ·心脏(I25.3)
- ·肺动脉(I28.1)
- ·视网膜的(H35.0)
- ·静脉曲张性(I77.0)

I72.0 **颈动脉瘤**
I72.1 **上肢动脉瘤**
I72.2 **肾动脉瘤**
I72.3 **髂动脉瘤**
I72.4 **下肢动脉瘤**
I72.8 **其他特指动脉的动脉瘤**
I72.9 **未特指部位的动脉瘤**

I73 其他周围血管疾病

不包括: 冻疮(T69.1)
冻伤(T33-T35)
浸泡手或足(T69.0)
大脑动脉痉挛(G45.9)

I73.0 **雷诺综合征**
雷诺:
- ·病
- ·坏疽
- ·现象(继发性)

I71 Aortic aneurysm and dissection

I71.0 **Dissection of aorta [any part]**
Dissecting aneurysm of aorta (ruptured) [any part]
I71.1 **Thoracic aortic aneurysm, ruptured**
I71.2 **Thoracic aortic aneurysm, without mention of rupture**
I71.3 **Abdominal aortic aneurysm, ruptured**
I71.4 **Abdominal aortic aneurysm, without mention of rupture**
I71.5 **Thoracoabdominal aortic aneurysm, ruptured**
I71.6 **Thoracoabdominal aortic aneurysm, without mention of rupture**
I71.8 **Aortic aneurysm of unspecified site, ruptured**
Rupture of aorta NOS
I71.9 **Aortic aneurysm of unspecified site, without mention of rupture**
{ Aneurysm / Dilatation / Hyaline necrosis } of aorta

I72 Other aneurysm

Includes: aneurysm (cirsoid) (false) (ruptured)
Excludes: aneurysm of:
- · aorta (I71. -)
- · arteriovenous NOS (Q27.3)
  - · acquired (I77.0)
- · cerebral (nonruptured) (I67.1)
  - · ruptured (I60. -)
- · coronary (I25.4)
- · heart (I25.3)
- · pulmonary artery (I28.1)
- · retinal (H35.0)
- · varicose (I77.0)

I72.0 **Aneurysm of carotid artery**
I72.1 **Aneurysm of artery of upper extremity**
I72.2 **Aneurysm of renal artery**
I72.3 **Aneurysm of iliac artery**
I72.4 **Aneurysm of artery of lower extremity**
I72.8 **Aneurysm of other specified arteries**
I72.9 **Aneurysm of unspecified site**

I73 Other peripheral vascular diseases

Excludes: chilblains (T69.1)
frostbite (T33-T35)
immersion hand or foot (T69.0)
spasm of cerebral artery (G45.9)

I73.0 **Raynaud's syndrome**
Raynaud's:
- · disease
- · gangrene
- · phenomenon (secondary)

I73.1 血栓闭塞性血管炎[伯格]

I73.8 其他特指的周围血管疾病
肢端发绀[手足发绀]
肢端感觉异常：
·单纯性[舒耳策型]
·血管舒缩性[诺特纳格尔型]
绀红皮病
红斑性肢痛症[红斑性肢痛病]

I73.9 未特指的周围血管疾病
间歇性跛行
动脉痉挛

I74 动脉栓塞和血栓形成

包 括：梗死：
·栓子性
·血栓性
闭塞：
·栓子性
·血栓性

不包括：栓塞和血栓形成：
·基底动脉(I63.0-I63.2，I65.1)
·颈动脉(I63.0-I63.2，I65.2)
·大脑动脉(I63.3-I63.5，I66.9)
·并发：
·流产、异位妊娠或葡萄胎妊娠(O00-O07，O08.2)
·妊娠、分娩和产褥期(O88.-)
·冠状动脉(I21-I25)
·肠系膜动脉(K55.0)
·入脑前动脉(I63.0-I63.2，I65.9)
·肺动脉(I26.-)
·肾动脉(N28.0)
·视网膜动脉(H34.-)
·椎动脉(I63.0-I63.2，I65.0)

I74.0 腹主动脉栓塞和血栓形成
主动脉分叉综合征
勒里什综合征

I74.1 主动脉其他和未特指部位的栓塞和血栓形成

I74.2 上肢动脉栓塞和血栓形成

I74.3 下肢动脉栓塞和血栓形成

I74.4 未特指的四肢动脉栓塞和血栓形成
周围动脉栓塞

I74.5 髂动脉栓塞和血栓形成

I74.8 其他动脉的栓塞和血栓形成

I74.9 未特指动脉的栓塞和血栓形成

I73.1 Thromboangiitis obliterans [Buerger]

I73.8 Other specified peripheral vascular diseases
Acrocyanosis
Acroparaesthesia:
· simple [Schultze's type]
· vasomotor [Nothnagel's type]
Erythrocyanosis
Erythromelalgia

I73.9 Peripheral vascular disease, unspecified
Intermittent claudication
Spasm of artery

I74 Arterial embolism and thrombosis

Includes: infarction:
· embolic
· thrombotic
occlusion:
· embolic
· thrombotic

Excludes: embolism and thrombosis:
· basilar (I63.0-I63.2, I65.1)
· carotid (I63.0-I63.2, I65.2)
· cerebral (I63.3-I63.5, I66.9)
· complicating:
· abortion or ectopic or molar pregnancy (O00-O07, O08.2)
· pregnancy, childbirth and the puerperium (O88.-)
· coronary (I21-I25)
· mesenteric (K55.0)
· precerebral (I63.0-I63.2, I65.9)
· pulmonary (I26.-)
· renal (N28.0)
· retinal (H34.-)
· vertebral (I63.0-I63.2, I65.0)

I74.0 Embolism and thrombosis of abdominal aorta
Aortic bifurcation syndrome
Leriche's syndrome

I74.1 Embolism and thrombosis of other and unspecified parts of aorta

I74.2 Embolism and thrombosis of arteries of upper extremities

I74.3 Embolism and thrombosis of arteries of lower extremities

I74.4 Embolism and thrombosis of arteries of extremities, unspecified
Peripheral arterial embolism

I74.5 Embolism and thrombosis of iliac artery

I74.8 Embolism and thrombosis of other arteries

I74.9 Embolism and thrombosis of unspecified artery

I77　动脉和小动脉的其他疾患

不包括： 胶原(血管)病(M30-M36)
变应性血管炎(M31.0)
肺动脉(I28.-)

I77.0　后天性动静脉瘘

动静脉瘤性静脉曲张
后天性动静脉瘤

不包括： 动静脉瘤 NOS(Q27.3)
大脑动脉(I67.1)
冠状动脉(I25.4)
创伤性 - 见按身体部位的血管损伤

I77.1　动脉狭窄

I77.2　动脉破裂

动脉瘘

不包括： 动脉创伤性破裂 - 见按身体部位的血管损伤

I77.3　动脉纤维肌肉发育异常

I77.4　腹腔动脉压迫综合征

I77.5　动脉坏死

I77.6　未特指的动脉炎

主动脉炎 NOS
动脉内膜炎 NOS

不包括： 动脉炎或动脉内膜炎：
· 主动脉弓[大动脉炎，高安病](M31.4)
· 大脑动脉 NEC(I67.7)
· 冠状动脉(I25.8)
· 变形性(I70.-)
· 巨细胞(M31.5-M31.6)
· 闭塞性(I70.-)
· 老年性(I70.-)

I77.8　动脉和小动脉其他特指的疾患

动脉的{糜烂, 溃疡}

I77.9　动脉和小动脉未特指的疾患

I77　Other disorders of arteries and arterioles

Excludes: collagen (vascular) diseases (M30-M36)
hypersensitivity angiitis (M31.0)
pulmonary artery (I28.-)

I77.0　Arteriovenous fistula, acquired

Aneurysmal varix
Arteriovenous aneurysm, acquired

Excludes: arteriovenous aneurysm NOS (Q27.3)
cerebral (I67.1)
coronary (I25.4)
traumatic - see injury of blood vessel by body region

I77.1　Stricture of artery

I77.2　Rupture of artery

Fistula of artery

Excludes: traumatic rupture of artery - see injury of blood vessel by body region

I77.3　Arterial fibromuscular dysplasia

I77.4　Coeliac artery compression syndrome

I77.5　Necrosis of artery

I77.6　Arteritis, unspecified

Aortitis NOS
Endarteritis NOS

Excludes: arteritis or endarteritis:
· aortic arch [Takayasu] (M31.4)
· cerebral NEC (I67.7)
· coronary (I25.8)
· deformans (I70.-)
· giant cell (M31.5-M31.6)
· obliterans (I70.-)
· senile (I70.-)

I77.8　Other specified disorders of arteries and arterioles

{Erosion, Ulcer} of artery

I77.9　Disorder of arteries and arterioles, unspecified

I78 毛细血管疾病

I78.0 遗传性出血性毛细血管扩张

朗迪-奥斯勒-韦伯病

I78.1 非瘤性痣

痣：

· 蛛状

· 蜘蛛

· 星形

不包括：痣：

· NOS(D22.-)
· 蓝(D22.-)
· 焰色(Q82.5)
· 毛(D22.-)
· 黑素细胞(D22.-)
· 色素(D22.-)
· 葡萄酒色(Q82.5)
· 多血性(Q82.5)
· 莓样(Q82.5)
· 血管 NOS(Q82.5)
· 疣状(Q82.5)

I78.8 其他的毛细血管疾病

I78.9 未特指的毛细血管疾病

I79* 分类于他处的疾病引起的动脉、小动脉和毛细血管疾患

I79.0* 分类于他处的疾病引起的主动脉动脉瘤

主动脉的梅毒性动脉瘤(A52.0†)

I79.1* 分类于他处的疾病引起的主动脉炎

梅毒性主动脉炎(A52.0†)

I79.2* 分类于他处的疾病引起的周围血管病

糖尿病性周围血管病(E10-E14†伴有共用第四位数.5)

I79.8* 分类于他处的疾病引起的动脉、小动脉和毛细血管的其他疾患

I78 Diseases of capillaries

I78.0 Hereditary haemorrhagic telangiectasia

Rendu-Osler-Weber disease

I78.1 Naevus, non-neoplastic

Naevus:

· araneus

· spider

· stellar

Excludes: naevus:

· NOS (D22.-)
· blue (D22.-)
· flammeus (Q82.5)
· hairy (D22.-)
· melanocytic (D22.-)
· pigmented (D22.-)
· portwine (Q82.5)
· sanguineous (Q82.5)
· strawberry (Q82.5)
· vascular NOS (Q82.5)
· verrucous (Q82.5)

I78.8 Other diseases of capillaries

I78.9 Disease of capillaries, unspecified

I79* Disorders of arteries, arterioles and capillaries in diseases classified elsewhere

I79.0* Aneurysm of aorta in diseases classified elsewhere

Syphilitic aneurysm of aorta (A52.0†)

I79.1* Aortitis in diseases classified elsewhere

Syphilitic aortitis (A52.0†)

I79.2* Peripheral angiopathy in diseases classified elsewhere

Diabetic peripheral angiopathy (E10-E14† with common fourth character .5)

I79.8* Other disorders of arteries, arterioles and capillaries in diseases classified elsewhere

静脉、淋巴管和淋巴结疾病，不可归类在他处者（I80-I89）

Diseases of veins, lymphatic vessels and lymph nodes, not elsewhere classified (I80-I89)

I80 静脉炎和血栓性静脉炎

包　括：静脉内膜炎
静脉炎症
静脉周围炎
化脓性静脉炎

不包括：（的）静脉炎和血栓性静脉炎：
・并发：
・流产、异位妊娠或葡萄胎妊娠（O00-O07，O08.7）
・妊娠、分娩和产褥期（O22.-，O87.-）
・颅内和椎管内，脓毒性或NOS（G08）
・颅内，非生脓性（I67.6）
・椎管内，非生脓性（G95.1）
・门（静脉）（K75.1）
静脉炎后综合征（I87.0）
移动性血栓静脉炎（I82.1）

如系药物诱发者，需要时，使用附加外因编码（第二十章）标明药物。

I80.0 下肢浅表脉管的静脉炎和血栓性静脉炎

I80.1 股静脉的静脉炎和血栓性静脉炎

I80.2 下肢其他深部脉管的静脉炎和血栓性静脉炎
深部静脉血栓形成 NOS

I80.3 未特指的下肢静脉炎和血栓性静脉炎
下肢的栓塞或血栓形成 NOS

I80.8 其他部位的静脉炎和血栓性静脉炎

I80.9 未特指部位的静脉炎和血栓性静脉炎

I80 Phlebitis and thrombophlebitis

Includes: endophlebitis
inflammation, vein
periphlebitis
suppurative phlebitis

Excludes: phlebitis and thrombophlebitis (of):
・complicating:
・abortion or ectopic or molar pregnancy (O00-O07, O08.7)
・pregnancy, childbirth and the puerperium (O22.-, O87.-)
・intracranial and intraspinal, septic or NOS (G08)
・intracranial, nonpyogenic (I67.6)
・intraspinal, nonpyogenic (G95.1)
・portal (vein) (K75.1)
postphlebitic syndrome (I87.0)
thrombophlebitis migrans (I82.1)

Use additional external cause code (Chapter XX), if desired, to identify drug, if drug-induced.

I80.0 Phlebitis and thrombophlebitis of superficial vessels of lower extremities

I80.1 Phlebitis and thrombophlebitis of femoral vein

I80.2 Phlebitis and thrombophlebitis of other deep vessels of lower extremities
Deep vein thrombosis NOS

I80.3 Phlebitis and thrombophlebitis of lower extremities, unspecified
Embolism or thrombosis of lower extremity NOS

I80.8 Phlebitis and thrombophlebitis of other sites

I80.9 Phlebitis and thrombophlebitis of unspecified site

I81 门静脉血栓形成

门（静脉）梗阻

不包括：门静脉静脉炎（K75.1）

I81 Portal vein thrombosis

Portal (vein) obstruction

Excludes: phlebitis of portal vein (K75.1)

I82 其他静脉栓塞和血栓形成

不包括：静脉栓塞和血栓形成：
- 大脑的(I63.6,I67.6)
- 并发：
- 流产、异位妊娠或葡萄胎妊娠(O00-O07，O08.7)
- 妊娠、分娩和产褥期(O22.-,O87.-)
- 冠状(I21-I25)
- 颅内和椎管内，脓毒性或NOS(G08)
- 颅内，非生脓性(I67.6)
- 椎管内，非生脓性(G95.1)
- 下肢(I80.-)
- 肠系膜(K55.0)
- 门静脉(I81)
- 肺静脉(I26.-)

I82.0 巴德-基亚里综合征

I82.1 移动性血栓静脉炎

I82.2 腔静脉栓塞和血栓形成

I82.3 肾静脉栓塞和血栓形成

I82.8 其他特指的静脉栓塞和血栓形成

I82.9 未特指的静脉栓塞和血栓形成

静脉栓塞 NOS

(静脉)血栓形成 NOS

I83 下肢静脉曲张

不包括：并发：
- 妊娠(O22.0)
- 产褥期(O87.8)

I83.0 下肢静脉曲张伴有溃疡

在I83.9 中的任何情况伴有溃疡或特指为溃疡性

静脉曲张性溃疡(下肢,任何部分)

I83.1 下肢静脉曲张伴有炎症

在I83.9 中的任何情况伴有炎症或特指为炎症性

停滞性皮炎 NOS

I83.2 下肢静脉曲张伴有溃疡和炎症

在I83.9 中的任何情况伴有溃疡和炎症

I83.9 下肢静脉曲张不伴有溃疡或炎症

静脉扩张、静脉曲张、血管曲张 } 下肢[任何部分]或未特指部位的

I82 Other venous embolism and thrombosis

Excludes: venous embolism and thrombosis (of):
- cerebral (I63.6, I67.6)
- complicating:
- abortion or ectopic or molar pregnancy (O00-O07, O08.7)
- pregnancy, childbirth and the puerperium (O22.-, O87.-)
- coronary (I21-I25)
- intracranial and intraspinal, septic or NOS (G08)
- intracranial, nonpyogenic (I67.6)
- intraspinal, nonpyogenic (G95.1)
- lower extremities (I80.-)
- mesenteric (K55.0)
- portal (I81)
- pulmonary (I26.-)

I82.0 Budd-Chiari syndrome

I82.1 Thrombophlebitis migrans

I82.2 Embolism and thrombosis of vena cava

I82.3 Embolism and thrombosis of renal vein

I82.8 Embolism and thrombosis of other specified veins

I82.9 Embolism and thrombosis of unspecified vein

Embolism of vein NOS

Thrombosis (vein) NOS

I83 Varicose veins of lower extremities

Excludes: complicating:
- pregnancy (O22.0)
- puerperium (O87.8)

I83.0 Varicose veins of lower extremities with ulcer

Any condition in I83.9 with ulcer or specified as ulcerated

Varicose ulcer (lower extremity, any part)

I83.1 Varicose veins of lower extremities with inflammation

Any condition in I83.9 with inflammation or specified as inflamed

Stasis dermatitis NOS

I83.2 Varicose veins of lower extremities with both ulcer and inflammation

Any condition in I83.9 with both ulcer and inflammation

I83.9 Varicose veins of lower extremities without ulcer or inflammation

Phlebectasia, Varicose veins, Varix } of lower extremity[any part] or of unspecified site

I84 痔

包 括：痔疮
肛门和直肠的静脉曲张

不包括：并发：
· 分娩和产褥期(O87.2)
· 妊娠(O22.4)

I84.0 血栓性内痔

I84.1 内痔伴有其他并发症

内痔：
· 出血性
· 脱垂性
· 绞窄性
· 溃疡性

I84.2 内痔不伴有并发症

内痔 NOS

I84.3 血栓性外痔

肛周血栓
肛周血肿(非创伤性)

I84.4 外痔伴有其他并发症

外痔：
· 出血性
· 脱垂性
· 绞窄性
· 溃疡性

I84.5 外痔不伴有并发症

外痔 NOS

I84.6 残留的痔皮赘

肛门或直肠的皮赘

I84.7 未特指的血栓性痔

血栓性痔，未特指是内痔或外痔

I84.8 未特指的痔伴有其他并发症

痔，未特指是内痔或外痔：
· 出血性
· 脱垂性
· 绞窄性
· 溃疡性

I84.9 未特指的痔不伴有并发症

痔 NOS

I85 食管静脉曲张

I85.0 食管静脉曲张伴有出血

I85.9 食管静脉曲张不伴有出血

食管静脉曲张 NOS

I86 其他部位的静脉曲张

不包括：视网膜静脉曲张(H35.0)
未特指部位的静脉曲张(I83.9)

I86.0 舌下静脉曲张

I86.1 阴囊静脉曲张

精索静脉曲张

I86.2 盆腔静脉曲张

I84 Haemorrhoids

Includes: piles
varicose veins of anus and rectum

Excludes: complicating:
· childbirth and the puerperium (O87.2)
· pregnancy (O22.4)

I84.0 Internal thrombosed haemorrhoids

I84.1 Internal haemorrhoids with other complications

Internal haemorrhoids:
· bleeding
· prolapsed
· strangulated
· ulcerated

I84.2 Internal haemorrhoids without complication

Internal haemorrhoids NOS

I84.3 External thrombosed haemorrhoids

Perianal thrombosis
Perianal haematoma (nontraumatic)

I84.4 External haemorrhoids with other complications

External haemorrhoids:
· bleeding
· prolapsed
· strangulated
· ulcerated

I84.5 External haemorrhoids without complication

External haemorrhoids NOS

I84.6 Residual haemorrhoidal skin tags

Skin tags of anus or rectum

I84.7 Unspecified thrombosed haemorrhoids

Thrombosed haemorrhoids, unspecified whether internal or external

I84.8 Unspecified haemorrhoids with other complications

Haemorrhoids, unspecified whether internal or external:
· bleeding
· prolapsed
· strangulated
· ulcerated

I84.9 Unspecified haemorrhoids without complication

Haemorrhoids NOS

I85 Oesophageal varices

I85.0 Oesophageal varices with bleeding

I85.9 Oesophageal varices without bleeding

Oesophageal varices NOS

I86 Varicose veins of other sites

Excludes: retinal varices (H35.0)
varicose veins of unspecified site (I83.9)

I86.0 Sublingual varices

I86.1 Scrotal varices

Varicocele

I86.2 Pelvic varices

I86.3 外阴静脉曲张
不包括：并发：
· 分娩和产褥期（O87.8）
· 妊娠（O22.1）

I86.4 胃静脉曲张

I86.8 其他特指部位的静脉曲张
鼻中隔静脉曲张性溃疡

I87 静脉的其他疾患

I87.0 静脉炎后综合征

I87.1 静脉受压
静脉狭窄
腔静脉综合征（下）（上）
不包括：肺静脉（I28.8）

I87.2 静脉功能不全（慢性）（周围性）

I87.8 静脉其他特指的疾患

I87.9 静脉未特指的疾患

I88 非特异性淋巴结炎

不包括：急性淋巴结炎，除外肠系膜（L04.-）
淋巴结肿大 NOS（R59.-）
人类免疫缺陷病毒［HIV］病引起的全身性淋巴结病（B23.1）

I88.0 非特异性肠系膜淋巴结炎
肠系膜淋巴结炎（急性）（慢性）

I88.1 慢性淋巴结炎，除外肠系膜
腺炎、淋巴结炎 } 慢性，任何淋巴结，除外肠系膜

I88.8 其他非特异性淋巴结炎

I88.9 未特指的非特异性淋巴结炎
淋巴结炎 NOS

I89 淋巴管和淋巴结的其他非感染性疾患

不包括：阴囊乳糜肿：
· 丝虫性（B74.-）
· 鞘膜炎（非丝虫性）NOS（N50.8）
淋巴结肿大 NOS（R59.-）
遗传性淋巴水肿（Q82.0）
乳房切除术后淋巴水肿（I97.2）

I89.0 淋巴水肿，不可归类在他处者
淋巴管扩张

I89.1 淋巴管炎
淋巴管炎：
· NOS
· 慢性
· 亚急性
不包括：急性淋巴管炎（L03.-）

I86.3 Vulval varices
Excludes: complicating:
· childbirth and the puerperium (O87.8)
· pregnancy (O22.1)

I86.4 Gastric varices

I86.8 Varicose veins of other specified sites
Varicose ulcer of nasal septum

I87 Other disorders of veins

I87.0 Postphlebitic syndrome

I87.1 Compression of vein
Stricture of vein
Vena cava syndrome (inferior) (superior)
Excludes: pulmonary (I28.8)

I87.2 Venous insufficiency (chronic) (peripheral)

I87.8 Other specified disorders of veins

I87.9 Disorder of vein, unspecified

I88 Nonspecific lymphadenitis

Excludes: acute lymphadenitis, except mesenteric (L04.-)
enlarged lymph nodes NOS (R59.-)
human immunodeficiency virus [HIV] disease resulting in generalized lymphadenopathy (B23.1)

I88.0 Nonspecific mesenteric lymphadenitis
Mesenteric lymphadenitis (acute) (chronic)

I88.1 Chronic lymphadenitis, except mesenteric
Adenitis, Lymphadenitis } chronic, any lymph node except mesenteric

I88.8 Other nonspecific lymphadenitis

I88.9 Nonspecific lymphadenitis, unspecified
Lymphadenitis NOS

I89 Other noninfective disorders of lymphatic vessels and lymph nodes

Excludes: chylocele:
· filarial (B74.-)
· tunica vaginalis (nonfilarial) NOS (N50.8)
enlarged lymph nodes NOS (R59.-)
hereditary lymphoedema (Q82.0)
postmastectomy lymphoedema (I97.2)

I89.0 Lymphoedema, not elsewhere classified
Lymphangiectasis

I89.1 Lymphangitis
Lymphangitis:
· NOS
· chronic
· subacute
Excludes: acute lymphangitis (L03.-)

I89.8 淋巴管和淋巴结其他特指的非感染性疾患
阴囊乳糜肿(非丝虫性)
脂肪黑变性网状细胞增多症

I89.9 淋巴管和淋巴结未特指的非感染性疾患
淋巴管疾病 NOS

I89.8 Other specified noninfective disorders of lymphatic vessels and lymph nodes
Chylocele (nonfilarial)
Lipomelanotic reticulosis

I89.9 Noninfective disorder of lymphatic vessels and lymph nodes, unspecified
Disease of lymphatic vessels NOS

循环系统其他和未特指的疾患(I95-I99)

Other and unspecified disorders of the circulatory system (I95-I99)

I95 低血压
不包括：心血管性虚脱(R57.9)
孕产妇低血压综合征(O26.5)
非特异性低血压读数 NOS (R03.1)

I95.0 特发性低血压
I95.1 直立性低血压
体位性低血压
不包括：神经源性直立性低血压[夏伊-德雷格尔综合征](G90.3)

I95.2 药物性低血压
需要时,使用附加外因编码(第二十章)标明药物。

I95.8 其他低血压
慢性低血压

I95.9 未特指的低血压

I95 Hypotension
Excludes: cardiovascular collapse (R57.9)
maternal hypotension syndrome (O26.5)
nonspecific low blood pressure reading NOS (R03.1)

I95.0 Idiopathic hypotension
I95.1 Orthostatic hypotension
Hypotension, postural
Excludes: neurogenic orthostatic hypotension [Shy-Drager] (G90.3)

I95.2 Hypotension due to drugs
Use additional external cause code (Chapter XX), if desired, to identify drug.

I95.8 Other hypotension
Chronic hypotension

I95.9 Hypotension, unspecified

I97 循环系统的操作后疾患,不可归类在他处者
不包括：手术后休克(T81.1)

I97.0 心脏切开术后综合征
I97.1 心脏外科手术后的其他功能性障碍
心功能不全、心力衰竭 } 继发于心脏手术或由于心假体存在而引起的

I97.2 乳房切除术后淋巴水肿综合征
象皮肿、淋巴管闭塞 } 乳房切除术引起的

I97.8 循环系统的其他操作后疾患,不可归类在他处者
I97.9 循环系统未特指的操作后疾患

I97 Postprocedural disorders of circulatory system, not elsewhere classified
Excludes: postoperative shock (T81.1)

I97.0 Postcardiotomy syndrome
I97.1 Other functional disturbances following cardiac surgery
Cardiac insufficiency, Heart failure } following cardiac surgery or due to presence of cardiac prosthesis

I97.2 Postmastectomy lymphoedema syndrome
Elephantiasis, Obliteration of lymphatic vessels } due to mastectomy

I97.8 Other postprocedural disorders of circulatory system, not elsewhere classified
I97.9 Postprocedural disorder of circulatory system, unspecified

I98* 分类于他处的疾病引起的循环系统的其他疾患

不包括：分类于本章内其他星号类目的疾患

I98.0* **心血管梅毒**
心血管梅毒：
· NOS(A52.0†)
· 先天性,晚期(A50.5†)

I98.1* **分类于他处的其他传染病和寄生虫病引起的心血管疾患**
心血管的：
· 累及 NEC,查加斯病(慢性)引起的(B57.2†)
· 损害,品他病引起的(A67.2†)

I98.2* **分类于他处的疾病引起的食管静脉曲张不伴有出血**
食管静脉曲张,于：
· 肝疾患(K70-K71†,K74. -†)
· 血吸虫病(B65. -†)

I98.3* **分类于他处的疾病引起的食管静脉曲张伴有出血**
食管静脉曲张,于：
· 肝疾患(K70-K71†,K74. -†)
· 血吸虫病(B65. -†)

I98.8* **分类于他处的疾病引起的循环系统的其他特指疾患**

I99 循环系统其他和未特指的疾患

I98* Other disorders of circulatory system in diseases classified elsewhere

Excludes: disorders classified to other asterisk categories within this chapter

I98.0* **Cardiovascular syphilis**
Cardiovascular syphilis:
· NOS (A52.0†)
· congenital, late (A50.5†)

I98.1* **Cardiovascular disorders in other infectious and parasitic diseases classified elsewhere**
Cardiovascular:
· involvement NEC, in Chagas' disease (chronic) (B57.2†)
· lesions of pinta [carate] (A67.2†)

I98.2* **Oesophageal varices without bleeding in diseases classified elsewhere**
Oesophageal varices in:
· liver disorders (K70-K71†, K74. -†)
· schistosomiasis (B65. -†)

I98.3* **Oesophageal varices with bleeding in diseases classified elsewhere**
Oesophageal varices in:
· liver disorders (K70-K71†, K74. -†)
· schistosomiasis (B65. -†)

I98.8* **Other specified disorders of circulatory system in diseases classified elsewhere**

I99 Other and unspecified disorders of circulatory system

第十章 呼吸系统疾病 （J00-J99）

CHAPTER X Diseases of the respiratory system （J00-J99）

注：当一种呼吸性情况被描述为发生在一个以上的部位并且未被明确地编入索引时，应按较低的解剖部位分类（如，气管支气管炎归入支气管炎 J40 中）。

Note: When a respiratory condition is described as occurring in more than one site and is not specifically indexed, it should be classified to the lower anatomic site (e. g. , tracheobronchitis to bronchitis in J40).

不包括：起源于围生期的某些情况（P00-P96）
某些传染病和寄生虫病（A00-B99）
妊娠、分娩和产褥期的并发症（O00-O99）
先天性畸形、变形和染色体异常（Q00-Q99）
内分泌、营养和代谢疾病（E00-E90）
损伤、中毒和外因的某些其他后果（S00-T98）
肿瘤（C00-D48）
症状、体征和临床与实验室异常所见，不可归类在他处者（R00-R99）

Excludes: certain conditions originating in the perinatal period (P00-P96)
certain infectious and parasitic diseases (A00-B99)
complications of pregnancy, childbirth and the puerperium (O00-O99)
congenital malformations, deformations and chromosomal abnormalities (Q00-Q99)
endocrine, nutritional and metabolic diseases (E00-E90)
injury, poisoning and certain other consequences of external causes (S00-T98)
neoplasms (C00-D48)
symptoms, signs and abnormal clinical and laboratory findings, not elsewhere classified (R00-R99)

本章包括下列各节：

J00-J06	急性上呼吸道感染
J09-J18	流行性感冒和肺炎
J20-J22	其他急性下呼吸道感染
J30-J39	上呼吸道的其他疾病
J40-J47	慢性下呼吸道疾病
J60-J70	外部物质引起的肺部疾病
J80-J84	主要影响间质的其他呼吸性疾病
J85-J86	下呼吸道化脓性和坏死性情况
J90-J94	胸膜的其他疾病
J95-J99	呼吸系统的其他疾病

This chapter contains the following blocks:

J00-J06	Acute upper respiratory infections
J10-J18	Influenza and pneumonia
J20-J22	Other acute lower respiratory infections
J30-J39	Other diseases of upper respiratory tract
J40-J47	Chronic lower respiratory diseases
J60-J70	Lung diseases due to external agents
J80-J84	Other respiratory diseases principally affecting the interstitium
J85-J86	Suppurative and necrotic conditions of lower respiratory tract
J90-J94	Other diseases of the pleura
J95-J99	Other diseases of the respiratory system

本章提供的星号类目如下：

J17*	分类于他处的疾病引起的肺炎
J91*	分类于他处的情况引起的胸膜渗漏
J99*	分类于他处的疾病引起的呼吸系疾患

Asterisk categories for this chapter are provided as follows:

J17*	Pneumonia in diseases classified elsewhere
J91*	Pleural effusion in conditions classified elsewhere
J99*	Respiratory disorders in diseases classified elsewhere

急性上呼吸道感染（J00-J06）

不包括：慢性阻塞性肺病伴有急性加重 NOS（J44.1）

J00 急性鼻咽炎［感冒］

感冒［鼻卡他］（急性）
急性鼻卡他
鼻咽炎：
· NOS
· 感染性 NOS
鼻炎：
· 急性
· 感染性

不包括：慢性鼻咽炎（J31.1）
咽炎：
· NOS（J02.9）
· 急性（J02.-）
· 慢性（J31.2）
鼻炎：
· NOS（J31.0）
· 变应性（J30.1-J30.4）
· 慢性（J31.0）
· 血管运动性（J30.0）
咽喉痛：
· NOS（J02.9）
· 急性（J02.-）
· 慢性（J31.2）

J01 急性鼻窦炎

包括：脓肿、积脓、感染、炎症、化脓 } 急性，（副）（鼻）窦的

需要时，使用附加编码（B95-B97）标明传染性病原体。

不包括：鼻窦炎，慢性或 NOS（J32.-）

J01.0 急性上颌窦炎
急性窦炎
J01.1 急性额窦炎
J01.2 急性筛窦炎
J01.3 急性蝶窦炎
J01.4 急性全鼻窦炎
J01.8 其他的急性鼻窦炎
涉及一个以上但不是全鼻窦炎的急性鼻窦炎
J01.9 未特指的急性鼻窦炎

Acute upper respiratory infections (J00-J06)

Excludes: chronic obstructive pulmonary disease with acute exacerbation NOS (J44.1)

J00 Acute nasopharyngitis [common cold]

Coryza (acute)
Nasal catarrh, acute
Nasopharyngitis:
· NOS
· infective NOS
Rhinitis:
· acute
· infective

Excludes: nasopharyngitis, chronic (J31.1)
pharyngitis:
· NOS(J02.9)
· acute(J02.-)
· chronic(J31.2)
rhinitis:
· NOS(J31.0)
· allergic(J30.1-J30.4)
· chronic(J31.0)
· vasomotor(J30.0)
sore throat:
· NOS(J02.9)
· acute(J02.-)
· chronic(J31.2)

J01 Acute sinusitis

Includes: abscess, empyema, infection, inflammation, suppuration } acute, of sinus (accessory) (nasal)

Use additional code (B95-B97), if desired, to identify infectious agent.

Excludes: sinusitis, chronic or NOS (J32.-)

J01.0 Acute maxillary sinusitis
Acute antritis
J01.1 Acute frontal sinusitis
J01.2 Acute ethmoidal sinusitis
J01.3 Acute sphenoidal sinusitis
J01.4 Acute pansinusitis
J01.8 Other acute sinusitis
Acute sinusitis involving more than one sinus but not pansinusitis
J01.9 Acute sinusitis, unspecified

J02 急性咽炎

包 括：急性咽喉痛
不包括：脓肿：
- 扁桃体周（J36）
- 咽（J39.1）
- 咽后（J39.0）

急性咽喉炎（J06.0）
慢性咽炎（J31.2）

J02.0 链球菌性咽炎
链球菌性咽喉痛
不包括：猩红热（A38）

J02.8 其他特指病原体引起的急性咽炎
需要时，使用附加编码（B95-B97）标明传染性病原体。
不包括：咽炎（由于……引起的）：
- 肠病毒水泡性（B08.5）
- 疱疹病毒［单纯疱疹］（B00.2）
- 传染性单核细胞增多症（B27.-）
- 流感病毒：
  - 被标明（J09，J10.1）
  - 未标明（J11.1）

J02.9 未特指的急性咽炎
咽炎（急性）：
- NOS
- 坏疽性
- 感染性 NOS
- 化脓性
- 溃疡性

咽喉痛（急性）NOS

J02 Acute pharyngitis

Includes: acute sore throat
Excludes: abscess:
- peritonsillar (J36)
- pharyngeal (J39.1)
- retropharyngeal (J39.0)

acute laryngopharyngitis (J06.0)
chronic pharyngitis (J31.2)

J02.0 Streptococcal pharyngitis
streptococcal sore throat
Excludes: scarlet fever (A38)

J02.8 Acute pharyngitis due to other specified organisms
Use additional code (B95-B97), if desired, to identify infectious agent.
Excludes: pharyngitis (due to):
- enteroviral vesicular (B08.5)
- herpesviral [herpes simplex] (B00.2)
- infectious mononucleosis (B27.-)
- influenza virus:
  - identified (J09, J10.1)
  - not identified (J11.1)

J02.9 Acute pharyngitis, unspecified
Pharyngitis (acute):
- NOS
- gangrenous
- infective NOS
- suppurative
- ulcerative

Sore throat (acute) NOS

J03 急性扁桃体炎

不包括：扁桃体周脓肿（J36）
咽喉痛：
- NOS（J02.9）
- 急性（J02.-）
- 链球菌性（J02.0）

J03.0 链球菌性扁桃体炎

J03.8 其他特指病原体引起的急性扁桃体炎
需要时，使用附加编码（B95-B97）标明传染性病原体。
不包括：疱疹病毒性［单纯疱疹］咽扁桃体炎（B00.2）

J03.9 未特指的急性扁桃体炎
扁桃体炎（急性）：
- NOS
- 滤泡性
- 坏疽性
- 感染性
- 溃疡性

J03 Acute tonsillitis

Excludes: peritonsillar abscess (J36)
sore throat:
- NOS (J02.9)
- acute (J02.-)
- streptococcal (J02.0)

J03.0 Streptococcal tonsillitis

J03.8 Acute tonsillitis due to other specified organisms
Use additional code (B95-B97), if desired, to identify infectious agent.
Excludes: herpesviral [herpes simplex] pharyngotonsillitis (B00.2)

J03.9 Acute tonsillitis, unspecified
Tonsillitis (acute):
- NOS
- follicular
- gangrenous
- infective
- ulcerative

J04 急性喉炎和气管炎

需要时,使用附加编码(B95-B97)标明传染性病原体。

不包括: 急性梗阻性喉炎[哮吼]和会厌炎(J05.-)
喉痉挛(喘鸣性)(J38.5)

J04.0 急性喉炎

喉炎(急性):
· NOS
· 水肿性
· 声门下
· 化脓性
· 溃疡性

不包括: 慢性喉炎(J37.0)
流感性喉炎,流感病毒:
· 被标明(J09,J10.1)
· 未标明(J11.1)

J04.1 急性气管炎

气管炎(急性):
· NOS
· 卡他性

不包括: 慢性气管炎(J42)

J04.2 急性喉气管炎

喉气管炎 NOS
气管炎(急性)伴有咽炎(急性)

不包括: 慢性喉气管炎(J37.1)

J05 急性梗阻性喉炎[哮吼]和会厌炎

需要时,使用附加编码(B95-B97)标明传染性病原体。

J05.0 急性梗阻性喉炎[哮吼]

梗阻性喉炎 NOS

J05.1 急性会厌炎

会厌炎 NOS

J06 多发性和未特指部位的急性上呼吸道感染

不包括: 急性呼吸道感染 NOS(J22)
流感病毒:
· 被标明(J09,J10.1)
· 未标明(J11.1)

J06.0 急性咽喉炎

J06.8 多个部位的其他急性上呼吸道感染

J06.9 未特指的急性上呼吸道感染

上呼吸道:
· 疾病,急性
· 感染 NOS

J04 Acute laryngitis and tracheitis

Use additional code (B95-B97), if desired, to identify infectious agent.

Excludes: acute obstructive laryngitis [croup] and epiglottitis (J05.-)
laryngismus (stridulus) (J38.5)

J04.0 Acute laryngitis

laryngitis (acute):
· NOS
· oedematous
· subglottic
· suppurative
· ulcerative

Excludes: chronic laryngitis (J37.0)
influenzal laryngitis, influenza virus:
· identified (J09, J10.1)
· not identified (J11.1)

J04.1 Acute tracheitis

Tracheitis (acute):
· NOS
· catarrhal

Excludes: chronic tracheitis (J42)

J04.2 Acute laryngotracheitis

Laryngotracheitis NOS
Tracheitis (acute) with laryngitis (acute)

Excludes: chronic laryngotracheitis (J37.1)

J05 Acute obstructive laryngitis [croup] and epiglottitis

Use additional code (B95-B97), if desired, to identify infectious agent.

J05.0 Acute obstructive laryngitis [croup]

Obstructive laryngitis NOS

J05.1 Acute epiglottitis

Epiglottitis NOS

J06 Acute upper respiratory infections of multiple and unspecified sites

Excludes: acute respiratory infection NOS (J22)
influenza virus:
· identified (J09, J10.1)
· not identified (J11.1)

J06.0 Acute laryngopharyngitis

J06.8 Other acute upper respiratory infections of multiple sites

J06.9 Acute upper respiratory infection, unspecified

Upper respiratory:
· disease, acute
· infection NOS

流行性感冒和肺炎（J09-J18）

J09 被标明的禽流感病毒引起的流行性感冒

由通常只感染鸟类且极少感染其他动物的流感病毒引起的流感。

J10 被标明的其他流感病毒引起的流行性感冒

不包括： 流感嗜血杆菌[H. 流感]：
- 感染 NOS(A49.2)
- 脑膜炎(G00.0)
- 肺炎(J14)

J10.0 流行性感冒伴有肺炎，其他流感病毒被标明

流感性(支气管)肺炎，流感病毒被标明

J10.1 流行性感冒伴有其他呼吸道表现，其他流感病毒被标明

流行性感冒
流感性：
- 急性上呼吸道感染
- 喉炎
- 咽炎
- 胸膜渗漏

}其他流感病毒被标明

J10.8 流行性感冒伴有其他表现，其他流感病毒被标明

流感引起的脑病
流感性：
- 胃肠炎
- 心肌炎(急性)

}其他流感病毒被标明

J11 流行性感冒，病毒未标明

包　括： 流感、病毒性流感 }未指出具体病毒是否被标明

不包括： 流感嗜血杆菌[H. 流感]：
- 感染 NOS(A49.2)
- 脑膜炎(G00.0)
- 肺炎(J14)

J11.0 流行性感冒伴有肺炎，病毒未标明

流感性(支气管)肺炎，未特指或未标明具体病毒

Influenza and pneumonia (J09-J18)

J09 Influenza due to identified avian influenza virus

Influenza caused by influenza viruses that normally infect only birds and, less commonly, other animals.

J10 Influenza due to other identified influenza virus

Excludes: Haemophilus influenzae [H. influenzae]:
- infection NOS (A49.2)
- meningitis (G00.0)
- pneumonia (J14)

J10.0 Influenza with pneumonia, other influenza virus identified

Influenzal (broncho) pneumonia, influenza virus identified

J10.1 Influenza with other respiratory manifestations, other influenza virus identified

Influenza
Influenzal:
- acute upper respiratory infection
- laryngitis
- pharyngitis
- pleural effusion

}other influenza virus identified

J10.8 Influenza with other manifestations, other influenza virus identified

Encephalopathy due to influenza
Influenzal:
- gastroenteritis
- myocarditis (acute)

}other influenza virus identified

J11 Influenza, virus not identified

Includes: influenza, viral influenza }specific virus not stated to have been identified

Excludes: Haemophilus influenzae [H. influenzae]:
- infection NOS(A49.2)
- meningitis(G00.0)
- pneumonia(J14)

J11.0 Influenza with pneumonia, virus not identified

Influenzal(broncho) pneumonia, unspecified or specific virus not identified

J11.1 流行性感冒伴有其他呼吸道表现，病毒未标明

流行性感冒 NOS

流感性：
- 急性上呼吸道感染
- 喉炎
- 咽炎
- 胸膜渗漏

} 未特指或未标明具体病毒

J11.1 Influenza with other respiratory manifestations, virus not identified

Influenza NOS

Influenzal:
- acute upper respiratory infection
- laryngitis
- pharyngitis
- pleural effusion

} unspecified or specific virus not identified

J11.8 流行性感冒伴有其他表现，病毒未标明

流感引起的脑病

流感性：
- 胃肠炎
- 心肌炎（急性）

} 未特指或未标明具体病毒

J11.8 Influenza with other manifestations, virus not identified

Encephalopathy due to influenza

Influenzal:
- gastroenteritis
- myocarditis (acute)

} unspecified or specific virus not identified

J12 病毒性肺炎，不可归类在他处者

包　括： 流感病毒以外的病毒引起的支气管肺炎

不包括： 先天性风疹肺炎（P35.0）

肺炎：
- 吸入性（由于……引起的）：
  - NOS（J69.0）
  - 麻醉期间：
    - 产程和分娩（O74.0）
    - 妊娠（O29.0）
    - 产褥期（O89.0）
- 新生儿（P24.9）
- 固体和液体性（J69. -）
- 先天性（P23.0）
- 流感性（J09，J10.0，J11.0）
- 间质性 NOS（J84.9）
- 脂样（J69.1）
- 严重急性呼吸道综合征［SARS］（U04.9）

J12 Viral pneumonia, not elsewhere classified

Includes: bronchopneumonia due to viruses other than influenza viruses

Excludes: congenital rubella pneumonitis (P35.0)

pneumonia:
- aspiration (due to):
  - NOS (J69.0)
  - anesthesia during:
    - labour and delivery (O74.0)
    - pregnancy (O29.0)
    - puerperium (O89.0)
- neonatal (P24.9)
- solids and liquids (J69. -)
- congenital (P23.0)
- in influenza (J09, J10.0, J11.0)
- interstitial NOS (J84.9)
- lipid (J69.1)
- severe acute respiratory syndrome [SARS] (U04.9)

J12.0 腺病毒肺炎

J12.1 呼吸道合胞体病毒肺炎

J12.2 副流感病毒肺炎

J12.8 其他的病毒性肺炎

J12.9 未特指的病毒性肺炎

J12.0 Adenoviral pneumonia

J12.1 Respiratory syncytial virus pneumonia

J12.2 Parainfluenza virus pneumonia

J12.8 Other viral pneumonia

J12.9 Viral pneumonia, unspecified

J13 链球菌性肺炎

肺炎链球菌引起的支气管肺炎

不包括： 肺炎链球菌引起的先天性肺炎（P23.6）

其他链球菌引起的肺炎（J15.3-J15.4）

J13 Pneumonia due to Streptococcus pneumoniae

Bronchopneumonia due to S. pneumoniae

Excludes: congenital pneumonia due to S. pneumoniae (P23.6)

pneumonia due to other streptococci (J15.3-J15.4)

J14 流感嗜血杆菌性肺炎

流感嗜血杆菌性支气管肺炎
不包括：先天性流感嗜血杆菌性肺炎（P23.6）

J14 Pneumonia due to Haemophilus influenzae

Bronchopneumonia due to H. influenzae
Excludes：congenital pneumonia due to H. influenzae（P23.6）

J15 细菌性肺炎，不可归类在他处者

包　括：肺炎链球菌和流感嗜血杆菌以外细菌引起的支气管肺炎
不包括：衣原体肺炎（J16.0）
先天性肺炎（P23.-）
军团病（A48.1）

J15.0 肺炎杆菌性肺炎
J15.1 假单胞菌性肺炎
J15.2 葡萄球菌性肺炎
J15.3 B族链球菌性肺炎
J15.4 其他链球菌性肺炎
不包括：肺炎，由于……引起的：
- B族链球菌（J15.3）
- 肺炎链球菌（J13）

J15.5 大肠杆菌性肺炎
J15.6 其他需氧的革兰氏阴性细菌性肺炎
粘质沙雷菌性肺炎
J15.7 肺炎支原体性肺炎
J15.8 其他的细菌性肺炎
J15.9 未特指的细菌性肺炎

J15 Bacterial pneumonia, not elsewhere classified

Includes：bronchopneumonia due to bacteria otherthan S. pneumoniae and H. influenzae
Excludes：chlamydial pneumonia（J16.0）
congenital pneumonia（P23.-）
Legionnaires' disease（A48.1）

J15.0 Pneumonia due to Klebsiella pneumoniae
J15.1 Pneumonia due to Pseudomonas
J15.2 Pneumonia due to staphylococcus
J15.3 Pneumonia due to streptococcus, group B
J15.4 Pneumonia due to other streptococci
Excludes：pneumonia due to：
- streptococcus, group B（J15.3）
- Streptococcus pneumoniae（J13）

J15.5 Pneumonia due to Escherichia coli
J15.6 Pneumonia due to other aerobic Gramnegative bacteria
Pneumonia due to Serratia marcescens
J15.7 Pneumonia due to Mycoplasma pneumoniae
J15.8 Other bacterial pneumonia
J15.9 Bacterial pneumonia, unspecified

J16 其他传染性病原体引起的肺炎，不可归类在他处者

不包括：鸟疫（A70）
肺孢子虫病（B59）
肺炎：
- NOS（J18.9）
- 先天性（P23.-）

J16.0 衣原体肺炎
J16.8 其他特指传染性病原体引起的肺炎

J16 Pneumonia due to other infectious organisms, not elsewhere classified

Excludes：ornithosis（A70）
pneumocystosis（B59）
pneumonia：
- NOS（J18.9）
- congenital（P23.-）

J16.0 Chlamydial pneumonia
J16.8 Pneumonia due to other specified infectious organisms

J17* 分类于他处的疾病引起的肺炎

J17.0* 分类于他处的细菌性疾病引起的肺炎

肺炎（由于）：
- 放线菌病（A42.0†）
- 炭疽（A22.1†）
- 淋病（A54.8†）
- 诺卡菌病（A43.0†）
- 沙门菌感染（A02.2†）
- 土拉菌病[兔热病]（A21.2†）
- 伤寒（A01.0†）
- 百日咳（A37.-†）

J17* Pneumonia in diseases classified elsewhere

J17.0* Pneumonia in bacterial diseases classified elsewhere

Pneumonia（due to）（in）：
- actinomycosis（A42.0†）
- anthrax（A22.1†）
- gonorrhoea（A54.8†）
- nocardiosis（A43.0†）
- salmonella infection（A02.2†）
- tularaemia（A21.2†）
- typhoid fever（A01.0†）
- whooping cough（A37.-†）

J17.1* 分类于他处的病毒性疾病引起的肺炎

肺炎,由于:
· 巨细胞病毒病(B25.0†)
· 麻疹(B05.2†)
· 风疹(B06.8†)
· 水痘(B01.2†)

J17.2* 真菌病引起的肺炎

肺炎,由于:
· 曲霉病(B44.0-B44.1†)
· 念珠菌病(B37.1†)
· 球孢子菌病(B38.0-B38.2†)
· 组织胞浆菌病(B39.-†)

J17.3* 寄生虫病引起的肺炎

肺炎,由于:
· 蛔虫病(B77.8†)
· 血吸虫病(B65.-†)
· 弓形虫病(B58.3†)

J17.8* 分类于他处的其他疾病引起的肺炎

肺炎(由于):
· 鸟疫(A70†)
· Q 热(A78†)
· 风湿热(I00†)
· 螺旋体的,不可归类在他处者(A69.8†)

J18 肺炎,病原体未特指

不包括: 肺脓肿伴有肺炎(J85.1)
药物性间质性肺疾患(J70.2-J70.4)
肺炎:
· 吸入性(由于):
  · NOS(J69.0)
  · 麻醉期间:
    · 产程和分娩(O74.0)
    · 妊娠(O29.0)
    · 产褥期(O89.0)
· 新生儿(P24.9)
· 固体和液体(J69.-)
· 间质性 NOS(J84.9)
· 普通间质性(J84.1)
· 脂质性(J69.1)
肺炎,由于外部物质(J67-J70)

J18.0 未特指的支气管肺炎
不包括: 细支气管炎(J21.-)

J18.1 未特指的大叶性肺炎

J18.2 未特指的坠积性肺炎

J18.8 其他病原体未特指的肺炎

J18.9 未特指的肺炎

J17.1* **Pneumonia in viral diseases classified elsewhere**

Pneumonia in:
· cytomegalovirus disease(B25.0†)
· measles(B05.2†)
· rubella(B06.8†)
· varicella(B01.2†)

J17.2* **Pneumonia in mycoses**

Pneumonia in:
· aspergillosis(B44.0-B44.1†)
· candidiasis(B37.1†)
· coccidiodomycosis(B38.0-B38.2†)
· histoplasmosis(B39.-†)

J17.3* **Pneumonia in parasitic diseases**

Pneumonia in:
· ascariasis(B77.8†)
· schistosomiasis(B65.-†)
· toxoplasmosis(B58.3†)

J17.8* **Pneumonia in other diseases classified elsewhere**

Pneumonia(in):
· ornithosis(A70†)
· Q fever(A78†)
· rheumatic fever(I00†)
· spirochaetal, not elsewhere classified(A69.8†)

J18 Pneumonia, organism unspecified

Excludes: abscess of lung with pneumonia(J85.1)
drug-induced interstitial lung disorder (J70.2-J70.4)
pneumonia:
· aspiration(due to):
  · NOS(J69.0)
  · anaesthesia during:
    · labour and delivery(O74.0)
    · pregnancy(O29.0)
    · puerperium(O89.0)
· neonatal(P24.9)
· solids and liquids(J69.-)
· interstital NOS(J84.9)
· usual interstitial(J84.1)
· lipid(J69.1)
pneumonitis, due to external agents (J67-J70)

J18.0 **Bronchopneumonia, unspecified**
Excludes: bronchiolitis(J21.-)

J18.1 **Lobar pneumonia, unspecified**

J18.2 **Hypostatic pneumonia, unspecified**

J18.8 **Other pneumonia, organism unspecified**

J18.9 **Pneumonia, unspecified**

其他急性下呼吸道感染（J20-J22）

不包括：慢性阻塞性肺病伴有急性：
- 加重 NOS（J44.1）
- 下呼吸道感染（J44.0）

J20 急性支气管炎

包　括：支气管炎：
- NOS，年龄小于 15 岁
- 急性和亚急性（伴有）：
  - 支气管痉挛
  - 纤维性
  - 膜性
  - 脓性
  - 脓毒性
  - 气管炎

急性气管支气管炎

不包括：支气管炎：
- NOS，年龄在 15 岁及以上（J40）
- 变应性 NOS（J45.0）
- 慢性：
  - NOS（J42）
  - 粘液脓性（J41.1）
  - 阻塞性（J44.-）
  - 单纯性（J41.0）

气管支气管炎：
- NOS（J40）
- 慢性（J42）
- 阻塞性（J44.-）

J20.0 肺炎支原体急性支气管炎
J20.1 流感嗜血杆菌急性支气管炎
J20.2 链球菌急性支气管炎
J20.3 柯萨奇病毒急性支气管炎
J20.4 副流感病毒急性支气管炎
J20.5 呼吸道合胞体病毒急性支气管炎
J20.6 鼻病毒急性支气管炎
J20.7 艾柯病毒急性支气管炎
J20.8 其他特指病原体引起的急性支气管炎
J20.9 未特指的急性支气管炎

J21 急性细支气管炎

包　括：伴有支气管痉挛

J21.0 呼吸道合胞体病毒急性细支气管炎
J21.8 其他特指病原体引起的急性细支气管炎
J21.9 未特指的急性细支气管炎
细支气管炎（急性）

Other acute lower respiratory infections (J20-J22)

Excludes: chronic obstructive pulmonary disease with acute:
- exacerbation NOS (J44.1)
- lower respiratory infection (J44.0)

J20 Acute bronchitis

Includes: bronchitis:
- NOS, in those under 15 years of age
- acute and subacute (with):
  - bronchospasm
  - fibrinous
  - membranous
  - purulent
  - septic
  - tracheitis

tracheobronchitis, acute

Excludes: bronchitis:
- NOS, in those 15 years of age and above (J40)
- allergic NOS (J45.0)
- chronic:
  - NOS (J42)
  - mucopurulent (J41.1)
  - obstructive (J44.-)
  - simple (J41.0)

tracheobronchitis:
- NOS (J40)
- chronic (J42)
- obstructive (J44.-)

J20.0 Acute bronchitis due to Mycoplasma pneumoniae
J20.1 Acute bronchitis due to Haemophilus influenzae
J20.2 Acute bronchitis due to streptococcus
J20.3 Acute bronchitis due to coxsackievirus
J20.4 Acute bronchitis due to parainfluenza virus
J20.5 Acute bronchitis due to respiratory syncytial virus
J20.6 Acute bronchitis due to rhinovirus
J20.7 Acute bronchitis due to echovirus
J20.8 Acute bronchitis due to other specified organisms
J20.9 Acute bronchitis, unspecified

J21 Acute bronchiolitis

Includes: with bronchospasm

J21.0 Acute bronchiolitis due to respiratory syncytial virus
J21.8 Acute bronchiolitis due to other specified organisms
J21.9 Acute bronchiolitis, unspecified
Bronchiolitis (acute)

J22 未特指的急性下呼吸道感染

急性(下)呼吸(道)感染 NOS
不包括:上呼吸道感染(急性)(J06.9)

J22 Unspecified acute lower respiratory infection

Acute(lower) respiratory(tract) infection NOS
Excludes: upper respiratory infection(acute) (J06.9)

上呼吸道的其他疾病 (J30-J39)

Other diseases of upper respiratory tract (J30-J39)

J30 血管舒缩性和变应性鼻炎

包 括:痉挛性鼻溢
不包括:变应性鼻炎伴有哮喘(J45.0)
鼻炎 NOS(J31.0)

J30.0 血管运动性鼻炎

J30.1 花粉引起的变应性鼻炎
花粉引起的变态反应 NOS
枯草热[花粉症]
花粉症

J30.2 其他季节性变应性鼻炎

J30.3 其他的变应性鼻炎
常年性变应性鼻炎

J30.4 未特指的变应性鼻炎

J30 Vasomotor and allergic rhinitis

Includes: spasmodic rhinorrhoea
Excludes: allergic rhinitis with asthma(J45.0)
rhinitis NOS(J31.0)

J30.0 Vasomotor rhinitis

J30.1 Allergic rhinitis due to pollen
Allergy NOS due to pollen
Hay fever
Pollinosis

J30.2 Other seasonal allergic rhinitis

J30.3 Other allergic rhinitis
Perennial allergic rhinitis

J30.4 Allergic rhinitis, unspecified

J31 慢性鼻炎、鼻咽炎和咽炎

J31.0 慢性鼻炎
臭鼻症
鼻炎(慢性):
· NOS
· 萎缩性
· 肉芽肿性
· 肥厚性
· 梗阻性
· 化脓性
· 溃疡性
不包括:鼻炎:
· 变应性(J30.1-J30.4)
· 血管运动性(J30.0)

J31.1 慢性鼻咽炎
不包括:鼻咽炎,急性或 NOS(J00)

J31.2 慢性咽炎
慢性咽喉痛
咽炎(慢性):
· 萎缩性
· 颗粒性
· 肥厚性
不包括:咽炎,急性或 NOS(J02.9)

J31 Chronic rhinitis, nasopharyngitis and pharyngitis

J31.0 Chronic rhinitis
Ozena
Rhinitis(chronic):
· NOS
· atrophic
· granulomatous
· hypertrophic
· obstructive
· purulent
· ulcerative
Excludes: rhinitis
· allergic(J30.1-J30.4)
· vasomotor(J30.0)

J31.1 Chronic nasopharyngitis
Excludes: nasopharyngitis, acute or NOS(J00)

J31.2 Chronic pharyngitis
Chronic sore throat
Pharyngitis(chronic):
· atrophic
· granular
· hypertrophic
Excludes: pharyngitis, acute or NOS(J02.9)

J32　慢性鼻窦炎

包　括： 脓肿、积脓、感染、化脓 }（副）（鼻）窦的（慢性）

需要时，使用附加编码（B95-B97）标明传染性病原体。

不包括： 急性鼻窦炎（J01. -）

J32.0　慢性上颌窦炎
窦炎（慢性）
上颌窦炎 NOS

J32.1　慢性额窦炎
额窦炎 NOS

J32.2　慢性筛窦炎
筛窦炎 NOS

J32.3　慢性蝶窦炎
蝶窦炎 NOS

J32.4　慢性全鼻窦炎
全鼻窦炎 NOS

J32.8　其他的慢性鼻窦炎
涉及一个以上鼻窦的鼻窦炎，但不是全鼻窦炎。

J32.9　未特指的慢性鼻窦炎
鼻窦炎（慢性）NOS

J33　鼻息肉

不包括： 腺瘤性息肉（D14.0）

J33.0　鼻腔息肉
息肉：
· 鼻后孔的
· 鼻咽的

J33.1　鼻窦息肉样退行性变
沃克斯综合征或筛窦炎

J33.8　其他的鼻窦息肉
息肉：
· 鼻旁窦
· 筛窦
· 颌窦
· 蝶窦

J33.9　未特指的鼻息肉

J34　鼻和鼻窦的其他疾患

不包括： 鼻中隔静脉曲张性溃疡（I86.8）

J34.0　鼻的脓肿、疖和痈
蜂窝织炎、坏死、溃疡 } 鼻（中隔）的

J34.1　鼻和鼻窦的囊肿和粘液囊肿

J34.2　鼻中隔偏曲
中隔偏曲或弯曲（鼻的）（后天性）

J32　Chronic sinusitis

Includes： abscess, empyema, infection, suppuration } (chronic) of sinus (accessory) (nasal)

Use additional code (B95-B97), if desired, to identify infectious agent.

Excludes： acute sinusitis (J01. -)

J32.0　Chronic maxillary sinusitis
Antritis (chronic)
Maxillary sinusitis NOS

J32.1　Chronic frontal sinusitis
Frontal sinusitis NOS

J32.2　Chronic ethmoidal sinusitis
Ethmoidal sinusitis NOS

J32.3　Chronic sphenoidal sinusitis
Sphenoidal sinusitis NOS

J32.4　Chronic pansinusitis
Pansinusitis NOS

J32.8　Other chronic sinusitis
Sinusitis (chronic) involving more than one sinus but not pansinusitis.

J32.9　Chronic sinusitis, unspecified
Sinusitis (chronic) NOS

J33　Nasal polyp

Excludes： adenomatous polyps (D14.0)

J33.0　Polyp of nasal cavity
Polyp：
· choanal
· nasopharyngeal

J33.1　Polypoid sinus degeneration
Woakes' syndrome or ethmoiditis

J33.8　Other polyp of sinus
Polyp of sinus：
· accessory
· ethmoidal
· maxillary
· sphenoidal

J33.9　Nasal polyp, unspecified

J34　Other disorders of nose and nasal sinuses

Excludes： varicose ulcer of nasal septum (I86.8)

J34.0　Abscess, furuncle and carbuncle of nose
Cellulitis, Necrosis, Ulceration } of nose (septum)

J34.1　Cyst and mucocele of nose and nasal sinus

J34.2　Deviated nasal septum
Deflection or deviation of septum (nasal) (acquired)

J34.3 鼻甲肥大

J34.8 鼻和鼻窦其他特指的疾患

鼻中隔穿孔 NOS
鼻石

J35 扁桃体和腺样体慢性疾病

J35.0 慢性扁桃体炎

不包括：扁桃体炎：
- NOS(J03.9)
- 急性(J03.-)

J35.1 扁桃体肥大

扁桃体增大

J35.2 腺样体肥大

腺样体增大

J35.3 扁桃体肥大伴有腺样体肥大

J35.8 扁桃体和腺样体的其他慢性疾病

腺样体赘生物
扁桃体结石
扁桃体(和腺样体)瘢痕
扁桃体残体
扁桃体溃疡

J35.9 扁桃体和腺样体未特指的慢性疾病

扁桃体和腺样体病(慢性)NOS

J36 扁桃体周脓肿

扁桃体脓肿
扁桃体周蜂窝织炎
扁桃体周脓肿

需要时,使用附加编码(B95-B97)标明传染性病原体。

不包括：咽后脓肿(J39.0)
扁桃体炎：
- NOS(J03.9)
- 急性(J03.-)
- 慢性(J35.0)

J37 慢性喉炎和喉气管炎

需要时,使用附加编码(B95-B97)标明传染性病原体。

J37.0 慢性喉炎

喉炎：
- 卡他性
- 肥厚性
- 干燥性

不包括：喉炎：
- NOS(J04.0)
- 急性(J04.0)
- 梗阻性(急性)(J05.0)

J34.3 **Hypertrophy of nasal turbinates**

J34.8 **Other specified disorders of nose and nasal sinuses**

Perforation of nasal septum NOS
Rhinolith

J35 Chronic diseases of tonsils and adenoids

J35.0 **Chronic tonsillitis**

Excludes: tonsillitis:
- NOS(J03.9)
- acute(J03.-)

J35.1 **Hypertrophy of tonsils**

Enlargement of tonsils

J35.2 **Hypertrophy of adenoids**

Enlargement of adenoids

J35.3 **Hypertrophy of tonsils with hypertrophy of adenoids**

J35.8 **Other chronic diseases of tonsils and adenoids**

Adenoid vegetations
Amygdalolith
Cicatrix of tonsil(and adenoid)
Tonsillar tag
Ulcer of tonsil

J35.9 **Chronic disease of tonsils and adenoids, unspecified**

Disease(chronic) of tonsils and adenoids NOS

J36 Peritonsillar abscess

Abscess of tonsil
Peritonsillar cellulitis
Quinsy

Use additional code(B95-B97), if desired, to identify infectious agent.

Excludes: retropharyngeal abscess(J39.0)
tonsillitis:
- NOS(J03.9)
- acute(J03.-)
- chronic(J35.0)

J37 Chronic laryngitis and laryngotracheitis

Use additional code(B95-B97), if desired, to identify infectious agent.

J37.0 **Chronic laryngitis**

laryngitis:
- catarrhal
- hypertrophic
- sicca

Excludes: laryngitis:
- NOS(J04.0)
- acute(J04.0)
- obstructive(acute)(J05.0)

J37.1　慢性喉气管炎
慢性喉炎伴有气管炎(慢性)
慢性气管炎伴有喉炎
不包括：喉气管炎：
· NOS(J04.2)
· 急性(J04.2)
气管炎：
· NOS(J04.1)
· 急性(J04.1)
· 慢性(J42)

J37.1　Chronic laryngotracheitis
laryngitis, chronic, with tracheitis(chronic)
Tracheitis, chronic, with laryngitis
Excludes: laryngotracheitis:
· NOS(J04.2)
· acute(J04.2)
tracheitis:
· NOS(J04.1)
· acute(J04.1)
· chronic(J42)

J38　声带和喉疾病，不可归类在他处者

不包括：喉炎：
· 梗阻性(急性)(J05.0)
· 溃疡(J04.0)
操作后声门下狭窄(J95.5)
喘鸣：
· 先天性喉 NOS(P28.8)
· NOS(R06.1)

J38　Diseases of vocal cords and larynx, not elsewhere classified

Excludes: laryngitis:
· obstructive(acute)(J05.0)
· ulcerative(J04.0)
postprocedural subglottic stenosis(J95.5)
stridor:
· congenital laryngeal NOS(P28.8)
· NOS(R06.1)

J38.0　声带和喉麻痹
喉麻痹
声门麻痹

J38.0　Paralysis of vocal cords and larynx
Laryngoplegia
Paralysis of glottis

J38.1　声带和喉的息肉
不包括：腺瘤性息肉(D14.1)

J38.1　Polyp of vocal cord and larynx
Excludes: adenomatous polyps(D14.1)

J38.2　声带结节
声带炎(纤维蛋白性)(小节性)(结节状)
歌手结节
教师结节

J38.2　Nodules of vocal cords
Chorditis(fibrinous)(nodosa)(tuberosa)
Singer's nodes
Teacher's nodes

J38.3　声带的其他疾病
脓肿、蜂窝织炎、肉芽肿、粘膜白斑病、白斑 } 声带的

J38.3　Other diseases of vocal cords
Abscess, Cellulitis, Granuloma, Leukokeratosis, Leukoplakia } of vocal cord(s)

J38.4　喉水肿
水肿(的)：
· 声门
· 声门下
· 声门上
不包括：喉炎：
· 急性梗阻性[哮吼](J05.0)
· 水肿的(J04.0)

J38.4　Oedema of larynx
Oedema(of):
· glottis
· subglottic
· supraglottic
Excludes: laryngitis:
· acute obstructive [croup](J05.0)
· oedematous(J04.0)

J38.5　喉痉挛
喉痉挛(喘鸣性)

J38.5　Laryngeal spasm
Laryngismus(stridulus)

J38.6　喉狭窄

J38.6　Stenosis of larynx

J38.7　喉的其他疾病
脓肿、蜂窝织炎、病 NOS、坏死、皮肥厚、软骨膜炎、溃疡 } 喉的

J38.7　Other diseases of larynx
Abscess, Cellulitis, Disease NOS, Necrosis, Pachyderma, Perichondritis, Ulcer } of larynx

J39 上呼吸道的其他疾病

不包括：急性呼吸道感染 NOS(J22)
· 上的(J06.9)
化学制剂、气体、烟雾或蒸气引起的上呼吸道炎症(J68.2)

J39.0 咽后和咽旁脓肿
咽周脓肿
不包括：扁桃体周脓肿(J36)

J39.1 咽的其他脓肿
咽蜂窝织炎
鼻咽脓肿

J39.2 咽的其他疾病
囊肿 } 咽或鼻咽的
水肿 }
不包括：咽炎：
· 慢性(J31.2)
· 溃疡性(J02.9)

J39.3 部位未特指的上呼吸道过敏反应

J39.8 其他特指的上呼吸道疾病

J39.9 未特指的上呼吸道疾病

J39 Other diseases of upper respiratory tract

Excludes: acute respiratory infection NOS(J22)
· upper(J06.9)
upper respiratory inflammation due to chemicals, gases, fumes or vapours (J68.2)

J39.0 Retropharyngeal and parapharyngeal abscess
Peripharyngeal abscess
Excludes: peritonsillar abscess(J36)

J39.1 Other abscess of pharynx
Cellulitis of pharynx
Nasopharyngeal abscess

J39.2 Other diseases of pharynx
Cyst } of pharynx or nasopharynx
Oedema }
Excludes: pharyngitis:
· chronic(J31.2)
· ulcerative(J02.9)

J39.3 Upper respiratory tract hypersensitivity reaction, site unspecified

J39.8 Other specified diseases of upper respiratory tract

J39.9 Disease of upper respiratory tract, unspecified

慢性下呼吸道疾病(J40-J47)

不包括：囊性纤维化病(E84.-)

Chronic lower respiratory diseases (J40-J47)

Excludes: cystic fibrosis(E84.-)

J40 支气管炎，未特指为急性或慢性

注：在年龄小于 15 岁儿童中未特指急性或慢性的支气管炎，可假定为急性并分类于 J20.-中。

支气管炎：
· NOS
· 卡他性
· 伴有气管炎 NOS
气管支气管炎 NOS
不包括：支气管炎：
· 变应性 NOS(J45.0)
· 哮喘性 NOS(J45.9)
· 化学性(急性)(J68.0)

J40 Bronchitis, not specified as acute or chronic

Note: Bronchitis not specified as acute or chronic in those under 15 years of age can be assumed to be of acute nature and should be classified to J20.-.

Bronchitis:
· NOS
· catarrhal
· with tracheitis NOS
Tracheobronchitis NOS
Excludes: bronchitis:
· allergic NOS(J45.0)
· asthmatic NOS(J45.9)
· chemical(acute)(J68.0)

J41 单纯性和粘液脓性慢性支气管炎

不包括：慢性支气管炎：
- NOS(J42)
- 阻塞性(J44.-)

J41.0 **单纯性慢性支气管炎**

J41.1 **粘液脓性慢性支气管炎**

J41.8 **混合的单纯性和粘液脓性慢性支气管炎**

J42 未特指的慢性支气管炎

慢性：
- 支气管炎 NOS
- 气管炎
- 气管支气管炎

不包括：慢性：
- 哮喘性支气管炎(J44.-)
- 支气管炎：
  - 单纯性和粘液脓性(J41.-)
  - 伴有气道阻塞(J44.-)
- 肺气肿性支气管炎(J44.-)
- 阻塞性肺病 NOS(J44.9)

J43 肺气肿

不包括：(肺)气肿：
- 代偿性(J98.3)
- 化学制剂、气体、烟雾或蒸气吸入性(J68.4)
- 间质性(J98.2)
  - 新生儿的(P25.0)
- 纵隔的(J98.2)
- 外科手术(皮下)(T81.8)
- 创伤性皮下(T79.7)
- 伴有慢性(阻塞性)支气管炎(J44.-)

肺气肿性(阻塞性)支气管炎(J44.-)

J43.0 **麦克劳德综合征**

单侧：
- 肺气肿
- 透明肺

J43.1 **全叶肺气肿**

全腺泡性肺气肿

J43.2 **小叶中心性肺气肿**

J43.8 **其他的肺气肿**

J43.9 **未特指的肺气肿**

气肿(肺)(肺的)：
- NOS
- 大泡性
- 泡状的

气肿性大疱

J41 Simple and mucopurulent chronic bronchitis

Excludes: chronic bronchitis:
- NOS(J42)
- obstructive(J44.-)

J41.0 **Simple chronic bronchitis**

J41.1 **Mucopurulent chronic bronchitis**

J41.8 **Mixed simple and mucopurulent chronic bronchitis**

J42 Unspecified chronic bronchitis

Chronic:
- bronchitis NOS
- tracheitis
- tracheobronchitis

Excludes: chronic:
- asthmatic bronchitis(J44.-)
- bronchitis:
  - simple and mucopurulent(J41.-)
  - with airways obstruction(J44.-)
- emphysematous bronchitis(J44.-)
- obstructive pulmonary disease NOS(J44.9)

J43 Emphysema

Excludes: emphysema:
- compensatory(J98.3)
- due to inhalation of chemicals, gases, fumes or vapours(J68.4)
- interstitial(J98.2)
  - neonatal(P25.0)
- mediastinal(J98.2)
- surgical(subcutaneous)(T81.8)
- traumatic subcutaneous(T79.7)
- with chronic(obstructive) bronchitis (J44.-)

emphysematous(obstructive) bronchitis (J44.-)

J43.0 **MacLeod's syndrome**

Unilateral:
- emphysema
- transparency of lung

J43.1 **Panlobular emphysema**

Panacinar emphysema

J43.2 **Centrilobular emphysema**

J43.8 **Other emphysema**

J43.9 **Emphysema, unspecified**

Emphysema(lung)(pulmonary):
- NOS
- bullous
- vesicular

Emphysematous bleb

J44 其他慢性阻塞性肺病

包　括：慢性：
· 支气管炎：
　· 哮喘性(阻塞性)
　· 气肿性
　· 伴有：
　　· 气道阻塞
　　· 气肿
· 阻塞性：
　· 哮喘
　· 支气管炎
　· 气管支气管炎

不包括：哮喘(J45.-)
哮喘性支气管炎 NOS(J45.9)
支气管扩张(症)(J47)
慢性：
· 支气管炎：
　· NOS(J42)
　· 单纯性和粘液脓性(J41.-)
· 气管炎(J42)
· 气管支气管炎(J42)
肺气肿(J43.-)
外部物质引起的肺部疾病(J60-J70)

J44.0 慢性阻塞性肺病伴有急性下呼吸道感染

不包括：伴有流感(J09-J11)

J44.1 未特指的慢性阻塞性肺病伴有急性加重

J44.8 其他特指的慢性阻塞性肺病

慢性支气管炎：
· 哮喘性(阻塞性)NOS
· 气肿性 NOS
· 阻塞性 NOS

不包括：伴有急性下呼吸道感染(J44.0)
伴有急性加重(J44.1)

J44.9 未特指的慢性阻塞性肺病

慢性阻塞性：
· 气道疾病 NOS
· 肺病 NOS

J45 哮喘

不包括：急性严重哮喘(J46)
慢性哮喘性(阻塞性)支气管炎(J44.-)
慢性阻塞性哮喘(J44.-)
嗜酸细胞性哮喘(J82)
外部物质引起的肺部疾病(J60-J70)
哮喘持续状态(J46)

J44 Other chronic obstructive pulmonary disease

Includes: chronic:
· bronchitis:
　· asthmatic(obstructive)
　· emphysematous
　· with:
　　· airways obstruction
　　· emphysema
· obstructive:
　· asthma
　· bronchitis
　· tracheobronchitis

Excludes: asthma(J45.-)
asthmatic bronchitis NOS(J45.9)
bronchiectasis(J47)
chronic:
· bronchitis:
　· NOS(J42)
　· simple and mucopurulent(J41.-)
· tracheitis(J42)
· tracheobronchitis(J42)
emphysema(J43.-)
lung diseases due to external agents (J60-J70)

J44.0 Chronic obstructive pulmonary disease with acute lower respiratory infection

Excludes: with influenza(J09-J11)

J44.1 Chronic obstructive pulmonary disease with acute exacerbation, unspecified

J44.8 Other specified chronic obstructive pulmonary disease

Chronic bronchitis:
· asthmatic(obstructive) NOS
· emphysematous NOS
· obstructive NOS

Excludes: with acute lower respiratory infection (J44.0)
with acute exacerbation(J44.1)

J44.9 Chronic obstructive pulmonary disease, unspecified

Chronic obstructive:
· airway disease NOS
· lung disease NOS

J45 Asthma

Excludes: acute severe asthma(J46)
chronic asthmatic(obstructive) bronchitis (J44.-)
chronic obstructive asthma(J44.-)
eosinophilic asthma(J82)
lung diseases due to external agents (J60-J70)
status asthmaticus(J46)

J45.0 主要为变应性哮喘
变应性：
· 支气管炎 NOS
· 鼻炎伴有哮喘
特应性哮喘
外因性变应性哮喘
枯草热[花粉症]伴有哮喘

J45.1 非变应性哮喘
特异体质性哮喘
内因性非变应性哮喘

J45.8 混合性哮喘
列于 J45.0 和 J45.1 中的复合情况

J45.9 未特指的哮喘
哮喘性支气管炎 NOS
迟发型哮喘

J46 哮喘持续状态
急性严重哮喘

J47 支气管扩张(症)
细支气管扩张
不包括：先天性支气管扩张(Q33.4)
结核性支气管扩张(近期疾病)(A15-A16)

外部物质引起的肺部疾病(J60-J70)

不包括：分类于 J45. -的哮喘

J60 煤炭工肺尘埃沉着病
炭末石末沉着病
炭末沉着病[煤肺病]
煤炭工肺
不包括：伴有 A15-A16 中的结核(J65)

J61 石棉和其他矿物纤维引起的肺尘埃沉着病
石棉沉着病[石棉肺]
不包括：胸膜斑伴有石棉沉着病(J92.0)
伴有 A15-A16 中的结核(J65)

J62 含硅[矽]粉尘引起的肺尘埃沉着病
包　括：硅肺性(大片)纤维化
不包括：肺尘埃沉着病伴有 A15-A16 中的结核(J65)

J62.0 滑石粉引起的肺尘埃沉着病

J62.8 其他含硅[矽]粉尘引起的肺尘埃沉着病
硅沉着病[硅肺病]NOS

J45.0 Predominantly allergic asthma
Allergic:
· bronchitis NOS
· rhinitis with asthma
Atopic asthma
Extrinsic allergic asthma
Hay fever with asthma

J45.1 Nonallergic asthma
Idiosyncratic asthma
Intrinsic nonallergic asthma

J45.8 Mixed asthma
Combination of conditions listed in J45.0 and J45.1

J45.9 Asthma, unspecified
Asthmatic bronchitis NOS
Late-onset asthma

J46 Status asthmaticus
Acute severe asthma

J47 Bronchiectasis
Bronchiolectasis
Excludes: congenital bronchiectasis(Q33.4)
tuberculous bronchiectasis(current disease)(A15-A16)

Lung diseases due to external agents (J60-J70)

Excludes: asthma classified to J45. -

J60 Coalworker's pneumoconiosis
Anthracosilicosis
Anthracosis
Coalworkers' lung
Excludes: with tuberculosis in A15-A16(J65)

J61 Pneumoconiosis due to asbestos and other mineral fibres
Asbestosis
Excludes: pleural plaque with asbestosis(J92.0)
with tuberculosis in A15-A16(J65)

J62 Pneumoconiosis due to dust containing silica
Includes: silicotic fibrosis(massive) of lung
Excludes: pneumoconiosis with tuberculosis in A15-A16(J65)

J62.0 Pneumoconiosis due to talc dust

J62.8 Pneumoconiosis due to other dust containing silica
Silicosis NOS

J63 其他无机粉尘引起的肺尘埃沉着病

不包括：伴有 A15-A16 中的结核(J65)

- **J63.0** 矾土肺(肺的)
- **J63.1** 铁矾土纤维化(肺的)
- **J63.2** 铍中毒
- **J63.3** 石墨纤维化(肺的)
- **J63.4** 铁沉着病
- **J63.5** 锡沉着病
- **J63.8** 其他特指的无机粉尘引起的肺尘埃沉着病

J64 未特指的肺尘埃沉着病

不包括：伴有 A15-A16 中的结核(J65)

J65 与结核有关的肺尘埃沉着病

在 J60-J64 中的任何情况伴有 A15-A16 中任何类型的结核。

J66 特指的有机粉尘引起的气道疾病

不包括：蔗尘肺(J67.1)
农民肺(J67.0)
有机粉尘引起的过敏性肺炎(J67.-)
反应性气道功能不全综合征(J68.3)

- **J66.0** 棉屑沉着病
  棉花粉尘引起的气道疾病
- **J66.1** 亚麻清铲工病
- **J66.2** 大麻沉着病
- **J66.8** 其他特指的有机粉尘引起的气道疾病

J67 有机粉尘引起的过敏性肺炎

包　括：吸入有机粉尘以及真菌、放线菌或其他来源的颗粒引起的变应性肺泡炎和肺炎

不包括：化学制剂、气体、烟雾和蒸气吸入性肺炎(J68.0)

- **J67.0** 农民肺
  收割工人肺
  翻晒干草者肺
  发霉干草病
- **J67.1** 蔗尘肺
  蔗尘：
  · 病
  · 肺炎

J63 Pneumoconiosis due to other inorganic dusts

Excludes: with tuberculosis in A15-A16(J65)

- **J63.0** Aluminosis(of lung)
- **J63.1** Bauxite fibrosis(of lung)
- **J63.2** Berylliosis
- **J63.3** Graphite fibrosis(of lung)
- **J63.4** Siderosis
- **J63.5** Stannosis
- **J63.8** Pneumoconiosis due to other specified inorganic dusts

J64 Unspecified pneumoconiosis

Excludes: with tuberculosis in A15-A16(J65)

J65 Pneumoconiosis associated with tuberculosis

Any condition in J60-J64 with tuberculosis, any type in A15-A16

J66 Airway disease due to specific organic dust

Excludes: bagassosis(J67.1)
farmer's lung(J67.0)
hypersensitivity pneumonitis due to organic dust(J67.-)
reactive airways dysfunction syndrome (J68.3)

- **J66.0** Byssinosis
  Airway disease due to cotton dust
- **J66.1** Flax-dresser's disease
- **J66.2** Cannabinosis
- **J66.8** Airway disease due to other specific organic dusts

J67 Hypersensitivity pneumonitis due to organic dust

Includes: allergic alveolitis and pneumonitis due to inhaled organic dust and particles of fungal, actinomycetic or other origin

Excludes: pneumonitis due to inhalation of chemicals, gases, fumes or vapours (J68.0)

- **J67.0** Farmer's lung
  Harvester's lung
  Haymaker's lung
  Mouldy hay disease
- **J67.1** Bagassosis
  Bagasse:
  · disease
  · pneumonitis

J67.2 好鸟者肺
好鹦鹉者病或好鹦鹉者肺
好鸽子者病或好鸽子者肺

J67.2 **Bird fancier's lung**
Budgerigar fancier's disease or lung
Pigeon fancier's disease or lung

J67.3 软木沉着病
软木工人病或软木工人肺

J67.3 **Suberosis**
Corkhandler's / Corkworker's disease or lung

J67.4 麦芽工人肺
棒曲霉性肺泡炎

J67.4 **Maltworker's lung**
Alveolitis due to Aspergillus clavatus

J67.5 蘑菇工人肺

J67.5 **Mushroom-worker's lung**

J67.6 剥枫树皮者肺
皮质隐子座菌性肺泡炎
隐子座菌病

J67.6 **Maple-bark-stripper's lung**
Alveolitis due to Cryptostroma corticale
Cryptostromosis

J67.7 空调器和加湿器肺
真菌、嗜热放线菌和其他生长于通风[空调]系统中病原体引起的变应性肺泡炎

J67.7 **Air-conditioner and humidifier lung**
Allergic alveolitis due to fungi, thermophilic actinomycetes and other organisms growing in ventilation [air-conditioning] systems

J67.8 其他有机粉尘引起的过敏性肺炎
洗奶酪工人肺
咖啡工人肺
鱼粉工人肺
皮毛工人肺
红杉锯屑病

J67.8 **Hypersensitivity pneumonitis due to other organic dusts**
Cheese-washer's lung
Coffee-worker's lung
Fishmeal-worker's lung
Furrier's lung
Sequoiosis

J67.9 未特指的有机粉尘引起的过敏性肺炎
变应性肺泡炎(外因性)NOS
过敏性肺炎 NOS

J67.9 **Hypersensitivity pneumonitis due to unspecified organic dust**
Allergic alveolitis (extrinsic) NOS
Hypersensitivity pneumonitis NOS

J68 吸入化学制剂、气体、烟雾和蒸气引起的呼吸性情况

需要时,使用附加外因编码(第二十章)标明原因。

J68 Respiratory conditions due to inhalation of chemicals, gases, fumes and vapours

Use additional external cause code (Chapter XX), if desired, to identify cause.

J68.0 化学制剂、气体、烟雾和蒸气引起的支气管炎和肺炎
化学性支气管炎(急性)

J68.0 **Bronchitis and pneumonitis due to chemicals, gases, fumes and vapours**
Chemical bronchitis (acute)

J68.1 化学制剂、气体、烟雾和蒸气引起的肺水肿
化学性肺水肿(急性)

J68.1 **Pulmonary oedema due to chemicals, gases, fumes and vapours**
Chemical pulmonary oedema (acute)

J68.2 化学制剂、气体、烟雾和蒸气引起的上呼吸道炎症,不可归类在他处者

J68.2 **Upper respiratory inflammation due to chemicals, gases, fumes and vapours, not elsewhere classified**

J68.3 化学制剂、气体、烟雾和蒸气引起的其他急性和亚急性呼吸性情况
反应性气道功能不全综合征

J68.3 **Other acute and subacute respiratory conditions due to chemicals, gases, fumes and vapours**
Reactive airways dysfunction syndrome

J68.4 化学制剂、气体、烟雾和蒸气引起的慢性呼吸性情况
肺气肿(弥漫性)(慢性) } 化学制剂、气体、烟雾和蒸气吸入性
阻塞性细支气管炎(慢性)(亚急性) }
肺纤维化(慢性) }

J68.4 **Chronic respiratory conditions due to chemicals, gases, fumes and vapours**
Emphysema (diffuse) (chronic) } due to inhalation of chemicals, gases, fumes or vapours
Obliterative bronchiolitis (chronic) (subacute) }
Pulmonary fibrosis (chronic) }

J68.8 化学制剂、气体、烟雾和蒸气引起的其他呼吸性情况

J68.8 **Other respiratory conditions due to chemicals, gases, fumes and vapours**

J68.9 化学制剂、气体、烟雾和蒸气引起的未特指的呼吸性情况

J68.9 **Unspecified respiratory condition due to chemicals, gases, fumes and vapours**

J69 固体和液体引起的肺炎

需要时,使用附加外因编码(第二十章)标明原因。

不包括:新生儿吸入综合征(P24.-)

J69.0 食物和呕吐物引起的肺炎

吸入性肺炎(由于):
- NOS
- 食物(反胃)
- 胃分泌物
- 奶
- 呕吐物

不包括:门德尔松综合征(J95.4)

J69.1 油和植物精质引起的肺炎

脂质性肺炎

J69.8 其他固体和液体引起的肺炎

误吸入血引起的肺炎

J69 Pneumonitis due to solids and liquids

Use additional external cause code (Chapter XX), if desired, to identify cause.

Excludes: neonatal aspiration syndromes (P24.-)

J69.0 **Pneumonitis due to food and vomit**

Aspiration pneumonia (due to):
- NOS
- food (regurgitated)
- gastric secretions
- milk
- vomit

Excludes: Mendelson's syndrome (J95.4)

J69.1 **Pneumonitis due to oils and essences**

Lipoid pneumonia

J69.8 **Pneumonitis due to other solids and liquids**

Pneumonitis due to aspiration of blood

J70 其他外部物质引起的呼吸性情况

需要时,使用附加外因编码(第二十章)标明原因。

J70.0 辐射引起的急性肺部临床表现

放射性肺炎

J70.1 辐射引起的慢性和其他肺部临床表现

放射后肺纤维化

J70.2 急性药物性间质性肺疾患

J70.3 慢性药物性间质性肺疾患

J70.4 未特指的药物性间质性肺疾患

J70.8 其他特指外部物质引起的呼吸性情况

J70.9 未特指外部物质引起的呼吸性情况

J70 Respiratory conditions due to other external agents

Use additional external cause code (Chapter XX), if desired, to identify cause.

J70.0 **Acute pulmonary manifestations due to radiation**

Radiation pneumonitis

J70.1 **Chronic and other pulmonary manifestations due to radiation**

Fibrosis of lung following radiation

J70.2 **Acute drug-induced interstitial lung disorders**

J70.3 **Chronic drug-induced interstitial lung disorders**

J70.4 **Drug-induced interstitial lung disorder, unspecified**

J70.8 **Respiratory conditions due to other specified external agents**

J70.9 **Respiratory conditions due to unspecified external agent**

主要影响间质的其他呼吸性疾病（J80-J84）

Other respiratory diseases principally affecting the interstitium (J80-J84)

J80 **成人型呼吸窘迫综合征**
成人型透明膜病

J80 **Adult respiratory distress syndrome**
Adult hyaline membrane disease

J81 **肺水肿**
急性肺水肿
肺充血（被动的）
不包括：坠积性肺炎（J18.2）
肺水肿：
· 化学的（急性）（J68.1）
· 外部物质（J60-J70）
· 伴有提及心脏病 NOS 或心力衰竭（I50.1）

J81 **Pulmonary oedema**
Acute oedema of lung
Pulmonary congestion (passive)
Excludes: hypostatic pneumonia (J18.2)
pulmonary oedema:
· chemical (acute) (J68.1)
· due to external agents (J60-J70)
· with mention of heart disease NOS or heart failure (I50.1)

J82 **肺嗜酸性粒细胞增多，不可归类在他处者**
嗜酸细胞性哮喘
勒夫勒肺炎
热带（肺的）嗜酸性粒细胞增多 NOS
不包括：由于：
· 曲霉病（B44.-）
· 药物（J70.2-J70.4）
· 特指的寄生虫性侵染（B50-B83）
· 系统性结缔组织疾患（M30-M36）

J82 **Pulmonary eosinophilia, not elsewhere classified**
Eosinophilic asthma
Löffler's pneumonia
Tropical (pulmonary) eosinophilia NOS
Excludes: due to:
· aspergillosis (B44.-)
· drugs (J70.2-J70.4)
· specified parasitic infection (B50-B83)
· systemic connective tissue disorders (M30-M36)

J84 **其他间质性肺疾病**
不包括：药物性间质性肺疾患（J70.2-J70.4）
间质性肺气肿（J98.2）
外部物质引起的肺部疾病（J60-J70）
人类免疫缺陷病毒［HIV］病造成的淋巴间质性肺炎（B22.1）

J84 **Other interstitial pulmonary diseases**
Excludes: drug-induced interstitial lung disorders (J70.2-J70.4)
interstitial emphysema (J98.2)
lung diseases due to external agents (J60-J70)
lymphoid interstitial pneumonitis resulting from human immunodeficiency virus [HIV] disease (B22.1)

J84.0 **肺泡和壁层肺泡的情况**
肺泡蛋白沉着症
肺泡微结石症

J84.0 **Alveolar and parietoalveolar conditions**
Alveolar proteinosis
Pulmonary alveolar microlithiasis

J84.1 **其他间质性肺病伴有纤维化**
弥漫性肺纤维化
纤维化肺泡炎（原因不明的）
哈曼-里奇综合征
特发性肺纤维化
普通间质性肺炎
不包括：肺纤维化（慢性）：
· 化学制剂、气体、烟雾或蒸气吸入性（J68.4）
· 放射后（J70.1）

J84.1 **Other interstitial pulmonary diseases with fibrosis**
Diffuse pulmonary fibrosis
Fibrosing alveolitis (cryptogenic)
Hamman-Rich syndrome
Idiopathic pulmonary fibrosis
Usual interstitial pneumonia
Excludes: pulmonary fibrosis (chronic):
· due to inhalation of chemicals, gases, fumes or vapours (J68.4)
· following radiation (J70.1)

J84.8 其他特指的间质性肺病
J84.9 未特指的间质性肺病
间质性肺炎 NOS

下呼吸道化脓性和坏死性情况 (J85-J86)

J85 肺和纵隔脓肿
J85.0 肺坏疽和坏死
J85.1 肺脓肿伴有肺炎
不包括：伴有由于特指病原体引起的肺炎(J09-J16)
J85.2 肺脓肿不伴有肺炎
肺脓肿 NOS
J85.3 纵隔脓肿

J86 脓胸
包　括：脓肿：
· 胸膜
· 胸腔
脓胸
脓气胸
需要时，使用附加编码(B95-B97)标明传染性病原体。
不包括：结核引起(A15-A16)
J86.0 脓胸伴有瘘
J86.9 脓胸不伴有瘘

胸膜的其他疾病 (J90-J94)

J90 胸腔积液，不可归类在他处者
渗出性胸膜炎
不包括：乳糜性(胸膜)积液(J94.0)
胸膜炎 NOS(R09.1)
· 结核性(A15-A16)

J91* 分类于他处的情况引起的胸腔积液

J92 胸膜斑
包　括：胸膜增厚
J92.0 胸膜斑伴有石棉沉着
J92.9 胸膜斑不伴有石棉沉着
胸膜斑 NOS

J84.8 **Other specified interstitial pulmonary diseases**
J84.9 **Interstitial pulmonary disease, unspecified**
Interstitial pneumonia NOS

Suppurative and necrotic conditions of lower respiratory tract (J85-J86)

J85 **Abscess of lung and mediastinum**
J85.0 **Gangrene and necrosis of lung**
J85.1 **Abscess of lung with pneumonia**
Excludes: with pneumonia due to specified organism (J09-J16)
J85.2 **Abscess of lung without pneumonia**
Abscess of lung NOS
J85.3 **Abscess of mediastinum**

J86 **Pyothorax**
Includes: abscess of:
· pleura
· thorax
empyema
pyopneumothorax
Use additional code (B95-B97), if desired, to identify infectious agent.
Excludes: due to tuberculosis (A15-A16)
J86.0 **Pyothorax with fistula**
J86.9 **Pyothorax without fistula**

Other diseases of pleura (J90-J94)

J90 **Pleural effusion, not elsewhere classified**
Pleurisy with effusion
Excludes: chylous (pleural) effusion (J94.0)
pleurisy NOS (R09.1)
· tuberculous (A15-A16)

J91* **Pleural effusion in conditions classified elsewhere**

J92 **Pleural plaque**
Includes: pleural thickening
J92.0 **Pleural plaque with presence of asbestos**
J92.9 **Pleural plaque without asbestos**
Pleural plaque NOS

J93	**气胸**	**J93**	**Pneumothorax**
	不包括：气胸： · 先天性或围生期的(P25.1) · 创伤性(S27.0) · 结核性(近期疾病)(A15-A16) 脓气胸(J86.-)		**Excludes**：pneumothorax： · congenital or perinatal(P25.1) · traumatic(S27.0) · tuberculous(current disease)(A15-A16) pyopneumothorax(J86.-)
J93.0	**自发性张力性气胸**	**J93.0**	**Spontaneous tension pneumothorax**
J93.1	**其他的自发性气胸**	**J93.1**	**Other spontaneous pneumothorax**
J93.8	**其他的气胸**	**J93.8**	**Other pneumothorax**
J93.9	**未特指的气胸**	**J93.9**	**Pneumothorax, unspecified**
J94	**其他胸膜情况**	**J94**	**Other pleural conditions**
	不包括：胸膜炎 NOS(R09.1) 创伤性： · 血气胸(S27.2) · 血胸(S27.1) 结核性胸膜情况(近期疾病)(A15-A16)		**Excludes**：pleurisy NOS(R09.1) traumatic： · haemopneumothorax(S27.2) · haemothorax(S27.1) tuberculous pleural conditions(current disease)(A15-A16)
J94.0	**乳糜性渗出** 乳糜样渗出	**J94.0**	**Chylous effusion** Chyliform effusion
J94.1	**纤维胸**	**J94.1**	**Fibrothorax**
J94.2	**血胸** 血气胸	**J94.2**	**Haemothorax** Haemopneumothorax
J94.8	**其他特指的胸膜情况** 胸腔积液[胸水]	**J94.8**	**Other specified pleural conditions** Hydrothorax
J94.9	**未特指的胸膜情况**	**J94.9**	**Pleural condition, unspecified**

呼吸系统的其他疾病(J95-J99)

Other diseases of the respiratory system (J95-J99)

J95	**操作后的呼吸性疾患，不可归类在他处者**	**J95**	**Postprocedural respiratory disorders, not elsewhere classified**
	不包括：操作造成的(皮下的)气肿(T81.8) 辐射引起的肺部临床表现(J70.0-J70.1)		**Excludes**：emphysema(subcutaneous) resulting from a procedure(T81.8) pulmonary manifestations due to radiation(J70.0-J70.1)
J95.0	**气管造口术功能不全** 气管造口术吻合口出血 气管造口术气道阻塞 气管造口术吻合口脓毒病 气管造口术后气管-食管瘘	**J95.0**	**Tracheostomy malfunction** Haemorrhage from tracheostomy stoma Obstruction of tracheostomy airway Sepsis of tracheostomy stoma Tracheo-oesophageal fistula following tracheostomy
J95.1	**胸腔手术后的急性肺功能不全**	**J95.1**	**Acute pulmonary insufficiency following thoracic surgery**
J95.2	**非胸腔手术后的急性肺功能不全**	**J95.2**	**Acute pulmonary insufficiency following nonthoracic surgery**
J95.3	**手术后慢性肺功能不全**	**J95.3**	**Chronic pulmonary insufficiency following surgery**

J95.4 **门德尔松综合征**
不包括：并发于：
- 产程和分娩(O74.0)
- 妊娠(O29.0)
- 产褥期(O89.0)

J95.5 **操作后的声门下狭窄**
J95.8 **其他操作后的呼吸性疾患**
J95.9 **未特指的操作后的呼吸性疾患**

J96 呼吸衰竭，不可归类在他处者

不包括：心脏呼吸衰竭(R09.2)
操作后的呼吸衰竭(J95.-)
呼吸：
- 停止(R09.2)
- 窘迫综合征：
  - 成人型(J80)
  - 新生儿(P22.0)

J96.0 **急性呼吸衰竭**
J96.1 **慢性呼吸衰竭**
J96.9 **未特指的呼吸衰竭**

J98 其他呼吸性疾患

不包括：呼吸暂停(窒息)：
- NOS(R06.8)
- 新生儿(P28.4)
- 睡眠(G47.3)
  - 新生儿(P28.3)

J98.0 **支气管疾病，不可归类在他处者**
支气管结石症
钙化 } 支气管的
狭窄 } 支气管的
溃疡 } 支气管的
气管支气管的：
- 塌陷
- 运动障碍

J98.1 **肺萎陷**
肺不张
肺萎陷
不包括：肺不张：
- 新生儿(P28.0-P28.1)
- 结核性(近期疾病)(A15-A16)

J98.2 **间质性肺气肿**
纵隔气肿
不包括：(肺)气肿：
- NOS(J43.9)
- 胎儿和新生儿(P25.0)
- 手术性(皮下的)(T81.8)
- 创伤性皮下的(T79.7)

J98.3 **代偿性肺气肿**

J95.4 **Mendelson's syndrome**
Excludes: complicating:
- labour and delivery(O74.0)
- pregnancy(O29.0)
- puerperium(O89.0)

J95.5 **Postprocedural subglottic stenosis**
J95.8 **Other postprocedural respiratory disorders**
J95.9 **Postprocedural respiratory disorder, unspecified**

J96 Respiratory failure, not elsewhere classified

Excludes: cardiorespiratory failure(R09.2)
postprocedural respiratory failure(J95.-)
respiratory:
- arrest(R09.2)
- distress syndrome:
  - adult(J80)
  - newborn(P22.0)

J96.0 **Acute respiratory failure**
J96.1 **Chronic respiratory failure**
J96.9 **Respiratory failure, unspecified**

J98 Other respiratory disorders

Excludes: apnoea:
- NOS(R06.8)
- newborn(P28.4)
- sleep(G47.3)
  - newborn(P28.3)

J98.0 **Diseases of bronchus, not elsewhere classified**
Broncholithiasis
Calcification } of bronchus
Stenosis } of bronchus
Ulcer } of bronchus
Tracheobronchial:
- collapse
- dyskinesia

J98.1 **Pulmonary collapse**
Atelectasis
Collapse of lung
Excludes: atelectasis(of):
- newborn(P28.0-P28.1)
- tuberculous(current disease)(A15-A16)

J98.2 **Interstitial emphysema**
Mediastinal emphysema
Excludes: emphysema:
- NOS(J43.9)
- in fetus and newborn(P25.0)
- surgical(subcutaneous)(T81.8)
- traumatic subcutaneous(T79.7)

J98.3 **Compensatory emphysema**

J98.4　肺的其他疾患

肺钙化
囊性肺病(后天性)
肺病 NOS
肺石病

J98.5　纵隔疾病,不可归类在他处者

纤维化、疝、退缩 } 纵隔
纵隔炎
不包括: 纵隔脓肿(J85.3)

J98.6　膈疾患

(横)膈炎
膈麻痹
膈松弛
不包括: 先天性膈畸形 NEC(Q79.1)
　膈疝(K44.-)
　· 先天性(Q79.0)

J98.8　其他特指的呼吸性疾患

J98.9　未特指的呼吸性疾患

呼吸道疾病(慢性)NOS

J99* 分类于他处的疾病引起的呼吸性疾患

J99.0* 类风湿性肺病(M05.1†)

J99.1* 其他弥漫性结缔组织疾患引起的呼吸性疾患

呼吸性疾患,由于:
· 皮肌炎(M33.0-M33.1†)
· 多肌炎(M33.2†)
· 干燥综合征[舍格伦](M35.0†)
· 系统性:
　· 红斑狼疮(M32.1†)
　· 硬化(M34.8†)
· 韦格纳肉芽肿病(M31.3†)

J99.8* 分类于他处的其他疾病引起的呼吸性疾患

呼吸性疾患,由于:
· 阿米巴病(A06.5†)
· 强直性脊柱炎(M45†)
· 冷球蛋白血症(D89.1†)
· 孢子丝菌病(B42.0†)
· 梅毒(A52.7†)

J98.4　Other disorders of lung

Calcification of lung
Cystic lung disease(acquired)
Lung disease NOS
Pulmolithiasis

J98.5　Diseases of mediastinum, not elsewhere classified

Fibrosis, Hernia, Retraction } of mediastinum
Mediastinitis
Excludes: abscess of mediastinum(J85.3)

J98.6　Disorders of diaphragm

Diaphragmatitis
Paralysis of diaphragm
Relaxation of diaphragm
Excludes: congenital malformation of diaphragm NEC (Q79.1)
　diaphragmatic hernia(K44.-)
　· congenital(Q79.0)

J98.8　Other specified respiratory disorders

J98.9　Respiratory disorder, unspecified

Respiratory disease(chronic) NOS

J99* Respiratory disorders in diseases classified elsewhere

J99.0* Rheumatoid lung disease(M05.1†)

J99.1* Respiratory disorders in other diffuse connective tissue disorders

Respiratory disorders in:
· dermatomyositis(M33.0-M33.1†)
· polymyositis(M33.2†)
· sicca syndrome [Sjögren](M35.0†)
· systemic:
　· lupus erythematosus(M32.1†)
　· sclerosis(M34.8†)
· Wegener's granulomatosis(M31.3†)

J99.8* Respiratory disorders in other diseases classified elsewhere

Respiratory disorders in:
· amoebiasis(A06.5†)
· ankylosing spondylitis(M45†)
· cryoglobulinaemia(D89.1†)
· sporotrichosis(B42.0†)
· syphilis(A52.7†)

第十一章 消化系统疾病 (K00-K93)

CHAPTER Ⅺ Diseases of the digestive system (K00-K93)

不包括： 起源于围生期的某些情况(P00-P96)
某些传染病和寄生虫病(A00-B99)
妊娠、分娩和产褥期的并发症(O00-O99)
先天性畸形、变形和染色体异常(Q00-Q99)
内分泌、营养和代谢疾病(E00-E90)
损伤、中毒和外因的某些其他后果(S00-T98)
肿瘤(C00-D48)
症状、体征和临床与实验室异常所见，不可归类在他处者(R00-R99)

Excludes: certain conditions originating in the perinatal period (P00-P96)
certain infectious and parasitic diseases(A00-B99)
complications of pregnancy, childbirth and the puerperium(O00-O99)
congenital malformations, deformations and chromosomal abnormalities(Q00-Q99)
endocrine, nutritional and metabolic diseases (E00-E90)
injury, poisoning and certain other consequences of external causes(S00-T98)
neoplasms(C00-D48)
symptoms, signs and abnormal clinical and laboratory findings, not elsewhere classified(R00-R99)

本章包括下列各节：

K00-K14	口腔、涎腺和颌疾病
K20-K31	食管、胃和十二指肠疾病
K35-K38	阑尾疾病
K40-K46	疝
K50-K52	非感染性小肠炎和结肠炎
K55-K63	肠的其他疾病
K65-K67	腹膜疾病
K70-K77	肝疾病
K80-K87	胆囊、胆道和胰腺疾患
K90-K93	消化系统的其他疾病

This chapter contains the following blocks:

K00-K14	Diseases of oral cavity, salivary glands and jaws
K20-K31	Diseases of oesophagus, stomach and duodenum
K35-K38	Diseases of appendix
K40-K46	Hernia
K50-K52	Noninfective enteritis and colitis
K55-K63	Other diseases of intestines
K65-K67	Diseases of peritoneum
K70-K77	Diseases of liver
K80-K87	Disorders of gallbladder, biliary tract and pancreas
K90-K93	Other diseases of the digestive system

本章提供的星号类目如下：

K23*	分类于他处的疾病引起的食管疾患
K67*	分类于他处的传染病引起的腹膜疾患
K77*	分类于他处的疾病引起的肝疾患
K87*	分类于他处的疾病引起的胆囊、胆道和胰腺疾患
K93*	分类于他处的疾病引起的其他消化器官疾患

Asterisk categories for this chapter are provided as follows:

K23*	Disorders of oesophagus in diseases classified elsewhere
K67*	Disorders of peritoneum in infectious diseases classified elsewhere
K77*	Liver disorders in diseases classified elsewhere
K87*	Disorders of gallbladder, biliary tract and pancreas in diseases classified elsewhere
K93*	Disorders of other digestive organs in diseases classified elsewhere

口腔、涎腺和颌疾病(K00-K14)

Diseases of oral cavity, salivary glands and jaws (K00-K14)

K00 牙发育和出牙疾患

K00 Disorders of tooth development and eruption

不包括：埋伏牙和阻生牙(K01.-)

Excludes: embedded and impacted teeth(K01.-)

K00.0 无牙症
牙发育不全
少牙畸形

K00.0 Anodontia
Hypodontia
Oligodontia

K00.1 额外牙[多生牙]
远中磨牙
第四磨牙
正中额外牙
磨牙旁额外牙
额外牙

K00.1 Supernumerary teeth
Distomolar
Fourth molar
Mesiodens
Paramolar
Supplementary teeth

K00.2 牙齿大小和形状异常
结合 } 牙
融合 } 牙
双生 } 牙
牙：
· 前突
· 牙中的
· 内陷
釉珠
巨牙症
小牙症
钉状[圆锥形]牙
长冠牙
磨牙旁额外牙结节
不包括：卡拉贝利结节，被认为是一种正常变异，不必编码

K00.2 Abnormalities of size and form of teeth
Concrescence } of teeth
Fusion } of teeth
Gemination } of teeth
Dens:
· evaginatus
· in dente
· invaginatus
Enamel pearls
Macrodontia
Microdontia
Peg-shaped [conical] teeth
Taurodontism
Tuberculum paramolare
Excludes: tuberculum Carabelli, which s regarded as a normal variation and should not be coded

K00.3 斑釉牙
氟牙症
斑釉
无氟釉质不透明
不包括：牙齿沉积物[增积物](K03.6)

K00.3 Mottled teeth
Dental fluorosis
Mottling of enamel
Nonfluoride enamel opacities
Excludes: deposits [accretions] on teeth(K03.6)

K00.4 牙形成障碍
牙骨质不发育和发育不全
弯曲牙
釉质发育不全(新生儿)(生后)(生前)
局部牙发育不全
特纳牙
不包括：先天性梅毒引起的哈钦森牙和桑葚状磨牙(A50.5)
斑釉牙(K00.3)

K00.4 Disturbances in tooth formation
Aplasia and hypoplasia of cementum
Dilaceration of tooth
Enamel hypoplasia(neonatal)(postnatal)(prenatal)
Regional odontodysplasia
Turner's tooth
Excludes: Hutchinson's teeth and mulberry molars in congenital syphilis(A50.5)
mottled teeth(K00.3)

K00.5 遗传性牙结构紊乱，不可归类在他处者

釉质发生、牙本质发生、牙发生不全

牙本质发育异常

壳状牙

K00.6 牙萌出障碍

乳牙早发

胎生、新生牙

过早：

· 出牙

· 初齿[乳牙]脱落

保留[滞留]初齿

K00.7 出牙综合征

K00.8 牙发育的其他疾患

牙形成期间颜色改变

牙内源性染色 NOS

K00.9 未特指的牙发育疾患

牙发生疾患 NOS

K01 埋伏牙和阻生牙

不包括： 埋伏牙和阻生牙伴有该牙或邻近牙的位置异常（K07.3）

K01.0 埋伏牙

埋伏牙是未能萌出的牙齿，不伴有被另一牙梗阻。

K01.1 阻生牙

阻生牙是因为被另一牙梗阻而不能萌出的牙齿。

K02 龋（牙）

K02.0 牙釉质龋

牙白斑损害[初始龋（牙）]

K02.1 牙本质龋

K02.2 牙骨质龋

K02.3 静止龋

K02.4 牙折断

婴儿黑牙症

黑牙折断

K02.8 其他的龋（牙）

K02.9 未特指的龋（牙）

K03 牙齿硬组织的其他疾病

不包括： 夜磨牙症（F45.8）

龋（牙）（K02.-）

磨牙 NOS（F45.8）

K03.0 牙过度磨耗

磨损：

· 邻面、殆面牙齿的

K00.5 Hereditary disturbances in tooth structure, not elsewhere classified

Amelogenesis, Dentinogenesis, Odontogenesis imperfecta

Dentinal dysplasia

Shell teeth

K00.6 Disturbances in tooth eruption

Dentia praecox

Natal, Neonatal tooth

Premature:

· eruption of tooth

· shedding of primary [deciduous] tooth

Retained [persistent] primary tooth

K00.7 Teething syndrome

K00.8 Other disorders of tooth development

Colour changes during tooth formation

Intrinsic staining of teeth NOS

K00.9 Disorder of tooth development, unspecified

Disorder of odontogenesis NOS

K01 Embedded and impacted teeth

Excludes: embedded and impacted teeth with abnormal position of such teeth or adjacent teeth (K07.3)

K01.0 Embedded teeth

An embedded tooth is a tooth that has failed to erupt without obstruction by another tooth.

K01.1 Impacted teeth

An impacted tooth is a tooth that has failed to erupt because of obstruction by another tooth.

K02 Dental caries

K02.0 Caries limited to enamel

White spot lesions [initial caries]

K02.1 Caries of dentine

K02.2 Caries of cementum

K02.3 Arrested dental caries

K02.4 Odontoclasia

infantile melanodontia

Melanodontoclasia

K02.8 Other dental caries

K02.9 Dental caries, unspecified

K03 Other diseases of hard tissues of teeth

Excludes: bruxism (F45.8)

dental caries (K02.-)

teeth-grinding NOS (F45.8)

K03.0 Excessive attrition of teeth

Wear:

· approximal, occlusal of teeth

K03.1 牙磨损

磨损：
- 净齿剂
- 习惯性
- 职业性
- 宗教仪式的
- 传统性

} 牙齿的

楔状缺损 NOS

K03.2 牙腐蚀

牙腐蚀：
- NOS
- 由于：
  - 饮食
  - 药物和药剂
  - 持续性呕吐
- 特发性
- 职业性

K03.3 牙病理性吸收

牙髓内肉芽肿

牙吸收(外部)

K03.4 牙骨质增生

牙骨质增生

K03.5 牙骨粘连

K03.6 牙齿沉积物[增积物]

牙石：
- 龈下
- 龈上

牙沉积物[增积物]：
- 槟榔
- 黑色
- 绿色
- 白垢
- 橙色
- 烟草

牙染色：
- NOS
- 外部的 NOS

K03.7 牙硬组织萌出后颜色改变

不包括：牙沉积物[增积物](K03.6)

K03.8 其他特指的牙硬组织疾病

辐照性牙釉质

过敏牙质

如系放射线引起者，需要时，使用附加外因编码(第二十章)标明放射线。

K03.9 未特指的牙硬组织疾病

K03.1 Abrasion of teeth

Abrasion:
- dentifrice
- habitual
- occupational
- ritual
- traditional

} of teeth

Wedge defect NOS

K03.2 Erosion of teeth

Erosion of teeth:
- NOS
- due to:
  - diet
  - drugs and medicaments
  - persistent vomiting
- idiopathic
- occupational

K03.3 Pathological resorption of teeth

Internal granuloma of pulp

Resorption of teeth (external)

K03.4 Hypercementosis

Cementation hyperplasia

K03.5 Ankylosis of teeth

K03.6 Deposits [accretions] on teeth

Dental calculus:
- subgingival
- supragingival

Deposits [accretions] on teeth:
- betel
- black
- green
- materia alba
- orange
- tobacco

Staining of teeth:
- NOS
- extrinsic NOS

K03.7 Posteruptive colour changes of dental hard tissues

Excludes: deposits [accretions] on teeth (K03.6)

K03.8 Other specified diseases of hard tissues of teeth

Irradiated enamel

Sensitive dentine

Use additional external cause code (Chapter XX), if desired, to identify radiation, if radiation-induced.

K03.9 Disease of hard tissues of teeth, unspecified

K04 牙髓和根尖周组织疾病

K04.0 牙髓炎
牙髓的：
· 脓肿
· 息肉
牙髓炎：
· 急性
· 慢性(增生性)(溃疡性)
· 化脓性

K04.1 牙髓坏死
牙髓坏疽

K04.2 牙髓变性
髓石
牙髓的：
· 钙化
· 石

K04.3 牙髓异常硬组织形成
继发性或不规则牙本质病

K04.4 急性牙髓源性根尖牙周炎
急性根尖牙周炎 NOS

K04.5 慢性根尖牙周炎
根尖或根尖周肉芽肿
根尖牙周炎 NOS

K04.6 根尖周脓肿伴有窦道
牙 } 脓肿伴有窦道
牙槽 }

K04.7 根尖周脓肿不伴有窦道
牙 } 脓肿 NOS
牙槽 }
根尖周 }

K04.8 牙根囊肿
囊肿：
· 根尖的(牙周的)
· 根尖周
· 残余牙根
不包括： 根侧牙周囊肿(K09.0)

K04.9 牙髓和根尖周组织其他和未特指的疾病

K05 龈炎和牙周疾病

K05.0 急性龈炎
不包括： 急性坏死溃疡性龈炎(A69.1)
疱疹病毒性[单纯疱疹]龈口炎(B00.2)

K05.1 慢性龈炎
龈炎(慢性)：
· NOS
· 脱屑性
· 增生性
· 单纯边缘性
· 溃疡性

K04 Diseases of pulp and periapical tissues

K04.0 Pulpitis
Pulpal：
· abscess
· polyp
Pulpitis：
· acute
· chronic(hyperplastic)(ulcerative)
· suppurative

K04.1 Necrosis of pulp
Pulpal gangrene

K04.2 Pulp degeneration
Denticles
Pulpal：
· calcifications
· stones

K04.3 Abnormal hard tissue formation in pulp
Secondary or irregular dentine

K04.4 Acute apical periodontitis of pulpal origin
Acute apical periodontitis NOS

K04.5 Chronic apical periodontitis
Apical or periapical granuloma
Apical periodontitis NOS

K04.6 Periapical abscess with sinus
Dental } abscess with sinus
Dentoalveolar }

K04.7 Periapical abscess without sinus
Dental } abscess NOS
Dentoalveolar }
Periapical }

K04.8 Radicular cyst
Cyst：
· apical(periodontal)
· periapical
· residual radicular
Excludes： lateral periodontal cyst(K09.0)

K04.9 Other and unspecified diseases of pulp and periapical tissues

K05 Gingivitis and periodontal diseases

K05.0 Acute gingivitis
Excludes： acute necrotizing ulcerative gingivitis (A69.1)
herpesviral [herpes simplex] gingivostomatitis(B00.2)

K05.1 Chronic gingivitis
Gingivitis(chronic)：
· NOS
· desquamative
· hyperplastic
· simple marginal
· ulcerative

K05.2 急性牙周炎

急性牙周炎

牙周脓肿

不包括：急性根尖牙周炎(K04.4)

根尖周脓肿(K04.7)

· 伴有窦道(K04.6)

K05.3 慢性牙周炎

慢性牙周炎

牙周炎：

· NOS

· 复合性

· 单纯性

K05.4 牙周变性

幼年牙周变性

K05.5 其他的牙周疾病

K05.6 未特指的牙周病

K06 牙龈和无牙牙槽嵴的其他疾患

不包括：无牙牙槽嵴萎缩(K08.2)

龈炎：

· NOS(K05.1)

· 急性(K05.0)

· 慢性(K05.1)

K06.0 牙龈退缩

牙龈退缩(广泛性)(局限性)

(感染后)(手术后)

K06.1 牙龈增厚

牙龈纤维瘤病

K06.2 与创伤有关的牙龈和无牙牙槽嵴损害

无牙牙槽嵴刺激性增生[义齿增生]

需要时，使用附加外因编码(第二十章)标明原因。

K06.8 牙龈和无牙牙槽嵴其他特指的疾患

纤维性(牙)龈瘤

松弛嵴(牙槽)

巨细胞性牙龈瘤

(牙)周巨细胞肉芽肿

牙龈化脓性肉芽肿

K06.9 牙龈和无牙牙槽嵴未特指的疾患

K05.2 Acute periodontitis

Acute pericoronitis

Parodontal abscess/Periodontal abscess

Excludes: acute apical periodontitis(K04.4)

periapical abscess(K04.7)

· with sinus(K04.6)

K05.3 Chronic periodontitis

Chronic pericoronitis

Periodontitis:

· NOS

· complex

· simplex

K05.4 Periodontosis

Juvenile periodontosis

K05.5 Other periodontal diseases

K05.6 Periodontal disease, unspecified

K06 Other disorders of gingiva and edentulous alveolar ridge

Excludes: atrophy of edentulous alveolar ridge(K08.2)

gingivitis:

· NOS(K05.1)

· acute(K05.0)

· chronic(K05.1)

K06.0 Gingival recession

Gingival recession(generalized)(localized)

(postinfective)(postoperative)

K06.1 Gingival enlargement

Gingival fibromatosis

K06.2 Gingival and edentulous alveolar ridge lesions associated with trauma

Irritative hyperplasia of edentulous ridge [denture hyperplasia]

Use additional external cause code (Chapter XX), if desired, to identify cause.

K06.8 Other specified disorders of gingiva and edentulous alveolar ridge

Fibrous epulis

Flabby ridge

Giant cell epulis

Peripheral giant cell granuloma

Pyogenic granuloma of gingiva

K06.9 Disorder of gingiva and edentulous alveolar ridge, unspecified

K07 牙面畸形[包括错殆]

不包括： 半侧颜面萎缩或肥大(Q67.4)
单侧髁增生或发育不全(K10.8)

K07.0 颌大小的主要畸形
增生、发育不全：
· 下颌
· 上颌
巨颌(下颌)(上颌)
小颌(下颌)(上颌)
不包括： 肢端肥大症(E22.0)
罗宾综合征(Q87.0)

K07.1 颌-颅底关系异常
颌不对称
下颌前突[凸颌畸形](下颌)(上颌)
颌后缩(下颌)(上颌)

K07.2 牙弓关系异常
反殆(前牙)(后牙)
远中殆
近中殆
牙弓中线偏离
开殆(前牙)(后牙)
覆殆(过度)：
· 深的
· 水平的
· 垂直的
覆盖
下颌牙后舌

K07.3 牙位置异常
拥挤、间隙、移位、旋转、间隙异常、转位 } 牙的
阻生牙或埋伏牙伴有该牙或邻近牙的位置异常
不包括： 埋伏牙和阻生牙位置无异常(K01.-)

K07.4 未特指的错殆

K07.5 牙面功能异常
异常颌闭合
错殆，由于：
· 异常吞咽
· 口呼吸
· 舔舌、咬唇或吮指习惯
不包括： 夜磨牙症(F45.8)
磨牙 NOS(F45.8)

K07 Dentofacial anomalies [including malocclusion]

Excludes: hemifacial atrophy or hypertrophy(Q67.4)
unilateral condylar hyperplasia or hypoplasia(K10.8)

K07.0 Major anomalies of jaw size
Hyperplasia, hypoplasia:
· mandibular
· maxillary
Macrognathism(mandibular)(maxillary)
Micrognathism(mandibular)(maxillary)
Excludes: acromegaly(E22.0)
Robin's syndrome(Q87.0)

K07.1 Anomalies of jaw-cranial base relationship
Asymmetry of jaw
Prognathism(mandibular)(maxillary)
Retrognathism(mandibular)(maxillary)

K07.2 Anomalies of dental arch relationship
Crossbite(anterior)(posterior)
Disto-occlusion
Mesio-occlusion
Midline deviation of dental arch
Openbite(anterior)(posterior)
Overbite(excessive):
· deep
· horizontal
· vertical
Overjet
Posterior lingual occlusion of mandibular teeth

K07.3 Anomalies of tooth position
Crowding, Diastema, Displacement, Rotation, Spacing, abnormal, Transposition } of tooth or teeth
Impacted or embedded teeth with abnormal position of such teeth or adjacent teeth
Excludes: embedded and impacted teeth without abnormal position(K01.-)

K07.4 Malocclusion, unspecified

K07.5 Dentofacial functional abnormalities
Abnormal jaw closure
Malocclusion due to:
· abnormal swallowing
· mouth breathing
· tongue, lip or finger habits
Excludes: bruxism(F45.8)
teeth-grinding NOS(F45.8)

K07.6 颞下颌关节疾患
科斯滕复征或综合征
颞下颌关节紊乱
弹响颌
颞下颌关节-疼痛-功能紊乱综合征

不包括：近期颞下颌关节：
· 脱位(S03.0)
· 劳损(S03.4)

K07.8 其他的牙面畸形

K07.9 未特指的牙面畸形

K08 牙齿及支持结构的其他疾患

K08.0 全身性疾病引起的牙脱落

K08.1 意外事故、拔除或局部牙周病引起的牙缺失

K08.2 无牙牙槽嵴萎缩

K08.3 牙根滞留

K08.8 其他特指的牙及支持结构疾患
牙槽嵴肥大 NOS
牙槽突不齐
牙痛 NOS

K08.9 未特指的牙及支持结构疾患

K09 口区囊肿，不可归类在他处者

包　括：同时显示有动脉瘤性囊肿和另一种纤维骨性损害的组织学特征的损害

不包括：牙根囊肿(K04.8)

K09.0 发育性牙源性囊肿
囊肿：
· 含牙的
· 出牙
· 滤泡性
· 牙龈的
· 根侧牙周
· 原基性
角化囊肿

K09.1 口区发育性(非牙源性)囊肿
囊肿：
· 球颌突
· 切牙管
· 正中腭
· 鼻腭
· 腭乳头

K07.6 Temporomandibular joint disorders
Costen's complex or syndrome
Derangement of temporomandibular joint
Snapping jaw
Temporomandibular joint-pain-dysfunction syndrome

Excludes: current temporomandibular joint:
· dislocation(S03.0)
· strain(S03.4)

K07.8 Other dentofacial anomalies

K07.9 Dentofacial anomaly, unspecified

K08 Other disorders of teeth and supporting structures

K08.0 Exfoliation of teeth due to systemic causes

K08.1 Loss of teeth due to accident, extraction or local periodontal disease

K08.2 Atrophy of edentulous alveolar ridge

K08.3 Retained dental root

K08.8 Other specified disorders of teeth and supporting structures
Enlargement of alveolar ridge NOS
Irregular alveolar process
Toothache NOS

K08.9 Disorder of teeth and supporting structures, unspecified

K09 Cysts of oral region, not elsewhere classified

Includes: lesions showing histological features both of aneurysmal cyst and of another fibro-osseous lesion

Excludes: radicular cyst(K04.8)

K09.0 Developmental odontogenic cysts
Cyst:
· dentigerous
· eruption
· follicular
· gingival
· lateral periodontal
· primordial
Keratocyst

K09.1 Developmental (nonodontogenic) cysts of oral region
Cyst(of):
· globulomaxillary
· incisive canal
· median palatal
· nasopalatine
· palatine papilla

K09.2　颌的其他囊肿
颌的囊肿：
· NOS
· 动脉瘤的
· 出血性的
· 创伤性的
不包括： 颌的潜伏性骨囊肿(K10.0)
斯塔夫尼囊肿(K10.0)

K09.8　其他口区囊肿，不可归类在他处者
皮样囊肿 ⎫
上皮样囊肿 ⎬ 口腔
淋巴上皮囊肿 ⎭
爱泼斯坦小结
鼻牙槽囊肿
鼻唇囊肿

K09.9　未特指的口区囊肿

K10　颌的其他疾病

K10.0　颌的发育性疾患
颌的潜伏性骨囊肿
斯塔夫尼囊肿
隆凸：
· 下颌的
· 腭的

K10.1　中心性巨细胞肉芽肿
巨细胞肉芽肿 NOS
不包括：(牙)周巨细胞肉芽肿(K06.8)

K10.2　颌的炎性情况
骨炎 ⎫
骨髓炎(新生儿) ⎬ 颌的(急性)(慢性)(化脓性)
骨放射性坏死 ⎭
骨膜炎
颌骨死骨片
如系放射线诱发者，需要时，使用附加外因编码(第二十章)标明放射线。

K10.3　颌的牙槽炎
牙槽骨炎
干槽症

K10.8　其他特指的颌的疾病
家族性巨颌症
外生骨疣 ⎫
纤维性结构不良 ⎬ 颌的
单侧髁：
· 增生
· 发育不全

K10.9　未特指的颌的疾病

K09.2　Other cysts of jaw
Cyst of jaw：
· NOS
· aneurysmal
· haemorrhagic
· traumatic
Excludes： latent bone cyst of jaw(K10.0)
Stafne's cyst(K10.0)

K09.8　Other cysts of oral region, not elsewhere classified
Dermoid cyst ⎫
Epidermoid cyst ⎬ of mouth
Lymphoepithelial cyst ⎭
Epstein's pearl
Nasoalveolar cyst
Nasolabial cyst

K09.9　Cyst of oral region, unspecified

K10　Other diseases of jaws

K10.0　Developmental disorders of jaws
Latent bone cyst of jaw
Stafne's cyst
Torus：
· mandibularis
· palatinus

K10.1　Giant cell granuloma, central
Giant cell granuloma NOS
Excludes： peripheral giant cell granuloma(K06.8)

K10.2　Inflammatory conditions of jaws
Osteitis ⎫
Osteomyelitis(neonatal) ⎬ of jaw(acute)(chronic)(suppurative)
Osteoradionecrosis ⎭
Periostitis
Sequestrum of jaw bone
Use additional external cause code (Chapter XX), if desired, to identify radiation, if radiation-induced.

K10.3　Alveolitis of jaws
Alveolar osteitis
Dry socket

K10.8　Other specified diseases of jaws
Cherubism
Exostosis ⎫
Fibrous dysplasia ⎬ of jaw
Unilateral condylar：
· hyperplasia
· hypoplasia

K10.9　Disease of jaws, unspecified

K11 涎腺疾病

K11.0 涎腺萎缩
K11.1 涎腺增生
K11.2 涎腺炎
不包括：流行性腮腺炎(B26.-)
眼色素层腮腺炎[黑福特](D86.8)
K11.3 涎腺脓肿
K11.4 涎腺瘘
不包括：涎腺的先天性瘘(Q38.4)
K11.5 涎石病
结石 } 涎腺或导管的
石 }
K11.6 涎腺粘液囊肿
粘液的：
· 外渗性囊肿 } 涎腺的
· 潴留囊肿 }
舌下囊肿
K11.7 唾液分泌障碍
分泌减少
多涎
口干燥症
不包括：口干 NOS(R68.2)
K11.8 涎腺的其他疾病
涎腺良性淋巴上皮损害
米库利奇病
坏死性涎腺化生
涎管扩张
狭窄 } 涎管的
缩窄 }
不包括：干燥综合征[舍格伦](M35.0)
K11.9 涎腺未特指的疾病
涎腺病 NOS

K12 口炎和有关损害

不包括：走马疳(A69.0)
唇炎(K13.0)
坏疽性口炎(A69.0)
疱疹病毒性[单纯疱疹]龈口炎(B00.2)
坏疽性口炎(A69.0)
K12.0 复发性口腔阿弗他溃疡
阿弗他口炎(重型)(轻型)
贝德纳尔阿弗他溃疡
复发性坏死性粘膜腺周炎
复发性阿弗他溃疡
疱疹样口炎
K12.1 其他形式的口炎
口炎：
· NOS
· 义齿性
· 溃疡性
· 小泡性

K11 Diseases of salivary glands

K11.0 Atrophy of salivary gland
K11.1 Hypertrophy of salivary gland
K11.2 Sialoadenitis
Excludes: epidemic parotitis(B26.-)
uveoparotid fever[Heerfordt](D86.8)
K11.3 Abscess of salivary gland
K11.4 Fistula of salivary gland
Excludes: congenital fistula of salivary gland(Q38.4)
K11.5 Sialolithiasis
Calculus } of salivary gland or duct
Stone }
K11.6 Mucocele of salivary gland
Mucous:
· extravasation cyst } of salivary gland
· retention cyst }
Ranula
K11.7 Disturbances of salivary secretion
Hypoptyalism
Ptyalism
Xerostomia
Excludes: dry mouth NOS(R68.2)
K11.8 Other diseases of salivary glands
Benign lymphoepithelial lesion of salivary gland
Mikulicz' disease
Necrotizing sialometaplasia
Sialectasia
Stenosis } of salivary duct
Stricture }
Excludes: sicca syndrome[Sjogren](M35.0)
K11.9 Disease of salivary gland, unspecified
Sialoadenopathy NOS

K12 Stomatitis and related lesions

Excludes: cancrum oris(A69.0)
cheilitis(K13.0)
gangrenous stomatitis(A69.0)
herpesviral [herpes simplex] gingivostomatitis(B00.2)
noma(A69.0)
K12.0 Recurrent oral aphthae
Aphthous stomatitis(major)(minor)
Bednar's aphthae
Periadenitis mucosa necrotica recurrens
Recurrent aphthous ulcer
Stomatitis herpetiformis
K12.1 Other forms of stomatitis
Stomatitis:
· NOS
· denture
· ulcerative
· vesicular

K12.2　口蜂窝织炎和脓肿

口蜂窝织炎(口底)
下颌下脓肿
不包括：脓肿：
- ·根尖周(K04.6-K04.7)
- ·牙周(K05.2)
- ·扁桃体周(J36)
- ·涎腺(K11.3)
- ·舌(K14.0)

K13　唇及口腔粘膜的其他疾病

包　括：舌上皮障碍
不包括：牙龈和无牙牙槽嵴的某些疾患(K05-K06)
口区囊肿(K09.-)
舌疾病(K14.-)
口炎和有关损害(K12.-)

K13.0　唇疾病

唇炎：
- ·NOS
- ·口角
- ·表皮脱落性
- ·腺性

唇痛
唇干裂
传染性口角炎 NEC
不包括：核黄素缺乏病(E53.0)
与辐射有关的疾患引起的唇炎(L55-L59)
传染性口角炎，由于：
- ·念珠菌病(B37.8)
- ·核黄素缺乏(E53.0)

K13.1　颊和唇咬伤

K13.2　口腔上皮(包括舌)白斑和其他障碍

红斑、白色水肿 } 口腔上皮(包括舌)
腭烟碱性白斑病
吸烟者腭
不包括：毛状白斑(K13.3)

K13.3　毛状白斑

K13.4　口腔粘膜肉芽肿和类肉芽肿损害

嗜酸细胞性肉芽肿、化脓性肉芽肿、疣状黄瘤 } 口腔粘膜的

K13.5　口腔粘膜下纤维化

舌粘膜下纤维化

K13.6　口腔粘膜刺激性增生

不包括：无牙牙槽嵴的刺激性增生[义齿增生](K06.2)

K13.7　口腔粘膜其他和未特指的损害

局灶性口腔粘蛋白沉积症

K12.2　Cellulitis and abscess of mouth

Cellulitis of mouth(floor)
Submandibular abscess
Excludes: abscess(of):
- · periapical(K04.6-K04.7)
- · periodontal(K05.2)
- · peritonsillar(J36)
- · salivary gland(K11.3)
- · tongue(K14.0)

K13　Other diseases of lip and oral mucosa

Includes: epithelial disturbances of tongue
Excludes: certain disorders of gingiva and edentulous alveolar ridge(K05-K06)
cysts of oral region(K09.-)
diseases of tongue(K14.-)
stomatitis and related lesions(K12.-)

K13.0　Diseases of lips

Cheilitis:
- · NOS
- · angular
- · exfoliative
- · glandular

Cheilodynia
Cheilosis
Perlèche NEC
Excludes: ariboflavinosis(E53.0)
cheilitis due to radiation-related disorders (L55-L59)
perlèche due to:
- · candidiasis(B37.8)
- · riboflavin deficiency(E53.0)

K13.1　Cheek and lip biting

K13.2　Leukoplakia and other disturbances of oral epithelium, including tongue

Erythroplakia, Leukoedema } of oral epithelium, including tongue
Leukokeratosis nicotina palati
Smoker's palate
Excludes: hairy leukoplakia(K13.3)

K13.3　Hairy leukoplakia

K13.4　Granuloma and granuloma-like lesions of oral mucosa

Eosinophilic granuloma, Granuloma pyogenicum, Verrucous xanthoma } of oral mucosa

K13.5　Oral submucous fibrosis

Submucous fibrosis of tongue

K13.6　Irritative hyperplasia of oral mucosa

Excludes: irritative hyperplasia of edentulous ridge [denture hyperplasia](K06.2)

K13.7　Other and unspecified lesions of oral mucosa

Focal oral mucinosis

K14 **舌疾病**

不包括：
- 红斑 } 舌的(K13.2)
- 局灶性上皮增生 } 舌的(K13.2)
- 白色水肿 } 舌的(K13.2)
- 白斑 } 舌的(K13.2)
- 毛状白斑(K13.3)
- 巨舌症(先天性)(Q38.2)
- 舌粘膜下纤维化(K13.5)

K14.0 **舌炎**

脓肿 } 舌的
溃疡(创伤性) } 舌的

不包括：萎缩性舌炎(K14.4)

K14.1 **地图样舌**

良性游走性舌炎
局限性剥脱性舌炎

K14.2 **正中菱形舌炎**

K14.3 **舌乳头肥大**

黑毛舌
舌苔
叶状乳头肥大
黑质绒毛舌

K14.4 **舌乳头萎缩**

萎缩性舌炎

K14.5 **裂沟舌**

裂纹 } 舌
沟状 } 舌
裂缝 } 舌

不包括：先天性裂纹舌(Q38.3)

K14.6 **舌痛**

舌灼痛
舌痛

K14.8 **舌其他的疾病**

萎缩 } 舌(的)
牙痕 } 舌(的)
增大 } 舌(的)
肥大 } 舌(的)

K14.9 **舌未特指的疾病**

舌病 NOS

K14 **Diseases of tongue**

Excludes:
- erythroplakia } of tongue(K13.2)
- focal epithelial hyperplasia } of tongue(K13.2)
- leukoedema } of tongue(K13.2)
- leukoplakia } of tongue(K13.2)
- hairy leukoplakia(K13.3)
- macroglossia(congenital)(Q38.2)
- submucous fibrosis of tongue(K13.5)

K14.0 **Glossitis**

Abscess } of tongue
Ulceration(traumatic) } of tongue

Excludes: atrophic glossitis(K14.4)

K14.1 **Geographic tongue**

Benign migratory glossitis
Glossitis areata exfoliativa

K14.2 **Median rhomboid glossitis**

K14.3 **Hypertrophy of tongue papillae**

Black hairy tongue
Coated tongue
Hypertrophy of foliate papillae
Lingua villosa nigra

K14.4 **Atrophy of tongue papillae**

Atrophic glossitis

K14.5 **Plicated tongue**

Fissured } tongue
Furrowed } tongue
Scrotal } tongue

Excludes: fissured tongue, congenital(Q38.3)

K14.6 **Glossodynia**

Glossopyrosis
Painful tongue

K14.8 **Other diseases of tongue**

Atrophy } (of) tongue
Crenated } (of) tongue
Enlargement } (of) tongue
Hypertrophy } (of) tongue

K14.9 **Disease of tongue, unspecified**

Glossopathy NOS

食管、胃和十二指肠疾病（K20-K31）

不包括：食管裂孔疝（K44.-）

K20　食管炎
食管脓肿
食管炎：
· NOS
· 化学性
· 消化性
需要时，使用附加外因编码（第二十章）标明原因。
不包括： 食管糜烂（K22.1）
反流性食管炎（K21.0）
伴有胃-食管反流性疾病（K21.0）

K21　胃-食管反流性疾病
K21.0　胃-食管反流性疾病伴有食管炎
反流性食管炎
K21.9　胃-食管反流性疾病不伴有食管炎
食管反流 NOS

K22　食管的其他疾病
不包括： 食管静脉曲张（I85.-）
K22.0　贲门弛缓不能
弛缓不能 NOS
贲门痉挛
不包括： 先天性贲门痉挛（Q39.5）
K22.1　食管溃疡
食管糜烂
溃疡性食管炎
食管溃疡：
· NOS
· 由于摄入：
  · 化学制品
  · 药物和药剂
· 真菌性
· 消化性
需要时，使用附加外因编码（第二十章）标明原因。
K22.2　食管梗阻
压迫、收缩、狭窄、缩窄 } 食管的
不包括： 先天性食管狭窄或缩窄（Q39.3）

Diseases of oesophagus, stomach and duodenum (K20-K31)

Excludes: hiatus hernia (K44.-)

K20　Oesophagitis
Abscess of oesophagus
Oesophagitis:
· NOS
· chemical
· peptic
Use additional external cause code (Chapter XX), if desired, to identify cause.
Excludes: erosion of oesophagus (K22.1)
reflux oesophagitis (K21.0)
with gastro-oesophageal reflux disease (K21.0)

K21　Gastro-oesophageal reflux disease
K21.0　Gastro-oesophageal reflux disease with oesophagitis
Reflux oesophagitis
K21.9　Gastro-oesophageal reflux disease without oesophagitis
Oesophageal reflux NOS

K22　Other diseases of oesophagus
Excludes: oesophageal varices (I85.-)
K22.0　Achalasia of cardia
Achalasia NOS
Cardiospasm
Excludes: congenital cardiospasm (Q39.5)
K22.1　Ulcer of oesophagus
Erosion of oesophagus
Ulcerative oesophagitis
Ulcer of oesophagus:
· NOS
· due to ingestion of:
  · chemicals
  · drugs and medicaments
· fungal
· peptic
Use additional external cause code (Chapter XX), if desired, to identify cause.
K22.2　Oesophageal obstruction
Compression, Constriction, Stenosis, Stricture } of oesophagus
Excludes: congenital stenosis or stricture of oesophagus (Q39.3)

K22.3 食管穿孔
食管破裂
不包括：（胸部）食管创伤性穿孔（S27.8）

K22.3 Perforation of oesophagus
Rupture of oesophagus
Excludes: traumatic perforation of (thoracic) oesophagus (S27.8)

K22.4 食管运动障碍
螺旋状食管
弥漫性食管痉挛
食管痉挛
不包括：贲门痉挛（K22.0）

K22.4 Dyskinesia of oesophagus
Corkscrew oesophagus
Diffuse oesophageal spasm
Spasm of oesophagus
Excludes: cardiospasm (K22.0)

K22.5 后天性食管憩室
食管憩室，后天性
不包括：（先天性）食管憩室（Q39.6）

K22.5 Diverticulum of oesophagus, acquired
Oesophageal pouch, acquired
Excludes: diverticulum of oesophagus (congenital) (Q39.6)

K22.6 胃-食管撕裂-出血综合征
马洛里-韦斯综合征

K22.6 Gastro-oesophageal laceration-haemorrhage syndrome
Mallory-Weiss syndrome

K22.7 巴雷特食管
巴雷特：
· 病
· 综合征
不包括：巴雷特溃疡（K22.1）

K22.7 Barrett's esophagus
Barrett's:
· disease
· syndrome
Excludes: Barrett's ulcer (K22.1)

K22.8 食管其他特指的疾病
食管出血 NOS

K22.8 Other specified diseases of oesophagus
Haemorrhage of oesophagus NOS

K22.9 食管未特指的疾病

K22.9 Disease of oesophagus, unspecified

K23* 分类于他处的疾病引起的食管疾患

K23* Disorders of oesophagus in diseases classified elsewhere

K23.0* 结核性食管炎（A18.8†）

K23.0* Tuberculous oesophagitis (A18.8†)

K23.1* 查加斯病引起的巨食管症（B57.3†）

K23.1* Megaoesophagus in Chagas' disease (B57.3†)

K23.8* 分类于他处的其他疾病引起的食管疾患

K23.8* Disorders of oesophagus in other diseases classified elsewhere

下列第四位数亚目可用于 K25-K28 类目：

.0 急性，伴有出血
.1 急性，伴有穿孔
.2 急性，伴有出血和穿孔
.3 急性，不伴有出血或穿孔
.4 慢性或未特指的，伴有出血
.5 慢性或未特指的，伴有穿孔
.6 慢性或未特指的，伴有出血和穿孔
.7 慢性，不伴有出血或穿孔
.9 未特指为急性或慢性，不伴有出血或穿孔

The following fourth-character subdivisions are for use with categories K25-K28:

.0 **Acute with haemorrhage**
.1 **Acute with perforation**
.2 **Acute with both haemorrhage and perforation**
.3 **Acute without haemorrhage or perforation**
.4 **Chronic or unspecified with haemorrhage**
.5 **Chronic or unspecified with perforation**
.6 **Chronic or unspecified with both haemorrhage and perforation**
.7 **Chronic without haemorrhage or perforation**
.9 **Unspecified as acute or chronic, without haemorrhage or perforation**

K25 胃溃疡
[亚目见 K25 的前面]
包 括：胃(急性)糜烂
溃疡(消化性)：
· 幽门
· 胃
如系药物诱发者，需要时，使用附加外因编码(第二十章)标明药物。
不包括：急性出血性糜烂性胃炎(K29.0)消化性溃疡 NOS(K27.-)

K25 Gastric ulcer
[See before K25 for subdivisions]
Includes: erosion(acute) of stomach
ulcer(peptic):
· pylorus
· stomach
Use additional external cause code (Chapter XX), if desired, to identify drug, if drug-induced.
Excludes: acute haemorrhagic erosive gastritis (K29.0) peptic ulcer NOS(K27.-)

K26 十二指肠溃疡
[亚目见 K25 的前面]
包 括：十二指肠糜烂(急性)
溃疡(消化性)：
· 十二指肠的
· 幽门后壁
如系药物诱发者，需要时，使用附加外因编码(第二十章)标明药物。
不包括：消化性溃疡 NOS(K27.-)

K26 Duodenal ulcer
[See before K25 for subdivisions]
Includes: erosion(acute) of duodenum
ulcer(peptic):
· duodenal
· postpyloric
Use additional external cause code (Chapter XX), if desired, to identify drug, if drug-induced.
Excludes: peptic ulcer NOS(K27.-)

K27 部位未特指的消化性溃疡
[亚目见 K25 的前面]
包 括：胃十二指肠溃疡 NOS
消化性溃疡 NOS
不包括：新生儿消化性溃疡(P78.8)

K27 Peptic ulcer, site unspecified
[See before K25 for subdivisions]
Includes: gastroduodenal ulcer NOS
peptic ulcer NOS
Excludes: peptic ulcer of newborn(P78.8)

K28 胃空肠溃疡
[亚目见 K25 的前面]
包 括：溃疡或糜烂(消化性)：
· 吻合的
· 胃结肠的
· 胃肠的
· 胃空肠的
· 空肠的
· 边缘的
· 吻合口的
不包括：小肠原发性溃疡(K63.3)

K28 Gastrojejunal ulcer
[See before K25 for subdivisions]
Includes: ulcer(peptic) or erosion:
· anastomotic
· gastrocolic
· gastrointestinal
· gastrojejunal
· jejunal
· marginal
· stomal
Excludes: primary ulcer of small intestine(K63.3)

K29 胃炎和十二指肠炎
不包括：嗜酸细胞性胃炎或胃肠炎(K52.8)
佐林格-埃利森综合征(E16.4)

K29.0 急性出血性胃炎
急性(糜烂性)胃炎伴有出血
不包括：胃(急性)糜烂(K25.-)

K29.1 其他急性胃炎

K29.2 酒精性胃炎

K29.3 慢性浅表性胃炎

K29.4 慢性萎缩性胃炎
胃萎缩

K29 Gastritis and duodenitis
Excludes: eosinophilic gastritis or gastroenteritis (K52.8)
Zollinger-Ellison syndrome(E16.4)

K29.0 Acute haemorrhagic gastritis
Acute(erosive) gastritis with haemorrhage
Excludes: erosion(acute) of stomach(K25.-)

K29.1 Other acute gastritis

K29.2 Alcoholic gastritis

K29.3 Chronic superficial gastritis

K29.4 Chronic atrophic gastritis
Gastric atrophy

K29.5 未特指的慢性胃炎
慢性胃炎：
· 窦的
· 底的
K29.6 其他胃炎
巨大肥厚性胃炎
肉芽肿性胃炎
梅内特里耶病
K29.7 未特指的胃炎
K29.8 十二指肠炎
K29.9 未特指的胃十二指肠炎

K30 消化不良
消化不良
不包括：消化不良：
· 神经性(F45.3)
· 神经症性(F45.3)
· 心因性(F45.3)
胃灼热(R12)

K31 胃和十二指肠的其他疾病
包　括：胃功能性疾患
不包括：十二指肠憩室(K57.0-K57.1)
胃肠出血(K92.0-K92.2)

K31.0 急性胃扩张
胃急性胀大
K31.1 成人肥厚性幽门狭窄
幽门狭窄 NOS
不包括：先天性或婴儿性幽门狭窄(Q40.0)
K31.2 胃沙漏状狭窄及缩窄
不包括：先天性沙漏状胃(Q40.2)
胃沙漏状挛缩(K31.8)
K31.3 幽门痉挛，不可归类在他处者
不包括：幽门痉挛：
· 先天性或婴儿性(Q40.0)
· 神经症性(F45.3)
· 心因性(F45.3)
K31.4 胃憩室
不包括：先天性胃憩室(Q40.2)
K31.5 十二指肠梗阻
挛缩 } 十二指肠的
狭窄 }
缩窄 }
十二指肠梗阻(慢性)
不包括：先天性十二指肠狭窄(Q41.0)
K31.6 胃和十二指肠瘘
胃结肠瘘
胃空肠结肠瘘
K31.7 胃和十二指肠息肉
不包括：胃腺瘤性息肉(D13.1)

K29.5 Chronic gastritis, unspecified
Chronic gastritis:
· antral
· fundal
K29.6 Other gastritis
Giant hypertrophic gastritis
Granulomatous gastritis
Ménétrier's disease
K29.7 Gastritis, unspecified
K29.8 Duodenitis
K29.9 Gastroduodenitis, unspecified

K30 Dyspepsia
Indigestion
Excludes: dyspepsia:
· nervous(F45.3)
· neurotic(F45.3)
· psychogenic(F45.3)
heartburn(R12)

K31 Other diseases of stomach and duodenum
Includes: functional disorders of stomach
Excludes: diverticulum of duodenum(K57.0-K57.1)
gastrointestinal haemorrhage (K92.0-K92.2)

K31.0 Acute dilatation of stomach
Acute distension of stomach
K31.1 Adult hypertrophic pyloric stenosis
Pyloric stenosis NOS
Excludes: congenital or infantile pyloric stenosis (Q40.0)
K31.2 Hourglass stricture and stenosis of stomach
Excludes: congenital hourglass stomach(Q40.2)
hourglass contraction of stomach(K31.8)
K31.3 Pylorospasm, not elsewhere classified
Excludes: pylorospasm:
· congenital or infantile(Q40.0)
· neurotic(F45.3)
· psychogenic(F45.3)
K31.4 Gastric diverticulum
Excludes: congenital diverticulum of stomach(Q40.2)
K31.5 Obstruction of duodenum
Constriction }
Stenosis } of duodenum
Stricture }
Duodenal ileus(chronic)
Excludes: congenital stenosis of duodenum(Q41.0)
K31.6 Fistula of stomach and duodenum
Gastrocolic fistula
Gastrojejunocolic fistula
K31.7 Polyp of stomach and duodenum
Excludes: adenomatous polyp of stomach(D13.1)

K31.8　胃和十二指肠其他特指的疾病

K31.8 Other specified diseases of stomach and duodenum

胃酸缺乏 Achlorhydria
胃下垂 Gastroptosis
胃沙漏状挛缩 Hourglass contraction of stomach

K31.9　胃和十二指肠未特指的疾病

K31.9 Disease of stomach and duodenum, unspecified

阑尾疾病（K35-K38）

Disease of appendix (K35-K38)

K35　急性阑尾炎 / Acute appendicitis

K35.0　急性阑尾炎伴有弥漫性腹膜炎

K35.0 Acute appendicitis with generalized peritonitis

阑尾炎（急性）伴有：
· 穿孔
· 破裂或穿孔后的腹膜炎（弥漫性）（局限性）
· 破裂

Appendicitis (acute) with:
· perforation
· peritonitis (generalized) (localized) following rupture or perforation
· rupture

K35.1　急性阑尾炎伴有腹膜脓肿

K35.1 Acute appendicitis with peritoneal abscess

阑尾脓肿 Abscess of appendix

K35.9　未特指的急性阑尾炎

K35.9 Acute appendicitis, unspecified

急性阑尾炎伴有局限性或 NOS 的腹膜炎

Acute appendicitis with peritonitis, localized or NOS

急性阑尾炎不伴有：
· 弥漫性腹膜炎
· 穿孔
· 腹膜脓肿
· 破裂

Acute appendicitis without:
· generalized peritonitis
· perforation
· peritoneal abscess
· rupture

K36　其他阑尾炎 / Other appendicitis

阑尾炎：
· 慢性
· 复发性

Appendicitis:
· chronic
· recurrent

K37　未特指的阑尾炎 / Unspecified appendicitis

K38　阑尾的其他疾病 / Other diseases of appendix

K38.0　阑尾增生 / **K38.0 Hyperplasia of appendix**

K38.1　阑尾结石 / **K38.1 Appendicular concretions**

阑尾粪石［肠石］ Faecalith / Stercolith of appendix

K38.2　阑尾憩室 / **K38.2 Diverticulum of appendix**

K38.3　阑尾瘘 / **K38.3 Fistula of appendix**

K38.8　阑尾其他特指的疾病 / **K38.8 Other specified diseases of appendix**

阑尾套叠 Intussusception of appendix

K38.9　阑尾未特指的疾病 / **K38.9 Disease of appendix, unspecified**

疝 (K40-K46)

注：同时有坏疽和梗阻的疝分类于疝伴有坏疽。
包 括：疝：
- ·后天性
- ·先天性[除外膈疝或裂孔疝]
- ·复发性

K40 腹股沟疝

包 括：腹股沟突出
腹股沟疝：
- ·NOS
- ·直接
- ·双重
- ·间接
- ·斜

阴囊疝

K40.0 双侧腹股沟疝，伴有梗阻，不伴有坏疽

K40.1 双侧腹股沟疝，伴有坏疽

K40.2 双侧腹股沟疝，不伴有梗阻或坏疽

双侧腹股沟疝 NOS

K40.3 单侧或未特指的腹股沟疝，伴有梗阻，不伴有坏疽

腹股沟疝(单侧)：
- ·引起梗阻
- ·箝闭的
- ·不可复位的
- ·绞窄的

} 不伴有坏疽

K40.4 单侧或未特指的腹股沟疝，伴有坏疽

腹股沟疝 NOS 伴有坏疽

K40.9 单侧或未特指的腹股沟疝，不伴有梗阻或坏疽

腹股沟疝(单侧)NOS

K41 股疝

K41.0 双侧股疝，伴有梗阻，不伴有坏疽

K41.1 双侧股疝，伴有坏疽

K41.2 双侧股疝，不伴有梗阻或坏疽

双侧股疝 NOS

K41.3 单侧或未特指股疝，伴有梗阻，不伴有坏疽

股疝(单侧)：
- ·引起梗阻
- ·箝闭的
- ·不可复位的
- ·绞窄的

} 不伴有坏疽

Hernia (K40-K46)

Note: Hernia with both gangrene and obstruction is classified to hernia with gangrene.

Includes: hernia:
- · acquired
- · congenital [except diaphragmatic or hiatus]
- · recurrent

K40 Inguinal hernia

Includes: bubonocele
inguinal hernia:
- · NOS
- · direct
- · double
- · indirect
- · oblique

scrotal hernia

K40.0 Bilateral inguinal hernia, with obstruction, without gangrene

K40.1 Bilateral inguinal hernia, with gangrene

K40.2 Bilateral inguinal hernia, without obstruction or gangrene

Bilateral inguinal hernia NOS

K40.3 Unilateral or unspecified inguinal hernia, with obstruction, without gangrene

Inguinal hernia (unilateral):
- · causing obstruction
- · incarcerated
- · irreducible
- · strangulated

} without gangrene

K40.4 Unilateral or unspecified inguinal hernia, with gangrene

Inguinal hernia NOS with gangrene

K40.9 Unilateral or unspecified inguinal hernia, without obstruction or gangrene

Inguinal hernia (unilateral) NOS

K41 Femoral hernia

K41.0 Bilateral femoral hernia, with obstruction, without gangrene

K41.1 Bilateral femoral hernia, with gangrene

K41.2 Bilateral femoral hernia, without obstruction or gangrene

Bilateral femoral hernia NOS

K41.3 Unilateral or unspecified femoral hernia, with obstruction, without gangrene

Femoral hernia (unilateral):
- · causing obstruction
- · incarcerated
- · irreducible
- · strangulated

} without gangrene

K41.4　**单侧或未特指股疝，伴有坏疽**

K41.9　**单侧或未特指股疝，不伴有梗阻或坏疽**

股疝（单侧）NOS

K42　脐疝

包　括：脐旁疝

不包括：脐膨出（Q79.2）

K42.0　**脐疝，伴有梗阻，不伴有坏疽**

脐疝：
- 引起梗阻
- 箝闭的
- 不可复位的
- 绞窄的

} 不伴有坏疽

K42.1　**脐疝，伴有坏疽**

坏疽性脐疝

K42.9　**脐疝，不伴有梗阻或坏疽**

脐疝 NOS

K43　腹疝

包　括：疝：
- 上腹部的
- 切口的

K43.0　**腹疝，伴有梗阻，不伴有坏疽**

腹疝：
- 引起梗阻
- 箝闭的
- 不可复位的
- 绞窄的

} 不伴有坏疽

K43.1　**腹疝，伴有坏疽**

坏疽性腹疝

K43.9　**腹疝，不伴有梗阻或坏疽**

腹疝 NOS

K44　膈疝

包　括：裂孔疝（食管的）（滑动性）

食管旁疝

不包括：先天性疝：
- 膈的（Q79.0）
- 裂孔的（Q40.1）

K44.0　**膈疝，伴有梗阻，不伴有坏疽**

膈疝：
- 引起梗阻
- 箝闭的
- 不可复位的
- 绞窄的

} 不伴有坏疽

K44.1　**膈疝，伴有坏疽**

坏疽性膈疝

K44.9　**膈疝，不伴有梗阻或坏疽**

膈疝 NOS

K41.4　**Unilateral or unspecified femoral hernia, with gangrene**

K41.9　**Unilateral or unspecified femoral hernia, without obstruction or gangrene**

Femoral hernia (unilateral) NOS

K42　Umbilical hernia

Includes: paraumbilical hernia

Excludes: omphalocele (Q79.2)

K42.0　**Umbilical hernia with obstruction, without gangrene**

Umbilical hernia:
- causing obstruction
- incarcerated
- irreducible
- strangulated

} without gangrene

K42.1　**Umbilical hernia with gangrene**

Gangrenous umbilical hernia

K42.9　**Umbilical hernia without obstruction or gangrene**

Umbilical hernia NOS

K43　Ventral hernia

Includes: hernia:
- epigastric
- incisional

K43.0　**Ventral hernia with obstruction, without gangrene**

Ventral hernia:
- causing obstruction
- incarcerated
- irreducible
- strangulated

} without gangrene

K43.1　**Ventral hernia with gangrene**

Gangrenous ventral hernia

K43.9　**Ventral hernia without obstruction or gangrene**

Ventral hernia NOS

K44　Diaphragmatic hernia

Includes: hiatus hernia (oesophageal) (sliding)

paraoesophageal hernia

Excludes: congenital hernia:
- diaphragmatic (Q79.0)
- hiatus (Q40.1)

K44.0　**Diaphragmatic hernia with obstruction, without gangrene**

Diaphragmatic hernia:
- causing obstruction
- incarcerated
- irreducible
- strangulated

} without gangrene

K44.1　**Diaphragmatic hernia with gangrene**

Gangrenous diaphragmatic hernia

K44.9　**Diaphragmatic hernia without obstruction or gangrene**

Diaphragmatic hernia NOS

K45 其他腹疝

包　括： 疝：
- ·腹部的，特指部位 NEC
- ·腰
- ·闭孔
- ·阴部
- ·腹膜后
- ·坐骨大孔

K45.0 其他特指的腹疝，伴有梗阻，不伴有坏疽

列于 K45 下的任何情况：
- ·引起梗阻
- ·箝闭的
- ·不可复位的
- ·绞窄的

（箝闭的、不可复位的、绞窄的）不伴有坏疽

K45.1 其他特指的腹疝，伴有坏疽

列于 K45 下的特指为坏疽的任何情况

K45.8 其他特指的腹疝，不伴有梗阻或坏疽

K46 未特指的腹疝

包　括： 肠疝
网膜疝
疝：
- ·NOS
- ·腹壁间层的
- ·肠的
- ·腹内的

不包括： 阴道小肠膨出（N81.5）

K46.0 未特指的腹疝，伴有梗阻，不伴有坏疽

列于 K46 下的任何情况：
- ·引起梗阻
- ·箝闭的
- ·不可复位的
- ·绞窄的

（箝闭的、不可复位的、绞窄的）不伴有坏疽

K46.1 未特指的腹疝，伴有坏疽

列于 K46 下的特指为坏疽性的任何情况

K46.9 未特指的腹疝，不伴有梗阻或坏疽

腹疝 NOS

K45 Other abdominal hernia

Includes: hernia:
- · abdominal, specified site NEC
- · lumbar
- · obturator
- · pudendal
- · retroperitoneal
- · sciatic

K45.0 Other specified abdominal hernia with obstruction, without gangrene

Any condition listed under K45:
- · causing obstruction
- · incarcerated
- · irreducible
- · strangulated

(incarcerated, irreducible, strangulated) without gangrene

K45.1 Other specified abdominal hernia with gangrene

Any condition listed under K45 specified as gangrenous

K45.8 Other specified abdominal hernia without obstruction or gangrene

K46 Unspecified abdominal hernia

Includes: enterocele
epiplocele
hernia:
- · NOS
- · interstitial
- · intestinal
- · intra-abdominal

Excludes: vaginal enterocele (N81.5)

K46.0 Unspecified abdominal hernia with obstruction, without gangrene

Any condition listed under K46:
- · causing obstruction
- · incarcerated
- · irreducible
- · strangulated

(incarcerated, irreducible, strangulated) without gangrene

K46.1 Unspecified abdominal hernia with gangrene

Any condition listed under K46 specified as gangrenous

K46.9 Unspecified abdominal hernia without obstruction or gangrene

Abdominal hernia NOS

非感染性小肠炎和结肠炎（K50-K52）

包　括： 非感染性炎性肠疾病
不包括： 肠易激综合征（K58.-）
巨结肠（K59.3）

K50 克罗恩病[局限性肠炎]

包　括：肉芽肿性肠炎
不包括：溃疡性结肠炎（K51.-）

K50.0 小肠克罗恩病
克罗恩病[局限性肠炎]：
· 十二指肠
· 回肠
· 空肠
回肠炎：
· 局限性
· 末端性
不包括： 伴有大肠克罗恩病（K50.8）

K50.1 大肠克罗恩病
结肠炎：
· 肉芽肿性
· 局限性
克罗恩病[局限性肠炎]：
· 结肠
· 大肠
· 直肠
不包括： 伴有小肠克罗恩病（K50.8）

K50.8 其他的克罗恩病
大肠和小肠克罗恩病

K50.9 未特指的克罗恩病
克罗恩病 NOS
局限性肠炎 NOS

K51 溃疡性结肠炎

K51.0 溃疡性（慢性）全结肠炎
包　括：反流性回肠炎
K51.2 溃疡性（慢性）直肠炎
K51.3 溃疡性（慢性）直肠乙状结肠炎
K51.4 炎性息肉
K51.5 左侧结肠炎
包　括：左半侧结肠炎
K51.8 其他的溃疡性结肠炎
K51.9 未特指的溃疡性结肠炎

Noninfective enteritis and colitis (K50-K52)

Includes: noninfective inflammatory bowel disease
Excludes: irritable bowel syndrome (K58. -)
megacolon (K59.3)

K50 Crohn's disease [regional enteritis]

Includes: granulomatous enteritis
Excludes: ulcerative colitis (K51. -)

K50.0 Crohn's disease of small intestine
Crohn's disease [regional enteritis] of:
· duodenum
· ileum
· jejunum
Ileitis:
· regional
· terminal
Excludes: with Crohn's disease of large intestine (K50.8)

K50.1 Crohn's disease of large intestine
Colitis:
· granulomatous
· regional
Crohn's disease [regional enteritis] of:
· colon
· large bowel
· rectum
Excludes: with Crohn's disease of small intestine (K50.8)

K50.8 Other Crohn's disease
Crohn's disease of both small and large intestine

K50.9 Crohn's disease, unspecified
Crohn's disease NOS
Regional enteritis NOS

K51 Ulcerative colitis

K51.0 Ulcerative (chronic) pancolitis
Includes: backwash ileitis
K51.2 Ulcerative (chronic) proctitis
K51.3 Ulcerative (chronic) rectosigmoiditis
K51.4 Inflammatory polyps
K51.5 Left sided colitis
Includes: left hemicolitis
K51.8 Other ulcerative colitis
K51.9 Ulcerative colitis, unspecified

K52 其他非感染性胃肠炎和结肠炎

K52.0 放射性胃肠炎和结肠炎

K52.1 中毒性胃肠炎和结肠炎

需要时,使用附加外因编码(第二十章)标明毒性物质。

K52.2 变应性及饮食性胃肠炎和结肠炎

食物过敏性胃肠炎或结肠炎

K52.3 未定型结肠炎

K52.8 其他特指的非感染性胃肠炎和结肠炎

嗜酸细胞性胃炎或胃肠炎

K52.9 未特指的非感染性胃肠炎和结肠炎

腹泻、小肠炎、回肠炎、空肠炎、乙状结肠炎 } 特指为非感染性的

不包括: 结肠炎、腹泻、小肠炎、胃肠炎:
- ·传染性(A09.0)
- ·未特指病因的(A09.9)

功能性腹泻(K59.1)

新生儿腹泻(非传染性)(P78.3)

心因性腹泻(F45.3)

K52 Other noninfective gastroenteritis and colitis

K52.0 **Gastroenteritis and colitis due to radiation**

K52.1 **Toxic gastroenteritis and colitis**

Use additional external cause code (Chapter XX), if desired, to identify toxic agent.

K52.2 **Allergic and dietetic gastroenteritis and colitis**

Food hypersensitivity gastroenteritis or colitis

K52.3 **Indeterminate colitis**

K52.8 **Other specified noninfective gastroenteritis and colitis**

Eosinophilic gastritis or gastroenteritis

K52.9 **Noninfective gastroenteritis and colitis, unspecified**

Diarrhoea, Enteritis, Ileitis, Jejunitis, Sigmoiditis } specified as noninfectious

Excludes: colitis, diarrhoea, enteritis, gastroenteritis:
- · infectious (A09.0)
- · unspecified origin (A09.9)

functional diarrhoea (K59.1)

neonatal diarrhoea (noninfective) (P78.3)

psychogenic diarrhoea (F45.3)

肠的其他疾病 (K55-K63)

Other diseases of intestines (K55-K63)

K55 肠血管疾患

不包括: 胎儿或新生儿坏死性小肠结肠炎(P77)

K55.0 肠急性血管疾患

急性:
- ·暴发性缺血性结肠炎
- ·肠梗死
- ·小肠缺血

肠系膜(动脉)(静脉):
- ·栓塞
- ·梗死
- ·血栓形成

亚急性缺血性结肠炎

K55 Vascular disorders of intestine

Excludes: necrotizing enterocolitis of fetus or newborn (P77)

K55.0 **Acute vascular disorders of intestine**

Acute:
- · fulminant ischaemic colitis
- · intestinal infarction
- · small intestine ischaemia

Mesenteric (artery) (vein):
- · embolism
- · infarction
- · thrombosis

Subacute ischaemic colitis

K55.1　肠慢性血管疾患
慢性缺血性：
· 结肠炎
· 小肠炎
· 小肠结肠炎
肠缺血性狭窄
肠系膜：
· 动脉粥样硬化
· 血管功能不全

K55.2　结肠血管发育不良

K55.8　其他的肠血管疾患

K55.9　未特指的肠血管疾患
缺血性：
· 结肠炎
· 小肠炎
· 小肠结肠炎 } NOS

K56　麻痹性肠梗阻和不伴有疝的肠梗阻

不包括： 先天性肠狭窄或缩窄（Q41-Q42）
缺血性肠狭窄（K55.1）
胎粪性肠梗阻（E84.1）
十二指肠梗阻（K31.5）
手术后肠梗阻（K91.3）
肛门或直肠狭窄（K62.4）
伴有疝（K40-K46）

K56.0　麻痹性肠梗阻
麻痹：
· 大肠
· 结肠
· 肠
不包括： 胆石性肠梗阻（K56.3）
肠梗阻 NOS（K56.7）
梗阻性肠梗阻 NOS（K56.6）

K56.1　肠套叠
肠套叠或套叠：
· 大肠
· 结肠
· 肠
直肠
不包括： 阑尾套叠（K38.8）

K56.2　肠扭转
绞窄
扭转
扭曲 } 结肠或肠的

K56.3　胆石性肠梗阻
胆石引起的肠梗阻

K56.4　肠的其他嵌塞
肠石
（的）嵌塞：
· 结肠
· 粪的

K55.1　Chronic vascular disorder of intestine
Chronic ischaemic：
· colitis
· enteritis
· enterocolitis
Ischaemic stricture of intestine
Mesenteric：
· atherosclerosis
· vascular insufficiency

K55.2　Angiodysplasia of colon

K55.8　Other vascular disorders of intestine

K55.9　Vascular disorder of intestine, unspecified
Ischaemic：
· colitis
· enteritis
· enterocolitis } NOS

K56　Paralytic ileus and intestinal obstruction without hernia

Excludes： congenital stricture or stenosis of intestine（Q41-Q42）
ischaemic stricture of intestine（K55.1）
meconium ileus（E84.1）
obstruction of duodenum（K31.5）
postoperative intestinal obstruction（K91.3）
stenosis of anus or rectum（K62.4）
with hernia（K40-K46）

K56.0　Paralytic ileus
Paralysis of：
· bowel
· colon
· intestine
Excludes： gallstone ileus（K56.3）
ileus NOS（K56.7）
obstructive ileus NOS（K56.6）

K56.1　Intussusception
Intussusception or invagination of：
· bowel
· colon
· intestine
· rectum
Excludes： intussusception of appendix（K38.8）

K56.2　Volvulus
Strangulation
Torsion
Twist } of colon or intestine

K56.3　Gallstone ileus
Obstruction of intestine by gallstone

K56.4　Other impaction of intestine
Enterolith
Impaction（of）：
· colon
· faecal

K56.5 肠粘连[带]伴有梗阻
腹膜粘连[带]伴有肠梗阻

K56.6 其他和未特指的肠梗阻
肠狭窄
梗阻性肠梗阻 NOS
闭塞 } 结肠或肠的
狭窄 } 结肠或肠的
缩窄 } 结肠或肠的
不包括：分类于 P76.8，P76.9 的其他和未特指的新生儿肠梗阻

K56.7 未特指的肠梗阻

K57 肠憩室病
包　括：憩室炎、憩室病、憩室 }（小）（大）肠的
不包括：先天性肠憩室（Q43.8）
阑尾憩室（K38.2）
麦克尔憩室（Q43.0）

K57.0 小肠憩室病伴有穿孔和脓肿
小肠憩室病伴有腹膜炎
不包括：小肠和大肠憩室病伴有穿孔和脓肿（K57.4）

K57.1 小肠憩室病不伴有穿孔或脓肿
小肠憩室病 NOS
不包括：小肠和大肠憩室病不伴有穿孔或脓肿（K57.5）

K57.2 大肠憩室病伴有穿孔和脓肿
结肠憩室病伴有腹膜炎
不包括：小肠和大肠憩室病伴有穿孔和脓肿（K57.4）

K57.3 大肠憩室病不伴有穿孔或脓肿
结肠憩室病 NOS
不包括：小肠和大肠憩室病不伴有穿孔或脓肿（K57.5）

K57.4 小肠和大肠憩室病伴有穿孔和脓肿
小肠和大肠憩室病伴有腹膜炎

K57.5 小肠和大肠憩室病不伴有穿孔或脓肿
小肠和大肠憩室病 NOS

K57.8 部位未特指的肠憩室病，伴有穿孔和脓肿
肠憩室病 NOS 伴有腹膜炎

K57.9 部位未特指的肠憩室病，不伴有穿孔或脓肿
肠憩室病 NOS

K56.5 Intestinal adhesions [bands] with obstruction
Peritoneal adhesions [bands] with intestinal obstruction

K56.6 Other and unspecified intestinal obstruction
Enterostenosis
Obstructive ileus NOS
Occlusion } of colon or intestine
Stenosis } of colon or intestine
Stricture } of colon or intestine
Excludes: other and unspecified neonatal intestinal obstruction classifiable to P76.8, P76.9

K56.7 Ileus, unspecified

K57 Diverticular disease of intestine
Includes: diverticulitis, diverticulosis, diverticulum } of (small) (large) intestine
Excludes: congenital diverticulum of intestine (Q43.8)
diverticulum of appendix (K38.2)
Meckel's diverticulum (Q43.0)

K57.0 Diverticular disease of small intestine with perforation and abscess
Diverticular disease of small intestine with peritonitis
Excludes: diverticular disease of both small and large intestine with perforation and abscess (K57.4)

K57.1 Diverticular disease of small intestine without perforation or abscess
Diverticular disease of small intestine NOS
Excludes: diverticular disease of both small and large intestine without perforation or abscess (K57.5)

K57.2 Diverticular disease of large intestine with perforation and abscess
Diverticular disease of colon with peritonitis
Excludes: diverticular disease of both small and large intestine with perforation and abscess (K57.4)

K57.3 Diverticular disease of large intestine without perforation or abscess
Diverticular disease of colon NOS
Excludes: diverticular disease of both small and large intestine without perforation or abscess (K57.5)

K57.4 Diverticular disease of both small and large intestine with perforation and abscess
Diverticular disease of both small and large intestine with peritonitis

K57.5 Diverticular disease of both small and large intestine without perforation or abscess
Diverticular disease of both small and large intestine NOS

K57.8 Diverticular disease of intestine, part unspecified, with perforation and abscess
Diverticular disease of intestine NOS with peritonitis

K57.9 Diverticular disease of intestine, part unspecified, without perforation or abscess
Diverticular disease of intestine NOS

K58 肠易激综合征

包　括：过敏性结肠

K58.0 肠易激综合征伴有腹泻

K58.9 肠易激综合征不伴有腹泻

肠易激综合征 NOS

K59 其他功能性肠疾患

不包括：大便习惯改变 NOS（R19.4）
胃功能紊乱（K31. -）
肠吸收不良（K90. -）
心因性肠疾患（F45.3）

K59.0 便秘

K59.1 功能性腹泻

K59.2 神经源性肠，不可归类在他处者

K59.3 巨结肠，不可归类在他处者

结肠扩张

中毒性巨结肠

需要时，使用附加外因编码（第二十章）标明毒性物质。

不包括：巨结肠（由于）：
· 查加斯病（B57.3）
· 先天性（无神经节性）（Q43.1）
· 赫希施斯普龙病（Q43.1）

K59.4 肛门痉挛

痉挛性肛部痛

K59.8 其他特指的功能性肠疾患

结肠无力

K59.9 未特指的功能性肠疾患

K60 肛门及直肠区的裂和瘘

不包括：伴有脓肿或蜂窝织炎（K61. -）

K60.0 急性肛裂

K60.1 慢性肛裂

K60.2 未特指的肛裂

K60.3 肛瘘

K60.4 直肠瘘

直肠皮肤瘘

不包括：瘘：
· 直肠阴道（N82.3）
· 膀胱直肠（N32.1）

K60.5 肛门直肠瘘

K61 肛门和直肠区脓肿

包　括：脓肿 } 肛门或直肠区伴有
蜂窝织炎 } 或不伴有瘘

K61.0 肛门脓肿

肛周脓肿

不包括：括约肌内脓肿（K61.4）

K58 Irritable bowel syndrome

Includes: irritable colon

K58.0 Irritable bowel syndrome with diarrhoea

K58.9 Irritable bowel syndrome without diarrhoea

Irritable bowel syndrome NOS

K59 Other functional intestinal disorders

Excludes: change in bowel habit NOS（R19.4）
functional disorders of stomach（K31. -）
intestinal malabsorption（K90. -）
psychogenic intestinal disorders（F45.3）

K59.0 Constipation

K59.1 Functional diarrhoea

K59.2 Neurogenic bowel, not elsewhere classified

K59.3 Megacolon, not elsewhere classified

Dilatation of colon

Toxic megacolon

Use additional external cause code（Chapter XX）, if desired, to identify toxic agent.

Excludes: megacolon（in）:
· Chagas' disease（B57.3）
· congenital（aganglionic）（Q43.1）
· Hirschsprung's disease（Q43.1）

K59.4 Anal spasm

Proctalgia fugax

K59.8 Other specified functional intestinal disorders

Atony of colon

K59.9 Functional intestinal disorder, unspecified

K60 Fissure and fistula of anal and rectal regions

Excludes: with abscess or cellulitis（K61. -）

K60.0 Acute anal fissure

K60.1 Chronic anal fissure

K60.2 Anal fissure, unspecified

K60.3 Anal fistula

K60.4 Rectal fistula

Fistula of rectum to skin

Excludes: fistula:
· rectovaginal（N82.3）
· vesicorectal（N32.1）

K60.5 Anorectal fistula

K61 Abscess of anal and rectal regions

Includes: abscess } of anal or rectal regions
cellulitis } with or without fistula

K61.0 Anal abscess

Perianal abscess

Excludes: intrasphincteric abscess（K61.4）

K61.1 直肠脓肿
直肠周围脓肿
不包括：坐骨直肠窝脓肿(K61.3)
K61.2 肛门直肠脓肿
K61.3 坐骨直肠窝脓肿
坐骨直肠窝脓肿
K61.4 括约肌内脓肿

K62 肛门和直肠的其他疾病
包　括：肛管
不包括：结肠造口术和小肠造口术后功能障碍(K91.4)
大便失禁(R15)
痔(I84.-)
溃疡性直肠炎(K51.2)
K62.0 肛门息肉
K62.1 直肠息肉
不包括：腺瘤性息肉(D12.8)
K62.2 脱肛
肛管脱垂
K62.3 直肠脱垂
直肠粘膜脱垂
K62.4 肛门和直肠狭窄
肛门(括约肌)狭窄
K62.5 肛门和直肠出血
不包括：新生儿直肠出血(P54.2)
K62.6 肛门和直肠溃疡
溃疡：
· 孤立性
· 含粪的
不包括：肛门和直肠的裂和瘘(K60.-)
溃疡性结肠炎(K51.-)
K62.7 放射性直肠炎
K62.8 肛门和直肠其他特指的疾病
直肠炎 NOS
K62.9 肛门和直肠未特指的疾病

K63 肠的其他疾病
K63.0 肠脓肿
不包括：脓肿：
· 肛门和直肠区(K61.-)
· 阑尾(K35.1)
伴有憩室病(K57.-)
K63.1 肠穿孔(非创伤性)
不包括：穿孔(非创伤性)：
· 阑尾(K35.0)
· 十二指肠(K26.-)
伴有憩室病(K57.-)

K61.1 **Rectal abscess**
Perirectal abscess
Excludes: ischiorectal abscess(K61.3)
K61.2 **Anorectal abscess**
K61.3 **Ischiorectal abscess**
Abscess of ischiorectal fossa
K61.4 **Intrasphincteric abscess**

K62 Other diseases of anus and rectum
Includes: anal canal
Excludes: colostomy and enterostomy malfunction (K91.4)
faecal incontinence(R15)
haemorrhoids(I84.-)
ulcerative proctitis(K51.2)
K62.0 **Anal polyp**
K62.1 **Rectal polyp**
Excludes: adenomatous polyp(D12.8)
K62.2 **Anal prolapse**
Prolapse of anal canal
K62.3 **Rectal prolapse**
Prolapse of rectal mucosa
K62.4 **Stenosis of anus and rectum**
Stricture of anus(sphincter)
K62.5 **Haemorrhage of anus and rectum**
Excludes: neonatal rectal haemorrhage(P54.2)
K62.6 **Ulcer of anus and rectum**
Ulcer:
· solitary
· stercoral
Excludes: fissure and fistula of anus and rectum (K60.-)
in ulcerative colitis(K51.-)
K62.7 **Radiation proctitis**
K62.8 **Other specified diseases of anus and rectum**
Proctitis NOS
K62.9 **Disease of anus and rectum, unspecified**

K63 Other diseases of intestine
K63.0 **Abscess of intestine**
Excludes: abscess of:
· anal and rectal regions(K61.-)
· appendix(K35.1)
with diverticular disease(K57.-)
K63.1 **Perforation of intestine(nontraumatic)**
Excludes: perforation(nontraumatic) of:
· appendix(K35.0)
· duodenum(K26.-)
with diverticular disease(K57.-)

K63.2 肠瘘
不包括：瘘：
· 肛门和直肠区(K60.-)
· 阑尾(K38.3)
· 十二指肠(K31.6)
· 肠-女性生殖器(N82.2-N82.4)
· 膀胱-肠的(N32.1)

K63.3 肠溃疡
原发性小肠溃疡
不包括：溃疡：
· 肛门或直肠(K62.6)
· 十二指肠(K26.-)
· 胃肠的(K28.-)
· 胃空肠的(K28.-)
· 空肠的(K28.-)
· 消化性，部位未特指(K27.-)
溃疡性结肠炎(K51.-)

K63.4 肠下垂
K63.5 结肠息肉
不包括：结肠腺瘤性息肉(D12.6)
结肠息肉病(D12.6)
K63.8 肠其他特指的疾病
K63.9 肠未特指的疾病

K63.2 Fistula of intestine
Excludes: fistula(of):
· anal and rectal regions(K60.-)
· appendix(K38.3)
· duodenum(K31.5)
· intestinal-genital, female(N82.2-N82.4)
· vesicointestinal(N32.1)

K63.3 Ulcer of intestine
Primary ulcer of small intestine
Excludes: ulcer(of):
· anus or rectum(K62.6)
· duodenal(K26.-)
· gastrointestinal(K28.-)
· gastrojejunal(K28.-)
· jejunal(K28.-)
· peptic, site unspecified(K27.-)
ulcerative colitis(K51.-)

K63.4 Enteroptosis
K63.5 Polyp of colon
Excludes: adenomatous polyp of colon(D12.6)
polyposis of colon(D12.6)
K63.8 Other specified diseases of intestine
K63.9 Disease of intestine, unspecified

腹膜疾病 (K65-K67)

K65 腹膜炎
不包括：腹膜炎：
· 无菌性(T81.6)
· 良性阵发性(E85.0)
· 化学性(T81.6)
· 滑石粉或其他异物引起的(T81.6)
· 新生儿(P78.0-P78.1)
· 女性盆腔的(N73.3-N73.5)
· 周期性家族性(E85.0)
· 产褥期的(O85)
· 伴有或继后于：
· 流产、异位妊娠或葡萄胎妊娠(O00-O07,O08.0)
· 阑尾炎(K35.-)
· 肠憩室病(K57.-)

Diseases of peritoneum (K65-K67)

K65 Peritonitis
Excludes: peritonitis:
· aseptic(T81.6)
· benign paroxysmal(E85.0)
· chemical(T81.6)
· due to talc or other foreign substance(T81.6)
· neonatal(P78.0-P78.1)
· pelvic, female(N73.3-N73.5)
· periodic familial(E85.0)
· puerperal(O85)
· with or following:
· abortion or ectopic or molar pregnancy(O00-O07, O08.0)
· appendicitis(K35.-)
· diverticular disease of intestine(K57.-)

K65.0　急性腹膜炎

脓肿：
・腹盆腔
・肠系膜
・网膜
・腹膜
・盲肠后
・腹膜后
・膈下
・肝下

腹膜炎(急性)：
・弥漫性
・男性盆腔的
・膈下的
・化脓性

需要时，使用附加编码(B95-B97)标明传染性病原体。

K65.8　其他的腹膜炎

慢性增生性腹膜炎

肠系膜的：
・脂肪坏死
・皂化

腹膜炎，由于：
・胆汁
・尿

K65.9　未特指的腹膜炎

K66　腹膜的其他疾患

不包括： 腹水(R18)

K66.0　腹膜粘连

粘连：
・腹(壁)
・膈
・肠
・男性盆腔
・肠系膜
・网膜
・胃

粘连带

不包括： 粘连[带]：
・女性盆腔(N73.6)
・伴有肠梗阻(K56.5)

K66.1　腹腔积血

不包括： 创伤性腹腔积血(S36.8)

K66.8　腹膜其他特指的疾患

K66.9　腹膜未特指的疾患

K65.0　Acute peritonitis

Abscess(of)：
・abdominopelvic
・mesenteric
・omentum
・peritoneum
・retrocaecal
・retroperitoneal
・subdiaphragmatic/subphrenic
・subhepatic

Peritonitis(acute)：
・generalized
・pelvic, male
・subphrenic
・suppurative

Use additional code(B95-B97), if desired, to identify infectious agent.

K65.8　Other peritonitis

Chronic proliferative peritonitis

Mesenteric：
・fat necrosis
・saponification

Peritonitis due to：
・bile
・urine

K65.9　Peritonitis, unspecified

K66　Other disorders of peritoneum

Excludes： ascites(R18)

K66.0　Peritoneal adhesions

Adhesions(of)：
・abdominal(wall)
・diaphragm
・intestine
・male pelvis
・mesenteric
・omentum
・stomach

Adhesive bands

Excludes： adhesions[bands](of)：
・female pelvis(N73.6)
・with intestinal obstruction(K56.5)

K66.1　Haemoperitoneum

Excludes： traumatic haemoperitoneum(S36.8)

K66.8　Other specified disorders of peritoneum

K66.9　Disorder of peritoneum, unspecified

K67* 分类于他处的传染病引起的腹膜疾患
K67.0* 衣原体性腹膜炎(A74.8†)
K67.1* 淋球菌性腹膜炎(A54.8†)
K67.2* 梅毒性腹膜炎(A52.7†)
K67.3* 结核性腹膜炎(A18.3†)
K67.8* 分类于他处的传染病引起的其他的腹膜疾患

K67* Disorders of peritoneum in infectious diseases classified elsewhere
K67.0* Chlamydial peritonitis(A74.8†)
K67.1* Gonococcal peritonitis(A54.8†)
K67.2* Syphilitic peritonitis(A52.7†)
K67.3* Tuberculous peritonitis(A18.3†)
K67.8* Other disorders of peritoneum in infectious diseases classified elsewhere

肝疾病(K70-K77)

Diseases of liver (K70-K77)

不包括：血色病(E83.1)
黄疸 NOS(R17)
赖氏综合征(G93.7)
病毒性肝炎(B15-B19)
威尔逊病(E83.0)

Excludes: haemochromatosis(E83.1)
jaundice NOS(R17)
Reye's syndrome(G93.7)
viral hepatitis(B15-B19)
Wilson's disease(E83.0)

K70 酒精性肝病
K70.0 酒精性脂肪肝
K70.1 酒精性肝炎
K70.2 酒精性肝纤维化和肝硬化
K70.3 酒精性肝硬变
酒精性肝硬变 NOS
K70.4 酒精性肝衰竭
酒精性肝衰竭：
· NOS
· 急性
· 慢性
· 亚急性
· 伴有或不伴有肝昏迷
K70.9 未特指的酒精性肝病

K70 Alcoholic liver disease
K70.0 Alcoholic fatty liver
K70.1 Alcoholic hepatitis
K70.2 Alcoholic fibrosis and sclerosis of liver
K70.3 Alcoholic cirrhosis of liver
Alcoholic cirrhosis NOS
K70.4 Alcoholic hepatic failure
Alcoholic hepatic failure:
· NOS
· acute
· chronic
· subacute
· with or without hepatic coma
K70.9 Alcoholic liver disease, unspecified

K71 中毒性肝病
包　括：药物性：
· 特异反应性(无法预言的)肝病
· 中毒性(可预言的)肝病
需要时，使用附加外因编码(第二十章)标明毒性物质。
不包括：酒精性肝病(K70.-)
巴德-恰里综合征(I82.0)
K71.0 中毒性肝病伴有胆汁郁积
胆汁郁积伴有肝细胞损伤
"单纯"胆汁郁积
K71.1 中毒性肝病伴有肝坏死
药物性(急性)(慢性)肝衰竭
K71.2 中毒性肝病伴有急性肝炎

K71 Toxic liver disease
Includes: drug-induced:
· idiosyncratic(unpredictable) liver disease
· toxic(predictable) liver disease
Use additional external cause code (Chapter XX), if desired, to identify toxic agent.
Excludes: alcoholic liver disease(K70.-)
Budd-Chiari syndrome(I82.0)
K71.0 Toxic liver disease with cholestasis
Cholestasis with hepatocyte injury
"Pure" cholestasis
K71.1 Toxic liver disease with hepatic necrosis
Hepatic failure(acute)(chronic) due to drugs
K71.2 Toxic liver disease with acute hepatitis

K71.3 中毒性肝病伴有慢性迁延性肝炎

K71.3 **Toxic liver disease with chronic persistent hepatitis**

K71.4 中毒性肝病伴有慢性小叶性肝炎

K71.4 **Toxic liver disease with chronic lobular hepatitis**

K71.5 中毒性肝病伴有慢性活动性肝炎

中毒性肝病伴有狼疮状肝炎

K71.5 **Toxic liver disease with chronic active hepatitis**

Toxic liver disease with lupoid hepatitis

K71.6 中毒性肝病伴有肝炎,不可归类在他处者

K71.6 **Toxic liver disease with hepatitis,not elsewhere classified**

K71.7 中毒性肝病伴有肝纤维化和肝硬变

K71.7 **Toxic liver disease with fibrosis and cirrhosis of liver**

K71.8 中毒性肝病伴有肝的其他疾患

中毒性肝病伴有:
- 局灶性结节性增生
- 肝肉芽肿
- 紫癜性肝病
- 肝静脉闭塞病

K71.8 **Toxic liver disease with other disorders of liver**

Toxic liver disease with:
- focal nodular hyperplasia
- hepatic granulomas
- peliosis hepatis
- veno-occlusive disease of liver

K71.9 未特指的中毒性肝病

K71.9 **Toxic liver disease,unspecified**

K72 肝衰竭,不可归类在他处者

包 括:肝性:
- 昏迷 NOS
- 脑病 NOS

肝炎:
- 急性 } NEC 伴有肝衰竭
- 暴发性 } NEC 伴有肝衰竭
- 恶性 } NEC 伴有肝衰竭

肝(细胞)坏死伴有肝衰竭

黄色肝萎缩或营养不良

不包括:酒精性肝衰竭(K70.4)

肝衰竭并发:
- 流产、异位妊娠或葡萄胎妊娠(O00-O07,O08.8)
- 妊娠、分娩或产褥期(O26.6)

胎儿和新生儿黄疸(P55-P59)

病毒性肝炎(B15-B19)

伴有中毒性肝病(K71.1)

K72 Hepatic failure,not elsewhere classified

Includes: hepatic:
- coma NOS
- encephalopathy NOS

hepatitis:
- acute } NEC,with hepatic failure
- fulminant } NEC,with hepatic failure
- malignant } NEC,with hepatic failure

liver(cell) necrosis with hepatic failure

yellow liver atrophy or dystrophy

Excludes: alcoholic hepatic failure(K70.4)

hepatic failure complicating:
- abortion or ectopic or molar pregnancy(O00-O07,O08.8)
- pregnancy,childbirth and the puerperium(O26.6)

icterus of fetus and newborn(P55-P59)

viral hepatitis(B15-B19)

with toxic liver disease(K71.1)

K72.0 急性和亚急性肝衰竭

K72.1 慢性肝衰竭

K72.9 未特指的肝衰竭

K72.0 **Acute and subacute hepatic failure**

K72.1 **Chronic hepatic failure**

K72.9 **Hepatic failure,unspecified**

K73 慢性肝炎,不可归类在他处者

不包括:肝炎(慢性):
- 酒精性(K70.1)
- 药物性(K71.-)
- 肉芽肿性 NEC(K75.3)
- 反应性,非特异的(K75.2)
- 病毒性(B15-B19)

K73 Chronic hepatitis,not elsewhere classified

Excludes: hepatitis(chronic):
- alcoholic(K70.1)
- drug-induced(K71.-)
- granulomatous NEC(K75.3)
- reactive,nonspecific(K75.2)
- viral(B15-B19)

K73.0 慢性迁延性肝炎,不可归类在他处者

K73.0 **Chronic persistent hepatitis, not elsewhere classified**

K73.1　慢性小叶性肝炎，不可归类在他处者

K73.2　慢性活动性肝炎，不可归类在他处者
狼疮状肝炎 NEC

K73.8　其他慢性肝炎，不可归类在他处者

K73.9　未特指的慢性肝炎

K74　肝纤维化和肝硬变

不包括： 酒精性肝纤维化(K70.2)
心源性肝硬化(K76.1)
(肝)硬变：
・酒精性(K70.3)
・先天性(P78.8)
伴有中毒性肝病(K71.7)

K74.0　肝纤维化
K74.1　肝硬化
K74.2　肝纤维化伴有肝硬化
K74.3　原发性胆汁型肝硬变
慢性非化脓性破坏性胆管炎
K74.4　继发性胆汁型肝硬变
K74.5　未特指的胆汁型肝硬变
K74.6　其他和未特指的肝硬变
(肝)硬变：
・NOS
・隐源性
・大结节性
・小结节性
・混合型
・门脉性
・坏死后

K75　其他炎性肝脏疾病

不包括： 慢性肝炎 NEC(K73.-)
肝炎：
・急性或亚急性(K72.0)
・病毒性(B15-B19)
中毒性肝病(K71.-)

K75.0　肝脓肿
肝脓肿：
・NOS
・胆管炎性
・血源性的
・淋巴源性
・门静脉炎性
不包括： 阿米巴肝脓肿(A06.4)
胆管炎不伴有肝脓肿(K83.0)
门静脉炎不伴有肝脓肿(K75.1)

K75.1　门静脉炎
门静脉炎
不包括： 门静脉炎性肝脓肿(K75.0)

K75.2　非特异反应性肝炎

K73.1　Chronic lobular hepatitis, not elsewhere classified

K73.2　Chronic active hepatitis, not elsewhere classified
Lupoid hepatitis NEC

K73.8　Other chronic hepatitis, not elsewhere classified

K73.9　Chronic hepatitis, unspecified

K74　Fibrosis and cirrhosis of liver

Excludes: alcoholic fibrosis of liver(K70.2)
cardiac sclerosis of liver(K76.1)
cirrhosis(of liver):
・alcoholic(K70.3)
・congenital(P78.8)
with toxic liver disease(K71.7)

K74.0　Hepatic fibrosis
K74.1　Hepatic sclerosis
K74.2　Hepatic fibrosis with hepatic sclerosis
K74.3　Primary biliary cirrhosis
Chronic nonsuppurative destructive cholangitis
K74.4　Secondary biliary cirrhosis
K74.5　Biliary cirrhosis, unspecified
K74.6　Other and unspecified cirrhosis of liver
Cirrhosis(of liver):
・NOS
・cryptogenic
・macronodular
・micronodular
・mixed type
・portal
・postnecrotic

K75　Other inflammatory liver diseases

Excludes: chronic hepatitis NEC(K73.-)
hepatitis:
・acute or subacute(K72.0)
・viral(B15-B19)
toxic liver disease(K71.-)

K75.0　Abscess of liver
Hepatic abscess:
・NOS
・cholangitic
・haematogenic
・lymphogenic
・pylephlebitic
Excludes: amoebic liver abscess(A06.4)
cholangitis without liver abscess(K83.0)
pylephlebitis without liver abscess(K75.1)

K75.1　Phlebitis of portal vein
Pylephlebitis
Excludes: pylephlebitic liver abscess(K75.0)

K75.2　Nonspecific reactive hepatitis

K75.3	肉芽肿性肝炎，不可归类在他处者	K75.3	**Granulomatous hepatitis, not elsewhere classified**
K75.4	自身免疫性肝炎	K75.4	**Autoimmune hepatitis**
K75.8	其他特指的炎性肝脏疾病	K75.8	**Other specified inflammatory liver diseases**
K75.9	未特指的炎性肝脏疾病 肝炎 NOS	K75.9	**Inflammatory liver disease, unspecified** Hepatitis NOS

K76 肝的其他疾病 / Other diseases of liver

	不包括：酒精性肝病(K70.-) 肝淀粉样变(E85.-) 肝囊性病(先天性)(Q44.6) 肝静脉血栓形成(I82.0) 肝大 NOS(R16.0) 门静脉血栓形成(I81) 中毒性肝病(K71.-)		**Excludes**: alcoholic liver disease(K70.-) amyloid degeneration of liver(E85.-) cystic disease of liver(congenital)(Q44.6) hepatic vein thrombosis(I82.0) hepatomegaly NOS(R16.0) portal vein thrombosis(I81) toxic liver disease(K71.-)
K76.0	脂肪肝，不可归类在他处者	K76.0	**Fatty(change of) liver, not elsewhere classified**
K76.1	肝慢性阻性充血 心源性： ·硬变(所谓的) } 肝的 ·硬化	K76.1	**Chronic passive congestion of liver** Cardiac: · cirrhosis(so-called) } of liver · sclerosis
K76.2	肝中心性出血性坏死 **不包括**：肝坏死伴有肝衰竭(K72.-)	K76.2	**Central haemorrhagic necrosis of liver** **Excludes**: liver necrosis with hepatic failure(K72.-)
K76.3	肝梗死	K76.3	**Infarction of liver**
K76.4	紫癜样肝病 肝血管瘤病	K76.4	**Peliosis hepatis** Hepatic angiomatosis
K76.5	肝静脉梗阻症 **不包括**：巴德-恰里综合征(I82.0)	K76.5	**Hepatic veno-occlusive disease** **Excludes**: Budd-Chiari syndrome(I82.0)
K76.6	门静脉高压	K76.6	**Portal hypertension**
K76.7	肝肾综合征 **不包括**：产程和分娩后(O90.4)	K76.7	**Hepatorenal syndrome** **Excludes**: following labour and delivery(O90.4)
K76.8	其他特指的肝病 肝局部结节增生 肝下垂	K76.8	**Other specified diseases of liver** Focal nodular hyperplasia of liver Hepatoptosis
K76.9	未特指的肝病	K76.9	**Liver disease, unspecified**

K77* 分类于他处的疾病引起的肝疾患 / Liver disorders in diseases classified elsewhere

K77.0*	分类于他处的传染病和寄生虫病引起的肝疾患 肝炎： ·巨细胞病毒性(B25.1†) ·疱疹病毒性[单纯疱疹](B00.8†) ·弓形虫(B58.1†) 肝脾性血吸虫病(B65.-†) 血吸虫病性门静脉高压(B65.-†) 梅毒性肝病(A52.7†)	K77.0*	**Liver disorders in infectious and parasitic diseases classified elsewhere** Hepatitis: · cytomegaloviral(B25.1†) · herpesviral[herpes simplex](B00.8†) · toxoplasma(B58.1†) Hepatosplenic schistosomiasis(B65.-†) Portal hypertension in schistosomiasis(B65.-†) Syphilitic liver disease(A52.7†)
K77.8*	分类于他处的其他疾病引起的肝疾患 肝肉芽肿，由于： ·铍中毒(J63.2†) ·结节病(D86.8†)	K77.8*	**Liver disorders in other diseases classified elsewhere** Hepatic granulomas in: · berylliosis(J63.2†) · sarcoidosis(D86.8†)

胆囊、胆道和胰腺疾患（K80-K87）

K80 胆石症

K80.0 胆囊结石伴有急性胆囊炎

列于 K80.2 中的任何情况伴有急性胆囊炎

K80.1 胆囊结石伴有其他胆囊炎

列于 K80.2 中的任何情况伴有（慢性）胆囊炎

胆囊炎伴有胆石症 NOS

K80.2 胆囊结石不伴有胆囊炎

胆囊石病
胆石症
胆囊（复发性）绞痛
胆石（嵌塞）：
· 胆囊管
· 胆囊
} 未特指或不伴有胆囊炎

K80.3 胆管结石伴有胆管炎

列于 K80.5 中的任何情况伴有胆管炎

K80.4 胆管结石伴有胆囊炎

列于 K80.5 中的任何情况伴有胆囊炎

K80.5 胆管结石不伴有胆管炎或胆囊炎

胆总管结石病
胆石（嵌塞）的：
· 胆管 NOS
· 胆总管
· 肝管
肝的：
· 胆石症
· （复发性）绞痛
} 未特指或不伴有胆管炎或胆囊炎

K80.8 其他的胆石症

K81 胆囊炎

不包括： 伴有胆石症（K80. -）

K81.0 急性胆囊炎

胆囊脓肿
胆囊胆管炎
胆囊炎：
· （急性）气肿性
· 坏疽性
· 化脓性
胆囊积脓
胆囊坏疽
} 不伴有结石

K81.1 慢性胆囊炎

K81.8 其他的胆囊炎

K81.9 未特指的胆囊炎

Disorders of gallbladder, biliary tract and pancreas (K80-K87)

K80 Cholelithiasis

K80.0 Calculus of gallbladder with acute cholecystitis

Any condition listed in K80.2, with acute cholecystitis

K80.1 Calculus of gallbladder with other cholecystitis

Any condition listed in K80.2, with cholecystitis (chronic)

Cholecystitis with cholelithiasis NOS

K80.2 Calculus of gallbladder without cholecystitis

Cholecystolithiasis
Cholelithiasis
Colic (recurrent) of gallbladder
Gallstone (impacted) of:
· cystic duct
· gallbladder
} unspecified or without cholecystitis

K80.3 Calculus of bile duct with cholangitis

Any condition listed in K80.5 with cholangitis

K80.4 Calculus of bile duct with cholecystitis

Any condition listed in K80.5 with cholecystitis (with cholangitis)

K80.5 Calculus of bile duct without cholangitis or cholecystitis

Choledocholithiasis
Gallstone (impacted) of:
· bile duct NOS
· common duct
· hepatic duct
Hepatic:
· cholelithiasis
· colic (recurrent)
} unspecified or without cholangitis or cholecystitis

K80.8 Other cholelithiasis

K81 Cholecystitis

Excludes: with cholelithiasis (K80. -)

K81.0 Acute cholecystitis

Abscess of gallbladder
Angiocholecystitis
Cholecystitis:
· emphysematous (acute)
· gangrenous
· suppurative
Empyema of gallbladder
Gangrene of gallbladder
} without calculus

K81.1 Chronic cholecystitis

K81.8 Other cholecystitis

K81.9 Cholecystitis, unspecified

K82 胆囊的其他疾病

不包括：胆囊无显影(R93.2)
胆囊切除术后综合征(K91.5)

K82.0 胆囊梗阻

闭塞、狭窄、缩窄 } 胆囊管或胆囊不伴有结石的

不包括：伴有胆石症(K80.-)

K82.1 胆囊积水

胆囊粘液囊肿

K82.2 胆囊穿孔

胆囊管或胆囊破裂

K82.3 胆囊瘘

胆囊结肠、胆囊十二指肠 } 瘘

K82.4 胆囊胆固醇沉着症

草莓状胆囊

K82.8 胆囊其他特指的疾病

粘连、萎缩、囊肿、运动障碍、肥大、无功能、溃疡 } 胆囊管或胆囊的

K82.9 胆囊未特指的疾病

K83 胆道的其他疾病

不包括：所列情况涉及：
- 胆囊(K81-K82)
- 胆囊管(K81-K82)

胆囊切除术后综合征(K91.5)

K83.0 胆管炎

胆管炎：
- NOS
- 上行性
- 原发性
- 复发性
- 硬化性
- 继发性
- 狭窄性
- 化脓性

不包括：胆管炎性肝脓肿(K75.0)
胆管炎伴有胆总管结石病(K80.3-K80.4)
慢性非化脓性破坏性胆管炎(K74.3)

K83.1 胆管梗阻

闭塞、狭窄、缩窄 } 胆管不伴有结石的

不包括：伴有胆石症(K80.-)

K82 Other diseases of gallbladder

Excludes: nonvisualization of gallbladder(R93.2)
postcholecystectomy syndrome(K91.5)

K82.0 Obstruction of gallbladder

Occlusion, Stenosis, Stricture } of cystic duct or gallbladder without calculus

Excludes: with cholelithiasis(K80.-)

K82.1 Hydrops of gallbladder

Mucocele of gallbladder

K82.2 Perforation of gallbladder

Rupture of cystic duct or gallbladder

K82.3 Fistula of gallbladder

Cholecystocolic, Cholecystoduodenal } fistula

K82.4 Cholesterolosis of gallbladder

Strawberry gallbladder

K82.8 Other specified diseases of gallbladder

Adhesions, Atrophy, Cyst, Dyskinesia, Hypertrophy, Nonfunctioning, Ulcer } of cystic duct or gallbladder

K82.9 Disease of gallbladder, unspecified

K83 Other diseases of biliary tract

Excludes: the listed conditions involving the:
- gallbladder(K81-K82)
- cystic duct(K81-K82)

postcholecystectomy syndrome(K91.5)

K83.0 Cholangitis

Cholangitis:
- NOS
- ascending
- primary
- recurrent
- sclerosing
- secondary
- stenosing
- suppurative

Excludes: cholangitic liver abscess(K75.0)
cholangitis with choledocholithiasis(K80.3-K80.4)
chronic nonsuppurative destructive cholangitis(K74.3)

K83.1 Obstruction of bile duct

Occlusion, Stenosis, Stricture } of bile duct without calculus

Excludes: with cholelithiasis(K80.-)

K83.2	**胆管穿孔** 胆管破裂	**K83.2**	**Perforation of bile duct** Rupture of bile duct
K83.3	**胆管瘘** 胆总管十二指肠瘘	**K83.3**	**Fistula of bile duct** Choledochoduodenal fistula
K83.4	**奥迪括约肌痉挛**	**K83.4**	**Spasm of sphincter of Oddi**
K83.5	**胆囊肿**	**K83.5**	**Biliary cyst**
K83.8	**胆道其他特指的疾病** 粘连、萎缩、肥大、溃疡 } 胆管的	**K83.8**	**Other specified diseases of biliary tract** Adhesions, Atrophy, Hypertrophy, Ulcer } of bile duct
K83.9	**胆道未特指的疾病**	**K83.9**	**Disease of biliary tract, unspecified**

K85 急性胰腺炎 / Acute pancreatitis

	胰腺脓肿 胰腺坏死： · 急性 · 感染性 胰腺炎： · NOS · 急性(复发性) · 出血性 · 亚急性 · 化脓性		Abscess of pancreas Necrosis of pancreas: · acute · infective Pancreatitis: · NOS · acute(recurrent) · haemorrhagic · subacute · suppurative
K85.0	**特发性急性胰腺炎**	**K85.0**	**Idiopathic acute pancreatitis**
K85.1	**胆汁型急性胰腺炎** 胆石性胰腺炎	**K85.1**	**Biliary acute pancreatitis** Gallstone pancreatitis
K85.2	**酒精性急性胰腺炎**	**K85.2**	**Alcohol-induced acute pancreatitis**
K85.3	**药物性急性胰腺炎** 需要时，使用附加外因编码(第二十章)标明药物。	**K85.3**	**Drug-induced acute pancreatitis** Use additional external cause code (Chapter XX), if desired, to identify drug.
K85.8	**其他的急性胰腺炎**	**K85.8**	**Other acute pancreatitis**
K85.9	**未特指的急性胰腺炎**	**K85.9**	**Acute pancreatitis, unspecified**

K86 胰腺的其他疾病 / Other diseases of pancreas

	不包括：胰腺的纤维囊性病(E84.-) 胰岛细胞瘤(胰腺的)(D13.7) 胰性脂肪痢(K90.3)		**Excludes**: fibrocystic disease of pancreas (E84.-) islet cell tumour (of pancreas) (D13.7) pancreatic steatorrhoea (K90.3)
K86.0	**酒精性慢性胰腺炎**	**K86.0**	**Alcohol-induced chronic pancreatitis**
K86.1	**其他的慢性胰腺炎** 慢性胰腺炎： · NOS · 传染性 · 复发性 · 再发性	**K86.1**	**Other chronic pancreatitis** Chronic pancreatitis: · NOS · infectious · recurrent · relapsing
K86.2	**胰腺囊肿**	**K86.2**	**Cyst of pancreas**
K86.3	**胰腺假囊肿**	**K86.3**	**Pseudocyst of pancreas**

K86.8 **胰腺其他特指的疾病**

萎缩、结石、硬变、纤维化 } 胰腺的

胰腺：
- ·幼稚型
- ·坏死：
  - ·NOS
  - ·无菌性
  - ·脂肪性

K86.8 **Other specified diseases of pancreas**

Atrophy, Calculus, Cirrhosis, Fibrosis } of pancreas

Pancreatic:
- · infantilism
- · necrosis:
  - · NOS
  - · aseptic
  - · fat

K86.9 **胰腺未特指的疾病**

K86.9 **Disease of pancreas, unspecified**

K87* 分类于他处的疾病引起的胆囊、胆道和胰腺疾患

K87* Disorders of gallbladder, biliary tract and pancreas in diseases classified elsewhere

K87.0* **分类于他处的疾病引起的胆囊和胆道疾患**

K87.0* **Disorders of gallbladder and biliary tract in diseases classified elsewhere**

K87.1* **分类于他处的疾病引起的胰腺疾患**

巨细胞病毒性胰腺炎(B25.2†)
流行性腮腺炎性胰腺炎(B26.3†)

K87.1* **Disorders of pancreas in diseases classified elsewhere**

Cytomegaloviral pancreatitis(B25.2†)
Mumps pancreatitis(B26.3†)

消化系统的其他疾病(K90-K93)

Other diseases of the digestive system (K90-K93)

K90 肠吸收不良

不包括：胃肠手术后的(K91.2)

K90 Intestinal malabsorption

Excludes: following gastrointestinal surgery (K91.2)

K90.0 **乳糜泻[腹腔病]**

麸胶敏感性肠病
特发性脂肪痢
非热带性口炎性腹泻

K90.0 **Coeliac disease**

Gluten-sensitive enteropathy
Idiopathic steatorrhoea
Nontropical sprue

K90.1 **热带口炎性腹泻**

口炎性腹泻 NOS
热带脂肪痢

K90.1 **Tropical sprue**

Sprue NOS
Tropical steatorrhoea

K90.2 **盲袢综合征，不可归类在他处者**

盲袢综合征 NOS

不包括：盲袢综合征：
- ·先天性(Q43.8)
- ·手术后(K91.2)

K90.2 **Blind loop syndrome, not elsewhere classified**

Blind loop syndrome NOS

Excludes: blind loop syndrome:
- · congenital(Q43.8)
- · postsurgical(K91.2)

K90.3 **胰性脂肪痢**

K90.3 **Pancreatic steatorrhoea**

K90.4 **不耐受引起的吸收不良，不可归类在他处者**

由于……不耐受引起的吸收不良：
- ·碳水化合物
- ·脂肪
- ·蛋白质
- ·淀粉

不包括：麸胶敏感性肠病(K90.0)
乳糖不耐受(E73.-)

K90.4 **Malabsorption due to intolerance, not elsewhere classified**

Malabsorption due to intolerance to:
- · carbohydrate
- · fat
- · protein
- · starch

Excludes: gluten-sensitive enteropathy(K90.0)
lactose intolerance(E73.-)

K90.8 **其他的肠吸收不良**

惠普尔病†(M14.8*)

K90.8 **Other intestinal malabsorption**

Whipple's disease†(M14.8*)

K90.9 **未特指的肠吸收不良**

K90.9 **Intestinal malabsorption, unspecified**

K91 消化系统的操作后疾患，不可归类在他处者

不包括：胃空肠溃疡（K28.-）
放射性：
- 结肠炎（K52.0）
- 胃肠炎（K52.0）
- 直肠炎（K62.7）

K91.0 胃肠手术后呕吐

K91.1 胃手术后综合征

综合征：
- 倾倒
- 胃切除术后
- 迷走神经切断术后

K91.2 手术后吸收不良，不可归类在他处者

手术后盲袢综合征

不包括：吸收不良：
- 成人骨软化症（M83.2）
- 骨质疏松，手术后（M81.3）

K91.3 手术后肠梗阻

K91.4 结肠造口术和小肠造口术后功能障碍

K91.5 胆囊切除术后综合征

K91.8 消化系统的其他操作后疾患，不可归类在他处者

K91.9 消化系统未特指的操作后疾患

K91 Postprocedural disorders of digestive system, not elsewhere classified

Excludes: gastrojejunal ulcer（K28.-）
radiation:
- colitis（K52.0）
- gastroenteritis（K52.0）
- proctitis（K62.7）

K91.0 Vomiting following gastrointestinal surgery

K91.1 Postgastric surgery syndromes

syndrome:
- dumping
- postgastrectomy
- postvagotomy

K91.2 Postsurgical malabsorption, not elsewhere classified

Postsurgical blind loop syndrome

Excludes: malabsorption:
- osteomalacia in adults（M83.2）
- osteoporosis, postsurgical（M81.3）

K91.3 Postoperative intestinal obstruction

K91.4 Colostomy and enterostomy malfunction

K91.5 Postcholecystectomy syndrome

K91.8 Other postprocedural disorders of digestive system, not elsewhere classified

K91.9 Postprocedural disorder of digestive system, unspecified

K92 消化系统的其他疾病

不包括：新生儿胃肠出血（P54.0-P54.3）

K92.0 呕血

K92.1 黑粪

不包括：大便潜血（R19.5）

K92.2 未特指的胃肠出血

出血：
- 胃的 NOS
- 肠的 NOS

不包括：急性出血性胃炎（K29.0）
肛门和直肠出血（K62.5）
伴有消化性溃疡（K25-K28）

K92.8 消化系统其他特指的疾病

K92.9 消化系统未特指的疾病

K92 Other diseases of the digestive system

Excludes: neonatal gastrointestinal haemorrhage（P54.0-P54.3）

K92.0 Haematemesis

K92.1 Melaena

Excludes: Occult blood in faeces（R19.5）

K92.2 Gastrointestinal haemorrhage, unspecified

Haemorrhage:
- gastric NOS
- intestinal NOS

Excludes: acute haemorrhagic gastritis（K29.0）
haemorrhage of anus and rectum（K62.5）
with peptic ulcer（K25-K28）

K92.8 Other specified diseases of the digestive system

K92.9 Disease of digestive system, unspecified

K93* 分类于他处的疾病引起的其他消化器官疾患

K93.0* 肠、腹膜和肠系膜淋巴结的结核性疾患(A18.3†)

不包括：结核性腹膜炎(K67.3*)

K93.1* 查加斯病性巨结肠(B57.3†)

K93.8* 分类于他处的疾病引起其他特指的消化器官疾患

K93* Disorders of other digestive organs in diseases classified elsewhere

K93.0* Tuberculous disorders of intestines, peritoneum and mesenteric glands (A18.3†)

Excludes: tuberculous peritonitis (K67.3*)

K93.1* Megacolon in Chagas' disease (B57.3†)

K93.8* Disorders of other specified digestive organs in diseases classified elsewhere

第十二章 皮肤和皮下组织疾病（L00-L99）

CHAPTER XII Diseases of the skin and subcutaneous tissue（L00-L99）

不包括： 起源于围生期的某些情况（P00-P96）
某些传染病和寄生虫病（A00-B99）
妊娠、分娩和产褥期的并发症（O00-O99）
先天性畸形、变形和染色体异常（Q00-Q99）
内分泌、营养和代谢疾病（E00-E90）
损伤、中毒和外因的某些其他后果（S00-T98）
脂肪黑变性网状细胞增多症（I89.8）
肿瘤（C00-D48）
症状、体征和临床与实验室异常所见，不可归类在他处者（R00-R99）
系统性结缔组织疾患（M30-M36）

Excludes： certain conditions originating in the perinatal period（P00-P96）
certain infectious and parasitic diseases（A00-B99）
complications of pregnancy，childbirth and the puerperium（O00-O99）
congenital malformations，deformations and chromosomal abnormalities（Q00-Q99）
endocrine，nutritional and metabolic diseases（E00-E90）
injury，poisoning and certain other consequences of external causes（S00-T98）
lipomelanotic reticulosis（I89.8）
neoplasms（C00-D48）
symptoms，signs and abnormal clinical and laboratory findings，not elsewhere classified（R00-R99）
systemic connective tissue disorders（M30-M36）

本章包括下列各节：

L00-L08	皮肤和皮下组织的感染
L10-L14	大泡性疾患
L20-L30	皮炎和湿疹
L40-L45	丘疹鳞屑性疾患
L50-L54	荨麻疹和红斑
L55-L59	与辐射有关的皮肤和皮下组织疾患
L60-L75	皮肤附件的疾患
L80-L99	皮肤和皮下组织的其他疾患

This chapter contains the following blocks：

L00-L08	Infections of the skin and subcutaneous tissue
L10-L14	Bullous disorders
L20-L30	Dermatitis and eczema
L40-L45	Papulosquamous disorders
L50-L54	Urticaria and erythema
L55-L59	Radiation-related disorders of the skin and subcutaneous tissue
L60-L75	Disorders of skin appendages
L80-L99	Other disorders of the skin and subcutaneous tissue

本章提供的星号类目如下：

L14*	分类于他处的疾病引起的大泡性疾患
L45*	分类于他处的疾病引起的丘疹鳞屑性疾患
L54*	分类于他处的疾病引起的红斑
L62*	分类于他处的疾病引起的甲疾患
L86*	分类于他处的疾病引起的皮肤角化病
L99*	分类于他处的疾病引起的皮肤和皮下组织的其他疾患

Asterisk categories for this chapter are provided as follows：

L14*	Bullous disorders in diseases classified elsewhere
L45*	Papulosquamous disorders in diseases classified elsewhere
L54*	Erythema in diseases classified elsewhere
L62*	Nail disorders in diseases classified elsewhere
L86*	Keratoderma in diseases classified elsewhere
L99*	Other disorders of the skin and subcutaneous tissue in diseases classified elsewhere

皮肤和皮下组织的感染 (L00-L08)

需要时,使用附加编码(B95-B97)标明传染性病原体。

不包括: 睑腺炎(H00.0)
传染性皮炎(L30.3)
分类于第一章的皮肤局限性感染如:
· 丹毒(A46)
· 类丹毒(A26.-)
· 疱疹病毒[单纯疱疹]感染(B00.-)
  · 肛门生殖器的(A60.-)
· 传染性软疣(B08.1)
· 真菌病(B35-B49)
· 虱病、螨病和其他病虫侵染(B85-B89)
· 病毒性疣(B07)
脂膜炎:
· NOS(M79.3)
· 狼疮(L93.2)
· 颈和背部(M54.0)
· 复发性[韦伯-克里斯琴](M35.6)
传染性口角炎(由于):
· NOS(K13.0)
· 念珠菌病(B37.-)
· 核黄素缺乏(E53.0)
生脓性肉芽肿(L98.0)
带状疱疹(B02.-)

L00 葡萄球菌性烫伤样皮肤综合征

新生儿天疱疮
里特病
不包括: 中毒性表皮坏死松解[莱尔](L51.2)

L01 脓疱病

不包括: 疱疹样脓疱病(L40.1)
新生儿天疱疮(L00)

L01.0 **脓疱病[任何器官][任何部位]**
伯克哈特脓胞病

L01.1 **其他皮肤病的脓疱化**

Infections of the skin and subcutaneous tissue (L00-L08)

Use additional code(B95-B97),if desired,to identify infectious agent.

Excludes: hordeolum(H00.0)
infective dermatitis(L30.3)
local infections of skin classified in Chapter I,such as:
· erysipelas(A46)
· erysipeloid(A26.-)
· herpesviral[herpes simplex]infection(B00.-)
  · anogenital(A60.-)
· molluscum contagiosum(B08.1)
· mycoses(B35-B49)
· pediculosis,acariasis and other infestations (B85-B89)
· viral warts(B07)
panniculitis(of):
· NOS(M79.3)
· lupus(L93.2)
· neck and back(M54.0)
· relapsing[Weber-Christian](M35.6)
perleche(due to):
· NOS(K13.0)
· candidiasis(B37.-)
· riboflavin deficiency(E53.0)
pyogenic granuloma(L98.0)
zoster(B02.-)

L00 Staphylococcal scalded skin syndrome

Pemphigus neonatorum
Ritter's disease
Excludes: toxic epidermal necrolysis[lyell](L51.2)

L01 Impetigo

Excludes: impetigo herpetiformis(L40.1)
pemphigus neonatorum(L00)

L01.0 **Impetigo [any organism][any site]**
Bockhart's impetigo

L01.1 **Impetiginization of other dermatoses**

L02 皮肤脓肿、疖和痈

包　括：疖
疖病
不包括：肛门和直肠区(K61.-)
(外)生殖器官：
· 女性(N76.4)
· 男性(N48.2,N49.-)

L02.0 面部皮肤脓肿、疖和痈

不包括：外耳(H60.0)
眼睑(H00.0)
头部[任何部位,除外面部](L02.8)
泪：
· 腺(H04.0)
· 道(H04.3)
口(K12.2)
鼻(J34.0)
眶(H05.0)
下颌下(K12.2)

L02.1 颈部皮肤脓肿、疖和痈

L02.2 躯干皮肤脓肿、疖和痈

腹壁
背部[任何部位,除外臀部]
胸壁
腹股沟
会阴
脐部
不包括：乳房(N61)
髋(L02.4)
新生儿脐炎(P38)

L02.3 臀部皮肤脓肿、疖和痈

臀部
不包括：藏毛囊肿伴有脓肿(L05.0)

L02.4 肢体皮肤脓肿、疖和痈

腋
髋
肩

L02.8 其他部位的皮肤脓肿、疖和痈

头部[任何部位,除外面部]
头皮

L02.9 未特指的皮肤脓肿、疖和痈

疖病 NOS

L02 Cutaneous abscess, furuncle and carbuncle

Includes: boil
furunculosis
Excludes: anal and rectal regions(K61.-)
genital organs(external):
· female(N76.4)
· male(N48.2,N49.-)

L02.0 **Cutaneous abscess, furuncle and carbuncle of face**

Excludes: ear, external(H60.0)
eyelid(H00.0)
head [any part, except face](L02.8)
lacrimal:
· gland(H04.0)
· passages(H04.3)
mouth(K12.2)
nose(J34.0)
orbit(H05.0)
submandibular(K12.2)

L02.1 **Cutaneous abscess, furuncle and carbuncle of neck**

L02.2 **Cutaneous abscess, furuncle and carbuncle of trunk**

Abdominal wall
Back [any part, except buttock]
Chest wall
Groin
Perineum
Umbilicus
Excludes: breast(N61)
hip(L02.4)
omphalitis of newborn(P38)

L02.3 **Cutaneous abscess, furuncle and carbuncle of buttock**

Gluteal region
Excludes: pilonidal cyst with abscess(L05.0)

L02.4 **Cutaneous abscess, furuncle and carbuncle of limb**

Axilla
Hip
Shoulder

L02.8 **Cutaneous abscess, furuncle and carbuncle of other sites**

Head [any part, except face]
Scalp

L02.9 **Cutaneous abscess, furuncle and carbuncle, unspecified**

Furunculosis NOS

L03 蜂窝织炎

包 括：急性淋巴管炎

不包括：蜂窝织炎：

- 肛门和直肠区(K61.-)
- 外耳道(H60.1)
- 外生殖器：
  - 女性(N76.4)
  - 男性(N48.2,N49.-)
- 眼睑(H00.0)
- 泪器(H04.3)
- 口(K12.2)
- 鼻(J34.0)

嗜酸细胞性蜂窝织炎[韦尔斯](L98.3)

热性嗜中性粒细胞皮肤病[斯威特](L98.2)

淋巴管炎(慢性)(亚急性)(I89.1)

L03.0 指和趾的蜂窝织炎

甲感染

甲床炎

甲沟炎

甲周炎

L03.1 肢体其他部位的蜂窝织炎

腋

髋

肩

L03.2 面部蜂窝织炎

L03.3 躯干蜂窝织炎

腹壁

背部[任何部位]

胸壁

腹股沟

会阴

脐部

不包括：新生儿脐炎(P38)

L03.8 其他部位的蜂窝织炎

头部[任何部位,除外面部]

头皮

L03.9 未特指的蜂窝织炎

L03 Cellulitis

Includes: acute lymphangitis

Excludes: cellulitis of:

- anal and rectal regions(K61.-)
- external auditory canal (H60.1)
- external genital organs:
  - female(N76.4)
  - male(N48.2,N49.-)
- eyelid(H00.0)
- lacrimal apparatus(H04.3)
- mouth(K12.2)
- nose(J34.0)

eosinophilic cellulitis[Wells](L98.3)

febrile neutrophilic dermatosis [Sweet](L98.2)

lymphangitis(chronic)(subacute)(I89.1)

L03.0 Cellulitis of finger and toe

Infection of nail

Onychia

Paronychia

Perionychia

L03.1 Cellulitis of other parts of limb

Axilla

Hip

Shoulder

L03.2 Cellulitis of face

L03.3 Cellulitis of trunk

Abdominal wall

Back [any part]

Chest wall

Groin

Perineum

Umbilicus

Excludes: omphalitis of newborn(P38)

L03.8 Cellulitis of other sites

Head [any part,except face]

Scalp

L03.9 Cellulitis,unspecified

L04 急性淋巴结炎

包　括：脓肿(急性)、急性淋巴结炎 } 任何淋巴结，除外肠系膜

不包括：淋巴结肿大(R59.-)
人类免疫缺陷病毒[HIV]病导致全身性淋巴结病(B23.1)
淋巴结炎：
· NOS(I88.9)
· 慢性或亚急性，除外肠系膜(I88.1)
· 肠系膜的，非特异性(I88.0)

L04.0 面、头和颈部急性淋巴结炎
L04.1 躯干急性淋巴结炎
L04.2 上肢急性淋巴结炎
腋
肩
L04.3 下肢急性淋巴结炎
髋
L04.8 其他部位的急性淋巴结炎
L04.9 未特指的急性淋巴结炎

L04 Acute lymphadenitis

Includes: abscess(acute), lymphadenitis, acute } any lymph node, except mesenteric

Excludes: enlarged lymph nodes(R59.-)
human immunodeficiency virus[HIV] disease resulting in generalized lymphadenopathy(B23.1)
lymphadenitis:
· NOS(I88.9)
· chronic or subacute, except mesenteric(I88.1)
· mesenteric, nonspecific(I88.0)

L04.0 **Acute lymphadenitis of face, head and neck**
L04.1 **Acute lymphadenitis of trunk**
L04.2 **Acute lymphadenitis of upper limb**
Axilla
Shoulder
L04.3 **Acute lymphadenitis of lower limb**
Hip
L04.8 **Acute lymphadenitis of other sites**
L04.9 **Acute lymphadenitis, unspecified**

L05 藏毛囊肿

包　括：瘘、窦 } 尾骨或藏毛的

L05.0 藏毛囊肿伴有脓肿
L05.9 藏毛囊肿不伴有脓肿
藏毛囊肿 NOS

L05 Pilonidal cyst

Includes: fistula, sinus } coccygeal or pilonidal

L05.0 **Pilonidal cyst with abscess**
L05.9 **Pilonidal cyst without abscess**
Pilonidal cyst NOS

L08 皮肤和皮下组织其他局部感染

L08.0 脓皮病
皮炎：
· 脓性
· 脓毒性
· 化脓性
不包括：坏疽性脓皮症(L88)
L08.1 红癣
L08.8 皮肤和皮下组织其他特指的局部感染
L08.9 皮肤和皮下组织未特指的局部感染

L08 Other local infections of skin and subcutaneous tissue

L08.0 **Pyoderma**
Dermatitis:
· purulent
· septic
· suppurative
Excludes: pyoderma gangrenosum(L88)
L08.1 **Erythrasma**
L08.8 **Other specified local infections of skin and subcutaneous tissue**
L08.9 **Local infection of skin and subcutaneous tissue, unspecified**

大疱性疾患（L10-L14）

不包括：良性家族性天疱疮［黑利-黑利］（Q82.8）
葡萄球菌性烫伤样皮肤综合征（L00）
中毒性表皮坏死松解［莱尔］（L51.2）

L10 天疱疮
不包括：新生儿天疱疮（L00）
L10.0 寻常型天疱疮
L10.1 增生型天疱疮
L10.2 落叶型天疱疮
L10.3 巴西天疱疮
L10.4 红斑性天疱疮
塞尼尔-厄舍综合征
L10.5 药物性天疱疮
需要时，使用附加外因编码（第二十章）标明药物。
L10.8 其他天疱疮
L10.9 未特指的天疱疮

L11 其他皮肤棘层松解性疾患
L11.0 后天性毛囊角化病
不包括：（先天性）毛囊角化病［达里耶-惠特］（Q82.8）
L11.1 短暂性棘皮松解皮肤病［格罗弗］
L11.8 其他特指的皮肤棘层松解性疾患
L11.9 未特指的皮肤棘层松解性疾患

L12 类天疱疮
不包括：妊娠疱疹（O26.4）
疱疹样脓疱病（L40.1）
L12.0 大疱性类天疱疮
L12.1 疤痕性类天疱疮
良性粘膜类天疱疮
L12.2 儿童期慢性大疱性疾病
青少年疱疹样皮炎
L12.3 后天性大疱性表皮松解
不包括：大疱性表皮松解症（先天性）（Q81.-）
L12.8 其他的类天疱疮
L12.9 未特指的类天疱疮

L13 其他大疱性疾患
L13.0 疱疹样皮炎
杜林病
L13.1 角质层下小脓疱性皮炎
斯内登-威尔金森病
L13.8 其他特指的大疱性疾患
L13.9 未特指的大疱性疾患

Bullous disorders (L10-L14)

Excludes: benign familial pemphigus [Hailey-Hailey] (Q82.8)
staphylococcal scalded skin syndrome (L00)
toxic epidermal necrolysis [Lyell] (L51.2)

L10 Pemphigus
Excludes: pemphigus neonatorum (L00)
L10.0 Pemphigus vulgaris
L10.1 Pemphigus vegetans
L10.2 Pemphigus foliaceus
L10.3 Brazilian pemphigus [fogo selvagem]
L10.4 Pemphigus erythematosus
Senear-Usher syndrome
L10.5 Drug-induced pemphigus
Use additional external cause code (Chapter XX), if desired, to identify drug.
L10.8 Other pemphigus
L10.9 Pemphigus, unspecified

L11 Other acantholytic disorders
L11.0 Acquired keratosis follicularis
Excludes: keratosis follicularis (congenital) [Darier-White] (Q82.8)
L11.1 Transient acantholytic dermatosis [Grover]
L11.8 Other specified acantholytic disorders
L11.9 Acantholytic disorder, unspecified

L12 Pemphigoid
Excludes: herpes gestationis (O26.4)
impetigo herpetiformis (L40.1)
L12.0 Bullous pemphigoid
L12.1 Cicatricial pemphigoid
Benign mucous membrane pemphigoid
L12.2 Chronic bullous disease of childhood
Juvenile dermatitis herpetiformis
L12.3 Acquired epidermolysis bullosa
Excludes: epidermolysis bullosa (congenital) (Q81.-)
L12.8 Other pemphigoid
L12.9 Pemphigoid, unspecified

L13 Other bullous disorders
L13.0 Dermatitis herpetiformis
Duhring's disease
L13.1 Subcorneal pustular dermatitis
Sneddon-Wilkinson disease
L13.8 Other specified bullous disorders
L13.9 Bullous disorder, unspecified

L14* 分类于他处的疾病引起的大疱性疾患

L14* **Bullous disorders in diseases classified elsewhere**

皮炎和湿疹 (L20-L30)

Dermatitis and eczema (L20-L30)

注：在本节中皮炎和湿疹两个术语可以等同和交换使用。

不包括：慢性(童年期)肉芽肿病(D71)
皮炎：
· 干性皮肤(L85.3)
· 人为性(L98.1)
· 坏疽性(L88)
· 疱疹样(L13.0)
· 口周性(L71.0)
· 停滞性(I83.1-I83.2)
与辐射有关的皮肤和皮下组织疾患(L55-L59)

Note: In this block the terms dermatitis and eczema are used synonymously and interchangeably.

Excludes: chronic(childhood) granulomatous disease(D71)
dermatitis:
· dry skin(L85.3)
· factitial(L98.1)
· gangrenosa(L88)
· herpetiformis(L13.0)
· perioral(L71.0)
· stasis(I83.1-I83.2)
radiation-related disorders of the skin and subcutaneous tissue(L55-L59)

L20 特应性皮炎
不包括：局限性神经性皮炎(L28.0)

L20.0 贝尼耶痒疹

L20.8 其他的特应性皮炎
湿疹：
· 屈部 NEC
· 婴儿(急性)(慢性)
· 内因性(变应性)
神经性皮炎：
· 特应性
· 弥漫性

L20.9 未特指的特应性皮炎

L20 **Atopic dermatitis**
Excludes: circumscribed neurodermatitis(L28.0)

L20.0 **Besnier's prurigo**

L20.8 **Other atopic dermatitis**
Eczema:
· flexural NEC
· infantile(acute)(chronic)
· intrinsic(allergic)
Neurodermatitis:
· atopic
· diffuse

L20.9 **Atopic dermatitis, unspecified**

L21 脂溢性皮炎
不包括：感染性皮炎(L30.3)

L21.0 头皮皮脂溢
乳痂

L21.1 婴儿脂溢性皮炎

L21.8 其他的脂溢性皮炎

L21.9 未特指的脂溢性皮炎

L21 **Seborrhoeic dermatitis**
Excludes: infective dermatitis(L30.3)

L21.0 **Seborrhoea capitis**
Cradle cap

L21.1 **Seborrhoeic infantile dermatitis**

L21.8 **Other seborrhoeic dermatitis**

L21.9 **Seborrhoeic dermatitis, unspecified**

L22 尿布皮炎
尿布：
· 红斑
· 疹
银屑病样尿布疹

L22 **Diaper [napkin] dermatitis**
Diaper or napkin:
· erythema
· rash
Psoriasiform napkin rash

L23 变应性接触性皮炎

包　括： 变应性接触性湿疹

不包括： 变态反应 NOS(T78.4)
皮炎：
· NOS(L30.9)
· 接触性 NOS(L25.9)
· 尿布(L22)
· 内服物质引起(L27.-)
· 眼睑(H01.1)
· 刺激性接触性(L24.-)
· 口周(L71.0)
外耳湿疹(H60.5)
与辐射有关的皮肤和皮下组织疾患(L55-L59)

L23.0 金属引起的变应性接触性皮炎
铬
镍

L23.1 粘贴剂引起的变应性接触性皮炎

L23.2 化妆品引起的变应性接触性皮炎

L23.3 药物接触皮肤引起的变应性接触性皮炎
需要时,使用附加外因编码(第二十章)标明药物。
不包括： 药物引起的变应性反应 NOS(T88.7)
内服药物或药剂引起的皮炎(L27.0-L27.1)

L23.4 染料引起的变应性接触性皮炎

L23.5 其他化学产品引起的变应性接触性皮炎
水泥
杀虫剂
塑料
橡胶

L23.6 食物接触皮肤引起的变应性接触性皮炎
不包括： 摄入食物引起的皮炎(L27.2)

L23.7 植物引起的变应性接触性皮炎,除外食物

L23.8 其他物质引起的变应性接触性皮炎

L23.9 未特指原因的变应性接触性皮炎
变应性接触性湿疹 NOS

L23 Allergic contact dermatitis

Includes: allergic contact eczema

Excludes: allergy NOS(T78.4)
dermatitis(of):
· NOS(L30.9)
· contact NOS(L25.9)
· diaper [napkin](L22)
· due to substances taken internally (L27.-)
· eyelid(H01.1)
· irritant contact(L24.-)
· perioral(L71.0)
eczema of external ear(H60.5)
radiation-related disorders of the skin and subcutaneous tissue(L55-L59)

L23.0 Allergic contact dermatitis due to metals
Chromium
Nickel

L23.1 Allergic contact dermatitis due to adhesives

L23.2 Allergic contact dermatitis due to cosmetics

L23.3 Allergic contact dermatitis due to drugs in contact with skin
Use additional external cause code(Chapter XX), if desired, to identify drug.
Excludes: allergy reaction NOS due to drugs (T88.7)
dermatitis due to ingested drugs and medicaments(L27.0-L27.1)

L23.4 Allergic contact dermatitis due to dyes

L23.5 Allergic contact dermatitis due to other chemical products
Cement
Insecticide
Plastic
Rubber

L23.6 Allergic contact dermatitis due to food in contact with skin
Excludes: dermatitis due to ingested food(L27.2)

L23.7 Allergic contact dermatitis due to plants, except food

L23.8 Allergic contact dermatitis due to other agents

L23.9 Allergic contact dermatitis, unspecified cause
Allergic contact eczema NOS

L24 刺激性接触性皮炎

包　括：刺激性接触性湿疹

不包括：变态反应 NOS(T78.4)

皮炎：
- NOS(L30.9)
- 变应性接触性(L23.-)
- 接触性 NOS(L25.9)
- 尿布(L22)
- 内服物质引起(L27.-)
- 眼睑(H01.1)
- 口周(L71.0)

外耳湿疹(H60.5)

与辐射有关的皮肤和皮下组织疾患(L55-L59)

L24.0 去污剂引起的刺激性接触性皮炎

L24.1 油脂类引起的刺激性接触性皮炎

L24.2 溶剂类引起的刺激性接触性皮炎

溶剂：
- 氯化物
- 环已烷
- 酯
- 乙二醇
- 烃
- 酮

L24.3 化妆品引起的刺激性接触性皮炎

L24.4 药物接触皮肤引起的刺激性接触性皮炎

需要时，使用附加外因编码(第二十章)标明药物。

不包括：药物引起的变态反应 NOS(T88.7)

内服药物和药剂引起的皮炎(L27.0-L27.1)

L24.5 其他化学产品引起的刺激性接触性皮炎

水泥

杀虫剂

L24.6 食物接触皮肤引起的刺激性接触性皮炎

不包括：摄入食物引起的皮炎(L27.2)

L24.7 植物引起的刺激性接触性皮炎，除外食物

L24.8 其他物质引起的刺激性接触性皮炎

染料

L24.9 未特指原因的刺激性接触性皮炎

刺激性接触性湿疹 NOS

L24 Irritant contact dermatitis

Includes: irritant contact eczema

Excludes: allergy NOS(T78.4)

dermatitis(of):
- NOS(L30.9)
- allergic contact(L23.-)
- contact NOS(L25.9)
- diaper [napkin](L22)
- due to substances taken internally (L27.-)
- eyelid(H01.1)
- perioral(L71.0)

eczema of external ear(H60.5)

radiation-related disorders of the skin and subcutaneous tissue(L55-L59)

L24.0 Irritant contact dermatitis due to detergents

L24.1 Irritant contact dermatitis due to oils and greases

L24.2 Irritant contact dermatitis due to solvents

Solvents:
- chlorocompound
- cyclohexane
- ester
- glycol
- hydrocarbon
- ketone

L24.3 Irritant contact dermatitis due to cosmetics

L24.4 Irritant contact dermatitis due to drugs in contact with skin

Use additional external cause code(Chapter XX), if desired, to identify drug.

Excludes: allergy reaction NOS due to drugs (T88.7)

dermatitis due to ingested drugs and medicaments(L27.0-L27.1)

L24.5 Irritant contact dermatitis due to other chemical products

Cement

Insecticide

L24.6 Irritant contact dermatitis due to food in contact with skin

Excludes: dermatitis due to ingested food(L27.2)

L24.7 Irritant contact dermatitis due to plants, except food

L24.8 Irritant contact dermatitis due to other agents

Dyes

L24.9 Irritant contact dermatitis, unspecified cause

Irritant contact eczema NOS

L25 未特指的接触性皮炎

包　括：未特指的接触性湿疹

不包括：变态反应 NOS(T78.4)
皮炎：
· NOS(L30.9)
· 变应性接触性(L23.-)
· 内服物质引起(L27.-)
· 眼睑(H01.1)
· 刺激性接触性(L24.-)
· 口周(L71.0)
外耳湿疹(H60.5)
与辐射有关的皮肤和皮下组织疾患(L55-L59)

L25.0 化妆品引起的未特指的接触性皮炎

L25.1 药物接触皮肤引起的未特指的接触性皮炎

需要时，使用附加外因编码(第二十章)标明药物。

不包括：药物引起的变应性反应 NOS(T88.7)
内服药物和药剂引起的皮炎(L27.0-L27.1)

L25.2 染料引起的未特指的接触性皮炎

L25.3 其他化学产品引起的未特指的接触性皮炎

水泥
杀虫剂

L25.4 食物接触皮肤引起的未特指的接触性皮炎

不包括：摄入食物引起的皮炎(L27.2)

L25.5 植物引起的未特指的接触性皮炎，除外食物

L25.8 其他物质引起的未特指的接触性皮炎

L25.9 未特指原因的未特指的接触性皮炎

接触性：
· 皮炎(职业性)NOS
· 湿疹(职业性)NOS

L25 Unspecified contact dermatitis

Includes: unspecified contact eczema

Excludes: allergy NOS(T78.4)
dermatitis(of):
· NOS(L30.9)
· allergic contact(L23.-)
· due to substances taken internally (L27.-)
· eyelid(H01.1)
· irritant contact(L24.-)
· perioral(L71.0)
eczema of external ear(H60.5)
radiation-related disorders of the skin and subcutaneous tissue(L55-L59)

L25.0 Unspecified contact dermatitis due to cosmetics

L25.1 Unspecified contact dermatitis due to drugs in contact with skin

Use additional external cause code(Chapter XX), if desired, to identify drug.

Excludes: allergy reaction NOS due to drugs (T88.7)
dermatitis due to ingested drugs and medicaments(L27.0-L27.1)

L25.2 Unspecified contact dermatitis due to dyes

L25.3 Unspecified contact dermatitis due to other chemical products

Cement
Insecticide

L25.4 Unspecified contact dermatitis due to food in contact with skin

Excludes: dermatitis due to ingested food(L27.2)

L25.5 Unspecified contact dermatitis due to plants, except food

L25.8 Unspecified contact dermatitis due to other agents

L25.9 Unspecified contact dermatitis, unspecified cause

Contact:
· dermatitis(occupational) NOS
· eczema(occupational) NOS

L26 剥脱性皮炎

黑布拉糠疹

不包括：里特病(L00)

L26 Exfoliative dermatitis

Hebra's pityriasis

Excludes: Ritter's disease(L00)

L27 内服物质引起的皮炎

不包括：不良的：
- 药物效应 NOS(T88.7)
- 食物反应，除外皮炎(T78.0-T78.1)

变态反应 NOS(T78.4)
接触性皮炎(L23-L25)
药物：
- 光变应性反应(L56.1)
- 光毒性反应(L56.0)

荨麻疹(L50.-)

L27.0 药物和药剂引起的全身性皮疹

需要时，使用附加外因编码(第二十章)标明药物。

L27. V1 药物和药剂引起的局限性皮疹

需要时，使用附加外因编码(第二十章)标明药物。

L27.2 摄入食物引起的皮炎

不包括：食物接触皮肤引起的皮炎(L23.6, L24.6, L25.4)

L27.8 其他内服物质引起的皮炎

L27.9 未特指的内服物质引起的皮炎

L28 慢性单纯性苔癣和痒疹

L28.0 慢性单纯性苔癣

局限性神经性皮炎
苔癣 NOS

L28.1 结节性痒疹

L28.2 其他痒疹

痒疹：
- NOS
- 黑布拉
- 轻症

干风疮

L29 瘙痒(症)

不包括：神经性表皮脱落(L98.1)
心因性瘙痒(症)(F45.8)

L29.0 肛门瘙痒(症)

L29.1 阴囊瘙痒(症)

L29.2 外阴瘙痒(症)

L29.3 未特指的肛门生殖器瘙痒(症)

L29.8 其他的瘙痒(症)

L29.9 未特指的瘙痒(症)

痒 NOS

L27 Dermatitis due to substances taken internally

Excludes: adverse:
- effect NOS of drugs (T88.7)
- food reaction, except dermatitis (T78.0-T78.1)

allergy NOS (T78.4)
contact dermatitis (L23-L25)
drug:
- photoallergic response (L56.1)
- phototoxic response (L56.0)

urticaria (L50.-)

L27.0 Generalized skin eruption due to drugs and medicaments

Use additional external cause code (Chapter XX), if desired, to identify drug.

L27.1 Localized skin eruption due to drugs and medicaments

Use additional external cause code (Chapter XX), if desired, to identify drug.

L27.2 Dermatitis due to ingested food

Excludes: dermatitis due to food in contact with skin (L23.6, L24.6, L25.4)

L27.8 Dermatitis due to other substances taken internally

L27.9 Dermatitis due to unspecified substance taken internally

L28 Lichen simplex chronicus and prurigo

L28.0 Lichen simplex chronicus

Circumscribed neurodermatitis
Lichen NOS

L28.1 Prurigo nodularis

L28.2 Other prurigo

Prurigo:
- NOS
- Hebra
- mitis

Urticaria papulosa

L29 Pruritus

Excludes: neurotic excoriation (L98.1)
psychogenic pruritus (F45.8)

L29.0 Pruritus ani

L29.1 Pruritus scroti

L29.2 Pruritus vulvae

L29.3 Anogenital pruritus, unspecified

L29.8 Other pruritus

L29.9 Pruritus, unspecified

Itch NOS

L30 其他皮炎
不包括：皮炎：
· 接触性(L23-L25)
· 干性皮肤(L85.3)
小斑块状副银屑病(L41.3)
淤滞性皮炎(I83.1-I83.2)

L30.0 钱币状皮炎
L30.1 汗疱疹
L30.2 皮肤自体致敏
念珠菌疹
皮癣菌疹
湿疹样疹
L30.3 感染性皮炎
传染性湿疹样皮炎
L30.4 擦烂红斑
L30.5 白色糠疹
L30.8 其他特指的皮炎
L30.9 未特指的皮炎
湿疹 NOS

L30 **Other dermatitis**
Excludes: dermatitis:
· contact(L23-L25)
· dry skin(L85.3)
small plaque parapsoriasis(L41.3)
stasis dermatitis(I83.1-I83.2)

L30.0 **Nummular dermatitis**
L30.1 **Dyshidrosis [pompholyx]**
L30.2 **Cutaneous autosensitization**
Candidid [levurid]
Dermatophytid
Eczematid
L30.3 **Infective dermatitis**
Infectious eczematoid dermatitis
L30.4 **Erythema intertrigo**
L30.5 **Pityriasis alba**
L30.8 **Other specified dermatitis**
L30.9 **Dermatitis, unspecified**
Eczema NOS

丘疹鳞屑性疾患(L40-L45)

L40 银屑病[牛皮癣]
L40.0 寻常性银屑病
钱币形银屑病
斑块状银屑病
L40.1 全身脓疱性银屑病
疱疹样脓疱病
冯·聪布施病
L40.2 持续性肢端皮炎
L40.3 掌跖脓疱病
L40.4 滴状银屑病
L40.5† 关节病型银屑病(**M07.0-M07.3*, M09.0***)
L40.8 其他的银屑病
屈侧银屑病
L40.9 未特指的银屑病

L41 副银屑病[类银屑病]
不包括：血管萎缩性皮肤异色病(L94.5)
L41.0 急性苔藓痘疮样糠疹
穆哈-黑贝曼病
L41.1 慢性苔藓样糠疹
L41.2 淋巴瘤样丘疹病
L41.3 小斑块副银屑病
L41.4 大斑块副银屑病
L41.5 网状副银屑病
L41.8 其他的副银屑病
L41.9 未特指的副银屑病

Papulosquamous disorders (L40-L45)

L40 **Psoriasis**
L40.0 **Psoriasis vulgaris**
Nummular psoriasis
Plaque psoriasis
L40.1 **Generalized pustular psoriasis**
Impetigo herpetiformis
Von Zambusch's disease
L40.2 **Acrodermatitis continua**
L40.3 **Pustulosis palmaris et plantaris**
L40.4 **Guttate psoriasis**
L40.5† **Arthropathic psoriasis (M07.0-M07.3*, M09.0*)**
L40.8 **Other psoriasis**
Flexural psoriasis
L40.9 **Psoriasis, unspecified**

L41 **Parapsoriasis**
Excludes: poikiloderma vasculare atrophicans (L94.5)
L41.0 **Pityriasis lichenoides et varioliformis acuta**
Mucha-Habermann disease
L41.1 **Pityriasis lichenoides chronica**
L41.2 **Lymphomatoid papulosis**
L41.3 **Small plaque parapsoriasis**
L41.4 **Large plaque parapsoriasis**
L41.5 **Retiform parapsoriasis**
L41.8 **Other parapsoriasis**
L41.9 **Parapsoriasis, unspecified**

L42 玫瑰糠疹

L43 扁平苔癣

不包括：毛发扁平苔癣(L66.1)

L43.0 肥厚性扁平苔癣

L43.1 大疱性扁平苔癣

L43.2 苔藓样药物反应

需要时，使用附加外因编码(第二十章)标明药物。

L43.3 亚急性(活动性)扁平苔癣

热带扁平苔癣

L43.8 其他的扁平苔癣

L43.9 未特指的扁平苔癣

L44 其他丘疹鳞屑性疾患

L44.0 毛发红糠疹

L44.1 光泽苔癣

L44.2 条纹状苔癣

L44.3 念珠状红苔癣

L44.4 婴儿丘疹性肢皮炎[詹诺托-克罗斯蒂]

L44.8 其他特指的丘疹鳞屑性疾患

L44.9 未特指的丘疹鳞屑性疾患

L45* 分类于他处的疾病引起的丘疹鳞屑性疾患

荨麻疹和红斑(L50-L54)

不包括：莱姆病(A69.2)
酒渣鼻(L71.-)

L50 荨麻疹

不包括：变应性接触性皮炎(L23.-)
血管神经性水肿(T78.3)
遗传性血管性水肿(D84.1)
昆克水肿(T78.3)
荨麻疹：
· 巨大(T78.3)
· 新生儿(P83.8)
· 丘疹性(L28.2)
· 色素性(Q82.2)
· 血清性(T80.6)
· 日光性(L56.3)

L50.0 变应性荨麻疹

L50.1 特发性荨麻疹

L50.2 冷和热引起的荨麻疹

L50.3 皮肤划痕性荨麻疹

L42 Pityriasis rosea

L43 Lichen planus

Excludes: lichen planopilaris(L66.1)

L43.0 **Hypertrophic lichen planus**

L43.1 **Bullous lichen planus**

L43.2 **Lichenoid drug reaction**

Use additional external cause code(Chapter XX), if desired, to identify drug.

L43.3 **Subacute(active) lichen planus**

Lichen planus tropicus

L43.8 **Other lichen planus**

L43.9 **Lichen planus, unspecified**

L44 Other papulosquamous disorders

L44.0 **Pityriasis rubra pilaris**

L44.1 **Lichen nitidus**

L44.2 **Lichen striatus**

L44.3 **Lichen ruber moniliformis**

L44.4 **Infantile papular acrodermatitis [Giannotti-Crosti]**

L44.8 **Other specified papulosquamous disorders**

L44.9 **Papulosquamous disorder, unspecified**

L45* Papulosquamous disorders in diseases classified elsewhere

Urticaria and erythema (L50-L54)

Excludes: Lyme disease(A69.2)
rosacea(L71.-)

L50 Urticaria

Excludes: allergic contact dermatitis(L23.-)
angioneurotic oedema(T78.3)
hereditary angio-oedema(D84.1)
Quincke's oedema(T78.3)
urticaria:
· giant(T78.3)
· neonatorum(P83.8)
· papulosa(L28.2)
· pigmentosa(Q82.2)
· serum(T80.6)
· solar(L56.3)

L50.0 **Allergic urticaria**

L50.1 **Idiopathic urticaria**

L50.2 **Urticaria due to cold and heat**

L50.3 **Dermatographic urticaria**

L50.4 振动荨麻疹

L50.5 胆碱能性荨麻疹

L50.6 接触性荨麻疹

L50.8 其他的荨麻疹

荨麻疹：
- 慢性
- 周期复发性

L50.9 未特指的荨麻疹

L50.4 **Vibratory urticaria**

L50.5 **Cholinergic urticaria**

L50.6 **Contact urticaria**

L50.8 **Other urticaria**

Urticaria：
- chronic
- recurrent periodic

L50.9 **Urticaria, unspecified**

L51 多形性红斑

L51.0 非大疱型多形性红斑

L51.1 大疱型多形性红斑

史蒂文斯-约翰逊综合征

L51.2 中毒性表皮坏死松解症[莱尔]

L51.8 其他的多形性红斑

L51.9 未特指的多形性红斑

L51 Erythema multiforme

L51.0 **Nonbullous erythema multiforme**

L51.1 **Bullous erythema multiforme**

Stevens-Johnson syndrome

L51.2 **Toxic epidermal necrolysis [Lyell]**

L51.8 **Other erythema multiforme**

L51.9 **Erythema multiforme, unspecified**

L52 结节性红斑

L52 Erythema nodosum

L53 其他红斑性情况

不包括： 红斑：
- 火激(L59.0)
- 外部物质接触皮肤引起的(L23-L25)
- 擦烂(L30.4)

L53.0 中毒性红斑

需要时，使用附加外因编码(第二十章)标明外部因素。

不包括： 新生儿中毒性红斑(P83.1)

L53.1 离心性环状红斑

L53.2 边缘性红斑

L53.3 其他的慢性回状红斑

L53.8 其他特指的红斑性情况

L53.9 未特指的红斑性情况

红斑 NOS

红皮病 NOS

L53 Other erythematous conditions

Excludes： erythema：
- ab igne(L59.0)
- due to external agents in contact with skin(L23-L25)
- intertrigo(L30.4)

L53.0 **Toxic erythema**

Use additional external cause code(Chapter XX), if desired, to identify external agent.

Excludes： neonatal erythema toxicum(P83.1)

L53.1 **Erythema annulare centrifugum**

L53.2 **Erythema marginatum**

L53.3 **Other chronic figurate erythema**

L53.8 **Other specified erythematous conditions**

L53.9 **Erythematous condition, unspecified**

Erythema NOS

Erythroderma NOS

L54* 分类于他处的疾病引起的红斑

L54.0* 急性风湿热引起的边缘性红斑(I00†)

L54.8* 分类于他处的其他疾病引起的红斑

L54* Erythema in diseases classified elsewhere

L54.0* **Erythema marginatum in acute rheumatic fever (I00†)**

L54.8* **Erythema in other diseases classified elsewhere**

与辐射有关的皮肤和皮下组织疾患
(L55-L59)

L55 晒斑[晒伤]
L55.0 Ⅰ度晒斑[晒伤]
L55.1 Ⅱ度晒斑[晒伤]
L55.2 Ⅲ度晒斑[晒伤]
L55.8 其他的晒斑[晒伤]
L55.9 未特指的晒斑[晒伤]

L56 紫外线辐射引起的其他急性皮肤改变
L56.0 药物光毒性反应
需要时,使用附加外因编码(第二十章)标明药物。
L56.1 药物光变应性反应
需要时,使用附加外因编码(第二十章)标明药物。
L56.2 光接触性皮炎[香料皮炎]
L56.3 日光性荨麻疹
L56.4 多形性日光疹
L56.8 紫外线辐射引起的其他特指的急性皮肤改变
L56.9 紫外线辐射引起的未特指的急性皮肤改变

L57 慢性暴露于非电离辐射下引起的皮肤改变
L57.0 光线性角化病
角化病:
· NOS
· 老年性
· 日光性
L57.1 光线性类网状细胞增多症
L57.2 颈部菱形皮
L57.3 西瓦特皮肤异色病
L57.4 老年性皮肤松垂
老年性弹性组织变性
L57.5 光线性肉芽肿
L57.8 慢性暴露于非电离辐射下引起的其他皮肤改变
农民皮肤
慢性光化性皮炎
日光性皮炎
L57.9 慢性暴露于非电离辐射下引起的未特指的皮肤改变

Radiation-related disorders of the skin and subcutaneous tissue
(L55-L59)

L55 **Sunburn**
L55.0 **Sunburn of first degree**
L55.1 **Sunburn of second degree**
L55.2 **Sunburn of third degree**
L55.8 **Other sunburn**
L55.9 **Sunburn, unspecified**

L56 **Other acute skin changes due to ultraviolet radiation**
L56.0 **Drug phototoxic response**
Use additional external cause code (Chapter XX), if desired, to identify drug.
L56.1 **Drug photoallergic response**
Use additional external cause code (Chapter XX), if desired, to identify drug.
L56.2 **Photocontact dermatitis [berloque dermatitis]**
L56.3 **Solar urticaria**
L56.4 **Polymorphous light eruption**
L56.8 **Other specified acute skin changes due to ultraviolet radiation**
L56.9 **Acute skin change due to ultraviolet radiation, unspecified**

L57 **Skin changes due to chronic exposure to nonionizing radiation**
L57.0 **Actinic keratosis**
Keratosis:
· NOS
· senile
· solar
L57.1 **Actinic reticuloid**
L57.2 **Cutis rhomboidalis nuchae**
L57.3 **Poikiloderma of Civatte**
L57.4 **Cutis laxa senilis**
Elastosis senilis
L57.5 **Actinic granuloma**
L57.8 **Other skin changes due to chronic exposure to nonionizing radiation**
Farmer's skin
Sailor's skin
Solar dermatitis
L57.9 **Skin changes due to chronic exposure to nonionizing radiation, unspecified**

L58 放射性皮炎

L58.0 急性放射性皮炎

L58.1 慢性放射性皮炎

L58.9 未特指的放射性皮炎

L59 与辐射有关的皮肤和皮下组织其他疾患

L59.0 火激红斑[火激皮炎]

L59.8 与辐射有关的皮肤和皮下组织其他特指的疾患

L59.9 与辐射有关的皮肤和皮下组织未特指的疾患

皮肤附件的疾患(L60-L75)

不包括：体被先天畸形(Q84. -)

L60 甲疾患

不包括：杵状甲(R68.3)
甲床炎和甲沟炎(L03.0)

L60.0 嵌甲

L60.1 甲剥离

L60.2 甲弯曲

L60.3 甲营养不良

L60.4 博氏线

L60.5 黄甲综合征

L60.8 其他的甲疾患

L60.9 未特指的甲疾患

L62* 分类于他处的疾病引起的甲疾患

L62.0* 厚皮性骨膜病杵状甲(M89.4†)

L62.8* 分类于他处的其他疾病引起的甲疾患

L63 斑秃

L63.0 (头部)全秃

L63.1 普秃

L63.2 匐行性脱发

L63.8 其他的斑秃

L63.9 未特指的斑秃

L64 雄激素性脱发

包　括：男性型秃发

L64.0 药物性雄激素性脱发

需要时,使用附加外因编码(第二十章)标明药物。

L64.8 其他的雄激素性脱发

L64.9 未特指的雄激素性脱发

L58 Radiodermatitis

L58.0 Acute radiodermatitis

L58.1 Chronic radiodermatitis

L58.9 Radiodermatitis, unspecified

L59 Other disorders of skin and subcutaneous tissue related to radiation

L59.0 Erythema ab igne [dermatitis ab igne]

L59.8 Other specified disorders of skin and subcutaneous tissue related to radiation

L59.9 Disorder of skin and subcutaneous tissue related to radiation, unspecified

Disorders of skin appendages (L60-L75)

Excludes: congenital malformations of integument (Q84. -)

L60 Nail disorders

Excludes: clubbing of nails (R68.3)
onychia and paronychia (L03.0)

L60.0 Ingrowing nail

L60.1 Onycholysis

L60.2 Onychogryphosis

L60.3 Nail dystrophy

L60.4 Beau's lines

L60.5 Yellow nail syndrome

L60.8 Other nail disorders

L60.9 Nail disorder, unspecified

L62* Nail disorders in diseases classified elsewhere

L62.0* Clubbed nail pachydermoperiostosis (M89.4†)

L62.8* Nail disorders in other diseases classified elsewhere

L63 Alopecia areata

L63.0 Alopecia (capitis) totalis

L63.1 Alopecia universalis

L63.2 Ophiasis

L63.8 Other alopecia areata

L63.9 Alopecia areata, unspecified

L64 Androgenic alopecia

Includes: male-pattern baldness

L64.0 Drug-induced androgenic alopecia

Use additional external cause code (Chapter XX), if desired, to identify drug.

L64.8 Other androgenic alopecia

L64.9 Androgenic alopecia, unspecified

L65 其他非瘢痕性毛发缺失

如系药物诱发者,需要时,使用附加外因编码(第二十章)标明药物。

不包括: 拔毛狂(F63.3)

L65.0 静止期脱发
L65.1 再生期脱发
L65.2 粘蛋白性脱发
L65.8 其他特指的非瘢痕性毛发缺失
L65.9 未特指的非瘢痕性毛发缺失
脱发 NOS

L65 Other nonscarring hair loss

Use additional external cause code(Chapter XX), if desired, to identify drug, if drug-induced.

Excludes: trichotillomania(F63.3)

L65.0 Telogen effluvium
L65.1 Anagen effluvium
L65.2 Alopecia mucinosa
L65.8 Other specified nonscarring hair loss
L65.9 Nonscarring hair loss, unspecified
Alopecia NOS

L66 瘢痕性脱发[瘢痕性毛发缺失]

L66.0 假性斑秃
L66.1 毛发扁平苔癣
毛囊性扁平苔癣
L66.2 脱发性毛囊炎
L66.3 脓肿性头部毛囊周围炎
L66.4 网状红斑性毛囊炎
L66.8 其他的瘢痕性脱发
L66.9 未特指的瘢痕性脱发

L66 Cicatricial alopecia [scarring hair loss]

L66.0 Pseudopelade
L66.1 Lichen planopilaris
Follicular lichen planus
L66.2 Folliculitis decalvans
L66.3 Perifolliculitis capitis abscedens
L66.4 Folliculitis ulerythematosa reticulata
L66.8 Other cicatricial alopecia
L66.9 Cicatricial alopecia, unspecified

L67 毛色和毛干异常

不包括: 念珠状发(Q84.1)
花斑发(Q84.1)
静止期脱发(L65.0)

L67.0 结节性脆发病
L67.1 发色变异
灰发
灰发(早熟的)
毛发异色
白发:
· NOS
· 局限性,后天性
L67.8 其他的毛色和毛干异常
脆发症
L67.9 未特指的毛色和毛干异常

L67 Hair colour and hair shaft abnormalities

Excludes: monilethrix(Q84.1)
pili annulati(Q84.1)
telogen effluvium(L65.0)

L67.0 Trichorrhexis nodosa
L67.1 Variations in hair colour
Canities
Greyness, hair(premature)
Heterochromia of hair
Poliosis:
· NOS
· circumscripta, acquired
L67.8 Other hair colour and hair shaft abnormalities
Fragilitas crinium
L67.9 Hair colour and hair shaft abnormality, unspecified

L68 多毛症

包　括: 毛发过多

不包括: 先天性多毛症(Q84.2)
永存胎毛(Q84.2)

L68.0 男性型多毛症
如系药物诱发者,需要时,使用附加外因编码(第二十章)标明药物。
L68.1 后天性胎毛过多
如系药物诱发者,需要时,使用附加外因编码(第二十章)标明药物。
L68.2 局限性多毛症
L68.3 多毛症
L68.8 其他的多毛症
L68.9 未特指的多毛症

L68 Hypertrichosis

Includes: excess hair

Excludes: congenital hypertrichosis(Q84.2)
persistent lanugo(Q84.2)

L68.0 Hirsutism
Use additional external cause code(Chapter XX), if desired, to identify drug, if drug-induced.
L68.1 Acquired hypertrichosis lanuginosa
Use additional external cause code(Chapter XX), if desired, to identify drug, if drug-induced.
L68.2 Localized hypertrichosis
L68.3 Polytrichia
L68.8 Other hypertrichosis
L68.9 Hypertrichosis, unspecified

L70 痤疮

不包括：瘢瘤性痤疮(L73.0)

L70.0 寻常痤疮
L70.1 聚会性痤疮
L70.2 痘样痤疮
粟粒坏死性痤疮
L70.3 热带痤疮
L70.4 婴儿痤疮
L70.5 表皮脱落性痤疮
L70.8 其他的痤疮
L70.9 未特指的痤疮

L71 酒渣鼻

L71.0 口周皮炎
如系药物诱发者，需要时，使用附加外因编码(第二十章)标明药物。
L71.1 肥大性酒渣鼻
L71.8 其他的酒渣鼻
L71.9 未特指的酒渣鼻

L72 皮肤和皮下组织毛囊囊肿

L72.0 表皮囊肿
L72.1 毛根鞘囊肿
毛发囊肿
皮脂腺囊肿
L72.2 多发性皮脂腺囊肿
L72.8 皮肤和皮下组织的其他毛囊囊肿
L72.9 皮肤和皮下组织未特指的毛囊囊肿

L73 其他毛囊疾患

L73.0 瘢瘤性痤疮
L73.1 须部假性毛囊炎
L73.2 化脓性汗腺炎
L73.8 其他特指的毛囊疾患
寻常须疮
L73.9 未特指的毛囊疾患

L74 外分泌汗腺疾患

不包括：多汗症(R61.-)

L74.0 红痱
L74.1 晶状痱
L74.2 深部痱
热带粟疹
L74.3 未特指的痱
L74.4 无汗症
少汗
L74.8 其他的外分泌汗腺疾患
L74.9 未特指的外分泌汗腺疾患
汗腺疾患 NOS

L70 Acne

Excludes: acne keloid(L73.0)

L70.0 Acne vulgaris
L70.1 Acne conglobata
L70.2 Acne varioliformis
Acne necrotica miliaris
L70.3 Acne tropica
L70.4 Infantile acne
L70.5 Acne excoriee des jeunes filles
L70.8 Other acne
L70.9 Acne, unspecified

L71 Rosacea

L71.0 Perioral dermatitis
Use additional external cause code(Chapter XX), if desired, to identify drug, if drug-induced.
L71.1 Rhinophyma
L71.8 Other rosacea
L71.9 Rosacea, unspecified

L72 Follicular cysts of skin and subcutaneous tissue

L72.0 Epidermal cyst
L72.1 Trichilemmal cyst
Pilar cyst
Sebaceous cyst
L72.2 Steatocystoma multiplex
L72.8 Other follicular cysts of skin and subcutaneous tissue
L72.9 Follicular cyst of skin and subcutaneous tissue, unspecified

L73 Other follicular disorders

L73.0 Acne keloid
L73.1 Pseudofolliculitis barbae
L73.2 Hidradenitis suppurativa
L73.8 Other specified follicular disorders
Sycosis barbae
L73.9 Follicular disorder, unspecified

L74 Eccrine sweat disorders

Excludes: hyperhidrosis(R61.-)

L74.0 Miliaria rubra
L74.1 Miliaria crystallina
L74.2 Miliaria profunda
Miliaria tropicalis
L74.3 Miliaria, unspecified
L74.4 Anhidrosis
Hypohidrosis
L74.8 Other eccrine sweat disorders
L74.9 Eccrine sweat disorder, unspecified
Sweat gland disorder NOS

L75 顶(浆分)泌汗腺疾患

不包括：汗疱疹(L30.1)

化脓性汗腺炎(L73.2)

L75.0 臭汗症

L75.1 色汗症

L75.2 顶(浆分)泌腺粟疹

福克斯-福代斯病

L75.8 其他的顶(浆分)泌汗腺疾患

L75.9 未特指的顶(浆分)泌汗腺疾患

L75 **Apocrine sweat disorders**

Excludes: dyshidrosis[pompholyx](L30.1)

hidradenitis suppurativa(L73.2)

L75.0 **Bromhidrosis**

L75.1 **Chromhidrosis**

L75.2 **Apocrine miliaria**

Fox-Fordyce disease

L75.8 **Other apocrine sweat disorders**

L75.9 **Apocrine sweat disorder,unspecified**

皮肤和皮下组织的其他疾患(L80-L99)

Other disorders of the skin and subcutaneous tissue (L80-L99)

L80 白癜风

L80 **Vitiligo**

L81 色素沉着的其他疾患

不包括：胎记 NOS(Q82.5)

痣-见字母索引

波伊茨-耶格综合征(Q85.8)

L81.0 炎症后色素沉着过度

L81.1 黄褐斑

L81.2 雀斑

L81.3 咖啡牛乳色斑

L81.4 其他黑色素沉着过度

雀斑痣

L81.5 白斑病，不可归类在他处者

L81.6 黑色素形成减少的其他疾患

L81.7 着色紫癜性皮肤病

匐行性血管瘤

L81.8 色素沉着其他特指的疾患

铁色素沉着

文身色素沉着

L81.9 色素沉着未特指的疾患

L81 **Other disorders of pigmentation**

Excludes: birthmark NOS(Q82.5)

naevus-see Alphabetical Index

Peutz-Jeghers syndrome(Q85.8)

L81.0 **Postinflammatory hyperpigmentation**

L81.1 **Chloasma**

L81.2 **Freckles**

L81.3 **Cafe au lait spots**

L81.4 **Other melanin hyperpigmentation**

Lentigo

L81.5 **Leukoderma,not elsewhere classified**

L81.6 **Other disorders of diminished melanin formation**

L81.7 **Pigmented purpuric dermatosis**

Angioma serpiginosum

L81.8 **Other specified disorders of pigmentation**

Iron pigmentation

Tattoo pigmentation

L81.9 **Disorder of pigmentation,unspecified**

L82 脂溢性角化病

黑色丘疹性皮肤病

莱泽-特雷拉特病

L82 **Seborrhoeic keratosis**

Dermatosis papulosa nigra

Leser-Trélat disease

L83 黑棘皮病

融合性网状乳头瘤

L83 **Acanthosis nigricans**

Confluent and reticulated papillomatosis

L84 鸡眼和胼胝

胼胝

鸡眼

L84 **Corns and callosities**

Callus

Clavus

L85 其他表皮肥厚

不包括：皮肤肥厚性疾患（L91.-）

L85.0 获得性鱼鳞癣
不包括：先天性鱼鳞病（Q80.-）

L85.1 后天性掌跖角化病［皮肤角化病］
不包括：遗传性掌跖角化病（Q82.8）

L85.2 点状角化病（掌跖）

L85.3 皮肤干燥症
干性皮炎

L85.8 其他特指的表皮增厚
皮角

L85.9 未特指的表皮增厚

L86* 分类于他处的疾病引起的皮肤角化病

毛囊角化病、干皮病 } 维生素 A 缺乏引起的（E50.8†）

L87 经表皮排除疾患

不包括：环形肉芽肿（穿孔性）（L92.0）

L87.0 皮肤穿入性毛囊和毛囊周角化病［克尔］
穿入性毛囊角化过度

L87.1 反应性穿通性胶原病

L87.2 匐行穿孔性弹性组织变性

L87.8 其他的经表皮排除疾患

L87.9 未特指的经表皮排除疾患

L88 坏疽性脓皮症

坏疽性皮炎
蚀疮性脓皮症

L89 受压区褥疮

褥疮
膏药性溃疡

注：对于存在不同分期多个部位的褥疮，仅使用一个编码以指出最高的分期。

不包括：（宫）颈褥疮性（营养不良性）溃疡（N86）

L89.0 受压区Ⅰ期褥疮
仅限于红斑的褥疮［压疮］
注：在浅色皮肤，溃疡表现为有明确界限的持续发红（红斑），而在较深皮肤区的溃疡则可能呈现持续的红、蓝或紫色，没有皮肤破损。

L85 Other epidermal thickening

Excludes: hypertrophic disorders of skin (L91.-)

L85.0 **Acquired ichthyosis**
Excludes: congenital ichthyosis (Q80.-)

L85.1 **Acquired keratosis [keratoderma] palmaris et plantaris**
Excludes: inherited keratosis palmaris et plantaris (Q82.8)

L85.2 **Keratosis punctata (palmaris et plantaris)**

L85.3 **Xerosis cutis**
Dry skin dermatitis

L85.8 **Other specified epidermal thickening**
Cutaneous horn

L85.9 **Epidermal thickening, unspecified**

L86* Keratoderma in diseases classified elsewhere

Follicular keratosis, Xeroderma } due to vitamin A deficiency (E50.8†)

L87 Transepidermal elimination disorders

Excludes: granuloma annulare (perforating) (L92.0)

L87.0 **Keratosis follicularis et parafollicularis in cutem penetrans [Kyrle]**
Hyperkeratosis follicularis penetrans

L87.1 **Reactive perforating collagenosis**

L87.2 **Elastosis perforans serpiginosa**

L87.8 **Other transepidermal elimination disorders**

L87.9 **Transepidermal elimination disorder, unspecified**

L88 Pyoderma gangrenosum

Dermatitis gangrenosa
Phagedenic pyoderma

L89 Decubitus ulcer and pressure area

Bedsore
Plaster ulcer

Note: For multiple sites of differing stages assign only one code indicating the highest stage.

Excludes: decubitus (trophic) ulcer of cervix (uteri) (N86)

L89.0 **Stage I decubitus ulcer and pressure area**
Decubitus [pressure] ulcer limited to erythema only
Note: The ulcer appears as a defined area of persistent redness (erythema) in lightly pigmented skin, whereas in darker skin tones, the ulcer may appear with persistent red, blue or purple hues, without skin loss.

L89.1 受压区Ⅱ期褥疮
褥疮[压疮]伴有：
· 擦破
· 水疱
· 涉及表皮和/或真皮的部分全层皮肤破损
· 皮肤破损 NOS

L89.2 受压区Ⅲ期褥疮
褥疮[压疮]伴有涉及皮下组织直到下面筋膜的损害或坏死的全层皮肤破损。

L89.3 受压区Ⅳ期褥疮
褥疮[压疮]伴有肌肉、骨骼或支撑结构(如,肌腱或关节囊)的坏死。

L89.9 未特指的受压区褥疮
未提及分期的褥疮[压疮]

L90 皮肤萎缩性疾患

L90.0 硬化萎缩性苔癣
不包括： 外生殖器官的硬化苔癣：
· 女性(N90.4)
· 男性(N48.0)

L90.1 施韦宁格-布齐皮肤松弛
L90.2 雅达松-佩利扎里皮肤松弛
L90.3 特发性皮肤萎缩
L90.4 慢性萎缩性肢端皮炎
L90.5 皮肤瘢痕情况和纤维化
粘连性瘢痕(皮肤)
瘢痕
瘢痕引起的损形
瘢痕 NOS
不包括： 肥厚性瘢痕(L91.0)
瘢痕疙瘩(L91.0)

L90.6 萎缩纹
L90.8 皮肤的其他萎缩性疾患
L90.9 皮肤未特指的萎缩性疾患

L91 皮肤肥厚性疾患

L91.0 瘢痕疙瘩
肥厚性瘢痕
瘢痕疙瘩
不包括： 痤疮性瘢痕瘤(L73.0)
瘢痕 NOS(L90.5)

L91.8 皮肤其他的肥厚性疾患
L91.9 皮肤未特指的肥厚性疾患

L89.1 Stage II decubitus ulcer and pressure area
Decubitus [pressure] ulcer with：
· abrasion
· blister
· partial thickness skin loss involving epidermis and/or dermis
· skin loss NOS

L89.2 Stage III decubitus ulcer and pressure area
Decubitus [pressure] ulcer with full thickness skin loss involving damage or necrosis of subcutaneous tissue extending to underlying fascia

L89.3 Stage IV decubitus ulcer and pressure area
Decubitus [pressure] ulcer with necrosis of muscle, bone or supporting structures (ie tendon or joint capsule)

L89.9 Decubitus ulcer and pressure area, unspecified
Decubitus [pressure] ulcer without mention of stage

L90 Atrophic disorders of skin

L90.0 Lichen sclerosus et atrophicus
Excludes： lichen sclerosus of external genital organs：
· female (N90.4)
· male (N48.0)

L90.1 Anetoderma of Schweninger-Buzzi
L90.2 Anetoderma of Jadassohn-Pellizzari
L90.3 Atrophoderma of Pasini and Pierini
L90.4 Acrodermatitis chronica atrophicans
L90.5 Scar conditions and fibrosis of skin
Adherent scar (skin)
Cicatrix
Disfigurement due to scar
Scar NOS
Excludes： hypertrophic scar (L91.0)
keloid scar (L91.0)

L90.6 Striae atrophicae
L90.8 Other atrophic disorders of skin
L90.9 Atrophic disorder of skin, unspecified

L91 Hypertrophic disorders of skin

L91.0 Keloid scar
Hypertrophic scar
Keloid
Excludes： acne keloid (L73.0)
scar NOS (L90.5)

L91.8 Other hypertrophic disorders of skin
L91.9 Hypertrophic disorder of skin, unspecified

L92 皮肤和皮下组织肉芽肿性疾患

不包括：光线性肉芽肿(L57.5)

L92.0 环状肉芽肿
穿通性环状肉芽肿

L92.1 脂质渐进性坏死，不可归类在他处者
不包括：与糖尿病有关(E10-E14)

L92.2 面部肉芽肿[皮肤嗜酸细胞肉芽肿]

L92.3 皮肤和皮下组织异物性肉芽肿

L92.8 皮肤和皮下组织其他肉芽肿性疾患

L92.9 皮肤和皮下组织未特指的肉芽肿性疾患

L93 红斑狼疮

不包括：狼疮：
· 侵蚀性(A18.4)
· 寻常(A18.4)
硬皮病(M34.-)
系统性红斑狼疮(M32.-)

如系药物诱发者，需要时，使用附加外因编码(第二十章)标明药物。

L93.0 盘状红斑狼疮
红斑狼疮 NOS

L93.1 亚急性皮肤红斑狼疮

L93.2 其他的局限性红斑狼疮
狼疮：
· 深部红斑
· 脂膜炎

L94 其他局限性结缔组织疾患

不包括：全身性结缔组织疾患(M30-M36)

L94.0 局限性硬皮病[硬斑病]
局限性硬皮病

L94.1 线状硬皮病
类军刀伤损害

L94.2 皮肤钙质沉着症

L94.3 指[趾]端硬化

L94.4 戈特龙丘疹

L94.5 血管萎缩性皮肤异色病

L94.6 阿洪病

L94.8 其他特指的局限性结缔组织疾患

L94.9 未特指的局限性结缔组织疾患

L92 Granulomatous disorders of skin and subcutaneous tissue

Excludes: actinic granuloma(L57.5)

L92.0 Granuloma annulare
Perforating granuloma annulare

L92.1 Necrobiosis lipoidica, not elsewhere classified
Excludes: that associated with diabetes mellitus (E10-E14)

L92.2 Granuloma faciale [eosinophilic granuloma of skin]

L92.3 Foreign body granuloma of skin and subcutaneous tissue

L92.8 Other granulomatous disorders of skin and subcutaneous tissue

L92.9 Granulomatous disorder of skin and subcutaneous tissue, unspecified

L93 Lupus erythematosus

Excludes: lupus:
· exedens(A18.4)
· vulgaris(A18.4)
scleroderma(M34.-)
systemic lupus erythematosus(M32.-)

Use additional external cause code(Chapter XX), if desired, to identify drug, if drug-induced.

L93.0 Discoid lupus erythematosus
Lupus erythematosus NOS

L93.1 Subacute cutaneous lupus erythematosus

L93.2 Other local lupus erythematosus
Lupus:
· erythematosus profundus
· panniculitis

L94 Other localized connective tissue disorders

Excludes: systemic connective tissue disorders (M30-M36)

L94.0 Localized scleroderma [morphea]
Circumscribed scleroderma

L94.1 Linear scleroderma
En coup de sabre lesion

L94.2 Calcinosis cutis

L94.3 Sclerodactyly

L94.4 Gottron's papules

L94.5 Poikiloderma vasculare atrophicans

L94.6 Ainhum

L94.8 Other specified localized connective tissue disorders

L94.9 Localized connective tissue disorder, unspecified

L95 局限于皮肤的血管炎，不可归类在他处者

不包括：匐行性血管瘤(L81.7)
亨诺克(-舍恩莱因)紫癜(D69.0)
变应性血管炎(M31.0)
脂膜炎：
· NOS(M79.3)
· 狼疮(L93.2)
· 颈和背部(M54.0)
· 复发性[韦伯-克里斯琴](M35.6)
结节性多动脉炎(M30.0)
类风湿性脉管炎(M05.2)
血清病(T80.6)
荨麻疹(L50.-)
韦格纳肉芽肿(M31.3)

L95.0 **青斑血管炎**
白色(斑块状)萎缩症
L95.1 **持久性隆起性红斑**
L95.8 **局限于皮肤的其他血管炎**
L95.9 **局限于皮肤未特指的血管炎**

L97 下肢溃疡，不可归类在他处者

不包括：褥疮[压疮](L89.-)
坏疽(R02)
皮肤感染(L00-L08)
分类于A00-B99中特指的感染
静脉曲张性溃疡(I83.0,I83.2)

L98 皮肤和皮下组织的其他疾患，不可归类在他处者

L98.0 **生脓性肉芽肿**
L98.1 **人为性皮炎**
神经性表皮脱落
L98.2 **热性嗜中性粒细胞皮肤病[斯威特]**
L98.3 **嗜酸细胞性蜂窝织炎[韦尔斯]**
L98.4 **皮肤慢性溃疡，不可归类在他处者**
皮肤慢性溃疡 NOS
热带溃疡 NOS
皮肤溃疡 NOS
不包括：褥疮[压疮](L89.-)
坏疽(R02)
皮肤感染(L00-L08)
分类于A00-B99中特指的感染
下肢溃疡 NEC(L97)
静脉曲张性溃疡(I83.0,I83.2)

L95 Vasculitis limited to skin, not elsewhere classified

Excludes: angioma serpiginosum(L81.7)
Henoch(-Schonlein) purpura(D69.0)
hypersensitivity angiitis(M31.0)
panniculitis(of):
· NOS(M79.3)
· lupus(L93.2)
· neck and back(M54.0)
· relapsing [Weber-Christian](M35.6)
polyarteritis nodosa(M30.0)
rheumatoid vasculitis(M05.2)
serum sickness(T80.6)
urticaria(L50.-)
Wegener's granulomatosis(M31.3)

L95.0 **Livedoid vasculitis**
Atrophie blanche(en plaque)
L95.1 **Erythema elevatum diutinum**
L95.8 **Other vasculitis limited to skin**
L95.9 **Vasculitis limited to skin, unspecified**

L97 Ulcer of lower limb, not elsewhere classified

Excludes: decubitus [pressure] ulcer(L89.-)
gangrene(R02)
skin infections(L00-L08)
specific infections classified to A00-B99
varicose ulcer(I83.0, I83.2)

L98 Other disorders of skin and subcutaneous tissue, not elsewhere classified

L98.0 **Pyogenic granuloma**
L98.1 **Factitial dermatitis**
Neurotic excoriation
L98.2 **Febrile neutrophilic dermatosis [Sweet]**
L98.3 **Eosinophilic cellulitis [Wells]**
L98.4 **Chronic ulcer of skin, not elsewhere classified**
Chronic ulcer of skin NOS
Tropical ulcer NOS
Ulcer of skin NOS
Excludes: decubitus [pressure] ulcer(L89.-)
gangrene(R02)
skin infections(L00-L08)
specific infections classified to A00-B99
ulcer of lower limb NEC(L97)
varicose ulcer(I83.0, I83.2)

L98.5 皮肤粘蛋白沉积症
局部粘蛋白沉积症
粘液水肿性苔癣
不包括：局部口腔粘蛋白沉积症(K13.7)
粘液性水肿(E03.9)

L98.6 皮肤和皮下组织其他的浸润性疾患
不包括：皮肤粘膜透明变性(E78.8)

L98.8 皮肤和皮下组织其他特指的疾患

L98.9 皮肤和皮下组织未特指的疾患

L99* 分类于他处的疾病引起的皮肤和皮下组织的其他疾患

L99.0* 皮肤淀粉样变(E85.-†)
苔藓样淀粉样变
斑疹性淀粉样变

L99.8* 分类于他处的疾病引起的皮肤和皮下组织其他特指的疾患
梅毒性：
· 脱发(A51.3†)
· 白斑病(A51.3†,A52.7†)

L98.5 Mucinosis of skin
Focal mucinosis
Lichen myxoedematosus
Excludes: focal oral mucinosis(K13.7)
myxoedema(E03.9)

L98.6 Other infiltrative disorders of skin and subcutaneous tissue
Excludes: hyalinosis cutis et mucosae(E78.8)

L98.8 Other specified disorders of skin and subcutaneous tissue

L98.9 Disorder of skin and subcutaneous tissue, unspecified

L99* Other disorders of skin and subcutaneous tissue in diseases classified elsewhere

L99.0* Amyloidosis of skin(E85.-†)
Lichen amyloidosis
Macular amyloid

L99.8* Other disorders of skin and subcutaneous tissue in diseases classified elsewhere
Syphilitic:
· alopecia(A51.3†)
· leukoderma(A51.3†,A52.7†)

第十三章 肌肉骨骼系统和结缔组织疾病（M00-M99）

CHAPTER XIII Diseases of the musculoskeletal system and connective tissue（M00-M99）

不包括： 起源于围生期的某些情况（P00-P96）
某些颞下颌关节的疾患（K07.6）
某些传染病和寄生虫病（A00-B99）
腔隙综合征（T79.6）
妊娠、分娩和产褥期的并发症（O00-O99）
先天性畸形、变形和染色体异常（Q00-Q99）
内分泌、营养和代谢疾病（E00-E90）
损伤、中毒和外因的某些其他后果（S00-T98）
肿瘤（C00-D48）
症状、体征和临床与实验室异常所见，不可归类在他处者（R00-R99）

Excludes: certain conditions originating in the perinatal period（P00-P96）
certain disorders of the temporo-mandibular joint（K07.6）
certain infectious and parasitic diseases（A00-B99）
compartment syndrome（T79.6）
complications of pregnancy, childbirth and the puerperium（O00-O99）
congenital malformations, deformations and chromosomal abnormalities（Q00-Q99）
endocrine, nutritional and metabolic diseases（E00-E90）
injury, poisoning and certain other consequences of external causes（S00-T98）
neoplasms（C00-D48）
symptoms, signs and abnormal clinical and laboratory findings, not elsewhere classified（R00-R99）

本章包括下列各节：

M00-M25　关节病
　M00-M03　感染性关节病
　M05-M14　炎性多关节病
　M15-M19　关节病
　M20-M25　其他关节疾患
M30-M36　系统性结缔组织疾患
M40-M54　背部病
　M40-M43　变形性背部病
　M45-M49　脊椎病
　M50-M54　其他背部病
M60-M79　软组织疾患
　M60-M63　肌肉疾患
　M65-M68　滑膜和肌腱疾患
　M70-M79　其他软组织疾患
M80-M94　骨病和软骨病
　M80-M85　骨密度和结构的疾患
　M86-M90　其他骨病
　M91-M94　软骨病
M95-M99　肌肉骨骼系统和结缔组织的其他疾患

This chapter contains the following blocks:

M00-M25　Arthropathies
　M00-M03　Infectious arthropathies
　M05-M14　Inflammatory polyarthropathies
　M15-M19　Arthrosis
　M20-M25　Other joint disorders
M30-M36　Systemic connective tissue disorders
M40-M54　Dorsopathies
　M40-M43　Deforming dorsopathies
　M45-M49　Spondylopathies
　M50-M54　Other dorsopathies
M60-M79　Soft tissue disorders
　M60-M63　Disorders of muscles
　M65-M68　Disorders of synovium and tendon
　M70-M79　Other soft tissue disorders
M80-M94　Osteopathies and chondropathies
　M80-M85　Disorders of bone density and structure
　M86-M90　Other osteopathies
　M91-M94　Chondropathies
M95-M99　Other disorders of the musculoskeletal system and connective tissue

本章提供的星号类目如下：

M01*　分类于他处的传染病和寄生虫病引起的关节的直接感染
M03*　分类于他处的疾病引起的感染后和反应性关节病
M07*　银屑病性和肠病性关节病
M09*　分类于他处的疾病引起的幼年型关节炎

Asterisk categories for this chapter are provided as follows:

M01*　Direct infections of joint in infectious and parasitic diseases classified elsewhere
M03*　Postinfective and reactive arthropathies in diseases classified elsewhere
M07*　Psoriatic and enteropathic arthropathies
M09*　Juvenile arthritis in diseases classified elsewhere

M14* 分类于他处的其他疾病引起的关节病
M36* 分类于他处的疾病引起的结缔组织的系统性疾患
M49* 分类于他处的疾病引起的脊椎病
M63* 分类于他处的疾病引起的肌肉疾患
M68* 分类于他处的疾病引起的滑膜和肌腱疾患
M73* 分类于他处的疾病引起的软组织疾患
M82* 分类于他处的疾病引起的骨质疏松
M90* 分类于他处的疾病引起的骨病

M14* Arthropathies in other diseases classified elsewhere
M36* Systemic disorders of connective tissue in diseases classified elsewhere
M49* Spondylopathies in diseases classified elsewhere
M63* Disorders of muscle in diseases classified elsewhere
M68* Disorders of synovium and tendon in diseases classified elsewhere
M73* Soft tissue disorders in diseases classified elsewhere
M82* Osteoporosis in diseases classified elsewhere
M90* Osteopathies in diseases classified elsewhere

肌肉骨骼累及的部位

表明累及部位的下列亚分类是供第十三章的适当类目选择使用的。作为局部扩展或专科改编本,使用的数字可以不同。建议把补充的部位亚分类放在一个可标明的、分隔的位置上(如,加框)。在类目 M23、M4 0 前面和 M99 分别给出了不可归类在他处的膝关节内紊乱、背部病和生物力学损害的不同亚分类。

Site of musculoskeletal involvement

The following subclassification to indicate the site of involvement is provided for optional use with appropriate categories in Chapter XIII. As local extensions or specialty adaptations may vary in the number of characters used, it is suggested that the supplementary site subclassification be placed in an identifiably separate position (e. g. in an additional box). Different sub-classifications for use with derangement of knee, dorsopathies, and biomechanical lesions not elsewhere classified are given at M23, before M40 and at M99 respectively.

0 多部位

1 肩区

锁骨　肩锁的 }
肩胛骨　盂肱的 } 关节
　　胸锁的 }

2 上臂

肱骨　肘关节

3 前臂

桡骨　腕关节
尺骨

4 手

腕骨　这些骨之间的关节
手指
掌骨

5 骨盆区和大腿

臀　髋(关节)
股骨　骶髂关节
骨盆

6 小腿

腓骨　膝关节
胫骨

7 踝和足

跖骨　踝关节
跗骨　足的其他关节
趾

8 其他

头
颈
肋骨
颅骨
躯干
脊柱

9 未特指部位

0 Multiple sites

1 Shoulder region

clavicle　acromioclavicular }
scapula　glenohumeral } joints
　　sternoclavicular }

2 Upper arm

humerus　elbow joint

3 Forearm

radius　wrist joint
ulna

4 Hand

carpus　joints between these bones
fingers
metacarpus

5 Pelvic region and thigh

buttock　hip (joint)
femur　sacroiliac joint
pelvis

6 Lower leg

fibula　knee joint
tibia

7 Ankle and foot

metatarsus　ankle joint
tarsus　other joints in foot
toes

8 Other

head
neck
ribs
skull
trunk
vertebral column

9 Site unspecified

关节病
（M00-M25）

主要影响周围（四肢）关节的疾患

感染性关节病
（M00-M03）

注：本节包括由于微生物引起的关节病。下列病因关系类型的区别是：

（a）关节的直接感染，病原体侵袭滑膜组织并且关节中存在微生物抗原；

（b）间接感染，有两种类型：一种是反应性关节病，即身体受到微生物的感染，但在关节中不能标明病原体和抗原；另一种是感染后的关节病，即存在微生物抗原，但病原体的重获是不定的而且缺少局部增殖的证据。

M00　**化脓性关节炎**

［见本章开头的部位编码］

M00.0　葡萄球菌性关节炎和多关节炎

M00.1　肺炎球菌性关节炎和多关节炎

M00.2　其他链球菌性关节炎和多关节炎

M00.8　其他特指的细菌性病原体引起的关节炎和多关节炎

需要时，使用附加编码（B95-B96）标明细菌性病原体。

M00.9　未特指的化脓性关节炎

感染性关节炎 NOS

M01*　**分类于他处的传染病和寄生虫病引起的关节的直接感染**

［见本章开头的部位编码］

不包括：结节病性关节病（M14.8*）

感染后和反应性关节病（M03.-*）

M01.0*　脑膜炎球菌性关节炎（**A39.8†**）

不包括：脑膜炎球菌后关节炎（M03.0*）

M01.1*　结核性关节炎（**A18.0†**）

不包括：脊柱的（M49.0*）

M01.2*　莱姆病性关节炎（**A69.2†**）

Arthropathies
(M00-M25)

Disorders affecting predominantly peripheral (limb) joints

Infectious arthropatheis
(M00-M03)

Note: This block comprises arthropathies due to microbiological agents. Distinction is made between the following types of etiological relationship:

a) direct infection of joint, where organisms invade synovial tissue and microbial antigen is present in the joint;

b) indirect infection, which may be of two types: a reactive arthropathy, where microbial infection of the body is established but neither organisms nor antigens can be identified in the joint, and a postinfective arthropathy, where microbial antigen is present but recovery of an organism is inconstant and evidence of local multiplication is lacking.

M00　**Pyogenic arthritis**

[See site code at the beginning of this chapter]

M00.0　**Staphylococcal arthritis and polyarthritis**

M00.1　**Pneumococcal arthritis and polyarthritis**

M00.2　**Other streptococcal arthritis and polyarthritis**

M00.8　**Arthritis and polyarthritis due to other specified bacterial agents**

Use additional code (B95-B96), if desired, to identify bacterial agent.

M00.9　**Pyogenic arthritis, unspecified**

Infective arthritis NOS

M01*　**Direct infections of joint in infectious and parasitic diseases classified elsewhere**

[See site code at the beginning of this chapter]

Excludes: arthropathy in sarcoidosis (M14.8*)

postinfective and reactive arthropathy (M03.-*)

M01.0*　**Meningococcal arthritis (A39.8†)**

Excludes: postmeningococcal arthritis (M03.0*)

M01.1*　**Tuberculous arthritis (A18.0†)**

Excludes: of spine (M49.0*)

M01.2*　**Arthritis in Lyme disease (A69.2†)**

M01.3* 分类于他处的其他细菌性疾病引起的关节炎

关节炎,由于:
·麻风[汉森病](A30.-†)
·局限性沙门菌感染(A02.2†)
·伤寒或副伤寒(A01.-†)
淋球菌性关节炎(A54.4†)

M01.4* 风疹性关节炎(**B06.8**†)

M01.5* 分类于他处的其他病毒性疾病引起的关节炎

关节炎,由于:
·流行性腮腺炎(B26.8†)
·奥尼昂尼昂热(A92.1†)

M01.6* 真菌性关节炎(**B35-B49**†)

M01.8* 分类于他处的其他传染病和寄生虫病引起的关节炎

M02 反应性关节病

[见本章开头的部位编码]

不包括: 贝赫切特[贝切特]病(M35.2)
风湿热(I00)

M02.0 肠旁路术后关节病
M02.1 痢疾后关节病
M02.2 免疫后关节病
M02.3 赖特尔病
M02.8 其他的反应性关节病
M02.9 未特指的反应性关节病

M03* 分类于他处的疾病引起的感染后和反应性关节病

[见本章开头的部位编码]

不包括: 分类于他处的传染病和寄生虫病引起的关节的直接感染(M01.-*)

M03.0* 脑膜炎球菌感染后关节炎(**A39.8**†)

不包括: 脑膜炎球菌性关节炎(M01.0*)

M03.1* 梅毒感染后关节病

克拉顿关节(A50.5†)

不包括: 沙尔科或脊髓痨性关节病(M14.6*)

M03.2* 分类于他处疾病引起的其他感染后关节病

感染后关节病,由于:
·小肠结肠耶尔森菌引起的小肠炎(A04.6†)
·病毒性肝炎(B15-B19†)

不包括: 病毒性关节病(M01.4-M01.5*)

M03.6* 分类于他处的其他疾病引起的反应性关节病

感染性心内膜炎引起的关节病(I33.0†)

M01.3* **Arthritis in other bacterial diseases classified elsewhere**

Arthritis in:
· leprosy [Hansen's disease] (A30.-†)
· localized salmonella infection (A02.2†)
· typhoid or paratyphoid fever (A01.-†)
Gonococcal arthritis (A54.4†)

M01.4* **Rubella arthritis (B06.8†)**

M01.5* **Arthritis in other viral diseases classified elsewhere**

Arthritis in:
· mumps (B26.8†)
· O'nyong-nyong fever (A92.1†)

M01.6* **Arthritis in mycoses (B35-B49†)**

M01.8* **Arthritis in other infectious and parasitic diseases classified elsewhere**

M02 Reactive arthropathies

[See site code at the beginning of this chapter]

Excludes: Behcet's disease (M35.2)
rheumatic fever (I00)

M02.0 **Arthropathy following intestinal bypass**
M02.1 **Postdysenteric arthropathy**
M02.2 **Postimmunization arthropathy**
M02.3 **Reiter's disease**
M02.8 **Other reactive arthropathies**
M02.9 **Reactive arthopathy, unspecified**

M03* Postinfective and reactive arthropathies in diseases classified elsewhere

[See site code at the beginning of this chapter]

Excludes: direct infections of joint in infectious and parasitic diseases classified elsewhere (M01.-*)

M03.0* **Postmeningococcal arthritis (A39.8†)**

Excludes: meningococcal arthritis (M01.0*)

M03.1* **Postinfective arthropathy in syphilis**

Clutton's joints (A50.5†)

Excludes: Charcot's or tabetic arthropathy (M14.6*)

M03.2* **Other postinfectious arthropathies in diseases classified elsewhere**

Postinfectious arthropathy in:
· enteritis due to Yersinia enterocolitica (A04.6†)
· viral hepatitis (B15-B19†)

Excludes: viral arthropathies (M01.4-M01.5*)

M03.6* **Reactive arthropathy in other diseases classified elsewhere**

Arthropathy in infective endocarditis (I33.0†)

炎性多关节病（*M05-M14*）

M05 血清反应阳性的类风湿性关节炎

［见本章开头的部位编码］

不包括： 风湿热（I00）

类风湿性关节炎：

· 幼年型（M08. -）

· 脊柱（M45）

M05.0 费尔蒂综合征

类风湿性关节炎伴有脾淋巴腺肿大和白细胞减少

M05.1† 类风湿性肺病（J99.0*）

M05.2 类风湿性脉管炎

M05.3† 类风湿性关节炎，累及其他器官和系统

类风湿性：

· 心炎（I52.8*）

· 心内膜炎（I39. -*）

· 心肌炎（I41.8*）

· 肌病（G73.7*）

· 心包炎（I32.8*）

· 多神经病（G63.6*）

M05.8 其他血清反应阳性的类风湿性关节炎

M05.9 未特指的血清反应阳性的类风湿性关节炎

M06 其他类风湿性关节炎

［见本章开头的部位编码］

M06.0 血清反应阴性的类风湿性关节炎

M06.1 成年型斯蒂尔病

不包括： 斯蒂尔病 NOS（M08.2）

M06.2 类风湿性滑囊炎

M06.3 类风湿性结节

M06.4 炎性多关节病

不包括： 多关节炎 NOS（M13.0）

M06.8 其他特指的类风湿性关节炎

M06.9 未特指的类风湿性关节炎

M07* 银屑病性和肠病性关节病

［见本章开头的部位编码］

不包括： 幼年型银屑病和肠病性关节病（M09. -*）

M07.0* 指［趾］节间银屑病性关节病（L40.5†）

M07.1* 残毁性关节炎（L40.5†）

M07.2* 银屑病性脊椎炎（L40.5†）

M07.3* 其他银屑病性关节病（L40.5†）

M07.4* 克罗恩病［局限性肠炎］引起的关节病（K50. -†）

M07.5* 溃疡性结肠炎引起的关节病（K51. -†）

M07.6* 其他肠病性关节病

Inflammatory polyarthropathies (M05-M14)

M05 Seropositive rheumatoid arthritis

[See site code at the beginning of this chapter]

Excludes: rheumatic fever (I00)

rheumatoid arthritis (of):

· juvenile (M08. -)

· spine (M45)

M05.0 Felty's syndrome

Rheumatoid arthritis with splenoadenomegaly and leukopenia.

M05.1† Rheumatoid lung disease (J99.0*)

M05.2 Rheumatoid vasculitis

M05.3† Rheumatoid arthritis with involvement of other organs and systems

Rheumatoid:

· carditis (I52.8*)

· endocarditis (I39. -*)

· myocarditis (I41.8*)

· myopathy (G73.7*)

· pericarditis (I32.8*)

· polyneuropathy (G63.6*)

M05.8 Other seropositive rheumatoid arthritis

M05.9 Seropositive rheumatoid arthritis, unspecified

M06 Other rheumatoid arthritis

[See site code at the beginning of this chapter]

M06.0 Seronegative rheumatoid arthritis

M06.1 Adult-onset Still's disease

Excludes: Still's disease NOS (M08.2)

M06.2 Rheumatoid bursitis

M06.3 Rheumatoid nodule

M06.4 Inflammatory polyarthropathy

Excludes: polyarthritis NOS (M13.0)

M06.8 Other specified rheumatoid arthritis

M06.9 Rheumatoid arthritis, unspecified

M07* Psoriatic and enteropathic arthropathies

[See site code at the beginning of this chapter]

Excludes: juvenile psoriatic and enteropathic arthropathies (M09. -*)

M07.0* Distal interphalangeal psoriatic arthropathy (L40.5†)

M07.1* Arthritis mutilans (L40.5†)

M07.2* Psoriatic spondylitis (L40.5†)

M07.3* Other psoriatic arthropathies (L40.5†)

M07.4* Arthropathy in Crohn's disease [regional enteritis] (K50. -†)

M07.5* Arthropathy in ulcerative colitis (K51. -†)

M07.6* Other enteropathic arthropathies

M08 幼年型关节炎
[见本章开头的部位编码]
包　括：儿童期关节炎，十六岁生日前发病且持续超过三个月
不包括：费尔蒂综合征(M05.0)
幼年型皮肌炎(M33.0)

M08.0 幼年型类风湿性关节炎
幼年型类风湿性关节炎伴有或不伴有类风湿因子

M08.1 幼年型关节强硬性脊椎炎
不包括：成人强直性脊柱炎(M45)

M08.2 幼年型关节炎伴有全身性发病
斯蒂尔病 NOS
不包括：成年型斯蒂尔病(M06.1)

M08.3 幼年型多关节炎(血清反应阴性)
慢性幼年型关节炎

M08.4 少关节性幼年型关节炎

M08.8 其他的幼年型关节炎

M08.9 未特指的幼年型关节炎

M09* 分类于他处的疾病引起的幼年型关节炎
[见本章开头的部位编码]
不包括：惠普尔病性关节病(M14.8*)

M09.0* 银屑病性幼年型关节炎(L40.5†)

M09.1* 克罗恩病[局限性肠炎]引起的幼年型关节炎(K50.-†)

M09.2* 溃疡性结肠炎引起的幼年型关节炎(K51.-†)

M09.8* 分类于他处的疾病引起的幼年型关节炎

M10 痛风
[见本章开头的部位编码]

M10.0 特发性痛风
痛风性滑囊炎
原发性痛风
心脏尿酸盐痛风石†(I43.8*)

M10.1 铅性痛风

M10.2 药物性痛风
需要时，使用附加外因编码(第二十章)标明药物。

M10.3 肾功能损害引起的痛风

M10.4 其他的继发性痛风

M10.9 未特指的痛风

M11 其他结晶性关节病
[见本章开头的部位编码]

M11.0 羟磷灰石沉着病

M11.1 家族性软骨钙沉着

M08 **Juvenile arthritis**
[See site code at the beginning of this chapter]
Includes: arthritis in children, with onset before 16th birthday and lasting longer than 3 months
Excludes: Felty's syndrome(M05.0)
juvenile dermatomyositis(M33.0)

M08.0 **Juvenile rheumatoid arthritis**
Juvenile rheumatoid arthritis with or without rheumatoid factor

M08.1 **Juvenile ankylosing spondylitis**
Excludes: ankylosing spondylitis in adults(M45)

M08.2 **Juvenile arthritis with systemic onset**
Still's disease NOS
Excludes: adult-onset Still's disease(M06.1)

M08.3 **Juvenile polyarthritis(seronegative)**
Chronic juvenile polyarthritis

M08.4 **Pauciarticular juvenile arthritis**

M08.8 **Other juvenile arthritis**

M08.9 **Juvenile arthritis, unspecified**

M09* **Juvenile arthritis in diseases classified elsewhere**
[See site code at the beginning of this chapter]
Excludes: arthropathy in Whipple's disease (M14.8*)

M09.0* **Juvenile arthritis in psoriasis(L40.5†)**

M09.1* **Juvenile arthritis in Crohn's disease [regional enteritis](K50.-†)**

M09.2* **Juvenile arthritis in ulcerative colitis(K51.-†)**

M09.8* **Juvenile arthritis in other diseases classified elsewhere**

M10 **Gout**
[See site code at the beginning of this chapter]

M10.0 **Idiopathic gout**
Gouty bursitis
Primary gout
Urate tophus of heart†(I43.8*)

M10.1 **Lead-induced gout**

M10.2 **Drug-induced gout**
Use additional external cause code(Chapter XX), if desired, to identify drug.

M10.3 **Gout due to impairment of renal function**

M10.4 **Other secondary gout**

M10.9 **Gout, unspecified**

M11 **Other crystal arthropathies**
[See site code at the beginning of this chapter]

M11.0 **Hydroxyapatite deposition disease**

M11.1 **Familial chondrocalcinosis**

M11.2 **其他软骨钙沉着**
软骨钙沉着 NOS

M11.8 **其他特指的结晶性关节病**

M11.9 **未特指的结晶性关节病**

M12 其他特指的关节病

[见本章开头的部位编码]

不包括：关节病 NOS(M13.9)
关节病(M15-M19)
环杓软骨的关节病(J38.7)

M12.0 **慢性风湿病后关节病[雅库综合征]**

M12.1 **卡斯钦-贝克病[大骨节病]**

M12.2 **绒毛结节性滑膜炎(色素沉着的)**

M12.3 **复发性风湿病**

M12.4 **间歇性关节积水**

M12.5 **创伤性关节病**
不包括：(的)创伤后关节病：
· NOS(M19.1)
· 第一腕掌关节(M18.2-M18.3)
· 髋(M16.4-M16.5)
· 膝(M17.2-M17.3)
· 其他单一关节(M19.1)

M12.8 **其他特指的关节病，不可归类在他处者**
短暂性关节病

M13 其他关节炎

[见本章开头的部位编码]

不包括：关节病(M15-M19)

M13.0 **未特指的多关节炎**

M13.1 **单关节炎，不可归类在他处者**

M13.8 **其他特指的关节炎**
变应性关节炎

M13.9 **未特指的关节炎**
关节病 NOS

M14* 分类于他处的其他疾病引起的关节病

不包括：关节病，由于：
· 血液病性疾患(M36.2-M36.3*)
· 过敏反应(M36.4*)
· 肿瘤病(M36.1*)
神经病性脊椎病(M49.4*)
银屑病性和肠病性关节病(M07.-*)
· 幼年型(M09.-*)

M14.0* **酶缺乏和其他遗传疾患引起的痛风性关节病**
痛风性关节病，由于：
· 莱施-尼汉综合征(E79.1†)
· 镰状细胞疾患(D57.-†)

M11.2 **Other chondrocalcinosis**
Chondrocalcinosis NOS

M11.8 **Other specified crystal arthropathies**

MII.9 **Crystal arthropathy, unspecified**

M12 Other specific arthropathies

[See site code at the beginning of this chapter]

Excludes: arthropathy NOS(M13.9)
arthrosis(M15-M19)
cricoarytenoid arthropathy(J38.7)

M12.0 **Chronic postrheumatic arthropathy [Jaccoud]**

M12.1 **Kaschin-Beck disease**

M12.2 **Villonodular synovitis (pigmented)**

M12.3 **Palindromic rheumatism**

M12.4 **Intermittent hydrarthrosis**

M12.5 **Traumatic arthropathy**
Excludes: post-traumatic arthrosis(of):
· NOS(M19.1)
· first carpometacarpal joint (M18.2-M18.3)
· hip(M16.4-M16.5)
· knee(M17.2-M17.3)
· other single joints(M19.1)

M12.8 **Other specific arthropathies, not elsewhere classified**
Transient arthropathy

M13 Other arthritis

[See site code at the beginning of this chapter]

Excludes: arthrosis(M15-M19)

M13.0 **Polyarthritis, unspecified**

M13.1 **Monoarthritis, not elsewhere classified**

M13.8 **Other specified arthritis**
Allergic arthritis

M13.9 **Arthritis, unspecified**
Arthropathy NOS

M14* Arthropathies in other diseases classified elsewhere

Excludes: arthropathy in:
· haematological disorders (M36.2-M36.3*)
· hypersensitivity reactions(M36.4*)
· neoplastic disease(M36.1*)
neuropathic spondylopathy(M49.4*)
psoriatic and enteropathic arthropathies(M07.-*)
· juvenile(M09.-*)

M14.0* **Gouty arthropathy due to enzyme defects and other inherited disorders**
Gouty arthropathy in:
· Lesch-Nyhan syndrome(E79.1†)
· sickle-cell disorders(D57.-†)

M14.1* **其他代谢疾患引起的结晶性关节病**

甲状旁腺功能亢进症引起的结晶性关节病(E21.-†)

M14.2* **糖尿病性关节病(E10-E14†伴有共用第四位数.6)**

不包括:糖尿病的神经病性关节病(M14.6*)

M14.3* **脂样关节炎皮肤病(E78.8†)**

M14.4* **淀粉样变性关节病(E85.-†)**

M14.5* **其他内分泌、营养和代谢性疾患引起的关节病**

关节病,由于:
- 肢端肥大和垂体性巨人症(E22.0†)
- 血色素沉着病(E83.1†)
- 甲状腺功能减退症(E00-E03†)
- 甲状腺毒症[甲状腺功能亢进症](E05.-†)

M14.6* **神经病性关节病**

沙尔科或脊髓痨性关节病(A52.1†)
糖尿病的神经病性关节病(E10-E14†伴有共用第四位数.6)

M14.8* **分类于他处的其他特指疾病引起的关节病**

关节病,由于:
- 红斑:
  - 多形性(L51.-†)
  - 结节性(L52†)
- 结节病(D86.8†)
- 惠普尔病(K90.8†)

关节病(M15-M19)

注:本节使用的骨关节炎这一术语是关节病或骨关节病的同义词。这一术语一直被沿用,它的临床意义通常是指没有找出根本的或决定性的情况。

不包括:脊柱骨关节炎(M47.-)

M15 多关节病

包 括:提及一个以上部位的关节病
不包括:累及双侧的单一关节(M16-M19)

M15.0 **原发性全身性(骨)关节病**

M15.1 **赫伯登结节(伴有关节病)**

M15.2 **布沙尔结节(伴有关节病)**

M15.3 **继发性多发性关节病**

创伤后多关节病

M15.4 **侵蚀性(骨)关节病**

M15.8 **其他的多关节病**

M15.9 **未特指的多关节病**

全身性骨关节炎 NOS

M14.1* **Crystal arthropathy in other metabolic disorders**

Crystal arthropathy in hyperparathyroidism(E21.-†)

M14.2* **Diabetic arthropathy(E10-E14† with common fourth character.6)**

Excludes: diabetic neuropathic arthropathy(M14.6*)

M14.3* **Lipoid dermatoarthritis(E78.8†)**

M14.4* **Arthropathy in amyloidosis(E85.-†)**

M14.5* **Arthropathies in other endocrine, nutritional and metabolic disorders**

Arthropathy in:
- acromegaly and pituitary gigantism(E22.0†)
- haemochromatosis(E83.1†)
- hypothyroidism(E00-E03†)
- thyrotoxicosis [hyperthyroidism](E05.-†)

M14.6* **Neuropathic arthropathy**

Charcot's or tabetic arthropathy(A52.1†)
Diabetic neuropathic arthropathy(E10-E14† with common fourth character.6)

M14.8* **Arthropathies in other specified diseases classified elsewhere**

Arthropathy in:
- erythema:
  - multiforme(L51.-†)
  - nodosum(L52†)
- sarcoidosis(D86.8†)
- Whipple's disease(K90.8†)

Arthrosis (M15-M19)

Note: In this block the term osteoarthritis is used as a synonym for arthrosis or osteoarthrosis. The term primary has been used with its customary clinical meaning of no underlying or determining condition identified.

Excludes: osteoarthritis of spine(M47.-)

M15 Polyarthrosis

Includes: arthrosis with mention of more than one site
Excludes: bilateral involvement of single joint (M16-M19)

M15.0 **Primary generalized(osteo)arthrosis**

M15.1 **Heberden's nodes(with arthropathy)**

M15.2 **Bouchard's nodes(with arthropathy)**

M15.3 **Secondary multiple arthrosis**

Post-traumatic polyarthrosis

M15.4 **Erosive(osteo)arthrosis**

M15.8 **Other polyarthrosis**

M15.9 **Polyarthrosis, unspecified**

Generalized osteoarthritis NOS

M16 **髋关节病**
M16.0 **原发性双侧髋关节病**
M16.1 **其他原发性髋关节病**
原发性髋关节病：
· NOS
· 单侧
M16.2 **发育异常导致的双侧髋关节病**
M16.3 **其他发育异常性髋关节病**
发育异常性髋关节病：
· NOS
· 单侧
M16.4 **创伤后双侧髋关节病**
M16.5 **其他的创伤后髋关节病**
创伤后髋关节病：
· NOS
· 单侧
M16.6 **其他的继发性双侧髋关节病**
M16.7 **其他的继发性髋关节病**
继发性髋关节病：
· NOS
· 单侧
M16.9 **未特指的髋关节病**

M17 **膝关节病**
M17.0 **原发性双侧膝关节病**
M17.1 **其他的原发性膝关节病**
原发性膝关节病：
· NOS
· 单侧
M17.2 **创伤后双侧膝关节病**
M17.3 **其他的创伤后膝关节病**
创伤后膝关节病：
· NOS
· 单侧
M17.4 **其他的继发性双侧膝关节病**
M17.5 **其他的继发性膝关节病**
继发性膝关节病：
· NOS
· 单侧
M17.9 **未特指的膝关节病**

M18 **第一腕掌关节的关节病**
M18.0 **双侧第一腕掌关节的原发性关节病**
M18.1 **第一腕掌关节其他的原发性关节病**
第一腕掌关节的原发性关节病：
· NOS
· 单侧
M18.2 **双侧第一腕掌关节的创伤后关节病**

M16 **Coxarthrosis [arthrosis of hip]**
M16.0 **Primary coxarthrosis, bilateral**
M16.1 **Other primary coxarthrosis**
Primary coxarthrosis:
· NOS
· unilateral
M16.2 **Coxarthrosis resulting from dysplasia, bilateral**
M16.3 **Other dysplastic coxarthrosis**
Dysplastic coxarthrosis:
· NOS
· unilateral
M16.4 **Post-traumatic coxarthrosis, bilateral**
M16.5 **Other post-traumatic coxarthrosis**
Post-traumatic coxarthrosis:
· NOS
· unilateral
M16.6 **Other secondary coxarthrosis, bilateral**
M16.7 **Other secondary coxarthrosis**
Secondary coxarthrosis:
· NOS
· unilateral
M16.9 **Coxarthrosis, unspecified**

M17 **Gonarthrosis [arthrosis of knee]**
M17.0 **Primary gonarthrosis, bilateral**
M17.1 **Other primary gonarthrosis**
Primary gonarthrosis:
· NOS
· unilateral
M17.2 **Post-traumatic gonarthrosis, bilateral**
M17.3 **Other post-traumatic gonarthrosis**
Post-traumatic gonarthrosis:
· NOS
· unilateral
M17.4 **Other secondary gonarthrosis, bilateral**
M17.5 **Other secondary gonarthrosis**
Secondary gonarthrosis:
· NOS
· unilateral
M17.9 **Gonarthrosis, unspecified**

M18 **Arthrosis of first carpometacarpal joint**
M18.0 **Primary arthrosis of first carpometacarpal joints, bilateral**
M18.1 **Other primary arthrosis of first carpometacarpal joint**
Primary arthrosis of first carpometacarpal joint:
· NOS
· unilateral
M18.2 **Post-traumatic arthrosis of first carpometacarpal joint, bilateral**

M18.3 第一腕掌关节其他的创伤后关节病

第一腕掌关节的创伤后关节病：
- ·NOS
- ·单侧

M18.4 双侧第一腕掌关节其他的继发性关节病

M18.5 第一腕掌关节其他的继发性关节病

第一腕掌关节的继发性关节病：
- ·NOS
- ·单侧

M18.9 第一腕掌关节未特指的关节病

M18.3 Other post-traumatic arthrosis of first carpometacarpal joint

Post-traumatic arthrosis of first carpometacarpal joint:
- · NOS
- · unilateral

M18.4 Other secondary arthrosis of first carpometacarpal joints, bilateral

M18.5 Other secondary arthrosis of first carpometacarpal joint

Secondary arthrosis of first carpometacarpal joint:
- · NOS
- · unilateral

M18.9 Arthrosis of first carpometacarpal joint, unspecified

M19 其他关节病

［见本章开头的部位编码］

不包括： 脊柱关节病（M47.-）
僵（M20.2）
多关节病（M15.-）

M19.0 其他关节的原发性关节病
原发性关节病 NOS

M19.1 其他关节的创伤后关节病
创伤后关节病 NOS

M19.2 其他的继发性关节病
继发性关节病 NOS

M19.8 其他特指的关节病

M19.9 未特指的关节病

M19 Other arthrosis

[See site code at the beginning of this chapter]

Excludes: arthrosis of spine (M47.-)
hallux rigidus (M20.2)
polyarthrosis (M15.-)

M19.0 Primary arthrosis of other joints
Primary arthrosis NOS

M19.1 Post-traumatic arthrosis of other joints
Post-traumatic arthrosis NOS

M19.2 Other secondary arthrosis
Secondary arthrosis NOS

M19.8 Other specified arthrosis

M19.9 Arthrosis, unspecified

其他关节疾患（M20-M25）

不包括： 脊柱关节（M40-M54）

Other joint disorders (M20-M25)

Excludes: joints of the spine (M40-M54)

M20 手指和脚趾的后天性变形

不包括： 手指和脚趾的后天性缺失（Z89.-）
先天性：
- ·无手指和脚趾（Q71.3，Q72.3）
- ·手指和脚趾变形和畸形（Q66.-，Q68-Q70，Q74.-）

M20.0 手指变形
钮孔状和天鹅颈状变形
不包括： 杵状指（R68.3）
掌腱膜纤维瘤病［迪皮特朗］（M72.0）
扳机指（M65.3）

M20.1 外翻（后天性）
囊炎

M20 Acquired deformities of fingers and toes

Excludes: acquired absence of fingers and toes (Z89.-)
congenital:
- · absence of fingers and toes (Q71.3, Q72.3)
- · deformities and malformations of fingers and toes (Q66.-, Q68-Q70, Q74.-)

M20.0 Deformity of finger(s)
Boutonnière and swan-neck deformities
Excludes: clubbing of fingers (R68.3)
palmar fascial fibromatosis [Dupuytren] (M72.0)
trigger finger (M65.3)

M20.1 Hallux valgus (acquired)
Bunion

M20.2 僵
M20.3 其他(后天性)变形
内翻
M20.4 其他(后天性)锤状趾
M20.5 趾其他(后天性)变形
M20.6 未特指的趾后天性变形

M21 四肢其他后天性变形

[见本章开头的部位编码]
不包括: 四肢后天性缺失(Z89.-)
指或趾后天性变形(M20.-)
先天性:
· 无四肢(Q71-Q73)
· 四肢变形和畸形(Q65-Q66,Q68-Q74)
扁平髋(M91.2)

M21.0 外翻变形,不可归类在他处者
不包括: 跖外翻(Q66.6)
仰趾外翻足(Q66.4)
M21.1 内翻变形,不可归类在他处者
不包括: 跖内翻(Q66.2)
胫骨内翻(弓形腿)(M92.5)
M21.2 屈曲变形
M21.3 腕或足(后天性)下垂
M21.4 (后天性)扁平足[平足]
不包括: 先天性平足(Q66.5)
M21.5 后天性爪形手、畸形手、爪形足和畸形足
不包括: 畸形足,未特指为后天性(Q66.8)
M21.6 踝和足其他后天性变形
不包括: 趾变形(后天性)(M20.1-M20.6)
M21.7 四肢(后天性)长度不等
M21.8 四肢其他特指的后天性变形
M21.9 四肢未特指的后天性变形

M22 髌骨疾患

不包括: 髌骨脱位(S83.0)

M22.0 复发性髌骨脱位
M22.1 复发性髌骨不全脱位
M22.2 髌股疾患
M22.3 髌骨的其他紊乱
M22.4 髌骨软骨软化
M22.8 髌骨的其他疾患
M22.9 髌骨未特指的疾患

M20.2 Hallux rigidus
M20.3 Other deformity of hallux(acquired)
Hallux varus
M20.4 Other hammer toe(s)(acquired)
M20.5 Other deformities of toe(s)(acquired)
M20.6 Acquired deformity of toe(s),unspecified

M21 Other acquired deformities of limbs

[See site code at the beginning of this chapter]
Excludes: acquired absence of limb(Z89.-)
acquired deformities of fingers or toes (M20.-)
congenital:
· absence of limbs(Q71-Q73)
· deformities and malformations of limbs (Q65-Q66,Q68-Q74)
coxa plana(M91.2)

M21.0 Valgus deformity,not elsewhere classified
Excludes: metatarsus valgus(Q66.6)
talipes calcaneovalgus(Q66.4)
M21.1 Varus deformity,not elsewhere classified
Excludes: metatarsus varus(Q66.2)
tibia vara(M92.5)
M21.2 Flexion deformity
M21.3 Wrist or foot drop(acquired)
M21.4 Flat foot [pes planus](acquired)
Excludes: congenital pes planus(Q66.5)
M21.5 Acquired clawhand,clubhand,clawfoot and clubfoot
Excludes: clubfoot,not specified as acquired(Q66.8)
M21.6 Other acquired deformities of ankle and foot
Excludes: deformities of toe(acquired) (M20.1-M20.6)
M21.7 Unequal limb length(acquired)
M21.8 Other specified acquired deformities of limbs
M21.9 Acquired deformity of limb,unspecified

M22 Disorders of patella

Excludes: dislocation of patella(S83.0)

M22.0 Recurrent dislocation of patella
M22.1 Recurrent subluxation of patella
M22.2 Patellofemoral disorders
M22.3 Other derangements of patella
M22.4 Chondromalacia patellae
M22.8 Other disorders of patella
M22.9 Disorder of patella,unspecified

M23 膝关节内紊乱

表明累及部位的下列补充性亚分类是供 M23.-中的适当亚目选择使用的。另见本章开头的注释。

0 多发性部位
1 前十字韧带或内侧半月板前角
2 后十字韧带或内侧半月板后角
3 内侧副韧带或其他和未特指的内侧半月板
4 外侧副韧带或外侧半月板前角
5 外侧半月板后角
6 其他和未特指的外侧半月板
7 囊韧带
9 未特指的韧带或未特指的半月板

不包括：关节强硬(M24.6)
复发性损伤-见膝和小腿损伤(S80-S89)
膝变形(M21.-)
髌骨疾患(M22.-)
分离性骨软骨炎(M93.2)
复发性脱位或不全脱位(M24.4)
·髌骨(M22.0-M22.1)

M23.0 囊性半月板
M23.1 盘状半月板(先天性)
M23.2 陈旧性撕裂或损伤引起的半月板紊乱
陈旧性桶柄状撕裂
M23.3 其他的半月板紊乱
变性的 / 脱离的 / 保留的 } 半月板
M23.4 膝关节游离体
M23.5 膝的慢性不稳定性疾患
M23.6 膝韧带的其他自然破裂
M23.8 其他的膝关节内紊乱
膝韧带松弛
弹响膝
M23.9 未特指的膝关节内紊乱

M23 Internal derangement of knee

The following supplementary subclassification to indicate the site of involvement is provided for optional use with appropriate subcategories in M23.-; see also note at the beginning of this chapter.

0 Multiple sites
1 Anterior cruciate ligament or Anterior horn of medial meniscus
2 Posterior cruciate ligament or Posterior horn of medial meniscus
3 Medial collateral ligament or Other and unspecified medial meniscus
4 Lateral collateral ligament or Anterior horn of lateral meniscus
5 Posterior horn of lateral meniscus
6 Other and unspecified lateral meniscus
7 Capsular ligament
9 Unspecified ligament or Unspecified meniscus

Excludes: ankylosis(M24.6)
current injury-see injury to the knee and lower leg(S80-S89)
deformity of knee(M21.-)
disorders of patella(M22.-)
osteochondritis dissecans(M93.2)
recurrent dislocation or subluxation (M24.4)
·patella(M22.0-M22.1)

M23.0 Cystic meniscus
M23.1 Discoid meniscus(congenital)
M23.2 Derangement of meniscus due to old tear or injury
Old bucket-handle tear
M23.3 Other meniscus derangements
Degenerate / Detached / Retained } meniscus
M23.4 Loose body in knee
M23.5 Chronic instability of knee
M23.6 Other spontaneous disruption of ligament(s) of knee
M23.8 Other internal derangements of knee
Laxity of ligament of knee
Snapping knee
M23.9 Internal derangement of knee, unspecified

M24 其他特指的关节紊乱

［见本章开头的部位编码］

不包括： 近期损伤-见按身体部位的关节损伤
腱鞘囊肿(M67.4)
弹响膝(M23.8)
颞下颌关节疾患(K07.6)

M24.0 关节游离体

不包括： 膝关节游离体(M23.4)

M24.1 其他关节软骨疾患

不包括： 软骨钙质沉着(M11.1-M11.2)
膝关节内紊乱(M23.-)
转移性钙化(E83.5)
褐黄病(E70.2)

M24.2 韧带疾患

继发于陈旧性韧带损伤的不稳定疾患
韧带松弛 NOS

不包括： 家族性韧带松弛(M35.7)
膝(M23.5-M23.8)

M24.3 关节病理性脱位和不全脱位，不可归类在他处者

不包括： 关节脱位或错位：
· 先天性-见肌肉骨骼系统先天性畸形和变形(Q65-Q79)
· 近期损伤-见按身位部位的关节和韧带损伤
· 复发性(M24.4)

M24.4 关节复发性脱位和不全脱位

不包括： 髌骨(M22.0-M22.1)
脊椎不全脱位(M43.3-M43.5)

M24.5 关节挛缩

不包括： 四肢后天性变形(M20-M21)
腱(鞘)挛缩不伴有关节挛缩(M67.1)
迪皮特朗挛缩(M72.0)

M24.6 关节强硬

不包括： 脊柱(M43.2)
关节僵硬不伴有强硬(M25.6)

M24.7 髋臼前突

M24.8 其他特指的关节紊乱，不可归类在他处者

应激性髋

不包括： 涉及髂胫带综合征者(M76.3)

M24.9 未特指的关节紊乱

M24 Other specific joint derangements

[See site code at the beginning of this chapter]

Excludes: current injury-see injury of joint by body region
ganglion(M67.4)
snapping knee(M23.8)
temporomandibular joint disorders(K07.6)

M24.0 Loose body in joint

Excludes: loose body in knee(M23.4)

M24.1 Other articular cartilage disorders

Excludes: chondrocalcinosis(M11.1-M11.2)
internal derangement of knee(M23.-)
metastatic calcification(E83.5)
ochronosis(E70.2)

M24.2 Disorder of ligament

Instability secondary to old ligament injury
Ligamentous laxity NOS

Excludes: familial ligamentous laxity(M35.7)
knee(M23.5-M23.8)

M24.3 Pathological dislocation and subluxation of joint, not elsewhere classified

Excludes: dislocation or displacement of joint:
· congenital-see congenital malformations and deformations of the musculoskeletal system(Q65-Q79)
· current injury-see injury of joints and ligaments by body region
· recurrent(M24.4)

M24.4 Recurrent dislocation and subluxation of joint

Excludes: patella(M22.0-M22.1)
vertebral subluxation(M43.3-M43.5)

M24.5 Contracture of joint

Excludes: acquired deformities of limbs(M20-M21)
contracture of tendon(sheath) without contracture of joint(M67.1)
Dupuytren's contracture(M72.0)

M24.6 Ankylosis of joint

Excludes: spine(M43.2)
stiffness of joint without ankylosis(M25.6)

M24.7 Protrusio acetabuli

M24.8 Other specific joint derangements, not elsewhere classified

Irritable hip

Excludes: that involving iliotibial band syndrome (M76.3)

M24.9 Joint derangement, unspecified

M25 其他关节疾患,不可归类在他处者

[见本章开头的部位编码]

不包括: 异常的步态和移动(R26.-)
钙化:
·粘液囊(M71.4)
·肩(关节)(M75.3)
·肌腱(M65.2)
分类于M20-M21中的变形
行走困难(R26.2)

M25.0 关节积血
不包括: 近期损伤-见按身体部位的关节损伤

M25.1 关节瘘
M25.2 连枷状关节
M25.3 关节的其他不稳定性疾患
不包括: 关节不稳定性疾患,继发于:
·陈旧性韧带损伤(M24.2)
·关节假体去除(M96.8)

M25.4 关节渗出
不包括: 雅司病的关节积水(A66.6)

M25.5 关节痛
M25.6 关节僵硬,不可归类在他处者
M25.7 骨赘
M25.8 其他特指的关节疾患
M25.9 未特指的关节疾患

M25 Other joint disorders, not elsewhere classified

[See site code at the beginning of this chapter]

Excludes: abnormality of gait and mobility (R26.-)
calcification of:
· bursa (M71.4)
· shoulder (joint) (M75.3)
· tendon (M65.2)
deformities classified to M20-M21
difficulty in walking (R26.2)

M25.0 Haemarthrosis
Excludes: current injury-see injury of joint by body region

M25.1 Fistula of joint
M25.2 Flail joint
M25.3 Other instability of joint
Excludes: instability of joint secondary to:
· old ligament injury (M24.2)
· removal of joint prosthesis (M96.8)

M25.4 Effusion of joint
Excludes: hydrarthrosis of yaws (A66.6)

M25.5 Pain in joint
M25.6 Stiffness of joint, not elsewhere classified
M25.7 Osteophyte
M25.8 Other specified joint disorders
M25.9 Joint disorder, unspecified

系统性结缔组织疾患(M30-M36)

包　括: 自身免疫病:
·NOS
·系统性
结缔组织(血管性)疾病:
·NOS
·系统性

不包括: 抗磷脂综合征(D68.6)
自身免疫病,单一器官或单一细胞类型(编码于有关情况的类目)

M30 结节性多动脉炎和有关情况

M30.0 结节性多动脉炎
M30.1 多动脉炎伴有肺受累
[丘格-斯特劳斯]
变应性肉芽肿性脉管炎
M30.2 幼年型多动脉炎
M30.3 粘膜皮肤淋巴结综合征[川崎病]
M30.8 与结节性多动脉炎有关的其他情况
多脉管炎重叠综合征

Systemic connective tissue disorders (M30-M36)

Includes: autoimmune disease:
· NOS
· systemic
collagen (vascular) disease:
· NOS
· systemic

Excludes: Antiphospholipid syndrome (D68.6)
autoimmune disease, single organ or single cell-type (code to relevant condition category)

M30 Polyarteritis nodosa and related conditions

M30.0 Polyarteritis nodosa
M30.1 Polyarteritis with lung involvement [Churg-Strauss]
Allergic granulomatous angiitis
M30.2 Juvenile polyarteritis
M30.3 Mucocutaneous lymph node syndrome [Kawasaki]
M30.8 Other conditions related to polyarteritis nodosa
Polyangiitis overlap syndrome

M31 其他坏死性血管病

M31.0 变应性血管炎
古德帕斯丘综合征
M31.1 血栓性微血管病
血栓性血小板减少性紫癜
M31.2 致命性中线肉芽肿
M31.3 韦格纳肉芽肿病
坏死性呼吸道肉芽肿病
M31.4 主动脉弓综合征[高安病]
M31.5 巨细胞动脉炎伴有风湿性多肌痛
M31.6 其他巨细胞动脉炎
M31.7 显微镜下多脉管炎
显微镜下多动脉炎
不包括：结节性多动脉炎(M30.0)
M31.8 其他特指的坏死性血管病
血补体过少性血管炎
M31.9 未特指的坏死性血管病

M32 系统性红斑狼疮

不包括：红斑狼疮(盘状的)(NOS)(L93.0)
M32.0 药物性系统性红斑狼疮
需要时，使用附加外因编码(第二十章)标明药物。
M32.1† 系统性红斑狼疮，累及器官或系统
利布曼-萨克斯病(I39.-*)
狼疮性心包炎(I32.8*)
系统性红斑狼疮伴有：
·肾受累(N08.5*,N16.4*)
·肺受累(J99.1*)
M32.8 其他形式的系统性红斑狼疮
M32.9 未特指的系统性红斑狼疮

M33 皮多肌炎

M33.0 幼年型皮肌炎
M33.1 其他的皮肌炎
M33.2 多肌炎
M33.9 未特指的皮多肌炎

M34 全身性硬皮病

包　括：硬皮病
不包括：硬皮病：
·局限性(L94.0)
·新生儿(P83.8)
M34.0 进行性全身性硬皮病
M34.1 全身性钙质沉着综合征[CR(E)ST]
钙质沉着-雷诺现象-食管功能不全-指趾硬皮症-毛细血管扩张综合征[CREST 综合征]

M31 Other necrotizing vasculopathies

M31.0 Hypersensitivity angiitis
Goodpasture's syndrome
M31.1 Thrombotic microangiopathy
Thrombotic thrombocytopenic purpura
M31.2 Lethal midline granuloma
M31.3 Wegener's granulomatosis
Necrotizing respiratory granulomatosis
M31.4 Aortic arch syndrome [Takayasu]
M31.5 Giant cell arteritis with polymyalgia rheumatica
M31.6 Other giant cell arteritis
M31.7 Microscopic polyangiitis
Microscopic polyarteritis
Excludes: polyarteritis nodosa(M30.0)
M31.8 Other specified necrotizing vasculopathies
Hypocomplementaemic vasculitis
M31.9 Necrotizing vasculopathy, unspecified

M32 Systemic lupus erythematosus

Excludes: lupus erythematosus(discoid)(NOS)(L93.0)
M32.0 Drug-induced systemic lupus erythematosus
Use additional external cause code(Chapter XX), if desired, to identify drug.
M32.1† Systemic lupus erythematosus with organ or system involvement
Libman-Sacks disease(I39.-*)
Lupus pericarditis(I32.8*)
Systemic lupus erthematosus with:
· Kidney involvement(N08.5*, N16.4*)
· Lung involvement(J99.1*)
M32.8 Other forms of systemic lupus erythematosus
M32.9 Systemic lupus erythematosus, unspecified

M33 Dermatopolymyositis

M33.0 Juvenile dermatomyositis
M33.1 Other dermatomyositis
M33.2 Polymyositis
M33.9 Dermatopolymyositis, unspecified

M34 Systemic sclerosis

Includes: scleroderma
Excludes: scleroderma:
· circumscribed(L94.0)
· neonatal(P83.8)
M34.0 Progressive systemic sclerosis
M34.1 CR(E)ST syndrome
Combination of calcinosis, Raynaud's phenomenon, (o)esophageal dysfunction, sclerodactyly, telangiectasia.

M34.2 药物和化学物质诱发的全身性硬皮病

需要时，使用附加外因编码（第二十章）标明原因。

M34.8 其他形式的全身性硬皮病

全身性硬皮病伴有：
· 肺受累 †（J99.1*）
· 肌病 †（G73.7*）

M34.9 未特指的全身性硬皮病

M35 结缔组织的其他系统性受累

不包括：反应性穿孔性结缔组织病（L87.1）

M35.0 干燥综合征［舍格伦］

舍格伦综合征伴有：
· 角膜结膜炎 †（H19.3*）
· 肺受累 †（J99.1*）
· 肌病 †（G73.7*）
· 肾小管-间质疾患 †（N16.4*）

M35.1 其他重叠综合征

混合性结缔组织病

不包括：多脉管炎重叠综合征（M30.8）

M35.2 贝赫切特［贝切特］病

M35.3 风湿性多肌痛

不包括：风湿性多肌痛伴有巨细胞动脉炎（M31.5）

M35.4 弥漫性（嗜酸细胞性）筋膜炎

M35.5 多病灶性纤维硬化病

M35.6 复发性脂膜炎［韦伯-克里斯琴］

不包括：脂膜炎：
· NOS（M79.3）
· 狼疮（L93.2）

M35.7 过度活动综合征

家族性韧带松弛

不包括：埃勒斯-当洛斯综合征（Q79.6）
韧带松弛 NOS（M24.2）

M35.8 结缔组织其他特指的系统性受累

M35.9 结缔组织未特指的系统性受累

自身免疫病（系统性）NOS
结缔组织疾病（血管性）NOS

M36* 分类于他处的疾病引起的系统性结缔组织疾患

不包括：分类于他处的疾病引起的关节病（M14.-*）

M36.0* 肿瘤病引起的皮（多）肌炎（C00-D48†）

M36.1* 肿瘤病引起的关节病（C00-D48†）

关节病，由于：
· 白血病（C91-C95†）
· 恶性组织细胞增多病（C96.1†）
· 多发性骨髓瘤（C90.0†）

M34.2 **Systemic sclerosis induced by drugs and chemicals**

Use additional external cause code (Chapter XX), if desired, to identify cause.

M34.8 **Other forms of systemic sclerosis**

Systemic sclerosis with:
· lung involvement† (J99.1*)
· myopathy† (G73.7*)

M34.9 **Systemic sclerosis, unspecified**

M35 Other systemic involvement of connective tissue

Excludes: reactive perforating collagenosis (L87.1)

M35.0 **Sicca syndrome [Sjögren]**

Sjögren's syndrome with:
· keratoconjunctivitis† (H19.3*)
· lung involvement† (J99.1*)
· myopathy† (G73.7*)
· renal tubulo-interstitial disorders† (N16.4*)

M35.1 **Other overlap syndromes**

Mixed connective tissue disease

Excludes: polyangiitis overlap syndrome (M30.8)

M35.2 **Behcet's disease**

M35.3 **Polymyalgia rheumatica**

Excludes: polymyalgia rheumatica with giant cell arteritis (M31.5)

M35.4 **Diffuse (eosinophilic) fasciitis**

M35.5 **Multifocal fibrosclerosis**

M35.6 **Relapsing panniculitis [Weber-Christian]**

Excludes: panniculitis:
· NOS (M79.3)
· lupus (L93.2)

M35.7 **Hypermobility syndrome**

Familial ligamentous laxity

Excludes: Ehlers-Danlos syndrome (Q79.6)
ligamentous laxity NOS (M24.2)

M35.8 **Other specified systemic involvement of connective tissue**

M35.9 **Systemic involvement of connective tissue, unspecified**

Autoimmune disease (systemic) NOS
Collagen (vascular) disease NOS

M36* Systemic disorders of connective tissue in diseases classified elsewhere

Excludes: arthropathies in diseases classified elsewhere (M14.-*)

M36.0* **Dermato(poly)myositis in neoplastic disease (C00-D48†)**

M36.1* **Arthropathy in neoplastic disease (C00-D48†)**

Arthropathy in:
· leukaemia (C91-C95†)
· malignant histiocytosis (C96.1†)
· multiple myeloma (C90.0†)

M36.2* 血友病性关节病(D66-D68†)

M36.3* 其他血液疾患引起的关节病(D50-D76†)

不包括：亨诺克(-舍恩莱因)紫癜引起的关节病(M36.4*)

M36.4* 分类于他处的过敏反应引起的关节病

亨诺克(-舍恩莱因)紫癜引起的关节病(D69.0†)

M36.8* 分类于他处的其他疾病引起的系统性结缔组织疾患

系统性结缔组织疾患,由于：
- 低丙球蛋白血症(D80. -†)
- 褐黄病(E70.2†)

M36.2* **Haemophilic arthropathy (D66-D68†)**

M36.3* **Arthropathy in other blood disorders (D50-D76†)**

Excludes: arthropathy in Henoch(-Schönlein) purpura (M36.4*)

M36.4* **Arthropathy in hypersensitivity reactions classified elsewhere**

Arthropathy in Henoch(-Schönlein) purpura (D69.0†)

M36.8* **Systemic disorders of connective tissue in other diseases classified elsewhere**

Systemic disorders of connective tissue in:
- hypogammaglobulinaemia (D80. -†)
- ochronosis (E70.2†)

背部病 (M40-M54)

表明累及部位的下列补充性亚分类是供除类目 M50 和 M51 外的背部病一节的适当类目选择使用的。另见本章开头的注释。

0 脊柱多部位
1 枕-寰枢部
2 颈部
3 颈胸部
4 胸部
5 胸腰部
6 腰部
7 腰骶部
8 骶和骶尾部
9 未特指部位

Dorsopathies (M40-M54)

The following supplementary subclassification to indicate the site of involvement is provided for optional use with appropriate categories in the block on dorsopathies, except categories M50 and M51; see also note at the beginning of this chapter.

0 Multiple sites in spine
1 Occipito-atlanto-axial region
2 Cervical region
3 Cervicothoracic region
4 Thoracic region
5 Thoracolumbar region
6 Lumbar region
7 Lumbosacral region
8 Sacral and sacrococcygeal region
9 Site unspecified

变形性背部病 (M40-M43)

M40 脊柱后凸和脊柱前凸

[见 M40 前面的部位编码]

不包括：脊柱后凸侧弯(M41. -)

脊柱后凸和脊柱前凸：
- 先天性(Q76.4)
- 操作后的(M96. -)

M40.0 姿势性脊柱后凸

不包括：脊柱骨软骨病(M42. -)

M40.1 其他的继发性脊柱后凸

M40.2 其他和未特指的脊柱后凸

M40.3 直背综合征

Deforming dorsopathies (M40-M43)

M40 **Kyphosis and lordosis**

[See site code before M40]

Excludes: kyphoscoliosis (M41. -)

kyphosis and lordosis:
- congenital (Q76.4)
- postprocedural (M96. -)

M40.0 **Postural kyphosis**

Excludes: osteochondrosis of spine (M42. -)

M40.1 **Other secondary kyphosis**

M40.2 **Other and unspecified kyphosis**

M40.3 **Flatback syndrome**

M40.4 其他的脊柱前凸
脊柱前凸：
· 后天性
· 姿势性

M40.4 Other lordosis
Lordosis:
· acquired
· postural

M40.5 未特指的脊柱前凸

M40.5 Lordosis, unspecified

M41 脊柱侧弯[脊柱侧凸]

[见 M40 前面的部位编码]
包 括：脊柱后凸侧弯
不包括：先天性脊柱侧弯：
· NOS(Q67.5)
· 骨畸形引起的(Q76.3)
· 姿势性(Q67.5)
脊柱后侧凸性心脏病(I27.1)
操作后的(M96.-)

M41 Scoliosis

[See site code before M40]
Includes: kyphoscoliosis
Excludes: congenital scoliosis:
· NOS(Q67.5)
· due to bony malformations(Q76.3)
· postural(Q67.5)
kyphoscoliotic heart disease(I27.1)
postprocedural(M96.-)

M41.0 婴儿特发性脊柱侧弯

M41.0 Infantile idiopathic scoliosis

M41.1 幼年型特发性脊柱侧弯
青少年脊柱侧弯

M41.1 Juvenile idiopathic scoliosis
Adolescent scoliosis

M41.2 其他的特发性脊柱侧弯

M41.2 Other idiopathic scoliosis

M41.3 胸源性脊柱侧弯

M41.3 Thoracogenic scoliosis

M41.4 神经肌肉性脊柱侧弯
继发于脑瘫、弗里德赖希共济失调、脊髓灰质炎和其他神经肌肉性疾患的脊柱侧弯

M41.4 Neuromuscular scoliosis
Scoliosis secondary to cerebral palsy, Friedreich's ataxia, poliomyelitis, and other neuromuscular disorders.

M41.5 其他的继发性脊柱侧弯

M41.5 Other secondary scoliosis

M41.8 其他形式的脊柱侧弯

M41.8 Other forms of scoliosis

M41.9 未特指的脊柱侧弯

M41.9 Scoliosis, unspecified

M42 脊柱骨软骨病

[见 M40 前面的部位编码]

M42 Spinal osteochondrosis

[See site code before M40]

M42.0 幼年型脊柱骨软骨病
卡尔韦病
朔伊尔曼病
不包括：姿势性脊柱后凸(M40.0)

M42.0 Juvenile osteochondrosis of spine
Calvé's disease
Scheuermann's disease
Excludes: postural kyphosis(M40.0)

M42.1 成年脊柱骨软骨病

M42.1 Adult osteochondrosis of spine

M42.9 未特指的脊柱骨软骨病

M42.9 Spinal osteochondrosis, unspecified

M43 其他变形性背部病

[见 M40 前面的部位编码]
不包括：先天性脊椎滑脱和脊椎前移(Q76.2)
半椎体(Q76.3-Q76.4)
克利佩尔-费尔综合征(Q76.1)
腰椎融合和骶骨融合(Q76.4)
扁椎骨(Q76.4)
隐性脊柱裂(Q76.0)
脊柱弯曲，由于：
· 骨质疏松(M80-M81)
· 骨佩吉特病[畸形性骨炎](M88.-)

M43 Other deforming dorsopathies

[See site code before M40]
Excludes: congenital spondylolysis and spondylolisthesis(Q76.2)
hemivertebra(Q76.3-Q76.4)
Klippel-Feil syndrome(Q76.1)
lumbarization and sacralization(Q76.4)
platyspondylisis(Q76.4)
spina bifida occulta(Q76.0)
spinal curvature in:
· osteoporosis(M80-M81)
· Paget's disease of bone [osteitis deformans](M88.-)

M43.0 脊椎骨脱离

M43.0 Spondylolysis

M43.1 脊椎前移

M43.1 Spondylolisthesis

M43.2 脊柱的其他融合
脊柱关节强硬
不包括： 强直性脊柱炎(M45)
关节固定术状态(Z98.1)
融合或关节固定术后假关节(M96.0)

M43.3 复发性寰枢不完全性脱位伴有脊髓病

M43.4 其他的复发性寰枢不完全性脱位

M43.5 其他的复发性脊椎不完全性脱位
不包括： 生物力学的损害 NEC(M99.-)

M43.6 斜颈
不包括： 斜颈
· 先天性(胸骨乳突的)(Q68.0)
· 近期损伤-见按身体部位的脊柱损伤
· 产伤引起的(P15.2)
· 心因性(F45.8)
· 痉挛性(G24.3)

M43.8 其他特指的变形性背部病
不包括： 脊柱后凸和脊柱前凸(M40.-)
脊柱侧弯(M41.-)

M43.9 未特指的变形性背部病
脊柱弯曲 NOS

M43.2 **Other fusion of spine**
Ankylosis of spinal joint
Excludes: ankylosing spondylitis(M45)
arthrodesis status(Z98.1)
pseudoarthrosis after fusion or arthrodesis(M96.0)

M43.3 **Recurrent atlantoaxial subluxation with myelopathy**

M43.4 **Other recurrent atlantoaxial subluxation**

M43.5 **Other recurrent vertebral subluxation**
Excludes: biomechanical lesions NEC(M99.-)

M43.6 **Torticollis**
Excludes: torticollis:
· congenital(sternomastoid)(Q68.0)
· current injury-see injury of spine by body region
· due to birth injury(P15.2)
· psychogenic(F45.8)
· spasmodic(G24.3)

M43.8 **Other specified deforming dorsopathies**
Excludes: kyphosis and lordosis(M40.-)
scoliosis(M41.-)

M43.9 **Deforming dorsopathy, unspecified**
Curvature of spine NOS

脊椎病(M45-M49)

Spondylopathies(M45-M49)

M45 强直性脊柱炎
[见 M40 前面的部位编码]
脊柱类风湿性关节炎
不包括： 赖特尔病引起的关节病(M02.3)
贝赫切特[贝切特]病(M35.2)
幼年型(强直性)脊椎炎(M08.1)

M45 Ankylosing spondylitis
[See site code before M40]
Rheumatoid arthritis of spine
Excludes: arthropathy in Reiter's disease(M02.3)
Behçet's disease(M35.2)
juvenile(ankylosing) spondylitis(M08.1)

M46 其他炎性脊椎病
[见 M40 前面的部位编码]

M46.0 脊柱肌腱端病
脊柱韧带或肌肉附着处疾患

M46.1 骶髂关节炎，不可归类在他处者

M46.2 椎骨骨髓炎

M46.3 椎间盘感染(脓性)
需要时，使用附加编码(B95-B97)标明传染性病原体。

M46.4 未特指的关节盘炎

M46.5 其他的感染性脊椎病

M46.8 其他特指的炎性脊椎病

M46.9 未特指的炎性脊椎病

M46 Other inflammatory spondylopathies
[See site code before M40]

M46.0 **Spinal enthesopathy**
Disorder of ligamentous or muscular attachments of spine

M46.1 **Sacroiliitis, not elsewhere classified**

M46.2 **Osteomyelitis of vertebra**

M46.3 **Infection of intervertebral disc(pyogenic)**
Use additional code(B95-B97), if desired, to identify infectious agent.

M46.4 **Discitis, unspecified**

M46.5 **Other infective spondylopathies**

M46.8 **Other specified inflammatory spondylopathies**

M46.9 **Inflammatory spondylopathy, unspecified**

M47 脊椎关节强硬

[见 M40 前面的部位编码]

包　括： 脊柱关节病或骨关节炎
　　　　脊柱关节变性

M47.0† 脊髓前动脉和椎动脉压迫综合征(G99.2*)

M47.1 其他的脊椎关节强硬伴有脊髓病
脊髓脊椎源性压迫 †(G99.2*)
不包括： 脊椎不完全性脱位(M43.3-M43.5)

M47.2 其他的脊椎关节强硬伴有神经根病

M47.8 其他的脊椎关节强硬
颈椎关节强硬
腰骶关节强硬 } 不伴有脊髓病或神经根病
胸椎关节强硬

M47.9 未特指的脊椎关节强硬

M48 其他脊椎病

[见 M40 前面的部位编码]

M48.0 椎管狭窄
尾部狭窄

M48.1 强直性骨肥厚[福雷斯蒂尔]
弥漫性特发性骨肥厚[DISH]

M48.2 脊椎棘突吻合

M48.3 创伤性脊椎病

M48.4 脊椎疲劳性骨折
脊椎应力性骨折

M48.5 椎体塌陷，不可归类在他处者
椎体塌陷 NOS
椎体楔形变 NOS
不包括： 骨质疏松引起的椎体塌陷(M80.-)
　　　　近期损伤-见按身体部位的脊柱损伤

M48.8 其他特指的脊椎病
后纵韧带骨化

M48.9 未特指的脊椎病

M49* 分类于他处的疾病引起的脊椎病

[见 M40 前面的部位编码]

不包括： 银屑病性和肠病性关节病(M07.-*, M09.-*)

M49.0* 脊柱结核(A18.0†)
波特弯曲

M49.1* 布氏杆菌性脊椎炎(A23.-†)

M49.2* 肠细菌性脊椎炎(A01-A04†)

M49.3* 分类于他处的传染病和寄生虫病引起的脊椎病
不包括： 脊髓痨引起的神经病性脊椎病(M49.4*)

M47 Spondylosis

[See site code before M40]

Includes: arthrosis or osteoarthritis of spine
　　degeneration of facet joints

M47.0† **Anterior spinal and vertebral artery compression syndromes(G99.2*)**

M47.1 **Other spondylosis with myelopathy**
Spondylogenic compression of spinal cord†(G99.2*)
Excludes: vertebral subluxation(M43.3-M43.5)

M47.2 **Other spondylosis with radiculopathy**

M47.8 **Other spondylosis**
Cervical spondylosis
Lumbosacral spondylosis } without myelopathy or radiculopathy
Thoracic spondylosis

M47.9 **Spondylosis, unspecified**

M48 Other spondylopathies

[See site code before M40]

M48.0 **Spinal stenosis**
Caudal stenosis

M48.1 **Ankylosing hyperostosis [Forestier]**
Diffuse idiopathic skeletal hyperostosis [DISH]

M48.2 **Kissing spine**

M48.3 **Traumatic spondylopathy**

M48.4 **Fatigue fracture of vertebra**
Stress fracture of vertebra

M48.5 **Collapsed vertebra, not elsewhere classified**
Collapsed vertebra NOS
Wedging of vertebra NOS
Excludes: collapsed vertebra in osteoporosis(M80.-)
　　current injury-see injury of spine by body region

M48.8 **Other specified spondylopathies**
Ossification of posterior longitudinal ligament

M48.9 **Spondylopathy, unspecified**

M49* Spondylopathies in diseases classified elsewhere

[See site code before M40]

Excludes: psoriatic and enteropathic arthropathies(M07.-*, M09.-*)

M49.0* **Tuberculosis of spine(A18.0†)**
Pott's curvature

M49.1* **Brucella spondylitis(A23.-†)**

M49.2* **Enterobacterial spondylitis(A01-A04†)**

M49.3* **Spondylopathy in other infectious and parasitic diseases classified elsewhere**
Excludes: neuropathic spondylopathy in tabes dorsalis(M49.4*)

M49.4* **神经病性脊椎病**
神经病性脊椎病，由于：
· 脊髓空洞症和延髓空洞症（G95.0†）
· 脊髓痨（A52.1†）
M49.5* **分类于他处的疾病引起的椎体塌陷**
脊椎转移性肿瘤骨折（C79.5†）
M49.8* **分类于他处的其他疾病引起的脊椎病**

其他背部病（M50-M54）

不包括： 近期损伤-见按身体部位的脊柱损伤
关节盘炎 NOS（M46.4）

M50 颈椎间盘疾患
包　括： 颈椎间盘疾患伴有颈痛
颈胸椎间盘疾患
M50.0† **颈椎间盘疾患伴有脊髓病（G99.2*）**
M50.1 **颈椎间盘疾患伴有神经根病**
不包括： 臂神经根炎 NOS（M54.1）
M50.2 **其他的颈椎间盘移位**
M50.3 **其他的颈椎间盘变性**
M50.8 **其他的颈椎间盘疾患**
M50.9 **未特指的颈椎间盘疾患**

M51 其他椎间盘疾患
包　括： 胸、胸腰的和腰骶的椎间盘疾患
M51.0† **腰和其他椎间盘疾患伴有脊髓病（G99.2*）**
M51.1† **腰和其他椎间盘疾患伴有神经根病（G55.1*）**
椎间盘疾患引起的坐骨神经痛
不包括： 腰神经根炎 NOS（M54.1）
M51.2 **其他特指的椎间盘移位**
椎间盘移位引起的腰痛
M51.3 **其他特指的椎间盘变性**
M51.4 **施莫尔结**
M51.8 **其他特指的椎间盘疾患**
M51.9 **未特指的椎间盘疾患**

M53 其他背部病，不可归类在他处者
［见 M40 前面的部位编码］
M53.0 **颈颅综合征**
后颈交感神经综合征

M49.4* **Neuropathic spondylopathy**
Neuropathic spondylopathy in:
· syringomyelia and syringobulbia（G95.0†）
· tabes dorsalis（A52.1†）
M49.5* **Collapsed vertebra in diseases classified elsewhere**
Metastatic fracture of vertebra（C79.5†）
M49.8* **Spondylopathy in other diseases classified elsewhere**

Other dorsopathies（*M50-M54*）

Excludes: current injury-see injury of spine by body region
discitis NOS（M46.4）

M50 Cervical disc disorders
Includes: cervical disc disorders with cervicalgia
cervicothoracic disc disorders
M50.0† **Cervical disc disorder with myelopathy（G99.2*）**
M50.1 **Cervical disc disorder with radiculopathy**
Excludes: brachial radiculitis NOS（M54.1）
M50.2 **Other cervical disc displacement**
M50.3 **Other cervical disc degeneration**
M50.8 **Other cervical disc disorders**
M50.9 **Cervical disc disorder, unspecified**

M51 Other intervertebral disc disorders
Includes: thoracic, thoracolumbar and lumbosacral disc disorders
M51.0† **Lumbar and other intervertebral disc disorders with myelopathy（G99.2*）**
M51.1† **Lumbar and other intervertebral disc disorders with radiculopathy（G55.1*）**
Sciatica due to intervertebral disc disorder
Excludes: lumbar radiculitis NOS（M54.1）
M51.2 **Other specified intervertebral disc displacement**
Lumbago due to displacement of intervertebral disc
M51.3 **Other specified intervertebral disc degeneration**
M51.4 **Schmorl's nodes**
M51.8 **Other specified intervertebral disc disorders**
M51.9 **Intervertebral disc disorder, unspecified**

M53 Other dorsopathies, not elsewhere classified
［See site code before M40］
M53.0 **Cervicocranial syndrome**
Posterior cervical sympathetic syndrome

M53.1 颈臂综合征
不包括： 颈椎间盘疾患(M50.-)
胸出口综合征(G54.0)

M53.2 脊柱不稳定性疾患

M53.3 骶尾疾患，不可归类在他处者
尾骨痛

M53.8 其他特指的背部病

M53.9 未特指的背部病

M54 背痛
[见 M40 前面的部位编码]
不包括： 心因性背痛(F45.4)

M54.0 影响到颈背区的脂膜炎
不包括： 脂膜炎：
· NOS(M79.3)
· 狼疮(L93.2)
· 复发性[韦伯-克里斯琴](M35.6)

M54.1 神经根病
神经炎或神经根炎：
· 臂的 NOS
· 腰的 NOS
· 腰骶的 NOS
· 胸的 NOS
神经根炎 NOS
不包括： 神经痛和神经炎 NOS(M79.2)
神经根病伴有：
· 颈椎间盘疾患(M50.1)
· 腰和其他椎间盘疾患(M51.1)
· 脊椎关节强硬(M47.2)

M54.2 颈痛
不包括： 颈椎间盘疾患引起的颈痛(M50.-)

M54.3 坐骨神经痛
不包括： 坐骨神经损害(G57.0)
坐骨神经痛：
· 椎间盘疾患引起(M51.1)
· 伴有腰痛(M54.4)

M54.4 腰痛伴有坐骨神经痛
不包括： 椎间盘疾患引起的(M51.1)

M54.5 下背痛
腰背痛
下背劳损
腰痛 NOS
不包括： 腰痛：
· 椎间盘移位引起的(M51.2)
· 伴有坐骨神经痛(M54.4)

M54.6 胸段背痛
不包括： 椎间盘疾患引起的疼痛(M51.-)

M54.8 其他的背痛

M54.9 未特指的背痛
背痛 NOS

M53.1 Cervicobrachial syndrome
Excludes: cervical disc disorder(M50.-)
thoracic outlet syndrome(G54.0)

M53.2 Spinal instabilities

M53.3 Sacrococcygeal disorders, not elsewhere classified
Coccygodynia

M53.8 Other specified dorsopathies

M53.9 Dorsopathy, unspecified

M54 Dorsalgia
[See site code before M40]
Excludes: psychogenic dorsalgia(F45.4)

M54.0 Panniculitis affecting regions of neck and back
Excludes: panniculitis:
· NOS(M79.3)
· lupus(L93.2)
· relapsing[Weber-Christian](M35.6)

M54.1 Radiculopathy
Neuritis or radiculitis:
· brachial NOS
· lumbar NOS
· lumbosacral NOS
· thoracic NOS
Radiculitis NOS
Excludes: neuralgia and neuritis NOS(M79.2)
radiculopathy with:
· cervical disc disorder(M50.1)
· lumbar and other intervertebral disc disorder(M51.1)
· spondylosis(M47.2)

M54.2 Cervicalgia
Excludes: cervicalgia due to intervertebral cervical disc disorder(M50.-)

M54.3 Sciatica
Excludes: lesion of sciatic nerve(G57.0)
sciatica:
· due to intervertebral disc disorder(M51.1)
· with lumbago(M54.4)

M54.4 Lumbago with sciatica
Excludes: that due to intervertebral disc disorder(M51.1)

M54.5 Low back pain
Loin pain
Low back strain
Lumbago NOS
Excludes: lumbago:
· due to intervertebral disc displacement(M51.2)
· with sciatica(M54.4)

M54.6 Pain in thoracic spine
Excludes: pain due to intervertebral disc disorder(M51.-)

M54.8 Other dorsalgia

M54.9 Dorsalgia, unspecified
Backache NOS

软组织疾患（M60-M79）

Soft tissue disorders（M60-M79）

肌肉疾患（M60-M63）

Disorders of muscles（M60-M63）

不包括：皮多肌炎（M33.-）
肌萎缩和肌病（G71-G72）
肌病，由于：
· 淀粉样变（E85.-）
· 结节性多动脉炎（M30.0）
· 类风湿性关节炎（M05.3）
· 硬皮病（M34.-）
· 舍格伦综合征（M35.0）
· 系统性红斑狼疮（M32.-）

Excludes: dermatopolymyositis（M33.-）
muscular dystrophies and myopathies（G71-G72）
myopathy in:
· amyloidosis（E85.-）
· polyarteritis nodosa（M30.0）
· rheumatoid arthritis（M05.3）
· scleroderma（M34.-）
· Sjögren's syndrome（M35.0）
· systemic lupus erythematosus（M32.-）

M60 肌炎
［见本章开头的部位编码］

M60.0 感染性肌炎
热带化脓性肌炎
需要时，使用附加编码（B95-B97）标明传染性病原体。

M60.1 间质性肌炎

M60.2 软组织异物肉芽肿，不可归类在他处者
不包括：皮肤和皮下组织异物肉芽肿（L92.3）

M60.8 其他的肌炎

M60.9 未特指的肌炎

M60 Myositis
［See site code at the beginning of this chapter］

M60.0 Infective myositis
Tropical pyomyositis
Use additional code（B95-B97），if desired，to identify infectious agent.

M60.1 Interstitial myositis

M60.2 Foreign body granuloma of soft tissue，not elsewhere classified
Excludes: foreign body granuloma of skin and subcutaneous tissue（L92.3）

M60.8 Other myositis

M60.9 Myositis，unspecified

M61 肌肉钙化和骨化
［见本章开头的部位编码］

M61.0 外伤性骨化性肌炎

M61.1 进行性骨化性肌炎
进行性骨化性纤维发育不良

M61.2 肌肉麻痹性钙化和骨化
与四肢瘫或截瘫有关的骨化性肌炎

M61.3 与烧伤有关的肌肉钙化和骨化
与烧伤有关的骨化性肌炎

M61.4 肌肉的其他钙化
不包括：钙化性肌腱炎（M65.2）
· 肩的（M75.3）

M61.5 肌肉的其他骨化

M61.9 未特指的肌肉钙化和骨化

M61 Calcification and ossification of muscle
［See site code at the beginning of this chapter］

M61.0 Myositis ossificans traumatica

M61.1 Myositis ossificans progressiva
Fibrodysplasia ossificans progressiva

M61.2 Paralytic calcification and ossification of muscle
Myositis ossificans associated with quadriplegia or paraplegia

M61.3 Calcification and ossification of muscles associated with burns
Myositis ossificans associated with burns

M61.4 Other calcification of muscle
Excludes: calcific tendinitis（M65.2）
· of shoulder（M75.3）

M61.5 Other ossification of muscle

M61.9 Calcification and ossification of muscle，unspecified

M62 肌肉其他疾患

[见本章开头的部位编码]

不包括： 痛性痉挛和痉挛(R25.2)
肌痛(M79.1)
肌病：
· 酒精性(G72.1)
· 药物性(G72.0)
僵人综合征(G25.8)

M62.0 肌肉分离

M62.1 肌肉的其他(非创伤性)破裂

不包括： 肌腱破裂(M66.-)
创伤性肌肉破裂-见按身体部位的肌肉损伤

M62.2 肌肉缺血性梗死

腔隙综合征,非创伤性

不包括： 腔隙综合征,创伤性(T79.6)
肌肉创伤性缺血(T79.6)
福尔克曼缺血性挛缩(T79.6)

M62.3 不动综合征(截瘫性)

M62.4 肌肉挛缩

不包括： 关节挛缩(M24.5)

M62.5 肌肉的消瘦和萎缩,不可归类在他处者

失用性萎缩 NEC

M62.6 肌肉劳损

不包括： 近期损伤-见按身体部位的肌肉损伤

M62.8 肌肉其他特指的疾患

肌(鞘)疝

M62.9 未特指的肌肉疾患

M63* 分类于他处的疾病引起的肌肉疾患

不包括： 肌病,由于：
· 内分泌疾病(G73.5*)
· 代谢疾病(G73.6*)

M63.0* 分类于他处的细菌性疾病引起的肌炎

肌炎,由于：
· 麻风[汉森病](A30.-†)
· 梅毒(A51.4†,A52.7†)

M63.1* 分类于他处的原虫和寄生虫感染引起的肌炎

肌炎,由于：
· 囊尾蚴病(B69.8†)
· 血吸虫病[裂体吸虫病](B65.-†)
· 弓形虫病(B58.8†)
· 旋毛虫病(B75†)

M63.2* 分类于他处的其他传染病引起的肌炎

真菌病引起的肌炎(B35-B49†)

M63.3* 结节病性肌炎(D86.8†)

M63.8* 分类于他处的疾病引起的肌肉的其他疾患

M62 Other disorders of muscle

[See site code at the beginning of this chapter]

Excludes: cramp and spasm(R25.2)
myalgia(M79.1)
myopathy:
· alcoholic(G72.1)
· drug-induced(G72.0)
stiff-man syndrome(G25.8)

M62.0 Diastasis of muscle

M62.1 Other rupture of muscle(nontraumatic)

Excludes: rupture of tendon(M66.-)
traumatic rupture of muscle-see injury of muscle by body region

M62.2 Ischaemic infarction of muscle

compartment syndrome, non-traumatic

Excludes: compartment syndrome, traumatic(T79.6)
traumatic ischaemia of muscle(T79.6)
Volkmann's ischaemic contracture(T79.6)

M62.3 Immobility syndrome(paraplegic)

M62.4 Contracture of muscle

Excludes: contracture of joint(M24.5)

M62.5 Muscle wasting and atrophy, not elsewhere classified

Disuse atrophy NEC

M62.6 Muscle strain

Excludes: current injury-see injury of muscle by body region

M62.8 Other specified disorders of muscle

Muscle(sheath) hernia

M62.9 Disorder of muscle, unspecified

M63* Disorders of muscle in diseases classified elsewhere

Excludes: myopathy in:
· endocrine diseases(G73.5*)
· metabolic diseases(G73.6*)

M63.0* Myositis in bacterial diseases classified elsewhere

Myositis in:
· leprosy [Hansen's disease](A30.-†)
· syphilis(A51.4†, A52.7†)

M63.1* Myositis in protozoal and parasitic infections classified elsewhere

Myositis in:
· cysticercosis(B69.8†)
· schistosomiasis [bilharziasis](B65.-†)
· toxoplasmosis(B58.8†)
· trichinellosis(B75†)

M63.2* Myositis in other infectious diseases classified elsewhere

Myositis in mycosis(B35-B49†)

M63.3* Myositis in sarcoidosis(D86.8†)

M63.8* Other disorders of muscle in diseases classified elsewhere

滑膜和肌腱疾患（*M65-M68*）

M65 滑膜炎和腱鞘炎
［见本章开头的部位编码］
不包括：手和腕的慢性碎裂音滑膜炎（M70.0）
近期损伤-见按身体部位的韧带和肌腱损伤
与使用、过度使用和压迫有关的软组织疾患（M70.-）

M65.0 腱鞘脓肿
需要时，使用附加编码（B95-B96）标明细菌性病原体。

M65.1 其他的感染性（腱）滑膜炎

M65.2 钙化性肌腱炎
不包括：肩的（M75.3）
特指的肌腱炎（M75-M77）

M65.3 扳机指
结节性腱鞘病

M65.4 桡骨茎突腱鞘炎［德奎尔万］

M65.8 其他的滑膜炎和腱鞘炎

M65.9 未特指的滑膜炎和腱鞘炎

M66 滑膜和肌腱的自发性破裂
［见本章开头的部位编码］
包　括：正常力量作用于组织时的破裂，那意味着组织的力量低于正常力
不包括：旋转环带综合征（M75.1）
当异常力量作用于正常组织时的破裂-见按身体部位的肌腱损伤

M66.0 腘囊肿破裂

M66.1 滑膜破裂
滑囊囊肿破裂
不包括：腘囊肿破裂（M66.0）

M66.2 伸肌腱自发性破裂

M66.3 屈肌腱自发性破裂

M66.4 其他肌腱的自发性破裂

M66.5 未特指肌腱的自发性破裂
肌与腱连接点的破裂，非创伤性

Disorders of synovium and tendon（*M65-M68*）

M65 Synovitis and tenosynovitis
[See site code at the beginning of this chapter]
Excludes: chronic crepitant synovitis of hand and wrist（M70.0）
current injury-see injury of ligament or tendon by body region
soft tissue disorders related to use, overuse and pressure（M70.-）

M65.0 Abscess of tendon sheath
Use additional code（B95-B96）, if desired, to identify bacterial agent.

M65.1 Other infective（teno）synovitis

M65.2 Calcific tendinitis
Excludes: of shoulder（M75.3）
specified tendinitis（M75-M77）

M65.3 Trigger finger
Nodular tendinous disease

M65.4 Radial styloid tenosynovitis [de Quervain]

M65.8 Other synovitis and tenosynovitis

M65.9 Synovitis and tenosynovitis, unspecified

M66 Spontaneous rupture of synovium and tendon
[See site code at the beginning of this chapter]
Includes: rupture that occurs when a normal force is applied to tissues that are inferred to have less than normal strength
Excludes: rotator cuff syndrome（M75.1）
rupture where an abnormal force is applied to normal tissue-see injury of tendon by body region

M66.0 Rupture of popliteal cyst

M66.1 Rupture of synovium
Rupture of synovial cyst
Excludes: rupture of popliteal cyst（M66.0）

M66.2 Spontaneous rupture of extensor tendons

M66.3 Spontaneous rupture of flexor tendons

M66.4 Spontaneous rupture of other tendons

M66.5 Spontaneous rupture of unspecified tendon
Rupture at musculotendinous junction, nontraumatic

M67 滑膜和肌腱的其他疾患

不包括：掌腱膜纤维瘤病[迪皮特朗]（M72.0）
肌腱炎 NOS（M77.9）
局限于肌腱的黄瘤病（E78.2）

M67.0 （后天性）短跟腱
M67.1 腱（鞘）的其他挛缩
不包括：伴有关节挛缩（M24.5）
M67.2 滑膜肥大，不可归类在他处者
不包括：绒毛结节性滑膜炎（色素沉着性）（M12.2）
M67.3 短暂性滑膜炎
中毒性滑膜炎
不包括：复发性风湿病（M12.3）
M67.4 腱鞘囊肿
关节或腱（鞘）的腱鞘囊肿
不包括：囊肿：
· 粘液囊
· 滑膜 }（M71.2-M71.3）
雅司病性腱鞘囊肿（A66.6）
M67.8 滑膜和肌腱其他特指的疾患
M67.9 滑膜和肌腱未特指的疾患

M68* 分类于他处的疾病引起的滑膜和肌腱疾患

M68.0* 分类于他处的细菌性疾病引起的滑膜炎和腱鞘炎
滑膜炎和腱鞘炎，由于：
· 淋病（A54.4†）
· 梅毒（A52.7†）
· 结核（A18.0†）
M68.8* 分类于他处的疾病引起的滑膜和肌腱的其他疾患

其他软组织疾患（M70-M79）

M70 与使用、过度使用和压迫有关的软组织疾患

［见本章开头的部位编码］
包 括：职业原因的软组织疾患
不包括：滑囊炎：
· NOS（M71.9）
· 肩（M75.5）
肌腱端病（M76-M77）

M70.0 手和腕慢性碎裂音滑膜炎
M70.1 手滑囊炎

M67 Other disorders of synovium and tendon

Excludes: palmar fascial fibromatosis [Dupuytren] (M72.0)
tendinitis NOS (M77.9)
xanthomatosis localized to tendons (E78.2)

M67.0 **Short Achilles tendon (acquired)**
M67.1 **Other contracture of tendon (sheath)**
Excludes: with contracture of joint (M24.5)
M67.2 **Synovial hypertrophy, not elsewhere classified**
Excludes: villonodular synovitis (pigmented) (M12.2)
M67.3 **Transient synovitis**
Toxic synovitis
Excludes: palindromic rheumatism (M12.3)
M67.4 **Ganglion**
Ganglion of joint or tendon (sheath)
Excludes: cyst of:
· bursa
· synovium } (M71.2-M71.3)
ganglion in yaws (A66.6)
M67.8 **Other specified disorders of synovium and tendon**
M67.9 **Disorder of synovium and tendon, unspecified**

M68* Disorders of synovium and tendon in diseases classified elsewhere

M68.0* **Synovitis and tenosynovitis in bacterial diseases classified elsewhere**
Synovitis or tenosynovitis in:
· gonorrhoea (A54.4†)
· syphilis (A52.7†)
· tuberculosis (A18.0†)
M68.8* **Other disorders of synovium and tendon in diseases classified elsewhere**

Other soft tissue disorders (M70-M79)

M70 Soft tissue disorders related to use, overuse and pressure

[See site code at the beginning of this chapter]
Includes: soft tissue disorders of occupational origin
Excludes: bursitis (of):
· NOS (M71.9)
· shoulder (M75.5)
enthesopathies (M76-M77)

M70.0 **Chronic crepitant synovitis of hand and wrist**
M70.1 **Bursitis of hand**

M70.2 鹰嘴囊炎
M70.3 肘的其他滑囊炎
M70.4 髌前囊炎
M70.5 膝的其他滑囊炎
M70.6 转子滑囊炎
转子腱炎
M70.7 髋的其他滑囊炎
坐骨滑囊炎
M70.8 与使用、过度使用和压迫有关的其他软组织疾患
M70.9 与使用、过度使用和压迫有关的未特指的软组织疾患

M71 其他粘液囊病
[见本章开头的部位编码]
不包括：囊炎(M20.1)
与使用、过度使用和压迫有关的滑囊炎(M70.-)
肌腱端病(M76-M77)

M71.0 粘液囊脓肿
M71.1 其他的感染性滑囊炎
M71.2 腘间隙滑膜囊肿[贝克]
不包括：伴有破裂(M66.0)
M71.3 其他的粘液囊囊肿
滑囊囊肿 NOS
不包括：滑囊囊肿伴有破裂(M66.1)
M71.4 粘液囊钙沉着
不包括：肩的(M75.3)
M71.5 其他的滑囊炎，不可归类在他处者
不包括：(的)滑囊炎：
· NOS(M71.9)
· 肩(M75.5)
· 胫骨侧的[佩莱格里尼-施蒂达](M76.4)
M71.8 其他特指的粘液囊病
M71.9 未特指的粘液囊病
滑囊炎 NOS

M72 成纤维细胞疾患
[见本章开头的部位编码]
不包括：腹膜后纤维瘤病(D48.3)
M72.0 掌腱膜纤维瘤病[迪皮特朗]
M72.1 指节垫
M72.2 跖筋膜纤维瘤病
跖筋膜炎
M72.4 假肉瘤性纤维瘤病
结节性筋膜炎
M72.6 坏死性筋膜炎
需要时，使用附加编码标明传染性病原体。

M70.2 **Olecranon bursitis**
M70.3 **Other bursitis of elbow**
M70.4 **Prepatellar bursitis**
M70.5 **Other bursitis of knee**
M70.6 **Trochanteric bursitis**
Trochanteric tendinitis
M70.7 **Other bursitis of hip**
Ischial bursitis
M70.8 **Other soft tissue disorders related to use, overuse and pressure**
M70.9 **Unspecified soft tissue disorder related to use, overuse and pressure**

M71 Other bursopathies
[See site code at the beginning of this chapter]
Excludes: bunion(M20.1)
bursitis related to use, overuse and pressure (M70.-)
enthesopathies(M76-M77)

M71.0 **Abscess of bursa**
M71.1 **Other infective bursitis**
M71.2 **Synovial cyst of popliteal space [Baker]**
Excludes: with rupture(M66.0)
M71.3 **Other bursal cyst**
Synovial cyst NOS
Excludes: synovial cyst with rupture(M66.1)
M71.4 **Calcium deposit in bursa**
Excludes: of shoulder(M75.3)
M71.5 **Other bursitis, not elsewhere classified**
Excludes: bursitis(of):
· NOS(M71.9)
· shoulder(M75.5)
· tibial collateral [Pellegrini-Stieda] (M76.4)
M71.8 **Other specified bursopathies**
M71.9 **Bursopathy, unspecified**
Bursitis NOS

M72 Fibroblastic disorders
[See site code at the beginning of this chapter]
Excludes: retroperitoneal fibromatosis(D48.3)
M72.0 **Palmar fascial fibromatosis [Dupuytren]**
M72.1 **Knuckle pads**
M72.2 **Plantar fascial fibromatosis**
Plantar fasciitis
M72.4 **Pseudosarcomatous fibromatosis**
Nodular fasciitis
M72.6 **Necrotising fasciitis**
Use additional code, if desired, to identify infectious agent

M72.8 其他的成纤维细胞疾患
筋膜脓肿
不包括：筋膜炎：
· 弥漫性(嗜酸细胞性)(M35.4)
· 坏死性(M72.6)
· 结节性(M72.4)
· 肾周的：
  · NOS(N13.5)
  · 伴有感染(N13.6)
· 跖的(M72.2)

M72.8 Other fibroblastic disorders
Abscess of fascia
Excludes: fasciitis:
· diffuse(eosinophilic)(M35.4)
· necrotizing(M72.6)
· nodular(M72.4)
· perirenal:
  · NOS(N13.5)
  · with infection(N13.6)
· plantar(M72.2)

M72.9 未特指的成纤维细胞疾患
筋膜炎 NOS
纤维瘤病 NOS

M72.9 Fibroblastic disorder, unspecified
Fasciitis NOS
Fibromatosis NOS

M73* 分类于他处的疾病引起的软组织疾患
[见本章开头的部位编码]

M73* Soft tissue disorders in diseases classified elsewhere
[See site code at the beginning of this chapter]

M73.0* 淋球菌性滑囊炎(A54.4†)
M73.0* Gonococcal bursitis(A54.4†)
M73.1* 梅毒性滑囊炎(A52.7†)
M73.1* Syphilitic bursitis(A52.7†)
M73.8* 分类于他处的疾病引起的其他软组织疾患
M73.8* Other soft tissue disorders in other diseases classified elsewhere

M75 肩损害
不包括：肩手综合征(M89.0)

M75 Shoulder lesions
Excludes: shoulder-hand syndrome(M89.0)

M75.0 粘连性肩关节囊炎
冻结肩
肩周炎

M75.0 Adhesive capsulitis of shoulder
Frozen shoulder
Periarthritis of shoulder

M75.1 旋转袖综合征
旋转袖或冈上肌撕裂或破裂(完全性)(不完全性)，未特指为创伤性
冈上肌综合征

M75.1 Rotator cuff syndrome
Rotator cuff or supraspinatus tear or rupture(complete)(incomplete), not specified as traumatic
Supraspinatus syndrome

M75.2 二头肌腱炎
M75.2 Bicipital tendinitis
M75.3 肩钙化性肌腱炎
肩钙化性粘液囊
M75.3 Calcifying tendinitis of shoulder
Calcified bursa of shoulder
M75.4 肩撞击综合征
M75.4 Impingement syndrome of shoulder
M75.5 肩滑囊炎
M75.5 Bursitis of shoulder
M75.8 其他的肩损害
M75.8 Other shoulder lesions
M75.9 未特指的肩损害
M75.9 Shoulder lesion, unspecified

M76 下肢(不包括足)肌腱端病
[见本章开头的部位编码]
注：表面上，专门术语滑囊炎、关节囊炎和肌腱炎倾向于无区别地用在各种周围韧带或肌肉附着处的疾患上。因为肌腱端病在这些损害部位上是个俗称，所以大多数这些情况都被放在一起。
不包括：使用、过度使用和压迫引起的滑囊炎(M70.-)

M76 Enthesopathies of lower limb, excluding foot
[See site code at the beginning of this chapter]
Note: The superficially specific terms bursitis, capsulitis and tendinitis tend to be used indiscriminately for various disorders of peripheral ligamentous or muscular attachments; most of these conditions have been brought together as enthesopathies which is the generic term for lesions at these sites.
Excludes: bursitis due to use, overuse and pressure (M70.-)

M76.0 臀肌腱炎
M76.1 髂肌腱炎
M76.2 髂嵴骨刺
M76.3 髂胫带综合征
M76.4 胫侧滑囊炎[佩莱格里尼-施蒂达]
M76.5 髌肌腱炎
M76.6 跟腱炎
跟腱滑囊炎
M76.7 腓肌腱炎
M76.8 下肢(不包括足)的其他肌腱端病
胫前综合征
胫后肌腱炎
M76.9 未特指的下肢肌腱端病

M77 其他肌腱端病

[见本章开头的部位编码]
不包括：滑囊炎：
· NOS(M71.9)
· 使用、过度使用和压迫引起的(M70.-)
骨赘(M25.7)
脊柱肌腱端病(M46.0)

M77.0 内上髁炎
M77.1 外上髁炎
网球肘
M77.2 腕关节周围炎
M77.3 跟骨骨刺
M77.4 跖痛症
不包括：莫顿跖痛症(G57.6)
M77.5 足的其他肌腱端病
M77.8 其他的肌腱端病,不可归类在他处者
M77.9 未特指的肌腱端病
骨刺 NOS
关节囊炎 NOS
关节周围炎 NOS
肌腱炎 NOS

M79 其他软组织疾患,不可归类在他处者

[见本章开头的部位编码]
不包括：软组织痛,心因性(F45.4)

M79.0 未特指的风湿病
不包括：纤维肌痛(M79.7)
复发性风湿病(M12.3)
M79.1 肌痛
不包括：肌炎(M60.-)
M79.2 未特指的神经痛和神经炎
不包括：单神经病(G56-G58)
神经根炎：
· NOS
· 臂的 NOS
· 腰骶的 NOS
} (M54.1)
坐骨神经痛(M54.3-M54.4)

M76.0 **Gluteal tendinitis**
M76.1 **Psoas tendinitis**
M76.2 **Iliac crest spur**
M76.3 **Iliotibial band syndrome**
M76.4 **Tibial collateral bursitis [Pellegrini-Stieda]**
M76.5 **Patellar tendinitis**
M76.6 **Achilles tendinitis**
Achilles bursitis
M76.7 **Peroneal tendinitis**
M76.8 **Other enthesopathies of lower limb, excluding foot**
Anterior tibial syndrome
Posterior tibial tendinitis
M76.9 **Enthesopathy of lower limb, unspecified**

M77 Other enthesopathies

[See site code at the beginning of this chapter]
Excludes: bursitis:
· NOS(M71.9)
· due to use, overuse and pressure (M70.-)
osteophyte(M25.7)
spinal enthesopathy(M46.0)

M77.0 **Medial epicondylitis**
M77.1 **Lateral epicondylitis**
Tennis elbow
M77.2 **Periarthritis of wrist**
M77.3 **Calcaneal spur**
M77.4 **Metatarsalgia**
Excludes: Morton's metatarsalgia(G57.6)
M77.5 **Other enthesopathy of foot**
M77.8 **Other enthesopathies, not elsewhere classified**
M77.9 **Enthesopathy, unspecified**
Bone spur NOS
Capsulitis NOS
Periarthritis NOS
Tendinitis NOS

M79 Other soft tissue disorders, not elsewhere classified

[See site code at the beginning of this chapter]
Excludes: soft tissue pain, psychogenic(F45.4)

M79.0 **Rheumatism, unspecified**
Excludes: fibromyalgia(M79.7)
palindromic rheumatism(M12.3)
M79.1 **Myalgia**
Excludes: myositis(M60.-)
M79.2 **Neuralgia and neuritis, unspecified**
Excludes: mononeuropathies(G56-G58)
radiculitis:
· NOS
· brachial NOS
· lumbosacral NOS
} (M54.1)
sciatica(M54.3-M54.4)

M79.3 未特指的脂膜炎
不包括: 脂膜炎:
· 狼疮(L93.2)
· 颈和背(M54.0)
· 复发性[韦伯-克里斯琴](M35.6)

M79.3 **Panniculitis, unspecified**
Excludes: panniculitis:
· lupus(L93.2)
· neck and back(M54.0)
· relapsing [Weber-Christian](M35.6)

M79.4 (髌下)脂肪垫肥大

M79.4 **Hypertrophy of (infrapatellar) fat pad**

M79.5 软组织内残留异物
不包括: 异物性肉芽肿:
· 皮肤和皮下组织(L92.3)
· 软组织(M60.2)

M79.5 **Residual foreign body in soft tissue**
Excludes: foreign body granuloma of:
· skin and subcutaneous tissue(L92.3)
· soft tissue(M60.2)

M79.6 肢痛

M79.6 **Pain in limb**

M79.7 纤维肌痛
纤维肌炎
纤维织炎
肌纤维鞘炎

M79.7 **Fibromyalgia**
Fibromyositis
Fibrositis
Myofibrositis

M79.8 其他特指的软组织疾患

M79.8 **Other specified soft tissue disorders**

M79.9 未特指的软组织疾患

M79.9 **Soft tissue disorder, unspecified**

骨病和软骨病 (M80-M94)

Osteopathies and chondropathies (M80-M94)

骨密度和结构的疾患 (M80-M85)

Disorders of bone density and structure (M80-M85)

M80 骨质疏松伴有病理性骨折
[见本章开头的部位编码]
包　括: 骨质疏松性椎体塌陷和楔形变
不包括: 椎体塌陷 NOS(M48.5)
病理性骨折 NOS(M84.4)
椎体楔形变 NOS(M48.5)

M80 Osteoporosis with pathological fracture
[See site code at the beginning of this chapter]
Includes: osteoporotic vertebral collapse and wedging
Excludes: collapsed vertebra NOS(M48.5)
pathological fracture NOS(M84.4)
wedging of vertebra NOS(M48.5)

M80.0 绝经后骨质疏松伴有病理性骨折

M80.0 **Postmenopausal osteoporosis with pathological fracture**

M80.1 卵巢切除术后骨质疏松伴有病理性骨折

M80.1 **Postoophorectomy osteoporosis with pathological fracture**

M80.2 失用性骨质疏松伴有病理性骨折

M80.2 **Osteoporosis of disuse with pathological fracture**

M80.3 手术后吸收不良性骨质疏松伴有病理性骨折

M80.3 **Postsurgical malabsorption osteoporosis with pathological fracture**

M80.4 药物性骨质疏松伴有病理性骨折

需要时,使用附加外因编码(第二十章)标明药物。

M80.4 **Drug-induced osteoporosis with pathological fracture**

Use additional external cause code(Chapter XX), if desired, to identify drug.

M80.5 特发性骨质疏松伴有病理性骨折

M80.5 **Idiopathic osteoporosis with pathological fracture**

M80.8 其他的骨质疏松伴有病理性骨折

M80.8 **Other osteoporosis with pathological fracture**

M80.9 未特指的骨质疏松伴有病理性骨折

M80.9 **Unspecified osteoporosis with pathological fracture**

M81 骨质疏松不伴有病理性骨折

［见本章开头的部位编码］

不包括：骨质疏松伴有病理性骨折(M80.-)

M81.0 绝经后骨质疏松

M81.1 卵巢切除术后骨质疏松

M81.2 失用性骨质疏松

不包括：祖德克萎缩(M89.0)

M81.3 手术后吸收不良性骨质疏松

M81.4 药物性骨质疏松

需要时，使用附加外因编码(第二十章)标明药物。

M81.5 特发性骨质疏松

M81.6 局限性骨质疏松［勒凯纳］

不包括：祖德克萎缩(M89.0)

M81.8 其他的骨质疏松

老年性骨质疏松

M81.9 未特指的骨质疏松

M82* 分类于他处的疾病引起的骨质疏松

［见本章开头的部位编码］

M82.0* 多发性骨髓瘤病引起的骨质疏松(C90.0†)

M82.1* 内分泌疾患引起的骨质疏松(E00-E34†)

M82.8* 分类于他处的其他疾病引起的骨质疏松

M83 成人骨软化症

［见本章开头的部位编码］

不包括：骨软化症：

- 婴儿和幼年的(E55.0)
- 维生素D抵抗性(E83.3)

肾性骨营养不良(N25.0)

佝偻病(活动性)(E55.0)

- 后遗症(E64.3)
- 维生素D抵抗性(E83.3)

M83.0 产褥期骨软化症

M83.1 老年性骨软化症

M83.2 吸收不良引起的成人骨软化症

成人手术后吸收不良性骨软化症

M83.3 营养不良引起的成人骨软化症

M83.4 铝骨病

M83.5 成人其他药物性骨软化症

需要时，使用附加外因编码(第二十章)标明药物。

M83.8 其他的成人骨软化症

M83.9 未特指的成人骨软化症

M81 Osteoporosis without pathological fracture

[See site code at the beginning of this chapter]

Excludes: osteoporosis with pathological fracture (M80.-)

M81.0 Postmenopausal osteoporosis

M81.1 Postoophorectomy osteoporosis

M81.2 Osteoporosis of disuse

Excludes: Sudeck's atrophy (M89.0)

M81.3 Postsurgical malabsorption osteoporosis

M81.4 Drug-induced osteoporosis

Use additional external cause code (Chapter XX), if desired, to identify drug.

M81.5 Idiopathic osteoporosis

M81.6 Localized osteoporosis [Lequesne]

Excludes: Sudeck's atrophy (M89.0)

M81.8 Other osteoporosis

Senile osteoporosis

M81.9 Osteoporosis, unspecified

M82* Osteoporosis in diseases classified elsewhere

[See site code at the beginning of this chapter]

M82.0* Osteoporosis in multiple myelomatosis (C90.0†)

M82.1* Osteoporosis in endocrine disorders (E00-E34†)

M82.8* Osteoporosis in other diseases classified elsewhere

M83 Adult osteomalacia

[See site code at the beginning of this chapter]

Excludes: osteomalacia:

- infantile and juvenile (E55.0)
- vitamin-D-resistant (E83.3)

renal osteodystrophy (N25.0)

rickets (active) (E55.0)

- sequelae (E64.3)
- vitamin-D-resistant (E83.3)

M83.0 Puerperal osteomalacia

M83.1 Senile osteomalacia

M83.2 Adult osteomalacia due to malabsorption

Postsurgical malabsorption osteomalacia in adults

M83.3 Adult osteomalacia due to malnutrition

M83.4 Aluminium bone disease

M83.5 Other drug-induced osteomalacia in adults

Use additional external cause code (Chapter XX), if desired, to identify drug.

M83.8 Other adult osteomalacia

M83.9 Adult osteomalacia, unspecified

M84 骨连续性疾患

[见本章开头的部位编码]

M84.0 骨折连接不正

M84.1 骨折不连接[假关节]

不包括：融合或关节融合术后假关节(M96.0)

M84.2 骨折延迟愈合

M84.3 应力骨折，不可归类在他处者

应力骨折 NOS

不包括：脊椎应力骨折(M48.4)

M84.4 病理性骨折，不可归类在他处者

病理性骨折 NOS

不包括：椎体塌陷 NEC(M48.5)
骨质疏松性病理性骨折(M80.-)

M84.8 骨的其他连续性疾患

M84.9 骨未特指的连续性疾患

M85 骨密度和结构的其他疾患

[见本章开头的部位编码]

不包括：成骨不全(Q78.0)
骨硬化症(Q78.2)
全身脆弱性骨硬化(Q78.8)
多骨纤维性结构不良(Q78.1)

M85.0 骨纤维性结构不良(单骨性)

不包括：颌骨纤维性结构不良(K10.8)

M85.1 氟骨症

M85.2 颅骨肥大

M85.3 致密性骨炎

M85.4 单一性骨囊肿

不包括：颌骨单房性囊肿(K09.1-K09.2)

M85.5 动脉瘤性骨囊肿

不包括：颌骨动脉瘤性囊肿(K09.2)

M85.6 其他的骨囊肿

不包括：颌骨囊肿 NEC(K09.1-K09.2)
全身性纤维囊性骨炎[骨的冯·雷克林豪森病](E21.0)

M85.8 骨密度和结构其他特指的疾患

骨肥厚，除外颅骨
骨样硬化，后天性

不包括：弥漫性特发性骨肥厚(M48.1)
骨样硬化：
·先天性(Q77.4)
·骨髓纤维化(D75.8)

M85.9 骨密度和结构未特指的疾患

M84 Disorders of continuity of bone

[See site code at the beginning of this chapter]

M84.0 Malunion of fracture

M84.1 Nonunion of fracture [pseudarthrosis]

Excludes: pseudarthrosis after fusion or arthrodesis (M96.0)

M84.2 Delayed union of fracture

M84.3 Stress fracture, not elsewhere classified

Stress fracture NOS

Excludes: stress fracture of vertebra(M48.4)

M84.4 Pathological fracture, not elsewhere classified

Pathological fracture NOS

Excludes: collapsed vertebra NEC(M48.5)
pathological fracture in osteoporosis (M80.-)

M84.8 Other disorders of continuity of bone

M84.9 Disorder of continuity of bone, unspecified

M85 Other disorders of bone density and structure

[See site code at the beginning of this chapter]

Excludes: osteogenesis imperfecta(Q78.0)
osteopetrosis(Q78.2)
osteopoikilosis(Q78.8)
polyostotic fibrous dysplasia(Q78.1)

M85.0 Fibrous dysplasia(monostotic)

Excludes: fibrous dysplasia of jaw(K10.8)

M85.1 Skeletal fluorosis

M85.2 Hyperostosis of skull

M85.3 Osteitis condensans

M85.4 Solitary bone cyst

Excludes: solitary cyst of jaw(K09.1-K09.2)

M85.5 Aneurysmal bone cyst

Excludes: aneurysmal cyst of jaw(K09.2)

M85.6 Other cyst of bone

Excludes: cyst of jaw NEC(K09.1-K09.2)
osteitis fibrosa cystica generalisata [von Recklinghausen's disease of bone] (E21.0)

M85.8 Other specified disorders of bone density and structure

Hyperostosis of bones, except skull
Osteosclerosis, acquired

Excludes: diffuse idiopathic skeletal hyperostosis [DISH](M48.1)
osteosclerosis:
· congenita(Q77.4)
· myelofibrosis(D75.8)

M85.9 Disorder of bone density and structure, unspecified

其他骨病 (M86-M90)

不包括： 操作后骨病(M96.-)

M86 骨髓炎

[见本章开头的部位编码]

需要时,使用附加编码(B95-B97)标明传染性病原体。

不包括： 骨髓炎：
- 沙门菌属引起的(A01-A02)
- 颌骨(K10.2)
- 脊椎(M46.2)

M86.0 急性血源性骨髓炎
M86.1 其他的急性骨髓炎
M86.2 亚急性骨髓炎
M86.3 慢性多病灶性骨髓炎
M86.4 慢性骨髓炎伴有引流窦道
M86.5 其他的慢性血源性骨髓炎
M86.6 其他的慢性骨髓炎
M86.8 其他的骨髓炎
布罗迪脓肿
M86.9 未特指的骨髓炎
骨感染 NOS
未提及骨髓炎的骨膜炎

M87 骨坏死

[见本章开头的部位编码]

包　括： 无血管性骨坏死

不包括： 骨软骨病(M91-M93)

M87.0 特发性无菌性骨坏死
M87.1 药物性骨坏死
需要时,使用附加外因编码(第二十章)标明药物。
M87.2 以前创伤引起的骨坏死
M87.3 其他的继发性骨坏死
M87.8 其他的骨坏死
M87.9 未特指的骨坏死

M88 骨佩吉特病[畸形性骨炎]

[见本章开头的部位编码]

M88.0 颅骨佩吉特病
M88.8 其他骨的佩吉特病
M88.9 未特指骨的佩吉特病

Other osteopathies (M86-M90)

Excludes: postprocedural osteopathies(M96.-)

M86 Osteomyelitis

[See site code at the beginning of this chapter]

Use additional code(B95-B97), if desired, to identify infectious agent.

Excludes: ostemyelitis(of):
- due to salmonella(A01-A02)
- jaw(K10.2)
- vertebra(M46.2)

M86.0 Acute haematogenous osteomyelitis
M86.1 Other acute osteomyelitis
M86.2 Subacute osteomyelitis
M86.3 Chronic multifocal osteomyelitis
M86.4 Chronic osteomyelitis with draining sinus
M86.5 Other chronic haematogenous osteomyelitis
M86.6 Other chronic osteomyelitis
M86.8 Other osteomyelitis
Brodie's abscess
M86.9 Osteomyelitis, unspecified
Infection of bone NOS
Periostitis without mention of osteomyelitis

M87 Osteonecrosis

[See site code at the beginning of this chapter]

Includes: avascular necrosis of bone

Excludes: osteochondropathies(M91-M93)

M87.0 Idiopathic aseptic necrosis of bone
M87.1 Osteonecrosis due to drugs
Use additional external cause code(Chapter XX), if desired, to identify drug.
M87.2 Osteonecrosis due to previous trauma
M87.3 Other secondary osteonecrosis
M87.8 Other osteonecrosis
M87.9 Osteonecrosis, unspecified

M88 Paget's disease of bone [osteitis deformans]

[See site code at the beginning of this chapter]

M88.0 Paget's disease of skull
M88.8 Paget's disease of other bones
M88.9 Paget's disease of bone, unspecified

M89 骨的其他疾患

[见本章开头的部位编码]

M89.0 痛性神经营养不良
肩手综合征
祖德克萎缩
交感神经反射性营养不良

M89.1 骨骺生长停止

M89.2 骨发育和生长的其他疾患

M89.3 骨肥大

M89.4 其他的肥厚性骨关节病
玛丽-班贝格尔病
厚皮性骨膜病

M89.5 骨质溶解

M89.6 脊髓灰质炎后骨病
需要时,使用附加编码(B91)标明以前的脊髓灰质炎。

M89.8 骨其他特指的疾患
婴儿骨外层肥厚
创伤后骨膜下骨化

M89.9 骨未特指的疾患

M90* 分类于他处的疾病引起的骨病

[见本章开头的部位编码]

M90.0* 骨结核(**A18.0†**)
不包括:脊柱结核(M49.0*)

M90.1* 分类于他处的其他传染病引起的骨膜炎
二期梅毒性骨膜炎(A51.4†)

M90.2* 分类于他处的其他传染病引起的骨病
骨髓炎:
· 棘球性(B67.2†)
· 淋病性(A54.4†)
· 沙门菌性(A02.2†)
梅毒性骨病或骨软骨病(A50.5†,A52.7†)

M90.3* 潜水员病引起的骨坏死(**T70.3†**)

M90.4* 血红蛋白病引起的骨坏死(**D50-D64†**)

M90.5* 分类于他处的其他疾病引起的骨坏死

M90.6* 肿瘤病引起的变形性骨炎(**C00-D48†**)
骨恶性肿瘤引起的变形性骨炎(C40-C41†)

M90.7* 肿瘤病引起的骨折(**C00-D48†**)
不包括:肿瘤病引起的椎体塌陷(M49.5*)

M90.8* 分类于他处的其他疾病引起的骨病
肾性骨营养不良引起的骨病(N25.0†)

M89 Other disorders of bone

[See site code at the beginning of this chapter]

M89.0 **Algoneurodystrophy**
Shoulder-hand syndrome
Sudeck's atrophy
Sympathetic reflex dystrophy

M89.1 **Epiphyseal arrest**

M89.2 **Other disorders of bone development and growth**

M89.3 **Hypertrophy of bone**

M89.4 **Other hypertrophic osteoarthropathy**
Marie-Bamberger disease
Pachydermoperiostosis

M89.5 **Osteolysis**

M89.6 **Osteopathy after poliomyelitis**
Use additional code(B91), if desired, to identify previous poliomyelitis.

M89.8 **Other specified disorders of bone**
Infantile cortical hyperostoses
Post-traumatic subperiosteal ossification

M89.9 **Disorder of bone, unspecified**

M90* Osteopathies in diseases classified elsewhere

[See site code at the beginning of this chapter]

M90.0* **Tuberculosis of bone(A18.0†)**
Excludes: tuberculosis of spine(M49.0*)

M90.1* **Periostitis in other infectious diseases classified elsewhere**
Secondary syphilitic periostitis(A51.4†)

M90.2* **Osteopathy in other infectious diseases classified elsewhere**
Osteomyelitis:
· echinococcal(B67.2†)
· gonococcal(A54.4†)
· salmonella(A02.2†)
Syphilitic osteopathy or osteochondropathy (A50.5†, A52.7†)

M90.3* **Osteonecrosis in caisson disease(T70.3†)**

M90.4* **Osteonecrosis due to haemoglobinopathy (D50-D64†)**

M90.5* **Osteonecrosis in other diseases classified elsewhere**

M90.6* **Osteitis deformans in neoplastic diseases (C00-D48†)**
Osteitis deformans in malignant neoplasm of bone (C40-C41†)

M90.7* **Fracture of bone in neoplastic disease (C00-D48†)**
Excludes: collapse of vertebra in neoplastic disease (M49.5*)

M90.8* **Osteopathy in other diseases classified elsewhere**
Osteopathy in renal osteodystrophy(N25.0†)

软骨病 (*M91-M94*)

不包括：操作后软骨病(M96. -)

M91　幼年型髋关节和骨盆骨软骨病

[见本章开头的部位编码]

不包括：股骨上端骨骺滑脱(非创伤性)(M93.0)

M91.0　幼年型骨盆骨软骨病

骨软骨病(幼年型)：
- ·髋臼
- ·髂嵴[布坎南]
- ·坐骨耻骨的软骨结合[范奈克]
- ·耻骨联合[皮尔逊]

M91.1　幼年型股骨头骨软骨病[莱格-卡尔韦-佩尔特斯]

M91.2　扁平髋

以前幼年型骨软骨病引起的髋变形

M91.3　假性髋关节痛

M91.8　其他的幼年型髋关节和骨盆骨软骨病

先天性髋关节脱位复位后幼年型骨软骨病

M91.9　未特指的幼年型髋关节和骨盆骨软骨病

M92　其他幼年型骨软骨病

M92.0　幼年型肱骨骨软骨病

骨软骨病(幼年型)：
- ·肱骨小头[潘内]
- ·肱骨头[哈斯]

M92.1　幼年型桡骨和尺骨的骨软骨病

骨软骨病(幼年型)：
- ·尺骨下段的[伯恩斯]
- ·桡骨头的[布雷斯福德]

M92.2　幼年型手部骨软骨病

骨软骨病(幼年型)：
- ·腕骨[金伯克]
- ·掌骨头[莫克莱尔]

M92.3　上肢其他的幼年型骨软骨病

M92.4　幼年型髌骨骨软骨病

骨软骨病(幼年型)：
- ·髌骨初级骨化中心[薛勒]
- ·髌骨次级骨化中心[辛丁拉森]

M92.5　幼年型胫骨和腓骨的骨软骨病

骨软骨病(幼年型)：
- ·胫骨上段[布朗特]
- ·胫骨结节[奥斯古德-施拉特]

胫骨内翻

Chondropathies (*M91-M94*)

Excludes: postprocedural chondropathies (M96. -)

M91　Juvenile osteochondrosis of hip and pelvis

[See site code at the beginning of this chapter]

Excludes: slipped upper femoral epiphysis (nontraumatic) (M93.0)

M91.0　**Juvenile osteochondrosis of pelvis**

Osteochondrosis (juvenile) of:
- · acetabulum
- · iliac crest [Buchanan]
- · ischiopubic synchondrosis [van Neck]
- · symphisis pubis [Pierson]

M91.1　**Juvenile osteochondrosis of head of femur [Legg-Calvé-Perthes]**

M91.2　**Coxa plana**

Hip deformity due to previous juvenile osteochondrosis

M91.3　**Pseudocoxalgia**

M91.8　**Other juvenile osteochondrosis of hip and pelvis**

Juvenile osteochondrosis after reduction of congenital dislocation of hip

M91.9　**Juvenile osteochondrosis of hip and pelvis, unspecified**

M92　Other juvenile osteochondrosis

M92.0　**Juvenile osteochondrosis of humerus**

Osteochondrosis (juvenile) of:
- · capitulum of humerus [Panner]
- · head of humerus [Haas]

M92.1　**Juvenile osteochondrosis of radius and ulna**

Osteochondrosis (juvenile) of:
- · lower ulna [Burns]
- · radial head [Brailsford]

M92.2　**Juvenile osteochondrosis of hand**

Osteochondrosisis (juvenile) of:
- · carpal lunate [Kienböck]
- · metacarpal heads [Mauclaire]

M92.3　**Other juvenile osteochondrosis of upper limb**

M92.4　**Juvenile osteochondrosis of patella**

Osteochondrosis (juvenile) of
- · primary patellar centre [Köhler]
- · secondary patellar centre [Sinding Larsen]

M92.5　**Juvenile osteochondrosis of tibia and fibula**

Osteochondrosis (juvenile) of
- · proximal tibia [Blount]
- · tibial tubercle [Osgood-Schlatter]

Tibia vara

M92.6 幼年型跗骨骨软骨病
骨软骨病(幼年型)：
·跟骨的[塞弗]
·外胫骨[哈格隆德]
·距骨[迪亚兹]
·跗舟骨[薛勒]

M92.7 幼年型距骨骨软骨病
骨软骨病(幼年型)：
·第五跖骨[伊塞兰]
·第二跖骨[费赖伯格]

M92.8 其他特指的幼年型骨软骨病
跟骨骺炎

M92.9 未特指的幼年型骨软骨病
骨突炎
骨骺炎
骨软骨炎
骨软骨病
} 特指为幼年型，未特指部位

M93 其他骨软骨病

不包括：脊柱骨软骨病(M42.-)

M93.0 股骨上端(非创伤性)骨骺滑脱

M93.1 成人金伯克病
成人腕月骨骨软骨病

M93.2 剥脱性骨软骨炎

M93.8 其他特指的骨软骨病

M93.9 未特指的骨软骨病
骨突炎
骨骺炎
骨软骨
骨软骨病
} 未特指为成年或幼年型，部位未特指的

M94 软骨的其他疾患

[见本章开头的部位编码]

M94.0 肋骨与肋软骨连接处综合征[蒂策]
肋软骨炎

M94.1 复发性多软骨炎

M94.2 软骨软化
不包括：髌骨软骨软化(M22.4)

M94.3 软骨溶解

M94.8 软骨其他特指的疾患

M94.9 软骨未特指的疾患

M92.6 Juvenile osteochondrosis of tarsus
Osteochondrosis (juvenile) of:
· calcaneum [Sever]
· os tibiale externum [Haglund]
· talus [Diaz]
· tarsal navicular [Köhler]

M92.7 Juvenile osteochondrosis of metatarsus
Osteochondrosis (juvenile) of:
· fifth metatarsus [Iselin]
· second metatarsus [Freiberg]

M92.8 Other specified juvenile osteochondrosis
Calcaneal apophysitis

M92.9 Juvenile osteochondrosis, unspecified
Apophysitis
Epiphysitis
Osteochondritis
Osteochondrosis
} specified as juvenile, of unspecified site

M93 Other osteochondropathies

Excludes: osteochondrosis of spine (M42.-)

M93.0 Slipped upper femoral epiphysis (nontraumatic)

M93.1 Kienböck's disease of adults
Adult osteochondrosis of carpal lunate

M93.2 Osteochondritis dissecans

M93.8 Other specified osteochondropathies

M93.9 Osteochondropathy, unspecified
Apophysitis
Epiphysitis
Osteochondritis
Osteochondrosis
} not specified as adult or juvenile, of unspecified site

M94 Other disorders of cartilage

[See site code at the beginning of this chapter]

M94.0 Chondrocostal junction syndrome [Tietze]
Costochondritis

M94.1 Relapsing polychondritis

M94.2 Chondromalacia
Excludes: chondromalacia patellae (M22.4)

M94.3 Chondrolysis

M94.8 Other specified disorders of cartilage

M94.9 Disorder of cartilage, unspecified

肌肉骨骼系统和结缔组织的其他疾患（M95-M99）

Other disorders of the musculoskeletal system and connective tissue (M95-M99)

M95 肌肉骨骼系统和结缔组织的其他后天性变形

不包括：后天性：
- 四肢和器官缺失（Z89-Z90）
- 四肢变形（M20-M21）

肌肉骨骼系统先天性畸形和变形（Q65-Q79）
变形性背部病（M40-M43）
牙面异常［包括错殆］（K07.-）
操作后肌肉骨骼疾患（M96.-）

M95 Other acquired deformities of musculoskeletal system and connective tissue

Excludes: acquired:
- absence of limbs and organs (Z89-Z90)
- deformities of limbs (M20-M21)

congenital malformations and deformations of the musculo-skeletal system (Q65-Q79)
deforming dorsopathies (M40-M43)
dentofacial anomalies [including malocclusion] (K07.-)
postprocedural musculoskeletal disorders (M96.-)

M95.0 鼻的后天性变形
不包括：鼻中隔偏曲（J34.2）

M95.0 **Acquired deformity of nose**
Excludes: deviated nasal septum (J34.2)

M95.1 菜花状耳
不包括：耳的其他后天性变形（H61.1）

M95.1 **Cauliflower ear**
Excludes: other acquired deformities of ear (H61.1)

M95.2 头的其他后天性变形 — **Other acquired deformity of head**

M95.3 颈的后天性变形 — **Acquired deformity of neck**

M95.4 胸和肋的后天性变形 — **Acquired deformity of chest and rib**

M95.5 骨盆的后天性变形
不包括：为已知或可疑为胎盆不称给予的孕产妇医疗（O33.-）

M95.5 **Acquired deformity of pelvis**
Excludes: maternal care for known or suspected disproportion (O33.-)

M95.8 肌肉骨骼系统其他特指的后天性变形 — **Other specified acquired deformities of musculoskeletal system**

M95.9 肌肉骨骼系统未特指的后天性变形 — **Acquired deformity of musculoskeletal system, unspecified**

M96 操作后肌肉骨骼疾患，不可归类在他处者

不包括：肠旁路术后关节病（M02.0）
与骨质疏松有关的疾患（M80-M81）
存在功能性植入物和其他装置（Z95-Z97）

M96 Postprocedural musculoskeletal disorders, not elsewhere classified

Excludes: arthropathy following intestinal bypass (M02.0)
disorders associated with osteoporosis (M80-M81)
presence of functional implants and other devices (Z95-Z97)

M96.0 融合或关节固定术后假关节 — **Pseudarthrosis after fusion or arthrodesis**

M96.1 椎板切除术后综合征，不可归类在他处者 — **Postlaminectomy syndrome, not elsewhere classified**

M96.2 放射后脊柱后凸 — **Postradiation kyphosis**

M96.3 椎板切除术后脊柱后凸 — **Postlaminectomy kyphosis**

M96.4 手术后脊柱前凸 — **Postsurgical lordosis**

M96.5 放射后脊柱侧弯 — **Postradiation scoliosis**

M96.6 插入矫形外科的植入物、关节假体或骨板后的骨折
不包括：内部矫形外科装置、植入物、或移植物的并发症（T84.-）

M96.6 **Fracture of bone following insertion of orthopaedic implant, joint prosthesis, or bone plate**
Excludes: complication of internal orthopaedic devices, implants or grafts (T84.-)

M96.8	其他操作后肌肉骨骼疾患	M96.8	**Other postprocedural musculoskeletal disorders**
	继发于关节假体去除的关节的不稳定疾患		Instability of joint secondary to removal of joint prosthesis
M96.9	未特指的操作后肌肉骨骼疾患	M96.9	**Postprocedural musculoskeletal disorder, unspecified**

M99 生物力学损害，不可归类在他处者

M99 Biomechanical lesions, not elsewhere classified

注：如果疾病可分类于他处，则不要使用本类目。

表明损伤部位的下列补充性亚分类是供 M99. -的适当亚目选择使用的。另见本章开头的注释。

Note: This category should not be used if the condition can be classified elsewhere.

The following supplementary subclassification to indicate the site of lesions is provided for optional use with appropriate subcategories in M99. -; see also note at the beginning of this chapter.

0	头部	枕颈的	**Head region**	occipitocervical
1	颈部	颈胸的	**Cervical region**	cervicothoracic
2	胸部	胸腰的	**Thoracic region**	thoracolumbar
3	腰部	腰骶的	**Lumbar region**	lumbosacral
4	骶部	骶尾的、骶髂的	**Sacral region**	sacrococcygeal, sacroiliac
5	骨盆部	髋、耻骨的	**Pelvic region**	hip, pubic
6	下肢		**Lower extremity**	
7	上肢	肩锁的、胸锁的	**Upper extremity**	acromioclavicular, sternoclavicular
8	肋骨支架	肋软骨的、肋椎骨的、胸软骨的	**Rib cage**	costochondral, costovertebral, sternochondral
9	腹部和其他部位		**Abdomen and other**	

M99.0	节段性和躯体性功能障碍	M99.0	**Segmental and somatic dysfunction**
M99.1	不全脱位复征（椎骨的）	M99.1	**Subluxation complex (vertebral)**
M99.2	椎管不全脱位性狭窄	M99.2	**Subluxation stenosis of neural canal**
M99.3	椎管骨性狭窄	M99.3	**Osseous stenosis of neural canal**
M99.4	椎管结缔组织性狭窄	M99.4	**Connective tissue stenosis of neural canal**
M99.5	椎管椎间盘狭窄	M99.5	**Intervertebral disc stenosis of neural canal**
M99.6	椎间孔骨性和不全脱位性狭窄	M99.6	**Osseous and subluxation stenosis of intervertebral foramina**
M99.7	椎间孔结缔组织和椎间盘狭窄	M99.7	**Connective tissue and disc stenosis of intervertebral foramina**
M99.8	其他的生物力学损害	M99.8	**Other biomechanical lesions**
M99.9	未特指的生物力学损害	M99.9	**Biomechanical lesion, unspecified**

第十四章 泌尿生殖系统疾病 (N00-N99)

CHAPTER XIV Diseases of the genitourinary system (N00-N99)

不包括： 起源于围生期的某些情况(P00-P96)
某些传染病和寄生虫病(A00-B99)
妊娠、分娩和产褥期的并发症(O00-O99)
先天性畸形、变形和染色体异常(Q00-Q99)
内分泌、营养和代谢疾病(E00-E90)
损伤、中毒和外因的某些其他后果(S00-T98)
肿瘤(C00-D48)
症状、体征和临床与实验室异常所见，不可归类在他处者(R00-R99)

Excludes: certain conditions originating in the perinatal period (P00-P96)
certain infectious and parasitic diseases (A00-B99)
complications of pregnancy, childbirth and the puerperium (O00-O99)
congenital malformations, deformations and chromosomal abnormalities (Q00-Q99)
endocrine, nutritional and metabolic diseases (E00-E90)
injury, poisoning and certain other consequences of external causes (S00-T98)
neoplasms (C00-D48)
symptoms, signs and abnormal clinical and laboratory findings, not elsewhere classified (R00-R99)

本章包括下列各节：

N00-N08	肾小球疾病	N00-N08	Glomerular diseases
N10-N16	肾小管-间质疾病	N10-N16	Renal tubulo-interstitial diseases
N17-N19	肾衰竭	N17-N19	Renal failure
N20-N23	尿石病	N20-N23	Urolithiasis
N25-N29	肾和输尿管的其他疾患	N25-N29	Other disorders of kidney and ureter
N30-N39	泌尿系统的其他疾病	N30-N39	Other diseases of the urinary system
N40-N51	男性生殖器官疾病	N40-N51	Diseases of male genital organs
N60-N64	乳房疾患	N60-N64	Disorders of breast
N70-N77	女性盆腔器官炎性疾病	N70-N77	Inflammatory diseases of female pelvic organs
N80-N98	女性生殖道非炎性疾患	N80-N98	Noninflammatory disorders of female genital tract
N99	泌尿生殖系统的其他疾患	N99	Other disorders of the genitourinary system

This chapter contains the following blocks: (see above)

本章提供的星号类目如下：

Asterisk categories for this chapter are provided as follows:

N08*	分类于他处的疾病引起的肾小球疾患	N08*	Glomerular disorders in diseases classified elsewhere
N16*	分类于他处的疾病引起的肾小管-间质疾患	N16*	Renal tubulo-interstitial disorders in diseases classified elsewhere
N22*	分类于他处的疾病引起的泌尿道结石	N22*	Calculus of urinary tract in diseases classified elsewhere
N29*	分类于他处的疾病引起的肾和输尿管的其他疾患	N29*	Other disorders of kidney and ureter in diseases classified elsewhere
N33*	分类于他处的疾病引起的膀胱疾患	N33*	Bladder disorders in diseases classified elsewhere
N37*	分类于他处的疾病引起的尿道疾患	N37*	Urethral disorders in diseases classified elsewhere
N51*	分类于他处的疾病引起的男性生殖器官疾患	N51*	Disorders of male genital organs in diseases classified elsewhere
N74*	分类于他处的疾病引起的女性盆腔炎性疾患	N74*	Female pelvic inflammatory disorders in diseases classified elsewhere
N77*	分类于他处的疾病引起的外阴阴道溃疡和炎症	N77*	Vulvovaginal ulceration and inflammation in diseases classified elsewhere

肾小球疾病
(N00-N08)

需要时,使用附加编码标明外因(第二十章)或肾衰竭的存在(N17-N19)。

不包括: 高血压肾病(I12. -)

下列第四位数亚目是对形态学改变的分类,可用于 N00-N07 类目。在通常情况下,不应使用亚目 .0-.8,除非这些情况被特别标明(例如:通过肾活检或尸体检查)。其三位数类目与临床综合征有关。

.0 轻微的肾小球异常
极微的病理改变损害
.1 局灶性和节段性肾小球损害
局灶性和节段性:
· 透明变性
· 硬化
局灶性肾小球肾炎
.2 弥漫性膜性肾小球肾炎
.3 弥漫性肾小球膜性增生性肾小球肾炎
.4 弥漫性毛细血管内增生性肾小球肾炎
.5 弥漫性肾小球膜毛细血管性肾小球肾炎
膜性增生性肾小球肾炎,Ⅰ和Ⅲ型或 NOS
.6 密集沉积物病
膜性增生性肾小球肾炎,Ⅱ型
.7 弥漫性新月形肾小球肾炎
毛细血管外肾小球肾炎
.8 其他
增生性肾小球肾炎 NOS
.9 未特指

N00 急性肾炎综合征
[亚目见 N00 的前面]
包 括: 急性:
· 肾小球病
· 肾小球肾炎
· 肾炎
· 肾病 NOS
不包括: 急性肾小管-间质肾炎(N10)
肾炎综合征 NOS(N05. -)

N01 急进型肾炎综合征
[亚目见 N00 的前面]
包 括: 急进型:
· 肾小球病
· 肾小球肾炎
· 肾炎
不包括: 肾炎综合征 NOS(N05. -)

Glomerular diseases
(N00-N08)

Use additional code, if desired, to identify external cause (Chapter XX) or presence of renal failure (N17-N19)

Excludes: hypertensive renal disease (I12. -)

The following fourth-character subdivisions classify morphological changes and are for use with categories N00-N07. Subdivisions .0-.8 should not normally be used unless these have been specifically identified (e. g. by renal biopsy or autopsy). The three-character categories relate to clinical syndromes.

.0 Minor glomerular abnormality
Minimal change lesion
.1 Focal and segmental glomerular lesions
Focal and segmental:
· hyalinosis
· sclerosis
Focal glomerulonephritis
.2 Diffuse membranous glomerulonephritis
.3 Diffuse mesangial proliferative glomerulonephritis
.4 Diffuse endocapillary proliferative glomerulonephritis
.5 Diffuse mesangiocapillary glomerulonephritis
Membranoproliferative glomerulonephritis, Types 1 and 3, or NOS
.6 Dense deposit disease
Membranoproliferative glomerulonephritis, Type 2
.7 Diffuse crescentic glomerulonephritis
Extracapillary glomerulonephritis
.8 Other
Proliferative glomerulonephritis NOS
.9 Unspecified

N00 Acute nephritic syndrome
[See before N00 for subdivisions]
Includes: acute:
· glomerular disease
· glomerulonephritis
· nephritis
· renal disease NOS
Excludes: acute tubulo-interstitial nephritis (N10)
nephritic syndrome NOS(N05. -)

N01 Rapidly progressive nephritic syndrome
[See before N00 for subdivisions]
Includes: rapidly progressive:
· glomerular disease
· glomerulonephritis
· nephritis
Excludes: nephritic syndrome NOS (N05. -)

N02 复发性和持续性血尿

[亚目见 N00 的前面]

包　括：血尿：
- 良性(家族性)(儿童期)
- 伴有 N00. -前面 .0-.8 中特指的形态学损害

不包括：血尿 NOS(R31)

N02 Recurrent and persistent haematuria

[See before N00 for subdivisions]

Includes: haematuria:
- benign (familial) (of childhood)
- with morphological lesion specified in .0-.8 before N00. -

Excludes: haematuria NOS (R31)

N03 慢性肾炎综合征

[亚目见 N00 的前面]

包　括：慢性：
- 肾小球病
- 肾小球肾炎
- 肾炎
- 肾病 NOS

不包括：慢性肾小管-间质肾炎(N11. -)
弥漫性硬化性肾小球肾炎(N18. -)
肾炎综合征 NOS(N05. -)

N03 Chronic nephritic syndrome

[See before N00 for subdivisions]

Includes: chronic:
- glomerular disease
- glomerulonephritis
- nephritis
- renal disease NOS

Excludes: chronic tubulo-interstitial nephritis (N11. -)
diffuse sclerosing glomerulonephritis (N18. -)
nephritic syndrome NOS (N05. -)

N04 肾病综合征

[亚目见 N00 的前面]

包　括：先天性肾病综合征
脂性肾病

N04 Nephrotic syndrome

[See before N00 for subdivisions]

Includes: congenital nephrotic syndrome
lipoid nephrosis

N05 未特指的肾炎综合征

[亚目见 N00 的前面]

包　括：肾小球病、肾小球肾炎、肾炎 } NOS
肾病 NOS 伴有 N00. -前面 .0-.8 中特指的形态学损害

不包括：未描述形态学损害的肾病 NOS(N28.9)
未描述形态学损害的肾病 NOS(N28.9)
肾小管-间质肾炎 NOS(N12)

N05 Unspecified nephritic syndrome

[See before N00 for subdivisions]

Includes: glomerular disease, glomerulonephritis, nephritis } NOS
nephropathy NOS and renal disease NOS with morphological lesion specified in. 0-.8 before N00. -

Excludes: nephropathy NOS with no stated morphological lesion (N28.9)
renal disease NOS with no stated morphological lesion (N28.9)
tubulo-interstitial nephritis NOS (N12)

N06 孤立性蛋白尿伴有特指的形态学损害

[亚目见 N00 的前面]

包　括：蛋白尿(孤立性)(直立性)(持续性)伴有 N00. -前面 .0-.8 中特指的形态学损害

不包括：蛋白尿：
- NOS(R80)
- 本斯·琼斯(R80)
- 妊娠(O12.1)
- 孤立性 NOS(R80)
- 直立性 NOS(N39.2)
- 持续性 NOS(N39.1)

N06 Isolated proteinuria with specified morphological lesion

[See before N00 for subdivisions]

Includes: proteinuria (isolated) (orthostatic) (persistent) with morphological lesion specified in .0-.8 before N00. -

Excludes: proteinuria:
- NOS (R80)
- Bence Jones (R80)
- gestational (O12.1)
- isolated NOS (R80)
- orthostatic NOS (N39.2)
- persistent NOS (N39.1)

N07 遗传性肾病,不可归类在他处者

[亚目见 N00 的前面]

不包括:奥尔波特综合征(Q87.8)
遗传性淀粉样肾病(E85.0)
甲-髌综合征(Q87.2)
非神经病性家族遗传性淀粉样变(E85.0)

N08* 分类于他处的疾病引起的肾小球疾患

包 括:分类于他处的疾病引起的肾病

不包括:分类于他处的疾病引起的肾小管-间质疾患(N16.-*)

N08.0* **分类于他处的传染病和寄生虫病引起的肾小球疾患**
肾小球疾患,由于:
· 三日疟(B52.0†)
· 流行性腮腺炎(B26.8†)
· 血吸虫病[裂体吸虫病](B65.-†)
· 败血症(A40-A41†)
· 类圆线虫病(B78.-†)
· 梅毒(A52.7†)

N08.1* **肿瘤性疾病引起的肾小球疾患**
肾小球疾患,由于:
· 多发性骨髓瘤(C90.0†)
· 瓦尔登斯特伦巨球蛋白血症(C88.0†)

N08.2* **累及免疫机制的血液疾病和疾患引起的肾小球疾患**
肾小球疾患,由于:
· 冷球蛋白血症(D89.1†)
· 播散性血管内凝血[去纤维蛋白综合征](D65†)
· 溶血性-尿毒症综合征(D59.3†)
· 亨诺克(-舍恩莱因)紫癜(D69.0†)
· 镰状细胞疾患(D57.-†)

N08.3* **糖尿病引起的肾小球疾患(E10-E14†,伴有共用第四位数.2)**

N08.4* **其他内分泌、营养和代谢疾病引起的肾小球疾患**
肾小球疾患,由于:
· 淀粉样变(E85.-†)
· 法布里(-安德森)病(E75.2†)
· 卵磷脂胆固醇酰基转移酶缺乏(E78.6†)

N07 Hereditary nephropathy, not elsewhere classified

[See before N00 for subdivisions]

Excludes: Alport's syndrome (Q87.8)
hereditary amyloid nephropathy (E85.0)
nail patella syndrome (Q87.2)
non-neuropathic heredofamilial amyloidosis (E85.0)

N08* Glomerular disorders in diseases classified elsewhere

Includes: nephropathy in diseases classified elsewhere

Excludes: renal tubulo-interstitial disorders in diseases classified elsewhere (N16.-*)

N08.0* **Glomerular disorders in infectious and parasitic diseases classified elsewhere**
Glomerular disorders in:
· Plasmodium malariae malaria (B52.0†)
· mumps (B26.8†)
· schistosomiasis [bilharziasis] (B65.-†)
· septicaemia (A40-A41†)
· strongyloidiasis (B78.-†)
· syphilis (A52.7†)

N08.1* **Glomerular disorders in neoplastic diseases**
Glomerular disorders in:
· multiple myeloma (C90.0†)
· Waldenström's macroglobulinaemia (C88.0†)

N08.2* **Glomerular disorders in blood diseases and disorders involving the immune mechanism**
Glomerular disorders in:
· cryoglobulinaemia (D89.1†)
· disseminated intravascular coagulation [defibrination syndrome] (D65†)
· haemolytic-uraemic syndrome (D59.3†)
· Henoch(-Schonlein) purpura (D69.0†)
· sickle-cell disorders (D57.-†)

N08.3* **Glomerular disorders in diabetes mellitus (E10-E14† with common fourth character .2)**

N08.4* **Glomerular disorders in other endocrine, nutritional and metabolic diseases**
Glomerular disorders in:
· amyloidosis (E85.-†)
· Fabry(-Anderson) disease (E75.2†)
· lecithin cholesterol acyltransferase deficiency (E78.6†)

N08.5* **系统性结缔组织疾患引起的肾小球疾患**

肾小球疾患，由于：
- 古德帕斯丘综合征（M31.0†）
- 显微镜下多脉管炎（M31.7†）
- 系统性红斑狼疮（M32.1†）
- 血栓性血小板减少性紫癜（M31.1†）
- 韦格纳肉芽肿病（M31.3†）

N08.8* **分类于他处的其他疾病引起的肾小球疾患**

亚急性细菌性心内膜炎引起的肾小球疾患（I33.0†）

肾小管-间质疾病（N10-N16）

包　括： 肾盂肾炎
不包括： 囊性肾盂输尿管炎（N28.8）

N10 急性肾小管-间质肾炎

急性：
- 传染性间质性肾炎
- 肾盂炎
- 肾盂肾炎

需要时，使用附加编码（B95-B97）标明传染性病原体。

N11 慢性肾小管-间质肾炎

包　括： 慢性：
- 传染性间质性肾炎
- 肾盂炎
- 肾盂肾炎

需要时，使用附加编码（B95-B97）标明传染性病原体。

N11.0 **与反流有关的非梗阻性慢性肾盂肾炎**

与（膀胱输尿管）反流有关的（慢性）肾盂肾炎

不包括： 膀胱输尿管反流 NOS（N13.7）

N11.1 **慢性梗阻性肾盂肾炎**

与……有关的（慢性）肾盂肾炎：
- 异常
- 纽结
- 梗阻
- 狭窄

的 { 肾盂输尿管连接处 / 输尿管 }

不包括： 结石性肾盂肾炎（N20.9）
梗阻性尿路病（N13.-）

N11.8 **其他的慢性肾小管-间质肾炎**

非梗阻性慢性肾盂肾炎 NOS

N08.5* **Glomerular disorders in systemic connective tissue disorders**

Glomerular disorders in:
- Goodpasture's syndrome（M31.0†）
- microscopic polyangiitis（M31.7†）
- systemic lupus erythematosus（M32.1†）
- thrombotic thrombocytopenic purpura（M31.1†）
- Wegener's granulomatosis（M31.3†）

N08.8* **Glomerular disorders in other diseases classified elsewhere**

Glomerular disorders in subacute bacterial endocarditis（I33.0†）

Renal tubulo-interstitial diseases（N10-N16）

Includes: pyelonephritis
Excludes: pyeloureteritis cystica（N28.8）

N10 Acute tubulo-interstitial nephritis

Acute:
- infectious interstitial nephritis
- pyelitis
- pyelonephritis

Use additional code（B95-B97）, if desired, to identify infectious agent.

N11 Chronic tubulo-interstitial nephritis

Includes: chronic:
- infectious interstitial nephritis
- pyelitis
- pyelonephritis

Use additional code（B95-B97）, if desired, to identify infectious agent.

N11.0 **Nonobstructive reflux-associated chronic pyelonephritis**

Pyelonephritis（chronic）associated with（vesicoureteral）reflux

Excludes: vesicoureteral reflux NOS（N13.7）

N11.1 **Chronic obstructive pyelonephritis**

Pyelonephritis（chronic）associated with:
- anomaly
- kinking
- obstruction
- stricture

of { pelviureteric junction / pyeloureteric junction / ureter }

Excludes: calculous pyelonephritis（N20.9）
obstructive uropathy（N13.-）

N11.8 **Other chronic tubulo-interstitial nephritis**

Nonobstructive chronic pyelonephritis NOS

N11.9 未特指的慢性肾小管-间质肾炎

慢性:
· 间质性肾炎 NOS
· 肾盂炎 NOS
· 肾盂肾炎 NOS

N11.9 **Chronic tubulo-interstitial nephritis, unspecified**

Chronic:
· interstitial nephritis NOS
· pyelitis NOS
· pyelonephritis NOS

N12 肾小管-间质肾炎,未特指急性或慢性

间质性肾炎 NOS
肾盂炎 NOS
肾盂肾炎 NOS
不包括: 结石性肾盂肾炎(N20.9)

N12 Tubulo-interstitial nephritis, not specified as acute or chronic

Interstitial nephritis NOS
Pyelitis NOS
Pyelonephritis NOS
Excludes: calculous pyelonephritis(N20.9)

N13 梗阻性和反流性尿路病

不包括: 肾和输尿管结石不伴有肾盂积水(N20. -)
肾盂和输尿管先天性梗阻性缺陷(Q62.0-Q62.3)
梗阻性肾盂肾炎(N11.1)

N13 Obstructive and reflux uropathy

Excludes: calculus of kidney and ureter without hydronephrosis(N20. -)
congenital obstructive defects of renal pelvis and ureter (Q62.0-Q62.3)
obstructive pyelonephritis (N11.1)

N13.0 肾盂积水伴有输尿管肾盂连接处梗阻

不包括: 伴有感染(N13.6)

N13.0 **Hydronephrosis with ureteropelvic junction obstruction**

Excludes: with infection (N13.6)

N13.1 肾盂积水伴有输尿管狭窄,不可归类在他处者

不包括: 伴有感染(N13.6)

N13.1 **Hydronephrosis with ureteral stricture, not elsewhere classified**

Excludes: with infection (N13.6)

N13.2 肾盂积水伴有肾和输尿管结石梗阻

不包括: 伴有感染(N13.6)

N13.2 **Hydronephrosis with renal and ureteral calculous obstruction**

Excludes: with infection (N13.6)

N13.3 其他和未特指的肾盂积水

不包括: 伴有感染(N13.6)

N13.3 **Other and unspecified hydronephrosis**

Excludes: with infection (N13.6)

N13.4 输尿管积水

不包括: 伴有感染(N13.6)

N13.4 **Hydroureter**

Excludes: with infection (N13.6)

N13.5 输尿管纽结和狭窄不伴有肾盂积水

不包括: 伴有感染(N13.6)

N13.5 **Kinking and stricture of ureter without hydronephrosis**

Excludes: with infection (N13.6)

N13.6 肾积脓

在 N13.0-N13.5 中的情况伴有感染
梗阻性尿路病伴有感染
需要时,使用附加编码(B95-B97)标明传染性病原体。

N13.6 **Pyonephrosis**

Conditions in N13.0-N13.5 with infection
Obstructive uropathy with infection
Use additional code (B95-B97), if desired, to identify infectious agent.

N13.7 与膀胱-输尿管反流有关的尿路病

膀胱输尿管反流:
· NOS
· 伴有瘢痕
不包括: 与反流有关的肾盂肾炎(N11.0)

N13.7 **Vesicoureteral-reflux-associated uropathy**

Vesicoureteral reflux:
· NOS
· with scarring
Excludes: reflux-associated pyelonephritis (N11.0)

N13.8 其他梗阻性和反流性尿路病

N13.8 **Other obstructive and reflux uropathy**

N13.9 未特指的梗阻性和反流性尿路病

尿路梗阻 NOS

N13.9 **Obstructive and reflux uropathy, unspecified**

Urinary tract obstruction NOS

N14 药物和重金属诱发的肾小管-间质和肾小管情况

需要时，使用附加外因编码（第二十章）标明毒性物质。

N14.0 镇痛剂肾病

N14.1 其他药物、药剂和生物制品诱发的肾病

N14.2 未特指的药物、药剂和生物制品诱发的肾病

N14.3 重金属诱发的肾病

N14.4 毒性肾病，不可归类在他处者

N14 Drug-and heavy-metal-induced tubulo-interstitial and tubular conditions

Use additional external cause code (Chapter XX), if desired, to identify toxic agent.

N14.0 **Analgesic nephropathy**

N14.1 **Nephropathy induced by other drugs, medicaments and biological substances**

N14.2 **Nephropathy induced by unspecified drug, medicament or biological substance**

N14.3 **Nephropathy induced by heavy metals**

N14.4 **Toxic nephropathy, not elsewhere classified**

N15 其他肾小管-间质疾病

N15.0 巴尔干肾病

巴尔干地方性肾病变

N15.1 肾和肾周脓肿

N15.8 其他特指的肾小管-间质疾病

N15.9 未特指的肾小管-间质疾病

肾感染 NOS

不包括：尿道感染 NOS（N39.0）

N15 Other renal tubulo-interstitial diseases

N15.0 **Balkan nephropathy**

Balkan endemic nephropathy

N15.1 **Renal and perinephric abscess**

N15.8 **Other specified renal tubulo-interstitial diseases**

N15.9 **Renal tubulo-interstitial disease, unspecified**

Infection of kidney NOS

Excludes: urinary tract infection NOS (N39.0)

N16* 分类于他处的疾病引起的肾小管-间质疾患

N16.0* 分类于他处的传染病和寄生虫病引起的肾小管-间质疾患

肾小管-间质疾患（由于）：

- 布氏菌病（A23. -†）
- 白喉（A36.8†）
- 沙门菌感染（A02.2†）
- 败血症（A40-A41†）
- 弓形体病（B58.8†）

N16.1* 肿瘤性疾病引起的肾小管-间质疾患

肾小管-间质疾患（由于）：

- 白血病（C91-C95†）
- 淋巴瘤（C81-C85†，C96. -†）
- 多发性骨髓瘤（C90.0†）

N16.2* 涉及免疫机制的血液疾病和疾患引起的肾小管-间质疾患

肾小管-间质疾患（由于）：

- 混合型冷球蛋白血症（D89.1†）
- 结节病（D86. -†）

N16.3* 代谢性疾病引起的肾小管-间质疾患

肾小管-间质疾患（由于）：

- 胱氨酸贮积症（E72.0†）
- 糖原贮积病（E74.0†）
- 威尔逊病（E83.0†）

N16* Renal tubulo-interstitial disorders in diseases classified elsewhere

N16.0* **Renal tubulo-interstitial disorders in infectious and parasitic diseases classified elsewhere**

Renal tubulo-interstitial disorders (due to) (in):

- brucellosis (A23. -†)
- diphtheria (A36.8†)
- salmonella infection (A02.2†)
- septicaemia (A40-A41†)
- toxoplasmosis (B58.8†)

N16.1* **Renal tubulo-interstitial disorders in neoplastic diseases**

Renal tubulo-interstitial disorders in:

- leukaemia (C91-C95†)
- lymphoma (C81-C85†, C96. -†)
- multiple myeloma (C90.0†)

N16.2* **Renal tubulo-interstitial disorders in blood diseases and disorders involving the immune mechanism**

Renal tubulo-interstitial disorders in:

- mixed cryoglobulinaemia (D89.1†)
- sarcoidosis (D86. -†)

N16.3* **Renal tubulo-interstitial disorders in metabolic diseases**

Renal tubulo-interstitial disorders in:

- cystinosis (E72.0†)
- glycogen storage disease (E74.0†)
- Wilson's disease (E83.0†)

N16.4* **系统性结缔组织疾患引起的肾小管-间质疾患**
肾小管-间质疾患，由于：
· 干燥综合征［舍格伦］（M35.0†）
· 系统性红斑狼疮（M32.1†）

N16.5* **移植排斥引起的肾小管-间质疾患（T86.-†）**

N16.8* **分类于他处的其他疾病引起的肾小管-间质疾患**

N16.4* **Renal tubulo-interstitial disorders in systemic connective tissue disorders**
Renal tubulo-interstitial disorders in：
· sicca syndrome［Sjögren］（M35.0†）
· systemic lupus erythematosus（M32.1†）

N16.5* **Renal tubulo-interstitial disorders in transplant rejection（T86.-†）**

N16.8* **Renal tubulo-interstitial disorders in other diseases classified elsewhere**

肾衰竭（N17-N19）

需要时，使用附加外因编码（第二十章）标明外部物质。

不包括： 先天性肾衰竭（P96.0）
药物和重金属诱发的肾小管-间质和肾小管情况（N14.-）
肾外性尿毒症（R39.2）
溶血性-尿毒症综合征（D59.3）
肝肾综合征（K76.7）
· 产后（O90.4）
肾前性尿毒症（R39.2）
肾衰竭：
· 并发于流产、异位妊娠或葡萄胎妊娠（O00-O07，O08.4）
· 产程和分娩后（O90.4）
· 操作后（N99.0）

Renal failure（N17-N19）

Use additional external cause code（Chapter XX），if desired，to identify external agent.

Excludes：congenital renal failure（P96.0）
drug-and heavy-metal-induced tubulo-interstitial and tubular conditions（N14.-）
extrarenal uraemia（R39.2）
haemolytic-uraemic syndrome（D59.3）
hepatorenal syndrome（K76.7）
· postpartum（O90.4）
prerenal uraemia（R39.2）
renal failure：
· complicating abortion or ectopic or molar pregnancy（O00-O07，O08.4）
· following labour and delivery（O90.4）
· postprocedural（N99.0）

N17 急性肾衰竭
包　括： 急性肾损害

N17.0 **急性肾衰竭伴有肾小管坏死**
肾小管坏死：
· NOS
· 急性
· 肾的

N17.1 **急性肾衰竭伴有急性肾皮质坏死**
皮质坏死：
· NOS
· 急性
· 肾的

N17.2 **急性肾衰竭伴有肾髓质坏死**
髓质［乳头状］坏死：
· NOS
· 急性
· 肾的

N17.8 **其他的急性肾衰竭**

N17.9 **未特指的急性肾衰竭**

N17 Acute renal failure
Includes：acute renal impairment

N17.0 **Acute renal failure with tubular necrosis**
Tubular necrosis：
· NOS
· acute
· renal

N17.1 **Acute renal failure with acute cortical necrosis**
Cortical necrosis：
· NOS
· acute
· renal

N17.2 **Acute renal failure with medullary necrosis**
Medullary［papillary］necrosis：
· NOS
· acute
· renal

N17.8 **Other acute renal failure**

N17.9 **Acute renal failure, unspecified**

N18 慢性肾衰竭
包　括：慢性尿毒症
弥漫性硬化性肾小球肾炎
不包括：慢性肾衰竭伴有高血压（I12.0）

N18.0 肾终末期疾病

N18.8 其他的慢性肾衰竭
尿毒症性：
· 神经病†（G63.8*）
· 心包炎†（I32.8*）

N18.9 未特指的慢性肾衰竭

N19 未特指的肾衰竭
尿毒症 NOS
不包括：肾衰竭伴有高血压（I12.0）
新生儿尿毒症（P96.0）

尿石病（N20-N23）

N20 肾和输尿管结石
不包括：伴有肾盂积水（N13.2）

N20.0 肾结石
肾石病 NOS
肾结石
鹿角状结石
肾石

N20.1 输尿管结石
输尿管结石

N20.2 肾结石伴有输尿管结石

N20.9 未特指的泌尿系结石
结石性肾盂肾炎

N21 下泌尿道结石
包　括：伴有膀胱炎和尿道炎

N21.0 膀胱结石
膀胱憩室结石
膀胱结石
不包括：鹿角状结石（N20.0）

N21.1 尿道结石

N21.8 其他的下泌尿道结石

N21.9 未特指的下泌尿道结石

N22* 分类于他处的疾病引起的泌尿道结石

N22.0* 血吸虫病[裂体吸虫病]引起的泌尿道结石（B65.-†）

N22.8* 分类于他处的其他疾病引起的泌尿道结石

N23 未特指的肾绞痛

N18 Chronic renal failure
Includes: chronic uraemia
diffuse sclerosing glomerulonephritis
Excludes: chronic renal failure with hypertension (I12.0)

N18.0 End-stage renal disease

N18.8 Other chronic renal failure
Uraemic:
· neuropathy† (G63.8*)
· pericarditis† (I32.8*)

N18.9 Chronic renal failure, unspecified

N19 Unspecified renal failure
Uraemia NOS
Excludes: renal failure with hypertension (I12.0)
uraemia of newborn (P96.0)

Urolithiasis (N20-N23)

N20 Calculus of kidney and ureter
Excludes: with hydronephrosis (N13.2)

N20.0 Calculus of kidney
Nephrolithiasis NOS
Renal calculus or stone
Staghorn calculus
Stone in kidney

N20.1 Calculus of ureter
Ureteric stone

N20.2 Calculus of kidney with calculus of ureter

N20.9 Urinary calculus, unspecified
Calculous pyelonephritis

N21 Calculus of lower urinary tract
Includes: with cystitis and urethritis

N21.0 Calculus in bladder
Calculus in diverticulum of bladder
Urinary bladder stone
Excludes: staghorn calculus (N20.0)

N21.1 Calculus in urethra

N21.8 Other lower urinary tract calculus

N21.9 Calculus of lower urinary tract, unspecified

N22* Calculus of urinary tract in diseases classified elsewhere

N22.0* Urinary calculus in schistosomiasis [bilharziasis] (B65.-†)

N22.8* Calculus of urinary tract in other diseases classified elsewhere

N23 Unspecified renal colic

肾和输尿管的其他疾患(N25-N29)

不包括:伴有尿路结石(N20-N23)

N25 肾小管功能损害所致的疾患

不包括:可分类于 E70-E90 中的代谢性疾患

N25.0 肾性骨营养不良
氮质血症性骨营养不良
磷丧失性肾小管疾患
肾性:
· 佝偻病
· 身材矮小症

N25.1 肾性尿崩症

N25.8 肾小管功能损害所致的其他疾患
莱特伍德-奥尔布赖特综合征
肾小管性酸中毒 NOS
肾源性继发性甲状旁腺功能亢进症

N25.9 肾小管功能损害所致未特指的疾患

N26 未特指的肾挛缩

肾颗粒状萎缩(终末期)
肾硬化 NOS
不包括:肾挛缩伴有高血压(I12. -)
弥漫性硬化性肾小球肾炎(N18. -)
高血压性肾硬化(小动脉性)(动脉硬化性)(I12. -)
原因不明的小肾(N27. -)

N27 原因不明的小肾

N27.0 单侧小肾
N27.1 双侧小肾
N27.9 未特指的小肾

N28 肾和输尿管的其他疾患,不可归类在他处者

不包括:输尿管积水(N13.4)
肾疾病:
· 急性 NOS(N00.9)
· 慢性 NOS(N03.9)
输尿管纽结和狭窄:
· 伴有肾盂积水(N13.1)
· 不伴有肾盂积水(N13.5)

Other disorders of kidney and ureter (N25-N29)

Excludes: with urolithiasis (N20-N23)

N25 Disorders resulting from impaired renal tubular function

Excludes: metabolic disorders classifiable to E70-E90

N25.0 Renal osteodystrophy
Azotaemic osteodystrophy
Phosphate-losing tubular disorders
Renal:
· rickets
· short stature

N25.1 Nephrogenic diabetes insipidus

N25.8 Other disorders resulting from impaired renal tubular function
Lightwood-Albright syndrome
Renal tubular acidosis NOS
Secondary hyperparathyroidism of renal origin

N25.9 Disorder resulting from impaired renal tubular function, unspecified

N26 Unspecified contracted kidney

Atrophy of kidney (terminal)
Renal sclerosis NOS
Excludes: contracted kidney with hypertension(I12. -)
diffuse sclerosing glomerulonephritis (N18. -)
hypertensive nephrosclerosis (arteriolar) (arteriosclerotic) (I12. -)
small kidney of unknown cause (N27. -)

N27 Small kidney of unknown cause

N27.0 Small kidney, unilateral
N27.1 Small kidney, bilateral
N27.9 Small kidney, unspecified

N28 Other disorders of kidney and ureter, not elsewhere classified

Excludes: hydroureter(N13.4)
renal disease:
· acute NOS(N00.9)
· chronic NOS (N03.9)
ureteric kinking and stricture:
· with hydronephrosis (N13.1)
· without hydronephrosis(N13.5)

N28.0　肾缺血和肾梗死

肾动脉:
- ·栓塞
- ·阻塞
- ·闭塞
- ·血栓形成

肾梗死

不包括：戈德布拉特肾(I70.1)
肾动脉(肾外部分):
- ·粥样硬化(I70.1)
- ·先天性狭窄(Q27.1)

N28.1　后天性肾囊肿

后天性(多发性)(孤立性)肾囊肿

不包括：囊性肾病(先天性)(Q61.-)

N28.8　肾和输尿管其他特指的疾患

肾肥大
巨输尿管
肾下垂
肾盂炎 } 囊性
肾盂输尿管炎 } 囊性
输尿管炎 } 囊性
输尿管膨出

N28.9　肾和输尿管未特指的疾患

肾病 NOS

不包括：肾病 NOS 伴有 N00.-前面.0-.8中特指的形态学损害(N05.-)

N29* 分类于他处的疾病引起的肾和输尿管的其他疾患

N29.0*　肾的晚期梅毒(A52.7†)

N29.1*　分类于他处的传染病和寄生虫病引起的肾和输尿管的其他疾患

肾和输尿管疾患,由于:
- ·血吸虫病[裂体吸虫病](B65.-†)
- ·结核(A18.1†)

N29.8*　分类于他处的其他疾病引起的肾和输尿管的其他疾患

N28.0　Ischaemia and infarction of kidney

Renal artery:
- · embolism
- · obstruction
- · occlusion
- · thrombosis

Renal infarct

Excludes: Goldblatt's kidney (I70.1)
renal artery (extrarenal part):
- · atherosclerosis (I70.1)
- · congenital stenosis (Q27.1)

N28.1　Cyst of kidney, acquired

Cyst (multiple)(solitary) of kidney, acquired

Excludes: cystic kidney disease (congenital)(Q61.-)

N28.8　Other specified disorders of kidney and ureter

Hypertrophy of kidney
Megaloureter
Nephroptosis
Pyelitis } cystica
Pyeloureteritis } cystica
Ureteritis } cystica
Ureterocele

N28.9　Disorder of kidney and ureter, unspecified

Nephropathy/renal diseases NOS

Excludes: nephropathy NOS and renal diseases NOS with morphological lesion specified in .0-.8 before N00.-(N05.-)

N29* Other disorders of kidney and ureter in diseases classified elsewhere

N29.0*　Late syphilis of kidney (A52.7†)

N29.1*　Other disorders of kidney and ureter in infectious and parasitic diseases classified elsewhere

Disorders of kidney and ureter in:
- · schistosomiasis [bilharziasis](B65.-†)
- · tuberculosis (A18.1†)

N29.8*　Other disorders of kidney and ureter in other diseases classified elsewhere

泌尿系统的其他疾病(N30-N39)

不包括：泌尿系感染(并发)：
· 流产、异位妊娠或葡萄胎妊娠(O00-O07,O08.8)
· 妊娠、分娩和产褥期(O23.-,O75.3,O86.2)
· 伴有尿石病(N20-N23)

N30 膀胱炎

需要时,使用附加编码标明传染性病原体(B95-B97)或致病外因(第二十章)。

不包括：前列腺膀胱炎(N41.3)

N30.0 急性膀胱炎

不包括：放射性膀胱炎(N30.4)
膀胱三角区炎(N30.3)

N30.1 间质性膀胱炎(慢性)

N30.2 其他的慢性膀胱炎

N30.3 膀胱三角区炎

尿道膀胱三角区炎

N30.4 放射性膀胱炎

N30.8 其他的膀胱炎

膀胱脓肿

N30.9 未特指的膀胱炎

N31 膀胱神经肌肉功能不良,不可归类在他处者

不包括：脊髓病性膀胱 NOS(G95.8)
脊髓损害(G95.8)
马尾综合征引起的神经源性膀胱(G83.4)
尿失禁：
· NOS(R32)
· 特指的(N39.3-N39.4)

N31.0 无抑制神经病性膀胱,不可归类在他处者

N31.1 反射性神经病性膀胱,不可归类在他处者

N31.2 迟缓性神经病性膀胱,不可归类在他处者

神经病性膀胱：
· 迟缓性(运动)(感觉)
· 自主性
· 非反射性

N31.8 膀胱其他的神经肌肉功能不良

N31.9 膀胱未特指的神经肌肉功能不良

神经源性膀胱功能不良 NOS

Other diseases of the urinary system (N30-N39)

Excludes: urinary infection (complicating):
· abortion or ectopic or molar pregnancy (O00-O07, O08.8)
· pregnancy, childbirth and the puerperium (O23.-, O75.3, O86.2)
· with urolithiasis (N20-N23)

N30 Cystitis

Use additional code, if desired, to identify infectious agent (B95-B97) or responsible external agent (Chapter XX).

Excludes: prostatocystitis (N41.3)

N30.0 Acute cystitis

Excludes: irradiation cystitis (N30.4)
trigonitis (N30.3)

N30.1 Interstitial cystitis (chronic)

N30.2 Other chronic cystitis

N30.3 Trigonitis

Urethrotrigonitis

N30.4 Irradiation cystitis

N30.8 Other cystitis

Abscess of bladder

N30.9 Cystitis, unspecified

N31 Neuromuscular dysfunction of bladder, not elsewhere classified

Excludes: cord bladder NOS (G95.8)
due to spinal cord lesion (G95.8)
neurogenic bladder due to cauda equina syndrome (G83.4)
urinary incontinence:
· NOS (R32)
· specified (N39.3-N39.4)

N31.0 Uninhibited neuropathic bladder, not elsewhere classified

N31.1 Reflex neuropathic bladder, not elsewhere classified

N31.2 Flaccid neuropathic bladder, not elsewhere classified

Neuropathic bladder:
· atonic (motor) (sensory)
· autonomous
· nonreflex

N31.8 Other neuromuscular dysfunction of bladder

N31.9 Neuromuscular dysfunction of bladder, unspecified

Neurogenic bladder dysfunction NOS

N32 膀胱的其他疾患

不包括： 膀胱结石(N21.0)
膀胱膨出(N81.1)
女性膀胱疝或脱垂(N81.1)

N32.0 **膀胱颈梗阻**
膀胱颈狭窄(后天性)

N32.1 **膀胱肠瘘**
膀胱直肠瘘

N32.2 **膀胱瘘，不可归类在他处者**
不包括： 女性膀胱与生殖道之间的瘘(N82.0-N82.1)

N32.3 **膀胱憩室**
膀胱憩室炎
不包括： 膀胱憩室结石(N21.0)

N32.4 **非创伤性膀胱破裂**

N32.8 **膀胱其他特指的疾患**
膀胱：
· 钙化
· 挛缩

N32.9 **膀胱未特指的疾患**

N33* 分类于他处的疾病引起的膀胱疾患

N33.0* **结核性膀胱炎(A18.1†)**

N33.8* **分类于他处的其他疾病引起的膀胱疾患**
血吸虫病[裂体吸虫病]引起的膀胱疾患(B65.-†)

N34 尿道炎和尿道综合征

需要时，使用附加编码(B95-B97)标明传染性病原体。
不包括： 赖特尔病(M02.3)
主要为性传播模式的疾病引起的尿道炎(A50-A64)
尿道膀胱三角区炎(N30.3)

N34.0 **尿道脓肿**
脓肿：
· 考珀腺
· 利特雷腺
· 尿道周
· 尿道(腺)
不包括： 尿道肉阜(N36.2)

N34.1 **非特异性尿道炎**
尿道炎：
· 非淋球菌性
· 非性病性

N32 Other disorders of bladder

Excludes: calculus of bladder (N21.0)
cystocele (N81.1)
hernia or prolapse of bladder, female (N81.1)

N32.0 **Bladder-neck obstruction**
Bladder-neck stenosis (acquired)

N32.1 **Vesicointestinal fistula**
Vesicorectal fistula

N32.2 **Vesical fistula, not elsewhere classified**
Excludes: fistula between bladder and female genital tract (N82.0-N82.1)

N32.3 **Diverticulum of bladder**
Diverticulitis of bladder
Excludes: calculus in diverticulum of bladder (N21.0)

N32.4 **Rupture of bladder, nontraumatic**

N32.8 **Other specified disorders of bladder**
Bladder:
· calcified
· contracted

N32.9 **Bladder disorder, unspecified**

N33* Bladder disorders in diseases classified elsewhere

N33.0* **Tuberculous cystitis (A18.1†)**

N33.8* **Bladder disorders in other diseases classified elsewhere**
Bladder disorder in schistosomiasis [bilharziasis] (B65.-†)

N34 Urethritis and urethral syndrome

Use additional code (B95-B97), if desired, to identify infectious agent.
Excludes: Reiter's disease (M02.3)
urethritis in diseases with a predominantly sexual mode of transmission (A50-A64)
urethrotrigonitis (N30.3)

N34.0 **Urethral abscess**
Abscess (of):
· Cowper's gland
· Littré's gland
· periurethral
· urethral (gland)
Excludes: urethral caruncle (N36.2)

N34.1 **Nonspecific urethritis**
Urethritis:
· nongonococcal
· nonvenereal

N34.2 其他的尿道炎
尿道口炎
尿道(口)溃疡
尿道炎:
· NOS
· 绝经后

N34.3 未特指的尿道综合征

N35 尿道狭窄

不包括: 操作后尿道狭窄(N99.1)

N35.0 创伤后尿道狭窄
尿道狭窄为……的后遗症:
· 分娩
· 损伤

N35.1 感染后尿道狭窄,不可归类在他处者

N35.8 其他的尿道狭窄

N35.9 未特指的尿道狭窄
针孔状尿道口 NOS

N36 尿道的其他疾患

N36.0 尿道瘘
假尿道通道
瘘:
· 尿道会阴
· 尿道直肠
· 尿 NOS
不包括: 瘘:
· 尿道阴囊(N50.8)
· 尿道阴道(N82.1)

N36.1 尿道憩室

N36.2 尿道肉阜

N36.3 尿道粘膜脱垂
尿道粘膜脱垂
男性尿道膨出
不包括: 女性尿道膨出(N81.0)

N36.8 尿道其他特指的疾患

N36.9 未特指的尿道疾患

N37* 分类于他处的疾病引起的尿道疾患

N37.0* 分类于他处的疾病引起的尿道炎
念珠菌性尿道炎(B37.4†)

N37.8* 分类于他处的疾病引起的其他尿道疾病

N34.2 Other urethritis
Meatitis, urethral
Ulcer of urethra (meatus)
Urethritis:
· NOS
· postmenopausal

N34.3 Urethral syndrome, unspecified

N35 Urethral stricture

Excludes: postprocedural urethral stricture (N99.1)

N35.0 Post-traumatic urethral stricture
Stricture of urethra as a sequela of:
· childbirth
· injury

N35.1 Postinfective urethral stricture, not elsewhere classified

N35.8 Other urethral stricture

N35.9 Urethral stricture, unspecified
Pinhole meatus NOS

N36 Other disorders of urethra

N36.0 Urethral fistula
False urethral passage
Fistula:
· urethroperineal
· urethrorectal
· urinary NOS
Excludes: fistula:
· urethroscrotal (N50.8)
· urethrovaginal (N82.1)

N36.1 Urethral diverticulum

N36.2 Urethral caruncle

N36.3 Prolapsed urethral mucosa
Prolapse of urethra
Urethrocele, male
Excludes: urethrocele, female (N81.0)

N36.8 Other specified disorders of urethra

N36.9 Urethral disorder, unspecified

N37* Urethral disorders in diseases classified elsewhere

N37.0* Urethritis in diseases classified elsewhere
Candidal urethritis (B37.4†)

N37.8* Other urethral disorders in diseases classified elsewhere

N39 泌尿系统的其他疾患
不包括：血尿：
· NOS(R31)
· 复发性和持续性(N02.-)
· 伴有特指的形态学损害(N02.-)
蛋白尿 NOS(R80)

N39.0 部位未特指的泌尿道感染
需要时，使用附加编码(B95-B97)标明传染性病原体。

N39.1 未特指的持续性蛋白尿
不包括：并发妊娠、分娩和产褥期(O11-O15)
伴有特指的形态学损害(N06.-)

N39.2 未特指的直立性蛋白尿
不包括：伴有特指的形态学损害(N06.-)

N39.3 压力性尿失禁
需要时，使用附加编码(N32.8)标明膀胱过度活动症或逼尿肌活动过度。

N39.4 其他特指的尿失禁
充溢性、反射性、欲望性 失禁
需要时，使用附加编码(N32.8)标明膀胱过度活动症或逼尿肌活动过度。
不包括：遗尿 NOS(R32)
尿失禁：
· NOS(R32)
· 非器质性起因(F98.0)

N39.8 泌尿系统其他特指的疾患
N39.9 泌尿系统未特指的疾患

男性生殖器官疾病(N40-N51)

N40 前列腺增生
腺纤维瘤性肥大、增大(良性)、肥大(良性) 前列腺的
正中嵴(前列腺)
前列腺梗阻 NOS
不包括：前列腺良性肿瘤(D29.1)

N41 前列腺炎性疾病
需要时，使用附加编码(B95-B97)标明传染性病原体。

N41.0 急性前列腺炎
N41.1 慢性前列腺炎
N41.2 前列腺脓肿
N41.3 前列腺膀胱炎
N41.8 其他前列腺炎性疾病
N41.9 未特指的前列腺炎性疾病
前列腺炎 NOS

N39 **Other disorders of urinary system**
Excludes: haematuria:
· NOS (R31)
· recurrent and persistent (N02.-)
· with specified morphological lesion (N02.-)
proteinuria NOS (R80)

N39.0 **Urinary tract infection, site not specified**
Use additional code (B95-B97), if desired, to identify infectious agent.

N39.1 **Persistent proteinuria, unspecified**
Excludes: complicating pregnancy, childbirth and the puerperium (O11-O15)
with specified morphological lesion (N06.-)

N39.2 **Orthostatic proteinuria, unspecified**
with specified morphological lesion (N06.-)

N39.3 **Stress incontinence**
Use additional code (N32.8), if desired, to identify overactive bladder or destrusor muscle hyperactivity.

N39.4 **Other specified urinary incontinence**
Overflow, Reflex, Urge incontinence
Use additional code (N32.8), if desired, to identify overactive bladder or destrusor muscle hyperactivity.
Excludes: enuresis NOS (R32)
urinary incontinence (of):
· NOS (R32)
· nonorganic origin (F98.0)

N39.8 **Other specified disorders of urinary system**
N39.9 **Disorder of urinary system, unspecified**

Diseases of male genital organs (N40-N51)

N40 **Hyperplasia of prostate**
Adenofibromatous hypertrophy, Enlargement (benign), Hypertrophy (benign) of prostate
Median bar (prostate)
Prostatic obstruction NOS
Excludes: benign neoplasms of prostate (D29.1)

N41 **Inflammatory diseases of prostate**
Use additional code (B95-B97), if desired, to identify infectious agent.

N41.0 **Acute prostatitis**
N41.1 **Chronic prostatitis**
N41.2 **Abscess of prostate**
N41.3 **Prostatocystitis**
N41.8 **Other inflammatory diseases of prostate**
N41.9 **Inflammatory disease of prostate, unspecified**
Prostatitis NOS

N42 前列腺的其他疾患

N42.0 前列腺结石
前列腺结石
N42.1 前列腺充血和出血
N42.2 前列腺萎缩
N42.8 前列腺其他特指的疾患
N42.9 前列腺未特指的疾患

N43 鞘膜积液和精子囊肿

包　括：精索、睾丸或鞘膜积液

不包括：先天性鞘膜积液(P83.5)
N43.0 包绕性鞘膜积液
N43.1 感染性鞘膜积液
需要时，使用附加编码(B95-B97)标明传染性病原体。
N43.2 其他的鞘膜积液
N43.3 未特指的鞘膜积液
N43.4 精子囊肿

N44 睾丸扭转

扭转：
· 附睾
· 精索
· 睾丸

N45 睾丸炎和附睾炎

需要时，使用附加编码(B95-B97)标明传染性病原体。
N45.0 睾丸炎、附睾炎和附睾-睾丸炎，伴有脓肿
附睾或睾丸脓肿
N45.9 睾丸炎、附睾炎和附睾-睾丸炎，不伴有脓肿
附睾炎 NOS
睾丸炎 NOS

N46 男性不育症

无精子症 NOS
精子减少 NOS

N47 包皮过长、包茎和嵌顿包茎

包皮粘连
包皮过紧

N48 阴茎的其他疾患

N48.0 阴茎白斑
闭塞性干燥性龟头炎
阴茎干皱症
不包括：阴茎原位癌(D07.4)

N42 Other disorders of prostate

N42.0 Calculus of prostate
Prostatic stone
N42.1 Congestion and haemorrhage of prostate
N42.2 Atrophy of prostate
N42.8 Other specified disorders of prostate
N42.9 Disorder of prostate, unspecified

N43 Hydrocele and spermatocele

Includes: hydrocele of spermatic cord, testis or tunica vaginalis

Excludes: congenital hydrocele (P83.5)
N43.0 Encysted hydrocele
N43.1 Infected hydrocele
Use additional code (B95-B97), if desired, to identify infectious agent.
N43.2 Other hydrocele
N43.3 Hydrocele, unspecified
N43.4 Spermatocele

N44 Torsion of testis

Torsion of:
· epididymis
· spermatic cord
· testicle

N45 Orchitis and epididymitis

Use additional code (B95-B97), if desired, to identify infectious agent.
N45.0 Orchitis, epididymitis and epididymo-orchitis with abscess
Abscess of epididymis or testis
N45.9 Orchitis, epididymitis and epididymo-orchitis without abscess
Epididymitis NOS
Orchitis NOS

N46 Male infertility

Azoospermia NOS
Oligospermia NOS

N47 Redundant prepuce, phimosis and paraphimosis

Adherent prepuce
Tight foreskin

N48 Other disorders of penis

N48.0 Leukoplakia of penis
Balanitis xerotica obliterans
Kraurosis of penis
Excludes: carcinoma in situ of penis (D07.4)

N48.1　龟头包皮炎

龟头炎

需要时，使用附加编码（B95-B97）标明传染性病原体。

N48.2　阴茎的其他炎性疾患

脓肿 }
疖 }
痈 } 阴茎海绵体和阴茎的
蜂窝织炎 }

海绵体炎（阴茎）

需要时，使用附加编码（B95-B97）标明传染性病原体。

N48.3　阴茎异常勃起

疼痛性勃起

N48.4　器质性原因的阳痿

需要时，使用附加编码标明原因。

不包括：心因性阳痿（F52.2）

N48.5　阴茎溃疡

N48.6　阴茎海绵体硬结症

佩罗尼病[阴茎海绵体硬结症]

阴茎海绵体硬结症

N48.8　阴茎其他特指的疾患

萎缩 }
肥大 } 阴茎海绵体和阴茎的
血栓形成 }

N48.9　阴茎未特指的疾患

N49　男性生殖器官炎性疾患，不可归类在他处者

需要时，使用附加编码（B95-B97）标明传染性病原体。

不包括：阴茎炎症（N48.1-N48.2）

睾丸炎和附睾炎（N45.-）

N49.0　精囊炎性疾患

精囊炎 NOS

N49.1　精索、鞘膜和输精管炎性疾患

输精管炎

N49.2　阴囊炎性疾患

N49.8　男性生殖器官其他特指的炎性疾患

男性生殖器官的多部位炎症

N49.9　男性生殖器官未特指的炎性疾患

脓肿 }
疖 }
痈 } 男性生殖器官未特指的
蜂窝织炎 }

N48.1　Balanoposthitis

Balanitis

Use additional code (B95-B97), if desired, to identify infectious agent.

N48.2　Other inflammatory disorders of penis

Abscess }
Boil }
Carbuncle } of corpus cavernosum and penis
Cellulitis }

Cavernitis (penis)

Use additional code (B95-B97), if desired, to identify infectious agent.

N48.3　Priapism

Painful erection

N48.4　Impotence of organic origin

Use additional code, if desired, to identify cause.

Excludes: psychogenic impotence (F52.2)

N48.5　Ulcer of penis

N48.6　Induration penis plastica

Peyronie's disease

Plastic induration of penis

N48.8　Other specified disorders of penis

Atrophy }
Hypertrophy } of corpus cavernosum and penis
Thrombosis }

N48.9　Disorder of penis, unspecified

N49　Inflammatory disorders of male genital organs, not elsewhere classified

Use additional code (B95-B97), if desired, to identify infectious agent.

Excludes: inflammation of penis (N48.1-N48.2)

orchitis and epididymitis (N45.-)

N49.0　Inflammatory disorders of seminal vesicle

Vesiculitis NOS

N49.1　Inflammatory disorders of spermatic cord, tunica vaginalis and vas deferens

Vasitis

N49.2　Inflammatory disorders of scrotum

N49.8　Inflammatory disorders of other specified male genital organs

Inflammation of multiple sites in male genital organs

N49.9　Inflammatory disorder of unspecified male genital organ

Abscess }
Boil }
Carbuncle } of unspecified male genital organ
Cellulitis }

N50 男性生殖器官的其他疾患

不包括：睾丸扭转(N44)

N50.0 睾丸萎缩

N50.1 男性生殖器官的血管疾患

血囊肿 NOS ⎫
出血 ⎬ 男性生殖器官的
血栓形成 ⎭

N50.8 男性生殖器官其他特指的疾患

萎缩 ⎫
肥大 ⎬ 阴囊、精囊、精索、睾丸[除萎缩外]、
水肿 ⎬ 鞘膜和输精管的
溃疡 ⎭

阴囊(非丝虫性)乳糜肿 NOS
尿道阴囊瘘
狭窄：
· 精索
· 鞘膜
· 输精管

N50.9 男性生殖器官未特指的疾患

N51* 分类于他处的疾病引起的男性生殖器官疾患

N51.0* 分类于他处的疾病引起的前列腺疾患

前列腺炎：
· 淋球菌性(A54.2†)
· 滴虫性(A59.0†)
· 结核性(A18.1†)

N51.1* 分类于他处的疾病引起的睾丸和附睾疾患

衣原体性：
· 附睾炎(A56.1†)
· 睾丸炎(A56.1†)
淋球菌性：
· 附睾炎(A54.2†)
· 睾丸炎(A54.2†)
流行性腮腺炎睾丸炎(B26.0†)
结核：
· 附睾炎(A18.1†)
· 睾丸炎(A18.1†)

N51.2* 分类于他处的疾病引起的龟头炎

龟头炎：
· 阿米巴性(A06.8†)
· 念珠菌性(B37.4†)

N51.8* 分类于他处的疾病引起的男性生殖器官的其他疾患

阴囊乳糜肿(B74.-†)
男性生殖道的疱疹病毒[单纯疱疹]感染(A60.0†)
精囊结核(A18.1†)

N50 Other disorders of male genital organs

Excludes: torsion of testis (N44)

N50.0 **Atrophy of testis**

N50.1 **Vascular disorders of male genital organs**

Haematocele NOS ⎫
Haemorrhage ⎬ of male genital organs
Thrombosis ⎭

N50.8 **Other specified disorders of male genital organs**

Atrophy ⎫
Hypertrophy ⎬ of scrotum, seminal vesicle, spermatic cord, testis [except atrophy],
Oedema ⎬ tunica vaginalis and vas deferens
Ulcer ⎭

Chylocele, tunica vaginalis (nonfilarial) NOS
Fistula, urethroscrotal
Stricture of:
· spermatic cord
· tunica vaginalis
· vas deferens

N50.9 **Disorder of male genital organs, unspecified**

N51* Disorders of male genital organs in diseases classified elsewhere

N51.0* **Disorders of prostate in diseases classified elsewhere**

Prostatitis:
· gonococcal (A54.2†)
· trichomonal (A59.0†)
· tuberculous (A18.1†)

N51.1* **Disorders of testis and epididymis in diseases classified elsewhere**

Chlamydial:
· epididymitis (A56.1†)
· orchitis (A56.1†)
Gonococcal:
· epididymitis (A54.2†)
· orchitis (A54.2†)
Mumps orchitis (B26.0†)
Tuberculosis of:
· epididymis (A18.1†)
· testis (A18.1†)

N51.2* **Balanitis in diseases classified elsewhere**

Balanitis:
· amoebic (A06.8†)
· candidal (B37.4†)

N51.8* **Other disorders of male genital organs in diseases classified elsewhere**

Filarial chylocele, tunica vaginalis (B74.-†)
Herpesviral [herpes simplex] infection of male genital tract (A60.0†)
Tuberculosis of seminal vesicle (A18.1†)

乳房疾患 (N60-N64)

不包括：与分娩有关的乳房疾患(O91-O92)

N60 良性乳腺发育不良
包　括：纤维囊性乳腺病
N60.0 乳房孤立囊肿
乳房囊肿
N60.1 弥漫性囊性乳腺病
囊性乳房
不包括：伴有上皮增生(N60.3)
N60.2 乳房纤维囊性乳腺病
不包括：乳房纤维腺瘤(D24)
N60.3 乳房纤维硬化
囊性乳腺病伴有上皮增生
N60.4 乳管扩张症
N60.8 其他的良性乳腺发育不良
N60.9 未特指的良性乳腺发育不良

N61 乳房炎性疾患
脓肿(急性)(慢性)(非产褥期的)：
· 乳晕
· 乳房
乳房痈
乳腺炎(急性)(亚急性)(非产褥期的)：
· NOS
· 感染性
不包括：新生儿感染性乳腺炎(P39.0)

N62 乳房肥大
男子乳腺发育
乳房肥大：
· NOS
· 青春期的巨大

N63 未特指的乳房肿块
乳房结节 NOS

N64 乳房的其他疾患
N64.0 乳头裂和乳头瘘
N64.1 乳房脂肪坏死
乳房(节段性)脂肪坏死
N64.2 乳房萎缩
N64.3 与分娩无关的乳溢
N64.4 乳痛症
N64.5 乳房的其他体征和症状
乳房硬结
乳头溢液
乳头回缩
N64.8 乳房其他特指的疾患
积乳囊肿
乳房复旧不全(哺乳后)
N64.9 乳房未特指的疾患

Disorders of breast (N60-N64)

Excludes: disorders of breast associated with childbirth(O91-O92)

N60 Benign mammary dysplasia
Includes: fibrocystic mastopathy
N60.0 Solitary cyst of breast
Cyst of breast
N60.1 Diffuse cystic mastopathy
Cystic breast
Excludes: with epithelial proliferation (N60.3)
N60.2 Fibroadenosis of breast
Excludes: fibroadenoma of breast (D24)
N60.3 Fibrosclerosis of breast
Cystic mastopathy with epithelial proliferation
N60.4 Mammary duct ectasia
N60.8 Other benign mammary dysplasias
N60.9 Benign mammary dysplasia, unspecified

N61 Inflammatory disorders of breast
Abscess(acute)(chronic)(nonpuerperal) of:
· areola
· breast
Carbuncle of breast
Mastitis(acute)(subacute)(nonpuerperal):
· NOS
· infective
Excludes: neonatal infective mastitis (P39.0)

N62 Hypertrophy of breast
Gynaecomastia
Hypertrophy of breast:
· NOS
· massive pubertal

N63 Unspecified lump in breast
Nodule(s) NOS in breast

N64 Other disorders of breast
N64.0 Fissure and fistula of nipple
N64.1 Fat necrosis of breast
Fat necrosis (segmental) of breast
N64.2 Atrophy of breast
N64.3 Galactorrhoea not associated with childbirth
N64.4 Mastodynia
N64.5 Other signs and symptoms in breast
Induration of breast
Nipple discharge
Retraction of nipple
N64.8 Other specified disorders of breast
Galactocele
Subinvolution of breast(postlactational)
N64.9 Disorder of breast, unspecified

女性盆腔器官炎性疾病（N70-N77）

不包括：并发：
· 流产、异位妊娠或葡萄胎妊娠（O00-O07，O08.0）
· 妊娠、分娩和产褥期（O23.-，O75.3，O85，O86.-）

N70 输卵管炎和卵巢炎

包　括：脓肿：
· 输卵管
· 卵巢
· 输卵管-卵巢
输卵管积脓
输卵管-卵巢炎
输卵管-卵巢炎性疾病

需要时，使用附加编码（B95-B97）标明传染性病原体。

N70.0 急性输卵管炎和卵巢炎

N70.1 慢性输卵管炎和卵巢炎
输卵管积水

N70.9 未特指的输卵管炎和卵巢炎

N71 子宫炎性疾病，除外宫颈

包　括：子宫内膜炎
子宫炎
子宫肌（层）炎
子宫积脓
子宫脓肿

需要时，使用附加编码（B95-B97）标明传染性病原体。

N71.0 子宫急性炎性疾病

N71.1 子宫慢性炎性疾病

N71.9 子宫未特指的炎性疾病

N72 宫颈炎性疾病

宫颈炎、宫颈内膜炎、宫颈外膜炎 } 伴有或不伴有糜烂或外翻

需要时，使用附加编码（B95-B97）标明传染性病原体。

不包括：不伴有宫颈炎的宫颈糜烂和外翻（N86）

Inflammatory diseases of female pelvic organs (N70-N77)

Excludes: those complicating:
· abortion or ectopic or molar pregnancy (O00-O07, O08.0)
· pregnancy, childbirth and the puerperium (O23.-, O75.3, O85, O86.-)

N70 Salpingitis and oophoritis

Includes: abscess (of):
· fallopian tube
· ovary
· tubo-ovarian
pyosalpinx
salpingo-oophoritis
tubo-ovarian inflammatory disease

Use additional code (B95-B97), if desired, to identify infectious agent.

N70.0 Acute salpingitis and oophoritis

N70.1 Chronic salpingitis and oophoritis
Hydrosalpinx

N70.9 Salpingitis and oophoritis, unspecified

N71 Inflammatory disease of uterus, except cervix

Includes: endo(myo)metritis
metritis
myometritis
pyometra
uterine abscess

Use additional code (B95-B97), if desired, to identify infectious agent.

N71.0 Acute inflammatory disease of uterus

N71.1 Chronic inflammatory disease of uterus

N71.9 Inflammatory disease of uterus, unspecified

N72 Inflammatory disease of cervix uteri

Cervicitis, Endocervicitis, Exocervicitis } with or without erosion or ectropion

Use additional code (B95-B97), if desired, to identify infectious agent.

Excludes: erosion and ectropion of cervix without cervicitis (N86)

N73 其他女性盆腔炎性疾病

需要时，使用附加编码（B95-B97）标明传染性病原体。

N73.0 急性子宫旁组织炎和盆腔蜂窝织炎

脓肿：
- ·阔韧带 } 特指为急性
- ·子宫旁 } 特指为急性

女性盆腔蜂窝织炎 } 特指为急性

N73.1 慢性子宫旁组织炎和盆腔蜂窝织炎

在 N73.0 中特指为慢性的任何情况

N73.2 未特指的子宫旁组织炎和盆腔蜂窝织炎

在N73.0 中未特指为急性或慢性的任何情况

N73.3 女性急性盆腔腹膜炎

N73.4 女性慢性盆腔腹膜炎

N73.5 女性未特指的盆腔腹膜炎

N73.6 女性盆腔腹膜粘连

不包括：操作后盆腔腹膜粘连（N99.4）

N73.8 其他特指的女性盆腔炎性疾病

N73.9 未特指的女性盆腔炎性疾病

女性盆腔感染或炎症 NOS

N74* 分类于他处的疾病引起的女性盆腔炎性疾患

N74.0* 宫颈结核感染（**A18.1†**）

N74.1* 女性结核性盆腔炎性疾病（**A18.1†**）

结核性子宫内膜炎

N74.2* 女性梅毒性盆腔炎性疾病（**A51.4†，A52.7†**）

N74.3* 女性淋球菌性盆腔炎性疾病（**A54.2†**）

N74.4* 女性衣原体性盆腔炎性疾病（**A56.1†**）

N74.8* 分类于他处的其他疾病引起的女性盆腔炎性疾患

N75 前庭大腺［巴多林腺］疾病

N75.0 前庭大腺囊肿

N75.1 前庭大腺脓肿

N75.8 前庭大腺的其他疾病

前庭大腺炎

N75.9 未特指的前庭大腺疾病

N73 Other female pelvic inflammatory diseases

Use additional code (B95-B97), if desired, to identify infectious agent.

N73.0 Acute parametritis and pelvic cellulitis

Abscess of:
- · broad ligament } specified as acute
- · parametrium } specified as acute

Pelvic cellulitis, female } specified as acute

N73.1 Chronic parametritis and pelvic cellulitis

Any condition in N73.0 specified as chronic

N73.2 Unspecified parametritis and pelvic cellulitis

Any condition in N73.0 unspecified whether acute or chronic

N73.3 Female acute pelvic peritonitis

N73.4 Female chronic pelvic peritonitis

N73.5 Female pelvic peritonitis, unspecified

N73.6 Female pelvic peritoneal adhesions

Excludes: postprocedural pelvic peritoneal adhesions (N99.4)

N73.8 Other specified female pelvic inflammatory diseases

N73.9 Female pelvic inflammatory disease, unspecified

Female pelvic infection or inflammation NOS

N74* Female pelvic inflammatory disorders in diseases classified elsewhere

N74.0* Tuberculous infection of cervix uteri (A18.1†)

N74.1* Female tuberculous pelvic inflammatory disease (A18.1†)

Tuberculous endometritis

N74.2* Female syphilitic pelvic inflammatory disease (A51.4†, A52.7†)

N74.3* Female gonococcal pelvic inflammatory disease (A54.2†)

N74.4* Female chlamydial pelvic inflammatory disease (A56.1†)

N74.8* Female pelvic inflammatory disorders in other diseases classified elsewhere

N75 Diseases of Bartholin's gland

N75.0 Cyst of Bartholin's gland

N75.1 Abscess of Bartholin's gland

N75.8 Other diseases of Bartholin's gland

Bartholinitis

N75.9 Disease of Bartholin's gland, unspecified

N76 阴道和外阴的其他炎症

需要时,使用附加编码(B95-B97)标明传染性病原体。

不包括: 老年性(萎缩性)阴道炎(N95.2)

N76.0 急性阴道炎
阴道炎 NOS
外阴阴道炎:
· NOS
· 急性

N76.1 亚急性和慢性阴道炎
外阴阴道炎:
· 慢性
· 亚急性

N76.2 急性外阴炎
外阴炎 NOS

N76.3 亚急性和慢性外阴炎

N76.4 外阴肿脓
外阴疖

N76.5 阴道溃疡

N76.6 外阴溃疡

N76.8 阴道和外阴其他特指的炎症

N77* 分类于他处的疾病引起的外阴阴道溃疡和炎症

N77.0* 分类于他处的传染病和寄生虫病引起的外阴溃疡
外阴溃疡,由于:
· 疱疹病毒[单纯疱疹]感染(A60.0†)
· 结核(A18.1†)

N77.1* 分类于他处的传染病和寄生虫病引起的阴道炎、外阴炎和外阴阴道炎
阴道炎、外阴炎和外阴阴道炎,由于:
· 念珠菌病(B37.3†)
· 疱疹病毒[单纯疱疹]感染(A60.0†)
· 蛲虫感染(B80†)

N77.8* 分类于他处的其他疾病引起的外阴阴道溃疡和炎症
贝赫切特[贝切特]病引起的外阴溃疡(M35.2†)

女性生殖道非炎性疾患(N80-N98)

N80 子宫内膜异位症

N80.0 子宫的子宫内膜异位症
子宫内膜异位

N80.1 卵巢的子宫内膜异位症

N76 Other inflammation of vagina and vulva

Use additional code (B95-B97), if desired, to identify infectious agent.

Excludes: senile (atrophic) vaginitis (N95.2)

N76.0 Acute vaginitis
Vaginitis NOS
Vulvovaginitis:
· NOS
· acute

N76.1 Subacute and chronic vaginitis
Vulvovaginitis:
· chronic
· subacute

N76.2 Acute vulvitis
Vulvitis NOS

N76.3 Subacute and chronic vulvitis

N76.4 Abscess of vulva
Furuncle of vulva

N76.5 Ulceration of vagina

N76.6 Ulceration of vulva

N76.8 Other specified inflammation of vagina and vulva

N77* Vulvovaginal ulceration and inflammation in diseases classified elsewhere

N77.0* Ulceration of vulva in infectious and parasitic diseases classified elsewhere
Ulceration of vulva in:
· herpesviral [herpes simplex] infection (A60.0†)
· tuberculosis (A18.1†)

N77.1* Vaginitis, vulvitis and vulvovaginitis in infectious and parasitic diseases classified elsewhere
Vaginitis, vulvitis and vulvovaginitis in:
· candidiasis (B37.3†)
· herpesviral [herpes simplex] infection (A60.0†)
· pinworm infection (B80†)

N77.8* Vulvovaginal ulceration and inflammation in other diseases classified elsewhere
Ulceration of vulva in Behcet's disease (M35.2†)

Noninflammatory disorder of female genital tract (N80-N98)

N80 Endometriosis

N80.0 Endometriosis of uterus
Adenomyosis

N80.1 Endometriosis of ovary

N80.2　输卵管的子宫内膜异位症
N80.3　盆腔腹膜的子宫内膜异位症
N80.4　直肠阴道隔和阴道的子宫内膜异位症
N80.5　肠的子宫内膜异位症
N80.6　皮肤瘢痕的子宫内膜异位症
N80.8　其他的子宫内膜异位症
N80.9　未特指的子宫内膜异位症

N81　女性生殖器脱垂

不包括： 生殖器脱垂合并妊娠、临产或分娩(O34.5)
卵巢和输卵管脱垂和疝(N83.4)
子宫切除术后阴道穹隆脱垂(N99.3)

N81.0　女性尿道膨出
不包括： 尿道膨出伴有：
· 膀胱膨出(N81.1)
· 子宫脱垂(N81.2-N81.4)

N81.1　膀胱膨出
膀胱膨出伴有尿道膨出
阴道(前)壁脱垂 NOS
不包括： 膀胱膨出伴有子宫脱垂(N81.2-N81.4)

N81.2　子宫阴道不完全性脱垂
宫颈脱垂 NOS
子宫脱垂：
· Ⅰ度
· Ⅱ度

N81.3　完全性子宫阴道脱垂
完全性子宫脱垂 NOS
Ⅲ度子宫脱垂

N81.4　未特指的子宫阴道脱垂
子宫脱垂 NOS

N81.5　阴道小肠膨出
不包括： 伴有子宫脱垂的阴道小肠膨出(N81.2-N81.4)

N81.6　直肠膨出
阴道后壁脱垂
不包括： 直肠脱垂(K62.3)
伴有子宫脱垂的直肠膨出(N81.2-N81.4)

N81.8　其他的女性生殖器脱垂
会阴缺陷
盆底肌肉陈旧性裂伤

N81.9　未特指的女性生殖器脱垂

N82　累及女性生殖道的瘘

不包括： 膀胱肠瘘(N32.1)

N82.0　膀胱阴道瘘

N80.2　Endometriosis of fallopian tube
N80.3　Endometriosis of pelvic peritoneum
N80.4　Endometriosis of rectovaginal septum and vagina
N80.5　Endometriosis of intestine
N80.6　Endometriosis in cutaneous scar
N80.8　Other endometriosis
N80.9　Endometriosis, unspecified

N81　Female genital prolapse

Excludes： genital prolapse complicating pregnancy, labour or delivery (O34.5)
prolapse and hernia of ovary and fallopian tube (N83.4)
prolapse of vaginal vault after hysterectomy (N99.3)

N81.0　Female urethrocele
Excludes： urethrocele with：
· cystocele (N81.1)
· prolapse of uterus (N81.2-N81.4)

N81.1　Cystocele
Cystocele with urethrocele
Prolapse of (anterior) vaginal wall NOS
Excludes： cystocele with prolapse of uterus (N81.2-N81.4)

N81.2　Incomplete uterovaginal prolapse
Prolapse of cervix NOS
Uterine prolapse：
· first degree
· second degree

N81.3　Complete uterovaginal prolapse
Procidentia (uteri) NOS
Third degree uterine prolapse

N81.4　Uterovaginal prolapse, unspecified
Prolapse of uterus NOS

N81.5　Vaginal enterocele
Excludes： enterocele with prolapse of uterus (N81.2-N81.4)

N81.6　Rectocele
Prolapse of posterior vaginal wall
Excludes： rectal prolapse (K62.3)
rectocele with prolapse of uterus (N81.2-N81.4)

N81.8　Other female genital prolapse
Deficient perineum
Old laceration of muscles of pelvic floor

N81.9　Female genital prolapse, unspecified

N82　Fistulae involving female genital tract

Excludes： vesicointestinal fistulae (N32.1)

N82.0　Vesicovaginal fistula

N82.1 其他女性泌尿-生殖道瘘

瘘：
- ·宫颈膀胱
- ·输尿管阴道
- ·尿道阴道
- ·子宫输尿管
- ·子宫膀胱

N82.2 阴道小肠瘘

N82.3 阴道大肠瘘

直肠阴道瘘

N82.4 其他的女性肠-生殖道瘘

肠子宫瘘

N82.5 女性生殖道-皮肤瘘

瘘：
- ·子宫腹壁
- ·阴道会阴

N82.8 其他的女性生殖道瘘

N82.9 未特指的女性生殖道瘘

N83 卵巢、输卵管和阔韧带的非炎性疾患

不包括：输卵管积水（N70.1）

N83.0 卵巢滤泡囊肿

格拉夫卵泡囊肿
出血性（卵巢）滤泡囊肿

N83.1 黄体囊肿

出血性黄体囊肿

N83.2 其他和未特指的卵巢囊肿

潴留囊肿 }
单纯囊肿 } 卵巢的

不包括：卵巢囊肿：
- ·发育性（Q50.1）
- ·肿瘤性（D27）

多囊卵巢综合征（E28.2）

N83.3 卵巢和输卵管后天性萎缩

N83.4 卵巢和输卵管脱垂和疝

N83.5 卵巢、卵巢蒂和输卵管的扭转

扭转：
- ·副卵管
- ·莫尔加尼［卵巢冠］囊状附件

N83.6 输卵管血肿

不包括：输卵管血肿伴有：
- ·阴道积血（N89.7）
- ·子宫积血（N85.7）

N83.7 阔韧带血肿

N83.8 卵巢、输卵管和阔韧带的其他非炎性疾患

阔韧带撕裂综合征［艾伦-马斯特斯］

N83.9 卵巢、输卵管和阔韧带未特指的非炎性疾患

N82.1 Other female urinary-genital tract fistulae

Fistula:
- · cervicovesical
- · ureterovaginal
- · urethrovaginal
- · uteroureteric
- · uterovesical

N82.2 Fistula of vagina to small intestine

N82.3 Fistula of vagina to large intestine

Rectovaginal fistula

N82.4 Other female intestinal-genital tract fistulae

Intestinouterine fistula

N82.5 Female genital tract-skin fistulae

Fistula:
- · uterus to abdominal wall
- · vaginoperineal

N82.8 Other female genital tract fistulae

N82.9 Female genital tract fistula, unspecified

N83 Noninflammatory disorders of ovary, fallopian tube and broad ligament

Excludes: hydrosalpinx (N70.1)

N83.0 Follicular cyst of ovary

Cyst of graafian follicle
Haemorrhagic follicular cyst (of ovary)

N83.1 Corpus luteum cyst

Haemorrhagic corpus luteum cyst

N83.2 Other and unspecified ovarian cysts

Retention cyst }
Simple cyst } of ovary

Excludes: ovarian cyst:
- · developmental (Q50.1)
- · neoplastic (D27)

polycystic ovarian syndrome (E28.2)

N83.3 Acquired atrophy of ovary and fallopian tube

N83.4 Prolapse and hernia of ovary and fallopian tube

N83.5 Torsion of ovary, ovarian pedicle and fallopian tube

Torsion:
- · accessory tube
- · hydatid of Morgagni

N83.6 Haematosalpinx

Excludes: haematosalpinx with:
- · haematocolpos (N89.7)
- · haematometra (N85.7)

N83.7 Haematoma of broad ligament

N83.8 Other noninflammatory disorders of ovary, fallopian tube and broad ligament

Broad ligament laceration syndrome [Allen-Masters]

N83.9 Noninflammatory disorder of ovary, fallopian tube and broad ligament, unspecified

N84 **女性生殖道息肉**

不包括：腺瘤性息肉(D28. -)
胎盘息肉(O90.8)

N84.0 **子宫体息肉**
息肉：
· 子宫内膜
· 子宫 NOS
不包括：息肉样子宫内膜增生(N85.0)

N84.1 **宫颈息肉**
宫颈粘液性息肉

N84.2 **阴道息肉**

N84.3 **外阴息肉**
阴唇息肉

N84.8 **女性生殖道其他部位的息肉**

N84.9 **女性生殖道未特指的息肉**

N85 **子宫其他非炎性疾患，除外宫颈**

不包括：子宫内膜异位症(N80. -)
子宫炎性疾病(N71. -)
宫颈非炎性疾患，除外错位(N86-N88)
子宫体息肉(N84.0)
子宫脱垂(N81. -)

N85.0 **子宫内膜腺性增生**
子宫内膜增生：
· NOS
· 囊性
· 腺性-囊性
· 息肉样

N85.1 **子宫内膜腺瘤性增生**
子宫内膜增生，非典型性(腺瘤性)

N85.2 **子宫肥大**
子宫肥大或增大
不包括：产褥期子宫肥大(O90.8)

N85.3 **子宫复旧不全**
不包括：产褥期子宫复旧不全(O90.8)

N85.4 **子宫错位**
前倾 } 子宫的
后屈 }
后倾 }
不包括：子宫错位合并妊娠、临产或分娩(O34.5, O65.5)

N85.5 **子宫内翻**
不包括：近期产科创伤(O71.2)
分娩后子宫内翻(O71.2)

N85.6 **子宫内粘连**

N85.7 **子宫积血**
输卵管血肿伴有子宫积血
不包括：子宫积血伴有阴道积血(N89.7)

N84 **Polyp of female genital tract**

Excludes: adenomatous polyp (D28. -)
placental polyp (O90.8)

N84.0 **Polyp of corpus uteri**
Polyp:
· endometrium
· uterus NOS
Excludes: polypoid endometrial hyperplasia (N85.0)

N84.1 **Polyp of cervix uteri**
Mucous polyp of cervix

N84.2 **Polyp of vagina**

N84.3 **Polyp of vulva**
Polyp of labia

N84.8 **Polyp of other parts of female genital tract**

N84.9 **Polyp of female genital tract, unspecified**

N85 **Other noninflammatory disorders of uterus, except cervix**

Excludes: endometriosis (N80. -)
inflammatory diseases of uterus (N71. -)
noninflammatory disorders of cervix except malposition (N86-N88)
polyp of corpus uteri (N84.0)
uterine prolapse (N81. -)

N85.0 **Endometrial glandular hyperplasia**
Hyperplasia of endometrium:
· NOS
· cystic
· glandular-cystic
· polypoid

N85.1 **Endometrial adenomatous hyperplasia**
Hyperplasia of endometrium atypical (adenomatous)

N85.2 **Hypertrophy of uterus**
Bulky or enlarged uterus
Excludes: puerperal hypertrophy of uterus (O90.8)

N85.3 **Subinvolution of uterus**
Excludes: puerperal subinvolution of uterus (O90.8)

N85.4 **Malposition of uterus**
Anteversion } of uterus
Retroflexion }
Retroversion }
Excludes: that complicating pregnancy, labour or delivery (O34.5, O65.5)

N85.5 **Inversion of uterus**
Excludes: current obstetrical trauma (O71.2)
postpartum inversion of uterus (O71.2)

N85.6 **Intrauterine synechiae**

N85.7 **Haematometra**
Haematosalpinx with haematometra
Excludes: haematometra with haematocolpos (N89.7)

N85.8 其他特指的子宫非炎性疾患
后天性子宫萎缩
子宫纤维化 NOS

N85.9 未特指的子宫非炎性疾患
子宫疾患 NOS

N86 宫颈糜烂和外翻

褥疮性(营养不良性)溃疡 } 宫颈的
外翻 } 宫颈的

不包括：伴有宫颈炎(N72)

N87 宫颈发育不良

不包括：宫颈原位癌(D06.-)

N87.0 轻度宫颈发育不良
宫颈上皮内肿瘤[CIN]，Ⅰ级

N87.1 中度宫颈发育不良
宫颈上皮内肿瘤[CIN]，Ⅱ级

N87.2 重度宫颈发育不良，不可归类在他处者
重度宫颈发育不良 NOS
不包括：宫颈上皮内肿瘤[CIN]，Ⅲ级，提及或未提及重度发育不良(D06.-)

N87.9 未特指的宫颈发育不良

N88 宫颈其他非炎性疾患

不包括：宫颈炎性疾病(N72)
宫颈息肉(N84.1)

N88.0 宫颈白斑

N88.1 宫颈陈旧性裂伤
宫颈粘连
不包括：近期产科创伤(O71.3)

N88.2 宫颈缩窄和狭窄
不包括：合并临产(O65.5)

N88.3 宫颈机能不全
未怀孕妇女(可疑)宫颈机能不全的调查和处置
不包括：影响胎儿或新生儿(P01.0)
合并妊娠(O34.3)

N88.4 宫颈肥厚性延长

N88.8 宫颈其他特指的非炎性疾患
不包括：近期产科创伤(O71.3)

N88.9 未特指的宫颈非炎性疾患

N85.8 Other specified noninflammatory disorders of uterus
Atrophy of uterus, acquired
Fibrosis of uterus NOS

N85.9 Noninflammatory disorder of uterus, unspecified
Disorder of uterus NOS

N86 Erosion and ectropion of cervix uteri

Decubitus (trophic) ulcer } of cervix
Eversion } of cervix

Excludes: with cervicitis (N72)

N87 Dysplasia of cervix uteri

Excludes: carcinoma in situ of cervix (D06.-)

N87.0 Mild cervical dysplasia
Cervical intraepithelial neoplasia [CIN], grade Ⅰ

N87.1 Moderate cervical dysplasia
Cervical intraepithelial neoplasia [CIN], grade Ⅱ

N87.2 Severe cervical dysplasia, not elsewhere classified
Severe cervical dysplasia NOS
Excludes: cervical intraepithelial neoplasia [CIN], grade Ⅲ, with or without mention of severe dysplasia (D06.-)

N87.9 Dysplasia of cervix uteri, unspecified

N88 Other noninflammatory disorders of cervix uteri

Excludes: inflammatory disease of cervix (N72)
polyp of cervix (N84.1)

N88.0 Leukoplakia of cervix uteri

N88.1 Old laceration of cervix uteri
Adhesions of cervix
Excludes: current obstetric trauma (O71.3)

N88.2 Stricture and stenosis of cervix uteri
Excludes: complicating labour (O65.5)

N88.3 Incompetence of cervix uteri
Investigation and management of (suspected) cervical incompetence in a nonpregnant woman
Excludes: affecting fetus or newborn (P01.0)
complicating pregnancy (O34.3)

N88.4 Hypertrophic elongation of cervix uteri

N88.8 Other specified noninflammatory disorders of cervix uteri
Excludes: current obstetric trauma (O71.3)

N88.9 Noninflammatory disorder of cervix uteri, unspecified

N89 阴道的其他非炎性疾患

不包括：阴道原位癌(D07.2)
阴道炎症(N76.-)
老年性(萎缩性)阴道炎(N95.2)
滴虫性白带(A59.0)

N89.0 轻度阴道发育不良
阴道上皮内肿瘤[VAIN]，Ⅰ级

N89.1 中度阴道发育不良
阴道上皮内肿瘤[VAIN]，Ⅱ级

N89.2 重度阴道发育不良，不可归类在他处者
重度阴道发育不良 NOS
不包括：阴道上皮内肿瘤[VAIN]，Ⅲ级，提及或未提及重度发育不良(D07.2)

N89.3 未特指的阴道发育不良

N89.4 阴道白斑

N89.5 阴道狭窄和闭锁
阴道：
· 粘连
· 狭窄
不包括：阴道手术后粘连(N99.2)

N89.6 处女膜环过紧
强直性处女膜
阴道入口过紧
不包括：处女膜闭锁(Q52.3)

N89.7 阴道积血
阴道积血伴有子宫积血或输卵管积血

N89.8 阴道其他特指的非炎性疾患
白带 NOS
陈旧性阴道裂伤
阴道子宫托溃疡
不包括：近期产科创伤(O70.-，O71.4，O71.7-O71.8)
累及盆底肌肉的陈旧性裂伤(N81.8)

N89.9 阴道未特指的非炎性疾患

N90 外阴和会阴的其他非炎性疾患

不包括：外阴原位癌(D07.1)
近期产科创伤(O70.-，O71.7-O71.8)
外阴炎症(N76.-)

N90.0 轻度外阴发育不良
外阴上皮内肿瘤[VIN]，Ⅰ级

N90.1 中度外阴发育不良
外阴上皮内肿瘤[VIN]，Ⅱ级

N89 Other noninflammatory disorders of vagina

Excludes：carcinoma in situ of vagina (D07.2)
inflammation of vagina (N76.-)
senile (atrophic) vaginitis (N95.2)
trichomonal leukorrhoea (A59.0)

N89.0 Mild vaginal dysplasia
Vaginal intraepithelial neoplasia [VAIN], grade Ⅰ

N89.1 Moderate vaginal dysplasia
Vaginal intraepithelial neoplasia [VAIN], grade Ⅱ

N89.2 Severe vaginal dysplasia, not elsewhere classified
Severe vaginal dysplasia NOS
Excludes：vaginal intraepithelial neoplasia [VAIN], grade Ⅲ, with or without mention of severe dysplasia (D07.2)

N89.3 Dysplasia of vagina, unspecified

N89.4 Leukoplakia of vagina

N89.5 Stricture and atresia of vagina
Vaginal：
· adhesions
· stenosis
Excludes：postoperative adhesions of vagina (N99.2)

N89.6 Tight hymenal ring
Rigid hymen
Tight introitus
Excludes：imperforate hymen (Q52.3)

N89.7 Haematocolpos
Haematocolpos with haematometra or haematosalpinx

N89.8 Other specified noninflammatory disorders of vagina
Leukorrhoea NOS
Old vaginal laceration
Pessary ulcer of vagina
Excludes：current obstetric trauma (O70.-, O71.4, O71.7-O71.8)
old laceration involving muscles of pelvic floor (N81.8)

N89.9 Noninflammatory disorder of vagina, unspecified

N90 Other noninflammatory disorders of vulva and perineum

Excludes：carcinoma in situ of vulva (D07.1)
current obstetric trauma (O70.-, O71.7-O71.8)
inflammation of vulva (N76.-)

N90.0 Mild vulvar dysplasia
Vulvar intraepithelial neoplasia [VIN], grade Ⅰ

N90.1 Moderate vulvar dysplasia
Vulvar intraepithelial neoplasia [VIN], grade Ⅱ

N90.2 重度外阴发育不良，不可归类在他处者
重度外阴发育不良 NOS
不包括：外阴上皮内肿瘤[VIN]，Ⅲ级，提及或未提及重度发育不良(D07.1)

N90.3 未特指的外阴发育不良

N90.4 外阴白斑
发育不良 } 外阴的
干皱症 }

N90.5 外阴萎缩
外阴狭窄

N90.6 外阴肥大
阴唇肥大

N90.7 外阴囊肿

N90.8 外阴和会阴其他特指的非炎性疾患
外阴粘连
阴蒂肥大

N90.9 外阴和会阴未特指的非炎性疾患

N91 无月经、月经过少和月经稀少
不包括：卵巢功能障碍(E28.-)

N91.0 原发闭经
青春期未来月经

N91.1 继发闭经
以前来过月经的妇女无月经

N91.2 未特指的闭经
无月经 NOS

N91.3 原发性月经稀少
月经从开始就缺乏或稀少

N91.4 继发性月经稀少
以前月经周期正常的妇女月经缺乏或稀少

N91.5 未特指的月经稀少
月经少 NOS

N92 月经过多、月经频繁和月经不规则
不包括：绝经后出血(N95.0)

N92.0 月经过多和频繁伴有规则周期
月经量多 NOS
月经过多 NOS
月经频繁

N92.1 月经过多和频繁伴有不规则周期
不规则性经间出血
月经出血间隔不规则或缩短
月经频多
子宫不规则出血

N90.2 Severe vulvar dysplasia, not elsewhere classified
Severe vulvar dysplasia NOS
Excludes: vulvar intraepithelial neoplasia [VIN], grade Ⅲ, with or without mention of severe dysplasia (D07.1)

N90.3 Dysplasia of vulva, unspecified

N90.4 Leukoplakia of vulva
Dystrophy } of vulva
Kraurosis }

N90.5 Atrophy of vulva
Stenosis of vulva

N90.6 Hypertrophy of vulva
Hypertrophy of labia

N90.7 Vulvar cyst

N90.8 Other specified noninflammatory disorders of vulva and perineum
Adhesions of vulva
Hypertrophy of clitoris

N90.9 Noninflammatory disorder of vulva and perineum, unspecified

N91 Absent, scanty and rare menstruation
Excludes: ovarian dysfunction (E28.-)

N91.0 Primary amenorrhoea
Failure to start menstruation at puberty.

N91.1 Secondary amenorrhoea
Absence of menstruation in a woman who had previously menstruated.

N91.2 Amenorrhoea, unspecified
Absence of menstruation NOS

N91.3 Primary oligomenorrhoea
Menstruation which is scanty or rare from the start.

N91.4 Secondary oligomenorrhoea
Scanty and rare menstruation in a woman with previously normal periods.

N91.5 Oligomenorrhoea, unspecified
Hypomenorrhoea NOS

N92 Excessive, frequent and irregular menstruation
Excludes: postmenopausal bleeding(N95.0)

N92.0 Excessive and frequent menstruation with regular cycle
Heavy periods NOS
Menorrhagia NOS
Polymenorrhoea

N92.1 Excessive and frequent menstruation with irregular cycle
Irregular intermenstrual bleeding
Irregular, shortened intervals between menstrual bleeding
Menometrorrhagia
Metrorrhagia

N92.2　青春期月经过多
与月经来潮有关的出血过多
青春期月经过多
青春期出血

N92.3　排卵期出血
规则经间期出血

N92.4　绝经前期出血过多
月经过多或子宫不规则出血：
· 更年期
· 绝经期
· 更年期前期
· 绝经前期

N92.5　其他特指的月经不规则

N92.6　未特指的月经不规则
不规则：
· 出血 NOS
· 周期 NOS
不包括：月经不规则伴有：
· 月经间隔延长或出血少（N91.3-N91.5）
· 月经间隔缩短或出血过多（N92.1）

N93　其他异常的子宫和阴道出血

不包括：新生儿阴道出血（P54.6）
假月经（P54.6）

N93.0　性交后出血和接触性出血

N93.8　其他特指的异常的子宫和阴道出血
功能障碍性或功能性子宫或阴道出血 NOS

N93.9　未特指的异常的子宫和阴道出血

N94　与女性生殖器官和月经周期有关的疼痛和其他情况

N94.0　经间痛

N94.1　性交疼痛
不包括：心因性性交疼痛（F52.6）

N94.2　阴道痉挛
不包括：心因性阴道痉挛（F52.5）

N94.3　经前紧张征

N94.4　原发性痛经

N94.5　继发性痛经

N94.6　未特指的痛经

N94.8　其他特指的与女性生殖器官和月经周期有关的情况

N94.9　未特指的与女性生殖器官和月经周期有关的情况

N92.2　Excessive menstruation at puberty
Excessive bleeding associated with onset of menstrual periods
Puberal menorrhagia
Puberty bleeding

N92.3　Ovulation bleeding
Regular intermenstrual bleeding

N92.4　Excessive bleeding in the premenopausal period
Menorrhagia or metrorrhagia：
· climacteric
· menopausal
· preclimacteric
· premenopausal

N92.5　Other specified irregular menstruation

N92.6　Irregular menstruation，unspecified
Irregular：
· bleeding NOS
· periods NOS
Excludes：irregular menstruation with：
· lengthened intervals or scanty bleeding（N91.3-N91.5）
· shortened intervals or excessive bleeding（N92.1）

N93　Other abnormal uterine and vaginal bleeding

Excludes：neonatal vaginal haemorrhage（P54.6）
pseudomenses（P54.6）

N93.0　Postcoital and contact bleeding

N93.8　Other specified abnormal uterine and vaginal bleeding
Dysfunctional or functional uterine or vaginal bleeding NOS

N93.9　Abnormal uterine and vaginal bleeding，unspecified

N94　Pain and other conditions associated with female genital organs and menstrual cycle

N94.0　Mittelschmerz

N94.1　Dyspareunia
Excludes：psychogenic dyspareunia（F52.6）

N94.2　Vaginismus
Excludes：psychogenic vaginismus（F52.5）

N94.3　Premenstrual tension syndrome

N94.4　Primary dysmenorrhoea

N94.5　Secondary dysmenorrhoea

N94.6　Dysmenorrhoea，unspecified

N94.8　Other specified conditions associated with female genital organs and menstrual cycle

N94.9　Unspecified condition associated with female genital organs and menstrual cycle

N95 绝经期和其他围绝经期的疾患

不包括： 绝经前期出血过多(N92.4)

绝经后：
· 骨质疏松(M81.0)
  · 伴有病理性骨折(M80.0)
· 尿道炎(N34.2)
早发绝经 NOS(E28.3)

N95.0 绝经后出血
不包括： 与人工绝经有关(N95.3)

N95.1 绝经期和女性更年期状态
与绝经有关的如潮红、失眠、头痛、思想不集中等症状
不包括： 与人工绝经有关(N95.3)

N95.2 绝经后萎缩性阴道炎
老年性(萎缩性)阴道炎
不包括： 与人工绝经有关(N95.3)

N95.3 与人工绝经有关的状态
人工绝经后综合征

N95.8 其他特指的绝经期和围绝经期的疾患

N95.9 未特指的绝经期和围绝经期的疾患

N96 习惯性流产

未怀孕妇女的调查或医疗
相对不育症
不包括： 近期妊娠(O26.2)
伴有近期流产(O03-O06)

N97 女性不孕症

包　括： 无妊娠能力
女性不育 NOS
不包括： 相对不育症(N96)

N97.0 与不排卵有关的女性不孕症

N97.1 输卵管起因的女性不孕症
与输卵管先天性畸形有关
输卵管的：
· 阻塞
· 闭锁
· 狭窄

N97.2 子宫起因的女性不孕症
与子宫先天性畸形有关
卵子不植入

N97.3 宫颈起因的女性不孕症

N97.4 与男性因素有关的女性不孕症

N97.8 其他原因的女性不孕症

N97.9 未特指的女性不孕症

N95 Menopausal and other perimenopausal disorders

Excludes: excessive bleeding in the premenopausal period (N92.4)
postmenopausal:
· osteoporosis (M81.0)
  · with pathological fracture (M80.0)
· urethritis (N34.2)
premature menopause NOS(E28.3)

N95.0 **Postmenopausal bleeding**
Excludes: that associated with artificial menopause (N95.3)

N95.1 **Menopausal and female climacteric states**
Symptoms such as flushing, sleeplessness, headache, lack of concentration, associated with menopause
Excludes: those associated with artificial menopause (N95.3)

N95.2 **Postmenopausal atrophic vaginitis**
Senile (atrophic) vaginitis
Excludes: that associated with artificial menopause (N95.3)

N95.3 **States associated with artificial menopause**
Post-artificial-menopause syndrome

N95.8 **Other specified menopausal and perimenopausal disorders**

N95.9 **Menopausal and perimenopausal disorder, unspecified**

N96 Habitual aborter

Investigation or care in a nonpregnant woman
Relative infertility
Excludes: currently pregnant (O26.2)
with current abortion(O03-O06)

N97 Female infertility

Includes: inability to achieve a pregnancy
sterility, female NOS
Excludes: relative infertility (N96)

N97.0 **Female infertility associated with anovulation**

N97.1 **Female infertility of tubal origin**
Associated with congenital anomaly of tube
Tubal:
· block
· occlusion
· stenosis

N97.2 **Female infertility of uterine origin**
Associated with congenital anomaly of uterus
Nonimplantation of ovum

N97.3 **Female infertility of cervical origin**

N97.4 **Female infertility associated with male factors**

N97.8 **Female infertility of other origin**

N97.9 **Female infertility, unspecified**

N98 与人工授精有关的并发症

N98.0 与人工授精有关的感染

N98.1 卵巢过度刺激
卵巢过度刺激:
· NOS
· 与诱导排卵有关

N98.2 试管内受精后企图植入受精卵的并发症

N98.3 在胚胎转移中企图植入胚胎的并发症

N98.8 与人工授精有关的其他并发症
人工授精并发症,通过:
· 供者
· 丈夫

N98.9 与人工授精有关的未特指的并发症

N98 Complications associated with artificial fertilization

N98.0 **Infection associated with artificial insemination**

N98.1 **Hyperstimulation of ovaries**
Hyperstimulation of ovaries:
· NOS
· associated with induced ovulation

N98.2 **Complications of attempted introduction of fertilized ovum following in vitro fertilization**

N98.3 **Complications of attempted introduction of embryo in embryo transfer**

N98.8 **Other complications associated with artificial fertilization**
Complications of artificial insemination by:
· donor
· husband

N98.9 **Complication associated with artificial fertilization, unspecified**

泌尿生殖系统的其他疾患(N99)

Other disorders of the genitourinary system (N99)

N99 泌尿生殖系统的操作后疾患,不可归类在他处者

不包括: 放射性膀胱炎(N30.4)
卵巢切除术后骨质疏松(M81.1):
· 伴有病理性骨折(M80.1)
与人工绝经有关的状态(N95.3)

N99.0 操作后肾衰竭

N99.1 操作后尿道狭窄
导管插入术后尿道狭窄

N99.2 阴道手术后粘连

N99.3 子宫切除术后阴道穹隆脱垂

N99.4 操作后盆腔腹膜粘连

N99.5 泌尿道外口功能不良

N99.8 泌尿生殖系统的其他操作后疾患
残余卵巢综合征

N99.9 泌尿生殖系统未特指的操作后疾患

N99 Postprocedural disorders of genitourinary system, not elsewhere classified

Excludes: irradiation cystitis (N30.4)
postoophorectomy osteoporosis (M81.1):
· with pathological fracture (M80.1)
states associated with artificial menopause (N95.3)

N99.0 **Postprocedural renal failure**

N99.1 **Postprocedural urethral stricture**
Postcatheterization urethral stricture

N99.2 **Postoperative adhesions of vagina**

N99.3 **Prolapse of vaginal vault after hysterectomy**

N99.4 **Postprocedural pelvic peritoneal adhesions**

N99.5 **Malfunction of external stoma of urinary tract**

N99.8 **Other postprocedural disorders of genitourinary system**
Residual ovary syndrome

N99.9 **Postprocedural disorder of genitourinary system, unspecified**

第十五章
妊娠、分娩和产褥期
(O00-O99)

不包括：人类免疫缺陷病毒[HIV]病(B20-B24)
损伤、中毒和外因的某些其他后果(S00-T98)
与产褥期有关的精神和行为障碍(F53.-)
产科破伤风(A34)
产后垂体坏死(E23.0)
产褥期骨软化症(M83.0)
监督：
·高危妊娠(Z35.-)
·正常妊娠(Z34.-)

本章包括下列各节：

O00-O08　流产结局的妊娠
O10-O16　妊娠、分娩和产褥期的水肿、蛋白尿和高血压疾患
O20-O29　主要与妊娠有关的其他孕产妇疾患
O30-O48　与胎儿和羊膜腔及可能的分娩问题有关的孕产妇医疗
O60-O75　产程和分娩的并发症
O80-O84　分娩
O85-O92　主要与产褥期有关的并发症
O94-O99　其他产科情况，不可归类在他处者

流产结局的妊娠(O00-O08)

不包括：在一个或多个胎儿流产后的多胎继续妊娠(O31.1)

O00　异位妊娠

包　括：异位妊娠破裂

需要时，使用类目 O08.-作为附加编码标明任何有关的并发症。

O00.0　腹腔妊娠

不包括：腹腔妊娠中能活胎儿的分娩(O83.3)
为腹腔妊娠中能活胎儿给予的孕产妇医疗(O36.7)

CHAPTER XV
Pregnancy, childbirth and the puerperium
(O00-O99)

Excludes: human immunodeficiency virus [HIV] disease (B20-B24)
injury, poisoning and certain other consequences of external causes (S00-T98)
mental and behavioural disorders associated with the puerperium (F53.-)
obstetrical tetanus (A34)
postpartum necrosis of pituitary gland (E23.0)
puerperal osteomalacia (M83.0)
supervision of:
· high-risk pregnancy (Z35.-)
· normal pregnancy (Z34.-)

This chapter contains the following blocks:

O00-O08　Pregnancy with abortive outcome
O10-O16　Oedema, proteinuria and hypertensive disorders in pregnancy, childbirth and the puerperium
O20-O29　Other maternal disorders predominantly related to pregnancy
O30-O48　Maternalcare related to the fetus and amniotic cavity and possible delivery problems
O60-O75　Complications of labour and delivery
O80-O84　Delivery
O85-O92　Complications predominantly related to the puerperium
O94-O99　Other obstetric conditions, not elsewhere classified

Pregnancy with abortive outcome (O00-O08)

Excludes: continuing pregnancy in multiple gestation after abortion of one fetus or more (O31.1)

O00　Ectopic pregnancy

Includes: ruptured ectopic pregnancy

Use additional code from category O08.-, if desired, to identify any associated complication.

O00.0　Abdominal pregnancy

Excludes: delivery of viable fetus in abdominal pregnancy (O83.3)
maternal care for viable fetus in abdominal pregnancy (O36.7)

O00.1 输卵管妊娠
输卵管妊娠
输卵管破裂,由于妊娠
输卵管流产
O00.2 卵巢妊娠
O00.8 其他的异位妊娠
妊娠:
· 宫颈
· 子宫角
· 韧带内
· 子宫壁
O00.9 未特指的异位妊娠

O00.1 Tubal pregnancy
Fallopian pregnancy
Rupture of (fallopian) tube due to pregnancy
Tubal abortion
O00.2 Ovarian pregnancy
O00.8 Other ectopic pregnancy
Pregnancy:
· cervical
· cornual
· intraligamentous
· mural
O00.9 Ectopic pregnancy, unspecified

O01 葡萄胎[水泡状胎块]

需要时,使用类目 O08.-作为附加编码标明任何有关的并发症。
不包括: 恶性葡萄胎(D39.2)
O01.0 典型葡萄胎
完全葡萄胎
O01.1 不完全和部分葡萄胎
O01.9 未特指的葡萄胎
滋养细胞病 NOS
葡萄胎 NOS

O01 Hydatidiform mole

Use additional code from category O08. -, if desired, to identify any associated complication.
Excludes: malignant hydatidiform mole (D39.2)
O01.0 Classical hydatidiform mole
Complete hydatidiform mole
O01.1 Incomplete and partial hydatidiform mole
O01.9 Hydatidiform mole, unspecified
Trophoblastic disease NOS
Vesicular mole NOS

O02 受孕的其他异常产物

需要时,使用类目 O08.-作为附加编码标明任何有关的并发症。
不包括: 纸样胎[压扁胎儿](O31.0)
O02.0 萎缩卵和非葡萄胎
胎块:
· 肉样
· 肉的
· 子宫内的 NOS
病理的卵
O02.1 稽留流产
早期胎儿死亡伴有死胎滞留
不包括: 稽留流产伴有:
· 萎缩卵(O02.0)
· 胎块:
  · 水泡状(O01.-)
  · 非水泡状(O02.0)
O02.8 受孕的其他特指的异常产物
不包括: 那些伴有:
· 萎缩卵(O02.0)
· 胎块:
  · 水泡状(O01.-)
  · 非水泡状(O02.0)
O02.9 受孕的未特指的异常产物

O02 Other abnormal products of conception

Use additional code from category O08. -, if desired, to identify any associated complication.
Excludes: papyraceous fetus (O31.0)
O02.0 Blighted ovum and nonhydatidiform mole
Mole:
· carneous
· fleshy
· intrauterine NOS
Pathological ovum
O02.1 Missed abortion
Early fetal death with retention of dead fetus.
Excludes: missed abortion with:
· blighted ovum (O02.0)
· mole:
  · hydatidiform (O01. -)
  · nonhydatidiform (O02.0)
O02.8 Other specified abnormal products of conception
Excludes: those with:
· blighted ovum (O02.0)
· mole:
  · hydatidiform (O01. -)
  · nonhydatidiform (O02.0)
O02.9 Abnormal product of conception, unspecified

下列第四位数亚目可用于 O03-O06 类目：

注：不完全性流产包括流产后受孕产物滞留。

.0 **不完全性，并发生殖道和盆腔感染**
伴有 O08.0 中的情况

.1 **不完全性，并发延迟或过度出血**
伴有 O08.1 中的情况

.2 **不完全性，并发栓塞**
伴有 O08.2 中的情况

.3 **不完全性，伴有其他和未特指的并发症**
伴有 O08.3-O08.9 中的情况

.4 **不完全性，无并发症**

.5 **完全性或未特指，并发生殖道和盆腔感染**
伴有 O08.0 中的情况

.6 **完全性或未特指，并发延迟或过度出血**
伴有 O08.1 中的情况

.7 **完全性或未特指，并发栓塞**
伴有 O08.2 中的情况

.8 **完全性或未特指，伴有其他和未特指的并发症**
伴有 O08.3-O08.9 中的情况

.9 **完全性或未特指，无并发症**

The following fourth-character subdivisions are for use with categories O03-O06：

Note：Incomplete abortion includes retained products of conception following abortion.

.0 **Incomplete, complicated by genital tract and pelvic infection**
With conditions in O08.0

.1 **Incomplete, complicated by delayed or excessive haemorrhage**
With conditions in O08.1

.2 **Incomplete, complicated by embolism**
With conditions in O08.2

.3 **Incomplete, with other and unspecified complications**
With conditions in O08.3-O08.9

.4 **Incomplete, without complication**

.5 **Complete or unspecified, complicated by genital tract and pelvic infection**
With conditions in O08.0

.6 **Complete or unspecified, complicated by delayed or excessive haemorrhage**
With conditions in O08.1

.7 **Complete or unspecified, complicated by embolism**
With conditions in O08.2

.8 **Complete or unspecified, with other and unspecified complications**
With conditions in O08.3-O08.9

.9 **Complete or unspecified, without complication**

O03 自然流产
[亚目见 O03 的前面]
包　括：流产

O03 Spontaneous abortion
[See before O03 for subdivisions]
Includes：miscarriage

O04 医疗性流产
[亚目见 O03 的前面]
包　括：妊娠终止
- 合法的
- 治疗性
- 医疗性流产

O04 Medical abortion
[See before O03 for subdivisions]
Includes：termination of pregnancy：
- legal
- therapeutic
- herapeutic abortion

O05 其他流产
[亚目见 O03 的前面]

O05 Other abortion
[See before O03 for subdivisions]

O06 未特指的流产
[亚目见 O03 的前面]
包　括：人工流产 NOS

O06 Unspecified abortion
[See before O03 for subdivisions]
Includes：induced abortion NOS

O07 企图流产失败
包　括：企图诱发流产失败
不包括：不完全性流产（O03-O06）

O07.0 **医疗性流产失败，并发生殖道和盆腔感染**
伴有 O08.0 中的情况

O07 Failed attempted abortion
Includes：failure of attempted induction of abortion
Excludes：incomplete abortion（O03-O06）

O07.0 **Failed medical abortion, complicated by genital tract and pelvic infection**
With conditions in O08.0

O07.1 医疗性流产失败，并发延迟或过度出血
伴有 O08.1 中的情况

O07.1 **Failed medical abortion, complicated by delayed or excessive haemorrhage**
With conditions in O08.1

O07.2 医疗性流产失败，并发栓塞
伴有 O08.2 中的情况

O07.2 **Failed medical abortion, complicated by embolism**
With conditions in O08.2

O07.3 医疗性流产失败，伴有其他和未特指的并发症
伴有 O08.3-O08.9 中的情况

O07.3 **Failed medical abortion, with other and unspecified complications**
With conditions in O08.3-O08.9

O07.4 医疗性流产失败，无并发症
医疗性流产失败 NOS

O07.4 **Failed medical abortion, without complication**
Failed medical abortion NOS

O07.5 其他和未特指的企图流产失败，并发生殖道和盆腔感染
伴有 O08.0 中的情况

O07.5 **Other and unspecified failed attempted abortion, complicated by genital tract and pelvic infection**
With conditions in O08.0

O07.6 其他和未特指的企图流产失败，并发延迟或过度出血
伴有 O08.1 中的情况

O07.6 **Other and unspecified failed attempted abortion, complicated by delayed or excessive haemorrhage**
With conditions in O08.1

O07.7 其他和未特指的企图流产失败，并发栓塞
伴有 O08.2 中的情况

O07.7 **Other and unspecified failed attempted abortion, complicated by embolism**
With conditions in O08.2

O07.8 其他和未特指的企图流产失败，伴有其他和未特指的并发症
伴有 O08.3-O08.9 中的情况

O07.8 **Other and unspecified failed attempted abortion, with other and unspecified complications**
With conditions in O08.3-O08.9

O07.9 其他和未特指的企图流产失败，无并发症
企图流产失败 NOS

O07.9 **Other and unspecified failed attempted abortion, without complication**
Failed attempted abortion NOS

O08 流产、异位妊娠和葡萄胎妊娠后的并发症

注： 本编码主要用于疾病编码。使用本类目应参考第二卷中疾病编码规则和指导。

O08 Complications following abortion and ectopic and molar pregnancy

Note: This code is provided primarily for morbidity coding. For use of this category reference should be made to the morbidity coding rules and guidelines in Volume 2.

O08.0 流产、异位妊娠和葡萄胎妊娠后生殖道和盆腔感染

子宫内膜炎、卵巢炎、子宫旁组织炎、盆腔腹膜炎、输卵管炎、输卵管-卵巢炎、脓毒症、感染性休克、败血症 } 伴随分类于 O00-O07 中情况后发生的

不包括： 脓毒性或脓毒败血症性栓塞(O08.2)泌尿道感染(O08.8)

O08.0 **Genital tract and pelvic infection following abortion and ectopic and molar pregnancy**

Endometritis, Oophoritis, Parametritis, Pelvic peritonitis, Salpingitis, Salpingo-oophoritis, Sepsis, Septic shock, Septicaemia } following conditions classifiable to O00-O07

Excludes: septic or septicopyaemic embolism (O08.2)
urinary tract infection (O08.8)

O08.1 流产、异位妊娠和葡萄胎妊娠后的延迟或过度出血

纤维蛋白原缺乏血症、去纤维蛋白综合征、血管内凝血 } 伴随分类于 O00-O07 中情况后发生的

O08.1 **Delayed or excessive haemorrhage following abortion and ectopic and molar pregnancy**

Afibrinogenaemia, Defibrination syndrome, Intravascular coagulation } following conditions classifiable to O00-O07

O08.2 流产、异位妊娠和葡萄胎妊娠后的栓塞

栓塞：
- NOS
- 空气
- 羊水
- 血块
- 肺
- 脓血症的
- 脓毒性或脓毒败血症性
- 肥皂

伴随分类于 O00-O07 中情况后发生的

O08.3 流产、异位妊娠和葡萄胎妊娠后的休克

循环性虚脱
休克(手术后)
伴随分类于 O00-O07 中情况后发生的

不包括：感染性休克(O08.0)

O08.4 流产、异位妊娠和葡萄胎妊娠后的肾衰竭

少尿
肾：
- 衰竭(急性)
- 尿闭
- 肾小管坏死

尿毒症
伴随分类于 O00-O07 中情况后发生的

O08.5 流产、异位妊娠和葡萄胎妊娠后的代谢疾患

伴随分类于 O00-O07 中情况后发生的电解质失衡

O08.6 流产、异位妊娠和葡萄胎妊娠后的盆腔器官和组织损伤

裂伤、穿孔、撕裂或化学性损害：
- 膀胱
- 肠
- 阔韧带
- 宫颈
- 尿道周围组织
- 子宫

伴随分类于 O00-O07 中情况后发生的

O08.7 流产、异位妊娠和葡萄胎妊娠后的其他静脉并发症

O08.8 流产、异位妊娠和葡萄胎妊娠后的其他并发症

心搏停止
泌尿道感染
伴随分类于 O00-O07 中情况后发生的

O08.9 流产、异位妊娠和葡萄胎妊娠后的未特指的并发症

伴随分类于 O00-O07 中情况后发生的未特指并发症

O08.2 Embolism following abortion and ectopic and molar pregnancy

Embolism:
- NOS
- air
- amniotic fluid
- blood-clot
- pulmonary
- pyaemic
- septic or septicopyaemic
- soap

following conditions classifiable to O00-O07

O08.3 Shock following abortion and ectopic and molar pregnancy

Circulatory collapse
Shock (postoperative)
following conditions classifiable to O00-O07

Excludes: septic shock (O08.0)

O08.4 Renal failure following abortion and ectopic and molar pregnancy

Oliguria
Renal:
- failure (acute)
- shutdown
- tubular necrosis

Uraemia
following conditions classifiable to O00-O07

O08.5 Metabolic disorders following abortion and ectopic and molar pregnancy

Electrolyte imbalance following conditions classifiable to O00-O07

O08.6 Damage to pelvic organs and tissues following abortion and ectopic and molar pregnancy

Laceration, perforation, tear or chemical damage of:
- bladder
- bowel
- broad ligament
- cervix
- periurethral tissue
- uterus

following conditions classifiable to O00-O07

O08.7 Other venous complications following abortion and ectopic and molar pregnancy

O08.8 Other complications following abortion and ectopic and molar pregnancy

Cardiac arrest
Urinary tract infection
following conditions classifiable to O00-O07

O08.9 Complication following abortion and ectopic and molar pregnancy, unspecified

Unspecified complication following conditions classifiable to O00-O07

妊娠、分娩和产褥期的水肿、蛋白尿和高血压疾患(O10-O16)

Oedema, proteinuria and hypertensive disorders in pregnancy, childbirth and the puerperium (O10-O16)

O10 原有的高血压并发于妊娠、分娩和产褥期

包　括：所列情况伴有原有蛋白尿

不包括：那些伴有增加的或并发蛋白尿(O11)

O10.0 原有特发性高血压并发于妊娠、分娩和产褥期

在I10 中的任何情况特指为妊娠、分娩或产褥期产科医疗的原因

O10.1 原有高血压心脏病并发于妊娠、分娩和产褥期

在I11. -中的任何情况特指为妊娠、分娩或产褥期产科医疗的原因

O10.2 原有高血压肾脏病并发于妊娠、分娩和产褥期

在I12. -中的任何情况特指为妊娠、分娩或产褥期产科医疗的原因

O10.3 原有高血压心脏和肾脏病并发于妊娠、分娩和产褥期

在I13. -中的任何情况特指为妊娠、分娩或产褥期产科医疗的原因

O10.4 原有继发性高血压并发于妊娠、分娩和产褥期

在I15. -中的任何情况特指为妊娠、分娩或产褥期产科医疗的原因

O10.9 原有未特指的高血压并发于妊娠、分娩和产褥期

O10 Pre-existing hypertension complicating pregnancy, childbirth and the puerperium

Includes: the listed conditions with pre-existing proteinuria

Excludes: that with increased or superimposed proteinuria (O11)

O10.0 Pre-existing essential hypertension complicating pregnancy, childbirth and the puerperium

Any condition in I10 specified as a reason for obstetric care during pregnancy, childbirth or the puerperium

O10.1 Pre-existing hypertensive heart disease complicating pregnancy, childbirth and the puerperium

Any condition in I11. -specified as a reason for obstetric care during pregnancy, childbirth or the puerperium

O10.2 Pre-existing hypertensive renal disease complicating pregnancy, childbirth and the puerperium

Any condition in I12. -specified as a reason for obstetric care during pregnancy, childbirth or the puerperium

O10.3 Pre-existing hypertensive heart and renal disease complicating pregnancy, childbirth and the puerperium

Any condition in I13. -specified as a reason for obstetric care during pregnancy, childbirth or the puerperium

O10.4 Pre-existing secondary hypertension complicating pregnancy, childbirth and the puerperium

Any condition in I15. -specified as a reason for obstetric care during pregnancy, childbirth or the puerperium

O10.9 Unspecified pre-existing hypertension complicating pregnancy, childbirth and the puerperium

O11 原有高血压性疾患，并发蛋白尿

在O10. -中的情况并发蛋白尿增加

并发先兆子痫

O11 Pre-existing hypertensive disorder with superimposed proteinuria

Conditions in O10. -complicated by increased proteinuria

Superimposed pre-eclampsia

O12 妊娠[妊娠引起的]水肿和蛋白尿不伴有高血压

O12.0 妊娠水肿
O12.1 妊娠蛋白尿
O12.2 妊娠水肿伴有蛋白尿

O13 妊娠[妊娠引起的]高血压，不伴有有意义的蛋白尿

妊娠高血压 NOS
轻度先兆子痫

O14 妊娠[妊娠引起的]高血压，伴有有意义的蛋白尿

不包括：并发先兆子痫(O11)

O14.0 中度先兆子痫
O14.1 重度先兆子痫
O14.9 未特指的先兆子痫

O15 子痫

包 括：伴随在 O10-O14 和 O16 情况后发生的惊厥
子痫伴有妊娠引起或原有的高血压

O15.0 妊娠期子痫
O15.1 分娩期子痫
O15.2 产褥期子痫
O15.9 时间阶段未特指的子痫
子痫 NOS

O16 未特指的孕产妇高血压

O12 Gestational [pregnancy-induced] oedema and proteinuria without hypertension

O12.0 Gestational oedema
O12.1 Gestational proteinuria
O12.2 Gestational oedema with proteinuria

O13 Gestational [pregnancy-induced] hypertension without significant proteinuria

Gestational hypertension NOS
Mild pre-eclampsia

O14 Gestational [pregnancy-induced] hypertension with significant proteinuria

Excludes: superimposed pre-eclampsia (O11)

O14.0 Moderate pre-eclampsia
O14.1 Severe pre-eclampsia
O14.9 Pre-eclampsia, unspecified

O15 Eclampsia

Includes: convulsions following conditions in O10-O14 and O16
eclampsia with pregnancy-induced or preexisting hypertension

O15.0 Eclampsia in pregnancy
O15.1 Eclampsia in labour
O15.2 Eclampsia in the puerperium
O15.9 Eclampsia, unspecified as to time period
Eclampsia NOS

O16 Unspecified maternal hypertension

主要与妊娠有关的其他孕产妇疾患(O20-O29)

注：类目 O24.-和 O25 的所列情况，即使它们发生于分娩或产褥期也包括在内。

不包括：孕产妇：
- 与胎儿和羊膜腔及可能的分娩问题有关的医疗(O30-O48)
- 可归类在他处的疾病但并发于妊娠、产程和分娩及产褥期(O98-O99)

O20 妊娠早期出血
不包括：流产结局的妊娠(O00-O08)

O20.0 先兆流产
特指为先兆流产引起的出血

O20.8 妊娠早期的其他出血

O20.9 未特指的妊娠早期出血

O21 妊娠期剧吐

O21.0 轻度妊娠剧吐
妊娠剧吐，轻度或未特指，开始于怀孕22周末之前

O21.1 妊娠剧吐伴有代谢紊乱
妊娠剧吐开始于怀孕22周末之前，伴有代谢紊乱，如：
- 碳水化合物缺失
- 脱水
- 电解质失衡

O21.2 妊娠晚期呕吐
剧吐开始于怀孕22整周之后

O21.8 并发于妊娠的其他呕吐
可归类在他处的疾病引起的呕吐，并发于妊娠
需要时，使用附加编码标明原因。

O21.9 未特指的妊娠呕吐

O22 妊娠期静脉并发症
不包括：产科肺栓塞(O88.-)
所列情况作为……的并发症：
- 流产、异位妊娠或葡萄胎妊娠(O00-O07，O08.7)
- 分娩和产褥期(O87.-)

O22.0 妊娠期下肢静脉曲张
妊娠期静脉曲张 NOS

Other maternal disorders predominantly related to pregnancy (O20-O29)

Note: Categories O24.-and O25 include the listed conditions even if they occur during childbirth or the puerperium.

Excludes: maternal:
- care related to the fetus and amniotic cavity and possible delivery problems (O30-O48)
- diseases classifiable elsewhere but complicating pregnancy, labour and delivery, and the puerperium (O98-O99)

O20 Haemorrhage in early pregnancy
Excludes: pregnancy with abortive outcome (O00-O08)

O20.0 Threatened abortion
Haemorrhage specified as due to threatened abortion

O20.8 Other haemorrhage in early pregnancy

O20.9 Haemorrhage in early pregnancy, unspecified

O21 Excessive vomiting in pregnancy

O21.0 Mild hyperemesis gravidarum
Hyperemesis gravidarum, mild or unspecified, starting before the end of the 22nd week of gestation

O21.1 Hyperemesis gravidarum with metabolic disturbance
Hyperemesis gravidarum, starting before the end of the 22nd week of gestation, with metabolic disturbance such as:
- carbohydrate depletion
- dehydration
- electrolyte imbalance

O21.2 Late vomiting of pregnancy
Excessive vomiting starting after 22 completed weeks of gestation

O21.8 Other vomiting complicating pregnancy
Vomiting due to diseases classified elsewhere, complicating pregnancy
Use additional code, if desired, to identify cause.

O21.9 Vomiting of pregnancy, unspecified

O22 Venous complications in pregnancy
Excludes: obstetric pulmonary embolism (O88.-)
the listed conditions as complications of:
- abortion or ectopic or molar pregnancy (O00-O07, O08.7)
- childbirth and the puerperium (O87.-)

O22.0 Varicose veins of lower extremity in pregnancy
Varicose veins NOS in pregnancy

O22.1　妊娠期生殖器静脉曲张

会阴的 } 妊娠期静脉曲张
阴道的
外阴的

O22.2　妊娠期血栓性浅静脉炎

妊娠期腿的血栓性静脉炎

O22.3　妊娠期深静脉血栓形成

深静脉血栓形成，产前的

O22.4　妊娠期痔

O22.5　妊娠期大脑静脉血栓形成

妊娠期大脑静脉窦血栓形成

O22.8　其他的妊娠期静脉并发症

O22.9　未特指的妊娠期静脉并发症

妊娠期：
- 静脉炎 NOS
- 静脉病 NOS
- 血栓形成 NOS

O23　妊娠期泌尿生殖道的感染

O23.0　妊娠期肾感染

O23.1　妊娠期膀胱感染

O23.2　妊娠期尿道感染

O23.3　妊娠期泌尿道其他部位感染

O23.4　妊娠期泌尿道未特指的感染

O23.5　妊娠期生殖道感染

O23.9　妊娠期其他和未特指的泌尿生殖道感染

妊娠期泌尿生殖道感染 NOS

O24　妊娠期糖尿病

包　括：分娩期和产褥期的

O24.0　原有的胰岛素依赖型糖尿病

O24.1　原有的非胰岛素依赖型糖尿病

O24.2　原有与营养不良有关的糖尿病

O24.3　原有的未特指的糖尿病

O24.4　妊娠期发生的糖尿病

妊娠期发生的糖尿病 NOS

O24.9　未特指的妊娠期糖尿病

O25　妊娠期营养不良

分娩和产褥期的营养不良

O26　为主要与妊娠有关的其他情况给予的孕产妇医疗

O26.0　妊娠期体重增加过度

不包括：妊娠水肿（O12.0，O12.2）

O26.1　妊娠期体重增加过低

O22.1　Genital varices in pregnancy

Perineal } varices in pregnancy
Vaginal
Vulval

O22.2　Superficial thrombophlebitis in pregnancy

Thrombophlebitis of legs in pregnancy

O22.3　Deep phlebothrombosis in pregnancy

Deep-vein thrombosis, antepartum

O22.4　Haemorrhoids in pregnancy

O22.5　Cerebral venous thrombosis in pregnancy

Cerebrovenous sinus thrombosis in pregnancy

O22.8　Other venous complications in pregnancy

O22.9　Venous complication in pregnancy, unspecified

Gestational:
- phlebitis NOS
- phlebopathy NOS
- thrombosis NOS

O23　Infections of genitourinary tract in pregnancy

O23.0　Infections of kidney in pregnancy

O23.1　Infections of bladder in pregnancy

O23.2　Infections of urethra in pregnancy

O23.3　Infections of other parts of urinary tract in pregnancy

O23.4　Unspecified infection of urinary tract in pregnancy

O23.5　Infections of the genital tract in pregnancy

O23.9　Other and unspecified genitourinary tract infection in pregnancy

Genitourinary tract infection in pregnancy NOS

O24　Diabetes mellitus in pregnancy

Includes: in childbirth and the puerperium

O24.0　Pre-existing diabetes mellitus, insulin-dependent

O24.1　Pre-existing diabetes mellitus, non-insulin-dependent

O24.2　Pre-existing malnutrition-related diabetes mellitus

O24.3　Pre-existing diabetes mellitus, unspecified

O24.4　Diabetes mellitus arising in pregnancy

Gestational diabetes mellitus NOS

O24.9　Diabetes mellitus in pregnancy, unspecified

O25　Malnutrition in pregnancy

Malnutrition in childbirth and the puerperium

O26　Maternal care for other conditions predominantly related to pregnancy

O26.0　Excessive weight gain in pregnancy

Excludes: gestational oedema (O12.0, O12.2)

O26.1　Low weight gain in pregnancy

O26.2 习惯性流产者的妊娠医疗

不包括： 习惯性流产者：
- 伴有近期流产（O03-O06）
- 不伴有近期妊娠（N96）

O26.2 Pregnancy care of habitual aborter

Excludes: habitual aborter:
- with current abortion (O03-O06)
- without current pregnancy (N96)

O26.3 具有子宫内避孕装置的妊娠

O26.3 Retained intrauterine contraceptive device in pregnancy

O26.4 妊娠疱疹

O26.4 Herpes gestationis

O26.5 孕产妇低血压综合征

平卧位低血压综合征

O26.5 Maternal hypotension syndrome

Supine hypotensive syndrome

O26.6 妊娠、分娩和产褥期的肝疾患

不包括： 产程和分娩后的肝肾综合征（O90.4）

O26.6 Liver disorders in pregnancy, childbirth and the puerperium

Excludes: hepatorenal syndrome following labour and delivery (O90.4)

O26.7 妊娠、分娩和产褥期耻骨联合的不全脱位

不包括： 分娩时耻骨联合的创伤性分离（O71.6）

O26.7 Subluxation of symphysis (pubis) in pregnancy, childbirth and the puerperium

Excludes: traumatic separation of symphysis (pubis) during childbirth (O71.6)

O26.8 其他特指的与妊娠有关的情况

衰竭和疲乏 } 与妊娠有关的
周围神经炎 } 与妊娠有关的
肾病 } 与妊娠有关的

O26.8 Other specified pregnancy-related conditions

Exhaustion and fatigue } pregnancy-related
Peripheral neuritis } pregnancy-related
Renal disease } pregnancy-related

O26.9 未特指的与妊娠有关的情况

O26.9 Pregnancy-related condition, unspecified

O28 孕产妇产前筛查的异常所见

不包括： 可归类在他处的诊断性所见 -见字母顺序索引

与胎儿和羊膜腔及可能的分娩问题有关的孕产妇医疗（O30-O48）

O28 Abnormal findings on antenatal screening of mother

Excludes: diagnostic findings classified elsewhere -see Alphabetical Index

maternal care related to the fetus and amniotic cavity and possible delivery problems (O30-O48)

O28.0 孕产妇产前筛查的血液学异常所见

O28.0 Abnormal haematological finding on antenatal screening of mother

O28.1 孕产妇产前筛查的生物化学异常所见

O28.1 Abnormal biochemical finding on antenatal screening of mother

O28.2 孕产妇产前筛查的细胞学异常所见

O28.2 Abnormal cytological finding on antenatal screening of mother

O28.3 孕产妇产前筛查的超声波异常所见

O28.3 Abnormal ultrasonic finding on antenatal screening of mother

O28.4 孕产妇产前筛查的放射学异常所见

O28.4 Abnormal radiological finding on antenatal screening of mother

O28.5 孕产妇产前筛查的染色体和遗传所见

O28.5 Abnormal chromosomal and genetic finding on antenatal screening of mother

O28.8 孕产妇产前筛查的其他异常所见

O28.8 Other abnormal findings on antenatal screening of mother

O28.9 孕产妇产前筛查未特指的异常所见

O28.9 Abnormal finding on antenatal screening of mother, unspecified

O29 妊娠期间麻醉的并发症

包　括：妊娠期间由于使用全身或局部麻醉剂、镇痛药或其他镇静剂发生的孕产妇并发症

不包括：在……中的麻醉并发症：
- 流产、异位妊娠或葡萄胎妊娠（O00-O08）
- 产程和分娩（O74.-）
- 产褥期（O89.-）

O29.0 妊娠期间麻醉的肺部并发症

吸入性肺炎
胃内容物或分泌物的吸入 NOS
门德尔松综合征
肺压迫性萎陷
} 妊娠期间由于麻醉引起的

O29.1 妊娠期间麻醉的心脏并发症

心脏停搏
心力衰竭
} 妊娠期间由于麻醉引起的

O29.2 妊娠期间麻醉的中枢神经系统并发症

妊娠期间麻醉引起的大脑缺氧

O29.3 妊娠期间局部麻醉的中毒反应

O29.4 妊娠期间脊髓和硬膜外麻醉诱发的头痛

O29.5 妊娠期间脊髓和硬膜外麻醉的其他并发症

O29.6 妊娠期间插管失败或困难

O29.8 妊娠期间麻醉的其他并发症

O29.9 妊娠期间麻醉未特指的并发症

O29 Complications of anaesthesia during pregnancy

Includes: maternal complications arising from the administration of a general or local anaesthetic, analgesic or other sedation during pregnancy

Excludes: complications of anaesthesia during:
- abortion or ectopic or molar pregnancy (O00-O08)
- labour and delivery (O74.-)
- puerperium (O89.-)

O29.0 Pulmonary complications of anaesthesia during pregnancy

Aspiration pneumonitis
Inhalation of stomach contents or secretions NOS
Mendelson's syndrome
Pressure collapse of lung
} due to anaesthesia during pregnancy

O29.1 Cardiac complications of anaesthesia during pregnancy

Cardiac arrest
Cardiac failure
} due to anaesthesia during pregnancy

O29.2 Central nervous system complications of anaesthesia during pregnancy

Cerebral anoxia due to anaesthesia during pregnancy

O29.3 Toxic reaction to local anaesthesia during pregnancy

O29.4 Spinal and epidural anaesthesia-induced headache during pregnancy

O29.5 Other complications of spinal and epidural anaesthesia during pregnancy

O29.6 Failed or difficult intubation during pregnancy

O29.8 Other complications of anaesthesia during pregnancy

O29.9 Complication of anaesthesia during pregnancy, unspecified

与胎儿和羊膜腔及可能的分娩问题有关的孕产妇医疗（O30-O48）

O30 多胎妊娠

不包括：特发于多胎妊娠的并发症（O31.-）

O30.0 双胎妊娠

O30.1 三胎妊娠

O30.2 四胎妊娠

O30.8 其他多胎妊娠

O30.9 未特指的多胎妊娠

多胎妊娠 NOS

Maternal care related to the fetus and amniotic cavity and possible delivery problems (O30-O48)

O30 Multiple gestation

Excludes: complications specific to multiple gestation (O31.-)

O30.0 Twin pregnancy

O30.1 Triplet pregnancy

O30.2 Quadruplet pregnancy

O30.8 Other multiple gestation

O30.9 Multiple gestation, unspecified

Multiple pregnancy NOS

O31 特发于多胎妊娠的并发症

不包括：联体双胎引起胎盆不称（O33.7）
多胎中第二个及以上胎儿的延迟分娩（O63.2）
一个或多个胎儿的先露异常（O32.5）
伴有梗阻性分娩（O64-O66）

O31.0 纸样胎
压扁胎
O31.1 一个或多个胎儿流产后的继续妊娠
O31.2 一个或多个胎儿宫内死亡后的继续妊娠
O31.8 特发于多胎妊娠的其他并发症

O32 为已知或可疑胎儿先露异常给予的孕产妇医疗

包 括：所列情况作为母体观察、住院或其他产科医疗的原因或作为产程开始前剖宫产的原因
不包括：所列情况伴有梗阻性分娩（O64.-）

O32.0 为不稳定产式给予的孕产妇医疗
O32.1 为臀先露给予的孕产妇医疗
O32.2 为横产式和斜产式给予的孕产妇医疗
产位：
· 斜
· 横
O32.3 为面先露、额先露和颏先露给予的孕产妇医疗
O32.4 为足月头高给予的孕产妇医疗
胎头不能进入骨盆边缘
O32.5 为多胎妊娠伴有一个或多个胎儿先露异常给予的孕产妇医疗
O32.6 为复合先露给予的孕产妇医疗
O32.8 为胎儿其他先露异常给予的孕产妇医疗
O32.9 为胎儿先露异常给予的未特指的孕产妇医疗

O33 为已知或可疑胎盆不称给予的孕产妇医疗

包 括：所列情况作为母体观察、住院或其他产科医疗的原因或作为产程开始前剖宫产的原因
不包括：所列情况伴有梗阻性分娩（O65-O66）

O31 Complications specific to multiple gestation

Excludes: conjoined twins causing disproportion (O33.7)
delayed delivery of second twin, triplet, etc. (O63.2)
malpresentation of one fetus or more (O32.5)
with obstructed labour (O64-O66)

O31.0 Papyraceous fetus
Fetus compressus
O31.1 Continuing pregnancy after abortion of one fetus or more
O31.2 Continuing pregnancy after intrauterine death of one fetus or more
O31.8 Other complications specific to multiple gestation

O32 Maternal care for known or suspected malpresentation of fetus

Includes: the listed conditions as a reason for observation, hospitalization or other obstetric care of the mother, or for caesarean section before onset of labour
Excludes: the listed conditions with obstructed labour (O64.-)

O32.0 Maternal care for unstable lie
O32.1 Maternal care for breech presentation
O32.2 Maternal care for transverse and oblique lie
Presentation:
· oblique
· transverse
O32.3 Maternal care for face, brow and chin presentation
O32.4 Maternal care for high head at term
Failure of head to enter pelvic brim
O32.5 Maternal care for multiple gestation with malpresentation of one fetus or more
O32.6 Maternal care for compound presentation
O32.8 Maternal care for other malpresentation of fetus
O32.9 Maternal care for malpresentation of fetus, unspecified

O33 Maternal care for known or suspected disproportion

Includes: the listed conditions as a reason for observation, hospitalization or other obstetric care of the mother, or for caesarean section before onset of labour
Excludes: the listed conditions with obstructed labour (O65-O66)

O33.0 为骨盆骨变形引起的胎盆不称给予的孕产妇医疗

骨盆变形引起胎盆不称 NOS

O33.1 为均小骨盆引起的胎盆不称给予的孕产妇医疗

狭窄骨盆 NOS 引起胎盆不称

O33.2 为骨盆入口狭窄引起的胎盆不称给予的孕产妇医疗

(骨盆)入口狭窄引起胎盆不称

O33.3 为骨盆出口狭窄引起的胎盆不称给予的孕产妇医疗

(骨盆)中腔狭窄 }
(骨盆)出口狭窄 } 引起胎盆不称

O33.4 为母体和胎儿混合性原因的胎盆不称给予的孕产妇医疗

O33.5 为特大胎儿引起的胎盆不称给予的孕产妇医疗

胎源性胎盆不称伴有胎儿形成正常

胎儿的胎盆不称 NOS

O33.6 为脑积水胎儿引起的胎盆不称给予的孕产妇医疗

O33.7 为其他胎儿变形引起的胎盆不称给予的孕产妇医疗

联体双胎 }
胎儿的: }
· 腹水 }
· 水肿 } 引起胎盆不称
· 脊髓脊膜膨出 }
· 骶部畸胎瘤 }
· 肿瘤 }

O33.8 为其他原因的胎盆不称给予的孕产妇医疗

O33.9 为未特指的胎盆不称给予的孕产妇医疗

头盆不称 NOS

胎盆不称 NOS

O34 为已知或可疑盆腔器官异常给予的孕产妇医疗

包 括: 所列情况作为母体观察、住院或其他产科医疗的原因或作为产程开始前剖宫产的原因

不包括: 所列情况伴有梗阻性分娩(O65.5)

O34.0 为子宫先天性畸形给予的孕产妇医疗

为……给予的孕产妇医疗:

· 双子宫

· 双角子宫

O33.0 Maternal care for disproportion due to deformity of maternal pelvic bones

Pelvic deformity causing disproportion NOS

O33.1 Maternal care for disproportion due to generally contracted pelvis

Contracted pelvis NOS causing disproportion

O33.2 Maternal care for disproportion due to inlet contraction of pelvis

Inlet contraction (pelvis) causing disproportion

O33.3 Maternal care for disproportion due to outlet contraction of pelvis

Mid-cavity contraction (pelvis) }
Outlet contraction (pelvis) } causing disproportion

O33.4 Maternal care for disproportion of mixed maternal and fetal origin

O33.5 Maternal care for disproportion due to unusually large fetus

Disproportion of fetal origin with normally formed fetus

Fetal disproportion NOS

O33.6 Maternal care for disproportion due to hydrocephalic fetus

O33.7 Maternal care for disproportion due to other fetal deformities

Conjoined twins }
Fetal: }
· ascites }
· hydrops } causing disproportion
· meningomyelocele }
· sacral teratoma }
· tumour }

O33.8 Maternal care for disproportion of other origin

O33.9 Maternal care for disproportion, unspecified

Cephalopelvic disproportion NOS

Fetopelvic disproportion NOS

O34 Maternal care for known or suspected abnormality of pelvic organs

Includes: the listed conditions as a reason for observation, hospitalization or other obstetric care of the mother, or for caesarean section before onset of labour

Excludes: the listed conditions with obstructed labour (O65.5)

O34.0 Maternal care for congenital malformation of uterus

Maternal care for:

· double uterus

· uterus bicornis

O34.1 为子宫体肿瘤给予的孕产妇医疗

为……给予的孕产妇医疗：
- 子宫体息肉
- 子宫纤维瘤[子宫肌瘤]

不包括： 为宫颈肿瘤给予的孕产妇医疗(O34.4)

O34.2 为以前的子宫手术瘢痕给予的孕产妇医疗

为以前剖宫产的瘢痕给予的孕产妇医疗

不包括： 对以前剖宫产术后的阴道分娩 NOS(O75.7)

O34.3 为宫颈机能不全给予的孕产妇医疗

为……给予的孕产妇医疗：
- 环扎术 } 提及或未提及宫颈机能不全
- 希罗德卡缝术 } 提及或未提及宫颈机能不全

O34.4 为宫颈其他异常给予的孕产妇医疗

为……给予的孕产妇医疗：
- 宫颈息肉
- 宫颈以前的手术
- 宫颈狭窄或缩窄
- 宫颈肿瘤

O34.5 为妊娠子宫其他异常给予的孕产妇医疗

为……给予的孕产妇医疗：
- 箝闭 } 妊娠子宫的
- 脱垂 } 妊娠子宫的
- 后倾 } 妊娠子宫的

O34.6 为阴道异常给予的孕产妇医疗

为……给予的孕产妇医疗：
- 阴道以前的手术
- 有隔阴道
- 阴道狭窄(后天性)(先天性)
- 阴道肿瘤

不包括： 为妊娠期阴道血管曲张给予的孕产妇医疗(O22.1)

O34.7 为外阴和会阴异常给予的孕产妇医疗

为……给予的孕产妇医疗：
- 会阴纤维化
- 会阴或外阴以前的手术
- 会阴僵直
- 外阴肿瘤

不包括： 为妊娠期会阴和外阴血管曲张给予的孕产妇医疗(O22.1)

O34.8 为盆腔器官其他异常给予的孕产妇医疗

为……给予的孕产妇医疗：
- 膀胱膨出
- 盆底修补(以前的)
- 悬垂腹
- 直肠膨出
- 盆底僵直

O34.9 为盆腔器官未特指的异常给予的孕产妇医疗

O34.1 Maternal care for tumour of corpus uteri

Maternal care for:
- polyp of corpus uteri
- uterine fibroid

Excludes: maternal care for tumour of cervix (O34.4)

O34.2 Maternal care due to uterine scar from previous surgery

Maternal care for scar from previous caesarean section

Excludes: vaginal delivery following previous caesarean section NOS (O75.7)

O34.3 Maternal care for cervical incompetence

Maternal care for:
- cerclage } with or without mention of cervical incompetence
- Shirodkar suture } with or without mention of cervical incompetence

O34.4 Maternal care for other abnormalities of cervix

Maternal care for:
- polyp of cervix
- previous surgery to cervix
- stricture or stenosis of cervix
- tumour of cervix

O34.5 Maternal care for other abnormalities of gravid uterus

Maternal care for:
- incarceration } of gravid uterus
- prolapse } of gravid uterus
- retroversion } of gravid uterus

O34.6 Maternal care for abnormality of vagina

Maternal care for:
- previous surgery to vagina
- septate vagina
- stenosis/stricture of vagina (acquired) (congenital)
- tumour of vagina

Excludes: maternal care for vaginal varices in pregnancy (O22.1)

O34.7 Maternal care for abnormality of vulva and perineum

Maternal care for:
- fibrosis of perineum
- previous surgery to perineum or vulva
- rigid perineum
- tumour of vulva

Excludes: maternal care for perineal and vulval varices in pregnancy (O22.1)

O34.8 Maternal care for other abnormalities of pelvic organs

Maternal care for:
- cystocele
- pelvic floor repair (previous)
- pendulous abdomen
- rectocele
- rigid pelvic floor

O34.9 Maternal care for abnormality of pelvic organ, unspecified

O35 为已知或可疑胎儿异常和损害给予的孕产妇医疗

包　括：所列情况作为母体观察、住院或其他产科医疗的原因，或作为妊娠终止的原因

不包括：为已知或可疑胎盆不称给予的孕产妇医疗（O33.-）

O35.0 为胎儿（可疑）中枢神经系统畸形给予的孕产妇医疗

为胎儿（可疑）……给予的孕产妇医疗：

· 无脑儿
· 脊柱裂

不包括：胎儿染色体异常（O35.1）

O35.1 为胎儿（可疑）染色体异常给予的孕产妇医疗

O35.2 为胎儿（可疑）遗传性疾病给予的孕产妇医疗

不包括：胎儿染色体异常（O35.1）

O35.3 为母体病毒性疾病对胎儿（可疑）损害给予的孕产妇医疗

为母体的……对胎儿（可疑）损害给予的孕产妇医疗：

· 巨细胞病毒感染
· 风疹

O35.4 为酒精所致胎儿的（可疑）损害给予的孕产妇医疗

O35.5 为药物所致胎儿的（可疑）损害给予的孕产妇医疗

为药物瘾所致胎儿的（可疑）损害给予的孕产妇医疗

不包括：使用药物引起的临产和分娩时胎儿窘迫（O68.-）

O35.6 为辐射所致胎儿的（可疑）损害给予的孕产妇医疗

O35.7 为其他医疗操作所致胎儿的（可疑）损害给予的孕产妇医疗

为……对胎儿的（可疑）损害给予的孕产妇医疗：

· 羊膜腔穿刺术
· 活检操作
· 血液学研究
· 子宫内避孕装置
· 子宫内外科手术

O35.8 为其他（可疑）胎儿异常和损害给予的孕产妇医疗

为母体的……对胎儿的（可疑）损害给予的孕产妇医疗：

· 利斯特菌病
· 弓形体病

O35.9 为未特指的（可疑）胎儿异常和损害给予的孕产妇医疗

O35 Maternal care for known or suspected fetal abnormality and damage

Includes: the listed conditions in the fetus as a reason for observation, hospitalization or other obstetric care of the mother, or for termination of pregnancy

Excludes: maternal care for known or suspected disproportion（O33.-）

O35.0 Maternal care for（suspected）central nervous system malformation in fetus

Maternal care for（suspected）fetal:

· anencephaly
· spina bifida

Excludes: chromosomal abnormality in fetus（O35.1）

O35.1 Maternal care for（suspected）chromosomal abnormality in fetus

O35.2 Maternal care for（suspected）hereditary disease in fetus

Excludes: chromosomal abnormality in fetus（O35.1）

O35.3 Maternal care for（suspected）damage to fetus from viral disease in mother

Maternal care for（suspected）damage to fetus from maternal:

· cytomegalovirus infection
· rubella

O35.4 Maternal care for（suspected）damage to fetus from alcohol

O35.5 Maternal care for（suspected）damage to fetus by drugs

Maternal care for（suspected）damage to fetus from drug addiction

Excludes: fetal distress in labour and delivery due to drug administration（O68.-）

O35.6 Maternal care for（suspected）damage to fetus by radiation

O35.7 Maternal care for（suspected）damage to fetus by other medical procedures

Maternal care for（suspected）damage to fetus by:

· amniocentesis
· biopsy procedures
· haematological investigation
· intrauterine contraceptive device
· intrauterine surgery

O35.8 Maternal care for other（suspected）fetal abnormality and damage

Maternal care for（suspected）damage to fetus from maternal:

· listeriosis
· toxoplasmosis

O35.9 Maternal care for（suspected）fetal abnormality and damage, unspecified

O36 为其他已知或可疑的胎儿问题给予的孕产妇医疗

包　括： 所列胎儿情况作为母体观察、住院或其他产科医疗的原因或作为妊娠终止的原因

不包括： 产程和分娩并发胎儿应激反应[窘迫](O68.-)
胎盘输血综合征(O43.0)

O36.0 为Rh因子同种免疫给予的孕产妇医疗
抗D[Rh]抗体
Rh血型不配合(伴有胎儿水肿)

O36.1 为其他同种免疫给予的孕产妇医疗
ABO同种免疫
同种免疫NOS(伴有胎儿水肿)

O36.2 为胎儿水肿给予的孕产妇医疗
胎儿水肿：
· NOS
· 与同种免疫无关的

O36.3 为胎儿缺氧体征给予的孕产妇医疗

O36.4 为胎儿宫内死亡给予的孕产妇医疗
不包括： 稽留流产(O02.1)

O36.5 为胎儿生长不良给予的孕产妇医疗
为已知或可疑的……给予的孕产妇医疗：
· 低体重儿
· 胎盘机能不全
· 小样儿

O36.6 为胎儿过度生长给予的孕产妇医疗
为已知或可疑大于胎龄儿给予的孕产妇医疗

O36.7 为腹腔妊娠中能活胎儿给予的孕产妇医疗

O36.8 为其他特指的胎儿问题给予的孕产妇医疗

O36.9 为未特指的胎儿问题给予的孕产妇医疗

O40 羊水过多

羊水过多

O41 羊水和胎膜的其他疾患

不包括： 胎膜早破(O42.-)

O41.0 羊水过少
羊水过少未提及胎膜破裂

O41.1 羊膜囊和胎膜的感染
羊膜炎
绒毛膜羊膜炎
胎膜炎
胎盘炎

O36 Maternal care for other known or suspected fetal problems

Includes: the listed conditions in the fetus as a reason for observation, hospitalization or other obstetric care to the mother, or for termination of pregnancy

Excludes: labour and delivery complicated by fetal stress [distress] (O68.-)
placental transfusion syndromes (O43.0)

O36.0 Maternal care for rhesus isoimmunization
Anti-D [Rh] antibodies
Rh incompatibility (with hydrops fetalis)

O36.1 Maternal care for other isoimmunization
ABO isoimmunization
Isoimmunization NOS (with hydrops fetalis)

O36.2 Maternal care for hydrops fetalis
Hydrops fetalis:
· NOS
· not associated with isoimmunization

O36.3 Maternal care for signs of fetal hypoxia

O36.4 Maternal care for intrauterine death
Excludes: missed abortion (O02.1)

O36.5 Maternal care for poor fetal growth
Maternal care for known or suspected:
· light-for-dates
· placental insufficiency
· small-for-dates

O36.6 Maternal care for excessive fetal growth
Maternal care for known or suspected large-for-dates

O36.7 Maternal care for viable fetus in abdominal pregnancy

O36.8 Maternal care for other specified fetal problems

O36.9 Maternal care for fetal problem, unspecified

O40 Polyhydramnios

Hydramnios

O41 Other disorders of amniotic fluid and membranes

Excludes: premature rupture of membranes (O42.-)

O41.0 Oligohydramnios
Oligohydramnios without mention of rupture of membranes

O41.1 Infection of amniotic sac and membranes
Amnionitis
Chorioamnionitis
Membranitis
Placentitis

O41.8　羊水和胎膜其他特指的疾患

O41.8 **Other specified disorders of amniotic fluid and membranes**

O41.9　羊水和胎膜未特指的疾患

O41.9 **Disorder of amniotic fluid and membranes, unspecified**

O42　胎膜早破

O42 Premature rupture of membranes

O42.0　胎膜早破，在24小时之内产程开始

O42.0 **Premature rupture of membranes, onset of labour within 24 hours**

O42.1　胎膜早破，在24小时以后产程开始

不包括：治疗而使产程延迟（O42.2）

O42.1 **Premature rupture of membranes, onset of labour after 24 hours**

Excludes: with labour delayed by therapy (O42.2)

O42.2　胎膜早破，由于治疗而使产程延迟

O42.2 **Premature rupture of membranes, labour delayed by therapy**

O42.9　未特指的胎膜早破

O42.9 **Premature rupture of membranes, unspecified**

O43　胎盘疾患

不包括：为胎盘机能不全引起胎儿生长不良给予的孕产妇医疗（O36.5）
前置胎盘（O44.-）
胎盘早期剥离（O45.-）

O43 Placental disorders

Excludes: maternal care for poor fetal growth due to placental insufficiency (O36.5)
placenta praevia (O44.-)
premature separation of placenta [abruptio placentae] (O45.-)

O43.0　胎盘输血综合征

输血：
- 胎儿母体的
- 母体胎儿的
- 孪生儿对孪生儿的

O43.0 **Placental transfusion syndromes**

Transfusion:
- fetomaternal
- maternofetal
- twin-to-twin

O43.1　胎盘畸形

异常胎盘 NOS
轮廓胎盘

O43.1 **Malformation of placenta**

Abnormal placenta NOS
Circumvallate placenta

O43.8　其他的胎盘疾患

胎盘的：
- 功能障碍
- 梗死

O43.8 **Other placental disorders**

Placental:
- dysfunction
- infarction

O43.9　未特指的胎盘疾患

O43.9 **Placental disorder, unspecified**

O44　前置胎盘

O44 Placenta praevia

O44.0　前置胎盘特指为不伴有出血

胎盘低位植入特指为不伴有出血

O44.0 **Placenta praevia specified as without haemorrhage**

Low implantation of placenta specified as without haemorrhage

O44.1　前置胎盘伴有出血

低置胎盘 NOS 或伴有出血

前置胎盘：
- 边缘性
- 部分性
- 完全性

} NOS 或伴有出血

不包括：产程和分娩并发由于前置血管引起的出血（O69.4）

O44.1 **Placenta praevia with haemorrhage**

Low implantation of placenta, NOS or with haemorrhage

Placenta praevia:
- marginal
- partial
- total

} NOS or with haemorrhage

Excludes: labour and delivery complicated by haemorrhage from vasa praevia (O69.4)

O45 胎盘早期剥离

O45.0 **胎盘早期剥离伴有凝血缺陷**

胎盘早期剥离伴有与……有关的（过度）出血：
- 纤维蛋白原缺乏血症
- 播散性血管内凝血
- 纤维蛋白溶解亢进
- 低纤维蛋白原血症

O45.8 **其他的胎盘早期剥离**

O45.9 **未特指的胎盘早期剥离**

胎盘早剥 NOS

O46 产前出血，不可归类在他处者

不包括：早期妊娠出血（O20. -）
产时出血 NEC（O67. -）
前置胎盘（O44. -）
胎盘早期剥离（O45. -）

O46.0 **产前出血伴有凝血缺陷**

与……有关的产前（过度）出血：
- 纤维蛋白原缺乏血症
- 播散性血管内凝血
- 纤维蛋白溶解亢进
- 低纤维蛋白原血症

O46.8 **其他的产前出血**

O46.9 **未特指的产前出血**

O47 假临产

O47.0 **妊娠 37 整周之前的假临产**

O47.1 **妊娠 37 整周或以后的假临产**

O47.9 **未特指的假临产**

O48 过期妊娠

过期
过月

O45 Premature separation of placenta [abruptio placentae]

O45.0 **Premature separation of placenta with coagulation defect**

Abruptio placentae with (excessive) haemorrhage associated with:
- afibrinogenaemia
- disseminated intravascular coagulation
- hyperfibrinolysis
- hypofibrinogenaemia

O45.8 **Other premature separation of placenta**

O45.9 **Premature separation of placenta, unspecified**

Abruptio placentae NOS

O46 Antepartum haemorrhage, not elsewhere classified

Excludes: haemorrhage in early pregnancy (O20. -)
intrapartum haemorrhage NEC (O67. -)
placenta praevia (O44. -)
premature separation of placenta [abruptio placentae] (O45. -)

O46.0 **Antepartum haemorrhage with coagulation defect**

Antepartum haemorrhage (excessive) associated with:
- afibrinogenaemia
- disseminated intravascular coagulation
- hyperfibrinolysis
- hypofibrinogenaemia

O46.8 **Other antepartum haemorrhage**

O46.9 **Antepartum haemorrhage, unspecified**

O47 False labour

O47.0 **False labour before 37 completed weeks of gestation**

O47.1 **False labour at or after 37 completed weeks of gestation**

O47.9 **False labour, unspecified**

O48 Prolonged pregnancy

Post-dates
Post-term

产程和分娩的并发症(O60-O75)

O60　早产
分娩(自然)开始于妊娠37整周以前

O60.0　早产不伴有分娩
早产:
· 诱发
· 自然

O60.1　提前自然临产伴有早产
早产伴有分娩 NOS
提前自然临产伴有经剖宫产的早产

O60.2　提前自然临产伴有足月产
提前自然临产伴有经剖宫产的足月产

O60.3　早产不伴有自然临产
早产经:
· 剖宫产,不伴有自然临产
· 引产

O61　引产失败

O61.0　医疗性引产失败
由……引产失败:
· 后叶催产素
· 前列腺素

O61.1　器械引产失败
引产失败:
· 器械的
· 外科的

O61.8　其他的引产失败

O61.9　未特指的引产失败

O62　产力异常

O62.0　原发性宫缩乏力
宫颈扩张失败
原发性低张力性子宫功能不良

O62.1　继发性宫缩乏力
产程活跃期受阻
继发性低张力性子宫功能不良

O62.2　其他的宫缩乏力
子宫松弛
产程阵缩微细
低张力性子宫功能不良 NOS
产程无规律
宫缩不良
宫缩乏力 NOS

O62.3　急产

Complications of labour and delivery (O60-O75)

O60　Preterm labour and delivery
Onset (spontaneous) of labour before 37 completed weeks of gestation

O60.0　Preterm labour without delivery
Preterm labour:
· induced
· spontaneous

O60.1　Preterm spontaneous labour with preterm delivery
Preterm labour with delivery NOS
Preterm spontaneous labour with preterm delivery by caesarean section

O60.2　Preterm spontaneous labour with term labour
Preterm spontaneous labour with term delivery by caesarean section

O60.3　Preterm delivery without spontaneous labour
Preterm delivery by:
· caesarean section, without spontaneous labour
· induction

O61　Failed induction of labour

O61.0　Failed medical induction of labour
Failed induction (of labour) by:
· oxytocin
· prostaglandins

O61.1　Failed instrumental induction of labour
Failed induction (of labour):
· mechanical
· surgical

O61.8　Other failed induction of labour

O61.9　Failed induction of labour, unspecified

O62　Abnormalities of forces of labour

O62.0　Primary inadequate contractions
Failure of cervical dilatation
Primary hypotonic uterine dysfunction

O62.1　Secondary uterine inertia
Arrested active phase of labour
Secondary hypotonic uterine dysfunction

O62.2　Other uterine inertia
Atony of uterus
Desultory labour
Hypotonic uterine dysfunction NOS
Irregular labour
Poor contractions
Uterine inertia NOS

O62.3　Precipitate labour

O62.4 高张性、不协调和延长的子宫收缩 | **O62.4 Hypertonic, incoordinate, and prolonged uterine contractions**

收缩环难产 | Contraction ring dystocia
不协调产程 | Dyscoordinate labour
子宫沙漏式收缩 | Hour-glass contraction of uterus
高张性子宫功能不良 | Hypertonic uterine dysfunction
不协调的子宫活动 | Incoordinate uterine action
强直性收缩 | Tetanic contractions
子宫难产 NOS | Uterine dystocia NOS
不包括：难产(由于胎儿)(由于母体) NOS(O66.9) | **Excludes**: dystocia (fetal) (maternal) NOS (O66.9)

O62.8 其他的产力异常 | **O62.8 Other abnormalities of forces of labour**

O62.9 未特指的产力异常 | **O62.9 Abnormality of forces of labour, unspecified**

O63 滞产 | O63 Long labour

O63.0 第一期(产程)延长 | **O63.0 Prolonged first stage (of labour)**

O63.1 第二期(产程)延长 | **O63.1 Prolonged second stage (of labour)**

O63.2 多胎妊娠中的第二个及以上胎儿的延迟分娩 | **O63.2 Delayed delivery of second twin, triplet, etc.**

O63.9 未特指的滞产 | **O63.9 Long labour, unspecified**

产程延长 NOS | Prolonged labour NOS

O64 胎儿的胎位不正和先露异常引起的梗阻性分娩 | O64 Obstructed labour due to malposition and malpresentation of fetus

O64.0 胎头旋转不全引起的梗阻性分娩 | **O64.0 Obstructed labour due to incomplete rotation of fetal head**

深部横位阻滞 | Deep transverse arrest
持续性……(胎位)引起的梗阻性分娩： | Obstructed labour due to persistent (position):
· 枕后位 | · occipitoiliac/occipitoposterior
· 枕骶位 | · occipitosacral
· 枕横位 | · occipitotransverse

O64.1 臀先露引起的梗阻性分娩 | **O64.1 Obstructed labour due to breech presentation**

O64.2 面先露引起的梗阻性分娩 | **O64.2 Obstructed labour due to face presentation**

颏先露引起的梗阻性分娩 | Obstructed labour due to chin presentation

O64.3 额先露引起的梗阻性分娩 | **O64.3 Obstructed labour due to brow presentation**

O64.4 肩先露引起的梗阻性分娩 | **O64.4 Obstructed labour due to shoulder presentation**

臂脱垂 | Prolapsed arm
不包括：肩嵌顿(O66.0) 肩难产(O66.0) | **Excludes**: impacted shoulders (O66.0) shoulder dystocia (O66.0)

O64.5 复合先露引起的梗阻性分娩 | **O64.5 Obstructed labour due to compound presentation**

O64.8 其他胎位不正和先露异常引起的梗阻性分娩 | **O64.8 Obstructed labour due to other malposition and malpresentation**

O64.9 未特指的胎位不正和先露异常引起的梗阻性分娩 | **O64.9 Obstructed labour due to malposition and malpresentation, unspecified**

O65 母体骨盆异常引起的梗阻性分娩 | O65 Obstructed labour due to maternal pelvic abnormality

O65.0 变形骨盆引起的梗阻性分娩 | **O65.0 Obstructed labour due to deformed pelvis**

O65.1 均小骨盆引起的梗阻性分娩 | **O65.1 Obstructed labour due to generally contracted pelvis**

O65.2 骨盆入口狭窄引起的梗阻性分娩

O65.3 骨盆出口和中腔狭窄引起的梗阻性分娩

O65.4 未特指的胎盆不称引起的梗阻性分娩

不包括：胎儿异常引起的难产(O66.2-O66.3)

O65.5 母体盆腔器官异常引起的梗阻性分娩

O34.-中所列情况引起的梗阻性分娩

O65.8 其他母体骨盆异常引起的梗阻性分娩

O65.9 未特指的母体骨盆异常引起的梗阻性分娩

O66 其他梗阻性分娩

O66.0 肩难产引起的梗阻性分娩

肩嵌顿

O66.1 双胎交锁引起的梗阻性分娩

O66.2 特大胎儿引起的梗阻性分娩

O66.3 胎儿的其他异常引起的梗阻性分娩

由于……引起的难产：
- 联体双胎
- 胎儿：
  - 腹水
  - 水肿
  - 脊髓脊膜膨出
  - 骶部畸胎瘤
  - 肿瘤
- 脑积水胎儿

O66.4 未特指的试产失败

试产失败，以后通过剖宫产术分娩

O66.5 未特指的真空吸引器和产钳应用失败

吸引器或产钳应用失败，以后分别通过产钳或剖宫产术分娩

O66.8 其他特指的梗阻性分娩

O66.9 未特指的梗阻性分娩

难产：
- NOS
- 由于胎儿 NOS
- 由于母体 NOS

O67 产程和分娩并发产时出血，不可归类在他处者

不包括：产前出血 NEC(O46.-)
前置胎盘(O44.-)
产后出血(O72.-)
胎盘早期剥离(O45.-)

O65.2 Obstructed labour due to pelvic inlet contraction

O65.3 Obstructed labour due to pelvic outlet and mid-cavity contraction

O65.4 Obstructed labour due to fetopelvic disproportion, unspecified

Excludes: dystocia due to abnormality of fetus (O66.2-O66.3)

O65.5 Obstructed labour due to abnormality of maternal pelvic organs

Obstructed labour due to conditions listed in O34.-

O65.8 Obstructed labour due to other maternal pelvic abnormalities

O65.9 Obstructed labour due to maternal pelvic abnormality, unspecified

O66 Other obstructed labour

O66.0 Obstructed labour due to shoulder dystocia

Impacted shoulders

O66.1 Obstructed labour due to locked twins

O66.2 Obstructed labour due to unusually large fetus

O66.3 Obstructed labour due to other abnormalities of fetus

Dystocia due to:
- conjoined twins
- fetal:
  - ascites
  - hydrops
  - meningomyelocele
  - sacral teratoma
  - tumour
- hydrocephalic fetus

O66.4 Failed trial of labour, unspecified

Failed trial of labour with subsequent delivery by caesarean section

O66.5 Failed application of vacuum extractor and forceps, unspecified

Failed application of ventouse or forceps, with subsequent delivery by forceps or caesarean section respectively

O66.8 Other specified obstructed labour

O66.9 Obstructed labour, unspecified

Dystocia:
- NOS
- fetal NOS
- maternal NOS

O67 Labour and delivery complicated by intrapartum haemorrhage, not elsewhere classified

Excludes: antepartum haemorrhage NEC (O46.-)
placenta praevia (O44.-)
postpartum haemorrhage (O72.-)
premature separation of placenta [abruptio placentae] (O45.-)

O67.0 **产时出血伴有凝血缺陷**

与……有关的产时(过度)出血:
- ·纤维蛋白原缺乏血症
- ·播散性血管内凝血
- ·纤维蛋白溶解亢进
- ·低纤维蛋白原血症

O67.8 **其他的产时出血**

产时过度出血

O67.9 **未特指的产时出血**

O68 产程和分娩并发胎儿应激反应[窘迫]

包 括:使用药物引起的临产或分娩中胎儿窘迫

O68.0 **产程和分娩并发胎儿心率异常**

胎儿:
- ·心动过缓
- ·心律不规则
- ·心动过速

不包括:在羊水中伴有胎粪(O68.2)

O68.1 **产程和分娩并发在羊水中伴有胎粪**

不包括:伴有胎儿心率异常(O68.2)

O68.2 **产程和分娩并发胎儿心率异常并在羊水中伴有胎粪**

O68.3 **产程和分娩并发胎儿应激反应的生物化学证据**

异常的胎儿:
- ·酸血症
- ·酸-碱平衡

O68.8 **产程和分娩并发胎儿应激反应的其他证据**

胎儿窘迫的……证据:
- ·心电图的
- ·超声波的

O68.9 **产程和分娩并发胎儿未特指的应激反应**

O69 产程和分娩并发脐带并发症

O69.0 **产程和分娩并发脐带脱垂**

O69.1 **产程和分娩并发脐带绕颈并伴有受压**

O69.2 **产程和分娩并发其他脐带缠绕**

单羊膜囊内双胎的脐带缠绕
脐带打结

O69.3 **产程和分娩并发脐带过短**

O69.4 **产程和分娩并发前置血管**

前置血管导致的出血

O67.0 **Intrapartum haemorrhage with coagulation defect**

Intrapartum haemorrhage (excessive) associated with:
- · afibrinogenaemia
- · disseminated intravascular coagulation
- · hyperfibrinolysis
- · hypofibrinogenaemia

O67.8 **Other intrapartum haemorrhage**

Excessive intrapartum haemorrhage

O67.9 **Intrapartum haemorrhage, unspecified**

O68 Labour and delivery complicated by fetal stress [distress]

Includes: fetal distress in labour or delivery due to drug administration

O68.0 **Labour and delivery complicated by fetal heart rate anomaly**

Fetal:
- · bradycardia
- · heart rate irregularity
- · tachycardia

Excludes: with meconium in amniotic fluid (O68.2)

O68.1 **Labour and delivery complicated by meconium in amniotic fluid**

Excludes: with fetal heart rate anomaly (O68.2)

O68.2 **Labour and delivery complicated by fetal heart rate anomaly with meconium in amniotic fluid**

O68.3 **Labour and delivery complicated by biochemical evidence of fetal stress**

Abnormal fetal:
- · acidaemia
- · acid-base balance

O68.8 **Labour and delivery complicated by other evidence of fetal stress**

Evidence of fetal distress:
- · electrocardiographic
- · ultrasonic

O68.9 **Labour and delivery complicated by fetal stress, unspecified**

O69 Labour and delivery complicated by umbilical cord complications

O69.0 **Labour and delivery complicated by prolapse of cord**

O69.1 **Labour and delivery complicated by cord around neck, with compression**

O69.2 **Labour and delivery complicated by other cord entanglement**

Entanglement of cords of twins in monoamniotic sac
Knot in cord

O69.3 **Labour and delivery complicated by short cord**

O69.4 **Labour and delivery complicated by vasa praevia**

Haemorrhage from vasa praevia

O69.5 产程和分娩并发脐带的血管损害

脐带：
- 挫伤
- 血肿

脐带血管的血栓形成

O69.8 产程和分娩并发其他的脐带并发症

O69.9 产程和分娩并发未特指的脐带并发症

O70 分娩时会阴裂伤

包　括：会阴切开术由于撕裂而延伸
不包括：仅产科高位阴道裂伤(O71.4)

O70.0 分娩时Ⅰ度会阴裂伤

会阴裂伤、破裂或撕裂(累及)：
- 阴唇系带
- 阴唇
- 皮肤
- 轻度
- 阴道
- 外阴

} 分娩时

O70.1 分娩时Ⅱ度会阴裂伤

如O70.0 中的会阴裂伤、破裂或撕裂，还累及：
- 盆底
- 会阴肌肉
- 阴道肌肉

} 分娩时

不包括：累及肛门括约肌(O70.2)

O70.2 分娩时Ⅲ度会阴裂伤

如O70.1 中的会阴裂伤、破裂或撕裂，还累及：
- 肛门括约肌
- 直肠阴道隔
- 括约肌 NOS

} 分娩时

不包括：累及肛门或直肠粘膜(O70.3)

O70.3 分娩时Ⅳ度会阴裂伤

如O70.2 中的会阴裂伤、破裂或撕裂，还累及：
- 肛门粘膜
- 直肠粘膜

} 分娩时

O70.9 分娩时未特指的会阴裂伤

O71 其他产科创伤

包　括：器械导致的损害

O71.0 产程开始前子宫破裂

O71.1 产程中子宫破裂

子宫破裂未述及发生于产程开始以前

O71.2 产后子宫内翻

O71.3 宫颈的产科裂伤

宫颈环状脱落

O69.5 **Labour and delivery complicated by vascular lesion of cord**

Cord：
- bruising
- haematoma

Thrombosis of umbilical vessels

O69.8 **Labour and delivery complicated by other cord complications**

O69.9 **Labour and delivery complicated by cord complication, unspecified**

O70 Perineal laceration during delivery

Includes：episiotomy extended by laceration
Excludes：obstetric high vaginal laceration alone (O71.4)

O70.0 **First degree perineal laceration during delivery**

Perineal laceration, rupture or tear (involving)：
- fourchette
- labia
- skin
- slight
- vagina
- vulva

} during delivery

O70.1 **Second degree perineal laceration during delivery**

Perineal laceration, rupture or tear as in O70.0, also involving：
- pelvic floor
- perineal muscles
- vaginal muscles

} during delivery

Excludes：that involving anal sphincter (O70.2)

O70.2 **Third degree perineal laceration during delivery**

Perineal laceration, rupture or tear as in O70.1, also involving：
- anal sphincter
- rectovaginal septum
- sphincter NOS

} during delivery

Excludes：that involving anal or rectal mucosa (O70.3)

O70.3 **Fourth degree perineal laceration during delivery**

Perineal laceration, rupture or tear as in O70.2, also involving：
- anal mucosa
- rectal mucosa

} during delivery

O70.9 **Perineal laceration during delivery, unspecified**

O71 Other obstetric trauma

Includes：damage from instruments

O71.0 **Rupture of uterus before onset of labour**

O71.1 **Rupture of uterus during labour**

Rupture of uterus not stated as occurring before onset of labour

O71.2 **Postpartum inversion of uterus**

O71.3 **Obstetric laceration of cervix**

Annular detachment of cervix

O71.4 仅产科高位阴道裂伤
阴道壁裂伤未提及会阴裂伤

不包括：伴有会阴裂伤(O70.-)

O71.5 伤及盆腔器官的其他产科损伤
伤及……的产科损伤：
· 膀胱
· 尿道

O71.6 伤及骨盆关节和韧带的产科损害

耻骨联合软骨的撕脱 ⎫
尾骨损害 ⎬ 产科的
耻骨联合的创伤性分离 ⎭

O71.7 盆腔的产科血肿
产科血肿：
· 会阴
· 阴道
· 外阴

O71.8 其他特指的产科创伤

O71.9 未特指的产科创伤

O72 产后出血

包 括：胎儿或婴儿分娩后的出血

O72.0 第三产程出血
与胎盘滞留、嵌顿或粘连有关的出血

胎盘滞留 NOS

O72.1 其他的即刻产后出血
胎盘娩出后的出血
产后出血(无张力的)NOS

O72.2 延迟性和继发性产后出血
与部分胎盘或胎膜滞留有关的出血

分娩后妊娠产物的滞留 NOS

O72.3 产后凝血缺陷
产后：
· 纤维蛋白原缺乏血症
· 纤维蛋白溶解

O73 胎盘和胎膜滞留不伴有出血

O73.0 胎盘滞留不伴有出血
胎盘植入不伴有出血

O73.1 部分胎盘和胎膜滞留不伴有出血

分娩后妊娠产物滞留不伴有出血

O74 产程和分娩期间麻醉的并发症

包 括：产程和分娩期间由于使用全身或局部麻醉剂、镇痛药或其他镇静剂而发生的母体并发症

O71.4 Obstetric high vaginal laceration alone
Laceration of vaginal wall without mention of perineal laceration

Excludes: with perineal laceration (O70. -)

O71.5 Other obstetric injury to pelvic organs
Obstetric injury to:
· bladder
· urethra

O71.6 Obstetric damage to pelvic joints and ligaments

Avulsion of inner symphyseal cartilage ⎫
Damage to coccyx ⎬ obstetric
Traumatic separation of symphysis (pubis) ⎭

O71.7 Obstetric haematoma of pelvis
Obstetric haematoma of:
· perineum
· vagina
· vulva

O71.8 Other specified obstetric trauma

O71.9 Obstetric trauma, unspecified

O72 Postpartum haemorrhage

Includes: haemorrhage after delivery of fetus or infant

O72.0 Third-stage haemorrhage
Haemorrhage associated with retained, trapped or adherent placenta

Retained placenta NOS

O72.1 Other immediate postpartum haemorrhage
Haemorrhage following delivery of placenta
Postpartum haemorrhage (atonic) NOS

O72.2 Delayed and secondary postpartum haemorrhage
Haemorrhage associated with retained portions of placenta or membranes

Retained products of conception NOS, following delivery

O72.3 Postpartum coagulation defects
Postpartum:
· afibrinogenaemia
· fibrinolysis

O73 Retained placenta and membranes, Without haemorrhage

O73.0 Retained placenta without haemorrhage
Placenta accreta without haemorrhage

O73.1 Retained portions of placenta and membranes, without haemorrhage

Retained products of conception following delivery, without haemorrhage

O74 Complications of anaesthesia during labour and delivery

Includes: maternal complications arising from the administration of a general or local anaesthetic, analgesic or other sedation during labour and delivery

O74.0 产程和分娩期间麻醉引起的吸入性肺炎

胃内容物或分泌物的吸入 NOS } 产程和分娩期间麻醉引起
门德尔松综合征

O74.1 产程和分娩期间麻醉的其他肺部并发症

产程和分娩期间麻醉引起的肺压力性萎陷

O74.2 产程和分娩期间麻醉的心脏并发症

心脏停搏 } 产程和分娩期间麻醉引起的
心力衰竭

O74.3 产程和分娩期间麻醉的中枢神经系统并发症

产程和分娩期间麻醉引起的大脑缺氧

O74.4 产程和分娩期间局部麻醉的毒性反应

O74.5 产程和分娩期间脊髓和硬膜外麻醉诱发的头痛

O74.6 产程和分娩期间脊髓和硬膜外麻醉的其他并发症

O74.7 产程和分娩期间插管失败或困难

O74.8 产程和分娩期间麻醉的其他并发症

O74.9 产程和分娩期间麻醉未特指的并发症

O75 产程和分娩的其他并发症，不可归类在他处者

不包括： 产褥：
- 感染(O86.-)
- 脓毒病(O85)

O75.0 产程和分娩期间母体窘迫

O75.1 产程和分娩期间或以后休克

产科休克

O75.2 产程期间发热，不可归类在他处者

O75.3 产程期间其他的感染

产程期间败血症

O75.4 产科手术和操作的其他并发症

心脏停搏 } 剖宫产术或其他产科手术或操作后，包括分娩 NOS
心力衰竭
大脑缺氧

不包括： 产程和分娩期间麻醉的并发症(O74.-)
产科(外科手术的)伤口：
- 破裂(O90.0-O90.1)
- 血肿(O90.2)
- 感染(O86.0)

O74.0 **Aspiration pneumonitis due to anaesthesia during labour and delivery**

Inhalation of stomach contents or secretions NOS } due to anaesthesia during labour and delivery
Mendelson's syndrome

O74.1 **Other pulmonary complications of anaesthesia during labour and delivery**

Pressure collapse of lung due to anaesthesia during labour and delivery

O74.2 **Cardiac complications of anaesthesia during labour and delivery**

Cardiac arrest } due to anaesthesia during labour and delivery
Cardiac failure

O74.3 **Central nervous system complications of anaesthesia during labour and delivery**

Cerebral anoxia due to anaesthesia during labour and delivery

O74.4 **Toxic reaction to local anaesthesia during labour and delivery**

O74.5 **Spinal and epidural anaesthesia-induced headache during labour and delivery**

O74.6 **Other complications of spinal and epidural anaesthesia during labour and delivery**

O74.7 **Failed or difficult intubation during labour and delivery**

O74.8 **Other complications of anaesthesia during labour and delivery**

O74.9 **Complication of anaesthesia during labour and delivery, unspecified**

O75 Other complications of labour and delivery, not elsewhere classified

Excludes: puerperal:
- infection (O86.-)
- sepsis (O85)

O75.0 **Maternal distress during labour and delivery**

O75.1 **Shock during or following labour and delivery**

Obstetric shock

O75.2 **Pyrexia during labour, not elsewhere classified**

O75.3 **Other infection during labour**

Septicaemia during labour

O75.4 **Other complications of obstetric surgery and procedures**

Cardiac arrest } following caesarean or other obstetric surgery or procedures, including delivery NOS
Cardiac failure
Cerebral anoxia

Excludes: complications of anaesthesia during labour and delivery (O74.-)
obstetric (surgical) wound:
- disruption (O90.0-O90.1)
- haematoma (O90.2)
- infection (O86.0)

O75.5 人工破膜后分娩延迟

O75.6 自发或未特指的破膜后分娩延迟

不包括：自发性胎膜早破(O42.-)

O75.7 以前剖宫产术后的阴道分娩

O75.8 产程和分娩的其他特指并发症

O75.9 产程和分娩未特指的并发症

O75.5 **Delayed delivery after artificial rupture of membranes**

O75.6 **Delayed delivery after spontaneous or unspecified rupture of membranes**

Excludes：spontaneous premature rupture of membranes (O42.-)

O75.7 **Vaginal delivery following previous caesarean section**

O75.8 **Other specified complications of labour and delivery**

O75.9 **Complication of labour and delivery, unspecified**

分娩 (O80-O84)

注：使用这些类目应参考第二卷中死亡和疾病编码的规则和指导。

Delivery (O80-O84)

Note：For use of these categories reference should be made to the mortality and morbidity coding rules and guidelines in Volume 2.

O80 单胎顺产

包 括：在最低限度或完全没有帮助的情况下分娩，有或没有会阴切开术

完全正常情况下的分娩

O80.0 头位顺产

O80.1 臀位顺产

O80.8 其他的单胎顺产

O80.9 未特指的单胎顺产

顺产 NOS

O80 Single spontaneous delivery

Includes：cases with minimal or no assistance, with or without episiotomy

delivery in a completely normal case

O80.0 **Spontaneous vertex delivery**

O80.1 **Spontaneous breech delivery**

O80.8 **Other single spontaneous delivery**

O80.9 **Single spontaneous delivery, unspecified**

Spontaneous delivery NOS

O81 借助产钳和真空吸引器的单胎分娩

不包括：真空吸引器或产钳应用失败(O66.5)

O81.0 低位产钳术

O81.1 中位产钳术

O81.2 中位产钳术伴有旋转

O81.3 其他和未特指的产钳术

O81.4 借助真空吸引器分娩

吸引器分娩

O81.5 同时借助产钳和真空吸引器分娩

产钳和吸引器分娩

O81 Single delivery by forceps and vacuum extractor

Excludes：failed application of vacuum extractor or forceps (O66.5)

O81.0 **Low forceps delivery**

O81.1 **Mid-cavity forceps delivery**

O81.2 **Mid-cavity forceps with rotation**

O81.3 **Other and unspecified forceps delivery**

O81.4 **Vacuum extractor delivery**

Ventouse delivery

O81.5 **Delivery by combination of forceps and vacuum extractor**

Forceps and ventouse delivery

O82 经剖宫产术的单胎分娩

O82.0 经选择性剖宫产术的分娩

再次剖宫产术 NOS

O82.1 经急症剖宫产术的分娩

O82.2 经剖宫产子宫切除术的分娩

O82.8 经其他剖宫产术的单胎分娩

O82.9 经未特指的剖宫产术分娩

O82 Single delivery by caesarean section

O82.0 **Delivery by elective caesarean section**

Repeat caesarean section NOS

O82.1 **Delivery by emergency caesarean section**

O82.2 **Delivery by caesarean hysterectomy**

O82.8 **Other single delivery by caesarean section**

O82.9 **Delivery by caesarean section, unspecified**

O83　其他助产的单胎分娩

O83.0　胎臀牵引术

O83.1　其他臀位助产

臀位分娩 NOS

O83.2　其他手法助产的分娩

转胎位术伴有牵引术

O83.3　腹腔妊娠中能活胎儿的分娩

O83.4　毁胎手术分娩

锁骨切断术 }
穿颅术 } 促进分娩
碎胎术 }

O83.8　其他特指助产的单胎分娩

O83.9　未特指的助产的单胎分娩

助产的分娩 NOS

O84　多胎分娩

需要时，使用附加编码（O80-O83）标明每个胎儿或婴儿的分娩方式。

O84.0　多胎分娩均为顺产

O84.1　多胎分娩均借助产钳和真空吸引器

O84.2　多胎分娩均经剖宫产术

O84.8　其他的多胎分娩

合并方式的多胎分娩

O84.9　未特指的多胎分娩

O83 Other assisted single delivery

O83.0 Breech extraction

O83.1 Other assisted breech delivery

Breech delivery NOS

O83.2 Other manipulation-assisted delivery

Version with extraction

O83.3 Delivery of viable fetus in abdominal pregnancy

O83.4 Destructive operation for delivery

Cleidotomy }
Craniotomy } to facilitate delivery
Embryotomy }

O83.8 Other specified assisted single delivery

O83.9 Assisted single delivery, unspecified

Assisted delivery NOS

O84 Multiple delivery

Use additional codes (O80-O83), if desired, to indicate the method of delivery of each fetus or infant.

O84.0 Multiple delivery, all spontaneous

O84.1 Multiple delivery, all by forceps and vacuum extractor

O84.2 Multiple delivery, all by caesarean section

O84.8 Other multiple delivery

Multiple delivery by combination of methods

O84.9 Multiple delivery, unspecified

主要与产褥期有关的并发症（O85-O92）

注： 类目 O88.-，O91.-和 O92.-的所列情况，即使它们发生于妊娠和分娩时也包括在内。

不包括： 与产褥期有关的精神和行为障碍（F53.-）
产科破伤风（A34）
产褥期骨软化症（M83.0）

O85　产褥期脓毒病

产褥期：
· 子宫内膜炎
· 热
· 腹膜炎
· 败血症

需要时，使用附加编码（B95-B97）标明传染性病原体。

不包括： 产科脓血性和脓毒性栓塞（O88.3）
产程期间败血症（O75.3）

Complications predominantly related to the puerperium (O85-O92)

Note: Categories O88.-, O91.-and O92.-include the listed conditions even if they occur during pregnancy and childbirth.

Excludes: mental and behavioural disorders associated with the puerperium (F53.-)
obstetrical tetanus (A34)
puerperal osteomalacia (M83.0)

O85 Puerperal sepsis

Puerperal:
· endometritis
· fever
· peritonitis
· septicaemia

Use additional code (B95-B97), if desired, to identify infectious agent.

Excludes: obstetric pyaemic and septic embolism (O88.3)
septicaemia during labour (O75.3)

O86 其他产褥感染

需要时，使用附加编码(B95-B97)标明传染性病原体。

不包括：产程期间感染(O75.3)

O86.0 产科手术伤口的感染

受……的感染：

- 剖宫产术伤口 } 分娩后
- 会阴修复术 } 分娩后

O86.1 分娩后生殖道的其他感染

宫颈炎 } 分娩后
阴道炎 } 分娩后

O86.2 分娩后泌尿道感染

分娩后存在 N10-N12，N15. -，N30. -，N34. -，N39.0 中的情况

O86.3 分娩后其他泌尿生殖道感染

产褥期泌尿生殖道感染 NOS

O86.4 分娩后不明原因的发热

产褥：

- 感染 NOS
- 发热 NOS

不包括：产褥热(O85)
产程期间发热(O75.2)

O86.8 其他特指的产褥感染

O87 产褥期的静脉并发症

包　括：产程、分娩和产褥期

不包括：产科栓塞(O88. -)
妊娠期静脉并发症(O22. -)

O87.0 产褥期血栓性浅静脉炎

O87.1 产褥期深静脉血栓形成

产后深静脉血栓形成

产后盆腔血栓性静脉炎

O87.2 产褥期痔

O87.3 产褥期大脑静脉血栓形成

产褥期大脑静脉窦血栓形成

O87.8 产褥期其他的静脉并发症

产褥期生殖器静脉曲张

O87.9 产褥期未特指的静脉并发症

产褥期的：

- 静脉炎 NOS
- 静脉病 NOS
- 血栓形成 NOS

O88 产科栓塞

包　括：妊娠、分娩或产褥期的肺栓塞

不包括：栓塞并发于流产、异位妊娠或葡萄胎妊娠(O00-O07，O08.2)

O86 Other puerperal infections

Use additional code (B95-B97), if desired, to identify infectious agent.

Excludes: infection during labour (O75.3)

O86.0 Infection of obstetric surgical wound

Infected:

- caesarean section wound } following delivery
- perineal repair } following delivery

O86.1 Other infection of genital tract following delivery

Cervicitis } following delivery
Vaginitis } following delivery

O86.2 Urinary tract infection following delivery

Conditions in N10-N12, N15. -, N30. -, N34. -, N39.0 following delivery

O86.3 Other genitourinary tract infections following delivery

Puerperal genitourinary tract infection NOS

O86.4 Pyrexia of unknown origin following delivery

Puerperal:

- infection NOS
- pyrexia NOS

Excludes: puerperal fever (O85)
pyrexia during labour (O75.2)

O86.8 Other specified puerperal infections

O87 Venous complications in the puerperium

Includes: in labour, delivery and the puerperium

Excludes: obstetric embolism (O88. -)
venous complications in pregnancy (O22. -)

O87.0 Superficial thrombophlebitis in the puerperium

O87.1 Deep phlebothrombosis in the puerperium

Deep-vein thrombosis, postpartum

Pelvic thrombophlebitis, postpartum

O87.2 Haemorrhoids in the puerperium

O87.3 Cerebral venous thrombosis in the puerperium

Cerebrovenous sinus thrombosis in the puerperium

O87.8 Other venous complications in the puerperium

Genital varices in the puerperium

O87.9 Venous complication in the puerperium, unspecified

Puerperal:

- phlebitis NOS
- phlebopathy NOS
- thrombosis NOS

O88 Obstetric embolism

Includes: pulmonary emboli in pregnancy, childbirth or the puerperium

Excludes: embolism complicating abortion or ectopic or molar pregnancy (O00-O07, O08.2)

O88.0 产科空气栓塞
O88.1 羊水栓塞
O88.2 产科血凝块栓塞
产科(肺)栓塞 NOS
产褥期(肺)栓塞 NOS
O88.3 产科脓血性和脓毒性栓塞
O88.8 其他的产科栓塞
产科脂肪栓塞

O89 产褥期中麻醉的并发症

包 括:产褥期中使用全身或局部麻醉剂、镇痛药或其他镇静剂而发生的母体并发症

O89.0 产褥期中麻醉的肺部并发症
吸入性肺炎
胃内容物或分泌物的吸入NOS
门德尔松综合征
肺压力性萎陷
} 产褥期中麻醉引起的

O89.1 产褥期中麻醉的心脏并发症
心脏停搏
心力衰竭
} 产褥期中麻醉引起的

O89.2 产褥期中麻醉的中枢神经系统并发症
产褥期中麻醉引起的大脑缺氧
O89.3 产褥期中局部麻醉的中毒反应
O89.4 产褥期中脊髓和硬膜外麻醉诱发的头痛
O89.5 产褥期中脊髓和硬膜外麻醉的其他并发症
O89.6 产褥期中插管失败或困难
O89.8 产褥期中麻醉的其他并发症
O89.9 产褥期中麻醉未特指的并发症

O90 产褥期的并发症,不可归类在他处者

O90.0 剖宫产术的伤口破裂
O90.1 会阴产科的伤口破裂
伤口破裂:
· 会阴切开术
· 会阴裂伤
继发性会阴撕裂
O90.2 产科伤口的血肿
O90.3 产褥期心肌病
在 I42.-中的情况

O88.0 Obstetric air embolism
O88.1 Amniotic fluid embolism
O88.2 Obstetric blood-clot embolism
Obstetric (pulmonary) embolism NOS
Puerperal (pulmonary) embolism NOS
O88.3 Obstetric pyaemic and septic embolism
O88.8 Other obstetric embolism
Obstetric fat embolism

O89 Complications of anaesthesia during the puerperium

Includes: maternal complications arising from the administration of a general or local anaesthetic, analgesic or other sedation during the puerperium

O89.0 Pulmonary complications of anaesthesia during the puerperium
Aspiration pneumonitis
Inhalation of stomach contents or secretions NOS
Mendelson's syndrome
Pressure collapse of lung
} due to anaesthesia during the puerperium

O89.1 Cardiac complications of anaesthesia during the puerperium
Cardiac arrest
Cardiac failure
} due to anaesthesia during the puerperium

O89.2 Central nervous system complications of anaesthesia during the puerperium
Cerebral anoxia due to anaesthesia during the puerperium
O89.3 Toxic reaction to local anaesthesia during the puerperium
O89.4 Spinal and epidural anaesthesia-induced headache during the puerperium
O89.5 Other complications of spinal and epidural anaesthesia during the puerperium
O89.6 Failed or difficult intubation during the puerperium
O89.8 Other complications of anaesthesia during the puerperium
O89.9 Complication of anaesthesia during the puerperium, unspecified

O90 Complications of the puerperium, not elsewhere classified

O90.0 Disruption of caesarean section wound
O90.1 Disruption of perineal obstetric wound
Disruption of wound of:
· episiotomy
· perineal laceration
Secondary perineal tear
O90.2 Haematoma of obstetric wound
O90.3 Cardiomyopathy in the puerperium
Conditions in I42.-

O90.4 产后急性肾衰竭
产程和分娩后的肝肾综合征
O90.5 产后甲状腺炎
O90.8 产褥期的其他并发症，不可归类在他处者
胎盘息肉
O90.9 产褥期未特指的并发症

O90.4 **Postpartum acute renal failure**
Hepatorenal syndrome following labour and delivery
O90.5 **Postpartum thyroiditis**
O90.8 **Other complications of the puerperium, not elsewhere classified**
Placental polyp
O90.9 **Complication of the puerperium, unspecified**

O91 与分娩有关的乳房感染

包 括：在妊娠、产褥期或哺乳时所列情况
O91.0 与分娩有关的乳头感染
乳头脓肿：
· 妊娠期
· 产褥期
O91.1 与分娩有关的乳房脓肿
乳腺脓肿、化脓性乳腺炎、乳晕下脓肿 } 妊娠期或产褥期的
O91.2 与分娩有关的非化脓性乳腺炎
乳房的淋巴管炎、乳腺炎：· NOS · 间质性 · 实质性 } 妊娠期或产褥期的

O91 Infections of breast associated with childbirth

Includes: the listed conditions during pregnancy, the puerperium or lactation
O91.0 **Infection of nipple associated with childbirth**
Abscess of nipple:
· gestational
· puerperal
O91.1 **Abscess of breast associated with childbirth**
Mammary abscess, Purulent mastitis, Subareolar abscess } gestational or puerperal
O91.2 **Nonpurulent mastitis associated with childbirth**
Lymphangitis of breast, Mastitis: · NOS · interstitial · parenchymatous } gestational or puerperal

O92 与分娩有关的乳房和哺乳的其他疾患

包 括：在妊娠、产褥期或哺乳时所列情况
O92.0 与分娩有关的乳头内缩
O92.1 与分娩有关的乳头皲裂
妊娠期或产褥期的乳头裂
O92.2 与分娩有关的乳房其他和未特指的疾患
O92.3 无乳
原发性无乳
O92.4 乳汁过少
O92.5 泌乳抑制
无乳：
· 选择性
· 继发性
· 治疗性
O92.6 乳溢
不包括：与分娩无关的乳溢（N64.3）
O92.7 哺乳的其他和未特指的疾患
产褥期积乳囊肿

O92 Other disorders of breast and lactation associated with childbirth

Includes: the listed conditions during pregnancy, the puerperium or lactation
O92.0 **Retracted nipple associated with childbirth**
O92.1 **Cracked nipple associated with childbirth**
Fissure of nipple, gestational or puerperal
O92.2 **Other and unspecified disorders of breast associated with childbirth**
O92.3 **Agalactia**
Primary agalactia
O92.4 **Hypogalactia**
O92.5 **Suppressed lactation**
Agalactia:
· elective
· secondary
· therapeutic
O92.6 **Galactorrhoea**
Excludes: galactorrhoea not associated with childbirth (N64.3)
O92.7 **Other and unspecified disorders of lactation**
Puerperal galactocele

其他产科情况，不可归类在他处者（O94-O99）

注：类目 O95-O97 的使用，应参考第二卷中死亡编码的规则和指导。

O94 妊娠、分娩和产褥期并发症的后遗症

注：本类目仅用于疾病编码，以表明类目 O00-O75 和 O85-O92 中的情况是后遗症的原因，而它们本身分类于他处［即 O00-O75 和 O85-O92］。所谓"后遗症"包括特指为后遗症或晚期效应的情况，或那些在起因状况发生后存在一年或更长时间的情况。

不包括：导致死亡的情况（O96，O97）

O95 未特指原因的产科死亡

发生于妊娠、产程和分娩或产褥期未特指原因的孕产妇死亡。

O96 任何产科原因的死亡，发生于分娩后 42 天以上至一年以内

需要时，使用附加编码标明死亡的产科原因。

O97 直接产科原因后遗症的死亡

任何直接产科原因的死亡，发生于分娩后一年或以上。

Other obstetric conditions, not elsewhere classified (O94-O99)

Note: For use of categories O95-O97 reference should be made to the mortality coding rules and guidelines in Volume 2.

O94 Sequelae of complication of pregnancy, childbirth and the puerperium

Note: This category is to be used for morbidity coding only to indicate conditions in categories O00-O75 and O85-O92 as the cause of sequelae, which are themselves classified elsewhere. The 'sequelae' include conditions specified as such or as late effects, or those present one year or more after the onset of the causal condition.

Excludes: that resulting in death (O96, O97)

O95 Obstetric death of unspecified cause

Maternal death from unspecified cause occurring during pregnancy, labour and delivery, or the Puerperium.

O96 Death from any obstetric cause occurring more than 42 days but less than one year after delivery

Use additional code, if desired, to identify obstetric cause of death.

O97 Death from sequelae of direct obstetric causes

Death from any direct obstetric cause occurring one year or more after delivery

O98 可归类在他处的孕产妇的传染病和寄生虫病并发于妊娠、分娩和产褥期

包　括：当所列情况使妊娠状态复杂化、由于妊娠而加重或作为产科医疗的原因时

需要时,使用附加编码(第一章)标明具体情况。

不包括：无症状性人类免疫缺陷病毒[HIV]感染状态(Z21)
人类免疫缺陷病毒[HIV]病(B20-B24)
人类免疫缺陷病毒[HIV]的实验室证据(R75)
产科破伤风(A34)
产褥:
· 感染(O86. -)
· 脓毒病(O85)
已知或怀疑某种情况影响到胎儿而对孕产妇进行医疗(O35-O36)

O98.0 **结核并发于妊娠、分娩和产褥期**

在 A15-A19 中的情况

O98.1 **梅毒并发于妊娠、分娩和产褥期**

在 A50-A53 中的情况

O98.2 **淋病并发于妊娠、分娩和产褥期**

在 A54. -中的情况

O98.3 **主要为性传播模式的其他感染并发于妊娠、分娩和产褥期**

在 A55-A64 中的情况

O98.4 **病毒性肝炎并发于妊娠、分娩和产褥期**

在 B15-B19 中的情况

O98.5 **其他病毒性疾病并发于妊娠、分娩和产褥期**

在 A80-B09,B25-B34 中的情况

O98.6 **原虫性疾病并发于妊娠、分娩和产褥期**

在 B50-B64 中的情况

O98.8 **孕产妇其他的传染病和寄生虫病并发于妊娠、分娩和产褥期**

O98.9 **孕产妇未特指的传染病或寄生虫病并发于妊娠、分娩和产褥期**

O98 Maternal infectious and parasitic diseases classifiable elsewhere but complicating pregnancy, childbirth and the puerperium

Includes: the listed conditions when complicating the pregnant state, when aggravated by the pregnancy, or as a reason for obstetric care

Use additional code (Chapter I), if desired, to identify specific condition.

Excludes: asymptomatic human immunodeficiency virus [HIV] infection status (Z21)
human immunodeficiency virus [HIV] disease (B20-B24)
laboratory evidence of human immunodeficiency virus [HIV] (R75)
obstetrical tetanus (A34)
puerperal:
· infection (O86. -)
· sepsis (O85)
when the reason for maternal care is that the disease is known or suspected to have affected the fetus (O35-O36)

O98.0 **Tuberculosis complicating pregnancy, childbirth and the puerperium**

Conditions in A15-A19

O98.1 **Syphilis complicating pregnancy, childbirth and the puerperium**

Conditions in A50-A53

O98.2 **Gonorrhoea complicating pregnancy, childbirth and the puerperium**

Conditions in A54. -

O98.3 **Other infections with a predominantly sexual mode of transmission complicating pregnancy, childbirth and the puerperium**

Conditions in A55-A64

O98.4 **Viral hepatitis complicating pregnancy, childbirth and the puerperium**

Conditions in B15-B19

O98.5 **Other viral diseases complicating pregnancy, childbirth and the puerperium**

Conditions in A80-B09, B25-B34

O98.6 **Protozoal diseases complicating pregnancy, childbirth and the puerperium**

Conditions in B50-B64

O98.8 **Other maternal infectious and parasitic diseases complicating pregnancy, childbirth and the puerperium**

O98.9 **Unspecified maternal infectious and parasitic disease complicating pregnancy, childbirth and the puerperium**

O99 可归类在他处的孕产妇的其他疾病并发于妊娠、分娩和产褥期

注：本类目包括一些使妊娠状态复杂化的情况，它们由于妊娠而加重或作为产科医疗的主要原因，而且在字母顺序索引中也未对这些情况指出第十五章中的具体标题。

需要时，使用附加编码标明具体情况。

不包括：传染病和寄生虫病（O98.-）
损伤、中毒和外因的某些其他后果（S00-T98）
已知或怀疑某种情况影响到胎儿而对孕产妇进行医疗（O35-O36）

O99.0 贫血并发于妊娠、分娩和产褥期

在 D50-D64 中的情况

O99.1 血液和造血器官的其他疾病及涉及免疫机制的某些疾患并发于妊娠、分娩和产褥期

在 D65-D89 中的情况

不包括：出血伴有凝血缺陷（O46.0，O67.0，O72.3）

O99.2 内分泌、营养和代谢疾病并发于妊娠、分娩和产褥期

在 E00-E90 中的情况

不包括：糖尿病（O24.-）
营养不良（O25）
产后甲状腺炎（O90.5）

O99.3 精神障碍和神经系统疾病并发于妊娠、分娩和产褥期

在 F00-F99 和 G00-G99 中的情况

不包括：产褥期抑郁（F53.0）
与妊娠有关的周围神经炎（O26.8）
产褥期精神病（F53.1）

O99.4 循环系统疾病并发于妊娠、分娩和产褥期

在 I00-I99 中的情况

不包括：产褥期心肌病（O90.3）
高血压疾患（O10-O16）
产科栓塞（O88.-）
静脉并发症和大脑静脉窦血栓形成于：
· 产程、分娩和产褥期（O87.-）
· 妊娠期（O22.-）

O99 Other maternal diseases classifiable elsewhere but complicating pregnancy, childbirth and the puerperium

Note: This category includes conditions which complicate the pregnant state, are aggravated by the pregnancy or are a main reason for obstetric care and for which the Alphabetical Index does not indicate a specific rubric in Chapter XV.

Use additional code, if desired, to identify specific condition.

Excludes: infectious and parasitic diseases (O98.-)
injury, poisoning and certain other consequences or external causes (S00-T98)
when the reason for maternal care is that the condition is known or suspected to have affected the fetus (O35-O36)

O99.0 Anaemia complicating pregnancy, childbirth and the puerperium

Conditions in D50-D64

O99.1 Other diseases of the blood and blood-forming organs and certain disorders involving the immune mechanism complicating pregnancy, childbirth and the puerperium

Conditions in D65-D89

Excludes: haemorrhage with coagulation defects (O46.0, O67.0, O72.3)

O99.2 Endocrine, nutritional and metabolic diseases complicating pregnancy, childbirth and the puerperium

Conditions in E00-E90

Excludes: diabetes mellitus (O24.-)
malnutrition (O25)
postpartum thyroiditis (O90.5)

O99.3 Mental disorders and diseases of the nervous system complicating pregnancy, childbirth and the puerperium

Conditions in F00-F99 and G00-G99

Excludes: postnatal depression (F53.0)
pregnancy-related peripheral neuritis (O26.8)
puerperal psychosis (F53.1)

O99.4 Diseases of the circulatory system complicating pregnancy, childbirth and the puerperium

Conditions in I00-I99

Excludes: cardiomyopathy in the puerperium (O90.3)
hypertensive disorders (O10-O16)
obstetric embolism (O88.-)
venous complications and cerebrovenous sinus thrombosis in:
· labour, childbirth and the puerperium (O87.-)
· pregnancy (O22.-)

O99.5 呼吸系统疾病并发于妊娠、分娩和产褥期

在 J00-J99 中的情况

O99.6 消化系统疾病并发于妊娠、分娩和产褥期

在 K00-K93 中的情况

不包括：妊娠、分娩和产褥期的肝疾患(O26.6)

O99.7 皮肤和皮下组织的疾病并发于妊娠、分娩和产褥期

在 L00-L99 中的情况

不包括：妊娠疱疹(O26.4)

O99.8 其他特指的疾病和情况并发于妊娠、分娩和产褥期

可分类于 O99.0-O99.7 中情况的组合

在C00-D48，H00-H95，M00-M99，N00-N99 和 Q00-Q99 中的情况，不可归类在他处者

不包括：妊娠期泌尿生殖系感染(O23.-)
分娩后泌尿生殖道感染(O86.0-O86.3)
为已知或可疑的盆腔器官异常给予的孕产妇医疗(O34.-)
产后急性肾衰竭(O90.4)
产后肾炎(O90.8)

O99.5 Diseases of the respiratory system complicating pregnancy, childbirth and the puerperium

Conditions in J00-J99

O99.6 Diseases of the digestive system complicating pregnancy, childbirth and the puerperium

Conditions in K00-K93

Excludes: liver disorders in pregnancy, childbirth and the puerperium(O26.6)

O99.7 Diseases of the skin and subcutaneous tissue complicating pregnancy, childbirth and the puerperium

Conditions in L00-L99

Excludes: herpes gestationis(O26.4)

O99.8 Other specified diseases and conditions complicating pregnancy, childbirth and the puerperium

Combination of conditions classifiable to O99.0-O99.7

Conditions in C00-D48, H00-H95, M00-M99, N00-N99 and Q00-Q99 not elsewhere classified

Excludes: genitourinary infections in pregnancy(O23.-)
infection of genitourinary tract following delivery(O86.0-O 86.3)
maternal care for known or suspected abnormality of maternal pelvic organs (O34.-)
postpartum acute renal failure(O90.4)
postpartum nephritis(O90.8)

第十六章 起源于围生期的某些情况 (P00-P96)

CHAPTER XVI Certain conditions originating in the perinatal period (P00-P96)

包　括：起源于围生期的情况但在以后发病或死亡

不包括：先天性畸形、变形和染色体异常(Q00-Q99)
内分泌、营养和代谢疾病(E00-E90)
损伤、中毒和外因的某些其他后果(S00-T98)
肿瘤(C00-D48)
新生儿破伤风(A33)

Includes: conditions that have their origin in the perinatal period even though death or morbidity occurs later

Excludes: congenital malformations, deformations and chromosomal abnormalities (Q00-Q99)
endocrine, nutritional and metabolic diseases (E00-E90)
injury, poisoning and certain other consequences of external causes (S00-T98)
neoplasms (C00-D48)
tetanus neonatorum (A33)

本章包括下列各节：

P00-P04	胎儿和新生儿受母体因素及妊娠、产程和分娩并发症的影响
P05-P08	与妊娠期长短和胎儿生长有关的疾患
P10-P15	产伤
P20-P29	特发于围生期的呼吸和心血管疾患
P35-P39	特发于围生期的感染
P50-P61	胎儿和新生儿出血性和血液学疾患
P70-P74	特发于胎儿和新生儿的暂时性内分泌和代谢疾患
P75-P78	胎儿和新生儿的消化系统疾患
P80-P83	累及胎儿和新生儿体被和体温调节的情况
P90-P96	起源于围生期的其他疾患

This chapter contains the following blocks:

P00-P04	Fetus and newborn affected by maternal factors and by complications of pregnancy, labour and delivery
P05-P08	Disorders related to length of gestation and fetal growth
P10-P15	Birth trauma
P20-P29	Respiratory and cardiovascular disorders specific to the perinatal period
P35-P39	Infections specific to the perinatal period
P50-P61	Haemorrhagic and haematological disorders of fetus and newborn
P70-P74	Transitory endocrine and metabolic disorders specific to fetus and newborn
P75-P78	Digestive system disorders of fetus and newborn
P80-P83	Conditions involving the integument and temperature regulation of fetus and newborn
P90-P96	Other disorders originating in the perinatal period

本章提供的星号类目如下：

P75* 胎粪性肠梗阻

An asterisk category for this chapter is provided as follows:

P75* Meconium ileus

胎儿和新生儿受母体因素及妊娠、产程和分娩并发症的影响(P00-P04)

包　括：所列的母体情况仅限于被特指为是胎儿或新生儿发病或死亡的原因时

P00 胎儿和新生儿受母体情况影响,这些情况可能与本次妊娠无关

不包括：胎儿和新生儿受……的影响：
- ·母体妊娠并发症(P01.-)
- ·母体内分泌和代谢疾患(P70-P74)
- ·经胎盘或母乳传播的有害物质(P04.-)

P00.0 胎儿和新生儿受母体高血压疾患的影响

胎儿或新生儿受母体可分类于O10-O11,O13-O16情况的影响。

P00.1 胎儿和新生儿受母体肾和泌尿道疾病的影响

胎儿或新生儿受母体可分类于N00-N39情况的影响。

P00.2 胎儿和新生儿受母体传染病和寄生虫病的影响

胎儿或新生儿受母体可分类于A00-B99和J09-J11传染病的影响,但其本身并不表现该病。

不包括：特发于围生期的感染(P35-P39)

母体生殖道和其他局部感染(P00.8)

P00.3 胎儿和新生儿受母体其他循环和呼吸疾病的影响

胎儿或新生儿受母体可分类于I00-I99,J00-J99,Q20-Q34情况的影响,但不包括P00.0和P00.2中的情况。

P00.4 胎儿和新生儿受母体营养性疾患的影响

胎儿或新生儿受母体可分类于E40-E64情况的影响。

孕产妇营养不良NOS

P00.5 胎儿和新生儿受母体损伤的影响

胎儿或新生儿受母体可分类于S00-T79情况的影响。

Fetus and newborn affected by maternal factors and by complications of pregnancy, labour and delivery (P00-P04)

Includes: the listed maternal conditions only when specified as a cause of mortality or morbidity in fetus or newborn

P00 Fetus and newborn affected by maternal conditions that may be unrelated to present pregnancy

Excludes: fetus and newborn affected by:
- · maternal complications of pregnancy (P01.-)
- · maternal endocrine and metabolic disorders (P70-P74)
- · noxious influences transmitted via placenta or breast milk (P04.-)

P00.0 Fetus and newborn affected by maternal hypertensive disorders

Fetus or newborn affected by maternal conditions classifiable to O10-O11, O13-O16

P00.1 Fetus and newborn affected by maternal renal and urinary tract diseases

Fetus or newborn affected by maternal conditions classifiable to N00-N39

P00.2 Fetus and newborn affected by maternal infectious and parasitic diseases

Fetus or newborn affected by maternal infectious disease classifiable to A00-B99 and J09-J11, but not itself manifesting that disease

Excludes: infections specific to the perinatal period (P35-P39)

maternal genital tract and other localized infections (P00.8)

P00.3 Fetus and newborn affected by other maternal circulatory and respiratory diseases

Fetus or newborn affected by maternal conditions classifiable to I00-I99, J00-J99, Q20-Q34 and not included in P00.0, P00.2

P00.4 Fetus and newborn affected by maternal nutritional disorders

Fetus or newborn affected by maternal disorders classifiable to E40-E64

Maternal malnutrition NOS

P00.5 Fetus and newborn affected by maternal injury

Fetus or newborn affected by maternal conditions classifiable to S00-T79

P00.6 胎儿和新生儿受母体手术操作的影响
不包括：本次分娩为剖宫产(P03.4)
羊膜穿刺术、剖宫产术或手术引产造成的胎盘损害(P02.1)
以前对子宫或盆腔内器官的手术(P03.8)
终止妊娠，胎儿(P96.4)

P00.6 Fetus and newborn affected by surgical procedure on mother
Excludes: caesarean section for present delivery (P03.4)
damage to placenta from amniocentesis, caesarean section or surgical induction (P02.1)
previous surgery to uterus or pelvic organs (P03.8)
termination of pregnancy, fetus (P96.4)

P00.7 胎儿和新生儿受母体其他医疗操作的影响，不可归类在他处者
胎儿或新生儿受母亲放射线照射的影响。
不包括：羊膜腔穿刺术、剖宫产术或手术引产造成的胎盘损害(P02.1)
胎儿或新生儿受产程和分娩的其他并发症的影响(P03.-)

P00.7 Fetus and newborn affected by other medical procedures on mother, not elsewhere classified
Fetus or newborn affected by radiology on mother
Excludes: damage to placenta from amniocentesis, caesarean section or surgical induction (P02.1)
fetus or newborn affected by other complications of labour and delivery (P03.-)

P00.8 胎儿和新生儿受母体其他情况的影响
胎儿或新生儿受……的影响：
· 母体可分类于 T80-T88 中的情况
· 母体生殖道和其他局部感染
· 母体系统性红斑狼疮
不包括：暂时性新生儿内分泌和代谢疾患(P70-P74)

P00.8 Fetus and newborn affected by other maternal conditions
Fetus or newborn affected by:
· conditions classifiable to T80-T88
· maternal genital tract and other localized infections
· maternal systemic lupus erythematosus
Excludes: transitory neonatal endocrine and metabolic disorders (P70-P74)

P00.9 胎儿和新生儿受母体未特指情况的影响

P00.9 Fetus and newborn affected by unspecified maternal condition

P01 胎儿和新生儿受母体妊娠并发症的影响

P01 Fetus and newborn affected by maternal complications of pregnancy

P01.0 胎儿和新生儿受宫颈机能不全的影响

P01.0 Fetus and newborn affected by incompetent cervix

P01.1 胎儿和新生儿受胎膜早破的影响

P01.1 Fetus and newborn affected by premature rupture of membranes

P01.2 胎儿和新生儿受羊水过少的影响
不包括：胎膜早破引起时(P01.1)

P01.2 Fetus and newborn affected by oligohydramnios
Excludes: when due to premature rupture of membranes (P01.1)

P01.3 胎儿和新生儿受羊水过多的影响
羊水过多

P01.3 Fetus and newborn affected by polyhydramnios
Hydramnios

P01.4 胎儿和新生儿受异位妊娠的影响
腹腔妊娠

P01.4 Fetus and newborn affected by ectopic pregnancy abdominal pregnancy

P01.5 胎儿和新生儿受多胎妊娠的影响
三胎(妊娠)
双胎(妊娠)

P01.5 Fetus and newborn affected by multiple pregnancy
Triplet (pregnancy)
Twin (pregnancy)

P01.6 胎儿和新生儿受母体死亡的影响

P01.6 Fetus and newborn affected by maternal death

P01.7 胎儿和新生儿受产程开始前先露异常的影响
臀先露
外转胎位术
面先露
横产式
不稳定产式
} 产程前

P01.7 Fetus and newborn affected by malpresentation before labour
Breech presentation
External version
Face presentation
Transverse lie
Unstable lie
} before labour

P01.8 胎儿和新生儿受母体其他妊娠并发症的影响
自然流产,胎儿

P01.9 胎儿和新生儿受母体未特指的妊娠并发症的影响

P02 胎儿和新生儿受胎盘、脐带和胎膜的并发症的影响

P02.0 胎儿和新生儿受前置胎盘的影响

P02.1 胎儿和新生儿受胎盘剥离和出血的其他形式的影响
胎盘早剥
意外(产前)出血
产前出血
羊膜腔穿刺术、剖宫产术或手术引产造成的胎盘损害
母亲失血
胎盘早期剥离

P02.2 胎儿和新生儿受胎盘其他和未特指形态和功能异常的影响
胎盘:
·功能障碍
·梗死
·机能不全

P02.3 胎儿和新生儿受胎盘输血综合征的影响
胎盘和脐带异常引起双胎之间或其他经胎盘的输血
需要时,使用附加编码标明胎儿和新生儿的结局情况。

P02.4 胎儿和新生儿受脐带脱垂的影响

P02.5 胎儿和新生儿受脐带其他压迫的影响
脐带(紧)绕颈
脐带缠绕
脐带打结

P02.6 胎儿和新生儿受脐带其他和未特指情况的影响
脐带过短
前置血管
不包括: 单脐动脉(Q27.0)

P02.7 胎儿受绒(毛)膜羊膜炎的影响
羊膜炎
胎盘炎

P02.8 胎儿和新生儿受胎膜其他异常的影响

P02.9 胎儿和新生儿受胎膜未特指异常的影响

P01.8 **Fetus and newborn affected by other maternal complications of pregnancy**
Spontaneous abortion, fetus

P01.9 **Fetus and newborn affected by maternal complication of pregnancy, unspecified**

P02 Fetus and newborn affected by complications of placenta, cord and membranes

P02.0 **Fetus and newborn affected by placenta praevia**

P02.1 **Fetus and newborn affected by other forms of placental separation and haemorrhage**
Abruptio placentae
Accidental haemorrhage
Antepartum haemorrhage
Damage to placenta from amniocentesis, caesarean section or surgical induction
Maternal blood loss
Premature separation of placenta

P02.2 **Fetus and newborn affected by other and unspecified morphological and functional abnormalities of placenta**
Placental:
· dysfunction
· infarction
· insufficiency

P02.3 **Fetus and newborn affected by placental transfusion syndromes**
Placental and cord abnormalities resulting in twin-to-twin or other transplacental transfusion
Use additional code, if desired, to indicate resultant condition in the fetus or newborn.

P02.4 **Fetus and newborn affected by prolapsed cord**

P02.5 **Fetus and newborn affected by other compression of umbilical cord**
Cord (tightly) around neck
Entanglement of cord
Knot in cord

P02.6 **Fetus and newborn affected by other and unspecified conditions of umbilical cord**
Short cord
Vasa praevia
Excludes: single umbilical artery (Q27.0)

P02.7 **Fetus and newborn affected by chorioamnionitis**
Amnionitis/Membranitis
Placentitis

P02.8 **Fetus and newborn affected by other abnormalities of membranes**

P02.9 **Fetus and newborn affected by abnormality of membranes, unspecified**

P03 胎儿和新生儿受产程和分娩的其他并发症的影响

P03.0 胎儿和新生儿受臀位分娩和胎臀牵引术的影响

P03.1 胎儿和新生儿受产程和分娩中其他先露异常、胎位异常和(胎盆)不称的影响

胎儿或新生儿受可分类于O64-O66情况的影响。

狭窄骨盆
持续性枕后位
横产式

P03.2 胎儿和新生儿受产钳术的影响

P03.3 胎儿和新生儿受真空吸引器[吸杯]分娩的影响

P03.4 胎儿和新生儿受剖宫产术的影响

P03.5 胎儿和新生儿受急产的影响

快速第二产程

P03.6 胎儿和新生儿受子宫收缩异常的影响

胎儿或新生儿受可分类于O62.-情况的影响,不包括O62.3。

高张力分娩
宫缩乏力

P03.8 胎儿和新生儿受产程和分娩的其他特指并发症的影响

胎儿或新生儿受可分类于O60-O75情况的影响,以及用于临产和分娩的不包括在P02.-和P03.0-P03.6的那些操作的影响。

母体软组织异常
毁胎手术促进分娩
引产术

P03.9 胎儿和新生儿受产程和分娩未特指并发症的影响

P04 胎儿和新生儿受经胎盘或母乳传播的有害物质的影响

包　括： 经胎盘传播的物质的无畸形形成性效应

不包括： 先天畸形(Q00-Q99)
母体传播的药物或毒素引起的新生儿黄疸(P58.4)

P04.0 胎儿和新生儿受母体在妊娠、产程和分娩中的感觉丧失和痛觉缺失的影响

在产程和分娩中,母体使用阿片剂和镇静剂所致的反应和中毒

P03 Fetus and newborn affected by other complications of labour and delivery

P03.0 **Fetus and newborn affected by breech delivery and extraction**

P03.1 **Fetus and newborn affected by other malpresentation, malposition and disproportion during labour and delivery**

Fetus or newborn affected by conditions classifiable to O64-O66

Contracted pelvis
Persistent occipitoposterior
Transverse lie

P03.2 **Fetus and newborn affected by forceps delivery**

P03.3 **Fetus and newborn affected by delivery by vacuum extractor [ventouse]**

P03.4 **Fetus and newborn affected by caesarean delivery**

P03.5 **Fetus and newborn affected by precipitate delivery**

Rapid second stage

P03.6 **Fetus and newborn affected by abnormal uterine contractions**

Fetus or newborn affected by conditions classifiable to O62.-, except O62.3

Hypertonic labour
Uterine inertia

P03.8 **Fetus and newborn affected by other specified complications of labour and delivery**

Fetus or newborn affected by conditions classifiable to O60-O75 and by procedures used in labour and delivery not included in P02.- and P03.0-P03.6

Abnormality of maternal soft tissues
Destructive operation to facilitate delivery
Induction of labour

P03.9 **Fetus and newborn affected by complication of labour and delivery, unspecified**

P04 Fetus and newborn affected by noxious influences transmitted via placenta or breast milk

Includes: nonteratogenic effects of substances transmitted via placenta

Excludes: congenital malformations (Q00-Q99)
neonatal jaundice due to drugs or toxins transmitted from mother (P58.4)

P04.0 **Fetus and newborn affected by maternal anaesthesia and analgesia in pregnancy, labour and delivery**

Reactions and intoxications from maternal opiates and tranquillizers administered during labour and delivery

P04.1 胎儿和新生儿受母体其他药物的影响
癌症化疗
细胞毒类药物
不包括： 苄丙酮香豆素引起的畸形（Q86.2）
胎儿乙内酰脲综合征（Q86.1）
母体用药瘾（P04.4）

P04.1 **Fetus and newborn affected by other maternal medication**
Cancer chemotherapy
Cytotoxic drugs
Excludes： dysmorphism due to warfarin（Q86.2）
fetal hydantoin syndrome（Q86.1）
maternal use of drugs of addiction（P04.4）

P04.2 胎儿和新生儿受母体使用烟草的影响

P04.2 **Fetus and newborn affected by maternal use of tobacco**

P04.3 胎儿和新生儿受母体使用酒精的影响
不包括： 胎儿酒精综合征（Q86.0）

P04.3 **Fetus and newborn affected by maternal use of alcohol**
Excludes： fetal alcohol syndrome（Q86.0）

P04.4 胎儿和新生儿受母体药瘾的影响
不包括： 母体感觉丧失和痛觉丧失（P04.0）
母体药瘾所致的脱瘾症状（P96.1）

P04.4 **Fetus and newborn affected by maternal use of drugs of addiction**
Excludes： maternal anaesthesia and analgesia（P04.0）
withdrawal symptoms from maternal use of drugs of addiction（P96.1）

P04.5 胎儿和新生儿受母体使用营养性、化学性物质的影响

P04.5 **Fetus and newborn affected by maternal use of nutritional chemical substances**

P04.6 胎儿和新生儿受母体暴露于环境中化学物质的影响

P04.6 **Fetus and newborn affected by maternal exposure to environmental chemical substances**

P04.8 胎儿和新生儿受母体内其他有害物质的影响

P04.8 **Fetus and newborn affected by other maternal noxious influences**

P04.9 胎儿和新生儿受母体内未特指有害物质的影响

P04.9 **Fetus and newborn affected by maternal noxious influence, unspecified**

与妊娠期长短和胎儿生长有关的疾患（P05-P08）

Disorders related to length of gestation and fetal growth（P05-P08）

P05 胎儿生长缓慢和胎儿营养不良

P05.0 轻于胎龄
通常指体重低于胎龄10%而身长高于胎龄10%。
低体重儿

P05.1 小于胎龄
通常指体重和身长均低于胎龄10%。
小样儿
小样低体重儿

P05.2 胎儿营养不良，未提及轻于或小于胎龄
不轻于或小于胎龄的婴儿有胎儿营养不良的征象，如皮肤干燥、脱屑及皮下组织丢失。
不包括： 胎儿营养不良伴有提及：
· 轻于胎龄（P05.0）
· 小于胎龄（P05.1）

P05.9 未特指的胎儿生长缓慢
胎儿生长迟缓 NOS

P05 Slow fetal growth and fetal malnutrition

P05.0 **Light for gestational age**
Usually referred to as weight below but length above 10th centile for gestational age.
Light-for-dates

P05.1 **Small for gestational age**
Usually referred to as weight and length below 10th centile for gestational age.
Small-for-dates
Small-and-light-for-dates

P05.2 **Fetal malnutrition without mention of light or small for gestational age**
Infants, not light or small for gestational age, showing signs of fetal malnutrition, such as dry, peeling skin and loss of subcutaneous tissue.
Excludes： fetal malnutrition with mention of:
· light for gestational age（P05.0）
· small for gestational age（P05.1）

P05.9 **Slow fetal growth, unspecified**
Fetal growth retardation NOS

P07 与孕期短和低出生体重有关的疾患，不可归类在他处者

注：当出生体重和胎龄均可获得时，应优先使用出生体重。

包　括：所列情况无进一步详细说明，但作为新生儿死亡、疾病或附加医疗的原因

不包括：胎儿生长缓慢和胎儿营养不良引起的低出生体重（P05. -）

P07.0　极低出生体重
出生体重999克及以下。

P07.1　其他低出生体重
出生体重在1000-2499克之间。

P07.2　极度不成熟
孕期小于28整周（小于196整天）。

P07.3　其他早产婴儿
孕期满28整周，但小于37整周（满196整天，但小于259整天）。

早产 NOS

P07 Disorders related to short gestation and low birth weight, not elsewhere classified

Note: When both birth weight and gestational age are available, priority of assignment should be given to birth weight.

Includes: the listed conditions, without further specification, as the cause of mortality, morbidity or additional care, in newborn

Excludes: low birth weight due to slow fetal growth and fetal malnutrition (P05. -)

P07.0　Extremely low birth weight
Birth weight 999g or less.

P07.1　Other low birth weight
Birth weight 1000-2499 g.

P07.2　Extreme immaturity
Less than 28 completed weeks (less than 196 completed days) of gestation.

P07.3　Other preterm infants
28completed weeks or more but less than 37 completed weeks (196 completed days but less than 259 completed days) of gestation.

Prematurity NOS

P08 与孕期长和高出生体重有关的疾患

注：当出生体重和胎龄均可获得时，应优先使用出生体重。

包　括：所列情况无进一步详细说明，但作为胎儿或新生儿死亡、疾病或附加医疗的原因

不包括：胎儿生长缓慢和胎儿营养不良引起的低出生体重（P05. -）

P08.0　特大婴儿
通常指出生体重4500克及以上。
不包括：综合征：
· 糖尿病母亲的婴儿（P70.1）
· 母亲伴有妊娠糖尿病的婴儿（P70.0）

P08.1　其他重于胎龄的婴儿
无论孕期长短的其他重于或大于胎龄的胎儿或婴儿。

P08.2　过期产儿，不重于胎龄
胎儿或婴儿孕期满42整周或更多（294天或更多），不重于或大于胎龄。

过熟婴儿 NOS

P08 Disorders related to long gestation and high birth weight

Note: When both birth weight and gestational age are available, priority of assignment should be given to birth weight.

Includes: the listed conditions, without further specification, as the cause of mortality, morbidity or additional care, in fetus or newborn

Excludes: low birth weight due to slow fetal growth and fetal malnutrition (P05. -)

P08.0　Exceptionally large baby
Usually implies a birth weight of 4500g or more.
Excludes: syndrome of:
· infant of diabetic mother (P70.1)
· infant of mother with gestational diabetes (P70.0)

P08.1　Other heavy for gestational age infants
Other fetus or infant heavy- or large-for-dates regardless of period of gestation.

P08.2　Post-term infant, not heavy for gestational age
Fetus or infant with gestation period of 42 completed weeks or more (294 days or more), not heavy-or large-for-dates.

Postmaturity NOS

产伤 (P10-P15)

P10 产伤引起的颅内撕裂和出血

不包括：胎儿或新生儿的颅内出血：
- NOS(P52.9)
- 缺氧或低氧引起的(P52.-)

P10.0 产伤引起的硬膜下出血
产伤引起的硬膜下血肿(局限性)
不包括：硬膜下出血伴有脑幕撕裂(P10.4)

P10.1 产伤引起的大脑出血

P10.2 产伤引起的脑室内出血

P10.3 产伤引起的蛛网膜下腔出血

P10.4 产伤引起的脑幕撕裂

P10.8 产伤引起的其他颅内撕裂和出血

P10.9 产伤引起的未特指的颅内撕裂和出血

P11 中枢神经系统的其他产伤

P11.0 产伤引起的脑水肿

P11.1 产伤引起的其他特指的脑损害

P11.2 产伤引起的未特指的脑损害

P11.3 面神经产伤
产伤引起的面部麻痹

P11.4 其他脑神经的产伤

P11.5 脊柱和脊髓的产伤
产伤引起的脊柱骨折

P11.9 未特指的中枢神经系统的产伤

P12 头皮产伤

P12.0 产伤引起的头颅血肿

P12.1 产伤引起的热带毛孢子菌病

P12.2 产伤引起的颅骨腱膜下出血

P12.3 产伤引起的头皮挫伤

P12.4 新生儿头皮监测性损伤
采样(标本)切口
头皮夹(电极)损伤

P12.8 其他的头皮产伤

P12.9 未特指的头皮产伤

P13 骨骼产伤

不包括：脊柱产伤(P11.5)

P13.0 产伤引起的颅骨骨折

P13.1 颅骨的其他产伤
不包括：头颅血肿(P12.0)

Birth trauma (P10-P15)

P10 Intracranial laceration and haemorrhage due to birth injury

Excludes: intracranial haemorrhage of fetus or newborn:
- NOS (P52.9)
- due to anoxia or hypoxia(P52. -)

P10.0 Subdural haemorrhage due to birth injury
Subdural haematoma (localized) due to birth injury
Excludes: subdural haemorrhage accompanying tentorial tear (P10.4)

P10.1 Cerebral haemorrhage due to birth injury

P10.2 Intraventricular haemorrhage due to birth injury

P10.3 Subarachnoid haemorrhage due to birth injury

P10.4 Tentorial tear due to birth injury

P10.8 Other intracranial lacerations and haemorrhages due to birth injury

P10.9 Unspecified intracranial laceration and haemorrhage due to birth injury

P11 Other birth injuries to central nervous system

P11.0 Cerebral oedema due to birth injury

P11.1 Other specified brain damage due to birth injury

P11.2 Unspecified brain damage due to birth injury

P11.3 Birth injury to facial nerve
Facial palsy due to birth injury

P11.4 Birth injury to other cranial nerves

P11.5 Birth injury to spine and spinal cord
Fracture of spine due to birth injury

P11.9 Birth injury to central nervous system, unspecified

P12 Birth injury to scalp

P12.0 Cephalhaematoma due to birth injury

P12.1 Chignon due to birth injury

P12.2 Epicranial subaponeurotic haemorrhage due to birth injury

P12.3 Bruising of scalp due to birth injury

P12.4 Monitoring injury of scalp of newborn
Sampling incision
Scalp clip (electrode) injury

P12.8 Other birth injuries to scalp

P12.9 Birth injury to scalp, unspecified

P13 Birth injury to skeleton

Excludes: birth injury to spine (P11.5)

P13.0 Fracture of skull due to birth injury

P13.1 Other birth injuries to skull
Excludes: cephalhaematoma (P12.0)

P13.2 股骨产伤
P13.3 其他长骨的产伤
P13.4 产伤引起的锁骨骨折
P13.8 骨骼其他部位的产伤
P13.9 未特指的骨骼产伤

P13.2 Birth injury to femur
P13.3 Birth injury to other long bones
P13.4 Fracture of clavicle due to birth injury
P13.8 Birth injuries to other parts of skeleton
P13.9 Birth injury to skeleton, unspecified

P14 周围神经系统产伤

P14.0 产伤引起的埃尔布麻痹
P14.1 产伤引起的克隆普克麻痹
P14.2 产伤引起的膈神经麻痹
P14.3 其他臂丛神经的产伤
P14.8 周围神经系统其他部位的产伤
P14.9 未特指的周围神经系统的产伤

P14 Birth injury to peripheral nervous system

P14.0 Erb's paralysis due to birth injury
P14.1 Klumpke's paralysis due to birth injury
P14.2 Phrenic nerve paralysis due to birth injury
P14.3 Other brachial plexus birth injuries
P14.8 Birth injuries to other parts of peripheral nervous system
P14.9 Birth injury to peripheral nervous system, unspecified

P15 其他产伤

P15.0 肝的产伤
产伤引起的肝破裂
P15.1 脾的产伤
产伤引起的脾破裂
P15.2 产伤引起的胸骨乳突损伤
P15.3 眼的产伤
结膜下出血、外伤性青光眼 } 产伤引起的
P15.4 面部产伤
产伤引起的面部充血
P15.5 外生殖器产伤
P15.6 产伤引起的皮下脂肪坏死
P15.8 其他特指的产伤
P15.9 未特指的产伤

P15 Other birth injuries

P15.0 Birth injury to liver
Rupture of liver due to birth injury
P15.1 Birth injury to spleen
Rupture of spleen due to birth injury
P15.2 Sternomastoid injury due to birth injury
P15.3 Birth injury to eye
Subconjunctival haemorrhage, Traumatic glaucoma } due to birth injury
P15.4 Birth injury to face
Facial congestion due to birth injury
P15.5 Birth injury to external genitalia
P15.6 Subcutaneous fat necrosis due to birth injury
P15.8 Other specified birth injuries
P15.9 Birth injury, unspecified

特发于围生期的呼吸和心血管疾患 (P20-P29)

P20 子宫内低氧症

包 括：异常的胎心率
胎儿或宫内的：
- 酸中毒
- 缺氧
- 窒息
- 窘迫
- 低氧症

羊水中有胎粪
胎粪排出
不包括：缺氧或低氧引起的颅内出血（P52.-）

Respiratory and cardiovascular disorders specific to the perinatal period (P20-P29)

P20 Intrauterine hypoxia

Includes: abnormal fetal heart rate
fetal or intrauterine:
- acidosis
- anoxia
- asphyxia
- distress
- hypoxia

meconium in liquor
passage of meconium
Excludes: intracranial haemorrhage due to anoxia or hypoxia (P52.-)

P20.0 在产程开始前首先察觉到的子宫内低氧症
P20.1 在产程和分娩中首先察觉到的子宫内低氧症
P20.9 未特指的子宫内低氧症

P21 出生窒息

注：本类目不能用于未提及窒息或其他呼吸问题的低阿普加评分。

不包括：子宫内低氧症或窒息(P20. -)

P21.0 严重的出生窒息

出生时脉搏少于每分钟100次并逐渐下降或稳定、无呼吸或喘息、肤色差、无张力。

窒息伴有一分钟阿普加评分0-3分

苍白窒息

P21.1 轻度和中度出生窒息

在一分钟内尚未形成正常呼吸，但心率在100次或以上，某些肌肉张力存在，对刺激有某种反应。

窒息伴有一分钟阿普加评分4-7分

青紫窒息

P21.9 未特指的出生窒息

缺氧 }
窒息 } NOS
低氧 }

P22 新生儿呼吸窘迫

不包括：新生儿呼吸衰竭(P28.5)

P22.0 新生儿呼吸窘迫综合征

透明膜病

P22.1 新生儿短暂性呼吸急促
P22.8 新生儿的其他呼吸窘迫
P22.9 新生儿未特指的呼吸窘迫

P23 先天性肺炎

包　括：子宫内或出生时获得的感染性肺炎

不包括：吸入所致的新生儿肺炎(P24. -)

P23.0 病毒组引起的先天性肺炎

不包括：先天性风疹肺炎(P35.0)

P23.1 衣原体性先天性肺炎
P23.2 葡萄球菌性先天性肺炎
P23.3 B族链球菌性先天性肺炎
P23.4 大肠杆菌性先天性肺炎
P23.5 假单胞菌性先天性肺炎

P20.0 Intrauterine hypoxia first noted before onset of labour
P20.1 Intrauterine hypoxia first noted during labour and delivery
P20.9 Intrauterine hypoxia, unspecified

P21 Birth asphyxia

Note: This category is not to be used for low Apgar score without mention of asphyxia or other respiratory problems.

Excludes: intrauterine hypoxia or asphyxia (P20. -)

P21.0 Severe birth asphyxia

Pulse less than 100 per minute at birth and falling or steady, respiration absent or gasping, colour poor, tone absent.

Asphyxia with 1-minute Apgar score 0-3 White asphyxia

P21.1 Mild and moderate birth asphyxia

Normal respiration not established within one minute, but heart rate 100 or above, some muscle tone present, some response to stimulation.

Asphyxia with 1-minute Apgar score 4-7

Blue asphyxia

P21.9 Birth asphyxia, unspecified

Anoxia }
Asphyxia } NOS
Hypoxia }

P22 Respiratory distress of newborn

Excludes: respiratory failure of newborn (P28.5)

P22.0 Respiratory distress syndrome of newborn

Hyaline membrane disease

P22.1 Transient tachypnoea of newborn
P22.8 Other respiratory distress of newborn
P22.9 Respiratory distress of newborn, unspecified

P23 Congenital pneumonia

Includes: infective pneumonia acquired in utero or during birth

Excludes: neonatal pneumonia resulting from aspiration (P24. -)

P23.0 Congenital pneumonia due to viral agent

Excludes: congenital rubella pneumonitis (P35.0)

P23.1 Congenital pneumonia due to *Chlamydia*
P23.2 Congenital pneumonia due to staphylococcus
P23.3 Congenital pneumonia due to streptococcus, group B
P23.4 Congenital pneumonia due to *Escherichia* coli
P23.5 Congenital pneumonia due to *Pseudomonas*

P23.6　其他细菌性病原体引起的先天性肺炎

流感嗜血杆菌
肺炎杆菌
支原体
链球菌，除外 B 族

P23.8　其他病原体引起的先天性肺炎
P23.9　未特指的先天性肺炎

P24　**新生儿吸入综合征**
包　括：吸入所致的新生儿肺炎

P24.0　新生儿吸入胎粪
P24.1　新生儿吸入羊水和粘液

吸入羊(膜)水

P24.2　新生儿吸入血液
P24.3　新生儿吸入奶和反流食物

P24.8　其他的新生儿吸入综合征
P24.9　未特指的新生儿吸入综合征
新生儿吸入性肺炎 NOS

P25　**起源于围生期的间质肺气肿及有关情况**

P25.0　起源于围生期的间质肺气肿
P25.1　起源于围生期的气胸
P25.2　起源于围生期的纵隔气肿
P25.3　起源于围生期的心包积气
P25.8　起源于围生期的与间质肺气肿有关的其他情况

P26　**起源于围生期的肺出血**

P26.0　起源于围生期的气管支气管出血
P26.1　起源于围生期的大量肺出血
P26.8　起源于围生期的其他肺出血
P26.9　起源于围生期未特指的肺出血

P27　**起源于围生期的慢性呼吸性疾病**

P27.0　威尔逊-米基迪综合征
肺发育未成熟
P27.1　起源于围生期的支气管肺发育不良

P23.6 Congenital pneumonia due to other bacterial agents

Haemophilus influenzae
Klebsiella pneumoniae
Mycoplasma
Streptococcus, except group B

P23.8 Congenital pneumonia due to other organisms
P23.9 Congenital pneumonia, unspecified

P24 Neonatal aspiration syndromes
Includes: neonatal pneumonia resulting from aspiration

P24.0 Neonatal aspiration of meconium
P24.1 Neonatal aspiration of amniotic fluid and mucus

Aspiration of liquor (amnii)

P24.2 Neonatal aspiration of blood
P24.3 Neonatal aspiration of milk and regurgitated food
P24.8 Other neonatal aspiration syndromes
P24.9 Neonatal aspiration syndrome, unspecified

Neonatal aspiration pneumonia NOS

P25 Interstitial emphysema and related conditions originating in the perinatal period

P25.0 Interstitial emphysema originating in the perinatal period
P25.1 Pneumothorax originating in the perinatal period
P25.2 Pneumomediastinum originating in the perinatal period
P25.3 Pneumopericardium originating in the perinatal period
P25.8 Other conditions related to interstitial emphy-sema originating in the perinatal period

P26 Pulmonary haemorrhage originating in the perinatal period

P26.0 Tracheobronchial haemorrhage originating in the perinatal period
P26.1 Massive pulmonary haemorrhage originating in the perinatal period
P26.8 Other pulmonary haemorrhages originating in the perinatal period
P26.9 Unspecified pulmonary haemorrhage originating in the perinatal period

P27 Chronic respiratory disease originating in the perinatal period

P27.0 Wilson-Mikity syndrome

Pulmonary dysmaturity

P27.1 Bronchopulmonary dysplasia originating in the perinatal period

P27.8 起源于围生期的其他慢性呼吸性疾病
先天性肺纤维化
新生儿的通气机肺

P27.8 **Other chronic respiratory diseases originating in the perinatal period**
Congenital pulmonary fibrosis
Ventilator lung in newborn

P27.9 起源于围生期未特指的慢性呼吸性疾病

P27.9 **Unspecified chronic respiratory disease originating in the perinatal period**

P28 起源于围生期的其他呼吸性情况

不包括：呼吸系统的先天性畸形(Q30-Q34)

P28 Other respiratory conditions originating in the perinatal period

Excludes: congenital malformations of the respiratory system(Q30-Q34)

P28.0 新生儿原发性肺不张
原发性末端呼吸单位扩张不能
肺：
· 与妊娠期短有关的发育不全
· 未成熟 NOS

P28.0 **Primary atelectasis of newborn**
Primary failure to expand terminal respiratory units
Pulmonary:
· hypoplasia associated with short gestation
· immaturity NOS

P28.1 新生儿其他和未特指的肺不张
肺不张：
· NOS
· 部分的
· 继发的
未提及呼吸窘迫综合征的吸收性肺不张

P28.1 **Other and unspecified atelectasis of newborn**
Atelectasis:
· NOS
· partial
· secondary
Resorption atelectasis without respiratory distress syndrome

P28.2 新生儿青紫发作
不包括：新生儿呼吸暂停(P28.3-P28.4)

P28.2 **Cyanotic attacks of newborn**
Excludes: apnoea of newborn (P28.3-P28.4)

P28.3 新生儿原发性睡眠呼吸暂停
新生儿睡眠呼吸暂停 NOS

P28.3 **Primary sleep apnoea of newborn**
Sleep apnoea of newborn NOS

P28.4 新生儿的其他呼吸暂停

P28.4 **Other apnoea of newborn**

P28.5 新生儿呼吸衰竭

P28.5 **Respiratory failure of newborn**

P28.8 新生儿其他特指的呼吸性情况
先天性(喉)喘鸣 NOS
新生儿鼻塞
不包括：早期先天性梅毒性鼻炎(A50.0)

P28.8 **Other specified respiratory conditions of newborn**
Congenital (laryngeal) stridor NOS
Snuffles in newborn
Excludes: early congenital syphilitic rhinitis (A50.0)

P28.9 新生儿未特指的呼吸性情况

P28.9 **Respiratory condition of newborn, unspecified**

P29 起源于围生期的心血管疾患

不包括：循环系统的先天性畸形(Q20-Q28)

P29 Cardiovascular disorders originating in the perinatal period

Excludes: congenital malformations of the circulatory system(Q20-Q28)

P29.0 新生儿心力衰竭

P29.0 **Neonatal cardiac failure**

P29.1 新生儿心律失常

P29.1 **Neonatal cardiac dysrhythmia**

P29.2 新生儿高血压

P29.2 **Neonatal hypertension**

P29.3 持久的胎儿循环
新生儿(持久的)肺动脉高压
动脉导管迟缓关闭

P29.3 **Persistent fetal circulation**
(Persistent) Pulmonary hypertension of newborn
Delayed closure of ductus arteriosus

P29.4 新生儿短暂性心肌缺血

P29.4 **Transient myocardial ischaemia of newborn**

P29.8 起源于围生期其他的心血管疾患

P29.8 **Other cardiovascular disorders originating in the perinatal period**

P29.9 起源于围生期未特指的心血管疾患

P29.9 **Cardiovascular disorder originating in the perinatal period, unspecified**

特发于围生期的感染（P35-P39）

包　括：子宫内或分娩期间受到的感染

不包括：无症状的人类免疫缺陷病毒［HIV］感染状态（Z21）
先天性：
· 淋球菌感染（A54.-）
· 肺炎（P23.-）
· 梅毒（A50.-）
人类免疫缺陷病毒［HIV］病（B20-B24）
出生后获得的传染病（A00-B99，J09-J11）
肠道传染病（A00-A09）
人类免疫缺陷病毒［HIV］的实验室证据（R75）
母体传染病作为胎儿或新生儿死亡或疾病的原因，但其本身并不表现该病（P00.2）
新生儿破伤风（A33）

Infections specific to the perinatal period（P35-P39）

Includes：infections acquired in utero or during birth

Excludes：asymptomatic human immunodeficiency virus［HIV］infection status（Z21）
congenital：
· gonococcal infection（A54.-）
· pneumonia（P23.-）
· syphilis（A50.-）
human immunodeficiency virus［HIV］disease（B20-B24）
infectious diseases acquired after birth（A00-B99，J09-J11）
intestinal infections diseases（A00-A09）
laboratory evidence of human immunodeficiency virus［HIV］（R75）
maternal infectious disease as a cause of mortality or morbidity in fetus or newborn not itself manifesting the disease（P00.2）
tetanus neonatorum（A33）

P35　先天性病毒性疾病 / Congenital viral diseases

P35.0	先天性风疹综合征 先天性风疹肺炎	**Congenital rubella syndrome** Congenital rubella pneumonitis
P35.1	先天性巨细胞病毒感染	**Congenital cytomegalovirus infection**
P35.2	先天性疱疹病毒［单纯疱疹］感染	**Congenital herpesviral［herpes simplex］infection**
P35.3	先天性病毒性肝炎	**Congenital viral hepatitis**
P35.8	其他的先天性病毒性疾病 先天性水痘［水痘］	**Other congenital viral diseases** Congenital varicella［chickenpox］
P35.9	未特指的先天性病毒性疾病	**Congenital viral disease，unspecified**

P36　新生儿细菌性脓毒症 / Bacterial sepsis of newborn

包　括：先天性败血症

Includes：congenital septicaemia

P36.0	B族链球菌性新生儿脓毒症	**Sepsis of newborn due to streptococcus，group B**
P36.1	其他和未特指的链球菌性新生儿脓毒症	**Sepsis of newborn due to other and unspecified streptococci**
P36.2	金黄色酿脓葡萄球菌性新生儿脓毒症	**Sepsis of newborn due to *Staphylococcus aureus***
P36.3	其他和未特指的葡萄球菌性新生儿脓毒症	**Sepsis of newborn due to other and unspecified staphylococci**
P36.4	大肠杆菌性新生儿脓毒症	**Sepsis of newborn due to *Escherichia coli***
P36.5	厌氧菌性新生儿脓毒症	**Sepsis of newborn due to anaerobes**
P36.8	新生儿其他的细菌性脓毒症	**Other bacterial sepsis of newborn**
P36.9	新生儿未特指的细菌性脓毒症	**Bacterial sepsis of newborn，unspecified**

P37 其他先天性传染病和寄生虫病

不包括：先天性梅毒（A50.-）
胎儿或新生儿的坏死性小肠结肠炎（P77）
新生儿腹泻：
· 传染性（A00-A09）
· 非传染性（P78.3）
淋球菌引起的新生儿眼炎（A54.3）
新生儿破伤风（A33）

P37.0 先天性结核病
P37.1 先天性弓形虫病
先天性弓形虫病引起的脑积水
P37.2 新生儿（播散性）利斯特菌病
P37.3 先天性恶性疟
P37.4 其他的先天性疟疾
P37.5 新生儿念珠菌病
P37.8 其他特指的先天性传染病和寄生虫病
P37.9 未特指的先天性传染病和寄生虫病

P38 新生儿脐炎伴有或不伴有轻度出血

P39 特发于围生期的其他感染

P39.0 新生儿感染性乳腺炎
不包括：新生儿乳房肿胀（P83.4）
新生儿非感染性乳腺炎（P83.4）
P39.1 新生儿结膜炎和泪囊炎
新生儿衣原体性结膜炎
新生儿眼炎 NOS
不包括：淋球菌性结膜炎（A54.3）
P39.2 胎儿羊膜腔内感染，不可归类在他处者
P39.3 新生儿泌尿道感染
P39.4 新生儿皮肤感染
新生儿脓皮病
不包括：新生儿天疱疮（L00）
葡萄球菌性烫伤样皮肤综合征（L00）
P39.8 特发于围生期的其他特指感染
P39.9 特发于围生期未特指的感染

P37 Other congenital infectious and parasitic diseases

Excludes: congenital syphilis（A50.-）
necrotizing enterocolitis of fetus or newborn（P77）
neonatal diarrhoea:
· infectious（A00-A09）
· noninfective（P78.3）
ophthalmia neonatorum due to gonococcus（A54.3）
tetanus neonatorum（A33）

P37.0 Congenital tuberculosis
P37.1 Congenital toxoplasmosis
Hydrocephalus due to congenital toxoplasmosis
P37.2 Neonatal（disseminated）listeriosis
P37.3 Congenital falciparum malaria
P37.4 Other congenital malaria
P37.5 Neonatal candidiasis
P37.8 Other specified congenital infectious and parasitic diseases
P37.9 Congenital infectious and parasitic disease, unspecified

P38 Omphalitis of newborn with or without mild haemorrhage

P39 Other infections specific to the perinatal period

P39.0 Neonatal infective mastitis
Excludes: breast engorgement of newborn（P83.4）
noninfective mastitis of newborn（P83.4）
P39.1 Neonatal conjunctivitis and dacryocystitis
Neonatal chlamydial conjunctivitis
Ophthalmia neonatorum NOS
Excludes: gonococcal conjunctivitis（A54.3）
P39.2 Intra-amniotic infection of fetus, not elsewhere classified
P39.3 Neonatal urinary tract infection
P39.4 Neonatal skin infection
Neonatal pyoderma
Excludes: pemphigus neonatorum（L00）
staphylococcal scalded skin syndrome（L00）
P39.8 Other specified infections specific to the perinatal period
P39.9 Infection specific to the perinatal period, unspecified

胎儿和新生儿出血性和血液学疾患 (P50-P61)

不包括：先天性胆道狭窄(Q44.3)
克里格勒-纳贾综合征(E80.5)
迪宾-约翰逊综合征(E80.6)
吉尔伯特综合征(E80.4)
遗传性溶血性贫血(D55-D58)

P50 胎儿失血

不包括：胎儿失血所致的先天性贫血(P61.3)

P50.0 前置血管所致的胎儿失血
P50.1 脐带破裂所致的胎儿失血
P50.2 胎盘所致的胎儿失血
P50.3 出血流入双胎之另一胎儿
P50.4 出血流入母体循环
P50.5 双胎之另一胎儿的脐带断端所致的胎儿失血
P50.8 其他的胎儿失血
P50.9 未特指的胎儿失血
胎儿出血 NOS

P51 新生儿脐带出血

不包括：脐炎伴有轻度出血(P38)

P51.0 新生儿脐带大量出血
P51.8 新生儿其他的脐带出血
脐带结扎滑脱 NOS
P51.9 新生儿未特指的脐带出血

P52 胎儿和新生儿颅内非创伤性出血

包　括：缺氧或低氧引起的颅内出血

不包括：损伤引起的颅内出血：
· 产伤(P10.-)
· 母体(P00.5)
· 其他(S06.-)

P52.0 胎儿和新生儿脑室内(非创伤性)出血，Ⅰ度
室管膜下出血(不伴有脑室内扩散)

P52.1 胎儿和新生儿脑室内(非创伤性)出血，Ⅱ度
室管膜下出血伴有脑室内扩散

P52.2 胎儿和新生儿脑室内(非创伤性)出血，Ⅲ度
室管膜下出血伴有脑室内和大脑内扩散

Haemorrhagic and haematological disorders of fetus and newborn (P50-P61)

Excludes: congenital stenosis and stricture of bile ducts (Q44.3)
Crigler-Najjar syndrome (E80.5)
Dubin-Johnson syndrome (E80.6)
Gilbert's syndrome (E80.4)
hereditary haemolytic anaemias (D55-D58)

P50 Fetal blood loss

Excludes: congenital anaemia from fetal blood loss (P61.3)

P50.0 Fetal blood loss from vasa praevia
P50.1 Fetal blood loss from ruptured cord
P50.2 Fetal blood loss from placenta
P50.3 Haemorrhage into co-twin
P50.4 Haemorrhage into maternal circulation
P50.5 Fetal blood loss from cut end of co-twin's cord
P50.8 Other fetal blood loss
P50.9 Fetal blood loss, unspecified
Fetal haemorrhage NOS

P51 Umbilical haemorrhage of newborn

Excludes: omphalitis with mild haemorrhage (P38)

P51.0 Massive umbilical haemorrhage of newborn
P51.8 Other umbilical haemorrhages of newborn
Slipped umbilical ligature NOS
P51.9 Umbilical haemorrhage of newborn, unspecified

P52 Intracranial nontraumatic haemorrhage of fetus and newborn

Includes: intracranial haemorrhage due to anoxia or hypoxia

Excludes: intracranial haemorrhage due to injury:
· birth (P10.-)
· maternal (P00.5)
· other (S06.-)

P52.0 Intraventricular (nontraumatic) haemorrhage, grade 1, of fetus and newborn
Subependymal haemorrhage (without intraventricular extension)

P52.1 Intraventricular (nontraumatic) haemorrhage, grade 2, of fetus and newborn
Subependymal haemorrhage with intraventricular extension

P52.2 Intraventricular (nontraumatic) haemorrhage, grade 3, of fetus and newborn
Subependymal haemorrhage with both intraventricular and intracerebral extension

P52.3 胎儿和新生儿未特指的脑室内(非创伤性)出血
P52.4 胎儿和新生儿大脑内(非创伤性)出血
P52.5 胎儿和新生儿蛛网膜下(非创伤性)出血
P52.6 胎儿和新生儿小脑(非创伤性)和后颅凹出血
P52.8 胎儿和新生儿其他颅内(非创伤性)出血
P52.9 胎儿和新生儿未特指的颅内(非创伤性)出血

P53 胎儿和新生儿出血性疾病

新生儿维生素 K 缺乏

P54 新生儿其他出血

不包括： 胎儿失血(P50.-)
起源于围生期的肺出血(P26.-)

P54.0 新生儿呕血
不包括： 吞咽母血引起(P78.2)

P54.1 新生儿黑粪症
不包括： 吞咽母血引起(P78.2)

P54.2 新生儿直肠出血
P54.3 其他的新生儿胃肠道出血
P54.4 新生儿肾上腺出血
P54.5 新生儿皮肤出血
挫伤
瘀斑
瘀点
表面血肿
} 胎儿或新生儿的
不包括： 产伤引起的头皮挫伤(P12.3)
产伤引起的头部血肿(P12.0)

P54.6 新生儿阴道出血
假月经
P54.8 其他特指的新生儿出血
P54.9 未特指的新生儿出血

P55 胎儿和新生儿的溶血性疾病

P55.0 胎儿和新生儿的 Rh 同种免疫
P55.1 胎儿和新生儿的 ABO 同种免疫
P55.8 胎儿和新生儿其他的溶血性疾病
P55.9 胎儿和新生儿未特指的溶血性疾病

P56 溶血性疾病引起的胎儿水肿

不包括： 胎儿水肿 NOS(P83.2)
·非溶血性疾病引起(P83.2)

P56.0 同种免疫引起的胎儿水肿
P56.9 其他和未特指溶血性疾病引起的胎儿水肿

P52.3 Unspecified intraventricular (nontraumatic) haemorrhage of fetus and newborn
P52.4 Intracerebral (nontraumatic) haemorrhage of fetus and newborn
P52.5 Subarachnoid (nontraumatic) haemorrhage of fetus and newborn
P52.6 Cerebellar (nontraumatic) and posterior fossa haemorrhage of fetus and newborn
P52.8 Other intracranial (nontraumatic) haemorrhages of fetus and newborn
P52.9 Intracranial (nontraumatic) haemorrhage of fetus and newborn, unspecified

P53 Haemorrhagic disease of fetus and newborn

Vitamin K deficiency of newborn

P54 Other neonatal haemorrhages

Excludes: fetal blood loss (P50.-)
pulmonary haemorrhage originating in the perinatal period (P26.-)

P54.0 Neonatal haematemesis
Excludes: that due to swallowed maternal blood (P78.2)

P54.1 Neonatal melaena
Excludes: that due to swallowed maternal blood (P78.2)

P54.2 Neonatal rectal haemorrhage
P54.3 Other neonatal gastrointestinal haemorrhage
P54.4 Neonatal adrenal haemorrhage
P54.5 Neonatal cutaneous haemorrhage
Bruising
Ecchymoses
Petechiae
Superficial haematomata
} in fetus or newborn
Excludes: bruising of scalp due to birth injury (P12.3)
cephalhaematoma due to birth injury (P12.0)

P54.6 Neonatal vaginal haemorrhage
Pseudomenses
P54.8 Other specified neonatal haemorrhages
P54.9 Neonatal haemorrhage, unspecified

P55 Haemolytic disease of fetus and newborn

P55.0 Rh isoimmunization of fetus and newborn
P55.1 ABO isoimmunization of fetus and newborn
P55.8 Other haemolytic diseases of fetus and newborn
P55.9 Haemolytic disease of fetus and newborn, unspecified

P56 Hydrops fetalis due to haemolytic disease

Excludes: hydrops fetalis NOS (P83.2)
· not due to haemolytic disease (P83.2)

P56.0 Hydrops fetalis due to isoimmunization
P56.9 Hydrops fetalis due to other and unspecified haemolytic disease

P57 核黄疸

P57.0 同种免疫引起的核黄疸
P57.8 其他特指的核黄疸
不包括：克里格勒-纳贾综合征(E80.5)
P57.9 未特指的核黄疸

P57 Kernicterus

P57.0 Kernicterus due to isoimmunization
P57.8 Other specified kernicterus
Excludes: Crigler-Najjar syrdrome(E80.5)
P57.9 Kernicterus, unspecified

P58 其他过度溶血引起的新生儿黄疸

不包括：同种免疫引起的黄疸(P55-P57)
P58.0 挫伤引起的新生儿黄疸
P58.1 出血引起的新生儿黄疸
P58.2 感染引起的新生儿黄疸
P58.3 红细胞增多引起的新生儿黄疸
P58.4 自母体传给或新生儿服用的药物或毒素引起的新生儿黄疸
如系药物诱发者，需要时，使用附加外因编码(第二十章)标明药物。
P58.5 吞咽母血引起的新生儿黄疸
P58.8 其他特指的过度溶血引起的新生儿黄疸
P58.9 未特指的过度溶血引起的新生儿黄疸

P58 Neonatal jaundice due to other excessive haemolysis

Excludes: jaundice due to isoimmunization (P55-P57)
P58.0 Neonatal jaundice due to bruising
P58.1 Neonatal jaundice due to bleeding
P58.2 Neonatal jaundice due to infection
P58.3 Neonatal jaundice due to polycythaemia
P58.4 Neonatal jaundice due to drugs or toxins transmitted from mother or given to newborn
Use additional external cause code (Chapter XX), if desired, to identify drug, if drug-induced.
P58.5 Neonatal jaundice due to swallowed maternal blood
P58.8 Neonatal jaundice due to other specified excessive haemolysis
P58.9 Neonatal jaundice due to excessive haemolysis, unspecified

P59 其他和未特指原因所致的新生儿黄疸

不包括：先天性代谢缺陷引起(E70-E90)
核黄疸(P57.-)
P59.0 与早产有关的新生儿黄疸
早产性高胆红素血症
与早产有关的结合反应延迟而引起的黄疸
P59.1 胆汁浓缩综合征
P59.2 其他和未特指的肝细胞损害所致的新生儿黄疸
不包括：先天性病毒性肝炎(P35.3)
P59.3 母乳抑制剂所致的新生儿黄疸
P59.8 其他特指原因所致的新生儿黄疸
P59.9 未特指的新生儿黄疸
生理性黄疸(强烈的)(延长的)NOS

P59 Neonatal jaundice from other and unspecified causes

Excludes: due to inborn errors of metabolism (E70-E90)
kernicterus (P57.-)
P59.0 Neonatal jaundice associated with preterm delivery
Hyperbilirubinaemia of prematurity
Jaundice due to delayed conjugation associated with preterm delivery
P59.1 Inspissated bile syndrome
P59.2 Neonatal jaundice from other and unspecified hepatocellular damage
Excludes: congenital viral hepatitis (P35.3)
P59.3 Neonatal jaundice from breast milk inhibitor
P59.8 Neonatal jaundice from other specified causes
P59.9 Neonatal jaundice, unspecified
Physiological jaundice (intense)(prolonged) NOS

P60 胎儿和新生儿播散性血管内凝血

胎儿和新生儿去纤维蛋白综合征

P60 Disseminated intravascular coagulation of fetus and newborn

Defibrination syndrome of fetus or newborn

P61 其他围生期血液疾患

不包括：婴儿短暂性低丙球蛋白血症（D80.7）

P61.0 短暂性新生儿血小板减少

新生儿血小板减少，由于：
- 换血疗法
- 特发性母体血小板减少
- 同种免疫

P61.1 新生儿红细胞增多症

P61.2 早产性贫血

P61.3 胎儿失血所致的先天性贫血

P61.4 其他先天性贫血，不可归类在他处者

先天性贫血 NOS

P61.5 短暂性新生儿中性粒细胞减少

P61.6 其他短暂性新生儿凝血疾患

P61.8 其他特指的围生期血液疾患

P61.9 未特指的围生期血液疾患

特发于胎儿和新生儿的暂时性内分泌和代谢疾患（P70-P74）

包 括：婴儿对母体内分泌和代谢因素的反应或本身对子宫外环境调节所引起的暂时性内分泌和代谢紊乱

P70 特发于胎儿和新生儿的暂时性碳水化合物代谢紊乱

P70.0 母亲伴有妊娠糖尿病的婴儿综合征

P70.1 糖尿病母亲的婴儿综合征

母亲（以前存在的）糖尿病影响到胎儿或新生儿（有低血糖症）。

P70.2 新生儿糖尿病

P70.3 医源性新生儿低血糖症

P70.4 其他的新生儿低血糖症

暂时性新生儿低血糖症

P70.8 胎儿和新生儿的其他暂时性碳水化合物代谢疾患

P70.9 胎儿和新生儿未特指的暂时性碳水化合物代谢疾患

P61 Other perinatal haematological disorders

Excludes: transient hypogammaglobulinaemia of infancy (D80.7)

P61.0 Transient neonatal thrombocytopenia

Neonatal thrombocytopenia due to:
- exchange transfusion
- idiopathic maternal thrombocytopenia
- isoimmunization

P61.1 Polycythaemia neonatorum

P61.2 Anaemia of prematurity

P61.3 Congenital anaemia from fetal blood loss

P61.4 Other congenital anaemias, not elsewhere classified

Congenital anaemia NOS

P61.5 Transient neonatal neutropenia

P61.6 Other transient neonatal disorders of coagulation

P61.8 Other specified perinatal haematological disorders

P61.9 Perinatal haematological disorder, unspecified

Transitory endocrine and metabolic disorders specific to fetus and newborn (P70-P74)

Includes: transitory endocrine and metabolic disturbances caused by the infant's response to maternal endocrine and metabolic factors, or its adjustment to extrauterine existence

P70 Transitory disorders of carbohydrate metabolism specific to fetus and newborn

P70.0 Syndrome of infant of mother with gestational diabetes

P70.1 Syndrome of infant of a diabetic mother

Maternal diabetes mellitus (pre-existing) affecting fetus or newborn (with hypoglycaemia)

P70.2 Neonatal diabetes mellitus

P70.3 Iatrogenic neonatal hypoglycaemia

P70.4 Other neonatal hypoglycaemia

Transitory neonatal hypoglycaemia

P70.8 Other transitory disorders of carbohydrate metabolism of fetus and newborn

P70.9 Transitory disorder of carbohydrate metabolism of fetus and newborn, unspecified

P71 暂时性新生儿钙和镁代谢紊乱

P71.0 新生儿牛乳性低钙血症

P71.1 其他的新生儿低钙血症

不包括：新生儿甲状旁腺功能减退症（P71.4）

P71.2 新生儿低镁血症

P71.3 新生儿手足搐搦不伴有钙或镁的缺乏

新生儿手足搐搦 NOS

P71.4 暂时性新生儿甲状旁腺功能减退症

P71.8 其他暂时性新生儿钙和镁代谢紊乱

P71.9 新生儿未特指的暂时性钙和镁代谢紊乱

P72 新生儿其他暂时性内分泌疾患

不包括：先天性甲状腺功能减退症伴有或不伴有甲状腺肿（E03.0-E03.1）

激素生成障碍性甲状腺肿（E07.1）

彭德雷德综合征（E07.1）

P72.0 新生儿甲状腺肿，不可归类在他处者

暂时性先天性甲状腺肿伴有功能正常

P72.1 新生儿暂时性甲状腺功能亢进症

新生儿甲状腺毒症

P72.2 新生儿其他的暂时性甲状腺功能疾患，不可归类在他处者

新生儿暂时性甲状腺功能减退症

P72.8 新生儿其他特指的暂时性内分泌疾患

P72.9 新生儿未特指的暂时性内分泌疾患

P74 新生儿其他暂时性电解质和代谢紊乱

P74.0 新生儿晚期代谢性酸中毒

P74.1 新生儿脱水

P74.2 新生儿钠平衡失调

P74.3 新生儿钾平衡失调

P74.4 新生儿其他的暂时性电解质失调

P74.5 新生儿暂时性酪氨酸血症

P74.8 新生儿其他的暂时性代谢紊乱

P74.9 新生儿未特指的暂时性代谢紊乱

P71 Transitory neonatal disorders of calcium and magnesium metabolism

P71.0 Cow's milk hypocalcaemia in newborn

P71.1 Other neonatal hypocalcaemia

Excludes: neonatal hypoparathyroidism (P71.4)

P71.2 Neonatal hypomagnesaemia

P71.3 Neonatal tetany without calcium or magnesium deficiency

Neonatal tetany NOS

P71.4 Transitory neonatal hypoparathyroidism

P71.8 Other transitory neonatal disorders of calcium and magnesium metabolism

P71.9 Transitory neonatal disorder of calcium and magnesium metabolism, unspecified

P72 Other transitory neonatal endocrine disorders

Excludes: congenital hypothyroidism with or without goitre (E03.0-E03.1)

dyshormogenetic goitre (E07.1)

Pendred's syndrome (E07.1)

P72.0 Neonatal goitre, not elsewhere classified

Transitory congenital goitre with normal function

P72.1 Transitory neonatal hyperthyroidism

Neonatal thyrotoxicosis

P72.2 Other transitory neonatal disorders of thyroid function, not elsewhere classified

Transitory neonatal hypothyroidism

P72.8 Other specified transitory neonatal endocrine disorders

P72.9 Transitory neonatal endocrine disorder, unspecified

P74 Other transitory neonatal electrolyte and metabolic disturbances

P74.0 Late metabolic acidosis of newborn

P74.1 Dehydration of newborn

P74.2 Disturbances of sodium balance of newborn

P74.3 Disturbances of potassium balance of newborn

P74.4 Other transitory electrolyte disturbances of newborn

P74.5 Transitory tyrosinaemia of newborn

P74.8 Other transitory metabolic disturbances of newborn

P74.9 Transitory metabolic disturbance of newborn, unspecified

胎儿和新生儿的消化系统疾患(P75-P78)

P75* 胎粪性肠梗阻(E84.1†)

P76 新生儿其他肠梗阻

P76.0 胎粪堵塞综合征

P76.1 新生儿暂时性肠梗阻
不包括:赫希施斯普龙病(Q43.1)

P76.2 浓缩乳汁引起的肠梗阻

P76.8 新生儿其他特指的肠梗阻
不包括:可分类于K56.0-K56.5的肠梗阻

P76.9 新生儿未特指的肠梗阻

P77 胎儿和新生儿的坏死性小肠结肠炎

P78 其他围生期的消化系统疾患
不包括:新生儿胃肠出血(P54.0-P54.3)

P78.0 围生期肠穿孔
胎粪性腹膜炎

P78.1 其他的新生儿腹膜炎
新生儿腹膜炎NOS

P78.2 吞咽母血引起的新生儿呕血和黑粪

P78.3 非传染性新生儿腹泻
新生儿腹泻NOS
不包括:在一些国家中,新生儿腹泻NOS的情况被假定为传染性病因(A09.-)

P78.8 其他特指的围生期消化系统疾患
先天性(肝)硬变
新生儿消化性溃疡

P78.9 未特指的围生期消化系统疾患

Digestive system disorders of fetus and newborn (P75-P78)

P75* Meconium ileus (E84.1†)

P76 Other intestinal obstruction of newborn

P76.0 Meconium plug syndrome

P76.1 Transitory ileus of newborn
Excludes: Hirschsprung's disease (Q43.1)

P76.2 Intestinal obstruction due to inspissated milk

P76.8 Other specified intestinal obstruction of newborn
Excludes: intestinal obstruction classifiable to K56.0-K56.5

P76.9 Intestinal obstruction of newborn, unspecified

P77 Necrotizing enterocolitis of fetus and newborn

P78 Other perinatal digestive system disorders
Excludes: neonatal gastrointestinal haemorrhages (P54.0-P54.3)

P78.0 Perinatal intestinal perforation
Meconium peritonitis

P78.1 Other neonatal peritonitis
Neonatal peritonitis NOS

P78.2 Neonatal haematemesis and melaena due to swallowed maternal blood

P78.3 Noninfective neonatal diarrhoea
Neonatal diarrhoea NOS
Excludes: neonatal diarrhoea NOS in countries where the condition can be presumed to be of infectious origin (A09.-)

P78.8 Other specified perinatal digestive system disorders
Congenital cirrhosis (of liver)
Peptic ulcer of newborn

P78.9 Perinatal digestive system disorder, unspecified

累及胎儿和新生儿体被和体温调节的情况 (P80-P83)

Conditions involving the integument and temperature regulation of fetus and newborn (P80-P83)

P80 新生儿低温症 / **Hypothermia of newborn**

P80.0 冷伤综合征 / **Cold injury syndrome**

严重而且通常是与外表潮红、水肿、神经和生化异常有关的慢性低温。

Severe and usually chronic hypothermia associated with a pink flushed appearance, oedema and neurological and biochemical abnormalities.

不包括：新生儿轻度低温症(P80.8)

Excludes: mild hypothermia of newborn (P80.8)

P80.8 新生儿其他的低温症 / **Other hypothermia of newborn**

新生儿轻度低温症 / Mild hypothermia of newborn

P80.9 新生儿未特指的低温症 / **Hypothermia of newborn, unspecified**

P81 新生儿其他体温调节障碍 / **Other disturbances of temperature regulation of newborn**

P81.0 新生儿环境性高温 / **Environmental hyperthermia of newborn**

P81.8 新生儿其他特指的体温调节障碍 / **Other specified disturbances of temperature regulation of newborn**

P81.9 新生儿未特指的体温调节障碍 / **Disturbance of temperature regulation of newborn, unspecified**

新生儿发热 NOS / Fever of newborn NOS

P83 特发于胎儿和新生儿体被的其他情况 / **Other conditions of integument specific to fetus and newborn**

不包括：皮肤和体被的先天性畸形(Q80-Q84)
乳痂(L21.0)
尿布皮炎(L22)
溶血性疾病引起的胎儿水肿(P56.-)
新生儿皮肤感染(P39.4)
葡萄球菌性烫伤样皮肤综合征(L00)

Excludes: congenital malformations of skin and integument (Q80-Q84)
cradle cap (L21.0)
diaper [napkin] dermatitis (L22)
hydrops fetalis due to haemolytic disease (P56.-)
neonatal skin infection (P39.4)
staphylococcal scalded skin syndrome (L00)

P83.0 新生儿硬化病[硬肿症] / **Sclerema neonatorum**

P83.1 新生儿中毒性红斑 / **Neonatal erythema toxicum**

P83.2 非溶血性疾病引起的胎儿水肿 / **Hydrops fetalis not due to haemolytic disease**

胎儿水肿 NOS / Hydrops fetalis NOS

P83.3 特发于胎儿和新生儿的其他和未特指的水肿 / **Other and unspecified oedema specific to fetus and newborn**

P83.4 新生儿乳房肿胀 / **Breast engorgement of newborn**

新生儿非感染性乳腺炎 / Noninfective mastitis of newborn

P83.5 先天性鞘膜积液 / **Congenital hydrocele**

P83.6 新生儿脐息肉 / **Umbilical polyp of newborn**

P83.8 特发于胎儿和新生儿体被的其他特指的情况 / **Other specified conditions of integument specific to fetus and newborn**

古铜色婴儿综合征 / Bronze baby syndrome
新生儿硬皮病 / Neonatal scleroderma
新生儿荨麻疹 / Urticaria neonatorum

P83.9 特发于胎儿和新生儿体被未特指的情况 / **Condition of integument specific to fetus and newborn, unspecified**

起源于围生期的其他疾患（P90-P96）

P90 新生儿惊厥

不包括：良性新生儿惊厥（家族性）（G40.3）

P91 新生儿的其他大脑障碍

P91.0 新生儿大脑缺血
P91.1 新生儿后天性脑室周围囊肿
P91.2 新生儿脑白质软化
P91.3 新生儿大脑兴奋增盛
P91.4 新生儿大脑抑制
P91.5 新生儿昏迷
P91.6 新生儿缺氧缺血性脑病
P91.8 新生儿其他特指的大脑障碍
P91.9 新生儿未特指的大脑障碍

P92 新生儿喂养问题

P92.0 新生儿呕吐
P92.1 新生儿反胃和反刍
P92.2 新生儿进食缓慢
P92.3 新生儿喂养不足
P92.4 新生儿喂养过量
P92.5 新生儿母乳喂养困难
P92.8 新生儿的其他喂养问题
P92.9 新生儿未特指的喂养问题

P93 胎儿和新生儿用药引起的反应和中毒

新生儿服用氯霉素所致的灰白综合征

不包括：自母体传给或新生儿服用的药物或毒素引起的黄疸（P58.4）
母体服用阿片、安定和其他药物所致的反应和中毒（P04.0-P04.1，P04.4）
脱瘾性症状由于：
· 母体使用成瘾的药物（P96.1）
· 新生儿使用治疗性药物（P96.2）

P94 新生儿肌张力疾患

P94.0 短暂性新生儿重症肌无力
不包括：重症肌无力（G70.0）
P94.1 先天性张力过高

Other disorders originating in the perinatal period (P90-P96)

P90 Convulsions of newborn

Excludes: benign neonatal convulsions (familial) (G40.3)

P91 Other disturbances of cerebral status of newborn

P91.0 Neonatal cerebral ischaemia
P91.1 Acquired periventricular cysts of newborn
P91.2 Neonatal cerebral leukomalacia
P91.3 Neonatal cerebral irritability
P91.4 Neonatal cerebral depression
P91.5 Neonatal coma
P91.6 Hypoxic ischaemic encephalopathy of newborn
P91.8 Other specified disturbances of cerebral status of newborn
P91.9 Disturbance of cerebral status of newborn, unspecified

P92 Feeding problems of newborn

P92.0 Vomiting of newborn
P92.1 Regurgitation and rumination in newborn
P92.2 Slow feeding of newborn
P92.3 Underfeeding of newborn
P92.4 Overfeeding of newborn
P92.5 Neonatal difficulty in feeding at breast
P92.8 Other feeding problems of newborn
P92.9 Feeding problem of newborn, unspecified

P93 Reactions and intoxications due to drugs administered to fetus and newborn

Grey syndrome from chloramphenicol administration in newborn

Excludes: jaundice due to drugs or toxins transmitted from mother or given to newborn (P58.4)
reactions and intoxications from maternal opiates, tranquillizers and other medication (P04.0-P04.1, P04.4)
withdrawal symptoms from:
· maternal use of drugs of addiction (P96.1)
· therapeutic use of drugs in newborn (P96.2)

P94 Disorders of muscle tone of newborn

P94.0 Transient neonatal myasthenia gravis
Excludes: myasthenia gravis (G70.0)
P94.1 Congenital hypertonia

P94.2 **先天性张力过低**
非特异性婴儿松弛综合征
P94.8 **新生儿其他的肌张力疾患**
P94.9 **新生儿未特指的肌张力疾患**

P94.2 **Congenital hypotonia**
Nonspecific floppy baby syndrome
P94.8 **Other disorders of muscle tone of newborn**
P94.9 **Disorder of muscle tone of newborn, unspecified**

P95 未特指原因的胎儿死亡

死产胎儿 NOS
死产 NOS

P95 Fetal death of unspecified cause

Deadborn fetus NOS
Stillbirth NOS

P96 起源于围生期的其他情况

P96.0 **先天性肾衰竭**
新生儿尿毒症
P96.1 **母体使用成瘾药物所致的新生儿脱瘾性症状**
有药瘾母体的婴儿的药物戒断综合征

不包括： 母亲在产程和分娩时使用阿片和安定所致的反应和中毒(P04.0)

P96.2 **新生儿使用治疗性药物所致的脱瘾性症状**
P96.3 **新生儿宽颅缝**
新生儿颅骨软化
P96.4 **妊娠终止,影响到胎儿和新生儿**

不包括： 妊娠终止(影响到母亲)(O04. -)

P96.5 **子宫内操作的并发症,不可归类在他处者**
P96.8 **起源于围生期其他特指的情况**
P96.9 **起源于围生期未特指的情况**

先天性弱质 NOS

P96 Other conditions originating in the perinatal period

P96.0 **Congenital renal failure**
Uraemia of newborn
P96.1 **Neonatal withdrawal symptoms from maternal use of drugs of addiction**
Drug withdrawal syndrome in infant of dependent mother

Excludes: reactions and intoxications from maternal opiates and tranquillizers administered during labour and delivery (P04.0)

P96.2 **Withdrawal symptoms from therapeutic use of drugs in newborn**
P96.3 **Wide cranial sutures of newborn**
Neonatal craniotabes
P96.4 **Termination of pregnancy, affecting fetus and newborn**

Excludes: termination of pregnancy (affecting mother) (O04. -)

P96.5 **Complications of intrauterine procedures, not elsewhere classified**
P96.8 **Other specified conditions originating in the perinatal period**
P96.9 **Condition originating in the perinatal period, unspecified**

Congenital debility NOS

第十七章 先天性畸形、变形和染色体异常（Q00-Q99）

不包括：先天性代谢障碍（E70-E90）

本章包括下列各节：

神经系统先天性畸形（Q00-Q07）

Q00　无脑儿和类似畸形

Q00.0　无脑儿
无头
无颅盖
无脑脊髓畸形
偏侧无脑畸形
半无脑（儿）

Q00.1　颅脊柱裂

Q00.2　枕骨裂脑露畸形

Q01　脑膨出

包　括：脑脊髓膨出
积水性脑膨出
颅的积水性脑膜膨出
大脑脑（脊）膜膨出
脑膜脑膨出

不包括：麦克尔-格鲁贝尔综合征（Q61.9）

Q01.0　额部脑膨出
Q01.1　鼻根部脑膨出
Q01.2　枕部脑膨出
Q01.8　其他部位的脑膨出
Q01.9　未特指的脑膨出

CHAPTER XVII Congenital malformations, deformations and chromosomal abnormalities (Q00-Q99)

Excludes: inborn errors of metabolism（E70-E90）

This chapter contains the following blocks:

Congenital malformations of the nervous system (Q00-Q07)

Q00　**Anencephaly and similar malformations**

Q00.0　**Anencephaly**
Acephaly
Acrania
Amyelencephaly
Hemianencephaly
Hemicephaly

Q00.1　**Craniorachischisis**

Q00.2　**Iniencephaly**

Q01　**Encephalocele**

Includes: encephalomyelocele
hydroencephalocele
hydromeningocele, cranial
meningocele, cerebral
meningoencephalocele

Excludes: Meckel-Gruber syndrome（Q61.9）

Q01.0　**Frontal encephalocele**
Q01.1　**Nasofrontal encephalocele**
Q01.2　**Occipital encephalocele**
Q01.8　**Encephalocele of other sites**
Q01.9　**Encephalocele, unspecified**

Q02 小头畸形
积水性小头
脑过小
不包括： 麦克尔-格鲁贝尔综合征（Q61.9）

Q03 先天性脑积水
包　括： 新生儿脑积水
不包括： 阿-基氏综合征（Q07.0）
脑积水：
· 后天性（G91.-）
· 先天性弓形体病引起的（P37.1）
· 伴有脊柱裂（Q05.0-Q05.4）

Q03.0 西尔维于斯导水管［中脑导水管］畸形
西尔维于斯导水管：
· 异常
· 梗阻，先天性
· 狭窄

Q03.1 第四脑室正中孔和第四脑室外侧孔闭锁
丹迪-沃克综合征

Q03.8 其他的先天性脑积水

Q03.9 未特指的先天性脑积水

Q04 脑的其他先天性畸形
不包括： 独眼（Q87.0）
大头畸形（Q75.3）

Q04.0 胼胝体先天性畸形
胼胝体发育不全

Q04.1 无嗅脑畸形

Q04.2 前脑无裂畸形

Q04.3 脑的其他短缺畸形
缺如 ⎫
发育不全 ⎪
不发育 ⎬ 部分脑的
发育不全 ⎭
无脑回
积水性无脑畸形
无脑回
多发性脑回小
巨脑回
不包括： 胼胝体先天性畸形（Q04.0）

Q04.4 视（神经）中隔发育不良

Q04.5 巨脑

Q04.6 先天性大脑囊肿
脑穿孔
脑裂
不包括： 后天性脑穿通性囊肿（G93.0）

Q04.8 脑其他特指的先天性畸形
脑回粗大

Q02 Microcephaly
Hydromicrocephaly
Micrencephalon
Excludes: Meckel-Gruber syndrome（Q61.9）

Q03 Congenital hydrocephalus
Includes: hydrocephalus in newborn
Excludes: Arnold-Chiari syndrome（Q07.0）
hydrocephalus:
· acquired（G91.-）
· due to congenital toxoplasmosis（P37.1）
· with spina bifida（Q05.0-Q05.4）

Q03.0 Malformations of aqueduct of Sylvius
Aqueduct of Sylvius:
· anomaly
· obstruction, congenital
· stenosis

Q03.1 Atresia of foramina of Magendie and Luschka
Dandy-Walker syndrome

Q03.8 Other congenital hydrocephalus

Q03.9 Congenital hydrocephalus, unspecified

Q04 Other congenital malformations of brain
Excludes: cyclopia（Q87.0）
macrocephaly（Q75.3）

Q04.0 Congenital malformations of corpus callosum
Agenesis of corpus callosum

Q04.1 Arhinencephaly

Q04.2 Holoprosencephaly

Q04.3 Other reduction deformities of brain
Absence ⎫
Agenesis ⎪
Aplasia ⎬ of part of brain
Hypoplasia ⎭
Agyria
Hydranencephaly
Lissencephaly
Microgyria
Pachygyria
Excludes: congenital malformations of corpus callosum（Q04.0）

Q04.4 Septo-optic dysplasia

Q04.5 Megalencephaly

Q04.6 Congenital cerebral cysts
Porencephaly
Schizencephaly
Excludes: acquired porencephalic cyst（G93.0）

Q04.8 Other specified congenital malformations of brain
Macrogyria

Q04.9　脑未特指的先天性畸形
先天性：
- 异常
- 变形
- 疾病或损害
- 多发性异常

} 脑的 NOS

Q05　脊柱裂
包　括： 积水性脑(脊)膜突出
脑(脊)膜膨出
脊膜脊髓膨出
脊髓突出
脊髓脊膜突出
脊柱裂(开口性)(囊肿性)
脊髓中央管膨出
不包括： 阿-基氏综合征(Q07.0)
隐性脊柱裂(Q76.0)

Q05.0　颈段脊柱裂伴有脑积水
Q05.1　胸段脊柱裂伴有脑积水
脊柱裂：
- 背部
- 胸腰

} 伴有脑积水

Q05.2　腰段脊柱裂伴有脑积水
腰骶脊柱裂伴有脑积水
Q05.3　骶段脊柱裂伴有脑积水
Q05.4　未特指的脊柱裂伴有脑积水
Q05.5　颈段脊柱裂不伴有脑积水
Q05.6　胸段脊柱裂不伴有脑积水
脊柱裂：
- 背部 NOS
- 胸腰 NOS

Q05.7　腰段脊柱裂不伴有脑积水
腰骶脊柱裂 NOS
Q05.8　骶段脊柱裂不伴有脑积水
Q05.9　未特指的脊柱裂

Q06　脊髓的其他先天性畸形
Q06.0　无脊髓畸形
Q06.1　脊髓发育不全和发育异常
脊髓发育不全
脊髓发育不良
Q06.2　脊髓纵裂
Q06.3　其他先天性马尾畸形
Q06.4　脊髓积水
椎管积水
Q06.8　脊髓其他特指的先天性畸形
Q06.9　脊髓未特指的先天性畸形
先天性：
- 异常
- 变形
- 疾病或损害

} 脊髓或脊膜的 NOS

Q04.9　Congenital malformation of brain, unspecified
Congenital:
- anomaly
- deformity
- disease or lesion
- multiple anomalies

} NOS of brain

Q05　Spina bifida
Includes: hydromeningocele (spinal)
meningocele (spinal)
meningomyelocele
myelocele
myelomeningocele
rachischisis/spina bifida (aperta)(cystica)
syringomyelocele
Excludes: Arnold-Chiari syndrome (Q07.0)
spina bifida occulta (Q76.0)

Q05.0　Cervical spina bifida with hydrocephalus
Q05.1　Thoracic spina bifida with hydrocephalus
Spina bifida:
- dorsal
- thoracolumbar

} with hydrocephalus

Q05.2　Lumbar spina bifida with hydrocephalus
Lumbosacral spina bifida with hydrocephalus
Q05.3　Sacral spina bifida with hydrocephalus
Q05.4　Unspecified spina bifida with hydrocephalus
Q05.5　Cervical spina bifida without hydrocephalus
Q05.6　Thoracic spina bifida without hydrocephalus
Spina bifida:
- dorsal NOS
- thoracolumbar NOS

Q05.7　Lumbar spina bifida without hydrocephalus
Lumbosacral spina bifida NOS
Q05.8　Sacral spina bifida without hydrocephalus
Q05.9　Spina bifida, unspecified

Q06　Other congenital malformations of spinal cord
Q06.0　Amyelia
Q06.1　Hypoplasia and dysplasia of spinal cord
Atelomyelia/Myelatelia
Myelodysplasia of spinal cord
Q06.2　Diastematomyelia
Q06.3　Other congenital cauda equina malformations
Q06.4　Hydromyelia
Hydrorachis
Q06.8　Other specified congenital malformations of spinal cord
Q06.9　Congenital malformation of spinal cord, unspecified
Congenital:
- anomaly
- deformity
- disease or lesion

} NOS of spinal cord or meninges

Q07 神经系统其他先天性畸形

不包括：家族性自主神经功能异常［赖利-戴］(G90.1)
神经纤维瘤病（非恶性）(Q85.0)

Q07.0 阿-基综合征
Q07.8 神经系统其他特指的先天性畸形

神经发育不全
臂丛神经移位
颌动瞬目综合征
马库斯贡综合征

Q07.9 神经系统未特指的先天性畸形

先天性：
· 异常
· 变形　} 神经系统 NOS
· 疾病或损害

Q07 Other congenital malformations of nervous system

Excludes: familial dysautonomia [Riley-Day] (G90.1)
neurofibromatosis (nonmalignant) (Q85.0)

Q07.0 **Arnold-Chiari syndrome**
Q07.8 **Other specified congenital malformations of nervous system**

Agenesis of nerve
Displacement of brachial plexus
Jaw-winking syndrome
Marcus Gunn's syndrome

Q07.9 **Congenital malformation of nervous system, unspecified**

Congenital:
· anomaly
· deformity　} NOS of nervous system
· disease or lesion

眼、耳、面和颈部先天性畸形 (Q10-Q18)

不包括：唇裂和腭裂(Q35-Q37)
先天性畸形：
· 颈椎棘突(Q05.0, Q05.5, Q67.5, Q76.0-Q76.4)
· 喉(Q31.-)
· 唇 NEC(Q38.0)
· 鼻(Q30.-)
· 甲状旁腺(Q89.2)
· 甲状腺(Q89.2)

Congenital malformations of eye, ear, face and neck (Q10-Q18)

Excludes: cleft lip and cleft palate (Q35-Q37)
congenital malformation of:
· cervical spine (Q05.0, Q05.5, Q67.5, Q76.0-Q76.4)
· larynx (Q31.-)
· lip NEC (Q38.0)
· nose (Q30.-)
· parathyroid gland (Q89.2)
· thyroid gland (Q89.2)

Q10 眼睑、泪器和眼眶先天性畸形

不包括：隐眼：
· NOS(Q11.2)
· 综合征(Q87.0)

Q10.0 先天性上睑下垂
Q10.1 先天性睑外翻
Q10.2 先天性睑内翻
Q10.3 眼睑的其他先天性畸形

无睑
缺如或发育不全：
· 睫
· 睑
副的：
· 眼睑
· 眼肌
先天性睑裂狭小
眼睑缺损
先天性眼睑畸形 NOS

Q10 Congenital malformations of eyelid, lacrimal apparatus and orbit

Excludes: cryptophthalmos:
· NOS (Q11.2)
· syndrome (Q87.0)

Q10.0 **Congenital ptosis**
Q10.1 **Congenital ectropion**
Q10.2 **Congenital entropion**
Q10.3 **Other congenital malformations of eyelid**

Ablepharon
Absence or agenesis of:
· cilia
· eyelid
Accessory:
· eyelid
· eye muscle
Blepharophimosis, congenital
Coloboma of eyelid
Congenital malformation of eyelid NOS

Q10.4　泪器缺如或发育不全
无泪点
Q10.5　先天性泪管狭窄
Q10.6　泪器其他的先天性畸形
泪器先天性畸形 NOS
Q10.7　眼眶先天性畸形

Q11　无眼、小眼和巨眼畸形

Q11.0　囊状眼球
Q11.1　其他的无眼畸形
发育不全 } 眼的
不发育 } 眼的
Q11.2　小眼畸形
隐眼 NOS
眼发育不良
眼发育不全
未成熟眼
不包括：隐眼综合征（Q87.0）
Q11.3　巨眼畸形
不包括：先天性青光眼中的巨眼（Q15.0）

Q12　先天性晶状体畸形

Q12.0　先天性白内障
Q12.1　先天性晶状体移位
Q12.2　晶状体缺损
Q12.3　先天性无晶状体
Q12.4　球形晶状体
Q12.8　其他的先天性晶状体畸形
Q12.9　未特指的先天性晶状体畸形

Q13　眼前段先天性畸形

Q13.0　虹膜缺损
缺损 NOS
Q13.1　虹膜缺如
无虹膜
Q13.2　其他的先天性虹膜畸形
先天性瞳孔不等
瞳孔闭锁
先天性虹膜畸形 NOS
瞳孔异位
Q13.3　先天性角膜混浊
Q13.4　其他的先天性角膜畸形
先天性角膜畸形 NOS
彼得异常
Q13.5　蓝色巩膜
Q13.8　眼前段其他的先天性畸形
里格尔异常
Q13.9　眼前段未特指的先天性畸形

Q10.4　Absence and agenesis of lacrimal apparatus
Absence of punctum lacrimale
Q10.5　Congenital stenosis and stricture of lacrimal duct
Q10.6　Other congenital malformations of lacrimal apparatus
Congenital malformation of lacrimal apparatus NOS
Q10.7　Congenital malformation of orbit

Q11　Anophthalmos, microphthalmos and macrophthalmos

Q11.0　Cystic eyeball
Q11.1　Other anophthalmos
Agenesis } of eye
Aplasia } of eye
Q11.2　Microphthalmos
Cryptophthalmos NOS
Dysplasia of eye
Hypoplasia of eye
Rudimentary eye
Excludes：cryptophthalmos syndrome（Q87.0）
Q11.3　Macrophthalmos
Excludes：macrophthalmos in congenital glaucoma（Q15.0）

Q12　Congenital lens malformations

Q12.0　Congenital cataract
Q12.1　Congenital displaced lens
Q12.2　Coloboma of lens
Q12.3　Congenital aphakia
Q12.4　Spherophakia
Q12.8　Other congenital lens malformations
Q12.9　Congenital lens malformation, unspecified

Q13　Congenital malformations of anterior segment of eye

Q13.0　Coloboma of iris
Coloboma NOS
Q13.1　Absence of iris
Aniridia
Q13.2　Other congenital malformations of iris
Anisocoria, congenital
Atresia of pupil
Congenital malformation of iris NOS
Corectopia
Q13.3　Congenital corneal opacity
Q13.4　Other congenital corneal malformations
Congenital malformation of cornea NOS
Peter's anomaly
Q13.5　Blue sclera
Q13.8　Other congenital malformations of anterior segment of eye
Rieger's anomaly
Q13.9　Congenital malformation of anterior segment of eye, unspecified

Q14 眼后段先天性畸形

Q14.0 **玻璃体先天性畸形**
先天性玻璃体混浊

Q14.1 **视网膜先天性畸形**
先天性视网膜动脉瘤

Q14.2 **视神经盘先天性畸形**
视神经盘缺损

Q14.3 **脉络膜先天性畸形**

Q14.8 **眼后段其他的先天性畸形**
(眼)底缺损

Q14.9 **眼后段未特指的先天性畸形**

Q15 眼的其他先天性畸形

不包括： 先天性眼震(H55)
眼白化病(E70.3)
视网膜色素变性(H35.5)

Q15.0 **先天性青光眼**
先天性青光眼
新生儿青光眼
水眼[眼积水]
先天性球形角膜伴有青光眼
伴有青光眼的大角膜
先天性青光眼中的巨眼
伴有青光眼的巨角膜

Q15.8 **眼其他特指的先天性畸形**
小角膜

Q15.9 **眼未特指的先天性畸形**
先天性：
· 异常 } 眼的 NOS
· 变形 }

Q16 引起听力缺陷的耳先天性畸形

不包括： 先天性耳聋(H90.-)

Q16.0 **先天性无(耳)廓**

Q16.1 **先天性(外)耳道缺如、闭锁和狭窄**
骨性耳道的闭锁或狭窄

Q16.2 **无咽鼓管**

Q16.3 **听小骨先天性畸形**
听小骨融合

Q16.4 **中耳其他的先天性畸形**
中耳先天性畸形 NOS

Q16.5 **内耳先天性畸形**
异常：
· 膜迷路
· 科尔蒂器官[螺旋器]

Q16.9 **引起听力缺陷的未特指的耳先天性畸形**
先天性无耳 NOS

Q14 Congenital malformations of posterior segment of eye

Q14.0 **Congenital malformation of vitreous humour**
Congenital vitreous opacity

Q14.1 **Congenital malformation of retina**
Congenital retinal aneurysm

Q14.2 **Congenital malformation of optic disc**
Coloboma of optic disc

Q14.3 **Congenital malformation of choroid**

Q14.8 **Other congenital malformations of posterior segment of eye**
Coloboma of fundus

Q14.9 **Congenital malformation of posterior segment of eye, unspecified**

Q15 Other congenital malformations of eye

Excludes: congenital nystagmus (H55)
ocular albinism (E70.3)
retinitis pigmentosa (H35.5)

Q15.0 **Congenital glaucoma**
Buphthalmos
Glaucoma of newborn
Hydrophthalmos
Keratoglobus, congenital, with glaucoma
Macrocornea with glaucoma
Macrophthalmos in congenital glaucoma
Megalocornea with glaucoma

Q15.8 **Other specified congenital malformations of eye**
Microcornea

Q15.9 **Congenital malformation of eye, unspecified**
Congenital:
· anomaly } NOS of eye
· deformity }

Q16 Congenital malformations of ear causing impairment of hearing

Excludes: congenital deafness (H90.-)

Q16.0 **Congenital absence of (ear) auricle**

Q16.1 **Congenital absence, atresia and stricture of auditory canal (external)**
Atresia or stricture of osseous meatus

Q16.2 **Absence of eustachian tube**

Q16.3 **Congenital malformation of ear ossicles**
Fusion of ear ossicles

Q16.4 **Other congenital malformations of middle ear**
Congenital malformation of middle ear NOS

Q16.5 **Congenital malformation of inner ear**
Anomaly:
· membranous labyrinth
· organ of Corti

Q16.9 **Congenital malformation of ear causing impairment of hearing, unspecified**
Congenital absence of ear NOS

Q17 耳的其他先天性畸形

不包括：耳前窦道(Q18.1)

Q17.0 副耳廓
副耳屏
多耳畸形
耳前附件或耳赘
多余的：
·耳
·耳垂

Q17.1 巨耳畸形

Q17.2 小耳畸形

Q17.3 其他畸形耳
尖耳

Q17.4 移位耳
低位耳
不包括：颈部耳状附件(Q18.2)

Q17.5 凸耳
招风耳

Q17.8 其他特指的耳先天性畸形
先天性无耳垂

Q17.9 未特指的耳先天性畸形
耳先天性异常 NOS

Q18 面和颈部的其他先天性畸形

不包括：唇裂和腭裂(Q35-Q37)
分类于 Q67.0-Q67.4 中的情况
颅和面骨先天性畸形(Q75.-)
独眼(Q87.0)
牙面异常(包括错殆)(K07.-)
影响面部外貌的畸形综合征(Q87.0)
永存甲状舌管(Q89.2)

Q18.0 鳃裂窦、瘘和囊肿
鳃迹

Q18.1 耳前窦道和囊肿
(的)瘘：
·耳廓，先天性
·颈耳
耳屏前窦道和囊肿

Q18.2 其他的鳃裂畸形
鳃裂畸形 NOS
颈部耳状附件
耳头畸形

Q18.3 颈蹼
翼状颈皮

Q18.4 大口畸形

Q18.5 小口畸形

Q18.6 巨唇
先天性唇肥大

Q18.7 小唇

Q17 Other congenital malformations of ear

Excludes: preauricular sinus (Q18.1)

Q17.0 Accessory auricle
Accessory tragus
Polyotia
Preauricular appendage or tag
Supernumerary:
· ear
· lobule

Q17.1 Macrotia

Q17.2 Microtia

Q17.3 Other misshapen ear
Pointed ear

Q17.4 Misplaced ear
Low-set ears
Excludes: cervical auricle (Q18.2)

Q17.5 Prominent ear
Bat ear

Q17.8 Other specified congenital malformations of ear
Congenital absence of lobe of ear

Q17.9 Congenital malformation of ear, unspecified
Congenital anomaly of ear NOS

Q18 Other congenital malformations of face and neck

Excludes: cleft lip and cleft palate (Q35-Q37)
conditions classified to Q67.0-Q67.4
congenital malformations of skull and face bones (Q75.-)
cyclopia (Q87.0)
dentofacial anomalies [including malocclusion] (K07.-)
malformation syndromes affecting facial appearance (Q87.0)
persistent thyroglossal duct (Q89.2)

Q18.0 Sinus, fistula and cyst of branchial cleft
Branchial vestige

Q18.1 Preauricular sinus and cyst
Fistula (of):
· auricle, congenital
· cervicoaural
Pretragal sinus and cyst

Q18.2 Other branchial cleft malformations
Branchial cleft malformation NOS
Cervical auricle
Otocephaly

Q18.3 Webbing of neck
Pterygium colli

Q18.4 Macrostomia

Q18.5 Microstomia

Q18.6 Macrocheilia
Hypertrophy of lip, congenital

Q18.7 Microcheilia

Q18.8 面和颈部其他特指的先天性畸形

近中的：
· 囊肿
· 瘘管 } 面和颈部的
· 窦道

Q18.9 面和颈部未特指的先天性畸形

面和颈部先天性异常 NOS

Q18.8 **Other specified congenital malformations of face and neck**

Medial:
· cyst
· fistula } of face and neck
· sinus

Q18.9 **Congenital malformation of face and neck, unspecified**

Congenital anomaly NOS of face and neck

循环系统先天性畸形（Q20-Q28）

Congenital malformations of the circulatory system (Q20-Q28)

Q20 心腔和心连接的先天性畸形

不包括：右位心伴有内脏反位（Q89.3）
镜像心房排列伴有内脏反位（Q89.3）

Q20.0 共同动脉干
永存动脉干

Q20.1 右心室双出口
陶-宾综合征

Q20.2 左心室双出口

Q20.3 心室动脉连接不协调
主动脉右转位
大血管错位（完全性）

Q20.4 双入口心室
共同心室
两房一室三腔心
单心室

Q20.5 房室连接不协调
合理错位
左转位
心室反向

Q20.6 心耳异构
心耳异构伴有无脾或多脾

Q20.8 心腔和心连接其他的先天性畸形

Q20.9 心腔和心连接未特指的先天性畸形

Q20 Congenital malformations of cardiac chambers and connections

Excludes: dextrocardia with situs inversus (Q89.3)
mirror-image atrial arrangement with situs inversus (Q89.3)

Q20.0 **Common arterial trunk**
Persistent truncus arteriosus

Q20.1 **Double outlet right ventricle**
Taussig-Bing syndrome

Q20.2 **Double outlet left ventricle**

Q20.3 **Discordant ventriculoarterial connection**
Dextrotransposition of aorta
Transposition of great vessels (complete)

Q20.4 **Double inlet ventricle**
Common ventricle
Cor triloculare biatriatum
Single ventricle

Q20.5 **Discordant atrioventricular connection**
Corrected transposition
Laevotransposition
Ventricular inversion

Q20.6 **Isomerism of atrial appendages**
Isomerism of atrial appendages with asplenia or polysplenia

Q20.8 **Other congenital malformations of cardiac chambers and connections**

Q20.9 **Congenital malformation of cardiac chambers and connections, unspecified**

Q21 心间隔先天性畸形

不包括：后天性心间隔缺损（I51.0）

Q21.0 室间隔缺损

Q21.1 房间隔缺损
冠状窦缺损
未闭或永存：
· 卵圆孔
· 继发孔型房间隔缺损（Ⅱ型）
静脉窦缺损

Q21 Congenital malformations of cardiac septa

Excludes: aquired cardiac septal defect (I51.0)

Q21.0 **Ventricular septal defect**

Q21.1 **Atrial septal defect**
Coronary sinus defect
Patent or persistent:
· foramen ovale
· ostium secundum defect (type Ⅱ)
Sinus venosus defect

Q21.2　房室间隔缺损
共同房室通道
心内膜垫缺损
第一孔房间隔缺损(Ⅰ型)

Q21.3　法洛[法乐]四联症
室间隔缺损伴有肺动脉狭窄或闭锁、主动脉右位和右心室肥大。

Q21.4　主动脉肺动脉间隔缺损
主动脉间隔缺损
主动脉肺动脉窗

Q21.8　心间隔的其他先天性畸形
艾森门格缺陷
法洛[法乐]五联症
不包括： 艾森门格：
· 复征(I27.8)
· 综合征(I27.8)

Q21.9　心间隔未特指的先天性畸形
(心脏)间隔缺损 NOS

Q22　肺动脉瓣和三尖瓣先天性畸形

Q22.0　肺动脉瓣闭锁

Q22.1　先天性肺动脉瓣狭窄

Q22.2　先天性肺动脉瓣关闭不全
先天性肺动脉瓣反流

Q22.3　肺动脉瓣的其他先天性畸形
肺动脉瓣先天性畸形 NOS

Q22.4　先天性三尖瓣狭窄
三尖瓣闭锁

Q22.5　埃布斯坦异常

Q22.6　右心发育不全综合征

Q22.8　三尖瓣的其他先天性畸形

Q22.9　三尖瓣未特指的先天性畸形

Q23　主动脉瓣和二尖瓣先天性畸形

Q23.0　先天性主动脉瓣狭窄
先天性主动脉：
· 闭锁
· 狭窄
不包括： 先天性主动脉下狭窄(Q24.4)
那些发生于左心发育不全综合征中者(Q23.4)

Q23.1　先天性主动脉瓣关闭不全
二叶主动脉瓣
先天性主动脉关闭不全

Q21.2　Atrioventricular septal defect
Common atrioventricular canal
Endocardial cushion defect
Ostium primum atrial septal defect (type Ⅰ)

Q21.3　Tetralogy of Fallot
Ventricular septal defect with pulmonary stenosis or atresia, dextroposition of aorta and hypertrophy of right ventricle.

Q21.4　Aortopulmonary septal defect
Aortic septal defect
Aortopulmonary window

Q21.8　Other congenital malformations of cardiac septa
Eisenmenger's defect
Pentalogy of Fallot
Excludes: Eisenmenger's:
· complex (I27.8)
· syndrome (I27.8)

Q21.9　Congenital malformation of cardiac septum, unspecified
Septal (heart) defect NOS

Q22　Congenital malformations of pulmonary and tricuspid valves

Q22.0　Pulmonary valve atresia

Q22.1　Congenital pulmonary valve stenosis

Q22.2　Congenital pulmonary valve insufficiency
Congenital pulmonary valve regurgitation

Q22.3　Other congenital malformations of pulmonary valve
Congenital malformation of pulmonary valve NOS

Q22.4　Congenital tricuspid stenosis
Tricuspid atresia

Q22.5　Ebstein's anomaly

Q22.6　Hypoplastic right heart syndrome

Q22.8　Other congenital malformations of tricuspid valve

Q22.9　Congenital malformation of tricuspid valve, unspecified

Q23　Congenital malformations of aortic and mitral valves

Q23.0　Congenital stenosis of aortic valve
Congenital aortic:
· atresia
· stenosis
Excludes: congenital subaortic stenosis (Q24.4)
that in hypoplastic left heart syndrome (Q23.4)

Q23.1　Congenital insufficiency of aortic valve
Bicuspid aortic valve
Congenital aortic insufficiency

Q23.2	先天性二尖瓣狭窄 先天性二尖瓣闭锁	Q23.2	**Congenital mitral stenosis** Congenital mitral atresia
Q23.3	先天性二尖瓣关闭不全	Q23.3	**Congenital mitral insufficiency**
Q23.4	左心发育不全综合征 主动脉口或主动脉瓣闭锁或明显发育不全伴有升主动脉发育不全和左心室发育不全(伴有二尖瓣狭窄或闭锁)。	Q23.4	**Hypoplastic left heart syndrome** Atresia, or marked hypoplasia of aortic orifice or valve, with hypoplasia of ascending aorta and defective development of left ventricle (with mitral valve stenosis or atresia).
Q23.8	主动脉瓣和二尖瓣的其他先天性畸形	Q23.8	**Other congenital malformations of aortic and mitral valves**
Q23.9	主动脉瓣和二尖瓣未特指的先天性畸形	Q23.9	**Congenital malformation of aortic and mitral valves, unspecified**

Q24 心脏的其他先天性畸形 / Other congenital malformations of heart

	不包括: 心内膜弹力纤维增生症(I42.4)		**Excludes:** endocardial fibroelastosis (I42.4)
Q24.0	右位心 **不包括:** 右位心伴有内脏反位(Q89.3) 心耳异构(伴有无脾或多脾)(Q20.6) 镜像心房排列伴有内脏反位(Q89.3)	Q24.0	**Dextrocardia** **Excludes:** dextrocardia with situs inversus (Q89.3) isomerism of atrial appendages (with asplenia or polysplenia) (Q20.6) mirror-image atrial arrangement with situs inversus (Q89.3)
Q24.1	左位心 **注:** 心脏位置在左半侧胸廓且心尖指向左侧,但存在其他内脏逆位和心脏缺陷或校正大血管的错位。	Q24.1	**Laevocardia** **Note:** Location of heart in left hemithorax with apex pointing to the left, but with situs inversus of other viscera and defects of the heart, or corrected transposition of great vessels.
Q24.2	三房心	Q24.2	**Cor triatriatum**
Q24.3	肺动脉漏斗部狭窄	Q24.3	**Pulmonary infundibular stenosis**
Q24.4	先天性主动脉下狭窄	Q24.4	**Congenital subaortic stenosis**
Q24.5	冠状血管畸形 先天性冠状(动脉)动脉瘤	Q24.5	**Malformation of coronary vessels** Congenital coronary (artery) aneurysm
Q24.6	先天性心脏传导阻滞	Q24.6	**Congenital heart block**

Q24.8	心脏其他特指的先天性畸形
	先天性:
	· 左心室憩室
	· 畸形:
	  · 心肌
	  · 心包
	心脏错位
	尤尔病
		Q24.8	**Other specified congenital malformations of heart**
			Congenital:
			· diverticulum of left ventricle
			· Malformation of:
			  · myocardium
			  · pericardium
			Malposition of heart
			Uhl's disease

Q24.9	未特指的先天性心脏畸形 先天性: · 异常 } 心脏 NOS · 病 } 心脏 NOS	Q24.9	**Congenital malformation of heart, unspecified** Congenital: · anomaly } NOS of heart · disease } NOS of heart

Q25 大动脉先天性畸形 / Congenital malformations of great arteries

Q25.0	动脉导管未闭 博塔洛管未闭 永存动脉导管	Q25.0	**Patent ductus arteriosus** Patent ductus Botallo Persistent ductus arteriosus

Q25.1　主动脉缩窄
主动脉缩窄(导管前)(导管后)
Q25.2　主动脉闭锁
Q25.3　主动脉狭窄
主动脉瓣上狭窄
不包括：先天性主动脉瓣狭窄(Q23.0)
Q25.4　主动脉的其他先天性畸形
缺如
不发育
先天性：
·动脉瘤
·扩张
} 主动脉的
主动脉窦动脉瘤(破裂)
双主动脉弓[主动脉血管环]
主动脉发育不全
永存：
·主动脉弓卷曲
·右位主动脉弓
不包括：发生于左心发育不全综合征中的主动脉发育不全(Q23.4)
Q25.5　肺动脉闭锁
Q25.6　肺动脉狭窄
Q25.7　肺动脉的其他先天性畸形
肺动脉畸形
不发育
动脉瘤
异常
发育不全
} 肺动脉的
肺动脉动静脉瘤
Q25.8　大动脉的其他先天性畸形
Q25.9　大动脉未特指的先天性畸形

Q26　大静脉先天性畸形

Q26.0　先天性腔静脉狭窄
先天性(下)(上)腔静脉狭窄
Q26.1　永存左上腔静脉
Q26.2　肺静脉连接完全异常
Q26.3　肺静脉连接部分异常
Q26.4　肺静脉连接异常，未特指
Q26.5　门静脉连接异常
Q26.6　门静脉-肝动脉瘘
Q26.8　大静脉的其他先天性畸形
无(下)(上)腔静脉
下腔静脉的奇静脉延伸
永存左后主静脉
弯刀综合征
Q26.9　大静脉未特指的先天性畸形
(下)(上)腔静脉异常 NOS

Q25.1　Coarctation of aorta
Coarctation of aorta (preductal)(postductal)
Q25.2　Atresia of aorta
Q25.3　Stenosis of aorta
Supravalvular aortic stenosis
Excludes: congenital aortic stenosis(Q23.0)
Q25.4　Other congenital malformations of aorta
Absence
Aplasia
Congenital:
· aneurysm
· dilatation
} of aorta
Aneurysm of sinus of Valsalva(ruptured)
Double aortic arch [vascular ring of aorta]
Hypoplasia of aorta
Persistent:
· convolutions of aortic arch
· right aortic arch
Excludes: hypoplasia of aorta in hypoplastic left heart syndrome (Q23.4)
Q25.5　Atresia of pulmonary artery
Q25.6　Stenosis of pulmonary artery
Q25.7　Other congenital malformations of pulmonary artery
Aberrant pulmonary artery
Agenesis
Aneurysm
Anomaly
Hypoplasia
} of pulmonary artery
Pulmonary arteriovenous aneurysm
Q25.8　Other congenital malformations of great arteries
Q25.9　Congenital malformation of great arteries, unspecified

Q26　Congenital malformations of great veins

Q26.0　Congenital stenosis of vena cava
Congenital stenosis of vena cava(inferior)(superior)
Q26.1　Persistent left superior vena cava
Q26.2　Total anomalous pulmonary venous connection
Q26.3　Partial anomalous pulmonary venous connection
Q26.4　Anomalous pulmonary venous connection, unspecified
Q26.5　Anomalous portal venous connection
Q26.6　Portal vein-hepatic artery fistula
Q26.8　Other congenital malformations of great veins
Absence of vena cava (inferior)(superior)
Azygos continuation of inferior vena cava
Persistent left posterior cardinal vein
Scimitar syndrome
Q26.9　Congenital malformation of great vein, unspecified
Anomaly of vena cava (inferior)(superior) NOS

Q27 周围循环系统的其他先天性畸形

不包括：异常：
- 大脑和入脑前血管（Q28.0-Q28.3）
- 冠状血管（Q24.5）
- 肺动脉（Q25.5-Q25.7）

先天性视网膜动脉瘤（Q14.1）
血管瘤和淋巴管瘤（D18.-）

Q27.0 先天性脐动脉缺如和发育不全
单脐动脉

Q27.1 先天性肾动脉狭窄

Q27.2 肾动脉的其他先天性畸形
肾动脉先天性畸形 NOS
多肾动脉

Q27.3 周围动静脉畸形
动静脉瘤
不包括：后天性动静脉瘤（I77.0）

Q27.4 先天性静脉扩张

Q27.8 周围血管系统其他特指的先天性畸形
迷走锁骨下动脉畸形
缺如、闭锁 } 动脉或静脉的 NEC
先天性：
- 动脉瘤（周围的）
- 狭窄，动脉
- 静脉曲张

Q27.9 周围血管系统未特指的先天性畸形
动脉或静脉异常 NOS

Q28 循环系统的其他先天性畸形

不包括：先天性动脉瘤：
- NOS（Q27.8）
- 冠状动脉的（Q24.5）
- 周围动脉的（Q27.8）
- 肺动脉的（Q25.7）
- 视网膜的（Q14.1）

破裂的：
- 大脑动静脉畸形（I60.8）
- 入脑前血管畸形（I72.-）

Q28.0 入脑前血管动静脉畸形
先天性入脑前动静脉瘤（未破裂）

Q28.1 入脑前血管的其他畸形
先天性：
- 入脑前血管畸形 NOS
- 入脑前动脉瘤（未破裂）

Q27 Other congenital malformations of peripheral vascular system

Excludes: anomalies of:
- cerebral and precerebral vessels (Q28.0-Q28.3)
- coronary vessels (Q24.5)
- pulmonary artery (Q25.5-Q25.7)

congenital retinal aneurysm (Q14.1)
haemangioma and lymphangioma (D18.-)

Q27.0 Congenital absence and hypoplasia of umbilical artery
Single umbilical artery

Q27.1 Congenital renal artery stenosis

Q27.2 Other congenital malformations of renal artery
Congenital malformation of renal artery NOS
Multiple renal arteries

Q27.3 Peripheral arteriovenous malformation
Arteriovenous aneurysm
Excludes: acquired arteriovenous aneurysm (I77.0)

Q27.4 Congenital phlebectasia

Q27.8 Other specified congenital malformations of peripheral vascular system
Aberrant subclavian artery
Absence, Atresia } of artery or vein NEC
Congenital:
- aneurysm (peripheral)
- stricture, artery
- varix

Q27.9 Congenital malformation of peripheral vascular system, unspecified
Anomaly of artery or vein NOS

Q28 Other congenital malformations of circulatory system

Excludes: congenital aneurysm:
- NOS (Q27.8)
- coronary (Q24.5)
- peripheral (Q27.8)
- pulmonary (Q25.7)
- retinal (Q14.1)

ruptured:
- cerebral arteriovenous malformation (I60.8)
- malformation of precerebral vessels (I72.-)

Q28.0 Arteriovenous malformation of precerebral vessels
Congenital arteriovenous precerebral aneurysm (nonruptured)

Q28.1 Other malformations of precerebral vessels
Congenital:
- malformation of precerebral vessels NOS
- precerebral aneurysm (nonruptured)

Q28.2　大脑血管动静脉畸形

脑动静脉畸形 NOS
先天性大脑动静脉瘤(未破裂)

Q28.3　大脑血管的其他畸形

先天性:
· 大脑动脉瘤(未破裂)
· 大脑血管畸形 NOS

Q28.8　循环系统其他特指的先天性畸形

先天性动脉瘤，特指部位 NEC

Q28.9　循环系统未特指的先天性畸形

呼吸系统先天性畸形(Q30-Q34)

Q30　鼻先天性畸形

不包括: 先天性鼻中隔偏曲(Q67.4)

Q30.0　鼻后孔闭锁

闭锁、先天性狭窄 }(前)(后)鼻孔

Q30.1　鼻缺如和发育不良

先天性无鼻

Q30.2　鼻裂和鼻切迹

Q30.3　先天性鼻中隔穿孔

Q30.8　鼻的其他先天性畸形

副鼻
先天性鼻窦壁异常

Q30.9　鼻未特指的先天性畸形

Q31　喉先天性畸形

不包括: 先天性喉喘鸣 NOS(P28.8)

Q31.0　喉蹼

喉蹼:
· NOS
· 声门
· 声门下

Q31.1　先天性声门下狭窄

Q31.2　喉发育不全

Q31.3　喉膨出

Q31.5　先天性喉软骨软化病

Q31.8　喉的其他先天性畸形

缺如、发育不全、闭锁、甲状软骨裂 } 环状软骨、会厌、声门、喉或甲状软骨的
喉的先天性狭窄 NEC
会厌裂
环状软骨后裂

Q31.9　喉未特指的先天性畸形

Q28.2　Arteriovenous malformation of cerebral vessels

Arteriovenous malformation of brain NOS
Congenital arteriovenous cerebral aneurysm (nonruptured)

Q28.3　Other malformations of cerebral vessels

Congenital:
· cerebral aneurysm (nonruptured)
· malformation of cerebral vessels NOS

Q28.8　Other specified congenital malformations of circulatory system

Congenital aneurysm, specified site NEC

Q28.9　Congenital malformation of circulatory system, unspecified

Congenital malformations of the respiratory system (Q30-Q34)

Q30　Congenital malformations of nose

Excludes: congenital deviation of nasal septum (Q67.4)

Q30.0　Choanal atresia

Atresia, Congenital stenosis } of nares (anterior)(posterior)

Q30.1　Agenesis and underdevelopment of nose

Congenital absence of nose

Q30.2　Fissured, notched and cleft nose

Q30.3　Congenital perforated nasal septum

Q30.8　Other congenital malformations of nose

Accessory nose
Congenital anomaly of nasal sinus wall

Q30.9　Congenital malformation of nose, unspecified

Q31　Congenital malformations of larynx

Excludes: congenital laryngeal stridor NOS (P28.8)

Q31.0　Web of larynx

Web of larynx:
· NOS
· glottic
· subglottic

Q31.1　Congenital subglottic stenosis

Q31.2　Laryngeal hypoplasia

Q31.3　Laryngocele

Q31.5　Congenital laryngomalacia

Q31.8　Other congenital malformations of larynx

Absence, Agenesis, Atresia, Cleft thyroid cartilage } of cricoid cartilage, epiglottis, glottis, larynx or thyroid cartilage
Congenital stenosis of larynx NEC
Fissure of epiglottis
Posterior cleft of cricoid cartilage

Q31.9　Congenital malformation of larynx, unspecified

Q32 气管和支气管先天性畸形

不包括：先天性支气管扩张(Q33.4)

Q32.0 先天性气管软化

Q32.1 气管的其他先天性畸形

气管软骨异常

气管闭锁

先天性：

- 扩张 } 气管的
- 畸形 } 气管的
- 狭窄 } 气管的
- 气管粘膜疝样突出

Q32.2 先天性支气管软化

Q32.3 先天性支气管狭窄

Q32.4 支气管的其他先天性畸形

缺如 } 支气管的
发育不全 } 支气管的
闭锁 } 支气管的
先天性畸形 NOS } 支气管的
憩室 } 支气管的

Q33 肺先天性畸形

Q33.0 先天性囊性肺

先天性：

- 蜂窝肺
- 肺病：
  - 囊性
  - 多囊性

不包括：囊性肺病，后天性或未特指(J98.4)

Q33.1 副肺叶

Q33.2 肺分离

Q33.3 肺不发生

无肺(叶)

Q33.4 先天性支气管扩张

Q33.5 肺的异位组织

Q33.6 肺发育不全和发育异常

不包括：与孕期短有关的肺发育不全(P28.0)

Q33.8 肺的其他先天性畸形

Q33.9 肺未特指的先天性畸形

Q34 呼吸系统的其他先天性畸形

Q34.0 胸膜异常

Q34.1 纵隔先天性囊肿

Q34.8 呼吸系统其他特指的先天性畸形

鼻咽闭锁

Q34.9 呼吸系统未特指的先天性畸形

先天性：

- 缺如 } 呼吸器官的
- 异常 NOS } 呼吸器官的

Q32 Congenital malformations of trachea and bronchus

Excludes: congenital bronchiectasis (Q33.4)

Q32.0 Congenital tracheomalacia

Q32.1 Other congenital malformations of trachea

Anomaly of tracheal cartilage

Atresia of trachea

Congenital:

- dilatation } of trachea
- malformation } of trachea
- stenosis } of trachea
- tracheocele

Q32.2 Congenital bronchomalacia

Q32.3 Congenital stenosis of bronchus

Q32.4 Other congenital malformations of bronchus

Absence } of bronchus
Agenesis } of bronchus
Atresia } of bronchus
malformation NOS } of bronchus
Diverticulum } of bronchus

Q33 Congenital malformations of lung

Q33.0 Congenital cystic lung

Congenital:

- honeycomb lung
- lung disease:
  - cystic
  - polycystic

Excludes: cystic lung disease, acquired or unspecified (J98.4)

Q33.1 Accessory lobe of lung

Q33.2 Sequestration of lung

Q33.3 Agenesis of lung

Absence of lung (lobe)

Q33.4 Congenital bronchiectasis

Q33.5 Ectopic tissue in lung

Q33.6 Hypoplasia and dysplasia of lung

Excludes: pulmonary hypoplasia associated with short gestation (P28.0)

Q33.8 Other congenital malformations of lung

Q33.9 Congenital malformation of lung, unspecified

Q34 Other congenital malformations of respiratory system

Q34.0 Anomaly of pleura

Q34.1 Congenital cyst of mediastinum

Q34.8 Other specified congenital malformations of respiratory system

Atresia of nasopharynx

Q34.9 Congenital malformation of respiratory system, unspecified

Congenital:

- absence } of respiratory organ
- anomaly NOS } of respiratory organ

唇裂和腭裂（Q35-Q37）

需要时，使用附加编码（Q30.2）标明与鼻有关的畸形。

不包括： 罗宾综合征（Q87.0）

Q35　腭裂

包　括：腭裂隙
腭裂

不包括：腭裂伴有唇裂（Q37.-）

Q35.1　硬腭裂

Q35.3　软腭裂

Q35.5　硬腭裂伴有软腭裂

Q35.7　悬雍垂裂

Q35.9　未特指的腭裂

腭裂 NOS

Q36　唇裂

包　括：唇裂
先天性唇裂
兔唇
唇裂［兔唇］

不包括：唇裂伴有腭裂（Q37.-）

Q36.0　双侧唇裂

Q36.1　正中唇裂

Q36.9　单侧唇裂

唇裂 NOS

Q37　腭裂伴有唇裂

Q37.0　硬腭裂伴有双侧唇裂

Q37.1　硬腭裂伴有单侧唇裂

硬腭裂伴有唇裂 NOS

Q37.2　软腭裂伴有双侧唇裂

Q37.3　软腭裂伴有单侧唇裂

软腭裂伴有唇裂 NOS

Q37.4　硬腭和软腭裂伴有双侧唇裂

Q37.5　硬腭和软腭裂伴有单侧唇裂

硬腭和软腭裂伴有唇裂 NOS

Q37.8　未特指的腭裂伴有双侧唇裂

Q37.9　未特指的腭裂伴有单侧唇裂

腭裂伴有唇裂 NOS

Cleft lip and cleft palate (Q35-Q37)

Use additional code (Q30.2), if desired, to identify associated malformations of the nose.

Excludes: Robin's syndrome (Q87.0)

Q35 Cleft palate

Includes: fissure of palate
palatoschisis

Excludes: cleft palate with cleft lip (Q37.-)

Q35.1 Cleft hard palate

Q35.3 Cleft soft palate

Q35.5 Cleft hard palate with cleft soft palate

Q35.7 Cleft uvula

Q35.9 Cleft palate, unspecified

Cleft palate NOS

Q36 Cleft lip

Includes: cheiloschisis
congenital fissure of lip
harelip
labium leporinum

Excludes: cleft lip with cleft palate (Q37.-)

Q36.0 Cleft lip, bilateral

Q36.1 Cleft lip, median

Q36.9 Cleft lip, unilateral

Cleft lip NOS

Q37 Cleft palate with cleft lip

Q37.0 Cleft hard palate with bilateral cleft lip

Q37.1 Cleft hard palate with unilateral cleft lip

Cleft hard palate with cleft lip NOS

Q37.2 Cleft soft palate with bilateral cleft lip

Q37.3 Cleft soft palate with unilateral cleft lip

Cleft soft palate with cleft lip NOS

Q37.4 Cleft hard and soft palate with bilateral cleft lip

Q37.5 Cleft hard and soft palate with unilateral cleft lip

Cleft hard and soft palate with cleft lip NOS

Q37.8 Unspecified cleft palate with bilateral cleft lip

Q37.9 Unspecified cleft palate with unilateral cleft lip

Cleft palate with cleft lip NOS

消化系统的其他先天性畸形（Q38-Q45）

Q38 舌、口和咽的其他先天性畸形

不包括：大口畸形（Q18.4）
小口畸形（Q18.5）

Q38.0 唇先天性畸形，不可归类在他处者

先天性：
· 唇瘘
· 唇畸形 NOS
范德沃德综合征
不包括：唇裂（Q36.-）
· 伴有腭裂（Q37.-）
巨唇（Q18.6）
小唇（Q18.7）

Q38.1 舌系带过短
舌系带短缩

Q38.2 巨舌

Q38.3 舌的其他先天性畸形
无舌
二裂舌［分叉舌］
先天性：
· 粘连 } 舌的
· 裂 } 舌的
· 畸形 NOS } 舌的
小舌
舌发育不全

Q38.4 涎腺和导管先天性畸形

缺如 } 涎腺或导管（的）
副的 } 涎腺或导管（的）
闭锁 } 涎腺或导管（的）
先天性涎腺瘘

Q38.5 腭先天性畸形，不可归类在他处者

无悬雍垂
腭先天性畸形 NOS
高腭穹
不包括：腭裂（Q35.-）
· 伴有唇裂（Q37.-）

Q38.6 口的其他先天性畸形
口先天性畸形 NOS

Q38.7 咽囊
咽憩室
不包括：咽囊综合征（D82.1）

Q38.8 咽的其他先天性畸形
咽先天性畸形 NOS

Other congenital malformations of the digestive system (Q38-Q45)

Q38 Other congenital malformations of tongue, mouth and pharynx

Excludes: macrostomia (Q18.4)
microstomia (Q18.5)

Q38.0 **Congenital malformations of lips, not elsewhere classified**

Congenital:
· fistula of lip
· malformation of lip NOS
Van der Woude's syndrome
Excludes: cleft lip (Q36.-)
· with cleft palate (Q37.-)
macrocheilia (Q18.6)
microcheilia (Q18.7)

Q38.1 **Ankyloglossia**
Tongue tie

Q38.2 **Macroglossia**

Q38.3 **Other congenital malformations of tongue**
Aglossia
Bifid tongue
Congenital:
· adhesion } of tongue
· fissure } of tongue
· malformation NOS } of tongue
Hypoglossia/Microglossia
Hypoplasia of tongue

Q38.4 **Congenital malformations of salivary glands and ducts**

Absence } (of) salivary gland or duct
Accessory } (of) salivary gland or duct
Atresia } (of) salivary gland or duct
Congenital fistula of salivary gland

Q38.5 **Congenital malformations of palate, not elsewhere classified**

Absence of uvula
Congenital malformation of palate NOS
High arched palate
Excludes: cleft palate (Q35.-)
· with cleft lip (Q37.-)

Q38.6 **Other congenital malformations of mouth**
Congenital malformation of mouth NOS

Q38.7 **Pharyngeal pouch**
Diverticulum of pharynx
Excludes: pharyngeal pouch syndrome (D82.1)

Q38.8 **Other congenital malformations of pharynx**
Congenital malformation of pharynx NOS

Q39 食管先天性畸形

Q39.0 食管闭锁不伴有瘘
食管闭锁 NOS
Q39.1 食管闭锁伴有气管食管瘘
食管闭锁伴有支气管食管瘘
Q39.2 先天性气管食管瘘不伴有闭锁
先天性气管食管瘘 NOS
Q39.3 先天性食管狭窄
Q39.4 食管蹼
Q39.5 先天性食管扩张
Q39.6 食管憩室
食管囊
Q39.8 食管的其他先天性畸形
缺如 } 食管(的)
先天性移位 } 食管(的)
重复畸形 } 食管(的)
Q39.9 食管未特指的先天性畸形

Q40 上消化道的其他先天性畸形

Q40.0 先天性肥大性幽门狭窄
先天性或婴儿型：
· 缩窄 } 幽门的
· 肥大 } 幽门的
· 痉挛 } 幽门的
· 狭窄 } 幽门的
· 狭窄 } 幽门的
Q40.1 先天性食管裂孔疝
经食管裂孔的贲门移位
不包括：先天性膈疝(Q79.0)
Q40.2 胃其他特指的先天性畸形
先天性：
· 胃移位
· 胃憩室
· 沙漏状胃
胃重复畸形
巨胃
小胃
Q40.3 胃未特指的先天性畸形
Q40.8 上消化道其他特指的先天性畸形
Q40.9 上消化道未特指的先天性畸形
先天性：
· 异常 } 上消化道 NOS
· 变形 } 上消化道 NOS

Q39 Congenital malformations of oesophagus

Q39.0 Atresia of oesophagus without fistula
Atresia of oesophagus NOS
Q39.1 Atresia of oesophagus with tracheo-oesophageal fistula
Atresia of oesophagus with broncho-oesophageal fistula
Q39.2 Congenital tracheo-oesophageal fistula without atresia
Congenital tracheo-oesophageal fistula NOS
Q39.3 Congenital stenosis and stricture of oesophagus
Q39.4 Oesophageal web
Q39.5 Congenital dilatation of oesophagus
Q39.6 Diverticulum of oesophagus
Oesophageal pouch
Q39.8 Other congenital malformations of oesophagus
Absent } (of) oesophagus
Congenital displacement } (of) oesophagus
Duplication } (of) oesophagus
Q39.9 Congenital malformation of oesophagus, unspecified

Q40 Other congenital malformations of upper alimentary tract

Q40.0 Congenital hypertrophic pyloric stenosis
Congenital or infantile:
· constriction } of pylorus
· hypertrophy } of pylorus
· spasm } of pylorus
· stenosis } of pylorus
· stricture } of pylorus
Q40.1 Congenital hiatus hernia
Displacement of cardia through oesophageal hiatus
Excludes: congenital diaphragmatic hernia (Q79.0)
Q40.2 Other specified congenital malformations of stomach
Congenital:
· displacement of stomach
· diverticulum of stomach
· hourglass stomach
Duplication of stomach
Megalogastria
Microgastria
Q40.3 Congenital malformation of stomach, unspecified
Q40.8 Other specified congenital malformations of upper alimentary tract
Q40.9 Congenital malformation of upper alimentary tract, unspecified
Congenital:
· anomaly } NOS of upper alimentary tract
· deformity } NOS of upper alimentary tract

Q41 小肠先天性缺如、闭锁和狭窄

包 括：小肠或肠先天性梗阻、闭塞和狭窄 NOS

不包括：胎粪性肠梗阻(E84.1)

Q41.0 十二指肠先天性缺如、闭锁和狭窄

Q41.1 空肠先天性缺如、闭锁和狭窄

苹果皮综合征
空肠闭锁

Q41.2 回肠先天性缺如、闭锁和狭窄

Q41.8 小肠其他特指部位的先天性缺如、闭锁和狭窄

Q41.9 小肠部位未特指的先天性缺如、闭锁和狭窄

肠先天性缺如、闭锁和狭窄 NOS

Q41 Congenital absence, atresia and stenosis of small intestine

Includes: congenital obstruction, occlusion and stricture of small intestine or intestine NOS

Excludes: meconium ileus (E84.1)

Q41.0 Congenital absence, atresia and stenosis of duodenum

Q41.1 Congenital absence, atresia and stenosis of jejunum

Apple peel syndrome
Imperforate jejunum

Q41.2 Congenital absence, atresia and stenosis of ileum

Q41.8 Congenital absence, atresia and stenosis of other specified parts of small intestine

Q41.9 Congenital absence, atresia and stenosis of small intestine, part unspecified

Congenital absence, atresia and stenosis of intestine NOS

Q42 大肠先天性缺如、闭锁和狭窄

包 括：大肠先天性梗阻、闭塞和狭窄

Q42.0 直肠先天性缺如、闭锁和狭窄，伴有瘘

Q42.1 直肠先天性缺如、闭锁和狭窄，不伴有瘘

直肠闭锁

Q42.2 肛门先天性缺如、闭锁和狭窄，伴有瘘

Q42.3 肛门先天性缺如、闭锁和狭窄，不伴有瘘

肛门不通

Q42.8 大肠其他部位的先天性缺如、闭锁和狭窄

Q42.9 大肠先天性部位未特指的缺如、闭锁和狭窄

Q42 Congenital absence, atresia and stenosis of large intestine

Includes: congenital obstruction, occlusion and stricture of large intestine

Q42.0 Congenital absence, atresia and stenosis of rectum with fistula

Q42.1 Congenital absence, atresia and stenosis of rectum without fistula

Imperforate rectum

Q42.2 Congenital absence, atresia and stenosis of anus with fistula

Q42.3 Congenital absence, atresia and stenosis of anus without fistula

Imperforate anus

Q42.8 Congenital absence, atresia and stenosis of other parts of large intestine

Q42.9 Congenital absence, atresia and stenosis of large intestine, part unspecified

Q43 肠的其他先天性畸形

Q43.0 麦克尔憩室

永存：
· 脐肠系膜管
· 卵黄管

Q43.1 先天无神经节性巨结肠[赫希施斯普龙病]

神经节细胞缺失症
先天性(无神经节的)巨结肠

Q43.2 结肠的其他先天性功能性疾患

先天性结肠扩张

Q43 Other congenital malformations of intestine

Q43.0 Meckel's diverticulum

Persistent:
· omphalomesenteric duct
· vitelline duct

Q43.1 Hirschsprung's disease

Aganglionosis
Congenital (aganglionic) megacolon

Q43.2 Other congenital functional disorders of colon

Congenital dilatation of colon

Q43.3 先天性肠固定畸形
先天性粘连[带]:
·网膜,异常的
·腹膜的
杰克逊膜
结肠旋转不良
旋转:
·失败
·不全
·不足
} 盲肠和结肠的
普遍(存在)肠系膜(过多)

Q43.4 肠重复畸形

Q43.5 异位肛门

Q43.6 直肠和肛门先天性瘘
不包括: 先天性瘘:
·直肠阴道的(Q52.2)
·尿道直肠的(Q64.7)
藏毛瘘管或窦道(L05.-)
伴有缺如、闭锁和狭窄(Q42.0,Q42.2)

Q43.7 永存泄殖腔
泄殖腔 NOS

Q43.8 肠的其他特指先天性畸形
先天性:
·盲袢综合征
·憩室炎,结肠
·憩室,肠
长结肠
巨阑尾
巨十二指肠
小结肠
错位:
·阑尾
·结肠
·肠

Q43.9 肠未特指的先天性畸形

Q44 胆囊、胆管和肝先天性畸形

Q44.0 胆囊缺如、不发育和发育不全
先天性无胆囊

Q44.1 胆囊的其他先天性畸形
胆囊先天性畸形 NOS
肝内胆囊

Q44.2 胆管闭锁

Q44.3 先天性胆管狭窄

Q44.4 胆总管囊肿

Q44.5 胆管的其他先天性畸形
副肝管
胆管先天性畸形 NOS
重复畸形:
·胆管
·胆囊管

Q43.3 Congenital malformations of intestinal fixation
Congenital adhesions [bands]:
· omental, anomalous
· peritoneal
Jackson's membrane
Malrotation of colon
Rotation:
· failure of
· incomplete
· insufficient
} of caecum and colon
Universal mesentery

Q43.4 Duplication of intestine

Q43.5 Ectopic anus

Q43.6 Congenital fistula of rectum and anus
Excludes: congenital fistula:
· rectovaginal (Q52.2)
· urethrorectal (Q64.7)
pilonidal fistula or sinus (L05.-)
with absence, atresia and stenosis (Q42.0, Q42.2)

Q43.7 Persistent cloaca
Cloaca NOS

Q43.8 Other specified congenital malformations of intestine
Congenital:
· blind loop syndrome
· diverticulitis, colon
· diverticulum, intestine
Dolichocolon
Megaloappendix
Megaloduodenum
Microcolon
Transposition of:
· appendix
· colon
· intestine

Q43.9 Congenital malformation of intestine, unspecified

Q44 Congenital malformations of gallbladder, bile ducts and liver

Q44.0 Agenesis, aplasia and hypoplasia of gallbladder
Congenital absence of gallbladder

Q44.1 Other congenital malformations of gallbladder
Congenital malformation of gallbladder NOS
Intrahepatic gallbladder

Q44.2 Atresia of bile ducts

Q44.3 Congenital stenosis and stricture of bile ducts

Q44.4 Choledochal cyst

Q44.5 Other congenital malformations of bile ducts
Accessory hepatic duct
Congenital malformation of bile duct NOS
Duplication:
· biliary duct
· cystic duct

Q44.6 肝囊性病
肝纤维囊性病

Q44.7 肝的其他先天性畸形
副肝
阿拉杰里综合征
先天性：
· 无肝
· 肝大
· 肝畸形 NOS

Q44.6 Cystic disease of liver
Fibrocystic disease of liver

Q44.7 Other congenital malformations of liver
Accessory liver
Alagille's syndrome
Congenital:
· absence of liver
· hepatomegaly
· malformation of liver NOS

Q45 消化系统的其他先天性畸形

不包括： 先天性：
· 膈疝(Q79.0)
· 裂孔疝(Q40.1)

Q45.0 胰腺缺如、不发育和发育不全
先天性无胰腺

Q45.1 环状胰腺

Q45.2 胰腺先天性囊肿

Q45.3 胰腺和胰管的其他先天性畸形
副胰
胰腺或胰管先天性畸形 NOS

不包括： 糖尿病：
· 先天性(E10.-)
· 新生儿的(P70.2)
胰腺纤维囊性病(E84.-)

Q45.8 消化系统其他特指的先天性畸形
无消化道(全部)(部分)NOS
重复畸形、先天错位 } 消化器官的 NOS

Q45.9 消化系统未特指的先天性畸形
先天性：
· 异常、· 变形 } 消化系统的 NOS

Q45 Other congenital malformations of digestive system

Excludes: congenital:
· diaphragmatic hernia (Q79.0)
· hiatus hernia (Q40.1)

Q45.0 Agenesis, aplasia and hypoplasia of pancreas
Congenital absence of pancreas

Q45.1 Annular pancreas

Q45.2 Congenital pancreatic cyst

Q45.3 Other congenital malformations of pancreas and pancreatic duct
Accessory pancreas
Congenital malformation of pancreas or pancreatic duct NOS

Excludes: diabetes mellitus:
· congenital (E10.-)
· neonatal (P70.2)
fibrocystic disease of pancreas (E84.-)

Q45.8 Other specified congenital malformations of digestive system
Absence (complete) (partial) of alimentary tract NOS
Duplication, Malposition, congenital } of digestive organs NOS

Q45.9 Congenital malformation of digestive system, unspecified
Congenital:
· anomaly, · deformity } NOS of digestive system

生殖器官先天性畸形
(Q50-Q56)

不包括：雄激素抵抗综合征(E34.5)
与染色体数量和形态异常有关的综合征(Q90-Q99)
睾丸女性化综合征(E34.5)

Q50 卵巢、输卵管和阔韧带先天性畸形

Q50.0 **先天性无卵巢**
不包括：特纳综合征[先天性卵巢发育不全](Q96.-)

Q50.1 **发育性卵巢囊肿**

Q50.2 **卵巢先天性扭转**

Q50.3 **卵巢的其他先天性畸形**
副卵巢
卵巢先天性畸形 NOS
卵巢条索状

Q50.4 **输卵管胚胎性囊肿**
散囊肿

Q50.5 **阔韧带胚胎性囊肿**
囊肿：
· 卵巢冠
· 加特纳管[卵巢冠纵管]
· 卵巢旁

Q50.6 **输卵管和阔韧带的其他先天性畸形**
缺如、副的、闭锁 } 输卵管或阔韧带(的)
输卵管或阔韧带先天性畸形 NOS

Q51 子宫和宫颈先天性畸形

Q51.0 **子宫缺如和不发育**
先天性无子宫

Q51.1 **双子宫伴有双宫颈和双阴道**

Q51.2 **其他双子宫**
双子宫 NOS

Q51.3 **双角子宫**

Q51.4 **单角子宫**

Q51.5 **宫颈缺如和不发育**
先天性无宫颈

Q51.6 **宫颈胚胎性囊肿**

Q51.7 **子宫和消化道、泌尿道之间的先天性瘘**

Congenital malformations of genital organs
(Q50-Q56)

Excludes: androgen resistance syndrome (E34.5)
syndromes associated with anomalies in the number and form of chromosomes (Q90-Q99)
testicular feminization syndrome (E34.5)

Q50 Congenital malformations of ovaries, fallopian tubes and broad ligaments

Q50.0 **Congenital absence of ovary**
Excludes: Turner's syndrome (Q96.-)

Q50.1 **Developmental ovarian cyst**

Q50.2 **Congenital torsion of ovary**

Q50.3 **Other congenital malformations of ovary**
Accessory ovary
Congenital malformation of ovary NOS
Ovarian streak

Q50.4 **Embryonic cyst of fallopian tube**
Fimbrial cyst

Q50.5 **Embryonic cyst of broad ligament**
Cyst:
· epoophoron
· Gartner's duct
· parovarian

Q50.6 **Other congenital malformations of fallopian tube and broad ligament**
Absence, Accessory, Atresia } (of) fallopian tube or broad ligament
Congenital malformation of fallopian tube or broad ligament NOS

Q51 Congenital malformations of uterus and cervix

Q51.0 **Agenesis and aplasia of uterus**
Congenital absence of uterus

Q51.1 **Doubling of uterus with doubling of cervix and vagina**

Q51.2 **Other doubling of uterus**
Doubling of uterus NOS

Q51.3 **Bicornate uterus**

Q51.4 **Unicornate uterus**

Q51.5 **Agenesis and aplasia of cervix**
Congenital absence of cervix

Q51.6 **Embryonic cyst of cervix**

Q51.7 **Congenital fistulae between uterus and digestive and urinary tracts**

Q51.8 子宫和宫颈的其他先天性畸形

子宫和宫颈发育不全

Q51.9 子宫和宫颈未特指的先天性畸形

Q51.8 Other congenital malformations of uterus and cervix

Hypoplasia of uterus and cervix

Q51.9 Congenital malformation of uterus and cervix, unspecified

Q52 女性生殖器的其他先天性畸形

Q52.0 先天性无阴道

Q52.1 双阴道

阴道隔

不包括： 双阴道伴有双子宫和宫颈（Q51.1）

Q52.2 先天性直肠阴道瘘

不包括： 泄殖腔（Q43.7）

Q52.3 处女膜闭锁

Q52.4 阴道的其他先天性畸形

阴道先天性畸形 NOS

囊肿：

· 努克管，先天性

· 阴道胚胎性

Q52.5 阴唇融合

Q52.6 阴蒂先天性畸形

Q52.7 外阴的其他先天性畸形

先天性：

· 缺如 } 外阴的

· 囊肿 } 外阴的

· 畸形 NOS } 外阴的

Q52.8 女性生殖器的其他特指先天性畸形

Q52.9 女性生殖器未特指的先天性畸形

Q52 Other congenital malformations of female genitalia

Q52.0 Congenital absence of vagina

Q52.1 Doubling of vagina

Septate vagina

Excludes: doubling of vagina with doubling of uterus and cervix（Q51.1）

Q52.2 Congenital rectovaginal fistula

Excludes: cloaca（Q43.7）

Q52.3 Imperforate hymen

Q52.4 Other congenital malformations of vagina

Congenital malformation of vagina NOS

Cyst:

· canal of Nuck, congenital

· embryonic vaginal

Q52.5 Fusion of labia

Q52.6 Congenital malformation of clitoris

Q52.7 Other congenital malformations of vulva

Congenital:

· absence } of vulva

· cyst } of vulva

· malformation NOS } of vulva

Q52.8 Other specified congenital malformations of female genitalia

Q52.9 Congenital malformation of female genitalia, unspecified

Q53 睾丸未降

Q53.0 异位睾丸

单侧或双侧异位睾丸

Q53.1 单侧睾丸未降

Q53.2 双侧睾丸未降

Q53.9 未特指的睾丸未降

隐睾 NOS

Q53 Undescended testicle

Q53.0 Ectopic testis

Unilateral or bilateral ectopic testes

Q53.1 Undescended testicle, unilateral

Q53.2 Undescended testicle, bilateral

Q53.9 Undescended testicle, unspecified

Cryptorchism NOS

Q54 尿道下裂

不包括： 尿道上裂（Q64.0）

Q54.0 尿道下裂，龟头的

尿道下裂：

· 冠部

· 龟头部

Q54.1 阴茎部尿道下裂

Q54.2 阴茎阴囊部尿道下裂

Q54.3 会阴部尿道下裂

Q54.4 先天性痛性阴茎勃起

Q54.8 其他尿道下裂

Q54.9 未特指的尿道下裂

Q54 Hypospadias

Excludes: epispadias（Q64.0）

Q54.0 Hypospadias, balanic

Hypospadias:

· coronal

· glandular

Q54.1 Hypospadias, penile

Q54.2 Hypospadias, penoscrotal

Q54.3 Hypospadias, perineal

Q54.4 Congenital chordee

Q54.8 Other hypospadias

Q54.9 Hypospadias, unspecified

Q55 男性生殖器官的其他先天性畸形

不包括： 先天性鞘膜积液（P83.5）
尿道下裂（Q54. -）

Q55.0 睾丸缺如和不发育
单睾丸

Q55.1 睾丸和阴囊发育不全
睾丸融合

Q55.2 睾丸和阴囊的其他先天性畸形
睾丸或阴囊先天性畸形 NOS
多睾
可缩回性睾丸
迁移性睾丸

Q55.3 输精管闭锁

Q55.4 输精管、附睾、精囊和前列腺的其他畸形
缺如或不发育：
· 前列腺
· 精索
输精管、附睾、精囊或前列腺先天性畸形 NOS

Q55.5 阴茎缺如和不发育

Q55.6 阴茎的其他先天性畸形
阴茎先天性畸形 NOS
阴茎弯曲（侧向）
阴茎发育不全

Q55.8 男性生殖器官其他特指的先天性畸形

Q55.9 男性生殖器官未特指的先天性畸形
先天性：
· 异常 } 男性生殖器官的 NOS
· 变形

Q56 性别不清和假两性畸形

不包括： 假两性畸形：
· 女性伴有肾上腺皮质疾患（E25. -）
· 男性伴有雄激素抵抗（E34.5）
· 伴有特指的染色体异常（Q96-Q99）

Q56.0 两性畸形，不可归类在他处者
卵睾体［两性生殖腺］

Q56.1 男性假两性畸形，不可归类在他处者
男性假两性畸形 NOS

Q56.2 女性假两性畸形，不可归类在他处者
女性假两性畸形 NOS

Q56.3 未特指的假两性畸形

Q56.4 未特指的性别不清
两性生殖器

Q55 Other congenital malformations of male genital organs

Excludes: congenital hydrocele (P83.5)
hypospadias (Q54. -)

Q55.0 Absence and aplasia of testis
Monorchism

Q55.1 Hypoplasia of testis and scrotum
Fusion of testes

Q55.2 Other congenital malformations of testis and scrotum
Congenital malformation of testis or scrotum NOS
Polyorchism
Retractile testis
Testis migrans

Q55.3 Atresia of vas deferens

Q55.4 Other congenital malformations of vas deferens, epididymis, seminal vesicles and prostate
Absence or aplasia of:
· prostate
· spermatic cord
Congenital malformation of vas deferens, epididymis, seminal vesicles or prostate NOS

Q55.5 Congenital absence and aplasia of penis

Q55.6 Other congenital malformations of penis
Congenital malformation of penis NOS
Curvature of penis (lateral)
Hypoplasia of penis

Q55.8 Other specified congenital malformations of male genital organs

Q55.9 Congenital malformation of male genital organ, unspecified
Congenital:
· anomaly } NOS of male genital organ
· deformity

Q56 Indeterminate sex and pseudohermaphroditism

Excludes: pseudohermaphroditism:
· female, with adrenocortical disorder (E25. -)
· male, with androgen resistance (E34.5)
· with specified chromosomal anomaly (Q96-Q99)

Q56.0 Hermaphroditism, not elsewhere classified
Ovotestis

Q56.1 Male pseudohermaphroditism, not elsewhere classified
Male pseudohermaphroditism NOS

Q56.2 Female pseudohermaphroditism, not elsewhere classified
Female pseudohermaphroditism NOS

Q56.3 Pseudohermaphroditism, unspecified

Q56.4 Indeterminate sex, unspecified
Ambiguous genitalia

泌尿系统先天性畸形 (Q60-Q64)

Congenital malformations of the urinary system (Q60-Q64)

Q60 肾缺如和肾的其他萎缩性缺陷

包　括：肾萎缩：
·先天性
·婴儿性
先天性无肾

Q60.0 单侧肾缺如
Q60.1 双侧肾缺如
Q60.2 肾缺如，未特指
Q60.3 单侧肾发育不全
Q60.4 双侧肾发育不全
Q60.5 未特指的肾发育不全
Q60.6 波特综合征

Q60 Renal agenesis and other reduction defects of kidney

Includes: atrophy of kidney:
· congenital
· infantile
congenital absence of kidney

Q60.0 **Renal agenesis, unilateral**
Q60.1 **Renal agenesis, bilateral**
Q60.2 **Renal agenesis, unspecified**
Q60.3 **Renal hypoplasia, unilateral**
Q60.4 **Renal hypoplasia, bilateral**
Q60.5 **Renal hypoplasia, unspecified**
Q60.6 **Potter's syndrome**

Q61 囊性肾病

不包括：后天性肾囊肿(N28.1)
波特综合征(Q60.6)

Q61.0 先天性单个肾囊肿
肾囊肿(先天性)(单个)
Q61.1 多囊肾，常染色体隐性
多囊肾，婴儿型
Q61.2 多囊肾，常染色体显性
多囊肾，成年型
Q61.3 未特指的多囊肾
Q61.4 肾发育不良
Q61.5 髓部囊性肾
海绵肾 NOS
Q61.8 其他囊性肾病
纤维囊性：
·肾
·肾变性或肾病
Q61.9 未特指的囊性肾病
麦克尔-格鲁贝尔综合征

Q61 Cystic kidney disease

Excludes: acquired cyst of kidney(N28.1)
Potter's syndrome (Q60.6)

Q61.0 **Congenital single renal cyst**
Cyst of kidney (congenital)(single)
Q61.1 **Polycystic kidney, autosomal recessive**
Polycystic kidney, infantile type
Q61.2 **Polycystic kidney, autosomal dominant**
Polycystic kidney, adult type
Q61.3 **Polycystic kidney, unspecified**
Q61.4 **Renal dysplasia**
Q61.5 **Medullary cystic kidney**
Sponge kidney NOS
Q61.8 **Other cystic kidney diseases**
Fibrocystic:
· kidney
· renal degeneration or disease
Q61.9 **Cystic kidney disease, unspecified**
Meckel-Gruber syndrome

Q62 肾盂的先天性梗阻性缺陷和输尿管先天性畸形

Q62.0 先天性肾盂积水
Q62.1 输尿管闭锁和狭窄
先天性闭塞：
·输尿管
·输尿管肾盂连接
·输尿管膀胱口
输尿管不通
Q62.2 先天性巨输尿管
先天性输尿管扩张

Q62 Congenital obstructive defects of renal pelvis and congenital malformations of ureter

Q62.0 **Congenital hydronephrosis**
Q62.1 **Atresia and stenosis of ureter**
Congenital occlusion of:
· ureter
· ureteropelvic junction
· ureterovesical orifice
Impervious ureter
Q62.2 **Congenital megaloureter**
Congenital dilatation of ureter

Q62.3　肾盂和输尿管的其他梗阻性缺陷
先天性输尿管疝

Q62.3　Other obstructive defects of renal pelvis and ureter
Congenital ureterocele

Q62.4　输尿管缺如
无输尿管

Q62.4　Agenesis of ureter
Absent ureter

Q62.5　重复输尿管
副的 } 输尿管
重复畸形 } 输尿管

Q62.5　Duplication of ureter
Accessory } ureter
Double } ureter

Q62.6　输尿管错位
偏移
移位
异位的
植入，异常
} 输尿管或输尿管口(的)

Q62.6　Malposition of ureter
Deviation
Displacement
Ectopic
Implantation, anomalous
} (of) ureter or ureteric orifice

Q62.7　先天性膀胱-输尿管-肾反流

Q62.7　Congenital vesico-uretero-renal reflux

Q62.8　输尿管的其他先天性畸形
输尿管异常 NOS

Q62.8　Other congenital malformations of ureter
Anomaly of ureter NOS

Q63　肾的其他先天性畸形

不包括：先天性肾病综合征(N04.-)

Q63.0　副肾

Q63.1　分叶肾、融合肾和马蹄形肾

Q63.2　异位肾
先天性肾移位
肾旋转不良

Q63.3　增生性和巨大肾

Q63.8　肾的其他特指先天性畸形
先天性肾结石

Q63.9　肾未特指的先天性畸形

Q63　Other congenital malformations of kidney

Excludes: congenital nephrotic syndrome (N04.-)

Q63.0　Accessory kidney

Q63.1　Lobulated, fused and horseshoe kidney

Q63.2　Ectopic kidney
Congenital displaced kidney
Malrotation of kidney

Q63.3　Hyperplastic and giant kidney

Q63.8　Other specified congenital malformations of kidney
Congenital renal calculi

Q63.9　Congenital malformation of kidney, unspecified

Q64　泌尿系统的其他先天性畸形

Q64.0　尿道上裂
不包括：尿道下裂(Q54.-)

Q64.1　膀胱外翻
膀胱外翻

Q64.2　先天性后尿道瓣

Q64.3　尿道和膀胱颈的其他闭锁和狭窄
先天性：
· 膀胱颈梗阻
· 狭窄：
  · 尿道
  · 尿道口
  · 膀胱尿道口
尿道闭锁

Q64.4　脐尿管畸形
脐尿管囊肿
开放性脐尿管
脐尿管脱垂

Q64　Other congenital malformations of urinary system

Q64.0　Epispadias
Excludes: hypospadias (Q54.-)

Q64.1　Exstrophy of urinary bladder
Ectopia vesicae/Extroversion of bladder

Q64.2　Congenital posterior urethral valves

Q64.3　Other atresia and stenosis of urethra and bladder neck
Congenital:
· bladder neck obstruction
· stricture of:
  · urethra
  · urinary meatus
  · vesicourethral orifice
Impervious urethra

Q64.4　Malformation of urachus
Cyst of urachus
Patent urachus
Prolapse of urachus

Q64.5 膀胱和尿道先天性缺如

Q64.6 先天性膀胱憩室

Q64.7 膀胱和尿道的其他先天性畸形

副：
- 膀胱
- 尿道

先天性：
- 膀胱疝
- 膀胱或尿道畸形 NOS
- 脱垂：
  - 膀胱(粘膜)
  - 尿道
  - 尿道口
- 尿道直肠瘘

双：
- 尿道
- 尿道口

Q64.8 泌尿系统的其他特指先天性畸形

Q64.9 泌尿系统未特指的先天性畸形

先天性：
- 异常 } 泌尿系统的 NOS
- 变形 }

Q64.5 **Congenital absence of bladder and urethra**

Q64.6 **Congenital diverticulum of bladder**

Q64.7 **Other congenital malformations of bladder and urethra**

Accessory:
- bladder
- urethra

Congenital:
- hernia of bladder
- malformation of bladder or urethra NOS
- prolapse of:
  - bladder (mucosa)
  - urethra
  - urinary meatus
- urethrorectal fistula

Double:
- urethra
- urinary meatus

Q64.8 **Other specified congenital malformations of urinary system**

Q64.9 **Congenital malformation of urinary system, unspecified**

Congenital:
- anomaly } NOS of urinary system
- deformity }

肌肉骨骼系统先天性畸形和变形(Q65-Q79)

Congenital malformations and deformations of the musculoskeletal system (Q65-Q79)

Q65 髋先天性变形

不包括：弹响髋(R29.4)

Q65.0 先天性髋脱位，单侧

Q65.1 先天性髋脱位，双侧

Q65.2 先天性髋脱位，未特指

Q65.3 先天性髋半脱位，单侧

Q65.4 先天性髋半脱位，双侧

Q65.5 未特指的先天性髋半脱位

Q65.6 不稳定髋

易脱位髋

易半脱位髋

Q65.8 髋的其他先天性变形

股骨颈前倾

先天性髋臼发育不良

先天性髋：
- 外翻
- 内翻

Q65.9 髋未特指的先天性变形

Q65 Congenital deformities of hip

Excludes: clicking hip (R29.4)

Q65.0 **Congenital dislocation of hip, unilateral**

Q65.1 **Congenital dislocation of hip, bilateral**

Q65.2 **Congenital dislocation of hip, unspecified**

Q65.3 **Congenital subluxation of hip, unilateral**

Q65.4 **Congenital subluxation of hip, bilateral**

Q65.5 **Congenital subluxation of hip, unspecified**

Q65.6 **Unstable hip**

Dislocatable hip

Subluxatable hip

Q65.8 **Other congenital deformities of hip**

Anteversion of femoral neck

Congenital acetabular dysplasia

Congenital coxa:
- valga
- vara

Q65.9 **Congenital deformity of hip, unspecified**

Q66 足先天性变形

不包括：足短小缺陷（Q72. -）
外翻变形（后天性）（M21.0）
内翻变形（后天性）（M21.1）

Q66.0 马蹄内翻足
Q66.1 仰趾内翻足
Q66.2 内翻跖
Q66.3 足的其他先天性内翻变形
先天性𧿹内翻
Q66.4 仰趾外翻足
Q66.5 先天性平足
平足：
· 先天性
· 僵硬的
· 强直的（外翻的）
Q66.6 足的其他先天性外翻变形
外翻跖
Q66.7 高弓足
Q66.8 足的其他先天性变形
畸形足 NOS
先天性锤状趾
畸形足：
· NOS
· 不对称
跗骨并合
垂直距骨
Q66.9 足未特指的先天性变形

Q66 Congenital deformities of feet

Excludes: reduction defects of feet (Q72. -)
valgus deformities (acquired) (M21.0)
varus deformities (acquired) (M21.1)

Q66.0 Talipes equinovarus
Q66.1 Talipes calcaneovarus
Q66.2 Metatarsus varus
Q66.3 Other congenital varus deformities of feet
Hallux varus, congenital
Q66.4 Talipes calcaneovalgus
Q66.5 Congenital pes planus
Flat foot:
· congenital
· rigid
· spastic (everted)
Q66.6 Other congenital valgus deformities of feet
Metatarsus valgus
Q66.7 Pes cavus
Q66.8 Other congenital deformities of feet
Clubfoot NOS
Hammer toe, congenital
Talipes:
· NOS
· asymmetric
Tarsal coalition
Vertical talus
Q66.9 Congenital deformity of feet, unspecified

Q67 头、面、脊柱和胸的先天性肌肉骨骼变形

不包括：分类于 Q87. - 中的先天性畸形综合征
波特综合征（Q60.6）

Q67.0 面不对称
Q67.1 面受压［扁脸］
Q67.2 长头
Q67.3 斜形头
Q67.4 颅、面和颌的其他先天性变形
颅骨凹陷
先天性鼻中隔偏曲
半面萎缩或增生
先天性扁鼻或塌鼻
不包括：牙面畸形［包括错𬌗］（K07. -）
梅毒性鞍鼻（A50.5）
Q67.5 脊柱先天性变形
先天性脊柱侧弯：
· NOS
· 姿势性
不包括：婴儿特发性脊柱侧弯（M41.0）
骨先天性畸形引起的脊柱侧弯（Q76.3）

Q67 Congenital musculoskeletal deformities of head, face, spine and chest

Excludes: congenital malformation syndromes classified to Q87. -
Potter's syndrome (Q60.6)

Q67.0 Facial asymmetry
Q67.1 Compression facies
Q67.2 Dolichocephaly
Q67.3 Plagiocephaly
Q67.4 Other congenital deformities of skull, face and jaw
Depressions in skull
Deviation of nasal septum, congenital
Hemifacial atrophy or hypertrophy
Squashed or bent nose, congenital
Excludes: dentofacial anomalies [including malocclusion] (K07. -)
syphilitic saddle nose (A50.5)
Q67.5 Congenital deformity of spine
Congenital scoliosis:
· NOS
· postural
Excludes: infantile idiopathic scoliosis (M41.0)
scoliosis due to congenital bony malformation (Q76.3)

Q67.6 漏斗胸
先天性漏斗胸
Q67.7 鸡胸
先天性鸡胸
Q67.8 胸的其他先天性变形
胸壁先天性变形 NOS

Q67.6 **Pectus excavatum**
Congenital funnel chest
Q67.7 **Pectus carinatum**
Congenital pigeon chest
Q67.8 **Other congenital deformities of chest**
Congenital deformity of chest wall NOS

Q68 肌肉骨骼的其他先天性变形

不包括：四肢短小缺陷(Q71-Q73)

Q68.0 胸锁乳突肌先天性变形
先天性(胸骨乳突的)斜颈
胸锁乳突(肌)挛缩
胸骨乳突的肿瘤(先天性)
Q68.1 手先天性变形
先天性畸形指
铲状手(先天性)
Q68.2 膝先天性变形
先天性：
· 膝脱位
· 膝反屈
Q68.3 先天性股骨弯曲
不包括：股骨(颈)前倾(Q65.8)
Q68.4 先天性胫骨和腓骨弯曲
Q68.5 未特指的先天性腿长骨弯曲
Q68.8 肌肉骨骼的其他特指先天性变形
先天性：
· 变形：
  · 锁骨
  · 肘
  · 前臂
  · 肩胛骨
· 脱位：
  · 肘
  · 肩

Q68 Other congenital musculoskeletal deformities

Excludes: reduction defects of limb(s)(Q71-Q73)

Q68.0 **Congenital deformity of sternocleidomastoid muscle**
Congenital (sternomastoid) torticollis
Contracture of sternocleidomastoid (muscle)
Sternomastoid tumour (congenital)
Q68.1 **Congenital deformity of hand**
Congenital clubfinger
Spade-like hand (congenital)
Q68.2 **Congenital deformity of knee**
Congenital:
· dislocation of knee
· genu recurvatum
Q68.3 **Congenital bowing of femur**
Excludes: anteversion of femur (neck)(Q65.8)
Q68.4 **Congenital bowing of tibia and fibula**
Q68.5 **Congenital bowing of long bones of leg, unspecified**
Q68.8 **Other specified congenital musculoskeletal deformities**
Congenital:
· deformity of:
  · clavicle
  · elbow
  · forearm
  · scapula
· dislocation of:
  · elbow
  · shoulder

Q69 多指[趾]畸形

Q69.0 副指
Q69.1 副拇指
Q69.2 副趾
副蹞趾
Q69.9 未特指的多指[趾]畸形
多余指[趾]NOS

Q69 Polydactyly

Q69.0 **Accessory finger(s)**
Q69.1 **Accessory thumb(s)**
Q69.2 **Accessory toe(s)**
Accessory hallux
Q69.9 **Polydactyly, unspecified**
Supernumerary digit(s) NOS

Q70 并指[趾]畸形

Q70.0 指融合
复合性并指伴有骨连结
Q70.1 蹼状指
简单并指不伴有骨连结

Q70 Syndactyly

Q70.0 **Fused fingers**
Complex syndactyly of fingers with synostosis
Q70.1 **Webbed fingers**
Simple syndactyly of fingers without synostosis

Q70.2 **趾融合**
复合性并趾伴有骨连结

Q70.3 **蹼状趾**
简单并趾不伴有骨连结

Q70.4 **多指[趾]和并指[趾]畸形**

Q70.9 **未特指的并指[趾]畸形**
指[趾]关节粘连 NOS

Q71 上肢短小缺陷

Q71.0 **上肢先天性完全缺如**

Q71.1 **上臂和前臂先天性缺如伴有手的存在**

Q71.2 **前臂和手的先天性缺如**

Q71.3 **手和手指的先天性缺如**

Q71.4 **桡骨纵向短小缺陷**
畸形手(先天性)
桡偏手

Q71.5 **尺骨纵向短小缺陷**

Q71.6 **虾爪状手**

Q71.8 **上肢的其他短小缺陷**
先天性短上肢

Q71.9 **上肢未特指的短小缺陷**

Q72 下肢短小缺陷

Q72.0 **下肢先天性完全缺如**

Q72.1 **大腿和小腿先天性缺如伴有足的存在**

Q72.2 **小腿和足先天性缺如**

Q72.3 **足和趾先天性缺如**

Q72.4 **股骨纵向短小缺陷**
近侧股骨灶性缺损

Q72.5 **胫骨纵向短小缺陷**

Q72.6 **腓骨纵向短小缺陷**

Q72.7 **足裂**

Q72.8 **下肢的其他短小缺陷**
先天性短下肢

Q72.9 **下肢未特指的短小缺陷**

Q73 未特指四肢的短小缺陷

Q73.0 **四肢未特指的先天性缺如**
先天性无肢(畸形)NOS

Q73.1 **四肢未特指的短肢[海豹肢畸形]**
海豹肢畸形 NOS

Q73.8 **四肢未特指的其他短小缺陷**
四肢未特指的纵向短小变形
短肢畸形 NOS } 四肢 NOS
半肢畸形 NOS } 四肢 NOS
短小缺陷 } 四肢 NOS

Q70.2 **Fused toes**
Complex syndactyly of toes with synostosis

Q70.3 **Webbed toes**
Simple syndactyly of toes without synostosis

Q70.4 **Polysyndactyly**

Q70.9 **Syndactyly, unspecified**
Symphalangy NOS

Q71 Reduction defects of upper limb

Q71.0 **Congenital complete absence of upper limb(s)**

Q71.1 **Congenital absence of upper arm and forearm with hand present**

Q71.2 **Congenital absence of both forearm and hand**

Q71.3 **Congenital absence of hand and finger(s)**

Q71.4 **Longitudinal reduction defect of radius**
Clubhand (congenital)
Radial clubhand

Q71.5 **Longitudinal reduction defect of ulna**

Q71.6 **Lobster-claw hand**

Q71.8 **Other reduction defects of upper limb(s)**
Congenital shortening of upper limb(s)

Q71.9 **Reduction defect of upper limb, unspecified**

Q72 Reduction defects of lower limb

Q72.0 **Congenital complete absence of lower limb(s)**

Q72.1 **Congenital absence of thigh and lower leg with foot present**

Q72.2 **Congenital absence of both lower leg and foot**

Q72.3 **Congenital absence of foot and toe(s)**

Q72.4 **Longitudinal reduction defect of femur**
Proximal femoral focal deficiency

Q72.5 **Longitudinal reduction defect of tibia**

Q72.6 **Longitudinal reduction defect of fibula**

Q72.7 **Split foot**

Q72.8 **Other reduction defects of lower limb(s)**
Congenital shortening of lower limb(s)

Q72.9 **Reduction defect of lower limb, unspecified**

Q73 Reduction defects of unspecified limb

Q73.0 **Congenital absence of unspecified limb(s)**
Amelia NOS

Q73.1 **Phocomelia, unspecified limb(s)**
Phocomelia NOS

Q73.8 **Other reduction defects of unspecified limb(s)**
Longitudinal reduction deformity of unspecified limb(s)
Ectromelia NOS } of limb(s) NOS
Hemimelia NOS } of limb(s) NOS
Reduction defect } of limb(s) NOS

Q74 四肢的其他先天性畸形

不包括：多指[趾](Q69.-)
肢体短小缺陷(Q71-Q73)
并指[趾](Q70.-)

Q74.0 上肢(包括上肢带骨)的其他先天性畸形

副腕骨
锁骨颅骨发育不良
先天性锁骨假关节
巨指畸形
马德隆畸形
桡尺骨骨连结
施普伦格尔畸形
拇指三指节畸形

Q74.1 膝先天性畸形

先天性：
· 无髌骨
· 髌骨脱位
· 膝：
  · 外翻
  · 内翻
发育不全髌骨
不包括：先天性：
· 膝脱位(Q68.2)
· 膝反屈(Q68.2)
甲-髌综合征(Q87.2)

Q74.2 下肢(包括骨盆带)的其他先天性畸形

先天性：
· 骶髂关节融合
· 畸形(的)：
  · 踝(关节)
  · 骶髂(关节)
不包括：股骨(颈)前倾(Q65.8)

Q74.3 先天性多发性关节弯曲

Q74.8 四肢的其他特指先天性畸形

Q74.9 四肢未特指的先天性畸形

四肢先天性异常 NOS

Q74 Other congenital malformations of limb(s)

Excludes: polydactyly (Q69.-)
reduction defect of limb (Q71-Q73)
syndactyly (Q70.-)

Q74.0 Other congenital malformations of upper limb(s), including shoulder girdle

Accessory carpal bones
Cleidocranial dysostosis
Congenital pseudarthrosis of clavicle
Macrodactylia (fingers)
Madelung's deformity
Radioulnar synostosis
Sprengel's deformity
Triphalangeal thumb

Q74.1 Congenital malformation of knee

Congenital:
· absence of patella
· dislocation of patella
· genu:
  · valgum
  · varum
Rudimentary patella
Excludes: congenital:
· dislocation of knee (Q68.2)
· genu recurvatum (Q68.2)
nail patella syndrome (Q87.2)

Q74.2 Other congenital malformations of lower limb(s), including pelvic girdle

Congenital:
· fusion of sacroiliac joint
· malformation (of):
  · ankle (joint)
  · sacroiliac (joint)
Excludes: anteversion of femur (neck) (Q65.8)

Q74.3 Arthrogryposis multiplex congenita

Q74.8 Other specified congenital malformations of limb(s)

Q74.9 Unspecified congenital malformation of limb(s)

Congenital anomaly of limb(s) NOS

Q75 颅和面骨的其他先天性畸形

不包括：面部先天性畸形 NOS (Q18.-)
分类于 Q87.-中的先天性畸形综合征
牙面异常[包括错殆] (K07.-)
头和面的肌肉骨骼变形 (Q67.0-Q67.4)
与先天性脑异常有关的颅缺陷,如:
· 无脑儿(Q00.0)
· 脑膨出(Q01.-)
· 脑积水(Q03.-)
· 小头畸形(Q02)

Q75.0 颅缝早闭
尖头
颅骨不全融合
三角头

Q75.1 颅面骨发育不全
克鲁宗病

Q75.2 (器官)距离过远

Q75.3 大头畸形

Q75.4 下颌骨颜面发育不全
综合征:
· 弗兰切斯凯蒂
· 特雷彻科林斯

Q75.5 眼下颌发育不全

Q75.8 颅和面骨的其他特指先天性畸形
先天性无颅骨
先天性额骨变形
扁颅底

Q75.9 颅和面骨未特指的先天性畸形
先天异常:
· 面骨 NOS
· 颅骨 NOS

Q75 Other congenital malformations of skull and face bones

Excludes: congenital malformation of face NOS (Q18.-)
congenital malformation syndromes classified to Q87.-
dentofacial anomalies[including malocclusion] (K07.-)
musculoskeletal deformities of head and face (Q67.0-Q67.4)
skull defects associated with congenital anomalies of brain such as:
· anencephaly (Q00.0)
· encephalocele (Q01.-)
· hydrocephalus (Q03.-)
· microcephaly (Q02)

Q75.0 Craniosynostosis
Acrocephaly/Oxycephaly
Imperfect fusion of skull
Trigonocephaly

Q75.1 Craniofacial dysostosis
Crouzon's disease

Q75.2 Hypertelorism

Q75.3 Macrocephaly

Q75.4 Mandibulofacial dysostosis
Syndrome:
· Franceschetti
· Treacher Collins

Q75.5 Oculomandibular dysostosis

Q75.8 Other specified congenital malformations of skull and face bones
Absence of skull bone, congenital
Congenital deformity of forehead
Platybasia

Q75.9 Congenital malformation of skull and face bones, unspecified
Congenital anomaly of:
· face bones NOS
· skull NOS

Q76 脊柱及胸廓先天性畸形

不包括：脊柱和胸先天性肌肉骨骼变形(Q67.5-Q67.8)

Q76.0 隐性脊柱裂
不包括：脑脊膜膨出(Q05.-)
脊柱裂(开口性)(囊肿性) (Q05.-)

Q76.1 先天性短颈综合征[克利佩尔-费尔综合征]
颈椎融合综合征

Q76.2 先天性脊椎前移症
先天性脊椎滑脱
不包括：脊椎前移症(后天性) (M43.1)
脊椎滑脱(后天性)(M43.0)

Q76 Congenital malformations of spine and bony thorax

Excludes: congenital musculoskeletal deformities of spine and chest (Q67.5-Q67.8)

Q76.0 Spina bifida occulta
Excludes: meningocele (spinal) (Q05.-)
spina bifida (aperta) (cystica) (Q05.-)

Q76.1 Klippel-Feil syndrome
Cervical fusion syndrome

Q76.2 Congenital spondylolisthesis
Congenital spondylolysis
Excludes: spondylolisthesis (acquired) (M43.1)
spondylolysis (acquired) (M43.0)

Q76.3 骨先天性畸形引起的先天性脊柱侧弯

半椎体融合或未分裂伴有脊柱侧弯

Q76.4 脊柱其他先天性畸形，与脊柱侧弯无关

先天性：
- 脊椎缺如
- 脊柱融合
- 脊柱后凸
- 脊柱前凸
- 腰骶（关节）（区）畸形

半椎体
脊柱畸形
扁椎骨
多余脊椎
} 未特指的或与脊柱侧弯无关的

Q76.5 颈肋

颈部多余肋

Q76.6 肋骨的其他先天性畸形

副肋
先天性：
- 无肋骨
- 肋骨融合
- 肋骨畸形 NOS

不包括：短肋综合征（Q77.2）

Q76.7 胸骨先天性畸形

先天性无胸骨
胸骨裂

Q76.8 胸廓的其他先天性畸形

Q76.9 未特指的胸廓先天性畸形

Q77 骨软骨发育不良伴有管状骨和脊柱的发育缺陷

不包括：粘多糖贮积症（E76.0-E76.3）

Q77.0 软骨成长不全

季肋成长不全

Q77.1 致死性身材矮小症

Q77.2 短肋综合征

窒息性胸廓发育不良［热恩］

Q77.3 点状软骨发育不良

Q77.4 软骨发育不全

软骨发育不良
先天性骨硬化

Q77.5 弯曲变形性发育不良（骨骼）

Q77.6 软骨外胚层发育不良

埃利斯-范克勒韦德综合征

Q77.7 脊椎骨骺发育不良

Q77.8 其他骨软骨发育不良伴有管状骨和脊柱发育缺陷

Q77.9 未特指的骨软骨发育不良伴有管状骨和脊柱发育缺陷

Q76.3 Congenital scoliosis due to congenital bony malformation

Hemivertebra fusion or failure of segmentation with scoliosis

Q76.4 Other congenital malformations of spine, not associated with scoliosis

Congenital:
- absence of vertebra
- fusion of spine
- kyphosis
- lordosis
- malformation of lumbosacral (joint) (region)

Hemivertebra
Malformation of spine
Platyspondylisis
Supernumerary vertebra
} unspecified or not associated with scoliosis

Q76.5 Cervical rib

Supernumerary rib in cervical region

Q76.6 Other congenital malformations of ribs

Accessory rib
Congenital:
- absence of rib
- fusion of ribs
- malformation of ribs NOS

Excludes: short rib syndrome (Q77.2)

Q76.7 Congenital malformation of sternum

Congenital absence of sternum
Sternum bifidum

Q76.8 Other congenital malformations of bony thorax

Q76.9 Congenital malformation of bony thorax, unspecified

Q77 Osteochondrodysplasia with defects of growth of tubular bones and spine

Excludes: mucopolysaccharidosis (E76.0-E76.3)

Q77.0 Achondrogenesis

Hypochondrogenesis

Q77.1 Thanatophoric short stature

Q77.2 Short rib syndrome

Asphyxiating thoracic dysplasia [Jeune]

Q77.3 Chondrodysplasia punctata

Q77.4 Achondroplasia

Hypochondroplasia
Osteosclerosis congenita

Q77.5 Diastrophic dysplasia

Q77.6 Chondroectodermal dysplasia

Ellis-van Creveld syndrome

Q77.7 Spondyloepiphyseal dysplasia

Q77.8 Other osteochondrodysplasia with defects of growth of tubular bones and spine

077.9 Osteochondrodysplasia with defects of growth of tubular bones and spine, unspecified

Q78 其他骨软骨发育不良

Q78.0 成骨不全
骨脆症
延迟性成骨不全

Q78.1 多骨纤维性结构不良
奥尔布赖特(-麦丘恩)(-施特恩贝格)综合征

Q78.2 骨硬化症
阿尔贝斯-舍恩贝格综合征

Q78.3 进行性骨干发育异常
卡穆拉蒂-恩格尔曼综合征

Q78.4 内生软骨瘤病
马富奇综合征
奥利耶病

Q78.5 干骺端发育不良
派尔综合征

Q78.6 多发性先天性外生骨疣
骨干性续连症

Q78.8 其他特指的骨软骨发育不良
全身脆弱性骨硬化症(全身)

Q78.9 未特指的骨软骨发育不良
软骨营养不良 NOS
骨营养不良 NOS

Q78 Other osteochondrodysplasias

Q78.0 Osteogenesis imperfecta
Fragilitas ossium
Osteopsathyrosis

Q78.1 Polyostotic fibrous dysplasia
Albright(-McCune)(-Sternberg) syndrome

Q78.2 Osteopetrosis
Albers-Schonberg syndrome

Q78.3 Progressive diaphyseal dysplasia
Camurati-Engelmann syndrome

Q78.4 Enchondromatosis
Maffucci's syndrome
Ollier's disease

Q78.5 Metaphyseal dysplasia
Pyle's syndrome

Q78.6 Multiple congenital exostoses
Diaphyseal aclasis

Q78.8 Other specified osteochondrodysplasias
Osteopoikilosis

Q78.9 Osteochondrodysplasia, unspecified
Chondrodystrophy NOS
Osteodystrophy NOS

Q79 肌肉骨骼系统先天性畸形，不可归类在他处者

不包括：先天性(胸骨乳突)斜颈(Q68.0)

Q79.0 先天性膈疝
不包括：先天性裂孔疝(Q40.1)

Q79.1 膈的其他先天性畸形
无膈
膈先天性畸形 NOS
膈膨升

Q79.2 脐疝
脐膨出
不包括：脐疝(K42.-)

Q79.3 腹裂

Q79.4 干梅腹综合征

Q79.5 腹壁的其他先天性畸形
不包括：脐疝(K42.-)

Q79.6 埃勒斯-当洛斯综合征

Q79.8 肌肉骨骼系统的其他先天性畸形
缺如：
· 肌肉
· 肌腱
副肌
先天性肌萎缩
先天性：
· 缩窄带
· 肌腱短缩
波伦综合征

Q79 Congenital malformations of musculoskeletal system, not elsewhere classified

Excludes: congenital (sternomastoid) torticollis (Q68.0)

Q79.0 Congenital diaphragmatic hernia
Excludes: congenital hiatus hernia (Q40.1)

Q79.1 Other congenital malformations of diaphragm
Absence of diaphragm
Congenital malformation of diaphragm NOS
Eventration of diaphragm

Q79.2 Exomphalos
Omphalocele
Excludes: umbilical hernia (K42.-)

Q79.3 Gastroschisis

Q79.4 Prune belly syndrome

Q79.5 Other congenital malformations of abdominal wall
Excludes: umbilical hernia (K42.-)

Q79.6 Ehlers-Danlos syndrome

Q79.8 Other congenital malformations of musculoskeletal system
Absence of:
· muscle
· tendon
Accessory muscle
Amyotrophia congenita
Congenital:
· constricting bands
· shortening of tendon
Poland's syndrome

Q79.9 肌肉骨骼系统未特指的先天性畸形

先天性：
- 异常 NOS
- 变形 NOS } 肌肉骨骼系统的 NOS

Q79.9 **Congenital malformation of musculoskeletal system, unspecified**

Congenital：
- anomaly NOS
- deformity NOS } of musculoskeletal system NOS

其他先天性畸形(Q80-Q89)

Other congenital malformations(Q80-Q89)

Q80 先天性鱼鳞病

不包括：植烷酸贮积症(G60.1)

Q80.0 寻常性鱼鳞病

Q80.1 性联鱼鳞病

Q80.2 片层状鱼鳞癣

火棉胶婴儿

Q80.3 先天性大疱性鱼鳞病样红皮病

Q80.4 斑色胎儿

Q80.8 其他先天性鱼鳞病

Q80.9 未特指的先天性鱼鳞病

Q80 Congenital ichthyosis

Excludes：Refsum's disease (G60.1)

Q80.0 **Ichthyosis vulgaris**

Q80.1 **X-linked ichthyosis**

Q80.2 **Lamellar ichthyosis**

Collodion baby

Q80.3 **Congenital bullous ichthyosiform erythroderma**

Q80.4 **Harlequin fetus**

Q80.8 **Other congenital ichthyosis**

Q80.9 **Congenital ichthyosis, unspecified**

Q81 大疱性表皮松解症

Q81.0 单纯性大疱性表皮松解症

不包括：科凯恩综合征(Q87.1)

Q81.1 致死性大疱性表皮松解症

赫利茨综合征

Q81.2 营养不良性大疱性表皮松解症

Q81.8 其他大疱性表皮松解症

Q81.9 未特指的大疱性表皮松解症

Q81 Epidermolysis bullosa

Q81.0 **Epidermolysis bullosa simplex**

Excludes：Cockayne's syndrome (Q87.1)

Q81.1 **Epidermolysis bullosa letalis**

Herlitz' syndrome

Q81.2 **Epidermolysis bullosa dystrophica**

Q81.8 **Other epidermolysis bullosa**

Q81.9 **Epidermolysis bullosa, unspecified**

Q82 皮肤的其他先天性畸形

不包括：肠病性肢端皮炎(E83.2)
先天性红细胞生成性卟啉病(E80.0)
藏毛囊肿或窦(L05.-)
斯特奇-韦伯(-季米特里)综合征(Q85.8)

Q82.0 遗传性淋巴水肿

Q82.1 着色性干皮病

Q82.2 肥大细胞增生病

色素性荨麻疹

不包括：恶性肥大细胞增多症(C96.2)

Q82.3 色素失调症

Q82.4 外胚层发育不良症(无汗的)

不包括：埃利斯-范克勒韦德综合征(Q77.6)

Q82 Other congenital malformations of skin

Excludes：acrodermatitis enteropathica (E83.2)
congenital erythropoietic porphyria (E80.0)
pilonidal cyst or sinus(L05.-)
Sturge-Weber(-Dimitri) syndrome (Q85.8)

Q82.0 **Hereditary lymphoedema**

Q82.1 **Xeroderma pigmentosum**

Q82.2 **Mastocytosis**

Urticaria pigmentosa

Excludes：malignant mastocytosis (C96.2)

Q82.3 **Incontinentia pigmenti**

Q82.4 **Ectodermal dysplasia (anhidrotic)**

Excludes：Ellis-van Creveld syndrome(Q77.6)

Q82.5 先天性非肿瘤性痣
胎记 NOS
痣：
· 焰色
· 葡萄酒色
· 多血的(单纯性血管瘤)
· 莓样
· 血管 NOS
· 疣状
不包括： 咖啡牛乳色斑(L81.3)
雀斑痣(L81.4)
痣：
· NOS(D22.-)
· 蛛状(I78.1)
· 黑素细胞(D22.-)
· 色素(D22.-)
· 蜘蛛(I78.1)
· 蛛形(I78.1)

Q82.8 皮肤的其他特指先天性畸形
异常手掌皱褶
皮肤赘片
良性家族性天疱疮[黑利-黑利]
皮肤松弛症(高弹性)
皮纹异常
遗传性掌跖角化病
毛囊角化病[达里耶-惠特]
不包括： 埃勒斯-当洛斯综合征(Q79.6)

Q82.9 皮肤未特指的先天性畸形

Q83 乳房先天性畸形

不包括： 无胸肌(Q79.8)

Q83.0 先天性无乳房和乳头

Q83.1 副乳房
多余乳房

Q83.2 无乳头

Q83.3 副乳头
多余乳头

Q83.8 乳房的其他先天性畸形
乳房发育不全

Q83.9 乳房未特指的先天性畸形

Q84 体被的其他先天性畸形

Q84.0 先天性秃发
先天性无毛症

Q84.1 先天性毛发形态障碍，不可归类在他处者
念珠状发
花斑发
不包括： 门克斯头发纽结综合征(E83.0)

Q82.5 Congenital non-neoplastic naevus
Birthmark NOS
Naevus:
· flammeus
· portwine
· sanguineous
· strawberry
· vascular NOS
· verrucous
Excludes: café au lait spot (L81.3)
lentigo (L81.4)
naevus:
· NOS (D22.-)
· araneus (I78.1)
· melanocytic (D22.-)
· pigmented (D22.-)
· spider (I78.1)
· stellar (I78.1)

Q82.8 Other specified congenital malformations of skin
Abnormal palmar creases
Accessory skin tags
Benign familial pemphigus [Hailey-Hailey]
Cutis laxa (hyperelastica)
Dermatoglyphic anomalies
Inherited keratosis palmaris et plantaris
Keratosis follicularis [Darier-White]
Excludes: Ehlers-Danlos syndrome (Q79.6)

Q82.9 Congenital malformation of skin, unspecified

Q83 Congenital malformations of breast

Excludes: absence of pectoral muscle (Q79.8)

Q83.0 Congenital absence of breast with absent nipple

Q83.1 Accessory breast
Supernumerary breast

Q83.2 Absent nipple

Q83.3 Accessory nipple
Supernumerary nipple

Q83.8 Other congenital malformations of breast
Hypoplasia of breast

Q83.9 Congenital malformation of breast, unspecified

Q84 Other congenital malformations of integument

Q84.0 Congenital alopecia
Congenital atrichosis

Q84.1 Congenital morphological disturbances of hair, not elsewhere classified
Beaded hair/Monilethrix
Pili annulati
Excludes: Menkes' kinky hair syndrome (E83.0)

Q84.2 毛发的其他先天性畸形

先天性：

· 多毛症

· 毛发变形 NOS

永存胎毛

Q84.3 甲缺如

不包括：甲-髌综合征(Q87.2)

Q84.4 先天性白甲

Q84.5 指[趾]甲增大和增生

先天性甲肥厚

甲肥厚

Q84.6 指[趾]甲的其他先天性畸形

先天性：

· 杵状甲

· 反甲

· 甲变形 NOS

Q84.8 体被的其他特指先天性畸形

先天性皮肤发育不全

Q84.9 体被未特指的先天性畸形

先天性：

· 异常 NOS ⎫ 体被的 NOS

· 变形 NOS ⎭

Q85 斑痣性错构瘤病，不可归类在他处者

不包括：共济失调性毛细血管扩张症[路易斯-巴尔](G11.3)

家族性自主神经功能异常[赖利-戴](G90.1)

Q85.0 神经纤维瘤病(非恶性)

冯·雷克林豪森病

Q85.1 结节性硬化症

布尔内维尔病

结节性(脑)硬化

Q85.8 其他斑痣性错构瘤病，不可归类在他处者

综合征：

· 波伊茨-耶格

· 斯特奇-韦伯(-季米特里)

· 冯·希佩尔-林道

不包括：麦克尔-格鲁贝尔综合征(Q61.9)

Q85.9 未特指的斑痣性错构瘤病

错构瘤病 NOS

Q84.2 Other congenital malformations of hair

Congenital:

· hypertrichosis

· malformation of hair NOS

Persistent lanugo

Q84.3 Anonychia

Excludes: nail patella syndrome (Q87.2)

Q84.4 Congenital leukonychia

Q84.5 Enlarged and hypertrophic nails

Congenital onychauxis

Pachyonychia

Q84.6 Other congenital malformations of nails

Congenital:

· clubnail

· koilonychia

· malformation of nail NOS

Q84.8 Other specified congenital malformations of integument

Aplasia cutis congenita

Q84.9 Congenital malformation of integument, unspecified

Congenital:

· anomaly NOS ⎫ of integument NOS

· deformity NOS ⎭

Q85 Phakomatoses, not elsewhere classified

Excludes: ataxia telangiectasia [Louis-Bar] (G11.3)

familial dysautonomia [Riley-Day] (G90.1)

Q85.0 Neurofibromatosis (nonmalignant)

Von Recklinghausen's disease

Q85.1 Tuberous sclerosis

Bourneville's disease

Epiloia

Q85.8 Other phakomatoses, not elsewhere classified

Syndrome:

· Peutz-Jeghers

· Sturge-Weber(-Dimitri)

· von Hippel-Lindau

Excludes: Meckel-Gruber syndrome (Q61.9)

Q85.9 Phakomatosis, unspecified

Hamartosis NOS

Q86 已知的外源性原因引起的先天性畸形综合征，不可归类在他处者

不包括：与碘缺乏有关的甲状腺功能减退症（E00-E02）
经胎盘或母乳传播的物质的无畸形形成性效应（P04.-）

Q86.0 胎儿酒精综合征（畸形的）

Q86.1 胎儿乙内酰脲综合征
梅多综合征

Q86.2 苄丙酮香豆素引起的同质异形

Q86.8 已知的外源性原因引起的其他先天性畸形综合征

Q87 影响多系统的其他特指先天性畸形综合征

Q87.0 主要影响面部外貌的先天性畸形综合征
尖头并指［趾］多指［趾］
尖头并指［趾］［阿佩尔］
隐眼综合征
独眼
综合征：
・戈尔登哈尔
・默比乌斯
・口-面-指［趾］
・罗宾
哨型面

Q87.1 主要与身材矮小症有关的先天性畸形综合征
综合征：
・奥斯科格
・科凯恩
・德・朗热
・杜博维茨
・努南
・普拉德-威利
・罗比诺-西尔弗曼-史密斯
・鲁塞尔-西尔弗
・塞克尔
・史密斯-莱尔米-奥皮茨
不包括：埃利斯-范克勒韦德综合征（Q77.6）

Q86 Congenital malformation syndromes due to known exogenous causes, not elsewhere classified

Excludes: iodine-deficiency-related hypothyroidism (E00-E02)
nonteratogenic effects of substances transmitted via placenta or breast milk (P04.-)

Q86.0 **Fetal alcohol syndrome (dysmorphic)**

Q86.1 **Fetal hydantoin syndrome**
Meadow's syndrome

Q86.2 **Dysmorphism due to Warfarin**

Q86.8 **Other congenital malformation syndromes due to known exogenous causes**

Q87 Other specified congenital malformation syndromes affecting multiple systems

Q87.0 **Congenital malformation syndromes predominantly affecting facial appearance**
Acrocephalopolysyndactyly
Acrocephalosyndactyly [Apert]
Cryptophthalmos syndrome
Cyclopia
Syndrome:
・Goldenhar
・Moebius
・oro-facial-digital
・Robin
Whistling face

Q87.1 **Congenital malformation syndromes predominantly associated with short stature**
Syndrome:
・Aarskog
・Cockayne
・De Lange
・Dubowitz
・Noonan
・Prader-Willi
・Robinow-Silverman-Smith
・Russell-Silver
・Seckel
・Smith-Lemli-Opitz
Excludes: Ellis-van Creveld syndrome (Q77.6)

Q87.2 主要涉及四肢的先天性畸形综合征

综合征:
- 霍尔特-奥拉姆
- 克利佩尔-特脑纳-韦伯
- 甲-髌
- 鲁宾斯坦-塔比
- 并腿畸形[无足]
- 血小板减少伴有桡骨缺如[TAR]
- 脊椎缺损、肛门闭锁、气管食管瘘、桡骨及肾脏发育异常[VATER]

Q87.3 涉及早期过度生长的先天性畸形综合征

综合征:
- 贝克威恩-威德曼
- 索托斯
- 韦弗

Q87.4 马方综合征

Q87.5 其他先天性畸形综合征伴有其他骨改变

Q87.8 其他特指的先天性畸形综合征,不可归类在他处者

综合征:
- 奥尔波特
- 劳伦斯-穆恩(-巴尔得)-别德尔
- 策尔韦格

Q89 其他先天性畸形,不可归类在他处者

Q89.0 脾先天性畸形

无脾(先天性)

先天性脾大

不包括: 心耳异构(伴有无脾或多脾)(Q20.6)

Q89.1 肾上腺先天性畸形

不包括: 先天性肾上腺增生(E25.0)

Q89.2 其他内分泌腺先天性畸形

甲状旁腺或甲状腺先天性畸形

永存甲状舌管

甲状舌管囊肿

Q89.3 内脏反位

右位心伴有内脏反位

镜像心房排列伴有内脏反位

内脏反位或逆位:
- 腹
- 胸

内脏转位:
- 腹
- 胸

不包括: 右位心 NOS(Q24.0)
左位心(Q24.1)

Q87.2 Congenital malformation syndromes predominantly involving limbs

Syndrome:
- Holt-Oram
- Klippel-Trenaunay-Weber
- nail patella
- Rubinstein-Taybi
- sirenomelia
- thrombocytopenia with absent radius [TAR]
- VATER

Q87.3 Congenital malformation syndromes involving early overgrowth

Syndrome:
- Beckwith-Wiedemann
- Sotos
- Weaver

Q87.4 Marfan's syndrome

Q87.5 Other congenital malformation syndromes with other skeletal changes

Q87.8 Other specified congenital malformation syndromes, not elsewhere classified

Syndrome:
- Alport
- Laurence-Moon(-Bardet)-Biedl
- Zellweger

Q89 Other congenital malformations, not elsewhere classified

Q89.0 Congenital malformations of spleen

Asplenia (congenital)

Congenital splenomegaly

Excludes: isomerism of atrial appendages (with asplenia or polysplenia) (Q20.6)

Q89.1 Congenital malformations of adrenal gland

Excludes: congenital adrenal hyperplasia (E25.0)

Q89.2 Congenital malformations of other endocrine glands

Congenital malformation of parathyroid or thyroid gland

Persistent thyroglossal duct

Thyroglossal cyst

Q89.3 Situs inversus

Dextrocardia with situs inversus

Mirror-image atrial arrangement with situs inversus

Situs inversus or transversus:
- abdominalis
- thoracis

Transposition of viscera:
- abdominal
- thoracic

Excludes: dextrocardia NOS (Q24.0)
laevocardia (Q24.1)

Q89.4 **联体儿**
颅联体
双头畸形
双畸胎
臀部联体儿
胸联双胎

Q89.7 **多发性先天性畸形，不可归类在他处者**
畸胎 NOS
多发性先天性：
· 异常 NOS
· 变形 NOS
不包括：影响多系统的先天性畸形综合征（Q87.-）

Q89.8 **其他特指的先天性畸形**

Q89.9 **未特指的先天性畸形**
先天性：
· 异常 NOS
· 变形 NOS

Q89.4 **Conjoined twins**
Craniopagus
Dicephaly
Double monster
Pygopagus
Thoracopagus

Q89.7 **Multiple congenital malformations, not elsewhere classified**
Monster NOS
Multiple congenital：
· anomalies NOS
· deformities NOS
Excludes：congenital malformation syndromes affecting multiple systems（Q87.-）

Q89.8 **Other specified congenital malformations**

Q89.9 **Congenital malformation, unspecified**
Congenital：
· anomaly NOS
· deformity NOS

染色体异常，不可归类在他处者（Q90-Q99）

Chromosomal abnormalities, not elsewhere classified（Q90-Q99）

Q90 唐氏综合征［先天愚型］

Q90.0 **三体性 21，减数分裂不分离**
Q90.1 **三体性 21，（同源）嵌合体（有丝分裂不分离）**
Q90.2 **三体性 21，易位**
Q90.9 **未特指的唐氏综合征［先天愚型］**
三体性 21 NOS

Q90 Down's syndrome

Q90.0 **Trisomy 21, meiotic nondisjunction**
Q90.1 **Trisomy 21, mosaicism（mitotic nondisjunction）**
Q90.2 **Trisomy 21, translocation**
Q90.9 **Down's syndrome, unspecified**
Trisomy 21 NOS

Q91 爱德华兹综合征和帕套综合征

Q91.0 **三体性 18，减数分裂不分离**
Q91.1 **三体性 18，（同源）嵌合体（有丝分裂不分离）**
Q91.2 **三体性 18，易位**
Q91.3 **未特指的爱德华兹综合征**
Q91.4 **三体性 13，减数分裂不分离**
Q91.5 **三体性 13，（同源）嵌合体（有丝分裂不分离）**
Q91.6 **三体性 13，易位**
Q91.7 **未特指的帕套综合征**

Q91 Edwards' syndrome and Patau's syndrome

Q91.0 **Trisomy 18, meiotic nondisjunction**
Q91.1 **Trisomy 18, mosaicism（mitotic nondisjunction）**
Q91.2 **Trisomy 18, translocation**
Q91.3 **Edwards' syndrome, unspecified**
Q91.4 **Trisomy 13, meiotic nondisjunction**
Q91.5 **Trisomy 13, mosaicism（mitotic nondisjunction）**
Q91.6 **Trisomy 13, translocation**
Q91.7 **Patau's syndrome, unspecified**

Q92 常染色体其他三体性和部分三体型,不可归类在他处者

包　括:不平衡易位和插入
不包括:染色体三体性 13、18 和 21 (Q90-Q91)

Q92.0 全染色体三体性,减数分裂不分离
Q92.1 全染色体三体性,(同源)嵌合体(有丝分裂不分离)
Q92.2 大部分三体性
全臂或更多重复
Q92.3 小部分三体性
少于全臂重复
Q92.4 仅出现于前中期的重复
Q92.5 伴有其他复杂性重排的重复
Q92.6 额外标记染色体
Q92.7 三倍体和多倍体
Q92.8 常染色体其他特指的三体性和部分三体型
Q92.9 常染色体未特指的三体性和部分三体型

Q92 Other trisomies and partial trisomies of the autosomes, not elsewhere classified

Includes: unbalanced translocations and insertions
Excludes: trisomies of chromosomes 13, 18, 21 (Q90-Q91)

Q92.0 Whole chromosome trisomy, meiotic nondisjunction
Q92.1 Whole chromosome trisomy, mosaicism (mitotic nondisjunction)
Q92.2 Major partial trisomy
Whole arm or more duplicated
Q92.3 Minor partial trisomy
Less than whole arm duplicated
Q92.4 Duplications seen only at prometaphase
Q92.5 Duplications with other complex rearrangements
Q92.6 Extra marker chromosomes
Q92.7 Triploidy and polyploidy
Q92.8 Other specified trisomies and partial trisomies of autosomes
Q92.9 Trisomy and partial trisomy of autosomes, unspecified

Q93 常染色体的单体性和缺失,不可归类在他处者

Q93.0 全染色体单体性,减数分裂不分离
Q93.1 全染色体单体性,(同源)嵌合体(有丝分裂不分离)
Q93.2 环状染色体或双着丝粒染色体替换
Q93.3 染色体 4 短臂缺失
沃尔夫-希绍恩综合征
Q93.4 染色体 5 短臂缺失
猫叫综合征
Q93.5 染色体其他部分缺失
天使综合征[安格曼综合征]
Q93.6 仅出现于前中期的缺失
Q93.7 缺失伴有其他复杂性的重排
Q93.8 常染色体的其他缺失
Q93.9 常染色体未特指的缺失

Q93 Monosomies and deletions from the autosomes, not elsewhere classified

Q93.0 Whole chromosome monosomy, meiotic nondisjunction
Q93.1 Whole chromosome monosomy, mosaicism (mitotic nondisjunction)
Q93.2 Chromosome replaced with ring or dicentric
Q93.3 Deletion of short arm of chromosome 4
Wolff-Hirschorn syndrome
Q93.4 Deletion of short arm of chromosome 5
Cri-du-chat syndrome
Q93.5 Other deletions of part of a chromosome
Angelman syndrome
Q93.6 Deletions seen only at prometaphase
Q93.7 Deletions with other complex rearrangements
Q93.8 Other deletions from the autosomes
Q93.9 Deletion from autosomes, unspecified

Q95 平衡重排和结构标记,不可归类在他处者

包　括:罗伯逊和平衡相互易位和插入

Q95.0 正常个体中平衡易位和插入
Q95.1 正常个体中染色体倒位

Q95 Balanced rearrangements and structural markers, not elsewhere classified

Includes: Robertsonian and balanced reciprocal translocations and insertions

Q95.0 Balanced translocation and insertion in normal individual
Q95.1 Chromosome inversion in normal individual

Q95.2 异常个体中平衡常染色体重排　Q95.2 Balanced autosomal rearrangement in abnormal individual

Q95.3 异常个体中平衡性染色体或常染色体重排　Q95.3 Balanced sex/autosomal rearrangement in abnormal individual

Q95.4 具有标记异染色质的个体　Q95.4 Individuals with marker heterochromatin

Q95.5 具有常染色体脆性位点的个体　Q95.5 Individuals with autosomal fragile site

Q95.8 其他平衡重排和结构标记　Q95.8 Other balanced rearrangements and structural markers

Q95.9 未特指的平衡重排和结构标记　Q95.9 Balanced rearrangement and structural marker, unspecified

Q96 特纳综合征[性腺发育障碍症][45,X 综合征]　Turner's syndrome

不包括：努南综合征(Q87.1)　**Excludes**: Noonan's syndrome (Q87.1)

Q96.0 核型 45,X　Q96.0 Karyotype 45,X

Q96.1 核型 46,X 同种(Xq)　Q96.1 Karyotype 46,X iso (Xq)

Q96.2 核型 46,X,伴有异常的性染色体,除外同种(Xq)　Q96.2 Karyotype 46,X with abnormal sex chromosome, except iso (Xq)

Q96.3 (同源)嵌合体,45, X/46,XX 或 XY　Q96.3 Mosaicism, 45,X/46,XX or XY

Q96.4 (同源)嵌合体,45,X/其他细胞系,伴有异常的性染色体　Q96.4 Mosaicism, 45, X/other cell line(s) with abnormal sex chromosome

Q96.8 特纳综合征的其他变型　Q96.8 Other variants of Turner's syndrome

Q96.9 未特指的特纳综合征　Q96.9 Turner's syndrome, unspecified

Q97 其他的性染色体异常，女性表型,不可归类在他处者　Other sex chromosome abnormalities, female phenotype, not elsewhere classified

不包括：特纳综合征(Q96.-)　**Excludes**: Turner's syndrome (Q96.-)

Q97.0 核型 47,XXX　Q97.0 Karyotype 47,XXX

Q97.1 女性,伴有多于三个 X 染色体的　Q97.1 Female with more than three X chromosomes

Q97.2 (同源)嵌合体,细胞系伴有不同数量的 X 染色体　Q97.2 Mosaicism, lines with various numbers of X chromosomes

Q97.3 女性,伴有 46,XY 核型的　Q97.3 Female with 46,XY karyotype

Q97.8 其他特指的性染色体异常,女性表型　Q97.8 Other specified sex chromosome abnormalities, female phenotype

Q97.9 未特指的性染色体异常,女性表型　Q97.9 Sex chromosome abnormality, female phenotype, unspecified

Q98 其他的性染色体异常,男性表型,不可归类在他处者　Other sex chromosome abnormalities, male phenotype, not elsewhere classified

Q98.0 克兰费尔特综合征,核型 47,XXY　Q98.0 Klinefelter's syndrome karyotype 47,XXY

Q98.1 克兰费尔特综合征,男性,伴有多于两个 X 染色体的　Q98.1 Klinefelter's syndrome, male with more than two X chromosomes

Q98.2 克兰费尔特综合征,男性,伴有 46,XX 核型的　Q98.2 Klinefelter's syndrome, male with 46, XX karyotype

Q98.3 其他男性,伴有 46,XX 核型的　Q98.3 Other male with 46,XX karyotype

Q98.4 未特指的克兰费尔特综合征　Q98.4 Klinefelter's syndrome, unspecified

Q98.5 核型 47,XYY　Q98.5 Karyotype 47,XYY

Q98.6 男性,伴有结构异常的性染色体　Q98.6 Male with structurally abnormal sex chromosome

Q98.7 男性,伴有性染色体(同源)嵌合体　Q98.7 Male with sex chromosome mosaicism

Q98.8	其他特指的性染色体异常，男性表型	Q98.8	**Other specified sex chromosome abnormalities, male phenotype**
Q98.9	未特指的性染色体异常，男性表型	Q98.9	**Sex chromosome abnormality, male phenotype, unspecified**

Q99 其他染色体异常，不可归类在他处者 / Q99 Other chromosome abnormalities, not elsewhere classified

Q99.0	**异源嵌合体 46，XX/46，XY** 异源嵌合体 46，XX/46，XY 真两性同体	Q99.0	**Chimera 46，XX/46，XY** Chimera 46，XX/46，XY true hermaphrodite
Q99.1	**46，XX 真两性同体** 46，XX 伴有条纹性腺 46，XY 伴有条纹性腺 单纯性性腺发育障碍症	Q99.1	**46，XX true hermaphrodite** 46，XX with streak gonads 46，XY with streak gonads Pure gonadal dysgenesis
Q99.2	**脆性 X 染色体** 脆性 X 综合征	Q99.2	**Fragile X chromosome** Fragile X syndrome
Q99.8	其他特指的染色体异常	Q99.8	**Other specified chromosome abnormalities**
Q99.9	未特指的染色体异常	Q99.9	**Chromosomal abnormality, unspecified**

第十八章 症状、体征和临床与实验室异常所见,不可归类在他处者(R00-R99)

CHAPTER XVIII Symptoms, signs and abnormal clinical and laboratory findings, not elsewhere classified (R00-R99)

本章包括症状、体征、临床或其他诊察操作的异常结果以及不明确的情况,对于这些内容均没有记录可分类于他处的诊断。

相当肯定地表明为某一特定诊断的体征和症状,被归类到本分类其他章的类目中。一般说来,本章的类目包括一些较为不明确的情况和症状,在未对病例做必要诊察并建立最后诊断时,它们或许同属于两个或更多的疾病或者身体的两个或更多的系统。实际上本章的所有类目都可被标明为"在其他方面未特指的"、"病因不明的"或"短暂的"。应该通过查找字母顺序索引来确定哪些症状和体征应留在此处,哪些应归类在其他章。残余亚目的编码.8 通常是为其他有关症状提供的,这些症状不能被分到本分类的其他地方去。

类目 R00-R99 中的情况及体征或症状包括:(a) 即使在对病例中的所有事实研究之后仍不能做出更为明确诊断的病例;(b) 在初诊时存在的体征或症状,而这些体征或者症状证实是暂时的,且其病因不能被确定;(c) 对未返回做进一步诊察或治疗的病人的临时性诊断;(d) 在做出诊断之前,为进一步诊察或治疗而转诊至他处的病例;(e) 由于任何其他原因而不能得到更准确诊断的病例;(f) 为某些症状提供补充信息,这些症状本身代表医疗中的重要问题。

不包括: 母亲产前筛查的异常所见(O28.-)

起源于围生期的某些情况(P00-P96)

This chapter includes symptoms, signs abnormal results of clinical or other investigative procedures, and ill-defined conditions regarding which no diagnosis is classifiable elsewhere is recorded.

Signs and symptoms that point rather definitely to a given diagnosis have been assigned to a category in other chapters of the classification. In general, categories in this chapter include the less well-defined conditions and symptoms that, without the necessary study of the case to establish a final diagnosis, point perhaps equally to two or more diseases or to two or more systems of the body. Practically all categories in the chapter could be designated "not otherwise specified" "unknown etiology" or "transient". The Alphabetical Index should be consulted to determine which symptoms and signs are to be allocated here and which to other chapters. The residual subcategories, numbered.8, are generally provided for other relevant symptoms that cannot be allocated elsewhere in the classification.

The conditions and signs or symptoms included in categories R00-R99 consist of: (a) cases for which no more specific diagnosis can be made even after all the facts bearing on the case have been investigated; (b) signs or symptoms existing at the time of initial encounter that proved to be transient and whose causes could not be determined; (c) provisional diagnoses in a patient who failed to return for further investigation or care; (d) cases referred elsewhere for investigation or treatment before the diagnosis was made; (e) cases in which a more precise diagnosis was not available for any other reason; (f) certain symptoms, for which supplementary information is provided, that represent important problems in medical care in their own right.

Excludes: abnormal findings on antenatal screening of mother (O28.-)

certain conditions originating in the perinatal period (P00-P96)

本章包括下列各节：

R00-R09	累及循环和呼吸系统的症状和体征
R10-R19	累及消化系统和腹部的症状和体征
R20-R23	累及皮肤和皮下组织的症状和体征
R25-R29	累及神经和肌肉骨骼系统的症状和体征
R30-R39	累及泌尿系统的症状和体征
R40-R46	累及认知、知觉、情绪状态和行为的症状和体征
R47-R49	累及言语和语音的症状和体征
R50-R69	一般症状和体征
R70-R79	血液检查的异常所见，无诊断者
R80-R82	尿检查的异常所见，无诊断者
R83-R89	其他体液、体内物质和组织检查的异常所见，无诊断者
R90-R94	诊断性影像和功能检查的异常所见，无诊断者
R95-R99	原因不明确和原因不知的死亡

This chapter contains the following blocks:

R00-R09	Symptoms and signs involving the circulatory and respiratory systems
R10-R19	Symptoms and signs involving the digestive system and abdomen
R20-R23	Symptoms and signs involving the skin and subcutaneous tissue
R25-R29	Symptoms and signs involving the nervous and musculoskeletal systems
R30-R39	Symptoms and signs involving the urinary system
R40-R46	Symptoms and signs involving cognition, perception, emotional state and behaviour
R47-R49	Symptoms and signs involving speech and voice
R50-R69	General symptoms and signs
R70-R79	Abnormal findings on examination of blood, without diagnosis
R80-R82	Abnormal findings on examination of urine, without diagnosis
R83-R89	Abnormal findings on examination of other body fluids, substances and tissues, without diagnosis
R90-R94	Abnormal findings on diagnostic imaging and in function studies, without diagnosis
R95-R99	Ill-defined and unknown causes of mortality

累及循环和呼吸系统的症状和体征 (R00-R09)

R00 心脏搏动异常

不包括：起源于围生期的异常(P29.1)

特指的心律失常(I47-I49)

R00.0 未特指的心动过速

心跳过快

心动过速：

· 窦房 NOS

· 窦[窦性] NOS

R00.1 未特指的心动过缓

心跳过慢

心动过缓：

· 窦房

· 窦性

· 迷走神经性

如系药物诱发者，需要时，使用附加外因编码(第二十章)标明药物。

R00.2 心悸

心跳感

R00.8 其他和未特指的心脏搏动异常

Symptoms and signs involving the circulatory and respiratory systems (R00-R09)

R00 Abnormalities of heart beat

Excludes: abnormalities originating in the perinatal period (P29.1)

specified arrhythmias (I47-I49)

R00.0 Tachycardia, unspecified

Rapid heart beat

Tachycardia:

· sinoauricular NOS

· sinus [sinusal] NOS

R00.1 Bradycardia, unspecified

Slow heart beat

Bradycardia:

· sinoatrial

· sinus

· vagal

Use additional external cause code (Chapter XX), if desired, to identify drug, if drug-induced.

R00.2 Palpitations

Awareness of heart beat

R00.8 Other and unspecified abnormalities of heart beat

R01 心脏杂音和其他心音

不包括：起源于围生期(P29.8)

R01.0 良性和无害的心脏杂音
功能性心脏杂音

R01.1 未特指的心脏杂音
心脏杂音 NOS

R01.2 其他心音
心浊音，增强或减弱
心前区摩擦音

R02 坏疽，不可归类在他处者

不包括：坏疽，由于：
- 动脉粥样硬化(I70.2)
- 糖尿病(E10-E14 伴有共用第四位数 .5)
- 其他周围血管疾病(I73. -)

某些特指部位的坏疽-见字母顺序索引
气性坏疽(A48.0)
坏疽性脓皮病(L88)

R03 血压读数异常，无诊断者

R03.0 血压读数升高，无高血压诊断者

注：本类目用于记录某个还未被正式诊断为高血压的病人某一次血压读数升高或某次偶然所见。

R03.1 非特异性低血压读数
不包括：低血压(I95. -)
- 神经源性直立性(G90.3)

孕产妇低血压综合征(O26.5)

R04 呼吸道出血

R04.0 鼻出血
鼻出血
鼻流血

R04.1 咽喉出血
不包括：咯血(R04.2)

R04.2 咯血
带血痰
咳嗽带血

R04.8 呼吸道其他部位出血

肺出血 NOS
不包括：围生期肺出血(P26. -)

R04.9 未特指的呼吸道出血

R01 Cardiac murmurs and other cardiac sounds

Excludes: those originating in the perinatal period (P29.8)

R01.0 **Benign and innocent cardiac murmurs**
Functional cardiac murmur

R01.1 **Cardiac murmur, unspecified**
Cardiac bruit NOS

R01.2 **Other cardiac sounds**
Cardiac dullness, increased or decreased
Precordial friction

R02 Gangrene, not elsewhere classified

Excludes: gangrene in:
- atherosclerosis (I70.2)
- diabetes mellitus (E10-E14 with common fourth character.5)
- other peripheral vascular diseases (I73. -)

gangrene of certain specified sites-see Alphabetical Index
gas gangrene (A48.0)
pyoderma gangrenosum (L88)

R03 Abnormal blood-pressure reading, without diagnosis

R03.0 **Elevated blood-pressure reading, without diagnosis of hypertension**

Note: This category is to be used to record an episode of elevated blood pressure in a patient in whom no formal diagnosis of hypertension has been made, or as an isolated incidental finding.

R03.1 **Nonspecific low blood-pressure reading**
Excludes: hypotension (I95. -)
- neurogenic orthostatic (G90.3)

maternal hypotension syndrome (O26.5)

R04 Haemorrhage from respiratory passages

R04.0 **Epistaxis**
Haemorrhage from nose
Nosebleed

R04.1 **Haemorrhage from throat**
Excludes: haemoptysis (R04.2)

R04.2 **Haemoptysis**
Blood-stained sputum
Cough with haemorrhage

R04.8 **Haemorrhage from other sites in respiratory passages**
Pulmonary haemorrhage NOS
Excludes: perinatal pulmonary haemorrhage (P26. -)

R04.9 **Haemorrhage from respiratory passages, unspecified**

R05 咳嗽

不包括： 咳嗽带血(R04.2)
心因性咳嗽(F45.3)

R05 Cough

Excludes: cough with haemorrhage (R04.2)
psychogenic cough (F45.3)

R06 呼吸异常

不包括： 呼吸：
·停止(R09.2)
·窘迫：
　·成人型综合征(J80)
　·新生儿(P22.-)
·衰竭(J96.-)
　·新生儿的(P28.5)

R06.0 呼吸困难
端坐呼吸
气短
不包括： 新生儿短暂性呼吸急促(P22.1)

R06.1 喘鸣
不包括： 先天性喉喘鸣(P28.8)
喉痉挛(喘鸣性)(J38.5)

R06.2 喘息

R06.3 周期性呼吸
切恩-斯托克斯呼吸

R06.4 通气过度
不包括： 心因性通气过度(F45.3)

R06.5 口呼吸
打鼾
不包括： 口干燥 NOS(R68.2)

R06.6 呃逆
不包括： 心因性呃逆(F45.3)

R06.7 喷嚏

R06.8 其他和未特指的呼吸异常
呼吸暂停 NOS
屏气(发作)
气哽感觉
叹息
不包括： 呼吸暂停：
·新生儿(P28.4)
·睡眠(G47.3)
　·新生儿(原发性)(P28.3)

R06 Abnormalities of breathing

Excludes: respiratory:
· arrest (R09.2)
· distress:
　· syndrome of adult (J80)
　· in newborn (P22.-)
· failure (J96.-)
　· of newborn (P28.5)

R06.0 Dyspnoea
Orthopnoea
Shortness of breath
Excludes: transient tachypnoea of newborn (P22.1)

R06.1 Stridor
Excludes: congenital laryngeal stridor (P28.8)
laryngismus (stridulus) (J38.5)

R06.2 Wheezing

R06.3 Periodic breathing
Cheyne-Stokes breathing

R06.4 Hyperventilation
Excludes: psychogenic hyperventilation (F45.3)

R06.5 Mouth breathing
Snoring
Excludes: dry mouth NOS (R68.2)

R06.6 Hiccough
Excludes: psychogenic hiccough (F45.3)

R06.7 Sneezing

R06.8 Other and unspecified abnormalities of breathing
Apnoea NOS
Breath-holding (spells)
Choking sensation
Sighing
Excludes: apnoea (of):
· newborn (P28.4)
· sleep (G47.3)
　· newborn (primary) (P28.3)

R07 咽痛和胸痛

不包括： 吞咽困难(R13)
流行性肌痛(B33.0)
疼痛：
·乳房(N64.4)
·颈(M54.2)
咽喉痛(急性)NOS(J02.9)

R07.0 咽痛

R07.1 呼吸时胸痛
痛性呼吸

R07 Pain in throat and chest

Excludes: dysphagia (R13)
epidemic myalgia (B33.0)
pain in:
· breast (N64.4)
· neck (M54.2)
sore throat (acute) NOS (J02.9)

R07.0 Pain in throat

R07.1 Chest pain on breathing
Painful respiration

R07.2	**心前区痛**	**R07.2**	**Precordial pain**
R07.3	**其他胸痛** 前胸壁痛 NOS	**R07.3**	**Other chest pain** Anterior chest-wall pain NOS
R07.4	**未特指的胸痛**	**R07.4**	**Chest pain, unspecified**

R09 累及循环和呼吸系统的其他症状和体征 / Other symptoms and signs involving the circulatory and respiratory systems

不包括：呼吸：
- ·窘迫(综合征)：
  - ·成人型(J80)
  - ·新生儿(P22.-)
- ·衰竭(J96.-)
  - ·新生儿(P28.5)

Excludes: respiratory:
- · distress (syndrome) (of):
  - · adult (J80)
  - · newborn (P22.-)
- · failure (J96.-)
  - · newborn (P28.5)

R09.0 窒息 / Asphyxia

不包括：窒息(由于)：
- ·出生(P21.-)
- ·一氧化碳(T58)
- ·呼吸道异物(T17.-)
- ·宫腔内(P20.-)
- ·外伤性(T71)

Excludes: asphyxia (due to):
- · birth (P21.-)
- · carbon monoxide (T58)
- · foreign body in respiratory tract (T17.-)
- · intrauterine (P20.-)
- · traumatic (T71)

R09.1 胸膜炎 / Pleurisy

不包括：渗出性胸膜炎(J90)

Excludes: pleurisy with effusion (J90)

R09.2 呼吸停止 / Respiratory arrest

心脏呼吸衰竭 / Cardiorespiratory failure

R09.3 痰异常 / Abnormal sputum

异常：
- ·量 } 痰(的)
- ·色 } 痰(的)
- ·气味 } 痰(的)

过多

不包括：带血痰(R04.2)

Abnormal:
- · amount } (of) sputum
- · colour } (of) sputum
- · odour } (of) sputum

Excessive

Excludes: blood-stained sputum (R04.2)

R09.8 累及循环和呼吸系统其他特指的症状和体征 / Other specified symptoms and signs involving the circulatory and respiratory systems

杂音(动脉的)
胸：
- ·叩诊异常
- ·摩擦音
- ·鼓音

啰音
脉搏弱

Bruit (arterial)
Chest:
- · abnormal percussion
- · friction sounds
- · tympany

Rales
Weak pulse

累及消化系统和腹部的症状和体征（R10-R19）

不包括： 胃肠出血（K92.0-K92.2）
· 新生儿（P54.0-P54.3）
肠梗阻（K56. -）
· 新生儿（P76. -）
幽门痉挛（K31.3）
· 先天性或婴儿的（Q40.0）
累及泌尿系统的症状和体征（R30-R39）
可归因于生殖器官的症状：
· 女性（N94. -）
· 男性（N48-N50）

R10 腹部和盆腔痛

不包括： 背痛（M54. -）
胃肠气胀及有关情况（R14）
肾绞痛（N23）

R10.0 急腹症
严重腹痛（广泛性）（局限性）（伴有腹强直）

R10.1 局限于上腹部的疼痛
上腹痛

R10.2 盆腔和会阴痛

R10.3 局限于下腹部其他部位的疼痛

R10.4 其他和未特指的腹痛
腹部压痛 NOS
绞痛：
· NOS
· 婴儿

R11 恶心和呕吐

不包括： 呕血（K92.0）
· 新生儿的（P54.0）
呕吐：
· 剧烈，妊娠的（O21. -）
· 胃肠手术后（K91.0）
· 新生儿（P92.0）
· 心因性（F50.5）

R12 胃灼热

不包括： 消化不良（K30）

R13 吞咽困难

吞咽困难

Symptoms and signs involving the digestive system and abdomen (R10-R19)

Excludes: gastrointestinal haemorrhage (K92.0-K92.2)
· newborn (P54.0-P54.3)
intestinal obstruction (K56. -)
· newborn (P76. -)
pylorospasm (K31.3)
· congenital or infantile (Q40.0)
symptoms and signs involving the urinary system (R30-R39)
symptoms referable to genital organs:
· female (N94. -)
· male (N48-N50)

R10 Abdominal and pelvic pain

Excludes: dorsalgia (M54. -)
flatulence and related conditions (R14)
renal colic (N23)

R10.0 Acute abdomen
Severe abdominal pain (generalized) (localized) (with abdominal rigidity)

R10.1 Pain localized to upper abdomen
Epigastric pain

R10.2 Pelvic and perineal pain

R10.3 Pain localized to other parts of lower abdomen

R10.4 Other and unspecified abdominal pain
Abdominal tenderness NOS
Colic:
· NOS
· infantile

R11 Nausea and vomiting

Excludes: haematemesis (K92.0)
· neonatal (P54.0)
vomiting (of):
· excessive, in pregnancy (O21. -)
· following gastrointestinal surgery (K91.0)
· newborn (P92.0)
· psychogenic (F50.5)

R12 Heartburn

Excludes: dyspepsia (K30)

R13 Dysphagia

Difficulty in swallowing

R14 胃肠气胀及有关情况

腹部膨胀（气的）
胃气胀
嗳气
气胀痛
气鼓（腹的）（肠的）
不包括：心因性吞气症（F45.3）

R14 Flatulence and related conditions

Abdominal distension (gaseous)
Bloating
Eructation
Gas pain
Tympanites (abdominal) (intestinal)
Excludes: psychogenic aerophagy (F45.3)

R15 大便失禁

大便失禁 NOS
不包括：非器质性病因（F98.1）

R15 Faecal incontinence

Encopresis NOS
Excludes: that of nonorganic origin (F98.1)

R16 肝大和脾大，不可归类在他处者

R16.0 肝大，不可归类在他处者
肝大 NOS
R16.1 脾大，不可归类在他处者
脾大 NOS
R16.2 肝大伴有脾大，不可归类在他处者
肝脾大 NOS

R16 Hepatomegaly and splenomegaly, not elsewhere classified

R16.0 Hepatomegaly, not elsewhere classified
Hepatomegaly NOS
R16.1 Splenomegaly, not elsewhere classified
Splenomegaly NOS
R16.2 Hepatomegaly with splenomegaly, not elsewhere classified
Hepatosplenomegaly NOS

R17 未特指的黄疸

不包括：新生儿黄疸（P55，P57-P59）

R17 Unspecified jaundice

Excludes: neonatal jaundice (P55, P57-P59)

R18 腹水

腹腔积液

R18 Ascites

Fluid in peritoneal cavity

R19 累及消化系统和腹部的其他症状和体征

不包括：急腹症（R10.0）

R19.0 腹腔内和盆腔的肿胀、肿物和肿块
弥漫性或广泛性肿胀或肿块：
· 腹腔内 NOS
· 盆腔 NOS
· 脐的
不包括：腹胀（气的）（R14）
腹水（R18）
R19.1 异常肠鸣音
无肠鸣音
肠鸣音亢进
R19.2 可见性蠕动
蠕动过强
R19.3 腹强直
不包括：伴有严重腹痛（R10.0）
R19.4 大便习惯改变
不包括：便秘（K59.0）
功能性腹泻（K59.1）
R19.5 其他大便异常
大便颜色异常
大便松散
粘液便
大便潜血

R19 Other symptoms and signs involving the digestive system and abdomen

Excludes: acute abdomen (R10.0)

R19.0 Intra-abdominal and pelvic swelling, mass and lump
Diffuse or generalized swelling or mass:
· intra-abdominal NOS
· pelvic NOS
· umbilical
Excludes: abdominal distension (gaseous) (R14)
ascites (R18)
R19.1 Abnormal bowel sounds
Absent bowel sounds
Hyperactive bowel sounds
R19.2 Visible peristalsis
Hyperperistalsis
R19.3 Abdominal rigidity
Excludes: that with severe abdominal pain (R10.0)
R19.4 Change in bowel habit
Excludes: constipation (K59.0)
functional diarrhoea (K59.1)
R19.5 Other faecal abnormalities
Abnormal stool colour
Bulky stools
Mucus in stools
Occult blood in stools

不包括：黑粪症(K92.1)
·新生儿(P54.1)

R19.6 口臭

R19.8 累及消化系统和腹部其他特指的症状和体征

Excludes: melaena (K92.1)
· neonatal (P54.1)

R19.6 Halitosis

R19.8 Other specified symptoms and signs involving the digestive system and abdomen

累及皮肤和皮下组织的症状和体征 (R20-R23)

Symptoms and signs involving the skin and subcutaneous tissue (R20-R23)

R20 皮肤感觉障碍

不包括：分离性感觉麻木和感觉丧失(F44.6)
心因性障碍(F45.8)

R20.0 皮肤感觉缺失

R20.1 皮肤感觉减退

R20.2 皮肤感觉异常
蚁走感
针刺感
皮肤麻刺感
不包括：肢端感觉异常(I73.8)

R20.3 感觉过敏

R20.8 其他和未特指的皮肤感觉障碍

R20 Disturbances of skin sensation

Excludes: dissociative anaesthesia and sensory loss (F44.6)
psychogenic disturbances (F45.8)

R20.0 Anaesthesia of skin

R20.1 Hypoaesthesia of skin

R20.2 Paraesthesia of skin
Formication
Pins and needles
Tingling skin
Excludes: acroparaesthesia (I73.8)

R20.3 Hyperaesthesia

R20.8 Other and unspecified disturbances of skin sensation

R21 皮疹和其他非特异性斑疹

R21 Rash and other nonspecific skin eruption

R22 皮肤和皮下组织的局部肿胀、肿物和肿块

包　括：皮下结节(局部的)(浅表的)
不包括：诊断性影像检查的异常所见(R90-R93)
淋巴结增大(R59.-)
局部多脂症(E65)
肿物和肿块：
·乳房(N63)
·腹腔内或盆腔(R19.0)
水肿(R60.-)
肿胀：
·腹腔内或盆腔(R19.0)
·关节(M25.4)

R22.0 头部的局部肿胀、肿物和肿块

R22.1 颈部的局部肿胀、肿物和肿块

R22.2 躯干的局部肿胀、肿物和肿块

R22.3 上肢的局部肿胀、肿物和肿块

R22.4 下肢的局部肿胀、肿物和肿块

R22.7 多部位的局部肿胀、肿物和肿块

R22.9 未特指的局部肿胀、肿物和肿块

R22 Localized swelling, mass and lump of skin and subcutaneous tissue

Includes: subcutaneous nodules (localized) (superficial)
Excludes: abnormal findings on diagnostic imaging (R90-R93)
enlarged lymph nodes (R59.-)
localized adiposity (E65)
mass and lump:
· breast (N63)
· intra-abdominal or pelvic (R19.0)
oedema (R60.-)
swelling (of):
· intra-abdominal or pelvic (R19.0)
· joint (M25.4)

R22.0 Localized swelling, mass and lump, head

R22.1 Localized swelling, mass and lump, neck

R22.2 Localized swelling, mass and lump, trunk

R22.3 Localized swelling, mass and lump, upper limb

R22.4 Localized swelling, mass and lump, lower limb

R22.7 Localized swelling, mass and lump, multiple sites

R22.9 Localized swelling, mass and lump, unspecified

R23 其他皮肤改变

R23.0 发绀[紫绀]

不包括: 肢端发绀(I73.8)
新生儿青紫发作(P28.2)

R23.1 苍白
皮肤湿冷

R23.2 发红
颜面过红
不包括: 绝经期和女性更年期状态(N95.1)

R23.3 自发性瘀斑
瘀点
不包括: 胎儿和新生儿的瘀斑(P54.5)
紫癜(D69. -)

R23.4 皮肤质地的改变
脱屑、硬结、脱落 } 皮肤的
不包括: 表皮增厚 NOS(L85.9)

R23.8 其他和未特指的皮肤改变

R23 Other skin changes

R23.0 Cyanosis

Excludes: acrocyanosis (I73.8)
cyanotic attacks of newborn (P28.2)

R23.1 Pallor
Clammy skin

R23.2 Flushing
Excessive blushing
Excludes: menopausal and female climacteric states (N95.1)

R23.3 Spontaneous ecchymoses
Petechiae
Excludes: ecchymoses in fetus and newborn (P54.5)
purpura (D69. -)

R23.4 Changes in skin texture
Desquamation, Induration, Scaling } of skin
Excludes: epidermal thickening NOS (L85.9)

R23.8 Other and unspecified skin changes

累及神经和肌肉骨骼系统的症状和体征 (R25-R29)

Symptoms and signs involving the nervous and musculoskeletal systems (R25-R29)

R25 异常的不随意运动

不包括: 特指的运动疾患(G20-G26)
刻板性运动障碍(F98.4)
抽动障碍(F95. -)

R25.0 异常的头部运动

R25.1 未特指的震颤
不包括: 舞蹈症 NOS(G25.5)
震颤:
- 特发性(G25.0)
- 癔症性(F44.4)
- 意向性(G25.2)

R25.2 痛性痉挛和痉挛
不包括: 腕足痉挛(R29.0)
婴儿痉挛(G40.4)

R25.3 肌束震颤
颤搐 NOS

R25.8 其他和未特指异常的不随意运动

R25 Abnormal involuntary movements

Excludes: specific movement disorders (G20-G26)
stereotyped movement disorders (F98.4)
tic disorders (F95. -)

R25.0 Abnormal head movements

R25.1 Tremor, unspecified
Excludes: chorea NOS (G25.5)
tremor:
- essential (G25.0)
- hysterical (F44.4)
- intention (G25.2)

R25.2 Cramp and spasm
Excludes: carpopedal spasm (R29.0)
infantile spasms (G40.4)

R25.3 Fasciculation
Twitching NOS

R25.8 Other and unspecified abnormal involuntary movements

R26 异常的步态和移动

不包括: 共济失调:
- NOS(R27.0)
- 遗传性(G11. -)
- 运动性(梅毒性)(A52.1)

不动综合征(截瘫)(M62.3)

R26 Abnormalities of gait and mobility

Excludes: ataxia:
- NOS (R27.0)
- hereditary (G11. -)
- locomotor (syphilitic) (A52.1)

immobility syndrome (paraplegic) (M62.3)

R26.0 共济失调步态
蹒跚步态
R26.1 麻痹步态
痉挛步态
R26.2 行走困难,不可归类在他处者
R26.3 固态[不动]
困床
困坐
R26.8 其他和未特指的异常的步态和移动
走路不稳 NOS

R26.0 Ataxic gait
Staggering gait
R26.1 Paralytic gait
Spastic gait
R26.2 Difficulty in walking, not elsewhere classified
R26.3 Immobility
Bedfast
Chairfast
R26.8 Other and unspecified abnormalities of gait and mobility
Unsteadiness on feet NOS

R27 其他协调缺乏

不包括:共济失调步态(R26.0)
遗传性共济失调(G11.-)
眩晕 NOS(R42)
R27.0 未特指的共济失调
R27.8 其他和未特指的协调缺乏

R27 Other lack of coordination

Excludes: ataxic gait (R26.0)
hereditary ataxia (G11.-)
vertigo NOS (R42)
R27.0 Ataxia, unspecified
R27.8 Other and unspecified lack of coordination

R29 累及神经和肌肉骨骼系统的其他症状和体征

R29.0 手足搐搦
腕足痉挛
不包括:手足搐搦:
· 癔症性(F44.5)
· 新生儿(P71.3)
· 甲状旁腺(E20.9)
· 甲状腺切除术后(E89.2)
R29.1 假性脑膜炎
R29.2 异常反射
不包括:异常的瞳孔反射(H57.0)
咽反射活动过度(J39.2)
血管迷走神经反应或晕厥(R55)
R29.3 异常姿势
R29.4 弹响髋
不包括:髋先天性畸形(Q65.-)
R29.6 跌倒倾向,不可归类在他处者
高龄或其他不明确的健康问题而具有的跌倒倾向
不包括:意外事故 NOS(X59)
行走困难(R26.2)
头晕和眩晕(R42)
跌倒导致损伤(W00-W19)
分类于他处的疾病导致的跌倒
晕厥和虚脱(R55)
R29.8 累及神经和肌肉骨骼系统其他和未特指的症状和体征

R29 Other symptoms and signs involving the nervous and musculoskeletal systems

R29.0 Tetany
Carpopedal spasm
Excludes: tetany:
· hysterical (F44.5)
· neonatal (P71.3)
· parathyroid (E20.9)
· post-thyroidectomy (E89.2)
R29.1 Meningismus
R29.2 Abnormal reflex
Excludes: abnormal pupillary reflex (H57.0)
hyperactive gag reflex (J39.2)
vasovagal reaction or syncope (R55)
R29.3 Abnormal posture
R29.4 Clicking hip
Excludes: congenital deformities of hip (Q65.-)
R29.6 Tendency to fall, not elsewhere classified
Tendency to fall because of old age or other unclear health problems
Excludes: accidents NOS (X59)
difficulty in walking (R26.2)
dizziness and giddiness (R42)
falls causing injury (W00-W19)
falls due to diseases classified elsewhere
syncope and collapse (R55)
R29.8 Other and unspecified symptoms and signs involving the nervous and musculoskeletal systems

累及泌尿系统的症状和体征（R30-R39）

Symptoms and signs involving the urinary system (R30-R39)

R30 与排尿有关的疼痛
不包括：心因性疼痛（F45.3）

R30.0 排尿困难
痛性尿淋漓

R30.1 排尿里急后重

R30.9 未特指的痛性排尿
痛性排尿 NOS

R30 Pain associated with micturition
Excludes: psychogenic pain (F45.3)

R30.0 Dysuria
Strangury

R30.1 Vesical tenesmus

R30.9 Painful micturition, unspecified
Painful urination NOS

R31 未特指的血尿
不包括：复发性或持续性血尿（N02. -）

R31 Unspecified haematuria
Excludes: recurrent or persistent haematuria (N02. -)

R32 未特指的尿失禁
遗尿 NOS
不包括：非器质性遗尿（F98.0）
压力性尿失禁和其他特指的尿失禁（N39.3-N39.4）

R32 Unspecified urinary incontinence
Enuresis NOS
Excludes: nonorganic enuresis (F98.0)
stress incontinence and other specified urinary incontinence (N39.3-N39.4)

R33 尿潴留

R33 Retention of urine

R34 无尿和少尿
不包括：并发于：
- 流产、异位妊娠或葡萄胎妊娠（O00-O07，O08.4）
- 妊娠、分娩和产褥期（O26.8，O90.4）

R34 Anuria and oliguria
Excludes: that complicating:
- abortion or ectopic or molar pregnancy (O00-O07, O08.4)
- pregnancy, childbirth and the puerperium (O26.8, O90.4)

R35 多尿
排尿频繁
夜尿
不包括：心因性多尿（F45.3）

R35 Polyuria
Frequency of micturition
Nocturia
Excludes: psychogenic polyuria (F45.3)

R36 尿道排出物
阴茎排出物
尿道液溢

R36 Urethral discharge
Penile discharge
Urethrorrhoea

R39 累及泌尿系统的其他症状和体征

R39.0 尿外渗

R39.1 其他排尿困难
排尿踌躇
尿线不佳
尿线分叉

R39.2 肾外性尿毒症
肾前性尿毒症

R39.8 累及泌尿系统其他和未特指的症状和体征

R39 Other symptoms and signs involving the urinary system

R39.0 Extravasation of urine

R39.1 Other difficulties with micturition
Hesitancy of micturition
Poor urinary stream
Splitting of urinary stream

R39.2 Extrarenal uraemia
Prerenal uraemia

R39.8 Other and unspecified symptoms and signs involving the urinary system

累及认知、知觉、情绪状态和行为的症状和体征（R40-R46）

Symptoms and signs involving cognition, perception, emotional state and behaviour (R40-R46)

不包括：某种精神障碍类型的那些构成部分（F00-F99）

Excludes: those constituting part of a pattern of mental disorder (F00-F99)

R40 嗜眠、木僵和昏迷

不包括：昏迷：
- ·糖尿病性（E10-E14 伴有共用第四位数.0）
- ·肝（K72.-）
- ·低血糖性（非糖尿病性）（E15）
- ·新生儿（P91.5）
- ·尿毒症（N19）

R40 Somnolence, stupor and coma

Excludes: coma:
- · diabetic (E10-E14 with common fourth character .0)
- · hepatic (K72.-)
- · hypoglycaemic (nondiabetic) (E15)
- · neonatal (P91.5)
- · uraemic (N19)

R40.0 嗜眠
倦睡

R40.0 Somnolence
Drowsiness

R40.1 木僵
半昏迷
不包括：木僵：
- ·紧张型（F20.2）
- ·抑郁型（F31-F33）
- ·分离性（F44.2）
- ·躁狂型（F30.2）

R40.1 Stupor
Semicoma
Excludes: stupor:
- · catatonic (F20.2)
- · depressive (F31-F33)
- · dissociative (F44.2)
- · manic (F30.2)

R40.2 未特指的昏迷
意识丧失 NOS

R40.2 Coma, unspecified
Unconsciousness NOS

R41 累及认知功能和意识的其他症状和体征

不包括：分离[转换]性障碍（F44.-）

R41 Other symptoms and signs involving cognitive functions and awareness

Excludes: dissociative [conversion] disorders (F44.-)

R41.0 未特指的定向障碍
意识错乱 NOS
不包括：心因性定向障碍（F44.8）

R41.0 Disorientation, unspecified
Confusion NOS
Excludes: psychogenic disorientation (F44.8)

R41.1 顺行性遗忘

R41.1 Anterograde amnesia

R41.2 逆行性遗忘

R41.2 Retrograde amnesia

R41.3 其他遗忘症
遗忘症 NOS
不包括：遗忘综合征：
- ·使用精神活性物质引起的（F10-F19 伴有共用第四位数.6）
- ·器质性（F04）

短暂性完全性遗忘（G45.4）

R41.3 Other amnesia
Amnesia NOS
Excludes: amnesic syndrome:
- · due to psychoactive substances use (F10-F19 with common fourth character.6)
- · organic (F04)

transient global amnesia (G45.4)

R41.8 累及认知功能和意识的其他和未特指的症状和体征

R41.8 Other and unspecified symptoms and signs involving cognitive functions and awareness

R42 头晕和眩晕

头晕目眩
眩晕 NOS
不包括：眩晕综合征（H81.-）

R42 Dizziness and giddiness

Light-headedness
Vertigo NOS
Excludes: vertiginous syndromes (H81.-)

R43 嗅觉和味觉障碍
R43.0 嗅觉丧失
R43.1 嗅觉倒错
R43.2 味觉倒错
R43.8 其他和未特指的嗅觉和味觉障碍
嗅觉和味觉混合障碍

R44 累及一般感觉和知觉的其他症状和体征
不包括：皮肤感觉障碍(R20.-)
R44.0 幻听
R44.1 幻视
R44.2 其他幻觉
R44.3 未特指的幻觉
R44.8 累及一般感觉和知觉的其他和未特指的症状和体征

R45 累及情绪状态的症状和体征
R45.0 神经质
精神紧张
R45.1 不安和激动
R45.2 不愉快
烦恼 NOS
R45.3 沮丧和情感淡漠
R45.4 急躁和愤怒
R45.5 敌视
R45.6 凶暴
R45.7 未特指的情绪冲动和紧张状态
R45.8 累及情绪状态的其他症状和体征
自杀观念(倾向)
不包括：构成精神障碍一部分的自杀观念(F00-F99)

R46 累及外貌与行为的症状和体征
R46.0 个人卫生水平极差
R46.1 不正常的个人外貌
R46.2 奇怪和令人费解的行为
R46.3 过度活动
R46.4 迟钝和反应不良
不包括：木僵(R40.1)
R46.5 多疑和明显逃避
R46.6 对应激事件的过分担心和偏见
R46.7 用啰唆和详细叙述的语言使交往的理由含糊不清
R46.8 累及外貌与行为的其他症状和体征
包 括：自我忽视 NOS
不包括：由于自我忽视引起进食不足和饮水不足(R63.6)

R43 **Disturbances of smell and taste**
R43.0 **Anosmia**
R43.1 **Parosmia**
R43.2 **Parageusia**
R43.8 **Other and unspecified disturbances of smell and taste**
Mixed disturbance of smell and taste

R44 **Other symptoms and signs involving general sensations and perceptions**
Excludes: disturbances of skin sensation (R20.-)
R44.0 **Auditory hallucinations**
R44.1 **Visual hallucinations**
R44.2 **Other hallucinations**
R44.3 **Hallucinations, unspecified**
R44.8 **Other and unspecified symptoms and signs involving general sensations and perceptions**

R45 **Symptoms and signs involving emotional state**
R45.0 **Nervousness**
Nervous tension
R45.1 **Restlessness and agitation**
R45.2 **Unhappiness**
Worries NOS
R45.3 **Demoralization and apathy**
R45.4 **Irritability and anger**
R45.5 **Hostility**
R45.6 **Physical violence**
R45.7 **State of emotional shock and stress, unspecified**
R45.8 **Other symptoms and signs involving emotional state**
Suicidal ideation (tendencies)
Excludes: suicidal ideation constituting part of a mental disorder (F00-F99)

R46 **Symptoms and signs involving appearance and behaviour**
R46.0 **Very low level of personal hygiene**
R46.1 **Bizarre personal appearance**
R46.2 **Strange and inexplicable behaviour**
R46.3 **Overactivity**
R46.4 **Slowness and poor responsiveness**
Excludes: stupor (R40.1)
R46.5 **Suspiciousness and marked evasiveness**
R46.6 **Undue concern and preoccupation with stressful events**
R46.7 **Verbosity and circumstantial detail obscuring reason for contact**
R46.8 **Other symptoms and signs involving appearance and behaviour**
Includes: self neglect NOS
Excludes: insufficient intake of food and water due to self neglect (R63.6)

累及言语和语音的症状和体征（R47-R49）

R47 言语障碍，不可归类在他处者

不包括： 孤独症（F84.0-F84.1）
言语急促（F98.6）
特定性言语和语言发育障碍（F80.-）
口吃［结结巴巴］（F98.5）

R47.0 言语困难和失语
不包括：进行性孤立性失语（G31.0）
R47.1 构音困难和构音不全
R47.8 其他和未特指的言语障碍

R48 诵读困难和其他符号识别功能障碍，不可归类在他处者

不包括： 特定性学习技能发育障碍（F81.-）

R48.0 诵读困难和失读（症）
R48.1 失认
R48.2 失用
R48.8 其他和未特指的符号识别功能障碍
失算
失写

R49 语音障碍

不包括： 心因性语音障碍（F44.4）

R49.0 发声困难
声嘶
R49.1 失声
语音丧失
R49.2 鼻音过重和鼻音过轻
R49.8 其他和未特指的语音障碍
语音改变 NOS

一般症状和体征（R50-R69）

R50 其他和原因不明的发热

不包括： 原因不明的发热（于）：
· 分娩期（O75.2）
· 新生儿（P81.9）
产褥期发热 NOS（O86.4）

R50.2 药物性发热
需要时，使用附加外因编码（第二十章）标明药物。

Symptoms and signs involving speech and voice (R47-R49)

R47 Speech disturbances, not elsewhere classified

Excludes: autism (F84.0-F84.1)
cluttering (F98.6)
specific developmental disorders of speech and language (F80.-)
stuttering [stammering] (F98.5)

R47.0 Dysphasia and aphasia
Excludes: progressive isolated aphasia (G31.0)
R47.1 Dysarthria and anarthria
R47.8 Other and unspecified speech disturbances

R48 Dyslexia and other symbolic dysfunctions, not elsewhere classified

Excludes: specific developmental disorders of scholastic skills (F81.-)

R48.0 Dyslexia and alexia
R48.1 Agnosia
R48.2 Apraxia
R48.8 Other and unspecified symbolic dysfunctions
Acalculia
Agraphia

R49 Voice disturbances

Excludes: psychogenic voice disturbance (F44.4)

R49.0 Dysphonia
Hoarseness
R49.1 Aphonia
Loss of voice
R49.2 Hypernasality and hyponasality
R49.8 Other and unspecified voice disturbances
Change in voice NOS

General symptoms and signs (R50-R69)

R50 Fever of other and unknown origin

Excludes: fever of unknown origin (during) (in):
· labour (O75.2)
· newborn (P81.9)
puerperal pyrexia NOS (O86.4)

R50.2 Drug-induced fever
Use additional external cause code (Chapter XX), if desired, to identify drug.

R50.8　其他特指的发热
发热伴有寒战
发热伴有强直
持续性发热

R50.9　未特指的发热
高热 NOS
发热 NOS
不包括： 麻醉引起的恶性高热（T88.3）

R51　头痛

面部疼痛 NOS
不包括： 不典型的面部疼痛（G50.1）
偏头痛和其他头痛综合征（G43-G44）
三叉神经痛（G50.0）

R52　疼痛，不可归类在他处者

包　括： 不只属于任何一个器官或身体部位的疼痛
不包括： 慢性疼痛性人格综合征（F62.8）
头痛（R51）
疼痛（于）：
· 腹（R10.-）
· 背（M54.9）
· 乳房（N64.4）
· 胸（R07.1-R07.4）
· 耳（H92.0）
· 眼（H57.1）
· 关节（M25.5）
· 肢（M79.6）
· 腰部（M54.5）
· 盆腔和会阴（R10.2）
· 心因性（F45.4）
· 肩（M75.8）
· 脊柱（M54.-）
· 咽喉（R07.0）
· 舌（K14.6）
· 牙（K08.8）
肾绞痛（N23）

R52.0　急性疼痛
R52.1　慢性顽固性疼痛
R52.2　其他慢性疼痛
R52.9　未特指的疼痛
全身疼痛 NOS

R50.8　Other specified fever
Fever with chills
Fever with rigors
Persistent fever

R50.9　Fever, unspecified
Hyperpyrexia NOS
Pyrexia NOS
Excludes: malignant hyperthermia due to anaesthesia (T88.3)

R51　Headache

Facial pain NOS
Excludes: atypical facial pain (G50.1)
migraine and other headache syndromes (G43-G44)
trigeminal neuralgia (G50.0)

R52　Pain, not elsewhere classified

Includes: pain not referable to any one organ or body region
Excludes: chronic pain personality syndrome (F62.8)
headache (R51)
pain (in):
· abdomen (R10.-)
· back (M54.9)
· breast (N64.4)
· chest (R07.1-R07.4)
· ear (H92.0)
· eye (H57.1)
· joint (M25.5)
· limb (M79.6)
· lumbar region (M54.5)
· pelvic and perineal (R10.2)
· psychogenic (F45.4)
· shoulder (M75.8)
· spine (M54.-)
· throat (R07.0)
· tongue (K14.6)
· tooth (K08.8)
renal colic (N23)

R52.0　Acute pain
R52.1　Chronic intractable pain
R52.2　Other chronic pain
R52.9　Pain, unspecified
Generalized pain NOS

R53 不适和疲劳

无力 NOS
虚弱：
· NOS
· 慢性
· 神经性
全身衰退
嗜睡
疲劳
不包括：虚弱：
· 先天性(P96.9)
· 老年性(R54)
衰竭和疲劳(由于)：
· 战斗(F43.0)
· 过度劳累(T73.3)
· 暴露(T73.2)
· 热(T67.-)
· 神经衰弱(F48.0)
· 妊娠(O26.8)
· 老年性无力(R54)
疲劳综合征(F48.0)
· 病毒感染后(G93.3)

R54 衰老

老年 } 未提及精神病的
衰老 }
老年性：
· 无力
· 虚弱
不包括：老年性精神病(F03)

R55 晕厥和虚脱

一过性黑矇
晕厥
不包括：神经性循环衰弱(F45.3)
直立性低血压(I95.1)
· 神经源性(G90.3)
休克：
· NOS(R57.9)
· 心源性(R57.0)
· 并发或继发于：
· 流产、异位妊娠或葡萄胎妊娠(O00-O07,O08.3)
· 产程和分娩(O75.1)
· 手术后(T81.1)
阿-斯发作(I45.9)
晕厥：
· 颈动脉窦(G90.0)
· 热(T67.1)
· 心因性(F48.8)
意识丧失 NOS(R40.2)

R53 Malaise and fatigue

Asthenia NOS
Debility:
· NOS
· chronic
· nervous
General physical deterioration
Lethargy
Tiredness
Excludes: debility:
· congenital (P96.9)
· senile (R54)
exhaustion and fatigue (due to) (in):
· combat (F43.0)
· excessive exertion (T73.3)
· exposure (T73.2)
· heat (T67.-)
· neurasthenia (F48.0)
· pregnancy (O26.8)
· senile asthenia (R54)
fatigue syndrome (F48.0)
· postviral (G93.3)

R54 Senility

Old age } without mention of psychosis
Senescence }
Senile:
· asthenia
· debility
Excludes: senile psychosis (F03)

R55 Syncope and collapse

Blackout
Fainting
Excludes: neurocirculatory asthenia (F45.3)
orthostatic hypotension (I95.1)
· neurogenic (G90.3)
shock:
· NOS (R57.9)
· cardiogenic (R57.0)
· complicating or following:
· abortion or ectopic or molar pregnancy (O00-O07, O08.3)
· labour and delivery (O75.1)
· postoperative (T81.1)
Stokes-Adams attack (I45.9)
syncope:
· carotid sinus (G90.0)
· heat (T67.1)
· psychogenic (F48.8)
unconsciousness NOS (R40.2)

R56 惊厥,不可归类在他处者

不包括:抽搐和发作(于):
- 分离性(F44.5)
- 癫痫(G40-G41)
- 新生儿(P90)

R56.0 发热性惊厥

R56.8 其他和未特指的惊厥

发作 NOS

发作(惊厥)NOS

R57 休克,不可归类在他处者

不包括:休克(由于):
- 麻醉(T88.2)
- 过敏性(由于):
  - NOS(T78.2)
  - 有害食物的反应(T78.0)
  - 血清(T80.5)
- 并发或继发于流产、异位妊娠或葡萄胎妊娠(O00-O07,O08.3)
- 电(T75.4)
- 闪电性(T75.0)
- 产科性(O75.1)
- 手术后(T81.1)
- 精神性(F43.0)
- 感染性(A41.9)
- 创伤性(T79.4)

中毒性休克综合征(A48.3)

R57.0 心源性休克

R57.1 血容量不足性休克

R57.8 其他休克

内毒素性休克

R57.9 未特指的休克

周围循环衰竭 NOS

R58 出血,不可归类在他处者

出血 NOS

R59 淋巴结增大

包　括:腺体肿胀

不包括:淋巴结炎:
- NOS(I88.9)
- 急性(L04.-)
- 慢性(I88.1)
- 肠系膜的(急性)(慢性)(I88.0)

R59.0 局限性淋巴结增大

R59.1 全身性淋巴结增大

淋巴结病 NOS

不包括:人类免疫缺陷病毒(HIV)病所致的(持续性)全身性淋巴结病(B23.1)

R59.9 未特指的淋巴结增大

R56 Convulsions, not elsewhere classified

Excludes: convulsions and seizures (in):
- dissociative (F44.5)
- epilepsy (G40-G41)
- newborn (P90)

R56.0 Febrile convulsions

R56.8 Other and unspecified convulsions

Fit NOS

Seizure (convulsive) NOS

R57 Shock, not elsewhere classified

Excludes: shock (due to):
- anaesthesia (T88.2)
- anaphylactic (due to):
  - NOS (T78.2)
  - adverse food reaction (T78.0)
  - serum (T80.5)
- complicating or following abortion or ectopic or molar pregnancy (O00-O07, O08.3)
- electric (T75.4)
- lightning (T75.0)
- obstetric (O75.1)
- postoperative (T81.1)
- psychic (F43.0)
- septic (A41.9)
- traumatic (T79.4)

toxic shock syndrome (A48.3)

R57.0 Cardiogenic shock

R57.1 Hypovolaemic shock

R57.8 Other shock

Endotoxic shock

R57.9 Shock, unspecified

Failure of peripheral circulation NOS

R58 Haemorrhage, not elsewhere classified

Haemorrhage NOS

R59 Enlarged lymph nodes

Includes: swollen glands

Excludes: lymphadenitis:
- NOS (I88.9)
- acute (L04. -)
- chronic (I88.1)
- mesenteric (acute)(chronic)(I88.0)

R59.0 Localized enlarged lymph nodes

R59.1 Generalized enlarged lymph nodes

Lymphadenopathy NOS

Excludes: HIV disease resulting in (persistent) generalized lymphadenopathy (B23.1)

R59.9 Enlarged lymph nodes, unspecified

R60 水肿，不可归类在他处者

不包括：腹水(R18)
胎儿水肿 NOS(P83.2)
胸腔积液[胸水](J94.8)
水肿：
· 血管神经性(T78.3)
· 脑(G93.6)
  · 由于产伤(P11.0)
· 妊娠(O12.0)
· 遗传性(Q82.0)
· 喉(J38.4)
· 营养不良(E40-E46)
· 鼻咽(J39.2)
· 新生儿(P83.3)
· 咽(J39.2)
· 肺(J81)

R60.0 局限性水肿

R60.1 全身性水肿

R60.9 未特指的水肿
液体潴留 NOS

R61 多汗症

R61.0 局限性多汗症

R61.1 全身性多汗症

R61.9 未特指的多汗症
出汗过多
盗汗

R62 未达到预期正常生理发育水平

不包括：青春期延迟(E30.0)

R62.0 发育指标延迟
延迟到达预期的生理发育阶段

迟：
· 学语
· 学步

R62.8 未达到其他预期正常生理发育水平

不能：
· 增加体重
· 茁壮成长
幼稚型 NOS
生长不足
身体发育迟缓
不包括：人类免疫缺陷病毒(HIV)病所致的身体成长受阻(B22.2)
营养不良引起的身体发育迟缓(E45)

R62.9 未达到未特指预期的正常生理发育水平

R60 Oedema, not elsewhere classified

Excludes: ascites (R18)
hydrops fetalis NOS (P83.2)
hydrothorax (J94.8)
oedema (of):
· angioneurotic (T78.3)
· cerebral (G93.6)
  · due to birth injury (P11.0)
· gestational (O12.0)
· hereditary (Q82.0)
· larynx (J38.4)
· malnutrition (E40-E46)
· nasopharynx (J39.2)
· newborn (P83.3)
· pharynx (J39.2)
· pulmonary (J81)

R60.0 Localized oedema

R60.1 Generalized oedema

R60.9 Oedema, unspecified
Fluid retention NOS

R61 Hyperhidrosis

R61.0 Localized hyperhidrosis

R61.1 Generalized hyperhidrosis

R61.9 Hyperhidrosis, unspecified
Excessive sweating
Night sweats

R62 Lack of expected normal physiological development

Excludes: delayed puberty (E30.0)

R62.0 Delayed milestone
Delayed attainment of expected physiological developmental stage

Late:
· talker
· walker

R62.8 Other lack of expected normal physiological development

Failure to:
· gain weight
· thrive
Infantilism NOS
Lack of growth
Physical retardation
Excludes: HIV disease resulting in failure to thrive (B22.2)
physical retardation due to malnutrition (E45)

R62.9 Lack of expected normal physiological development, unspecified

R63 有关食物和液体摄取的症状和体征
不包括:食欲过盛 NOS(F50.2)
非器质性原因的进食障碍(F50.-)
营养不良(E40-E46)

R63.0 食欲缺乏
食欲不振
不包括:神经性厌食(F50.0)
非器质性原因的食欲不振(F50.8)

R63.1 烦渴
过度口渴

R63.2 贪食
进食过多
营养过度 NOS

R63.3 喂养困难和照管不当
喂养问题 NOS
不包括:新生儿的喂养问题(P92.-)
非器质性原因的婴儿喂养障碍(F98.2)

R63.4 异常的体重减轻

R63.5 异常的体重增加
不包括:妊娠期的体重过度增加(O26.0)
肥胖症(E66.-)

R63.6 由于自我忽视引起进食不足和饮水不足
不包括:食欲缺乏引起的饥饿(R63.0)
食物缺乏引起的饥饿(X53)
缺水引起的口渴(X54)
自我忽视(R46.8)

R63.8 有关食物和液体摄取的其他症状和体征

R64 恶病质
不包括:人类免疫缺陷病毒(HIV)病所致的消瘦综合征(B22.2)
恶性恶病质(C80)
营养性消瘦(E41)

R65 全身炎症反应综合征
注:这个类目决不能用作主要编码。本类目作为多编码以标明任何原因导致的这一状况。应首先指定其他章的编码以说明原因或根本性的疾病。

R65.0 传染性病因的全身炎症反应综合征不伴有器官衰竭

R65.1 传染性病因的全身炎症反应综合征伴有器官衰竭

R63 Symptoms and signs concerning food and fluid intake
Excludes: bulimia NOS (F50.2)
eating disorders of nonorganic origin (F50.-)
malnutrition (E40-E46)

R63.0 **Anorexia**
Loss of appetite
Excludes: anorexia nervosa (F50.0)
loss of appetite of nonorganic origin (F50.8)

R63.1 **Polydipsia**
Excessive thirst

R63.2 **Polyphagia**
Excessive eating
Hyperalimentation NOS

R63.3 **Feeding difficulties and mismanagement**
Feeding problem NOS
Excludes: feeding problems of newborn (P92.-)
infant feeding disorder of nonorganic origin (F98.2)

R63.4 **Abnormal weight loss**

R63.5 **Abnormal weight gain**
Excludes: excessive weight gain in pregnancy (O26.0)
obesity (E66.-)

R63.6 **Insufficient intake of food and water due to self neglect**
Excludes: starvation due to anorexia (R63.0)
starvation due to privation of food (X53)
thirst due to privation of water (X54)
self neglect NOS (R46.8)

R63.8 **Other symptoms and signs concerning food and fluid intake**

R64 Cachexia
Excludes: HIV disease resulting in wasting syndrome (B22.2)
malignant cachexia (C80)
nutritional marasmus (E41)

R65 Systemic Inflammatory Response Syndrome
Note: This category should never be used in primary coding. The category is for use in multiple coding to identify this condition resulting from any cause. A code from another chapter should be assigned first to indicate the cause or underlying disease.

R65.0 **Systemic Inflammatory Response Syndrome of infectious origin without organ failure**

R65.1 **Systemic Inflammatory Response Syndrome of infectious origin with organ failure**

R65.2 非传染性病因的全身炎症反应综合征不伴有器官衰竭
R65.3 非传染性病因的全身炎症反应综合征伴有器官衰竭
R65.9 未特指的全身炎症反应综合征

R68 其他的一般症状和体征

R68.0 低温,与低温环境无关

不包括: 低温(由于)(的):
- NOS(偶然的)(T68)
- 麻醉(T88.5)
- 低温环境(T68)
- 新生儿(P80.-)

R68.1 婴儿期特有的非特指的症状
婴儿过度哭闹
易激惹的婴儿
不包括: 新生儿大脑兴奋增盛(P91.3)
出牙综合征(K00.7)

R68.2 未特指的口干
不包括: 口干,由于:
- 脱水(E86)
- 干燥综合征[舍格伦](M35.0)

唾液腺分泌过少(K11.7)

R68.3 杵状指
杵状甲
不包括: 先天性杵状指(Q68.1)
先天性畸形甲(Q84.6)

R68.8 其他特指的一般症状和体征

R69 原因不知和原因未特指的发病

病 NOS
未诊断的疾病,未特指累及的部位或系统

血液检查的异常所见,无诊断者(R70-R79)

不包括: 异常:
- 孕产妇产前筛查(O28.-)
- 凝血(D65-D68)
- 脂类(E78.-)
- 血小板(D69.-)
- 分类于他处的白细胞(D70-D72)

分类于他处的诊断性异常所见
- 见字母顺序索引

胎儿和新生儿的出血性和血液学疾患(P50-P61)

R65.2 Systemic Inflammatory Response Syndrome of noninfectious origin without organ failure
R65.3 Systemic Inflammatory Response Syndrome of noninfectious origin with organ failure
R65.9 Systemic Inflammatory Response Syndrome, unspecified

R68 Other general symptoms and signs

R68.0 Hypothermia, not associated with low environmental temperature

Excludes: hypothermia (due to) (of):
- NOS (accidental) (T68)
- anaesthesia (T88.5)
- low environmental temperature (T68)
- newborn (P80.-)

R68.1 Nonspecific symptoms peculiar to infancy
Excessive crying of infant
Irritable infant
Excludes: neonatal cerebral irritability (P91.3)
teething syndrome (K00.7)

R68.2 Dry mouth, unspecified
Excludes: dry mouth due to:
- dehydration (E86)
- sicca syndrome [Sjögren] (M35.0)

salivary gland hyposecretion (K11.7)

R68.3 Clubbing of fingers
Clubbing of nails
Excludes: congenital clubfinger (Q68.1)
congenital clubnail (Q84.6)

R68.8 Other specified general symptoms and signs

R69 Unknown and unspecified causes of morbidity

Illness NOS
Undiagnosed disease, not specified as to the site or system involved

Abnormal findings on examination of blood, without diagnosis (R70-R79)

Excludes: abnormalities (of) (on):
- antenatal screening of mother (O28.-)
- coagulation (D65-D68)
- lipids (E78.-)
- platelets and thrombocytes (D69.-)
- white blood cells classified elsewhere (D70-D72)

diagnostic abnormal findings classified elsewhere
- see Alphabetical Index

haemorrhagic and haematological disorders of fetus and newborn (P50-P61)

R70 红细胞沉降率升高和血浆粘滞度异常

R70.0 红细胞沉降率升高

R70.1 血浆粘［滞］度异常

R71 红细胞异常

异常红细胞：
·形态学 NOS
·体积 NOS
红细胞不均
异形红细胞症
不包括： 贫血（D50-D64）
红细胞增多症：
·良性（家族性）（D75.0）
·新生儿（P61.1）
·继发性（D75.1）
·真性（D45）

R72 白细胞异常，不可归类在他处者

白细胞分类计数异常 NOS
不包括： 白细胞增多（D72.8）

R73 血糖水平升高

不包括： 糖尿病（E10-E14）
·在妊娠、分娩和产褥期中的（O24.-）
新生儿疾患（P70.0-P70.2）
手术后血内胰岛素不足（E89.1）

R73.0 葡萄糖耐量试验异常
糖尿病：
·化学性
·潜伏性
葡萄糖耐量降低
糖尿病前期

R73.9 未特指的血糖过多

R74 血清酶水平异常

R74.0 转氨酶和乳酸脱氢酶［LDH］水平升高

R74.8 其他血清酶水平异常
水平异常：
·酸性磷酸酶
·碱性磷酸酶
·淀粉酶
·脂酶［三酰基甘油脂酶］

R74.9 未特指的血清酶水平异常

R70 Elevated erythrocyte sedimentation rate and abnormality of plasma viscosity

R70.0 Elevated erythrocyte sedimentation rate

R70.1 Abnormal plasma viscosity

R71 Abnormality of red blood cells

Abnormal red-cell:
· morphology NOS
· volume NOS
Anisocytosis
Poikilocytosis
Excludes: anaemias (D50-D64)
polycythaemia:
· benign (familial) (D75.0)
· neonatorum (P61.1)
· secondary (D75.1)
· vera (D45)

R72 Abnormality of white blood cells, not elsewhere classified

Abnormal leukocyte differential NOS
Excludes: leukocytosis (D72.8)

R73 Elevated blood glucose level

Excludes: diabetes mellitus (E10-E14)
· in pregnancy, childbirth and the puerperium (O24.-)
neonatal disorders (P70.0-P70.2)
postsurgical hypoinsulinaemia (E89.1)

R73.0 Abnormal glucose tolerance test
Diabetes:
· chemical
· latent
Impaired glucose tolerance
Prediabetes

R73.9 Hyperglycaemia, unspecified

R74 Abnormal serum enzyme levels

R74.0 Elevation of levels of transaminase and lactic acid dehydrogenase [LDH]

R74.8 Anormal levels of other serum enzymes
Abnormal level of:
· acid phosphatase
· alkaline phosphatase
· amylase
· lipase [triacylglycerol lipase]

R74.9 Abnormal level of unspecified serum enzyme

R75 人类免疫缺陷病毒[HIV]的实验室证据

对婴儿的非结论性人类免疫缺陷病毒[HIV]试验所见

不包括： 无症状的人类免疫缺陷病毒[HIV]感染状态(Z21)
人类免疫缺陷病毒[HIV]病(B20-B24)

R76 其他血清免疫学异常所见

R76.0 抗体滴度增高
不包括： 同种免疫，妊娠时(O36.0-O36.1)
·影响胎儿或新生儿(P55.-)

R76.1 结核菌素试验的异常反应
芒图试验异常结果

R76.2 梅毒血清学试验假阳性
瓦塞尔曼反应假阳性

R76.8 其他特指的血清免疫学异常所见
免疫球蛋白水平增高 NOS

R76.9 未特指的血清免疫学异常所见

R77 血浆蛋白的其他异常

不包括： 血浆蛋白代谢紊乱(E88.0)

R77.0 清蛋白[白蛋白]异常

R77.1 球蛋白异常
高球蛋白血症 NOS

R77.2 甲胎蛋白异常

R77.8 血浆蛋白的其他特指异常

R77.9 血浆蛋白未特指的异常

R78 血中发现通常不出现的药物和其他物质

不包括： 使用精神活性物质引起的精神和行为障碍(F10-F19)

R78.0 血中发现酒精
需要时，使用附加外因编码(Y90.-)详细标明酒精水平。

R78.1 血中发现阿片药物

R78.2 血中发现可卡因

R78.3 血中发现致幻剂

R78.4 血中发现其他可能成瘾的药物

R78.5 血中发现精神药物

R78.6 血中发现类固醇剂

R78.7 血中发现重金属水平异常

R75 Laboratory evidence of human immunodeficiency virus [HIV]

Nonconclusive HIV-test finding in infants

Excludes: asymptomatic human immunodeficiency virus [HIV] infection status (Z21)
human immunodeficiency virus[HIV] disease (B20-B24)

R76 Other abnormal immunological findings in serum

R76.0 Raised antibody titre
Excludes: isoimmunization, in pregnancy(O36.0-O36.1)
· affecting fetus or newborn (P55.-)

R76.1 Abnormal reaction to tuberculin test
Abnormal result of Mantoux test

R76.2 False-positive serological test for syphilis
False-positive Wassermann reaction

R76.8 Other specified abnormal immunological findings in serum
Raised level of immunoglobulins NOS

R76.9 Abnormal immunological finding in serum, unspecified

R77 Other abnormalities of plasma proteins

Excludes: disorders of plasma-protein metabolism (E88.0)

R77.0 Abnormality of albumin

R77.1 Abnormality of globulin
Hyperglobulinaemia NOS

R77.2 Abnormality of alphafetoprotein

R77.8 Other specified abnormalities of plasma proteins

R77.9 Abnormality of plasma protein, unspecified

R78 Findings of drugs and other substances, not normally found in blood

Excludes: mental and behavioural disorders due to psychoactive substance use (F10-F19)

R78.0 Finding of alcohol in blood
Use additional external cause code(Y90.-), if desired, for detail regarding alcohol level.

R78.1 Finding of opiate drug in blood

R78.2 Finding of cocaine in blood

R78.3 Finding of hallucinogen in blood

R78.4 Finding of other drugs of addictive potential in blood

R78.5 Finding of psychotropic drug in blood

R78.6 Finding of steroid agent in blood

R78.7 Finding of abnormal level of heavy metals in blood

R78.8　血中发现通常不出现的其他特指物质

血中发现锂水平异常

R78.9　血中发现通常不出现的未特指物质

R78.8　Finding of other specified substances, not normally found in blood

Finding of abnormal level of lithium in blood

R78.9　Finding of unspecified substance, not normally found in blood

R79　血液化学的其他异常所见

不包括： 体液、电解质或酸碱平衡的异常（E86-E87）
无症状性高尿酸血症（E79.0）
高血糖 NOS（R73.9）
低血糖 NOS（E16.2）
· 新生儿（P70.3-P70.4）
指示……紊乱的特异性所见：
· 氨基酸代谢（E70-E72）
· 碳水化合物代谢（E73-E74）
· 脂代谢（E75.-）

R79.0　血液矿物质水平异常

血液水平异常：
· 钴
· 铜
· 铁
· 镁
· 矿物质 NEC
· 锌

不包括： 锂水平异常（R78.8）
矿物质代谢紊乱（E83.-）
新生儿低镁血症（P71.2）
营养性矿物质缺乏（E58-E61）

R79.8　血液化学其他特指的异常所见

血气水平异常

R79.9　血液化学未特指的异常所见

R79　Other abnormal findings of blood chemistry

Excludes: abnormality of fluid, electrolyte or acid-base balance (E86-E87)
asymptomatic hyperuricaemia (E79.0)
hyperglycaemia NOS (R73.9)
hypoglycaemia NOS (E16.2)
· neonatal (P70.3-P70.4)
specific findings indicating disorder of:
· amino-acid metabolism (E70-E72)
· carbohydrate metabolism (E73-E74)
· lipid metabolism (E75.-)

R79.0　Abnormal level of blood mineral

Abnormal blood level of:
· cobalt
· copper
· iron
· magnesium
· mineral NEC
· zinc

Excludes: abnormal level of lithium (R78.8)
disorders of mineral metabolism (E83.-)
neonatal hypomagnesaemia (P71.2)
nutritional mineral deficiency (E58-E61)

R79.8　Other specified abnormal findings of blood chemistry

Abnormal blood-gas level

R79.9　Abnormal finding of blood chemistry, unspecified

尿检查的异常所见，无诊断者(R80-R82)

不包括：孕产妇产前筛查的异常所见(O28.-)

分类于他处的诊断性异常所见
- 见字母顺序索引

指示……紊乱的特异性所见：
· 氨基酸代谢(E70-E72)
· 糖类[碳水化合物]代谢(E73-E74)

R80 孤立性蛋白尿
白蛋白尿 NOS
本周蛋白尿
蛋白尿 NOS
不包括：蛋白尿：
· 妊娠的(O12.1)
· 孤立性，伴有特指的形态学损害(N06.-)
· 直立性(N39.2)
· 持续性(N39.1)

R81 糖尿
不包括：肾性糖尿(E74.8)

R82 尿的其他异常所见
不包括：血尿(R31)

R82.0 乳糜尿
不包括：丝虫性乳糜尿(B74.-)

R82.1 肌红蛋白尿

R82.2 胆汁尿

R82.3 血红蛋白尿
不包括：血红蛋白尿：
· 外因 NEC 所致的溶血引起的(D59.6)
· 发作性夜间的[马尔基亚法瓦-米凯利](D59.5)

R82.4 丙酮尿
酮尿

R82.5 尿内药物、药剂和生物制剂水平升高
尿内……水平升高：
· 儿茶酚胺
· 吲哚乙酸
· 17-甾酮类
· 甾类

R82.6 尿中主要为非药用物质的水平异常
尿内重金属水平异常

Abnormal findings on examination of urine, without diagnosis (R80-R82)

Excludes: abnormal findings on antenatal screening of mother (O28.-)

diagnostic abnormal findings classified elsewhere
- see Alphabetical Index

specific findings indicating disorder of:
· amino-acid metabolism (E70-E72)
· carbohydrate metabolism (E73-E74)

R80 Isolated proteinuria
Albuminuria NOS
Bence Jones proteinuria
Proteinuria NOS
Excludes: proteinuria:
· gestational (O12.1)
· isolated, with specified morphological lesion (N06.-)
· orthostatic (N39.2)
· persistent (N39.1)

R81 Glycosuria
Excludes: renal glycosuria (E74.8)

R82 Other abnormal findings in urine
Excludes: haematuria (R31)

R82.0 Chyluria
Excludes: filarial chyluria (B74.-)

R82.1 Myoglobinuria

R82.2 Biliuria

R82.3 Haemoglobinuria
Excludes: haemoglobinuria:
· due to haemolysis from external causes NEC (D59.6)
· paroxysmal nocturnal [Marchiafava-Micheli] (D59.5)

R82.4 Acetonuria
Ketonuria

R82.5 Elevated urine levels of drugs, medicaments and biological substances
Elevated urine levels of:
· catecholamines
· indoleacetic acid
· 17-ketosteroids
· steroids

R82.6 Abnormal urine levels of substances chiefly nonmedicinal as to source
Abnormal urine level of heavy metals

R82.7 尿的微生物学检查的异常所见

阳性培养所见

R82.8 尿的细胞学和组织学检查的异常所见

R82.9 尿的其他和未特指的异常所见

尿中的细胞和管型
结晶尿
黑尿

R82.7 Abnormal findings on microbiological examination of urine

Positive culture findings

R82.8 Abnormal findings on cytological and histological examination of urine

R82.9 Other and unspecified abnormal findings in urine

Cells and casts in urine
Crystalluria
Melanuria

其他体液、体内物质和组织检查的异常所见,无诊断者(R83-R89)

Abnormal findings on examination of other body fluids, substances and tissues, without diagnosis (R83-R89)

不包括: 异常所见:
- 母亲产前筛查的(O28. -)
- 检查:
  - 血液,无诊断者(R70-R79)
  - 尿,无诊断者(R80-R82)

分类于他处的诊断性异常所见
- 见字母顺序索引

Excludes: abnormal findings on:
- antenatal screening of mother (O28. -)
- examination of:
  - blood, without diagnosis (R70-R79)
  - urine, without diagnosis (R80-R82)

diagnostic abnormal findings classified elsewhere
- see Alphabetical Index

下列第四位数亚目可用于 R83-R89 类目:

.0 酶水平异常
.1 激素水平异常
.2 其他药物、药剂和生物制剂水平异常
.3 主要为非药用性物质的水平异常
.4 异常的免疫学所见
.5 异常的微生物学所见
阳性培养所见
.6 异常的细胞学所见
异常的帕帕尼古劳涂片
.7 异常的组织学所见
.8 其他异常所见
异常染色体所见
.9 未特指的异常所见

The following fourth-character subdivisions are for use with categories R83-R89:

.0 Abnormal level of enzymes
.1 Abnormal level of hormones
.2 Abnormal level of other drugs, medicaments and biological substances
.3 Abnormal level of substances chiefly nonmedicinal as to source
.4 Abnormal immunological findings
.5 Abnormal microbiological findings
Positive culture findings
.6 Abnormal cytological findings
Abnormal Papanicolaou smear
.7 Abnormal histological findings
.8 Other abnormal findings
Abnormal chromosomal findings
.9 Unspecified abnormal finding

R83 脑脊液的异常所见
[亚目见 R83 的前面]

R83 Abnormal findings in cerebrospinal fluid
[See before R83 for subdivisions]

R84 呼吸器官和胸腔标本的异常所见

[亚目见 R83 的前面]
于……中的异常所见：
- 支气管洗出物
- 鼻分泌物
- 胸水
- 痰
- 咽喉刮屑

不包括：带血痰（R04.2）

R84 Abnormal findings in specimens from respiratory organs and thorax

[See before R83 for subdivisions]
Abnormal findings in:
- bronchial washings
- nasal secretions
- pleural fluid
- sputum
- throat scrapings

Excludes: blood-stained sputum (R04.2)

R85 消化器官和腹腔标本的异常所见

[亚目见 R83 的前面]
于……中的异常所见：
- 腹水
- 唾液

不包括：粪便异常（R19.5）

R85 Abnormal findings in specimens from digestive organs and abdominal cavity

[See before R83 for subdivisions]
Abnormal findings in:
- peritoneal fluid
- saliva

Excludes: faecal abnormalities (R19.5)

R86 男性生殖器官标本的异常所见

[亚目见 R83 的前面]
于……中的异常所见：
- 前列腺分泌物
- 精子、精液

精子异常
不包括：无精子症（N46）
精子减少（N46）

R86 Abnormal findings in specimens from male genital organs

[See before R83 for subdivisions]
Abnormal findings in:
- prostatic secretions
- semen, seminal fluid

Abnormal spermatozoa
Excludes: azoospermia (N46)
oligospermia (N46)

R87 女性生殖器官标本的异常所见

[亚目见 R83 的前面]
来自……的分泌物和涂片的异常所见
- 宫颈
- 阴道
- 外阴

不包括：原位癌（D05-D07.3）
发育不良：
- 宫颈（N87.-）
- 阴道（N89.0-N89.3）
- 外阴（N90.0-N90.3）

R87 Abnormal findings in specimens from female genital organs

[See before R83 for subdivisions]
Abnormal findings in secretions and smears from:
- cervix uteri
- vagina
- vulva

Excludes: carcinoma in situ (D05-D07.3)
dysplasia of:
- cervix uteri (N87.-)
- vagina (N89.0-N89.3)
- vulva (N90.0-N90.3)

R89 其他器官、系统和组织标本的异常所见

[亚目见 R83 的前面]
于……中的异常所见：
- 乳头溢液
- 滑膜液
- 伤口分泌物

R89 Abnormal findings in specimens from other organs, systems and tissues

[See before R83 for subdivisions]
Abnormal findings in:
- nipple discharge
- synovial fluid
- wound secretions

诊断性影像和功能检查的异常所见，无诊断者（R90-R94）

包　括：以下诊断性影像检查的非特异性异常所见：
- ·计算机轴向断层照相术[CAT 扫描]
- ·(核)磁共振成像[MRI][NMR]
- ·正电子成像术[PET 扫描]
- ·热象图成像
- ·超声[回波]
- ·X 线检查

不包括：孕产妇产前筛查的异常所见(O28.-)

分类于他处的诊断性异常所见
-见字母顺序索引

R90 中枢神经系统诊断性影像检查的异常所见

R90.0 颅内占位性病变

R90.8 中枢神经系统诊断性影像检查的其他异常所见

脑超声波图异常
白质病 NOS

R91 肺诊断性影像检查的异常所见

钱币形损害 NOS
肺肿物 NOS

R92 乳房诊断性影像检查的异常所见

R93 其他身体结构诊断性影像检查的异常所见

R93.0 颅骨和头诊断性影像检查的异常所见，不可归类在他处者

不包括：颅内占位性病变(R90.0)

R93.1 心脏和冠状循环诊断性影像检查的异常所见

异常的：
- ·超声心动图 NOS
- ·心脏阴影

R93.2 肝和胆道诊断性影像检查的异常所见

胆囊无显影

R93.3 消化道其他部位诊断性影像检查的异常所见

Abnormal findings on diagnostic imaging and in function studies, without diagnosis (R90-R94)

Includes: nonspecific abnormal findings on diagnostic imaging by:
- · computerized axial tomography [CAT scan]
- · magnetic resonance imaging [MRI] [NMR]
- · positron emission tomography [PET scan]
- · thermography
- · ultrasound [echogram]
- · X-ray examination

Excludes: abnormal findings on antenatal screening of mother (O28. -)

diagnostic abnormal findings classified elsewhere
-see Alphabetical Index

R90 Abnormal findings on diagnostic imaging of central nervous system

R90.0 Intracranial space-occupying lesion

R90.8 Other abnormal findings on diagnostic imaging of central nervous system

Abnormal echoencephalogram
White matter disease NOS

R91 Abnormal findings on diagnostic imaging of lung

Coin lesion NOS
Lung mass NOS

R92 Abnormal findings on diagnostic imaging of breast

R93 Abnormal findings on diagnostic imaging of other body structures

R93.0 Abnormal findings on diagnostic imaging of skull and head, not elsewhere classified

Excludes: intracranial space-occupying lesion (R90.0)

R93.1 Abnormal findings on diagnostic imaging of heart and coronary circulation

Abnormal:
- · echocardiogram NOS
- · heart shadow

R93.2 Abnormal findings on diagnostic imaging of liver and biliary tract

Nonvisualization of gallbladder

R93.3 Abnormal findings on diagnostic imaging of other parts of digestive tract

R93.4 泌尿器官诊断性影像检查的异常所见

充盈缺损：
· 膀胱
· 肾
· 输尿管

不包括：肾肥大(N28.8)

R93.4 **Abnormal findings on diagnostic imaging of urinary organs**

Filling defect of:
· bladder
· kidney
· ureter

Excludes: hypertrophy of kidney (N28.8)

R93.5 其他腹部(包括腹膜后腔)区域诊断性影像检查的异常所见

R93.5 **Abnormal findings on diagnostic imaging of other abdominal regions, including retroperitoneum**

R93.6 肢体诊断性影像检查的异常所见

不包括：皮肤和皮下组织的异常所见(R93.8)

R93.6 **Abnormal findings on diagnostic imaging of limbs**

Excludes: abnormal findings in skin and subcutaneous tissue (R93.8)

R93.7 肌肉骨骼系统其他部位诊断性影像检查的异常所见

不包括：颅骨诊断性影像检查的异常所见(R93.0)

R93.7 **Abnormal findings on diagnostic imaging of other parts of musculoskeletal system**

Excludes: abnormal findings on diagnostic imaging of skull (R93.0)

R93.8 其他特指身体结构诊断性影像检查的异常所见

皮肤和皮下组织的异常放射学所见

纵隔移位

R93.8 **Abnormal findings on diagnostic imaging of other specified body structures**

Abnormal radiological finding in skin and subcutaneous tissue

Mediastinal shift

R94 功能检查的异常结果

包 括：异常结果：
· 放射性核素[放射性同位素]摄取检查
· 闪烁法

R94 Abnormal results of function studies

Includes: abnormal results of:
· radionuclide [radioisotope] uptake studies
· scintigraphy

R94.0 中枢神经系统功能检查的异常结果

异常脑电图[EEG]

R94.0 **Abnormal results of function studies of central nervous system**

Abnormal electroencephalogram [EEG]

R94.1 周围神经系统和特殊感觉功能检查的异常结果

异常的：
· 肌电图[EMG]
· 眼电图[EOG]
· 视网膜电图[ERG]
· 神经刺激反应
· 视觉激发电位[VEP]

R94.1 **Abnormal results of function studies of peripheral nervous system and special senses**

Abnormal:
· electromyogram [EMG]
· electro-oculogram [EOG]
· electroretinogram [ERG]
· response to nerve stimulation
· visually evoked potential [VEP]

R94.2 肺功能检查的异常结果

减低的：
· 肺换气量
· 肺活量

R94.2 **Abnormal results of pulmonary function studies**

Reduced:
· ventilatory capacity
· vital capacity

R94.3 心血管功能检查的异常结果

异常的：
· 心电图[ECG][EKG]
· 心内电生理学检查
· 心音图
· 心向量图

R94.3 **Abnormal results of cardiovascular function studies**

Abnormal:
· electrocardiogram [ECG][EKG]
· electrophysiological intracardiac studies
· phonocardiogram
· vectorcardiogram

R94.4 肾功能检查的异常结果

肾功能试验异常

R94.4 **Abnormal results of kidney function studies**

Abnormal renal function test

R94.5 肝功能检查的异常结果

R94.6 甲状腺功能检查的异常结果

R94.7 其他内分泌功能检查的异常结果

不包括：葡萄糖耐量试验异常(R73.0)

R94.8 其他器官和系统的功能检查的异常结果

异常的：
- 基础代谢率[BMR]
- 膀胱功能试验
- 脾功能试验

R94.5 Abnormal results of liver function studies

R94.6 Abnormal results of thyroid function studies

R94.7 Abnormal results of other endocrine function studies

Excludes: abnormal glucose tolerance test (R73.0)

R94.8 Abnormal results of function studies of other organs and systems

Abnormal:
- basal metabolic rate [BMR]
- bladder function test
- splenic function test

原因不明确和原因不知的死亡(R95-R99)

不包括：未特指原因的胎儿死亡(P95)
产科死亡 NOS(O95)

Ill-defined and unknown causes of mortality (R95-R99)

Excludes: fetal death of unspecified cause (P95)
obstetric death NOS (O95)

R95 婴儿猝死综合征

R95 Sudden infant death syndrome

R96 其他猝死，原因不知

不包括：突然的：
- 描述为心脏性猝死(I46.1)
- 婴儿死亡综合征(R95)

R96.0 瞬间死亡

成人原因不明的猝死

不包括：已知病因的猝死(A00.0-Q99.9，U04.9，V01.0-Y89.9)

R96.1 死亡发生于症状起始后24小时以内，另无解释

已知死亡非由于暴力或瞬发但又不能发现其原因

无疾病体征的死亡

R96 Other sudden death, cause unknown

Excludes: sudden:
- cardiac death, so described (I46.1)
- infant death syndrome (R95)

R96.0 Instantaneous death

Sudden unexplained death in adult

Excludes: Sudden death of known aetiology (A00.0-Q99.9, U04.9, V01.0-Y89.9)

R96.1 Death occurring less than 24 hours from onset of symptoms, not otherwise explained

Death known not to be violent or instantaneous for which no cause can be discovered

Death without sign of disease

R98 无人在场的死亡

发现死者的躯体但不能发现其死因的死亡

发现时已死

R98 Unattended death

Death in circumstances where the body of the deceased was found and no cause could be discovered

Found dead

R99 其他原因不明确和未特指原因的死亡

死亡 NOS

原因不知的死亡

R99 Other ill-defined and unspecified causes of mortality

Death NOS

Unknown cause of mortality

第十九章 损伤、中毒和外因的某些其他后果 (S00-T98)

CHAPTER XIX Injury, poisoning and certain other consequences of external causes (S00-T98)

不包括： 产伤（新生儿的）(P10-P15)
产科创伤（O70-O71）

本章包括下列各节：

S00-S09	头部损伤
S10-S19	颈部损伤
S20-S29	胸部损伤
S30-S39	腹部、下背、腰椎和骨盆损伤
S40-S49	肩和上臂损伤
S50-S59	肘和前臂损伤
S60-S69	腕和手损伤
S70-S79	髋和大腿损伤
S80-S89	膝和小腿损伤
S90-S99	踝和足损伤
T00-T07	累及身体多个部位的损伤
T08-T14	躯干、四肢或身体未特指部位的损伤
T15-T19	通过自然腔口进入异物的效应
T20-T32	烧伤和腐蚀伤
T33-T35	冻伤
T36-T50	药物、药剂和生物制品中毒
T51-T65	主要为非药用物质的毒性效应
T66-T78	外因的其他和未特指的效应
T79	创伤的某些早期并发症
T80-T88	手术和医疗的并发症，不可归类在他处者
T90-T98	损伤、中毒和外因其他后果的后遗症

本章S-部分用于对与身体单一部位有关的不同类型的损伤进行编码，而T-部分用于对身体多部位或未特指部位的损伤以及中毒和外因的某些其他后果进行编码。

当多部位损伤被特指于标题中时，“伴有”一词是指累及两个部位，而“和”一词则指累及任一部位或两个部位。

只要可能，就应遵循对损伤的多编码原则。对多个损伤提供合并类目是为了用于当个别情况的性质不够详细，或为了编制基础类目表时记录一个单一编码更为方便的目的；否则，每个损伤都应分别编码。应参考第二卷中对疾病或死亡编码的规则和指导。

Excludes: birth trauma (P10-P15)
obstetric trauma (O70-O71)

This chapter contains the following blocks:

S00-S09	Injuries to the head
S10-S19	Injuries to the neck
S20-S29	Injuries to the thorax
S30-S39	Injuries to the abdomen, lower back, lumbar spine and pelvis
S40-S49	Injuries to the shoulder and upper arm
S50-S59	Injuries to the elbow and forearm
S60-S69	Injuries to the wrist and hand
S70-S79	Injuries to the hip and thigh
S80-S89	Injuries to the knee and lower leg
S90-S99	Injuries to the ankle and foot
T00-T07	Injuries involving multiple body regions
T08-T14	Injuries to unspecified parts of trunk, limb or body region
T15-T19	Effects of foreign body entering through natural orifice
T20-T32	Burns and corrosions
T33-T35	Frostbite
T36-T50	Poisoning by drugs, medicaments and biological substances
T51-T65	Toxic effects of substances chiefly nonmedicinal as to source
T66-T78	Other and unspecified effects of external causes
T79	Certain early complications of trauma
T80-T88	Complications of surgical and medical care, not elsewhere classified
T90-T98	Sequelae of injuries, poisoning and of other consequences of external causes

The chapter uses the S-section for coding different types of injuries related to single body regions and the T-section to cover injuries to multiple or unspecified body regions as well as poisoning and certain other consequences of external causes.

Where multiple sites of injury are specified in the titles, the word “with” indicates involvement of both sites, and the word “and” indicates involvement of either or both sites.

The principle of multiple coding of injuries should be followed wherever possible. Combination categories for multiple injuries are provided for use when there is insufficient detail as to the nature of the individual conditions, or for primary tabulation purposes when it is more convenient to record a single code; otherwise, the component injuries should be coded separately. Reference should also be made to the morbidity or mortality coding rules and guidelines in Volume 2.

S-部分的各节以及 T00-T14 和 T90-T98 类目，包括了在三位数水平上按以下类型归类的各种损伤：

浅表损伤包括：
- 擦伤
- 水疱（非热伤性）
- 挫伤，包括青肿和血肿
- 浅表异物（裂片）所致的损伤不伴有大的开放性伤口
- 昆虫咬伤（无毒的）

开放性伤口包括：
- 动物咬伤
- 切割伤
- 撕裂伤
- 穿刺伤：
  - ·NOS
  - ·伴有（贯通性）异物

骨折包括：
- 骨折：
  - ·闭合性：
    - ·粉碎型
      - ·压缩型
      - ·掀起型
      - ·裂缝型
      - ·青枝型
      - ·嵌入型
      - ·线型
      - ·行军型
      - ·单纯型
      - ·骨骺滑脱型
      - ·螺旋型
    - （以上）伴有或不伴有延迟愈合
  - ·脱位的
  - ·移位的
  - ·开放性：
    - ·哆开型
    - ·感染型
    - ·枪弹型
    - ·穿刺型
    - ·伴有异物
    - （以上）伴有或不伴有延迟愈合

不包括：骨折：
- ·病理性（M84.4）
  - ·伴有骨质疏松症（M80.-）
- ·压力性（M84.3）

骨折连接不正（M84.0）

骨折不连接［假关节］（M84.1）

The blocks of the S-section as well as T00-T14 and T90-T98 contain injuries at the three-character level classified by type as follows:

Superficial injury including:
- abrasion
- blister (nonthermal)
- contusion, including bruise and haematoma
- injury from superficial foreign body (splinter) without major open wound
- insect bite (nonvenomous)

Open wound including:
- animal bite
- cut
- laceration
- puncture wound:
  - · NOS
  - · with (penetrating) foreign body

Fracture including:
- Fracture:
  - · closed:
    - · comminuted
      - · depressed
      - · elevated
      - · fissured
      - · greenstick
      - · impacted
      - · linear
      - · march
      - · simple
      - · slipped epiphysis
      - · spiral
    - (above) with or without delayed healing
  - · dislocated
  - · displaced
  - · open:
    - · compound
    - · infected
    - · missile
    - · puncture
    - · with foreign body
    - (above) with or without delayed healing

Excludes: fracture:
- · pathological (M84.4)
  - · with osteoporosis (M80.-)
- · stress (M84.3)

malunion of fracture (M84.0)

nonunion of fracture [pseudoarthrosis] (M84.1)

脱位、扭伤和劳损包括：
撕脱、撕裂伤、扭伤、劳损、创伤性：
· 关节积血
· 破裂
· 不全脱位
· 撕裂
} 软骨的、关节(囊)的、韧带的

Dislocation, sprain and strain including:
avulsion, laceration, sprain, strain, traumatic:
· haemarthrosis
· rupture
· subluxation
· tear
} of cartilage, joint (capsule), ligament

神经和脊髓损伤包括：
脊髓的完全性或不完全性损害
神经和脊髓连续性(连接)的损害
创伤性：
· 神经切断
· 脊髓出血
· 麻痹(短暂性)
· 截瘫
· 四肢瘫

Injury to nerves and spinal cord including:
complete or incomplete lesion of spinal cord
lesion in continuity of nerves and spinal cord
traumatic:
· division of nerve
· haematomyelia
· paralysis (transient)
· paraplegia
· quadriplegia

血管损伤包括：
撕脱、切割伤、撕裂伤、创伤性：
· 动脉瘤或瘘(动静脉的)
· 动脉血肿
· 破裂
} 血管的

Injury to blood vessels including:
avulsion, cut, laceration, traumatic:
· aneurysm or fistula (arteriovenous)
· arterial haematoma
· rupture
} of blood vessels

肌肉、筋膜和肌腱损伤包括：
撕脱、切割伤、撕裂伤、创伤性破裂 } 肌肉、筋膜和肌腱的

Injury to muscle, fascia and tendon including:
avulsion, cut, laceration, traumatic rupture } of muscle, fascia and tendon

挤压伤

Crushing injury

创伤性切断

Traumatic amputation

内部器官损伤包括：
冲击损伤、青肿、震荡损伤、挤压、撕裂伤、创伤性：
· 血肿
· 穿刺
· 破裂
· 撕裂
} 内部器官的

Injury to internal organs including:
blast injuries, bruise, concussion injuries, crushing, laceration, traumatic:
· haematoma
· puncture
· rupture
· tear
} of internal organs

其他和未特指的损伤

Other and unspecified injuries

头部损伤 (S00-S09)

Injuries to the head (S00-S09)

包　括：损伤：
- ·耳
- ·眼
- ·面[任何部分]
- ·龈
- ·颌
- ·颞下颌关节区
- ·口腔
- ·腭
- ·眼周区
- ·头皮
- ·舌
- ·牙

不包括：烧伤和腐蚀伤(T20-T32)
异物效应：
·于：
　·耳(T16)
　·喉(T17.3)
　·口(T18.0)
　·鼻(T17.0-T17.1)
　·咽(T17.2)
·外眼(T15.-)
冻伤(T33-T35)
有毒昆虫的咬伤或螫伤(T63.4)

Includes: injuries of:
- · ear
- · eye
- · face [any part]
- · gum
- · jaw
- · temporomandibular joint area
- · oral cavity
- · palate
- · periocular area
- · scalp
- · tongue
- · tooth

Excludes: burns and corrosions (T20-T32)
effects of foreign body:
· in:
　· ear (T16)
　· larynx (T17.3)
　· mouth (T18.0)
　· nose (T17.0-T17.1)
　· pharynx (T17.2)
· on external eye (T15.-)
frostbite (T33-T35)
insect bite or sting, venomous (T63.4)

S00 头部浅表损伤 / Superficial injury of head

不包括：大脑挫伤(弥散性)(S06.2)
　·局部(S06.3)
眼和眶损伤(S05.-)

Excludes: cerebral contusion (diffuse) (S06.2)
　· focal (S06.3)
injury of eye and orbit (S05.-)

S00.0 头皮浅表损伤 / **Superficial injury of scalp**

S00.1 眼睑和眼周区挫伤 / **Contusion of eyelid and periocular area**
黑眼圈 / Black eye
不包括：眼球和眶组织挫伤(S05.1)
Excludes: contusion of eyeball and orbital tissues (S05.1)

S00.2 眼睑和眼周区其他浅表损伤 / **Other superficial injuries of eyelid and periocular area**
不包括：结合膜和角膜浅表损伤(S05.0)
Excludes: superficial injury of conjunctiva and cornea (S05.0)

S00.3 鼻浅表损伤 / **Superficial injury of nose**

S00.4 耳浅表损伤 / **Superficial injury of ear**

S00.5 唇和口腔浅表损伤 / **Superficial injury of lip and oral cavity**

S00.7 头部多处浅表损伤 / **Multiple superficial injuries of head**

S00.8 头部其他部位的浅表损伤 / **Superficial injury of other parts of head**

S00.9 头部部位未特指的浅表损伤 / **Superficial injury of head, part unspecified**

S01 头部开放性伤口

不包括：砍头(S18)
眼和眶损伤(S05.-)
头的部分创伤性切断(S08.-)

S01.0 头皮开放性伤口
不包括：头皮撕脱(S08.0)

S01.1 眼睑和眼周区开放性伤口
眼睑和眼周区开放性伤口伴有或不伴有累及泪道

S01.2 鼻开放性伤口

S01.3 耳开放性伤口

S01.4 颊和颞下颌区开放性伤口

S01.5 唇和口腔开放性伤口
不包括：牙：
· 脱位(S03.2)
· 折断(S02.5)

S01.7 头部多处开放性伤口

S01.8 头部其他部位的开放性伤口

S01.9 头部部位未特指的开放性伤口

S02 颅骨和面骨骨折

注：对于与颅内损伤有关的颅骨和面骨骨折的主要编码，应参考第二卷中疾病或死亡编码的规则和指导。

当不可能或不想用多编码去标明骨折和开放性伤口时，提供下列细目作为补充位数供选择使用；未指明闭合性或开放性的骨折应归类为闭合性。
0 闭合性
1 开放性

S02.0 颅骨穹隆骨折
额骨
顶骨

S02.1 颅底骨骨折
颅凹：
· 前
· 中
· 后
枕骨
眶顶
窦：
· 筛
· 额
蝶骨
颞骨
不包括：眶 NOS (S02.8)
眶底(S02.3)

S01 Open wound of head

Excludes: decapitation (S18)
injury of eye and orbit (S05.-)
traumatic amputation of part of head (S08.-)

S01.0 Open wound of scalp
Excludes: avulsion of scalp (S08.0)

S01.1 Open wound of eyelid and periocular area
Open wound of eyelid and periocular area with or without involvement of lacrimal passages

S01.2 Open wound of nose

S01.3 Open wound of ear

S01.4 Open wound of cheek and temporomandibular area

S01.5 Open wound of lip and oral cavity
Excludes: tooth:
· dislocation (S03.2)
· fracture (S02.5)

S01.7 Multiple open wounds of head

S01.8 Open wound of other parts of head

S01.9 Open wound of head, part unspecified

S02 Fracture of skull and facial bones

Note: For primary coding of fracture of skull and facial bones with associated intracranial injury, reference should be made to the morbidity or mortality coding rules and guidelines in Volume 2.

The following subdivisions are provided for optional use in a supplementary character position where it is not possible or not desired to use multiple coding to identify fracture and open wound; a fracture not indicated as closed or open should be classified as closed.
0 closed
1 open

S02.0 Fracture of vault of skull
Frontal bone
Parietal bone

S02.1 Fracture of base of skull
Fossa:
· anterior
· middle
· posterior
Occiput
Orbital roof
Sinus:
· ethmoid
· frontal
Sphenoid
Temporal bone
Excludes: orbit NOS (S02.8)
orbital floor (S02.3)

S02.2 鼻骨骨折

S02.3 眶底骨折

不包括： 眶 NOS（S02.8）

眶顶（S02.1）

S02.4 颧骨和上颌骨骨折

上颌骨

上颌（骨）

颧骨

S02.5 牙折断

牙破损

S02.6 下颌骨骨折

下颌（骨）

S02.7 累及颅骨和面骨的多处骨折

S02.8 其他颅骨和面骨骨折

牙槽

眶 NOS

腭

不包括： 眶的：

· 底（S02.3）

· 顶（S02.1）

S02.9 部位未特指的颅骨和面骨骨折

S03 头部关节和韧带脱位、扭伤和劳损

S03.0 颌关节脱位

颌（软骨）（半月板）

下颌

颞下颌（关节）

S03.1 鼻中隔软骨脱位

S03.2 牙脱位

S03.3 头部其他和未特指部位的脱位

S03.4 颌关节扭伤和劳损

颞下颌（关节）（韧带）

S03.5 头部其他和未特指部位关节和韧带扭伤和劳损

S04 脑神经损伤

S04.0 视神经和视路损伤

视交叉

第二脑神经

视皮质

S04.1 动眼神经损伤

第三脑神经

S04.2 滑车神经损伤

第四脑神经

S04.3 三叉神经损伤

第五脑神经

S04.4 展神经损伤

第六脑神经

S02.2 **Fracture of nasal bones**

S02.3 **Fracture of orbital floor**

Excludes: orbit NOS（S02.8）

orbital roof（S02.1）

S02.4 **Fracture of malar and maxillary bones**

Superior maxilla

Upper jaw（bone）

Zygoma

S02.5 **Fracture of tooth**

Broken tooth

S02.6 **Fracture of mandible**

Lower jaw（bone）

S02.7 **Multiple fractures involving skull and facial bones**

S02.8 **Fractures of other skull and facial bones**

Alveolus

Orbit NOS

Palate

Excludes: orbital:

· floor（S02.3）

· roof（S02.1）

S02.9 **Fracture of skull and facial bones, part unspecified**

S03 Dislocation, sprain and strain of joints and ligaments of head

S03.0 **Dislocation of jaw**

Jaw（cartilage）（meniscus）

Mandible

Temporomandibular（joint）

S03.1 **Dislocation of septal cartilage of nose**

S03.2 **Dislocation of tooth**

S03.3 **Dislocation of other and unspecified parts of head**

S03.4 **Sprain and strain of jaw**

Temporomandibular（joint）（ligament）

S03.5 **Sprain and strain of joints and ligaments of other and unspecified parts of head**

S04 Injury of cranial nerves

S04.0 **Injury of optic nerve and pathways**

Optic chiasm

2nd cranial nerve

Visual cortex

S04.1 **Injury of oculomotor nerve**

3rd cranial nerve

S04.2 **Injury of trochlear nerve**

4th cranial nerve

S04.3 **Injury of trigeminal nerve**

5th cranial nerve

S04.4 **Injury of abducent nerve**

6th cranial nerve

S04.5 面神经损伤
第七脑神经

S04.6 听神经损伤
听神经
第八脑神经

S04.7 副神经损伤
第十一脑神经

S04.8 其他脑神经损伤
舌咽[第九]神经
舌下[第十二]神经
嗅[第一]神经
迷走[第十]神经

S04.9 未特指的脑神经损伤

S05 眼和眶损伤

不包括：损伤：
- 动眼[第三]神经(S04.1)
- 视[第二]神经(S04.0)

眼睑和眼周区开放性伤口(S01.1)
眶骨骨折(S02.1,S02.3,S02.8)
睑浅表损伤(S00.1-S00.2)

S05.0 结合膜损伤和角膜擦伤，未提及异物
不包括：异物于：
- 结合膜囊(T15.1)
- 角膜(T15.0)

S05.1 眼球和眶组织挫伤
创伤性前房积血
不包括：黑眼圈(S00.1)
睑和眼周区挫伤(S00.1)

S05.2 眼撕裂伤和破裂伴有眼内组织脱出或缺失

S05.3 眼撕裂伤不伴有眼内组织脱出或缺失
眼撕裂伤 NOS

S05.4 眶贯通伤伴有或不伴有异物
不包括：眶贯通伤后残留（陈旧性）异物(H05.5)

S05.5 眼球贯通伤伴有异物
不包括：残留（陈旧性）眼内异物(H44.6-H44.7)

S05.6 眼球贯通伤不伴有异物
眼贯通伤 NOS

S05.7 眼撕脱伤
创伤性剜出术

S05.8 眼和眶其他损伤
泪管损伤

S05.9 眼和眶未特指的损伤
眼损伤 NOS

S04.5 Injury of facial nerve
7th cranial nerve

S04.6 Injury of acoustic nerve
Auditory nerve
8th cranial nerve

S04.7 Injury of accessory nerve
11th cranial nerve

S04.8 Injury of other cranial nerves
Glossopharyngeal [9th] nerve
Hypoglossal [12th] nerve
Olfactory [1st] nerve
Vagus [10th] nerve

S04.9 Injury of unspecified cranial nerve

S05 Injury of eye and orbit

Excludes: injury of:
- oculomotor[3rd] nerve(S04.1)
- optic [2nd] nerve (S04.0)

open wound of eyelid and periocular area (S01.1)
orbital bone fracture (S02.1,S02.3,S02.8)
superficial injury of eyelid(S00.1-S00.2)

S05.0 Injury of conjunctiva and corneal abrasion without mention of foreign body
Excludes: foreign body in:
- conjunctival sac (T15.1)
- cornea (T15.0)

S05.1 Contusion of eyeball and orbital tissues
Traumatic hyphaema
Excludes: black eye (S00.1)
contusion of eyelid and periocular area (S00.1)

S05.2 Ocular laceration and rupture with prolapse or loss of intraocular tissue

S05.3 Ocular laceration without prolapse or loss of intraocular tissue
Laceration of eye NOS

S05.4 Penetrating wound of orbit with or without foreign body
Excludes: retained (old) foreign body following penetrating wound of orbit (H05.5)

S05.5 Penetrating wound of eyeball with foreign body
Excludes: retained (old) intraocular foreign body (H44.6-H44.7)

S05.6 Penetrating wound of eyeball without foreign body
Ocular penetration NOS

S05.7 Avulsion of eye
Traumatic enucleation

S05.8 Other injuries of eye and orbit
Lacrimal duct injury

S05.9 Injury of eye and orbit, unspecified
Injury of eye NOS

S06 颅内损伤

注：对于与骨折有关的颅内损伤的主要编码，应参考第二卷中疾病或死亡编码的规则和指导。

当不可能或不想用多编码去标明颅内损伤和开放性伤口时，提供下列细目作为补充位数供选择使用：

0 不伴有开放性颅内伤口
1 伴有开放性颅内伤口

S06.0 脑震荡
脑震荡

S06.1 创伤性大脑水肿

S06.2 弥散性脑损伤
大脑的：
· 挫伤 NOS
· 撕裂伤 NOS
创伤性脑受压 NOS

S06.3 局部脑损伤
局部：
· 大脑的：
  · 挫伤
  · 撕裂伤
· 创伤性大脑内出血

S06.4 硬膜外出血
硬膜外出血(创伤性)

S06.5 创伤性硬膜下出血

S06.6 创伤性蛛网膜下出血

S06.7 颅内损伤伴有延长的昏迷

S06.8 其他颅内损伤
创伤性出血：
· 小脑的
· 颅内的 NOS

S06.9 未特指的颅内损伤
脑损伤 NOS
不包括：头部损伤 NOS(S09.9)

S07 头部挤压伤

S07.0 面部挤压伤

S07.1 颅骨挤压伤

S07.8 头部其他部位的挤压伤

S07.9 头部部位未特指的挤压伤

S08 头的部分创伤性切断

S08.0 头皮撕脱

S08.1 耳创伤性切断

S08.8 头部其他部位的创伤性切断

S08.9 头部未特指部位的创伤性切断

不包括：砍头(S18)

S06 Intracranial injury

Note: For primary coding of intracranial injuries with associated fractures, reference should be made to the morbidity or mortality coding rules and guidelines in Volume 2.

The following subdivisions are provided for optional use in a supplementary character position where it is not possible or not desired to use multiple coding to identify intracranial injury and open wound:

0 without open intracranial wound
1 with open intracranial wound

S06.0 Concussion
Commotio cerebri

S06.1 Traumatic cerebral oedema

S06.2 Diffuse brain injury
Cerebral:
· contusion NOS
· laceration NOS
Traumatic compression of brain NOS

S06.3 Focal brain injury
Focal:
· cerebral:
  · contusion
  · laceration
· traumatic intracerebral haemorrhage

S06.4 Epidural haemorrhage
Extradural haemorrhage (traumatic)

S06.5 Traumatic subdural haemorrhage

S06.6 Traumatic subarachnoid haemorrhage

S06.7 Intracranial injury with prolonged coma

S06.8 Other intracranial injuries
Traumatic haemorrhage:
· cerebellar
· intracranial NOS

S06.9 Intracranial injury, unspecified
Brain injury NOS
Excludes: head injury NOS (S09.9)

S07 Crushing injury of head

S07.0 Crushing injury of face

S07.1 Crushing injury of skull

S07.8 Crushing injury of other parts of head

S07.9 Crushing injury of head, part unspecified

S08 Traumatic amputation of part of head

S08.0 Avulsion of scalp

S08.1 Traumatic amputation of ear

S08.8 Traumatic amputation of other parts of head

S08.9 Traumatic amputation of unspecified part of head

Excludes: decapitation (S18)

S09 头部其他和未特指的损伤

S09.0 头部血管损伤，不可归类在他处者

不包括：损伤：
- ·大脑血管(S06.-)
- ·入脑前血管(S15.-)

S09.1 头部肌肉和肌腱损伤

S09.2 耳鼓膜创伤性破裂

S09.7 头部多处损伤

分类于 S00-S09.2 中一个以上类目的损伤

S09.8 头部其他特指的损伤

S09.9 头部未特指的损伤

损伤：
- ·面部 NOS
- ·耳 NOS
- ·鼻 NOS

S09 **Other and unspecified injuries of head**

S09.0 **Injury of blood vessels of head, not elsewhere classified**

Excludes: injury of:
- · cerebral blood vessels(S06.-)
- · precerebral blood vessels (S15.-)

S09.1 **Injury of muscle and tendon of head**

S09.2 **Traumatic rupture of ear drum**

S09.7 **Multiple injuries of head**

Injuries classifiable to more than one of the categories S00-S09.2

S09.8 **Other specified injuries of head**

S09.9 **Unspecified injury of head**

Injury of:
- · face NOS
- · ear NOS
- · nose NOS

颈部损伤 (S10-S19)

包　括：损伤：
- ·后颈
- ·锁骨上区
- ·咽喉

不包括：烧伤和腐蚀伤(T20-T32)

异物于……的效应：
- ·喉(T17.3)
- ·食管(T18.1)
- ·咽(T17.2)
- ·气管(T17.4)

脊柱骨折 NOS(T08)

冻伤(T33-T35)

损伤：
- ·脊髓 NOS(T09.3)
- ·躯干 NOS(T09.-)

有毒昆虫的咬伤或螫伤(T63.4)

Injuries to the neck (S10-S19)

Includes: injuries of:
- · nape
- · supraclavicular region
- · throat

Excludes: burns and corrosions (T20-T32)

effects of foreign body in:
- · larynx (T17.3)
- · oesophagus (T18.1)
- · pharynx (T17.2)
- · trachea (T17.4)

fracture of spine NOS (T08)

frostbite (T33-T35)

injury of:
- · spinal cord NOS (T09.3)
- · trunk NOS (T09.-)

insect bite or sting, venomous(T63.4)

S10 颈部浅表损伤

S10.0 咽喉挫伤

颈部食管

喉

咽

气管

S10.1 咽喉其他和未特指的浅表损伤

S10.7 颈部多处浅表损伤

S10.8 颈部其他部位的浅表损伤

S10.9 颈部部位未特指的浅表损伤

S10 **Superficial injury of neck**

S10.0 **Contusion of throat**

Cervical oesophagus

Larynx

Pharynx

Trachea

S10.1 **Other and unspecified superficial injuries of throat**

S10.7 **Multiple superficial injuries of neck**

S10.8 **Superficial injury of other parts of neck**

S10.9 **Superficial injury of neck, part unspecified**

S11 颈部开放性伤口

不包括：砍头(S18)

S11.0 **颈部开放性伤口累及喉和气管**

气管：
- ·NOS
- ·颈部

不包括：胸部气管(S27.5)

S11.1 **颈部开放性伤口累及甲状腺**

S11.2 **颈部开放性伤口累及咽和颈部食管**

不包括：食管 NOS(S27.8)

S11.7 **颈部多处开放性伤口**

S11.8 **颈部其他部位的开放性伤口**

S11.9 **颈部部位未特指的开放性伤口**

S12 颈部骨折

包　括：颈部：
- ·神经弓
- ·脊柱
- ·棘突
- ·横突
- ·椎骨
- ·椎弓

当不可能或不想用多编码去标明骨折和开放性伤口时，提供下列细目作为补充位数供选择使用；未指明闭合性或开放性的骨折应归类为闭合性。

0　闭合性

1　开放性

S12.0 **第一颈椎骨折**

寰椎

S12.1 **第二颈椎骨折**

枢椎

S12.2 **其他特指颈椎的骨折**

不包括：颈椎多处骨折(S12.7)

S12.7 **颈椎多处骨折**

S12.8 **颈部其他部位的骨折**

舌骨

喉

甲状软骨

气管

S12.9 **颈部部位未特指的骨折**

颈部骨折：
- ·脊柱 NOS
- ·椎骨 NOS

S11 Open wound of neck

Excludes: decapitation (S18)

S11.0 **Open wound involving larynx and trachea**

Trachea:
- · NOS
- · cervical

Excludes: thoracic trachea (S27.5)

S11.1 **Open wound involving thyroid gland**

S11.2 **Open wound involving pharynx and cervical oesophagus**

Excludes: oesophagus NOS (S27.8)

S11.7 **Multiple open wounds of neck**

S11.8 **Open wound of other parts of neck**

S11.9 **Open wound of neck, part unspecified**

S12 Fracture of neck

Includes: cervical:
- · neural arch
- · spine
- · spinous process
- · transverse process
- · vertebra
- · vertebral arch

The following subdivisions are provided for optional use in a supplementary character position where it is not possible or not desired to use multiple coding to identify fracture and open wound; a fracture not indicated as closed or open should be classified as closed.

0　closed

1　open

S12.0 **Fracture of first cervical vertebra**

Atlas

S12.1 **Fracture of second cervical vertebra**

Axis

S12.2 **Fracture of other specified cervical vertebra**

Excludes: multiple fractures of cervical spine (S12.7)

S12.7 **Multiple fractures of cervical spine**

S12.8 **Fracture of other parts of neck**

Hyoid bone

Larynx

Thyroid cartilage

Trachea

S12.9 **Fracture of neck, unspecified**

Fracture of cervical:
- · spine NOS
- · vertebra NOS

S13 在颈水平的关节和韧带脱位、扭伤和劳损 / Dislocation, sprain and strain of joints and ligaments at neck level

不包括：颈椎间盘的(非创伤性)破裂或移位(M50.-)

Excludes: rupture or displacement (nontraumatic) of cervical intervertebral disc (M50.-)

S13.0 颈椎间盘创伤性破裂 / **Traumatic rupture of cervical intervertebral disc**

S13.1 颈椎脱位 / **Dislocation of cervical vertebra**

颈部脊柱 NOS / Cervical spine NOS

S13.2 颈部其他和未特指部位的脱位 / **Dislocation of other and unspecified parts of neck**

S13.3 颈部多发性脱位 / **Multiple dislocations of neck**

S13.4 颈椎扭伤和劳损 / **Sprain and strain of cervical spine**

前纵(韧带),颈部 / Anterior longitudinal (ligament), cervical

寰枢(关节) / Atlanto-axial (joints)

寰枕(关节) / Atlanto-occipital (joints)

挥鞭伤 / Whiplash injury

S13.5 甲状腺区扭伤和劳损 / **Sprain and strain of thyroid region**

环杓软骨(关节)(韧带) / Cricoarytenoid (joint) (ligament)

环甲软骨(关节)(韧带) / Cricothyroid (joint) (ligament)

甲状软骨 / Thyroid cartilage

S13.6 颈部其他和未特指部位关节和韧带扭伤和劳损 / **Sprain and strain of joints and ligaments of other and unspecified parts of neck**

S14 在颈水平的神经和脊髓损伤 / Injury of nerves and spinal cord at neck level

S14.0 颈部脊髓震荡和水肿 / **Concussion and oedema of cervical spinal cord**

S14.1 颈部脊髓其他和未特指的损伤 / **Other and unspecified injuries of cervical spinal cord**

颈部脊髓的损伤 NOS / Injury of cervical spinal cord NOS

S14.2 颈椎棘突神经根的损伤 / **Injury of nerve root of cervical spine**

S14.3 臂丛损伤 / **Injury of brachial plexus**

S14.4 颈部周围神经损伤 / **Injury of peripheral nerves of neck**

S14.5 颈部交感神经损伤 / **Injury of cervical sympathetic nerves**

S14.6 颈部其他和未特指神经的损伤 / **Injury of other and unspecified nerves of neck**

S15 在颈水平的血管损伤 / Injury of blood vessels at neck level

S15.0 颈动脉损伤 / **Injury of carotid artery**

颈(总)(外)(内)动脉 / Carotid artery (common) (external) (internal)

S15.1 椎动脉损伤 / **Injury of vertebral artery**

S15.2 颈外静脉损伤 / **Injury of external jugular vein**

S15.3 颈内静脉损伤 / **Injury of internal jugular vein**

S15.7 在颈水平的多处血管损伤 / **Injury of multiple blood vessels at neck level**

S15.8 在颈水平的其他血管损伤 / **Injury of other blood vessels at neck level**

S15.9 在颈水平的未特指血管的损伤 / **Injury of unspecified blood vessel at neck level**

S16 在颈水平的肌肉和肌腱损伤 / Injury of muscle and tendon at neck level

S17 颈部挤压伤 / Crushing injury of neck

S17.0 喉和气管挤压伤 / **Crushing injury of larynx and trachea**

S17.8 颈部其他部位的挤压伤 / **Crushing injury of other parts of neck**

S17.9 颈部部位未特指的挤压伤 / **Crushing injury of neck, part unspecified**

S18 在颈水平的创伤性切断

砍头

S19 颈部其他和未特指的损伤

S19.7 颈部多处损伤

分类于 S10-S18 中一个以上类目的损伤

S19.8 颈部其他特指的损伤

S19.9 颈部未特指的损伤

胸部损伤 (S20-S29)

包 括： 损伤：
- ·乳房
- ·胸(壁)
- ·肩胛间区

不包括： 烧伤和腐蚀伤(T20-T32)

异物于……的效应：
- ·支气管(T17.5)
- ·肺(T17.8)
- ·食管(T18.1)
- ·气管(T17.4)

脊柱骨折 NOS(T08)

冻伤(T33-T35)

损伤：
- ·腋 (S40-S49)
- ·锁骨 (S40-S49)
- ·肩胛区 (S40-S49)
- ·肩 (S40-S49)
- ·脊髓 NOS(T09.3)
- ·躯干 NOS(T09.-)

有毒昆虫的咬伤或螫伤(T63.4)

S20 胸部浅表损伤

S20.0 乳房挫伤

S20.1 乳房其他和未特指的浅表损伤

S20.2 胸部挫伤

S20.3 胸前壁其他浅表损伤

S20.4 胸后壁其他浅表损伤

S20.7 胸部多处浅表损伤

S20.8 胸部其他和未特指部位的浅表损伤

胸壁 NOS

S21 胸部开放性伤口

不包括：创伤性：
- ·血气胸(S27.2)
- ·血胸(S27.1)
- ·气胸(S27.0)

S18 Traumatic amputation at neck level

Decapitation

S19 Other and unspecified injuries of neck

S19.7 **Multiple injuries of neck**

Injuries classifiable to more than one of the categories S10-S18

S19.8 **Other specified injuries of neck**

S19.9 **Unspecified injury of neck**

Injuries to the thorax (S20-S29)

Includes: injuries of:
- · breast
- · chest (wall)
- · interscapular area

Excludes: burns and corrosions (T20-T32)

effects of foreign body in:
- · bronchus (T17.5)
- · lung (T17.8)
- · oesophagus (T18.1)
- · trachea (T17.4)

fracture of spine NOS (T08)

frostbite (T33-T35)

injuries of:
- · axilla (S40-S49)
- · clavicle (S40-S49)
- · scapular region (S40-S49)
- · shoulder (S40-S49)
- · spinal cord NOS (T09.3)
- · trunk NOS (T09.-)

insect bite or sting, venomous (T63.4)

S20 Superficial injury of thorax

S20.0 **Contusion of breast**

S20.1 **Other and unspecified superficial injuries of breast**

S20.2 **Contusion of thorax**

S20.3 **Other superficial injuries of front wall of thorax**

S20.4 **Other superficial injuries of back wall of thorax**

S20.7 **Multiple superficial injuries of thorax**

S20.8 **Superficial injury of other and unspecified parts of thorax**

Thoracic wall NOS

S21 Open wound of thorax

Excludes: traumatic:
- · haemopneumothorax (S27.2)
- · haemothorax (S27.1)
- · pneumothorax (S27.0)

S21.0 乳房开放性伤口
S21.1 胸前壁开放性伤口
S21.2 胸后壁开放性伤口
S21.7 胸壁多处开放性伤口
S21.8 胸部其他部位的开放性伤口
S21.9 胸部部位未特指的开放性伤口
胸壁 NOS

S22 肋骨、胸骨和胸部脊柱骨折

包　括： 胸部：
- ·神经弓
- ·棘突
- ·横突
- ·椎骨
- ·椎弓

当不可能或不想用多编码去标明骨折和开放性伤口时，提供下列细目作为补充位数供选择使用；未指明闭合性或开放性的骨折应归类为闭合性。

0　闭合性
1　开放性

不包括： 骨折：
- ·锁骨(S42.0)
- ·肩胛骨(S42.1)

S22.0 胸椎骨折
胸部脊柱骨折 NOS
S22.1 胸椎多处骨折
S22.2 胸骨骨折
S22.3 肋骨骨折
S22.4 肋骨多处骨折
S22.5 连枷胸
S22.8 骨性胸廓其他部位的骨折
S22.9 骨性胸廓部位未特指的骨折

S23 胸部关节和韧带脱位、扭伤和劳损

不包括： 胸锁关节脱位、扭伤和劳损(S43.2，S43.6)
胸椎间盘破裂或移位(非创伤性)(M51.-)

S23.0 胸椎间盘创伤性破裂
S23.1 胸椎脱位
胸部脊柱 NOS
S23.2 胸部其他和未特指部位的脱位
S23.3 胸椎扭伤和劳损
S23.4 肋骨和胸骨扭伤和劳损
S23.5 胸部其他和未特指部位的扭伤和劳损

S21.0 **Open wound of breast**
S21.1 **Open wound of front wall of thorax**
S21.2 **Open wound of back wall of thorax**
S21.7 **Multiple open wounds of thoracic wall**
S21.8 **Open wound of other parts of thorax**
S21.9 **Open wound of thorax, part unspecified**
Thoracic wall NOS

S22 Fracture of rib(s), sternum and thoracic spine

Includes: thoracic:
- · neural arch
- · spinous process
- · transverse process
- · vertebra
- · vertebral arch

The following subdivisions are provided for optional use in a supplementary character position where it is not possible or not desired to use multiple coding to identify fracture and open wound; a fracture not indicated as closed or open should be classified as closed.

0　closed
1　open

Excludes: fracture of:
- · clavicle (S42.0)
- · scapula (S42.1)

S22.0 **Fracture of thoracic vertebra**
Fracture of thoracic spine NOS
S22.1 **Multiple fractures of thoracic spine**
S22.2 **Fracture of sternum**
S22.3 **Fracture of rib**
S22.4 **Multiple fractures of ribs**
S22.5 **Flail chest**
S22.8 **Fracture of other parts of bony thorax**
S22.9 **Fracture of bony thorax, part unspecified**

S23 Dislocation, sprain and strain of joints and ligaments of thorax

Excludes: dislocation, sprain and strain of sterno-clavicular joint (S43.2, S43.6)
rupture or displacement (nontraumatic) of thoracic intervertebral disc (M51.-)

S23.0 **Traumatic rupture of thoracic intervertebral disc**
S23.1 **Dislocation of thoracic vertebra**
Thoracic spine NOS
S23.2 **Dislocation of other and unspecified parts of thorax**
S23.3 **Sprain and strain of thoracic spine**
S23.4 **Sprain and strain of ribs and sternum**
S23.5 **Sprain and strain of other and unspecified parts of thorax**

S24 在胸水平的神经和脊髓损伤

不包括：臂丛损伤(S14.3)

S24.0 胸部脊髓震荡和水肿

S24.1 胸部脊髓其他和未特指的损伤

S24.2 胸椎神经根损伤

S24.3 胸部周围神经损伤

S24.4 胸部交感神经损伤
心丛
食管丛
肺丛
星状神经节
胸部交感神经节

S24.5 胸部其他神经的损伤

S24.6 胸部未特指神经的损伤

S25 胸部血管损伤

S25.0 胸主动脉损伤
主动脉 NOS

S25.1 无名动脉或锁骨下动脉损伤

S25.2 上腔静脉损伤
腔静脉 NOS

S25.3 无名静脉或锁骨下静脉损伤

S25.4 肺血管损伤

S25.5 肋间血管损伤

S25.7 胸部多处血管损伤

S25.8 胸部其他血管的损伤
奇静脉
乳房动脉或静脉

S25.9 胸部未特指血管的损伤

S26 心脏损伤

包 括：挫伤、撕裂伤、穿刺、创伤性破裂 } 心脏的

当不可能或不想用多编码时，提供下列细目作为补充位数供选择使用：

0 不伴有进入胸腔的开放性伤口
1 伴有进入胸腔的开放性伤口

S26.0 伴有心包积血的心脏损伤

S26.8 心脏其他损伤

S26.9 心脏未特指的损伤

S24 Injury of nerves and spinal cord at thorax level

Excludes: injury of brachial plexus (S14.3)

S24.0 Concussion and oedema of thoracic spinal cord

S24.1 Other and unspecified injuries of thoracic spinal cord

S24.2 Injury of nerve root of thoracic spine

S24.3 Injury of peripheral nerves of thorax

S24.4 Injury of thoracic sympathetic nerves
Cardiac plexus
Oesophageal plexus
Pulmonary plexus
Stellate ganglion
Thoracic sympathetic ganglion

S24.5 Injury of other nerves of thorax

S24.6 Injury of unspecified nerve of thorax

S25 Injury of blood vessels of thorax

S25.0 Injury of thoracic aorta
Aorta NOS

S25.1 Injury of innominate or subclavian artery

S25.2 Injury of superior vena cava
Vena cava NOS

S25.3 Injury of innominate or subclavian vein

S25.4 Injury of pulmonary blood vessels

S25.5 Injury of intercostal blood vessels

S25.7 Injury of multiple blood vessels of thorax

S25.8 Injury of other blood vessels of thorax
Azygos vein
Mammary artery or vein

S25.9 Injury of unspecified blood vessel of thorax

S26 Injury of heart

Includes: contusion, laceration, puncture, traumatic rupture } of heart

The following subdivisions are provided for optional use in a supplementary character position where it is not possible or not desired to use multiple coding:

0 without open wound into thoracic cavity
1 with open wound into thoracic cavity

S26.0 Injury of heart with haemopericardium

S26.8 Other injuries of heart

S26.9 Injury of heart, unspecified

S27 其他和未特指胸内器官损伤

当不可能或不想用多编码时，提供下列细目作为补充位数供选择使用：

0 不伴有进入胸腔的开放性伤口
1 伴有进入胸腔的开放性伤口

不包括：损伤：
- 颈部食管(S10-S19)
- 气管(颈部)(S10-S19)

S27.0 创伤性气胸
S27.1 创伤性血胸
S27.2 创伤性血气胸
S27.3 肺的其他损伤
S27.4 支气管损伤
S27.5 胸部气管损伤
S27.6 胸膜损伤
S27.7 胸内器官多处损伤
S27.8 其他特指胸内器官损伤
膈
淋巴胸管
食管(胸部部分)
胸腺
S27.9 未特指胸内器官的损伤

S28 胸部挤压伤和胸的部分创伤性切断

S28.0 胸部挤压伤
不包括：连枷胸(S22.5)
S28.1 胸的部分创伤性切断
不包括：胸部横切(T05.8)

S29 胸部其他和未特指的损伤

S29.0 在胸水平的肌肉和肌腱损伤
S29.7 胸部多处损伤
分类于S20-S29.0中一个以上类目的损伤
S29.8 胸部其他特指的损伤
S29.9 胸部未特指的损伤

S27 Injury of other and unspecified intrathoracic organs

The following subdivisions are provided for optional use in a supplementary character position where it is not possible or not desired to use multiple coding:

0 without open wound into thoracic cavity
1 with open wound into thoracic cavity

Excludes: injury of:
- cervical oesophagus (S10-S19)
- trachea (cervical) (S10-S19)

S27.0 **Traumatic pneumothorax**
S27.1 **Traumatic haemothorax**
S27.2 **Traumatic haemopneumothorax**
S27.3 **Other injuries of lung**
S27.4 **Injury of bronchus**
S27.5 **Injury of thoracic trachea**
S27.6 **Injury of pleura**
S27.7 **Multiple injuries of intrathoracic organs**
S27.8 **Injury of other specified intrathoracic organs**
Diaphragm
Lymphatic thoracic duct
Oesophagus (thoracic part)
Thymus gland
S27.9 **Injury of unspecified intrathoracic organ**

S28 Crushing injury of thorax and traumatic amputation of part of thorax

S28.0 **Crushed chest**
Excludes: flail chest (S22.5)
S28.1 **Traumatic amputation of part of thorax**
Excludes: transection of thorax (T05.8)

S29 Other and unspecified injuries of thorax

S29.0 **Injury of muscle and tendon at thorax level**
S29.7 **Multiple injuries of thorax**
Injuries classificable to more than one of the categories S20-S29.0
S29.8 **Other specified injuries of thorax**
S29.9 **Unspecified injury of thorax**

腹部、下背、腰椎和骨盆损伤(S30-S39)

包　括：腹壁
肛门
臀
外生殖器
胁腹
腹股沟

不包括：烧伤和腐蚀伤(T20-T32)
异物于……的效应：
· 肛门和直肠(T18.5)
· 泌尿生殖道(T19.-)
· 胃、小肠和结肠(T18.2-T18.4)
脊柱骨折 NOS(T08)
冻伤(T33-T35)
损伤：
· 背 NOS(T09.-)
· 脊髓 NOS(T09.3)
· 躯干 NOS(T09.-)
有毒昆虫的咬伤或螫伤(T63.4)

Injuries to the abdomen, lower back, lumbar spine and pelvis (S30-S39)

Includes: abdominal wall
anus
buttock
external genitalia
flank
groin

Excludes: burns and corrosions (T20-T32)
effects of foreign body in:
· anus and rectum (T18.5)
· genitourinary tract (T19.-)
· stomach, small intestine and colon(T18.2-T18.4)
fracture of spine NOS (T08)
frostbite (T33-T35)
injuries of:
· back NOS (T09.-)
· spinal cord NOS (T09.3)
· trunk NOS (T09.-)
insect bite or sting, venomous(T63.4)

S30 腹部、下背和骨盆浅表损伤

不包括：髋浅表损伤(S70.-)

S30.0 下背和骨盆挫伤
臀

S30.1 腹壁挫伤
胁腹
腹股沟

S30.2 外生殖器挫伤
(大)(小)阴唇
阴茎
会阴
阴囊
睾丸
阴道
外阴

S30.7 腹部、下背和骨盆多处浅表损伤

S30.8 腹部、下背和骨盆其他的浅表损伤

S30.9 腹部、下背和骨盆部位未特指的浅表损伤

S30 Superficial injury of abdomen, lower back and pelvis

Excludes: superficial injury of hip (S70.-)

S30.0 Contusion of lower back and pelvis
Buttock

S30.1 Contusion of abdominal wall
Flank
Groin

S30.2 Contusion of external genital organs
Labium (majus)(minus)
Penis
Perineum
Scrotum
Testis
Vagina
Vulva

S30.7 Multiple superficial injuries of abdomen, lower back and pelvis

S30.8 Other superficial injuries of abdomen, lower back and pelvis

S30.9 Superficial injury of abdomen, lower back and pelvis, part unspecified

S31 腹部、下背和骨盆开放性伤口

不包括：髋开放性伤口(S71.0)
腹部、下背和骨盆部分创伤性切断(S38.2-S38.3)

S31 Open wound of abdomen, lower back and pelvis

Excludes: open wound of hip (S71.0)
traumatic amputation of part of abdomen, lower back and pelvis (S38.2-S38.3)

S31.0 下背和骨盆开放性伤口
臀部
S31.1 腹壁开放性伤口
胁腹
腹股沟
S31.2 阴茎开放性伤口
S31.3 阴囊和睾丸开放性伤口
S31.4 阴道和外阴开放性伤口
S31.5 其他和未特指外生殖器的开放性伤口
不包括：外生殖器创伤性切断(S38.2)
S31.7 腹部、下背和骨盆多处开放性伤口
S31.8 腹部其他和未特指部位的开放性伤口

S32 腰椎和骨盆骨折

包 括：腰骶：
- ·神经弓
- ·棘突
- ·横突
- ·椎骨
- ·椎弓

当不可能或不想用多编码去标明骨折和开放性伤口时，提供下列细目作为补充位数供选择使用；未指明闭合性或开放性的骨折应归类为闭合性。

0 闭合性
1 开放性

不包括：髋关节骨折 NOS(S72.0)

S32.0 腰椎骨折
腰部脊柱骨折
S32.1 骶骨骨折
S32.2 尾骨骨折
S32.3 髂骨骨折
S32.4 髋臼骨折
S32.5 耻骨骨折
S32.7 腰椎和骨盆多处骨折
S32.8 腰椎和骨盆其他和未特指部位的骨折
骨折：
- ·坐骨
- ·腰骶部脊柱 NOS
- ·骨盆 NOS

S31.0 Open wound of lower back and pelvis
Buttock
S31.1 Open wound of abdominal wall
Flank
Groin
S31.2 Open wound of penis
S31.3 Open wound of scrotum and testes
S31.4 Open wound of vagina and vulva
S31.5 Open wound of other and unspecified external genital organs
Excludes： traumatic amputation of external genital organs(S38.2)
S31.7 Multiple open wounds of abdomen, lower back and pelvis
S31.8 Open wound of other and unspecified parts of abdomen

S32 Fracture of lumbar spine and pelvis

Includes： lumbosacral：
- · neural arch
- · spinous process
- · transverse process
- · vertebra
- · vertebral arch

The following subdivisions are provided for optional use in a supplementary character position where it is not possible or not desired to use multiple coding to identify fracture and open wound; a fracture not indicated as closed or open should be classified as closed.

0 closed
1 open

Excludes： fracture of hip NOS (S72.0)

S32.0 Fracture of lumbar vertebra
Fracture of lumbar spine
S32.1 Fracture of sacrum
S32.2 Fracture of coccyx
S32.3 Fracture of ilium
S32.4 Fracture of acetabulum
S32.5 Fracture of pubis
S32.7 Multiple fractures of lumbar spine and pelvis
S32.8 Fracture of other and unspecified parts of lumbar spine and pelvis
Fracture of：
- · ischium
- · lumbosacral spine NOS
- · pelvis NOS

S33 腰椎和骨盆关节和韧带脱位、扭伤和劳损

不包括： 髋关节和韧带脱位、扭伤和劳损(S73.-)
骨盆关节和韧带的产科损害(O71.6)
腰椎间盘破裂或移位(非创伤性)(M51.-)

S33.0 腰椎间盘创伤性破裂
S33.1 腰椎脱位
腰部脊柱脱位 NOS
S33.2 骶髂关节和骶尾关节脱位
S33.3 腰椎和骨盆其他和未特指部位的脱位
S33.4 耻骨联合创伤性破裂
S33.5 腰椎扭伤和劳损
S33.6 骶髂关节扭伤和劳损
S33.7 腰椎和骨盆其他和未特指部位的扭伤和劳损

S34 在腹、下背和骨盆水平的神经和腰部脊髓损伤

S34.0 腰部脊髓震荡和水肿
S34.1 腰部脊髓其他损伤
S34.2 腰骶神经根损伤
S34.3 马尾损伤
S34.4 腰骶丛损伤
S34.5 腰部、骶部和骨盆交感神经损伤
腹腔神经节或腹腔丛
腹下丛
肠系膜丛(下)(上)
内脏神经
S34.6 腹部、下背和骨盆周围神经损伤
S34.8 在腹、下背和骨盆水平的其他和未特指神经的损伤

S35 在腹、下背和骨盆水平的血管损伤

S35.0 腹主动脉损伤
不包括： 主动脉 NOS(S25.0)
S35.1 下腔静脉损伤
肝静脉
不包括： 腔静脉 NOS(S25.2)

S33 Dislocation, sprain and strain of joints and ligaments of lumbar spine and pelvis

Excludes: dislocation, sprain and strain of joint and ligaments of hip(S73.-)
obstetric damage to pelvic joints and ligaments (O71.6)
rupture or displacement (nontraumatic) of lumbar intervertebral disc (M51.-)

S33.0 **Traumatic rupture of lumbar intervertebral disc**
S33.1 **Dislocation of lumbar vertebra**
Dislocation of lumbar spine NOS
S33.2 **Dislocation of sacroiliac and sacrococcygeal joint**
S33.3 **Dislocation of other and unspecified parts of lumbar spine and pelvis**
S33.4 **Traumatic rupture of symphysis pubis**
S33.5 **Sprain and strain of lumbar spine**
S33.6 **Sprain and strain of sacroiliac joint**
S33.7 **Sprain and strain of other and unspecified parts of lumbar spine and pelvis**

S34 Injury of nerves and lumbar spinal cord at abdomen, lower back and pelvis level

S34.0 **Concussion and oedema of lumbar spinal cord**
S34.1 **Other injury of lumbar spinal cord**
S34.2 **Injury of nerve root of lumbar and sacral spine**
S34.3 **Injury of cauda equina**
S34.4 **Injury of lumbosacral plexus**
S34.5 **Injury of lumbar, sacral and pelvic sympathetic nerves**
Coeliac ganglion or plexus
Hypogastric plexus
Mesenteric plexus (inferior) (superior)
Splanchnic nerve
S34.6 **Injury of peripheral nerve(s) of abdomen, lower back and pelvis**
S34.8 **Injury of other and unspecified nerves at abdomen, lower back and pelvis level**

S35 Injury of blood vessels at abdomen, lower back and pelvis level

S35.0 Injury of abdominal aorta
Excludes: aorta NOS (S25.0)
S35.1 **Injury of inferior vena cava**
Hepatic vein
Excludes: vena cava NOS (S25.2)

S35.2 腹腔或肠系膜动脉损伤
胃动脉
胃十二指肠动脉
肝动脉
肠系膜动脉(下)(上)
脾动脉

S35.3 门静脉或脾静脉损伤
肠系膜静脉(下)(上)

S35.4 肾血管损伤
肾动脉或静脉

S35.5 髂血管损伤
下腹动脉或静脉
髂动脉或静脉
子宫动脉或静脉

S35.7 在腹、下背和骨盆水平的多处血管损伤

S35.8 在腹、下背和骨盆水平的其他血管损伤
卵巢动脉或静脉

S35.9 在腹、下背和骨盆水平的未特指血管的损伤

S36 腹内器官损伤

当不可能或不想用多编码时，提供下列细目作为补充位数供选择使用：

0 不伴有进入体腔的开放性伤口
1 伴有进入体腔的开放性伤口

S36.0 脾损伤
S36.1 肝或胆囊损伤
胆管
S36.2 胰损伤
S36.3 胃损伤
S36.4 小肠损伤
S36.5 结肠损伤
S36.6 直肠损伤
S36.7 多个腹内器官损伤
S36.8 其他腹内器官损伤
腹膜
腹膜后腔
S36.9 未特指腹内器官的损伤

S37 泌尿系和盆腔器官损伤

当不可能或不想用多编码时，提供下列细目作为补充位数供选择使用：

0 不伴有进入体腔的开放性伤口
1 伴有进入体腔的开放性伤口

不包括：腹膜和腹膜后腔(S36.8)

S35.2 **Injury of coeliac or mesenteric artery**
Gastric artery
Gastroduodenal artery
Hepatic artery
Mesenteric artery (inferior)(superior)
Splenic artery

S35.3 **Injury of portal or splenic vein**
Mesenteric vein (inferior)(superior)

S35.4 **Injury of renal blood vessels**
Renal artery or vein

S35.5 **Injury of iliac blood vessels**
Hypogastric artery or vein
Iliac artery or vein
Uterine artery or vein

S35.7 **Injury of multiple blood vessels at abdomen, lower back and pelvis level**

S35.8 **Injury of other blood vessels at abdomen, lower back and pelvis level**
Ovarian artery or vein

S35.9 **Injury of unspecified blood vessel at abdomen, lower back and pelvis level**

S36 Injury of intra-abdominal organs

The following subdivisions are provided for optional use in a supplementary character position where it is not possible or not desired to use multiple coding:

0 without open wound into cavity
1 with open wound into cavity

S36.0 **Injury of spleen**
S36.1 **Injury of liver or gallbladder**
Bile duct
S36.2 **Injury of pancreas**
S36.3 **Injury of stomach**
S36.4 **Injury of small intestine**
S36.5 **Injury of colon**
S36.6 **Injury of rectum**
S36.7 **Injury of multiple intra-abdominal organs**
S36.8 **Injury of other intra-abdominal organs**
Peritoneum
Retroperitoneum
S36.9 **Injury of unspecified intra-abdominal organ**

S37 Injury of urinary and pelvic organs

The following subdivisions are provided for optional use in a supplementary character position where it is not possible or not desired to use multiple coding:

0 without open wound into cavity
1 with open wound into cavity

Excludes: peritoneum and retroperitoneum (S36.8)

S37.0 肾损伤
S37.1 输尿管损伤
S37.2 膀胱损伤
S37.3 尿道损伤
S37.4 卵巢损伤
S37.5 输卵管损伤
S37.6 子宫损伤
S37.7 多个盆腔器官损伤
S37.8 其他盆腔器官损伤
肾上腺
前列腺
精囊
输精管
S37.9 未特指盆腔器官的损伤

S38 腹部、下背和骨盆部分挤压伤和创伤性切断

S38.0 外生殖器挤压伤
S38.1 腹部、下背和骨盆其他和未特指部位的挤压伤
S38.2 外生殖器创伤性切断
(大)(小)阴唇
阴茎
阴囊
睾丸
外阴
S38.3 腹部、下背和骨盆其他和未特指部位的创伤性切断
不包括：腹部横切(T05.8)

S39 腹部、下背和骨盆其他和未特指的损伤

S39.0 腹部、下背和骨盆肌肉和肌腱损伤
S39.6 腹内器官伴有盆腔器官的损伤
S39.7 腹部、下背和骨盆其他多处损伤
分类于S30-S39.6中一个以上类目的损伤
不包括：S36.-的损伤伴有S37.-的损伤(S39.6)
S39.8 腹部、下背和骨盆其他特指的损伤
S39.9 腹部、下背和骨盆未特指的损伤

S37.0 Injury of kidney
S37.1 Injury of ureter
S37.2 Injury of bladder
S37.3 Injury of urethra
S37.4 Injury of ovary
S37.5 Injury of fallopian tube
S37.6 Injury of uterus
S37.7 Injury of multiple pelvic organs
S37.8 Injury of other pelvic organs
Adrenal gland
Prostate
Seminal vesicle
Vas deferens
S37.9 Injury of unspecified pelvic organ

S38 Crushing injury and traumatic amputation of part of abdomen, lower back and pelvis

S38.0 Crushing injury of external genital organs
S38.1 Crushing injury of other and unspecified parts of abdomen, lower back and pelvis
S38.2 Traumatic amputation of external genital organs
Labium (majus)(minus)
Penis
Scrotum
Testis
Vulva
S38.3 Traumatic amputation of other and unspecified parts of abdomen, lower back and pelvis
Excludes: transection of abdomen (T05.8)

S39 Other and unspecified injuries of abdomen, lower back and pelvis

S39.0 Injury of muscle and tendon of abdomen, lower back and pelvis
S39.6 Injury of intra-abdominal organ(s) with pelvic organ(s)
S39.7 Other multiple injuries of abdomen, lower back and pelvis
Injuries classifiable to more than one of the categories S30-S39.6
Excludes: injuries in S36.-with injuries in S37.- (S39.6)
S39.8 Other specified injuries of abdomen, lower back and pelvis
S39.9 Unspecified injury of abdomen, lower back and pelvis

肩和上臂损伤（S40-S49）

包　括：损伤：
- ·腋
- ·肩胛骨区

不包括：累及双侧肩和上臂（T00-T07）
烧伤和腐蚀伤（T20-T32）
冻伤（T33-T35）
损伤：
- ·臂，水平未特指（T10-T11）
- ·肘（S50-S59）

有毒昆虫的咬伤或螫伤（T63.4）

S40 肩和上臂浅表损伤

S40.0 肩和上臂挫伤
S40.7 肩和上臂多处浅表损伤
S40.8 肩和上臂其他浅表损伤
S40.9 肩和上臂未特指的浅表损伤

S41 肩和上臂开放性伤口

不包括：肩和上臂创伤性切断（S48.-）

S41.0 肩开放性伤口
S41.1 上臂开放性伤口
S41.7 肩和上臂多处开放性伤口
S41.8 肩胛带其他和未特指部位的开放性伤口

S42 肩和上臂骨折

当不可能或不想用多编码去标明骨折和开放性伤口时，提供下列细目作为补充位数供选择使用；未指明闭合性或开放性的骨折应归类为闭合性。

0　闭合性
1　开放性

S42.0 锁骨骨折
锁骨：
- ·肩峰端
- ·干

锁骨

Injuries to the shoulder and upper arm (S40-S49)

Includes: injuries of:
- · axilla
- · scapular region

Excludes: bilateral involvement of shoulder and upper arm (T00-T07)
burns and corrosions (T20-T32)
frostbite (T33-T35)
injuries of:
- · arm, level unspecified (T10-T11)
- · elbow (S50-S59)

insect bite or sting, venomous (T63.4)

S40 Superficial injury of shoulder and upper arm

S40.0 Contusion of shoulder and upper arm
S40.7 Multiple superficial injuries of shoulder and upper arm
S40.8 Other superficial injuries of shoulder and upper arm
S40.9 Superficial injury of shoulder and upper arm, unspecified

S41 Open wound of shoulder and upper arm

Excludes: traumatic amputation of shoulder and upper arm (S48.-)

S41.0 Open wound of shoulder
S41.1 Open wound of upper arm
S41.7 Multiple open wounds of shoulder and upper arm
S41.8 Open wound of other and unspecified parts of shoulder girdle

S42 Fracture of shoulder and upper arm

The following subdivisions are provided for optional use in a supplementary character position where it is not possible or not desired to use multiple coding to identify fracture and open wound; a fracture not indicated as closed or open should be classified as closed.

0　closed
1　open

S42.0 Fracture of clavicle
Clavicle:
- · acromial end
- · shaft

Collar bone

S42.1 肩胛骨骨折
肩峰突
肩峰(突)
肩胛骨(体)(肩关节盂)(颈)
肩板

S42.1 Fracture of scapula
Acromial process
Acromion (process)
Scapula (body)(glenoid cavity)(neck)
Shoulder blade

S42.2 肱骨上端骨折
解剖颈
大结节
近端
外科颈
上端骨骺

S42.2 Fracture of upper end of humerus
Anatomical neck
Great tuberosity
Proximal end
Surgical neck
Upper epiphysis

S42.3 肱骨干骨折
肱骨 NOS
上臂 NOS

S42.3 Fracture of shaft of humerus
Humerus NOS
Upper arm NOS

S42.4 肱骨下端骨折
关节突
远端
外髁
髁间的
内上髁
下端骨骺
髁上的
不包括：肘骨折 NOS(S52.0)

S42.4 Fracture of lower end of humerus
Articular process
Distal end
External condyle
Intercondylar
Internal epicondyle
Lower epiphysis
Supracondylar
Excludes: fracture of elbow NOS (S52.0)

S42.7 锁骨、肩胛骨和肱骨多处骨折

S42.7 Multiple fractures of clavicle, scapula and humerus

S42.8 肩和上臂其他部位的骨折

S42.8 Fracture of other parts of shoulder and upper arm

S42.9 肩胛带部位未特指的骨折
肩骨折 NOS

S42.9 Fracture of shoulder girdle, part unspecified
Fracture of shoulder NOS

S43 肩胛带关节和韧带脱位、扭伤和劳损

S43 Dislocation, sprain and strain of joints and ligaments of shoulder girdle

S43.0 肩关节脱位
肩关节

S43.0 Dislocation of shoulder joint
Glenohumeral joint

S43.1 肩锁关节脱位

S43.1 Dislocation of acromioclavicular joint

S43.2 胸锁关节脱位

S43.2 Dislocation of sternoclavicular joint

S43.3 肩胛带其他和未特指部位的脱位
肩胛带脱位 NOS

S43.3 Dislocation of other and unspecified parts of shoulder girdle
Dislocation of shoulder girdle NOS

S43.4 肩关节扭伤和劳损
喙肱(韧带)
回旋套关节囊

S43.4 Sprain and strain of shoulder joint
Coracohumeral (ligament)
Rotator cuff capsule

S43.5 肩锁关节扭伤和劳损
肩锁韧带

S43.5 Sprain and strain of acromioclavicular joint
Acromioclavicular ligament

S43.6 胸锁关节扭伤和劳损

S43.6 Sprain and strain of sternoclavicular joint

S43.7 肩胛带其他和未特指部位的扭伤和劳损
肩胛带扭伤和劳损 NOS

S43.7 Sprain and strain of other and unspecified parts of shoulder girdle
Sprain and strain of shoulder girdle NOS

S44 在肩和上臂水平的神经损伤

不包括：臂丛损伤(S14.3)

S44.0 在上臂水平的尺神经损伤
不包括：尺神经 NOS(S54.0)
S44.1 在上臂水平的正中神经损伤
不包括：正中神经损伤 NOS(S54.1)
S44.2 在上臂水平的桡神经损伤
不包括：桡神经 NOS(S54.2)
S44.3 腋神经损伤
S44.4 肌皮神经损伤
S44.5 在肩和上臂水平的皮感觉神经损伤
S44.7 在肩和上臂水平的多神经损伤
S44.8 在肩和上臂水平的其他神经损伤
S44.9 在肩和上臂水平的未特指神经的损伤

S45 在肩和上臂水平的血管损伤

不包括：锁骨下……损伤
· 动脉(S25.1)
· 静脉(S25.3)

S45.0 腋动脉损伤
S45.1 肱动脉损伤
S45.2 腋或肱静脉损伤
S45.3 在肩和上臂水平的浅表静脉损伤
S45.7 在肩和上臂水平的多处血管损伤
S45.8 在肩和上臂水平的其他血管损伤
S45.9 在肩和上臂水平的未特指血管的损伤

S46 在肩和上臂水平的肌肉和肌腱损伤

不包括：肘或肘以下肌肉和肌腱损伤(S56.-)

S46.0 肩回旋套肌腱损伤
S46.1 二头肌长头肌肉和肌腱损伤
S46.2 二头肌其他部位肌肉和肌腱损伤
S46.3 三头肌肌肉和肌腱损伤
S46.7 在肩和上臂水平的多处肌肉和肌腱损伤
S46.8 在肩和上臂水平的其他肌肉和肌腱损伤
S46.9 在肩和上臂水平的未特指肌肉和肌腱的损伤

S44 Injury of nerves at shoulder and upper arm level

Excludes: injury of brachial plexus (S14.3)

S44.0 **Injury of ulnar nerve at upper arm level**
Excludes: ulnar nerve NOS (S54.0)
S44.1 **Injury of median nerve at upper arm level**
Excludes: median nerve NOS (S54.1)
S44.2 **Injury of radial nerve at upper arm level**
Excludes: radial nerve NOS (S54.2)
S44.3 **Injury of axillary nerve**
S44.4 **Injury of musculocutaneous nerve**
S44.5 **Injury of cutaneous sensory nerve at shoulder and upper arm level**
S44.7 **Injury of multiple nerves at shoulder and upper arm level**
S44.8 **Injury of other nerves at shoulder and upper arm level**
S44.9 **Injury of unspecified nerve at shoulder and upper arm level**

S45 Injury of blood vessels at shoulder and upper arm level

Excludes: injury of subclavian:
· artery (S25.1)
· vein (S25.3)

S45.0 **Injury of axillary artery**
S45.1 **Injury of brachial artery**
S45.2 **Injury of axillary or brachial vein**
S45.3 **Injury of superficial vein at shoulder and upper arm level**
S45.7 **Injury of multiple blood vessels at shoulder and upper arm level**
S45.8 **Injury of other blood vessels at shoulder and upper arm level**
S45.9 **Injury of unspecified blood vessel at shoulder and upper arm level**

S46 Injury of muscle and tendon at shoulder and upper arm level

Excludes: injury of muscle and tendon at or below elbow (S56.-)

S46.0 **Injury of tendon of the rotator cuff of shoulder**
S46.1 **Injury of muscle and tendon of long head of biceps**
S46.2 **Injury of muscle and tendon of other parts of biceps**
S46.3 **Injury of muscle and tendon of triceps**
S46.7 **Injury of multiple muscles and tendons at shoulder and upper arm level**
S46.8 **Injury of other muscles and tendons at shoulder and upper arm level**
S46.9 **Injury of unspecified muscle and tendon at shoulder and upper arm level**

S47 肩和上臂挤压伤

不包括：肘挤压伤(S57.0)

S48 肩和上臂创伤性切断

不包括：创伤性切断：
· 肘水平的(S58.0)
· 臂的，水平未特指(T11.6)

S48.0 肩关节处创伤性切断
S48.1 在肩和肘之间水平的创伤性切断
S48.9 在肩和上臂水平的未特指的创伤性切断

S49 肩和上臂其他和未特指的损伤

S49.7 肩和上臂多处损伤
分类于S40-S48中一个以上类目的损伤
S49.8 肩和上臂其他特指的损伤
S49.9 肩和上臂未特指的损伤

肘和前臂损伤(S50-S59)

不包括：累及双侧肘和前臂(T00-T07)
烧伤和腐蚀伤(T20-T32)
冻伤(T33-T35)
损伤：
· 臂，水平未特指(T10-T11)
· 腕和手(S60-S69)
有毒昆虫的咬伤或螫伤(T63.4)

S50 前臂浅表损伤

不包括：腕和手浅表损伤(S60.-)

S50.0 肘挫伤
S50.1 前臂其他和未特指部位的挫伤
S50.7 前臂的多处浅表损伤
S50.8 前臂的其他浅表损伤
S50.9 前臂未特指的浅表损伤
肘浅表损伤 NOS

S47 Crushing injury of shoulder and upper arm

Excludes: crushing injury of elbow(S57.0)

S48 Traumatic amputation of shoulder and upper arm

Excludes: traumatic amputation:
· at elbow level (S58.0)
· of arm, level unspecified (T11.6)

S48.0 Traumatic amputation at shoulder joint
S48.1 Traumatic amputation at level between shoulder and elbow
S48.9 Traumatic amputation of shoulder and upper arm, level unspecified

S49 Other and unspecified injuries of shoulder and upper arm

S49.7 Multiple injuries of shoulder and upper arm
Injuries classifiable to more than one of the categories S40-S48
S49.8 Other specified injuries of shoulder and upper arm
S49.9 Unspecified injury of shoulder and upper arm

Injuries to the elbow and forearm (S50-S59)

Excludes: bilateral involvement of elbow and forearm (T00-T07)
burns and corrosions (T20-T32)
frostbite (T33-T35)
injuries of:
· arm, level unspecified(T10-T11)
· wrist and hand (S60-S69)
insect bite or sting, venomous(T63.4)

S50 Superficial injury of forearm

Excludes: superficial injury of wrist and hand (S60.-)

S50.0 Contusion of elbow
S50.1 Contusion of other and unspecified parts of forearm
S50.7 Multiple superficial injuries of forearm
S50.8 Other superficial injuries of forearm
S50.9 Superficial injury of forearm, unspecified
Superficial injury of elbow NOS

S51 前臂开放性伤口

不包括：腕和手开放性伤口(S61.-)
　　前臂创伤性切断(S58.-)

S51.0 肘开放性伤口

S51.7 前臂多处开放性伤口

S51.8 前臂其他部位的开放性伤口

S51.9 前臂部位未特指的开放性伤口

S52 前臂骨折

当不可能或不想用多编码去标明骨折和开放性伤口时，提供下列细目作为补充位数供选择使用；未指明闭合性或开放性的骨折应归类为闭合性。

0　闭合性
1　开放性

不包括：腕和手水平的骨折(S62.-)

S52.0 尺骨上端骨折
嗦突
肘 NOS
蒙特贾骨折-脱位
鹰嘴突
近端

S52.1 桡骨上端骨折
头
颈
近端

S52.2 尺骨干骨折

S52.3 桡骨干骨折

S52.4 尺骨和桡骨骨干均骨折

S52.5 桡骨下端骨折
科利斯[科雷]骨折
史密斯骨折

S52.6 尺骨和桡骨下端均骨折

S52.7 前臂多处骨折
不包括：尺骨和桡骨均骨折：
·下端(S52.6)
·骨干(S52.4)

S52.8 前臂其他部位的骨折
尺骨下端
尺骨头

S52.9 前臂部位未特指的骨折

S53 肘关节和韧带脱位、扭伤和劳损

S53.0 桡骨头脱位
桡肱关节
不包括：蒙特贾骨折-脱位(S52.0)

S51 Open wound of forearm

Excludes: open wound of wrist and hand (S61.-)
　traumatic amputation of forearm (S58.-)

S51.0 Open wound of elbow

S51.7 Multiple open wounds of forearm

S51.8 Open wound of other parts of forearm

S51.9 Open wound of forearm, part unspecified

S52 Fracture of forearm

The following subdivisions are provided for optional use in a supplementary character position where it is not possible or not desired to use multiple coding to identify fracture and open wound; a fracture not indicated as closed or open should be classified as closed.

0　closed
1　open

Excludes: fracture at wrist and hand level (S62.-)

S52.0 Fracture of upper end of ulna
Coronoid process
Elbow NOS
Monteggia's fracture-dislocation
Olecranon process
Proximal end

S52.1 Fracture of upper end of radius
Head
Neck
Proximal end

S52.2 Fracture of shaft of ulna

S52.3 Fracture of shaft of radius

S52.4 Fracture of shafts of both ulna and radius

S52.5 Fracture of lower end of radius
Colles' fracture
Smith's fracture

S52.6 Fracture of lower end of both ulna and radius

S52.7 Multiple fractures of forearm
Excludes: fractures of both ulna and radius:
· lower end (S52.6)
· shafts (S52.4)

S52.8 Fracture of other parts of forearm
Lower end of ulna
Head of ulna

S52.9 Fracture of forearm, part unspecified

S53 Dislocation, sprain and strain of joints and ligaments of elbow

S53.0 Dislocation of radial head
Radiohumeral joint
Excludes: Monteggia's fracture-dislocation (S52.0)

S53.1 未特指的肘关节脱位
尺肱关节
不包括：仅桡骨头脱位（S53.0）
S53.2 桡侧副韧带创伤性破裂
S53.3 尺侧副韧带创伤性破裂
S53.4 肘关节扭伤和劳损

S54 在前臂水平的神经损伤
不包括：腕和手水平神经损伤（S64. -）

S54.0 在前臂水平的尺神经损伤
尺神经 NOS
S54.1 在前臂水平的正中神经损伤
正中神经 NOS
S54.2 在前臂水平的桡神经损伤
桡神经 NOS
S54.3 在前臂水平的皮感觉神经损伤
S54.7 在前臂水平的多神经损伤
S54.8 在前臂水平的其他神经损伤
S54.9 在前臂水平的未特指神经的损伤

S55 在前臂水平的血管损伤
不包括：损伤：
- 腕和手水平血管（S65. -）
- 肱血管（S45.1-S45.2）

S55.0 在前臂水平的尺动脉损伤
S55.1 在前臂水平的桡动脉损伤
S55.2 在前臂水平的静脉损伤
S55.7 在前臂水平的多处血管损伤
S55.8 在前臂水平的其他血管损伤
S55.9 在前臂水平的未特指血管的损伤

S56 在前臂水平的肌肉和肌腱损伤
不包括：腕或腕以下肌肉和肌腱损伤（S66. -）

S56.0 在前臂水平的拇指屈肌和肌腱损伤
S56.1 在前臂水平的其他手指屈肌和肌腱损伤
S56.2 在前臂水平的其他屈肌和肌腱损伤
S56.3 在前臂水平的拇指伸肌或外展肌和肌腱损伤
S56.4 在前臂水平的其他手指伸肌和肌腱损伤
S56.5 在前臂水平的其他伸肌和肌腱损伤
S56.7 在前臂水平的多处肌肉和肌腱损伤
S56.8 在前臂水平的其他和未特指肌肉和肌腱的损伤

S53.1 **Dislocation of elbow, unspecified**
Ulnohumeral joint
Excludes: dislocation of radial head alone (S53.0)
S53.2 **Traumatic rupture of radial collateral ligament**
S53.3 **Traumatic rupture of ulnar collateral ligament**
S53.4 **Sprain and strain of elbow**

S54 Injury of nerves at forearm level
Excludes: injuries of nerves at wrist and hand level (S64. -)

S54.0 **Injury of ulnar nerve at forearm level**
Ulnar nerve NOS
S54.1 **Injury of median nerve at forearm level**
Median nerve NOS
S54.2 **Injury of radial nerve at forearm level**
Radial nerve NOS
S54.3 **Injury of cutaneous sensory nerve at forearm level**
S54.7 **Injury of multiple nerves at forearm level**
S54.8 **Injury of other nerves at forearm level**
S54.9 **Injury of unspecified nerve at forearm level**

S55 Injury of blood vessels at forearm level
Excludes: injury of:
- blood vessels at wrist and hand level (S65. -)
- brachial vessels (S45.1-S45.2)

S55.0 **Injury of ulnar artery at forearm level**
S55.1 **Injury of radial artery at forearm level**
S55.2 **Injury of vein at forearm level**
S55.7 **Injury of multiple blood vessels at forearm level**
S55.8 **Injury of other blood vessels at forearm level**
S55.9 **Injury of unspecified blood vessel at forearm level**

S56 Injury of muscle and tendon at forearm level
Excludes: injury of muscle and tendon at or below wrist (S66. -)

S56.0 **Injury of flexor muscle and tendon of thumb at forearm level**
S56.1 **Injury of flexor muscle and tendon of other finger(s) at forearm level**
S56.2 **Injury of other flexor muscle and tendon at forearm level**
S56.3 **Injury of extensor or abductor muscles and tendons of thumb at forearm level**
S56.4 **Injury of extensor muscle and tendon of other finger(s) at forearm level**
S56.5 **Injury of other extensor muscle and tendon at forearm level**
S56.7 **Injury of multiple muscles and tendons at forearm level**
S56.8 **Injury of other and unspecified muscles and tendons at forearm level**

S57 前臂挤压伤

不包括：腕和手挤压伤(S67.-)

S57.0 肘挤压伤

S57.8 前臂其他部位的挤压伤

S57.9 前臂部位未特指的挤压伤

S58 前臂创伤性切断

不包括：腕和手创伤性切断(S68.-)

S58.0 在肘水平的创伤性切断

S58.1 在肘和腕之间水平的创伤性切断

S58.9 在前臂水平的未特指的创伤性切断

S59 前臂其他和未特指的损伤

不包括：腕和手其他和未特指的损伤(S69.-)

S59.7 前臂多处损伤

分类于 S50-S58 中一个以上类目的损伤

S59.8 前臂其他特指的损伤

S59.9 前臂未特指的损伤

腕和手损伤 (S60-S69)

不包括：累及双侧腕和手(T00-T07)
烧伤和腐蚀伤(T20-T32)
冻伤(T33-T35)
臂损伤,水平未特指(T10-T11)
有毒昆虫的咬伤或螫伤(T63.4)

S60 腕和手浅表损伤

S60.0 手指挫伤不伴有指甲损害

手指挫伤 NOS

不包括：挫伤累及甲(床)(S60.1)

S60.1 手指挫伤伴有指甲损害

S60.2 腕和手其他部位的挫伤

S60.7 腕和手多处浅表损伤

S60.8 腕和手的其他浅表损伤

S60.9 腕和手未特指的浅表损伤

S61 腕和手开放性伤口

不包括：腕和手创伤性切断(S68.-)

S61.0 手指开放性伤口不伴有指甲损害

手指开放性伤口 NOS

不包括：开放性伤口累及甲(床)(S61.1)

S61.1 手指开放性伤口伴有指甲损害

S57 Crushing injury of forearm

Excludes: crushing injury of wrist and hand(S67.-)

S57.0 **Crushing injury of elbow**

S57.8 **Crushing injury of other parts of forearm**

S57.9 **Crushing injury of forearm, part unspecified**

S58 Traumatic amputation of forearm

Excludes: traumatic amputation of wrist and hand (S68.-)

S58.0 **Traumatic amputation at elbow level**

S58.1 **Traumatic amputation at level between elbow and wrist**

S58.9 **Traumatic amputation of forearm, level unspecified**

S59 Other and unspecified injuries of forearm

Excludes: other and unspecified injuries of wrist and hand (S69.-)

S59.7 **Multiple injuries of forearm**

Injuries classifiable to more than one of the categories S50-S58

S59.8 **Other specified injuries of forearm**

S59.9 **Unspecified injury of forearm**

Injuries to the wrist and hand (S60-S69)

Excludes: bilateral involvement of wrist and hand (T00-T07)
burns and corrosions (T20-T32)
frostbite (T33-T35)
injuries of arm, level unspecified (T10-T11)
insect bite or sting, venomous(T63.4)

S60 Superficial injury of wrist and hand

S60.0 **Contusion of finger(s) without damage to nail**

Contusion of finger(s) NOS

Excludes: contusion involving nail(matrix)(S60.1)

S60.1 **Contusion of finger(s) with damage to nail**

S60.2 **Contusion of other parts of wrist and hand**

S60.7 **Multiple superficial injuries of wrist and hand**

S60.8 **Other superficial injuries of wrist and hand**

S60.9 **Superficial injury of wrist and hand, unspecified**

S61 Open wound of wrist and hand

Excludes: traumatic amputation of wrist and hand (S68.-)

S61.0 **Open wound of finger(s) without damage to nail**

Open wound of finger(s) NOS

Excludes: open wound involving nail(matrix)(S61.1)

S61.1 **Open wound of finger(s) with damage to nail**

S61.7 腕和手多处开放性伤口
S61.8 腕和手其他部位的开放性伤口
S61.9 腕和手部位未特指的开放性伤口

S62 在腕和手水平的骨折

当不可能或不想用多编码去标明骨折和开放性伤口时，提供下列细目作为补充位数供选择使用；未指明闭合性或开放性的骨折应归类为闭合性。

0 闭合性
1 开放性

不包括： 尺骨和桡骨远侧部位骨折(S52. -)

S62.0 手舟[舟状]骨骨折

S62.1 其他腕骨骨折
头状骨[头状骨]
钩状骨[钩骨]
月状骨[半月骨]
豆骨
大多角骨[大多角骨]
小多角骨[小多角骨]
三角骨[腕楔形骨]

S62.2 第一掌骨骨折
贝内特骨折

S62.3 其他掌骨骨折
S62.4 掌骨多处骨折
S62.5 拇指骨折
S62.6 其他手指骨折
S62.7 手指多处骨折
S62.8 腕和手其他和未特指部位的骨折

S63 在腕和手水平的关节和韧带脱位、扭伤和劳损

S63.0 腕关节脱位
腕(骨)
腕掌(关节)
掌(骨),近端
腕骨间(关节)
桡腕(关节)
桡尺(关节),远端
桡骨,远端
尺骨,远端

S63.1 指关节脱位
指间(关节),手
掌(骨),远端
掌指(关节)
指骨,手
拇指

S61.7 Multiple open wounds of wrist and hand
S61.8 Open wound of other parts of wrist and hand
S61.9 Open wound of wrist and hand, part unspecified

S62 Fracture at wrist and hand level

The following subdivisions are provided for optional use in a supplementary character position where it is not possible or not desired to use multiple coding to identify fracture and open wound; a fracture not indicated as closed or open should be classified as closed.

0 closed
1 open

Excludes: fracture of distal parts of ulna and radius (S52. -)

S62.0 Fracture of navicular [scaphoid] bone of hand

S62.1 Fracture of other carpal bone(s)
Capitate [os magnum]
Hamate [unciform]
Lunate [semilunar]
Pisiform
Trapezium [greater multangular]
Trapezoid [lesser multangular]
Triquetrum [cuneiform of carpus]

S62.2 Fracture of first metacarpal bone
Bennett's fracture

S62.3 Fracture of other metacarpal bone
S62.4 Multiple fractures of metacarpal bones
S62.5 Fracture of thumb
S62.6 Fracture of other finger
S62.7 Multiple fractures of fingers
S62.8 Fracture of other and unspecified parts of wrist and hand

S63 Dislocation, sprain and strain of joints and ligaments at wrist and hand level

S63.0 Dislocation of wrist
Carpal (bone)
Carpometacarpal (joint)
Metacarpal (bone), proximal end
Midcarpal (joint)
Radiocarpal (joint)
Radioulnar (joint), distal
Radius, distal end
Ulna, distal end

S63.1 Dislocation of finger
Interphalangeal (joint), hand
Metacarpal (bone), distal end
Metacarpophalangeal (joint)
Phalanx, hand
Thumb

S63.2 手指多处脱位

S63.3 腕和腕关节韧带创伤性破裂

副韧带,腕
桡腕(韧带)
尺腕韧带(掌的)

S63.4 掌指和指间关节处的手指韧带创伤性破裂

副韧带
掌韧带
掌板

S63.5 腕关节扭伤和劳损

腕(关节)
桡腕(关节)(韧带)

S63.6 手指扭伤和劳损

指间(关节),手
掌指(关节)
指骨,手
拇指

S63.7 手其他和未特指部位的扭伤和劳损

S64 在腕和手水平的神经损伤

S64.0 在腕和手水平的尺神经损伤
S64.1 在腕和手水平的正中神经损伤
S64.2 在腕和手水平的桡神经损伤
S64.3 拇指指神经损伤
S64.4 其他手指指神经损伤
S64.7 在腕和手水平的多神经损伤
S64.8 在腕和手水平的其他神经损伤
S64.9 在腕和手水平的未特指神经的损伤

S65 在腕和手水平的血管损伤

S65.0 在腕和手水平的尺动脉损伤
S65.1 在腕和手水平的桡动脉损伤
S65.2 掌浅动静脉弓损伤
S65.3 掌深动静脉弓损伤
S65.4 拇指血管损伤
S65.5 其他手指血管损伤
S65.7 在腕和手水平的多血管损伤
S65.8 在腕和手水平的其他血管损伤
S65.9 在腕和手水平的未特指血管的损伤

S66 在腕和手水平的肌肉和肌腱损伤

S66.0 在腕和手水平的拇指长屈肌和肌腱损伤

S63.2 Multiple dislocations of fingers

S63.3 Traumatic rupture of ligament of wrist and carpus

Collateral, wrist
Radiocarpal (ligament)
Ulnocarpal (palmar)

S63.4 Traumatic rupture of igament of finger at metacarpophalangeal and interphalangeal joint(s)

Collateral
Palmar
Volar plate

S63.5 Sprain and strain of wrist

Carpal (joint)
Radiocarpal (joint) (ligament)

S63.6 Sprain and strain of finger(s)

Interphalangeal (joint), hand
Metacarpophalangeal (joint)
Phalanx, hand
Thumb

S63.7 Sprain and strain of other and unspecified parts of hand

S64 Injury of nerves at wrist and hand level

S64.0 Injury of ulnar nerve at wrist and hand level
S64.1 Injury of median nerve at wrist and hand level
S64.2 Injury of radial nerve at wrist and hand level
S64.3 Injury of digital nerve of thumb
S64.4 Injury of digital nerve of other finger
S64.7 Injury of multiple nerves at wrist and hand level
S64.8 Injury of other nerves at wrist and hand level
S64.9 Injury of unspecified nerve at wrist and hand level

S65 Injury of blood vessels at wrist and hand level

S65.0 Injury of ulnar artery at wrist and hand level
S65.1 Injury of radial artery at wrist and hand level
S65.2 Injury of superficial palmar arch
S65.3 Injury of deep palmar arch
S65.4 Injury of blood vessel(s) of thumb
S65.5 Injury of blood vessel(s) of other finger
S65.7 Injury of multiple blood vessels at wrist and hand level
S65.8 Injury of other blood vessels at wrist and hand level
S65.9 Injury of unspecified blood vessel at wrist and hand level

S66 Injury of muscle and tendon at wrist and hand level

S66.0 Injury of long flexor muscle and tendon of thumb at wrist and hand level

S66.1 在腕和手水平的其他手指屈肌和肌腱损伤

S66.2 在腕和手水平的拇指伸肌和肌腱损伤

S66.3 在腕和手水平的其他手指伸肌和肌腱损伤

S66.4 在腕和手水平的拇指内在肌和肌腱损伤

S66.5 在腕和手水平的其他手指内在肌和肌腱损伤

S66.6 在腕和手水平的多处屈肌和肌腱损伤

S66.7 在腕和手水平的多处伸肌和肌腱损伤

S66.8 在腕和手水平的其他肌肉和肌腱的损伤

S66.9 在腕和手水平的未特指肌肉和肌腱的损伤

S67 腕和手挤压伤

S67.0 拇指和其他手指挤压伤

S67.8 腕和手其他和未特指部位的挤压伤

S68 腕和手创伤性切断

S68.0 拇指创伤性切断(完全)(部分)

S68.1 其他单个手指创伤性切断(完全)(部分)

S68.2 仅两个或更多手指创伤性切断(完全)(部分)

S68.3 手指(的一部分)伴有腕和手其他部分的合并创伤性切断

S68.4 手在腕水平的创伤性切断

S68.8 腕和手其他部位的创伤性切断

S68.9 腕和手水平未特指的创伤性切断

S69 腕和手其他和未特指的损伤

S69.7 腕和手多处损伤

分类于 S60-S68 中一个以上类目的损伤

S69.8 腕和手其他特指的损伤

S69.9 腕和手未特指的损伤

S66.1 Injury of flexor muscle and tendon of other finger at wrist and hand level

S66.2 Injury of extensor muscle and tendon of thumb at wrist and hand level

S66.3 Injury of extensor muscle and tendon of other finger at wrist and hand level

S66.4 Injury of intrinsic muscle and tendon of thumb at wrist and hand level

S66.5 Injury of intrinsic muscle and tendon of other finger at wrist and hand level

S66.6 Injury of multiple flexor muscles and tendons at wrist and hand level

S66.7 Injury of multiple extensor muscles and tendons at wrist and hand level

S66.8 Injury of other muscles and tendons at wrist and hand level

S66.9 Injury of unspecified muscle and tendon at wrist and hand level

S67 Crushing injury of wrist and hand

S67.0 Crushing injury of thumb and other finger(s)

S67.8 Crushing injury of other and unspecified parts of wrist and hand

S68 Traumatic amputation of wrist and hand

S68.0 Traumatic amputation of thumb (complete) (partial)

S68.1 Traumatic amputation of other single finger (complete) (partial)

S68.2 Traumatic amputation of two or more fingers alone (complete) (partial)

S68.3 Combined traumatic amputation of (part of) finger(s) with other parts of wrist and hand

S68.4 Traumatic amputation of hand at wrist level

S68.8 Traumatic amputation of other parts of wrist and hand

S68.9 Traumatic amputation of wrist and hand, level unspecified

S69 Other and unspecified injuries of wrist and hand

S69.7 Multiple injuries of wrist and hand

Injuries classifiable to more than one of the categories S60-S68

S69.8 Other specified injuries of wrist and hand

S69.9 Unspecified injury of wrist and hand

髋和大腿损伤 (S70-S79)

不包括： 累及双侧髋和大腿(T00-T07)
烧伤和腐蚀伤(T20-T32)
冻伤(T33-T35)
小腿损伤，水平未特指(T12-T13)
有毒昆虫的咬伤或螫伤(T63.4)

S70 髋和大腿浅表损伤

S70.0 髋挫伤
S70.1 大腿挫伤
S70.7 髋和大腿多处浅表损伤
S70.8 髋和大腿其他浅表损伤
S70.9 髋和大腿未特指的浅表损伤

S71 髋和大腿开放性伤口

不包括：髋和大腿创伤性切断(S78.-)

S71.0 髋开放性伤口
S71.1 大腿开放性伤口
S71.7 髋和大腿多处开放性伤口
S71.8 骨盆带其他和未特指部位的开放性伤口

S72 股骨骨折

当不可能或不想用多编码去标明骨折和开放性伤口时，提供下列细目作为补充位数供选择使用；未指明闭合性或开放性的骨折应归类为闭合性。

0　闭合性
1　开放性

S72.0 股骨颈骨折
髋骨折 NOS
S72.1 经大转子骨折
转子间骨折
转子骨折
S72.2 转子下骨折
S72.3 股骨干骨折
S72.4 股骨下端骨折
S72.7 股骨多处骨折
S72.8 股骨其他部位的骨折
S72.9 股骨部位未特指的骨折

S73 髋关节和韧带脱位、扭伤和劳损

S73.0 髋脱位
S73.1 髋扭伤和劳损

Injuries to the hip and thigh (S70-S79)

Excludes: bilateral involvement of hip and thigh (T00-T07)
burns and corrosions (T20-T32)
frostbite (T33-T35)
injuries of leg, level unspecified (T12-T13)
insect bite or sting, venomous(T63.4)

S70 Superficial injury of hip and thigh

S70.0 Contusion of hip
S70.1 Contusion of thigh
S70.7 Multiple superficial injuries of hip and thigh
S70.8 Other superficial injuries of hip and thigh
S70.9 Superficial injury of hip and thigh, unspecified

S71 Open wound of hip and thigh

Excludes: traumatic amputation of hip and thigh (S78. -)

S71.0 Open wound of hip
S71.1 Open wound of thigh
S71.7 Multiple open wounds of hip and thigh
S71.8 Open wound of other and unspecified parts of pelvic girdle

S72 Fracture of femur

The following subdivisions are provided for optional use in a supplementary character position where it is not possible or not desired to use multiple coding to identify fracture and open wound; a fracture not indicated as closed or open should be classified as closed.

0　closed
1　open

S72.0 Fracture of neck of femur
Fracture of hip NOS
S72.1 Pertrochanteric fracture
Intertrochanteric fracture
Trochanteric fracture
S72.2 Subtrochanteric fracture
S72.3 Fracture of shaft of femur
S72.4 Fracture of lower end of femur
S72.7 Multiple fractures of femur
S72.8 Fractures of other parts of femur
S72.9 Fracture of femur, part unspecified

S73 Dislocation, sprain and strain of joint and ligaments of hip

S73.0 Dislocation of hip
S73.1 Sprain and strain of hip

S74 在髋和大腿水平的神经损伤

S74.0 在髋和大腿水平的坐骨神经损伤
S74.1 在髋和大腿水平的股神经损伤
S74.2 在髋和大腿水平的皮感觉神经损伤
S74.7 在髋和大腿水平的多神经损伤
S74.8 在髋和大腿水平的其他神经损伤
S74.9 在髋和大腿水平的未特指神经的损伤

S75 在髋和大腿水平的血管损伤

不包括：腘动脉(S85.0)

S75.0 股动脉损伤
S75.1 在髋和大腿水平的股静脉损伤
S75.2 在髋和大腿水平的大隐静脉损伤

不包括：大隐静脉 NOS(S85.3)

S75.7 在髋和大腿水平的多血管损伤
S75.8 在髋和大腿水平的其他血管损伤
S75.9 在髋和大腿水平的未特指血管的损伤

S76 在髋和大腿水平的肌肉和肌腱损伤

S76.0 髋部肌肉和肌腱损伤
S76.1 四头肌和肌腱损伤
髌韧带(肌腱)
S76.2 大腿内收肌和肌腱损伤
S76.3 在大腿水平的后部肌群和肌腱损伤
S76.4 在大腿水平的其他和未特指的肌肉和肌腱损伤
S76.7 髋关节和在大腿水平的多处肌肉和肌腱损伤

S77 髋和大腿挤压伤

S77.0 髋部挤压伤
S77.1 大腿挤压伤
S77.2 髋伴有大腿挤压伤

S78 髋和大腿创伤性切断

不包括：下肢创伤性切断，水平未特指(T13.6)

S78.0 髋部创伤性切断
S78.1 在髋和膝关节之间水平的创伤性切断
S78.9 髋和大腿水平未特指的创伤性切断

S74 Injury of nerves at hip and thigh level

S74.0 Injury of sciatic nerve at hip and thigh level
S74.1 Injury of femoral nerve at hip and thigh level
S74.2 Injury of cutaneous sensory nerve at hip and thigh level
S74.7 Injury of multiple nerves at hip and thigh level
S74.8 Injury of other nerves at hip and thigh level
S74.9 Injury of unspecified nerve at hip and thigh level

S75 Injury of blood vessels at hip and thigh level

Excludes: popliteal artery (S85.0)

S75.0 Injury of femoral artery
S75.1 Injury of femoral vein at hip and thigh level
S75.2 Injury of greater saphenous vein at hip and thigh level

Excludes: greater saphenous vein NOS (S85.3)

S75.7 Injury of multiple blood vessels at hip and thigh level
S75.8 Injury of other blood vessels at hip and thigh level
S75.9 Injury of unspecified blood vessel at hip and thigh level

S76 Injury of muscle and tendon at hip and thigh level

S76.0 Injury of muscle and tendon of hip
S76.1 Injury of quadriceps muscle and tendon
Patellar ligament (tendon)
S76.2 Injury of adductor muscle and tendon of thigh
S76.3 Injury of muscle and tendon of the posterior muscle group at thigh level
S76.4 Injury of other and unspecified muscles and tendons at thigh level
S76.7 Injury of multiple muscles and tendons at hip and thigh level

S77 Crushing injury of hip and thigh

S77.0 Crushing injury of hip
S77.1 Crushing injury of thigh
S77.2 Crushing injury of hip with thigh

S78 Traumatic amputation of hip and thigh

Excludes: traumatic amputation of lower limb, level unspecified (T13.6)

S78.0 Traumatic amputation at hip joint
S78.1 Traumatic amputation at level between hip and knee
S78.9 Traumatic amputation of hip and thigh, level unspecified

S79 髋和大腿其他和未特指的损伤

S79.7 髋和大腿多处损伤
分类于 S70-S78 中一个以上类目的损伤
S79.8 髋和大腿其他特指的损伤
S79.9 髋和大腿未特指的损伤

S79 Other and unspecified injuries of hip and thigh

S79.7 **Multiple injuries of hip and thigh**
Injuries classifiable to more than one of the categories S70-S78
S79.8 **Other specified injuries of hip and thigh**
S79.9 **Unspecified injury of hip and thigh**

膝和小腿损伤(S80-S89)

包　括：踝关节和踝骨折
不包括：累及双侧膝和小腿(T00-T07)
烧伤和腐蚀伤(T20-T32)
冻伤(T33-T35)
损伤：
· 踝和足，除外踝关节和踝骨折(S90-S99)
· 小腿，水平未特指(T12-T13)
有毒昆虫的咬伤或螫伤(T63.4)

Injuries to the knee and lower leg (S80-S89)

Includes: fracture of ankle and malleolus
Excludes: bilateral involvement of knee and lower leg (T00-T07)
burns and corrosions (T20-T32)
frostbite (T33-T35)
injuries of:
· ankle and foot, except fracture of ankle and malleolus (S90-S99)
· leg, level unspecified (T12-T13)
insect bite or sting, venomous (T63.4)

S80 小腿浅表损伤

不包括：踝和足浅表损伤(S90.-)
S80.0 膝挫伤
S80.1 小腿其他和未特指部位的挫伤
S80.7 小腿多处浅表损伤
S80.8 小腿的其他浅表损伤
S80.9 小腿未特指的浅表损伤

S80 Superficial injury of lower leg

Excludes: superficial injury of ankle and foot (S90.-)
S80.0 **Contusion of knee**
S80.1 **Contusion of other and unspecified parts of lower leg**
S80.7 **Multiple superficial injuries of lower leg**
S80.8 **Other superficial injuries of lower leg**
S80.9 **Superficial injury of lower leg, unspecified**

S81 小腿开放性伤口

不包括：踝和足开放性伤口(S91.-)
小腿创伤性切断(S88.-)
S81.0 膝开放性伤口
S81.7 小腿多处开放性伤口
S81.8 小腿其他部位的开放性伤口
S81.9 小腿部位未特指的开放性伤口

S81 Open wound of lower leg

Excludes: open wound of ankle and foot (S91.-)
traumatic amputation of lower leg (S88.-)
S81.0 **Open wound of knee**
S81.7 **Multiple open wounds of lower leg**
S81.8 **Open wound of other parts of lower leg**
S81.9 **Open wound of lower leg, part unspecified**

S82 小腿(包括踝)骨折

包　括：踝

当不可能或不想用多编码去标明骨折和开放性伤口时，提供下列细目作为补充位数供选择使用；未指明闭合性或开放性的骨折应归类为闭合性。

0 闭合性
1 开放性

不包括：足骨折，除外踝(S92.-)

S82 Fracture of lower leg, including ankle

Includes: malleolus

The following subdivisions are provided for optional use in a supplementary character position where it is not possible or not desired to use multiple coding to identify fracture and open wound; a fracture not indicated as closed or open should be classified as closed.

0 closed
1 open

Excludes: fracture of foot, except ankle (S92.-)

S82.0 髌骨骨折
膝盖
S82.1 胫骨上端骨折
胫骨：
·髁
·头
·近端
·结节
}提及或未提及腓骨骨折
S82.2 胫骨骨干骨折
提及或未提及腓骨骨折
S82.3 胫骨下端骨折
提及或未提及腓骨骨折
不包括：内踝（S82.5）
S82.4 仅腓骨骨折
不包括：外踝（S82.6）
S82.5 内踝骨折
胫骨累及：
·踝关节
·踝
S82.6 外踝骨折
腓骨累及：
·踝关节
·踝
S82.7 小腿多处骨折
不包括：胫骨和腓骨均骨折：
·下端（S82.3）
·骨干（S82.2）
·上端（S82.1）
S82.8 小腿其他部位的骨折
骨折：
·踝 NOS
·双踝
·三踝
S82.9 小腿部位未特指的骨折

S83 膝关节和韧带脱位、扭伤和劳损

不包括：紊乱：
·膝关节内（M23.-）
·髌骨（M22.0-M22.3）
膝关节脱位：
·陈旧性（M24.3）
·病理性（M24.3）
·复发性（M24.4）
S83.0 髌骨脱位
S83.1 膝关节脱位
胫腓（关节）
S83.2 半月板撕裂，近期的
桶柄状撕裂：
·NOS
·外侧半月板
·内侧半月板
不包括：陈旧性桶柄状撕裂（M23.2）

S82.0 Fracture of patella
Knee cap
S82.1 Fracture of upper end of tibia
Tibial:
· condyles
· head
· proximal end
· tuberosity
} with or without mention of fracture of fibula
S82.2 Fracture of shaft of tibia
With or without mention of fracture of fibula
S82.3 Fracture of lower end of tibia
With or without mention of fracture of fibula
Excludes: medial malleolus (S82.5)
S82.4 Fracture of fibula alone
Excludes: lateral malleolus (S82.6)
S82.5 Fracture of medial malleolus
Tibia involving:
· ankle
· malleolus
S82.6 Fracture of lateral malleolus
Fibula involving:
· ankle
· malleolus
S82.7 Multiple fractures of lower leg
Excludes: fractures of both tibia and fibula:
· lower end (S82.3)
· shafts (S82.2)
· upper end (S82.1)
S82.8 Fractures of other parts of lower leg
Fracture (of):
· ankle NOS
· bimalleolar
· trimalleolar
S82.9 Fracture of lower leg, part unspecified

S83 Dislocation, sprain and strain of joints and ligaments of knee

Excludes: derangement of:
· knee, internal (M23.-)
· patella (M22.0-M22.3)
dislocation of knee:
· old (M24.3)
· pathological (M24.3)
· recurrent (M24.4)
S83.0 Dislocation of patella
S83.1 Dislocation of knee
Tibiofibular (joint)
S83.2 Tear of meniscus, current
Bucket-handle tear (of):
· NOS
· lateral meniscus
· medial meniscus
Excludes: old bucket-handle tear (M23.2)

S83.3	膝关节软骨撕裂，近期的	S83.3	**Tear of articular cartilage of knee, current**
S83.4	累及膝关节(腓)(胫)副韧带的扭伤和劳损	S83.4	**Sprain and strain involving (fibular) (tibial) collateral ligament of knee**
S83.5	累及膝关节(前)(后)十字韧带的扭伤和劳损	S83.5	**Sprain and strain involving (anterior) (posterior) cruciate ligament of knee**
S83.6	膝的其他和未特指部位的扭伤和劳损 上胫腓关节和韧带 **不包括**：髌韧带扭伤(S76.1)	S83.6	**Sprain and strain of other and unspecified parts of knee** Tibiofibular joint and ligament, superior **Excludes**: sprain of patellar ligament (S76.1)
S83.7	膝的多处结构的损伤 半月板(外侧)(内侧)合并(副)(十字)韧带的损伤	S83.7	**Injury to multiple structures of knee** Injury to (lateral) (medial) meniscus in combination with (collateral) (cruciate) ligaments

S84 在小腿水平的神经损伤 / Injury of nerves at lower leg level

不包括：在踝和足水平的神经损伤(S94.-)

Excludes: injury of nerves at ankle and foot level (S94.-)

S84.0	在小腿水平的胫神经损伤	S84.0	**Injury of tibial nerve at lower leg level**
S84.1	在小腿水平的腓神经损伤	S84.1	**Injury of peroneal nerve at lower leg level**
S84.2	在小腿水平的皮感觉神经损伤	S84.2	**Injury of cutaneous sensory nerve at lower leg level**
S84.7	在小腿水平的多神经损伤	S84.7	**Injury of multiple nerves at lower leg level**
S84.8	在小腿水平的其他神经损伤	S84.8	**Injury of other nerves at lower leg level**
S84.9	在小腿水平的未特指神经的损伤	S84.9	**Injury of unspecified nerve at lower leg level**

S85 在小腿水平的血管损伤 / Injury of blood vessels at lower leg level

不包括：在踝和足水平的血管损伤(S95.-)

Excludes: injury of blood vessels at ankle and foot level (S95.-)

S85.0	腘动脉损伤	S85.0	**Injury of popliteal artery**
S85.1	胫动脉损伤(前)(后)	S85.1	**Injury of (anterior) (posterior) tibial artery**
S85.2	腓动脉损伤	S85.2	**Injury of peroneal artery**
S85.3	在小腿水平的大隐静脉损伤 大隐静脉 NOS	S85.3	**Injury of greater saphenous vein at lower leg level** Greater saphenous vein NOS
S85.4	在小腿水平的小隐静脉损伤	S85.4	**Injury of lesser saphenous vein at lower leg level**
S85.5	腘静脉损伤	S85.5	**Injury of popliteal vein**
S85.7	在小腿水平的多处血管损伤	S85.7	**Injury of multiple blood vessels at lower leg level**
S85.8	在小腿水平的其他血管损伤	S85.8	**Injury of other blood vessels at lower leg level**
S85.9	在小腿水平的未特指血管的损伤	S85.9	**Injury of unspecified blood vessel at lower leg level**

S86 在小腿水平的肌肉和肌腱损伤 / Injury of muscle and tendon at lower leg level

不包括：损伤：
- 踝或踝以下肌肉和肌腱(S96.-)
- 髌韧带(S76.1)

Excludes: injury of:
- muscle and tendon at or below ankle (S96.-)
- patellar ligament (S76.1)

S86.0	跟腱损伤	S86.0	**Injury of Achilles tendon**
S86.1	在小腿水平的后部肌群的其他肌肉和肌腱损伤	S86.1	**Injury of other muscle(s) and tendon(s) of posterior muscle group at lower leg level**
S86.2	在小腿水平的前部肌群的肌肉和肌腱损伤	S86.2	**Injury of muscle(s) and tendon(s) of anterior muscle group at lower leg level**

S86.3 在小腿水平的腓侧肌群的肌肉和肌腱损伤

S86.3 Injury of muscle(s) and tendon(s) of peroneal muscle group at lower leg level

S86.7 在小腿水平的多处肌肉和肌腱损伤

S86.7 Injury of multiple muscles and tendons at lower leg level

S86.8 在小腿水平的其他肌肉和肌腱损伤

S86.8 Injury of other muscles and tendons at lower leg level

S86.9 在小腿水平的未特指肌肉和肌腱的损伤

S86.9 Injury of unspecified muscle and tendon at lower leg level

S87 小腿挤压伤

不包括：踝和足挤压伤(S97.-)

S87.0 膝挤压伤

S87.8 小腿其他和未特指部位的挤压伤

S87 Crushing injury of lower leg

Excludes: crushing injury of ankle and foot (S97.-)

S87.0 Crushing injury of knee

S87.8 Crushing injury of other and unspecified parts of lower leg

S88 小腿创伤性切断

不包括：创伤性切断：
- 踝和足(S98.-)
- 腿，水平未特指(T13.6)

S88.0 在膝水平的创伤性切断

S88.1 在膝和踝之间水平的创伤性切断

S88.9 小腿水平未特指的创伤性切断

S88 Traumatic amputation of lower leg

Excludes: traumatic amputation of:
- ankle and foot (S98.-)
- leg, level unspecified(T13.6)

S88.0 Traumatic amputation at knee level

S88.1 Traumatic amputation at level between knee and ankle

S88.9 Traumatic amputation of lower leg, level unspecified

S89 小腿其他和未特指的损伤

不包括：踝和足其他和未特指的损伤(S99.-)

S89.7 小腿多处损伤

分类于S80-S88中一个以上类目的损伤

S89.8 小腿其他特指的损伤

S89.9 小腿未特指的损伤

S89 Other and unspecified injuries of lower leg

Excludes: other and unspecified injuries of ankle and foot (S99.-)

S89.7 Multiple injuries of lower leg

Injuries classifiable to more than one of the categories S80-S88

S89.8 Other specified injuries of lower leg

S89.9 Unspecified injury of lower leg

踝和足损伤 (S90-S99)

不包括：累及双侧踝和足(T00-T07)
烧伤和腐蚀伤(T20-T32)
踝关节和踝的骨折(S82.-)
冻伤(T33-T35)
腿的损伤，水平未特指(T12-T13)
有毒昆虫的咬伤或螫伤(T63.4)

Injuries to the ankle and foot (S90-S99)

Excludes: bilateral involvement of ankle and foot (T00-T07)
burns and corrosions (T20-T32)
fracture of ankle and malleolus(S82.-)
frostbite (T33-T35)
injuries of leg, level unspecified(T12-T13)
insect bite or sting, venomous(T63.4)

S90 踝和足浅表损伤

S90.0 踝挫伤

S90.1 趾挫伤不伴有趾甲损坏

趾挫伤 NOS

S90.2 趾挫伤伴有趾甲损坏

S90 Superficial injury of ankle and foot

S90.0 Contusion of ankle

S90.1 Contusion of toe(s) without damage to nail

Contusion of toe(s) NOS

S90.2 Contusion of toe(s) with damage to nail

S90.3　足的其他和未特指部位的挫伤

S90.7　踝和足多处浅表损伤

S90.8　踝和足的其他浅表损伤

S90.9　踝和足未特指的浅表损伤

S91　踝和足开放性伤口

不包括：踝和足创伤性切断(S98.-)

S91.0　踝开放性伤口

S91.1　趾开放性伤口不伴有趾甲损坏

趾开放性伤口 NOS

S91.2　趾开放性伤口伴有趾甲损坏

S91.3　足的其他部位的开放性伤口

足开放性伤口 NOS

S91.7　踝和足多处开放性伤口

S92　足骨折，除外踝

当不可能或不想用多编码去标明骨折和开放性伤口时，提供下列细目作为补充位数供选择使用；未指明闭合性或开放性的骨折应归类为闭合性。

0　闭合性

1　开放性

不包括：踝关节(S82.-)

踝(S82.-)

S92.0　跟骨骨折

跟骨

跟骨

S92.1　距骨骨折

距骨

S92.2　其他跗骨骨折

骰骨

楔骨，足(中间)(外侧)(内侧)

舟骨，足

S92.3　跖骨骨折

S92.4　拇趾骨折

S92.5　其他趾骨折

S92.7　足多处骨折

S92.9　足骨折，未特指

S93　在踝和足水平的关节和韧带脱位、扭伤和劳损

S93.0　踝关节脱位

距骨

腓骨，下端

距骨

胫骨，下端

S90.3　**Contusion of other and unspecified parts of foot**

S90.7　**Multiple superficial injuries of ankle and foot**

S90.8　**Other superficial injuries of ankle and foot**

S90.9　**Superficial injury of ankle and foot, unspecified**

S91　Open wound of ankle and foot

Excludes: traumatic amputation of ankle and foot (S98.-)

S91.0　**Open wound of ankle**

S91.1　**Open wound of toe(s) without damage to nail**

Open wound of toe(s) NOS

S91.2　**Open wound of toe(s) with damage to nail**

S91.3　**Open wound of other parts of foot**

Open wound of foot NOS

S91.7　**Multiple open wounds of ankle and foot**

S92　Fracture of foot, except ankle

The following subdivisions are provided for optional use in a supplementary character position where it is not possible or not desired to use multiple coding to identify fracture and open wound; a fracture not indicated as closed or open should be classified as closed.

0　closed

1　open

Excludes: ankle (S82.-)

malleolus (S82.-)

S92.0　**Fracture of calcaneus**

Heel bone

Os calcis

S92.1　**Fracture of talus**

Astragalus

S92.2　**Fracture of other tarsal bone(s)**

Cuboid

Cuneiform, foot (intermediate) (lateral) (medial)

Navicular, foot

S92.3　**Fracture of metatarsal bone**

S92.4　**Fracture of great toe**

S92.5　**Fracture of other toe**

S92.7　**Multiple fractures of foot**

S92.9　**Fracture of foot, unspecified**

S93　Dislocation, sprain and strain of joints and ligaments at ankle and foot level

S93.0　**Dislocation of ankle joint**

Astragalus

Fibula, lower end

Talus

Tibia, lower end

S93.1	**足趾脱位** 趾间(关节) 跖趾(关节)	**S93.1**	**Dislocation of toe(s)** Interphalangeal (joint(s)) Metatarsophalangeal (joint(s))
S93.2	**在踝和足水平的韧带破裂**	**S93.2**	**Rupture of ligaments at ankle and foot level**
S93.3	**足的其他和未特指部位的脱位** 舟骨,足 跗(关节) 跗跖(关节)	**S93.3**	**Dislocation of other and unspecified parts of foot** Navicular, foot Tarsal (joint(s)) Tarsometatarsal (joint(s))
S93.4	**踝扭伤和劳损** 跟腓(韧带) 三角(韧带) 内侧副(韧带) 距腓(韧带) 胫腓(韧带),远端 **不包括**:跟腱损伤(S86.0)	**S93.4**	**Sprain and strain of ankle** Calcaneofibular (ligament) Deltoid (ligament) Internal collateral (ligament) Talofibular (ligament) Tibiofibular (ligament), distal **Excludes**: injury of Achilles tendon(S86.0)
S93.5	**足趾扭伤和劳损** 趾间(关节) 跖趾(关节)	**S93.5**	**Sprain and strain of toe(s)** Interphalangeal (joint(s)) Metatarsophalangeal (joint(s))
S93.6	**足的其他和未特指部位的扭伤和劳损** 跗骨(韧带) 跗跖(韧带)	**S93.6**	**Sprain and strain of other and unspecified parts of foot** Tarsal (ligament) Tarsometatarsal (ligament)

S94 在踝和足水平的神经损伤 / S94 Injury of nerves at ankle and foot level

S94.0	**足底外侧神经损伤**	**S94.0**	**Injury of lateral plantar nerve**
S94.1	**足底内侧神经损伤**	**S94.1**	**Injury of medial plantar nerve**
S94.2	**在踝和足水平的腓深神经损伤** 末端,腓深神经的外侧支	**S94.2**	**Injury of deep peroneal nerve at ankle and foot level** Terminal, lateral branch of deep peroneal nerve
S94.3	**在踝和足水平的皮感觉神经损伤**	**S94.3**	**Injury of cutaneous sensory nerve at ankle and foot level**
S94.7	**在踝和足水平的多神经损伤**	**S94.7**	**Injury of multiple nerves at ankle and foot level**
S94.8	**在踝和足水平的其他神经损伤**	**S94.8**	**Injury of other nerves at ankle and foot level**
S94.9	**在踝和足水平的未特指神经的损伤**	**S94.9**	**Injury of unspecified nerve at ankle and foot level**

S95 在踝和足水平的血管损伤 / S95 Injury of blood vessels at ankle and foot level

不包括:胫后动脉和静脉损伤(S85.-)

Excludes: injury of posterior tibial artery and vein (S85.-)

S95.0	**足背动脉损伤**	**S95.0**	**Injury of dorsal artery of foot**
S95.1	**足底动脉损伤**	**S95.1**	**Injury of plantar artery of foot**
S95.2	**足背静脉损伤**	**S95.2**	**Injury of dorsal vein of foot**
S95.7	**在踝和足水平的多血管损伤**	**S95.7**	**Injury of multiple blood vessels at ankle and foot level**
S95.8	**在踝和足水平的其他血管损伤**	**S95.8**	**Injury of other blood vessels at ankle and foot level**
S95.9	**在踝和足水平未特指血管的损伤**	**S95.9**	**Injury of unspecified blood vessel at ankle and foot level**

S96 在踝和足水平的肌肉和肌腱损伤

不包括：跟腱损伤（S86.0）

S96.0 在踝和足水平趾长屈肌和肌腱损伤

S96.1 在踝和足水平趾长伸肌和肌腱损伤

S96.2 在踝和足水平的内在肌和肌腱损伤

S96.7 在踝和足水平的多处肌肉和肌腱损伤

S96.8 在踝和足水平的其他肌肉和肌腱损伤

S96.9 在踝和足水平的未特指肌肉和肌腱的损伤

S97 踝和足挤压伤

S97.0 踝挤压伤

S97.1 足趾挤压伤

S97.8 踝和足其他部位的挤压伤

足挤压伤 NOS

S98 踝和足创伤性切断

S98.0 足在踝水平的创伤性切断

S98.1 一个足趾的创伤性切断

S98.2 两个或更多足趾的创伤性切断

S98.3 足其他部位的创伤性切断

足趾和足其他部位的复合性创伤性切断

S98.4 足在未特指水平的创伤性切断

S99 踝和足其他和未特指的损伤

S99.7 踝和足多处损伤

分类于 S90-S98 中一个以上类目的损伤

S99.8 踝和足其他特指的损伤

S99.9 踝和足未特指的损伤

累及身体多个部位的损伤（T00-T07）

包　括：累及同一身体部位的双侧肢体

按损伤类型累及可归类在 S00-S99 中身体的两个或更多部位

不包括：烧伤或腐蚀伤（T20-T32）

冻伤（T33-T35）

有毒昆虫的咬伤或螯伤（T63.4）

只累及身体一个部位的多种损伤-见 S-部分

晒斑[晒伤]（L55. -）

S96 Injury of muscle and tendon at ankle and foot level

Excludes: injury of Achilles tendon (S86.0)

S96.0 Injury of muscle and tendon of long flexor muscle of toe at ankle and foot level

S96.1 Injury of muscle and tendon of long extensor muscle of toe at ankle and foot level

S96.2 Injury of intrinsic muscle and tendon at ankle and foot level

S96.7 Injury of multiple muscles and tendons at ankle and foot level

S96.8 Injury of other muscles and tendons at ankle and foot level

S96.9 Injury of unspecified muscle and tendon at ankle and foot level

S97 Crushing injuries of ankle and foot

S97.0 Crushing injury of ankle

S97.1 Crushing injury of toe(s)

S97.8 Crushing injury of other parts of ankle and foot

Crushing injury of foot NOS

S98 Traumatic amputation of ankle and foot

S98.0 Traumatic amputation of foot at ankle level

S98.1 Traumatic amputation of one toe

S98.2 Traumatic amputation of two or more toes

S98.3 Traumatic amputation of other parts of foot

Combined traumatic amputation of toe(s) and other parts of foot

S98.4 Traumatic amputation of foot, level unspecified

S99 Other and unspecified injuries of ankle and foot

S99.7 Multiple injuries of ankle and foot

Injuries classifiable to more than one of the categories S90-S98

S99.8 Other specified injuries of ankle and foot

S99.9 Unspecified injury of ankle and foot

Injuries involving mutiple body regions (T00-T07)

Includes: bilateral involvement of limbs of the same body region

injuries by type involving two or more body regions classifiable within S00-S99

Excludes: burns and corrosions (T20-T32)

frostbite (T33-T35)

insect bite or sting, venomous (T63.4)

multiple injuries involving only one body region-see S-section

sunburn (L55. -)

T00 累及身体多个部位的浅表损伤

T00.0 累及头部伴有颈部的浅表损伤
分类于 S00.-和 S10.-部位的浅表损伤
不包括： 伴有累及身体其他部位（T00.8）

T00.1 累及胸部伴有腹部、下背和骨盆的浅表损伤
分类于 S20.-，S30.-和 T09.0 部位的浅表损伤
不包括： 伴有累及身体其他部位（T00.8）

T00.2 累及上肢多个部位的浅表损伤
分类于 S40.-，S50.-，S60.-和 T11.0 部位的浅表损伤
不包括： 伴有累及：
- 下肢（T00.6）
- 胸部、腹部、下背和骨盆（T00.8）

T00.3 累及下肢多个部位的浅表损伤
分类于 S70.-，S80.-，S90.-和 T13.0 部位的浅表损伤
不包括： 伴有累及：
- 胸部、腹部、下背和骨盆（T00.8）
- 上肢（T00.6）

T00.6 累及上肢伴有下肢多个部位的浅表损伤
分类于 T00.2 和 T00.3 部位的浅表损伤
不包括： 伴有累及胸部、腹部、下背和骨盆（T00.8）

T00.8 累及身体其他复合部位的浅表损伤

T00.9 未特指的多处浅表损伤
多处：
- 擦伤
- （非热伤性）水疱
- 青肿
- 挫伤
- 血肿
- （无毒）昆虫咬伤

} NOS

T00 Superficial injuries involving multiple body regions

T00.0 **Superficial injuries involving head with neck**
Superficial injuries of sites classifiable to S00.-and S10.-
Excludes： with involvement of other body region(s) (T00.8)

T00.1 **Superficial injuries involving thorax with abdomen, lower back and pelvis**
Superficial injuries of sites classifiable to S20.-, S30.-and T09.0
Excludes： with involvement of other body region(s) (T00.8)

T00.2 **Superficial injuries involving multiple regions of upper limb(s)**
Superficial injuries of sites classifiable to S40.-, S50.-, S60.-and T11.0
Excludes： with involvement of：
- lower limb(s) (T00.6)
- thorax, abdomen, lower back and pelvis (T00.8)

T00.3 **Superficial injuries involving multiple regions of lower limb(s)**
Superficial injuries of sites classifiable to S70.-, S80.-, S90.-and T13.0
Excludes： with involvement of：
- thorax, abdomen, lower back and pelvis (T00.8)
- upper limb(s) (T00.6)

T00.6 **Superficial injuries involving multiple regions of upper limb(s) with lower limb(s)**
Superficial injuries of sites classifiable to T00.2, and T00.3
Excludes： with involvement of thorax, abdomen, lower back and pelvis (T00.8)

T00.8 **Superficial injuries involving other combinations of body regions**

T00.9 **Multiple superficial injuries, unspecified**
Multiple：
- abrasions
- blisters(nonthermal)
- bruises
- contusions
- haematomas
- insect bites (nonvenomous)

} NOS

T01 累及身体多个部位的开放性伤口

不包括： 累及身体多个部位的创伤性切断（T05.-）

T01.0 累及头部伴有颈部的开放性伤口
分类于 S01.-和 S11.-部位的开放性伤口
不包括： 伴有累及身体其他部位（T01.8）

T01 Open wounds involving multiple body regions

Excludes： traumatic amputations involving multiple body regions (T05.-)

T01.0 **Open wounds involving head with neck**
Open wounds of sites classifiable to S01.-and S11.-
Excludes： with involvement of other body region(s) (T01.8)

T01.1 累及胸部伴有腹部、下背和骨盆的开放性伤口

分类于 S21. -, S31. -和 T09.1 部位的开放性伤口

不包括：伴有累及身体其他部位(T01.8)

T01.2 累及上肢多个部位的开放性伤口

分类于 S41. -, S51. -, S61. -和 T11.1 部位的开放性伤口

不包括：伴有累及：
- 下肢(T01.6)
- 胸部、腹部、下背和骨盆(T01.8)

T01.3 累及下肢多个部位的开放性伤口

分类于 S71. -, S81. -, S91. -和 T13.1 部位的开放性伤口

不包括：伴有累及：
- 胸部、腹部、下背和骨盆(T01.8)
- 上肢(T01.6)

T01.6 累及上肢伴有下肢多个部位的开放性伤口

分类于 T01.2 和 T01.3 部位的开放性伤口

不包括：伴有累及胸部、腹部、下背和骨盆(T01.8)

T01.8 累及其他复合身体部位的开放性伤口

T01.9 未特指的多处开放性伤口

多处：
- 动物咬伤
- 切割伤
- 撕裂伤
- 穿刺伤口

} NOS

T02 累及身体多个部位的骨折

当不可能或不想用多编码去标明骨折和开放性伤口时，提供下列细目作为补充位数供选择使用；未指明闭合性或开放性的骨折应归类为闭合性。

0 闭合性

1 开放性

T02.0 累及头部伴有颈部的骨折

分类于 S02. -和 S12. -部位的骨折

不包括：伴有累及身体其他部位(T02.8)

T01.1 Open wounds involving thorax with abdomen, lower back and pelvis

Open wounds of sites classifiable to S21. -, S31. -and T09.1

Excludes: with involvement of other body region(s) (T01.8)

T01.2 Open wounds involving multiple regions of upper limb(s)

Open wounds of sites classifiable to S41. -, S51. -, S61. -and T11.1

Excludes: with involvement of:
- lower limb(s) (T01.6)
- thorax, abdomen, lower back and pelvis (T01.8)

T01.3 Open wounds involving multiple regions of lower limb(s)

Open wounds of sites classifiable to S71. -, S81. -, S91. -and T13.1

Excludes: with involvement of:
- thorax, abdomen, lower back and pelvis (T01.8)
- upper limb(s) (T01.6)

T01.6 Open wounds involving multiple regions of upper limb(s) with lower limb(s)

Open wounds of sites classifiable to T01.2 and T01.3

Excludes: with involvement of thorax, abdomen, lower back and pelvis (T01.8)

T01.8 Open wounds involving other combinations of body regions

T01.9 Multiple open wounds, unspecified

Multiple:
- animal bites
- cuts
- lacerations
- puncture wounds

} NOS

T02 Fractures involving multiple body regions

The following subdivisions are provided for optional use in a supplementary character position where it is not possible or not desired to use multiple coding to identify fracture and open wound; a fracture not indicated as closed or open should be classified as closed.

0 closed

1 open

T02.0 Fractures involving head with neck

Fractures of sites classifiable to S02. -and S12. -

Excludes: with involvement of other body region(s) (T02.8)

T02.1 累及胸部伴有下背和骨盆的骨折

分类于 S22. -,S32. -和 T08 部位的骨折
不包括：当合并……的骨折时：
· 四肢(T02.7)
· 身体其他部位(T02.8)

T02.2 累及单上肢多个部位的骨折

分类于 S42. -, S52. -, S62. -和 T10 部位的单上肢骨折
不包括：当合并……的骨折时：
· 下肢(T02.6)
· 另一上肢(T02.4)
· 胸部、下背和骨盆(T02.7)

T02.3 累及单下肢多个部位的骨折

分类于 S72. -, S82. -, S92. -和 T12 部位的单下肢骨折
不包括：当合并……的骨折时：
· 另一下肢(T02.5)
· 胸部、下背和骨盆(T02.7)
· 上肢(T02.6)

T02.4 累及双上肢多个部位的骨折

分类于 S42. -, S52. -, S62. -和 T10 部位的特指为双侧的骨折
不包括：当合并……的骨折时：
· 下肢(T02.6)
· 胸部、下背和骨盆(T02.7)

T02.5 累及双下肢多个部位的骨折

分类于 S72. -, S82. -, S92. -和 T12 部位的特指为双侧的骨折
不包括：当合并……的骨折时：
· 胸部、下背和骨盆(T02.7)
· 上肢(T02.6)

T02.6 累及上肢伴有下肢多个部位的骨折

不包括：当合并胸部、下背和骨盆的骨折时(T02.7)

T02.7 累及胸部伴有下背和骨盆及四肢的骨折

T02.8 累及身体其他复合部位的骨折

T02.9 未特指的多处骨折

T03 累及身体多个部位的脱位、扭伤和劳损

T03.0 累及头部伴有颈部的脱位、扭伤和劳损

分类于 S03. -和 S13. -部位的脱位、扭伤和劳损
不包括：当合并身体其他部位的脱位、扭伤和劳损时(T03.8)

T02.1 Fractures involving thorax with lower back and pelvis

Fractures of sites classifiable to S22. -, S32. -and T08
Excludes: when combined with fractures of:
· limb(s) (T02.7)
· other body regions (T02.8)

T02.2 Fractures involving multiple regions of one upper limb

Fractures of sites classifiable to S42. -, S52. -, S62. -and T10 of one upper limb
Excludes: when combined with fractures of:
· lower limb(s) (T02.6)
· other upper limbs (T02.4)
· thorax, lower back and pelvis (T02.7)

T02.3 Fractures involving multiple regions of one lower limb

Fractures of sites classifiable to S72. -, S82. -, S92. -and T12 of one lower limb
Excludes: when combined with fractures of:
· other lower limb (T02.5)
· thorax, lower back and pelvis (T02.7)
· upper limb(s) (T02.6)

T02.4 Fractures involving multiple regions of both upper limbs

Fractures of sites classifiable to S42. -, S52. -, S62. -and T10 specified as bilateral
Excludes: when combined with fractures of:
· lower limb(s) (T02.6)
· thorax, lower back and pelvis (T02.7)

T02.5 Fractures involving multiple regions of both lower limbs

Fractures of sites classifiable to S72. -, S82. -, S92. -and T12 specified as bilateral
Excludes: when combined with fractures of:
· thorax, lower back and pelvis (T02.7)
· upper limb(s) (T02.6)

T02.6 Fractures involving multiple regions of upper limb(s) with lower limb(s)

Excludes: when combined with fractures of thorax, lower back and pelvis (T02.7)

T02.7 Fractures involving thorax with lower back and pelvis with limb(s)

T02.8 Fractures involving other combinations of body regions

T02.9 Multiple fractures, unspecified

T03 Dislocations, sprains and strains involving multiple body regions

T03.0 Dislocations, sprains and strains involving head with neck

Dislocations, sprains and strains of sites classifiable to S03. -and S13. -
Excludes: when combined with dislocations, sprains and strains of other body region(s) (T03.8)

T03.1　累及胸部伴有下背和骨盆的脱位、扭伤和劳损

分类于 S23. -, S33. -和 T09.2 部位的脱位、扭伤和劳损

不包括：当合并身体其他部位的脱位、扭伤和劳损时(T03.8)

T03.2　累及上肢多个部位的脱位、扭伤和劳损

分类于 S43. -, S53. -, S63. -和 T11.2 部位的脱位、扭伤和劳损

不包括：当合并……的脱位、扭伤和劳损时：

· 下肢(T03.4)

· 胸部、下背和骨盆(T03.8)

T03.3　累及下肢多个部位的脱位、扭伤和劳损

分类于 S73. -, S83. -, S93. -和 T13.2 部位的脱位、扭伤和劳损

不包括：当合并……的脱位、扭伤和劳损时：

· 胸部、下背和骨盆(T03.8)

· 上肢(T03.4)

T03.4　累及上肢伴有下肢多个部位的脱位、扭伤和劳损

不包括：当合并胸部、下背和骨盆的脱位、扭伤和劳损时(T03.8)

T03.8　累及身体其他复合部位的脱位、扭伤和劳损

T03.9　多处脱位、扭伤和劳损，未特指

T04　累及身体多个部位的挤压伤

T04.0　累及头部伴有颈部的挤压伤

分类于 S07. -和 S17. -部位的挤压伤

不包括：伴有累及身体其他部位(T04.8)

T04.1　累及胸部伴有腹部、下背和骨盆的挤压伤

挤压伤：

· 分类于 S28. -和 S38. -的部位

· 躯干 NOS

不包括：伴有累及：

· 四肢(T04.7)

· 身体其他部位(T04.8)

T03.1　Dislocations, sprains and strains involving thorax with lower back and pelvis

Dislocations, sprains and strains of sites classifiable to S23. -, S33. -and T09.2

Excludes: when combined with dislocations, sprains and strains of other body region(s) (T03.8)

T03.2　Dislocations, sprains and strains involving multiple regions of upper limb(s)

Dislocations, sprains and strains of sites classifiable to S43. -, S53. -, S63. -and T11.2

Excludes: when combined with dislocations, sprains and strains of:

· lower limb(s) (T03.4)

· thorax, lower back and pelvis (T03.8)

T03.3　Dislocations, sprains and strains involving multiple regions of lower limb(s)

Dislocations, sprains and strains of sites classifiable to S73. -, S83. -, S93. -and T13.2

Excludes: when combined with dislocations, sprains and strains of:

· thorax, lower back and pelvis (T03.8)

· upper limb(s) (T03.4)

T03.4　Dislocations, sprains and strains involving multiple regions of upper limb(s) with lower limb(s)

Excludes: when combined with dislocations, sprains and strains of thorax, lower back and pelvis (T03.8)

T03.8　Dislocations, sprains and strains involving other combinations of body regions

T03.9　Multiple dislocations, sprains and strains, unspecified

T04　Crushing injuries involving multiple body regions

T04.0　Crushing injuries involving head with neck

Crushing injuries of sites classifiable to S07. -and S17. -

Excludes: with involvement of other body region(s) (T04.8)

T04.1　Crushing injuries involving thorax with abdomen, lower back and pelvis

Crushing injuries of:

· sites classifiable to S28. -and S38. -

· trunk NOS

Excludes: with involvement of:

· limbs (T04.7)

· other body regions (T04.8)

T04.2 累及上肢多个部位的挤压伤

挤压伤：
· 分类于 S47. -,S57. -和 S67. -的部位
· 上肢 NOS

不包括：伴有累及：
· 下肢(T04.4)
· 胸、腹、下背和骨盆(T04.7)

T04.3 累及下肢多个部位的挤压伤

挤压伤：
· 下肢 NOS
· 分类于 S77. -,S87. -和 S97. -的部位

不包括：伴有累及：
· 胸、腹、下背和骨盆(T04.7)
· 上肢(T04.4)

T04.4 累及上肢伴有下肢多个部位的挤压伤

不包括：伴有累及胸、腹、下背和骨盆(T04.7)

T04.7 胸部伴有腹部、下背和骨盆及四肢的挤压伤

T04.8 累及身体其他复合部位的挤压伤

T04.9 未特指的多处挤压伤

T05 累及身体多个部位的创伤性切断

包　括：累及身体多个部位的撕脱伤

不包括：砍头(S18)
累及身体多个部位的开放性伤口(T01. -)
创伤性切断：
· 臂 NOS(T11.6)
· 腿 NOS(T13.6)
· 躯干 NOS(T09.6)

T05.0 双手创伤性切断

T05.1 一只手和另一臂的创伤性切断[任何水平,除外手]

T05.2 双臂创伤性切断[任何水平]

T05.3 双足创伤性切断

T05.4 一只足和另一小腿的创伤性切断[任何水平,除外足]

T05.5 双小腿创伤性切断[任何水平]

T05.6 上肢和下肢任何组合的创伤性切断[任何水平]

T05.8 累及身体其他复合部位的创伤性切断

横切：
· 腹部
· 胸部

T05.9 未特指的多处创伤性切断

T04.2 Crushing injuries involving multiple regions of upper limb(s)

Crushing injuries of:
· sites classifiable to S47. -, S57. -and S67. -
· upper limb NOS

Excludes: with involvement of:
· lower limb(s) (T04.4)
· thorax, abdomen, lower back and pelvis (T04.7)

T04.3 Crushing injuries involving multiple regions of lower limb(s)

Crushing injuries of:
· lower limb NOS
· sites classifiable to S77. -, S87. -and S97. -

Excludes: with involvement of:
· thorax, abdomen, lower back and pelvis (T04.7)
· upper limb(s) (T04.4)

T04.4 Crushing injuries involving multiple regions of upper limb(s), with lower limb(s)

Excludes: with involvement of thorax, abdomen, lower back and pelvis (T04.7)

T04.7 Crushing injuries of thorax with abdomen, lower back and pelvis with limb(s)

T04.8 Crushing injuries involving other combinations of body regions

T04.9 Multiple crushing injuries, unspecified

T05 Traumatic amputations involving multiple body regions

Includes: avulsion involving multiple body regions

Excludes: decapitation (S18)
open wounds involving multiple body regions (T01. -)
traumatic amputation of:
· arm NOS (T11.6)
· leg NOS (T13.6)
· trunk NOS (T09.6)

T05.0 Traumatic amputation of both hands

T05.1 Traumatic amputation of one hand and other arm [any level, except hand]

T05.2 Traumatic amputation of both arms [any level]

T05.3 Traumatic amputation of both feet

T05.4 Traumatic amputation of one foot and other leg [any level, except foot]

T05.5 Traumatic amputation of both legs [any level]

T05.6 Traumatic amputation of upper and lower limbs, any combination [any level]

T05.8 Traumatic amputations involving other combinations of body regions

Transection of:
· abdomen
· thorax

T05.9 Multiple traumatic amputations, unspecified

T06 累及身体多个部位的其他损伤，不可归类在他处者

T06.0 颅脑神经损伤伴有在颈水平的神经和脊髓损伤

分类于 S04. -和 S06. -的损伤伴有分类于 S14. -的损伤

T06.1 累及身体其他多个部位的神经和脊髓损伤

T06.2 累及身体多个部位的神经损伤

多处神经损伤 NOS

不包括：伴有累及脊髓(T06.0-T06.1)

T06.3 累及身体多个部位的血管损伤

T06.4 累及身体多个部位的肌肉和肌腱损伤

T06.5 胸内器官伴有腹内和盆腔内器官的损伤

T06.8 累及身体多个部位的其他特指损伤

T07 未特指的多处损伤

不包括：损伤 NOS(T14.9)

躯干、四肢或身体未特指部位的损伤 (T08-T14)

不包括：烧伤和腐蚀伤(T20-T32)

冻伤(T33-T35)

累及身体多个部位的损伤(T00-T07)

有毒昆虫的咬伤和螫伤(T63.4)

T08 脊柱骨折，水平未特指

当不可能或不想用多编码去标明骨折和开放性伤口时，提供下列细目作为补充位数供选择使用；未指明闭合性或开放性的骨折应归类为闭合性。

0　闭合性

1　开放性

不包括：脊柱多处骨折，水平未特指(T02.1)

T06 Other injuries involving multiple body regions, not elsewhere classified

T06.0 Injuries of brain and cranial nerves with injuries of nerves and spinal cord at neck level

Injuries classifiable to S04. -and S06. -with injuries classifiable to S14. -

T06.1 Injuries of nerves and spinal cord involving other multiple body reg ons

T06.2 Injuries of nerves involving multiple body regions

Multiple injuries of nerves NOS

Excludes: with spinal cord involvement (T06.0-T06.1)

T06.3 Injuries of blood vessels involving multiple body regions

T06.4 Injuries of muscles and tendons involving multiple body regions

T06.5 Injuries of intrathoracic organs with intraabdominal and pelvic organs

T06.8 Other specified injuries involving multiple body regions

T07 Unspecified multiple injuries

Excludes: injury NOS (T14.9)

Injuries to unspecified part of trunk, limb or body region (T08-T14)

Excludes: burns and corrosions (T2C-T32)

frostbite (T33-T35)

injuries involving multiple body regions (T00-T07)

insect bite or sting, venomous(T63.4)

T08 Fracture of spine, level unspecified

The following subdivisions are provided for optional use in a supplementary character position where it is not possible or not desired to use multiple coding to identify fracture and open wound; a fracture not indicated as closed or open should be classified as closed.

0　closed

1　open

Excludes: multiple fractures of spine, level unspecified (T02.1)

T09 脊柱和躯干的其他损伤，水平未特指

不包括： 躯干挤压伤 NOS(T04.1)
躯干多处损伤(T00-T06)
躯干横切(T05.8)

T09.0 躯干浅表损伤，水平未特指
T09.1 躯干开放性伤口，水平未特指
T09.2 躯干未特指关节和韧带脱位、扭伤和劳损
T09.3 脊髓损伤，水平未特指
T09.4 躯干未特指神经、脊神经根和神经丛的损伤
T09.5 躯干未特指肌肉和肌腱的损伤
T09.6 躯干创伤性切断，水平未特指
T09.8 躯干其他特指的损伤，水平未特指
T09.9 躯干未特指的损伤，水平未特指

T10 上肢骨折，水平未特指

断臂 NOS
臂骨折 NOS

当不可能或不想用多编码去标明骨折和开放性伤口时，提供下列细目作为补充位数供选择使用；未指明闭合性或开放性的骨折应归类为闭合性。

0 闭合性
1 开放性

不包括： 臂多处骨折，水平未特指(T02.-)

T11 上肢的其他损伤，水平未特指

不包括： 上肢挤压伤 NOS(T04.2)
上肢骨折，水平未特指(T10)
累及身体多个部位的损伤(T00-T06)

T11.0 上肢浅表损伤，水平未特指
T11.1 上肢开放性伤口，水平未特指
T11.2 上肢未特指关节和韧带脱位、扭伤和劳损，水平未特指
T11.3 上肢未特指神经的损伤，水平未特指
T11.4 上肢未特指血管的损伤，水平未特指
T11.5 上肢未特指肌肉和肌腱的损伤，水平未特指
T11.6 上肢创伤性切断，水平未特指

臂创伤性切断 NOS

T09 Other injuries of spine and trunk, level unspecified

Excludes: crushing injury of trunk NOS (T04.1)
multiple injuries of trunk(T00-T06)
transection of trunk (T05.8)

T09.0 **Superficial injury of trunk, level unspecified**
T09.1 **Open wound of trunk, level unspecified**
T09.2 **Dislocation, sprain and strain of unspecified joint and ligament of trunk**
T09.3 **Injury of spinal cord, level unspecified**
T09.4 **Injury of unspecified nerve, spinal nerve root and plexus of trunk**
T09.5 **Injury of unspecified muscle and tendon of trunk**
T09.6 **Traumatic amputation of trunk, level unspecified**
T09.8 **Other specified injuries of trunk, level unspecified**
T09.9 **Unspecified injury of trunk, level unspecified**

T10 Fracture of upper limb, level unspecified

Broken arm NOS
Fracture of arm NOS

The following subdivisions are provided for optional use in a supplementary character position where it is not possible or not desired to use multiple coding to identify fracture and open wound; a fracture not indicated as closed or open should be classified as closed.

0 closed
1 open

Excludes: multiple fractures of arm, level unspecified (T02. -)

T11 Other injuries of upper limb, level unspecified

Excludes: crushing injury of upper limb NOS (T04.2)
fracture of upper limb, level unspecified (T10)
injuries involving multiple body regions (T00-T06)

T11.0 **Superficial injury of upper limb, level unspecified**
T11.1 **Open wound of upper limb, level unspecified**
T11.2 **Dislocation, sprain and strain of unspecified joint and ligament of upper limb, level unspecified**
T11.3 **Injury of unspecified nerve of upper limb, level unspecified**
T11.4 **Injury of unspecified blood vessel of upper limb, level unspecified**
T11.5 **Injury of unspecified muscle and tendon of upper limb, level unspecified**
T11.6 **Traumatic amputation of upper limb, level unspecified**

Traumatic amputation of arm NOS

T11.8　上肢其他特指的损伤，水平未特指

T11.9　上肢未特指的损伤，水平未特指

臂损伤 NOS

T12　下肢骨折，水平未特指

断腿 NOS

腿骨折 NOS

当不可能或不想用多编码去标明骨折和开放性伤口时，提供下列细目作为补充位数供选择使用；未指明闭合性或开放性的骨折应归类为闭合性。

0　闭合性

1　开放性

不包括： 腿多处骨折，水平未特指（T02. -）

T13　下肢的其他损伤，水平未特指

不包括： 下肢挤压伤 NOS（T04.3）
下肢骨折，水平未特指（T12）
累及身体多个部位的损伤（T00-T06）

T13.0　下肢浅表损伤，水平未特指

T13.1　下肢开放性伤口，水平未特指

T13.2　下肢未特指关节和韧带脱位、扭伤和劳损，水平未特指

T13.3　下肢未特指神经的损伤，水平未特指

T13.4　下肢未特指血管的损伤，水平未特指

T13.5　下肢未特指肌肉和肌腱的损伤，水平未特指

T13.6　下肢创伤性切断，水平未特指

腿创伤性切断 NOS

T13.8　下肢其他特指的损伤，水平未特指

T13.9　下肢未特指的损伤，水平未特指

腿损伤 NOS

T11.8　Other specified injuries of upper limb, level unspecified

T11.9　Unspecified injury of upper limb, level unspecified

Injury of arm NOS

T12　Fracture of lower limb, level unspecified

Broken leg NOS

Fracture of leg NOS

The following subdivisions are provided for optional use in a supplementary character position where it is not possible or not desired to use multiple coding to identify fracture and open wound; a fracture not indicated as closed or open should be classified as closed.

0　closed

1　open

Excludes: multiple fractures of leg, level unspecified (T02. -)

T13　Other injuries of lower limb, level unspecified

Excludes: crushing injury of lower limb NOS (T04.3)
fracture of lower limb, level unspecified (T12)
injuries involving multiple body regions (T00-T06)

T13.0　Superficial injury of lower limb, level unspecified

T13.1　Open wound of lower limb, level unspecified

T13.2　Dislocation, sprain and strain of unspecified joint and ligament of lower limb, level unspecified

T13.3　Injury of unspecified nerve of lower limb, level unspecified

T13.4　Injury of unspecified blood vessel of lower limb, level unspecified

T13.5　Injury of unspecified muscle and tendon of lower limb, level unspecified

T13.6　Traumatic amputation of lower limb, level unspecified

Traumatic amputation of leg NOS

T13.8　Other specified injuries of lower limb, level unspecified

T13.9　Unspecified injury of lower limb, level unspecified

Injury of leg NOS

T14 身体未特指部位的损伤

不包括： 累及身体多个部位的损伤（T00-T07）

T14.0 身体未特指部位的浅表损伤

擦伤
水疱（非热伤性）
青肿
挫伤
血肿
浅表的异物损伤（碎片）
　不伴有大的开放性伤口
（无毒）昆虫咬伤
浅表损伤
} NOS

不包括： 多处浅表损伤 NOS（T00.9）

T14.1 身体未特指部位的开放性伤口

动物咬伤

切割伤
撕裂伤
开放性伤口
穿刺伤口伴有（贯通性）异物
} NOS

不包括： 多处：
- ·开放性伤口 NOS（T01.9）
- ·创伤性切断 NOS（T05.9）

创伤性切断 NOS（T14.7）

T14.2 身体未特指部位的骨折

当不可能或不想用多编码去标明骨折和开放性伤口时，提供下列细目作为补充位数供选择使用；未指明闭合性或开放性的骨折应归类为闭合性。

0 闭合性
1 开放性

骨折：
- ·NOS
- ·闭合性 NOS
- ·脱位的 NOS
- ·移位的 NOS
- ·开放性 NOS

不包括： 多处骨折 NOS（T02.9）

T14.3 身体未特指部位的脱位、扭伤和劳损

撕脱伤
撕裂伤
扭伤
劳损
创伤性：
- ·关节积血
- ·破裂
- ·不全脱位
- ·撕开

} 关节（囊）NOS 的 / 韧带 NOS 的

不包括： 多处脱位、扭伤和劳损 NOS（T03.9）

T14 Injury of unspecified body region

Excludes: injuries involving multiple body regions (T00-T07)

T14.0 Superficial injury of unspecified body region

Abrasion
Blister (nonthermal)
Bruise
Contusion
Haematoma
Injury from superficial foreign body
　(splinter) without major open wound
Insect bite (nonvenomous)
Superficial injury
} NOS

Excludes: multiple superficial injuries NOS (T00.9)

T14.1 Open wound of unspecified body region

Animal bite
Cut
Laceration
Open wound
Puncture wound with
　(penetrating) foreign body
} NOS

Excludes: multiple:
- · open wounds NOS (T01.9)
- · traumatic amputations NOS (T05.9)

traumatic amputation NOS (T14.7)

T14.2 Fracture of unspecified body region

The following subdivisions are provided for optional use in a supplementary character position where it is not possible or not desired to use multiple coding to identify fracture and open wound; a fracture not indicated as closed or open should be classified as closed.

0 closed
1 open

Fracture:
- · NOS
- · closed NOS
- · dislocated NOS
- · displaced NOS
- · open NOS

Excludes: multiple fractures NOS (T02.9)

T14.3 Dislocation, sprain and strain of unspecified body region

Avulsion
Laceration
Sprain
Strain
Traumatic:
- · haemarthrosis
- · rupture
- · subluxation
- · tear

} of { joint (capsule) / ligament } NOS

Excludes: multiple dislocations, sprains and strains NOS (T03.9)

T14.4　身体未特指部位的神经损伤

神经损伤
创伤性：
· 神经切断 }
· 脊髓出血 } NOS
· （短暂性）瘫痪 }

不包括：多处神经损伤 NOS（T06.2）

T14.4　Injury of nerve(s) of unspecified body region

Injury of nerve
Traumatic:
· division of nerve }
· haematomyelia } NOS
· paralysis (transient) }

Excludes: multiple injuries of nerves NOS (T06.2)

T14.5　身体未特指部位的血管损伤

撕脱伤
切割伤
损伤
撕裂伤
创伤性：
· 动脉瘤或瘘（动静脉的）
· 动脉血肿
· 破裂
} 血管 NOS 的

不包括：多处血管损伤 NOS（T06.3）

T14.5　Injury of blood vessel(s) of unspecified body region

Avulsion
Cut
Injury
Laceration
Traumatic:
· aneurysm or fistula (arteriovenous)
· arterial haematoma
· rupture
} of blood vessel(s) NOS

Excludes: multiple injuries of blood vessels NOS (T06.3)

T14.6　身体未特指部位的肌腱和肌肉损伤

撕脱伤
切割伤
损伤
撕裂伤
创伤性破裂
} 肌肉 NOS 和肌腱 NOS 的

不包括：多处肌肉和肌腱损伤 NOS（T06.4）

T14.6　Injury of tendons and muscles of unspecified body region

Avulsion
Cut
Injury
Laceration
Traumatic rupture
} of muscle(s) NOS and tendon(s) NOS

Excludes: multiple injuries of muscles and tendons NOS (T06.4)

T14.7　身体未特指部位的挤压伤和创伤性切断

挤压伤 NOS
创伤性切断 NOS

不包括：多处：
· 挤压伤 NOS（T04.9）
· 创伤性切断 NOS（T05.9）

T14.7　Crushing injury and traumatic amputation of unspecified body region

Crushing injury NOS
Traumatic amputation NOS

Excludes: multiple:
· crushing injuries NOS (T04.9)
· traumatic amputations NOS (T05.9)

T14.8　身体未特指部位的其他损伤

T14.9　未特指的损伤

不包括：多处损伤 NOS（T07）

T14.8　Other injuries of unspecified body region

T14.9　Injury, unspecified

Excludes: multiple injuries NOS (T07)

通过自然腔口进入异物的效应（T15-T19）

不包括：异物：
· 意外地留在手术伤口内（T81.5）
· 在穿刺伤口内-见按身体部位的开放性伤口
· 在软组织内残留的（M79.5）
碎片不伴有大的开放性伤口-见按身体部位的浅表损伤

Effects of foreign body entering through natural orifice (T15-T19)

Excludes: foreign body:
· accidentally left in operation wound (T81.5)
· in puncture wound-see open wound by body region
· residual, in soft tissue (M79.5)
splinter without major open wound-see superficial injury by body region

T15 外眼异物

不包括： 贯通伤中的异物：
- ·眶和眼球(S05.4-S05.5)
  - ·残留(陈旧性)(H05.5，H44.6-H44.7)

睑内残留异物(H02.8)

T15.0 **角膜异物**

T15.1 **结合膜囊异物**

T15.8 **外眼其他和多处部位内异物**

泪点内异物

T15.9 **外眼部位未特指的异物**

T16 耳内异物

耳道

T17 呼吸道内异物

包　括： 异物引起窒息

噎塞：
- ·食物(返流的)
- ·粘痰

吸入液体或呕吐物 NOS

T17.0 **鼻窦内异物**

T17.1 **鼻孔内异物**

鼻 NOS

T17.2 **咽内异物**

鼻咽

咽喉 NOS

T17.3 **喉内异物**

T17.4 **气管内异物**

T17.5 **支气管内异物**

T17.8 **呼吸道其他和多处部位内异物**

细支气管

肺

T17.9 **呼吸道未特指部位内异物**

T18 消化道内异物

不包括： 咽内异物(T17.2)

T18.0 **口内异物**

T18.1 **食管内异物**

T18.2 **胃内异物**

T18.3 **小肠内异物**

T18.4 **结肠内异物**

T18.5 **肛门和直肠内异物**

直肠乙状结肠(结合处)

T18.8 **消化道其他和多处部位内异物**

T18.9 **消化道未特指部位内异物**

消化系统 NOS

吞入的异物 NOS

T15 Foreign body on external eye

Excludes： foreign body in penetrating wound of：
- · orbit and eyeball(S05.4-S05.5)
  - · retained(old)(H05.5，H44.6-H44.7)

retained foreign body in eyelid (H02.8)

T15.0 **Foreign body in cornea**

T15.1 **Foreign body in conjunctival sac**

T15.8 **Foreign body in other and multiple parts of external eye**

Foreign body in lacrimal punctum

T15.9 **Foreign body on external eye，part unspecified**

T16 Foreign body in ear

Auditory canal

T17 Foreign body in respiratory tract

Includes： asphyxia due to foreign body

choked on：
- · food (regurgitated)
- · phlegm

inhalation of liquid or vomitus NOS

T17.0 **Foreign body in nasal sinus**

T17.1 **Foreign body in nostril**

Nose NOS

T17.2 **Foreign body in pharynx**

Nasopharynx

Throat NOS

T17.3 **Foreign body in larynx**

T17.4 **Foreign body in trachea**

T17.5 **Foreign body in bronchus**

T17.8 **Foreign body in other and multiple parts of respiratory tract**

Bronchioles

Lung

T17.9 **Foreign body in respiratory tract，part unspecified**

T18 Foreign body in alimentary tract

Excludes： foreign body in pharynx(T17.2)

T18.0 **Foreign body in mouth**

T18.1 **Foreign body in oesophagus**

T18.2 **Foreign body in stomach**

T18.3 **Foreign body in small intestine**

T18.4 **Foreign body in colon**

T18.5 **Foreign body in anus and rectum**

Rectosigmoid (junction)

T18.8 **Foreign body in other and multiple parts of alimentary tract**

T18.9 **Foreign body in alimentary tract，part unspecified**

Digestive system NOS

Swallowed foreign body NOS

T19 泌尿生殖道内异物
不包括：避孕装置（子宫内）
（阴道的）：
·的机械并发症（T83.3）
·的存在（Z97.5）

T19.0 尿道内异物
T19.1 膀胱内异物
T19.2 外阴和阴道内异物
T19.3 子宫内异物[任何部分]
T19.8 泌尿生殖道其他和多处部位内异物
T19.9 泌尿生殖道未特指部位内异物

T19 **Foreign body in genitourinary tract**
Excludes: contraceptive device (intrauterine) (vaginal):
· mechanical complication of (T83.3)
· presence of (Z97.5)

T19.0 **Foreign body in urethra**
T19.1 **Foreign body in bladder**
T19.2 **Foreign body in vulva and vagina**
T19.3 **Foreign body in uterus [any part]**
T19.8 **Foreign body in other and multiple parts of genitourinary tract**
T19.9 **Foreign body in genitourinary tract, part unspecified**

烧伤和腐蚀伤（T20-T32）

包　括：烧伤（热的），由于：
·电热器
·电流
·火焰
·摩擦
·热空气和热气
·热物体
·闪电
·辐射
化学烧伤[腐蚀伤]（外部的）（内部的）
烫伤

不包括：火激红斑[皮炎]（L59.0）
皮肤和皮下组织与辐射有关的疾患（L55-L59）
晒斑[晒伤]（L55.-）

Burns and corrosions (T20-T32)

Includes: burns (thermal) from:
· electrical heating appliances
· electricity
· flame
· friction
· hot air and hot gases
· hot objects
· lightning
· radiation
chemical burns [corrosions] (external) (internal)
scalds

Excludes: erythema [dermatitis] ab igne (L59.0)
radiation-related disorders of the skin and subcutaneous tissue (L55-L59)
sunburn (L55.-)

身体外表面烧伤和腐蚀伤，按部位特指者（T20-T25）

包　括：烧伤和腐蚀伤：
·一度[红斑]
·二度[水疱][表皮损失]
·三度[下部组织深度坏死][全层皮肤损失]

Burns and corrosions of external body surface, specified by site (T20-T25)

Includes: burns and corrosions of:
· first degree [erythema]
· second degree [blisters] [epidermal loss]
· third degree [deep necrosis of underlying tissue] [full-thickness skin loss]

T20 头和颈烧伤和腐蚀伤
包　括：耳[任何部分]
眼伴有面部、头和颈的其他部分
唇
鼻（中隔）
头皮[任何部分]
颞（部）

T20 **Burn and corrosion of head and neck**
Includes: ear [any part]
eye with other parts of face, head and neck
lip
nose (septum)
scalp [any par]
temple (region)

不包括：烧伤和腐蚀伤：
· 限于眼和附器(T26. -)
· 口和咽(T28. -)

Excludes: burn and corrosion (of):
· confined to eye and adnexa (T26. -)
· mouth and pharynx (T28. -)

T20.0 头和颈未特指程度的烧伤 **Burn of unspecified degree of head and neck**

T20.1 头和颈一度烧伤 **Burn of first degree of head and neck**

T20.2 头和颈二度烧伤 **Burn of second degree of head and neck**

T20.3 头和颈三度烧伤 **Burn of third degree of head and neck**

T20.4 头和颈未特指程度的腐蚀伤 **Corrosion of unspecified degree of head and neck**

T20.5 头和颈一度腐蚀伤 **Corrosion of first degree of head and neck**

T20.6 头和颈二度腐蚀伤 **Corrosion of second degree of head and neck**

T20.7 头和颈三度腐蚀伤 **Corrosion of third degree of head and neck**

T21 躯干烧伤和腐蚀伤 Burn and corrosion of trunk

包　括：腹壁
肛门
背[任何部分]
乳房
臀
胸壁
胁腹
腹股沟
肩胛间区
(大)(小)阴唇
阴茎
会阴
阴囊
睾丸
外阴

不包括：烧伤和腐蚀伤：
· 腋(T22. -)
· 肩胛区(T22. -)

Includes: abdominal wall
anus
back [any part]
breast
buttock
chest wall
flank
groin
interscapular region
labium (majus)(minus)
penis
perineum
scrotum
testis
vulva

Excludes: burn and corrosion of:
· axilla (T22. -)
· scapular region (T22. -)

T21.0 躯干未特指程度的烧伤 **Burn of unspecified degree of trunk**

T21.1 躯干一度烧伤 **Burn of first degree of trunk**

T21.2 躯干二度烧伤 **Burn of second degree of trunk**

T21.3 躯干三度烧伤 **Burn of third degree of trunk**

T21.4 躯干未特指程度的腐蚀伤 **Corrosion of unspecified degree of trunk**

T21.5 躯干一度腐蚀伤 **Corrosion of first degree of trunk**

T21.6 躯干二度腐蚀伤 **Corrosion of second degree of trunk**

T21.7 躯干三度腐蚀伤 **Corrosion of third degree of trunk**

T22 肩和上肢烧伤和腐蚀伤，除外腕和手 Burn and corrosion of shoulder and upper limb, except wrist and hand

包　括：臂[任何部分，除外仅腕和手]
腋
肩胛区

不包括：烧伤和腐蚀伤：
· 肩胛间区(T21. -)
· 只有腕和手(T23. -)

Includes: arm [any part, except wrist and hand alone]
axilla
scapular region

Excludes: burn and corrosion of:
· interscapular region (T21. -)
· wrist and hand alone (T23. -)

T22.0 肩和上肢未特指程度的烧伤，除外腕和手 **Burn of unspecified degree of shoulder and upper limb, except wrist and hand**

T22.1	肩和上肢一度烧伤，除外腕和手	**T22.1**	**Burn of first degree of shoulder and upper limb, except wrist and hand**
T22.2	肩和上肢二度烧伤，除外腕和手	**T22.2**	**Burn of second degree of shoulder and upper limb, except wrist and hand**
T22.3	肩和上肢三度烧伤，除外腕和手	**T22.3**	**Burn of third degree of shoulder and upper limb, except wrist and hand**
T22.4	肩和上肢未特指程度的腐蚀伤，除外腕和手	**T22.4**	**Corrosion of unspecified degree of shoulder and upper limb, except wrist and hand**
T22.5	肩和上肢一度腐蚀伤，除外腕和手	**T22.5**	**Corrosion of first degree of shoulder and upper limb, except wrist and hand**
T22.6	肩和上肢二度腐蚀伤，除外腕和手	**T22.6**	**Corrosion of second degree of shoulder and upper limb, except wrist and hand**
T22.7	肩和上肢三度腐蚀伤，除外腕和手	**T22.7**	**Corrosion of third degree of shoulder and upper limb, except wrist and hand**

T23 腕和手烧伤和腐蚀伤 / Burn and corrosion of wrist and hand

包　括：指(甲)
手掌
拇指(甲)

Includes: finger (nail)
palm
thumb (nail)

T23.0	腕和手未特指程度的烧伤	**T23.0**	**Burn of unspecified degree of wrist and hand**
T23.1	腕和手一度烧伤	**T23.1**	**Burn of first degree of wrist and hand**
T23.2	腕和手二度烧伤	**T23.2**	**Burn of second degree of wrist and hand**
T23.3	腕和手三度烧伤	**T23.3**	**Burn of third degree of wrist and hand**
T23.4	腕和手未特指程度的腐蚀伤	**T23.4**	**Corrosion of unspecified degree of wrist and hand**
T23.5	腕和手一度腐蚀伤	**T23.5**	**Corrosion of first degree of wrist and hand**
T23.6	腕和手二度腐蚀伤	**T23.6**	**Corrosion of second degree of wrist and hand**
T23.7	腕和手三度腐蚀伤	**T23.7**	**Corrosion of third degree of wrist and hand**

T24 髋和下肢烧伤和腐蚀伤，除外踝和足 / Burn and corrosion of hip and lower limb, except ankle and foot

包　括：小腿[任何部分，除外仅踝和足]

Includes: leg [any part, except ankle and foot alone]

不包括：仅踝和足的烧伤和腐蚀伤(T25.-)

Excludes: burn and corrosion of ankle and foot alone (T25.-)

T24.0	髋和下肢未特指程度的烧伤，除外踝和足	**T24.0**	**Burn of unspecified degree of hip and lower limb, except ankle and foot**
T24.1	髋和下肢一度烧伤，除外踝和足	**T24.1**	**Burn of first degree of hip and lower limb, except ankle and foot**
T24.2	髋和下肢二度烧伤，除外踝和足	**T24.2**	**Burn of second degree of hip and lower limb, except ankle and foot**
T24.3	髋和下肢三度烧伤，除外踝和足	**T24.3**	**Burn of third degree of hip and lower limb, except ankle and foot**
T24.4	髋和下肢未特指程度的腐蚀伤，除外踝和足	**T24.4**	**Corrosion of unspecified degree of hip and lower limb, except ankle and foot**
T24.5	髋和下肢一度腐蚀伤，除外踝和足	**T24.5**	**Corrosion of first degree of hip and lower limb, except ankle and foot**
T24.6	髋和下肢二度腐蚀伤，除外踝和足	**T24.6**	**Corrosion of second degree of hip and lower limb, except ankle and foot**
T24.7	髋和下肢三度腐蚀伤，除外踝和足	**T24.7**	**Corrosion of third degree of hip and lower limb, except ankle and foot**

T25 踝和足烧伤和腐蚀伤

包　括：趾

T25.0 踝和足未特指程度的烧伤
T25.1 踝和足一度烧伤
T25.2 踝和足二度烧伤
T25.3 踝和足三度烧伤
T25.4 踝和足未特指程度的腐蚀伤
T25.5 踝和足一度腐蚀伤
T25.6 踝和足二度腐蚀伤
T25.7 踝和足三度腐蚀伤

T25 Burn and corrosion of ankle and foot

Includes: toe(s)

T25.0 Burn of unspecified degree of ankle and foot
T25.1 Burn of first degree of ankle and foot
T25.2 Burn of second degree of ankle and foot
T25.3 Burn of third degree of ankle and foot
T25.4 Corrosion of unspecified degree of ankle and foot
T25.5 Corrosion of first degree of ankle and foot
T25.6 Corrosion of second degree of ankle and foot
T25.7 Corrosion of third degree of ankle and foot

限于眼和内部器官的烧伤和腐蚀伤（T26-T28）

Burns and corrosions confined to eye and internal organs (T26-T28)

T26 限于眼和附器的烧伤和腐蚀伤

T26.0 眼睑和眼周区烧伤
T26.1 角膜和结合膜囊烧伤
T26.2 烧伤伴有导致眼球破裂和破坏
T26.3 眼和附器其他部位烧伤
T26.4 眼和附器部位未特指的烧伤
T26.5 睑和眼周区腐蚀伤
T26.6 角膜和结合膜囊腐蚀伤
T26.7 腐蚀伤伴有导致眼球破裂和破坏
T26.8 眼和附器其他部位腐蚀伤
T26.9 眼和附器部位未特指的腐蚀伤

T26 Burn and corrosion confined to eye and adnexa

T26.0 Burn of eyelid and periocular area
T26.1 Burn of cornea and conjunctival sac
T26.2 Burn with resulting rupture and destruction of eyeball
T26.3 Burns of other parts of eye and adnexa
T26.4 Burn of eye and adnexa, part unspecified
T26.5 Corrosion of eyelid and periocular area
T26.6 Corrosion of cornea and conjunctival sac
T26.7 Corrosion with resulting rupture and destruction of eyeball
T26.8 Corrosion of other parts of eye and adnexa
T26.9 Corrosion of eye and adnexa, part unspecified

T27 呼吸道烧伤和腐蚀伤

T27.0 喉和气管烧伤
T27.1 累及喉和气管及肺的烧伤
不包括：冲击波损伤综合征(T70.8)
T27.2 呼吸道其他部位的烧伤
胸腔
T27.3 呼吸道部位未特指的烧伤
T27.4 喉和气管腐蚀伤
T27.5 累及喉和气管及肺的腐蚀伤
T27.6 呼吸道其他部位的腐蚀伤
T27.7 呼吸道部位未特指的腐蚀伤

T27 Burn and corrosion of respiratory tract

T27.0 Burn of larynx and trachea
T27.1 Burn involving larynx and trachea with lung
Excludes: blast injury syndrome (T70.8)
T27.2 Burn of other parts of respiratory tract
Thoracic cavity
T27.3 Burn of respiratory tract, part unspecified
T27.4 Corrosion of larynx and trachea
T27.5 Corrosion involving larynx and trachea with lung
T27.6 Corrosion of other parts of respiratory tract
T27.7 Corrosion of respiratory tract, part unspecified

T28 其他内部器官的烧伤和腐蚀伤

T28.0 口和咽烧伤
T28.1 食管烧伤
T28.2 消化道其他部位的烧伤

T28 Burn and corrosion of other internal organs

T28.0 Burn of mouth and pharynx
T28.1 Burn of oesophagus
T28.2 Burn of other parts of alimentary tract

T28.3 泌尿生殖器官内部烧伤
T28.4 其他和未特指内部器官的烧伤
T28.5 口和咽腐蚀伤
T28.6 食管腐蚀伤
T28.7 消化道其他部位的腐蚀伤
T28.8 泌尿生殖器官内部腐蚀伤
T28.9 其他和未特指内部器官的腐蚀伤

T28.3 Burn of internal genitourinary organs
T28.4 Burns of other and unspecified internal organs
T28.5 Corrosion of mouth and pharynx
T28.6 Corrosion of oesophagus
T28.7 Corrosion of other parts of alimentary tract
T28.8 Corrosion of internal genitourinary organs
T28.9 Corrosion of other and unspecified internal organs

身体多个部位和未特指部位的烧伤和腐蚀伤 (T29-T32)

Burns and corrosions of multiple and unspecified body regions (T29-T32)

T29 身体多个部位的烧伤和腐蚀伤

包 括：分类于 T20-T28 中一处以上类目的烧伤和腐蚀伤

T29.0 多个部位烧伤，程度未特指
多处烧伤 NOS
T29.1 多个部位烧伤，述及的烧伤不超过一度
T29.2 多个部位烧伤，述及的烧伤不超过二度
T29.3 多个部位烧伤，述及的烧伤至少有一处三度烧伤
T29.4 多个部位腐蚀伤，程度未特指
多处腐蚀伤 NOS
T29.5 多个部位腐蚀伤，述及的腐蚀伤不超过一度
T29.6 多个部位腐蚀伤，述及的腐蚀伤不超过二度
T29.7 多个部位腐蚀伤，述及的腐蚀伤至少有一处三度腐蚀伤

T29 Burns and corrosions of multiple body regions

Includes: burns and corrosions classifiable to more than one of the categories T20-T28

T29.0 Burns of multiple regions, unspecified degree
Multiple burns NOS
T29.1 Burns of multiple regions, no more than first-degree burns mentioned
T29.2 Burns of multiple regions, no more than second degree burns mentioned
T29.3 Burns of multiple regions, at least one burn of third degree mentioned
T29.4 Corrosions of multiple regions, unspecified degree
Multiple corrosions NOS
T29.5 Corrosions of multiple regions, no more than first-degree corrosions mentioned
T29.6 Corrosions of multiple regions, no more than second-degree corrosions mentioned
T29.7 Corrosions of multiple regions, at least one corrosion of third degree mentioned

T30 烧伤和腐蚀伤，身体部位未特指

不包括：述及体表累及范围的烧伤和腐蚀伤(T31-T32)

T30.0 身体未特指部位的烧伤，程度未特指
烧伤 NOS
T30.1 一度烧伤，身体部位未特指
一度烧伤 NOS
T30.2 二度烧伤，身体部位未特指
二度烧伤 NOS
T30.3 三度烧伤，身体部位未特指
三度烧伤 NOS

T30 Burn and corrosion, body region unspecified

Excludes: burn and corrosion with statement of the extent of body surface involved (T31-T32)

T30.0 Burn of unspecified body region, unspecified degree
Burn NOS
T30.1 Burn of first degree, body region unspecified
First-degree burn NOS
T30.2 Burn of second degree, body region unspecified
Second-degree burn NOS
T30.3 Burn of third degree, body region unspecified
Third-degree burn NOS

T30.4 身体未特指部位的腐蚀伤，程度未特指
腐蚀伤 NOS

T30.5 一度腐蚀伤，身体部位未特指
一度腐蚀伤 NOS

T30.6 二度腐蚀伤，身体部位未特指
二度腐蚀伤 NOS

T30.7 三度腐蚀伤，身体部位未特指
三度腐蚀伤 NOS

T31 根据体表累及范围分类的烧伤

注：只有烧伤的部位未特指时才使用本类目作为主要编码。需要时，当部位已特指时，本类目可用作类目 T20-T29 的补充编码。

T31.0 累及体表 10%以下的烧伤
T31.1 累及体表 10-19%的烧伤
T31.2 累及体表 20-29%的烧伤
T31.3 累及体表 30-39%的烧伤
T31.4 累及体表 40-49%的烧伤
T31.5 累及体表 50-59%的烧伤
T31.6 累及体表 60-69%的烧伤
T31.7 累及体表 70-79%的烧伤
T31.8 累及体表 80-89%的烧伤
T31.9 累及体表 90%及以上的烧伤

T32 根据体表累及范围分类的腐蚀伤

注：只有腐蚀伤的部位未特指时才使用本类目作为主要编码。需要时，当部位已特指时，本类目可用作类目 T20-T29 的补充编码。

T32.0 累及体表 10%以下的腐蚀伤
T32.1 累及体表 10-19%的腐蚀伤
T32.2 累及体表 20-29%的腐蚀伤
T32.3 累及体表 30-39%的腐蚀伤
T32.4 累及体表 40-49%的腐蚀伤
T32.5 累及体表 50-59%的腐蚀伤
T32.6 累及体表 60-69%的腐蚀伤
T32.7 累及体表 70-79%的腐蚀伤
T32.8 累及体表 80-89%的腐蚀伤
T32.9 累及体表 90%及以上的腐蚀伤

T30.4 Corrosion of unspecified body region, unspecified degree
Corrosion NOS

T30.5 Corrosion of first degree, body region unspecified
First-degree corrosion NOS

T30.6 Corrosion of second degree, body region unspecified
Second-degree corrosion NOS

T30.7 Corrosion of third degree, body region unspecified
Third-degree corrosion NOS

T31 Burns classified according to extent of body surface involved

Note: This category is to be used as the primary code only when the site of the burn is unspecified. It may be used as a supplementary code, if desired, with categories T20-T29 when the site is specified.

T31.0 Burns involving less than 10% of body surface
T31.1 Burns involving 10-19% of body surface
T31.2 Burns involving 20-29% of body surface
T31.3 Burns involving 30-39% of body surface
T31.4 Burns involving 40-49% of body surface
T31.5 Burns involving 50-59% of body surface
T31.6 Burns involving 60-69% of body surface
T31.7 Burns involving 70-79% of body surface
T31.8 Burns involving 80-89% of body surface
T31.9 Burns involving 90% or more of body surface

T32 Corrosions classified according to extent of body surface involved

Note: This category is to be used as the primary code only when the site of the corrosion is unspecified. It may be used as a supplementary code, if desired, with categories T20-T29 when the site is specified.

T32.0 Corrosions involving less than 10% of body surface
T32.1 Corrosions involving 10-19% of body surface
T32.2 Corrosions involving 20-29% of body surface
T32.3 Corrosions involving 30-39% of body surface
T32.4 Corrosions involving 40-49% of body surface
T32.5 Corrosions involving 50-59% of body surface
T32.6 Corrosions involving 60-69% of body surface
T32.7 Corrosions involving 70-79% of body surface
T32.8 Corrosions involving 80-89% of body surface
T32.9 Corrosions involving 90% or more of body surface

冻伤 (T33-T35)

不包括：低体温和降温的其他效应(T68-T69)

T33 浅表冻伤

包　括：冻伤伴有板层皮肤丧失
不包括：累及身体多部位的浅表冻伤(T35.0)

T33.0 头部浅表冻伤
T33.1 颈部浅表冻伤
T33.2 胸部浅表冻伤
T33.3 腹壁、下背和骨盆浅表冻伤
T33.4 臂浅表冻伤
不包括：仅腕和手浅表冻伤(T33.5)
T33.5 腕和手浅表冻伤
T33.6 髋和大腿浅表冻伤
T33.7 膝和小腿浅表冻伤
不包括：仅踝和足浅表冻伤(T33.8)
T33.8 踝和足浅表冻伤
T33.9 其他和未特指部位的浅表冻伤

(的)浅表冻伤：
· NOS
· 小腿 NOS
· 躯干 NOS

T34 冻伤伴有组织坏死

不包括：冻伤伴有累及身体多部位的组织坏死(T35.1)

T34.0 头部冻伤伴有组织坏死
T34.1 颈部冻伤伴有组织坏死
T34.2 胸部冻伤伴有组织坏死
T34.3 腹壁、下背和骨盆冻伤伴有组织坏死
T34.4 臂冻伤伴有组织坏死
不包括：仅腕和手冻伤伴有组织坏死(T34.5)
T34.5 腕和手冻伤伴有组织坏死
T34.6 髋和大腿冻伤伴有组织坏死
T34.7 膝和小腿冻伤伴有组织坏死
不包括：仅踝和足冻伤伴有组织坏死(T34.8)
T34.8 踝和足冻伤伴有组织坏死
T34.9 其他和未特指部位的冻伤伴有组织坏死

(的)冻伤伴有组织坏死：
· NOS
· 小腿 NOS
· 躯干 NOS

Frostbite (T33-T35)

Excludes: hypothermia and other effects of reduced temperature (T68-T69)

T33 Superficial frostbite

Includes: frostbite with partial-thickness skin loss
Excludes: superficial frostbite involving multiple body regions (T35.0)

T33.0 Superficial frostbite of head
T33.1 Superficial frostbite of neck
T33.2 Superficial frostbite of thorax
T33.3 Superficial frostbite of abdominal wall, lower back and pelvis
T33.4 Superficial frostbite of arm
Excludes: superficial frostbite of wrist and hand alone (T33.5)
T33.5 Superficial frostbite of wrist and hand
T33.6 Superficial frostbite of hip and thigh
T33.7 Superficial frostbite of knee and lower leg
Excludes: superficial frostbite of ankle and foot alone (T33.8)
T33.8 Superficial frostbite of ankle and foot
T33.9 Superficial frostbite of other and unspecified sites

Superficial frostbite (of):
· NOS
· leg NOS
· trunk NOS

T34 Frostbite with tissue necrosis

Excludes: frostbite with tissue necrosis involving multiple body regions (T35.1)

T34.0 Frostbite with tissue necrosis of head
T34.1 Frostbite with tissue necrosis of neck
T34.2 Frostbite with tissue necrosis of thorax
T34.3 Frostbite with tissue necrosis of abdominal wall, lower back and pelvis
T34.4 Frostbite with tissue necrosis of arm
Excludes: frostbite with tissue necrosis of wrist and hand alone (T34.5)
T34.5 Frostbite with tissue necrosis of wrist and hand
T34.6 Frostbite with tissue necrosis of hip and thigh
T34.7 Frostbite with tissue necrosis of knee and lower leg
Excludes: frostbite with tissue necrosis of ankle and foot alone (T34.8)
T34.8 Frostbite with tissue necrosis of ankle and foot
T34.9 Frostbite with tissue necrosis of other and unspecified sites

Frostbite with tissue necrosis (of):
· NOS
· leg NOS
· trunk NOS

T35 累及身体多个部位的冻伤和未特指的冻伤

T35.0 **累及身体多个部位的浅表冻伤**
多处浅表冻伤 NOS

T35.1 **累及身体多个部位的冻伤伴有组织坏死**
多处冻伤伴有组织坏死 NOS

T35.2 **头和颈部未特指的冻伤**

T35.3 **胸部、腹部、下背和骨盆未特指的冻伤**
躯干的冻伤 NOS

T35.4 **上肢未特指的冻伤**

T35.5 **下肢未特指的冻伤**

T35.6 **累及身体多个部位未特指的冻伤**
多处冻伤 NOS

T35.7 **未特指部位未特指的冻伤**
冻伤 NOS

T35 Frostbite involving multiple body regions and unspecified frostbite

T35.0 **Superficial frostbite involving multiple body regions**
Multiple superficial frostbite NOS

T35.1 **Frostbite with tissue necrosis involving multiple body regions**
Multiple frostbite with tissue necrosis NOS

T35.2 **Unspecified frostbite of head and neck**

T35.3 **Unspecified frostbite of thorax, abdomen, lower back and pelvis**
Frostbite of trunk NOS

T35.4 **Unspecified frostbite of upper limb**

T35.5 **Unspecified frostbite of lower limb**

T35.6 **Unspecified frostbite involving multiple body regions**
Multiple frostbite NOS

T35.7 **Unspecified frostbite of unspecified site**
Frostbite NOS

药物、药剂和生物制品中毒(T36-T50)

包　括：此类物质过量
给错或用错此类物质

不包括：非致依赖性物质的滥用(F55)
合理使用正确物质的有害效应["过敏"、"反应"等],这种情况应按照有害效应的性质分类,如:
·阿司匹林性胃炎(K29.-)
·血液疾患(D50-D76)
·皮炎:
　·接触性(L23-L25)
　·内用物质引起的(L27.-)
·肾病(N14.0-N14.2)
·药物未特指的有害效应(T88.7)
醉酒造成的中毒(F10-F19)
影响胎儿和新生儿的药物反应和中毒(P00-P96)
病理性药物中毒(F10-F19)

Poisoning by drugs, medicaments and biological substances (T36-T50)

Includes: overdose of these substances
wrong substance given or taken in error

Excludes: abuse of non-dependence-producing substances (F55)
adverse effects ["hypersensitivity", "reaction", etc.] of correct substance properly administered; such cases are to be classified according to the nature of the adverse effect, such as:
· aspirin gastritis (K29.-)
· blood disorders (D50-D76)
· dermatitis:
　· contact (L23-L25)
　· due to substances taken internally (L27.-)
· nephropathy (N14.0-N14.2)
· unspecified adverse effect of drug (T88.7)
intoxication meaning inebriation (F10-F19)
drug reaction and poisoning affecting the fetus and newborn (P00-P96)
pathological drug intoxication (F10-F19)

T36 全身性抗生素中毒

不包括：抗生素:
·抗肿瘤性(T45.1)
·局部应用 NEC(T49.0)
·局部使用于:
　·耳、鼻和咽喉(T49.6)
　·眼(T49.5)

T36 Poisoning by systemic antibiotics

Excludes: antibiotics:
· antineoplastic (T45.1)
· locally applied NEC (T49.0)
· topically used for:
　· ear, nose and throat (T49.6)
　· eye (T49.5)

T36.0　**青霉素类中毒**
T36.1　**头孢菌素和其他 β 内酰胺类抗生素中毒**
T36.2　**氯霉素族中毒**
T36.3　**大环内酯类中毒**
T36.4　**四环素类中毒**
T36.5　**氨基糖甙类中毒**
链霉素
T36.6　**利福霉素类中毒**
T36.7　**全身性抗真菌性抗生素中毒**
T36.8　**其他全身性抗生素中毒**
T36.9　**未特指的全身性抗生素中毒**

T37　其他全身性抗感染药和抗寄生虫药中毒

不包括： 抗感染药：
- 局部应用 NEC(T49.0)
- 局部使用于：
  - 耳、鼻和咽喉(T49.6)
  - 眼(T49.5)

T37.0　**磺胺类中毒**
T37.1　**抗分枝杆菌药中毒**
不包括： 利福霉素类(T36.6)
链霉素(T36.5)
T37.2　**抗疟疾和对其他血液原虫有作用的药中毒**
不包括： 羟基喹啉衍生物(T37.8)
T37.3　**其他抗原虫药中毒**
T37.4　**驱蠕虫药中毒**
T37.5　**抗病毒药中毒**
不包括： 金刚烷胺(T42.8)
阿糖胞苷(T45.1)
T37.8　**其他特指的全身性抗感染药和抗寄生虫药中毒**
羟基喹啉衍生物
不包括： 抗疟疾药(T37.2)
T37.9　**未特指的全身性抗感染药和抗寄生虫药中毒**

T38　激素类及其合成代用品和拮抗剂中毒，不可归类在他处者

不包括： 盐[肾上腺]皮质激素类及其拮抗剂(T50.0)
催产素类(T48.0)
甲状旁腺激素类及其衍生物(T50.9)

T38.0　**糖[肾上腺]皮质激素类及其合成的类似物中毒**
不包括： 糖[肾上腺]皮质激素类，局部使用(T49.-)
T38.1　**甲状腺激素类及其代用品中毒**

T36.0　**Penicillins**
T36.1　**Cefalosporins and other β-lactam antibiotics**
T36.2　**Chloramphenicol group**
T36.3　**Macrolides**
T36.4　**Tetracyclines**
T36.5　**Aminoglycosides**
Streptomycin
T36.6　**Rifamycins**
T36.7　**Antifungal antibiotics, systemically used**
T36.8　**Other systemic antibiotics**
T36.9　**Systemic antibiotic, unspecified**

T37　Poisoning by other systemic anti-infectives and antiparasitics

Excludes: anti-infectives:
- locally applied NEC (T49.0)
- topically used for:
  - ear, nose and throat(T49.6)
  - eye (T49.5)

T37.0　**Sulfonamides**
T37.1　**Antimycobacterial drugs**
Excludes: rifamycins (T36.6)
streptomycin (T36.5)
T37.2　**Antimalarials and drugs acting on other blood protozoa**
Excludes: hydroxyquinoline derivatives(T37.8)
T37.3　**Other antiprotozoal drugs**
T37.4　**Anthelminthics**
T37.5　**Antiviral drugs**
Excludes: amantadine (T42.8)
cytarabine (T45.1)
T37.8　**Other specified systemic anti-infectives and antiparasitics**
Hydroxyquinoline derivatives
Excludes: antimalarial drugs (T37.2)
T37.9　**Systemic anti-infective and antiparasitic, unspecified**

T38　Poisoning by hormones and their synthetic substitutes and antagonists, not elsewhere classified

Excludes: mineralocorticoids and their antagonists (T50.0)
oxytocic hormones (T48.0)
parathyroid hormones and derivatives (T50.9)

T38.0　**Glucocorticoids and synthetic analogues**
Excludes: glucocorticoids, topically used (T49.-)
T38.1　**Thyroid hormones and substitutes**

T38.2 抗甲状腺药中毒
T38.3 胰岛素和口服降血糖[抗糖尿病]药中毒
T38.4 口服避孕药中毒
多种和单种成分的制剂
T38.5 其他雌激素和孕激素中毒
混合物及其代用品
T38.6 抗促性腺激素药、抗雌激素药、抗雄激素药中毒,不可归类在他处者
三苯氧胺
T38.7 雄激素类及其促组成代谢的同类药中毒
T38.8 其他和未特指的激素类及其合成代用品中毒
垂体前叶[腺垂体]激素类
T38.9 其他和未特指的激素类拮抗剂中毒

T39 非阿片样镇痛药、解热药和抗风湿药中毒

T39.0 水杨酸盐类中毒
T39.1 4-氨基苯酚衍生物中毒
T39.2 吡唑啉酮衍生物中毒
T39.3 其他非类固醇性消炎药[NSAID]中毒
T39.4 抗风湿药中毒,不可归类在他处者
不包括: 糖[肾上腺]皮质激素类(T38.0)
水杨酸盐类(T39.0)
T39.8 其他非阿片样镇痛药和解热药中毒,不可归类在他处者
T39.9 未特指的非阿片样镇痛药、解热药和抗风湿药中毒

T40 麻醉品和致幻药[致幻剂]中毒

不包括: 醉酒造成的中毒(F10-F19)

T40.0 阿片类中毒
T40.1 海洛因中毒
T40.2 其他阿片样物质中毒
可待因
吗啡
T40.3 美散痛中毒
T40.4 其他合成的麻醉品中毒
哌替啶[度冷丁]
T40.5 可卡因中毒
T40.6 其他和未特指的麻醉品中毒
T40.7 大麻类(衍生物)中毒
T40.8 二乙麦角酰胺[LSD]中毒
T40.9 其他和未特指的致幻药[致幻剂]中毒
南美仙人掌毒碱
二甲-4-羟色胺
西洛西宾

T38.2 Antithyroid drugs
T38.3 Insulin and oral hypoglycaemic [antidiabetic] drugs
T38.4 Oral contraceptives
Multiple-and single-ingredient preparations
T38.5 Other estrogens and progestogens
Mixtures and substitutes
T38.6 Antigonadotrophins, antiestrogens, antiandrogens, not elsewhere classified
Tamoxifen
T38.7 Androgens and anabolic congeners
T38.8 Other and unspecified hormones and their synthetic substitutes
Anterior pituitary [adenohypophyseal] hormones
T38.9 Other and unspecified hormone antagonists

T39 Poisoning by nonopioid analgesics, antipyretics and antirheumatics

T39.0 Salicylates
T39.1 4-Aminophenol derivatives
T39.2 Pyrazolone derivatives
T39.3 Other nonsteroidal anti-inflammatory drugs [NSAID]
T39.4 Antirheumatics, not elsewhere classified
Excludes: glucocorticoids (T38.0)
salicylates (T39.0)
T39.8 Other nonopioid analgesics and antipyretics, not elsewhere classified
T39.9 Nonopioid analgesic, antipyretic and antirheumatic, unspecified

T40 Poisoning by narcotics and psychodysleptics [hallucinogens]

Excludes: intoxication meaning inebriation (F10-F19)

T40.0 Opium
T40.1 Heroin
T40.2 Other opioids
Codeine
Morphine
T40.3 Methadone
T40.4 Other synthetic narcotics
Pethidine
T40.5 Cocaine
T40.6 Other and unspecified narcotics
T40.7 Cannabis (derivatives)
T40.8 Lysergide [LSD]
T40.9 Other and unspecified psychodysleptics [hallucinogens]
Mescaline
Psilocin
Psilocybine

T41 麻醉药和治疗性气体中毒

不包括：苯并二氮杂类(T42.4)
可卡因(T40.5)
阿片样物质(T40.0-T40.2)

T41.0 吸入性麻醉药中毒
不包括：氧(T41.5)

T41.1 静脉内麻醉药中毒
硫巴比妥盐类

T41.2 其他和未特指的全身麻醉药中毒

T41.3 局部麻醉药中毒

T41.4 未特指的麻醉药中毒

T41.5 治疗性气体中毒
二氧化碳
氧

T42 镇癫痫药、镇静催眠药和抗帕金森病药中毒

不包括：醉酒造成的中毒(F10-F19)

T42.0 乙内酰脲衍生物中毒

T42.1 亚氨基二苯乙烯类中毒
卡马西平

T42.2 琥珀酰亚胺和恶唑烷二酮类中毒

T42.3 巴比妥盐类中毒
不包括：硫巴比妥盐类(T41.1)

T42.4 苯并二氮杂类中毒

T42.5 混合型镇癫痫药中毒，不可归类在他处者

T42.6 其他镇癫痫药和镇静催眠药中毒
安眠酮
丙戊酸
不包括：卡马西平(T42.1)

T42.7 未特指的镇癫痫药和镇静催眠药中毒
安眠：
· 饮剂
· 药物
· 片剂
} NOS

T42.8 抗帕金森病药和其他中枢神经系统肌肉张力抑制剂中毒
金刚烷胺

T43 对精神有影响的药物中毒，不可归类在他处者

不包括：食欲抑制剂(T50.5)
巴比妥盐类(T42.3)
苯并二氮杂类(T42.4)
醉酒造成的中毒(F10-F19)
安眠酮(T42.6)
致幻药[致幻剂]
(T40.7-T40.9)

T41 Poisoning by anaesthetics and therapeutic gases

Excludes: benzodiazepines (T42.4)
cocaine (T40.5)
opioids (T40.0-T40.2)

T41.0 **Inhaled anaesthetics**
Excludes: oxygen (T41.5)

T41.1 **Intravenous anaesthetics**
Thiobarbiturates

T41.2 **Other and unspecified general anaesthetics**

T41.3 **Local anaesthetics**

T41.4 **Anaesthetic, unspecified**

T41.5 **Therapeutic gases**
Carbon dioxide
Oxygen

T42 Poisoning by antiepileptic, sedative-hypnotic and antiparkinsonism drugs

Excludes: intoxication meaning inebriation (F10-F19)

T42.0 **Hydantoin derivatives**

T42.1 **Iminostilbenes**
Carbamazepine

T42.2 **Succinimides and oxazolidinediones**

T42.3 **Barbiturates**
Excludes: thiobarbiturates (T41.1)

T42.4 **Benzodiazepines**

T42.5 **Mixed antiepileptics, not elsewhere classified**

T42.6 **Other antiepileptic and sedative-hypnotic drugs**
Methaqualone
Valproic acid
Excludes: carbamazepine (T42.1)

T42.7 **Antiepileptic and sedative-hypnotic drugs, unspecified**
Sleeping:
· draught
· drug
· tablet
} NOS

T42.8 **Antiparkinsonism drugs and other central muscle-tone depressants**
Amantadine

T43 Poisoning by psychotropic drugs, not elsewhere classified

Excludes: appetite depressants (T50.5)
barbiturates (T42.3)
benzodiazepines (T42.4)
intoxication meaning inebriation (F10-F19)
methaqualone (T42.6)
psychodysleptics[hallucinogens]
(T40.7-T40.9)

T43.0 三环和四环抗抑郁药中毒
T43.1 单胺-氧化酶-抑制剂抗抑郁药中毒
T43.2 其他和未特指的抗抑郁药中毒
T43.3 酚噻嗪抗精神病药和精神安定剂中毒
T43.4 丁酰苯和硫蒽精神安定剂中毒
T43.5 其他和未特指的抗精神病药和精神安定剂中毒
不包括：萝芙木(T46.5)
T43.6 精神兴奋剂中毒伴有滥用潜势
不包括：可卡因(T40.5)
T43.8 其他对精神有影响的药物中毒，不可归类在他处者
T43.9 未特指的对精神有影响的药物中毒

T43.0 **Tricyclic and tetracyclic antidepressants**
T43.1 **Monoamine-oxidase-inhibitor antidepressants**
T43.2 **Other and unspecified antidepressants**
T43.3 **Phenothiazine antipsychotics and neuroleptics**
T43.4 **Butyrophenone and thioxanthene neuroleptics**
T43.5 **Other and unspecified antipsychotics and neuroleptics**
Excludes: rauwolfia (T46.5)
T43.6 **Psychostimulants with abuse potential**
Excludes: cocaine (T40.5)
T43.8 **Other psychotropic drugs, not elsewhere classified**
T43.9 **Psychotropic drug, unspecified**

T44 主要影响自主神经系统的药物中毒

T44.0 抗胆碱酯酶剂中毒
T44.1 其他拟副交感神经药[胆碱能药]中毒
T44.2 神经节阻滞药中毒，不可归类在他处者
T44.3 其他副交感神经抑制剂[抗胆碱能药和抗毒蕈碱药]和解痉药中毒，不可归类在他处者
罂粟碱
T44.4 主要为α肾上腺素能受体显效药中毒，不可归类在他处者
间羟胺
T44.5 主要为β肾上腺素能受体显效药中毒，不可归类在他处者
不包括：用于哮喘治疗的β肾上腺素能受体显效药(T48.6)
T44.6 α肾上腺素能受体拮抗剂中毒，不可归类在他处者
不包括：麦角生物碱(T48.0)
T44.7 β肾上腺素能受体拮抗剂中毒，不可归类在他处者
T44.8 中枢作用和肾上腺素能-神经元-阻滞剂中毒，不可归类在他处者
不包括：可乐定(T46.5)
胍乙啶(T46.5)
T44.9 主要影响自主神经系统的其他和未特指的药物中毒
同时刺激α和β肾上腺素能受体药

T44 Poisoning by drugs primarily affecting the autonomic nervous system

T44.0 **Anticholinesterase agents**
T44.1 **Other parasympathomimetics [cholinergics]**
T44.2 **Ganglionic blocking drugs, not elsewhere classified**
T44.3 **Other parasympatholytics [anticholinergics and antimuscarinics] and spasmolytics, not elsewhere classified**
Papaverine
T44.4 **Predominantly α-adrenoreceptor agonists, not elsewhere classified**
Metaraminol
T44.5 **Predominantly β-adrenoreceptor agonists, not elsewhere classified**
Excludes: β-adrenoreceptor agonists used in asthma therapy (T48.6)
T44.6 **α-Adrenoreceptor antagonists, not elsewhere classified**
Excludes: ergot alkaloids (T48.0)
T44.7 **β-Adrenoreceptor antagonists, not elsewhere classified**
T44.8 **Centrally acting and adrenergic-neuron-blocking agents, not elsewhere classified**
Excludes: clonidine (T46.5)
guanethidine (T46.5)
T44.9 **Other and unspecified drugs primarily affecting the autonomic nervous system**
Drug stimulating both α-and β-adrenoreceptors

T45 主要为全身性和血液学的制剂中毒，不可归类在他处者

T45.0 抗过敏药和止吐药中毒
不包括：吩噻嗪基精神安定剂(T43.3)
T45.1 抗肿瘤药和免疫抑制剂中毒
抗肿瘤性抗生素
阿糖胞苷
不包括：三苯氧胺(T38.6)

T45 Poisoning by primarily systemic and haematological agents, not elsewhere classified

T45.0 **Antiallergic and antiemetic drugs**
Excludes: phenothiazine-based neuroleptics (T43.3)
T45.1 **Antineoplastic and immunosuppressive drugs**
Antineoplastic antibiotics
Cytarabine
Excludes: tamoxifen (T38.6)

T45.2	**维生素类中毒，不可归类在他处者** 不包括：烟酸（衍生物）（T46.7） 维生素 K（T45.7）	**T45.2**	**Vitamins, not elsewhere classified** **Excludes:** nicotinic acid (derivatives) (T46.7) vitamin K (T45.7)
T45.3	**酶类中毒，不可归类在他处者**	**T45.3**	**Enzymes, not elsewhere classified**
T45.4	**铁及其化合物中毒**	**T45.4**	**Iron and its compounds**
T45.5	**抗凝剂中毒**	**T45.5**	**Anticoagulants**
T45.6	**影响纤维蛋白分解药中毒**	**T45.6**	**Fibrinolysis-affecting drugs**
T45.7	**抗凝拮抗剂、维生素 K 和其他凝血药中毒**	**T45.7**	**Anticoagulant antagonists, vitamin K and other coagulants**
T45.8	**其他主要为全身性和血液学制剂中毒** 肝制剂和其他抗贫血剂 天然血和血制品 血浆代用品 不包括：免疫球蛋白（T50.9） 铁（T45.4）	**T45.8**	**Other primarily systemic and haematological agents** Liver preparations and other antianaemic agents Natural blood and blood products Plasma substitute **Excludes:** immunoglobulin (T50.9) iron (T45.4)
T45.9	**未特指的主要为全身性和血液学制剂中毒**	**T45.9**	**Primarily systemic and haematological agent, unspecified**

T46 主要影响心血管系统的制剂中毒 / T46 Poisoning by agents primarily affecting the cardiovascular system

不包括：间羟胺（T44.4）

Excludes: metaraminol (T44.4)

T46.0	**心脏兴奋甙和相似作用药中毒**	**T46.0**	**Cardiac-stimulant glycosides and drugs of similar action**
T46.1	**钙通道阻滞剂中毒**	**T46.1**	**Calcium-channel blockers**
T46.2	**其他抗心律障碍药中毒，不可归类在他处者** 不包括：β 肾上腺素能受体拮抗剂（T44.7）	**T46.2**	**Other antidysrhythmic drugs, not elsewhere classified** **Excludes:** β-adrenoreceptor antagonists (T44.7)
T46.3	**冠状血管扩张剂中毒，不可归类在他处者** 潘生丁 不包括：β 肾上腺素能受体拮抗剂（T44.7） 钙通道阻滞剂（T46.1）	**T46.3**	**Coronary vasodilators, not elsewhere classified** Dipyridamole **Excludes:** β-adrenoreceptor antagonists (T44.7) calcium-channel blockers (T46.1)
T46.4	**血管紧张素转换酶抑制剂中毒**	**T46.4**	**Angiotensin-converting-enzyme inhibitors**
T46.5	**其他抗高血压药中毒，不可归类在他处者** 可乐定 胍乙啶 萝芙木 不包括：β 肾上腺素能受体拮抗剂（T44.7） 钙通道阻滞剂（T46.1） 利尿剂（T50.0-T50.2）	**T46.5**	**Other antihypertensive drugs, not elsewhere classified** Clonidine Guanethidine Rauwolfia **Excludes:** β-adrenoreceptor antagonists (T44.7) calcium-channel blockers (T46.1) diuretics (T50.0-T50.2)
T46.6	**抗高脂血症和抗动脉硬化药中毒**	**T46.6**	**Antihyperlipaemic and antiarteriosclerotic drugs**
T46.7	**周围血管扩张剂中毒** 烟酸（衍生物） 不包括：罂粟碱（T44.3）	**T46.7**	**Peripheral vasodilators** Nicotinic acid (derivatives) **Excludes:** papaverine (T44.3)
T46.8	**抗静脉曲张药（包括硬化剂）中毒**	**T46.8**	**Antivaricose drugs, including sclerosing agents**
T46.9	**主要影响心血管系统的其他和未特指制剂中毒**	**T46.9**	**Other and unspecified agents primarily affecting the cardiovascular system**

T47 主要影响胃肠系统的制剂中毒

T47.0 组织胺 H2 受体拮抗剂中毒
T47.1 其他抗酸药和抗胃分泌药中毒
T47.2 刺激性轻泻剂中毒
T47.3 盐水和渗透性轻泻剂中毒
T47.4 其他轻泻剂中毒
肠弛缓药
T47.5 助消化药中毒
T47.6 止泻药中毒
不包括：全身性抗生素和其他抗感染药(T36-T37)
T47.7 催吐药中毒
T47.8 主要影响胃肠系统的其他制剂中毒
T47.9 主要影响胃肠系统的未特指制剂中毒

T47 Poisoning by agents primarily affecting the gastrointestinal system

T47.0 Histamine H2-receptor antagonists
T47.1 Other antacids and anti-gastric-secretion drugs
T47.2 Stimulant laxatives
T47.3 Saline and osmotic laxatives
T47.4 Other laxatives
Intestinal atonia drugs
T47.5 Digestants
T47.6 Antidiarrhoeal drugs
Excludes: systemic antibiotics and other anti-infectives(T36-T37)
T47.7 Emetics
T47.8 Other agents primarily affecting the gastrointestinal system
T47.9 Agents primarily affecting the gastrointestinal system, unspecified

T48 主要作用于平滑肌和骨骼肌及呼吸系统的制剂中毒

T48.0 催产药中毒
不包括：雌激素、孕激素类及其拮抗剂(T38.4-T38.6)
T48.1 骨骼肌松弛剂[神经肌肉阻滞剂]中毒
T48.2 主要作用于肌肉的其他和未特指制剂中毒
T48.3 镇咳剂中毒
T48.4 祛痰剂中毒
T48.5 抗感冒药中毒
T48.6 抗哮喘药中毒，不可归类在他处者
舒喘宁
用于哮喘治疗的 β 肾上腺素能受体显效药
不包括：不用于哮喘治疗的 β 肾上腺素能受体显效药(T44.5)
垂体前叶[腺垂体]激素类(T38.8)
T48.7 主要作用于呼吸系统的其他和未特指制剂中毒

T48 Poisoning by agents primarily acting on smooth and skeletal muscles and the respiratory system

T48.0 Oxytocic drugs
Excludes: estrogens, progestogens and antagonists (T38.4-T38.6)
T48.1 Skeletal muscle relaxants [neuromuscular blocking agents]
T48.2 Other and unspecified agents primarily acting on muscles
T48.3 Antitussives
T48.4 Expectorants
T48.5 Anti-common-cold drugs
T48.6 Antiasthmatics, not elsewhere classified
Salbutamol
β-adrenoreceptor agonists used in asthma therapy
Excludes: β-adrenoreceptor agonists not used in asthma therapy (T44.5)
anterior pituitary[adenohypophyseal] hormones(T38.8)
T48.7 Other and unspecified agents primarily acting on the respiratory system

T49 主要影响皮肤和粘膜的局部制剂及眼科、耳鼻喉科和牙科的药物中毒

包　括：糖(肾上腺)皮质激素类，局部使用
T49.0 局部抗真菌、抗感染和消炎药中毒，不可归类在他处者
T49.1 止痒药中毒

T49 Poisoning by topical agents primarily affecting skin and mucous membrane and by ophthalmological, otorhino-laryngological and dental drugs

Includes: glucocorticoids topically used
T49.0 Local antifungal, anti-infective and anti-inflammatory drugs, not elsewhere classified
T49.1 Antipruritics

T49.2	局部收敛药和局部去污剂中毒	T49.2	**Local astringents and local detergents**
T49.3	润滑药、缓和药和保护药中毒	T49.3	**Emollients, demulcents and protectants**
T49.4	角质层分离药、角质层增生药和其他毛发治疗的药物和制剂中毒	T49.4	**Keratolytics, keratoplastics and other hair treatment drugs and preparations**
T49.5	眼科用药和制剂中毒	T49.5	**Ophthalmological drugs and preparations**
	眼科抗感染药		Eye anti-infectives
T49.6	耳鼻喉科药物和制剂中毒	T49.6	**Otorhinolaryngological drugs and preparations**
	耳、鼻和咽喉用抗感染药		Ear, nose and throat anti-infectives
T49.7	牙科药物中毒,局部应用的	T49.7	**Dental drugs, topically applied**
T49.8	其他局部制剂中毒	T49.8	**Other topical agents**
	杀精子药		Spermicides
T49.9	未特指的局部制剂中毒	T49.9	**Topical agent, unspecified**

T50 利尿剂和其他及未特指的药物、药剂和生物制品中毒 / T50 Poisoning by diuretics and other and unspecified drugs, medicaments and biological substances

T50.0	盐(肾上腺)皮质激素类及其拮抗剂中毒	T50.0	**Mineralocorticoids and their antagonists**
T50.1	袢[强效]利尿剂中毒	T50.1	**Loop [high-ceiling] diuretics**
T50.2	碳酸脱水酶抑制剂、苯并噻二嗪类和其他利尿剂中毒	T50.2	**Carbonic-anhydrase inhibitors, benzothiadiazides and other diuretics**
	乙酰醋胺		Acetazolamide
T50.3	电解质、热量和水平衡剂中毒	T50.3	**Electrolytic, caloric and water-balance agents**
	口服再水化盐类		Oral rehydration salts
T50.4	影响尿酸代谢的药物中毒	T50.4	**Drugs affecting uric acid metabolism**
T50.5	食欲抑制剂中毒	T50.5	**Appetite depressants**
T50.6	解毒剂和螯合剂中毒,不可归类在他处者	T50.6	**Antidotes and chelating agents, not elsewhere classified**
	解酒药		Alcohol deterrents
T50.7	兴奋药和阿片样物质受体拮抗剂中毒	T50.7	**Analeptics and opioid receptor antagonists**
T50.8	诊断性制剂中毒	T50.8	**Diagnostic agents**
T50.9	其他和未特指的药物、药剂和生物制品中毒	T50.9	**Other and unspecified drugs, medicaments and biological substances**
	酸化制剂		Acidifying agents
	碱化制剂		Alkalizing agents
	免疫球蛋白		Immunoglobulin
	免疫制剂		Immunologicals
	作用于脂肪的药		Lipotropic drugs
	甲状旁腺激素类及其衍生物		Parathyroid hormones and derivatives

主要为非药用物质的毒性效应（T51-T65）

不包括： 腐蚀伤（T20-T32）
分类于他处的局限性毒性效应（A00-R99）
外部物质引起的呼吸情况（J60-J70）

T51 酒精的毒性效应

T51.0 乙醇的毒性效应
乙醇
不包括： 急性酒精中毒或“宿醉”效应（F10.0）
醉酒（F10.0）
病理性酒精中毒（F10.0）

T51.1 甲醇的毒性效应
甲醇

T51.2 2-丙醇的毒性效应
异丙醇

T51.3 杂醇油的毒性效应
醇：
· 戊基
· 丁基[1-丁醇]
· 丙基[1-丙醇]

T51.8 其他醇类的毒性效应

T51.9 未特指醇的毒性效应

T52 有机溶剂的毒性效应

不包括： 脂环烃和芳香族烃的卤素衍生物（T53.-）

T52.0 石油产品的毒性效应
汽油[汽油]
煤油[石蜡油]
粗石蜡
石油：
· 醚
· 石脑油
· 石油精

T52.1 苯的毒性效应
不包括： 苯同类物（T52.2）
苯及其同类物的氮衍生物和苯胺衍生物（T65.3）

T52.2 苯同类物的毒性效应
甲苯[甲基苯]
二甲苯[二甲基苯]

T52.3 脂肪族二元醇类的毒性效应

T52.4 酮类的毒性效应

T52.8 其他有机溶剂的毒性效应

T52.9 未特指有机溶剂的毒性效应

Toxic effects of substances chiefly monmedicinal as to source (T51-T65)

Excludes: corrosions (T20-T32)
localized toxic effects classified elsewhere (A00-R99)
respiratory conditions due to external agents (J60-J70)

T51 Toxic effect of alcohol

T51.0 **Ethanol**
Ethyl alcohol
Excludes: acute alcohol intoxication or "hangover" effects (F10.0)
drunkenness (F10.0)
pathological alcohol intoxication (F10.0)

T51.1 **Methanol**
Methyl alcohol

T51.2 **2-Propanol**
Isopropyl alcohol

T51.3 **Fusel oil**
Alcohol:
· amyl
· butyl [1-butanol]
· propyl [1-propanol]

T51.8 **Other alcohols**

T51.9 **Alcohol, unspecified**

T52 Toxic effect of organic solvents

Excludes: halogen derivatives of aliphatic and aromatic hydrocarbons (T53.-)

T52.0 **Petroleum products**
Gasoline [petrol]
Kerosine [paraffin oil]
Paraffin wax
Petroleum:
· ether
· naphtha
· spirit

T52.1 **Benzene**
Excludes: homologues of benzene (T52.2)
nitroderivatives and aminoderivatives of benzene and its homologues (T65.3)

T52.2 **Homologues of benzene**
Toluene [methylbenzene]
Xylene [dimethylbenzene]

T52.3 **Glycols**

T52.4 **Ketones**

T52.8 **Other organic solvents**

T52.9 **Organic solvent, unspecified**

T53 脂环烃和芳香族烃的卤素衍生物的毒性效应

T53.0 四氯化碳的毒性效应
四氯代甲烷
T53.1 氯仿的毒性效应
三氯甲烷
T53.2 三氯乙烯的毒性效应
三氯乙烯
T53.3 四氯乙烯的毒性效应
全氯乙烯
四氯乙烯
T53.4 二氯甲烷的毒性效应
二氯甲烷
T53.5 含氯氟烃类的毒性效应
T53.6 脂环烃的其他卤素衍生物的毒性效应
T53.7 芳香族烃的其他卤素衍生物的毒性效应
T53.9 脂环烃和芳香族烃未特指的卤素衍生物的毒性效应

T54 腐蚀性物质的毒性效应

T54.0 酚及其同类物的毒性效应
T54.1 其他腐蚀性有机化合物的毒性效应
T54.2 腐蚀性酸和酸样物质的毒性效应
酸：
· 盐酸
· 硫酸
T54.3 腐蚀性碱和碱样物质的毒性效应
氢氧化钾
氢氧化钠
T54.9 未特指腐蚀性物质的毒性效应

T55 皂类和洗涤剂的毒性效应

T56 金属的毒性效应

包　括：金属的烟雾和蒸气
所有来源的金属，除外医用物质
不包括：砷及其化合物（T57.0）
锰及其化合物（T57.2）
铊（T60.4）

T56.0 铅及其化合物的毒性效应
T56.1 汞及其化合物的毒性效应
T56.2 铬及其化合物的毒性效应
T56.3 镉及其化合物的毒性效应
T56.4 铜及其化合物的毒性效应
T56.5 锌及其化合物的毒性效应
T56.6 锡及其化合物的毒性效应
T56.7 铍及其化合物的毒性效应
T56.8 其他金属的毒性效应
T56.9 未特指金属的毒性效应

T53 Toxic effect of halogen derivatives of aliphatic and aromatic hydrocarbons

T53.0 Carbon tetrachloride
Tetrachloromethane
T53.1 Chloroform
Trichloromethane
T53.2 Trichloroethylene
Trichloroethene
T53.3 Tetrachloroethylene
Perchloroethylene
Tetrachloroethene
T53.4 Dichloromethane
Methylene chloride
T53.5 Chlorofluorocarbons
T53.6 Other halogen derivatives of aliphatic hydrocarbons
T53.7 Other halogen derivatives of aromatic hydrocarbons
T53.9 Halogen derivative of aliphatic and aromatic hydrocarbons, unspecified

T54 Toxic effect of corrosive substances

T54.0 Phenol and phenol homologues
T54.1 Other corrosive organic compounds
T54.2 Corrosive acids and acid-like substances
Acid:
· hydrochloric
· sulfuric
T54.3 Corrosive alkalis and alkali-like substances
Potassium hydroxide
Sodium hydroxide
T54.9 Corrosive substance, unspecified

T55 Toxic effect of soaps and detergents

T56 Toxic effect of metals

Includes: fumes and vapours of metals
metals from all sources, except medicinal substances
Excludes: arsenic and its compounds (T57.0)
manganese and its compounds (T57.2)
thallium (T60.4)

T56.0 Lead and its compounds
T56.1 Mercury and its compounds
T56.2 Chromium and its compounds
T56.3 Cadmium and its compounds
T56.4 Copper and its compounds
T56.5 Zinc and its compounds
T56.6 Tin and its compounds
T56.7 Beryllium and its compounds
T56.8 Other metals
T56.9 Metal, unspecified

T57 其他无机物质的毒性效应

T57.0 砷及其化合物的毒性效应
T57.1 磷及其化合物的毒性效应
不包括：有机磷酸盐杀虫剂(T60.0)
T57.2 锰及其化合物的毒性效应
T57.3 氰化氢的毒性效应
T57.8 其他特指的无机物质的毒性效应
T57.9 未特指无机物的毒性效应

T58 一氧化碳的毒性效应

任何来源

T59 其他气体、烟雾和蒸气的毒性效应

包　括：气雾剂的挥发剂
不包括：含氯氟烃类(T53.5)
T59.0 氧化氮类的毒性效应
T59.1 二氧化硫的毒性效应
T59.2 甲醛的毒性效应
T59.3 催泪气体的毒性效应
催泪性毒气
T59.4 氯气的毒性效应
T59.5 氟气和氟化氢的毒性效应
T59.6 硫化氢的毒性效应
T59.7 二氧化碳的毒性效应
T59.8 其他特指气体、烟雾和蒸气的毒性效应
T59.9 未特指气体、烟雾和蒸气的毒性效应

T60 杀虫剂的毒性效应

包　括：木材防腐剂
T60.0 有机磷酸盐和氨基甲酸酯杀虫剂的毒性效应
T60.1 卤化杀虫剂的毒性效应
不包括：氯化羟类(T53.-)
T60.2 其他杀虫剂的毒性效应
T60.3 除莠剂和杀真菌药的毒性效应
T60.4 杀啮齿类剂的毒性效应
铊
不包括：士的年及其盐类(T65.1)
T60.8 其他杀虫剂的毒性效应
T60.9 未特指杀虫剂的毒性效应

T57 Toxic effect of other inorganic substances

T57.0 Arsenic and its compounds
T57.1 Phosphorus and its compounds
Excludes: organophosphate insecticides(T60.0)
T57.2 Manganese and its compounds
T57.3 Hydrogen cyanide
T57.8 Other specified inorganic substances
T57.9 Inorganic substance, unspecified

T58 Toxic effect of carbon monoxide

From all sources

T59 Toxic effect of other gases, fumes and vapours

Includes: aerosol propellants
Excludes: chlorofluorocarbons (T53.5)
T59.0 Nitrogen oxides
T59.1 Sulfur dioxide
T59.2 Formaldehyde
T59.3 Lacrimogenic gas
Tear gas
T59.4 Chlorine gas
T59.5 Fluorine gas and hydrogen fluoride
T59.6 Hydrogen sulfide
T59.7 Carbon dioxide
T59.8 Other specified gases, fumes and vapours
T59.9 Gases, fumes and vapours, unspecified

T60 Toxic effect of pesticides

Includes: wood preservatives
T60.0 Organophosphate and carbamate insecticides
T60.1 Halogenated insecticides
Excludes: chlorinated hydrocarbons(T53.-)
T60.2 Other insecticides
T60.3 Herbicides and fungicides
T60.4 Rodenticides
Thallium
Excludes: strychnine and its salts(T65.1)
T60.8 Other pesticides
T60.9 Pesticide, unspecified

T61 摄入海产品中有害物质的毒性效应

不包括：食物的变态反应，如：
- 有害食物反应引起的过敏性休克(T78.0)
- 皮炎(L23.6，L25.4，L27.2)
- 胃肠炎(非感染性)(K52.-)

细菌性食物中毒(A05.-)
污染食物的毒性效应，如：
- 黄曲霉和其他真菌毒素(T64)
- 氰化物(T65.0)
- 氰化氢(T57.3)
- 汞(T56.1)

T61.0 鱼肉中毒
T61.1 鲭亚目鱼中毒
组织胺样综合征
T61.2 其他鱼和水生贝壳类动物中毒
T61.8 其他海产品的毒性效应
T61.9 未特指海产品的毒性效应

T62 摄入食物中其他有害物质的毒性效应

不包括：食物的变态反应，如：
- 有害食物反应引起的过敏性休克(T78.0)
- 皮炎(L23.6，L25.4，L27.2)
- 胃肠炎(非感染性)(K52.-)

细菌性食物中毒(A05.-)
污染食物的毒性效应，如：
- 黄曲霉和其他真菌毒素(T64)
- 氰化物(T65.0)
- 氰化氢(T57.3)
- 汞(T56.1)

T62.0 摄入蘑菇类的毒性效应
T62.1 摄入浆果类的毒性效应
T62.2 摄入其他植物(或植物的某些部分)的毒性效应
T62.8 摄入食物中其他特指有害物质的毒性效应
T62.9 摄入食物中未特指的有害物质的毒性效应

T63 与有毒动物接触的毒性效应

T63.0 蛇毒液的毒性效应
海蛇毒液
T63.1 其他爬行动物类毒液的毒性效应
蜥蜴毒液
T63.2 蝎子毒液的毒性效应
T63.3 蜘蛛毒液的毒性效应

T61 Toxic effect of noxious substances eaten as seafood

Excludes: allergic reaction to food, such as:
- anaphylactic shock due to adverse food reaction (T78.0)
- dermatitis (L23.6, L25.4, L27.2)
- gastroenteritis (noninfective) (K52.-)

bacterial foodborne intoxications (A05.-)
toxic effect of food contaminants, such as:
- aflatoxin and other mycotoxins (T64)
- cyanides (T65.0)
- hydrogen cyanide (T57.3)
- mercury (T55.1)

T61.0 Ciguatera fish poisoning
T61.1 Scombroid fish poisoning
Histamine-like syndrome
T61.2 Other fish and shellfish poisoning
T61.8 Toxic effect of other seafood
T61.9 Toxic effect of unspecified seafood

T62 Toxic effect of other noxious substances eaten as food

Excludes: allergic reaction to food, such as:
- anaphylactic shock due to adverse food reaction (T78.0)
- dermatitis (L23.6, L25.4, L27.2)
- gastroenteritis (noninfective) (K52.-)

bacterial foodborne intoxications (A05.-)
toxic effect of food contaminants, such as:
- aflatoxin and other mycotoxins (T64)
- cyanides (T65.0)
- hydrogen cyanide (T57.3)
- mercury (T56.1)

T62.0 Ingested mushrooms
T62.1 Ingested berries
T62.2 Other ingested (parts of) plant(s)
T62.8 Other specified noxious substances eaten as food
T62.9 Noxious substance eaten as food, unspecified

T63 Toxic effect of contact with venomous animals

T63.0 Snake venom
Sea-snake venom
T63.1 Venom of other reptiles
Lizard venom
T63.2 Venom of scorpion
T63.3 Venom of spider

T63.4 其他节肢动物的毒液的毒性效应
有毒昆虫的咬伤或螫伤

T63.5 与鱼接触的毒性效应
不包括： 摄入鱼的中毒(T61.0-T61.2)

T63.6 与其他海生动物接触的毒性效应
海蜇
海葵
水生贝壳类动物
海星
不包括： 摄入水生贝壳类动物的中毒(T61.2)
海蛇毒液(T63.0)

T63.8 与其他有毒动物接触的毒性效应
两栖动物毒液

T63.9 与未特指的有毒动物接触的毒性效应

T64 黄曲霉毒素和其他真菌毒素污染食物的毒性效应

T65 其他和未特指物质的毒性效应

T65.0 氰化物的毒性效应
不包括： 氰化氢(T57.3)

T65.1 士的年及其盐类的毒性效应

T65.2 烟草和尼古丁的毒性效应

T65.3 苯及其同类物的氮衍生物和胺衍生物的毒性效应
苯胺[苯胺]
硝基苯
三硝基甲苯

T65.4 二硫化碳的毒性效应

T65.5 硝化甘油和其他硝酸及酯类的毒性效应
1,2,3-丙三醇三硝酸酯

T65.6 油漆和染料的毒性效应,不可归类在他处者

T65.8 其他特指物质的毒性效应

T65.9 未特指物质的毒性效应
中毒 NOS

T63.4 **Venom of other arthropods**
Insect bite or sting, venomous

T63.5 **Toxic effect of contact with fish**
Excludes: poisoning by ingestion of fish(T61.0-T61.2)

T63.6 **Toxic effect of contact with other marine animals**
Jellyfish
Sea anemone
Shellfish
Starfish
Excludes: poisoning by ingestion of shellfish (T61.2)
sea-snake venom (T63.0)

T63.8 **Toxic effect of contact with other venomous animals**
Venom of amphibian

T63.9 **Toxic effect of contact with unspecified venomous animal**

T64 Toxic effect of aflatoxin and other mycotoxin food contaminants

T65 Toxic effect of other and unspecified substances

T65.0 **Cyanides**
Excludes: hydrogen cyanide (T57.3)

T65.1 **Strychnine and its salts**

T65.2 **Tobacco and nicotine**

T65.3 **Nitroderivatives and aminoderivatives of benzene and its homologues**
Aniline [benzenamine]
Nitrobenzene
Trinitrotoluene

T65.4 **Carbon disulphide**

T65.5 **Nitroglycerin and other nitric acids and esters**
1,2,3-Propanetriol trinitrate

T65.6 **Paints and dyes, not elsewhere classified**

T65.8 **Toxic effect of other specified substances**

T65.9 **Toxic effect of unspecified substance**
Poisoning NOS

外因的其他和未特指的效应 (T66-T78)

T66 辐射的未特指效应

放射病

不包括： 辐射的特指有害效应，如：
- 烧伤(T20-T31)
- 白血病(C91-C95)
- 放射性：
  - 胃肠炎和结肠炎(K52.0)
  - 肺炎(J70.0)
  - 有关疾患，皮肤和皮下组织的(L55-L59)
- 晒斑[晒伤](L55.-)

T67 热和光的效应

不包括： 烧伤(T20-T31)
红斑[皮炎]火激(L59.0)
麻醉引起的恶性高热(T88.3)
皮肤和皮下组织的与辐射有关的疾患(L55-L59)
晒斑[晒伤](L55.-)
热引起的出汗疾患(L74-L75)

T67.0 热射病和日射病
热：
- 卒中
- 热性发热

中暑
热射病

T67.1 热性晕厥
中暑虚脱

T67.2 中暑痉挛

T67.3 脱水性中暑衰竭
失水引起的中暑虚脱
不包括： 盐缺失引起的中暑衰竭(T67.4)

T67.4 盐缺失引起的中暑衰竭
盐(和水)缺失引起的中暑虚脱

T67.5 未特指的中暑衰竭
中暑虚脱 NOS

T67.6 短暂性中暑疲劳

T67.7 中暑水肿

T67.8 热和光的其他效应

T67.9 热和光未特指的效应

Other and unspecified effects of external causes (T66-T78)

T66 Unspecified effects of radiation

Radiation sickness

Excludes: specified adverse effects of radiation, such as:
- burns (T20-T31)
- leukaemia (C91-C95)
- radiation:
  - gastroenteritis and colitis (K52.0)
  - pneumonitis (J70.0)
  - related disorders of the skin and subcutaneous tissue (L55-L59)
- sunburn (L55.-)

T67 Effects of heat and light

Excludes: burns (T20-T31)
erythema [dermatitis] ab igne(L59.0)
malignant hyperthermia due to anaesthesia (T88.3)
radiation-related disorders of the skin and subcutaneous tissue (L55-L59)
sunburn (L55.-)
sweat disorders due to heat(L74-L75)

T67.0 Heatstroke and sunstroke
Heat:
- apoplexy
- pyrexia

Siriasis
Thermoplegia

T67.1 Heat syncope
Heat collapse

T67.2 Heat cramp

T67.3 Heat exhaustion, anhydrotic
Heat prostration due to water depletion
Excludes: heat exhaustion due to salt depletion(T67.4)

T67.4 Heat exhaustion due to salt depletion
Heat prostration due to salt (and water) depletion

T67.5 Heat exhaustion, unspecified
Heat prostration NOS

T67.6 Heat fatigue, transient

T67.7 Heat oedema

T67.8 Other effects of heat and light

T67.9 Effect of heat and light, unspecified

T68 低体温

意外性低体温

不包括：冻伤(T33-T35)

低体温：

- 麻醉后(T88.5)
- 新生儿(P80.-)
- 与低温环境无关(R68.0)

T68 Hypothermia

Accidental hypothermia

Excludes: frostbite (T33-T35)

hypothermia (of):

- following anaesthesia(T88.5)
- newborn (P80.-)
- not associated with low environmental temperature (R68.0)

T69 降温的其他效应

不包括：冻伤(T33-T35)

T69.0 浸泡手和足

战壕足

T69.1 冻疮

T69.8 降温的其他特指效应

T69.9 降温未特指的效应

T69 Other effects of reduced temperature

Excludes: frostbite (T33-T35)

T69.0 Immersion hand and foot

Trench foot

T69.1 Chilblain(s)

T69.8 Other specified effects of reduced temperature

T69.9 Effect of reduced temperature, unspecified

T70 气压和水压的效应

T70.0 航空中耳炎

航空性中耳炎

周围大气层压力或水压改变对耳的影响

T70.1 航空鼻窦炎

航空性鼻窦炎

周围大气层压力改变对鼻窦的影响

T70.2 高海拔的其他和未特指效应

阿尔卑斯山病

高海拔缺氧

气压伤 NOS

低气压病

高山病

不包括：高海拔引起的红细胞增多(D75.1)

T70.3 潜水员病[减压病]

加压病

潜水员瘫痪或麻痹

T70.4 高压液体的效应

创伤性喷射注射(工业的)

T70.8 气压和水压的其他效应

冲击波损伤综合征

T70.9 气压和水压未特指的效应

T70 Effects of air pressure and water pressure

T70.0 Otitic barotrauma

Aero-otitis media

Effects of change in ambient atmospheric pressure or water pressure on ears

T70.1 Sinus barotrauma

Aerosinusitis

Effects of change in ambient atmospheric pressure on sinuses

T70.2 Other and unspecified effects of high altitude

Alpine sickness

Anoxia due to high altitude

Barotrauma NOS

Hypobaropathy

Mountain sickness

Excludes: polycythaemia due to high altitude(D75.1)

T70.3 Caisson disease [decompression sickness]

Compressed-air disease

Diver's palsy or paralysis

T70.4 Effects of high-pressure fluids

Traumatic jet injection (industrial)

T70.8 Other effects of air pressure and water pressure

Blast injury syndrome

T70.9 Effect of air pressure and water pressure, unspecified

T71 窒息
窒息(由于绞窄)
由于……引起的全身性缺氧:
· 周围空气的氧含量低
· 对呼吸的机械性威胁
不包括: 高海拔缺氧(T70.2)
由于……引起的窒息:
· 一氧化碳(T58)
· 吸入食物或异物(T17.-)
· 其他气体、烟雾和蒸气(T59.-)
呼吸:
· 窘迫(R06.0)
· 成人型综合征(J80)
· 新生儿(P22.-)

T73 其他缺乏的效应
T73.0 **饥饿效应**
食物缺乏
绝食
T73.1 **口渴效应**
水缺乏
T73.2 **暴露于(不良环境)引起的衰竭**
T73.3 **过度劳累引起的衰竭**
用力过度
T73.8 **缺乏的其他效应**
T73.9 **未特指缺乏的效应**

T74 虐待综合征
需要时,使用附加编码标明近期的损伤。
T74.0 **被忽视或遗弃**
T74.1 **躯体虐待**
受虐:
· 幼儿或儿童(受虐)综合征 NOS
· 配偶(受虐)综合征 NOS
T74.2 **性虐待**
T74.3 **心理上的虐待**
T74.8 **其他虐待综合征**
混合型
T74.9 **未特指的虐待综合征**
效应:
· 成人虐待 NOS
· 儿童虐待 NOS

T75 其他外因的效应
不包括: 有害效应 NEC(T78.-)
(电)烧伤(T20-T31)
T75.0 **雷电效应**
雷电休克
雷击 NOS
T75.1 **淹死和非致命性溺水**
浸没
游泳者痉挛

T71 Asphyxiation
Suffocation (by strangulation)
Systemic oxygen deficiency due to:
· low oxygen content in ambient air
· mechanical threat to breathing
Excludes: anoxia due to high altitude (T70.2)
asphyxia from:
· carbon monoxide (T58)
· inhalation of food or foreign body (T17.-)
· other gases, fumes and vapours (T59.-)
respiratory:
· distress (R06.0)
· syndrome in adult (J80)
· in newborn (P22.-)

T73 Effects of other deprivation
T73.0 **Effects of hunger**
Deprivation of food
Starvation
T73.1 **Effects of thirst**
Deprivation of water
T73.2 **Exhaustion due to exposure**
T73.3 **Exhaustion due to excessive exertion**
Overexertion
T73.8 **Other effects of deprivation**
T73.9 **Effect of deprivation, unspecified**

T74 Maltreatment syndrome
Use additional code, if desired, to identify current injury.
T74.0 **Neglect or abandonment**
T74.1 **Physical abuse**
Battered:
· baby or child syndrome NOS
· spouse syndrome NOS
T74.2 **Sexual abuse**
T74.3 **Psychological abuse**
T74.8 **Other maltreatment syndromes**
Mixed forms
T74.9 **Maltreatment syndrome, unspecified**
Effects of:
· abuse of adult NOS
· child abuse NOS

T75 Effects of other external causes
Excludes: adverse effects NEC (T78.-)
burns (electric) (T20-T31)
T75.0 **Effects of lightning**
Shock from lightning
Struck by lightning NOS
T75.1 **Drowning and nonfatal submersion**
Immersion
Swimmer's cramp

T75.2 振动效应
气锤综合征
创伤性血管痉挛综合征
亚声波眩晕

T75.3 晕动病
航空晕
晕船病
晕车病

T75.4 电流效应
电击
电休克

T75.8 外因的其他特指效应
效应：
· 异常重力[G]
· 失重

T78 有害效应，不可归类在他处者

注：本类目用作主要编码以标明未知的、未确定或不明原因的、不可归类在他处的效应。为了多编码的目的，本类目可作为附加编码以标明分类于他处情况的效应。

不包括：手术和医疗的并发症 NEC (T80-T88)

T78.0 有害食物反应引起的过敏性休克

T78.1 其他有害食物反应，不可归类在他处者

不包括：细菌性食物中毒(A05.-)
食物引起的皮炎(L27.2)
· 与皮肤接触的(L23.6, L24.6, L25.4)

T78.2 未特指的过敏性休克
变应性休克 } NOS
过敏性反应 } NOS
过敏性 } NOS

不包括：由于……引起的过敏性休克：
· 适当应用正确药物的有害效应(T88.6)
· 有害食物反应(T78.0)
· 血清(T80.5)

T78.3 血管神经性水肿
巨大荨麻疹
昆克水肿

不包括：荨麻疹(L50.-)
· 血清(T80.6)

T75.2 Effects of vibration
Pneumatic hammer syndrome
Traumatic vasospastic syndrome
Vertigo from infrasound

T75.3 Motion sickness
Airsickness
Seasickness
Travel sickness

T75.4 Effects of electric current
Electrocution
Shock from electric current

T75.8 Other specified effects of external causes
Effects of:
· abnormal gravitation [G] forces
· weightlessness

T78 Adverse effects, not elsewhere classified

Note: This category is to be used as the primary code to identify the effects, not elsewhere classifiable, of unknown, undetermined or ill-defined causes. For multiple coding purposes this category may be used as an additional code to identify the effects of conditions classified elsewhere.

Excludes: complications of surgical and medical care NEC (T80-T88)

T78.0 Anaphylactic shock due to adverse food reaction

T78.1 Other adverse food reactions, not elsewhere classified

Excludes: bacterial foodborne intoxications (A05.-)
dermatitis due to food (L27.2)
· in contact with the skin (L23.6, L24.6, L25.4)

T78.2 Anaphylactic shock, unspecified
Allergic shock } NOS
Anaphylactic reaction } NOS
Anaphylaxis } NOS

Excludes: anaphylactic shock due to:
· adverse effect of correct medicinal substance properly administered (T88.6)
· adverse food reaction (T78.0)
· serum (T80.5)

T78.3 Angioneurotic oedema
Giant urticaria
Quincke's oedema

Excludes: urticaria (L50.-)
· serum (T80.6)

T78.4　未特指的变态反应
变态反应 NOS
过敏 NOS
特异反应 NOS
不包括： 适当应用正确药物的变态反应 NOS（T88.7）
变态反应的特指类型，如：
· 变应性胃肠炎和结肠炎（K52.2）
· 皮炎（L23-L25，L27.-）
· 枯草热[花粉症]（J30.1）

T78.8　其他有害效应，不可归类在他处者

T78.9　未特指的有害效应
不包括： 手术和医疗的有害效应 NOS（T88.9）

T78.4　Allergy, unspecified
Allergic reaction NOS
Hypersensitivity NOS
Idiosyncracy NOS
Excludes: allergic reaction NOS to correct medicinal substance properly administered（T88.7）
specified types of allergic reaction such as:
· allergic gastroenteritis and colitis（K52.2）
· dermatitis（L23-L25，L27.-）
· hay fever（J30.1）

T78.8　Other adverse effects, not elsewhere classified

T78.9　Adverse effect, unspecified
Excludes: adverse effect of surgical and medical care NOS（T88.9）

创伤的某些早期并发症（T79）

Certain early complications of trauma（T79）

T79　创伤的某些早期并发症，不可归类在他处者

不包括： 手术和医疗的并发症 NEC（T80-T88）
呼吸：
· 窘迫（R06.0）
　· 成人型综合征（J80）
　· 新生儿（P22.-）
当发生于医疗操作中或医疗操作后（T80-T88）

T79.0　空气栓塞（创伤性）
不包括： 空气栓塞并发：
· 流产、异位妊娠或葡萄胎妊娠（O00-O07，O08.2）
· 妊娠、分娩和产褥期（O88.0）

T79.1　脂肪栓塞（创伤性）
不包括： 脂肪栓塞并发：
· 流产、异位妊娠或葡萄胎妊娠（O00-O07，O08.2）
· 妊娠、分娩和产褥期（O88.8）

T79.2　创伤的继发性和复发性出血

T79.3　创伤后伤口感染，不可归类在他处者

需要时，使用附加编码（B95-B97）标明传染性病原体。

T79　Certain early complications of trauma, not elsewhere classified

Excludes: complications of surgical and medical care NEC（T80-T88）
respiratory:
· distress（R05.0）
　· syndrome in adult（J80）
　· in newborn（P22.-）
when occurring during or following medical procedures（T30-T88）

T79.0　Air embolism (traumatic)
Excludes: air embolism complicating:
· abortion or ectopic or molar pregnancy（O00-O07，O08.2）
· pregnancy, childbirth and the puerperium（O88.0）

T79.1　Fat embolism (traumatic)
Excludes: fat embolism complicating:
· abortion or ectopic or molar pregnancy（O00-O07，O08.2）
· pregnancy, childbirth and the puerperium（O88.8）

T79.2　Traumatic secondary and recurrent haemorrhage

T79.3　Post-traumatic wound infection, not elsewhere classified
Use additional code（B95-B97）, if desired, to identify infectious agent.

T79.4 创伤性休克

损伤后休克(即刻的)(延迟的)

不包括:休克:

- ·麻醉的(T88.2)
- ·过敏性:
  - ·NOS(T78.2)
  - ·由于……引起的:
    - ·有害食物反应(T78.0)
    - ·适当应用正确药物(T88.6)
    - ·血清(T80.5)
- ·并发流产、异位妊娠或葡萄胎妊娠(O00-O07,O08.3)
- ·电的(T75.4)
- ·雷电(T75.0)
- ·非创伤性 NEC(R57.-)
- ·产科的(O75.1)
- ·手术后的(T81.1)

T79.5 创伤性无尿症

挤压综合征

挤压后肾衰竭

T79.6 创伤性肌肉缺血

腔隙综合征

福尔克曼缺血性挛缩

不包括:胫前综合征(M76.8)

T79.7 创伤性皮下气肿

不包括:操作导致的(皮下)气肿(T81.8)

T79.8 创伤的其他早期并发症

T79.9 创伤未特指的早期并发症

T79.4 Traumatic shock

Shock (immediate) (delayed) following injury

Excludes: shock:

- · anaesthetic (T88.2)
- · anaphylactic:
  - · NOS (T78.2)
  - · due to:
    - · adverse food reaction (T78.0)
    - · correct medicinal substance properly administered (T88.6)
    - · serum (T80.5)
- · complicating abortion or ectopic or molar pregnancy (O00-O07, O08.3)
- · electric (T75.4)
- · lightning (T75.0)
- · nontraumatic NEC (R57.-)
- · obstetric (O75.1)
- · postoperative (T81.1)

T79.5 Traumatic anuria

Crush syndrome

Renal failure following crushing

T79.6 Traumatic ischaemia of muscle

Compartment syndrome

Volkmann's ischaemic contracture

Excludes: anterior tibial syndrome (M76.8)

T79.7 Traumatic subcutaneous emphysema

Excludes: emphysema (subcutaneous) resulting from a procedure (T81.8)

T79.8 Other early complications of trauma

T79.9 Unspecified early complication of trauma

手术和医疗的并发症，不可归类在他处者（T80-T88）

需要时，使用附加外因编码（第二十章）标明所涉及的装置和情况的细节。

需要时，使用附加编码（B95-B97）标明传染性病原体。

不包括： 药物和药剂的有害效应（A00-R99，T78.-）

任何寻求手术后情况的医疗，但无手术后并发症，如：

- 人工造口状态（Z93.-）
- 外口关闭（Z43.-）
- 外部假体装置的安装与调整（Z44.-）

局部敷药和辐照引起的烧伤与腐蚀伤（T20-T32）

妊娠、分娩和产褥期的手术操作并发症（O00-O99）

药物和化学物质的中毒和毒性效应（T36-T65）

可归类在他处的特指并发症，如：

- 腰椎穿刺所致的脑脊液漏（G97.0）
- 结肠造口术后功能障碍（K91.4）
- 液体和电解质平衡的疾患（E86-E87）
- 心脏手术后的功能障碍（I97.0-I97.1）
- 胃手术后综合征（K91.1）
- 椎板切除术后综合征 NEC（M96.1）
- 乳房切除术后淋巴水肿综合征（I97.2）
- 手术后盲袢综合征（K91.2）

Complications of surgical and medical care, not elsewhere classified (T80-T88)

Use additional external cause code (Chapter XX), if desired, to identify devices involved and details of circumstances.

Use additional code (B95-B97), if desired, to identify infectious agent.

Excludes: adverse effects of drugs and medicaments (A00-R99, T78.-)

any encounters with medical care for postoperative conditions in which no complications are present, such as:

- artificial opening status (Z93.-)
- closure of external stoma (Z43.-)
- fitting and adjustment of external prosthetic device (Z44.-)

burns and corrosions from local applications and irradiation (T20-T32)

complications of surgical procedures during pregnancy, childbirth and the puerperium (O00-O99)

poisoning and toxic effects of drugs and chemicals (T36-T65)

specified complications classified elsewhere, such as:

- cerebrospinal fluid leak from spinal puncture (G97.0)
- colostomy malfunction (K91.4)
- disorders of fluid and electrolyte balance (E86-E87)
- functional disturbances following cardiac surgery (I97.0-I97.1)
- postgastric surgery syndromes (K91.1)
- postlaminectomy syndrome NEC (M96.1)
- postmastectomy lymphoedema syndrome (I97.2)
- postsurgical blind-loop syndrome (K91.2)

T80 输注、输血和治疗性注射后的并发症

包　括： 灌注

不包括： 骨髓移植排斥（T86.0）

T80 Complications following infusion, transfusion and therapeutic injection

Includes: perfusion

Excludes: bone-marrow transplant rejection (T86.0)

T80.0 输注、输血和治疗性注射后的空气栓塞

T80.0 **Air embolism following infusion, transfusion and therapeutic injection**

T80.1 输注、输血和治疗性注射后的血管并发症

静脉炎 } 输注、输血和治疗性注射后的
血栓栓塞 }
血栓性静脉炎 }

不包括：所列情况当特指为：
- 假体装置、植入物和移植物引起(T82.8，T83.8，T84.8，T85.8)
- 操作后的(T81.7)

T80.2 输注、输血和治疗性注射后的感染

感染 } 输注、输血和治疗性注射后的
脓毒症 }
败血症 }
感染性休克 }

不包括：所列情况当特指为：
- 假体装置、植入物和移植物引起(T82.6-T82.7，T83.5-T83.6，T84.5-T84.7，T85.7)
- 操作后的(T81.4)

T80.3 ABO 血型不配合性反应

血型不配合性输血

输注或输血时血型不配合性反应

T80.4 Rh 不配合性反应

输注或输血时 Rh 因子引起的反应

T80.5 血清引起的过敏性休克

不包括：休克：
- 变应性 NOS(T78.2)
- 过敏性：
  - NOS(T78.2)
  - 适当应用正确药物引起的有害效应(T88.6)

T80.6 其他血清反应

血清中毒

蛋白质(过敏)病

血清：
- 皮疹
- 病
- 荨麻疹

不包括：血清性肝炎(B16.-)

T80.8 输注、输血和治疗性注射后的其他并发症

T80.9 输注、输血和治疗性注射后未特指的并发症

输血反应 NOS

T80.1 Vascular complications following infusion, transfusion and therapeutic injection

Phlebitis } following infusion, transfusion and therapeutic injection
Thromboembolism }
Thrombophlebitis }

Excludes: the listed conditions when specified as:
- due to prosthetic devices, implants and grafts (T82.8, T83.8, T84.8, T85.8)
- postprocedural (T81.7)

T80.2 Infections following infusion, transfusion and therapeutic injection

Infection } following infusion, transfusion and therapeutic injection
Sepsis }
Septicaemia }
Septic shock }

Excludes: the listed conditions when specified as:
- due to prosthetic devices, implants and grafts (T82.6-T82.7, T83.5-T83.6, T84.5-T84.7, T85.7)
- postprocedural (T81.4)

T80.3 ABO incompatibility reaction

Incompatible blood transfusion

Reaction to blood-group incompatibility in infusion or transfusion

T80.4 Rh incompatibility reaction

Reactions due to Rh factor in infusion or transfusion

T80.5 Anaphylactic shock due to serum

Excludes: shock:
- allergic NOS (T78.2)
- anaphylactic:
  - NOS (T78.2)
  - due to adverse effect of correct medicinal substance properly administered (T88.6)

T80.6 Other serum reactions

Intoxication by serum

Protein sickness

Serum:
- rash
- sickness
- urticaria

Excludes: serum hepatitis (B16.-)

T80.8 Other complications following infusion, transfusion and therapeutic injection

T80.9 Unspecified complication following infusion, transfusion and therapeutic injection

Transfusion reaction NOS

T81 操作并发症，不可归类在他处者

不包括：药物的有害效应 NOS(T88.7)
继后于……的并发症：
· 免疫接种(T88.0-T88.1)
· 输注、输血和治疗性注射(T80.-)
可归类在他处的特指并发症，如：
· 假体装置、植入物和移植物的并发症(T82-T85)
· 药物和药剂引起的皮炎(L23.3，L24.4，L25.1，L27.0-L27.1)
· 药物和化学物质的中毒和毒性效应(T36-T65)

T81.0 并发于操作的出血和血肿，不可归类在他处者

操作造成的任何部位出血

不包括：产科伤口的血肿(O90.2)
假体装置、植入物和移植物引起的出血(T82.8，T83.8，T84.8，T85.8)

T81.1 在操作中发生或由于操作造成的休克，不可归类在他处者

虚脱 NOS } 在操作中或操作后的
休克(内毒素性)(低血容量)(感染性) } 在操作中或操作后的
手术后休克 NOS

不包括：休克：
· 麻醉性(T88.2)
· 过敏性：
· NOS(T78.2)
· 由于……引起：
· 适当应用正确药物(T88.6)
· 血清(T80.5)
· 电的(T75.4)
· 流产、异位妊娠或葡萄胎妊娠后(O00-O07，O08.3)
· 产科的(O75.1)
· 创伤性(T79.4)

T81 Complications of procedures, not elsewhere classified

Excludes: adverse effect of drug NOS (T88.7)
complication following:
· immunization (T88.0-T88.1)
· infusion, transfusion and therapeutic injection (T80.-)
specified complications classified elsewhere, such as:
· complications of prosthetic devices, implants and grafts (T82-T85)
· dermatitis due to drugs and medicaments (L23.3, L24.4, L25.1, L27.0-L27.1)
· poisoning and toxic effects of drugs and chemicals (T36-T65)

T81.0 Haemorrhage and haematoma complicating a procedure, not elsewhere classified

Haemorrhage at any site resulting from a procedure

Excludes: haematoma of obstetric wound (O90.2)
haemorrhage due to prosthetic devices, implants and grafts (T82.8, T83.8, T84.8, T85.8)

T81.1 Shock during or resulting from a procedure, not elsewhere classified

Collapse NOS } during or following a procedure
Shock (endotoxic) (hypovolaemic) (septic) } during or following a procedure
Postoperative shock NOS

Excludes: shock:
· anaesthetic (T88.2)
· anaphylactic:
· NOS (T78.2)
· due to:
· correct medicinal substance properly administered (T88.6)
· serum (T80.5)
· electric (T75.4)
· following abortion or ectopic or molar pregnancy (O00-O07, O08.3)
· obstetric (O75.1)
· traumatic (T79.4)

T81.2 在操作中意外的穿刺和撕裂，不可归类在他处者

意外穿破：

- 血管
- 神经
- 器官

被 导管 / 内镜 / 器械 / 探针 在操作中

不包括： 分娩时器械造成的损害（O70-O71）

手术伤口中有意留置的装置或植入物引起的穿破、穿刺或撕裂（T82-T85）

可归类在他处的特指并发症，如阔韧带撕裂综合征［艾伦-马斯特斯］（N83.8）

T81.3 手术伤口破裂，不可归类在他处者

裂开 / 破裂 手术伤口的

不包括： 破裂：

- 剖宫产术伤口（O90.0）
- 会阴的产科伤口（O90.1）

T81.4 操作后的感染，不可归类在他处者

脓肿：

- 腹内
- 针眼
- 膈下
- 伤口

败血症

操作后的

不包括： 由于……引起的感染：

- 输注、输血和治疗性注射（T80.2）
- 假体装置、植入物和移植物（T82.6-T82.7，T83.5-T83.6，T84.5-T84.7，T85.7）

产科手术伤口感染（O86.0）

T81.5 操作后意外遗留于体腔或手术伤口中的异物

粘连 / 梗阻 / 穿孔 意外遗留于手术伤口或体腔中的异物引起的

不包括： 有意留置体内的假体装置和植入物引起的梗阻或穿孔（T82.0-T82.5，T83.0-T83.4，T84.0-T84.4，T85.0-T85.6）

T81.6 在操作中对意外遗留异物的急性反应

腹膜炎：

- 无菌性
- 化学性

T81.2 Accidental puncture and laceration during a procedure, not elsewhere classified

Accidental perforation of:

- blood vessel
- nerve
- organ

by catheter / endoscope / instrument / probe during a procedure

Excludes: damage from instruments during delivery (O70-O71)

perforation, puncture or laceration caused by device or implant intentionally left in operation wound (T82-T85)

specified complications classified elsewhere, such as broad ligament laceration syndrome [Allen-Masters] (N83.8)

T81.3 Disruption of operation wound, not elsewhere classified

Dehiscence / Rupture of operation wound

Excludes: disruption of:

- caesarean-section wound (O90.0)
- perineal obstetric wound, (O90.1)

T81.4 Infection following a procedure, not elsewhere classified

Abscess:

- intra-abdominal
- stitch
- subphrenic
- wound

Septicaemia

postprocedural

Excludes: infection due to:

- infusion, transfusion and therapeutic injection (T80.2)
- prosthetic device, implants and grafts (T82.6-T82.7, T83.5-T83.6, T84.5-T84.7, T85.7)

obstetrical surgical wound infection (O86.0)

T81.5 Foreign body accidentally left in body cavity or operation wound following a procedure

Adhesions / Obstruction / Perforation due to foreign body accidentally left in operation wound or body cavity

Excludes: obstruction or perforation due to prosthetic devices and implants intentionally left in body (T82.0-T82.5, T83.0-T83.4, T84.0-T84.4, T85.0-T85.6)

T81.6 Acute reaction to foreign substance accidentally left during a procedure

Peritonitis:

- aseptic
- chemical

T81.7 操作后的血管并发症,不可归类在他处者

操作后的空气栓塞 NEC

不包括:栓塞:
- ·并发:
  - ·流产、异位妊娠或葡萄胎妊娠(O00-O07,O08.2)
  - ·妊娠、分娩和产褥期(O88.-)
- ·假体装置、植入物和移植物引起的(T82.8,T83.8,T84.8,T85.8)
- ·输注、输血和治疗性注射后的(T80.0)
- ·创伤性(T79.0)

T81.8 操作的其他并发症,不可归类在他处者

吸入疗法的并发症
操作造成的(皮下)气肿
持续性术后瘘道
不包括:麻醉后低温(T88.5)
麻醉引起的恶性高热(T88.3)

T81.9 操作的未特指并发症

T82 心脏和血管假体装置、植入物和移植物的并发症

不包括:移植器官和组织的失败与排斥(T86.-)

T82.0 心脏瓣膜假体的机械性并发症

(机械性)损坏
移位
渗漏
错位
梗阻,机械性
穿孔
突出
} 心脏瓣膜假体引起的

T82.1 心脏电子装置的机械性并发症

由于……引起的列于 T82.0 中的情况:
- ·电极
- ·脉冲发生器(电池)

T82.2 冠状动脉旁路(搭桥术)和瓣膜移植物的机械性并发症

冠状动脉旁路(搭桥术)和瓣膜移植物引起的列于 T82.0 中的情况

T82.3 其他血管移植物的机械性并发症

由于……引起的列于 T82.0 中的情况:
- ·主动脉(杈)移植物(置换)
- ·动脉的(颈)(股)移植物(搭桥术)

T81.7 Vascular complications following a procedure, not elsewhere classified

Air embolism following procedure NEC

Excludes: embolism:
- · complicating:
  - · abortion or ectopic or molar pregnancy (O00-O07, O08.2)
  - · pregnancy, childbirth and the puerperium (O88.-)
- · due to prosthetic device, implants and grafts (T82.8, T83.8, T84.8, T85.8)
- · following infusion, transfusion and therapeutic injection (T80.0)
- · traumatic (T79.0)

T81.8 Other complications of procedures, not elsewhere classified

Complication of inhalation therapy
Emphysema (subcutaneous) resulting from a procedure
Persistent postoperative fistula
Excludes: hypothermia following anaesthesia (T88.5)
malignant hyperthermia due to anaesthesia (T88.3)

T81.9 Unspecified complication of procedure

T82 Complications of cardiac and vascular prosthetic devices, implants and grafts

Excludes: failure and rejection of transplanted organs and tissues (T86.-)

T82.0 Mechanical complication of heart valve prosthesis

Breakdown (mechanical)
Displacement
Leakage
Malposition
Obstruction, mechanical
Perforation
Protrusion
} due to heart valve prosthesis

T82.1 Mechanical complication of cardiac electronic device

Conditions listed in T82.0 due to:
- · electrode(s)
- · pulse generator (battery)

T82.2 Mechanical complication of coronary artery bypass and valve grafts

Conditions listed in T82.0 due to coronary artery bypass and valve grafts

T82.3 Mechanical complication of other vascular grafts

Conditions listed in T82.0 due to:
- · aortic (bifurcation) graft (replacement)
- · arterial (carotid) (femoral) graft (bypass)

T82.4 **血管透析导管的机械性并发症**

血管透析导管引起的列于 T82.0 中的情况

不包括：腹膜内透析导管的机械性并发症(T85.6)

T82.5 **其他心脏和血管装置及植入物的机械性并发症**

由于……引起的列于 T82.0 中的情况：

· 动静脉：
  · 瘘 } 手术形成的
  · 分流 } 手术形成的
· 人工心脏
· 气球(反搏)装置
· 输注导管
· 伞装置

不包括：硬膜外和硬膜下输注导管的机械性并发症(T85.6)

T82.6 **心脏瓣膜假体引起的感染和炎症性反应**

T82.7 **其他心脏和血管装置、植入物和移植物引起的感染和炎症性反应**

T82.8 **心脏和血管假体装置、植入物和移植物的其他并发症**

并发症、栓塞、纤维化、出血、疼痛、狭窄、血栓形成 } 心脏和血管假体装置、植入物和移植物引起的

T82.9 **心脏和血管假体装置、植入物和移植物的未特指并发症**

T83 泌尿生殖系假体装置、植入物和移植物的并发症

不包括：移植器官和组织的失败和排斥(T86.-)

T83.0 **泌尿系(留置的)导管的机械性并发症**

由于……引起的列于 T82.0 中的情况：

· 导管：
  · 膀胱造口术
  · 尿道，留置的

T83.1 **其他泌尿系装置和植入物的机械性并发症**

由于……引起的列于 T82.0 中的情况：

· 泌尿系的：
  · 电子刺激器装置
  · 括约肌植入物
  · 支撑模

T82.4 **Mechanical complication of vascular dialysis catheter**

Conditions listed in T82.0 due to vascular dialysis catheter

Excludes: mechanical complication of intraperitoneal dialysis catheter (T85.6)

T82.5 **Mechanical complication of other cardiac and vascular devices and implants**

Conditions listed in T82.0 due to:

· arteriovenous:
  · fistula } surgically created
  · shunt } surgically created
· artificial heart
· balloon (counterpulsation) device
· infusion catheter
· umbrella device

Excludes: mechanical complication of epidural and subdural infusion catheter(T85.6)

T82.6 **Infection and inflammatory reaction due to cardiac valve prosthesis**

T82.7 **Infection and inflammatory reaction due to other cardiac and vascular devices, implants and grafts**

T82.8 **Other complications of cardiac and vascular prosthetic devices, implants and grafts**

Complication, Embolism, Fibrosis, Haemorrhage, Pain, Stenosis, Thrombosis } due to cardiac and vascular prosthetic devices, implants and grafts

T82.9 **Unspecified complication of cardiac and vascular prosthetic device, implant and graft**

T83 Complications of genitourinary prosthetic devices, implants and grafts

Excludes: failure and rejection of transplanted organs and tissues (T86.-)

T83.0 **Mechanical complication of urinary (indwelling) catheter**

Conditions listed in T82.0 due to:

· catheter:
  · cystostomy
  · urethral, indwelling

T83.1 **Mechanical complication of other urinary devices and implants**

Conditions listed in T82.0 due to:

· urinary:
  · electronic stimulator device
  · sphincter implant
  · stent

T83.2 **泌尿器官移植物的机械性并发症**

泌尿器官的移植物引起的列于 T82.0 中的情况

T83.2 **Mechanical complication of graft of urinary organ**

Conditions listed in T82.0 due to graft of urinary organ

T83.3 **子宫内避孕装置的机械性并发症**

子宫内避孕装置引起的列于 T82.0 中的情况

T83.3 **Mechanical complication of intrauterine contraceptive device**

Conditions listed in T82.0 due to intrauterine contraceptive device

T83.4 **生殖道中其他假体装置、植入物和移植物的机械性并发症**

（植入的）阴茎假体引起的列于 T82.0 中的情况

T83.4 **Mechanical complication of other prosthetic devices, implants and grafts in genital tract**

Conditions listed in T82.0 due to (implanted) penile prosthesis

T83.5 **泌尿系统中的假体装置、植入物和移植物引起的感染和炎症性反应**

T83.5 **Infection and inflammatory reaction due to prosthetic device, implant and graft in urinary system**

T83.6 **生殖道中的假体装置、植入物和移植物引起的感染和炎症性反应**

T83.6 **Infection and inflammatory reaction due to prosthetic device, implant and graft in genital tract**

T83.8 **泌尿生殖系假体装置、植入物和移植物的其他并发症**

泌尿生殖系假体装置、植入物和移植物引起的列于 T82.8 中的情况

T83.8 **Other complications of genitourinary prosthetic devices, implants and grafts**

Conditions listed in T82.8 due to genitourinary prosthetic devices, implants and grafts

T83.9 **泌尿生殖系假体装置、植入物和移植物的未特指并发症**

T83.9 **Unspecified complication of genitourinary prosthetic device, implant and graft**

T84 内部矫形外科假体装置、植入物和移植物的并发症

不包括：移植器官和组织的失败和排斥（T86.-）

矫形外科植入物、关节假体或骨板置入后的骨折（M96.6）

T84 Complications of internal orthopaedic prosthetic devices, implants and grafts

Excludes: failure and rejection of transplanted organs and tissues (T86.-)

fracture of bone following insertion of orthopaedic implant, joint prosthesis or bone plate (M96.6)

T84.0 **内部关节假体的机械性并发症**

关节假体引起的列于 T82.0 中的情况

T84.0 **Mechanical complication of internal joint prosthesis**

Conditions listed in T82.0 due to joint prosthesis

T84.1 **肢骨内部固定装置的机械性并发症**

肢骨的内部固定装置引起的列于 T82.0 中的情况

T84.1 **Mechanical complication of internal fixation device of bones of limb**

Conditions listed in T82.0 due to internal fixation device of bones of limb

T84.2 **其他骨内部固定装置的机械性并发症**

其他骨的内部固定装置引起的列于 T82.0 中的情况

T84.2 **Mechanical complication of internal fixation device of other bones**

Conditions listed in T82.0 due to internal fixation device of other bones

T84.3 **其他骨的装置、植入物和移植物的机械性并发症**

由于……引起的列于 T82.0 中的情况：

- 骨移植物
- 电子骨刺激器

T84.3 **Mechanical complication of other bone devices, implants and grafts**

Conditions listed in T82.0 due to:

- bone graft
- electronic bone stimulator

T84.4 **其他内部矫形外科装置、植入物和移植物的机械性并发症**

肌肉和肌腱移植物引起的列于 T82.0 中的情况

T84.4 **Mechanical complication of other internal orthopaedic devices, implants and grafts**

Conditions listed in T82.0 due to muscle and tendon graft

T84.5 **内部关节假体引起的感染和炎症性反应**

T84.5 **Infection and inflammatory reaction due to internal joint prosthesis**

T84.6 内部固定装置[任何部位]引起的感染和炎症性反应

T84.7 其他内部矫形外科假体装置、植入物和移植物引起的感染和炎症性反应

T84.8 内部矫形外科假体装置、植入物和移植物的其他并发症

内部矫形外科假体装置、植入物和移植物引起的列于 T82.8 中的情况

T84.9 内部矫形外科假体装置、植入物和移植物的未特指并发症

T85 其他内部假体装置、植入物和移植物的并发症

不包括：移植器官和组织的失败与排斥(T86.-)

T85.0 脑室颅内(交通)分流的机械性并发症

脑室颅内(交通)分流引起的列于 T82.0 中的情况

T85.1 神经系统植入的电子刺激器的机械性并发症

由于……的电子神经刺激器(电极)引起的列于 T82.0 中的情况：
· 脑
· 周围神经
· 脊髓

T85.2 眼内透镜的机械性并发症

眼内透镜引起的列于 T82.0 中的情况

T85.3 其他眼假体装置、植入物和移植物的机械性并发症

由于……引起的列于 T82.0 中的情况：
· 角膜移植物
· 眼的假体眶

T85.4 乳房假体和植入物的机械性并发症

乳房假体和植入物引起的列于 T82.0 中的情况

T85.5 胃肠道假体装置、植入物和移植物的机械性并发症

由于……引起的列于 T82.0 中的情况：
· 胆管假体
· 食管抗反流装置

T85.6 其他特指的内部假体装置、植入物和移植物的机械性并发症

由于……引起的列于 T82.0 中的情况：
· 硬膜外和硬膜下输注导管
· 腹膜内透析导管
· 不可吸收性手术材料 NOS
· 永久性缝线

不包括：用于骨修复的永久性(金属)缝线的机械性并发症(T84.1-T84.2)

T84.6 **Infection and inflammatory reaction due to internal fixation device [any site]**

T84.7 **Infection and inflammatory reaction due to other internal orthopaedic prosthetic devices, implants and grafts**

T84.8 **Other complications of internal orthopaedic prosthetic devices, implants and grafts**

Conditions listed in T82.8 due to internal orthopaedic prosthetic devices, implants and grafts

T84.9 **Unspecified complication of internal orthopaedic prosthetic device, implant and graft**

T85 Complications of other internal prosthetic devices, implants and grafts

Excludes: failure and rejection of transplanted organs and tissues (T86.-)

T85.0 **Mechanical complication of ventricular intracranial (communicating) shunt**

Conditions listed in T82.0 due to ventricular intracranial (communicating) shunt

T85.1 **Mechanical complication of implanted electronic stimulator of nervous system**

Conditions listed in T82.0 due to electronic neurostimulator (electrode) of:
· brain
· peripheral nerve
· spinal cord

T85.2 **Mechanical complication of intraocular lens**

Conditions listed in T82.0 due to intraocular lens

T85.3 **Mechanical complication of other ocular prosthetic devices, implants and grafts**

Conditions listed in T82.0 due to:
· corneal graft
· prosthetic orbit of eye

T85.4 **Mechanical complication of breast prosthesis and implant**

Conditions listed in T82.0 due to breast prosthesis and implant

T85.5 **Mechanical complication of gastrointestinal prosthetic devices, implants and grafts**

Conditions listed in T82.0 due to:
· bile-duct prosthesis
· oesophageal anti-reflux device

T85.6 **Mechanical complication of other specified internal prosthetic devices, implants and grafts**

Conditions listed in T82.0 due to:
· epidural and subdural infusion catheter
· intraperitoneal dialysis catheter
· nonabsorbable surgical material NOS
· permanent sutures

Excludes: mechanical complication permanent (wire) suture used in bone repair (T84.1-T84.2)

T85.7 其他内部假体装置、植入物和移植物引起的感染和炎症性反应

T85.8 内部假体装置、植入物和移植物的其他并发症,不可归类在他处者

内部假体装置、植入物和移植物 NEC 引起的列于 T82.8 中的情况

T85.9 内部假体装置、植入物和移植物的未特指并发症

内部假体装置、植入物和移植物 NOS 的并发症

T86 移植器官和组织的失败和排斥

T86.0 骨髓移植排斥

移植物抗宿主反应或病

T86.1 肾移植失败和排斥

T86.2 心脏移植失败和排斥

不包括: 并发症:
- 人工心脏装置(T82.5)
- 心-肺移植物(T86.3)

T86.3 心-肺移植失败和排斥

T86.4 肝脏移植失败和排斥

T86.8 其他移植器官和组织的失败和排斥

移植失败或排斥:
- 骨
- 肠
- 肺
- 胰
- 皮肤(同种移植)(自体移植)

T86.9 未特指的移植器官和组织的失败和排斥

T87 再植和截断术所特有的并发症

T87.0 上肢再植(部位)的并发症

T87.1 下肢再植(部位)的并发症

T87.2 其他再植身体部位的并发症

T87.3 截断术残端的神经瘤

T87.4 截断术残端的感染

T87.5 截断术残端的坏死

T87.6 截断术残端的其他和未特指的并发症

截断术残端:
- 挛缩(下个邻近关节的)(屈曲)
- 血肿
- 水肿

不包括: 幻肢综合征(G54.6-G54.7)

T85.7 **Infection and inflammatory reaction due to other internal prosthetic devices, implants and grafts**

T85.8 **Other complications of internal prosthetic devices, implants and grafts, not elsewhere classified**

Conditions listed in T82.8 due to internal prosthetic devices, implants and grafts NEC

T85.9 **Unspecified complication of internal prosthetic device, implant and graft**

Complication of internal prosthetic device, implant and graft NOS

T86 Failure and rejection of transplanted organs and tissues

T86.0 **Bone-marrow transplant rejection**

Graft-versus-host reaction or disease

T86.1 **Kidney transplant failure and rejection**

T86.2 **Heart transplant failure and rejection**

Excludes: complication of:
- artificial heart device (T82.5)
- heart-lung transplant(T86.3)

T86.3 **Heart-lung transplant failure and rejection**

T86.4 **Liver transplant failure and rejection**

T86.8 **Failure and rejection of other transplanted organs and tissues**

Transplant failure or rejection of:
- bone
- intestine
- lung
- pancreas
- skin (allograft)(autograft)

T86.9 **Failure and rejection of unspecified transplanted organ and tissue**

T87 Complications peculiar to reattachment and amputation

T87.0 **Complications of reattached (part of) upper extremity**

T87.1 **Complications of reattached (part of) lower extremity**

T87.2 **Complications of other reattached body part**

T87.3 **Neuroma of amputation stump**

T87.4 **Infection of amputation stump**

T87.5 **Necrosis of amputation stump**

T87.6 **Other and unspecified complications of amputation stump**

Amputation stump:
- contracture (flexion)(of next proximal joint)
- haematoma
- oedema

Excludes: phantom limb syndrome(G54.6-G54.7)

T88 手术和医疗的其他并发症，不可归类在他处者

不包括：在操作中的意外穿刺或撕裂（T81.2）
继发于……的并发症：
· 输注、输血和治疗性注射（T80.-）
· 操作 NEC（T81.-）
可归类在他处的特指并发症，如：
· 并发症：
  · 在……中的麻醉：
    · 产程和分娩（O74.-）
    · 妊娠（O29.-）
    · 产褥期（O89.-）
· 装置、植入物和移植物（T82-T85）
· 产科手术和操作（O75.4）
· 药物和药剂引起的皮炎（L23.3，L24.4，L25.1，L27.0-L27.1）
· 药物和化学物质的中毒和毒性效应（T36-T65）

T88.0 免疫接种后的感染

脓毒病 } 免疫接种后
败血症 }

T88.1 免疫接种后的其他并发症，不可归类在他处者

免疫接种后的疹

不包括：血清引起的过敏性休克（T80.5）
其他血清反应（T80.6）
免疫接种后：
· 关节病（M02.2）
· 脑炎（G04.0）

T88.2 麻醉引起的休克

麻醉引起的休克，适当应用正确药物

不包括：麻醉的并发症（于）：
· 超量或给错药物（T36-T50）
· 产程和分娩（O74.-）
· 妊娠（O29.-）
· 产褥期（O89.-）
手术后休克 NOS（T81.1）

T88.3 麻醉引起的恶性高热

T88.4 插管失败或困难

T88.5 麻醉的其他并发症

麻醉后低体温

T88.6 适当应用正确药物或药剂的有害效应引起的过敏性休克

不包括：血清引起的过敏性休克（T80.5）

T88 Other complications of surgical and medical care, not elsewhere classified

Excludes: accidental puncture or laceration during a procedure (T81.2)
complications following:
· infusion, transfusion and therapeutic injection (T80.-)
· procedure NEC (T81.-)
specified complications classified elsewhere, such as:
· complications of:
  · anaesthesia in:
    · labour and delivery (O74.-)
    · pregnancy (O29.-)
    · puerperium (O89.-)
· devices, implants and grafts (T82-T85)
· obstetrical surgery and procedures (O75.4)
· dermatitis due to drugs and medicaments (L23.3, L24.4, L25.1, L27.0-L27.1)
· poisoning and toxic effects of drugs and chemicals (T36-T65)

T88.0 Infection following immunization

Sepsis } following immunization
Septicemia }

T88.1 Other complications following immunization, not elsewhere classified

Rash following immunization

Excludes: anaphylactic shock due to serum (T80.5)
other serum reactions (T80.6)
postimmunization:
· arthropathy (M02.2)
· encephalitis (G04.0)

T88.2 Shock due to anaesthesia

Shock due to anaesthesia in which the correct substance was properly administered

Excludes: complications of anaesthesia (in):
· from overdose or wrong substance given (T36-T50)
· labour and delivery (O74.-)
· pregnancy (O29.-)
· puerperium (O89.-)
postoperative shock NOS (T81.1)

T88.3 Malignant hyperthermia due to anaesthesia

T88.4 Failed or difficult intubation

T88.5 Other complications of anaesthesia

Hypothermia following anaesthesia

T88.6 Anaphylactic shock due to adverse effect of correct drug or medicament properly administered

Excludes: anaphylactic shock due to serum (T80.5)

T88.7　**药物和药剂未特指的有害效应**

有害效应 }
变态反应 } 适当应用正确药物
过敏 } 或药剂的
特异反应 }
药物：
·过敏 NOS
·反应 NOS
不包括：药物和药剂特指的有害效应（A00-R99，T80-T88.6，T88.8）

T88.8　**手术和医疗其他特指的并发症，不可归类在他处者**

T88.9　**手术和医疗未特指的并发症**

不包括：有害效应 NOS（T78.9）

损伤、中毒和外因的其他后果的后遗症（T90-T98）

注：这些类目是用于表明在类目 S00-S99 和 T00-T88 中的情况是晚期效应的原因，而它们本身分类于他处（即 S00-S99 和 T00-T88）。所谓“后遗症”包括特指为后遗症或晚期效应者，以及在急性损伤后一年或更长时间仍然存在的那些情况。

T90 头部损伤后遗症

T90.0　**头部浅表损伤后遗症**
分类于 S00.-损伤的后遗症

T90.1　**头部开放性伤口后遗症**
分类于 S01.-损伤的后遗症

T90.2　**颅骨和面骨骨折后遗症**
分类于 S02.-损伤的后遗症

T90.3　**脑神经损伤后遗症**
分类于 S04.-损伤的后遗症

T90.4　**眼和眶损伤后遗症**
分类于 S05.-损伤的后遗症

T90.5　**颅内损伤后遗症**
分类于 S06.-损伤的后遗症

T90.8　**头部其他特指损伤的后遗症**
分类于 S03.-，S07-S08 和 S09.0-S09.8 损伤的后遗症

T90.9　**头部未特指损伤的后遗症**
分类于 S09.9 损伤的后遗症

T88.7　**Unspecified adverse effect of drug or medicament**

Adverse effect of }
Allergic reaction to } correct drug or medicament
Hypersensitivity to } properly administered
Idiosyncracy to }
Drug：
· hypersensitivity NOS
· reaction NOS
Excludes：specified adverse effects of drugs and medicaments of（A00-R99，T80-T88.6，T88.8）

T88.8　**Other specified complications of surgical and medical care，not elsewhere classified**

T88.9　**Complication of surgical and medical care，unspecified**

Excludes：adverse effect NOS（T78.9）

Sequelae of injuries，of poisoning and of other consequences of external causes（T90-T98）

Note：These categories are to be used to indicate conditions in S00-S99 and T00-T88 as the cause of late effects，which are themselves classified elsewhere. The “sequelae” include those specified as such，or as late effects，and those present one year or more after the acute injury.

T90 Sequelae of injuries of head

T90.0　**Sequelae of superficial injury of head**
Sequelae of injury classified to S00.-

T90.1　**Sequelae of open wound of head**
Sequelae of injury classifiable to S01.-

T90.2　**Sequelae of fracture of skull and facial bones**
Sequelae of injury classifiable to S02.-

T90.3　**Sequelae of injury of cranial nerves**
Sequelae of injury classifiable to S04.-

T90.4　**Sequelae of injury of eye and orbit**
Sequelae of injury classifiable to S05.-

T90.5　**Sequelae of intracranial injury**
Sequelae of injury classifiable to S06.-

T90.8　**Sequelae of other specified injury of head**
Sequelae of injury classifiable to S03.-，S07-S08 and S09.0-S09.8

T90.9　**Sequelae of unspecified injury of head**
Sequelae of injury classifiable to S09.9

T91 颈部和躯干损伤后遗症

T91.0 颈部和躯干浅表损伤和开放性伤口后遗症

分类于 S10-S11,S20-S21,S30-S31 和 T09.0-T09.1 损伤的后遗症

T91.1 脊柱骨折后遗症

分类于 S12.-,S22.0-S22.1,S32.0,S32.7 和 T08 损伤的后遗症

T91.2 胸和骨盆的其他骨折后遗症

分类于 S22.2-S22.9,S32.1-S32.5 和 S32.8 损伤的后遗症

T91.3 脊髓损伤后遗症

分类于 S14.0-S14.1,S24.0-S24.1,S34.0-S34.1 和 T09.3 损伤的后遗症

T91.4 胸内器官损伤后遗症

分类于 S26-S27 损伤的后遗症

T91.5 腹内和盆腔器官损伤后遗症

分类于 S36-S37 损伤的后遗症

T91.8 颈部和躯干其他特指损伤的后遗症

分类于 S13.-,S14.2-S14.6,S15-S18,S19.7-S19.8, S23.-, S24.2-S24.6, S25.-, S28.-, S29.0-S29.8, S33.-, S34.2-S34.8, S35.-, S38.-, S39.0-S39.8,T09.2 和 T09.4-T09.8 损伤的后遗症

T91.9 颈部和躯干未特指损伤的后遗症

分类于 S19.9,S29.9,S39.9 和 T09.9 损伤的后遗症

T92 上肢损伤后遗症

T92.0 上肢开放性伤口后遗症

分类于 S41.-,S51.-,S61.-和 T11.1 损伤的后遗症

T92.1 臂骨折后遗症

分类于 S42.-,S52.-和 T10 损伤的后遗症

T92.2 腕和手水平骨折后遗症

分类于 S62.-损伤的后遗症

T92.3 上肢脱位、扭伤和劳损后遗症

分类于 S43.-,S53.-,S63.-和 T11.2 损伤的后遗症

T92.4 上肢神经损伤后遗症

分类于 S44.-,S54.-,S64.-和 T11.3 损伤的后遗症

T92.5 上肢肌肉和肌腱损伤后遗症

分类于 S46.-,S56.-,S66.-和 T11.5 损伤的后遗症

T91 Sequelae of injuries of neck and trunk

T91.0 Sequelae of superficial injury and open wound of neck and trunk

Sequelae of injury classifiable to S10-S11, S20-S21, S30-S31 and T09.0-T09.1

T91.1 Sequelae of fracture of spine

Sequelae of injury classifiable to S12.-, S22.0-S22.1, S32.0, S32.7 and T08

T91.2 Sequelae of other fracture of thorax and pelvis

Sequelae of injury classifiable to S22.2-S22.9, S32.1-S32.5 and S32.8

T91.3 Sequelae of injury of spinal cord

Sequelae of injury classifiable to S14.0-S14.1, S24.0-S24.1, S34.0-S34.1 and T09.3

T91.4 Sequelae of injury of intrathoracic organs

Sequelae of injury classifiable to S26-S27

T91.5 Sequelae of injury of intra-abdominal and pelvic organs

Sequelae of injury classifiable to S36-S37

T91.8 Sequelae of other specified injuries of neck and trunk

Sequelae of injury classifiable to S13.-, S14.2-S14.6, S15-S18, S19.7-S19.8, S23.-, S24.2-S24.6, S25.-, S28.-, S29.0-S29.8, S33.-, S34.2-S34.8, S35.-, S38.-, S39.0-S39.8, T09.2 and T09.4-T09.8

T91.9 Sequelae of unspecified injury of neck and trunk

Sequelae of injury classifiable to S19.9, S29.9, S39.9 and T09.9

T92 Sequelae of injuries of upper limb

T92.0 Sequelae of open wound of upper limb

Sequelae of injury classifiable to S41.-, S51.-, S61.- and T11.1

T92.1 Sequelae of fracture of arm

Sequelae of injury classifiable to S42.-, S52.-and T10

T92.2 Sequelae of fracture at wrist and hand level

Sequelae of injury classifiable to S62.-

T92.3 Sequelae of dislocation, sprain and strain of upper limb

Sequelae of injury classifiable to S43.-, S53.-, S63.- and T11.2

T92.4 Sequelae of injury of nerve of upper limb

Sequelae of injury classifiable to S44.-, S54.-, S64.- and T11.3

T92.5 Sequelae of injury of muscle and tendon of upper limb

Sequelae of injury classifiable to S46.-, S56.-, S66.- and T11.5

T92.6 上肢挤压伤和创伤性切断后遗症

分类于 S47-S48, S57-S58, S67-S68 和 T11.6 损伤的后遗症

T92.8 上肢其他特指损伤的后遗症

分类于 S40. -, S45. -, S49.7-S49.8, S50. -, S55. -, S59.7-S59.8, S60. -, S65. -, S69.7-S69.8, T11.0, T11.4 和 T11.8 损伤的后遗症

T92.9 上肢未特指损伤的后遗症

分类于 S49.9, S59.9, S69.9 和 T11.9 损伤的后遗症

T93 下肢损伤后遗症

T93.0 下肢开放性伤口后遗症

分类于 S71. -, S81. -, S91. -和 T13.1 损伤的后遗症

T93.1 股骨骨折后遗症

分类于 S72. -损伤的后遗症

T93.2 下肢其他骨折的后遗症

分类于 S82. -, S92. -和 T12 损伤的后遗症

T93.3 下肢脱位、扭伤和劳损后遗症

分类于 S73. -, S83. -, S93. -和 T13.2 损伤的后遗症

T93.4 下肢神经损伤后遗症

分类于 S74. -, S84. -, S94. -和 T13.3 损伤的后遗症

T93.5 下肢肌肉和肌腱损伤后遗症

分类于 S76. -, S86. -, S96. -和 T13.5 损伤的后遗症

T93.6 下肢挤压伤和创伤性切断后遗症

分类于 S77-S78, S87-S88, S97-S98 和 T13.6 损伤的后遗症

T93.8 下肢其他特指损伤的后遗症

分类于 S70. -, S75. -, S79.7-S79.8, S80. -, S85. -, S89.7-S89.8, S90. -, S95. -, S99.7-S99.8, T13.0, T13.4 和 T13.8 损伤的后遗症

T93.9 下肢未特指损伤的后遗症

分类于 S79.9, S89.9, S99.9 和 T13.9 损伤的后遗症

T94 涉及多个和未特指身体部位损伤的后遗症

T94.0 涉及多个身体部位损伤的后遗症

分类于 T00-T07 损伤的后遗症

T94.1 损伤后遗症，未按身体部位特指者

分类于 T14. -损伤的后遗症

T92.6 **Sequelae of crushing injury and traumatic amputation of upper limb**

Sequelae of injury classifiable to S47-S48, S57-S58, S67-S68 and T11.6

T92.8 **Sequelae of other specified injuries of upper limb**

Sequelae of injury classifiable to S40. -, S45. -, S49.7-S49.8, S50. -, S55. -, S59.7-S59.8, S60. -, S65. -, S69.7-S69.8, T11.0, T11.4 and T11.8

T92.9 **Sequelae of unspecified injury of upper limb**

Sequelae of injury classifiable to S49.9, S59.9, S69.9 and T11.9

T93 Sequelae of injuries of lower limb

T93.0 **Sequelae of open wound of lower limb**

Sequelae of injury classifiable to S71. -, S81. -, S91. - and T13.1

T93.1 **Sequelae of fracture of femur**

Sequelae of injury classifiable to S72. -

T93.2 **Sequelae of other fractures of lower limb**

Sequelae of injury classifiable to S82. -, S92. -and T12

T93.3 **Sequelae of dislocation, sprain and strain of lower limb**

Sequelae of injury classifiable to S73. -, S83. -, S93. - and T13.2

T93.4 **Sequelae of injury of nerve of lower limb**

Sequelae of injury classifiable to S74. -, S84. -, S94. - and T13.3

T93.5 **Sequelae of injury of muscle and tendon of lower limb**

Sequelae of injury classifiable to S76. -, S86. -, S96. - and T13.5

T93.6 **Sequelae of crushing injury and traumatic amputation of lower limb**

Sequelae of injury classifiable to S77-S78, S87-S88, S97-S98 and T13.6

T93.8 **Sequelae of other specified injuries of lower limb**

Sequelae of injury classifiable to S70. -, S75. -, S79.7-S79.8, S80. -, S85. -, S89.7-S89.8, S90. -, S95. -, S99.7-S99.8, T13.0, T13.4 and T13.8

T93.9 **Sequelae of unspecified injury of lower limb**

Sequelae of injury classifiable to S79.9, S89.9, S99.9 and T13.9

T94 Sequelae of injuries involving multiple and unspecified body regions

T94.0 **Sequelae of injuries involving multiple body regions**

Sequelae of injury classifiable to T00-T07

T94.1 **Sequelae of injuries, not specified by body regions**

Sequelae of injury classifiable to T14. -

T95 烧伤、腐蚀伤和冻伤后遗症

T95.0 头和颈烧伤、腐蚀伤和冻伤后遗症

分类于 T20.-,T33.0-T33.1,T34.0-T34.1 和 T35.2 损伤的后遗症

T95.1 躯干烧伤、腐蚀伤和冻伤后遗症

分类于 T21.-,T33.2-T33.3,T34.2-T34.3 和 T35.3 损伤的后遗症

T95.2 上肢烧伤、腐蚀伤和冻伤后遗症

分类于 T22-T23,T33.4-T33.5,T34.4-T34.5 和 T35.4 损伤的后遗症

T95.3 下肢烧伤、腐蚀伤和冻伤后遗症

分类于 T24-T25,T33.6-T33.8,T34.6-T34.8 和 T35.5 损伤的后遗症

T95.4 仅根据涉及体表范围分类的烧伤和腐蚀伤后遗症

分类于 T31-T32 损伤的后遗症

T95.8 其他特指的烧伤、腐蚀伤和冻伤后遗症

分类于 T26-T29,T35.0-T35.1 和 T35.6 损伤的后遗症

T95.9 未特指的烧伤、腐蚀伤和冻伤后遗症

分类于 T30.-,T33.9,T34.9 和 T35.7 损伤的后遗症

T96 药物、药剂和生物制品中毒后遗症

分类于 T36-T50 的中毒的后遗症

T97 主要为非药用物质毒性效应的后遗症

分类于 T51-T65 的毒性效应的后遗症

T98 外因的其他和未特指效应的后遗症

T98.0 通过自然腔口进入的异物效应的后遗症

分类于 T15-T19 的效应的后遗症

T98.1 外因的其他和未特指效应的后遗症

分类于 T66-T78 的效应的后遗症

T98.2 创伤的某些早期并发症的后遗症

分类于 T79.-的并发症的后遗症

T98.3 手术和医疗并发症的后遗症,不可归类在他处者

分类于 T80-T88 的并发症的后遗症

T95 Sequelae of burns, corrosions and frostbite

T95.0 Sequelae of burn, corrosion and frostbite of head and neck

Sequelae of injury classifiable to T20.-, T33.0-T33.1, T34.0-T34.1 and T35.2

T95.1 Sequelae of burn, corrosion and frostbite of trunk

Sequelae of injury classifiable to T21.-, T33.2-T33.3, T34.2-T34.3 and T35.3

T95.2 Sequelae of burn, corrosion and frostbite of upper limb

Sequelae of injury classifiable to T22-T23, T33.4-T33.5, T34.4-T34.5 and T35.4

T95.3 Sequelae of burn, corrosion and frostbite of lower limb

Sequelae of injury classifiable to T24-T25, T33.6-T33.8, T34.6-T34.8 and T35.5

T95.4 Sequelae of burn and corrosion classifiable only according to extent of body surface involved

Sequelae of injury classifiable to T31-T32

T95.8 Sequelae of other specified burn, corrosion and frostbite

Sequelae of injury classifiable T26-T29, T35.0-T35.1 and T35.6

T95.9 Sequelae of unspecified burn, corrosion and frostbite

Sequelae of injury classifiable to T30.-, T33.9, T34.9 and T35.7

T96 Sequelae of poisoning by drugs, medicaments and biological substances

Sequelae of poisoning classifiable to T36-T50

T97 Sequelae of toxic effects of substances chiefly nonmedicinal as to source

Sequelae of toxic effects classifiable to T51-T65

T98 Sequelae of other and unspecified effects of external causes

T98.0 Sequelae of effects of foreign body entering through natural orifice

Sequelae of effects classifiable to T15-T19

T98.1 Sequelae of other and unspecified effects of external causes

Sequelae of effects classifiable to T66-T78

T98.2 Sequelae of certain early complications of trauma

Sequelae of complications classifiable to T79.-

T98.3 Sequelae of complications of surgical and medical care, not elsewhere classified

Sequelae of complications classifiable to T80-T88

第二十章
疾病和死亡的外因
（V01-Y98）

本章在以前的国际疾病分类修订本中被指定为补充分类，它可以作为损伤、中毒和其他有害效应的原因对环境事件和情况进行分类。在本章编码可以采用的地方，希望将它附加在本分类其他章的编码后面以指明这种情况的性质。通常，这种情况能够被归类在第十九章，损伤、中毒和外因的某些其他后果（S00-T98）。死亡原因更应根据第十九和二十两章来制表，但如果只用一个编码制表的话，那么应优先使用第二十章的编码。其他可能被指明是由于外因引起的情况能够被归类在第一至第十八章。对于这些情况，第二十章的编码仅用于为多情况分析提供附加信息。

外因的后遗症导致的疾病和死亡包括在Y85-Y89类目中。

本章包括下列各节：

V01-X59 意外事故
- V01-V99 运输事故
  - V01-V09 行人在运输事故中的损伤
  - V10-V19 骑脚踏车人员在运输事故中的损伤
  - V20-V29 骑摩托车人员在运输事故中的损伤
  - V30-V39 三轮机动车乘员在运输事故中的损伤
  - V40-V49 小汽车乘员在运输事故中的损伤
  - V50-V59 轻型货车或篷车乘员在运输事故中的损伤
  - V60-V69 重型运输车乘员在运输事故中的损伤
  - V70-V79 公共汽车乘员在运输事故中的损伤
  - V80-V89 其他陆地运输事故
  - V90-V94 水上运输事故
  - V95-V97 航空和航天运输事故
  - V98-V99 其他和未特指的运输事故
- W00-X59 意外损伤的其他外因
  - W00-W19 跌倒
  - W20-W49 暴露于无生命机械性力量下
  - W50-W64 暴露于有生命机械性力量下
  - W65-W74 意外淹溺和沉没
  - W75-W84 其他对呼吸的意外威胁

CHAPTER XX
External causes of morbidity and mortality
(V01-Y98)

This chapter, which in previous revisions of ICD constituted a supplementary classification, permits the classification of environmental events and circumstances as the cause of injury, poisoning and other adverse effects. Where a code from this section is applicable, it is intended that it shall be used in addition to a code from another chapter of the Classification indicating the nature of the condition. Most often, the condition will be classifiable to Chapter XIX, Injury, poisoning and certain other consequences of external causes (S00-T98). Causes of death should preferably be tabulated according to both Chapter XIX and Chapter XX, but if only one code is tabulated then the code from Chapter XX should be used in preference. Other conditions that may be stated to be due to external causes are classified in Chapters I to XVIII. For these conditions, codes from Chapter XX should be used to provide additional information for multiple-condition analysis only.

Categories for sequelae of external causes of morbidity and mortality are included at Y85-Y89.

This chapter contains the following blocks:

V01-X59 Accidents
- V01-V99 Transport accidents
  - V01-V09 Pedestrian injured in transport accident
  - V10-V19 Pedal cyclist injured in transport accident
  - V20-V29 Motorcycle rider injured in transport accident
  - V30-V39 Occupant of three-wheeled motor vehicle injured in transport accident
  - V40-V49 Car occupant injured in transport accident
  - V50-V59 Occupant of pick-up truck or van injured in transport accident
  - V60-V69 Occupant of heavy transport vehicle injured in transport accident
  - V70-V79 Bus occupant injured in transport accident
  - V80-V89 Other land transport accidents
  - V90-V94 Water transport accidents
  - V95-V97 Air and space transport accidents
  - V98-V99 Other and unspecified transport accidents
- W00-X59 Other external causes of accidental injury
  - W00-W19 Falls
  - W20-W49 Exposure to inanimate mechanical forces
  - W50-W64 Exposure to animate mechanical forces
  - W65-W74 Accidental drowning and submersion
  - W75-W84 Other accidental threats to breathing

W85-W99 暴露于电流、辐射和极度环境气温及气压下
X00-X09 暴露于烟、火和火焰下
X10-X19 接触热和烫的物质
X20-X29 接触有毒的动物和植物
X30-X39 暴露于自然力量下
X40-X49 有毒物质的意外中毒或暴露于该物质下
X50-X57 操劳过度、旅行和贫困
X58-X59 意外暴露于其他和未特指的因素下
X60-X84 故意自害
X85-Y09 加害
Y10-Y34 意图不确定的事件
Y35-Y36 依法处置和作战行动
Y40-Y84 医疗和手术的并发症
Y40-Y59 在治疗中使用的药物、药剂和生物制品引起的有害效应
Y60-Y69 在手术和医疗中对病人的意外事故
Y70-Y82 在诊断和治疗中使用与有害事件有关的医疗装置
Y83-Y84 手术和其他医疗操作作为病人异常反应或以后并发症的原因，而在操作当时并未提及意外事故
Y85-Y89 外因的后遗症导致的疾病和死亡
Y90-Y98 与分类于他处的疾病和死亡原因有关的补充因素

W85-W99 Exposure to electric current, radiation and extreme ambient air temperature and pressure
X00-X09 Exposure to smoke, fire and flames
X10-X19 Contact with heat and hot substances
X20-X29 Contact with venomous animals and plants
X30-X39 Exposure to forces of nature
X40-X49 Accidental poisoning by and exposure to noxious substances
X50-X57 Overexertion, travel and privation
X58-X59 Accidental exposure to other and unspecified factors
X60-X84 Intentional self-harm
X85-Y09 Assault
Y10-Y34 Event of undetermined intent
Y35-Y36 Legal intervention and operations of war
Y40-Y84 Complications of medical and surgical care
Y40-Y59 Drugs, medicaments and biological substances causing adverse effects in therapeutic use
Y60-Y69 Misadventures to patients during surgical and medical care
Y70-Y82 Medical devices associated with adverse incidents in diagnostic and therapeutic use
Y83-Y84 Surgical and other medical procedures as the cause of abnormal reaction of the patient, or of later complication, without mention of misadventure at the time of procedure
Y85-Y89 Sequelae of external causes of morbidity and mortality
Y90-Y98 Supplementary factors related to causes of morbidity and mortality classified elsewhere

发生场所的编码

提供下列条目是为在 ICD 条目 W00-Y34 基础上作为独立变量以标明与外因发生有关的场所：

.0 家

公寓
寄宿处
带篷车[拖车]停车场，住宅的
农宅
家庭宅院
(居住的)房屋
非公共居住设施
私人的：
· 住家车道
· 停车房
· 家庭花园
· 家庭庭院
私人住家或花园中的游泳池

不包括： 废弃的或放弃的房子(.8)
建筑中尚未启用的住房(.6)
公共居住场所(.1)

Place of occurrence code

The following categories are provided to be used as separate variables in addition to ICD categories W00-Y34 to identify the place of occurrence of the external cause where relevant:

.0 Home

Apartment
Boarding-house
Caravan [trailer] park, residential
Farmhouse
Home premises
House (residential)
Noninstitutional place of residence
Private:
· driveway to home
· garage
· garden to home
· yard to home
Swimming-pool in private house or garden

Excludes: abandoned or derelict house (.8)
home under construction but not yet occupied (.6)
institutional place of residence (.1)

.1　居住的公共设施

儿童之家
宿舍
病人之家
招待所[救济院]
军队营房
疗养所
养老院
孤儿院
膳宿公寓
监狱
教养院

.2　学校、其他机构和公共管理区域

一般公众或公众的特殊团体使用的建筑(包括邻近场地),如:

- 会议厅
- 校园
- 教堂
- 电影院
- 俱乐部
- 学院
- 法院
- 舞厅
- 日托所
- 美术馆
- 医院
- 高等教育学院
- 幼儿园
- 图书馆
- 电影院
- 博物馆
- 音乐厅
- 歌剧院
- 邮局
- 公共娱乐场所
- 学校(私立)(公立)(国立)
- 戏院
- 大学
- 青年中心

不包括: 建筑中的建筑物(.6)
居住的公共设施(.1)
体育和运动区域(.3)

.1　Residential institution

Children' s home
Dormitory
Home for the sick
Hospice
Military camp
Nursing home
Old people' s home
Orphanage
Pensioner' s home
Prison
Reform school

.2　School, other institution and public administrative area

Building (including adjacent grounds) used by the general public or by a particular group of the public such as:

- assembly hall
- campus
- church
- cinema
- clubhouse
- college
- court-house
- dancehall
- day nursery
- gallery
- hospital
- institute for higher education
- kindergarten
- library
- movie-house
- museum
- music-hall
- opera-house
- post office
- public hall
- school (private) (public) (state)
- theatre
- university
- youth centre

Excludes: building under construction (.6)
residential institution (.1)
sports and athletics area (.3)

.3 体育和运动区域

棒球场
篮球场
板球场
足球场
高尔夫球场
体育馆
曲棍球场
骑术学校
溜冰场
墙球场
体育场
公共游泳池
网球场

不包括：私人住家或花园中的游泳池和网球场(.0)

.3 Sports and athletic area

Baseball field
Basketball-court
Cricket ground
Football field
Golf-course
Gymnasium
Hockey field
Riding-school
Skating-rink
Squash-court
Stadium
Swimming-pool, public
Tennis-court

Excludes: swimming-pool or tennis-court in private home or garden(.0)

.4 街道和公路

高速公路
机动车路
人行道
道路
便道

.4 Street and highway

Freeway
Motorway
Pavement
Road
Sidewalk

.5 贸易和服务区域

飞机场
银行
咖啡馆
赌场
车库(商业性)
汽油加油站
旅馆
市场
办公建筑物
加油站
无线电台或电视台
饭馆
服务站
店铺(商业性)
步行购物区
(汽车)(铁路)车站
商店
超级市场
仓库

不包括：私家停车房(.0)

.5 Trade and service area

Airport
Bank
Café
Casino
Garage (commercial)
Gas station
Hotel
Market
Office building
Petrol station
Radio or television station
Restaurant
Service station
Shop (commercial)
Shopping mall
Station (bus)(railway)
Store
Supermarket
Warehouse

Excludes: garage in private home (.0)

.6	**工业和建筑区域**	**.6**	**Industrial and construction area**
	建筑中的[任何]建筑物		Building [any] under construction
	船舶修造所		Dockyard
	干船坞		Dry dock
	工厂：		Factory：
	·建筑物		· building
	·厂地		· premises
	煤气厂		Gasworks
	工业工场		Industrial yard
	矿场		Mine
	油钻塔和其他离岸的装置		Oil rig and other offshore installations
	坑(煤)(砾石)(沙)		Pit (coal) (gravel) (sand)
	发电站(煤)(核子)(油)		Power-station (coal) (nuclear) (oil)
	造船厂		Shipyard
	建筑中的隧道		Tunnel under construction
	车间		Workshop
.7	**农场**	**.7**	**Farm**
	农场：		Farm：
	·建筑物		· buildings
	·耕作的土地		· land under cultivation
	农场		Ranch
	不包括：农场的农宅和住宅场所(.0)		**Excludes：**farmhouse and home premises of farm (.0)
.8	**其他特指的场地**	**.8**	**Other specified places**
	海滨		Beach
	露营地		Campsite
	运河		Canal
	带篷车的停车场所 NOS		Caravan site NOS
	废弃房屋		Derelict house
	沙漠		Desert
	码头 NOS		Dock NOS
	森林		Forest
	港口		Harbour
	丘陵		Hill
	湖泊		Lake
	沼泽		Marsh
	军事训练场		Military training ground
	山		Mountain
	公园(娱乐)(公共的)		Park (amusement) (public)
	停车场和停车处		Parking-lot and parking-place
	池塘和水池		Pond or pool
	大草原		Prairie
	公共场所 NOS		Public place NOS
	铁路线		Railway line
	河流		River
	海		Sea
	海岸		Seashore
	溪流		Stream
	湿地		Swamp
	水库		Water reservoir
	动物园		Zoo
.9	**未特指场所**	**.9**	**Unspecified place**

活动编码

提供下列条目是为在 ICD 条目 V01-Y34 基础上作为独立变量以标明在事件发生时受伤者的活动情况。本补充分类不应与被推荐用于标明可分类到 W00-Y34 事件发生场所的条目发生混淆或代替使用。

0 参加体育活动时

伴有一种描述性功能成分的体育运动,如:

· 打高尔夫球
· 慢步
· 骑马
· 学校田径运动
· 滑雪
· 游泳
· 旅行
· 滑水

1 参加消遣活动时

业余爱好活动

伴有一种娱乐成分的业余活动, 如去看电影、跳舞或参加聚会

参加聚会和志愿者组织的活动

不包括: 体育活动(0)

2 为收入而工作时

有偿工作(体力的)(职业的)

从事这样活动的往返(时间)

为工资、奖金和其他类型的收入而工作

3 参加其他类型的工作时

家庭工作, 如:

· 照顾儿童及亲属
· 打扫卫生
· 做饭
· 园艺
· 家务

通常不会获得收入的工作

学习活动, 如:上学或听课

受教育

4 休息、睡眠、吃东西或参加其他维持生命所必需的活动时

进行个人卫生

8 参加其他特指的活动时

9 在未特指的活动期间

Activity code

The following categories are provided to be used as separate variables in addition to ICD categories V01-Y34 to indicate the activity of the injured person at the time the event occurred. This supplementary classification should not be confused with, or be used instead of, the recommended categories provided to indicate the place of occurrence of events classifiable to W00-Y34.

0 While engaged in sports activity

Physical exercise with a described functional element such as:

· golf
· jogging
· riding
· school athletics
· skiing
· swimming
· trekking
· water-skiing

1 While engaged in leisure activity

Hobby activities

Leisure-time activities with an entertainment element such as going to the cinema, to a dance or to a party

Participation in sessions and activities of voluntary organizations

Excludes: sports activities (0)

2 While working for income

Paid work (manual) (professional)

Transportation (time) to and from such activities

Work for salary, bonus and other types of income

3 While engaged in other types of work

Domestic duties such as:

· caring for children and relatives
· cleaning
· cooking
· gardening
· household maintenance

Duties for which one would not normally gain an income

Learning activities, e.g. attending school session or lesson

Undergoing education

4 While resting, sleeping, eating or engaging in other vital activities

Personal hygiene

8 While engaged in other specified activities

9 During unspecified activity

意外事故 (V01-X59)

运输事故 (V01-V99)

注：本节由 12 个组构成。其中与地面运输事故(V01-V89)有关的部分反映了运输中受害者的模式并被进一步分类以标明受害者的"对方"或事件的类型。用前两位数字标明造成乘员损伤的车辆，因为它被认为是为了预防目的而需要标明的最重要因素。

不包括：发生在从事保养或维修(未运行)运输设备或车辆人员身上的意外事故，除非是被运行中的另一车辆撞伤(W00-X59)

涉及车辆的意外事故，但与运输方式无关的危险［例如：在船甲板上遭到打斗所致的损伤、自然灾害涉及到运输车辆、在关车门时手指被挤伤］(W00-X59)

机动车碰撞的加害(Y03.-)

意图不确定的事件(Y32-Y33)

故意自害(X82-X83)

自然灾害引起的运输事故(X34-X38)

与运输事故有关的定义

(a) **运输事故**(V01-V99)是指涉及一个主要设计用于或正在用于将人或物从一处运往另一处的装置发生的任何事故。

(b) **公路**［交通道路］或**街道**是指为了供人或物从一处移至另一处的目的而作为一种法权或惯例向公众开放的陆地边界线(或其他边界线)之间的全部宽度。**行车道**是指公路上被设计、改进和通常用于车辆交通的那一部分。

(c) **交通事故**是指发生在公路上的任何车辆事故［即，起于、止于公路或涉及车辆的一部分在公路上的事故］，车辆事故除非另外特指了发生地点，否则被假定发生在公路上，但除外仅涉及越野车辆的事故，它们被分类于非交通事故，除非另有相反的说明。

Accidents (V01-X59)

Transport accidents (V01-V99)

Note: This section is structured in 12 groups. Those relating to land transport accidents (V01-V89) reflect the victim's mode of transport and are subdivided to identify the victim's "counterpart" or the type of event. The vehicle of which the injured person is an occupant is identified in the first two characters since it is seen as the most important factor to identify for prevention purposes.

Excludes: accidents to persons engaged in the maintenance or repair of transport equipment or vehicle (not in motion) unless injured by another vehicle in motion (W00-X59)

accidents involving vehicles, but unrelated to the hazards associated with the means of transportation [e. g. , injuries received in a fight on board ship; transport vehicle involved in a cataclysm; finger crushed when shutting car door] (W00-X59)

assault by crashing of motor vehicle (Y03. -)

event of undetermined intent (Y32-Y33)

intentional self-harm (X82-X83)

transport accidents due to cataclysm (X34-X38)

Definitions related to transport accidents

(a) A *transport accident* (V01-V99) is any accident involving a device designed primarily for, or being used at the time primarily for, conveying persons or goods from one place to another.

(b) A *public highway* [trafficway] or *street* is the entire width between property lines (or other boundary lines) of land open to the public as a matter of right or custom for purposes of moving persons or property from one place to another. A *roadway* is that part of the public highway designed, improved and customarily used for vehicular traffic.

(c) A *traffic accident* is any vehicle accident occurring on the public highway [i. e. originating on, terminating on, or involving a vehicle partially on the highway]. A vehicle accident is assumed to have occurred on the public highway unless another place is specified, except in the case of accidents involving only off-road motor vehicles, which are classified as nontraffic accidents unless the contrary is stated.

(d) **非交通事故**是指完全发生在公路以外任何地方的任何车辆事故。

(d) A *nontraffic accident* is any vehicle accident that occurs entirely in any place other than a public highway.

(e) **行人**是指事故所涉及的任何人,此人在事故发生当时未乘坐机动车、火车、有轨电车、畜挽车或其他车辆,也未骑脚踏车或牲畜。

包　括：人员：
- ·在更换车辆轮胎
- ·在调修车辆的发动机
- ·在步行

徒步运输工具的使用人员,如:
- ·婴儿车
- ·滑冰鞋
- ·摇篮车
- ·手推车
- ·轮椅(手动的)
- ·旱冰鞋
- ·滑行车
- ·滑板
- ·滑雪板
- ·雪橇
- ·轮椅(动力的)

(e) A *pedestrian* is any person involved in an accident who was not at the time of the accident riding in or on a motor vehicle, railway train, streetcar or animal-drawn or other vehicle, or on a pedal cycle or animal.

Includes: person:
- · changing tyre of vehicle
- · making adjustment to motor of vehicle
- · on foot

user of a pedestrian conveyance such as:
- · baby carriage
- · ice-skates
- · perambulator
- · push-cart
- · push-chair
- · roller-skates
- · scooter
- · skateboard
- · skis
- · sled
- · wheelchair (powered)

(f) **司机**是指运输车辆上正在驾驶或试图驾驶车辆的乘员。

(f) A *driver* is an occupant of a transport vehicle who is operating or intending to operate it.

(g) **乘客**是指运输车辆上除司机以外的任何乘员。

不包括：车外乘员-见定义(h)

(g) A *passenger* is any occupant of a transport vehicle other than the driver.

Excludes: person travelling on outside of vehicle-see definition (h)

(h) **车外乘员**是指被车辆运输但不占用通常留给司机或乘客的位置或用于运送物资空间的任何人员。

包　括：(在……上行进的)人员:
- ·车身
- ·汽车保险杠[挡板]
- ·悬吊在外面
- ·车顶[装物架]
- ·踏脚板
- ·踏板

(h) A *person on outside of vehicle* is any person being transported by a vehicle but not occupying the space normally reserved for the driver or passengers, or the space intended for the transport of property.

Includes: person (travelling on):
- · bodywork
- · bumper [fender]
- · hanging on outside
- · roof(rack)
- · running-board
- · step

(i) **脚踏车**是指仅靠脚踏操作的任何地面运输车辆。

包　括：自行车
　　　　三轮车

不包括：机动化自行车-见定义(k)

(i) A *pedal cycle* is any land transport vehicle operated solely by pedals.

Includes: bicycle
　　　　Tricycle

Excludes: motorized bicycle-see definition (k)

(j) **骑脚踏车人员**是指任何骑脚踏车或搭乘在附属于这种车辆跨斗或拖车内的人。

(j) A *pedal cyclist* is any person riding on a pedal cycle or in a sidecar or trailer attached to such a vehicle.

(k) **摩托车**是拥有一个或两个鞍座的两轮机动车,有时用第三个轮子支撑跨斗。跨斗被认为是摩托车的一部分。

包 括: 摩托自行车
机动小型摩托车
摩托车:
· NOS
· 附有旁座的
· 带跨斗的
机动化自行车
限速机动车

不包括: 机动三轮车-见定义(m)

(k) A *motorcycle* is a two-wheeled motor vehicle with one or two riding saddles and sometimes with a third wheel for the support of a sidecar. The sidecar is considered part of the motorcycle.

Includes: moped
motor scooter
motorcycle:
· NOS
· combination
· with sidecar
motorized bicycle
speed-limited motor-driven cycle

Excludes: motor-driven tricycle-see definition (m)

(l) **骑摩托车人员**是指任何骑摩托车或搭乘在附属于这种车辆跨斗或拖车内的人。

(l) A *motorcycle rider* is any person riding on a motorcycle or in a sidecar or trailer attached to such a vehicle.

(m) 三轮机动车是指主要设计用于在公路上使用的机动化三轮车。

包 括: 机动三轮车
机动人力车
三轮汽车

不包括: 带跨斗的摩托车-见定义(k)
特殊的全地形车辆-见定义(x)

(m) A *three-wheeled motor vehicle* is a motorized tricycle designed primarily for on-road use.

Includes: motor-driven tricycle
motorized rickshaw
three-wheeled motor car

Excludes: motorcycle with sidecar-see definition (k)
special all-terrain vehicle-see definition (w)

(n) **小汽车**[轿车]是指主要设计用于乘坐10人以内的四轮机动车辆。被小汽车拖行的拖车或篷车视为该车的一部分。

包 括: 小公共汽车

(n) A *car* [*automobile*] is a four-wheeled motor vehicle designed primarily for carrying up to 10 persons. A trailer or caravan being towed by a car is considered a part of the car.

Includes: minibus

(o) **机动车或车辆**可以指不同的交通工具。应建立当地使用的车辆术语以决定合适的编码。如果使用的术语不明确,给予"未特指"的编码。被车辆拖行的拖车或篷车视为该车的一部分。

(o) A *motor vehicle* or *vehicle* may refer to various transport vehicles. The local usage of the terms should be established to determine the appropriate code. If the terms are used ambiguously, use the code for "unspecified." A trailer or caravan being towed by a vehicle is considered a part of the vehicle

(p) **轻型货车**或**篷车**是指主要设计用于装载物品的4至6个轮的机动车辆。其载货重量轻于当地限定的划分为重型货车的重量,故不需要特殊的驾驶执照。

(p) A *pick-up truck* or *van* is a four- or six-wheeled motor vehicle designed primarily for carrying property, weighing less than the local limit for classification as a heavy goods vehicle, and not requiring a special driver's licence.

(q) **重型运输车**是指主要设计用于载物的机动车辆,其载重量符合当地根据马路负荷划分的重型货车的标准(通常是3500公斤以上),并需要特殊的驾驶执照。

(q) A *heavy transport vehicle* is a motor vehicle designed primarily for carrying property, meeting local criteria for classification as a heavy goods vehicle in terms of kerbside weight (usually above 3500 kg) and requiring a special driver's licence.

(r) **公共汽车**是指主要设计或适用于乘坐10人以上的机动车辆,并需要特殊的驾驶执照。

包 括: 大轿车

(r) A *bus* is a motor vehicle designed or adapted primarily for carrying more than 10 persons, and requiring a special driver's licence.

Includes: coach

(s) **火车或铁路车辆**是指设计用于在铁轨上行驶的伴有或不伴有连接车厢的任何装置。

包 括：城市间的：
- 电车 } (主要行驶在自己的专线上，不对其他交通开放)
- 有轨电车 }

任何动力[柴油][电力][蒸气]的火车：
- 缆索的
- 单轨或双轨
- 地下的或高架的

设计用于在铁轨上行驶的其他车辆

不包括：城市间的电车[有轨电车]特指为在自己的车道上运行，而该车道是公共街道或公路的一部分-见定义(t)

(s) A *railway train* or *railway vehicle* is any device, with or without cars coupled to it, designed for traffic on a railway.

Includes: interurban:
- electric car } (operated chiefly on its own right-of-way, not open to other traffic)
- streetcar }

railway train, any power [diesel] [electric] [steam]:
- funicular
- monorail or two-rail
- subterranean or elevated

other vehicle designed to run on a railway track

Excludes: interurban electric cars [streetcars] specified to be operating on a right-of-way that forms part of the public street or highway-see definition (t)

(t) **有轨电车**是指主要设计用于在城市内运送人员、在轨道上行驶、通常受普通交通信号控制并总是在组成道路一部分的专线车道上行驶的装置。有轨电车牵引的拖车被认为是有轨电车的一部分。

包 括：城市间的电车或有轨电车，当特指为在街道或公路上行驶时

有轨电车

无轨电车

(t) A *streetcar* is a device designed and used primarily for transporting persons within a municipality, running on rails, usually subject to normal traffic control signals, and operated principally on a right-of-way that forms part of the roadway. A trailer being towed by a streetcar is considered a part of the streetcar.

Includes: interurban electric car or streetcar, when specified to be operating on a street or public highway

tram (car)

trolley (car)

(u) **主要用于工业厂区的特殊车辆**是指主要设计用于在工业或商业部门的建筑物内或厂区内使用的机动车辆。

包 括：蓄电池动力的：
- 机场乘客车辆
- 运货车(行李)(邮件)

矿井煤车

铲车(起重车)

伐木挂车

自动货车，工业的

车站行李货车(动力的)

矿山或采石场煤车、货车或矿车(动力的)

(u) A *special vehicle mainly used on industrial premises* is a motor vehicle designed primarily for use within the buildings and premises of industrial or commercial establishments.

Includes: battery-powered:
- airport passenger vehicle
- trucks (baggage) (mail)

coal-car in mine

forklift (truck)

logging car

self-propelled truck, industrial

station baggage truck (powered)

tram, truck or tub (powered) in mine or quarry

(v) **主要用于农业的特殊车辆**是指专门设计用于农业(园艺)的机动车。例如：土地上的耕作、照料、收获谷物以及农场物资运输。

包 括：联合收割机

自动推进的农场机器

拖拉机(及拖车)

(v) A *special vehicle mainly used in agriculture* is a motor vehicle designed specifically for use in farming and agriculture (horticulture), for example to work the land, tend and harvest crops and transport materials on the farm.

Includes: combine harvester

self-propelled farm machinery

tractor (and trailer)

(w) **特殊建筑车辆**是指专门设计用于道路、建筑物和其他结构的建设(和拆毁)的机动车。

包　括： 推土机
挖土机
翻斗车
平地机
机械铲
压路机

(w) A *special construction vehicle* is a motor vehicle designed specifically for use in the construction (and demolition) of roads, buildings and other structures.

Includes: bulldozer
digger
dumper truck
earth-leveller
mechanical shovel
road-roller

(x) **特殊的全地形车辆**是指一种特殊设计的机动车,它能够通过凹凸不平或松软的地带或雪地。例如,特殊设计包括高结构、特殊的车轮和轮胎、轨道以及气垫支撑。

包　括： 陆地或沼泽上的气垫车
摩托雪橇

不包括： 开阔水域上的气垫船-见定义(y)

(x) A *special all-terrain vehicle* is a motor vehicle of special design to enable it to negotiate rough or soft terrain or snow. Examples of special design are high construction, special wheels and tyres, tracks, and support on a cushion of air.

Includes: hovercraft on land or swamp
snowmobile

Excludes: hovercraft on open water-see definition (y)

(y) 船舶是指用于在水上运送乘客或货物的任何装置。

包　括： 气垫船 NOS

(y) A *watercraft* is any device for transporting passengers or goods on water.

Includes: hovercraft NOS

(z) **飞行器**是指用于在空中运送乘客或货物的任何装置。

(z) An *aircraft* is any device for transporting passengers or goods in the air.

运输事故的分类和编码规定

Classification and coding instructions for transport accidents

1. 如果事件未被特指为交通事故或非交通事故,则:
   (a) 当事件可归类于 V10-V82 和 V87 类目时,它被假定为交通事故。
   (b) 当事件可归类于 V83-V86 类目时,它被假定为非交通事故。在这些类目中,受害者可能是行人,也可能是主要设计用于越野使用的车辆内乘员。

1. If an event is unspecified as to whether it was a traffic or a nontraffic accident, it is assumed to be:
   (a) A traffic accident when the event is classifiable to categories V10-V82 and V87.
   (b) A nontraffic accident when the event is classifiable to categories V83-V86. For these categories the victim is either a pedestrian, or an occupant of a vehicle designed primarily for off-road use.

2. 当报告的事故涉及一种以上的运输方式时,应使用下列优先顺序:
飞行器和宇宙飞船(V95-V97)
船舶(V90-V94)
其他运输方式(V01-V89, V98-V99)

2. When accidents involving more than one kind of transport are reported, the following order of precedence should be used:
aircraft and spacecraft (V95-V97)
watercraft (V90-V94)
other modes of transport(V01-V89, V98-V99)

3. 当对运输事故的描述中，受害者没有被特指为是车辆乘员，而被描述为：

被碰撞
被拖曳
被击中
被损伤
被杀死
被撞倒
被压过

被任何车辆，包括

被驱赶的牲畜
畜挽车辆
自行车
推土机
公共汽车
小汽车
摩托车
三轮摩托车
轻型货车
游览车
(市内有轨)电车
拖拉机
火车
有轨电车
卡车
篷车

则这些受害者作为行人分类（类目 V01-V09）。

3. Where transport accident descriptions do not specify the victim as being a vehicle occupant and the victim is described as:

crushed
dragged
hit
injured
killed
knocked down
run over

by any vehicle including

animal being ridden
animal-drawn vehicle
bicycle
bulldozer
bus
car
motorcycle
motorized tricycle
pick-up (truck)
recreational vehicle
streetcar
tractor
train
tram
truck
van

classify the victim as a pedestrian(categories V01-V09).

4. 当对运输事故的描述中没有指出受害者的角色，如：

飞机
自行车
(小)船
推土机
公共汽车
小汽车
摩托车
三轮摩托车
轻型货车
游览车
宇宙飞船
(市内有轨)电车
拖拉机
火车
有轨电车
卡车
篷车
船舶

事故
碰撞
坠毁
失事

NOS

则受害者按上述运载工具的人员或乘员分类。

如果提及的运载工具多于一种，除非运载工具相同，否则不要对受害者乘用哪种运载工具做出假定，而应参考上述注释 2 中给出的优先顺序，编码于适当的类目 V87-V88、V90-V94、V95-V97 中。

4. Where transport accident descriptions do not indicate the victim's role, such as:

airplane
bicycle
boat
bulldozer
bus
car
motorcycle
motorized tricycle
pick-up (truck)
recreational vehicle
spacecraft
streetcar
tractor
train
tram
truck
van
watercraft

accident
collision
crash
wreck

NOS

classify the victim as an occupant or rider of the vehicle mentioned.

If more than one vehicle is mentioned, do not make any assumption as to which vehicle was occupied by the victim unless the vehicles are the same. Instead, code to the appropriate categories V87-V88, V90-V94, V95-V97, taking into account the order of precedence given in note 2 above.

5. 在运输事故中,如:
(机动)(非机动)车辆:
·转弯失败
·失去控制,(由于):
·轮胎爆破[漏气]
·司机瞌睡
·司机漫不经心
·超速行驶
·机械部件失灵

所造成的碰撞,按碰撞事故分类。如果事故并非造成碰撞,那么应根据所涉及的车辆类型分类于非碰撞事故。

5. Where a transport accidents, such as:
vehicle (motor)(nonmotor):
· failing to make curve
· going out of control (due to):
· burst tyre [blowout]
· driver falling asleep
· driver inattention
· excessive speed
· failure of mechanical part

resulted in subsequent collision, classify the accident as a collision. If an accident other than a collision resulted, Classify it as a noncollision accident according to the vehicle type involved.

6. 在涉及到行驶车辆的运输事故中,如:

排出废气引起的意外中毒,产生于:
任何部分的破损
任何部分的爆炸
跌落、跳下或被意外推下,从:
着火,起于
被掷入或掷上的物体击中
被抛向车辆某部分或车内物体而受伤
(车辆)的运动部分引起的损伤
落入或落上(车辆)的物体
} 行驶车辆

所造成的碰撞,按碰撞事故分类。如果事故并非造成碰撞,那么应根据所涉及的车辆类型分类于非碰撞事故。

6. Where a transport accident involving a vehicle in motion, such as:

accidental poisoning from exhaust gas generated by:
breakage of any part of
explosion of any part of
fall, jump or being accidentally pushed from:
fire starting in
hit by object thrown into or onto
injured by being thrown against some part of, or object in
injury from moving part of
object falling in or on
} vehicle in motion

resulted in subsequent collision, classify the accident as a collision. If an accident other than a collision resulted, classify it as a noncollision accident according to the vehicle type involved.

7. 陆地运输事故被描述为：

车辆与……的碰撞(由于失去控制)(在公路上)：

墩柱(桥)(天桥)
坠落石头
护栏或边界栅栏
公路间分道标
塌方(不移动的)
抛入机动车辆前部的物体
安全岛
树
交通信号牌或(临时性)标志
电线杆
道路隔墙
其他物体,固定的、可移动或活动的

包括在 V17. -, V27. -, V37. -, V47. -, V57. -, V67. -和 V77. -

(无碰撞的)翻车包括在 V18. -, V28. -, V38. -, V48. -, V58. -, V68. -和 V78. -

与(放牧)(无人看管的)牲畜的碰撞包括在 V10. -, V20. -, V30. -, V40. -, V50. -, V60. -和 V70. -

与畜挽车辆或被驱赶的牲畜的碰撞包括在 V16. -, V26. -, V36. -, V46. -, V56. -, V66. -和 V76. -

7. Land transport accidents described as:

collision (due to loss of control) (on highway) between vehicle and:

abutment (bridge) (overpass)
fallen stone
guard rail or boundary fence
inter-highway divider
landslide (not moving)
object thrown in front of motor vehicle
safety island
tree
traffic sign or marker (temporary)
utility pole
wall of cut made for road
other object, fixed, movable or moving

are included in V17. -, V27. -, V37. -, V47. -, V57. -, V67. - and V77. -

overturning (without collision) are included in V18. -, V28. -, V38. -, V48. -, V58. -, V68. -, and V78. -

collision with animal (herded) (unattended) are included in V10. -, V20. -, V30. -, V40. -, V50. -, V60. - and V70. -

collision with animal-drawn vehicle or animal being ridden are included in V16. -, V26. -, V36. -, V46. -, V56. -, V66. - and V76. -.

行人在运输事故中的损伤(V01-V09)

不包括：徒步运输工具与其他徒步运输工具的碰撞(W51.-)
·伴有继后的跌倒(W03.-)

下列第四位数亚目可用于V01-V06类目：

.0 非交通事故
.1 交通事故
.9 未特指为交通事故或非交通事故

V01 行人在与脚踏车碰撞中的损伤

V02 行人在与两轮或三轮摩托车碰撞中的损伤

V03 行人在与小汽车、轻型货车或篷车碰撞中的损伤

V04 行人在与重型运输车或公共汽车碰撞中的损伤

V05 行人在与火车或铁路车辆碰撞中的损伤

V06 行人在与其他非机动车辆碰撞中的损伤
包　括：与畜挽车辆、被驱赶的牲畜、(市内有轨)电车的碰撞

V09 行人在其他和未特指运输事故中的损伤
包　括：行人被特殊车辆造成的损伤

V09.0 行人在涉及其他和未特指机动车辆的非交通事故中的损伤
V09.1 行人在未特指的非交通事故中的损伤
V09.2 行人在涉及其他和未特指机动车辆的交通事故中的损伤
V09.3 行人在未特指交通事故中的损伤
V09.9 行人在未特指运输事故中的损伤

Pedestrian injured in transport accident (V01-V09)

Excludes: collision of pedestrian (conveyance) with other pedestrian (conveyance) (W51.-)
· with subsequent fall (W03.-)

The following fourth-character subdivisions are for use with categories V01-V06:

.0 Nontraffic accident
.1 Traffic accident
.9 Unspecified whether traffic or nontraffic accident

V01 Pedestrian injured in collision with pedal cycle

V02 Pedestrian injured in collision with two- or three-wheeled motor vehicle

V03 Pedestrian injured in collision with car, pick-up truck or van

V04 Pedestrian injured in collision with heavy transport vehicle or bus

V05 Pedestrian injured in collision with railway train or railway vehicle

V06 Pedestrian injured in collision with other nonmotor vehicle
Includes: collision with animal-drawn vehicle, animal being ridden, streetcar

V09 Pedestrian injured in other and unspecified transport accidents
Includes: pedestrian injured by special vehicle

V09.0 Pedestrian injured in nontraffic accident involving other and unspecified motor vehicles
V09.1 Pedestrian injured in unspecified nontraffic accident
V09.2 Pedestrian injured in traffic accident involving other and unspecified motor vehicles
V09.3 Pedestrian injured in unspecified traffic accident
V09.9 Pedestrian injured in unspecified transport accident

骑脚踏车人员在运输事故中的损伤（V10-V19）

Pedal cyclist injured in transport accident（V10-V19）

下列第四位数亚目可用于 V10-V18 类目：

.0 骑脚踏车人员在非交通事故中的损伤
.1 乘脚踏车人员在非交通事故中的损伤
.2 未特指的骑脚踏车人员在非交通事故中的损伤
.3 上或下脚踏车时的人员损伤
.4 骑脚踏车人员在交通事故中的损伤
.5 乘脚踏车人员在交通事故中的损伤
.9 未特指的骑脚踏车人员在交通事故中的损伤

The following fourth-character subdivisions are for use with categories V10-V18：

.0 Driver injured in nontraffic accident
.1 Passenger injured in nontraffic accident
.2 Unspecified pedal cyclist injured in nontraffic accident
.3 Person injured while boarding or alighting
.4 Driver injured in traffic accident
.5 Passenger injured in traffic accident
.9 Unspecified pedal cyclist injured in traffic accident

V10 骑脚踏车人员在脚踏车与行人或牲畜碰撞中的损伤
不包括：与畜挽车辆或被驱赶的牲畜的碰撞（V16.-）

V10 Pedal cyclist injured in collision with pedestrian or animal
Excludes：collision with animal-drawn vehicle or animal being ridden（Vl6.-）

V11 骑脚踏车人员在脚踏车与其他脚踏车碰撞中的损伤

V11 Pedal cyclist injured in collision with other pedal cycle

V12 骑脚踏车人员在脚踏车与两轮或三轮机动车碰撞中的损伤

V12 Pedal cyclist injured in collision with two-or three-wheeled motor vehicle

V13 骑脚踏车人员在脚踏车与小汽车、轻型货车或篷车碰撞中的损伤

V13 Pedal cyclist injured in collision with car，pick-up truck or van

V14 骑脚踏车人员在脚踏车与重型运输车或公共汽车碰撞中的损伤

V14 Pedal cyclist injured in collision with heavy transport vehicle or bus

V15 骑脚踏车人员在脚踏车与火车或铁路车辆碰撞中的损伤

V15 Pedal cyclist injured in collision with railway train or railway vehicle

V16 骑脚踏车人员在脚踏车与其他非机动车辆碰撞中的损伤
包　括：与畜挽车辆、被驱赶的牲畜、（市内有轨）电车的碰撞

V16 Pedal cyclist injured in collision with other nonmotor vehicle
Includes：collision with animal-drawn vehicle or animal being ridden，streetcar

V17 骑脚踏车人员在脚踏车与固定或静止物体碰撞中的损伤

V17 Pedal cyclist injured in collision with fixed or stationary object

V18 骑脚踏车人员在非碰撞性运输事故中的损伤

包　括：从脚踏车上跌落或抛出（事先没有碰撞）
翻倒：
· NOS
· 没有碰撞

V18 Pedal cyclist injured in noncollision transport accident

Includes: fall or thrown from pedal cycle (without antecedent collision)
overturning:
· NOS
· without collision

V19 骑脚踏车人员在其他和未特指的运输事故中的损伤

V19.0 非交通事故中脚踏车与其他和未特指的机动车辆碰撞造成骑脚踏车人员的损伤

V19.1 非交通事故中脚踏车与其他和未特指的机动车辆碰撞造成乘脚踏车人员的损伤

V19.2 非交通事故中脚踏车与其他和未特指的机动车辆碰撞造成未特指的骑脚踏车人员的损伤
脚踏车碰撞 NOS,非交通性

V19.3 [任何]骑脚踏车人员在未特指的非交通事故中的损伤
脚踏车的事故 NOS,非交通性
骑脚踏车人员在非交通事故中的损伤 NOS

V19.4 交通事故中脚踏车与其他和未特指机动车辆碰撞造成骑脚踏车人员的损伤

V19.5 交通事故中脚踏车与其他和未特指机动车辆碰撞造成乘脚踏车人员的损伤

V19.6 交通事故中脚踏车与其他和未特指机动车辆碰撞造成未特指骑脚踏车人员的损伤
脚踏车的碰撞 NOS(交通性)

V19.8 [任何]骑脚踏车人员在其他特指的运输事故中的损伤
被脚踏车的部件夹住

V19.9 [任何]骑脚踏车人员在未特指交通事故中的损伤
脚踏车的事故 NOS

V19 Pedal cyclist injured in other and unspecified transport accidents

V19.0 **Driver injured in collision with other and unspecified motor vehicles in nontraffic accident**

V19.1 **Passenger injured in collision with other and unspecified motor vehicles in nontraffic accident**

V19.2 **Unspecified pedal cyclist injured in collision with other and unspecified motor vehicles in nontraffic accident**
Pedal cycle collision NOS, nontraffic

V19.3 **Pedal cyclist [any] injured in unspecified nontraffic accident**
Pedal cycle accident NOS, nontraffic
Pedal cyclist injured in nontraffic accident NOS

V19.4 **Driver injured in collision with other and unspecified motor vehicles in traffic accident**

V19.5 **Passenger injured in collision with other and unspecified motor vehicles in traffic accident**

V19.6 **Unspecified pedal cyclist injured in collision with other and unspecified motor vehicles in traffic accident**
Pedal cycle collision NOS (traffic)

V19.8 **Pedal cyclist [any] injured in other specified transport accidents**
Trapped by part of pedal cycle

V19.9 **Pedal cyclist [any] injured in unspecified traffic accident**
Pedal cycle accident NOS

骑摩托车人员在运输事故中的损伤（V20-V29）

包 括：摩托自行车
带跨斗的摩托车
机动化自行车
机动小型摩托车
不包括：三轮机动车（V30-V39）

下列第四位数亚目可用于 V20-V28 类目：

.0 骑摩托车人员在非交通事故中的损伤
.1 乘摩托车人员在非交通事故中的损伤
.2 未特指的骑摩托车人员在非交通事故中的损伤
.3 上或下摩托车时的人员损伤
.4 骑摩托车人员在交通事故中的损伤
.5 乘摩托车人员在交通事故中的损伤
.9 未特指的骑摩托车人员在交通事故中的损伤

V20 **骑摩托车人员在摩托车与行人或牲畜碰撞中的损伤**
不包括：与畜挽车辆或被驱赶的牲畜的碰撞（V26.-）

V21 **骑摩托车人员在摩托车与脚踏车碰撞中的损伤**

V22 **骑摩托车人员在摩托车与两轮或三轮机动车碰撞中的损伤**

V23 **骑摩托车人员在摩托车与小汽车、轻型货车或篷车碰撞中的损伤**

V24 **骑摩托车人员在摩托车与重型运输车或公共汽车碰撞中的损伤**

V25 **骑摩托车人员在摩托车与火车或铁路车辆碰撞中的损伤**

V26 **骑摩托车人员在摩托车与其他非机动车辆碰撞中的损伤**
包 括：与畜挽车辆、被驱赶的牲畜、（市内有轨）电车的碰撞

Motorcycle rider injured in transport accident (V20-V29)

Includes: moped
motorcycle with sidecar
motorized bicycle
motor scooter
Excludes: three-wheeled motor vehicle (V30-V39)

The following fourth-character subdivisions are for use with categories V20-V28:

.0 Driver injured in nontraffic accident
.1 Passenger injured in nontraffic accident
.2 Unspecified motorcycle rider injured in nontraffic accident
.3 Person injured while boarding or alighting
.4 Driver injured in traffic accident
.5 Passenger injured in traffic accident
.9 Unspecified motorcycle rider injured in traffic accident

V20 **Motorcycle rider injured in collision with pedestrian or animal**
Excludes: collision with animal-drawn vehicle or animal being ridden (V26.-)

V21 **Motorcycle rider injured in collision with pedal cycle**

V22 **Motorcycle rider injured in collision with two- or three-wheeled motor vehicle**

V23 **Motorcycle rider injured in collision with car, pick-up truck or van**

V24 **Motorcycle rider injured in collision with heavy transport vehicle or bus**

V25 **Motorcycle rider injured in collision with railway train or railway vehicle**

V26 **Motorcycle rider injured in collision with other nonmotor vehicle**
Includes: collision with animal-drawn vehicle, animal being ridden, streetcar

V27 骑摩托车人员在摩托车与固定或静止物体碰撞中的损伤

V27 Motorcycle rider injured in collision with fixed or stationary object

V28 骑摩托车人员在非碰撞性运输事故中的损伤

包 括：从摩托车上跌落或抛出（事先没有碰撞）
翻倒：
· NOS
· 没有碰撞

V28 Motorcycle rider injured in noncollision transport accident

Includes：fall or thrown from motorcycle(without antecedent collision)
overturning：
· NOS
· without collision

V29 骑摩托车人员在其他和未特指的运输事故中的损伤

V29.0 非交通事故中摩托车与其他和未特指的机动车辆碰撞造成骑摩托车人员的损伤

V29.1 非交通事故中摩托车与其他和未特指的机动车辆碰撞造成乘摩托车人员的损伤

V29.2 非交通事故中摩托车与其他和未特指的机动车辆碰撞造成未特指骑摩托车人员的损伤

摩托车的碰撞 NOS，非交通性

V29.3 ［任何］骑摩托车人员在未特指非交通事故中的损伤

摩托车的事故 NOS，非交通性

骑摩托车人员在非交通事故中的损伤 NOS

V29.4 交通事故中摩托车与其他和未特指机动车辆碰撞造成骑摩托车人员的损伤

V29.5 交通事故中摩托车与其他和未特指机动车辆碰撞造成乘摩托车人员的损伤

V29.6 交通事故中摩托车与其他和未特指机动车辆碰撞造成未特指的骑摩托车人员的损伤

摩托车的碰撞 NOS（交通性）

V29.8 ［任何］骑摩托车人员在其他特指的运输事故中的损伤

被摩托车的部件夹住

V29.9 ［任何］骑摩托车人员在未特指的交通事故中的损伤

摩托车的事故 NOS

V29 Motorcycle rider injured in other and unspecified transport accidents

V29.0 Driver injured in collision with other and unspecified motor vehicles in nontraffic accident

V29.1 Passenger injured in collision with other and unspecified motor vehicles in nontraffic accident

V29.2 Unspecified motorcycle rider injured in collision with other and unspecified motor vehicles in nontraffic accident

Motorcycle collision NOS, nontraffic

V29.3 Motorcycle rider [any] injured in unspecified nontraffic accident

Motorcycle accident NOS, nontraffic

Motorcycle rider injured in nontraffic accident NOS

V29.4 Driver injured in collision with other and unspecified motor vehicles in traffic accident

V29.5 Passenger injured in collision with other and unspecified motor vehicles in traffic accident

V29.6 Unspecified motorcycle rider injured in collision with other and unspecified motor vehicles in traffic accident

Motorcycle collision NOS (traffic)

V29.8 Motorcycle rider[any] injured in other specified transport accidents

Trapped by part of motorcycle

V29.9 Motorcycle rider [any] injured in unspecified traffic accident

Motorcycle accident NOS

三轮机动车乘员在运输事故中的损伤
(V30-V39)

包　括： 机动化三轮车
不包括： 带跨斗的摩托车(V20-V29)
主要设计用于越野的车辆(V86.-)

下列第四位数亚目可用于 V30-V38 类目：

.0 三轮机动车司机在非交通事故中的损伤
.1 三轮机动车乘客在非交通事故中的损伤
.2 三轮机动车的车辆外人员在非交通事故中的损伤
.3 未特指的三轮机动车乘员在非交通事故中的损伤
.4 上或下三轮机动车时的人员损伤
.5 三轮机动车司机在交通事故中的损伤
.6 三轮机动车乘客在交通事故中的损伤
.7 三轮机动车的车辆外人员在交通事故中的损伤
.9 未特指的三轮机动车乘员在交通事故中的损伤

V30 三轮机动车乘员在三轮机动车与行人或牲畜碰撞中的损伤

不包括： 与畜挽车辆或被驱赶的牲畜的碰撞(V36.-)

V31 三轮机动车乘员在三轮机动车与脚踏车碰撞中的损伤

V32 三轮机动车乘员在三轮机动车与两轮或三轮机动车碰撞中的损伤

V33 三轮机动车乘员在三轮机动车与小汽车、轻型货车或篷车碰撞中的损伤

V34 三轮机动车乘员在三轮机动车与重型运输车或公共汽车碰撞中的损伤

V35 三轮机动车乘员在三轮机动车与火车或铁路车辆碰撞中的损伤

Occupant of three-wheeled motor vehicle injured in transport accident
(V30-V39)

Includes: motorized tricycle
Excludes: motorcycle with sidecar (V20-V29)
vehicles designed primarily for off-road use (V86.-)

The following fourth-character subdivisions are for use with categories V30-V38:

.0 Driver injured in nontraffic accident
.1 Passenger injured in nontraffic accident
.2 Person on outside of vehicle injured in nontraffic accident
.3 Unspecified occupant of three-wheeled motor vehicle injured in nontraffic accident
.4 Person injured while boarding or alighting
.5 Driver injured in traffic accident
.6 Passenger injured in traffic accident
.7 Person on outside of vehicle injured in traffic accident
.9 Unspecified occupant of three-wheeled motor vehicle injured in traffic accident

V30 Occupant of three-wheeled motor vehicle injured in collision with pedestrian or animal

Excludes: collision with animal-drawn vehicle or animal being ridden (V36.-)

V31 Occupant of three-wheeled motor vehicle injured in collision with pedal cycle

V32 Occupant of three-wheeled motor vehicle injured in collision with two-or three-wheeled motor vehicle

V33 Occupant of three-wheeled motor vehicle injured in collision with car, pick-up truck or van

V34 Occupant of three-wheeled motor vehicle injured in collision with heavy transport vehicle or bus

V35 Occupant of three-wheeled motor vehicle injured in collision with railway train or railway vehicle

V36 三轮机动车乘员在三轮机动车与其他非机动车辆碰撞中的损伤

包　括：与畜挽车辆、被驱赶的牲畜、(市内有轨)电车的碰撞

V36 **Occupant of three-wheeled motor vehicle injured in collison with other nonmotor vehicle**

Includes: collision with animal-drawn vehicle, animal being ridden, streetcar

V37 三轮机动车乘员在三轮机动车与固定或静止物体碰撞中的损伤

V37 **Occupant of three-wheeled motor vehicle injured in collision with fixed or stationary object**

V38 三轮机动车乘员在非碰撞性运输事故中的损伤

包　括：从三轮机动车上跌落或抛出
翻倒：
· NOS
· 没有碰撞

V38 **Occupant of three-wheeled motor vehicle injured in noncollision transport accident**

Includes: fall or thrown from three-wheeled motor vehicle overturning:
· NOS
· without collision

V39 三轮机动车乘员在其他和未特指的运输事故中的损伤

V39 **Occupant of three-wheeled motor vehicle injured in other and unspecified transport accidents**

V39.0 非交通事故中三轮机动车与其他和未特指机动车辆碰撞造成三轮机动车司机的损伤

V39.0 **Driver injured in collision with other and unspecified motor vehicles in nontraffic accident**

V39.1 非交通事故中三轮机动车与其他和未特指机动车辆碰撞造成三轮机动车乘客的损伤

V39.1 **Passenger injured in collision with other and unspecified motor vehicles in nontraffic accident**

V39.2 非交通事故中三轮机动车与其他和未特指机动车辆碰撞造成未特指的三轮机动车乘员的损伤

涉及三轮机动车的碰撞 NOS,非交通性

V39.2 **Unspecified occupant of three-wheeled motor vehicle injured in collision with other and unspecified motor vehicles in nontraffic accident**

Collision NOS involving three-wheeled motor vehicle, nontraffic

V39.3 [任何]三轮机动车乘员在未特指的非交通事故中的损伤

涉及三轮机动车的事故 NOS,非交通性

三轮机动车乘员在非交通事故中的损伤 NOS

V39.3 **Occupant [any] of three-wheeled motor vehicle injured in unspecified nontraffic accident**

Accident NOS involving three-wheeled motor vehicle, nontraffic

Occupant of three-wheeled motor vehicle injured in nontraffic accident NOS

V39.4 交通事故中三轮机动车与其他和未特指机动车辆碰撞造成三轮机动车司机的损伤

V39.4 **Driver injured in collision with other and unspecified motor vehicles in traffic accident**

V39.5 交通事故中三轮机动车与其他和未特指机动车辆碰撞造成三轮机动车乘客的损伤

V39.5 **Passenger injured in collision with other and unspecified motor vehicles in traffic accident**

V39.6 交通事故中三轮机动车与其他和未特指机动车辆碰撞造成未特指的三轮机动车乘员的损伤

涉及三轮机动车的碰撞 NOS(交通性)

V39.6 **Unspecified occupant of three-wheeled motor vehicle injured in collision with other and unspecified motor vehicles in traffic accident**

Collision NOS involving three-wheeled motor vehicle (traffic)

V39.8 ［任何］三轮机动车乘员在其他特指运输事故中的损伤

被三轮机动车的门或其他部件夹住

V39.9 ［任何］三轮机动车乘员在未特指交通事故中的损伤

涉及三轮机动车的事故NOS

V39.8 Occupant [any] of three-wheeled motor vehicle injured in other specified transport accidents

Trapped by door or other part of three-wheeled motor vehicle

V39.9 Occupant [any] of three-wheeled motor vehicle injured in unspecified traffic accident

Accident NOS involving three-wheeled motor vehicle

小汽车乘员在运输事故中的损伤（V40-V49）

包 括：小公共汽车

下列第四位数亚目可用于V40-V48类目：

.0 小汽车司机在非交通事故中的损伤
.1 小汽车乘客在非交通事故中的损伤
.2 小汽车的车辆外人员在非交通事故中的损伤
.3 未特指的小汽车乘员在非交通事故中的损伤
.4 上或下小汽车时的人员损伤
.5 小汽车司机在交通事故中的损伤
.6 小汽车乘客在交通事故中的损伤
.7 小汽车的车辆外人员在交通事故中的损伤
.9 未特指的小汽车乘员在交通事故中的损伤

Car occupant injured in transport accident (V40-V49)

Includes: minibus

The following fourth-character subdivisions are for use with categories V40-V48:

.0 Driver injured in nontraffic accident
.1 Passenger injured in nontraffic accident
.2 Person on outside of vehicle injured in nontraffic accident
.3 Unspecified car occupant injured in nontraffic accident
.4 Person injured while boarding or alighting
.5 Driver injured in traffic accident
.6 Passenger injured in traffic accident
.7 Person on outside of vehicle injured in traffic accident
.9 Unspecified car occupant injured in traffic accident

V40 小汽车乘员在小汽车与行人或牲畜碰撞中的损伤

不包括：与畜挽车辆或被驱赶的牲畜的碰撞(V46.-)

V40 Car occupant injured in collision with pedestrian or animal

Excludes: collision with animal-drawn vehicle or animal being ridden (V46.-)

V41 小汽车乘员在小汽车与脚踏车碰撞中的损伤

V41 Car occupant injured in collision with pedal cycle

V42 小汽车乘员在小汽车与两轮或三轮机动车碰撞中的损伤

V42 Car occupant injured in collision with two-or three-wheeled motor vehicle

V43 小汽车乘员在小汽车与小汽车、轻型货车或篷车碰撞中的损伤

V43 Car occupant injured in collision with car, pick-up truck or van

V44 小汽车乘员在小汽车与重型运输车或公共汽车碰撞中的损伤

V44 Car occupant injured in collision with heavy transport vehicle or bus

V45 小汽车乘员在小汽车与火车或铁路车辆碰撞中的损伤

V45 **Car occupant injured in collision with railway train or railway vehicle**

V46 小汽车乘员在小汽车与其他非机动车辆碰撞中的损伤

包　括：与畜挽车辆、被驱赶的牲畜、（市内有轨）电车的碰撞

V46 **Car occupant injured in collision with other nonmotor vehicle**

Includes: collision with animal-drawn vehicle, animal being ridden, streetcar

V47 小汽车乘员在小汽车与固定或静止物体碰撞中的损伤

V47 **Car occupant injured in collision with fixed or stationary object**

V48 小汽车乘员在非碰撞性运输事故中的损伤

包　括：翻倒：
- NOS
- 没有碰撞

V48 **Car occupant injured in noncollision transport accident**

Includes: overturning:
- NOS
- without collision

V49 小汽车乘员在其他和未特指的运输事故中的损伤

V49 **Car occupant injured in other and unspecified transport accidents**

V49.0 非交通事故中小汽车与其他和未特指机动车辆碰撞造成小汽车司机的损伤

V49.0 **Driver injured in collision with other and unspecified motor vehicles in nontraffic accident**

V49.1 非交通事故中小汽车与其他和未特指机动车辆碰撞造成小汽车乘客的损伤

V49.1 **Passenger injured in collision with other and unspecified motor vehicles in nontraffic accident**

V49.2 非交通事故中小汽车与其他和未特指机动车辆碰撞造成未特指的小汽车乘员的损伤

小汽车碰撞NOS，非交通性

V49.2 **Unspecified car occupant injured in collision with other and unspecified motor vehicles in nontraffic accident**

Car collision NOS, nontraffic

V49.3 ［任何］小汽车乘员在未特指的非交通事故中的损伤

小汽车事故NOS，非交通性

小汽车乘员在非交通事故中的损伤NOS

V49.3 **Car occupant [any] injured in unspecified nontraffic accident**

Car accident NOS, nontraffic

Car occupant injured in nontraffic accident NOS

V49.4 交通事故中小汽车与其他和未特指机动车辆碰撞造成小汽车司机的损伤

V49.4 **Driver injured in collision with other and unspecified motor vehicles in traffic accident**

V49.5 交通事故中小汽车与其他和未特指机动车辆碰撞造成小汽车乘客的损伤

V49.5 **Passenger injured in collision with other and unspecified motor vehicles in traffic accident**

V49.6 交通事故中小汽车与其他和未特指机动车辆碰撞造成未特指的小汽车乘员的损伤

小汽车碰撞NOS（交通性）

V49.6 **Unspecified car occupant injured in collision with other and unspecified motor vehicles in traffic accident**

Car collision NOS (traffic)

V49.8 ［任何］小汽车乘员在其他特指运输事故中的损伤

被小汽车的门或其他部件夹住

V49.8 **Car occupant [any] injured in other specified transport accidents**

Trapped by door or other part of car

V49.9 ［任何］小汽车乘员在未特指交通事故中的损伤

小汽车事故NOS

V49.9 **Car occupant [any] injured in unspecified traffic accident**

Car accident NOS

轻型货车或篷车乘员在运输事故中的损伤（V50-V59）

Occupant of pick-up truck or van injured in transport accident (V50-V59)

不包括：重型运输车（V60-V69）

Excludes: heavy transport vehicle (V60-V69)

下列第四位数亚目可用于 V50-V58 类目：

The following fourth-character subdivisions are for use with categories V50-V58:

.0 轻型货车或篷车司机在非交通事故中的损伤
.0 **Driver injured in nontraffic accident**

.1 轻型货车或篷车乘客在非交通事故中的损伤
.1 **Passenger injured in nontraffic accident**

.2 轻型货车或篷车的车辆外人员在非交通事故中的损伤
.2 **Person on outside of vehicle injured in nontraffic accident**

.3 未特指的轻型货车或篷车乘员在非交通事故中的损伤
.3 **Unspecified occupant of pick-up truck or van injured in nontraffic accident**

.4 上或下轻型货车或篷车时的人员损伤
.4 **Person injured while boarding or alighting**

.5 轻型货车或篷车司机在交通事故中的损伤
.5 **Driver injured in traffic accident**

.6 轻型货车或篷车乘客在交通事故中的损伤
.6 **Passenger injured in traffic accident**

.7 轻型货车或篷车的车辆外人员在交通事故中的损伤
.7 **Person on outside of vehicle injured in traffic accident**

.9 未特指的轻型货车或篷车乘员在交通事故中的损伤
.9 **Unspecified occupant of pick-up truck or van injured in traffic accident**

V50 **轻型货车或篷车乘员在轻型货车或篷车与行人或牲畜碰撞中的损伤**

不包括：与畜挽车辆或被驱赶的牲畜的碰撞（V56.-）

V50 **Occupant of pick-up truck or van injured in collision with pedestrian or animal**

Excludes: collision with animal-drawn vehicle or animal being ridden (V56.-)

V51 **轻型货车或篷车乘员在轻型货车或篷车与脚踏车碰撞中的损伤**

V51 **Occupant of pick-up truck or van injured in collision with pedal cycle**

V52 **轻型货车或篷车乘员在轻型货车或篷车与两轮或三轮机动车碰撞中的损伤**

V52 **Occupant of pick-up truck or van injured in collision with two- or three-wheeled motor vehicle**

V53 **轻型货车或篷车乘员在轻型货车或篷车与小汽车、轻型货车或篷车碰撞中的损伤**

V53 **Occupant of pick-up truck or van injured in collision with car, pick-up truck or van**

V54 **轻型货车或篷车乘员在轻型货车或篷车与重型运输车或公共汽车碰撞中的损伤**

V54 **Occupant of pick-up truck or van injured in collision with heavy transport vehicle or bus**

V55 轻型货车或篷车乘员在轻型货车或篷车与火车或铁路车辆碰撞中的损伤

V55 Occupant of pick-up truck or van injured in collision with railway train or railway vehicle

V56 轻型货车或篷车乘员在轻型货车或篷车与其他非机动车辆碰撞中的损伤

包　括：与畜挽车辆、被驱赶的牲畜、(市内有轨)电车的碰撞

V56 Occupant of pick-up truck or van injured in collision with other nonmotor vehicle

Includes: collision with animal-drawn vehicle, animal being ridden, streetcar

V57 轻型货车或篷车乘员在轻型货车或篷车与固定或静止物体碰撞中的损伤

V57 Occupant of pick-up truck or van injured in collision with fixed or stationary object

V58 轻型货车或篷车乘员在非碰撞性运输事故中的损伤

包　括：翻倒：
- NOS
- 没有碰撞

V58 Occupant of pick-up truck or van injured in noncollision transport accident

Includes: overturning:
- NOS
- without collision

V59 轻型货车或篷车乘员在其他和未特指的运输事故中的损伤

V59 Occupant of pick-up truck or van injured in other and unspecified transport accidents

V59.0 非交通事故中轻型货车或篷车与其他和未特指机动车辆碰撞造成轻型货车或篷车司机的损伤

V59.0 Driver injured in collision with other and unspecified motor vehicles in nontraffic accident

V59.1 非交通事故中轻型货车或篷车与其他和未特指机动车辆碰撞造成轻型货车或篷车乘客的损伤

V59.1 Passenger injured in collision with other and unspecified motor vehicles in nontraffic accident

V59.2 非交通事故中轻型货车或篷车与其他和未特指机动车辆碰撞造成未特指的轻型货车或篷车乘员的损伤

涉及轻型货车或篷车的碰撞 NOS，非交通性

V59.2 Unspecified occupant of pick-up truck or van injured in collision with other and unspecified motor vehicles in nontraffic accident

Collision NOS involving pick-up truck or van, nontraffic

V59.3 [任何]轻型货车或篷车乘员在未特指的非交通事故中的损伤

涉及轻型货车或篷车的事故 NOS，非交通性

轻型货车或篷车乘员在非交通事故中的损伤 NOS

V59.3 Occupant [any] of pick-up truck or van injured in unspecified nontraffic accident

Accident NOS involving pick-up truck or van, nontraffic

Occupant of pick-up truck or van injured in nontraffic accident NOS

V59.4 交通事故中轻型货车或篷车与其他和未特指机动车辆碰撞造成轻型货车或篷车司机的损伤

V59.4 Driver injured in collision with other and unspecified motor vehicles in traffic accident

V59.5 交通事故中轻型货车或篷车与其他和未特指机动车辆碰撞造成轻型货车或篷车乘客的损伤

V59.5 Passenger injured in collision with other and unspecified motor vehicles in traffic accident

V59.6 交通事故中轻型货车或篷车与其他和未特指机动车辆碰撞造成未特指的轻型货车或篷车乘员的损伤
涉及轻型货车或篷车的碰撞 NOS(交通性)

V59.8 [任何]轻型货车或篷车乘员在其他特指运输事故中的损伤
被轻型货车或篷车的门或其他部件夹住

V59.9 [任何]轻型货车或篷车乘员在未特指交通事故中的损伤
轻型货车或篷车事故 NOS

V59.6 Unspecified occupant of pick-up truck or van injured in collision with other and unspecified motor vehicles in traffic accident
Collision NOS involving pick-up truck or van (traffic)

V59.8 Occupant [any] of pick-up truck or van injured in other specified transport accidents
Trapped by door or other part of pick-up truck or van

V59.9 Occupant [any] of pick-up truck or van injured in unspecified traffic accident
Accident NOS involving pick-up truck or van

重型运输车乘员在运输事故中的损伤 (V60-V69)

下列第四位数亚目可用于 V60-V68 类目:

.0 重型运输车司机在非交通事故中的损伤
.1 重型运输车乘客在非交通事故中的损伤
.2 重型运输车的车辆外人员在非交通事故中的损伤
.3 未特指的重型运输车乘员在非交通事故中的损伤
.4 上或下重型运输车时的人员损伤
.5 重型运输车司机在交通事故中的损伤
.6 重型运输车乘客在交通事故中的损伤
.7 重型运输车的车辆外人员在交通事故中的损伤
.9 未特指的重型运输车乘员在交通事故中的损伤

Occupant of heavy transport vehicle injured in transport accident (V60-V69)

The following fourth-character subdivisions are for use with categories V60-V68:

.0 Driver injured in nontraffic accident
.1 Passenger injured in nontraffic accident
.2 Person on outside of vehicle injured in nontraffic accident
.3 Unspecified occupant of heavy transport vehicle injured in nontraffic accident
.4 Person injured while boarding or alighting
.5 Driver injured in traffic accident
.6 Passenger injured in traffic accident
.7 Person on outside of vehicle injured in traffic accident
.9 Unspecified occupant of heavy transport vehicle injured in traffic accident

V60 重型运输车乘员在重型运输车与行人或牲畜碰撞中的损伤

不包括:与畜挽车辆或被驱赶的牲畜的碰撞(V66.-)

V60 Occupant of heavy transport vehicle injured in collision with pedestrian or animal

Excludes: collision with animal-drawn vehicle or animal being ridden (V66.-)

V61 重型运输车乘员在重型运输车与脚踏车碰撞中的损伤

V61 Occupant of heavy transport vehicle injured in collision with pedal cycle

V62 重型运输车乘员在重型运输车与两轮或三轮机动车碰撞中的损伤

V62 Occupant of heavy transport vehicle injured in collision with two- or three-wheeled motor vehicle

V63 重型运输车乘员在重型运输车与小汽车、轻型货车或篷车碰撞中的损伤

V63 Occupant of heavy transport vehicle injured in collision with car, pick-up truck or van

V64 重型运输车乘员在重型运输车与重型运输车或公共汽车碰撞中的损伤

V64 Occupant of heavy transport vehicle injured in collision with heavy transport vehicle or bus

V65 重型运输车乘员在重型运输车与火车或铁路车辆碰撞中的损伤

V65 Occupant of heavy transport vehicle injured in collision with railway train or railway vehicle

V66 重型运输车乘员在重型运输车与其他非机动车辆碰撞中的损伤

包　括：与畜挽车辆、被驱赶的牲畜、（市内有轨）电车的碰撞

V66 Occupant of heavy transport vehicle injured in collision with other nonmotor vehicle

Includes: collision with animal-drawn vehicle, animal being ridden, streetcar

V67 重型运输车乘员在重型运输车与固定或静止物体碰撞中的损伤

V67 Occupant of heavy transport vehicle injured in collision with fixed or stationary object

V68 重型运输车乘员在非碰撞性运输事故中的损伤

包　括：翻倒：
- NOS
- 没有碰撞

V68 Occupant of heavy transport vehicle injured in noncollision transport accident

Includes: overturning:
- NOS
- without collision

V69 重型运输车乘员在其他和未特指的运输事故中的损伤

V69 Occupant of heavy transport vehicle injured in other and unspecified transport accidents

V69.0 非交通事故中重型运输车与其他和未特指机动车辆碰撞造成重型运输车司机的损伤

V69.0 Driver injured in collision with other and unspecified motor vehicles in nontraffic accident

V69.1 非交通事故中重型运输车与其他和未特指机动车辆碰撞造成重型运输车乘客的损伤

V69.1 Passenger injured in collision with other and unspecified motor vehicles in nontraffic accident

V69.2 非交通事故中重型运输车与其他和未特指机动车辆碰撞造成未特指的重型运输车乘员的损伤

涉及重型运输车的碰撞 NOS，非交通性

V69.2 Unspecified occupant of heavy transport vehicle injured in collision with other and unspecified motor vehicles in nontraffic accident

Collision NOS involving heavy transport vehicle, nontraffic

V69.3 ［任何］重型运输车乘员在未特指的非交通事故中的损伤

涉及重型运输车的事故 NOS，非交通性

重型运输车乘员在非交通事故中的损伤 NOS

V69.3 Occupant[any] of heavy transport vehicle injured in unspecified nontraffic accident

Accident NOS involving heavy transport vehicle, nontraffic

Occupant of heavy transport vehicle injured in nontraffic accident NOS

V69.4 交通事故中重型运输车与其他和未特指机动车辆碰撞造成重型运输车司机的损伤

V69.4 Driver injured in collision with other and unspecified motor vehicles in traffic accident

V69.5 交通事故中重型运输车与其他和未特指机动车辆碰撞造成重型运输车乘客的损伤

V69.6 交通事故中重型运输车与其他和未特指机动车辆碰撞造成未特指的重型运输车乘员的损伤
涉及重型运输车的碰撞 NOS(交通性)

V69.8 [任何]重型运输车乘员在其他特指运输事故中的损伤
被重型运输车的门或其他部件夹住

V69.9 [任何]重型运输车乘员在未特指交通事故中的损伤
涉及重型运输车的事故 NOS

V69.5 **Passenger injured in collision with other and unspecified motor vehicles in traffic accident**

V69.6 **Unspecified occupant of heavy transport vehicle injured in collision with other and unspecified motor vehicles in traffic accident**
collision NOS involving heavy transport vehicle (traffic)

V69.8 **Occupant [any] of heavy transport vehicle injured in other specified transport accidents**
Trapped by door or other part of heavy transport vehicle

V69.9 **Occupant [any] of heavy transport vehicle injured in unspecified traffic accident**
Accident NOS involving heavy transport vehicle

公共汽车乘员在运输事故中的损伤 (V70-V79)

不包括： 小公共汽车(V40-V49)

下列第四位数亚目可用于 V70-V78 类目：

- .0 公共汽车司机在非交通事故中的损伤
- .1 公共汽车乘客在非交通事故中的损伤
- .2 公共汽车的车辆外人员在非交通事故中的损伤
- .3 未特指的公共汽车乘员在非交通事故中的损伤
- .4 上或下公共汽车时的人员损伤
- .5 公共汽车司机在交通事故中的损伤
- .6 公共汽车乘客在交通事故中的损伤
- .7 公共汽车的车辆外人员在交通事故中的损伤
- .9 未特指的公共汽车乘员在交通事故中的损伤

Bus occupant injured in transport accident (V70-V79)

Excludes: minibus (V40-V49)

The following fourth-character subdivisions are for use with categories V70-V78:

- .0 **Driver injured in nontraffic accident**
- .1 **Passenger injured in nontraffic accident**
- .2 **Person on outside of vehicle injured in nontraffic accident**
- .3 **Unspecified bus occupant injured in nontraffic accident**
- .4 **Person injured while boarding or alighting**
- .5 **Driver injured in traffic accident**
- .6 **Passenger injured in traffic accident**
- .7 **Person on outside of vehicle injured in traffic accident**
- .9 **Unspecified bus occupant injured in traffic accident**

V70 公共汽车乘员在公共汽车与行人或牲畜碰撞中的损伤
不包括： 与畜挽车辆或被驱赶的牲畜的碰撞(V76.-)

V70 **Bus occupant injured in collision with pedestrian or animal**
Excludes: collision with animal-drawn vehicle or animal being ridden (V76.-)

V71 公共汽车乘员在公共汽车与脚踏车碰撞中的损伤

V71 **Bus occupant injured in collision with pedal cycle**

V72 公共汽车乘员在公共汽车与两轮或三轮机动车碰撞中的损伤

V72 **Bus occupant injured in collision with two- or three-wheeled motor vehicle**

V73 公共汽车乘员在公共汽车与小汽车、轻型货车或篷车碰撞中的损伤

V73 Bus occupant injured in collision with car, pick-up truck or van

V74 公共汽车乘员在公共汽车与重型运输车或公共汽车碰撞中的损伤

V74 Bus occupant injured in collision with heavy transport vehicle or bus

V75 公共汽车乘员在公共汽车与火车或铁路车辆碰撞中的损伤

V75 Bus occupant injured in collision with railway train or railway vehicle

V76 公共汽车乘员在公共汽车与其他非机动车辆碰撞中的损伤

包　括：与畜挽车辆、被驱赶的牲畜、（市内有轨）电车的碰撞

V76 Bus occupant injured in collision with other nonmotor vehicle

Includes：collision with animal-drawn vehicle，animal being ridden，streetcar

V77 公共汽车乘员在公共汽车与固定或静止物体碰撞中的损伤

V77 Bus occupant injured in collision with fixed or stationary object

V78 公共汽车乘员在非碰撞性运输事故中的损伤

包　括：翻倒：
- NOS
- 没有碰撞

V78 Bus occupant injured in noncollision transport accident

Includes：overturning：
- NOS
- without collision

V79 公共汽车乘员在其他和未特指的运输事故中的损伤

V79 Bus occupant injured in other and unspecified transport accidents

V79.0　非交通事故中公共汽车与其他和未特指机动车辆碰撞造成公共汽车司机的损伤

V79.0　Driver injured in collision with other and unspecified motor vehicles in nontraffic accident

V79.1　非交通事故中公共汽车与其他和未特指机动车辆碰撞造成公共汽车乘客的损伤

V79.1　Passenger injured in collision with other and unspecified motor vehicles in nontraffic accident

V79.2　非交通事故中公共汽车与其他和未特指机动车辆碰撞造成未特指的公共汽车乘员的损伤

公共汽车的碰撞 NOS，非交通性

V79.2　Unspecified bus occupant injured in collision with other and unspecified motor vehicles in nontraffic accident

Bus collision NOS，nontraffic

V79.3　［任何］公共汽车乘员在未特指的非交通事故中的损伤

公共汽车的事故 NOS，非交通性

公共汽车乘员在非交通事故中的损伤 NOS

V79.3　Bus occupant［any］injured in unspecified nontraffic accident

Bus accident NOS，nontraffic

Bus occupant injured in nontraffic accident NOS

V79.4　交通事故中公共汽车与其他和未特指机动车辆碰撞造成公共汽车司机的损伤

V79.4　Driver injured in collision with other and unspecified motor vehicles in traffic accident

V79.5　交通事故中公共汽车与其他和未特指机动车辆碰撞造成公共汽车乘客的损伤损伤

V79.5　Passenger injured in collision with other and unspecified motor vehicles in traffic accident

V79.6 交通事故中公共汽车与其他和未特指机动车辆碰撞造成未特指的公共汽车乘员的损伤
公共汽车的碰撞 NOS(交通性)

V79.8 [任何]公共汽车乘员在其他特指运输事故中的损伤
被公共汽车的门或其他部件夹住

V79.9 [任何]公共汽车乘员在未特指交通事故中的损伤
公共汽车的事故 NOS

其他陆地运输事故(V80-V89)

V80 牲畜骑手或畜挽车辆乘员在运输事故中的损伤

V80.0 在非碰撞性事故中骑手或乘员从牲畜或畜挽车辆上跌落或被抛出

翻倒:
· NOS
· 没有碰撞

V80.1 骑手或乘员在与行人或牲畜碰撞中的损伤
不包括:与畜挽车辆或被驱赶的牲畜碰撞(V80.7)

V80.2 骑手或乘员在与脚踏车碰撞中的损伤

V80.3 骑手或乘员在与两轮或三轮机动车碰撞中的损伤

V80.4 骑手或乘员在与小汽车、轻型货车、篷车、重型运输车或公共汽车碰撞中的损伤

V80.5 骑手或乘员在与其他特指的机动车辆碰撞中的损伤

V80.6 骑手或乘员在与火车或铁路车辆碰撞中的损伤

V80.7 骑手或乘员在与其他非机动车辆碰撞中的损伤
与……的碰撞:
· 被驱赶的牲畜
· 畜挽车辆
· (市内有轨)电车

V80.8 骑手或乘员在与固定或静止物体碰撞中的损伤

V80.9 骑手或乘员在其他和未特指的运输事故中的损伤
畜挽车辆的事故 NOS
牲畜骑手的事故 NOS

V79.6 Unspecified bus occupant injured in collision with other and unspecified motor vehicles in traffic accident
Bus collision NOS (traffic)

V79.8 Bus occupant [any] injured in other specified transport accidents
Trapped by door or other part of bus

V79.9 Bus occupant [any] injured in unspecified traffic accident
Bus accident NOS

Other land transport accidents (V80-V89)

V80 Animal-rider or occupant of animal-drawn vehicle injured in transport accident

V80.0 Rider or occupant injured by fall from or being thrown from animal or animal-drawn vehicle in noncollision accident
Overturning:
· NOS
· without collision

V80.1 Rider or occupant injured in collision with pedestrian or animal
Excludes: collision with animal-drawn vehicle or animal being ridden (V80.7)

V80.2 Rider or occupant injured in collision with pedal cycle

V80.3 Rider or occupant injured in collision with two- or three-wheeled motor vehicle

V80.4 Rider or occupant injured in collision with car, pick-up truck, van, heavy transport vehicle or bus

V80.5 Rider or occupant injured in collision with other specified motor vehicle

V80.6 Rider or occupant injured in collision with railway train or railway vehicle

V80.7 Rider or occupant injured in collision with other nonmotor vehicle
Collision with:
· animal being ridden
· animal-drawn vehicle
· streetcar

V80.8 Rider or occupant injured in collision with fixed or stationary object

V80.9 Rider or occupant injured in other and unspecified transport accidents
Animal-drawn vehicle accident NOS
Animal-rider accident NOS

V81 火车或铁路车辆乘员在运输事故中的损伤

包　括：火车外部的人员

V81.0 非交通事故中因与机动车辆碰撞造成火车或铁路车辆乘员的损伤

V81.1 交通事故中因与机动车辆碰撞造成火车或铁路车辆乘员的损伤

V81.2 因与铁路列车碰撞或被铁路车辆撞击造成火车或铁路车辆乘员的损伤

V81.3 因与其他物体碰撞造成火车或铁路车辆乘员的损伤

铁路上的碰撞 NOS

V81.4 在上下火车或铁路车辆时的人员损伤

V81.5 火车或铁路车辆乘员在火车或铁路车辆上跌倒造成的损伤

不包括：跌倒：
- 在出轨时：
  - 伴有事先的碰撞(V81.0-V81.3)
  - 不伴有事先碰撞(V81.7)
- 在上下火车时(V81.4)

V81.6 火车或铁路车辆乘员从火车或铁路车辆上跌落造成的损伤

不包括：跌倒：
- 在出轨时：
  - 伴有事先的碰撞(V81.0-V81.3)
  - 不伴有事先碰撞(V81.7)
- 在上下火车时(V81.4)

V81.7 不伴有事先碰撞而出轨造成的火车或铁路车辆乘员的损伤

V81.8 其他特指铁路事故中火车或铁路车辆乘员的损伤

爆炸或起火

被落下的……击中：
- 土块
- 石块
- 树

不包括：出轨：
- 伴有事先的碰撞(V81.0-V81.3)
- 不伴有事先碰撞(V81.7)

V81.9 未特指的铁路事故中火车或铁路车辆乘员的损伤

铁路事故 NOS

V81 Occupant of railway train or railway vehicle injured in transport accident

Includes: person on outside of train

V81.0 **Occupant of railway train or railway vehicle injured in collision with motor vehicle in nontraffic accident**

V81.1 **Occupant of railway train or railway vehicle injured in collision with motor vehicle in traffic accident**

V81.2 **Occupant of railway train or railway vehicle injured in collision with or hit by rolling stock**

V81.3 **Occupant of railway train or railway vehicle injured in collision with other objects**

Railway collision NOS

V81.4 **Person injured while boarding or alighting from railway train or railway vehicle**

V81.5 **Occupant of railway train or railway vehicle injured by fall in railway train or railway vehicle**

Excludes: fall:
- during derailment:
  - with antecedent collision (V81.0-V81.3)
  - without antecedent collision (V81.7)
- while boarding or alighting (V81.4)

V81.6 **Occupant of railway train or railway vehicle injured by fall from railway train or railway vehicle**

Excludes: fall:
- during derailment:
  - with antecedent collision (V81.0-V81.3)
  - without antecedent collision (V81.7)
- while boarding or alighting (V81.4)

V81.7 **Occupant of railway train or railway vehicle injured in derailment without antecedent collision**

V81.8 **Occupant of railway train or railway vehicle injured in other specified railway accidents**

Explosion or fire

Hit by falling:
- earth
- rock
- tree

Excludes: derailment:
- with antecedent collision(V81.0-V81.3)
- without antecedent collision (V81.7)

V81.9 **Occupant of railway train or railway vehicle injured in unspecified railway accident**

Railway accident NOS

V82 （市内有轨）电车乘员在运输事故中的损伤

包 括：（市内有轨）电车外部的人员

V82.0 非交通事故中因与机动车辆碰撞造成（市内有轨）电车乘员的损伤

V82.1 交通事故中因与机动车辆碰撞造成（市内有轨）电车乘员的损伤

V82.2 因与车辆碰撞或被车辆撞击造成（市内有轨）电车乘员的损伤

V82.3 因与其他物体碰撞造成（市内有轨）电车乘员的损伤

不包括：与畜挽车辆或被驱赶的牲畜碰撞（V82.8）

V82.4 在上下（市内有轨）电车时的人员损伤

V82.5 （市内有轨）电车乘员在（市内有轨）电车上跌倒造成的损伤

不包括：跌倒：
- 在上下（市内有轨）电车时（V82.4）
- 伴有事先的碰撞（V82.0-V82.3）

V82.6 （市内有轨）电车乘员从（市内有轨）电车上跌落造成的损伤

不包括：跌倒：
- 在上下（市内有轨）电车时（V82.4）
- 伴有事先的碰撞（V82.0-V82.3）

V82.7 不伴有事先碰撞而出轨造成的（市内有轨）电车乘员的损伤

V82.8 其他特指运输事故中（市内有轨）电车乘员的损伤

与火车或其他非机动车辆碰撞

V82.9 未特指的交通事故中（市内有轨）电车乘员的损伤

（市内有轨）电车事故 NOS

V83 主要用于工业厂区的专用车辆上的乘员在运输事故中的损伤

不包括：固定使用或维护中的车辆（W31.-）

V83.0 交通事故中专用工业车辆上的司机的损伤

V83.1 交通事故中专用工业车辆上的乘客的损伤

V83.2 交通事故中专用工业车辆外部人员的损伤

V83.3 交通事故中专用工业车辆上的未特指乘员的损伤

V82 Occupant of streetcar injured in transport accident

Includes: person on outside of streetcar

V82.0 **Occupant of streetcar injured in collision with motor vehicle in nontraffic accident**

V82.1 **Occupant of streetcar injured in collision with motor vehicle in traffic accident**

V82.2 **Occupant of streetcar injured in collision with or hit by rolling stock**

V82.3 **Occupant of streetcar injured in collision with other object**

Excludes: collision with animal-drawn vehicle or animal being ridden (V82.8)

V82.4 **Person injured while boarding or alighting from streetcar**

V82.5 **Occupant of streetcar injured by fall in streetcar**

Excludes: fall:
- while boarding or alighting (V82.4)
- with antecedent collision (V82.0-V82.3)

V82.6 **Occupant of streetcar injured by fall from streetcar**

Excludes: fall:
- while boarding or alighting (V82.4)
- with antecedent collision (V82.0-V82.3)

V82.7 **Occupant of streetcar injured in derailment without antecedent collision**

V82.8 **Occupant of streetcar injured in other specified transport accidents**

Collision with train or other nonmotor vehicle

V82.9 **Occupant of streetcar injured in unspecified traffic accident**

Streetcar accident NOS

V83 Occupant of special vehicle mainly used on industrial premises injured in transport accident

Excludes: vehicle in stationary use or maintenance (W31.-)

V83.0 **Driver of special industrial vehicle injured in traffic accident**

V83.1 **Passenger of special industrial vehicle injured in traffic accident**

V83.2 **Person on outside of special industrial vehicle injured in traffic accident**

V83.3 **Unspecified occupant of special industrial vehicle injured in traffic accident**

V83.4 在上下专用工业车辆时的人员损伤
V83.5 非交通事故中专用工业车辆上的司机的损伤
V83.6 非交通事故中专用工业车辆上的乘客的损伤
V83.7 非交通事故中专用工业车辆外部人员的损伤
V83.9 非交通事故中专用工业车辆上的未特指乘员的损伤
专用工业车辆事故 NOS

V84 主要用于农业的专用车辆上的乘员在运输事故中的损伤

不包括： 固定使用或维护中的车辆(W30.-)

V84.0 交通事故中专用农业车辆上的司机的损伤
V84.1 交通事故中专用农业车辆上的乘客的损伤
V84.2 交通事故中专用农业车辆外部人员的损伤
V84.3 交通事故中专用农业车辆上的未特指乘员的损伤
V84.4 在上下专用农业车辆时的人员损伤
V84.5 非交通事故中专用农业车辆上的司机的损伤
V84.6 非交通事故中专用农业车辆上的乘客的损伤
V84.7 非交通事故中专用农业车辆外部人员的损伤
V84.9 非交通事故中专用农业车辆上的未特指乘员的损伤
专用农业车辆事故 NOS

V85 专用建筑车辆上的乘员在运输事故中的损伤

不包括： 固定使用或维护中的车辆(W31.-)

V85.0 交通事故中专用建筑车辆上的司机的损伤
V85.1 交通事故中专用建筑车辆上的乘客的损伤
V85.2 交通事故中专用建筑车辆外部人员的损伤
V85.3 交通事故中专用建筑车辆上的未特指乘员的损伤
V85.4 在上下专用建筑车辆时的人员损伤
V85.5 非交通事故中专用建筑车辆上的司机的损伤

V83.4 Person injured while boarding or alighting from special industrial vehicle
V83.5 Driver of special industrial vehicle injured in nontraffic accident
V83.6 Passenger of special industrial vehicle injured in nontraffic accident
V83.7 Person on outside of special industrial vehicle injured in nontraffic accident
V83.9 Unspecified occupant of special industrial vehicle injured in nontraffic accident
Special-industrial-vehicle accident NOS

V84 Occupant of special vehicle mainly used in agriculture injured in transport accident

Excludes: vehicle in stationary use or maintenance (W30.-)

V84.0 Driver of special agricultural vehicle injured in traffic accident
V84.1 Passenger of special agricultural vehicle injured in traffic accident
V84.2 Person on outside of special agricultural vehicle injured in traffic accident
V84.3 Unspecified occupant of special agricultural vehicle injured in traffic accident
V84.4 Person injured while boarding or alighting from special agricultural vehicle
V84.5 Driver of special agricultural vehicle injured in nontraffic accident
V84.6 Passenger of special agricultural vehicle injured in nontraffic accident
V84.7 Person on outside of special agricultural vehicle injured in nontraffic accident
V84.9 Unspecified occupant of special agricultural vehicle injured in nontraffic accident
Special-agricultural-vehicle accident NOS

V85 Occupant of special construction vehicle injured in transport accident

Excludes: vehicle in stationary use or maintenance (W31.-)

V85.0 Driver of special construction vehicle injured in traffic accident
V85.1 Passenger of special construction vehicle injured in traffic accident
V85.2 Person on outside of special construction vehicle injured in traffic accident
V85.3 Unspecified occupant of special construction vehicle injured in traffic accident
V85.4 Person injured while boarding or alighting from special construction vehicle
V85.5 Driver of special construction vehicle injured in nontraffic accident

V85.6 非交通事故中专用建筑车辆上的乘客的损伤
V85.6 Passenger of special construction vehicle injured in nontraffic accident

V85.7 非交通事故中专用建筑车辆外部人员的损伤
V85.7 Person on outside of special construction vehicle injured in nontraffic accident

V85.9 非交通事故中专用建筑车辆上的未特指乘员的损伤
专用建筑车辆事故 NOS
V85.9 Unspecified occupant of special construction vehicle injured in nontraffic accident
Special-construction-vehicle accident NOS

V86 专用的全地带车辆或其他主要设计用于越野的机动车辆上的乘员在运输事故中的损伤

V86 Occupant of special all-terrain or other motor vehicle designed primarily for off-road use, injured in transport accident

不包括：固定使用或维护中的车辆（W31.-）
Excludes：vehicle in stationary use or maintenance（W31.-）

V86.0 交通事故中全地带或其他越野机动车上的司机的损伤
V86.0 Driver of all-terrain or other off-road motor vehicle injured in traffic accident

V86.1 交通事故中全地带或其他越野机动车上的乘客的损伤
V86.1 Passenger of all-terrain or other off-road motor vehicle injured in traffic accident

V86.2 交通事故中全地带或其他越野机动车外部人员的损伤
V86.2 Person on outside of all-terrain or other off-road motor vehicle injured in traffic accident

V86.3 交通事故中全地带或其他越野机动车上的未特指乘员的损伤
V86.3 Unspecified occupant of all-terrain or other off-road motor vehicle injured in traffic accident

V86.4 在上下全地带或其他越野机动车时的人员损伤
V86.4 Person injured while boarding or alighting from all-terrain or other off-road motor vehicle

V86.5 非交通事故中全地带或其他越野机动车上的司机的损伤
V86.5 Driver of all-terrain or other off-road motor vehicle injured in nontraffic accident

V86.6 非交通事故中全地带或其他越野机动车上的乘客的损伤
V86.6 Passenger of all-terrain or other off-road motor vehicle injured in nontraffic accident

V86.7 非交通事故中全地带或其他越野机动车外部人员的损伤
V86.7 Person on outside of all-terrain or other off-road motor vehicle injured in nontraffic accident

V86.9 非交通事故中全地带或其他越野机动车上的未特指乘员的损伤
全地带机动车事故 NOS
越野机动车事故 NOS
V86.9 Unspecified occupant of all-terrain or other off-road motor vehicle injured in nontraffic accident
All-terrain motor-vehicle accident NOS
Off-road motor-vehicle accident NOS

V87 特指类型的交通事故，但受害者的运输方式不明

不包括：涉及……的碰撞：
- 骑脚踏车人员（V10-V19）
- 行人（V01-V09）

V87 Traffic accident of specified type but victim's mode of transport unknown

Excludes：collision involving：
- pedal cycle（V10-V19）
- pedestrian（V01-V09）

V87.0 小汽车和两轮或三轮机动车之间碰撞造成的人员损伤（交通性）
V87.0 Person injured in collision between car and two- or three-wheeled motor vehicle（traffic）

V87.1 其他机动车辆和两轮或三轮机动车之间碰撞造成的人员损伤（交通性）
V87.1 Person injured in collision between other motor vehicles and two- or three-wheeled motor vehicle（traffic）

V87.2 小汽车和轻型货车或篷车之间碰撞造成的人员损伤（交通性）
V87.2 Person injured in collision between car and pick-up truck or van（traffic）

V87.3 小汽车和公共汽车之间碰撞造成的人员损伤（交通性）
V87.3 Person injured in collision between car and bus（traffic）

V87.4 小汽车和重型运输车之间碰撞造成的人员损伤（交通性）
V87.4 Person injured in collision between car and heavy transport vehicle（traffic）

V87.5 重型运输车和公共汽车之间碰撞造成的人员损伤(交通性)
V87.6 火车或铁路车辆和小汽车之间碰撞造成的人员损伤(交通性)
V87.7 其他特指机动车辆之间碰撞造成的人员损伤(交通性)
V87.8 其他特指的涉及机动车辆非碰撞性运输事故中的人员损伤(交通性)
V87.9 其他特指的涉及非机动车辆(碰撞性)(非碰撞性)运输事故中的人员损伤(交通性)

V87.5 **Person injured in collision between heavy transport vehicle and bus(traffic)**
V87.6 **Person injured in collision between railway train or railway vehicle and car (traffic)**
V87.7 **Person injured in collision between other specified motor vehicles (traffic)**
V87.8 **Person injured in other specified noncollision transport accidents involving motor vehicle (traffic)**
V87.9 **Person injured in other specified (collision) (noncollision) transport accidents involving nonmotor vehicle (traffic)**

V88 特指类型的非交通事故，但受害者的运输方式不明

不包括：涉及……的碰撞：
- 骑脚踏车人员(V10-V19)
- 行人(V01-V09)

V88.0 小汽车和两轮或三轮机动车之间碰撞造成的人员损伤，非交通性
V88.1 其他机动车辆和两轮或三轮机动车之间碰撞造成的人员损伤，非交通性
V88.2 小汽车和轻型货车或篷车之间碰撞造成的人员损伤，非交通性
V88.3 小汽车和公共汽车之间碰撞造成的人员损伤，非交通性
V88.4 小汽车和重型运输车之间碰撞造成的人员损伤，非交通性
V88.5 重型运输车和公共汽车之间碰撞造成的人员损伤，非交通性
V88.6 火车或铁路车辆和小汽车之间碰撞造成的人员损伤，非交通性
V88.7 其他特指机动车辆之间碰撞造成的人员损伤，非交通性
V88.8 其他特指的涉及机动车辆非碰撞性运输事故中的人员损伤，非交通性
V88.9 其他特指的涉及非机动车辆(碰撞性)(非碰撞性)运输事故中的人员损伤，非交通性

V88 Nontraffic accident of specified type but victim's mode of transport unknown

Excludes: collision involving:
- pedal cyclist (V10-V19)
- pedestrian (V01-V09)

V88.0 **Person injured in collision between car and two- or three-wheeled motor vehicle, nontraffic**
V88.1 **Person injured in collision between other motor vehicle and two-or three-wheeled motor vehicle, nontraffic**
V88.2 **Person injured in collision between car and pick-up truck or van, nontraffic**
V88.3 **Person injured in collision between car and bus, nontraffic**
V88.4 **Person injured in collision between car and heavy transport vehicle, nontraffic**
V88.5 **Person injured in collision between heavy transport vehicle and bus, nontraffic**
V88.6 **Person injured in collision between railway train or railway vehicle and car, nontraffic**
V88.7 **Person injured in collision between other specified motor vehicles, nontraffic**
V88.8 **Person injured in other specified noncollision transport accidents involving motor vehicle, nontraffic**
V88.9 **Person injured in other specified (collision) (noncollision) transport accidents involving nonmotor vehicle, nontraffic**

V89 机动或非机动车辆事故，车辆类型未特指

V89.0 未特指的机动车辆事故中的人员损伤，非交通性
机动车辆事故 NOS，非交通性
V89.1 未特指的非机动车辆事故中的人员损伤，非交通性
非机动车辆事故 NOS(非交通性)

V89 Motor-or nonmotor-vehicle accident, type of vehicle unspecified

V89.0 **Person injured in unspecified motor-vehicle accident, nontraffic**
Motor-vehicle accident NOS, nontraffic
V89.1 **Person injured in unspecified nonmotor-vehicle accident, nontraffic**
Nonmotor-vehicle accident NOS (nontraffic)

V89.2 未特指的机动车辆事故中的人员损伤，交通性
机动车辆事故[MVA]NOS
道路(交通性)事故[RTA]NOS

V89.3 未特指的非机动车辆事故中的人员损伤，交通性
非机动车辆交通事故 NOS

V89.9 未特指的车辆事故中的人员损伤
碰撞 NOS

V89.2 Person injured in unspecified motor-vehicle accident, traffic
Motor-vehicle accident [MVA] NOS
Road (traffic) accident [RTA] NOS

V89.3 Person injured in unspecified nonmotor-vehicle accident, traffic
Nonmotor-vehicle traffic accident NOS

V89.9 Person injured in unspecified vehicle accident
Collision NOS

水上运输事故 (V90-V94)

包 括：娱乐活动过程中的船舶事故

下列第四位数亚目可用于 V90-V94 类目：

.0 商船
.1 客轮
渡轮
邮轮
.2 渔船
.3 其他机动船
气垫船(在开阔水域)
喷气橇
.4 帆船
赛艇
.5 独木舟或爱斯基摩皮艇
.6 可充气小船(无动力的)
.7 滑水板
.8 其他无动力船舶
冲浪板
风帆冲浪板
.9 未特指的船舶
小船 NOS
船 NOS
船舶 NOS

Water transport accidents (V90-V94)

Includes: watercraft accidents in the course of recreational activities

The following fourth-character subdivisions are for use with categories V90-V94:

.0 Merchant ship
.1 Passenger ship
Ferry-boat
Liner
.2 Fishing boat
.3 Other powered watercraft
Hovercraft (on open water)
Jet skis
.4 Sailboat
Yacht
.5 Canoe or kayak
.6 Inflatable craft (nonpowered)
.7 Water-skis
.8 Other unpowered watercraft
Surf-board
Windsurfer
.9 Unspecified watercraft
Boat NOS
Ship NOS
Watercraft NOS

V90 船舶事故引起的淹溺和沉没

包 括：由于……引起的淹溺和沉没：
· 小船：
· 翻倒
· 沉入
· 从……中坠落或跳出：
 · 燃烧的船舶
 · 挤压的船舶
· 其他船舶事故

不包括：与水上运输有关的非船舶事故的淹溺或沉没(V92.-)

V90 Accident to watercraft causing drowning and submersion

Includes: drowning and submersion due to:
· boat:
· overturning
· sinking
· falling or jumping from:
 · burning ship
 · crushed watercraft
· other accident to watercraft

Excludes: water transport-related drowning or submersion without accident to watercraft (V92.-)

V91 船舶事故引起的其他损伤

包　括： 除淹溺和沉没外的因船舶事故造成的任何损伤
在船起火时被烧伤
被船之间的碰撞所挤压
在弃船后被救生船所挤压
碰撞或其他船舶事故引起的坠落
被船舶事故造成的坠落物击中
在涉及船舶碰撞的船舶事故中的损伤
在从毁坏的船中坠落或跳出后被船或船的一部分撞击

不包括： 因船上局部起火或爆炸引起的烧伤（V93. -）

V92 与水上运输有关的非船舶事故的淹溺和沉没

包　括： 因某种事故造成的淹溺或沉没，如：
- 坠落：
  - 从跳板上
  - 从船上
  - 到水中
- 被船的运动抛入水中
- 被浪冲入水中

不包括： 不涉及事故的游泳或潜水者自己从船上跳入水中发生的淹溺或沉没（W69. -，W73. -）

V93 非船舶事故的船上事故，未引起淹溺和沉没

包　括： 船上气体或烟雾的意外中毒
船舶核反应堆故障
被船上坠落物体所挤压
在……中过热：
- 锅炉房
- 机舱
- 蒸汽房
- 火房

汽船上锅炉爆炸
在船舶中由一个平面跌落至另一个平面
在船舶中自楼梯或舷梯上跌落

V91 Accident to watercraft causing other injury

Includes: any injury except drowning and submersion as a result of an accident to watercraft
burned while ship on fire
crushed between colliding ships
crushed by lifeboat after abandoning ship
fall due to collision or other accident to watercraft
hit by falling object as a result of accident to watercraft
injured in watercraft accident involving collision of watercraft
struck by boat or part thereof after falling or jumping from damaged boat

Excludes: burns from localized fire or explosion on board ship (V93. -)

V92 Water-transport-related drowning and submersion without accident to watercraft

Includes: drowning and submersion as a result of an accident such as:
- fall:
  - from gangplank
  - from ship
  - overboard
- thrown overboard by motion of ship
- washed overboard

Excludes: drowning or submersion of swimmer or diver who voluntarily jumps from boat not involved in an accident (W69. -, W73. -)

V93 Accident on board watercraft without accident to watercraft, not causing drowning and submersion

Includes: accidental poisoning by gases or fumes on ship
atomic reactor malfunction in watercraft
crushed by falling object on ship
excessive heat in:
- boiler room
- engine room
- evaporator room
- fire room

explosion of boiler on steamship
fall from one level to another in watercraft
fall on stairs or ladders in watercraft

在船舶中由于……引起的损伤：
- 甲板
- 机舱
- 厨房
- 洗衣房
- 装货

} 机械

船上局部起火
船舶中的机械事故

V94 其他和未特指的水上运输事故

包　括：船舶的非乘员事故
　　滑水时被小船撞击

航空和航天运输事故（V95-V97）

V95 动力飞行器事故引起乘员损伤

包　括：与任何固定、可移动或运动的物体碰撞
坠毁
爆炸
起火
强行着陆

}（动力）飞行器的或在（动力）飞行器上

V95.0 直升飞机事故伤及乘员
V95.1 超轻型、轻型或动力滑翔机事故伤及乘员
V95.2 其他有固定机翼的私人飞机事故伤及乘员
V95.3 有固定机翼的商用飞机事故伤及乘员
V95.4 航天飞行器事故伤及乘员
V95.8 其他飞行器事故伤及乘员
V95.9 未特指的飞行器事故伤及乘员
飞行器事故 NOS
空中运输事故 NOS

V96 无动力飞行器事故引起乘员损伤

包　括：与任何固定、可移动或运动的物体碰撞
坠毁
爆炸
起火
强行着陆

} 无动力飞行器的或在无动力飞行器上

injuries in watercraft caused by:
- deck
- engine room
- galley
- laundry
- loading

} machinery

localized fire on ship
machinery accident in watercraft

V94 Other and unspecified water transport accidents

Includes: accident to nonoccupant of watercraft
　　hit by boat while water-skiing

Air and space transport accidents (V95-V97)

V95 Accident to powered aircraft causing injury to occupant

Includes: collision with any object, fixed, movable or moving
crash
explosion
fire
forced landing

} of or on (powered) aircraft

V95.0 Helicopter accident injuring occupant
V95.1 Ultralight, microlight or powered-glider accident injuring occupant
V95.2 Accident to other private fixed-wing aircraft, injuring occupant
V95.3 Accident to commercial fixed-wing aircraft, injuring occupant
V95.4 Spacecraft accident injuring occupant
V95.8 Other aircraft accidents injuring occupant
V95.9 Unspecified aircraft accident injuring occupant
Aircraft accident NOS
Air transport accident NOS

V96 Accident to nonpowered aircraft causing injury to occupant

Includes: collision with any object, fixed, movable or moving
crash
explosion
fire
forced landing

} of or on (nonpowered) aircraft

V96.0　气球事故伤及乘员
V96.1　悬吊滑翔机事故伤及乘员
V96.2　(无动力)滑翔机事故伤及乘员
V96.8　其他无动力飞行器事故伤及乘员
　载人风筝式飞机
V96.9　未特指的无动力飞行器事故伤及乘员
　无动力飞行器事故 NOS

V97　其他特指的空中运输事故

包　括： 飞行器中非乘员的事故

V97.0　在其他特指空中运输事故中飞行器乘员的损伤
　在空中运输事故中自飞行器跌倒、跌落或跌出
　不包括： 在上下飞行器时的事故(V97.1)
V97.1　在上下飞行器时的人员损伤
V97.2　空中运输事故中跳伞者的损伤
　不包括： 在飞行器事故后人员着陆(V95-V96)
V97.3　空中运输事故中地面人员的损伤
　被从飞行器上坠落物体击中
　被旋转推进器击伤
　被吸入喷气口
V97.8　其他空中运输事故，不可归类在他处者
　飞行器上机械的损伤
　不包括： 飞行器事故 NOS(V95.9)
　　在上升或下降时暴露于气压改变下(W94.-)

其他和未特指的运输事故(V98-V99)

不包括： 车辆事故，车辆类型未特指(V89.-)

V98　其他特指的运输事故

包　括： 属于或涉及……的事故：
- 缆车，不在轨道上
- 冰上快艇
- 陆上快艇
- 滑雪架空滑车
- 有吊篮的滑雪缆车

钩住或曳住，被 / 跌落或跳出，/ 自物体掷出或掷入，自 } 不在轨道缆车上

V99　未特指的运输事故

V96.0　Balloon accident injuring occupant
V96.1　Hang-glider accident injuring occupant
V96.2　Glider (nonpowered) accident injuring occupant
V96.8　Other nonpowered-aircraft accidents injuring occupant
　Kite carrying a person
V96.9　Unspecified nonpowered-aircraft accident injuring occupant
　Nonpowered-aircraft accident NOS

V97　Other specified air transport accidents

Includes: accidents to nonoccupants of aircraft

V97.0　Occupant of aircraft injured in other specified air transport accidents
　Fall in, on or from aircraft in air transport accident
　Excludes: accidents while boarding or alighting (V97.1)
V97.1　Person injured while boarding or alighting from aircraft
V97.2　Parachutist injured in air transport accident
　Excludes: person making descent after accident to aircraft (V95-V96)
V97.3　Person on ground injured in air transport accident
　Hit by object falling from aircraft
　Injured by rotating propeller
　Sucked into jet
V97.8　Other air transport accidents, not elsewhere classified
　Injury from machinery on aircraft
　Excludes: aircraft accident NOS (V95.9)
　　exposure to changes in air pressure during ascent or descent (W94.-)

Other and unspecified transport accidents (V98-V99)

Excludes: vehicle accident, type of vehicle unspecified (V89.-)

V98　Other specified transport accidents

Includes: accident to, on or involving:
- cable-car, not on rails
- ice-yacht
- land-yacht
- ski chair-lift
- ski-lift with gondola

caught or dragged by / fall or jump from / object thrown from or in } cable-car, not on rails

V99　Unspecified transport accident

意外损伤的其他外因 (W00-X59)

Other external causes of accidental injury (W00-X59)

跌倒 (*W00-W19*)

Falls (*W00-W19*)

[第四位数亚目见本章开始处]

[See at the beginning of this chapter for fourth-character subdivisions]

不包括: 加害(Y01-Y02)
跌落(入)(自):
· 牲畜(V80.-)
· 燃烧的建筑物(X00.-)
· 入火焰(X00-X04,X08-X09)
· 入水中(伴有淹溺或沉没)(W65-W74)
· 机械(运转中)(W28-W31)
· 并非由意外造成的反复跌倒(R29.6)
· 运输车辆(V01-V99)
故意自害(X80-X81)

Excludes: assault (Y01-Y02)
fall (in) (from):
· animal (V80.-)
· burning building (X00.-)
· into fire (X00-X04, X08-X09)
· into water (with drowning or submersion) (W65-W74)
· machinery (in operation) (W28-W31)
· repeated falls not resulting from accident (R29.6)
· transport vehicle (V01-V99)
intentional self-harm (X80-X81)

W00 **在涉及冰和雪的同一平面上跌倒**

不包括: 提及……的跌倒:
· 溜冰和滑雪(W02.-)
· 楼梯和台阶上(W10.-)

W00 **Fall on same level involving ice and snow**

Excludes: fall with mention of:
· ice-skates and skis (W02.-)
· stairs and steps (W10.-)

W01 **在同一平面上滑倒、绊倒和摔倒**

不包括: 涉及冰或雪的跌倒(W00.-)

W01 **Fall on same level from slipping, tripping and stumbling**

Excludes: fall involving ice or snow (W00.-)

W02 **涉及溜冰、滑雪、溜旱冰或滑板时的跌倒**

W02 **Fall involving ice-skates, skis, roller-skates or skateboards**

W03 **被别人碰撞或推动引起的在同一平面上的其他跌倒**

包　括: 徒步运输工具与其他徒步运输工具碰撞引起跌倒

不包括: 被蜂拥人群挤压或推挤(W52.-)
涉及冰或雪上的跌倒(W00.-)

W03 **Other fall on same level due to collision with, or pushing by another person**

Includes: fall due to collision of pedestrian (conveyance) with another pedestrian (conveyance)

Excludes: crushed or pushed by a crowd or human stampede (W52.-)
fall involving ice or snow (W00.-)

W04 **在被他人运送或搀扶时跌倒**

包　括: 在被运送时意外坠落

W04 **Fall while being carried or supported by other persons**

Includes: accidentally dropped while being carried

W05 **涉及轮椅上的跌落**

W05 **Fall involving wheelchair**

W06 **涉及床上的跌落**

W06 **Fall involving bed**

W07 **涉及椅子上的跌落**

W07 **Fall involving chair**

W08 涉及其他家具上的跌落

W09 涉及运动场设施上的跌落
不包括：涉及娱乐性机械上的跌落（W31.-）

W10 在楼梯或台阶上跌倒和跌落
包　括：跌落（于）（自）：
- 自动梯
- 斜坡
- 涉及楼梯和台阶上的冰雪
- 斜道

W11 在梯子上跌倒和跌落

W12 在脚手架上跌倒和跌落

W13 从房屋或建筑结构上跌落或跌出
包　括：跌落或跌出，从：
- 阳台
- 桥
- 房屋
- 旗杆
- 楼板
- 围栏
- 屋顶
- 塔
- 角塔
- 天桥
- 墙壁
- 窗户

不包括：房屋或建筑结构的塌陷（W20.-）
从燃烧的房屋或建筑结构中跌落或跳出（X00.-）

W14 从树上跌落

W15 从悬崖上跌落

W16 潜水或跳水引起的损伤，除外淹溺和沉没
包　括：拍击或碰撞：
- 当跳入或潜入浅水时触及池底
- 游泳池壁或跳水板
- 水面

不包括：意外淹溺和沉没（W65-W74）
潜水时空气供应不足（W81.-）
潜水时气压效应（W94.-）

W08 **Fall involving other furniture**

W09 **Fall involving playground equipment**
Excludes: fall involving recreational machinery (W31.-)

W10 **Fall on and from stairs and steps**
Includes: fall (on) (from):
- escalator
- incline
- involving ice or snow on stairs and steps
- ramp

W11 **Fall on and from ladder**

W12 **Fall on and from scaffolding**

W13 **Fall from, out of or through building or structure**
Includes: fall from, out of or through:
- balcony
- bridge
- building
- flag-pole
- floor
- railing
- roof
- tower
- turret
- viaduct
- wall
- window

Excludes: collapse of a building or structure (W20.-)
fall or jump from burning building or structure (X00.-)

W14 **Fall from tree**

W15 **Fall from cliff**

W16 **Diving or jumping into water causing injury other than drowning or submersion**
Includes: striking or hitting:
- against bottom when jumping or diving into shallow water
- wall or diving board of swimming-pool
- water surface

Excludes: accidental drowning and submersion (W65-W74)
diving with insufficient air supply (W81.-)
effects of air pressure from diving (W94.-)

W17 从一个平面至另一平面的其他跌落

包　括：从……跌落或落入：
- ·洞穴
- ·站台
- ·草堆
- ·洞口
- ·地窖
- ·石坑
- ·矿井
- ·储罐
- ·水井

W18 在同一平面的其他跌倒

包　括：跌倒：
- ·意外与物体碰撞所致
- ·从盥洗室或盥洗设施上
- ·在同一平面 NOS

W19 未特指的跌倒

包　括：意外跌倒 NOS

暴露于无生命机械性力量下（W20-W49）

［第四位数亚目见本章开始处］

不包括：加害（X85-Y09）
与动物或人接触或碰撞（W50-W64）
故意自害（X60-X84）

W20 被投掷、抛出或坠落物体击中

包　括：塌方不伴有窒息或气闷房屋塌陷，除外着火时坠落：
- ·岩石
- ·石头
- ·树木

不包括：燃烧房屋的塌陷（X00.-）
在……中的坠落物体：
- ·自然灾害（X34-X39）
- ·机械事故（W24.-，W28-W31）
- ·运输事故（V01-V99）

由于……而运动的物体：
- ·爆炸（W35-W40）
- ·火器（W32-W34）

体育设施（W21.-）

W17 Other fall from one level to another

Includes: fall from or into:
- · cavity
- · dock
- · haystack
- · hole
- · pit
- · quarry
- · shaft
- · tank
- · well

W18 Other fall on same level

Includes: fall:
- · from bumping against object
- · from or off toilet
- · on same level NOS

W19 Unspecified fall

Includes: accidental fall NOS

Exposure to inanimate mechanical forces (W20-W49)

[See at the beginning of this chapter for fourth-character subdivisions]

Excludes: assault (X85-Y09)
contact or collision with animals or persons (W50-W64)
intentional self-harm (X60-X84)

W20 Struck by thrown, projected or falling object

Includes: cave-in without asphyxiation or suffocation collapse of building, except on fire falling:
- · rock
- · stone
- · tree

Excludes: collapse of burning building (X00.-)
falling object in:
- · cataclysm (X34-X39)
- · machinery accident (W24.-, W28-W31)
- · transport accident (V01-V99)

object set in motion by:
- · explosion (W35-W40)
- · firearm (W32-W34)

sports equipment (W21.-)

W21 **撞在体育设施上或被体育设施击中**

包　括：被……击中：
- 击打的球或投球
- 曲棍球杆或曲棍球

W22 **撞在其他物体上或被其他物体击中**

包　括：行走时撞墙

W23 **被物体钩住、挤压、轧住或夹住**

包　括：被钩住、挤压、轧住或夹住：
- 在……之间：
  - 运动物体
  - 静止和运动物体
- 在物体内

如 折叠物体、滑动门或门框、包装货箱与地板，失手后洗衣机

不包括：由……引起的损伤：
- 切割或穿刺器械（W25-W27）
- 升降和传送装置（W24. -）
- 机器（W28-W31）
- 无动力手工工具（W27. -）
- 被用做交通工具的运输车辆（V01-V99）

被投掷、抛出或坠落物体击中（W20. -）

W24 **接触升降和传送装置，不可归类在他处者**

包　括：吊链
传动带
滑轮
钢索
传送带或缆
绞盘
金属线

不包括：运输事故（V01-V99）

W25 **接触锋利的玻璃**

不包括：涉及玻璃的跌落（W00-W19）
爆炸或火器发射引起的玻璃飞溅（W32-W40）

W26 **接触刀、剑或匕首**

W21 **Striking against or struck by sports equipment**

Includes：struck by：
- hit or thrown ball
- hockey stick or puck

W22 **Striking against or struck by other objects**

Includes：walked into wall

W23 **Caught，crushed，jammed or pinched in or between objects**

Includes：caught，crushed，jammed，or pinched：
- between：
  - moving objects
  - stationary and moving objects
- in object

such as folding object, sliding door and door-frame, packing crate and floor，after losing grip, washing-machine wringer

Excludes：injury caused by：
- cutting or piercing instrument（W25-W27）
- lifting and transmission devices（W24. -）
- machinery（W28-W31）
- nonpowered hand tools（W27. -）
- transport vehicle being used as a means of transportation（V01-V99）

struck by thrown，project or falling object（W20. -）

W24 **Contact with lifting and transmission devices，not elsewhere classified**

Includes：chain hoist
drive belt
pulley（block）
rope
transmission belt or cable
winch
wire

Excludes：transport accident（V01-V99）

W25 **Contact with sharp glass**

Excludes：fall involving glass（W00-W19）
flying glass due to explosion or firearm discharge（W32-W40）

W26 **Contact with knife，sword or dagger**

W27 接触无动力手工工具

包　括：斧头
开罐器 NOS
凿子
叉子
手锯
锄头
冰镐
针
裁纸刀
干草叉
耙子
剪子
螺丝刀
缝纫机，无动力的
铲子

不包括：皮下注射器针头(W46.-)

W28 接触动力割草机

不包括：暴露于电流下(W86.-)

W29 接触其他动力手工工具和家用机械

包　括：搅拌器
动力的：
· 开罐器
· 链条锯
· 自制工具
· 庭院工具
· 树篱剪刀
· 刀
· 缝纫机
· 旋转式脱水机
洗衣机

不包括：暴露于电流下(W86.-)

W30 接触农业机械

包　括：畜力的农场机械
联合收割机
干草起重机
农场机械 NOS
收割机
脱粒机

不包括：接触自身动力或被车辆拖挂运输时的农业机械(V01-V99)
暴露于电流下(W86.-)

W31 接触其他和未特指的机械

包　括：机器 NOS
娱乐性机械

不包括：接触自身动力或被车辆拖挂运输时的机械(V01-V99)
暴露于电流下(W86.-)

W27 Contact with nonpowered hand tool

Includes: axe
can-opener NOS
chisel
fork
handsaw
hoe
ice-pick
needle
paper-cutter
pitchfork
rake
scissors
screwdriver
sewing-machine, nonpowered
shovel

Excludes: hypodermic needle (W46.-)

W28 Contact with powered lawnmower

Excludes: exposure to electric current (W86.-)

W29 Contact with other powered hand tools and household machinery

Includes: blender
powered:
· can-opener
· chain-saw
· do-it-yourself tool
· garden tool
· hedge-trimmer
· knife
· sewing-machine
· spin-dryer
washing-machine

Excludes: exposure to electric current (W86.-)

W30 Contact with agricultural machinery

Includes: animal-powered farm machine
combine harvester
derrick, hay
farm machinery NOS
reaper
thresher

Excludes: contact with agricultural machinery in transport under own power or being towed by a vehicle (V01-V99)
exposure to electric current (W86.-)

W31 Contact with other and unspecified machinery

Includes: machine NOS
recreational machinery

Excludes: contact with machinery in transport under own power or being towed by a vehicle (V01-V99)
exposure to electric current (W86.-)

W32 **手枪发射**

包　括：单手使用的枪
手枪
左轮手枪

不包括：维利式信号手枪（W34.-）

W32 **Handgun discharge**

Includes: gun for single hand use
pistol
revolver

Excludes: Very pistol (W34.-)

W33 **步枪、猎枪和较大火器发射**

包　括：军用步枪
打猎用步枪
机关枪

不包括：气枪（W34.-）

W33 **Rifle, shotgun and larger firearm discharge**

Includes: army rifle
hunting rifle
machine gun

Excludes: airgun (W34.-)

W34 **其他和未特指的火器发射**

包　括：气枪
BB 手枪［滑膛气枪］
枪伤 NOS
射击 NOS
维利式信号手枪［闪光信号枪］

W34 **Discharge from other and unspecified firearms**

Includes: airgun
BB gun
gunshot wound NOS
shot NOS
Very pistol [flare]

W35 **锅炉爆炸和破裂**

W35 **Explosion and rupture of boiler**

W36 **高压气罐爆炸和破裂**

包　括：喷雾剂罐
压缩空气罐
压缩煤气罐

W36 **Explosion and rupture of gas cylinder**

Includes: aerosol can
air tank
pressurized-gas tank

W37 **压缩轮胎、管子和软管爆炸和破裂**

W37 **Explosion and rupture of pressurized tyre, pipe or hose**

W38 **其他特指压缩装置的爆炸和破裂**

W38 **Explosion and rupture of other specified pressurized devices**

W39 **烟火发射**

W39 **Discharge of firework**

W40 **其他材料爆炸**

包　括：爆破性材料
爆炸（在……中）：
· NOS
· 仓库
· 工厂
· 谷仓
· 军火
爆炸性气体

W40 **Explosion of other materials**

Includes: blasting material
explosion (in):
· NOS
· dump
· factory
· grain store
· munitions
explosive gas

W41 **暴露于高压喷射下**

包　括：水力喷射
气体喷射

W41 **Exposure to high-pressure jet**

Includes: hydraulic jet
pneumatic jet

W42 **暴露于噪声下**

包　括：声波
超声波

W42 **Exposure to noise**

Includes: sound waves
supersonic waves

W43 暴露于振动下
包　括：低频声波

W43 Exposure to vibration
Includes: infrasound waves

W44 异物进入或穿入眼或自然腔口
不包括：腐蚀性液体(X49.-)
异物吸入或咽下伴有呼吸道梗阻(W78-W80)

W44 Foreign body entering into or through eye or natural orifice
Excludes: corrosive fluid (X49.-)
inhalation or ingestion of foreign body with obstruction of respiratory tract (W78-W80)

W45 异物或物体经皮肤进入
包　括：硬纸边
钉
裂片
白铁罐头盖
不包括：与……接触：
·(无动力的)(动力的)手工工具(W27-W29)
·皮下注射器针头(W46.-)
·刀、剑或匕首(W26.-)
·锋利的玻璃(W25.-)
被物体击中(W20-W22)

W45 Foreign body or object entering through skin
Includes: edge of stiff paper
nail
splinter
tin-can lid
Excludes: contact with:
· hand tools (nonpowered) (powered) (W27-W29)
· hypodermic needle (W46.-)
· knife, sword or dagger (W26.-)
· sharp glass (W25.-)
struck by objects (W20-W22)

W46 接触皮下注射器针头

W46 Contact with hypodermic needle

W49 暴露于其他和未特指的无生命机械性力量下
包　括：异常的重力[G]压力

W49 Exposure to other and unspecified inanimate mechanical forces
Includes: abnormal gravitational [G] forces

暴露于有生命机械性力量下(W50-W64)

[第四位数亚目见本章开始处]

不包括：咬伤，有毒的(X20-X29)
螫伤(有毒的)(X20-X29)

Exposure to animate mechanical forces (W50-W64)

[See at the beginning of this chapter for fourth-character subdivisions]

Excludes: bites, venomous (X20-X29)
stings (venomous) (X20-X29)

W50 被别人殴打、踢、拧、咬或抓伤
不包括：加害(X85-Y09)
被物体击中(W20-W22)

W50 Hit, struck, kicked, twisted, bitten or scratched by another person
Excludes: assault (X85-Y09)
struck by objects (W20-W22)

W51 撞到别人或意外被别人碰撞
不包括：徒步运输工具与其他徒步运输工具碰撞而跌倒(W03.-)

W51 Striking against or bumped into by another person
Excludes: fall due to collision of pedestrian (conveyance) with another pedestrian (conveyance) (W03.-)

W52 被蜂拥人群挤压、推挤或踏踩

W52 Crushed, pushed and stepped on by Crowd or human stampede

W53 被鼠咬伤

W53 **Bitten by rat**

W54 被狗咬伤或抓伤

W54 **Bitten or struck by dog**

W55 被其他哺乳动物咬伤或抓伤
不包括：接触海生哺乳动物的损伤（W56. -）

W55 **Bitten or struck by other mammals**
Excludes：contact with marine mammal(W56. -)

W56 接触海生动物的损伤
被海生动物咬伤或抓伤

W56 **Contact with marine animal**
Bitten or struck by marine animal

W57 被无毒昆虫和其他无毒节肢动物咬伤或螯伤

W57 **Bitten and stung of nonvenomous insect and other nonvenomous arthropods**

W58 被鳄鱼或短吻鳄咬伤或抓伤

W58 **Bitten or struck by crocodile or alligator**

W59 被其他爬行动物咬伤或压伤
包　括：蜥蜴
　　无毒蛇

W59 **Bitten or crushed by other reptiles**
Includes：lizard
　　snake，nonvenomous

W60 接触植物荆棘和刺以及锐利叶片的损伤

W60 **Contact with plant thorns and spines and sharp leaves**

W64 暴露于其他和未特指的有生命机械性力量下

W64 **Exposure to other and unspecified animate mechanical forces**

意外淹溺和沉没（W65-W74）

［第四位数亚目见本章开始处］

不包括：淹溺和沉没，由于：
- 自然灾害(X34-X39)
- 运输事故(V01-V99)
- 水上运输事故(V90. -, V92. -)

Accidental drowning and submersion（W65-W74）

[See at the beginning of this chapter for fourth-character subdivisions]

Excludes：drowning and submersion due to：
- cataclysm（X34-X39）
- transport accident（V01-V99）
- water transport accident（V90. -，V92. -）

W65 在浴盆内淹溺和沉没

W65 **Drowning and submersion while in bath-tub**

W66 落入浴盆后淹溺和沉没

W66 **Drowning and submersion following fall into bath-tub**

W67 在游泳池中淹溺和沉没

W67 **Drowning and submersion while in swimming-pool**

W68 落入游泳池后淹溺和沉没

W68 **Drowning and submersion following fall into swimming-pool**

W69 在自然水域中淹溺和沉没

包 括：湖泊
公海
河流
溪流

W69 **Drowning and submersion while in natural water**

Includes: lake
open sea
river
stream

W70 落入自然水域后淹溺和沉没

W70 **Drowning and submersion following fall into natural water**

W73 其他特指的淹溺和沉没

包 括：淬火槽
水库

W73 **Other specified drowning and submersion**

Includes: quenching tank
reservoir

W74 未特指的淹溺和沉没

包 括：淹溺 NOS
落水 NOS

W74 **Unspecified drowning and submersion**

Includes: drowning NOS
fall into water NOS

其他对呼吸的意外威胁（W75-W84）

[第四位数亚目见本章开始处]

Other accidental threats to breathing (W75-W84)

[See at the beginning of this chapter for fourth-character subdivisions]

W75 在床上意外窒息和绞窄

包 括：窒息和绞窄，由于：
· 被单
· 母亲的身体
· 枕头

W75 **Accidental suffocation and strangulation in bed**

Includes: suffocation and strangulation due to:
· bed linen
· mother's body
· pillow

W76 其他意外悬吊和绞窄

W76 **Other accidental hanging and strangulation**

W77 塌方、坠落土块和其他物质引起对呼吸的威胁

包 括：塌方 NOS
不包括：自然灾害引起的塌方（X34-X39）
塌方不伴有窒息或气闷（W20.-）

W77 **Threat to breathing due to cave-in, falling earth and other substances**

Includes: cave-in NOS
Excludes: cave-in caused by cataclysm (X34-X39)
cave-in without asphyxiation or suffocation (W20.-)

W78 吸入胃内容物

包 括：窒息，由于 } 呕吐物[反流的食物]
哽噎 }
气闷，由于 }
呕吐物的吮吸和吸入（进入呼吸道）NOS
气管受压 } 被食管内呕吐物
呼吸中断 }
呼吸梗阻 }

W78 **Inhalation of gastric contents**

Includes: asphyxia by } vomitus [regurgitated food]
choked on }
suffocation by }
aspiration and inhalation of vomitus (into respiratory tract) NOS
compression of trachea } by vomitus in oesophagus
interruption of respiration }
obstruction of respiration }

不包括： 呕吐物引起的损伤，除外窒息或呼吸道梗阻（W44.-）
呕吐物引起的食管梗阻，未提及窒息或呼吸道梗阻（W44.-）

W79 吸入或咽下食物引起的呼吸道梗阻

包　括： 窒息，由于 / 哽噎 / 气闷，由于 } 食物［包括骨或籽种］
［任何］食物的吮吸和吸入（进入呼吸道）NOS
气管受压 / 呼吸中断 / 呼吸梗阻 } 被食管内食物
食物（团）引起的咽梗阻

不包括： 吸入呕吐物（W78.-）
食物引起的损伤，除外窒息或呼吸道梗阻（W44.-）
食物引起的食管梗阻，未提及窒息或呼吸道梗阻（W44.-）

W80 吸入和咽下其他物体引起的呼吸道梗阻

包　括： 窒息，由于 / 哽噎 / 气闷，由于 } 任何由鼻或口进入物体，除食物或呕吐物外
异物吮吸和吸入（进入呼吸道）NOS，除食物或呕吐物外
气管受压 / 呼吸中断 / 呼吸梗阻 } 被食管内异物
鼻内异物
异物引起的咽梗阻

不包括： 吸入呕吐物或食物（W78-W79）
异物引起的损伤，除外窒息或呼吸道梗阻（W44.-）
异物引起的食管梗阻，未提及窒息或呼吸道梗阻（W44.-）

W81 被封闭于或陷入低氧环境

包　括： 被意外关入冷藏室或其他不透气的地方
伴有空气供应不足的潜水

不包括： 塑料袋引起的气闷（W83.-）

Excludes: injury, except asphyxia or obstruction of respiratory tract, caused by vomitus (W44.-)
obstruction of oesophagus by vomitus without mention of asphyxia or obstruction of respiratory tract (W44.-)

W79 Inhalation and ingestion of food causing obstruction of respiratory tract

Includes: asphyxia by / choked on / suffocation by } food [including bone or seed]
aspiration and inhalation of food [any] (into respiratory tract) NOS
compression of trachea / interruption of respiration / obstruction of respiration } by food in oesophagus
obstruction of pharynx by food (bolus)

Excludes: inhalation of vomitus (W78.-)
injury, except asphyxia or obstruction of respiratory tract, caused by food (W44.-)
obstruction of oesophagus by food without mention of asphyxia or obstruction of respiratory tract (W44.-)

W80 Inhalation and ingestion of other objects causing obstruction of respiratory tract

Includes: asphyxia by / choked on / suffocation by } any object, except food or vomitus, entering by nose or mouth
aspiration and inhalation of foreign body, except food or vomitus, (into respiratory tract) NOS
compression of trachea / interruption of respiration / obstruction of respiration } by foreign body in oesophagus
foreign object in nose
obstruction of pharynx by foreign body

Excludes: inhalation of vomitus or food (W78-W79)
injury, except asphyxia or obstruction of respiratory tract, caused by foreign body (W44.-)
obstruction of oesophagus by foreign body without mention of asphyxia or obstruction of respiratory tract (W44.-)

W81 Confined to or trapped in a low-oxygen environment

Includes: accidentally shut in refrigerator or other airtight space
diving with insufficient air supply

Excludes: suffocation by plastic bag (W83.-)

W83 其他特指的对呼吸的威胁
包 括：塑料袋引起的气闷

W83 Other specified threats to breathing
Includes：suffocation by plastic bag

W84 未特指的对呼吸的威胁
包 括：窒息 NOS
吸入 NOS
气闷 NOS

W84 Unspecified threat to breathing
Includes：asphyxiation NOS
aspiration NOS
suffocation NOS

暴露于电流、辐射和极度环境气温及气压下（W85-W99）

［第四位数亚目见本章开始处］

不包括：对治疗并发症的异常反应，未提及意外事故（Y84.2）
暴露于：
· 自然的：
· 冷（X31.-）
· 热（X30.-）
· 辐射 NOS（X39.-）
· 阳光（X32.-）
对病人在外科和内科操作中的意外事故（Y63.2-Y63.5）
闪电的受害者（X33.-）

Exposure to electric current, radiation and extreme ambient air temperature and pressure (W85-W99)

[See at the beginning of this chapter for fourth-character subdivisions]

Excludes：abnormal reaction to a complication of treatment, without mention of misadventure (Y84.2)
exposure to：
· natural
· cold (X31.-)
· heat (X30.-)
· radiation NOS (X39.-)
· sunlight (X32.-)
Misadventure to patient in surgical and medical procedures (Y63.2-Y63.5)
victim of lightning (X33.-)

W85 暴露于输电线路下

W85 Exposure to electric transmission lines

W86 暴露于其他特指的电流下

W86 Exposure to other specified electric current

W87 暴露于未特指的电流下
包 括：电流造成的烧伤或其他损伤 NOS
电休克 NOS
电刑 NOS

W87 Exposure to unspecified electric current
Includes：burns or other injury from electric current NOS
electric shock NOS
electrocution NOS

W88 暴露于电离辐射下
包 括：放射性同位素
X-线

W88 Exposure to ionizing radiation
Includes：radioactive isotopes
X-rays

W89 暴露于人造可见光和紫外线下
包 括：焊接光（弧）

W89 Exposure to man-made visible and ultraviolet light
Includes：welding light (arc)

W90 暴露于其他非电离辐射下
包 括：红外线、激光、射频 } 辐射

W90 Exposure to other nonionizing radiation
Includes：infrared, laser, radiofrequency } radiation

W91 暴露于未特指类型的辐射下

W91 Exposure to unspecified type of radiation

W92 暴露于人为原因的过热环境下

W92 Exposure to excessive heat of man-made origin

W93 暴露于人为原因的过冷环境下

包　括：接触或吸入：
- ·干冰
- ·液态：
  - ·气体
  - ·氢
  - ·氮

长时间暴露于冷冻装置下

W93 Exposure to excessive cold of man-made origin

Includes: contact with or inhalation of:
- · dry ice
- · liquid:
  - · air
  - · hydrogen
  - · nitrogen

prolonged exposure in deep-freeze unit

W94 暴露于高气压、低气压和气压改变环境下

包　括：水中快速潜水造成的高气压
从……到表面时的气压下降：
- ·深潜水
- ·地下

居住或长期逗留在高海拔环境而引起的：
- ·缺氧
- ·气压性牙痛
- ·气压性耳炎
- ·低氧症
- ·高山病

在升或降时飞行器中气压突然改变

W94 Exposure to high and low air pressure and changes in air pressure

Includes: high air pressure from rapid descent in water
reduction in atmospheric pressure while surfacing from:
- · deep-water diving
- · underground

residence or prolonged visit at high altitude as the cause of:
- · anoxia
- · barodontalgia
- · barotitis
- · hypoxia
- · mountain sickness

sudden change in air pressure in aircraft during ascent or descent

W99 暴露于其他和未特指的人为环境因素下

W99 Exposure to other and unspecified man-made environmental factors

暴露于烟、火和火焰下（X00-X09）

[第四位数亚目见本章开始处]

包　括：闪电引起的失火
不包括：纵火（X97.-）
爆炸导致的继发性失火（W35-W40）
运输事故（V01-V99）

Exposure to smoke, fire and flames (X00-X09)

[See at the beginning of this chapter for fourth-character subdivisions]

Includes: fire caused by lightning
Excludes: arson (X97.-)
secondary fire resulting from explosion (W35-W40)
transport accident (V01-V99)

X00 暴露于房屋或建筑结构内的无控制性火焰下

塌陷
坠落，自
被来自……的坠落物体击中
跳出，自
} 燃烧着的房屋或建筑结构

大火灾

失火 / 装置 / 家具 } 的 { 溶解 / 闷烧

X00 Exposure to uncontrolled fire in building or structure

collapse of
fall from
hit by object falling from
jump from
} burning building or structure

conflagration

fire / melting / smouldering } of { fittings / furniture

X01 暴露于房屋或建筑结构外的无控制性火焰下

包　括：森林失火

X01 **Exposure to uncontrolled fire, not in building or structure**

Includes: forest fire

X02 暴露于房屋或建筑结构内的控制性火焰下

包　括：在……内的火焰：
- ·壁炉
- ·炉子

X02 **Exposure to controlled fire in building or structure**

Includes: fire in:
- · fireplace
- · stove

X03 暴露于房屋或建筑结构外的控制性火焰下

包　括：帐篷失火

X03 **Exposure to controlled fire, not in building or structure**

Includes: camp-fire

X04 暴露于高度易燃材料的起火下

包　括：起火：
- ·汽油
- ·煤油
- ·石油

X04 **Exposure to ignition of highly flammable material**

Includes: ignition of:
- · gasoline
- · kerosene
- · petrol

X05 暴露于睡衣的起火或焚毁下

X05 **Exposure to ignition or melting of nightwear**

X06 暴露于其他衣着用品和装饰品的起火或焚毁下

包　括：起火、焚毁 } 塑料制珠宝的

X06 **Exposure to ignition or melting of other clothing and apparel**

Includes: ignition, melting } of plastic jewellery

X08 暴露于其他特指的烟、火和火焰下

X08 **Exposure to other specified smoke, fire and flames**

X09 暴露于未特指的烟、火和火焰下

包　括：燃烧 NOS
焚烧 NOS

X09 **Exposure to unspecified smoke, fire and flames**

Includes: burning NOS
incineration NOS

接触热和烫的物质（X10-X19）

［第四位数亚目见本章开始处］

不包括：暴露于……下：
- ·过度自然热(X30.-)
- ·火和火焰(X00-X09)

Contact with heat and hot substances (X10-X19)

[See at the beginning of this chapter for fourth-character subdivisions]

Excludes: exposure to:
- · excessive natural heat (X30.-)
- · fire and flames (X00-X09)

X10 接触热饮料、食物和动植物油

X10 **Contact with hot drinks, food, fats and cooking oils**

X11 接触热自来水
包 括：在……中的热水：
· 浴室
· 水桶
· 木盆
在……中流出的热水：
· 水龙带
· 水龙头

X11 **Contact with hot tap-water**
Includes: hot water in:
· bath
· bucket
· tub
hot water running out of:
· hose
· tap

X12 接触其他热液体
包 括：炉子上加热的水
不包括：热(液态)金属(X18.-)

X12 **Contact with other hot fluids**
Includes: water heated on stove
Excludes: hot (liquid) metals (X18.-)

X13 接触蒸气和热蒸气

X13 **Contact with steam and hot vapours**

X14 接触热空气和气体
包 括：吸入热空气和气体

X14 **Contact with hot air and gases**
Includes: inhalation of hot air and gases

X15 接触热的家用器具
包 括：炊具
手提式加热器
壶
有柄平底锅(玻璃)(金属)
炉子(厨房的)
烤面包器
不包括：取暖器具(X16.-)

X15 **Contact with hot household appliances**
Includes: cooker
hotplate
kettle
saucepan (glass) (metal)
stove (kitchen)
toaster
Excludes: heating appliances (X16.-)

X16 接触热的取暖器具、散热器和管

X16 **Contact with hot heating appliances, radiators and pipes**

X17 接触热的发动机、机械和工具
不包括：热的取暖器具、散热器和管(X16.-)
热的家用器具(X15.-)

X17 **Contact with hot engines, machinery and tools**
Excludes: hot heating appliances, radiators and pipes (X16.-)
hot household appliances(X15.-)

X18 接触其他热的金属
包 括：液态金属

X18 **Contact with other hot metals**
Includes: liquid metal

X19 接触其他和未特指的热和烫的物质
不包括：非正常发热物质，如房屋着火使物体变热(X00-X09)

X19 **Contact with other and unspecified heat and hot substances**
Excludes: objects that are not normally hot, e.g., an object made hot by a house fire (X00-X09)

接触有毒的动物和植物(X20-X29)

[第四位数亚目见本章开始处]

包 括: 由……释放的化学物质:
- ·动物
- ·昆虫

经牙、毛、刺、触须和其他含毒器官释放毒液
有毒的咬伤和螯伤

不包括: 摄入有毒的动物或植物(X49.-)

X20 接触毒蛇和蜥蜴

包 括: 眼镜蛇
枪头蛇
大毒蜥
孟加拉毒蛇
响尾蛇
海蛇
(毒)蛇
蝰蛇

不包括: 蜥蜴(无毒的)(W59.-)
无毒蛇(W59.-)

X21 接触毒蜘蛛

包 括: 黑寡妇蜘蛛
多毛毒蜘蛛

X22 接触蝎子

X23 接触大黄蜂、黄蜂和蜜蜂

包 括: 鲜黄色胡蜂

X24 接触蜈蚣和(热带)有毒的千足虫

X25 接触其他有毒的节肢动物

包 括: 蚂蚁
毛虫

X26 接触有毒的海生动物和植物

包 括: 珊瑚
海蜇
刺丝囊[胞]
海:
- ·葵
- ·参
- ·胆

不包括: 无毒的海生动物(W56.-)
海蛇(X20.-)

Contact with venomous animals and plants (X20-X29)

[See at the beginning of this chapter for fourth-character subdivisions]

Includes: chemical released by:
- · animal
- · insect

release of venom through fangs, hairs, spines, tentacles and other venom apparatus
venomous bites and stings

Excludes: ingestion of poisonous animals or plants (X49.-)

X20 Contact with venomous snakes and lizards

Includes: cobra
fer de lance
Gila monster
krait
rattlesnake
sea snake
snake (venomous)
viper

Excludes: lizard (nonvenomous) (W59.-)
snake, nonvenomous (W59.-)

X21 Contact with venomous spiders

Includes: black widow spider
tarantula

X22 Contact with scorpions

X23 Contact with hornets, wasps and bees

Includes: yellow jacket

X24 Contact with centipedes and venomous millipedes (tropical)

X25 Contact with other venomous arthropods

Includes: ant
caterpillar

X26 Contact with venomous marine animals and plants

Includes: coral
jellyfish
nematocysts
sea:
- · anemone
- · cucumber
- · urchin

Excludes: nonvenomous marine animals (W56.-)
sea snake (X20.-)

X27 接触其他特指的有毒动物

X28 接触其他特指的有毒植物

包　括：被植物的荆棘、刺或其他机能将毒物或毒素注入或穿入皮肤

不包括：毒性植物的摄入(X49.-)
植物的荆棘或刺引起的穿刺伤 NOS(W60.-)

X29 接触未特指的有毒动物或植物

包　括：螫伤(有毒的)NOS
有毒的咬伤 NOS

暴露于自然力量下(X30-X39)

[第四位数亚目见本章开始处]

X30 暴露于过度自然热下

包　括：过度热作为中暑的原因
暴露于热下 NOS

不包括：人为原因的过度热(W92.-)

X31 暴露于过度自然冷下

包　括：过度冷作为……的原因：
· 冻疮 NOS
· 浸泡足或手
暴露于：
· 冷 NOS
· 天气情况

不包括：人为原因的冷(W93.-)
接触或吸入：
· 干冰(W93.-)
· 液态气体(W93.-)

X32 暴露于阳光下

X33 闪电的受害者

不包括：闪电引起的火灾(X00-X09)
闪电引起的树木或其他物体倒下造成的损伤(W20.-)

X34 地震受害者

X35 火山爆发受害者

X27 Contact with other specified venomous animals

X28 Contact with other specified venomous plants

Includes: injection of poisons or toxins into or through skin by plant thorns, spines or other mechanisms

Excludes: ingestion of poisonous plants(X49.-)
puncture wound NOS caused by plant thorns or spines(W60.-)

X29 Contact with unspecified venomous animal or plant

Includes: sting (venomous) NOS
venomous bite NOS

Exposure to forces of nature (X30-X39)

[See at the beginning of this chapter for fourth-character subdivisions]

X30 Exposure to excessive natural heat

Includes: excessive heat as the cause of sunstroke
exposure to heat NOS

Excludes: excessive heat of man-made origin (W92.-)

X31 Exposure to excessive natural cold

Includes: excessive cold as the cause of:
· chilblains NOS
· immersion foot or hand
exposure to:
· cold NOS
· weather conditions

Excludes: cold of man-made origin (W93.-)
contact with or inhalation of:
· dry ice (W93.-)
· liquefied gas (W93.-)

X32 Exposure to sunlight

X33 Victim of lightning

Excludes: fire caused by lightning(X00-X09)
injury from fall of tree or other object caused by lightning (W20.-)

X34 Victim of earthquake

X35 Victim of volcanic eruption

X36 雪崩、山崩和其他地面运动受害者
包　括：灾难性的泥石流
不包括：地震(X34.-)
涉及与静止的雪崩或山崩碰撞的运输事故(V01-V99)

X36 **Victim of avalanche, landslide and other earth movements**
Includes: mudslide of cataclysmic nature
Excludes: earthquake (X34.-)
transport accident involving collision with avalanche or landslide not in motion (V01-V99)

X37 灾难性暴风雨受害者
包　括：暴风雪
大暴雨
旋风
飓风
暴风雨引起的海啸
龙卷风
骤雨
运输车辆被暴风雨冲离道路
不包括：水坝或人造结构塌陷引起的地面运动(X36.-)
暴风雨后发生的交通事故(V01-V99)

X37 **Victim of cataclysmic storm**
Includes: blizzard
cloudburst
cyclone
hurricane
tidal wave caused by storm
tornado
torrential rain
transport vehicle washed off road by storm
Excludes: collapse of dam or man-made structure causing earth movement (X36.-)
transport accident occurring after storm (V01-V99)

X38 洪水受害者
包　括：洪水：
· 远处暴风雨引起的
· 融雪引起的灾难性的
· 直接由暴风雨引起的
不包括：水坝或人造结构塌陷引起的地面运动(X36.-)
海啸：
· NOS(X39.-)
· 暴风雨引起的(X37.-)

X38 **Victim of flood**
Includes: flood:
· arising from remote storm
· of cataclysmic nature arising from melting snow
· resulting directly from storm
Excludes: collapse of dam or man-made structure causing earth movement (X36.-)
tidal wave:
· NOS (X39.-)
· caused by storm (X37.-)

X39 暴露于其他和未特指的自然力量下
包　括：自然辐射 NOS
海啸 NOS
不包括：暴露 NOS(X59.9)

X39 **Exposure to other and unspecified forces of nature**
Includes: natural radiation NOS
tidal wave NOS
Excludes: exposure NOS (X59.9)

有毒物质的意外中毒及暴露于该物质下 (X40-X49)

[第四位数亚目见本章开始处]

注：按三位数类目分类的特定药物和其他物质的列表见字母顺序索引中的药物和化学制剂表。具有涉及酒精与下列特指物质共用的证据，可用附加编码 Y90-Y91 加以标明。

Accidental poisoning by and exposure to noxious substances (X40-X49)

[See at the beginning of this chapter for fourth-character subdivisions]

Note: For list of specific drugs and other substances classified under the three-character categories, see Table of drugs and chemicals in Alphabetical Index. Evidence of alcohol involvement in combination with substances specified below may be identified by using the supplementary codes Y90-Y91.

包　括：意外的过量用药、给错或服错药和疏忽大意地服药
医疗和手术操作中使用药物、药剂和生物制品发生的意外事故
（自己造成的）中毒，未特指是意外或有意伤害的时，可能的话应遵循法定的裁决（见对 Y10-Y34 的注释）

不包括：用药意图为自杀、谋杀、有意伤害或可分类于 X60-X69、X85-X90、Y10-Y19 的其他情况
按治疗或预防剂量恰当给予正确药物而发生的任何有害效应（Y40-Y59）

Includes: accidental overdose of drug, wrong drug given or taken in error, and drug taken inadvertently
accidents in the use of drugs, medicaments and biological substances in medical and surgical procedures
(self-inflicted) poisoning, when not specified whether accidental or with intent to harm. Follow legal rulings when available (See note for Y10-Y34)

Excludes: administration with suicidal or homicidal intent, or intent to harm, or in other circumstances classifiable to X60-X69, X85-X90, Y10-Y19
correct drug properly administered in therapeutic or prophylactic dosage as the cause of any adverse effect (Y40-Y59)

X40 非阿片样镇痛药、解热药和抗风湿药的意外中毒及暴露于该类药物

包　括：4-氨基苯酚衍生物
非类固醇性消炎药［NSAID］
吡唑啉酮衍生物
水杨酸盐类

X40 Accidental poisoning by and exposure to nonopioid analgesics, antipyretics and antirheumatics

Includes: 4-aminophenol derivatives
nonsteroidal anti-inflammatory drugs [NSAID]
pyrazolone derivatives
salicylates

X41 镇癫痫药、镇静催眠药、抗帕金森病药和对精神有影响的药物的意外中毒及暴露于该类药物，不可归类在他处者

包　括：抗抑郁药
巴比妥盐类
乙内酰脲衍生物
亚氨基二苯乙烯类
安眠酮化合物
精神安定剂
精神兴奋剂
琥珀酰亚胺和恶唑烷二酮类
安定药

X41 Accidental poisoning by and exposure to antiepileptics, sedative-hypnotics, antiparkinsonism and psychotropic drugs, not elsewhere classified

Includes: antidepressants
barbiturates
hydantoin derivatives
iminostilbenes
methaqualone compounds
neuroleptics
psychostimulants
succinimides and oxazolidinediones
tranquilllizers

X42 麻醉品和致幻药［致幻剂］意外中毒及暴露于该类药物，不可归类在他处者

包　括：大麻类（衍生物）
可卡因
可待因
海洛因
二乙麦角酰胺［LSD］
南美仙人掌毒碱
美散痛
吗啡
鸦片类（生物碱）

X42 Accidental poisoning by and exposure to narcotics and psychodysleptics [hallucinogens], not elsewhere classified

Includes: cannabis (derivatives)
cocaine
codeine
heroin
lysergide [LSD]
mescaline
methadone
morphine
opium (alkaloids)

X43 作用于自主神经系统的其他药物的意外中毒及暴露于该类药物

包 括：副交感神经抑制药［抗胆碱能药和抗毒蕈碱药］和解痉药
拟副交感神经药［胆碱能药］
交感神经抑制药［抗肾上腺素能药］
拟交感神经药［肾上腺素能药］

X43 Accidental poisoning by and exposure to other drugs acting on the autonomic nervous system

Includes: parasympatholytics [anticholinergics and antimuscarinics] and spasmolytics
parasympathomimetics [cholinergics]
sympatholytics [antiadrenergics]
sympathomimetics [adrenergics]

X44 其他和未特指的药物、药剂和生物制品的意外中毒及暴露于该类物质

包 括：主要影响平滑肌、骨骼肌和呼吸系统的制剂
麻醉药（全身性）（局部性）
影响……的药物：
· 心血管系统
· 胃肠道系统
激素类及其合成代用品
全身性和血液学制剂
全身性抗生素和其他抗感染药
治疗性气体
局部用制剂
菌苗类
水-平衡制剂和影响矿物质与尿酸代谢的药物

X44 Accidental poisoning by and exposure to other and unspecified drugs medicaments and biological substances

Includes: agents primarily acting on smooth, skeletal muscles and respiratory system
anaesthetics (general) (local)
drugs affecting the:
· cardiovascular system
· gastrointestinal system
hormones and synthetic substitutes
systemic and haematological agents
systemic antibiotics and other anti-infectives
therapeutic gases
topical preparations
vaccines
water-balance agents and drugs affcting mineral and uric acid metabolism

X45 酒精的意外中毒及暴露于酒精

包 括：醇：
· NOS
· 丁基［1-丁醇］
· 乙基［乙醇］
· 异丙基［2-丙醇］
· 甲基［甲醇］
· 丙基［1-丙醇］
杂醇油

X45 Accidental poisoning by and exposure to alcohol

Includes: alcohol:
· NOS
· butyl [1-butanol]
· ethyl [ethanol]
· isopropyl [2-propanol]
· methyl [methanol]
· propyl [1-propanol]
fusel oil

X46 有机溶剂和卤素烃及其蒸气的意外中毒及暴露于该类物质

包 括：苯及其同类物
四氯化碳［四氯代甲烷］
含氯氟烃类
石油（衍生物）

X46 Accidental poisoning by and exposure to organic solvents and halogenated hydrocarbons and their vapours

Includes: benzene and homologues
carbon tetrachloride [tetrachloromethane]
chlorofluorocarbons
petroleum (derivatives)

X47 其他气体和蒸气的意外中毒及暴露于该类物质

包　括：一氧化碳
催泪气体
机动(车辆)排出的气体
氧化氮类
二氧化硫
公用事业排出的气体

不包括：金属的烟雾和蒸气(X49.-)

X47 Accidental poisoning by and exposure to other gases and vapours

Includes: carbon monoxide
lacrimogenic gas [tear gas]
motor (vehicle) exhaust gas
nitrogen oxides
sulphur dioxide
utility gas

Excludes: metal fumes and vapours (X49.-)

X48 杀虫剂的意外中毒及暴露于杀虫剂

包　括：熏蒸剂
杀真菌药
除莠剂
杀虫剂
杀啮齿类剂
木材防腐剂

不包括：植物类养料和肥料(X49.-)

X48 Accidental poisoning by and exposure to pesticides

Includes: fumigants
fungicides
herbicides
insecticides
rodenticides
wood preservatives

Excludes: plant foods and fertilizers (X49.-)

X49 其他和未特指的化学制品和有害物质的意外中毒及暴露于该类物质

包　括：腐蚀性芳香类、酸和苛性碱类
胶和各种粘贴剂
金属及其烟雾和蒸气
油漆和染料类
植物类养料和肥料
中毒 NOS
有毒食物和有毒植物
皂类和洗涤剂

不包括：接触有毒的动物和植物(X20-X29)

X49 Accidental poisoning by and exposure to other and unspecified chemicals and noxious substances

Includes: corrosive aromatics, acids and caustic alkalis
glues and adhesives
metals including fumes and vapours
paints and dyes
plant foods and fertilizers
poisoning NOS
poisonous foodstuffs and poisonous plants
soaps and detergents

Excludes: contact with venomous animals and plants (X20-X29)

操劳过度、旅行和贫困(X50-X57)

[第四位数亚目见本章开始处]

不包括：加害(X85-Y09)
运输事故(V01-V99)

Overexertion, travel and privation (X50-X57)

[See at the beginning of this chapter for fourth-character subdivisions]

Excludes: assault (X85-Y09)
transport accident (V01-V99)

X50 操劳过度和剧烈或重复运动

包　括：提举：
· 沉重物品
· 重物
马拉松赛跑
划船

X50 Overexertion and strenuous or repetitive movements

Includes: lifting:
· heavy objects
· weights
marathon running
rowing

X51 旅行和运动

X52 长期滞留在失重环境下

包　括：在太空船(模拟装置)中的失重

X53 食物缺乏

包　括：食物缺乏引起的：
- 营养缺乏
- 营养不足
- 饥饿

不包括：被忽视照料或遗弃(Y06.-)
由于自我忽视引起进食不足和饮水不足(R63.6)
自我忽视(R46.8)

X54 水缺乏

包　括：水缺乏引起的：
- 脱水
- 营养缺乏

不包括：被忽视照料或遗弃(Y06.-)

X57 未特指的贫困

包　括：赤贫

意外暴露于其他和未特指的因素下(X58-X59)

[第四位数亚目见本章开始处]

X58 暴露于其他特指的因素下

X59 暴露于未特指的因素下

X59.0 暴露于未特指因素导致的骨折

X59.9 暴露于未特指因素导致其他和未特指的损伤

包　括：意外事故 NOS
暴露 NOS

X51 **Travel and motion**

X52 **Prolonged stay in weightless environment**

Includes: weightlessness in spacecraft(simulator)

X53 **Lack of food**

Includes: lack of food as the cause of:
- inanition
- insufficient nourishment
- starvation

Excludes: neglect or abandonment (Y06.-)
insufficient intake of food and water due to self neglect (R63.6)
self neglect NOS (R46.8)

X54 **Lack of water**

Includes: lack of water as the cause of:
- dehydration
- inanition

Excludes: neglect or abandonment (Y06.-)

X57 **Unspecified privation**

Includes: destitution

Accidental exposure to other and unspecified factors (X58-X59)

[See at the beginning of this chapter for fourth-character subdivisions]

X58 **Exposure to other specified factors**

X59 **Exposure to unspecified factor**

X59.0 **Exposure to unspecified factor causing fracture**

X59.9 **Exposure to unspecified factor causing other and unspecified injury**

Includes: accident NOS
exposure NOS

故意自害（X60-X84）

［第四位数亚目见本章开始处］

包　括： 以自我中毒或损伤为目的的自杀（企图）

X60 非阿片样镇痛药、解热药和抗风湿药的故意自毒及暴露于该类药物

包　括： 4-氨基苯酚衍生物
非类固醇性消炎药［NSAID］
吡唑啉酮衍生物
水杨酸盐类

X61 镇癫痫药、镇静催眠药、抗帕金森病药和对精神有影响的药物的故意自毒及暴露于该类药物，不可归类在他处者

包　括： 抗抑郁药
巴比妥盐类
乙内酰脲衍生物
亚氨基二苯乙烯类
安眠酮化合物
精神安定剂
精神兴奋剂
琥珀酰亚胺和恶唑烷二酮类
安定药

X62 麻醉品和致幻药［致幻剂］故意自毒及暴露于该类药物，不可归类在他处者

包　括： 大麻类（衍生物）
可卡因
可待因
海洛因
二乙麦角酰胺［LSD］
南美仙人掌毒碱
美散痛
吗啡

Intentional self-harm (X60-X84)

[See at the beginning of this chapter for fourth-character subdivisions]

Includes: purposely self-inflicted poisoning or injury suicide (attempted)

X60 Intentional self-poisoning by and exposure to nonopioid analgesics, antipyretics and antirheumatics

Includes: 4-aminophenol derivatives
nonsteroidal anti-inflammatory drugs [NSAID]
pyrazolone derivatives
salicylates

X61 Intentional self-poisoning by and exposure to antiepileptics, sedative-hypnotic, antiparkinsonism and psychotropic drugs, not elsewhere classified

Includes: antidepressants
barbiturates
hydantoin derivatives
iminostilbenes
methaqualone compounds
neuroleptics
psychostimulants
succinimides and oxazolidinediones
tranquillizers

X62 Intentional self-poisoning by and exposure to narcotics and psychodysleptics [hallucinogens], not elsewhere classified

Includes: cannabis (derivatives)
cocaine
codeine
heroin
lysergide [LSD]
mescaline
methadone
morphine

鸦片类(生物碱)

opium (alkaloids)

X63 作用于自主神经系统的其他药物的故意自毒及暴露于该类药物

包 括：副交感神经抑制剂[抗胆碱能药和抗毒蕈碱药]和解痉药
拟副交感神经药[胆碱能药]
交感神经抑制剂[抗肾上腺素能药]
拟交感神经药[肾上腺素能药]

X63 Intentional self-poisoning by and exposure to other drugs acting on the autonomic nervous system

Includes: parasympatholytics [anticholinergics and anti-muscarinics] and spasmolytics
parasympathomimetics [cholinergics]
sympatholytics [antiadrenergics]
sympathomimetics [adrenergics]

X64 其他和未特指的药物、药剂和生物制品的故意自毒及暴露于该类药物

包 括：主要影响平滑肌、骨骼肌和呼吸系统的制剂
麻醉药(全身性)(局部性)
影响……的药物：
· 心血管系统
· 胃肠道系统
激素类及其合成代用品
全身性和血液学制剂
全身性抗生素和其他抗感染药
治疗性气体
局部用制剂
菌苗类
水-平衡制剂和影响矿物质与尿酸代谢的药物

X64 Intentional self-poisoning by and exposure to other and unspecified drugs, medicaments and biological substances

Includes: agents primarily acting on smooth and skeletal muscles and the respiratory system
anaesthetics (general) (local)
drugs affecting the:
· cardiovascular system
· gastrointestinal system
hormones and synthetic substitutes
systemic and haematological agents
systemic antibiotics and other anti-infectives
therapeutic gases
topical preparations
vaccines
water-balance agents and drugs affecting mineral and uric acid metabolism

X65 酒精的故意自毒及暴露于酒精

包 括：醇：
· NOS
· 丁基[1-丁醇]
· 乙基[乙醇]
· 异丙基[2-丙醇]
· 甲基[甲醇]
· 丙基[1-丙醇]
杂醇油

X65 Intentional self-poisoning by and exposure to alcohol

Includes: alcohol:
· NOS
· butyl [1-butanol]
· ethyl [ethanol]
· isopropyl [2-propanol]
· methyl [methanol]
· propyl [1-propanol]
fusel oil

X66 有机溶剂和卤素烃及其蒸气的故意自毒及暴露于该类物质

包 括：苯及其同类物
四氯化碳[四氯代甲烷]
含氯氟烃类
石油(衍生物)

X66 Intentional self-poisoning by and exposure to organic solvents and halogenated hydrocarbons and their vapours

Includes: benzene and homologues
carbon tetrachloride [tetrachloromethane]
chlorofluorocarbons
petroleum (derivatives)

X67 其他气体和蒸气的故意自毒及暴露于该类物质

包 括：一氧化碳
催泪气体[催泪气]
机动(车辆)排出的气体
氧化氮类
二氧化硫
公用事业排出的气体

不包括：金属的烟雾和蒸气(X69.-)

X67 Intentional self-poisoning by and exposure to other gases and vapours

Includes：carbon monoxide
lacrimogenic gas [tear gas]
motor (vehicle) exhaust gas
nitrogen oxides
sulfur dioxide
utility gas

Excludes：metal fumes and vapours(X69.-)

X68 杀虫剂的故意自毒及暴露于杀虫剂

包 括：熏蒸剂
杀真菌药
除莠剂
杀虫剂
杀啮齿类剂
木材防腐剂

不包括：植物类养料和肥料(X69.-)

X68 Intentional self-poisoning by and exposure to pesticides

Includes：fumigants
fungicides
herbicides
insecticides
rodenticides
wood preservatives

Excludes：plant foods and fertilizers (X69.-)

X69 其他和未特指的化学制品和有害物质的故意自毒及暴露于该类物质

包 括：腐蚀性芳香类、酸和苛性碱类
胶和各种粘贴剂
金属及其烟雾和蒸气
油漆和染料类
植物类养料和肥料
有毒食物和有毒植物
皂类和洗涤剂

X69 Intentional self-poisoning by and exposure to other and unspecified chemicals and noxious substances

Includes：corrosive aromatics, acids and caustic alkalis
glues and adhesives
metals including fumes and vapours
paints and dyes
plant foods and fertilizers
poisonous foodstuffs and poisonous plants
soaps and detergents

X70 用悬吊、绞勒和窒息方式故意自害

X70 Intentional self-harm by hanging, strangulation and suffocation

X71 用淹溺和沉没方式故意自害

X71 Intentional self-harm by drowning and submersion

X72 用手枪发射方式故意自害

X72 Intentional self-harm by handgun discharge

X73 用步枪、猎枪和大型火器发射方式故意自害

X73 Intentional self-harm by rifle, shotgun and larger firearm discharge

X74 用其他和未特指的火器发射方式故意自害

X74 Intentional self-harm by other and unspecified firearm discharge

X75 用爆炸物方式故意自害

X75 Intentional self-harm by explosive material

X76 用烟、火和火焰方式故意自害

X76 Intentional self-harm by smoke, fire and flames

X77 用蒸气、热气和热物体方式故意自害

X77 Intentional self-harm by steam, hot vapours and hot objects

X78 用尖锐物体方式故意自害

X78 Intentional self-harm by sharp object

X79 用钝器方式故意自害

X79 Intentional self-harm by blunt object

X80 用从高处跳下方式故意自害

包 括：故意从一个平面跌落到另一平面

X80 Intentional self-harm by jumping from a high place

Includes: intentional fall from one level to another

X81 用跳下或躺倒在移动物体前的方式故意自害

X81 Intentional self-harm by jumping or lying before moving object

X82 用机动车辆碰撞方式故意自害

包 括：故意与……碰撞：
- 机动车辆
- 火车
- 电车(市内有轨电车)

不包括：飞行器坠毁(X83. -)

X82 Intentional self-harm by crashing of motor vehicle

Includes: intentional collision with:
- motor vehicle
- train
- tram (streetcar)

Excludes: crashing of aircraft (X83. -)

X83 用其他特指的方式故意自害

包 括：用……故意自害：
- 苛性物质,除外中毒
- 飞行器坠毁
- 触电

X83 Intentional self-harm by other specified means

Includes: intentional self-harm by:
- caustic substances, except poisoning
- crashing of aircraft
- electrocution

X84 用未特指的方式故意自害

X84 Intentional self-harm by unspecified means

加害 (X85-Y09)

[第四位数亚目见本章开始处]

包 括：他杀
被他人以任何手段蓄意伤害所引起的损伤或杀害

不包括：损伤,由于……引起的：
- 依法处置(Y35. -)
- 作战行动(Y36. -)

Assault (X85-Y09)

[See at the beginning of this chapter for fourth-character subdivisions]

Includes: homicide
injuries inflicted by another person with intent to injure or kill, by any means

Excludes: injuries due to:
- legal intervention (Y35. -)
- operations of war (Y36. -)

X85 用药物、药剂和生物制品进行加害

包 括：他杀性毒害,用(任何)：
- 生物制品
- 药物
- 药剂

X85 Assault by drugs, medicaments and biological substances

Includes: homicidal poisoning by (any):
- biological substance
- drug
- medicament

X86 用腐蚀性物质进行加害
不包括：腐蚀性气体(X88.-)

X86 Assault by corrosive substance
Excludes: corrosive gas (X88.-)

X87 用杀虫剂进行加害
包　括：木材防腐剂
不包括：植物类养料和肥料(X89.-)

X87 Assault by pesticides
Includes: wood preservatives
Excludes: plant food and fertilizers (X89.-)

X88 用气体和蒸气进行加害

X88 Assault by gases and vapours

X89 用其他特指的化学制品和有害物质进行加害
包　括：植物类养料和肥料

X89 Assault by other specified chemicals and noxious substances
Includes: plant food and fertilizers

X90 用未特指的化学制品或有害物质进行加害
包　括：他杀性毒害 NOS

X90 Assault by unspecified chemical or noxious substance
Includes: homicidal poisoning NOS

X91 用悬吊、绞勒和窒息进行加害

X91 Assault by hanging, strangulation and suffocation

X92 用淹溺和沉没进行加害

X92 Assault by drowning and submersion

X93 用手枪发射进行加害

X93 Assault by handgun discharge

X94 用步枪、猎枪和大型火器发射进行加害

X94 Assault by rifle, shotgun and larger firearm discharge

X95 用其他和未特指的火器发射进行加害

X95 Assault by other and unspecified firearm discharge

X96 用爆炸物进行加害
不包括：引发装置(X97.-)

X96 Assault by explosive material
Excludes: incendiary device (X97.-)

X97 用烟、火和火焰进行加害
包　括：纵火
　　　　香烟
　　　　引发装置

X97 Assault by smoke, fire and flames
Includes: arson
　　cigarettes
　　incendiary device

X98 用蒸气、热气和热物体进行加害

X98 Assault by steam, hot vapours and hot objects

X99 用尖锐物体进行加害
包　括：被刺伤 NOS

X99 Assault by sharp object
Includes: stabbed NOS

Y00 用钝器进行加害

Y00 Assault by blunt object

Y01 用从高处推下进行加害

Y01 Assault by pushing from high place

Y02 用将受害者推向或放置在移动物体前进行加害

Y02 Assault by pushing or placing victim before moving object

Y03 用机动车辆碰撞进行加害

包　括：用机动车辆故意撞击或碾过

Y03 Assault by crashing of motor vehicle

Includes: deliberately hitting or running over with motor vehicle

Y04 用暴力进行加害

包　括：徒手进行的争吵或斗殴

不包括：加害，被：
- 绞勒(X91.-)
- 沉没(X92.-)
- 使用武器(X93-X95，X99.-，Y00.-)

暴力的性加害(Y05.-)

Y04 Assault by bodily force

Includes: unarmed brawl or fight

Excludes: assault by:
- strangulation (X91.-)
- submersion (X92.-)
- use of weapon (X93-X95, X99.-, Y00.-)

sexual assault by bodily force (Y05.-)

Y05 暴力的性加害

包　括：强奸(企图)

鸡奸(企图)

Y05 Sexual assault by bodily force

Includes: rape (attempted)

sodomy (attempted)

Y06 被忽视照料和遗弃

Y06.0 被配偶或伴侣忽视照料和遗弃

Y06.1 被父母忽视照料和遗弃

Y06.2 被熟人或朋友忽视照料和遗弃

Y06.8 被其他特指人员忽视照料和遗弃

Y06.9 被未特指人员忽视照料和遗弃

Y06 Neglect and abandonment

Y06.0 By spouse or partner

Y06.1 By parent

Y06.2 By acquaintance or friend

Y06.8 By other specified persons

Y06.9 By unspecified person

Y07 其他虐待综合征

包　括：精神折磨

身体虐待

性虐待

拷打

不包括：被忽视照料和遗弃(Y06.-)

暴力的性加害(Y05.-)

Y07.0 被配偶或伴侣虐待

Y07.1 被父母虐待

Y07.2 被熟人或朋友虐待

Y07.3 被官方机构虐待

Y07.8 被其他特指人员虐待

Y07.9 被未特指人员虐待

Y07 Other maltreatment syndromes

Includes: mental cruelty

physical abuse

sexual abuse

torture

Excludes: neglect and abandonment (Y06.-)

sexual assault by bodily force (Y05.-)

Y07.0 By spouse or partner

Y07.1 By parent

Y07.2 By acquaintance or friend

Y07.3 By official authorities

Y07.8 By other specified persons

Y07.9 By unspecified person

Y08 用其他特指的手段进行加害

Y08 Assault by other specified means

Y09 用未特指的手段进行加害

包　括：暗杀(企图)NOS

他杀(企图)NOS

(非意外的)杀人

谋杀(企图)NOS

Y09 Assault by unspecified means

Includes: assassination (attempt) NOS

homicide (attempt) NOS

manslaughter (nonaccidental)

murder (attempt) NOS

意图不确定的事件（Y10-Y34）

［第四位数亚目见本章开始处］

注：本节包括那些可用信息还不足以使医学或法律权威机构在意外、自害和加害之间加以区分的事件。这里包括自害，但不包括当没有确定是意外还是有意伤害造成的中毒（X40-X49）。可能的话应遵循法定的裁决。

Y10 非阿片样镇痛药、解热药和抗风湿药的中毒及暴露于该类药物，意图不确定的

包　括：4-氨基苯酚衍生物
非类固醇性消炎药［NSAID］
吡唑啉酮衍生物
水杨酸盐类

Y11 镇癫痫药、镇静催眠药、抗帕金森病药和对精神有影响的药物的中毒及暴露于该类药物，不可归类在他处，意图不确定的

包　括：抗抑郁药
巴比妥盐类
乙内酰脲衍生物
亚氨基二苯乙烯类
安眠酮化合物
精神安定剂
精神兴奋剂
琥珀酰亚胺和恶唑烷二酮
安定药

Y12 麻醉品和致幻药［致幻剂］的中毒及暴露于该类药物，不可归类在他处，意图不确定的

包　括：大麻类（衍生物）
可卡因
可待因
海洛因
二乙麦角酰胺［LSD］
南美仙人掌毒碱
美散痛
吗啡
鸦片类（生物碱）

Event of undetermined intent (Y10-Y34)

[See at the beginning of this chapter for fourth-character subdivisions]

Note: This section covers events where available information is insufficient to enable a medical or legal authority to make a distinction between accident, self-harm and assault. It includes self-inflicted injuries, but not poisoning, when not specified whether accidental or with intent to harm (X40-X49). Follow legal rulings when available.

Y10 Poisoning by and exposure to nonopioid analgesics, antipyretics and antirheumatics, undetermined intent

Includes: 4-aminophenol derivatives
nonsteroidal anti-inflammatory drugs [NSAID]
pyrazolone derivatives
salicylates

Y11 Poisoning by and exposure to antiepileptics, sedative-hypnotics, antiparkinsonism and psychotropic drugs, not elsewhere classified, undetermined intent

Includes: antidepressants
barbiturates
hydantoin derivatives
iminostilbenes
methaqualone compounds
neuroleptics
psychostimulants
succinimides and oxazolidinediones
tranquillizers

Y12 Poisoning by and exposure to narcotics and psychodysleptics [hallucinogens], not elsewhere classified, undetermined intent

Includes: cannabis (derivatives)
cocaine
codeine
heroin
lysergide [LSD]
mescaline
methadone
morphine
opium (alkaloids)

Y13 作用于自主神经系统的其他药物的中毒及暴露于该类药物，意图不确定的

包　括：副交感神经抑制剂［抗胆碱能药和抗毒蕈碱药］和解痉药
拟副交感神经药［胆碱能药］
交感神经抑制剂［抗肾上腺素能药］
拟交感神经药［肾上腺素能药］

Y13 Poisoning by and exposure to other drugs acting on the autonomic nervous system, undetermined intent

Includes: parasympatholytics [anticholinergics and antimuscarinics] and spasmolytics
parasympathomimetics [cholinergics]
sympatholytics [antiadrenergics]
sympathomimetics [adrenergics]

Y14 其他和未特指的药物、药剂和生物制品的中毒及暴露于该类药物，意图不确定的

包　括：主要影响平滑肌、骨骼肌和呼吸系统的制剂
麻醉药（全身性）（局部性）
影响……的药物：
·心血管系统
·胃肠道系统
激素类及其合成代用品
全身性和血液学制剂
全身性抗生素和其他抗感染药
治疗性气体
局部用制剂
菌苗类
水-平衡制剂和影响矿物质与尿酸代谢的药物

Y14 Poisoning by and exposure to other and unspecified drugs, medicaments and biological substances, undetermined intent

Includes: agents primarily acting on smooth and skeletal muscles and the respiratory system
anaesthetics (general) (local)
drugs affecting the:
· cardiovascular system
· gastrointestinal system
hormones and synthetic substitutes
systemic and haematological agents
systemic antibiotics and other anti-infectives
therapeutic gases
topical preparations
vaccines
water-balance agents and drugs affecting mineral and uric acid metabolism

Y15 酒精中毒及暴露于酒精，意图不确定的

包　括：醇：
·NOS
·丁基［1-丁醇］
·乙基［乙醇］
·异丙基［2-丙醇］
·甲基［甲醇］
·丙基［1-丙醇］
杂醇油

Y15 Poisoning by and exposure to alcohol, undetermined intent

Includes: alcohol:
· NOS
· butyl [1-butanol]
· ethyl [ethanol]
· isopropyl [2-propanol]
· methyl [methanol]
· propyl [1-propanol]
fusel oil

Y16 有机溶剂和卤素烃及其蒸气的中毒及暴露于该类物质，意图不确定的

包　括：苯及其同类物
四氯化碳［四氯代甲烷］
含氯氟烃类
石油（衍化物）

Y16 Poisoning by and exposure to organic solvents and halogenated hydrocarbons and their vapours, undetermined intent

Includes: benzene and homologues
carbon tetrachloride [tetrachloromethane]
chlorofluorocarbons
petroleum (derivatives)

Y17 其他气体和蒸气的中毒及暴露于该类物质，意图不确定的

包　括：一氧化碳
催泪气体[催泪气]
机动(车辆)排出的气体
氧化氮类
二氧化硫
公用事业排出的气体

不包括：金属烟雾和蒸气(Y19.-)

Y17 Poisoning by and exposure to other gases and vapours, undetermined intent

Includes: carbon monoxide
lacrimogenic gas [tear gas]
motor (vehicle) exhaust gas
nitrogen oxides
sulphur dioxide
utility gas

Excludes: metal fumes and vapours (Y19.-)

Y18 杀虫剂的中毒及暴露于杀虫剂，意图不确定的

包　括：熏蒸剂
杀真菌药
除莠剂
杀虫剂
杀啮齿类剂
木材防腐剂

不包括：植物类养料和肥料(Y19.-)

Y18 Poisoning by and exposure to pesticides, undetermined intent

Includes: fumigants
fungicides
herbicides
insecticides
rodenticides
wood preservatives

Excludes: plant foods and fertilizers (Y19.-)

Y19 其他和未特指的化学制品和有害物质的中毒及暴露于该类物质，意图不确定的

包　括：腐蚀性芳香类、酸和苛性碱类
胶和各种粘贴剂
金属及其烟雾和蒸气
油漆和染料类
植物类养料和肥料
有毒食品和有毒植物
皂类和洗涤剂

Y19 Poisoning by and exposure to other and unspecified chemicals and noxious substances, undetermined intent

Includes: corrosive aromatics, acids and caustic alkalis
glues and adhesives
metals including fumes and vapours
paints and dyes
plant foods and fertilizers
poisonous foodstuffs and poisonous plants
soaps and detergents

Y20 悬吊、绞勒和窒息，意图不确定的

Y20 Hanging, strangulation and suffocation, undetermined intent

Y21 淹溺和沉没，意图不确定的

Y21 Drowning and submersion, undetermined intent

Y22 手枪发射，意图不确定的

Y22 Handgun discharge, undetermined intent

Y23 步枪、猎枪和大型火器发射，意图不确定的

Y23 Rifle, shotgun and larger firearm discharge, undetermined intent

Y24 其他和未特指的火器发射，意图不确定的

Y24 Other and unspecified firearm discharge, undetermined intent

Y25 接触爆炸物，意图不确定的

Y25 Contact with explosive material, undetermined intent

Y26 暴露于烟、火和火焰下，意图不确定的

Y26 Exposure to smoke, fire and flames, undetermined intent

Y27 接触蒸气、热气和热物体，意图不确定的

Y27 Contact with steam, hot vapours and hot objects, undetermined intent

Y28 接触尖锐物体，意图不确定的

Y28 Contact with sharp object, undetermined intent

Y29 接触钝器，意图不确定的

Y29 Contact with blunt object, undetermined intent

Y30 从高处跌落、跳下或被推下，意图不确定的

包 括：受害者从一个平面跌落到另一平面，意图不确定的

Y30 Falling, jumping or pushed from a high place, undetermined intent

Includes: victim falling from one level to another, undetermined intent

Y31 在移动物体前跌倒、躺卧或跑动以及进入移动物体，意图不确定的

Y31 Falling, lying or running before or into moving object, undetermined intent

Y32 机动车辆的碰撞，意图不确定的

Y32 Crashing of motor vehicle, undetermined intent

Y33 其他特指的事件，意图不确定的

Y33 Other specified events, undetermined intent

Y34 未特指的事件，意图不确定的

Y34 Unspecified event, undetermined intent

依法处置和作战行动(Y35-Y36)

Legal intervention and operations of war (Y35-Y36)

Y35 依法处置

包 括：被警察或其他执法部门包括值勤部队，在逮捕和试图逮捕犯法者的过程中、在镇压骚乱、维持秩序和其他合法行动中造成的损伤。

Y35 Legal intervention

Includes: injuries inflicted by the police or other law-enforcing agents, including military on duty, in the course of arresting or attempting to arrest lawbreakers, suppressing disturbances, maintaining order, and other legal action.

Y35.0 涉及火器发射的依法处置

用……进行依法处置：

- 机关枪
- 左轮手枪
- 步枪子弹或橡皮子弹

Y35.0 Legal intervention involving firearm discharge

Legal intervention with:

- machine gun
- revolver
- rifle pellet or rubber bullet

Y35.1 涉及爆炸物的依法处置

用……进行依法处置：

- 黄色炸药
- 炮弹爆炸
- 手榴弹
- 迫击炮弹

Y35.1 Legal intervention involving explosives

Legal intervention with:

- dynamite
- explosive shell
- grenade
- mortar bomb

Y35.2　涉及气体的依法处置

用气体窒息
用催泪气致伤　} 依法处置进行的
用气体中毒

Y35.3　涉及钝器的依法处置

用……所击打：
·警棍
·钝器　} 在依法处置过程中
·棍棒

Y35.4　涉及锐器的依法处置

砍割
刺刀伤　} 在依法处置过程中
刺伤

Y35.5　依法处以死刑

按司法或统治机构（无论是永久性或临时性）命令执行的任何死刑，如：
·用气体窒息
·砍头，斩首（用断头台）
·死刑
·用电刑处死
·绞死
·毒杀
·枪决

Y35.6　涉及其他特指手段的依法处置

粗暴对待

Y35.7　依法处置，手段未特指

Y36　作战行动

注：发生在敌对行动停止后的作战行动引起的损伤分类于 Y36.8。

包　括：战争和平民暴动造成的军事人员和平民的损伤

Y36.0　涉及水中武器爆炸的作战行动

深水炸弹
海域水雷
水雷 NOS，在海或港湾内
海军基地炮弹
鱼雷
水下炸弹爆破

Y36.1　涉及飞行器被破坏的作战行动

飞行器：
·被烧
·被炸
·被击落
被坠落的飞行器撞击

Y35.2　Legal intervention involving gas

Asphyxiation by gas
Injury by tear gas　} due to legal intervention
Poisoning by gas

Y35.3　Legal intervention involving blunt objects

Hit, struck by:
· baton
· blunt object　} during legal intervention
· stave

Y35.4　Legal intervention involving sharp objects

Cut
Injured by bayonet　} during legal intervention
Stabbed

Y35.5　Legal execution

Any execution performed at the behest of the judiciary or ruling authority [whether permanent or temporary], such as:
· asphyxiation by gas
· beheading, decapitation (by guillotine)
· capital punishment
· electrocution
· hanging
· poisoning
· shooting

Y35.6　Legal intervention involving other specified means

Manhandling

Y35.7　Legal intervention, means unspecified

Y36　Operations of war

Note: Injuries due to operations of war occurring after cessation of hostilities are classified to Y36.8.

Includes: injuries to military personnel and civilians caused by war and civil insurrection

Y36.0　War operations involving explosion of marine weapons

Depth-charge
Marine mine
Mine NOS, at sea or in harbour
Sea-based artillery shell
Torpedo
Underwater blast

Y36.1　War operations involving destruction of aircraft

Aircraft:
· burned
· exploded
· shot down
Crushed by falling aircraft

Y36.2 涉及其他爆炸和弹片的作战行动

意外爆炸：
- ·用于战争的军需品
- ·自己的武器

杀伤性炸弹（弹片）
爆炸：
- ·炮弹
- ·枪闩
- ·加农炮闩
- ·迫击炮弹

来自……的弹片：
- ·炮弹
- ·炸弹
- ·手榴弹
- ·导弹
- ·地雷
- ·火箭
- ·炮弹
- ·榴霰弹

地雷 NOS
} 于作战行动中

Y36.3 涉及炮火、大火和热物质的作战行动

窒息
烧伤
其他损伤
} 直接由起火装置或间接由任何常规武器引发的着火

汽油弹

Y36.4 涉及常规战争的火器发射和其他形式的作战行动

战伤
刺刀伤
子弹：
- ·卡宾枪
- ·机关枪
- ·手枪
- ·步枪
- ·（步枪）橡皮的

在作战行动中淹溺 NOS
（猎枪）弹丸

Y36.5 涉及核武器的作战行动

爆炸气浪效应
暴露于来自核武器的电离辐射下
火球效应
热
核武器的其他直接或继发的效应

Y36.6 涉及生物武器的作战行动

Y36.7 涉及非常规战争的化学武器或其他形式的作战行动

气体、烟雾和化学制品
激光

Y36.2 War operations involving other explosions and fragments

Accidental explosion of:
- · munitions being used in war
- · own weapons

Antipersonnel bomb (fragments)
Explosion (of):
- · artillery shell
- · breech-block
- · cannon block
- · mortar bomb

Fragments from:
- · artillery shell
- · bomb
- · grenade
- · guided missile
- · land-mine
- · rocket operations
- · shell
- · shrapnel

Mine NOS
} during war operations

Y36.3 War operations involving fires, conflagrations and hot substances

Asphyxia
Burns
Other injury
} originating from fire caused directly by a fire-producing device or indirectly by any conventional weapon

Petrol bomb

Y36.4 War operations by firearm discharge and other forms of conventional warfare

Battle wounds
Bayonet injury
Bullet:
- · carbine
- · machine gun
- · pistol
- · rifle
- · rubber (rifle)

Drowned in war operations NOS
Pellets (shotgun)

Y36.5 War operations involving nuclear weapons

Blast effects
Exposure to ionizing radiation from nuclear weapon
Fireball effects
Heat
Other direct and secondary effects of nuclear weapons

Y36.6 War operations involving biological weapons

Y36.7 War operations involving chemical weapons and other forms of unconventional warfare

Gases, fumes and chemicals
Lasers

Y36.8 **发生在敌对行动停止后的作战行动**

在作战行动期间铺布的地雷或炸弹在敌对行动停止后发生爆炸引起的损伤
在敌对行动停止后由于作战行动并可分类于 Y36.0-Y36.7 或 Y36.9 的情况所引起的损伤

Y36.9 **作战行动,未特指**

Y36.8 **War operations occurring after cessation of hostilities**

Injuries by explosion of bombs or mines placed in the course of operations of war, if the explosion occurred after cessation of hostilities
Injuries due to operations of war and classficable to Y36.0-Y36.7 or Y36.9 but occurring after cessation of hostilities

Y36.9 **War operation, unspecified**

医疗和手术的并发症[4] (Y40-Y84)

包　括：医疗装置的并发症
按治疗或预防剂量恰当给予正确药物而发生的任何有害效应
在手术和医疗中对病人的意外事故
手术操作和其他医疗操作作为病人异常反应或以后并发症的原因,但在操作当时并未提及意外事故

不包括：意外的过量用药、给错或服错药(X40-X44)

Complications of medical and surgical care (Y40-Y84)

Includes: complications of medical devices
correct drug properly administered in therapeutic or prophylactic dosage as the cause of any adverse effect
misadventures to patients during surgical and medical care
surgical and medical procedures as the cause of abnormal reaction of the patient, or of later complication, without mention of misadventure at the time of procedure

Excludes: accidental overdose of drug or wrong drug given or taken in error (X40-X44)

在治疗中使用的药物、药剂和生物制品引起的有害效应 (Y40-Y59)

注：按第四位数亚目分类的特定药物的列表见字母顺序索引中的药物和化学制剂表。

不包括：在医疗和手术操作中,药物、药剂和生物制品使用技术上的意外事故(Y60-Y69)

Drugs, medicaments and biological substances causing adverse effects in therapeutic use (Y40-Y59)

Note: For list of specific drugs classified under the fourth-character subdivisions, see Table of drugs and chemicals in Alphabetical Index.

Excludes: accidents in the technique of administration of drugs, medicaments and biological substances in medical and surgical procedures (Y60-Y69)

Y40 **全身性抗生素的有害效应**
不包括：抗生素,局部使用的(Y56.-)
抗肿瘤性抗生素(Y43.3)

Y40.0 青霉素类的有害效应
Y40.1 头孢菌素和其他 β 内酰胺类抗生素的有害效应
Y40.2 氯霉素族的有害效应
Y40.3 大环内酯类的有害效应
Y40.4 四环素类的有害效应
Y40.5 氨基糖甙类的有害效应
链霉素
Y40.6 利福霉素类的有害效应

Y40 **Systemic antibiotics**
Excludes: antibiotics, topically used (Y56.-)
antineoplastic antibiotics (Y43.3)

Y40.0 **Penicillins**
Y40.1 **Cefalosporins and other β-lactam antibiotics**
Y40.2 **Chloramphenicol group**
Y40.3 **Macrolides**
Y40.4 **Tetracyclines**
Y40.5 **Aminoglycosides**
Streptomycin
Y40.6 **Rifampicins**

[4]编译注：为使用方便,本节文中标题已尽可能按照其含义补充完整,但标题下的内容仍按照原文翻译。

Y40.7 全身性应用的抗真菌性抗生素的有害效应
Y40.8 其他全身性抗生素的有害效应
Y40.9 未特指全身性抗生素的有害效应

Y41 其他全身性抗感染药和抗寄生虫药的有害效应

不包括：抗感染药，局部使用的(Y56.-)

Y41.0 磺胺类的有害效应
Y41.1 抗分枝杆菌药的有害效应
不包括：利福霉素类(Y40.6)
链霉素(Y40.5)
Y41.2 抗疟疾和对其他血液原虫有作用的药的有害效应
不包括：羟基喹啉衍生物(Y41.8)
Y41.3 其他抗原虫药的有害效应
Y41.4 驱蠕虫药的有害效应
Y41.5 抗病毒药的有害效应
不包括：金刚烷胺(Y46.7)
阿糖胞苷(Y43.1)
Y41.8 其他特指的全身性抗感染药和抗寄生虫药的有害效应
羟基喹啉衍生物
不包括：抗疟疾药(Y41.2)
Y41.9 未特指的全身性抗感染药和抗寄生虫药的有害效应

Y42 激素类及其合成代用品和拮抗剂的有害效应，不可归类在他处者

不包括：盐(肾上腺)皮质激素类及其拮抗剂(Y54.0-Y54.1)
催产素(Y55.0)
甲状旁腺激素类及其衍生物(Y54.7)

Y42.0 糖(肾上腺)皮质激素类及其合成的类似物的有害效应
不包括：糖(肾上腺)皮质激素类，局部使用的(Y56.-)
Y42.1 甲状腺激素类及其代用品的有害效应
Y42.2 抗甲状腺药的有害效应
Y42.3 胰岛素和口服降血糖(抗糖尿病)药的有害效应
Y42.4 口服避孕药
多种和单种成分的制剂
Y42.5 其他雌激素和孕激素类的有害效应
混合物和代用品
Y42.6 抗促性腺激素药、抗雌激素药和抗雄激素药的有害效应，不可归类在他处者
三苯氧胺

Y40.7 **Antifungal antibiotics, systemically used**
Y40.8 **Other systemic antibiotics**
Y40.9 **Systemic antibiotic, unspecified**

Y41 Other systemic anti-infectives and anti-parasitics

Excludes: anti-infectives, topically used (Y56.-)

Y41.0 **Sulfonamides**
Y41.1 **Antimycobacterial drugs**
Excludes: rifampicins (Y40.6)
streptomycin (Y40.5)
Y41.2 **Antimalarials and drugs acting on other blood protozoa**
Excludes: hydroxyquinoline derivatives (Y41.8)
Y41.3 **Other antiprotozoal drugs**
Y41.4 **Anthelmintics**
Y41.5 **Antiviral drugs**
Excludes: amantadine (Y46.7)
cytarabine (Y43.1)
Y41.8 **Other specified systemic anti-infectives and antiparasitics**
Hydroxyquinoline derivatives
Excludes: antimalarial drugs (Y41.2)
Y41.9 **Systemic anti-infective and antiparasitic, unspecified**

Y42 Hormones and their synthetic substitutes and antagonists, not elsewhere classified

Excludes: mineralocorticoids and their antagonists (Y54.0-Y54.1)
oxytocic hormones (Y55.0)
parathyroid hormones and derivatives (Y54.7)

Y42.0 **Glucocorticoids and synthetic analogues**
Excludes: glucocorticoids, topically used (Y56.-)
Y42.1 **Thyroid hormones and substitutes**
Y42.2 **Antithyroid drugs**
Y42.3 **Insulin and oral hypoglycaemic [antidiabetic] drugs**
Y42.4 **Oral contraceptives**
Multiple-and single-ingredient preparations
Y42.5 **Other estrogens and progestogens**
Mixtures and substitutes
Y42.6 **Antigonadotrophins, antiestrogens, antiandrogens, not elsewhere classified**
Tamoxifen

Y42.7 雄激素类及其促组成代谢的同类药的有害效应

Y42.8 其他和未特指的激素类及其合成代用品的有害效应
垂体前叶[腺垂体]激素类

Y42.9 其他和未特指的激素类拮抗剂的有害效应

Y43 主要为全身性制剂的有害效应
不包括：维生素类 NEC(Y57.7)

Y43.0 抗过敏药和止吐药的有害效应
不包括：吩噻嗪基精神安定剂(Y49.3)

Y43.1 抗肿瘤性抗代谢物药的有害效应
阿糖胞苷

Y43.2 抗肿瘤性天然产物的有害效应

Y43.3 其他抗肿瘤性药的有害效应
抗肿瘤性抗生素
不包括：三苯氧胺(Y42.6)

Y43.4 免疫抑制剂的有害效应

Y43.5 酸化和碱化剂的有害效应

Y43.6 酶类的有害效应,不可归类在他处者

Y43.8 其他主要为全身性制剂的有害效应,不可归类在他处者
重金属拮抗剂

Y43.9 未特指的主要为全身性制剂的有害效应

Y44 主要影响血液组成成分的制剂的有害效应

Y44.0 铁制剂和其他抗血红蛋白过少性贫血制剂的有害效应

Y44.1 维生素 B_{12}、叶酸和其他抗巨幼细胞性贫血制剂的有害效应

Y44.2 抗凝剂的有害效应

Y44.3 抗凝拮抗剂、维生素 K 和其他凝血药的有害效应

Y44.4 抗血栓形成药[血小板聚集抑制剂]的有害效应
不包括：乙酰水杨酸(Y45.1)
潘生丁(Y52.3)

Y44.5 血栓溶解药的有害效应

Y44.6 天然血液和血液制品的有害效应
不包括：免疫球蛋白(Y59.3)

Y44.7 血浆代用品的有害效应

Y44.9 影响血液组成成分的其他和未特指制剂的有害效应

Y45 镇痛药、解热药和消炎药的有害效应

Y45.0 类阿片和相关镇痛药的有害效应

Y45.1 水杨酸盐类的有害效应

Y42.7 Androgens and anabolic congeners

Y42.8 Other and unspecified hormones and their synthetic substitutes
Anterior pituitary [adenohypophyseal] hormones

Y42.9 Other and unspecified hormone antagonists

Y43 Primarily systemic agents
Excludes: vitamins NEC (Y57.7)

Y43.0 Antiallergic and antiemetic drugs
Excludes: phenothiazine-based neuroleptics (Y49.3)

Y43.1 Antineoplastic antimetabolites
Cytarabine

Y43.2 Antineoplastic natural products

Y43.3 Other antineoplastic drugs
Antineoplastic antibiotics
Excludes: tamoxifen (Y42.5)

Y43.4 Immunosuppressive agents

Y43.5 Acidifying and alkalizing agents

Y43.6 Enzymes, not elsewhere classified

Y43.8 Other primarily systemic agents, not elsewhere classified
Heavy-metal antagonists

Y43.9 Primarily systemic agent, unspecified

Y44 Agents primarily affecting blood constituents

Y44.0 Iron preparations and other anti-hypochromic-anaemia preparations

Y44.1 Vitamin B_{12}, folic acid and other anti-megaloblastic-anaemia preparations

Y44.2 Anticoagulants

Y44.3 Anticoagulant antagonists, vitamin K and other coagulants

Y44.4 Antithrombotic drugs [platelet-aggregation inhibitors]
Excludes: acetylsalicylic acid (Y45.1)
dipyridamole (Y52.3)

Y44.5 Thrombolytic drugs

Y44.6 Natural blood and blood products
Excludes: immunoglobulin (Y59.3)

Y44.8 Plasma substitutes

Y44.9 Other and unspecified agents affecting blood constituents

Y45 Analgesics, antipyretics and anti-inflammatory drugs

Y45.0 Opiates and related analgesics

Y45.1 Salicylates

Y45.2 丙酸衍生物的有害效应
丙酸衍生物
Y45.3 其他非类固醇性消炎药[NSAID]的有害效应
Y45.4 抗风湿药的有害效应
不包括：氯喹(Y41.2)
糖(肾上腺)皮质激素类(Y42.0)
水杨酸盐类(Y45.1)
Y45.5 4-氨基苯酚衍生物的有害效应
Y45.8 其他镇痛药和解热药的有害效应
Y45.9 未特指的镇痛药、解热药和消炎药的有害效应

Y46 镇癫痫药和抗帕金森病药的有害效应

不包括：乙酰唑胺(Y54.2)
巴比妥盐类 NEC(Y47.0)
苯并二氮杂类(Y47.1)
三聚乙醛(Y47.3)
Y46.0 琥珀酰亚胺的有害效应
Y46.1 恶唑烷二酮的有害效应
Y46.2 乙内酰脲衍生物的有害效应
Y46.3 去氧巴比妥盐类的有害效应
Y46.4 亚氨基二苯乙烯类的有害效应
卡马西平
Y46.5 丙戊酸的有害效应
Y46.6 其他和未特指的镇癫痫药的有害效应
Y46.7 抗帕金森病药的有害效应
金刚烷胺
Y46.8 镇痉药的有害效应
不包括：苯并二氮杂类(Y47.1)

Y47 镇静剂、催眠药和抗焦虑药的有害效应

Y47.0 巴比妥盐类的有害效应，不可归类在他处者
不包括：去氧巴比妥盐类(Y46.3)
硫巴比妥盐类(Y48.1)
Y47.1 苯并二氮杂类的有害效应
Y47.2 氯醛衍生物的有害效应
Y47.3 三聚乙醛的有害效应
Y47.4 溴化合物的有害效应
Y47.5 混合的镇静剂和催眠药的有害效应，不可归类在他处者
Y47.8 其他镇静剂、催眠药和抗焦虑药的有害效应
甲喹酮
Y47.9 未特指的镇静剂、催眠药和抗焦虑药的有害效应
睡眠用：
· 顿服药 }
· 药 } NOS
· 片剂 }

Y45.2 Propionic acid derivatives
Propanoic acid derivatives
Y45.3 Other nonsteroidal anti-inflammatory drugs [NSAID]
Y45.4 Antirheumatics
Excludes: chloroquine (Y41.2)
glucocorticoids (Y42.0)
salicylates (Y45.1)
Y45.5 4-Aminophenol derivatives
Y45.8 Other analgesics and antipyretics
Y45.9 Analgesic, antipyretic and anti-inflammatory drug, unspecified

Y46 Antiepileptics and antiparkinsonism drugs

Excludes: acetazolamide (Y54.2)
barbiturates NEC (Y47.0)
benzodiazepines (Y47.1)
paraldehyde (Y47.3)
Y46.0 Succinimides
Y46.1 Oxazolidinediones
Y46.2 Hydantoin derivatives
Y46.3 Deoxybarbiturates
Y46.4 Iminostilbenes
Carbamazepine
Y46.5 Valproic acid
Y46.6 Other and unspecified antiepileptics
Y46.7 Antiparkinsonism drugs
Amantadine
Y46.8 Antispasticity drugs
Excludes: benzodiazepines (Y47.1)

Y47 Sedatives, hypnotics and antianxiety drugs

Y47.0 Barbiturates, not elsewhere classified
Excludes: deoxybarbiturates (Y46.3)
thiobarbiturates (Y48.1)
Y47.1 Benzodiazepines
Y47.2 Chloral derivatives
Y47.3 Paraldehyde
Y47.4 Bromine compounds
Y47.5 Mixed sedatives and hypnotics, not elsewhere classified
Y47.8 Other sedatives, hypnotics and antianxiety drugs
Methaqualone
Y47.9 Sedative, hypnotic and antianxiety drug, unspecified
Sleeping:
· draught }
· drug } NOS
· tablet }

Y48 麻醉药和治疗性气体的有害效应

Y48.0 吸入性麻醉药的有害效应

Y48.1 胃肠外麻醉药的有害效应

硫巴比妥盐类

Y48.2 其他和未特指全身麻醉药的有害效应

Y48.3 局部麻醉药的有害效应

Y48.4 未特指麻醉药的有害效应

Y48.5 治疗性气体的有害效应

Y49 对精神有影响的药物的有害效应，不可归类在他处者

不包括： 食欲抑制剂(Y57.0)
巴比妥盐类 NEC(Y47.0)
苯并二氮杂类(Y47.1)
咖啡因(Y50.2)
可卡因(Y48.3)
甲喹酮(Y47.8)

Y49.0 三环和四环抗抑郁药的有害效应

Y49.1 单胺-氧化酶-抑制剂抗抑郁药的有害效应

Y49.2 其他和未特指的抗抑郁药的有害效应

Y49.3 吩噻嗪抗精神病药和精神安定剂的有害效应

Y49.4 丁酰苯和硫蒽精神安定剂的有害效应

Y49.5 其他抗精神病药和精神安定剂的有害效应

不包括： 萝芙木(Y52.5)

Y49.6 致幻药[致幻剂]的有害效应

Y49.7 伴有滥用可能性的精神兴奋剂的有害效应

Y49.8 其他对精神有影响的药物的有害效应，不可归类在他处者

Y49.9 未特指的对精神有影响的药物的有害效应

Y50 中枢神经系统兴奋剂的有害效应，不可归类在他处者

Y50.0 复苏药的有害效应

Y50.1 类鸦片受体拮抗剂的有害效应

Y50.2 甲基黄嘌呤类的有害效应，不可归类在他处者

咖啡因

不包括： 氨茶碱(Y55.6)
可可(豆)碱(Y55.6)
茶碱(Y55.6)

Y50.8 其他中枢神经系统兴奋剂的有害效应

Y50.9 未特指的中枢神经系统兴奋剂的有害效应

Y48 Anaesthetics and therapeutic gases

Y48.0 Inhaled anaesthetics

Y48.1 Parenteral anaesthetics

Thiobarbiturates

Y48.2 Other and unspecified general anaesthetics

Y48.3 Local anaesthetics

Y48.4 Anaesthetic, unspecified

Y48.5 Therapeutic gases

Y49 Psychotropic drugs, not elsewhere classified

Excludes: appetite depressants [anorectics] (Y57.0)
barbiturates NEC (Y47.0)
benzodiazepines (Y47.1)
caffeine (Y50.2)
cocaine (Y48.3)
methaqualone (Y47.8)

Y49.0 Tricyclic and tetracyclic antidepressants

Y49.1 Monoamine-oxidase inhibitor antidepressants

Y49.2 Other and unspecified antidepressants

Y49.3 Phenothiazine antipsychotics and neuroleptics

Y49.4 Butyrophenone and thioxanthene neuroleptics

Y49.5 Other antipsychotics and neuroleptics

Excludes: rauwolfia (Y52.5)

Y49.6 Psychodysleptics [hallucinogens]

Y49.7 Psychostimulants with abuse potential

Y49.8 Other psychotropic drugs, not elsewhere classified

Y49.9 Psychotropic drug, unspecified

Y50 Central nervous system stimulants, not elsewhere classified

Y50.0 Analeptics

Y50.1 Opiate receptor antagonists

Y50.2 Methylxantines, not elsewhere classified

Caffeine

Excludes: aminophylline (Y55.6)
theobromine (Y55.6)
theophylline (Y55.6)

Y50.8 Other central nervous system stimulants

Y50.9 Central nervous system stimulant, unspecified

Y51 主要影响自主神经系统药物的有害效应

Y51.0 抗胆碱酯酶剂的有害效应

Y51.1 其他拟副交感神经药[胆碱能药]的有害效应

Y51.2 神经节阻滞药的有害效应，不可归类在他处者

Y51.3 其他副交感神经抑制剂[抗胆碱能药和抗毒蕈碱药]和解痉药的有害效应，不可归类在他处者
罂粟碱

Y51.4 主要为α肾上腺素能受体显效药的有害效应，不可归类在他处者
间羟胺

Y51.5 主要为β肾上腺素能受体显效药的有害效应，不可归类在他处者
不包括：舒喘宁(Y55.6)

Y51.6 α肾上腺素能受体拮抗剂的有害效应，不可归类在他处者
不包括：麦角生物碱类(Y55.0)

Y51.7 β肾上腺素能受体拮抗剂的有害效应，不可归类在他处者

Y51.8 中枢作用和肾上腺素能-神经元-阻滞剂的有害效应，不可归类在他处者
不包括：可乐定(Y52.5)
胍乙啶(Y52.5)

Y51.9 主要影响自主神经系统的其他和未特指药物的有害效应
同时兴奋α和β肾上腺素能受体的药

Y52 主要影响心血管系统制剂的有害效应

不包括：间羟胺(Y51.4)

Y52.0 心脏兴奋甙和相似作用药的有害效应

Y52.1 钙通道阻滞剂的有害效应

Y52.2 其他抗心律障碍药的有害效应，不可归类在他处者
不包括：β肾上腺素能受体拮抗剂(Y51.7)

Y52.3 冠状血管扩张剂的有害效应，不可归类在他处者
潘生丁
不包括：β肾上腺素能受体拮抗剂(Y51.7)
钙通道阻滞剂(Y52.1)

Y52.4 血管紧张素转换酶抑制剂的有害效应

Y52.5 其他抗高血压药的有害效应，不可归类在他处者
可乐定
胍乙啶
萝芙木

Y51 Drugs primarily affecting the autonomic nervous system

Y51.0 Anticholinesterase agents

Y51.1 Other parasympathomimetics [cholinergics]

Y51.2 Ganglionic blocking drugs, not elsewhere classified

Y51.3 Other parasympatholytics [anticholinergics and antimuscarinics] and spasmolytics, not elsewhere classified
Papaverine

Y51.4 Predominantly α-adrenereceptor agonists, not elsewhere classified
Metaraminol

Y51.5 Predominantly β-adrenereceptor agonists, not elsewhere classified
Excludes: salbutamol (Y55.6)

Y51.6 α-Adrenereceptor antagonists, not elsewhere classified
Excludes: ergot alkaloids (Y55.0)

Y51.7 β-Adrenereceptor antagonists, not elsewhere classified

Y51.8 Centrally acting and adrenergic-neuron-blocking agents, not elsewhere classified
Excludes: clonidine (Y52.5)
guanethidine (Y52.5)

Y51.9 Other and unspecified drugs primarily affecting the autonomic nervous system
Drugs stimulating both α-and β-adrenereceptors

Y52 Agents primarily affecting the cardiovascular system

Excludes: metaraminol (Y51.4)

Y52.0 Cardiac-stimulant glycosides and drugs of similar action

Y52.1 Calcium-channel blockers

Y52.2 Other antidysrhythmic drugs, not elsewhere classified
Excludes: β-adrenereceptor antagonists (Y51.7)

Y52.3 Coronary vasodilators, not elsewhere classified
Dipyridamole
Excludes: β-adrenereceptor antagonists (Y51.7)
calcium-channel blockers (Y52.1)

Y52.4 Angiotensin-converting-enzyme inhibitors

Y52.5 Other antihypertensive drugs, not elsewhere classified
Clonidine
Guanethidine
Rauwolfia

不包括：β 肾上腺素能受体拮抗剂（Y51.7）
钙通道阻滞剂（Y52.1）
利尿剂（Y54.0-Y54.5）

Y52.6 抗高脂血症和抗动脉硬化药的有害效应

Y52.7 周围血管扩张剂的有害效应
烟酸（衍生物）
不包括：罂粟碱（Y51.3）

Y52.8 抗静脉曲张药（包括硬化剂）的有害效应

Y52.9 主要影响心血管系统的其他和未特指制剂的有害效应

Y53 主要影响胃肠系统制剂的有害效应

Y53.0 组织胺 H2 受体拮抗剂的有害效应

Y53.1 其他抗酸药和抗胃分泌药的有害效应

Y53.2 刺激性轻泻剂的有害效应

Y53.3 盐水和渗透性轻泻剂的有害效应

Y53.4 其他轻泻剂的有害效应
肠弛缓药

Y53.5 助消化药的有害效应

Y53.6 止泻药的有害效应
不包括：全身性抗生素和其他抗感染药（Y40-Y41）

Y53.7 催吐药的有害效应

Y53.8 其他主要影响胃肠系统制剂的有害效应

Y53.9 未特指的主要影响胃肠系统制剂的有害效应

Y54 主要影响水平衡和矿物质及尿酸代谢制剂的有害效应

Y54.0 盐（肾上腺）皮质激素类的有害效应

Y54.1 盐（肾上腺）皮质激素类拮抗剂［醛固酮拮抗剂］的有害效应

Y54.2 碳酸脱水酶抑制剂的有害效应
乙酰唑胺

Y54.3 苯并噻二嗪衍生物的有害效应

Y54.4 袢［强效］利尿剂的有害效应

Y54.5 其他利尿剂的有害效应

Y54.6 电解质、热量和水平衡剂的有害效应
口服再水化盐类

Y54.7 影响钙化的制剂的有害效应
甲状旁腺激素类及其衍生物
维生素 D 族

Y54.8 影响尿酸代谢的制剂的有害效应

Y54.9 矿物质盐类的有害效应，不可归类在他处者

Excludes：β-adrenereceptor antagonists（Y51.7）
calcium-channel blockers（Y52.1）
diuretics（Y54.0-Y54.5）

Y52.6 **Antihyperlipidaemic and antiarteriosclerotic drugs**

Y52.7 **Peripheral vasodilators**
Nicotinic acid（derivatives）
Excludes：papaverine（Y51.3）

Y52.8 **Antivaricose drugs, including sclerosing agents**

Y52.9 **Other and unspecified agents primarily affecting the cardiovascular system**

Y53 Agents primarily affecting the gastrointestinal system

Y53.0 **Histamine H2-receptor antagonists**

Y53.1 **Other antacids and anti-gastric-secretion drugs**

Y53.2 **Stimulant laxatives**

Y53.3 **Saline and osmotic laxatives**

Y53.4 **Other laxatives**
Intestinal atonia drugs

Y53.5 **Digestants**

Y53.6 **Antidiarrhoeal drugs**
Excludes：systemic antibiotics and other anti-infectives（Y40-Y41）

Y53.7 **Emetics**

Y53.8 **Other agents primarily affecting the gastrointestinal system**

Y53.9 **Agent primarily affecting the gastrointestinal system, unspecified**

Y54 Agents primarily affecting water-balance and mineral and uric acid metabolism

Y54.0 **Mineralocorticoids**

Y54.1 **Mineralocorticoid antagonists [aldosterone antagonists]**

Y54.2 **Carbonic-anhydrase inhibitors**
Acetazolamide

Y54.3 **Benzothiadiazine derivatives**

Y54.4 **Loop [High-ceiling] diuretics**

Y54.5 **Other diuretics**

Y54.6 **Electrolytic, caloric and water-balance agents**
Oral rehydration salts

Y54.7 **Agents affecting calcification**
Parathyroid hormones and derivatives
Vitamin D group

Y54.8 **Agents affecting uric acid metabolism**

Y54.9 **Mineral salts, not elsewhere classified**

Y55 主要作用于平滑肌和骨骼肌及呼吸系统制剂的有害效应

Y55.0 催产药的有害效应
麦角生物碱
不包括：雌激素、孕激素类及其拮抗剂（Y42.5-Y42.6）
Y55.1 骨骼肌松弛剂［神经肌肉阻滞剂］的有害效应
不包括：镇痉药（Y46.8）
Y55.2 主要作用于肌肉的其他和未特指制剂的有害效应
Y55.3 镇咳剂的有害效应
Y55.4 祛痰剂的有害效应
Y55.5 抗感冒药的有害效应
Y55.6 抗哮喘药的有害效应，不可归类在他处者
氨茶碱
舒喘宁
可可（豆）碱
茶碱
不包括：β 肾上腺素能受体显效药（Y51.5）
垂体前叶［腺垂体］激素类（Y42.8）
Y55.7 主要作用于呼吸系统的其他和未特指制剂的有害效应

Y55 Agents primarily acting on smooth and skeletal muscles and respiratory system

Y55.0 Oxytocic drugs
Ergot alkaloids
Excludes: estrogens, progestogens and antagonists (Y42.5-Y42.6)
Y55.1 Skeletal muscle relaxants [neuromuscular blocking agents]
Excludes: antispasticity drugs (Y46.8)
Y55.2 Other and unspecified agents primarily acting on muscles
Y55.3 Antitussives
Y55.4 Expectorants
Y55.5 Anti-common-cold drugs
Y55.6 Antiasthmatics, not elsewhere classified
Aminophylline
Salbutamol
Theobromine
Theophylline
Excludes: β-adrenereceptor agonists (Y51.5)
anterior pituitary [adenohypophysal] hormones (Y42.8)
Y55.7 Other and unspecified agents primarily acting on the respiratory system

Y56 主要影响皮肤和粘膜的局部制剂及眼科、耳鼻喉科和牙科药物的有害效应

包　括：糖（肾上腺）皮质激素类，局部使用的
Y56.0 局部抗真菌、抗感染和消炎药的有害效应，不可归类在他处者
Y56.1 止痒药的有害效应
Y56.2 局部收敛药和局部去污剂的有害效应
Y56.3 润滑药、缓和剂和保护药的有害效应
Y56.4 角质层分离药、角质层增生药和其他毛发治疗的药物和制剂的有害效应
Y56.5 眼科用药和制剂的有害效应
Y56.6 耳鼻喉科药物和制剂的有害效应
Y56.7 局部应用的牙科药物的有害效应
Y56.8 其他局部制剂的有害效应
杀精子药
Y56.9 未特指局部制剂的有害效应

Y56 Topical agents primarily affecting skin and mucous membrane and ophthalmological, otorhinolaryngological and dental drugs

Includes: glucocorticoids, topically used
Y56.0 Local antifungal, anti-infective and anti-inflammatory drugs, not elsewhere classified
Y56.1 Antipruritics
Y56.2 Local astringents and local detergents
Y56.3 Emollients, demulcents and protectants
Y56.4 Keratolytics, keratoplastics and other hair treatment drugs and preparations
Y56.5 Ophthalmological drugs and preparations
Y56.6 Otorhinolaryngological drugs and preparations
Y56.7 Dental drugs, topically applied
Y56.8 Other topical agents
Spermicides
Y56.9 Topical agents, unspecified

Y57 其他和未特指药物和药剂的有害效应

Y57.0 食欲抑制剂的有害效应
Y57.1 抗脂肪肝药的有害效应

Y57 Other and unspecified drugs and medicaments

Y57.0 Appetite depressants [anorectics]
Y57.1 Lipotropic drugs

Y57.2　解毒剂和螯合剂的有害效应，不可归类在他处者
Y57.3　解酒药的有害效应
Y57.4　药用赋形剂的有害效应
Y57.5　X 线造影剂[对比剂]的有害效应
Y57.6　其他诊断性制剂的有害效应
Y57.7　维生素类的有害效应，不可归类在他处者
不包括：烟酸(Y52.7)
维生素 B_{12}(Y44.1)
维生素 D(Y54.7)
维生素 K(Y44.3)
Y57.8　其他药物和药剂的有害效应
Y57.9　未特指药物或药剂的有害效应

Y57.2　Antidotes and chelating agents, not elsewhere classified
Y57.3　Alcohol deterrents
Y57.4　Pharmaceutical excipients
Y57.5　X-ray contrast media
Y57.6　Other diagnostic agents
Y57.7　Vitamins, not elsewhere classified
Excludes: nicotinic acid (Y52.7)
vitamin B_{12} (Y44.1)
vitamin D (Y54.7)
vitamin K (Y44.3)
Y57.8　Other drugs and medicaments
Y57.9　Drug or medicament, unspecified

Y58　细菌疫苗类的有害效应

Y58.0　卡介苗[BCG 疫苗]的有害效应
Y58.1　伤寒和副伤寒疫苗的有害效应
Y58.2　霍乱疫苗的有害效应
Y58.3　鼠疫疫苗的有害效应
Y58.4　破伤风疫苗的有害效应
Y58.5　白喉疫苗的有害效应
Y58.6　百日咳疫苗(包括含有百日咳成分的联合疫苗)的有害效应
Y58.8　联合细菌疫苗类(除外含有百日咳成分)的有害效应
Y58.9　其他和未特指细菌疫苗类的有害效应

Y58　Bacterial vaccines

Y58.0　BCG vaccine
Y58.1　Typhoid and paratyphoid vaccine
Y58.2　Cholera vaccine
Y58.3　Plague vaccine
Y58.4　Tetanus vaccine
Y58.5　Diphtheria vaccine
Y58.6　Pertussis vaccine, including combinations with a pertussis component
Y58.8　Mixed bacterial vaccines, except combinations with a pertussis component
Y58.9　Other and unspecified bacterial vaccines

Y59　其他和未特指疫苗类和生物制品的有害效应

Y59.0　病毒疫苗类的有害效应
Y59.1　立克次体疫苗类的有害效应
Y59.2　原虫疫苗类的有害效应
Y59.3　免疫球蛋白的有害效应
Y59.8　其他特指的疫苗类和生物制品的有害效应
Y59.9　未特指疫苗类或生物制品的有害效应

Y59　Other and unspecified vaccines and biological substances

Y59.0　Viral vaccines
Y59.1　Rickettsial vaccines
Y59.2　Protozoal vaccines
Y59.3　Immununoglobulin
Y59.8　Other specified vaccines and biological substances
Y59.9　Vaccine or biological substance, unspecified

在手术和医疗中对病人的意外事故(Y60-Y69)

不包括：医疗装置出现故障(在操作中)(植入后)(在使用中)(Y70-Y82)
手术和医疗操作作为病人异常反应的原因，而在操作当时并未提及意外事故(Y83-Y84)

Misadventures to patients during surgical and medical care (Y60-Y69)

Excludes: breakdown or malfunctioning of medical device (during procedure) (after implantation) (ongoing use) (Y70-Y82)
surgical and medical procedures as the cause of abnormal reaction of the patient, without mention of misadventure at the time of the procedure (Y83-Y84)

Y60 在手术和医疗中非故意的切割、针刺、穿孔或出血

Y60.0 在手术中非故意的切割、针刺、穿孔或出血
Y60.1 在输液或输血中非故意的切割、针刺、穿孔或出血
Y60.2 在肾透析或其他灌注中非故意的切割、针刺、穿孔或出血
Y60.3 在注射或人工免疫中非故意的切割、针刺、穿孔或出血
Y60.4 在内镜检查中非故意的切割、针刺、穿孔或出血
Y60.5 在心导管插入术中非故意的切割、针刺、穿孔或出血
Y60.6 在抽吸、穿刺和其他导管插入手术中非故意的切割、针刺、穿孔或出血
Y60.7 在施行灌肠中非故意的切割、针刺、穿孔或出血
Y60.8 在其他手术和医疗中非故意的切割、针刺、穿孔或出血
Y60.9 在未特指的手术和医疗中非故意的切割、针刺、穿孔或出血

Y61 在手术和医疗中异物意外地遗留在体内

Y61.0 在手术中异物意外地遗留在体内
Y61.1 在输液或输血中异物意外地遗留在体内
Y61.2 在肾透析或其他灌注中异物意外地遗留在体内
Y61.3 在注射或人工免疫中异物意外地遗留在体内
Y61.4 在内镜检查中异物意外地遗留在体内
Y61.5 在心导管插入术中异物意外地遗留在体内
Y61.6 在抽吸、穿刺和其他导管插入手术中异物意外地遗留在体内
Y61.7 在取除导管或填塞物中异物意外地遗留在体内
Y61.8 在其他手术和医疗中异物意外地遗留在体内
Y61.9 在未特指的手术和医疗中异物意外地遗留在体内

Y62 在手术和医疗中无菌预防措施的失败

Y62.0 在手术中无菌预防措施的失败
Y62.1 在输液或输血中无菌预防措施的失败
Y62.2 在肾透析或其他灌注中无菌预防措施的失败

Y60 Unintentional cut, puncture, perforation or haemorrhage during surgical and medical care

Y60.0 During surgical operation
Y60.1 During infusion or transfusion
Y60.2 During kidney dialysis or other perfusion
Y60.3 During injection or immunization
Y60.4 During endoscopic examination
Y60.5 During heart catheterization
Y60.6 During aspiration, puncture and other catheterization
Y60.7 During administration of enema
Y60.8 During other surgical and medical care
Y60.9 During unspecified surgical and medical care

Y61 Foreign object accidentally left in body during surgical and medical care

Y61.0 During surgical operation
Y61.1 During infusion or transfusion
Y61.2 During kidney dialysis or other perfusion
Y61.3 During injection or immunization
Y61.4 During endoscopic examination
Y61.5 During heart catheterization
Y61.6 During aspiration, puncture and other catheterization
Y61.7 During removal of catheter or packing
Y61.8 During other surgical and medical care
Y61.9 During unspecified surgical and medical care

Y62 Failure of sterile precautions during surgical and medical care

Y62.0 During surgical operation
Y62.1 During infusion or transfusion
Y62.2 During kidney dialysis or other perfusion

Y62.3 在注射或人工免疫中无菌预防措施的失败
Y62.4 在内镜检查中无菌预防措施的失败
Y62.5 在心导管插入术中无菌预防措施的失败
Y62.6 在抽吸、穿刺和其他导管插入手术中无菌预防措施的失败
Y62.8 在其他手术和医疗中无菌预防措施的失败
Y62.9 在未特指的手术和医疗中无菌预防措施的失败

Y62.3 During injection or immunization
Y62.4 During endoscopic examination
Y62.5 During heart catheterization
Y62.6 During aspiration, puncture and other catheterization
Y62.8 During other surgical and medical care
Y62.9 During unspecified surgical and medical care

Y63 在手术和医疗中使用剂量不当

不包括：药物意外过量或给错药物（X40-X44）

Y63.0 在输血或输液中给予过量的血或其他液体
Y63.1 在输液中使用稀释不正确的液体
Y63.2 在治疗中给予过量的辐射
Y63.3 在医疗中非故意使病人暴露于辐射下
Y63.4 在电休克或胰岛素休克治疗中使用剂量不当
Y63.5 局部敷料和填塞物的温度不当
Y63.6 未给予必要的药物、药剂或生物制品
Y63.8 在其他手术和医疗中使用剂量不当
Y63.9 在未特指的手术和医疗中使用剂量不当

Y63 Failure in dosage during surgical and medical care

Excludes: accidental overdose of drug or wrong drug given in error（X40-X44）

Y63.0 Excessive amount of blood or other fluid given during transfusion or infusion
Y63.1 Incorrect dilution of fluid used during infusion
Y63.2 Overdose of radiation given during therapy
Y63.3 Inadvertent exposure of patient to radiation during medical care
Y63.4 Failure in dosage in electroshock or insulin-shock therapy
Y63.5 Inappropriate temperature in local application and packing
Y63.6 Nonadministration of necessary drug, medicament or biological substance
Y63.8 Failure in dosage during other surgical and medical care
Y63.9 Failure in dosage during unspecified surgical and medical care

Y64 医疗或生物材料被污染

Y64.0 用于输血或输液的医疗或生物材料被污染
Y64.1 用于注射或免疫接种的医疗或生物材料被污染
Y64.8 任何其他形式的医疗或生物材料被污染
Y64.9 未特指形式的医疗或生物材料被污染

医疗或生物材料 NOS 被污染

Y64 Contaminated medical or biological substances

Y64.0 Contaminated medical or biological substance, transfused or infused
Y64.1 Contaminated medical or biological substance, injected or used for immunization
Y64.8 Contaminated medical or biological substance administered by other means
Y64.9 Contaminated medical or biological substance administered by unspecified means

Administered contaminated medical or biological substances NOS

Y65 在手术和医疗中的其他意外事故

Y65.0 在输血中使用配错的血
Y65.1 在输液中使用错误的液体
Y65.2 在手术中缝合或结扎不当
Y65.3 在麻醉操作中气管内插管错误放置

Y65 Other misadventures during surgical and medical care

Y65.0 Mismatched blood used in transfusion
Y65.1 Wrong fluid used in infusion
Y65.2 Failure in suture or ligature during surgical operation
Y65.3 Endotracheal tube wrongly placed during anaesthetic procedure

Y65.4 插入或取除其他导管或器械不当

Y65.5 不恰当手术的实行

Y65.8 在手术和医疗中其他特指的意外事故

Y66 未给予手术和医疗

手术和医疗的过早停止

Y69 在手术和医疗中未特指的意外事故

在诊断和治疗中使用与有害事件有关的医疗装置(Y70-Y82)

包 括:医疗装置出现故障(在操作中)(植入后)(在使用中)

不包括:在手术和医疗中对病人的意外事故,可分类于 Y60-Y69 者(Y60-Y69)
使用医疗装置随后发生的并发症,未提及医疗装置出现故障(Y83-Y84)

下列第四位数亚目可用于 Y70-Y82 类目:

.0 诊断和监测装置
.1 治疗和康复装置(非手术的)
.2 假体和其他植入物、材料和附件装置
.3 手术器械、材料和装置(包括缝线)
.8 多用途装置,不可归类在他处者

Y70 与有害事件有关的麻醉装置

Y71 与有害事件有关的心血管装置

Y72 与有害事件有关的耳鼻喉科装置

Y73 与有害事件有关的胃肠病学和泌尿科装置

Y74 与有害事件有关的综合医院和个人使用的装置

Y65.4 **Failure to introduce or to remove other tube or instrument**

Y65.5 **Performance of inappropriate operation**

Y65.8 **Other specified misadventures during surgical and medical care**

Y66 Nonadministration of surgical and medical care

Premature cessation of surgical and medical care

Y69 Unspecified misadventure during surgical and medical care

Medical devices associated with adverse incidents in diagnostic and therapeutic use (Y70-Y82)

Includes: breakdown or malfunctioning of medical device (during procedure) (after implantation) (ongoing use)

Excludes: misadventures to patients during surgical and medical care, classifiable to Y60-Y69 (Y60-Y69)
later complications following use of medical devices without mention of breakdown or malfunctioning of medical device (Y83-Y84)

The following fourth-character subdivisions are for use with categories Y70-Y82:

.0 **Diagnostic and monitoring devices**
.1 **Therapeutic (nonsurgical) and rehabilitative devices**
.2 **Prosthetic and other implants, materials and accessory devices**
.3 **Surgical instruments, materials and devices (including sutures)**
.8 **Miscellaneous devices, not elsewhere classified**

Y70 Anaesthesiology devices associated with adverse incidents

Y71 Cardiovascular devices associated with adverse incidents

Y72 Otorhinolaryngological devices associated with adverse incidents

Y73 Gastroenterology and urology devices associated with adverse incidents

Y74 General hospital and personal-use devices associated with adverse incidents

Y75 与有害事件有关的神经科装置

Y75 **Neurological devices associated with adverse incidents**

Y76 与有害事件有关的妇产科装置

Y76 **Obstetric and gynaecological devices associated with adverse incidents**

Y77 与有害事件有关的眼科装置

Y77 **Ophthalmic devices associated with adverse incidents**

Y78 与有害事件有关的放射学装置

Y78 **Radiological devices associated with adverse incidents**

Y79 与有害事件有关的矫形外科装置

Y79 **Orthopaedic devices associated with adverse incidents**

Y80 与有害事件有关的理疗装置

Y80 **Physical medicine devices associated with adverse incidents**

Y81 与有害事件有关的普通外科和整形外科装置

Y81 **General-and plastic-surgery devices associated with adverse incidents**

Y82 与有害事件有关的其他和未特指的医疗装置

Y82 **Other and unspecified medical devices associated with adverse incidents**

手术和其他医疗操作作为病人异常反应或以后并发症的原因，而在操作当时并未提及意外事故（Y83-Y84）

Surgical and other medical procedures as the cause of abnormal reaction of the patient, or of later complication, without mention of misadventure at the time of the procedure（Y83-Y84）

不包括： 在手术和医疗中对病人的意外事故，可分类于 Y60-Y69 者（Y60-Y69）
医疗装置出现故障（在操作中）（植入后）（在使用中）（Y70-Y82）

Excludes： misadventures to patients during surgical and medical care，classifiable to Y60-Y69（Y60-Y69）
breakdown or malfunctioning of medical device（during procedure）（after implantation）（ongoing use）（Y70-Y82）

Y83 外科手术和其他外科操作作为病人异常反应或以后并发症的原因，而在操作当时并未提及意外事故

Y83 **Surgical operation and other surgical procedures as the cause of abnormal reaction of the patient, or of later complication, without mention of misadventure at the time of the procedure**

Y83.0 全器官移植手术作为病人异常反应或以后并发症的原因，而在操作当时并未提及意外事故

Y83.0 **Surgical operation with transplant of whole Organ**

Y83.1 人工内部装置植入手术作为病人异常反应或以后并发症的原因，而在操作当时并未提及意外事故

Y83.1 **Surgical operation with implant of artificial internal device**

Y83.2 吻合、分流或移植手术作为病人异常反应或以后并发症的原因,而在操作当时并未提及意外事故

Y83.2 Surgical operation with anastomosis, bypass or graft

Y83.3 外造口形成手术作为病人异常反应或以后并发症的原因,而在操作当时并未提及意外事故

Y83.3 Surgical operation with formation of external stoma

Y83.4 其他重建手术作为病人异常反应或以后并发症的原因,而在操作当时并未提及意外事故

Y83.4 Other reconstructive surgery

Y83.5 肢体截肢术作为病人异常反应或以后并发症的原因,而在操作当时并未提及意外事故

Y83.5 Amputation of limb(s)

Y83.6 其他器官的取除(部分)(全部)作为病人异常反应或以后并发症的原因,而在操作当时并未提及意外事故

Y83.6 Removal of other organ (partial)(total)

Y83.8 其他外科操作作为病人异常反应或以后并发症的原因,而在操作当时并未提及意外事故

Y83.8 Other surgical procedures

Y83.9 未特指的外科操作作为病人异常反应或以后并发症的原因,而在操作当时并未提及意外事故

Y83.9 Surgical procedure, unspecified

Y84 其他医疗操作作为病人异常反应或以后并发症的原因,而在操作当时并未提及意外事故

Y84 Other medical procedures as the cause of abnormal reaction of the patient, or of later complication, without mention of misadventure at the time of the procedure

Y84.0 心导管插入术作为病人异常反应或以后并发症的原因,而在操作当时并未提及意外事故

Y84.0 Cardiac catheterization

Y84.1 肾透析作为病人异常反应或以后并发症的原因,而在操作当时并未提及意外事故

Y84.1 Kidney dialysis

Y84.2 放射学操作和放射治疗作为病人异常反应或以后并发症的原因,而在操作当时并未提及意外事故

Y84.2 Radiological procedure and radiotherapy

Y84.3 休克治疗作为病人异常反应或以后并发症的原因,而在操作当时并未提及意外事故

Y84.3 Shock therapy

Y84.4 液体抽吸术作为病人异常反应或以后并发症的原因,而在操作当时并未提及意外事故

Y84.4 Aspiration of fluid

Y84.5 胃或十二指肠探子的插入作为病人异常反应或以后并发症的原因,而在操作当时并未提及意外事故

Y84.5 Insertion of gastric or duodenal sound

Y84.6 泌尿道导管插入术作为病人异常反应或以后并发症的原因,而在操作当时并未提及意外事故

Y84.6 Urinary catheterization

Y84.7 血液取样作为病人异常反应或以后并发症的原因,而在操作当时并未提及意外事故

Y84.7 Blood-sampling

Y84.8　其他医疗操作作为病人异常反应或以后并发症的原因，而在操作当时并未提及意外事故

Y84.8　**Other medical procedures**

Y84.9　未特指的医疗操作作为病人异常反应或以后并发症的原因，而在操作当时并未提及意外事故

Y84.9　**Medical procedure, unspecified**

外因的后遗症导致的疾病和死亡（Y85-Y89）

Sequelae of external causes of morbidity and mortality (Y85-Y89)

注：类目 Y85-Y89 是用于表明某些情况作为死亡、障碍或残疾的原因并导致了后遗症或“晚期效应”，而这些情况本身分类于他处。所谓“后遗症”包括被报告为后遗症，或在原发事件之后一年或更长时间作为“晚期效应”发生的情况。

Note: Categories Y85-Y89 are to be used to indicate circumstances as the cause of death, impairment or disability from sequelae or "late effects", which are themselves classified elsewhere. The sequelae include conditions reported as such, or occurring as "late effects" one year or more after the originating event.

Y85　运输事故的后遗症

Y85.0　机动车事故的后遗症

Y85.9　其他和未特指运输事故的后遗症

Y85　Sequelae of transport accidents

Y85.0　**Sequelae of motor-vehicle accident**

Y85.9　**Sequelae of other and unspecified transport accidents**

Y86　其他事故的后遗症

Y86　Sequelae of other accidents

Y87　故意自害、加害和意图不确定事件的后遗症

Y87.0　故意自害的后遗症

Y87.1　加害的后遗症

Y87.2　意图不确定事件的后遗症

Y87　Sequelae of intentional self-harm, assault and events of undetermined intent

Y87.0　**Sequelae of intentional self-harm**

Y87.1　**Sequelae of assault**

Y87.2　**Sequelae of events of undetermined intent**

Y88　手术和医疗作为外因的后遗症

Y88.0　在治疗中使用药物、药剂和生物制品引起有害效应的后遗症

Y88.1　在手术和医疗操作中对病人的意外事故的后遗症

Y88.2　与在诊断和治疗中使用医疗装置有关的有害事件的后遗症

Y88.3　手术和医疗操作的后遗症作为病人异常反应或以后并发症的原因，而在操作当时并未提及意外事故

Y88　Sequelae with surgical and medical care as external cause

Y88.0　**Sequelae of adverse effects caused by drugs, medicaments and biological substances in therapeutic use**

Y88.1　**Sequelae of misadventures to patients during surgical and medical procedures**

Y88.2　**Sequelae of adverse incidents associated with medical devices in diagnostic and therapeutic use**

Y88.3　**Sequelae of surgical and medical procedures as the cause of abnormal reaction of the patient or of later complication, without mention of misadventure at the time of the procedure**

Y89　其他外因的后遗症

Y89.0　依法处置的后遗症

Y89.1　作战行动的后遗症

Y89.9　未特指外因的后遗症

Y89　Sequelae of other external causes

Y89.0　**Sequelae of legal intervention**

Y89.1　**Sequelae of war operations**

Y89.9　**Sequelae of unspecified external cause**

与分类于他处的疾病和死亡原因有关的补充因素(Y90-Y98)

注:需要时,使用这些类目来提供关于疾病和死亡原因的补充信息。它们不用于疾病或死亡的单一情况编码。

Y90 测定血中酒精水平以获得酒精影响的证据
- Y90.0 血中酒精水平低于20mg/100ml
- Y90.1 血中酒精水平在20-39mg/100ml
- Y90.2 血中酒精水平在40-59mg/100ml
- Y90.3 血中酒精水平在60-79mg/100ml
- Y90.4 血中酒精水平在80-99mg/100ml
- Y90.5 血中酒精水平在100-119mg/100ml
- Y90.6 血中酒精水平在120-199mg/100ml
- Y90.7 血中酒精水平在200-239mg/100ml
- Y90.8 血中酒精水平在240mg/100ml或以上
- Y90.9 血中存在酒精,水平未特指

Y91 测定中毒水平以获得酒精影响的证据

不包括:测定血中酒精水平以获得酒精影响的证据(Y90.-)

Y91.0 轻度酒精中毒

呼气时可闻到酒精气味,在功能和反应上有轻度行为失调或轻度协调困难。

Y91.1 中度酒精中毒

呼气时可闻到酒精气味,在功能和反应上有中度行为失调或中度协调困难。

Y91.2 严重酒精中毒

在功能和反应上有严重障碍、严重协调困难或合作能力的损害。

Y91.3 极严重的酒精中毒

在功能和反应上有极严重的障碍、极严重的协调困难或合作能力的丧失。

Y91.9 其他未特指的酒精影响

被怀疑受酒精影响 NOS

Y95 医源性情况

Y96 与工作有关的情况

Y97 与环境污染有关的情况

Y98 与生活方式有关的情况

Supplementary factors related to causes of morbidity and mortality classified elsewhere (Y90-Y98)

Note: These categories may be used, if desired, to provide supplementary information concerning causes of morbidity and mortality. They are not to be used for single-condition coding in or morbidity mortality.

Y90 Evidence of alcohol involvement determined by blood alcohol content
- Y90.0 Blood alcohol level of less than 20mg/100ml
- Y90.1 Blood alcohol level of 20-39mg/100ml
- Y90.2 Blood alcohol level of 40-59mg/100ml
- Y90.3 Blood alcohol level of 60-79mg/100ml
- Y90.4 Blood alcohol level of 80-99mg/100ml
- Y90.5 Blood alcohol level of 100-119mg/100ml
- Y90.6 Blood alcohol level of 120-199mg/100ml
- Y90.7 Blood alcohol level of 200-239mg/100ml
- Y90.8 Blood alcohol level of 240mg/100ml or more
- Y90.9 Presence of alcohol in blood, level not specified

Y91 Evidence of alcohol involvement determined by level of intoxication

Excludes: evidence of alcohol involvement determined by blood alcohol content (Y90.-)

Y91.0 Mild alcohol intoxication

Smell of alcohol on breath, slight behavioural disturbance in functions and responses, or slight difficulty in coordination.

Y91.1 Moderate alcohol intoxication

Smell of alcohol on breath, moderate behavioural disturbance in functions and responses, or moderate difficulty in coordination.

Y91.2 Severe alcohol intoxication

Severe disturbance in functions and responses, severe difficulty in coordination, or impaired ability to cooperate.

Y91.3 Very severe alcohol intoxication

Very severe disturbance in functions and responses, very severe difficulty in coordination, or loss of ability to cooperate.

Y91.9 Alcohol involvement, not otherwise specified

Suspected alcohol involvement NOS

Y95 Nosocomial condition

Y96 Work-related condition

Y97 Environmental-pollution-related condition

Y98 Lifestyle-related condition

第二十一章 影响健康状态和与保健机构接触的因素（Z00-Z99）

CHAPTER XXI Factors influencing health status and contact with health services (Z00-Z99)

注：本章不能用于国际比较或作为主要死亡编码。

Note: This chapter should not be used for international comparison or for primary mortality coding.

类目 Z00-Z99 是为那些被记录为“诊断”或“问题”但又不可分类于 A00-Y89 的疾病、损伤或外因的情况所提供的。它可能以下列两种主要方式出现：

Categories Z00-Z99 are provided for occasions when circumstances other than a disease, injury or external cause classifiable to categories A00-Y89 are recorded as “diagnoses” or “problems”. This can arise in two main ways:

（a）当一个可能有病、也可能无病的人，因某种特殊目的而与保健机构接触时。如：为了一种近期情况而接受限定性医疗或服务、捐献一个器官或组织、接受预防接种或讨论一个本身不是疾病或损伤的问题。

（b）当存在某种影响人的健康状况、但本身并不是一个现有疾病或损伤的情况或问题时。这种因素可能在人口调查中被查出，而此人当时也许有病或无病，或者当某人因某种疾病或损伤接受医疗时被作为一个附加因素而记录在案。

(a) When a person who may or may not be sick encounters the health services for some specific purpose, such as to receive limited care or service for a current condition, to donate an organ or tissue, to receive prophylactic vaccination or to discuss a problem which is in itself not a disease or injury.

(b) When some circumstance or problem is present which influences the person's health status but is not in itself a current illness or injury. Such factors may be elicited during population surveys, when the person may or may not be currently sick, or be recorded as an additional factor to be borne in mind when the person is receiving care for some illness or injury.

本章包括下列各节：

Z00-Z13	为检查和调查而与保健机构接触的人
Z20-Z29	具有与传染病有关的潜在健康危害的人
Z30-Z39	与生殖有关的情况而与保健机构接触的人
Z40-Z54	为特殊操作和卫生保健而与保健机构接触的人
Z55-Z65	具有与社会经济和心理社会情况有关的潜在健康危害的人
Z70-Z76	因其他情况而与保健机构接触的人
Z80-Z99	具有与家族和个人史以及影响健康状态的某些情况有关的潜在健康危害的人

This chapter contains the following blocks:

Z00-Z13	Persons encountering health services for examination and investigation
Z20-Z29	Persons with potential health hazards related to communicable diseases
Z30-Z39	Persons encountering health services in circumstances related to reproduction
Z40-Z54	Persons encountering health services for specific procedures and health care
Z55-Z65	Persons with potential health hazards related to socioeconomic and psychosocial circumstances
Z70-Z76	Persons encountering health services in other circumstances
Z80-Z99	Persons with potential health hazards related to family and personal history and certain conditions influencing health status

为检查和调查而与保健机构接触的人（Z00-Z13）

注：在这些检查中发现的非特异性异常所见，应分类于类目 R70-R94。
不包括：与妊娠和生殖有关的检查（Z30-Z36，Z39.-）

Z00 无主诉或诊断报告的人接受的一般性检查和调查

不包括：为行政管理目的接受的检查（Z02.-）
特殊筛查（Z11-Z13）

Z00.0 一般性医学检查
健康查体 NOS
周期性检查（年度）（体检）
不包括：一般性健康查体：
· 限定人群（Z10.-）
· 婴儿或儿童（Z00.1）

Z00.1 儿童常规健康检查
婴儿或儿童发育测验
不包括：弃婴或其他健康婴儿或儿童的健康监督（Z76.1-Z76.2）

Z00.2 儿童快速生长期的检查

Z00.3 青春发育期的检查
青春期发育状态

Z00.4 一般精神科检查，不可归类在他处者
不包括：要求为法医学原因接受的检查（Z04.6）

Z00.5 器官和组织的可能供者接受的检查

Z00.6 为临床研究项目的正常比较和对照接受的检查

Z00.8 其他一般性检查
人口调查中的健康检查

Z01 无主诉或诊断报告的人接受的其他特殊检查和调查

包　括：特殊系统的常规检查
不包括：为……接受的检查：
· 行政管理目的（Z02.-）
· 可疑情况，未被证实（Z03.-）
特殊筛查（Z11-Z13）

Z01.0 眼和视力检查
不包括：为办驾照接受的检查（Z02.4）

Persons encountering health services for examination and investigation (Z00-Z13)

Note: Nonspecific abnormal findings disclosed at the time of these examinations are classified to categories R70-R94.
Excludes: examinations related to pregnancy and reproduction (Z30-Z36, Z39.-)

Z00 General examination and investigation of persons without complaint and reported diagnosis

Excludes: examination for administrative purposes (Z02.-)
special screening examinations (Z11-Z13)

Z00.0 General medical examination
Health check-up NOS
Periodic examination (annual) (physical)
Excludes: general health check-up of:
· defined subpopulations (Z10.-)
· infant or child (Z00.1)

Z00.1 Routine child health examination
Development testing of infant or child
Excludes: health supervision of foundling or other healthy infant or child (Z76.1-Z76.2)

Z00.2 Examination for period of rapid growth in childhood

Z00.3 Examination for adolescent development state
Puberty development state

Z00.4 General psychiatric examination, not elsewhere classified
Excludes: examination requested for medicolegal reasons (Z04.6)

Z00.5 Examination of potential donor of organ and tissue

Z00.6 Examination for normal comparison and control in clinical research programme

Z00.8 Other general examinations
Health examination in population surveys

Z01 Other special examinations and investigations of persons without complaint or reported diagnosis

Includes: routine examination of specific system
Excludes: examination for:
· administrative purposes (Z02.-)
· suspected conditions, not proven (Z03.-)
special screening examinations (Z11-Z13)

Z01.0 Examination of eyes and vision
Excludes: examination for driving licence (Z02.4)

Z01.1 耳和听力检查
Z01.1 **Examination of ears and hearing**

Z01.2 牙科检查
Z01.2 **Dental examination**

Z01.3 血压检查
Z01.3 **Examination of blood pressure**

Z01.4 妇科学(一般性)(常规)检查
Z01.4 **Gynaecological examination(general)(routine)**

宫颈帕帕尼古劳涂片
盆腔检查(年度的)(定期的)
不包括：妊娠中的检查或试验(Z32. -)
避孕维护中的常规检查(Z30.4-Z30.5)

Papanicolaou smear of cervix
Pelvic examination(annual)(periodic)
Excludes： pregnancy examination or test(Z32. -)
routine examination for contraceptive maintenance(Z30.4-Z30.5)

Z01.5 诊断性皮肤试验和致敏试验
Z01.5 **Diagnostic skin and sensitization tests**

变态反应试验
为……的皮肤试验：
· 细菌性疾病
· 过敏性

Allergy tests
Skin tests for：
· bacterial disease
· hypersensitivity

Z01.6 放射学检查，不可归类在他处者
Z01.6 **Radiological examination, not elsewhere classified**

常规：
· 胸部 X 线
· 乳房 X 光片

Routine：
· chest X-ray
· mammogram

Z01.7 实验室检查
Z01.7 **Laboratory examination**

Z01.8 其他特指的特殊检查
Z01.8 **Other specified special examinations**

Z01.9 未特指的特殊检查
Z01.9 **Special examination, unspecified**

Z02 为行政管理目的接受的检查和会面
Z02 Examination and encounter for administrative purposes

Z02.0 为入学接受的检查
Z02.0 **Examination for admission to educational institution**

为进入学龄前(教育)接受的检查

Examination for admission to preschool(education)

Z02.1 就业前接受的检查
Z02.1 **Pre-employment examination**

不包括：职业性健康检查(Z10.0)

Excludes： occupational health examination(Z10.0)

Z02.2 为进入居住机构接受的检查
Z02.2 **Examination for admission to residential institutions**

不包括：为入监狱接受的检查(Z02.8)
公共机构居民的一般性健康查体(Z10.1)

Excludes： examination for admission to prison(Z02.8)
general health check-up of inhabitants of institutions(Z10.1)

Z02.3 征兵中新兵接受的检查
Z02.3 **Examination for recruitment to armed forces**

不包括：军队的一般性健康查体(Z10.2)

Excludes： general health check-up of armed forces(Z10.2)

Z02.4 为办驾驶执照接受的检查
Z02.4 **Examination for driving licence**

Z02.5 为参加体育运动接受的检查
Z02.5 **Examination for participation in sport**

不包括：血中酒精和血中药物检验(Z04.0)
体育比赛队的一般性健康查体(Z10.3)

Excludes： blood-alcohol and blood-drug test(Z04.0)
general health check-up of sports teams(Z10.3)

Z02.6 为保险目的接受的检查
Z02.6 **Examination for insurance purposes**

Z02.7 医学证明书的发给
Z02.7 **Issue of medical certificate**

医学证明书的发给：
· 死亡原因
· 工作适应性
· 丧失工作能力
· 劳动能力丧失
不包括：为一般性医学检查的来访者(Z00-Z01, Z02.0-Z02.6, Z02.8-Z02.9, Z10. -)

Issue of medical certificate of：
· cause of death
· fitness
· incapacity
· invalidity
Excludes： encounter for general medical examination(Z00-Z01, Z02.0-Z02.6, Z02.8-Z02.9, Z10. -)

Z02.8 为行政管理目的接受的其他检查

(为)……接受的检查:
·进入:
　·监狱
　·夏令营
·领养子女
·移民
·入籍
·结婚

不包括:弃婴或其他健康婴儿或儿童的健康监督(Z76.1-Z76.2)

Z02.8 Other examinations for administrative purposes

Examination(for):
· admission to:
　· prison
　· summer camp
· adoption
· immigration
· naturalization
· premarital

Excludes: health supervision of foundling or other healthy infant or child(Z76.1-Z76.2)

Z02.9 为行政管理目的接受未特指的检查

Z02.9 Examination for administrative purposes, unspecified

Z03 为可疑疾病和情况接受的医疗观察和评价

包　括:存在需要研究的某些症状或异常情况迹象的人,但在进行检查和和观察之后,表明无需作进一步的处理或医疗

不包括:未作诊断而具有恐惧主诉的人(Z71.1)

Z03 Medical observation and evaluation for suspected diseases and conditions

Includes: persons who present some symptoms or evidence of an abnormal condition which requires study, but who, after examination and observation, show no need for further treatment or medical care

Excludes: person with feared complaint in whom no diagnosis is made(Z71.1)

Z03.0 可疑结核病的观察

Z03.0 Observation for suspected tuberculosis

Z03.1 可疑恶性肿瘤的观察

Z03.1 Observation for suspected malignant neoplasm

Z03.2 可疑精神和行为障碍的观察

观察:
·不善社交的行为
·纵火
·帮伙行为
·商店偷窃
} 无明显精神障碍的

Z03.2 Observation for suspected mental and behavioural disorders

Observation for:
· dissocial behaviour
· fire-setting
· gang activity
· shop lifting
} without manifest psychiatric disorder

Z03.3 可疑神经系统疾患的观察

Z03.3 Observation for suspected nervous system disorders

Z03.4 可疑心肌梗死的观察

Z03.4 Observation for suspected myocardial infarction

Z03.5 其他可疑心血管病的观察

Z03.5 Observation for other suspected cardiovascular diseases

Z03.6 摄入物质引起可疑毒性效应的观察

可疑情况的观察:
·药物的有害效应
·中毒

Z03.6 Observation for suspected toxic effect from ingested substance

Observation for suspected:
· adverse effect from drug
· poisoning

Z03.8 其他可疑疾病和情况的观察

Z03.8 Observation for other suspected diseases and conditions

Z03.9 未特指的可疑疾病和情况的观察

Z03.9 Observation for suspected disease or condition, unspecified

Z04 为其他原因接受的检查和观察

包　括：为法医学原因接受的检查

Z04.0 接受血中酒精和血中药物检验

不包括： 存在率：
- 血中酒精(R78.0)
- 血中药物(R78. -)

Z04.1 交通事故后接受的检查和观察

不包括： 工作事故后接受的检查和观察(Z04.2)

Z04.2 工作事故后接受的检查和观察

Z04.3 其他事故后接受的检查和观察

Z04.4 嫌疑强奸和诱奸后接受的检查和观察

嫌疑强奸或诱奸后，受害人或犯人接受的检查

Z04.5 其他加害性损伤后接受的检查和观察

其他加害性损伤后，受害人或犯人接受的检查

Z04.6 接受权威机构要求的一般精神科检查

Z04.8 为其他特指原因接受的检查和观察

需要鉴定人的证词

Z04.9 未特指原因接受的检查和观察

观察 NOS

Z08 恶性肿瘤治疗后的随诊检查

包　括：治疗后的医疗监督

不包括： 随诊医疗和恢复期(Z42-Z51，Z54. -)

Z08.0 恶性肿瘤手术后的随诊检查

Z08.1 恶性肿瘤放射治疗后的随诊检查

不包括： 放疗期间(Z51.0)

Z08.2 恶性肿瘤化学治疗后的随诊检查

不包括： 化疗期间(Z51.1)

Z08.7 恶性肿瘤联合治疗后的随诊检查

Z08.8 恶性肿瘤其他治疗后的随诊检查

Z08.9 恶性肿瘤未特指的治疗后的随诊检查

Z04 Examination and observation for other reasons

Includes: examination for medicolegal reasons

Z04.0 Blood-alcohol and blood-drug test

Excludes: presence of:
- alcohol in blood(R78.0)
- drugs in blood(R78. -)

Z04.1 Examination and observation following transport accident

Excludes: following work accident(Z04.2)

Z04.2 Examination and observation following work accident

Z04.3 Examination and observation following other accident

Z04.4 Examination and observation following alleged rape and seduction

Examination of victim or culprit following alleged rape or seduction

Z04.5 Examination and observation following other inflicted injury

Examination of victim or culprit following other inflicted injury

Z04.6 General psychiatric examination, requested by authority

Z04.8 Examination and observation for other specified reasons

Request for expert evidence

Z04.9 Examination and observation for unspecified reason

Observation NOS

Z08 Follow-up examination after treatment for malignant neoplasms

Includes: medical surveillance following treatment

Excludes: follow-up medical care and convalescence (Z42-Z51, Z54. -)

Z08.0 Follow-up examination after surgery for malignant neoplasm

Z08.1 Follow-up examination after radiotherapy for malignant neoplasm

Excludes: radiotherapy session(Z51.0)

Z08.2 Follow-up examination after chemotherapy for malignant neoplasm

Excludes: chemotherapy session(Z51.1)

Z08.7 Follow-up examination after combined treatment for malignant neoplasm

Z08.8 Follow-up examination after other treatment for malignant neoplasm

Z08.9 Follow-up examination after unspecified treatment for malignant neoplasm

Z09 除恶性肿瘤外，为其他情况治疗后的随诊检查

包　括：治疗后的医学监督
不包括：随诊医疗和恢复期（Z42-Z51，Z54.-）
恶性肿瘤治疗后的医学监督（Z08.-）
监督：
·避孕（Z30.4-Z30.5）
·假体和其他医疗装置（Z44-Z46）

Z09.0 其他情况手术后的随诊检查

Z09.1 其他情况放射治疗后的随诊检查
不包括：放疗期间（Z51.0）

Z09.2 其他情况化学治疗后的随诊检查
不包括：维持性化疗（Z51.1-Z51.2）

Z09.3 心理治疗后的随诊检查

Z09.4 骨折治疗后的随诊检查

Z09.7 其他情况的联合治疗后的随诊检查

Z09.8 其他情况的其他治疗后的随诊检查

Z09.9 其他情况的未特指治疗后的随诊检查

Z09 Follow-up examination after treatment for conditions other than malignant neoplasms

Includes: medical surveillance following treatment
Excludes: follow-up medical care and convalescence (Z42-Z51, Z54.-)
medical surveillance following treatment for malignant neoplasms (Z08.-)
surveillance of:
· contraception (Z30.4-Z30.5)
· prosthetic and other medical devices (Z44-Z46)

Z09.0 Follow-up examination after surgery for other conditions

Z09.1 Follow-up examination after radiotherapy for other conditions
Excludes: radiotherapy session (Z51.0)

Z09.2 Follow-up examination after chemotherapy for other conditions
Excludes: maintenance chemotherapy (Z51.1-Z51.2)

Z09.3 Follow-up examination after psychotherapy

Z09.4 Follow-up examination after treatment of fracture

Z09.7 Follow-up examination after combined treatment for other conditions

Z09.8 Follow-up examination after other treatment for other conditions

Z09.9 Follow-up examination after unspecified treatment for other conditions

Z10 限定人群的常规一般性健康查体

不包括：为行政管理目的接受的医学检查（Z02.-）

Z10.0 职业性健康检查
不包括：就业前检查（Z02.1）

Z10.1 公共机构居民的常规一般性健康查体
不包括：入院检查（Z02.2）

Z10.2 军队的常规一般性健康查体
不包括：征兵中新兵接受的检查（Z02.3）

Z10.3 体育比赛队的常规一般性健康查体
不包括：血中酒精和血中药物检验（Z04.0）
为参加体育运动接受的检查（Z02.5）

Z10.8 其他限定人群的常规一般性健康查体
小学生
学生

Z10 Routine general health check-up of defined subpopulation

Excludes: medical examination for administrative purposes (Z02.-)

Z10.0 Occupational health examination
Excludes: pre-employment examination (Z02.1)

Z10.1 Routine general health check-up of inhabitants of institutions
Excludes: admission examination (Z02.2)

Z10.2 Routine general health check-up of armed forces
Excludes: recruitment examination (Z02.3)

Z10.3 Routine general health check-up of sports teams
Excludes: blood-alcohol and blood-drug test (Z04.0)
examination for participation in sport (Z02.5)

Z10.8 Routine general health check-up of other defined subpopulations
Schoolchildren
Students

Z11 传染病和寄生虫病的特殊筛查

Z11 Special screening examination for infectious and parasitic diseases

Z11.0 肠道传染病的特殊筛查

Z11.0 **Special screening examination for intestinal infectious diseases**

Z11.1 呼吸道结核的特殊筛查

Z11.1 **Special screening examination for respiratory tuberculosis**

Z11.2 其他细菌性疾病的特殊筛查

Z11.2 **Special screening examination for other bacterial diseases**

Z11.3 主要为性传播模式的传染病的特殊筛查

Z11.3 **Special screening examination for infections with a predominantly sexual mode of transmission**

Z11.4 人类免疫缺陷病毒[HIV]的特殊筛查

Z11.4 **Special screening examination for human immunodeficiency virus [HIV]**

Z11.5 其他病毒性疾病的特殊筛查

不包括：病毒性肠疾病(Z11.0)

Z11.5 **Special screening examination for other viral diseases**

Excludes: viral intestinal disease(Z11.0)

Z11.6 其他原虫病和蠕虫病的特殊筛查

不包括：肠内原虫病(Z11.0)

Z11.6 **Special screening examination for other protozoal diseases and helminthiases**

Excludes: protozoal intestinal disease(Z11.0)

Z11.8 其他传染病和寄生虫病的特殊筛查

衣原体
立克次体
螺旋体
真菌病
} 疾病

Z11.8 **Special screening examination for other infectious and parasitic diseases**

Chlamydial
Rickettsial
Spirochaetal
Mycoses
} diseases

Z11.9 未特指的传染病和寄生虫病的特殊筛查

Z11.9 **Special screening examination for infectious and parasitic diseases, unspecified**

Z12 肿瘤的特殊筛查

Z12 Special screening examination for neoplasms

Z12.0 胃部肿瘤的特殊筛查

Z12.0 **Special screening examination for neoplasm of stomach**

Z12.1 肠道肿瘤的特殊筛查

Z12.1 **Special screening examination for neoplasm of intestinal tract**

Z12.2 呼吸器官肿瘤的特殊筛查

Z12.2 **Special screening examination for neoplasm of respiratory organs**

Z12.3 乳房肿瘤的特殊筛查

不包括：乳房常规X光片(Z01.6)

Z12.3 **Special screening examination for neoplasm of breast**

Excludes: routine mammogram(Z01.6)

Z12.4 宫颈肿瘤的特殊筛查

不包括：常规检查或作为一般妇科检查一部分时(Z01.4)

Z12.4 **Special screening examination for neoplasm of cervix**

Excludes: when routine test or as part of general gynaecological examination(Z01.4)

Z12.5 前列腺肿瘤的特殊筛查

Z12.5 **Special screening examination for neoplasm of prostate**

Z12.6 膀胱肿瘤的特殊筛查

Z12.6 **Special screening examination for neoplasm of bladder**

Z12.8 其他部位肿瘤的特殊筛查

Z12.8 **Special screening examination for neoplasms of other sites**

Z12.9 未特指肿瘤的特殊筛查

Z12.9 **Special screening examination for neoplasm, unspecified**

Z13 其他疾病和疾患的特殊筛查

Z13.0 血液及造血器官疾病和某些涉及免疫机制的疾患的特殊筛查

Z13.1 糖尿病的特殊筛查

Z13.2 营养疾患的特殊筛查

Z13.3 精神和行为障碍的特殊筛查

酒精中毒
抑郁症
精神发育迟缓

Z13.4 童年时某些发育障碍的特殊筛查

不包括：婴儿或儿童的常规发育测验(Z00.1)

Z13.5 眼和耳疾患的特殊筛查

Z13.6 心血管疾患的特殊筛查

Z13.7 先天性畸形、变形和染色体异常的特殊筛查

Z13.8 其他特指疾病和疾患的特殊筛查

牙疾患
内分泌和代谢疾患
不包括：糖尿病(Z13.1)

Z13.9 未特指的特殊筛查

具有与传染病有关的潜在健康危害的人(Z20-Z29)

Z20 接触和暴露于传染病

Z20.0 接触和暴露于肠道传染病

Z20.1 接触和暴露于结核病

Z20.2 接触和暴露于主要为性传播模式的传染病

Z20.3 接触和暴露于狂犬病

Z20.4 接触和暴露于风疹

Z20.5 接触和暴露于病毒性肝炎

Z20.6 接触和暴露于人类免疫缺陷病毒[HIV]

不包括：无症状的人类免疫缺陷病毒[HIV]感染状态(Z21)

Z13 Special screening examination for other diseases and disorders

Z13.0 **Special screening examination for diseases of the blood and blood-forming organs and certain disorders involving the immune mechanism**

Z13.1 **Special screening examination for diabetes mellitus**

Z13.2 **Special screening examination for nutritional disorders**

Z13.3 **Special screening examination for mental and behavioural disorders**

Alcoholism
Depression
Mental retardation

Z13.4 **Special screening examination for certain developmental disorders in childhood**

Excludes: routine development testing of infant or child(Z00.1)

Z13.5 **Special screening examination for eye and ear disorders**

Z13.6 **Special screening examination for cardiovascular disorders**

Z13.7 **Special screening examination for congenital malformations, deformations and chromosomal abnormalities**

Z13.8 **Special screening examination for other specified diseases and disorders**

Dental disorder
Endocrine and metabolic disorders
Excludes: diabetes mellitus(Z13.1)

Z13.9 **Special screening examination, unspecified**

Persons with potential health hazards related to communicable diseases (Z20-Z29)

Z20 Contact with and exposure to communicable diseases

Z20.0 **Contact with and exposure to intestinal infectious diseases**

Z20.1 **Contact with and exposure to tuberculosis**

Z20.2 **Contact with and exposure to infections with a predominantly sexual mode of transmission**

Z20.3 **Contact with and exposure to rabies**

Z20.4 **Contact with and exposure to rubella**

Z20.5 **Contact with and exposure to viral hepatitis**

Z20.6 **Contact with and exposure to human immunodeficiency virus [HIV]**

Excludes: asymptomatic human immunodeficiency virus [HIV] infection status(Z21)

Z20.7 接触和暴露于虱病、螨病和其他病虫侵染
Z20.8 接触和暴露于其他传染病
Z20.9 接触和暴露于未特指的传染病

Z21 无症状的人类免疫缺陷病毒[HIV]感染状态

HIV 阳性 NOS
不包括：接触或暴露于人类免疫缺陷病毒[HIV](Z20.6)
人类免疫缺陷病毒[HIV]病(B20-B24)
人类免疫缺陷病毒[HIV]的实验室证据(R75)

Z22 传染病病原携带者

包　括：可疑携带者
Z22.0 伤寒带菌者
Z22.1 其他肠道传染病带菌者
Z22.2 白喉带菌者
Z22.3 其他特指细菌性疾病带菌者
由于……而成为细菌性疾病带菌者：
- 脑膜炎球菌
- 葡萄球菌
- 链球菌

Z22.4 主要为性传播模式感染的病原携带者
病原携带者：
- 淋病
- 梅毒

Z22.5 病毒性肝炎病原携带者
乙型肝炎表面抗原[HBsAg]携带者
Z22.6 人 T-亲淋巴 1 型病毒[HTLV-1]感染的病原携带者
Z22.8 其他传染病病原携带者
Z22.9 未特指的传染病病原携带者

Z23 为抗单一的细菌性疾病采取必要的免疫

不包括：免疫：
- 对几种疾病联合(Z27.-)
- 未进行(Z28.-)

Z23.0 仅为抗霍乱采取必要的免疫
Z23.1 仅为抗伤寒-副伤寒采取必要的免疫[TAB]
Z23.2 为抗结核采取必要的免疫[BCG]
Z23.3 为抗鼠疫采取必要的免疫
Z23.4 为抗土拉菌病[兔热病]采取必要的免疫
Z23.5 仅为抗破伤风采取必要的免疫
Z23.6 仅为抗白喉采取必要的免疫
Z23.7 仅为抗百日咳采取必要的免疫
Z23.8 为抗其他单一的细菌性疾病采取必要的免疫

Z20.7 Contact with and exposure to pediculosis, acariasis and other infestations
Z20.8 Contact with and exposure to other communicable diseases
Z20.9 Contact with and exposure to unspecified communicable disease

Z21 Asymptomatic human immunodeficiency virus [HIV] infection status

HIV positive NOS
Excludes: contact with or exposure to human immunodeficiency virus [HIV] (Z20.6)
human immunodeficiency virus [HIV] disease (B20-B24)
laboratory evidence of human immunodeficiency virus [HIV] (R75)

Z22 Carrier of infectious disease

Includes: suspected carrier
Z22.0 Carrier of typhoid
Z22.1 Carrier of other intestinal infectious diseases
Z22.2 Carrier of diphtheria
Z22.3 Carrier of other specified bacterial diseases
Carrier of bacterial disease due to:
- meningococci
- staphylococci
- streptococci

Z22.4 Carrier of infections with a predominantly sexual mode of transmission
Carrier of:
- gonorrhoea
- syphilis

Z22.5 Carrier of viral hepatitis
Hepatitis B surface antigen [HBsAg] carrier
Z22.6 Carrier of human T-lymphotropic virus type-1 [HTLV-1] infection
Z22.8 Carrier of other infectious diseases
Z22.9 Carrier of infectious disease, unspecified

Z23 Need for immunization against single bacterial diseases

Excludes: immunization:
- against combinations of diseases (Z27.-)
- not carried out (Z28.-)

Z23.0 Need for immunization against cholera alone
Z23.1 Need for immunization against typhoid-paratyphoid alone [TAB]
Z23.2 Need for immunization against tuberculosis [BCG]
Z23.3 Need for immunization against plague
Z23.4 Need for immunization against tularaemia
Z23.5 Need for immunization against tetanus alone
Z23.6 Need for immunization against diphtheria alone
Z23.7 Need for immunization against pertussis alone
Z23.8 Need for immunization against other single bacterial diseases

Z24 为抗某些单一的病毒性疾病采取必要的免疫

不包括：免疫：
- ·对几种疾病联合(Z27.-)
- ·未进行(Z28.-)

Z24.0 为抗脊髓灰质炎采取必要的免疫
Z24.1 为抗节肢动物媒介的病毒性脑炎采取必要的免疫
Z24.2 为抗狂犬病采取必要的免疫
Z24.3 为抗黄热病采取必要的免疫
Z24.4 仅为抗麻疹采取必要的免疫
Z24.5 仅为抗风疹采取必要的免疫
Z24.6 为抗病毒性肝炎采取必要的免疫

Z25 为抗其他单一的病毒性疾病采取必要的免疫

不包括：免疫：
- ·对几种疾病联合(Z27.-)
- ·未进行(Z28.-)

Z25.0 仅为抗流行性腮腺炎采取必要的免疫
Z25.1 为抗流感采取必要的免疫
Z25.8 为抗其他特指的单一的病毒性疾病采取必要的免疫

Z26 为抗其他单一的传染病采取必要的免疫

不包括：免疫：
- ·对几种疾病联合(Z27.-)
- ·未进行(Z28.-)

Z26.0 为抗利什曼病采取必要的免疫
Z26.8 为抗其他特指的单一的传染病采取必要的免疫
Z26.9 为抗未特指的传染病采取必要的免疫

需采取免疫 NOS

Z27 为抗多种传染病采取必要的联合免疫

不包括：免疫未进行(Z28.-)

Z27.0 为抗霍乱伴有伤寒-副伤寒采取必要的免疫[霍乱 + TAB]
Z27.1 为抗白喉-破伤风-百日咳联合采取必要的免疫[DTP]
Z27.2 为抗白喉-破伤风-百日咳伴有伤寒-副伤寒采取必要的免疫[DTP + TAB]
Z27.3 为抗白喉-破伤风-百日咳伴有脊髓灰质炎采取必要的免疫[DTP + 脊灰]

Z24 Need for immunization against certain single viral diseases

Excludes: immunization:
- · against combinations of diseases(Z27.-)
- · not carried out(Z28.-)

Z24.0 Need for immunization against poliomyelitis
Z24.1 Need for immunization against arthropod-borne viral encephalitis
Z24.2 Need for immunization against rabies
Z24.3 Need for immunization against yellow fever
Z24.4 Need for immunization against measles alone
Z24.5 Need for immunization against rubella alone
Z24.6 Need for immunization against viral hepatitis

Z25 Need for immunization against other single viral diseases

Excludes: immunization:
- · against combinations of diseases(Z27.-)
- · not carried out(Z28.-)

Z25.0 Need for immunization against mumps alone
Z25.1 Need for immunization against influenza
Z25.8 Need for immunization against other specified single viral diseases

Z26 Need for immunization against other single infectious diseases

Excludes: immunization:
- · against combinations of diseases(Z27.-)
- · not carried out(Z28.-)

Z26.0 Need for immunization against leishmaniasis
Z26.8 Need for immunization against other specified single infectious diseases
Z26.9 Need for immunization against unspecified infectious disease

Need for immunization NOS

Z27 Need for immunization against combinations of infectious diseases

Excludes: immunization not carried out(Z28.-)

Z27.0 Need for immunization against cholera with typhoid-paratyphoid [cholera + TAB]
Z27.1 Need for immunization against diphtheria-tetanus-pertussis, combined [DTP]
Z27.2 Need for immunization against diphtheria-tetanus-pertussis with typhoid-paratyphoid [DTP + TAB]
Z27.3 Need for immunization against diphtheria-tetanus-pertussis with poliomyelitis [DTP + polio]

Z27.4　为抗麻疹-流行性腮腺炎-风疹采取必要的免疫［MMR］

Z27.8　为抗其他多种传染病采取必要的联合免疫

Z27.9　为抗未特指的多种传染病采取必要的联合免疫

Z28　免疫未进行

Z28.0　由于禁忌证未进行免疫

Z28.1　由于信仰或群体压力使病人决定不进行免疫

Z28.2　由于其他或未特指原因使病人决定不进行免疫

Z28.8　由于其他原因未进行免疫

Z28.9　由于未特指的原因未进行免疫

Z29　其他必要的预防措施

不包括：对变应原脱敏（Z51.6）
预防性手术（Z40.-）

Z29.0　隔离

为了保护某人免受其周围环境的影响，或某人在与传染病接触后为隔离的目的而收入院。

Z29.1　预防性免疫治疗

给予免疫球蛋白

Z29.2　其他预防性化学治疗

化学预防
预防性抗生素治疗

Z29.8　其他特指的预防措施

Z29.9　未特指的预防措施

与生殖有关的情况而与保健机构接触的人（Z30-Z39）

Z30　避孕问题

Z30.0　有关避孕的一般咨询和指导

计划生育指导 NOS
避孕药的初次处方

Z30.1　（子宫内）避孕装置的放置

Z30.2　绝育

为结扎输卵管或输精管而住院

Z30.3　月经引出

防止妊娠
月经调节

Z27.4 **Need for immunization against measles-mumps-rubella [MMR]**

Z27.8 **Need for immunization against other combinations of infectious diseases**

Z27.9 **Need for immunization against unspecified combinations of infectious diseases**

Z28 **Immunization not carried out**

Z28.0 **Immunization not carried out because of contraindication**

Z28.1 **Immunization not carried out because of patient's decision for reasons of belief and group pressure**

Z28.2 **Immunization not carried out because of patient's decision for other and unspecified reasons**

Z28.8 **Immunization not carried out for other reasons**

Z28.9 **Immunization not carried out for unspecified reason**

Z29 **Need for other prophylactic measures**

Excludes: desensitization to allergens (Z51.6)
prophylactic surgery (Z40.-)

Z29.0 **Isolation**

Admission to protect the individual from his or her surroundings or for isolation of individual after contact with infectious diseases.

Z29.1 **Prophylactic immunotherapy**

Administration of immunoglobulin

Z29.2 **Other prophylactic chemotherapy**

Chemoprophylaxis
Prophylactic antibiotic therapy

Z29.8 **Other specified prophylactic measures**

Z29.9 **Prophylactic measure, unspecified**

Persons encountering health services in circumstances related to reproduction (Z30-Z39)

Z30 **Contraceptive management**

Z30.0 **General counselling and advice on contraception**

Family planning advice NOS
Initial prescription of contraceptives

Z30.1 **Insertion of (intrauterine) contraceptive device**

Z30.2 **Sterilization**

Admission for interruption of fallopian tubes or vasa deferentia

Z30.3 **Menstrual extraction**

Interception of pregnancy
Menstrual regulation

Z30.4 避孕药的监督
避孕药丸或其他避孕药的再次处方
维持避孕的常规检查
Z30.5 (子宫内)避孕装置的监督
(子宫内)避孕装置的检查、重新放置或取出
Z30.8 其他避孕问题
输精管切除术后精子计数
Z30.9 未特指的避孕问题

Z31 生育问题
不包括：与人工授精有关的并发症(N98.-)
Z31.0 既往绝育术后的输卵管或输精管成形术
Z31.1 人工授精
Z31.2 试管内受精
为采取或植入卵子而住院
Z31.3 其他辅助受精方法
Z31.4 生育调查和检验
输卵管吹气术
精子计数
不包括：输精管切除术后精子计数(Z30.8)
Z31.5 遗传咨询
Z31.6 关于生育的一般咨询和指导
Z31.8 其他生育问题
Z31.9 未特指的生育问题

Z32 妊娠检查和检验
Z32.0 妊娠(尚)未确认
Z32.1 确认妊娠

Z33 附带妊娠状态
妊娠状态 NOS

Z34 正常妊娠监督
Z34.0 首次正常妊娠的监督
Z34.8 其他正常妊娠的监督
Z34.9 未特指的正常妊娠监督

Z35 高危妊娠监督
Z35.0 具有不孕症史者的妊娠监督
Z35.1 具有流产结局史者的妊娠监督
具有……病史者的妊娠监督：
· 葡萄胎
· 水泡状胎块
不包括：习惯性流产：
· 妊娠中的医疗照顾(O26.2)
· 不伴有近期妊娠(N96)

Z30.4 Surveillance of contraceptive drugs
Repeat prescription for contraceptive pill or other contraceptive drugs
Routine examination for contraceptive maintenance
Z30.5 Surveillance of (intrauterine) contraceptive device
Checking, reinsertion or removal of (intrauterine) contraceptive device
Z30.8 Other contraceptive management
Postvasectomy sperm count
Z30.9 Contraceptive management, unspecified

Z31 Procreative management
Excludes: complications associated with artificial fertilization (N98.-)
Z31.0 Tuboplasty or vasoplasty after previous sterilization
Z31.1 Artificial insemination
Z31.2 *In vitro* fertilization
Admission for harvesting or implantation of ova
Z31.3 Other assisted fertilization methods
Z31.4 Procreative investigation and testing
Fallopian insufflation
Sperm counts
Excludes: postvasectomy sperm count (Z30.8)
Z31.5 Genetic counselling
Z31.6 General counselling and advice on procreation
Z31.8 Other procreative management
Z31.9 Procreative management, unspecified

Z32 Pregnancy examination and test
Z32.0 Pregnancy, not (yet) confirmed
Z32.1 Pregnancy confirmed

Z33 Pregnant state, incidental
Pregnant state NOS

Z34 Supervision of normal pregnancy
Z34.0 Supervision of normal first pregnancy
Z34.8 Supervision of other normal pregnancy
Z34.9 Supervision of normal pregnancy, unspecified

Z35 Supervision of high-risk pregnancy
Z35.0 Supervision of pregnancy with history of infertility
Z35.1 Supervision of pregnancy with history of abortive outcome
Supervision of pregnancy with history of:
· hydatidiform mole
· vesicular mole
Excludes: habitual aborter:
· care during pregnancy (O26.2)
· without current pregnancy (N96)

Z35.2 具有其他不良生殖或产科病史者的妊娠监督
具有……病史者的妊娠监督：
· 可分类于 O10-O92 的情况
· 新生儿死亡
· 死产

Z35.2 Supervision of pregnancy with other poor reproductive or obstetric history
Supervision of pregnancy with history of:
· conditions classificable to O10-O92
· neonatal death
· stillbirth

Z35.3 具有缺乏产前医疗照顾病史者的妊娠监督
妊娠：
· 隐瞒的
· 隐匿的

Z35.3 Supervision of pregnancy with history of insufficient antenatal care
Pregnancy:
· concealed
· hidden

Z35.4 具有多胎产者的妊娠监督
不包括：不伴有近期妊娠的多产（Z64.1）

Z35.4 Supervision of pregnancy with grand multiparity
Excludes: multiparity without current pregnancy (Z64.1)

Z35.5 高龄初孕妇的监督
Z35.5 Supervision of elderly primigravida

Z35.6 极年轻初孕妇的监督
Z35.6 Supervision of very young primigravida

Z35.7 由于社会问题引起的高危妊娠监督
Z35.7 Supervision of high-risk pregnancy due to social problems

Z35.8 其他高危妊娠监督
Z35.8 Supervision of other high-risk pregnancies

Z35.9 未特指的高危妊娠监督
Z35.9 Supervision of high-risk pregnancy, unspecified

Z36 产前筛查
不包括：母亲产前筛查的异常所见（O28.-）
常规产前医疗（Z34-Z35）

Z36 Antenatal screening
Excludes: abnormal findings on antenatal screening of mother (O28.-)
routine prenatal care (Z34-Z35)

Z36.0 对染色体异常的产前筛查
羊膜穿刺术
胎盘标本（经阴道采取）

Z36.0 Antenatal screening for chromosomal anomalies
Amniocentesis
Placental sample (taken vaginally)

Z36.1 对甲胎蛋白水平升高的产前筛查
Z36.1 Antenatal screening for raised alphafetoprotein level

Z36.2 基于羊水穿刺的其他产前筛查
Z36.2 Other antenatal screening based on amniocentesis

Z36.3 用超声波和其他物理学方法对畸形的产前筛查
Z36.3 Antenatal screening for malformations using ultrasound and other physical methods

Z36.4 用超声波和其他物理学方法对胎儿生长迟缓的产前筛查
Z36.4 Antenatal screening for fetal growth retardation using ultrasound and other physical methods

Z36.5 对同种免疫的产前筛查
Z36.5 Antenatal screening for isoimmunization

Z36.8 其他产前筛查
对血红蛋白病的筛查

Z36.8 Other antenatal screening
Screening for haemoglobinopathy

Z36.9 未特指产前筛查
Z36.9 Antenatal screening, unspecified

Z37 分娩的结局
注：本类目是供作为一种附加编码用在母亲病案上标明分娩的结局。

Z37 Outcome of delivery
Note: This category is intended for use as an additional code to identify the outcome of delivery on the mother's record.

Z37.0 单一活产
Z37.0 Single live birth

Z37.1 单一死产
Z37.1 Single stillbirth

Z37.2 双胎，均为活产
Z37.2 Twins, both liveborn

Z37.3 双胎，一为活产，一为死产
Z37.3 Twins, one liveborn and one stillborn

Z37.4 双胎，均为死产
Z37.4 Twins, both stillborn

Z37.5 其他多胎产，均为活产
Z37.5 Other multiple births, all liveborn

Z37.6 其他多胎产,某些为活产
Z37.7 其他多胎产,均为死产
Z37.9 未特指的分娩的结局
多胎产 NOS
单胎产 NOS

Z37.6 **Other multiple births, some liveborn**
Z37.7 **Other multiple births, all stillborn**
Z37.9 **Outcome of delivery, unspecified**
Multiple birth NOS
Single birth NOS

Z38 按照出生地点划分活产婴儿

Z38.0 单胎,在医院内出生
Z38.1 单胎,在医院外出生
Z38.2 单胎,未特指出生地点
活产婴儿 NOS
Z38.3 双胎,在医院内出生
Z38.4 双胎,在医院外出生
Z38.5 双胎,未特指出生地点
Z38.6 其他多胎,在医院内出生
Z38.7 其他多胎,在医院外出生
Z38.8 其他多胎,未特指出生地点

Z38 Liveborn infants according to place of birth

Z38.0 **Singleton, born in hospital**
Z38.1 **Singleton, born outside hospital**
Z38.2 **Singleton, unspecified as to place of birth**
Liveborn infant NOS
Z38.3 **Twin, born in hospital**
Z38.4 **Twin, born outside hospital**
Z38.5 **Twin, unspecified as to place of birth**
Z38.6 **Other multiple, born in hospital**
Z38.7 **Other multiple, born outside hospital**
Z38.8 **Other multiple, unspecified as to place of birth**

Z39 产后医疗照顾和检查

Z39.0 产后即刻医疗照顾和检查
无并发症病例的医疗照顾和观察
不包括: 产后并发症的医疗照顾
-见字母顺序索引
Z39.1 授乳母亲的医疗照顾和检查
授乳的指导
不包括: 授乳的疾患(O92.-)
Z39.2 常规产后随诊

Z39 Postpartum care and examination

Z39.0 **Care and examination immediately after delivery**
Care and observation in uncomplicated cases
Excludes: care for postpartum complications-see Alphabetical Index
Z39.1 **Care and examination of lactating mother**
Supervision of lactation
Excludes: disorders of lactation(O92.-)
Z39.2 **Routine postpartum follow-up**

为特殊操作和卫生保健而与保健机构接触的人(Z40-Z54)

注: 类目 Z40-Z54 是供用于标明医疗的原因。它们可以用于这样一些病人,即他们的疾病或损伤已经得到了治疗,但是正在接受随诊或预防性医疗、恢复期医疗,或为巩固疗效、处理残留状态、确保病情不再复发或防止复发而医疗。

不包括: 治疗后为随诊检查所做的医学监督(Z08-Z09)

Persons encountering health services for specific procedures and health care (Z40-Z54)

Note: Categories Z40-Z54 are intended for use to indicate a reason for care. They may be used for patients who have already been treated for a disease or injury, but who are receiving follow-up or prophylactic care, convalescent care, or care to consolidate the treatment, to deal with residual states, to ensure that the condition has not recurred or to prevent recurrence.

Excludes: follow-up examination for medical surveillance after treatment(Z08-Z09)

Z40 预防性手术

Z40.0 与恶性肿瘤有关的危险因素的预防性手术
为预防器官去除而住院
Z40.8 其他预防性手术
Z40.9 未特指的预防性手术

Z40 Prophylactic surgery

Z40.0 **Prophylactic surgery for risk-factors related to malignant neoplasms**
Admission for prophylactic organ removal
Z40.8 **Other prophylactic surgery**
Z40.9 **Prophylactic surgery, unspecified**

Z41 非以改善健康状况为目的的操作

Z41.0　头发移植

Z41.1　为体表不能接受的外貌而进行的其他整形外科手术
乳房植入物
不包括： 损伤或手术愈合后的整形手术和重建手术(Z42.-)

Z41.2　常规和宗教仪式的包皮环切术

Z41.3　穿耳孔

Z41.8　非以改善健康状况为目的的其他操作

Z41.9　非以改善健康状况为目的的未特指的操作

Z42 涉及整形手术的随诊医疗

包　括： 损伤或手术愈合后的整形手术和重建手术
瘢痕组织修复
不包括： 整形手术：
· 作为对近期损伤的治疗-编码于相应的损伤-见字母顺序索引
· 为体表上不能接受的外貌(Z41.1)

Z42.0　涉及头和颈整形手术的随诊医疗

Z42.1　涉及乳房整形手术的随诊医疗

Z42.2　涉及躯干其他部位整形手术的随诊医疗

Z42.3　涉及上肢整形手术的随诊医疗

Z42.4　涉及下肢整形手术的随诊医疗

Z42.8　涉及身体其他部位整形手术的随诊医疗

Z42.9　涉及未特指整形手术的随诊医疗

Z43 对人工造口的维护

包　括： 闭合
探子或探条的导入
重新形成
去除导管
洗涤或洗净
不包括： 仅为人工造口状态，不需要医疗者(Z93.-)
外口的并发症(J95.0，K91.4，N99.5)
假体和其他装置的安装和调整(Z44-Z46)

Z41 Procedures for purposes other than remedying health state

Z41.0　Hair transplant

Z41.1　Other plastic surgery for unacceptable cosmetic appearance
Breast implant
Excludes: plastic and reconstructive surgery following healed injury or operation(Z42.-)

Z41.2　Routine and ritual circumcision

Z41.3　Ear piercing

Z41.8　Other procedures for purposes other than remedying health state

Z41.9　Procedure for purposes other than remedying health state, unspecified

Z42 Follow-up care involving plastic surgery

Includes: plastic and reconstructive surgery following healed injury or operation
repair of scarred tissue
Excludes: plastic surgery:
· as treatment for current injury-code to relevant injury-see Alphabetical Index
· for unacceptable cosmetic appearance (Z41.1)

Z42.0　Follow-up care involving plastic surgery of head and neck

Z42.1　Follow-up care involving plastic surgery of breast

Z42.2　Follow-up care involving plastic surgery of other parts of trunk

Z42.3　Follow-up care involving plastic surgery of upper extremity

Z42.4　Follow-up care involving plastic surgery of lower extremity

Z42.8　Follow-up care involving plastic surgery of other body part

Z42.9　Follow-up care involving plastic surgery, unspecified

Z43 Attention to artificial openings

Includes: closure
passage of sounds or bougies
reforming
removal of catheter
toilet or cleansing
Excludes: artificial opening status only, without need for care(Z93.-)
complications of external stoma (J95.0, K91.4, N99.5)
fitting and adjustment of prosthetic and other devices(Z44-Z46)

Z43.0 气管造口维护
Z43.0 **Attention to tracheostomy**

Z43.1 胃造口维护
Z43.1 **Attention to gastrostomy**

Z43.2 回肠造口维护
Z43.2 **Attention to ileostomy**

Z43.3 结肠造口维护
Z43.3 **Attention to colostomy**

Z43.4 消化道其他人工造口的维护
Z43.4 **Attention to other artificial openings of digestive tract**

Z43.5 膀胱造口维护
Z43.5 **Attention to cystostomy**

Z43.6 泌尿道其他人工造口的维护
Z43.6 **Attention to other artificial openings of urinary tract**

肾造口
输尿管造口
尿道造口

Nephrostomy
Ureterostomy
Urethrostomy

Z43.7 人工阴道维护
Z43.7 **Attention to artificial vagina**

Z43.8 其他人工造口的维护
Z43.8 **Attention to other artificial openings**

Z43.9 未特指的人工造口的维护
Z43.9 **Attention to unspecified artificial opening**

Z44 外部假体装置的安装和调整

Z44 Fitting and adjustment of external prosthetic device

不包括：存在假体装置(Z97.-)

Excludes：presence of prosthetic device(Z97.-)

Z44.0 人工臂的(完全)(部分)安装和调整
Z44.0 **Fitting and adjustment of artificial arm (complete)(partial)**

Z44.1 人工腿的(完全)(部分)安装和调整
Z44.1 **Fitting and adjustment of artificial leg (complete)(partial)**

Z44.2 人工眼的安装和调整
不包括：假眼的机械性并发症(T85.3)

Z44.2 **Fitting and adjustment of artificial eye**
Excludes：mechanical complication of ocular prosthesis(T85.3)

Z44.3 外部假乳房的安装和调整
Z44.3 **Fitting and adjustment of external breast prosthesis**

Z44.8 其他外部假体装置的安装和调整
Z44.8 **Fitting and adjustment of other external prosthetic devices**

Z44.9 未特指的外部假体装置的安装和调整
Z44.9 **Fitting and adjustment of unspecified external prosthetic device**

Z45 植入装置的调整和管理

Z45 Adjustment and management of implanted device

不包括：装置的故障或其他并发症-见字母顺序索引
存在假体和其他装置(Z95-Z97)

Excludes：malfunction or other complications of device-see Alphabetical Index
presence of prosthetic and other devices (Z95-Z97)

Z45.0 心脏起搏器的调整和管理
脉冲发生器[电池]的检查和测试

Z45.0 **Adjustment and management of cardiac pacemaker**
Checking and testing of pulse generator [battery]

Z45.1 输注泵的调整和管理
Z45.1 **Adjustment and management of infusion pump**

Z45.2 血管通路装置的调整和管理
Z45.2 **Adjustment and management of vascular access device**

Z45.3 植入性听力装置的调整和管理
骨传导装置
耳蜗装置

Z45.3 **Adjustment and management of implanted hearing device**
Bone conduction device
Cochlear device

Z45.8 其他植入装置的调整和管理
Z45.8 **Adjustment and management of other implanted devices**

Z45.9 未特指的植入装置的调整和管理
Z45.9 **Adjustment and management of unspecified implanted device**

Z46 其他装置的安装和调整

不包括： 仅为再次开处方(Z76.0)
装置的故障或其他并发症-见字母顺序索引
具有假体和其他装置(Z95-Z97)

Z46.0 眼镜和接触镜片的安装和调整

Z46.1 助听器的安装和调整

Z46.2 有关神经系统和特种感觉的其他装置的安装和调整

Z46.3 假牙装置的安装和调整

Z46.4 正牙装置的安装和调整

Z46.5 回肠造口术或其他肠道用具的安装和调整

Z46.6 泌尿装置的安装和调整

Z46.7 矫形外科用装置的安装和调整

矫形外科用：
- 支架
- 石膏绷带
- 围腰
- 鞋

Z46.8 其他特指装置的安装和调整

轮椅

Z46.9 未特指装置的安装和调整

Z47 其他矫形外科的随诊医疗

不包括： 涉及康复操作的医疗(Z50. -)
内部矫形装置、植入物和移植物的并发症(T84. -)
骨折治疗后的随诊检查(Z09.4)

Z47.0 涉及骨折板和其他内固定装置的随诊医疗

去除：
- 钉
- 板
- 棒、杆
- 螺丝钉

不包括： 外固定装置的去除(Z47.8)

Z47.8 其他特指的矫形外科的随诊医疗

更换、检查或去除：
- 外部固定或牵引装置
- 石膏绷带

Z47.9 未特指矫形外科的随诊医疗

Z46 Fitting and adjustment of other devices

Excludes: issue of repeat prescription only (Z76.0)
malfunction or other complications of device-see Alphabetical Index
presence of prosthetic and other devices (Z95-Z97)

Z46.0 Fitting and adjustment of spectacles and contact lenses

Z46.1 Fitting and adjustment of hearing aid

Z46.2 Fitting and adjustment of other devices related to nervous system and special senses

Z46.3 Fitting and adjustment of dental prosthetic device

Z46.4 Fitting and adjustment of orthodontic device

Z46.5 Fitting and adjustment of ileostomy and other intestinal appliances

Z46.6 Fitting and adjustment of urinary device

Z46.7 Fitting and adjustment of orthopaedic device

Orthopaedic:
- brace
- cast
- corset
- shoes

Z46.8 Fitting and adjustment of other specified devices

Wheelchair

Z46.9 Fitting and adjustment of unspecified device

Z47 Other orthopaedic follow-up care

Excludes: care involving rehabilitation procedures (Z50. -)
complication of internal orthopaedic devices, implants and grafts (T84. -)
follow-up examination after treatment of fracture (Z09.4)

Z47.0 Follow-up care involving removal of fracture plate and other internal fixation device

Removal of:
- pins
- plates
- rods
- screws

Excludes: removal of external fixation device (Z47.8)

Z47.8 Other specified orthopaedic follow-up care

Change, checking or removal of:
- external fixation or traction device
- plaster cast

Z47.9 Orthopaedic follow-up care, unspecified

Z48 其他手术的随诊医疗

不包括： 人工造口的维护(Z43.-)
假体和其他装置的安装和调整(Z44-Z46)
随诊检查：
· 手术后(Z09.0)
· 骨折治疗后(Z09.4)
矫形外科的随诊医疗(Z47.-)

Z48.0 手术敷料和缝线的维护
更换敷料
去除缝线

Z48.8 其他特指手术的随诊医疗

Z48.9 未特指手术的随诊医疗

Z49 涉及透析的医疗

包 括： 透析准备和治疗
不包括： 肾透析状态(Z99.2)

Z49.0 透析的准备性医疗

Z49.1 体外透析
(肾)透析 NOS

Z49.2 其他透析
腹膜透析

Z50 涉及使用康复操作的医疗

不包括： 咨询(Z70-Z71)

Z50.0 心脏病康复

Z50.1 其他物理治疗
治疗性和矫正性锻炼

Z50.2 酒精滥用康复

Z50.3 药物滥用康复

Z50.4 心理治疗，不可归类在他处者

Z50.5 言语治疗

Z50.6 视轴矫正训练

Z50.7 职业性治疗和职业性康复，不可归类在他处者

Z50.8 涉及使用其他康复操作的医疗
烟草滥用康复
日常生活活动[ADL]的训练 NEC

Z50.9 涉及使用未特指康复操作的医疗
康复 NOS

Z51 其他医疗照顾

不包括： 治疗后随诊检查(Z08-Z09)

Z51.0 放射治疗疗程

Z51.1 为肿瘤化学治疗疗程

Z51.2 其他化学治疗
维持性化疗 NOS
不包括： 为免疫采取的预防性化疗(Z23-Z27,Z29.-)

Z48 Other surgical follow-up care

Excludes: attention to artificial openings(Z43.-)
fitting and adjustment of prosthetic and other devices(Z44-Z46)
follow-up examination after:
· surgery(Z09.0)
· treatment of fracture(Z09.4)
orthopaedic follow-up care(Z47.-)

Z48.0 Attention to surgical dressings and sutures
Change of dressings
Removal of sutures

Z48.8 Other specified surgical follow-up care

Z48.9 Surgical follow-up care, unspecified

Z49 Care involving dialysis

Includes: dialysis preparation and treatment
Excludes: renal dialysis status(Z99.2)

Z49.0 Preparatory care for dialysis

Z49.1 Extracorporeal dialysis
Dialysis(renal) NOS

Z49.2 Other dialysis
Peritoneal dialysis

Z50 Care involving use of rehabilitation procedures

Excludes: counselling(Z70-Z71)

Z50.0 Cardiac rehabilitation

Z50.1 Other physical therapy
Therapeutic and remedial exercises

Z50.2 Alcohol rehabilitation

Z50.3 Drug rehabilitation

Z50.4 Psychotherapy, not elsewhere classified

Z50.5 Speech therapy

Z50.6 Orthoptic training

Z50.7 Occupational therapy and vocational rehabilitation, not elsewhere classified

Z50.8 Care involving use of other rehabilitation procedures
Tobacco rehabilitation
Training in activities of daily living [ADL] NEC

Z50.9 Care involving use of rehabilitation procedure, unspecified
Rehabilitation NOS

Z51 Other medical care

Excludes: follow-up examination after treatment (Z08-Z09)

Z51.0 Radiotherapy session

Z51.1 Chemotherapy session for neoplasm

Z51.2 Other chemotherapy
Maintenance chemotherapy NOS
Excludes: prophylactic chemotherapy for immunization purposes(Z23-Z27,Z29.-)

Z51.3 无诊断报告的输血
Z51.4 为随后治疗的准备医疗，不可归类在他处者
不包括：透析的准备医疗(Z49.0)
Z51.5 姑息性医疗
Z51.6 对变应原脱敏
Z51.8 其他特指的医疗照顾
不包括：假日解除照料(Z75.5)
Z51.9 未特指的医疗照顾

Z52 器官和组织的供者
不包括：可能供者接受的检查(Z00.5)
Z52.0 供血者
包 括：成分输血，例如淋巴细胞、血小板或干细胞
Z52.1 供皮者
Z52.2 供骨者
Z52.3 供骨髓者
Z52.4 供肾者
Z52.5 供角膜者
Z52.6 供肝者
Z52.7 供心者
Z52.8 其他器官和组织的供者
Z52.9 未特指的器官或组织的供者
供者 NOS

Z53 为特殊操作而与保健机构接触的人，但操作未进行
不包括：免疫未进行(Z28.-)
Z53.0 由于禁忌证而未进行操作
Z53.1 由于信仰或群体压力而使病人决定不进行操作
Z53.2 由于其他和未特指的原因而使病人决定不进行操作
Z53.8 由于其他原因而未进行操作
Z53.9 由于未特指原因而未进行操作

Z54 恢复期
Z54.0 手术后恢复期
Z54.1 放疗后恢复期
Z54.2 化疗后恢复期
Z54.3 心理治疗后恢复期
Z54.4 骨折治疗后恢复期
Z54.7 联合治疗后恢复期
可分类于 Z54.0-Z54.4 中的任何联合治疗后的恢复期
Z54.8 其他治疗后的恢复期
Z54.9 未特指治疗后的恢复期

Z51.3 Blood transfusion without reported diagnosis
Z51.4 Preparatory care for subsequent treatment, not elsewhere classified
Excludes: preparatory care for dialysis(Z49.0)
Z51.5 Palliative care
Z51.6 Desensitization to allergens
Z51.8 Other specified medical care
Excludes: holiday relief care(Z75.5)
Z51.9 Medical care, unspecified

Z52 Donors of organ and tissues
Excludes: examination of potential donor(Z00.5)
Z52.0 Blood donor
Includes: blood components such as lymphocytes, platelets or stem cells
Z52.1 Skin donor
Z52.2 Bone donor
Z52.3 Bone marrow donor
Z52.4 Kidney donor
Z52.5 Cornea donor
Z52.6 Liver donor
Z52.7 Heart donor
Z52.8 Donor of other organs and tissues
Z52.9 Donor of unspecified organ or tissue
Donor NOS

Z53 Persons encountering health services for specific procedures, not carried out
Excludes: immunization not carried out(Z28. -)
Z53.0 Procedure not carried out because of contraindication
Z53.1 Procedure not carried out because of patient's decision for reasons of belief and group pressure
Z53.2 Procedure not carried out because of patient's decision for other and unspecified reasons
Z53.8 Procedure not carried out for other reasons
Z53.9 Procedure not carried out, unspecified reason

Z54 Convalescence
Z54.0 Convalescence following surgery
Z54.1 Convalescence following radiotherapy
Z54.2 Convalescence following chemotherapy
Z54.3 Convalescence following psychotherapy
Z54.4 Convalescence following treatment of fracture
Z54.7 Convalescence following combined treatment
Convalescence following any combination of treatments classified to Z54.0-Z54.4
Z54.8 Convalescence following other treatment
Z54.9 Convalescence following unspecified treatment

具有与社会经济和心理社会情况有关的潜在健康危害的人（Z55-Z65）

Persons with potential health hazards related to socioeconomic and psychosocial circumstances（Z55-Z65）

Z55 与教育和文化素养有关的问题

不包括：心理发育障碍（F80-F89）

Z55.0 与文盲和文化水平低有关
Z55.1 与得不到和未完成教育有关
Z55.2 与考试不及格有关
Z55.3 与在校学习落后有关
Z55.4 与教育失调及与教师和同学不和有关
Z55.8 与教育和文化素养有关的其他问题
不充足的教学
Z55.9 与教育和文化素养有关的未特指的问题

Z55 Problems related to education and literacy

Excludes：disorders of psychological development（F80-F89）

Z55.0 Illiteracy and low-level literacy
Z55.1 Schooling unavailable and unattainable
Z55.2 Failed examinations
Z55.3 Underachievement in school
Z55.4 Educational maladjustment and discord with teachers and classmates
Z55.8 Other problems related to education and literacy
Inadequate teaching
Z55.9 Problem related to education and literacy, unspecified

Z56 与就业和失业有关的问题

不包括：职业性暴露于危险因素（Z57.-）
与住房和经济情况有关的问题（Z59.-）

Z56.0 与未特指的失业有关
Z56.1 与换工作有关
Z56.2 与失业威胁有关
Z56.3 与紧张的工作进度有关
Z56.4 与老板和同事不和有关
Z56.5 与不合意的工作有关
工作中的困难情况
Z56.6 与工作有关的其他身体和精神紧张
Z56.7 与就业有关的其他和未特指的问题

Z56 Problems related to employment and unemployment

Excludes：occupational exposure to risk-factors（Z57.-）
problems related to housing and economic circumstances（Z59.-）

Z56.0 Unemployment, unspecified
Z56.1 Change of job
Z56.2 Threat of job loss
Z56.3 Stressful work schedule
Z56.4 Discord with boss and workmates
Z56.5 Uncongenial work
Difficult conditions at work
Z56.6 Other physical and mental strain related to work
Z56.7 Other and unspecified problems related to employment

Z57 职业性暴露于危险因素

Z57.0 职业性暴露于噪声
Z57.1 职业性暴露于辐射
Z57.2 职业性暴露于粉尘
Z57.3 职业性暴露于其他大气污染
Z57.4 职业性暴露于农业毒物
（农业性）固体、液体、气体或蒸气
Z57.5 职业性暴露于其他工业毒物
（工业性）固体、液体、气体或蒸气
Z57.6 职业性暴露于极端温度
Z57.7 职业性暴露于振动
Z57.8 职业性暴露于其他危险因素
Z57.9 职业性暴露于未特指的危险因素

Z57 Occupational exposure to risk-factors

Z57.0 Occupational exposure to noise
Z57.1 Occupational exposure to radiation
Z57.2 Occupational exposure to dust
Z57.3 Occupational exposure to other air contaminants
Z57.4 Occupational exposure to toxic agents in agriculture
Solids, liquids, gases or vapours
Z57.5 Occupational exposure to toxic agents in other industries
Solids, liquids, gases or vapours
Z57.6 Occupational exposure to extreme temperature
Z57.7 Occupational exposure to vibration
Z57.8 Occupational exposure to other risk-factors
Z57.9 Occupational exposure to unspecified risk-factor

Z58 与外界环境有关的问题

不包括：职业性暴露(Z57.-)

Z58.0 暴露于噪声

Z58.1 暴露于大气污染

不包括：烟草烟雾(Z58.7)

Z58.2 暴露于水污染

Z58.3 暴露于土壤污染

Z58.4 暴露于辐射

Z58.5 暴露于其他污染

Z58.6 饮用水供应不足

不包括：口渴效应(T73.1)

Z58.7 暴露于烟草烟雾

被动吸烟

不包括：由于使用烟草引起的精神和行为障碍(F17.-)

精神活性物质滥用个人史(Z86.4)

吸烟(Z72.0)

Z58.8 与外界环境有关的其他问题

Z58.9 与外界环境有关的未特指问题

Z59 与住房和经济情况有关的问题

不包括：饮用水供应不足(Z58.6)

Z59.0 与无家可归有关

Z59.1 与住房不足有关

住处缺乏取暖设备

居住空间受限

住处的技术性缺陷妨碍充足的照料

居住环境不理想

不包括：与外界环境有关的问题(Z58.-)

Z59.2 与邻居、房客和房东不和有关

Z59.3 与在公共机构居住有关

住校者

不包括：公共机构的养育(Z62.2)

Z59.4 与缺乏充足的食物有关

不包括：饥饿效应(T73.0)

不恰当的饮食习惯(Z72.4)

营养不良(E40-E46)

Z59.5 与极端贫穷有关

Z59.6 与低收入有关

Z59.7 与社会保险和福利支持不足有关

Z59.8 与住房和经济情况有关的其他问题

丧失抵压品赎取权

孤立的住处

与债权人的问题

Z59.9 与住房和经济情况有关的未特指问题

Z58 Problems related to physical environment

Excludes: occupational exposure(Z57.-)

Z58.0 Exposure to noise

Z58.1 Exposure to air pollution

Excludes: tobacco smoke(Z58.7)

Z58.2 Exposure to water pollution

Z58.3 Exposure to soil pollution

Z58.4 Exposure to radiation

Z58.5 Exposure to other pollution

Z58.6 Inadequate drinking-water supply

Excludes: effects of thirst(T73.1)

Z58.7 Exposure to tobacco smoke

Passive smoking

Excludes: Mental and behavioural disorders due to the use of tobacco(F17.-)

Personal history of psychoactive substance abuse(Z86.4)

Tobacco use(Z72.0)

Z58.8 Other problems related to physical environment

Z58.9 Problem related to physical environment, unspecified

Z59 Problems related to housing and economic circumstances

Excludes: inadequate drinking-water supply(Z58.6)

Z59.0 Homelessness

Z59.1 Inadequate housing

Lack of heating

Restriction of space

Technical defects in home preventing adequate care

Unsatisfactory surroundings

Excludes: problems related to physical environment (Z58.-)

Z59.2 Discord with neighbours, lodgers and landlord

Z59.3 Problems related to living in residential institution

Boarding-school resident

Excludes: institutional upbringing(Z62.2)

Z59.4 Lack of adequate food

Excludes: effects of hunger(T73.0)

inappropriate diet or eating habits(Z72.4)

malnutrition(E40-E46)

Z59.5 Extreme poverty

Z59.6 Low income

Z59.7 Insufficient social insurance and welfare support

Z59.8 Other problems related to housing and economic circumstances

Foreclosure on loan

Isolated dwelling

Problems with creditors

Z59.9 Problem related to housing and economic circumstances, unspecified

Z60 与社会环境有关的问题

Z60.0 对生活周期转换的适应问题

退休[养老者]的适应
空巢综合征

Z60.1 与不定型的养育状况有关

具有一个单身父母或非同居的亲生父母(抚养儿童)养育状况有关的问题。

Z60.2 与独自生活有关

Z60.3 与文化适应困难有关

移民
社会移居者

Z60.4 与社会排斥和拒绝有关

基于个人特征的排斥和拒绝,如异常的身体外观、疾病或行为。

不包括: 由于种族或宗教原因而成为不良歧视的目标(Z60.5)

Z60.5 与感觉成为不良歧视和迫害的目标有关

已感觉的或真实的迫害和歧视,这些受迫害和歧视者是因为属于某些团体的成员(由皮肤颜色、宗教、种族等限定的)而非基于个人特征。

不包括: 社会排斥和拒绝(Z60.4)

Z60.8 与社会环境有关的其他问题

Z60.9 与社会环境有关的未特指问题

Z61 与童年时消极生活事件有关的问题

不包括: 虐待综合征(T74.-)

Z61.0 与童年时失去所爱亲属有关

失去感情密切的亲属,如父母、兄弟姐妹、非常特殊的朋友或宠物的死亡、永久性离开或抛弃。

Z61.1 与童年离家有关

入收养所、医院或其他引起心理社会压力的公共机构或被迫服役于一种活动而长期离家。

Z61.2 与童年时家庭关系模式的改变有关

某一新人进入家庭造成儿童关系的不利改变。可包括父亲或母亲的新婚或同胞弟妹的出生。

Z60 Problems related to social environment

Z60.0 Problems of adjustment to life-cycle transitions

Adjustment to retirement [pension]
Empty nest syndrome

Z60.1 Atypical parenting situation

Problems related to a parenting situation (rearing of children) with a single parent or other than that of two cohabiting biological parents.

Z60.2 Living alone

Z60.3 Acculturation difficulty

Migration
Social transplantation

Z60.4 Social exclusion and rejection

Exclusion and rejection on the basis of personal characteristics, such as unusual physical appearance, illness or behaviour.

Excludes: target of adverse discrimination such as for racial or religious reasons (Z60.5)

Z60.5 Target of perceived adverse discrimination and persecution

Persecution or discrimination, perceived or real, on the basis of membership of some group (as defined by skin colour, religion, ethnic origin, etc.) rather than personal characteristics.

Excludes: social exclusion and rejection (Z60.4)

Z60.8 Other problems related to social environment

Z60.9 Problem related to social environment, unspecified

Z61 Problems related to negative life events in childhood

Excludes: maltreatment syndromes (T74.-)

Z61.0 Loss of love relationship in childhood

Loss of an emotionally close relationship, such as of a parent, a sibling, a very special friend or a loved pet, by death or permanent departure or rejection.

Z61.1 Removal from home in childhood

Admission to a foster home, hospital or other institutions causing psychosocial stress, or forced conscription into an activity away from home for a prolonged period.

Z61.2 Altered pattern of family relationships in childhood

Arrival of a new person into a family resulting in adverse change in child's relationships. May include new marriage by a parent or birth of a sibling.

Z61.3　与童年时导致丧失自尊的事件有关

童年时导致消极的自我重新评价的事件。如失利于个人高度重视的任务、个人或家庭中损坏名声或蒙受耻辱事件的暴露或发现以及其他丢脸的经历。

Z61.4　与儿童据说受家族内成员的性虐待有关

与儿童家中的成年成员和儿童之间任何形式的身体接触或裸露并导致性激惹有关的问题。不管儿童是否愿意进行性行为(如:任何接触或玩弄生殖器、或有意裸露乳房或生殖器)。

Z61.5　与儿童据说受家族以外人员的性虐待有关

与儿童家庭以外的年龄较大人员接触或企图接触儿童或他人的乳房或生殖器、近距离面对面的性暴露或企图脱去儿童衣服或诱奸儿童有关的问题。这种情况或是基于年龄较大人员的地位或身份,或是违背儿童的意愿。

Z61.6　与儿童据说身体被虐待有关

与儿童过去在家中被家庭任何成人致伤到需要医疗的程度(例如骨折、明显青肿)或涉及异常形式的暴力事件(例如用硬或尖锐的工具打儿童、烧灼或捆绑儿童)有关的问题。

Z61.7　与在童年时受惊吓的经历有关

给儿童的今后带来惊恐的经历。如绑架、威胁到生命的自然灾害、威胁到自我形象或安全的损伤或目睹所爱的人受到严重的创伤。

Z61.8　与童年时其他消极生活事件有关

Z61.9　与童年时未特指的消极生活事件有关

Z62　与养育有关的其他问题

不包括:虐待综合征(T74. -)

Z62.0　与父母监督和管教不足有关

父母对孩子在做什么或在哪里缺乏了解、管教不够,当孩子处于危险情况时也缺乏关心或未加干预。

Z62.1　与父母溺爱有关

导致儿童幼稚化并妨碍其独立行为的养育方式。

Z61.3　Events resulting in loss of self-esteem in childhood

Events resulting in a negative self-reappraisal by the child such as failure in tasks with high personal investment; disclosure or discovery of a shameful or stigmatizing personal or family event; and other humiliating experiences.

Z61.4　Problems related to alleged sexual abuse of child by person within primary support group

Problems related to any form of physical contact or exposure between an adult member of the child's household and the child that has led to sexual arousal, whether or not the child has willingly engaged in the sexual acts(e. g. any genital contact or manipulation or deliberate exposure of breasts or genitals).

Z61.5　Problems related to alleged sexual abuse of child by person outside primary support group

Problems related to contact or attempted contact with the child's or the other person's breasts or genitals, sexual exposure in close confrontation or attemp to undress or seduce the child, by a substantially older person outside the child's family, either on the basis of this person's position or status or against the will of the child.

Z61.6　Problems related to alleged physical abuse of child

Problems related to incidents in which the child has been injured in the past by any adult in the household to a medically significant extent(e. g. fractures, marked bruising) or that involved abnormal forms of violence (e. g. hitting the child with hard or sharp implements, burning or tying up of the child).

Z61.7　Personal frightening experience in childhood

Experience carrying a threat for the child's future, such as a kidnapping, natural disaster with a threat to life, injury with a threat to self-image or security, or witnessing a severe trauma to a beloved one.

Z61.8　Other negative life events in childhood

Z61.9　Negative life event in childhood, unspecified

Z62　Other problems related to upbringing

Excludes: maltreatment syndromes(T74. -)

Z62.0　Inadequate parental supervision and control

Lack of parental knowledge of what the child is doing or where the child is; poor control; lack of concern or lack of attempted intervention when the child is in risky situations.

Z62.1　Parental overprotection

Pattern of upbringing resulting in infantilization and prevention of independent behaviour.

Z62.2 与公共机构的养育有关

团体领养照顾,其养育职责主要由某些类型的公共机构(如寄宿制幼儿园、孤儿院或儿童教养中心)接管,或者长期住在医院、疗养院或类似机构接受治疗性照顾的儿童,而无父母的任何一位与其同住。

Z62.3 与敌视儿童和儿童代为受过有关

父母的消极行为特别集中于一个儿童,这种行为在时间上是持久的而且遍及儿童的各种行为(例如:对家庭中任何问题都机械地指责儿童或归因为是儿童的消极特性)。

Z62.4 与对儿童情感的忽视有关

父母以轻视或感觉淡漠的方式对儿童讲话。对儿童缺乏兴趣、对儿童的困难缺乏同情心并缺乏表扬和鼓励。对焦虑行为表现激怒反应并缺少足够的物质上的安慰和情感上的温暖。

Z62.5 与忽视养育有关的其他问题

缺乏学习和游戏的体验

Z62.6 与父母的不适当压力和其他异常性质的养育有关

父母强迫儿童不同于当地标准,不是性别不适当(如:让男孩穿女孩的衣服)、年龄不适当(如:强迫儿童承担超过其年龄所能胜任的责任),就是在其他方面不适当(例如:迫使儿童从事其不愿做或太困难的工作)。

Z62.8 与养育有关的其他特指问题

Z62.9 与养育有关的未特指问题

Z63 与家族(包括家庭环境)有关的其他问题

不包括:虐待综合征(T74. -)
与……有关的问题:
· 童年时消极的生活事件(Z61. -)
· 童年时的养育(Z62. -)

Z63.0 与配偶关系有关的问题

配偶之间不和导致严重的或长期的失控,产生敌对或谴责的情绪或处于严重相互暴力(攻击或斗殴)的持续气氛。

Z63.1 与父母亲和姻亲关系有关的问题

Z63.2 与家庭生活不适当有关

Z63.3 与家庭成员缺少有关

Z62.2 Institutional upbringing

Group foster care in which parenting responsibilities are largely taken over by some form of institution(such as residential nursery,orphanage,or children's home),or therapeutic care over a prolonged period in which the child is in a hospital,convalescent home or the like, without at least one parent living with the child.

Z62.3 Hostility towards and scapegoating of child

Negative parental behaviour specifically focused on the child as an individual, persistent over time and pervasive over several child behaviours (e. g. automatically blaming the child for any problems in the household or attributing negative characteristics to the child).

Z62.4 Emotional neglect of child

Parent talking to the child in a dismissive or insensitive way. Lack of interest in the child,of sympathy for the child's difficulties and of praise and encouragement. Irritated reaction to anxious behaviour and absence of sufficient physical comforting and emotional warmth.

Z62.5 Other problems related to neglect in upbringing

Lack of learning and play experience

Z62.6 Inappropriate parental pressure and other abnormal qualities of upbringing

Parents forcing the child to be different from the local norm,either sex-inappropriate(e. g. dressing a boy in girl's clothes),age-inappropriate(e. g. forcing a child to take on responsibilities above her or his own age)or otherwise inappropriate (e. g. pressing the child to engage in unwanted or too difficult activities).

Z62.8 Other specified problems related to upbringing

Z62.9 Problem related to upbringing,unspecified

Z63 Other problems related to primary support group,including family circumstances

Excludes: maltreatment syndrome(T74. -)
problems related to:
· negative life events in childhood(Z61. -)
· upbringing(Z62. -)

Z63.0 Problems in relationship with spouse or partner

Discord between partners resulting in severe or prolonged loss of control,in generalization of hostile or critical feelings or in a persisting atmosphere of severe interpersonal violence(hitting or striking).

Z63.1 Problems in relationship with parents and in-laws

Z63.2 Inadequate family support

Z63.3 Absence of family member

Z63.4 **与家庭成员失踪和死亡有关**
家庭成员假定的死亡

Z63.5 **与分居和离婚使家庭分裂有关**
疏远

Z63.6 **与需要在家照料的不能独立生活的亲属有关**

Z63.7 **与影响家庭和家属的其他充满压力的生活事件有关**
对家中病人的(正常的)忧虑
家中的健康问题
患病或受滋扰的家庭成员
孤立的家庭

Z63.8 **与家族有关的其他特指问题**
家庭不和 NOS
家中表现的高度情绪激动
家中交往不足或曲解

Z63.9 **与家族有关的未特指问题**

Z64 与某些心理社会情况有关的问题

Z64.0 **与不想要的妊娠有关的问题**
不包括：由于社会问题引起的高危妊娠监督(Z35.7)

Z64.1 **与多产有关的问题**
不包括：多胎产妊娠的监督(Z35.4)

Z64.2 **寻求和接受躯体、营养和化学性干预措施,这些措施已知是危险和有害的**
不包括：物质依赖-见字母顺序索引

Z64.3 **寻求和接受行为和心理上的干预措施,这些措施已知是危险和有害的**

Z64.4 **与顾问不和有关**
与……不和：
· 监督缓刑犯的官员
· 社会工作者

Z65 与其他心理社会情况有关的问题

不包括：近期损伤-见字母顺序索引

Z65.0 **与在民事和刑事诉讼程序中定罪、未被监禁有关**

Z65.1 **与监禁和其他入狱有关**

Z65.2 **与从监狱释放有关的问题**

Z65.3 **与其他法律情况有关的问题**
逮捕
儿童监护或抚养的诉讼程序
诉讼
起诉

Z63.4 **Disappearance and death of family member**
Assumed death of family member

Z63.5 **Disruption of family by separation and divorce**
Estrangement

Z63.6 **Dependent relative needing care at home**

Z63.7 **Other stressful life events affecting family and household**
Anxiety(normal) about sick person in family
Health problems within family
Ill or disturbed family member
Isolated family

Z63.8 **Other specified problems related to primary support group**
Family discord NOS
High expressed emotional level within family
Inadequate or distorted communication within family

Z63.9 **Problem related to primary support group, unspecified**

Z64 Problems related to certain psychosocial circumstances

Z64.0 **Problems related to unwanted pregnancy**
Excludes: supervision of high-risk pregnancy due to social problems(Z35.7)

Z64.1 **Problems related to multiparity**
Excludes: supervision of pregnancy with grand multiparity(Z35.4)

Z64.2 **Seeking and accepting physical, nutritional and chemical interventions known to be hazardous and harmful**
Excludes: substance dependence-see Alphabetical Index

Z64.3 **Seeking and accepting behavioural and psychological interventions known to be hazardous and harmful**

Z64.4 **Discord with counsellors**
Discord with:
· probation officer
· social worker

Z65 Problems related to other psychosocial circumstances

Excludes: current injury-see Alphabetical Index

Z65.0 **Conviction in civil and criminal proceedings without imprisonment**

Z65.1 **Imprisonment and other incarceration**

Z65.2 **Problems related to release from prison**

Z65.3 **Problems related to other legal circumstances**
Arrest
Child custody or support proceedings
Litigation
Prosecution

Z65.4 **与犯罪和恐怖主义的受害者有关**
拷打的受害者

Z65.5 **与暴露于灾害、战争和其他敌对行为有关**
不包括：已感觉成为不良歧视和迫害的目标（Z60.5）

Z65.8 **与心理社会情况有关的其他特指问题**

Z65.9 **与未特指的心理社会情况有关的问题**

Z65.4 **Victim of crime and terrorism**
Victim of torture

Z65.5 **Exposure to disaster, war and other hostilities**
Excludes: target of perceived discrimination or per-secution (Z60.5)

Z65.8 **Other specified problems related to psychosocial circumstances**

Z65.9 **Problem related to unspecified psychosocial circumstances**

因其他情况而与保健机构接触的人（Z70-Z76）

Persons encountering health services in other circumstances (Z70-Z76)

Z70 **与性态度、性行为和性取向有关的咨询**
不包括：对避孕或生育的咨询（Z30-Z31）

Z70.0 **与性态度有关的咨询**
涉及对性问题感到困窘、胆怯或其他消极反应的人

Z70.1 **与病人的性行为和性取向有关的咨询**
病人对……关心：
- 阳痿
- 无反应性
- 男女乱交
- 性取向

Z70.2 **与第三方的性行为和性取向有关的咨询**
寻求对……的性行为和性取向的指导：
- 孩子
- 性伙伴
- 配偶

Z70.3 **综合涉及与性态度、性行为和性取向有关的咨询**

Z70.8 **其他的性咨询**
性教育

Z70.9 **未特指的性咨询**

Z70 **Counselling related to sexual attitude, behaviour and orientation**
Excludes: contraceptive or procreative counselling (Z30-Z31)

Z70.0 **Counselling related to sexual attitude**
Person concerned regarding embarrassment, timidity or other negative response to sexual matters

Z70.1 **Counselling related to patient's sexual behaviour and orientation**
Patient concerned regarding:
- impotence
- non-responsiveness
- promiscuity
- sexual orientation

Z70.2 **Counselling related to sexual behaviour and orientation of third party**
Advice sought regarding sexual behaviour and orientation of:
- child
- partner
- spouse

Z70.3 **Counselling related to combined concerns regarding sexual attitude, behaviour and orientation**

Z70.8 **Other sex counselling**
Sex education

Z70.9 **Sex counselling, unspecified**

Z71 为其他咨询和医疗指导而与保健机构接触的人,不可归类在他处者

不包括:对避孕和生育的咨询(Z30-Z31)
性咨询(Z70.-)

Z71.0 代表他人咨询的人
对未在场的第三方的指导和处理
不包括:对家中病人(正常的)的忧虑(Z63.7)

Z71.1 未作诊断而具有恐惧主诉的人
恐惧情况未证实
属于正常状态的问题
过分担心
不包括:为可疑疾病和情况接受的医疗观察和评价(Z03.-)

Z71.2 为寻求解释调查结果的人

Z71.3 饮食的咨询和监督
饮食的咨询和监督(为):
· NOS
· 结肠炎
· 糖尿病
· 食品过敏或不耐受
· 胃炎
· 高胆固醇血症
· 肥胖症

Z71.4 酒精滥用的咨询和监督
不包括:酒精康复措施(Z50.2)

Z71.5 药物滥用的咨询和监督
不包括:药物康复措施(Z50.3)

Z71.6 烟草滥用的咨询
不包括:烟草康复措施(Z50.8)

Z71.7 人类免疫缺陷病毒[HIV]的咨询

Z71.8 其他特指的咨询
血缘咨询

Z71.9 咨询,未特指
医疗指导 NOS

Z72 与生活方式有关的问题

不包括:与……有关的问题:
· 生活管理困难(Z73.-)
· 社会经济和心理社会情况(Z55-Z65)

Z72.0 与吸烟有关
不包括:烟草依赖(F17.2)

Z72.1 与饮酒有关
不包括:酒精依赖(F10.2)

Z71 **Persons encountering health services for other counselling and medical advice, not elsewhere classified**

Excludes: contraceptive or procreation counselling (Z30-Z31)
sex counselling (Z70.-)

Z71.0 **Person consulting on behalf of another person**
Advice or treatment for non-attending third party
Excludes: anxiety (normal) about sick person in family (Z63.7)

Z71.1 **Person with feared complaint in whom no diagnosis is made**
Feared condition not demonstrated
Problem was normal state
"Worried well"
Excludes: medical observation and evaluation for suspected diseases and conditions (Z03.-)

Z71.2 **Person consulting for explanation of investigation findings**

Z71.3 **Dietary counselling and surveillance**
Dietary counselling and surveillance (for):
· NOS
· colitis
· diabetes mellitus
· food allergies or intolerance
· gastritis
· hypercholesterolaemia
· obesity

Z71.4 **Alcohol abuse counselling and surveillance**
Excludes: alcohol rehabilitation procedures (Z50.2)

Z71.5 **Drug abuse counselling and surveillance**
Excludes: drug rehabilitation procedures (Z50.3)

Z71.6 **Tobacco abuse counselling**
Excludes: tobacco rehabilitation procedures (Z50.8)

Z71.7 **Human immunodeficiency virus [HIV] counselling**

Z71.8 **Other specified counselling**
Consanguinity counselling

Z71.9 **Counselling, unspecified**
Medical advice NOS

Z72 **Problems related to lifestyle**

Excludes: problems related to:
· life-management difficulty (Z73.-)
· socioeconomic and psychosocial circumstances (Z55-Z65)

Z72.0 **Tobacco use**
Excludes: tobacco dependence (F17.2)

Z72.1 **Alcohol use**
Excludes: alcohol dependence (F10.2)

Z72.2 与用药有关
不包括：非致依赖性物质的滥用(F55)
药物依赖(F11-F16,F19伴有共用第四位数.2)

Z72.2 Drug use
Excludes: abuse of non-dependence-producing substances(F55)
drug dependence(F11-F16,F19 with common fourth character.2)

Z72.3 与缺乏身体锻炼有关
Z72.3 Lack of physical exercise

Z72.4 与不恰当的饮食习惯有关
不包括：婴儿期或儿童期的行为性进食障碍(F98.2-F98.3)
进食障碍(F50.-)
缺乏充足的食物(Z59.4)
营养不良和其他营养缺乏(E40-E64)

Z72.4 Inappropriate diet and eating habits
Excludes: behavioural eating disorders of infancy or childhood(F98.2-F98.3)
eating disorders(F50.-)
lack of adequate food(Z59.4)
malnutrition and other nutritional deficiencies(E40-E64)

Z72.5 与高危的性行为有关
Z72.5 High-risk sexual behaviour

Z72.6 与赌博和打赌有关
不包括：强迫性或病理性赌博(F63.0)

Z72.6 Gambling and betting
Excludes: compulsive or pathological gambling(F63.0)

Z72.8 与生活方式有关的其他问题
自我损害行为

Z72.8 Other problems related to lifestyle
Self-damaging behaviour

Z72.9 与生活方式有关的未特指问题
Z72.9 Problem related to lifestyle, unspecified

Z73 与生活管理困难有关的问题

不包括：与社会经济和心理社会情况有关的问题(Z55-Z65)

Z73 Problems related to life-management difficulty

Excludes: problems related to socioeconomic and psychosocial circumstances(Z55-Z65)

Z73.0 与体力耗尽有关
精力耗尽状态

Z73.0 Burn-out
State of vital exhaustion

Z73.1 与个性品质增强有关
A型行为类型(其特征为不受制约的野心、需求高成就、急躁、好竞争和紧迫感)。

Z73.1 Accentuation of personality traits
Type A behaviour pattern (characterized by unbridled ambition, a need for high achievement, impatience, competitiveness, and a sense of urgency)

Z73.2 与缺乏休息和空暇时间有关
Z73.2 Lack of relaxation and leisure

Z73.3 与精神紧张有关,不可归类在他处者
身体和精神过劳NOS
不包括：与就业和失业有关(Z56.-)

Z73.3 Stress, not elsewhere classified
Physical and mental strain NOS
Excludes: related to employment or unemployment(Z56.-)

Z73.4 与社会技能不足有关,不可归类在他处者
Z73.4 Inadequate social skills, not elsewhere classified

Z73.5 与社会职责冲突有关,不可归类在他处者
Z73.5 Social role conflict, not elsewhere classified

Z73.6 与由于伤残引起的活动受限有关
不包括：依赖于照料人员(Z74.-)

Z73.6 Limitation of activities due to disability
Excludes: care-provider dependency(Z74.-)

Z73.8 与生活管理困难有关的其他问题
Z73.8 Other problems related to life-management difficulty

Z73.9 与生活管理困难有关的未特指问题
Z73.9 Problem related to life-management difficulty, unspecified

Z74 与依赖于照料人员有关的问题

不包括：依赖于可启动性机器或装置NEC(Z99.-)

Z74 Problems related to care-provider dependency

Excludes: dependence on enabling machines or devices NEC(Z99.-)

Z74.0 由于活动能力降低而需要帮助
Z74.0 Need for assistance due to reduced mobility

Z74.1 与需要人员帮助和照顾有关
Z74.1 Need for assistance with personal care

Z74.2	与在家需要帮助且无其他家庭成员能够给予照顾有关	Z74.2	**Need for assistance at home and no other household member able to render care**
Z74.3	与需要持续的监护有关	Z74.3	**Need for continuous supervision**
Z74.8	与依赖于照料人员有关的其他问题	Z74.8	**Other problems related to care-provider dependency**
Z74.9	与依赖于照料人员有关的未特指问题	Z74.9	**Problem related to care-provider dependency, unspecified**

Z75 与医疗设施和其他卫生保健有关的问题 / Problems related to medical facilities and other health care

Z75.0 与家中不具备医疗条件有关 / **Medical services not available in home**

不包括：无其他家庭成员能够给予照顾(Z74.2)

Excludes: no other household member able to render care(Z74.2)

Z75.1 等待住入他处有充足医疗设施场所的人 / **Person awaiting admission to adequate facility elsewhere**

Z75.2 其他为检查和治疗而处于等待期的人 / **Other waiting period for investigation and treatment**

Z75.3 与不具备及得不到卫生保健设施有关 / **Unavailability and inaccessibility of health-care facilities**

不包括：床位不具备(Z75.1)

Excludes: bed unavailable(Z75.1)

Z75.4 与不具备及得不到其他辅助设施有关 / **Unavailability and inaccessibility of other helping agencies**

Z75.5 与假日解除照料有关 / **Holiday relief care**

提供卫生保健设施给通常在家被照料的人员，以使其亲属能够得到休假。

暂缓照料

Provision of health-care facilities to a person normally cared for at home, in order to enable relatives to take a vacation.

Respite care

Z75.8 与医疗设施和其他卫生保健有关的其他问题 / **Other problems related to medical facilities and other health care**

Z75.9 与医疗设施和其他卫生保健有关的未特指问题 / **Unspecified problem related to medical facilities and other health care**

Z76 在其他情况下与保健机构接触的人 / Persons encountering health services in other circumstances

Z76.0 在保健机构再次开处方 / **Issue of repeat prescription**

为……再次开处方：
- 装置
- 药物
- 眼镜

不包括：医学证明书的发给(Z02.7)
为避孕再次开处方(Z30.4)

Issue of repeat prescription for:
- appliance
- medicaments
- spectacles

Excludes: issue of medical certificate(Z02.7)
repeat prescription for contraceptive (Z30.4)

Z76.1 保健机构对弃婴的健康监督和照料 / **Health supervision and care of foundling**

Z76.2 保健机构对其他健康婴儿和儿童的健康监督和照料 / **Health supervision and care of other healthy infant and child**

健康婴儿在……的情况下获得医疗、护理或监督：
- 家中不利的社会经济条件
- 等待收养或领养处所
- 母亲生病
- 家中孩子多而妨碍或干扰正常照料

Medical or nursing care or supervision of healthy infant under circumstances such as:
- adverse socioeconomic conditions at home
- awaiting foster or adoptive placement
- maternal illness
- number of children at home preventing or interfering with normal care

Z76.3 在保健机构中陪伴病人的健康人 / **Healthy person accompanying sick person**

Z76.4 在卫生保健设施中其他的寄膳者
不包括：无家可归者(Z59.0)

Z76.5 在保健机构中诈病者[蓄意装病]
假装有病的人(具有明显的动机)
不包括：做作性障碍(F68.1)
巡游型病人(F68.1)

Z76.8 在其他特指情况下与保健机构接触的人

Z76.9 在未特指的情况下与保健机构接触的人

Z76.4 Other boarder in health-care facility
Excludes: homelessness(Z59.0)

Z76.5 Malingerer [conscious simulation]
Person feigning illness(with obvious motivation)
Excludes: factitious disorder(F68.1)
peregrinating patient(F68.1)

Z76.8 Persons encountering health services in other specified circumstances

Z76.9 Person encountering health services in unspecified circumstances

具有与家族和个人史以及影响健康状态的某些情况有关的潜在健康危害的人(Z80-Z99)

不包括：随诊检查(Z08-Z09)
随诊医疗和恢复期(Z42-Z51,Z54.-)
当家族史或个人史是特殊筛查或其他检查或调查的理由时(Z00-Z13)
当胎儿可能受到的影响是妊娠期中需要观察或采取行动的理由时(O35.-)

Persons with potential health hazards related to family and personal history and certain conditions influencing health status (Z80-Z99)

Excludes: follow-up examination(Z08-Z09)
follow-up medical care and convalescence (Z42-Z51,Z54.-)
when family or personal history is the reason for special screening or other examination or investigation(Z00-Z13)
when the possibility that the fetus might be affected is the reason for observation or action during pregnancy(O35.-)

Z80 恶性肿瘤家族史

Z80.0 消化器官恶性肿瘤家族史
可分类于 C15-C26 的情况

Z80.1 气管、支气管和肺恶性肿瘤家族史
可分类于 C33-C34 的情况

Z80.2 其他呼吸和胸腔内器官恶性肿瘤家族史
可分类于 C30-C32,C37-C39 的情况

Z80.3 乳房恶性肿瘤家族史
可分类于 C50.-的情况

Z80.4 生殖器官恶性肿瘤家族史
可分类于 C51-C63 的情况

Z80.5 泌尿道恶性肿瘤家族史
可分类于 C64-C68 的情况

Z80.6 白血病家族史
可分类于 C91-C95 的情况

Z80.7 淋巴、造血和有关组织恶性肿瘤家族史
可分类于 C81-C90,C96.-的情况

Z80 Family history of malignant neoplasm

Z80.0 Family history of malignant neoplasm of digestive organs
Conditions classifiable to C15-C26

Z80.1 Family history of malignant neoplasm of trachea, bronchus and lung
Conditions classifiable to C33-C34

Z80.2 Family history of malignant neoplasm of other respiratory and intrathoracic organs
Conditions classifiable to C30-C32,C37-C39

Z80.3 Family history of malignant neoplasm of breast
Conditions classifiable to C50.-

Z80.4 Family history of malignant neoplasm of genital organs
Conditions classifiable to C51-C63

Z80.5 Family history of malignant neoplasm of urinary tract
Conditions classifiable to C64-C68

Z80.6 Family history of leukaemia
Conditions classifiable to C91-C95

Z80.7 Family history of other malignant neoplasms of lymphoid, haematopoietic and related tissues
Conditions classifiable to C81-C90,C96.-

Z80.8 其他器官或系统恶性肿瘤家族史
可分类于 C00-C14，C40-C49，C69-C79，C97 的情况

Z80.9 恶性肿瘤家族史，未特指
可分类于 C80 的情况

Z81 精神和行为障碍家族史

Z81.0 精神发育迟缓家族史
可分类于 F70-F79 的情况

Z81.1 酒精滥用家族史
可分类于 F10.-的情况

Z81.2 烟草滥用家族史
可分类于 F17.-的情况

Z81.3 其他精神活性物质滥用家族史
可分类于 F11-F16，F18-F19 的情况

Z81.4 其他物质滥用家族史
可分类于 F55 的情况

Z81.8 其他精神和行为障碍家族史
可分类于 F00-F99 中其他类目的情况

Z82 导致劳动能力丧失的某些伤残和慢性疾病家族史

Z82.0 癫痫和神经系统其他疾病家族史
可分类于 G00-G99 的情况

Z82.1 盲和视力丧失家族史
可分类于 H54.-的情况

Z82.2 聋和听力丧失家族史
可分类于 H90-H91 的情况

Z82.3 脑卒中家族史
可分类于 I60-I64 的情况

Z82.4 缺血性心脏病和其他循环系统疾病家族史
可分类于 I00-I52，I65-I99 的情况

Z82.5 哮喘和其他慢性下呼吸道疾病家族史
可分类于 J40-J47 的情况

Z82.6 关节炎和肌肉骨骼系统和结缔组织其他疾病家族史
可分类于 M00-M99 的情况

Z82.7 先天性畸形、变形和染色体异常家族史
可分类于 Q00-Q99 的情况

Z82.8 导致劳动能力丧失的某些伤残和慢性疾病家族史，不可归类在他处者

Z80.8 **Family history of malignant neoplasm of other organs or systems**
Conditions classifiable to C00-C14，C40-C49，C69-C79，C97

Z80.9 **Family history of malignant neoplasm, unspecified**
Conditions classifiable to C80

Z81 Family history of mental and behavioural disorders

Z81.0 **Family history of mental retardation**
Conditions classifiable to F70-F79

Z81.1 **Family history of alcohol abuse**
Conditions classifiable to F10. -

Z81.2 **Family history of tobacco abuse**
Conditions classifiable to F17. -

Z81.3 **Family history of other psychoactive substance abuse**
Conditions classifiable to F11-F16，F18-F19

Z81.4 **Family history of other substance abuse**
Conditions classifiable to F55

Z81.8 **Family history of other mental and behavioural disorders**
Conditions classifiable elsewhere in F00-F99

Z82 Family history of certain disabilities and chronic diseases leading to disablement

Z82.0 **Family history of epilepsy and other diseases of the nervous system**
Conditions classifiable to G00-G99

Z82.1 **Family history of blindness and visual loss**
Conditions classifiable to H54. -

Z82.2 **Family history of deafness and hearing loss**
Conditions classifiable to H90-H91

Z82.3 **Family history of stroke**
Conditions classifiable to I60-I64

Z82.4 **Family history of ischaemic heart disease and other diseases of the circulatory system**
Conditions classifiable to I00-I52，I65-I99

Z82.5 **Family history of asthma and other chronic lower respiratory diseases**
Conditions classifiable to J40-J47

Z82.6 **Family history of arthritis and other diseases of the musculoskeletal system and connective tissue**
Conditions classifiable to M00-M99

Z82.7 **Family history of congenital malformations, deformations and chromosomal abnormalities**
Conditions classifiable to Q00-Q99

Z82.8 **Family history of other disabilities and chronic diseases leading to disablement, not elsewhere classified**

Z83 其他特指疾患家族史

不包括： 在家庭中接触或暴露于传染病(Z20. -)

Z83.0 人类免疫缺陷病毒[HIV]病家族史

可分类于 B20-B24 的情况

Z83.1 其他传染病和寄生虫病家族史

可分类于 A00-B19,B25-B94,B99 的情况

Z83.2 血液及造血器官疾病和某些涉及免疫机制的疾患家族史

可分类于 D50-D89 的情况

Z83.3 糖尿病家族史

可分类于 E10-E14 的情况

Z83.4 其他内分泌、营养和代谢疾病家族史

可分类于 E00-E07,E15-E90 的情况

Z83.5 眼和耳疾患家族史

可分类于 H00-H53,H55-H83,H92-H95 的情况

不包括： 家族史：
- 盲和视力丧失(Z82.1)
- 聋和听力丧失(Z82.2)

Z83.6 呼吸系统疾病家族史

可分类于 J00-J39,J60-J99 的情况

不包括： 慢性下呼吸道疾病家族史(Z82.5)

Z83.7 消化系统疾病家族史

可分类于 K00-K93 的情况

Z84 其他情况家族史

Z84.0 皮肤和皮下组织疾病家族史

可分类于 L00-L99 的情况

Z84.1 肾和输尿管疾患家族史

可分类于 N00-N29 的情况

Z84.2 泌尿生殖系统其他疾病家族史

可分类于 N30-N99 的情况

Z84.3 同血缘家族史

Z84.8 其他特指情况家族史

Z83 Family history of other specific disorders

Excludes: contact with or exposure to communicable disease in the family(Z20. -)

Z83.0 **Family history of human immunodeficiency virus [HIV] disease**

Conditions classifiable to B20-B24

Z83.1 **Family history of other infectious and parasitic diseases**

Conditions classifiable to A00-B19,B25-B94,B99

Z83.2 **Family history of diseases of the blood and blood-forming organs and certain disorders involving the immune mechanism**

Conditions classifiable to D50-D89

Z83.3 **Family history of diabetes mellitus**

Conditions classifiable to E10-E14

Z83.4 **Family history of other endocrine, nutritional and metabolic diseases**

Conditions classifiable to E00-E07,E15-E90

Z83.5 **Family history of eye and ear disorders**

Conditions classifiable to H00-H53,H55-H83,H92-H95

Excludes: family history of:
- blindness and visual loss(Z82.1)
- deafness and hearing loss(Z82.2)

Z83.6 **Family history of diseases of the respiratory system**

Conditions classifiable to J00-J39,J60-J99

Excludes: family history of chronic lower respiratory diseases(Z82.5)

Z83.7 **Family history of diseases of the digestive system**

Conditions classifiable to K00-K93

Z84 Family history of other conditions

Z84.0 **Family history of diseases of the skin and subcutaneous tissue**

Conditions classifiable to L00-L99

Z84.1 **Family history of disorders of kidney and ureter**

Conditions classifiable to N00-N29

Z84.2 **Family history of other diseases of the genitourinary system**

Conditions classifiable to N30-N99

Z84.3 **Family history of consanguinity**

Z84.8 **Family history of other specified conditions**

Z85 恶性肿瘤个人史

不包括： 随诊医疗和恢复期(Z42-Z51，Z54.-)
恶性肿瘤治疗后的随诊检查(Z08.-)

Z85.0 消化器官恶性肿瘤个人史
可分类于 C15-C26 的情况

Z85.1 气管、支气管和肺恶性肿瘤个人史
可分类于 C33-C34 的情况

Z85.2 其他呼吸和胸腔内器官恶性肿瘤个人史
可分类于 C30-C32，C37-C39 的情况

Z85.3 乳房恶性肿瘤个人史
可分类于 C50.-的情况

Z85.4 生殖器官恶性肿瘤个人史
可分类于 C51-C63 的情况

Z85.5 泌尿道恶性肿瘤个人史
可分类于 C64-C68 的情况

Z85.6 白血病个人史
可分类于 C91-C95 的情况

Z85.7 淋巴、造血和有关组织其他恶性肿瘤个人史
可分类于 C81-C90，C96.-的情况

Z85.8 其他器官和系统恶性肿瘤个人史
可分类于 C00-C14，C40-C49，C69-C79，C97 的情况

Z85.9 恶性肿瘤个人史，未特指
可分类于 C80 的情况

Z86 某些其他疾病个人史

不包括： 随诊医疗和恢复期(Z42-Z51，Z54.-)

Z86.0 其他肿瘤个人史
可分类于 D00-D48 的情况
不包括： 恶性肿瘤(Z85.-)

Z86.1 传染病和寄生虫病个人史
可分类于 A00-B89，B99 的情况
不包括： 传染病和寄生虫病的后遗症(B90-B94)

Z86.2 血液和造血器官疾病和某些涉及免疫机制的疾患个人史
可分类于 D50-D89 的情况

Z85 Personal history of malignant neoplasm

Excludes: follow-up medical care and convalescence (Z42-Z51, Z54. -)
follow-up examination after treatment of malignant neoplasm (Z08. -)

Z85.0 **Personal history of malignant neoplasm of digestive organs**
Conditions classifiable to C15-C26

Z85.1 **Personal history of malignant neoplasm of trachea, bronchus and lung**
Conditions classifiable to C33-C34

Z85.2 **Personal history of malignant neoplasm of other respiratory and intrathoracic organs**
Conditions classifiable to C30-C32, C37-C39

Z85.3 **Personal history of malignant neoplasm of breast**
Conditions classifiable to C50. -

Z85.4 **Personal history of malignant neoplasm of genital organs**
Conditions classifiable to C51-C63

Z85.5 **Personal history of malignant neoplasm of urinary tract**
Conditions classifiable to C64-C68

Z85.6 **Personal history of leukaemia**
Conditions classifiable to C91-C95

Z85.7 **Personal history of other malignant neoplasms of lymphoid, haematopoietic and related tissues**
Conditions classifiable to C81-C90, C96. -

Z85.8 **Personal history of malignant neoplasms of other organs and systems**
Conditions classifiable to C00-C14, C40-C49, C69-C79, C97

Z85.9 **Personal history of malignant neoplasm, unspecified**
Conditions classifiable to C80

Z86 Personal history of certain other diseases

Excludes: follow-up medical care and convalescence (Z42-Z51, Z54. -)

Z86.0 **Personal history of other neoplasms**
Conditions classifiable to D00-D48
Excludes: malignant neoplasms (Z85. -)

Z86.1 **Personal history of infectious and parasitic diseases**
Conditions classifiable to A00-B89, B99
Excludes: sequelae of infectious and parasitic diseases (B90-B94)

Z86.2 **Personal history of diseases of the blood and blood-forming organs and certain disorders involving the immune mechanism**
Conditions classifiable to D50-D89

Z86.3 内分泌、营养和代谢疾病个人史

可分类于 E00-E90 的情况

Z86.4 精神活性物质滥用个人史

可分类于 F10-F19 的情况

不包括： 近期依赖（F10-F19 伴有共用第四位数 .2）

与……使用有关的问题：

· 酒精（Z72.1）

· 药物（Z72.2）

· 烟草（Z72.0）

Z86.5 其他精神和行为障碍个人史

可分类于 F00-F09，F20-F99 的情况

Z86.6 神经系统和感觉器官疾病个人史

可分类于 G00-G99，H00-H95 的情况

Z86.7 循环系统疾病个人史

可分类于 I00-I99 的情况

不包括： 陈旧性心肌梗死（I25.2）

心肌梗死后综合征（I24.1）

脑血管疾病的后遗症（I69.-）

Z87 其他疾病和情况个人史

不包括： 随诊医疗和恢复期（Z42-Z51，Z54.-）

Z87.0 呼吸系统疾病个人史

可分类于 J00-J99 的情况

Z87.1 消化系统疾病个人史

可分类于 K00-K93 的情况

Z87.2 皮肤和皮下组织疾病个人史

可分类于 L00-L99 的情况

Z87.3 肌肉骨骼系统和结缔组织疾病个人史

可分类于 M00-M99 的情况

Z87.4 泌尿生殖系统疾病个人史

可分类于 N00-N99 的情况

Z87.5 妊娠、分娩和产褥期并发症个人史

可分类于 O00-O99 的情况

滋养层疾病个人史

不包括： 习惯性流产（N96）

具有不良产史的妇女在近期妊娠期间的监督（Z35.-）

Z87.6 起源于围生期的某些情况个人史

可分类于 P00-P96 的情况

Z86.3 **Personal history of endocrine, nutritional and metabolic diseases**

Conditions classifiable to E00-E90

Z86.4 **Personal history of psychoactive substance abuse**

Conditions classifiable to F10-F19

Excludes: current dependence (F10-F19 with common fourth character. 2)

problems related to use of:

· alcohol (Z72.1)

· drug (Z72.2)

· tobacco (Z72.0)

Z86.5 **Personal history of other mental and behavioural disorders**

Conditions classifiable to F00-F09, F20-F99

Z86.6 **Personal history of diseases of the nervous system and sense organs**

Conditions classifiable to G00-G99, H00-H95

Z86.7 **Personal history of diseases of the circulatory system**

Conditions classifiable to I00-I99

Excludes: old myocardial infarction (I25.2)

postmyocardial infarction syndrome (I24.1)

sequelae of cerebrovascular disease (I69. -)

Z87 Personal history of other diseases and conditions

Excludes: follow-up medical care and convalescence (Z42-Z51, Z54. -)

Z87.0 **Personal history of diseases of the respiratory system**

Conditions classifiable to J00-J99

Z87.1 **Personal history of diseases of the digestive system**

Conditions classifiable to K00-K93

Z87.2 **Personal history of diseases of the skin and subcutaneous tissue**

Conditions classifiable to L00-L99

Z87.3 **Personal history of diseases of the musculoskeletal system and connective tissue**

Conditions classifiable to M00-M99

Z87.4 **Personal history of diseases of the genitourinary system**

Conditions classifiable to N00-N99

Z87.5 **Personal history of complications of pregnancy, childbirth and the puerperium**

Conditions classifiable to O00-O99

Personal history of trophoblastic disease

Excludes: habitual aborter (N96)

supervision during current pregnancy of a woman with poor obstetric history (Z35. -)

Z87.6 **Personal history of certain conditions arising in the perinatal period**

Conditions classifiable to P00-P96

Z87.7	**先天性畸形、变形和染色体异常个人史** 可分类于 Q00-Q99 的情况	**Z87.7**	**Personal history of congenital malformations, deformations and chromosomal abnormalities** Conditions classifiable to Q00-Q99
Z87.8	**其他特指情况个人史** 可分类于 S00-T98 的情况 **不包括：**自我伤害个人史(Z91.5)	**Z87.8**	**Personal history of other specified conditions** Conditions classifiable to S00-T98 **Excludes：** personal history of self harm(Z91.5)
Z88	**对药物、药剂和生物制品过敏个人史**	**Z88**	**Personal history of allergy to drugs, medicaments and biological substances**
Z88.0	**青霉素过敏个人史**	**Z88.0**	**Personal history of allergy to penicillin**
Z88.1	**其他抗生素制剂过敏个人史**	**Z88.1**	**Personal history of allergy to other antibiotic agents**
Z88.2	**磺胺类药过敏个人史**	**Z88.2**	**Personal history of allergy to sulfonamides**
Z88.3	**其他抗感染制剂过敏个人史**	**Z88.3**	**Personal history of allergy to other anti-infective agents**
Z88.4	**麻醉药过敏个人史**	**Z88.4**	**Personal history of allergy to anaesthetic agent**
Z88.5	**麻醉品过敏个人史**	**Z88.5**	**Personal history of allergy to narcotic agent**
Z88.6	**镇痛药过敏个人史**	**Z88.6**	**Personal history of allergy to analgesic agent**
Z88.7	**血清和疫苗过敏个人史**	**Z88.7**	**Personal history of allergy to serum and vaccine**
Z88.8	**对其他药物、药剂和生物制品过敏个人史**	**Z88.8**	**Personal history of allergy to other drugs, medicaments and biological substances**
Z88.9	**对未特指的药物、药剂和生物制品过敏个人史**	**Z88.9**	**Personal history of allergy to unspecified drugs, medicaments and biological substances**
Z89	**四肢后天性缺失** **包　括：**四肢丧失： ・手术后 ・外伤后 **不包括：**四肢后天性变形(M20-M21) 先天性无四肢(Q71-Q73)	**Z89**	**Acquired absence of limb** **Includes：** loss of limb： ・postoperative ・post-traumatic **Excludes：** acquired deformities of limbs(M20-M21) congenital absence of limbs(Q71-Q73)
Z89.0	**单侧手指[包括拇指]后天性缺失**	**Z89.0**	**Acquired absence of finger(s)[including thumb], unilateral**
Z89.1	**手和腕后天性缺失**	**Z89.1**	**Acquired absence of hand and wrist**
Z89.2	**腕以上的上肢后天性缺失臂 NOS**	**Z89.2**	**Acquired absence of upper limb above wrist Arm NOS**
Z89.3	**双上肢[任何水平]后天性缺失** 双侧手指后天性缺失	**Z89.3**	**Acquired absence of both upper limbs [any level]** Acquired absence of finger(s), bilateral
Z89.4	**足和踝后天性缺失** 趾	**Z89.4**	**Acquired absence of foot and ankle** Toe(s)
Z89.5	**膝或膝以下小腿后天性缺失**	**Z89.5**	**Acquired absence of leg at or below knee**
Z89.6	**膝以上大腿后天性缺失** 腿 NOS	**Z89.6**	**Acquired absence of leg above knee** Leg NOS
Z89.7	**双下肢后天性缺失[任何水平，除外仅趾]**	**Z89.7**	**Acquired absence of both lower limbs [any level, except toes alone]**
Z89.8	**上肢和下肢后天性缺失[任何水平]**	**Z89.8**	**Acquired absence of upper and lower limbs [any level]**
Z89.9	**未特指的四肢后天性缺失**	**Z89.9**	**Acquired absence of limb, unspecified**

Z90 器官后天性缺失，不可归类在他处者

包 括：身体的一部分 NEC 在手术后或创伤后的缺失
不包括：先天性缺如-见字母顺序索引
手术后缺失：
· 内分泌腺(E89. -)
· 脾(D73.0)

Z90.0 头和颈部分后天性缺失
眼
喉
鼻
不包括：牙(K08.1)
Z90.1 乳房后天性缺失
Z90.2 肺[部分]后天性缺失
Z90.3 胃部分后天性缺失
Z90.4 消化道其他部分后天性缺失
Z90.5 肾后天性缺失
Z90.6 泌尿道其他部分后天性缺失
Z90.7 生殖器官后天性缺失
Z90.8 其他器官后天性缺失

Z90 Acquired absence of organs, not elsewhere classified

Includes: postoperative or post-traumatic loss of body part NEC
Excludes: congenital absence-see Alphabetical Index
postoperative absence of:
· endocrine glands(E89. -)
· spleen(D73.0)

Z90.0 Acquired absence of part of head and neck
Eye
Larynx
Nose
Excludes: teeth(K08.1)
Z90.1 Acquired absence of breast(s)
Z90.2 Acquired absence of lung [part of]
Z90.3 Acquired absence of part of stomach
Z90.4 Acquired absence of other parts of digestive tract
Z90.5 Acquired absence of kidney
Z90.6 Acquired absence of other parts of urinary tract
Z90.7 Acquired absence of genital organ(s)
Z90.8 Acquired absence of other organs

Z91 危险因素个人史，不可归类在他处者

不包括：暴露于污染和与外界环境有关的其他问题(Z58. -)
职业性暴露于危险因素(Z57. -)
精神活性物质滥用个人史(Z86.4)

Z91.0 非药物和生物制品过敏个人史
不包括：药物和生物制品过敏个人史(Z88. -)
Z91.1 不服从医疗和医疗制度个人史
Z91.2 个人卫生不良个人史
Z91.3 有害健康的作息安排个人史
不包括：睡眠障碍(G47. -)
Z91.4 心理创伤个人史，不可归类在他处者
Z91.5 自我伤害个人史
假自杀
自服毒
自杀企图
Z91.6 其他身体创伤个人史
Z91.8 其他特指危险因素个人史，不可归类在他处者
凌辱 NOS
虐待 NOS

Z91 Personal history of risk-factors, not elsewhere classified

Excludes: exposure to pollution and other problems related to physical environment(Z58. -)
occupational exposure to risk-factors (Z57. -)
personal history of psychoactive substance abuse(Z86.4)

Z91.0 Personal history of allergy, other than to drugs and biological substances
Excludes: personal history of allergy to drugs and biological substances(Z88. -)
Z91.1 Personal history of noncompliance with medical treatment and regimen
Z91.2 Personal history of poor personal hygiene
Z91.3 Personal history of unhealthy sleep-wake schedule
Excludes: sleep disorders(G47. -)
Z91.4 Personal history of psychological trauma, not elsewhere classified
Z91.5 Personal history of self-harm
Parasuicide
Self-poisoning
Suicide attempt
Z91.6 Personal history of other physical trauma
Z91.8 Personal history of other specified risk-factors, not elsewhere classified
Abuse NOS
Maltreatment NOS

Z92 医疗个人史

Z92.0 避孕个人史

不包括： 近期实行避孕的咨询或手段（Z30. -）
（子宫内）存在避孕装置（Z97.5）

Z92.1 长期（近期）使用抗凝血药个人史

Z92.2 长期（近期）使用其他药剂个人史

阿司匹林

Z92.3 辐射照射个人史

治疗性放射

不包括： 暴露于外界环境中的放射线（Z58.4）
职业性暴露于放射线（Z57.1）

Z92.4 大手术个人史，不可归类在他处者

不包括： 人工造口状态（Z93. -）
术后状态（Z98. -）
存在功能性植入物和移植物（Z95-Z96）
移植的器官或组织状态（Z94. -）

Z92.5 康复措施个人史

Z92.6 肿瘤化疗个人史

Z92.8 其他医疗个人史

Z92.9 未特指的医疗个人史

Z93 人工造口状态

不包括： 需要维护或处置的人工造口（Z43. -）
外部吻合口的并发症（J95.0，K91.4，N99.5）

Z93.0 气管造口状态

Z93.1 胃造口状态

Z93.2 回肠造口状态

Z93.3 结肠造口状态

Z93.4 胃肠道的其他人工造口状态

Z93.5 膀胱造口状态

Z93.6 泌尿道的其他人工造口状态

肾造口
输尿管造口
尿道造口

Z93.8 其他人工造口状态

Z93.9 未特指的人工造口状态

Z92 Personal history of medical treatment

Z92.0 Personal history of contraception

Excludes： counselling or management of current contraceptive practices（Z30. -）
presence of（intrauterine）contraceptive device（Z97.5）

Z92.1 Personal history of long-term（current）use of anticoagulants

Z92.2 Personal history of long-term（current）use of other medicaments

Aspirin

Z92.3 Personal history of irradiation

Therapeutic radiation

Excludes： exposure to radiation in the physical environment（Z58.4）
occupational exposure to radiation（Z57.1）

Z92.4 Personal history of major surgery，not elsewhere classified

Excludes： artificial opening status（Z93. -）
postsurgical states（Z98. -）
presence of functional implants and grafts（Z95-Z96）
transplanted organ or tissue status（Z94. -）

Z92.5 Personal history of rehabilitation measures

Z92.6 Personal history of chemotherapy for neoplastic disease

Z92.8 Personal history of other medical treatment

Z92.9 Personal history of medical treatment，unspecified

Z93 Artificial opening status

Excludes： artificial openings requiring attention or management（Z43. -）
complications of external stoma（J95.0，K91.4，N99.5）

Z93.0 Tracheostomy status

Z93.1 Gastrostomy status

Z93.2 Ileostomy status

Z93.3 Colostomy status

Z93.4 Other artificial openings of gastrointestinal tract status

Z93.5 Cystostomy status

Z93.6 Other artificial openings of urinary tract status

Nephrostomy
Ureterostomy
Urethrostomy

Z93.8 Other artificial opening status

Z93.9 Artificial opening status，unspecified

Z94 器官和组织移植状态

包　括：用异质或同质移植物置换的器官或组织

不包括：器官或组织移植的并发症-见字母顺序索引

存在：

· 血管移植物(Z95. -)

· 异源性心脏瓣膜(Z95.3)

Z94.0 肾移植状态

Z94.1 心脏移植状态

不包括：心脏瓣膜置换状态(Z95.2-Z95.4)

Z94.2 肺移植状态

Z94.3 心和肺移植状态

Z94.4 肝移植状态

Z94.5 皮肤移植状态

自体皮肤移植状态

Z94.6 骨移植状态

Z94.7 角膜移植状态

Z94.8 其他器官和组织的移植状态

骨髓

肠

胰

Z94.9 未特指的器官和组织移植状态

Z94 Transplanted organ and tissue status

Includes: organ or tissue replaced by heterogenous or homogenous transplant

Excludes: complications of transplanted organ or tissue-see Alphabetical Index

presence of:

· vascular grafts(Z95. -)

· xenogenic heart valve(Z95.3)

Z94.0 Kidney transplant status

Z94.1 Heart transplant status

Excludes: heart-valve replacement status(Z95.2-Z95.4)

Z94.2 Lung transplant status

Z94.3 Heart and lungs transplant status

Z94.4 Liver transplant status

Z94.5 Skin transplant status

Autogenous skin transplant status

Z94.6 Bone transplant status

Z94.7 Corneal transplant status

Z94.8 Other transplanted organ and tissue status

Bone marrow

Intestine

Pancreas

Z94.9 Transplanted organ and tissue status, unspecified

Z95 具有心脏和血管植入物和移植物

不包括：心脏和血管装置、植入物和移植物的并发症(T82. -)

Z95.0 具有心脏起搏器

不包括：心脏起搏器的调整或管理(Z45.0)

Z95.1 具有主动脉冠状动脉搭桥术移植物

Z95.2 具有假体心脏瓣膜

Z95.3 具有异种心脏瓣膜

Z95.4 具有其他心脏瓣膜置换

Z95.5 具有冠状血管成形术植入物和移植物

具有冠状动脉假体

冠状血管成形术后状态 NOS

Z95.8 具有其他心脏和血管植入物和移植物

具有血管内假体 NEC

周围血管成形术后状态 NOS

Z95.9 具有未特指的心脏和血管植入物和移植物

Z95 Presence of cardiac and vascular implants and grafts

Excludes: complications of cardiac and vascular devices, implants and grafts(T82. -)

Z95.0 Presence of cardiac pacemaker

Excludes: adjustment or management of cardiac pacemaker(Z45.0)

Z95.1 Presence of aortocoronary bypass graft

Z95.2 Presence of prosthetic heart valve

Z95.3 Presence of xenogenic heart valve

Z95.4 Presence of other heart-valve replacement

Z95.5 Presence of coronary angioplasty implant and graft

Presence of coronary artery prosthesis

Status following coronary angioplasty NOS

Z95.8 Presence of other cardiac and vascular implants and grafts

Presence of intravascular prosthesis NEC

Status following peripheral angioplasty NOS

Z95.9 Presence of cardiac and vascular implant and graft, unspecified

Z96 具有其他功能性植入物

不包括：内部假体装置、植入物和移植物的并发症(T82-T85)
假体和其他装置的安装和调整(Z44-Z46)

Z96.0 具有泌尿生殖器植入物

Z96.1 具有眼内晶状体

假晶状体

Z96.2 具有耳科学和听力学植入物

骨传导听力装置
耳蜗植入物
咽鼓管移植片固定模
鼓膜切开术管
镫骨置换

Z96.3 具有人工喉

Z96.4 具有内分泌科植入物

胰岛素泵

Z96.5 具有牙根和下颌骨植入物

Z96.6 具有矫形外科关节植入物

指关节置换
髋关节置换(部分)(全部)

Z96.7 具有其他骨和腱的植入物

颅骨板

Z96.8 具有其他特指的功能性植入物

Z96.9 具有未特指的功能性植入物

Z97 具有其他装置

不包括：内部假体装置、植入物和移植物的并发症(T82-T85)
假体和其他装置的安装和调整(Z44-Z46)
具有脑脊液引流装置(Z98.2)

Z97.0 具有人工眼

Z97.1 具有人工肢体(完全)(部分)

Z97.2 具有假牙装置(完全)(部分)

Z97.3 具有眼镜和接触镜

Z97.4 具有外部助听器

Z97.5 (子宫内)具有避孕装置

不包括：避孕装置的检查、重新放置或取出(Z30.5)
避孕装置放置(Z30.1)

Z97.8 具有其他特指的装置

Z96 Presence of other functional implants

Excludes: complications of internal prosthetic devices, implants and grafts(T82-T85)
fitting and adjustment of prosthetic and other devices(Z44-Z46)

Z96.0 Presence of urogenital implants

Z96.1 Presence of intraocular lens

Pseudophakia

Z96.2 Presence of otological and audiological implants

Bone-conduction hearing device
Cochlear implant
Eustachian tube stent
Myringotomy tube(s)
Stapes replacement

Z96.3 Presence of artificial larynx

Z96.4 Presence of endocrine implants

Insulin pump

Z96.5 Presence of tooth-roots and mandibular implants

Z96.6 Presence of orthopaedic joint implants

Finger-joint replacement
Hip-joint replacement(partial)(total)

Z96.7 Presence of other bone and tendon implants

Skull plate

Z96.8 Presence of other specified functional implants

Z96.9 Presence of functional implant, unspecified

Z97 Presence of other devices

Excludes: complications of internal prosthetic devices, implants and grafts(T82-T85)
fitting and adjustment of prosthetic and other devices(Z44-Z46)
presence of cerebrospinal fluid drainage device(Z98.2)

Z97.0 Presence of artificial eye

Z97.1 Presence of artificial limb(complete)(partial)

Z97.2 Presence of dental prosthetic device (complete)(partial)

Z97.3 Presence of spectacles and contact lenses

Z97.4 Presence of external hearing-aid

Z97.5 Presence of(intrauterine)contraceptive device

Excludes: checking, reinsertion or removal of contraceptive device(Z30.5)
insertion of contraceptive device(Z30.1)

Z97.8 Presence of other specified devices

Z98 其他手术后状态

不包括： 随诊医疗和恢复期(Z42-Z51，Z54.-)
操作后或手术后并发症-见字母顺序索引

Z98.0 肠搭桥术和吻合术状态
Z98.1 关节固定术状态
Z98.2 具有脑脊液引流装置
脑脊液分流
Z98.8 其他特指的手术后状态

Z99 依赖于可启动机器和装置，不可归类在他处者

Z99.0 依赖吸引器
Z99.1 依赖呼吸机
Z99.2 依赖肾透析
具有为透析的动静脉分流
肾透析状态
不包括： 透析准备、治疗或疗程(Z49.-)
Z99.3 依赖轮椅
Z99.8 依赖其他可启动机器和装置
Z99.9 依赖未特指的可启动机器和装置

Z98 Other postsurgical states

Excludes: follow-up medical care and convalescence (Z42-Z51,Z54.-)
postprocedural or postoperative complication-see Alphabetical Index

Z98.0 Intestinal bypass and anastomosis status
Z98.1 Arthrodesis status
Z98.2 Presence of cerebrospinal fluid drainage device
CSF shunt
Z98.8 Other specified postsurgical states

Z99 Dependence on enabling machines and devices, not elsewhere classified

Z99.0 Dependence on aspirator
Z99.1 Dependence on respirator
Z99.2 Dependence on renal dialysis
Presence of arteriovenous shunt for dialysis
Renal dialysis status
Excludes: dialysis preparation, treatment or session (Z49.-)
Z99.3 Dependence on wheelchair
Z99.8 Dependence on other enabling machines and devices
Z99.9 Dependence on unspecified enabling machine and device

第二十二章 用于特殊目的的编码 (U00-U99)

本章包括下列各节：

U00-U49　对新发生的不明原因疾病的临时安排

U80-U89　对抗生素产生耐药性的菌株

对新发生的不明原因疾病的临时安排 (U00-U49)

U04 严重急性呼吸道综合征 [SARS]

U04.9 未特指的严重急性呼吸道综合征

对抗生素产生耐药性的菌株 (U80-U89)

注：这些类目决不能用作主要编码。当需要标明在分类于他处的细菌感染中对某种抗生素已产生耐药性的菌株时，它们可作为补充或附加编码使用。

U80 耐青霉素类抗生素的菌株

U80.0 耐青霉素的菌株

U80.1 耐甲氧西林的菌株

U80.8 耐其他青霉素类抗生素的菌株

U81 耐万古霉素类抗生素的菌株

U81.0 耐万古霉素的菌株

U81.8 耐其他万古霉素类抗生素的菌株

CHAPTER XXII Codes for special purposes (U00-U99)

This chapter contains the following blocks:

U00-U49　Provisional assignment of new diseases of uncertain etiology

U80-U89　Bacterial agents resistant to antibiotics

Provisional assignment of new diseases of uncertain etiology (U00-U49)

U04 Severe acute respiratory syndrome [SARS]

U04.9 Severe acute respiratory syndrome, unspecified

Bacterial agents resistant to antibiotics (U80-U89)

Note: These categories should never be used in primary coding. They are provided for use as supplementary or additional codes when it is desired to identify the antibiotic to which a bacterial agent is resistant, in bacterial infection classified elsewhere.

U80 Agent resistant to penicillin and related antibiotics

U80.0 Penicillin resistant agent

U80.1 Methicillin resistant agent

U80.8 Agent resistant to other penicillin-related antibiotic

U81 Agent resistant to vancomycin and related antibiotics

U81.0 Vancomycin resistant agent

U81.8 Agent resistant to other vancomycin-related Antibiotic

U88 耐多种抗生素的菌株

注：本类目提供用于当一种菌株对两种及以上抗生素耐药但又不足以详细到确定是哪一种抗生素对“主要情况”起决定作用时。当记录单一编码更方便时，它也可以用于编制基本类目表。否则，对每一个具体的耐药菌株都应该分别编码。

U88 Agent resistant to multiple antibiotics

Note: This category is provided for use when a bacterial agent is resistant to two or more antibiotics but there is insufficient detail to determine which antibiotic is contributing most to the “main condition”. It should also be used for primary tabulation purposes when it is more convenient to record a single code; otherwise each specific antibiotic-resistant agent should be coded separately.

U89 耐其他和未特指抗生素的菌株

U89.8 耐其他单一特指抗生素的菌株

U89.9 耐未特指抗生素的菌株

U89 Agent resistant to other and unspecified antibiotics

U89.8 Agent resistant to other single specified

U89.9 Agent resistant to unspecified antibiotic

肿瘤的形态学
Morphology of neoplasms

肿瘤的形态学

Morphology of neoplasms

《国际疾病分类肿瘤学专辑》(ICD-O)第二版已于1990年出版。它包括一个肿瘤形态学的编码名称表,现复印于此,提供给愿意与第二章结合使用的用户。

The second edition of the International Classification of Diseases for Oncology (ICD-O) was published in 1990. It contains a coded nomenclature for the morphology of neoplasms, which is reproduced here for those who wish to use it in conjunction with Chapter Ⅱ.

形态学编码由五位数码组成;前四位数用以标明肿瘤的组织学类型,而在一根斜线分隔符号之后的第五位数,表示它的动态,这一位数动态编码的含义如下:

The morphology code numbers consist of five digits; the first four identify the histological type of the neoplasm and the fifth, following a slash or solidus, indicates its behaviour. The one-digit behaviour code is as follows:

/0 良性

/1 是否良性或恶性未肯定
交界恶性[1]
潜在的低度恶性[1]

/2 原位癌
上皮内
非浸润性
非侵袭性

/3 恶性,原发部位

/6 恶性,转移部位
恶性,继发部位

/9 恶性,原发或转移部位未肯定

/0 Benign

/1 Uncertain whether benign or malignant
Borderline malignancy[1]
Low malignant potential[1]

/2 Carcinoma in situ
Intraepithelial
Noninfiltrating
Noninvasive

/3 Malignant, primary site

/6 Malignant, metastatic site
Malignant, secondary site

/9 Malignant, uncertain whether primary or metastatic site

在以下名称表中,形态学编码包括适宜于肿瘤组织学类型的动态编码。如另有其他报告的信息适合改变动态编码的话,则此动态编码应予以改变。例如,脊索瘤被假定为恶性,所以其指定的编码是M9370/3;但是如果其名称为"良性脊索瘤",则应编码为M9370/0。同样,表面扩散性腺癌(M8143/3)当被描述为"非侵袭性"时,则应编码为M8143/2;黑色素瘤(M8720/3)当被描述为"继发性"时,则应编码为M8720/6。

In the nomenclature given here, the morphology code numbers include the behaviour code appropriate to the histological type of neoplasm; this behaviour code should be changed if the other reported information makes this appropriate. For example, chordoma is assumed to be malignant and is therefore assigned the code number M9370/3; the term "benign chordoma" should, however, be coded M9370/0. Similarly, superficial spreading adenocarcinoma (M8143/3) should be coded M8143/2 when described as "noninvasive", and melanoma (M8720/3), when described as "secondary", should be coded M8720/6.

---

1 除M844-M849中的卵巢囊腺瘤外,它们被认为是恶性的。

1 Except cystadenomas of ovary in M844-M849, which are considered to be malignant

在动态编码和第二章各节之间的相互对照如下表：

动态编码	第二章类目
/0 良性肿瘤	D10-D36
/1 动态未肯定或未知的肿瘤	D37-D48
/2 原位肿瘤	D00-D09
/3 恶性肿瘤，被陈述或被假定为原发性	C00-C76 C80-C97
/6 恶性肿瘤，被陈述或被假定为继发性	C77-C79

ICD-O 中动态位数的/9 不适用于 ICD，因为根据病案记录中的其他信息，所有恶性肿瘤都被假定为是原发性(/3)或继发性(/6)的。

这里只列出了出现在 ICD-O 形态学名称的第一个术语及其对应的编码号。在字母顺序索引(第三卷)中，不但包括了 ICD-O 的全部同义词，还包括在病案记录中常遇见的大量其他形态学描述，但省略了 ICD-O 中过时或不合需要的描述。

某些类型的肿瘤是特发于某些部位或组织类型的。例如肾胚细胞瘤(M8960/3)，按照定义它总是发生于肾脏；肝细胞癌(M8170/3)则总是原发于肝；而基底细胞癌(M8090/3)常发生于皮肤。对这样的术语，已经把第二章的适当编码加在其名称后的括号内。因此，肾胚细胞瘤后面跟的编码是肾恶性肿瘤的编码(C64)；基底细胞癌后面跟的是第四位数敞开的皮肤恶性肿瘤编码(C44.-)，使用者应按所报告的部位使用适当的第四位数。当在诊断中未给出肿瘤的部位时，应该使用指定到该形态学术语的第二章编码。由于有些组织学类型能够发生在不止一种器官或组织类型，所以第二章的编码还不能指定给许多形态学的术语。例如，"腺癌 NOS"(M8140/3)就没有指定的第二章编码，因为它在许多不同的器官中都可以是原发的。

The following table shows the correspondence between the behaviour code and the different sections of Chapter Ⅱ:

Behaviour code	Chapter Ⅱ categories
/0 Benign neoplasms	D10-D36
/1 Neoplasms of uncertain or unknown behaviour	D37-D48
/2 In situ neoplasms	D00-D09
/3 Malignant neoplasms, stated or presumed to be primary	C00-C76 C80-C97
/6 Malignant neoplasms, stated or presumed to be secondary	C77-C79

The ICD-O behaviour digit /9 is not applicable in the ICD context, since all malignant neoplasms are presumed to be primary (/3) or secondary (/6), according to other information on the medical record.

Only the first-listed term of the full ICD-O morphology nomenclature appears against each code number in the list given here. The Alphabetical Index (Volume 3) however, includes all the ICD-O synonyms as well as a number of other morphological descriptions still likely to be encountered on medical records but omitted from ICD-O as outdated or otherwise undesirable.

Some types of neoplasm are specific to certain sites or types of tissue. For example, nephroblastoma (M8960/3), by definition, always arises in the kidney; hepatocellular carcinoma (M8170/3) is always primary in the liver; and basal cell carcinoma (M8090/3) usually arises in the skin. For such terms the appropriate code from Chapter Ⅱ has been added in parentheses in the nomenclature. Thus nephroblastoma is followed by the code for malignant neoplasm of kidney (C64). For basal cell carcinoma the code for malignant neoplasm of skin (C44.-) is given with the fourth character left open. The appropriate fourth character for the reported site should be used. The Chapter Ⅱ codes assigned to the morphologic terms should be used when the site of the neoplasm is not given in the diagnosis. Chapter Ⅱ codes have not been assigned to many of the morphology terms because the histologic types can arise in more than one organ or type of tissue. For example, "Adenocarcinoma NOS" (M8140/3) has no assigned Chapter Ⅱ code because it can be primary in many different organs.

偶尔会发生一种问题,即在诊断中报告的部位与特指部位编码所指示的部位不同。在这种情况下,则可以不考虑给出的第二章编码,而应使用诊断报告部位的适当编码。例如,C50.-(乳房)加在形态学术语“浸润性导管癌(M8500/3)”的后面,因为这一类型的癌通常发生于乳房。但是,如果“浸润性导管癌”这一术语被用于特指发生在胰腺的原发癌时,则正确的编码应为C25.9(胰,未特指)。

对淋巴、造血和有关组织的肿瘤(M959-M998)来说,给出的对应编码是C81-C96和D45-D47。不管怎样描述肿瘤的部位,都应使用第二章的这些编码。

当一个形态学诊断中包含着两个具有不同编码号的定性形容词时容易发生编码困难,“移行细胞表皮样癌”便是一个例子。“移行细胞癌NOS”编码是M8120/3,而“表皮样癌NOS”是M8070/3。遇到这种情况时,应该采用较大的编码(在本例为M8120/3),因为通常它更为特异。对形态学编码的其他说明,可参考第二卷。

Occasionally a problem arises when a site given in a diagnosis is different from the site indicated by the site-specific code. In such instances, the given Chapter Ⅱ code should be ignored and the appropriate code for the site included in the diagnosis should be used. For example, C50.-(breast) is added to the morphologic term Infiltrating duct carcinoma (M8500/3), because this type of carcinoma usually arises in the breast. However, if the term "Infiltrating duct carcinoma" is used for a primary carcinoma arising in the pancreas, the correct code would be C25.9 (Pancreas, unspecified).

For neoplasms of lymphoid, haematopoietic and related tissue (M959-M998) the relevant codes from C81-C96 and D45-D47 are given. These Chapter Ⅱ codes should be used irrespective of the stated site of the neoplasm.

A coding difficulty sometimes arises where a morphological diagnosis contains two qualifying adjectives that have different code numbers. An example is "transitional cell epidermoid carcinoma". "Transitional cell carcinoma NOS" is M8120/3 and "epidermoid carcinoma NOS" is M8070/3. In such circumstances, the higher number (M8120/3 in this example) should be used, as it is usually more specific. For other information about the coding of morphology see Volume 2.

肿瘤的形态学编码名称

Coded nomenclature for morphology of neoplasms

M800 肿瘤 NOS

M8000/0	肿瘤,良性
M8000/1	肿瘤,良性或恶性未肯定
M8000/3	肿瘤,恶性
M8000/6	肿瘤,转移性
M8001/0	瘤细胞,良性
M8001/1	瘤细胞,良性或恶性未肯定
M8001/3	瘤细胞,恶性
M8002/3	恶性肿瘤,小细胞型
M8003/3	恶性肿瘤,巨细胞型
M8004/3	恶性肿瘤,梭形细胞型

M801-M804 上皮肿瘤 NOS

M8010/0	上皮肿瘤,良性
M8010/2	原位癌 NOS
M8010/3	癌 NOS
M8010/6	癌,转移性,NOS
M8011/0	上皮瘤,良性
M8011/3	上皮瘤,恶性
M8012/3	大细胞癌 NOS
M8020/3	癌,未分化的,NOS
M8021/3	癌,间变的,NOS
M8022/3	多形性癌

M800 Neoplasms NOS

M8000/0	Neoplasm, benign
M8000/1	Neoplasm, uncertain whether benign or malignant
M8000/3	Neoplasm, malignant
M8000/6	Neoplasm, metastatic
M8001/0	Tumour cells, benign
M8001/1	Tumour cells, uncertain whether benign or malignant
M8001/3	Tumour cells, malignant
M8002/3	Malignant tumour, small cell type
M8003/3	Malignant tumour, giant cell type
M8004/3	Malignant tumour, fusiform cell type

M801-M804 Epithelial neoplasms NOS

M8010/0	Epithelial tumour, benign
M8010/2	Carcinoma in situ NOS
M8010/3	Carcinoma NOS
M8010/6	Carcinoma, metastatic NOS
M8011/0	Epithelioma, benign
M8011/3	Epithelioma, malignant
M8012/3	Large cell carcinoma NOS
M8020/3	Carcinoma, undifferentiated NOS
M8021/3	Carcinoma, anaplastic NOS
M8022/3	Pleomorphic carcinoma

M8030/3	巨细胞和梭形细胞癌	M8030/3	Giant cell and spindle cell carcinoma
M8031/3	巨细胞癌	M8031/3	Giant cell carcinoma
M8032/3	梭形细胞癌	M8032/3	Spindle cell carcinoma
M8033/3	假肉瘤样癌	M8033/3	Pseudosarcomatous carcinoma
M8034/3	多角细胞癌	M8034/3	Polygonal cell carcinoma
M8040/1	微小瘤	M8040/1	Tumorlet
M8041/3	小细胞癌 NOS	M8041/3	Small cell carcinoma NOS
M8042/3	燕麦细胞癌(C34. -)	M8042/3	Oat cell carcinoma(C34. -)
M8043/3	小细胞癌,梭形细胞(C34. -)	M8043/3	Small cell carcinoma,fusiform cell(C34. -)
M8044/3	小细胞癌,中间细胞(C34. -)	M8044/3	Small cell carcinoma,intermediate cell(C34. -)
M8045/3	小细胞-大细胞癌(C34. -)	M8045/3	Small cell-large cell carcinoma(C34. -)

M805-M808 鳞状细胞肿瘤 **M805-M808 Squamous cell neoplasms**

M8050/0	乳头状瘤 NOS(除外膀胱乳头状瘤 M8120/1)	M8050/0	Papilloma NOS(except Papilloma of urinary bladder M8120/1)
M8050/2	乳头状原位癌	M8050/2	Papillary carcinoma in situ
M8050/3	乳头状癌 NOS	M8050/3	Papillary carcinoma NOS
M8051/0	疣状乳头状瘤	M8051/0	Verrucous papilloma
M8051/3	疣状癌 NOS	M8051/3	Verrucous carcinoma NOS
M8052/0	鳞状细胞乳头状瘤	M8052/0	Squamous cell papilloma
M8052/3	乳头状鳞状细胞癌	M8052/3	Papillary squamous cell carcinoma
M8053/0	内翻性乳头状瘤	M8053/0	Inverted papilloma
M8060/0	乳头状瘤病 NOS	M8060/0	Papillomatosis NOS
M8070/2	鳞状细胞原位癌 NOS	M8070/2	Squamous cell carcinoma in situ NOS
M8070/3	鳞状细胞癌 NOS	M8070/3	Squamous cell carcinoma NOS
M8070/6	鳞状细胞癌,转移性,NOS	M8070/6	Squamous cell carcinoma,metastatic NOS
M8071/3	鳞状细胞癌,角化的,NOS	M8071/3	Squamous cell carcinoma,keratinizing NOS
M8072/3	鳞状细胞癌,大细胞,非角化的	M8072/3	Squamous cell carcinoma,large cell,nonkeratinizing
M8073/3	鳞状细胞癌,小细胞,非角化的	M8073/3	Squamous cell carcinoma,small cell,nonkeratinizing
M8074/3	鳞状细胞癌,梭形细胞	M8074/3	Squamous cell carcinoma,spindle cell
M8075/3	腺样鳞状细胞癌	M8075/3	Adenoid squamous cell carcinoma
M8076/2	鳞状细胞原位癌伴有可疑间质侵袭(D06. -)	M8076/2	Squamous cell carcinoma in situ with questionable stromal invasion(D06. -)
M8076/3	鳞状细胞癌,微小侵袭性(C53. -)	M8076/3	Squamous cell carcinoma,microinvasive(C53. -)
M8077/2	宫颈、外阴和阴道的上皮内肿瘤,Ⅲ级	M8077/2	Intraepithelial neoplasia, grade Ⅲ, of cervix, vulva and vagina
M8080/2	凯拉增殖性红斑(D07.4)	M8080/2	Queyrat's erythroplasia(D07.4)
M8081/2	鲍恩病	M8081/2	Bowen's disease
M8082/3	淋巴上皮癌	M8082/3	Lymphoepithelial carcinoma

M809-M811 基底细胞肿瘤 **M809-M811 Basal cell neoplasms**

M8090/1	基底细胞瘤(D48.5)	M8090/1	Basal cell tumour(D48.5)
M8090/3	基底细胞癌 NOS(C44. -)	M8090/3	Basal cell carcinoma NOS(C44. -)
M8091/3	多中心性基底细胞癌(C44. -)	M8091/3	Multicentric basal cell carcinoma(C44. -)
M8092/3	基底细胞癌,硬斑性(C44. -)	M8092/3	Basal cell carcinoma,morphoea(C44. -)
M8093/3	基底细胞癌,纤维上皮性(C44. -)	M8093/3	Basal cell carcinoma,fibroepithelial(C44. -)
M8094/3	基底鳞状细胞癌(C44. -)	M8094/3	Basosquamous carcinoma(C44. -)
M8095/3	异型癌(C44. -)	M8095/3	Metatypical carcinoma(C44. -)
M8096/0	雅达逊表皮内上皮瘤(D23. -)	M8096/0	Intraepidermal epithelioma of Jadassohn(D23. -)
M8100/0	毛发上皮瘤(D23. -)	M8100/0	Trichoepithelioma(D23. -)
M8101/0	毛囊瘤(D23. -)	M8101/0	Trichofolliculoma(D23. -)
M8102/0	毛根鞘瘤(D23. -)	M8102/0	Tricholemmoma(D23. -)
M8110/0	毛基质瘤 NOS(D23. -)	M8110/0	Pilomatrixoma NOS(D23. -)
M8110/3	毛基质癌(C44. -)	M8110/3	Pilomatrix carcinoma(C44. -)

M812-M813 移行细胞乳头状瘤和癌

M8120/0 移行细胞乳头状瘤 NOS
M8120/1 膀胱上皮乳头状瘤
M8120/2 移行细胞原位癌
M8120/3 移行细胞癌 NOS
M8121/0 施奈德乳头状瘤
M8121/1 移行细胞乳头状瘤，内翻性
M8121/3 施奈德癌
M8122/3 移行细胞癌，梭形细胞
M8123/3 基底细胞样癌(C21.1)
M8124/3 泄殖腔源性癌(C21.2)
M8130/3 乳头状移行细胞癌

M814-M838 腺瘤和腺癌

M8140/0 腺瘤 NOS
M8140/1 支气管腺瘤 NOS(D38.1)
M8140/2 原位腺癌 NOS
M8140/3 腺癌 NOS
M8140/6 腺癌，转移性，NOS
M8141/3 硬腺癌
M8142/3 皮革状胃(C16.-)
M8143/3 表面扩散性腺癌
M8144/3 腺癌，肠型(C16.-)
M8145/3 癌，弥漫型(C16.-)
M8146/0 单形性腺瘤
M8147/0 基底细胞腺瘤(D11.-)
M8147/3 基底细胞腺癌(C07.-,C08.-)
M8150/0 胰岛细胞腺瘤(D13.7)
M8150/3 胰岛细胞癌(C25.4)
M8151/0 胰岛素瘤 NOS(D13.7)
M8151/3 胰岛素瘤，恶性(C25.4)
M8152/0 高血糖素瘤 NOS(D13.7)
M8152/3 高血糖素瘤，恶性(C25.4)
M8153/1 胃泌素瘤 NOS
M8153/3 胃泌素瘤，恶性
M8154/3 混合性胰岛细胞和外分泌腺癌(C25.-)
M8155/3 胰腺瘤
M8160/0 胆管腺瘤(D13.4,D13.5)
M8160/3 胆管癌(C22.1)
M8161/0 胆管囊腺瘤
M8161/3 胆管囊腺癌
M8162/3 克拉特斯金瘤(C22.1)
M8170/0 肝细胞腺瘤(D13.4)
M8170/3 肝细胞癌 NOS(C22.0)
M8171/3 肝细胞癌，纤维板状(C22.0)
M8180/3 联合性肝细胞癌和胆管癌(C22.0)
M8190/0 小梁性腺瘤
M8190/3 小梁性腺癌
M8191/0 胚胎性腺瘤
M8200/0 外分泌性皮肤圆柱瘤(D23.-)
M8200/3 腺样囊性癌
M8201/3 筛状癌

M812-M813 Transitional cell papillomas and carcinomas

M8120/0 Transitional cell papilloma NOS
M8120/1 Urothelial papilloma
M8120/2 Transitional cell carcinoma in situ
M8120/3 Transitional cell carcinoma NOS
M8121/0 Schneiderian papilloma
M8121/1 Transitional cell papilloma, inverted
M8121/3 Schneiderian carcinoma
M8122/3 Transitional cell carcinoma, spindle cell
M8123/3 Basaloid carcinoma(C21.1)
M8124/3 Cloacogenic carcinoma(C21.2)
M8130/3 Papillary transitional cell carcinoma

M814-M838 Adenomas and adenocarcinomas

M8140/0 Adenoma NOS
M8140/1 Bronchial adenoma NOS(D38.1)
M8140/2 Adenocarcinoma in situ NOS
M8140/3 Adenocarcinoma NOS
M8140/6 Adenocarcinoma, metastatic NOS
M8141/3 Scirrhous adenocarcinoma
M8142/3 Linitis plastica(C16.-)
M8143/3 Superficial spreading adenocarcinoma
M8144/3 Adenocarcinoma, intestinal type(C16.-)
M8145/3 Carcinoma, diffuse type(C16.-)
M8146/0 Monomorphic adenoma
M8147/0 Basal cell adenoma(D11.-)
M8147/3 Basal cell adenocarcinoma(C07.-,C08.-)
M8150/0 Islet cell adenoma(D13.7)
M8150/3 Islet cell carcinoma(C25.4)
M8151/0 Insulinoma NOS(D13.7)
M8151/3 Insulinoma, malignant(C25.4)
M8152/0 Glucagonoma NOS(D13.7)
M8152/3 Glucagonoma, malignant(C25.4)
M8153/1 Gastrinoma NOS
M8153/3 Gastrinoma, malignant
M8154/3 Mixed islet cell and exocrine adenocarcinoma (C25.-)
M8155/3 Vipoma
M8160/0 Bile duct adenoma(D13.4,D13.5)
M8160/3 Cholangiocarcinoma(C22.1)
M8161/0 Bile duct cystadenoma
M8161/3 Bile duct cystadenocarcinoma
M8162/3 Klatskin's tumour(C22.1)
M8170/0 Liver cell adenoma(D13.4)
M8170/3 Hepatocellular carcinoma NOS(C22.0)
M8171/3 Hepatocellular carcinoma, fibrolamellar(C22.0)
M8180/3 Combined hepatocellular carcinoma and cholangiocarcinoma(C22.0)
M8190/0 Trabecular adenoma
M8190/3 Trabecular adenocarcinoma
M8191/0 Embryonal adenoma
M8200/0 Eccrine dermal cylindroma(D23.-)
M8200/3 Adenoid cystic carcinoma
M8201/3 Cribriform carcinoma

M8202/0	微小囊性腺瘤(D13.7)	M8202/0	Microcystic adenoma(D13.7)
M8210/0	腺瘤样息肉 NOS	M8210/0	Adenomatous polyp NOS
M8210/2	腺瘤样息肉内的原位腺癌	M8210/2	Adenocarcinoma in situ in adenomatous polyp
M8210/3	腺瘤样息肉内的腺癌	M8210/3	Adenocarcinoma in adenomatous polyp
M8211/0	管状腺瘤 NOS	M8211/0	Tubular adenoma NOS
M8211/3	管状腺癌	M8211/3	Tubular adenocarcinoma
M8220/0	结肠腺瘤样息肉病(D12.-)	M8220/0	Adenomatous polyposis coli(D12.-)
M8220/3	结肠腺瘤样息肉病内的腺癌(C18.-)	M8220/3	Adenocarcinoma in adenomatous polyposis coli (C18.-)
M8221/0	多发性腺瘤样息肉	M8221/0	Multiple adenomatous polyps
M8221/3	多发性腺瘤样息肉内的腺癌	M8221/3	Adenocarcinoma in multiple adenomatous polyps
M8230/3	实体癌 NOS	M8230/3	Solid carcinoma NOS
M8231/3	单纯癌	M8231/3	Carcinoma simplex
M8240/1	类癌瘤 NOS,阑尾的(D37.3)	M8240/1	Carcinoid tumour NOS,of appendix(D37.3)
M8240/3	类癌瘤 NOS(除外阑尾的 M8240/1)	M8240/3	Carcinoid tumour NOS(except of appendix M8240/1)
M8241/1	类癌瘤,嗜银性 NOS	M8241/1	Carcinoid tumour,argentaffin NOS
M8241/3	类癌瘤,嗜银性,恶性	M8241/3	Carcinoid tumour,argentaffin,malignant
M8243/3	杯形细胞类癌(C18.1)	M8243/3	Goblet cell carcinoid(C18.1)
M8244/3	复合性类癌	M8244/3	Composite carcinoid
M8245/3	腺类癌瘤	M8245/3	Adenocarcinoid tumour
M8246/3	神经内分泌癌	M8246/3	Neuroendocrine carcinoma
M8247/3	梅克尔细胞癌(C44.-)	M8247/3	Merkel cell carcinoma(C44.-)
M8248/1	APUD 瘤	M8248/1	Apudoma
M8250/1	肺腺瘤病(D38.1)	M8250/1	Pulmonary adenomatosis(D38.1)
M8250/3	细支气管-肺泡腺癌(C34.-)	M8250/3	Bronchiolo-alveolar adenocarcinoma(C34.-)
M8251/0	肺泡腺瘤(D14.3)	M8251/0	Alveolar adenoma(D14.3)
M8251/3	肺泡腺癌(C34.-)	M8251/3	Alveolar adenocarcinoma(C34.-)
M8260/0	乳头状腺瘤 NOS	M8260/0	Papillary adenoma NOS
M8260/3	乳头状腺癌 NOS	M8260/3	Papillary adenocarcinoma NOS
M8261/1	绒毛状腺瘤 NOS	M8261/1	Villous adenoma NOS
M8261/2	绒毛状腺瘤内的原位腺癌	M8261/2	Adenocarcinoma in situ in villous adenoma
M8261/3	绒毛状腺瘤内的腺癌	M8261/3	Adenocarcinoma in villous adenoma
M8262/3	绒毛状腺癌	M8262/3	Villous adenocarcinoma
M8263/0	管状绒毛状腺瘤 NOS	M8263/0	Tubulovillous adenoma NOS
M8263/2	管状绒毛状腺瘤内的原位腺癌	M8263/2	Adenocarcinoma in situ in tubulovillous adenoma
M8263/3	管状绒毛状腺瘤内的腺癌	M8263/3	Adenocarcinoma in tubulovillous adenoma
M8270/0	嫌色细胞腺瘤(D35.2)	M8270/0	Chromophobe adenoma(D35.2)
M8270/3	嫌色细胞癌(C75.1)	M8270/3	Chromophobe carcinoma(C75.1)
M8271/0	催乳素瘤(D35.2)	M8271/0	Prolactinoma(D35.2)
M8280/0	嗜酸细胞腺瘤(D35.2)	M8280/0	Acidophil adenoma(D35.2)
M8280/3	嗜酸细胞癌(C75.1)	M8280/3	Acidophil carcinoma(C75.1)
M8281/0	混合性嗜酸细胞-嗜碱细胞腺瘤(D35.2)	M8281/0	Mixed acidophil-basophil adenoma(D35.2)
M8281/3	混合性嗜酸细胞-嗜碱细胞癌(C75.1)	M8281/3	Mixed acidophil-basophil carcinoma(C75.1)
M8290/0	嗜酸性腺瘤	M8290/0	Oxyphilic adenoma
M8290/3	嗜酸性腺癌	M8290/3	Oxyphilic adenocarcinoma
M8300/0	嗜碱细胞腺瘤(D35.2)	M8300/0	Basophil adenoma(D35.2)
M8300/3	嗜碱细胞癌(C75.1)	M8300/3	Basophil carcinoma(C75.1)
M8310/0	明细胞腺瘤	M8310/0	Clear cell adenoma
M8310/3	明细胞腺癌 NOS	M8310/3	Clear cell adenocarcinoma NOS
M8311/1	肾上腺样瘤	M8311/1	Hypernephroid tumour
M8312/3	肾细胞癌(C64)	M8312/3	Renal cell carcinoma(C64)

M8313/0 明细胞腺纤维瘤
M8314/3 富脂质癌
M8315/3 富糖原癌
M8320/3 颗粒细胞癌
M8321/0 主细胞腺瘤(D35.1)
M8322/0 水样明细胞腺瘤(D35.1)
M8322/3 水样明细胞腺癌(C75.0)
M8323/0 混合细胞腺瘤
M8323/3 混合细胞腺癌
M8324/0 脂肪腺瘤
M8330/0 滤泡性腺瘤(D34)
M8330/3 滤泡性腺癌 NOS(C73)
M8331/3 滤泡性腺癌,高分化的(C73)
M8332/3 滤泡性腺癌,小梁性(C73)
M8333/0 微滤泡性腺瘤(D34)
M8334/0 巨滤泡性腺瘤(D34)
M8340/3 乳头状癌,滤泡性变异(C73)
M8350/3 无包膜硬化性癌(C73)
M8360/1 多发性内分泌腺瘤
M8361/1 球旁细胞瘤(D41.0)
M8370/0 肾上腺皮质腺瘤 NOS(D35.0)
M8370/3 肾上腺皮质细胞癌(C74.0)
M8371/0 肾上腺皮质腺瘤,致密细胞(D35.0)
M8372/0 肾上腺皮质腺瘤,富色素变异(D35.0)
M8373/0 肾上腺皮质腺瘤,明细胞(D35.0)
M8374/0 肾上腺皮质腺瘤,小球细胞(D35.0)
M8375/0 肾上腺皮质腺瘤,混合细胞(D35.0)
M8380/0 子宫内膜样腺瘤 NOS(D27)
M8380/1 子宫内膜样腺瘤,交界恶性(D39.1)
M8380/3 子宫内膜样癌(C56)
M8381/0 子宫内膜样腺纤维瘤 NOS(D27)
M8381/1 子宫内膜样腺纤维瘤,交界恶性(D39.1)
M8381/3 子宫内膜样腺纤维瘤,恶性(C56)

M839-M842 附件和皮肤附属器肿瘤

M8390/0 皮肤附属器腺瘤(D23.-)
M8390/3 皮肤附属器癌(C44.-)
M8400/0 汗腺腺瘤(D23.-)
M8400/1 汗腺瘤 NOS(D48.5)
M8400/3 汗腺腺癌(C44.-)
M8401/0 顶泌性腺瘤
M8401/3 顶泌性腺癌
M8402/0 外分泌性肢端汗腺瘤(D23.-)
M8403/0 外分泌性汗腺腺瘤(D23.-)
M8404/0 汗腺囊瘤(D23.-)
M8405/0 乳头状汗腺腺瘤(D23.-)
M8406/0 乳头状汗管腺瘤(D23.-)
M8407/0 汗管瘤 NOS(D23.-)
M8408/0 外分泌性乳头状腺瘤(D23.-)
M8410/0 皮脂腺腺瘤(D23.-)
M8410/3 皮脂腺腺癌(C44.-)

M8313/0 Clear cell adenofibroma
M8314/3 Lipid-rich carcinoma(C50.-)
M8315/3 Glycogen-rich carcinoma(C50.-)
M8320/3 Granular cell carcinoma
M8321/0 Chief cell adenoma(D35.1)
M8322/0 Water-clear cell adenoma(D35.1)
M8322/3 Water-clear cell adenocarcinoma(C75.0)
M8323/0 Mixed cell adenoma
M8323/3 Mixed cell adenocarcinoma
M8324/0 Lipoadenoma
M8330/0 Follicular adenoma(D34)
M8330/3 Follicular adenocarcinoma NOS(C73)
M8331/3 Follicular adenocarcinoma, well differentiated(C73)
M8332/3 Follicular adenocarcinoma, trabecular(C73)
M8333/0 Microfollicular adenoma(D34)
M8334/0 Macrofollicular adenoma(D34)
M8340/3 Papillary carcinoma, follicular variant(C73)
M8350/3 Nonencapsulated sclerosing carcinoma(C73)
M8360/1 Multiple endocrine adenomas
M8361/1 Juxtaglomerular tumour(D41.0)
M8370/0 Adrenal cortical adenoma NOS(D35.0)
M8370/3 Adrenal cortical carcinoma(C74.0)
M8371/0 Adrenal cortical adenoma, compact cell(D35.0)
M8372/0 Adrenal cortical adenoma, heavily pigmented variant (D35.0)
M8373/0 Adrenal cortical adenoma, clear cell(D35.0)
M8374/0 Adrenal cortical adenoma, glomerulosa cell(D35.0)
M8375/0 Adrenal cortical adenoma, mixed cell(D35.0)
M8380/0 Endometrioid adenoma NOS(D27)
M8380/1 Endometrioid adenoma, borderline malignancy(D39.1)
M8380/3 Endometrioid carcinoma(C56)
M8381/0 Endometrioid adenofibroma NOS(D27)
M8381/1 Endometrioid adenofibroma, borderline malignancy (D39.1)
M8381/3 Endometrioid adenofibroma, malignant(C56)

M839-M842 Adnexal and skin appendage neoplasms

M8390/0 Skin appendage adenoma(D23.-)
M8390/3 Skin appendage carcinoma(C44.-)
M8400/0 Sweat gland adenoma(D23.-)
M8400/1 Sweat gland tumour NOS(D48.5)
M8400/3 Sweat gland adenocarcinoma(C44.-)
M8401/0 Apocrine adenoma
M8401/3 Apocrine adenocarcinoma
M8402/0 Eccrine acrospiroma(D23.-)
M8403/0 Eccrine spiradenoma(D23.-)
M8404/0 Hidrocystoma(D23.-)
M8405/0 Papillary hidradenoma(D23.-)
M8406/0 Papillary syringadenoma(D23.-)
M8407/0 Syringoma NOS(D23.-)
M8408/0 Eccrine papillary adenoma(D23.-)
M8410/0 Sebaceous adenoma(D23.-)
M8410/3 Sebaceous adenocarcinoma(C44.-)

M8420/0 耵聍腺瘤(D23.2)
M8420/3 耵聍腺癌(C44.2)

M843 粘液表皮样肿瘤

M8430/1 粘液表皮样瘤
M8430/3 粘液表皮样癌

M844-M849 囊性、粘液性和浆液性肿瘤

M8440/0 囊腺瘤 NOS
M8440/3 囊腺癌 NOS
M8441/0 浆液性囊腺瘤 NOS(D27)
M8441/3 浆液性囊腺癌 NOS(C56)
M8442/3 浆液性囊腺瘤,交界恶性(C56)
M8450/0 乳头状囊腺瘤 NOS(D27)
M8450/3 乳头状囊腺癌 NOS(C56)
M8451/3 乳头状囊腺瘤,交界恶性(C56)
M8452/1 乳头状囊性瘤(D37.7)
M8460/0 乳头状浆液性囊腺瘤 NOS(D27)
M8460/3 乳头状浆液性囊腺癌(C56)
M8461/0 浆液性表面乳头状瘤(D27)
M8461/3 浆液性表面乳头状癌(C56)
M8462/3 乳头状浆液性囊腺瘤,交界恶性(C56)
M8470/0 粘液性囊腺瘤 NOS(D27)
M8470/3 粘液性囊腺癌 NOS(C56)
M8471/0 乳头状粘液性囊腺瘤 NOS(D27)
M8471/3 乳头状粘液性囊腺癌(C56)
M8472/3 粘液性囊腺瘤,交界恶性(C56)
M8473/3 乳头状粘液性囊腺瘤,交界恶性(C56)
M8480/0 粘蛋白腺瘤
M8480/3 粘蛋白腺癌
M8480/6 腹膜假粘液瘤(C78.6)
M8481/3 产粘液性腺癌
M8490/3 印戒细胞癌
M8490/6 转移性印戒细胞癌

M850-M854 导管性、小叶性和髓样肿瘤

M8500/2 导管内癌,非浸润性 NOS
M8500/3 浸润性导管癌(C50.-)
M8501/2 粉刺癌,非浸润性(D05.-)
M8501/3 粉刺癌 NOS(C50.-)
M8502/3 乳房的幼年型癌(C50.-)
M8503/0 导管内乳头状瘤
M8503/2 非浸润性导管内乳头状腺癌(D05.-)
M8503/3 导管内乳头状腺癌伴有侵袭(C50.-)
M8504/0 囊内乳头状腺瘤
M8504/2 非浸润性囊内癌
M8504/3 囊内癌 NOS
M8505/0 导管内乳头状瘤病 NOS
M8506/0 乳头的腺瘤(D24)
M8510/3 髓样癌 NOS

M8420/0 Ceruminous adenoma(D23.2)
M8420/3 Ceruminous adenocarcinoma(C44.2)

M843 Mucoepidermoid neoplasms

M8430/1 Mucoepidermoid tumour
M8430/3 Mucoepidermoid carcinoma

M844-M849 Cystic, mucinous and serous neoplasms

M8440/0 Cystadenoma NOS
M8440/3 Cystadenocarcinoma NOS
M8441/0 Serous cystadenoma NOS(D27)
M8441/3 Serous cystadenocarcinoma NOS(C56)
M8442/3 Serous cystadenoma, borderline malignancy(C56)
M8450/0 Papillary cystadenoma NOS(D27)
M8450/3 Papillary cystadenocarcinoma NOS(C56)
M8451/3 Papillary cystadenoma, borderline malignancy(C56)
M8452/1 Papillary cystic tumour(D37.7)
M8460/0 Papillary serous cystadenoma NOS(D27)
M8460/3 Papillary serous cystadenocarcinoma(C56)
M8461/0 Serous surface papilloma(D27)
M8461/3 Serous surface papillary carcinoma(C56)
M8462/3 Papillary serous cystadenoma, borderline malignancy (C56)
M8470/0 Mucinous cystadenoma NOS(D27)
M8470/3 Mucinous cystadenocarcinoma NOS(C56)
M8471/0 Papillary mucinous cystadenoma NOS(D27)
M8471/3 Papillary mucinous cystadenocarcinoma(C56)
M8472/3 Mucinous cystadenoma, borderline malignancy(C56)
M8473/3 Papillary mucinous cystadenoma, borderline malignancy(C56)
M8480/0 Mucinous adenoma
M8480/3 Mucinous adenocarcinoma
M8480/6 Pseudomyxoma peritonei(C78.6)
M8481/3 Mucin-producing adenocarcinoma
M8490/3 Signet ring cell carcinoma
M8490/6 Metastatic signet ring cell carcinoma

M850-M854 Ductal, lobular and medullary neoplasms

M8500/2 Intraductal carcinoma, noninfiltrating NOS
M8500/3 Infiltrating duct carcinoma(C50.-)
M8501/2 Comedocarcinoma, noninfiltrating(D05.-)
M8501/3 Comedocarcinoma NOS(C50.-)
M8502/3 Juvenile carcinoma of breast(C50.-)
M8503/0 Intraductal papilloma
M8503/2 Noninfiltrating intraductal papillary adenocarcinoma (D05.-)
M8503/3 Intraductal papillary adenocarcinoma with invasion (C50.-)
M8504/0 Intracystic papillary adenoma
M8504/2 Noninfiltrating intracystic carcinoma
M8504/3 Intracystic carcinoma NOS
M8505/0 Intraductal papillomatosis NOS
M8506/0 Adenoma of nipple(D24)
M8510/3 Medullary carcinoma NOS

M8511/3 髓样癌伴有淀粉样间质(C73)
M8512/3 髓样癌伴有淋巴样间质(C50.-)
M8520/2 小叶性原位癌(D05.0)
M8520/3 小叶性癌 NOS(C50.-)
M8521/3 浸润性小管性癌(C50.-)
M8522/2 导管内癌和小叶性原位癌(D05.7)
M8522/3 浸润性导管和小叶性癌(C50.-)
M8530/3 炎性癌(C50.-)
M8540/3 佩吉特病,乳房(C50.-)
M8541/3 乳房的佩吉特病和浸润性导管癌(C50.-)
M8542/3 乳房以外的佩吉特病(除外骨的佩吉特病)
M8543/3 乳房的佩吉特病和导管内癌(C50.-)

M855 腺泡细胞肿瘤

M8550/0 腺泡细胞腺瘤
M8550/1 腺泡细胞瘤
M8550/3 腺泡细胞癌

M856-M858 复合上皮性肿瘤

M8560/3 腺鳞癌
M8561/0 腺淋巴瘤(D11.-)
M8562/3 上皮-肌上皮癌
M8570/3 腺癌伴有鳞状化生
M8571/3 腺癌伴有软骨和骨化生
M8572/3 腺癌伴有梭形细胞化生
M8573/3 腺癌伴有顶泌性汗腺化生
M8580/0 胸腺瘤,良性(D15.0)
M8580/3 胸腺瘤,恶性(C37)

M859-M867 特殊的性腺肿瘤

M8590/1 性索-间质瘤
M8600/0 泡膜细胞瘤 NOS(D27)
M8600/3 泡膜细胞瘤,恶性(C56)
M8601/0 泡膜细胞瘤,黄体化(D27)
M8602/0 硬化性间质瘤(D27)
M8610/0 黄体瘤 NOS(D27)
M8620/1 卵泡细胞瘤 NOS(D39.1)
M8620/3 卵泡细胞瘤,恶性(C56)
M8621/1 卵泡细胞-膜细胞瘤(D39.1)
M8622/1 幼年型卵泡细胞瘤(D39.1)
M8623/1 性索瘤伴有环状小管(D39.1)
M8630/0 男性细胞瘤,良性
M8630/1 男性细胞瘤 NOS
M8630/3 男性细胞瘤,恶性
M8631/0 塞尔托利-莱迪细胞瘤
M8632/1 两性胚细胞瘤(D39.1)
M8640/0 塞尔托利细胞瘤 NOS
M8640/3 塞尔托利细胞癌(C62.-)
M8641/0 塞尔托利细胞瘤伴有脂质贮积(D27)

M8511/3 Medullary carcinoma with amyloid stroma(C73)
M8512/3 Medullary carcinoma with lymphoid stroma(C50.-)
M8520/2 Lobular carcinoma in situ(D05.0)
M8520/3 Lobular carcinoma NOS(C50.-)
M8521/3 Infiltrating ductular carcinoma(C50.-)
M8522/2 Intraductal carcinoma and lobular carcinoma in situ (D05.7)
M8522/3 Infiltrating duct and lobular carcinoma(C50.-)
M8530/3 Inflammatory carcinoma(C50.-)
M8540/3 Paget's disease, mammary(C50.-)
M8541/3 Paget's disease and infiltrating duct carcinoma of breast(C50.-)
M8542/3 Paget's disease, extramammary(except Paget's disease of bone)
M8543/3 Paget's disease and intraductal carcinoma of breast (C50.-)

M855 Acinar cell neoplasms

M8550/0 Acinar cell adenoma
M8550/1 Acinar cell tumour
M8550/3 Acinar cell carcinoma

M856-M858 Complex epithelial neoplasms

M8560/3 Adenosquamous carcinoma
M8561/0 Adenolymphoma(D11.-)
M8562/3 Epithelial-myoepithelial carcinoma
M8570/3 Adenocarcinoma with squamous metaplasia
M8571/3 Adenocarcinoma with cartilaginous and osseous metaplasia
M8572/3 Adenocarcinoma with spindle cell metaplasia
M8573/3 Adenocarcinoma with apocrine metaplasia
M8580/0 Thymoma, benign(D15.0)
M8580/3 Thymoma, malignant(C37)

M859-M867 Specialized gonadal neoplasms

M8590/1 Sex cord-stromal tumour
M8600/0 Thecoma NOS(D27)
M8600/3 Thecoma, malignant(C56)
M8601/0 Thecoma, luteinized(D27)
M8602/0 Sclerosing stromal tumour(D27)
M8610/0 Luteoma NOS(D27)
M8620/1 Granulosa cell tumour NOS(D39.1)
M8620/3 Granulosa cell tumour, malignant(C56)
M8621/1 Granulosa cell-theca cell tumour(D39.1)
M8622/1 Juvenile granulosa cell tumour(D39.1)
M8623/1 Sex cord tumour with annular tubules(D39.1)
M8630/0 Androblastoma, benign
M8630/1 Androblastoma NOS
M8630/3 Androblastoma, malignant
M8631/0 Sertoli-Leydig cell tumour
M8632/1 Gynandroblastoma(D39.1)
M8640/0 Sertoli cell tumour NOS
M8640/3 Sertoli cell carcinoma(C62.-)
M8641/0 Sertoli cell tumour with lipid storage(D27)

M8650/0 莱迪细胞瘤，良性（D29.2）
M8650/1 莱迪细胞瘤 NOS（D40.1）
M8650/3 莱迪细胞瘤，恶性（C62.-）
M8660/0 卵巢门细胞瘤（D27）
M8670/0 卵巢脂质细胞瘤（D27）
M8671/0 肾上腺剩余瘤

M868-M871 节旁体瘤和血管球瘤

M8680/1 节旁体瘤 NOS
M8680/3 节旁体瘤，恶性
M8681/1 交感神经节旁体瘤
M8682/1 副交感神经节旁体瘤
M8683/0 神经节细胞性节旁体瘤（D13.2）
M8690/1 颈静脉球瘤（D44.7）
M8691/1 主动脉体瘤（D44.7）
M8692/1 颈动脉体瘤（D44.6）
M8693/1 肾上腺外节旁体瘤 NOS
M8693/3 肾上腺外节旁体瘤，恶性
M8700/0 嗜铬细胞瘤 NOS（D35.0）
M8700/3 嗜铬细胞瘤，恶性（C74.1）
M8710/3 血管球肉瘤
M8711/0 血管球瘤
M8712/0 血管球性血管瘤
M8713/0 血管球肌瘤

M872-M879 痣和黑色素瘤

M8720/0 色素痣 NOS（D22.-）
M8720/2 原位黑色素瘤（D03.-）
M8720/3 恶性黑色素瘤 NOS
M8721/3 结节性黑色素瘤（C43.-）
M8722/0 气球细胞痣（D22.-）
M8722/3 气球细胞黑色素瘤（C43.-）
M8723/0 晕样痣（D22.-）
M8723/3 恶性黑色素瘤，退行性（C43.-）
M8724/0 鼻纤维性丘疹（D22.3）
M8725/0 神经痣（D22.-）
M8726/0 巨细胞痣（D31.4）
M8727/0 发育不良痣（D22.-）
M8730/0 无色素痣（D22.-）
M8730/3 无色素性黑色素瘤（C43.-）
M8740/0 交界痣 NOS（D22.-）
M8740/3 交界痣内的恶性黑色素瘤（C43.-）
M8741/2 癌前黑素沉着病 NOS（D03.-）
M8741/3 癌前黑素沉着病内的恶性黑色素瘤（C43.-）
M8742/2 哈奇森黑素雀斑 NOS（D03.-）
M8742/3 哈奇森黑素雀斑内的恶性黑色素瘤（C43.-）
M8743/3 表面扩散性黑色素瘤（C43.-）
M8744/3 肢端着色斑性黑色素瘤，恶性（C43.-）
M8745/3 促结缔组织增生性黑色素瘤，恶性（C43.-）
M8750/0 皮内痣（D22.-）

M8650/0 Leydig cell tumour, benign (D29.2)
M8650/1 Leydig cell tumour NOS (D40.1)
M8650/3 Leydig cell tumour, malignant (C62.-)
M8660/0 Hilus cell tumour (D27)
M8670/0 Lipid cell tumour of ovary (D27)
M8671/0 Adrenal rest tumour

M868-M871 Paragangliomas and glomus tumours

M8680/1 Paraganglioma NOS
M8680/3 Paraganglioma, malignant
M8681/1 Sympathetic paraganglioma
M8682/1 Parasympathetic paraganglioma
M8683/0 Gangliocytic paraganglioma (D13.2)
M8690/1 Glomus jugulare tumour (D44.7)
M8691/1 Aortic body tumour (D44.7)
M8692/1 Carotid body tumour (D44.6)
M8693/1 Extra-adrenal paraganglioma NOS
M8693/3 Extra-adrenal paraganglioma, malignant
M8700/0 Phaeochromocytoma NOS (D35.0)
M8700/3 Phaeochromocytoma, malignant (C74.1)
M8710/3 Glomangiosarcoma
M8711/0 Glomus tumour
M8712/0 Glomangioma
M8713/0 Glomangiomyoma

M872-M879 Naevi and melanomas

M8720/0 Pigmented naevus NOS (D22.-)
M8720/2 Melanoma in situ (D03.-)
M8720/3 Malignant melanoma NOS
M8721/3 Nodular melanoma (C43.-)
M8722/0 Balloon cell naevus (D22.-)
M8722/3 Balloon cell melanoma (C43.-)
M8723/0 Halo naevus (D22.-)
M8723/3 Malignant melanoma, regressing (C43.-)
M8724/0 Fibrous papule of nose (D22.3)
M8725/0 Neuronaevus (D22.-)
M8726/0 Magnocellular naevus (D31.4)
M8727/0 Dysplastic naevus (D22.-)
M8730/0 Nonpigmented naevus (D22.-)
M8730/3 Amelanotic melanoma (C43.-)
M8740/0 Junctional naevus NOS (D22.-)
M8740/3 Malignant melanoma in junctional naevus (C43.-)
M8741/2 Precancerous melanosis NOS (D03.-)
M8741/3 Malignant melanoma in precancerous melanosis (C43.-)
M8742/2 Hutchinson's melanotic freckle NOS (D03.-)
M8742/3 Malignant melanoma in Hutchinson's melanotic freckle (C43.-)
M8743/3 Superficial spreading melanoma (C43.-)
M8744/3 Acral lentiginous melanoma, malignant (C43.-)
M8745/3 Desmoplastic melanoma, malignant (C43.-)
M8750/0 Intradermal naevus (D22.-)

M8760/0 复合痣(D22. -)
M8761/1 巨大色素痣 NOS(D48.5)
M8761/3 巨大色素痣内的恶性黑色素瘤(C43. -)
M8770/0 上皮样细胞和梭形细胞痣(D22. -)
M8770/3 混合性上皮样细胞和梭形细胞黑色素瘤
M8771/0 上皮样细胞痣(D22. -)
M8771/3 上皮样细胞黑色素瘤
M8772/0 梭形细胞痣(D22. -)
M8772/3 梭形细胞黑色素瘤 NOS
M8773/3 梭形细胞黑色素瘤,A 型(C69.4)
M8774/3 梭形细胞黑色素瘤,B 型(C69.4)
M8780/0 蓝痣 NOS(D22. -)
M8780/3 蓝痣,恶性(C43. -)
M8790/0 细胞性蓝痣(D22. -)

M880 软组织肿瘤和肉瘤 NOS

M8800/0 软组织肿瘤,良性
M8800/3 肉瘤 NOS
M8800/6 肉瘤病 NOS
M8801/3 梭形细胞肉瘤
M8802/3 巨细胞肉瘤(除外骨的 M9250/3)
M8803/3 小细胞肉瘤
M8804/3 上皮样肉瘤

M881-M883 纤维瘤性肿瘤

M8810/0 纤维瘤 NOS
M8810/3 纤维肉瘤 NOS
M8811/0 纤维粘液瘤
M8811/3 纤维粘液肉瘤
M8812/0 骨膜纤维瘤(D16. -)
M8812/3 骨膜纤维肉瘤(C40. -,C41. -)
M8813/0 筋膜纤维瘤
M8813/3 筋膜纤维肉瘤
M8814/3 婴儿性纤维肉瘤
M8820/0 弹力纤维瘤
M8821/1 侵蚀性纤维瘤病
M8822/1 腹部纤维瘤病
M8823/1 促结缔组织增生性纤维瘤
M8824/1 肌纤维瘤病
M8830/0 纤维组织细胞瘤 NOS
M8830/1 非典型性纤维组织细胞瘤
M8830/3 纤维组织细胞瘤,恶性
M8832/0 皮肤纤维瘤 NOS(D23. -)
M8832/3 皮肤纤维肉瘤 NOS(C44. -)
M8833/3 色素沉着性隆凸性皮肤纤维肉瘤

M884 粘液瘤性肿瘤

M8840/0 粘液瘤 NOS
M8840/3 粘液肉瘤
M8841/1 血管粘液瘤

M8760/0 Compound naevus(D22. -)
M8761/1 Giant pigmented naevus NOS(D48.5)
M8761/3 Malignant melanoma in giant pigmented naevus (C43. -)
M8770/0 Epithelioid and spindle cell naevus(D22. -)
M8770/3 Mixed epithelioid and spindle cell melanoma
M8771/0 Epithelioid cell naevus(D22. -)
M8771/3 Epithelioid cell melanoma
M8772/0 Spindle cell naevus(D22. -)
M8772/3 Spindle cell melanoma NOS
M8773/3 Spindle cell melanoma, type A(C69.4)
M8774/3 Spindle cell melanoma, type B(C69.4)
M8780/0 Blue naevus NOS(D22. -)
M8780/3 Blue naevus, malignant(C43. -)
M8790/0 Cellular blue naevus(D22. -)

M880 Soft tissue tumours and sarcomas NOS

M8800/0 Soft tissue tumour, benign
M8800/3 Sarcoma NOS
M8800/6 Sarcomatosis NOS
M8801/3 Spindle cell sarcoma
M8802/3 Giant cell sarcoma(except of bone M9250/3)
M8803/3 Small cell sarcoma
M8804/3 Epithelioid sarcoma

M881-M883 Fibromatous neoplasms

M8810/0 Fibroma NOS
M8810/3 Fibrosarcoma NOS
M8811/0 Fibromyxoma
M8811/3 Fibromyxosarcoma
M8812/0 Periosteal fibroma(D16. -)
M8812/3 Periosteal fibrosarcoma(C40. -, C41. -)
M8813/0 Fascial fibroma
M8813/3 Fascial fibrosarcoma
M8814/3 Infantile fibrosarcoma
M8820/0 Elastofibroma
M8821/1 Aggressive fibromatosis
M8822/1 Abdominal fibromatosis
M8823/1 Desmoplastic fibroma
M8824/1 Myofibromatosis
M8830/0 Fibrous histiocytoma NOS
M8830/1 Atypical fibrous histiocytoma
M8830/3 Fibrous histiocytoma, malignant
M8832/0 Dermatofibroma NOS(D23. -)
M8832/3 Dermatofibrosarcoma NOS(C44. -)
M8833/3 Pigmented dermatofibrosarcoma protuberans

M884 Myxomatous neoplasms

M8840/0 Myxoma NOS
M8840/3 Myxosarcoma
M8841/1 Angiomyxoma

M885-M888 脂肪瘤性肿瘤

M8850/0 脂肪瘤 NOS(D17. -)
M8850/3 脂肪肉瘤 NOS
M8851/0 纤维脂肪瘤(D17. -)
M8851/3 脂肪肉瘤,高分化的
M8852/0 纤维粘液脂肪瘤(D17. -)
M8852/3 粘液样脂肪肉瘤
M8853/3 圆细胞脂肪肉瘤
M8854/0 多形性脂肪瘤(D17. -)
M8854/3 多形性脂肪肉瘤
M8855/3 混合性脂肪肉瘤
M8856/0 肌内脂肪瘤(D17. -)
M8857/0 梭形细胞脂肪瘤(D17. -)
M8858/3 去分化性脂肪肉瘤
M8860/0 血管肌脂肪瘤(D17. -)
M8861/0 血管脂肪瘤 NOS(D17. -)
M8870/0 骨髓脂肪瘤(D17. -)
M8880/0 蛰伏脂瘤(D17. -)
M8881/0 成脂细胞瘤病(D17. -)

M889-M892 肌瘤性肿瘤

M8890/0 (子宫)平滑肌瘤 NOS
M8890/1 平滑肌瘤病 NOS
M8890/3 平滑肌肉瘤 NOS
M8891/0 上皮样平滑肌瘤
M8891/3 上皮样平滑肌肉瘤
M8892/0 细胞性平滑肌瘤
M8893/0 奇异性平滑肌瘤
M8894/0 血管肌瘤
M8894/3 血管肌肉瘤
M8895/0 肌瘤
M8895/3 肌肉瘤
M8896/3 粘液样平滑肌肉瘤
M8897/1 平滑肌肿瘤 NOS
M8900/0 横纹肌瘤 NOS
M8900/3 横纹肌肉瘤 NOS
M8901/3 多形型横纹肌肉瘤
M8902/3 混合型横纹肌肉瘤
M8903/0 胎儿横纹肌瘤
M8904/0 成人横纹肌瘤
M8910/3 胚胎型横纹肌肉瘤
M8920/3 小泡型横纹肌肉瘤

M893-M899 复合的混合性和间质性肿瘤

M8930/0 子宫内膜间质结节(D26.1)
M8930/3 子宫内膜间质肉瘤(C54. -)
M8931/1 淋巴管内性间质异位症(D39.0)
M8932/0 腺肌瘤
M8933/3 腺肉瘤
M8940/0 多形性腺瘤
M8940/3 混合瘤,恶性 NOS
M8941/3 多形性腺瘤内的癌(C07,C08. -)
M8950/3 苗勒混合瘤(C54. -)
M8951/3 中胚层混合瘤

M885-M888 Lipomatous neoplasms

M8850/0 Lipoma NOS(D17. -)
M8850/3 Liposarcoma NOS
M8851/0 Fibrolipoma(D17. -)
M8851/3 Liposarcoma, well differentiated
M8852/0 Fibromyxolipoma(D17. -)
M8852/3 Myxoid liposarcoma
M8853/3 Round cell liposarcoma
M8854/0 Pleomorphic lipoma(D17. -)
M8854/3 Pleomorphic liposarcoma
M8855/3 Mixed liposarcoma
M8856/0 Intramuscular lipoma(D17. -)
M8857/0 Spindle cell lipoma(D17. -)
M8858/3 Dedifferentiated liposarcoma
M8860/0 Angiomyolipoma(D17. -)
M8861/0 Angiolipoma NOS(D17. -)
M8870/0 Myelolipoma(D17. -)
M8880/0 Hibernoma(D17. -)
M8881/0 Lipoblastomatosis(D17. -)

M889-M892 Myomatous neoplasms

M8890/0 Leiomyoma NOS
M8890/1 Leiomyomatosis NOS
M8890/3 Leiomyosarcoma NOS
M8891/0 Epithelioid leiomyoma
M8891/3 Epithelioid leiomyosarcoma
M8892/0 Cellular leiomyoma
M8893/0 Bizarre leiomyoma
M8894/0 Angiomyoma
M8894/3 Angiomyosarcoma
M8895/0 Myoma
M8895/3 Myosarcoma
M8896/3 Myxoid leiomyosarcoma
M8897/1 Smooth muscle tumour NOS
M8900/0 Rhabdomyoma NOS
M8900/3 Rhabdomyosarcoma NOS
M8901/3 Pleomorphic rhabdomyosarcoma
M8902/3 Mixed type rhabdomyosarcoma
M8903/0 Fetal rhabdomyoma
M8904/0 Adult rhabdomyoma
M8910/3 Embryonal rhabdomyosarcoma
M8920/3 Alveolar rhabdomyosarcoma

M893-M899 Complex mixed and stromal neoplasms

M8930/0 Endometrial stromal nodule(D26.1)
M8930/3 Endometrial stromal sarcoma(C54. -)
M8931/1 Endolymphatic stromal myosis(D39.0)
M8932/0 Adenomyoma
M8933/3 Adenosarcoma
M8940/0 Pleomorphic adenoma
M8940/3 Mixed tumour, malignant NOS
M8941/3 Carcinoma in pleomorphic adenoma(C07, C08. -)
M8950/3 Müllerian mixed tumour(C54. -)
M8951/3 Mesodermal mixed tumour

M8960/1 中胚层性肾瘤
M8960/3 肾胚细胞瘤 NOS(C64)
M8963/3 杆状肉瘤
M8964/3 肾的明细胞肉瘤(C64)
M8970/3 肝胚细胞瘤(C22.0)
M8971/3 胰胚细胞瘤(C25. -)
M8972/3 肺胚细胞瘤(C34. -)
M8980/3 癌肉瘤 NOS
M8981/3 癌肉瘤,胚胎性
M8982/0 肌上皮瘤
M8990/0 间叶瘤,良性
M8990/1 间叶瘤 NOS
M8990/3 间叶瘤,恶性
M8991/3 胚胎性肉瘤

M900-M903 纤维上皮性肿瘤

M9000/0 布伦纳瘤 NOS(D27)
M9000/1 布伦纳瘤,交界恶性(D39.1)
M9000/3 布伦纳瘤恶性(C56)
M9010/0 纤维腺瘤 NOS(D24)
M9011/0 小管内的纤维腺瘤(D24)
M9012/0 小管周围的纤维腺瘤(D24)
M9013/0 腺纤维瘤 NOS(D27)
M9014/0 浆液性腺纤维瘤(D27)
M9015/0 粘液性腺纤维瘤(D27)
M9016/0 巨大纤维腺瘤(D24)
M9020/0 叶状瘤,良性(D24)
M9020/1 叶状瘤 NOS(D48.6)
M9020/3 叶状瘤,恶性(C50. -)
M9030/0 幼年型纤维腺瘤(D24)

M904 滑膜样肿瘤

M9040/0 滑膜瘤,良性
M9040/3 滑膜肉瘤 NOS
M9041/3 滑膜肉瘤,梭形细胞
M9042/3 滑膜肉瘤,上皮样细胞
M9043/3 滑膜肉瘤,双相分化
M9044/3 明细胞肉瘤(除外肾的明细胞肉瘤 M8964/3)

M905 间皮肿瘤

M9050/0 间皮瘤,良性(D19. -)
M9050/3 间皮瘤,恶性(C45. -)
M9051/0 纤维性间皮瘤,良性(D19. -)
M9051/3 纤维性间皮瘤,恶性(C45. -)
M9052/0 上皮样间皮瘤,良性(D19. -)
M9052/3 上皮样间皮瘤,恶性(C45. -)
M9053/0 间皮瘤,双相分化,良性(D19. -)
M9053/3 间皮瘤,双相分化,恶性(C45. -)
M9054/0 腺瘤样瘤 NOS(D19. -)
M9055/1 囊性间皮瘤

M8960/1 Mesoblastic nephroma
M8960/3 Nephroblastoma NOS(C64)
M8963/3 Rhabdoid sarcoma
M8964/3 Clear cell sarcoma of kidney(C64)
M8970/3 Hepatoblastoma(C22.0)
M8971/3 Pancreatoblastoma(C25. -)
M8972/3 Pulmonary blastoma(C34. -)
M8980/3 Carcinosarcoma NOS
M8981/3 Carcinosarcoma, embryonal
M8982/0 Myoepithelioma
M8990/0 Mesenchymoma, benign
M8990/1 Mesenchymoma NOS
M8990/3 Mesenchymoma, malignant
M8991/3 Embryonal sarcoma

M900-M903 Fibroepithelial neoplasms

M9000/0 Brenner tumour NOS(D27)
M9000/1 Brenner tumour, borderline malignancy(D39.1)
M9000/3 Brenner tumour, malignant(C56)
M9010/0 Fibroadenoma NOS(D24)
M9011/0 Intracanalicular fibroadenoma(D24)
M9012/0 Pericanalicular fibroadenoma(D24)
M9013/0 Adenofibroma NOS(D27)
M9014/0 Serous adenofibroma(D27)
M9015/0 Mucinous adenofibroma(D27)
M9016/0 Giant fibroadenoma(D24)
M9020/0 Phyllodes tumour, benign(D24)
M9020/1 Phyllodes tumour NOS(D48.6)
M9020/3 Phyllodes tumour, malignant(C50. -)
M9030/0 Juvenile fibroadenoma(D24)

M904 Synovial-like neoplasms

M9040/0 Synovioma, benign
M9040/3 Synovial sarcoma NOS
M9041/3 Synovial sarcoma, spindle cell
M9042/3 Synovial sarcoma, epithelioid cell
M9043/3 Synovial sarcoma, biphasic
M9044/3 Clear cell sarcoma(except of kidney M8964/3)

M905 Mesothelial neoplasms

M9050/0 Mesothelioma, benign(D19. -)
M9050/3 Mesothelioma, malignant(C45. -)
M9051/0 Fibrous mesothelioma, benign(D19. -)
M9051/3 Fibrous mesothelioma, malignant(C45. -)
M9052/0 Epithelioid mesothelioma, benign(D19. -)
M9052/3 Epithelioid mesothelioma, malignant(C45. -)
M9053/0 Mesothelioma, biphasic, benign(D19. -)
M9053/3 Mesothelioma, biphasic, malignant(C45. -)
M9054/0 Adenomatoid tumour NOS(D19. -)
M9055/1 Cystic mesothelioma

M906-M909 生殖细胞肿瘤

M9060/3 无性细胞瘤
M9061/3 精原细胞瘤 NOS(C62.-)
M9062/3 精原细胞瘤,间变的(C62.-)
M9063/3 精母细胞性精原细胞瘤(C62.-)
M9064/3 生殖细胞瘤
M9070/3 胚胎性癌 NOS
M9071/3 内胚窦瘤
M9072/3 多胚瘤
M9073/1 性腺胚细胞瘤
M9080/0 畸胎瘤,良性
M9080/1 畸胎瘤 NOS
M9080/3 畸胎瘤,恶性 NOS
M9081/3 畸胎癌
M9082/3 恶性畸胎瘤,未分化的
M9083/3 恶性畸胎瘤,中分化的
M9084/0 皮样囊肿 NOS
M9084/3 畸胎瘤伴有恶性变
M9085/3 混合性生殖细胞瘤
M9090/0 卵巢甲状腺肿 NOS(D27)
M9090/3 卵巢甲状腺肿,恶性(C56)
M9091/1 甲状腺肿性类癌(D39.1)

M910 滋养层的肿瘤

M9100/0 葡萄胎 NOS(O01.9)
M9100/1 侵袭性葡萄胎(D39.2)
M9100/3 绒毛膜癌 NOS
M9101/3 绒毛膜癌伴有其他生殖细胞成分
M9102/3 恶性畸胎瘤,滋养层的(C62.-)
M9103/0 部分性葡萄胎(O01.1)
M9104/1 胎盘部位滋养层的肿瘤(D39.2)

M911 中肾瘤

M9110/0 中肾瘤,良性
M9110/1 中肾性肿瘤
M9110/3 中肾瘤,恶性

M912-M916 血管肿瘤

M9120/0 血管瘤 NOS(D18.0)
M9120/3 血管肉瘤
M9121/0 海绵状血管瘤(D18.0)
M9122/0 静脉性血管瘤(D18.0)
M9123/0 葡萄状血管瘤(D18.0)
M9124/3 库普弗细胞肉瘤(C22.3)
M9125/0 上皮样血管瘤(D18.0)
M9126/0 组织细胞样血管瘤(D18.0)
M9130/0 血管内皮瘤,良性(D18.0)
M9130/1 血管内皮瘤 NOS
M9130/3 血管内皮瘤,恶性
M9131/0 毛细血管瘤(D18.0)
M9132/0 肌内血管瘤(D18.0)
M9133/1 上皮样血管内皮瘤 NOS
M9133/3 上皮样血管内皮瘤,恶性

M906-M909 Germ cell neoplasms

M9060/3 Dysgerminoma
M9061/3 Seminoma NOS(C62.-)
M9062/3 Seminoma, anaplastic(C62.-)
M9063/3 Spermatocytic seminoma(C62.-)
M9064/3 Germinoma
M9070/3 Embryonal carcinoma NOS
M9071/3 Endodermal sinus tumour
M9072/3 Polyembryoma
M9073/1 Gonadoblastoma
M9080/0 Teratoma, benign
M9080/1 Teratoma NOS
M9080/3 Teratoma, malignant NOS
M9081/3 Teratocarcinoma
M9082/3 Malignant teratoma, undifferentiated
M9083/3 Malignant teratoma, intermediate
M9084/0 Dermoid cyst NOS
M9084/3 Teratoma with malignant transformation
M9085/3 Mixed germ cell tumour
M9090/0 Struma ovarii NOS(D27)
M9090/3 Struma ovarii, malignant(C56)
M9091/1 Strumal carcinoid(D39.1)

M910 Trophoblastic neoplasms

M9100/0 Hydatidiform mole NOS(O01.9)
M9100/1 Invasive hydatidiform mole(D39.2)
M9100/3 Choriocarcinoma NOS
M9101/3 Choriocarcinoma combined with other germ cell elements
M9102/3 Malignant teratoma, trophoblastic(C62.-)
M9103/0 Partial hydatidiform mole(O01.1)
M9104/1 Placental site trophoblastic tumour(D39.2)

M911 Mesonephromas

M9110/0 Mesonephroma, benign
M9110/1 Mesonephric tumour
M9110/3 Mesonephroma, malignant

M912-M916 Blood vessel tumours

M9120/0 Haemangioma NOS(D18.0)
M9120/3 Haemangiosarcoma
M9121/0 Cavernous haemangioma(D18.0)
M9122/0 Venous haemangioma(D18.0)
M9123/0 Racemose haemangioma(D18.0)
M9124/3 Kupffer cell sarcoma(C22.3)
M9125/0 Epithelioid haemangioma(D18.0)
M9126/0 Histiocytoid haemangioma(D18.0)
M9130/0 Haemangioendothelioma, benign(D18.0)
M9130/1 Haemangioendothelioma NOS
M9130/3 Haemangioendothelioma, malignant
M9131/0 Capillary haemangioma(D18.0)
M9132/0 Intramuscular haemangioma(D18.0)
M9133/1 Epithelioid haemangioendothelioma NOS
M9133/3 Epithelioid haemangioendothelioma, malignant

M9134/1 血管内支气管肺泡瘤(D38.1)
M9140/3 卡波西肉瘤(C46.-)
M9141/0 血管角质瘤
M9142/0 疣性角化性血管瘤(D18.0)
M9150/0 血管外皮细胞瘤,良性
M9150/1 血管外皮细胞瘤 NOS
M9150/3 血管外皮细胞瘤,恶性
M9160/0 血管纤维瘤 NOS
M9161/1 成血管细胞瘤

M917 淋巴管肿瘤
M9170/0 淋巴管瘤 NOS(D18.1)
M9170/3 淋巴管肉瘤
M9171/0 毛细淋巴管瘤(D18.1)
M9172/0 海绵状淋巴管瘤(D18.1)
M9173/0 囊性淋巴管瘤(D18.1)
M9174/0 淋巴管肌瘤(D18.1)
M9174/1 淋巴管肌瘤病
M9175/0 血管淋巴管瘤(D18.1)

M918-M924 骨和软骨肿瘤
M9180/0 骨瘤 NOS(D16.-)
M9180/3 骨肉瘤 NOS(C40.-,C41.-)
M9181/3 成软骨细胞性骨肉瘤(C40.-,C41.-)
M9182/3 成纤维细胞性骨肉瘤(C40.-,C41.-)
M9183/3 毛细血管扩张性骨肉瘤(C40.-,C41.-)
M9184/3 骨佩吉特病内的骨肉瘤(C40.-,C41.-)
M9185/3 小细胞骨肉瘤(C40.-,C41.-)
M9190/3 近皮质骨肉瘤(C40.-,C41.-)
M9191/0 骨样骨瘤 NOS(D16.-)
M9200/0 成骨细胞瘤 NOS(D16.-)
M9200/1 侵袭性成骨细胞瘤(D48.0)
M9210/0 骨软骨瘤(D16.-)
M9210/1 骨软骨瘤病 NOS(D48.0)
M9220/0 软骨瘤 NOS(D16.-)
M9220/1 软骨瘤病 NOS
M9220/3 软骨肉瘤 NOS(C40.-,C41.-)
M9221/0 近皮质软骨瘤(D16.-)
M9221/3 近皮质软骨肉瘤(C40.-,C41.-)
M9230/0 成软骨细胞瘤 NOS(D16.-)
M9230/3 成软骨细胞瘤,恶性(C40.-,C41.-)
M9231/3 粘液样软骨肉瘤
M9240/3 间质软骨肉瘤
M9241/0 软骨粘液样纤维瘤(D16.-)

M925 巨细胞肿瘤
M9250/1 骨巨细胞瘤 NOS(D48.0)
M9250/3 骨巨细胞瘤,恶性(C40.-,C41.-)
M9251/1 软组织巨细胞瘤 NOS
M9251/3 软组织恶性巨细胞瘤

M9134/1 Intravascular bronchial alveolar tumour(D38.1)
M9140/3 Kaposi's sarcoma(C46.-)
M9141/0 Angiokeratoma
M9142/0 Verrucous keratotic haemangioma(D18.0)
M9150/0 Haemangiopericytoma, benign
M9150/1 Haemangiopericytoma NOS
M9150/3 Haemangiopericytoma, malignant
M9160/0 Angiofibroma NOS
M9161/1 Haemangioblastoma

M917 Lymphatic vessel tumours
M9170/0 Lymphangioma NOS(D18.1)
M9170/3 Lymphangiosarcoma
M9171/0 Capillary lymphangioma(D18.1)
M9172/0 Cavernous lymphangioma(D18.1)
M9173/0 Cystic lymphangioma(D18.1)
M9174/0 Lymphangiomyoma(D18.1)
M9174/1 Lymphangiomyomatosis
M9175/0 Haemolymphangioma(D18.1)

M918-M924 Osseous and chondromatous neoplasms
M9180/0 Osteoma NOS(D16.-)
M9180/3 Osteosarcoma NOS(C40.-,C41.-)
M9181/3 Chondroblastic osteosarcoma(C40.-,C41.-)
M9182/3 Fibroblastic osteosarcoma(C40.-,C41.-)
M9183/3 Telangiectatic osteosarcoma (C40.-,C41.-)
M9184/3 Osteosarcoma in Paget's disease of bone (C40.-,C41.-)
M9185/3 Small cell osteosarcoma(C40.-,C41.-)
M9190/3 Juxtacortical osteosarcoma(C40.-,C41.-)
M9191/0 Osteoid osteoma NOS(D16.-)
M9200/0 Osteoblastoma NOS(D16.-)
M9200/1 Aggressive osteoblastoma(D48.0)
M9210/0 Osteochondroma(D16.-)
M9210/1 Osteochondromatosis NOS(D48.0)
M9220/0 Chondroma NOS(D16.-)
M9220/1 Chondromatosis NOS
M9220/3 Chondrosarcoma NOS(C40.-,C41.-)
M9221/0 Juxtacortical chondroma(D16.-)
M9221/3 Juxtacortical chondrosarcoma(C40.-,C41.-)
M9230/0 Chondroblastoma NOS(D16.-)
M9230/3 Chondroblastoma, malignant(C40.-,C41.-)
M9231/3 Myxoid chondrosarcoma
M9240/3 Mesenchymal chondrosarcoma
M9241/0 Chondromyxoid fibroma(D16.-)

M925 Giant cell tumours
M9250/1 Giant cell tumour of bone NOS(D48.0)
M9250/3 Giant cell tumour of bone, malignant(C40.-,C41.-)
M9251/1 Giant cell tumour of soft parts NOS
M9251/3 Malignant giant cell tumour of soft parts

M926 其他骨肿瘤

M9260/3 尤因肉瘤(C40.-,C41.-)
M9261/3 长骨的釉质瘤(C40.-)
M9262/0 骨化性纤维瘤(D16.-)

M927-M934 牙源性肿瘤

M9270/0 牙源性瘤,良性(D16.4,D16.5)
M9270/1 牙源性瘤 NOS(D48.0)
M9270/3 牙源性瘤,恶性(C41.0,C41.1)
M9271/0 牙本质瘤(D16.4,D16.5)
M9272/0 牙骨质瘤 NOS(D16.4,D16.5)
M9273/0 成牙骨质细胞瘤,良性(D16.4,D16.5)
M9274/0 牙骨质化性纤维瘤(D16.4,D16.5)
M9275/0 巨形牙骨质瘤(D16.4,D16.5)
M9280/0 牙瘤 NOS(D16.4,D16.5)
M9281/0 混合性牙瘤(D16.4,D16.5)
M9282/0 复合性牙瘤(D16.4,D16.5)
M9290/0 成釉细胞纤维牙瘤(D16.4,D16.5)
M9290/3 成釉细胞牙肉瘤(C41.0,C41.1)
M9300/0 腺瘤样牙源性瘤(D16.4,D16.5)
M9301/0 钙化性牙源性囊肿(D16.4,D16.5)
M9302/0 牙源性形骸细胞瘤(D16.4,D16.5)
M9310/0 成釉细胞瘤 NOS(D16.4,D16.5)
M9310/3 成釉细胞瘤,恶性(C41.0,C41.1)
M9311/0 牙成釉细胞瘤(D16.4,D16.5)
M9312/0 鳞状牙源性瘤(D16.4,D16.5)
M9320/0 牙源性粘液瘤(D16.4,D16.5)
M9321/0 中心牙源性纤维瘤(D16.4,D16.5)
M9322/0 周围牙源性纤维瘤(D16.4,D16.5)
M9330/0 成釉细胞纤维瘤(D16.4,D16.5)
M9330/3 成釉细胞纤维肉瘤(C41.0,C41.1)
M9340/0 钙化上皮性牙源性瘤(D16.4,D16.5)

M935-M937 其他肿瘤

M9350/1 颅咽管瘤(D44.3,D44.4)
M9360/1 松果体瘤(D44.5)
M9361/1 松果体细胞瘤(D44.5)
M9362/3 成松果体细胞瘤(C75.3)
M9363/0 黑变病的神经外胚瘤
M9364/3 周围性神经外胚瘤
M9370/3 脊索瘤

M938-M948 神经胶质瘤

M9380/3 神经胶质瘤,恶性(C71.-)
M9381/3 大脑神经胶质瘤病(C71.-)
M9382/3 混合性神经胶质瘤(C71.-)
M9383/1 室管膜下神经胶质瘤(D43.-)
M9384/1 室管膜下巨细胞星形细胞瘤(D43.-)
M9390/0 脉络丛乳头状瘤 NOS(D33.0)
M9390/3 脉络丛乳头状瘤,恶性(C71.5)
M9391/3 室管膜瘤 NOS(C71.-)
M9392/3 室管膜瘤,间变的(C71.-)
M9393/1 乳头状室管膜瘤(D43.-)

M926 Miscellaneous bone tumours

M9260/3 Ewing's sarcoma(C40.-,C41.-)
M9261/3 Adamantinoma of long bones(C40.-)
M9262/0 Ossifying fibroma(D16.-)

M927-M934 Odontogenic tumours

M9270/0 Odontogenic tumour,benign(D16.4,D16.5)
M9270/1 Odontogenic tumour NOS(D48.0)
M9270/3 Odontogenic tumour,malignant(C41.0,C41.1)
M9271/0 Dentinoma(D16.4,D16.5)
M9272/0 Cementoma NOS(D16.4,D16.5)
M9273/0 Cementoblastoma,benign(D16.4,D16.5)
M9274/0 Cementifying fibroma(D16.4,D16.5)
M9275/0 Gigantiform cementoma(D16.4,D16.5)
M9280/0 Odontoma NOS(D16.4,D16.5)
M9281/0 Compound odontoma(D16.4,D16.5)
M9282/0 Complex odontoma(D16.4,D16.5)
M9290/0 Ameloblastic fibro-odontoma(D16.4,D16.5)
M9290/3 Ameloblastic odontosarcoma(C41.0,C41.1)
M9300/0 Adenomatoid odontogenic tumour(D16.4,D16.5)
M9301/0 Calcifying odontogenic cyst(D16.4,D16.5)
M9302/0 Odontogenic ghost cell tumour(D16.4,D16.5)
M9310/0 Ameloblastoma NOS(D16.4,D16.5)
M9310/3 Ameloblastoma,malignant(C41.0,C41.1)
M9311/0 Odontoameloblastoma(D16.4,D16.5)
M9312/0 Squamous odontogenic tumour(D16.4,D16.5)
M9320/0 Odontogenic myxoma(D16.4,D16.5)
M9321/0 Central odontogenic fibroma(D16.4,D16.5)
M9322/0 Peripheral odontogenic fibroma(D16.4,D16.5)
M9330/0 Ameloblastic fibroma(D16.4,D16.5)
M9330/3 Ameloblastic fibrosarcoma(C41.0,C41.1)
M9340/0 Calcifying epithelial odontogenic tumour (D16.4,D16.5)

M935-M937 Miscellaneous tumours

M9350/1 Craniopharyngioma(D44.3,D44.4)
M9360/1 Pinealoma(D44.5)
M9361/1 Pineocytoma(D44.5)
M9362/3 Pineoblastoma(C75.3)
M9363/0 Melanotic neuroectodermal tumour
M9364/3 Peripheral neuroectodermal tumour
M9370/3 Chordoma

M938-M948 Gliomas

M9380/3 Glioma,malignant(C71.-)
M9381/3 Gliomatosis cerebri(C71.-)
M9382/3 Mixed glioma(C71.-)
M9383/1 Subependymal glioma(D43.-)
M9384/1 Subependymal giant cell astrocytoma(D43.-)
M9390/0 Choroid plexus papilloma NOS(D33.0)
M9390/3 Choroid plexus papilloma,malignant(C71.5)
M9391/3 Ependymoma NOS(C71.-)
M9392/3 Ependymoma,anaplastic(C71.-)
M9393/1 Papillary ependymoma(D43.-)

M9394/1 粘液乳头状室管膜瘤(D43. -)
M9400/3 星形细胞瘤 NOS(C71. -)
M9401/3 星形细胞瘤,间变的(C71. -)
M9410/3 原浆性星形细胞瘤(C71. -)
M9411/3 大圆细胞性星形细胞瘤(C71. -)
M9420/3 纤维性星形细胞瘤(C71. -)
M9421/3 毛细胞性星形细胞瘤(C71. -)
M9422/3 成胶质细胞瘤 NOS(C71. -)
M9423/3 极性成胶质细胞瘤(C71. -)
M9424/3 多形性黄色星形细胞瘤(C71. -)
M9430/3 成星形细胞瘤(C71. -)
M9440/3 成(神经)胶质细胞瘤 NOS(C71. -)
M9441/3 巨细胞成(神经)胶质细胞瘤(C71. -)
M9442/3 神经胶质肉瘤(C71. -)
M9443/3 原始极性成胶质细胞瘤(C71. -)
M9450/3 少突神经胶质细胞瘤 NOS(C71. -)
M9451/3 少突神经胶质细胞瘤,间变型(C71. -)
M9460/3 成少突神经胶质细胞瘤(C71. -)
M9470/3 成神经管细胞瘤 NOS(C71.6)
M9471/3 促结缔组织增生性成神经管细胞瘤(C71.6)
M9472/3 成髓样肌细胞瘤(C71.6)
M9473/3 原始性神经外胚瘤(C71. -)
M9480/3 小脑肉瘤 NOS(C71.6)
M9481/3 畸形细胞性肉瘤(C71. -)

M949-M952 神经上皮瘤性肿瘤

M9490/0 神经节瘤
M9490/3 神经节成神经细胞瘤
M9491/0 神经节瘤病
M9500/3 成神经细胞瘤 NOS
M9501/3 髓上皮瘤 NOS
M9502/3 畸胎样髓上皮瘤
M9503/3 神经上皮瘤 NOS
M9504/3 海绵状成神经细胞瘤
M9505/1 神经节神经胶质瘤
M9506/0 神经细胞瘤
M9507/0 帕西尼瘤
M9510/3 成视网膜细胞瘤 NOS(C69.2)
M9511/3 成视网膜细胞瘤,已分化的(C69.2)
M9512/3 成视网膜细胞瘤,未分化的(C69.2)
M9520/3 嗅神经源性瘤
M9521/3 感觉神经细胞瘤(C30.0)
M9522/3 成感觉神经细胞瘤(C30.0)
M9523/3 感觉神经上皮瘤(C30.0)

M953 脑(脊)膜瘤

M9530/0 脑(脊)膜瘤 NOS(D32. -)
M9530/1 脑(脊)膜瘤病 NOS(D42. -)
M9530/3 脑(脊)膜瘤,恶性(C70. -)
M9531/0 脑膜瘤样脑(脊)膜瘤(D32. -)
M9532/0 纤维性脑(脊)膜瘤(D32. -)
M9533/0 沙粒体性脑(脊)膜瘤(D32. -)

M9394/1 Myxopapillary ependymoma(D43. -)
M9400/3 Astrocytoma NOS(C71. -)
M9401/3 Astrocytoma, anaplastic(C71. -)
M9410/3 Protoplasmic astrocytoma(C71. -)
M9411/3 Gemistocytic astrocytoma(C71. -)
M9420/3 Fibrillary astrocytoma(C71. -)
M9421/3 Pilocytic astrocytoma(C71. -)
M9422/3 Spongioblastoma NOS(C71. -)
M9423/3 Spongioblastoma polare(C71. -)
M9424/3 Pleomorphic xanthoastrocytoma(C71. -)
M9430/3 Astroblastoma(C71. -)
M9440/3 Glioblastoma NOS(C71. -)
M9441/3 Giant cell glioblastoma(C71. -)
M9442/3 Gliosarcoma(C71. -)
M9443/3 Primitive polar spongioblastoma(C71. -)
M9450/3 Oligodendroglioma NOS(C71. -)
M9451/3 Oligodendroglioma, anaplastic(C71. -)
M9460/3 Oligodendroblastoma(C71. -)
M9470/3 Medulloblastoma NOS(C71.6)
M9471/3 Desmoplastic medulloblastoma(C71.6)
M9472/3 Medullomyoblastoma(C71.6)
M9473/3 Primitive neuroectodermal tumour(C71. -)
M9480/3 Cerebellar sarcoma NOS(C71.6)
M9481/3 Monstrocellular sarcoma(C71. -)

M949-M952 Neuroepitheliomatous neoplasms

M9490/0 Ganglioneuroma
M9490/3 Ganglioneuroblastoma
M9491/0 Ganglioneuromatosis
M9500/3 Neuroblastoma NOS
M9501/3 Medulloepithelioma NOS
M9502/3 Teratoid medulloepithelioma
M9503/3 Neuroepithelioma NOS
M9504/3 Spongioneuroblastoma
M9505/1 Ganglioglioma
M9506/0 Neurocytoma
M9507/0 Pacinian tumour
M9510/3 Retinoblastoma NOS(C69.2)
M9511/3 Retinoblastoma, differentiated(C69.2)
M9512/3 Retinoblastoma, undifferentiated(C69.2)
M9520/3 Olfactory neurogenic tumour
M9521/3 Esthesioneurocytoma(C30.0)
M9522/3 Esthesioneuroblastoma(C30.0)
M9523/3 Esthesioneuroepithelioma(C30.0)

M953 Meningiomas

M9530/0 Meningioma NOS(D32. -)
M9530/1 Meningiomatosis NOS(D42. -)
M9530/3 Meningioma, malignant(C70. -)
M9531/0 Meningotheliomatous meningioma(D32. -)
M9532/0 Fibrous meningioma(D32. -)
M9533/0 Psammomatous meningioma(D32. -)

M9534/0 血管瘤性脑(脊)膜瘤(D32.-)
M9535/0 成血管细胞性脑(脊)膜瘤(D32.-)
M9536/0 血管外皮细胞性脑(脊)膜瘤(D32.-)
M9537/0 移行细胞性脑(脊)膜瘤(D32.-)
M9538/1 乳头状脑(脊)膜瘤(D42.-)
M9539/3 脑(脊)膜肉瘤病(C70.-)

M954-M957 神经鞘肿瘤

M9540/0 神经纤维瘤 NOS
M9540/1 神经纤维瘤病 NOS(Q85.0)
M9540/3 神经纤维肉瘤
M9541/0 黑变病的神经纤维瘤
M9550/0 丛状神经纤维瘤
M9560/0 神经鞘瘤 NOS
M9560/1 神经鞘瘤病
M9560/3 神经鞘瘤,恶性
M9561/3 蝾螈瘤,恶性
M9562/0 神经鞘粘液瘤
M9570/0 神经瘤 NOS

M958 颗粒细胞肿瘤和软组织腺泡状肉瘤

M9580/0 颗粒细胞瘤 NOS
M9580/3 颗粒细胞瘤,恶性
M9581/3 软组织腺泡状肉瘤

M959-M971 霍奇金和非霍奇金淋巴瘤

M959 恶性淋巴瘤,NOS 或弥漫性

M9590/3 恶性淋巴瘤 NOS(C84.5,C85.9)
M9591/3 恶性淋巴瘤,非霍奇金型(C85.9)
M9592/3 淋巴肉瘤 NOS(C85.0)
M9593/3 网状细胞肉瘤 NOS(C83.3,C83.9)
M9594/3 小神经胶质细胞瘤(C85.7)
M9595/3 恶性淋巴瘤,弥漫性 NOS(C83.9)

M965-M966 霍奇金病

M9650/3 霍奇金病 NOS(C81.9)
M9652/3 霍奇金病,混合细胞型 NOS(C81.2)
M9653/3 霍奇金病,淋巴细胞减少型 NOS(C81.3)
M9654/3 霍奇金病,淋巴细胞减少型,弥漫纤维化(C81.3)
M9655/3 霍奇金病,淋巴细胞减少型,网织性(C81.3)
M9657/3 霍奇金病,淋巴细胞为主型 NOS(C81.0)
M9658/3 霍奇金病,淋巴细胞为主型,弥漫性(C81.0)
M9659/3 霍奇金病,淋巴细胞为主型,结节性(C81.0)
M9660/3 霍奇金副肉芽肿 NOS(C81.7)
M9661/3 霍奇金肉芽肿(C81.7)
M9662/3 霍奇金肉瘤(C81.7)
M9663/3 霍奇金病,结节硬化型 NOS(C81.1)

M9534/0 Angiomatous meningioma(D32.-)
M9535/0 Haemangioblastic meningioma(D32.-)
M9536/0 Haemangiopericytic meningioma(D32.-)
M9537/0 Transitional meningioma(D32.-)
M9538/1 Papillary meningioma(D42.-)
M9539/3 Meningeal sarcomatosis(C70.-)

M954-M957 Nerve sheath tumours

M9540/0 Neurofibroma NOS
M9540/1 Neurofibromatosis NOS(Q85.0)
M9540/3 Neurofibrosarcoma
M9541/0 Melanotic neurofibroma
M9550/0 Plexiform neurofibroma
M9560/0 Neurilemmoma NOS
M9560/1 Neurinomatosis
M9560/3 Neurilemmoma, malignant
M9561/3 Triton tumour, malignant
M9562/0 Neurothekeoma
M9570/0 Neuroma NOS

M958 Granular cell tumours and alveolar soft part sarcoma

M9580/0 Granular cell tumour NOS
M9580/3 Granular cell tumour, malignant
M9581/3 Alveolar soft part sarcoma

M959-M971 Hodgkin's and non-Hodgkin's lymphoma

M959 Malignant lymphomas NOS or diffuse

M9590/3 Malignant lymphoma NOS(C84.5,C85.9)
M9591/3 Malignant lymphoma, non-Hodgkin's NOS(C85.9)
M9592/3 Lymphosarcoma NOS(C85.0)
M9593/3 Reticulosarcoma NOS(C83.3,C83.9)
M9594/3 Microglioma(C85.7)
M9595/3 Malignant lymphoma, diffuse NOS(C83.9)

M965-M966 Hodgkin's disease

M9650/3 Hodgkin's disease NOS(C81.9)
M9652/3 Hodgkin's disease, mixed cellularity NOS(C81.2)
M9653/3 Hodgkin's disease, lymphocytic depletion NOS (C81.3)
M9654/3 Hodgkin's disease, lymphocytic depletion, diffuse fibrosis(C81.3)
M9655/3 Hodgkin's disease, lymphocytic depletion, reticular (C81.3)
M9657/3 Hodgkin's disease, lymphocytic predominance NOS (C81.0)
M9658/3 Hodgkin's disease, lymphocytic predominance, diffuse (C81.0)
M9659/3 Hodgkin's disease, lymphocytic predominance, nodular (C81.0)
M9660/3 Hodgkin's paragranuloma NOS(C81.7)
M9661/3 Hodgkin's granuloma(C81.7)
M9662/3 Hodgkin's sarcoma(C81.7)
M9663/3 Hodgkin's disease, nodular sclerosis NOS(C81.1)

M9664/3 霍奇金病,结节硬化型,富细胞相(C81.1)

M9665/3 霍奇金病,结节硬化型,淋巴细胞为主(C81.1)

M9666/3 霍奇金病,结节硬化型,混合细胞性(C81.1)

M9667/3 霍奇金病,结节硬化型,淋巴细胞减少性(C81.1)

M967-M968 特指类型的恶性淋巴瘤,弥漫性或NOS

M9670/3 恶性淋巴瘤,小淋巴细胞性 NOS(C83.0)

M9671/3 恶性淋巴瘤,淋巴浆细胞性(C83.8)

M9672/3 恶性淋巴瘤,小核裂细胞性,弥漫性(C83.1)

M9673/3 恶性淋巴瘤,淋巴细胞性,中分化的,弥漫性(C83.8)

M9674/3 恶性淋巴瘤,中心细胞性(C83.8)

M9675/3 恶性淋巴瘤,小细胞和大细胞混合性,弥漫性(C83.2)

M9676/3 恶性淋巴瘤,中心母细胞-中心细胞性,弥漫性(C83.8)

M9677/3 恶性淋巴瘤性息肉病(C83.8)

M9680/3 恶性淋巴瘤,大细胞,弥漫性 NOS(C83.3)

M9681/3 恶性淋巴瘤,大细胞,核裂,弥漫性(C83.3)

M9682/3 恶性淋巴瘤,大细胞,无核裂,弥漫性(C83.3)

M9683/3 恶性淋巴瘤,中心母细胞性,弥漫性(C83.8)

M9684/3 恶性淋巴瘤,免疫母细胞性 NOS(C83.4)

M9685/3 恶性淋巴瘤,原淋巴细胞性(C83.5)

M9686/3 恶性淋巴瘤,小细胞,无核裂,弥漫性(C83.0,C83.6)

M9687/3 伯基特淋巴瘤 NOS(C83.7)

M969 恶性淋巴瘤,滤泡性或结节性,伴有或不伴有弥漫区

M9690/3 恶性淋巴瘤,滤泡性 NOS(C82.9)

M9691/3 恶性淋巴瘤,小核裂和大细胞混合性,滤泡性(C82.1)

M9692/3 恶性淋巴瘤,中心母细胞-中心细胞性,滤泡性(C82.7)

M9693/3 恶性淋巴瘤,淋巴细胞性,高分化,结节性(C82.7)

M9694/3 恶性淋巴瘤,淋巴细胞性,中分化,结节性(C82.7)

M9695/3 恶性淋巴瘤,小核裂细胞,滤泡性(C82.0)

M9664/3 Hodgkin's disease, nodular sclerosis, cellular phase (C81.1)

M9665/3 Hodgkin's disease, nodular sclerosis, lymphocytic predominance (C81.1)

M9666/3 Hodgkin's disease, nodular sclerosis, mixed cellularity (C81.1)

M9667/3 Hodgkin's disease, nodular sclerosis, lymphocytic depletion (C81.1)

M967-M968 Malignant lymphoma, diffuse or NOS, specified type

M9670/3 Malignant lymphoma, small lymphocytic NOS (C83.0)

M9671/3 Malignant lymphoma, lymphoplasmacytic (C83.8)

M9672/3 Malignant lymphoma, small cleaved cell, diffuse (C83.1)

M9673/3 Malignant lymphoma, lymphocytic, intermediate differentiation, diffuse (C83.8)

M9674/3 Malignant lymphoma, centrocytic (C83.8)

M9675/3 Malignant lymphoma, mixed small and large cell, diffuse (C83.2)

M9676/3 Malignant lymphoma, centroblastic-centrocytic, diffuse (C83.8)

M9677/3 Malignant lymphomatous polyposis (C83.8)

M9680/3 Malignant lymphoma, large cell, diffuse NOS (C83.3)

M9681/3 Malignant lymphoma, large cell, cleaved, diffuse (C83.3)

M9682/3 Malignant lymphoma, large cell, noncleaved, diffuse (C83.3)

M9683/3 Malignant lymphoma, centroblastic, diffuse (C83.8)

M9684/3 Malignant lymphoma, immunoblastic NOS (C83.4)

M9685/3 Malignant lymphoma, lymphoblastic (C83.5)

M9686/3 Malignant lymphoma, small cell, noncleaved, diffuse (C83.0, C83.6)

M9687/3 Burkitt's lymphoma NOS (C83.7)

M969 Malignant lymphoma, follicular or nodular, with or without diffuse areas

M9690/3 Malignant lymphoma, follicular NOS (C82.9)

M9691/3 Malignant lymphoma, mixed small cleaved and large cell, follicular (C82.1)

M9692/3 Malignant lymphoma, centroblastic-centrocytic, follicular (C82.8)

M9693/3 Malignant lymphoma, lymphocytic, well differentiated, nodular (C82.8)

M9694/3 Malignant lymphoma, lymphocytic, intermediate differentiation, nodular (C82.8)

M9695/3 Malignant lymphoma, small cleaved cell, follicular (C82.0)

M9696/3 恶性淋巴瘤，淋巴细胞性，低分化，结节性（C82.7）
M9697/3 恶性淋巴瘤，中心母细胞性，滤泡性（C82.7）
M9698/3 恶性淋巴瘤，大细胞，滤泡性 NOS（C82.2）

M970 特指的皮肤和外周 T-细胞淋巴瘤
M9700/3 蕈样真菌病（C84.0）
M9701/3 塞乍里病（C84.1）
M9702/3 外周 T-细胞淋巴瘤 NOS（C84.4）
M9703/3 T-区淋巴瘤（C84.2）
M9704/3 淋巴上皮样淋巴瘤（C84.3）
M9705/3 外周 T-细胞淋巴瘤，AILD［血管成免疫细胞性淋巴腺病伴有血蛋白异常］（C84.4）
M9706/3 外周 T-细胞淋巴瘤，多型性小细胞（C84.4）
M9707/3 外周 T-细胞淋巴瘤，多型性中等细胞和大细胞（C84.4）
M9709/3 皮肤淋巴瘤（C84.5）

M971 其他特指的非霍奇金淋巴瘤
M9711/3 单核细胞样 B-细胞淋巴瘤（C85.7）
M9712/3 血管内皮瘤病（C85.7）
M9713/3 血管中心性 T-细胞淋巴瘤（C85.7）
M9714/3 大细胞（ki-1 +）淋巴瘤（C85.7）

M972 其他淋巴网状内皮细胞肿瘤
M9720/3 恶性组织细胞增多病（C96.1）
M9722/3 莱特尔-西维病（C96.0）
M9723/3 真性组织细胞淋巴瘤（C96.3）

M973 浆细胞肿瘤
M9731/3 浆细胞瘤 NOS（C90.2）
M9732/3 多发性骨髓瘤（C90.0）

M974 肥大细胞肿瘤
M9740/1 肥大细胞瘤 NOS（D47.0）
M9740/3 肥大细胞肉瘤（C96.2）
M9741/3 恶性肥大细胞增多症（C96.2）

M976 免疫增生性疾病
M9760/3 免疫增生性疾病 NOS（C88.9）
M9761/3 沃尔丹斯特伦巨球蛋白血症（C88.0）
M9762/3 α 重链病（C88.1）
M9763/3 γ 重链病（C88.2）
M9764/3 免疫增生性小肠病（C88.3）

M9765/1 单克隆丙球蛋白病（D47.2）
M9766/1 血管中心性免疫增生性损害（D47.7）
M9767/1 血管成免疫细胞性淋巴腺病（D47.7）
M9768/1 T-γ 淋巴组织增生性疾病（D47.7）

M9696/3 Malignant lymphoma, lymphocytic, poorly differentiated, nodular (C82.8)
M9697/3 Malignant lymphoma, centroblastic, follicular (C82.8)
M9698/3 Malignant lymphoma, large cell, follicular NOS (C82.2)

M970 Specified cutaneous and peripheral T-cell lymphomas
M9700/3 Mycosis fungoides (C84.0)
M9701/3 Sézary's disease (C84.1)
M9702/3 Peripheral T-cell lymphoma NOS (C84.4)
M9703/3 T-zone lymphoma (C84.2)
M9704/3 Lymphoepithelioid lymphoma (C84.3)
M9705/3 Peripheral T-cell lymphoma, AILD (angioimmunoblastic lymphadenopathy with dysproteinaemia) (C84.4)
M9706/3 Peripheral T-cell lymphoma, pleomorphic small cell (C84.4)
M9707/3 Peripheral T-cell lymphoma, pleomorphic medium and large cell (C84.4)
M9709/3 Cutaneous lymphoma (C84.5)

M971 Other specified non-Hodgkin's lymphomas
M9711/3 Monocytoid B-cell lymphoma (C85.7)
M9712/3 Angioendotheliomatosis (C85.7)
M9713/3 Angiocentric T-cell lymphoma (C85.7)
M9714/3 Large cell (Ki-1 +) lymphoma (C85.7)

M972 Other lymphoreticular neoplasms
M9720/3 Malignant histiocytosis (C96.1)
M9722/3 Letterer-Siwe disease (C96.0)
M9723/3 True histiocytic lymphoma (C96.3)

M973 Plasma cell tumours
M9731/3 Plasmacytoma NOS (C90.2)
M9732/3 Multiple myeloma (C90.0)

M974 Mast cell tumours
M9740/1 Mastocytoma NOS (D47.0)
M9740/3 Mast cell sarcoma (C96.2)
M9741/3 Malignant mastocytosis (C96.2)

M976 Immunoproliferative diseases
M9760/3 Immunoproliferative disease NOS (C88.9)
M9761/3 Waldenström's macroglobulinaemia (C88.0)
M9762/3 Alpha heavy chain disease (C88.1)
M9763/3 Gamma heavy chain disease (C88.2)
M9764/3 Immunoproliferative small intestinal disease (C88.3)

M9765/1 Monoclonal gammopathy (D47.2)
M9766/1 Angiocentric immunoproliferative lesion (D47.7)
M9767/1 Angioimmunoblastic lymphadenopathy (D47.7)
M9768/1 T-gamma lymphoproliferative disease (D47.7)

M980-M994 白血病

M980 白血病 NOS
M9800/3 白血病 NOS(C95.9)
M9801/3 急性白血病 NOS(C95.0)
M9802/3 亚急性白血病 NOS(C95.2)
M9803/3 慢性白血病 NOS(C95.1)
M9804/3 非白血性白血病 NOS(C95.7)

M982 淋巴样白血病
M9820/3 淋巴样白血病 NOS(C91.9)
M9821/3 急性淋巴母细胞白血病 NOS(C91.0)
M9822/3 亚急性淋巴样白血病(C91.2)
M9823/3 慢性淋巴细胞白血病(C91.1)
M9824/3 非白血性淋巴样白血病(C91.7)
M9825/3 幼淋巴细胞白血病(C91.3)
M9826/3 伯基特细胞白血病(C91.7)
M9827/3 成人T-细胞白血病/淋巴瘤(C91.5)

M983 浆细胞白血病
M9830/3 浆细胞白血病(C90.1)

M984 红白血病
M9840/3 红白血病(C94.0)
M9841/3 急性红细胞增多症(C94.0)
M9842/3 慢性红细胞增多症(C94.1)

M985 淋巴肉瘤细胞白血病
M9850/3 淋巴肉瘤细胞白血病(C94.7)

M986 髓样(粒细胞性)白血病
M9860/3 髓样白血病 NOS(C92.9)
M9861/3 急性髓样白血病(C92.0)
M9862/3 亚急性髓样白血病(C92.2)
M9863/3 慢性髓样白血病(C92.1)
M9864/3 非白血性髓样白血病(C92.7)
M9866/3 急性早幼粒细胞白血病(C92.4)
M9867/3 急性粒-单核细胞白血病(C92.5)
M9868/3 慢性粒-单核细胞白血病(C92.7)

M987 嗜碱细胞白血病
M9870/3 嗜碱细胞白血病(C92.-)

M988 嗜酸细胞白血病
M9880/3 嗜酸细胞白血病(C92.-)

M989 单核细胞白血病
M9890/3 单核细胞白血病 NOS(C93.9)
M9891/3 急性单核细胞白血病(C93.0)
M9892/3 亚急性单核细胞白血病(C93.2)
M9893/3 慢性单核细胞白血病(C93.1)
M9894/3 非白血性单核细胞白血病(C93.7)

M980-M994 Leukaemias

M980 Leukaemias NOS
M9800/3 Leukaemia NOS(C95.9)
M9801/3 Acute leukaemia NOS(C95.0)
M9802/3 Subacute leukaemia NOS(C95.2)
M9803/3 Chronic leukaemia NOS(C95.1)
M9804/3 Aleukaemic leukaemia NOS(C95.7)

M982 Lymphoid leukaemias
M9820/3 Lymphoid leukaemia NOS(C91.9)
M9821/3 Acute lymphoblastic leukaemia NOS(C91.0)
M9822/3 Subacute lymphoid leukaemia(C91.2)
M9823/3 Chronic lymphocytic leukaemia(C91.1)
M9824/3 Aleukaemic lymphoid leukaemia(C91.7)
M9825/3 Prolymphocytic leukaemia(C91.3)
M9826/3 Burkitt's cell leukaemia(C91.7)
M9827/3 Adult T-cell leukaemia/lymphoma(C91.5)

M983 Plasma cell leukaemia
M9830/3 Plasma cell leukaemia(C90.1)

M984 Erythroleukaemias
M9840/3 Erythroleukaemia(C94.0)
M9841/3 Acute erythraemia(C94.0)
M9842/3 Chronic erythraemia(C94.1)

M985 Lymphosarcoma cell leukaemia
M9850/3 Lymphosarcoma cell leukaemia(C94.7)

M986 Myeloid(granulocytic) leukaemias
M9860/3 Myeloid leukaemia NOS(C92.9)
M9861/3 Acute myeloid leukaemia(C92.0)
M9862/3 Subacute myeloid leukaemia(C92.2)
M9863/3 Chronic myeloid leukaemia(C92.1)
M9864/3 Aleukaemic myeloid leukaemia(C92.7)
M9866/3 Acute promyelocytic leukaemia(C92.4)
M9867/3 Acute myelomonocytic leukaemia(C92.5)
M9868/3 Chronic myelomonocytic leukaemia(C92.7)

M987 Basophilic leukaemia
M9870/3 Basophilic leukaemia(C92.-)

M988 Eosinophilic leukaemia
M9880/3 Eosinophilic leukaemia(C92.-)

M989 Monocytic leukaemias
M9890/3 Monocytic leukaemia NOS(C93.9)
M9891/3 Acute monocytic leukaemia(C93.0)
M9892/3 Subacute monocytic leukaemia(C93.2)
M9893/3 Chronic monocytic leukaemia(C93.1)
M9894/3 Aleukaemic monocytic leukaemia(C93.7)

M990-M994 其他白血病
M9900/3 肥大细胞白血病(C94.3)
M9910/3 急性原巨核细胞白血病(C94.2)
M9930/3 髓样肉瘤(C92.3)
M9931/3 急性全骨髓增殖症(C94.4)
M9932/3 急性骨髓纤维化(C94.5)
M9940/3 多毛细胞白血病(C91.4)
M9941/3 白血病性网状内皮细胞增殖(C91.4)

M995-M997 其他骨髓增生性和淋巴增生性疾患
M9950/1 真性红细胞增多症(D45)
M9960/1 慢性骨髓增生性疾病(D47.1)
M9961/1 骨髓硬化伴有髓样化生(D47.1)
M9962/1 特发性血小板增多症(D47.3)
M9970/1 淋巴组织增生性疾病 NOS(D47.9)

M998 骨髓增生异常综合征
M9980/1 顽固性贫血 NOS(D46.4)
M9981/1 顽固性贫血不伴有铁粒幼细胞(D46.0)
M9982/1 顽固性贫血伴有铁粒幼细胞(D46.1)
M9983/1 顽固性贫血伴有胚细胞过多(D46.2)
M9984/1 顽固性贫血伴有转化中的胚细胞过多(D46.3)
M9989/1 骨髓增生异常综合征 NOS(D46.9)

M990-M994 Other leukaemias
M9900/3 Mast cell leukaemia(C94.3)
M9910/3 Acute megakaryoblastic leukaemia(C94.2)
M9930/3 Myeloid sarcoma(C92.3)
M9931/3 Acute panmyelosis(C94.4)
M9932/3 Acute myelofibrosis(C94.5)
M9940/3 Hairy cell leukaemia(C91.4)
M9941/3 Leukaemic reticuloendotheliosis(C91.4)

M995-M997 Miscellaneous myeloproliferative and lymphoproliferative disorders
M9950/1 Polycythaemia vera(D45)
M9960/1 Chronic myeloproliferative disease(D47.1)
M9961/1 Myelosclerosis with myeloid metaplasia(D47.1)
M9962/1 Idiopathic thrombocythaemia(D47.3)
M9970/1 Lymphoproliferative disease NOS(D47.9)

M998 Myelodysplastic syndrome
M9980/1 Refractory anaemia NOS(D46.4)
M9981/1 Refractory anaemia without sideroblasts(D46.0)
M9982/1 Refractory anaemia with sideroblasts(D46.1)
M9983/1 Refractory anaemia with excess of blasts(D46.2)
M9984/1 Refractory anaemia with excess of blasts with transformation(D46.3)
M9989/1 Myelodysplastic syndrome NOS(D46.9)

死亡和疾病的特殊类目表

死亡类目表

列表 1　总死亡-节略列表(103 项原因)
列表 2　总死亡-选择列表(80 项原因)
列表 3　婴儿和儿童死亡-节略列表(67 项原因)
列表 4　婴儿和儿童死亡-选择列表(51 项原因)

疾病类目表(298 项原因)

Special tabulation lists for mortality and morbidity

Mortality tabulation lists

List 1-General mortality-condensed list (103 causes)
List 2-General mortality-selected list (80 causes)
List 3-Infant and child mortality-condensed list (67 causes)
List 4-Infant and child mortality-selected list (51 causes)

Tabulation list for morbidity (298 causes)

死亡和疾病的特殊类目表

注：这些列表在1990年被世界卫生大会通过用于数据的制表。在第二卷中对它们做了描述，并对它们的用途做了解释。

死亡类目表 1

总死亡
节略列表

1-001	**某些传染病和寄生虫病**	**A00-B99**
1-002	霍乱	A00
1-003	其他传染性和未特指病因的胃肠炎和结肠炎	A09
1-004	其他肠道传染病	A01-A08
1-005	呼吸道结核	A15-A16
1-006	其他结核	A17-A19
1-007	鼠疫	A20
1-008	破伤风	A33-A35
1-009	白喉	A36
1-010	百日咳	A37
1-011	脑膜炎球菌感染	A39
1-012	败血症	A40-A41
1-013	主要为性传播模式的感染	A50-A64
1-014	急性脊髓灰质炎	A80
1-015	狂犬病	A82
1-016	黄热病	A95
1-017	其他节肢动物媒介的病毒性发热和病毒性出血热	A90-A94, A96-A99
1-018	麻疹	B05
1-019	病毒性肝炎	B15-B19
1-020	人类免疫缺陷病毒[HIV]病	B20-B24
1-021	疟疾	B50-B54
1-022	利什曼病	B55
1-023	锥虫病	B56-B57
1-024	血吸虫病	B65
1-025	某些传染病和寄生虫病的剩余部分	A21-A32, A38, A42-A49, A65-A79, A81, A83-A89, B00-B04, B06-B09, B25-B49, B58-B64, B66-B94, B99

Special tabulation lists for mortality and morbidity

Note: These lists were adopted by the World Health Assembly in 1990 for the tabulation of data. They are described, and their use is explained, in Volume 2, the Instruction Manual.

Mortality tabulation list 1

General mortality
Condensed list

1-001	**Certain infectious and parasitic diseases**	**A00-B99**
1-002	Cholera	A00
1-003	Other gastroenteritis and colitis of infectious and unspecified origin	A09
1-004	Other intestinal infectious diseases	A01-A08
1-005	Respiratory tuberculosis	A15-A16
1-006	Other tuberculosis	A17-A19
1-007	Plague	A20
1-008	Tetanus	A33-A35
1-009	Diphtheria	A36
1-010	Whooping cough	A37
1-011	Meningococcal infection	A39
1-012	Septicaemia	A40-A41
1-013	Infections with a predominantly sexual mode of transmission	A50-A64
1-014	Acute poliomyelitis	A80
1-015	Rabies	A82
1-016	Yellow fever	A95
1-017	Other arthropod-borne viral fevers and viral haemorrhagic fevers	A90-A94, A96-A99
1-018	Measles	B05
1-019	Viral hepatitis	B15-B19
1-020	Human immunodeficiency virus [HIV] disease	B20-B24
1-021	Malaria	B50-B54
1-022	Leishmaniasis	B55
1-023	Trypanosomiasis	B56-B57
1-024	Schistosomiasis	B65
1-025	Remainder of certain infectious and parasitic diseases	A21-A32, A38, A42-A49, A65-A79, A81, A83-A89, B00-B04, B06-B09, B25-B49, B58-B64, B66-B94, B99

1-026	**肿瘤**	**C00-D48**	**1-026**	**Neoplasms**	**C00-D48**
1-027	唇、口腔和咽恶性肿瘤	C00-C14	1-027	Malignant neoplasm of lip, oral cavity and pharynx	C00-C14
1-028	食管恶性肿瘤	C15	1-028	Malignant neoplasm of oesophagus	C15
1-029	胃恶性肿瘤	C16	1-029	Malignant neoplasm of stomach	C16
1-030	结肠、直肠和肛门恶性肿瘤	C18-C21	1-030	Malignant neoplasm of colon, rectum and anus	C18-C21
1-031	肝和肝内胆管恶性肿瘤	C22	1-031	Malignant neoplasm of liver and intrahepatic bile ducts	C22
1-032	胰恶性肿瘤	C25	1-032	Malignant neoplasm of pancreas	C25
1-033	喉恶性肿瘤	C32	1-033	Malignant neoplasm of larynx	C32
1-034	气管、支气管和肺恶性肿瘤	C33-C34	1-034	Malignant neoplasm of trachea, bronchus and lung	C33-C34
1-035	皮肤恶性黑色素瘤	C43	1-035	Malignant melanoma of skin	C43
1-036	乳房恶性肿瘤	C50	1-036	Malignant neoplasm of breast	C50
1-037	宫颈恶性肿瘤	C53	1-037	Malignant neoplasm of cervix uteri	C53
1-038	子宫其他和未特指部位的恶性肿瘤	C54-C55	1-038	Malignant neoplasm of other and unspecified parts of uterus	C54-C55
1-039	卵巢恶性肿瘤	C56	1-039	Malignant neoplasm of ovary	C56
1-040	前列腺恶性肿瘤	C61	1-040	Malignant neoplasm of prostate	C61
1-041	膀胱恶性肿瘤	C67	1-041	Malignant neoplasm of bladder	C67
1-042	脑脊膜、脑和中枢神经系统其他部位恶性肿瘤	C70-C72	1-042	Malignant neoplasm of meninges, brain and other parts of central nervous system	C70-C72
1-043	非霍奇金淋巴瘤	C82-C85	1-043	Non-Hodgkin's lymphoma	C82-C85
1-044	多发性骨髓瘤和恶性浆细胞肿瘤	C90	1-044	Multiple myeloma and malignant plasma cell neoplasms	C90
1-045	白血病	C91-C95	1-045	Leukaemias	C91-C95
1-046	恶性肿瘤的剩余部分	C17, C23-C24, C26-C31, C37-C41, C44-C49, C51-C52, C57-C60, C62-C66, C68-C69, C73-C81, C88, C96-C97	1-046	Remainder of malignant neoplasms	C17, C23-C24, C26-C31, C37-C41, C44-C49, C51-C52, C57-C60, C62-C66, C68-C69, C73-C81, C88, C96-C97
1-047	肿瘤的剩余部分	D00-D48	1-047	Remainder of neoplasms	D00-D48
1-048	**血液及造血器官疾病和某些涉及免疫机制的疾患**	**D50-D89**	**1-048**	**Diseases of the blood and blood-forming organs and certain disorders involving the immune mechanism**	**D50-D89**
1-049	贫血	D50-D64	1-049	Anaemias	D50-D64
1-050	血液及造血器官疾病和某些涉及免疫机制的疾患的剩余部分	D65-D89	1-050	Remainder of diseases of the blood and blood-forming organs and certain disorders involving the immune mechanism	D65-D89
1-051	**内分泌、营养和代谢疾病**	**E00-E88**	**1-051**	**Endocrine, nutritional and metabolic diseases**	**E00-E88**
1-052	糖尿病	E10-E14	1-052	Diabetes mellitus	E10-E14
1-053	营养不良	E40-E46	1-053	Malnutrition	E40-E46
1-054	内分泌、营养和代谢疾病的剩余部分	E00-E07, E15-E34, E50-E88	1-054	Remainder of endocrine, nutritional and metabolic diseases	E00-E07, E15-E34, E50-E88

1-055	**精神和行为障碍**	**F01-F99**
1-056	使用精神活性物质引起的精神和行为障碍	F10-F19
1-057	精神和行为障碍的剩余部分	F01-F09, F20-F99
1-058	**神经系统疾病**	**G00-G98**
1-059	脑膜炎	G00,G03
1-060	阿尔茨海默病	G30
1-061	神经系统疾病的剩余部分	G04-G25, G31-G98
1-062	**眼和附器疾病**	**H00-H57**
1-063	**耳和乳突疾病**	**H60-H93**
1-064	**循环系统疾病**	**I00-I99**
1-065	急性风湿热和慢性风湿性心脏病	I00-I09
1-066	高血压病	I10-I13
1-067	缺血性心脏病	I20-I25
1-068	其他心脏病	I26-I51
1-069	脑血管病	I60-I69
1-070	动脉粥样硬化	I70
1-071	循环系统疾病的剩余部分	I71-I99
1-072	**呼吸系统疾病**	**J00-J98**
1-073	流行性感冒	J09-J11
1-074	肺炎	J12-J18
1-075	其他急性下呼吸道感染	J20-J22
1-076	慢性下呼吸道疾病	J40-J47
1-077	呼吸系统疾病的剩余部分	J00-J06,J30-J39,J60-J98
1-078	**消化系统疾病**	**K00-K92**
1-079	胃和十二指肠溃疡	K25-K27
1-080	肝疾病	K70-K76
1-081	消化系统疾病的剩余部分	K00-K22, K28-K66, K80-K92
1-082	**皮肤和皮下组织疾病**	**L00-L98**
1-083	**肌肉骨骼系统和结缔组织疾病**	**M00-M99**
1-084	**泌尿生殖系统疾病**	**N00-N98**
1-085	肾小球和肾小管-间质疾病	N00-N15
1-086	泌尿生殖系统疾病的剩余部分	N17-N98
1-087	**妊娠、分娩和产褥期**	**O00-O99**
1-088	流产结局的妊娠	O00-O07
1-089	其他直接产科死亡	O10-O92
1-090	间接产科死亡	O98-O99

1-055	**Mental and behavioural disorders**	**F01-F99**
1-056	Mental and behavioural disorders due to psychoactive substance use	F10-F19
1-057	Remainder of mental and behavioural disorders	F01-F09, F20-F99
1-058	**Diseases of the nervous system**	**G00-G98**
1-059	Meningitis	G00,G03
1-060	Alzheimer's disease	G30
1-061	Remainder of diseases of the nervous system	G04-G25, G31-G98
1-062	**Diseases of the eye and adnexa**	**H00-H57**
1-063	**Diseases of the ear and mastoid process**	**H60-H93**
1-064	**Diseases of the circulatory system**	**I00-I99**
1-065	Acute rheumatic fever and chronic rheumatic heart diseases	I00-I09
1-066	Hypertensive diseases	I10-I13
1-067	Ischaemic heart diseases	I20-I25
1-068	Other heart diseases	I26-I51
1-069	Cerebrovascular diseases	I60-I69
1-070	Atherosclerosis	I70
1-071	Remainder of diseases of the circulatory system	I71-I99
1-072	**Diseases of the respiratory system**	**J00-J98**
1-073	Influenza	J09-J11
1-074	Pneumonia	J12-J18
1-075	Other acute lower respiratory infections	J20-J22
1-076	Chronic lower respiratory diseases	J40-J47
1-077	Remainder of diseases of the respiratory system	J00-J06,J30-J39,J60-J98
1-078	**Diseases of the digestive system**	**K00-K92**
1-079	Gastric and duodenal ulcer	K25-K27
1-080	Diseases of the liver	K70-K76
1-081	Remainder of diseases of the digestive system	K00-K22, K28-K66, K80-K92
1-082	**Diseases of the skin and subcutaneous tissue**	**L00-L98**
1-083	**Diseases of the musculoskeletal system and connective tissue**	**M00-M99**
1-084	**Diseases of the genitourinary system**	**N00-N98**
1-085	Glomerular and renal tubulointerstitial diseases	N00-N15
1-086	Remainder of diseases of the genitourinary system	N17-N98
1-087	**Pregnancy, childbirth and the puerperium**	**O00-O99**
1-088	Pregnancy with abortive outcome	O00-O07
1-089	Other direct obstetric deaths	O10-O92
1-090	Indirect obstetric deaths	O98-O99

1-091	妊娠、分娩和产褥期的剩余部分	O95-O97	1-091	Remainder of pregnancy, childbirth and the puerperium	O95-O97
1-092	**起源于围生期的某些情况**	**P00-P96**	**1-092**	**Certain conditions originating in the perinatal period**	**P00-P96**
1-093	**先天性畸形、变形和染色体异常**	**Q00-Q99**	**1-093**	**Congenital malformations, deformations, and chromosomal abnormalities**	**Q00-Q99**
1-094	**症状、体征和临床与实验室异常所见，不可归类在他处者**	**R00-R99**	**1-094**	**Symptoms, signs and abnormal clinical and laboratory findings, not elsewhere classified**	**R00-R99**
1-095	**疾病和死亡的外因**	**V01-Y89**	**1-095**	**External causes of morbidity and mortality**	**V01-Y89**
1-096	运输事故	V01-V99	1-096	Transport accidents	V01-V99
1-097	跌倒	W00-W19	1-097	Falls	W00-W19
1-098	意外淹溺和沉没	W65-W74	1-098	Accidental drowning and submersion	W65-W74
1-099	暴露于烟、火和火焰下	X00-X09	1-099	Exposure to smoke, fire and flames	X00-X09
1-100	有毒物质的意外中毒及暴露于该物质下	X40-X49	1-100	Accidental poisoning by and exposure to noxious substances	X40-X49
1-101	故意自害	X60-X84	1-101	Intentional self-harm	X60-X84
1-102	加害	X85-Y09	1-102	Assault	X85-Y09
1-103	所有其他外因	W20-W64, W75-W99, X10-X39, X50-X59, Y10-Y89	1-103	All other external causes	W20-W64, W75-W99, X10-X39, X50-X59, Y10-Y89
1-901	**SARS**	**U04**	**1-901**	**SARS**	**U04**

死亡类目表 2

总死亡
选择列表

2-001	霍乱	A00
2-002	其他传染性和未特指病因的胃肠炎和结肠炎	A09
2-003	其他肠道传染病	A01-A08
2-004	呼吸道结核	A15-A16
2-005	其他结核	A17-A19
2-006	鼠疫	A20
2-007	破伤风	A33-A35
2-008	白喉	A36
2-009	百日咳	A37
2-010	脑膜炎球菌感染	A39
2-011	败血症	A40-A41
2-012	主要为性传播模式的感染	A50-A64
2-013	急性脊髓灰质炎	A80
2-014	狂犬病	A82
2-015	黄热病	A95
2-016	其他节肢动物媒介的病毒性发热和病毒性出血热	A90-A94, A96-A99
2-017	麻疹	B05
2-018	病毒性肝炎	B15-B19
2-019	人类免疫缺陷病毒[HIV]病	B20-B24
2-020	疟疾	B50-B54
2-021	利什曼病	B55
2-022	锥虫病	B56-B57
2-023	血吸虫病	B65
2-024	某些传染病和寄生虫病的剩余部分	A21-A32, A38, A42-A49, A65-A79, A81, A83-A89, B00-B04, B06-B09, B25-B49, B58-B64, B66-B94, B99
2-025	唇、口腔和咽恶性肿瘤	C00-C14
2-026	食管恶性肿瘤	C15
2-027	胃恶性肿瘤	C16
2-028	结肠、直肠和肛门恶性肿瘤	C18-C21
2-029	肝和肝内胆管恶性肿瘤	C22
2-030	胰恶性肿瘤	C25
2-031	喉恶性肿瘤	C32

Mortality tabulation list 2

General mortality
Selected list

2-001	Cholera	A00
2-002	Other gastroenteritis and colitis of infectious and unspecified origin	A09
2-003	Other intestinal infectious diseases	A01-A08
2-004	Respiratory tuberculosis	A15-A16
2-005	Other tuberculosis	A17-A19
2-006	Plague	A20
2-007	Tetanus	A33-A35
2-008	Diphtheria	A36
2-009	Whooping cough	A37
2-010	Meningococcal infection	A39
2-011	Septicaemia	A40-A41
2-012	Infections with a predominantly sexual mode of transmission	A50-A64
2-013	Acute poliomyelitis	A80
2-014	Rabies	A82
2-015	Yellow fever	A95
2-016	Other arthropod-borne viral fevers and viral haemorrhagic fevers	A90-A94, A96-A99
2-017	Measles	B05
2-018	Viral hepatitis	B15-B19
2-019	Human immunodeficiency virus [HIV] disease	B20-B24
2-020	Malaria	B50-B54
2-021	Leishmaniasis	B55
2-022	Trypanosomiasis	B56-B57
2-023	Schistosomiasis	B65
2-024	Remainder of certain infectious and parasitic diseases	A21-A32, A38, A42-A49, A65-A79, A81, A83-A89, B00-B04, B06-B09, B25-B49, B58-B64, B66-B94, B99
2-025	Malignant neoplasm of lip, oral cavity and pharynx	C00-C14
2-026	Malignant neoplasm of oesophagus	C15
2-027	Malignant neoplasm of stomach	C16
2-028	Malignant neoplasm of colon, rectum and anus	C18-C21
2-029	Malignant neoplasm of liver and intrahepatic bile ducts	C22
2-030	Malignant neoplasm of pancreas	C25
2-031	Malignant neoplasm of larynx	C32

2-032	气管、支气管和肺恶性肿瘤	C33-C34	2-032	Malignant neoplasm of trachea, bronchus and lung	C33-C34
2-033	皮肤恶性黑色素瘤	C43	2-033	Malignant melanoma of skin	C43
2-034	乳房恶性肿瘤	C50	2-034	Malignant neoplasm of breast	C50
2-035	宫颈恶性肿瘤	C53	2-035	Malignant neoplasm of cervix uteri	C53
2-036	子宫其他和未特指部位的恶性肿瘤	C54-C55	2-036	Malignant neoplasm of other and unspecified parts of uterus	C54-C55
2-037	卵巢恶性肿瘤	C56	2-037	Malignant neoplasm of ovary	C56
2-038	前列腺恶性肿瘤	C61	2-038	Malignant neoplasm of prostate	C61
2-039	膀胱恶性肿瘤	C67	2-039	Malignant neoplasm of bladder	C67
2-040	脑脊膜、脑和中枢神经系统其他部位恶性肿瘤	C70-C72	2-040	Malignant neoplasm of meninges, brain and other parts of central nervous system	C70-C72
2-041	非霍奇金淋巴瘤	C82-C85	2-041	Non-Hodgkin's lymphoma	C82-C85
2-042	多发性骨髓瘤和恶性浆细胞肿瘤	C90	2-042	Multiple myeloma and malignant plasma cell neoplasms	C90
2-043	白血病	C91-C95	2-043	Leukaemias	C91-C95
2-044	恶性肿瘤的剩余部分	C17, C23-C24, C26-C31, C37-C41, C44-C49, C51-C52, C57-C60, C62-C66, C68-C69, C73-C81, C88, C96-C97	2-044	Remainder of malignant neoplasms	C17, C23-C24, C26-C31, C37-C41, C44-C49, C51-C52, C57-C60, C62-C66, C68-C69, C73-C81, C88, C96-C97
2-045	贫血	D50-D64	2-045	Anaemias	D50-D64
2-046	糖尿病	E10-E14	2-046	Diabetes mellitus	E10-E14
2-047	营养不良	E40-E46	2-047	Malnutrition	E40-E46
2-048	使用精神活性物质引起的精神和行为障碍	F10-F19	2-048	Mental and behavioural disorders due to pyschoactive substance use	F10-F19
2-049	脑膜炎	G00, G03	2-049	Meningitis	G00, G03
2-050	阿尔茨海默病	G30	2-050	Alzheimer's disease	G30
2-051	急性风湿热和慢性风湿性心脏病	I00-I09	2-051	Acute rheumatic fever and chronic rheumatic heart diseases	I00-I09
2-052	高血压病	I10-I13	2-052	Hypertensive diseases	I10-I13
2-053	缺血性心脏病	I20-I25	2-053	Ischaemic heart diseases	I20-I25
2-054	其他心脏病	I26-I51	2-054	Other heart diseases	I26-I51
2-055	脑血管病	I60-I69	2-055	Cerebrovascular diseases	I60-I69
2-056	动脉粥样硬化	I70	2-056	Atherosclerosis	I70
2-057	循环系统疾病的剩余部分	I71-I99	2-057	Remainder of diseases of the circulatory system	I71-I99
2-058	流行性感冒	J09-J11	2-058	Influenza	J09-J11
2-059	肺炎	J12-J18	2-059	Pneumonia	J12-J18
2-060	其他急性下呼吸道感染	J20-J22	2-060	Other acute lower respiratory infections	J20-J22
2-061	慢性下呼吸道疾病	J40-J47	2-061	Chronic lower respiratory diseases	J40-J47
2-062	呼吸系统疾病的剩余部分	J00-J06, J30-J39, J60-J98	2-062	Remainder of diseases of the respiratory system	J00-J06, J30-J39, J60-J98
2-063	胃和十二指肠溃疡	K25-K27	2-063	Gastric and duodenal ulcer	K25-K27
2-064	肝疾病	K70-K76	2-064	Diseases of the liver	K70-K76

2-065	肾小球和肾小管-间质疾病	N00-N15
2-066	流产结局的妊娠	O00-O07
2-067	其他直接产科死亡	O10-O92
2-068	间接产科死亡	O98-O99
2-069	起源于围生期的某些情况	P00-P96
2-070	先天性畸形、变形和染色体异常	Q00-Q99
2-071	症状、体征和临床与实验室异常所见,不可归类在他处者	R00-R99
2-072	所有其他疾病	D00-D48, D65-D89, E00-E07, E15-E34, E50-E88, F01-F09, F20-F99, G04-G25, G31-G98, H00-H93, K00-K22, K28-K66, K80-K92, L00-L98, M00-M99, N17-N98, O95-O97
2-073	运输事故	V01-V99
2-074	跌倒	W00-W19
2-075	意外淹溺和沉没	W65-W74
2-076	暴露于烟、火和火焰下	X00-X09
2-077	有毒物质的意外中毒及暴露于该物质下	X40-X49
2-078	故意自害	X60-X84
2-079	加害	X85-Y09
2-080	所有其他外因	W20-W64, W75-W99, X10-X39, X50-X59, Y10-Y89
2-901	SARS	U04

2-065	Glomerular and renal tubulo-interstitial diseases	N00-N15
2-066	Pregnancy with abortive outcome	O00-O07
2-067	Other direct obstetric deaths	O10-O92
2-068	Indirect obstetric deaths	O98-O99
2-069	Certain conditions originating in the perinatal period	P00-P96
2-070	Congenital malformations, deformations, and chromosomal abnormalities	Q00-Q99
2-071	Symptoms, signs and abnormal clinical and laboratory findings, not elsewhere classified	R00-R99
2-072	All other diseases	D00-D48, D65-D89, E00-E07, E15-E34, E50-E88, F01-F09, F20-F99, G04-G25, G31-G98, H00-H93, K00-K22, K28-K66, K80-K92, L00-L98, M00-M99, N17-N98, O95-O97
2-073	Transport accidents	V01-V99
2-074	Falls	W00-W19
2-075	Accidental drowning and submersion	W65-W74
2-076	Exposure to smoke, fire and flames	X00-X09
2-077	Accidental poisoning by and exposure to noxious substances	X40-X49
2-078	Intentional self-harm	X60-X84
2-079	Assault	X85-Y09
2-080	All other external causes	W20-W64, W75-W99, X10-X39, X50-X59, Y10-Y89
2-901	SARS	U04

死亡类目表 3

婴儿和儿童死亡节略列表

3-001	**某些传染病和寄生虫病**	**A00-B99**
3-002	其他传染性和未特指病因的胃肠炎和结肠炎	A09
3-003	其他肠道传染病	A00-A08
3-004	结核病	A15-A19
3-005	破伤风	A33,A35
3-006	白喉	A36
3-007	百日咳	A37
3-008	脑膜炎球菌感染	A39
3-009	败血症	A40-A41
3-010	急性脊髓灰质炎	A80
3-011	麻疹	B05
3-012	人类免疫缺陷病毒[HIV]病	B20-B24
3-013	其他病毒性疾病	A81-B04,B06-B19,B25-B34
3-014	疟疾	B50-B54
3-015	某些传染病和寄生虫病的剩余部分	A20-A32,A38,A42-A79,B35-B49,B55-B94,B99
3-016	**肿瘤**	**C00-D48**
3-017	白血病	C91-C95
3-018	恶性肿瘤的剩余部分	C00-C90,C96-C97
3-019	肿瘤的剩余部分	D00-D48
3-020	**血液及造血器官疾病和某些涉及免疫机制的疾患**	**D50-D89**
3-021	贫血	D50-D64
3-022	血液及造血器官疾病和某些涉及免疫机制的疾患的剩余部分	D65-D89
3-023	**内分泌、营养和代谢疾病**	**E00-E88**
3-024	营养不良和其他营养缺乏	E40-E64
3-025	内分泌、营养和代谢疾病的剩余部分	E00-E34,E65-E88
3-026	**神经系统疾病**	**G00-G98**
3-027	脑膜炎	G00,G03
3-028	神经系统疾病的剩余部分	G04-G98

Mortality tabulation list 3

Infant and child mortality Condensed list

3-001	**Certain infectious and parasitic diseases**	**A00-B99**
3-002	Other gastroenteritis and colitis of infectious and unspecified origin	A09
3-003	Other intestinal infectious diseases	A00-A08
3-004	Tuberculosis	A15-A19
3-005	Tetanus	A33,A35
3-006	Diphtheria	A36
3-007	Whooping cough	A37
3-008	Meningococcal infection	A39
3-009	Septicaemia	A40-A41
3-010	Acute poliomyelitis	A80
3-011	Measles	B05
3-012	Human immunodeficiency virus [HIV] disease	B20-B24
3-013	Other viral diseases	A81-B04,B06-B19,B25-B34
3-014	Malaria	B50-B54
3-015	Remainder of certain infectious and parasitic diseases	A20-A32,A38,A42-A79,B35-B49,B55-B94,B99
3-016	**Neoplasms**	**C00-D48**
3-017	Leukaemia	C91-C95
3-018	Remainder of malignant neoplasms	C00-C90,C96-C97
3-019	Remainder of neoplasms	D00-D48
3-020	**Diseases of the blood and blood-forming organs and certain disorders involving the immune mechanism**	**D50-D89**
3-021	Anaemias	D50-D64
3-022	Remainder of diseases of the blood and bloodforming organs and certain disorders involving the immune mechanism	D65-D89
3-023	**Endocrine, nutritional and metabolic diseases**	**E00-E88**
3-024	Malnutrition and other nutritional deficiencies	E40-E64
3-025	Remainder of endocrine, nutritional and metabolic diseases	E00-E34,E65-E88
3-026	**Diseases of the nervous system**	**G00-G98**
3-027	Meningitis	G00,G03
3-028	Remainder of diseases of the nervous system	G04-G98

3-029	**耳和乳突疾病**	**H60-H93**	**3-029**	**Diseases of the ear and mastoid process**	**H60-H93**
3-030	**循环系统疾病**	**I00-I99**	**3-030**	**Diseases of the circulatory system**	**I00-I99**
3-031	**呼吸系统疾病**	**J00-J98**	**3-031**	**Diseases of the respiratory system**	**J00-J98**
3-032	肺炎	J12-J18	3-032	Pneumonia	J12-J18
3-033	其他急性呼吸道感染	J00-J11，J20-J22	3-033	Other acute respiratory infections	J00-J11，J20-J22
3-034	呼吸系统疾病的剩余部分	J30-J98	3-034	Remainder of diseases of the respiratory system	J30-J98
3-035	**消化系统疾病**	**K00-K92**	**3-035**	**Diseases of the digestive system**	**K00-K92**
3-036	**泌尿生殖系统疾病**	**N00-N98**	**3-036**	**Diseases of the genirourinary system**	**N00-N98**
3-037	**起源于围生期的某些情况**	**P00-P96**	**3-037**	**Certain conditions originating in the perinatal period**	**P00-P96**
3-038	胎儿和新生儿受母体因素及妊娠、产程和分娩并发症的影响	P00-P04	3-038	Fetus and newborn affected by maternal factors and by complications of pregnancy，labour and delivery	P00-P04
3-039	与妊娠期长短和胎儿生长有关的疾患	P05-P08	3-039	Disorders relating to length of gestation and fetal growth	P05-P08
3-040	产伤	P10-P15	3-040	Birth trauma	P10-P15
3-041	子宫内低氧症和出生窒息	P20-P21	3-041	Intrauterine hypoxia and birth asphyxia	P20-P21
3-042	新生儿呼吸窘迫	P22	3-042	Respiratory distress of newborn	P22
3-043	先天性肺炎	P23	3-043	Congenital pneumonia	P23
3-044	新生儿其他呼吸性情况	P24-P28	3-044	Other respiratory conditions of newborn	P24-P28
3-045	新生儿细菌性脓毒症	P36	3-045	Bacterial sepsis of newborn	P36
3-046	新生儿脐炎伴有或不伴有轻度出血	P38	3-046	Omphalitis of newborn with or without mild haemorrhage	P38
3-047	胎儿和新生儿出血性和血液学疾患	P50-P61	3-047	Haemorrhagic and haematological disorders of fetus and newborn	P50-P61
3-048	围生期情况的剩余部分	P29，P35，P37，P39，P70-P96	3-048	Remainder of perinatal conditions	P29，P35，P37，P39，P70-P96
3-049	**先天性畸形、变形和染色体异常**	**Q00-Q99**	**3-049**	**Congenital malformations，deformations，and chromosomal abnormalities**	**Q00-Q99**
3-050	先天性脑积水和脊柱裂	Q03，Q05	3-050	Congenital hydrocephalus and spina bifida	Q03，Q05
3-051	神经系统其他先天性畸形	Q00-Q02，Q04，Q06-Q07	3-051	Other congenital malformations of the nervous system	Q00-Q02，Q04，Q06-Q07
3-052	心脏先天性畸形	Q20-Q24	3-052	Congenital malformations of the heart	Q20-Q24
3-053	循环系统其他先天性畸形	Q25-Q28	3-053	Other congenital malformations of the circulatory system	Q25-Q28
3-054	唐氏综合征和其他染色体异常	Q90-Q99	3-054	Down's syndrome and other chromosomal abnormalities	Q90-Q99
3-055	其他先天性畸形	Q10-Q18，Q30-Q89	3-055	Other congenital malformations	Q10-Q18，Q30-Q89
3-056	**症状、体征和临床与实验室异常所见，不可归类在他处者**	**R00-R99**	**3-056**	**Symptoms，signs and abnormal clinical and laboratory findings，not elsewhere classified**	**R00-R99**

3-057	婴儿猝死综合征	R95	3-057	Sudden infant death syndrome	R95
3-058	其他症状、体征和临床与实验室异常所见,不可归类在他处者	R00-R94,R96-R99	3-058	Other symptoms, signs and abnormal clinical and laboratory findings, not elsewhere classified	R00-R94,R96-R99
3-059	**所有其他疾病**	**F01-F99,H00-H59,L00-L98,M00-M99**	**3-059**	**All other diseases**	**F01-F99,H00-H59,L00-L98,M00-M99**
3-060	**疾病和死亡的外因**	**V01-Y89**	**3-060**	**External causes of morbidity and mortality**	**V01-Y89**
3-061	运输事故	V01-V99	3-061	Transport accidents	V01-V99
3-062	意外淹溺和沉没	W65-W74	3-062	Accidental drowning and submersion	W65-W74
3-063	其他对呼吸的意外威胁	W75-W84	3-063	Other accidental threats to breathing	W75-W84
3-064	暴露于烟、火和火焰下	X00-X09	3-064	Exposure to smoke, fire and flames	X00-X09
3-065	有毒物质的意外中毒及暴露于该物质下	X40-X49	3-065	Accidental poisoning by and exposure to noxious substances	X40-X49
3-066	加害	X85-Y09	3-066	Assault	X85-Y09
3-067	所有其他外因	W00-W64,W85-W99,X10-X39,X50-X84,Y10-Y89	3-067	All other external causes	W00-W64,W85-W99,X10-X39,X50-X84,Y10-Y89
3-901	**SARS**	**U04**	**3-901**	**SARS**	**U04**

死亡类目表 4

Mortality tabulation list 4

婴儿和儿童死亡
选择列表

Infant and child mortality
Selected list

4-001	其他传染性和未特指病因的胃肠炎和结肠炎	Other gastroenteritis and colitis of infectious and unspecified origin	A09
4-002	其他肠道传染病	Other intestinal infectious diseases	A00-A08
4-003	结核病	Tuberculosis	A15-A19
4-004	破伤风	Tetanus	A33,A35
4-005	白喉	Diphtheria	A36
4-006	百日咳	Whooping cough	A37
4-007	脑膜炎球菌感染	Meningococcal infection	A39
4-008	败血症	Septicaemia	A40-A41
4-009	急性脊髓灰质炎	Acute poliomyelitis	A80
4-010	麻疹	Measles	B05
4-011	人类免疫缺陷病毒[HIV]病	Human immunodeficiency virus [HIV] disease	B20-B24
4-012	其他病毒性疾病	Other viral diseases	A81-B04, B06-B19, B25-B34
4-013	疟疾	Malaria	B50-B54
4-014	某些传染病和寄生虫病的剩余部分	Remainder of certain infectious and Parasitic diseases	A20-A32, A38, A42-A79, B35-B49, B55-B94, B99
4-015	白血病	Leukaemia	C91-C95
4-016	恶性肿瘤的剩余部分	Remainder of malignant neoplasms	C00-C90, C96-C97
4-017	贫血	Anaemias	D50-D64
4-018	血液及造血器官疾病和某些涉及免疫机制的疾患的剩余部分	Remainder of diseases of the blood and bloodforming organs and certain disorders involving the immune mechanism	D65-D89
4-019	营养不良和其他营养缺乏	Malnutrition and other nutritional deficiencies	E40-E64
4-020	脑膜炎	Meningitis	G00,G03
4-021	神经系统疾病的剩余部分	Remainder of diseases of the nervous system	G04-G98
4-022	肺炎	Pneumonia	J12-J18
4-023	其他急性呼吸道感染	Other acute respiratory infections	J00-J11, J20-J22
4-024	消化系统疾病	Diseases of the digestive system	K00-K92
4-025	胎儿和新生儿受母体因素和妊娠、产程和分娩并发症的影响	Fetus and newborn affected by maternal factors and by complications of pregnancy, labour and delivery	P00-P04
4-026	与妊娠期长短和胎儿生长有关的疾患	Disorders relating to length of gestation and fetal growth	P05-P08
4-027	产伤	Birth trauma	P10-P15
4-028	子宫内低氧症和出生窒息	Intrauterine hypoxia and birth asphyxia	P20-P21
4-029	新生儿呼吸窘迫	Respiratory distress of newborn	P22
4-030	先天性肺炎	Congenital pneumonia	P23

4-031	新生儿其他呼吸性情况	P24-P28	4-031	Other respiratory conditions of newborn	P24-P28
4-032	新生儿细菌性脓毒症	P36	4-032	Bacterial sepsis of newborn	P36
4-033	新生儿脐炎伴有或不伴有轻度出血	P38	4-033	Omphalitis of newborn with or without mild haemorrhage	P38
4-034	胎儿和新生儿出血性和血液学疾患	P50-P61	4-034	Haemorrhagic and haematological disorders of fetus and newborn	P50-P61
4-035	围生期情况的剩余部分	P29,P35,P37,P39,P70-P96	4-035	Remainder of perinatal conditions	P29,P35,P37,P39,P70-P96
4-036	先天性脑积水和脊柱裂	Q03,Q05	4-036	Congenital hydrocephalus and spina bifida	Q03,Q05
4-037	神经系统其他先天性畸形	Q00-Q02,Q04,Q06-Q07	4-037	Other congenital malformations of the nervous system	Q00-Q02,Q04,Q06-Q07
4-038	心脏先天性畸形	Q20-Q24	4-038	Congenital malformations of the heart	Q20-Q24
4-039	循环系统其他先天性畸形	Q25-Q28	4-039	Other congenital malformations of the circulatory system	Q25-Q28
4-040	唐氏综合征和其他染色体异常	Q90-Q99	4-040	Down's syndrome and other chromosomal abnormalities	Q90-Q99
4-041	其他先天性畸形	Q10-Q18,Q30-Q89	4-041	Other congenital malformations	Q10-Q18,Q30-Q89
4-042	婴儿猝死综合征	R95	4-042	Sudden infant death syndrome	R95
4-043	其他症状、体征和临床与实验室异常所见,不可归类在他处者	R00-R94,R96-R99	4-043	Other symptoms, signs and abnormal clinical and laboratory findings, not elsewhere classified	R00-R94,R96-R99
4-044	所有其他疾病	D00-D48,E00-E34,E65-E88,F01-F99,H00-H95,I00-I99,J30-J98,L00-L98,M00-M99,N00-N98	4-044	All other diseases	D00-D48,E00-E34,E65-E88,F01-F99,H00-H95,I00-I99,J30-J98,L00-L98,M00-M99,N00-N98
4-045	运输事故	V01-V99	4-045	Transport accidents	V01-V99
4-046	意外淹溺和沉没	W65-W74	4-046	Accidental drowning and submersion	W65-W74
4-047	其他对呼吸的意外威胁	W75-W84	4-047	Other accidental threats to breathing	W75-W84
4-048	暴露于烟、火和火焰下	X00-X09	4-048	Exposure to smoke, fire and flames	X00-X09
4-049	有毒物质的意外中毒及暴露于该物质下	X40-X49	4-049	Accidental poisoning by and exposure to noxious substances	X40-X49
4-050	加害	X85-Y09	4-050	Assault	X85-Y09
4-051	所有其他外因	W00-W64,W85-W99,X10-X39,X50-X84,Y10-Y89	4-051	All other external causes	W00-W64,W85-W99,X10-X39,X50-X84,Y10-Y89
4-901	SARS	U04	4-901	SARS	U04

疾病类目表

001	霍乱	A00
002	伤寒和副伤寒	A01
003	细菌性痢疾	A03
004	阿米巴病	A06
005	其他传染性和未特指病因的胃肠炎和结肠炎	A09
006	其他肠道传染病	A02，A04-A05，A07-A08
007	呼吸道结核	A15-A16
008	其他结核	A17-A19
009	鼠疫	A20
010	布氏菌病	A23
011	麻风	A30
012	新生儿破伤风	A33
013	其他破伤风	A34-A35
014	白喉	A36
015	百日咳	A37
016	脑膜炎球菌感染	A39
017	败血症	A40-A41
018	其他细菌性疾病	A21-A22，A24-A28，A31-A32，A38，A42-A49
019	先天性梅毒	A50
020	早期梅毒	A51
021	其他梅毒	A52-A53
022	淋球菌感染	A54
023	性传播的衣原体疾病	A55-A56
024	其他主要为性传播模式的感染	A57-A64
025	回归热	A68
026	沙眼	A71
027	斑疹伤寒	A75
028	急性脊髓灰质炎	A80
029	狂犬病	A82
030	病毒性脑炎	A83-A86
031	黄热病	A95
032	其他节肢动物媒介的病毒性发热和病毒性出血热	A90-A94，A96-A99
033	疱疹病毒感染	B00
034	水痘和带状疱疹	B01-B02
035	麻疹	B05
036	风疹	B06
037	急性乙型肝炎	B16
038	其他病毒性肝炎	B15，B17-B19
039	人类免疫缺陷病毒［HIV］病	B20-B24
040	流行性腮腺炎	B26

Tabulation list for morbidity

001	Cholera	A00
002	Typhoid and paratyphoid fevers	A01
003	Shigellosis	A03
004	Amoebiasis	A06
005	Other gastroenteritis and colitis of infectious and unspecified origin	A09
006	Other intestinal infectious diseases	A02，A04-A05，A07-A08
007	Respiratory tuberculosis	A15-A16
008	Other tuberculosis	A17-A19
009	Plague	A20
010	Brucellosis	A23
011	Leprosy	A30
012	Tetanus neonatorum	A33
013	Other tetanus	A34-A35
014	Diphtheria	A36
015	Whooping cough	A37
016	Meningococcal infection	A39
017	Septicaemia	A40-A41
018	Other bacterial diseases	A21-A22，A24-A28，A31-A32，A38，A42-A49
019	Congenital syphilis	A50
020	Early syphilis	A51
021	Other syphilis	A52-A53
022	Gonococcal infection	A54
023	Sexually transmitted chlamydial diseases	A55-A56
024	Other infections with a predominantly sexual mode of transmission	A57-A64
025	Relapsing fevers	A68
026	Trachoma	A71
027	Typhus fever	A75
028	Acute poliomyelitis	A80
029	Rabies	A82
030	Viral encephalitis	A83-A86
031	Yellow fever	A95
032	Other arthropod-borne viral fevers and viral haemorrhagic fevers	A90-A94，A96-A99
033	Herpesviral infections	B00
034	Varicella and zoster	B01-B02
035	Measles	B05
036	Rubella	B06
037	Acute hepatitis B	B16
038	Other viral hepatitis	B15，B17-B19
039	Human immunodeficiency virus ［HIV］ disease	B20-B24
040	Mumps	B26

041	其他病毒性疾病	A81,A87-A89,B03-B04,B07-B09,B25,B27-B34	041	Other viral diseases	A81,A87-A89,B03-B04,B07-B09,B25,B27-B34
042	真菌病	B35-B49	042	Mycoses	B35-B49
043	疟疾	B50-B54	043	Malaria	B50-B54
044	利什曼病	B55	044	Leishmaniasis	B55
045	锥虫病	B56-B57	045	Trypanosomiasis	B56-B57
046	血吸虫病	B65	046	Schistosomiasis	B65
047	其他吸虫感染	B66	047	Other fluke infections	B66
048	棘球蚴病	B67	048	Echinococcosis	B67
049	龙线虫病	B72	049	Dracunculiasis	B72
050	盘尾丝虫病	B73	050	Onchocerciasis	B73
051	丝虫病	B74	051	Filariasis	B74
052	钩虫病	B76	052	Hookworm diseases	B76
053	其他蠕虫病	B68-B71,B75,B77-B83	053	Other helminthiases	B68-B71,B75,B77-B83
054	结核病后遗症	B90	054	Sequelae of tuberculosis	B90
055	脊髓灰质炎后遗症	B91	055	Sequelae of poliomyelitis	B91
056	麻风后遗症	B92	056	Sequelae of leprosy	B92
057	其他传染病和寄生虫病	A65-A67,A69-A70,A74,A77-A79,B58-B64,B85-B89,B94,B99	057	Other infectious and parasitic diseases	A65-A67,A69-A70,A74,A77-A79,B58-B64,B85-B89,B94,B99
058	唇、口腔和咽恶性肿瘤	C00-C14	058	Malignant neoplasm of lip, oral cavity and pharynx	C00-C14
059	食管恶性肿瘤	C15	059	Malignant neoplasm of oesophagus	C15
060	胃恶性肿瘤	C16	060	Malignant neoplasm of stomach	C16
061	结肠恶性肿瘤	C18	061	Malignant neoplasm of colon	C18
062	直肠乙状结肠连接处、直肠、肛门和肛管恶性肿瘤	C19-C21	062	Malignant neoplasm of rectosigmoid junction,rectum,anus and anal canal	C19-C21
063	肝和肝内胆管恶性肿瘤	C22	063	Malignant neoplasm of liver and intrahepatic bile ducts	C22
064	胰恶性肿瘤	C25	064	Malignant neoplasm of pancreas	C25
065	消化器官其他恶性肿瘤	C17,C23-C24,C26	065	Other malignant neoplasms of digestive organs	C17,C23-C24,C26
066	喉恶性肿瘤	C32	066	Malignant neoplasms of larynx	C32
067	气管、支气管和肺恶性肿瘤	C33-C34	067	Malignant neoplasm of trachea, bronchus and lung	C33-C34
068	呼吸和胸腔内器官其他恶性肿瘤	C30-C31,C37-C39	068	Other malignant neoplasms of respiratory and intrathoracic organs	C30-C31,C37-C39
069	骨和软骨恶性肿瘤	C40-C41	069	Malignant neoplasm of bone and articular cartilage	C40-C41
070	皮肤恶性黑色素瘤	C43	070	Malignant melanoma of skin	C43
071	皮肤其他恶性肿瘤	C44	071	Other malignant neoplasms of skin	C44
072	间皮组织和软组织恶性肿瘤	C45-C49	072	Malignant neoplasm of mesothelial and soft tissue	C45-C49
073	乳房恶性肿瘤	C50	073	Malignant neoplasm of breast	C50
074	宫颈恶性肿瘤	C53	074	Malignant neoplasm of cervix uteri	C53
075	子宫其他和未特指部位的恶性肿瘤	C54-C55	075	Malignant neoplasm of other and unspecified parts of uterus	C54-C55

076	女性生殖器官其他恶性肿瘤	C51-C52, C56-C58	076	Other malignant neoplasms of female genital organs	C51-C52, C56-C58
077	前列腺恶性肿瘤	C61	077	Malignant neoplasm of prostate	C61
078	男性生殖器官其他恶性肿瘤	C60, C62-C63	078	Other malignant neoplasms of male genital organs	C60, C62-C63
079	膀胱恶性肿瘤	C67	079	Malignant neoplasm of bladder	C67
080	泌尿道其他恶性肿瘤	C64-C66, C68	080	Other malignant neoplasms of urinary tract	C64-C66, C68
081	眼和附器恶性肿瘤	C69	081	Malignant neoplasm of eye and adnexa	C69
082	脑恶性肿瘤	C71	082	Malignant neoplasm of brain	C71
083	中枢神经系统其他部位的恶性肿瘤	C70,C72	083	Malignant neoplasm of other parts of central nervous system	C70,C72
084	其他、不明确、继发、未特指及多部位的恶性肿瘤	C73-C80, C97	084	Malignant neoplasm of other, ill-defined, secondary, unspecified and multiple sites	C73-C80, C97
085	霍奇金[何杰金]病	C81	085	Hodgkin's disease	C81
086	非霍奇金淋巴瘤	C82-C85	086	Non-Hodgkin's lymphoma	C82-C85
087	白血病	C91-C95	087	Leukaemia	C91-C95
088	淋巴、造血和有关组织其他恶性肿瘤	C88-C90, C96	088	Other malignant neoplasms of lymphoid, haematopoietic and related tissue	C88-C90, C96
089	宫颈原位癌	D06	089	Carcinoma in situ of cervix uteri	D06
090	皮肤良性肿瘤	D22-D23	090	Benign neoplasm of skin	D22-D23
091	乳房良性肿瘤	D24	091	Benign neoplasm of breast	D24
092	子宫平滑肌瘤	D25	092	Leiomyoma of uterus	D25
093	卵巢良性肿瘤	D27	093	Benign neoplasm of ovary	D27
094	泌尿器官良性肿瘤	D30	094	Benign neoplasm of urinary organs	D30
095	脑和中枢神经系统其他部位的良性肿瘤	D33	095	Benign neoplasm of brain and other parts of central nervous system	D33
096	其他原位、良性、动态未定或动态未知的肿瘤	D00-D05, D07-D21, D26, D28-D29, D31-D32, D34-D48	096	Other in situ and benign neoplasms and neoplasms of uncertain and unknown behaviour	D00-D05, D07-D21, D26, D28-D29, D31-D32, D34-D48
097	缺铁性贫血	D50	097	Iron deficiency anaemia	D50
098	其他贫血	D51-D64	098	Other anaemias	D51-D64
099	血液和造血器官的出血性情况及其他疾病	D65-D77	099	Haemorrhagic conditions and other diseases of blood and blood-forming organs	D65-D77
100	涉及免疫机制的某些疾患	D80-D89	100	Certain disorders involving the immune mechanism	D80-D89
101	碘缺乏相关性甲状腺疾患	E00-E02	101	Iodine-deficiency related thyroid disorders	E00-E02
102	甲状腺毒症	E05	102	Thyrotoxicosis	E05
103	甲状腺其他疾患	E03-E04, E06-E07	103	Other disorders of thyroid	E03-E04, E06-E07
104	糖尿病	E10-E14	104	Diabetes mellitus	E10-E14
105	营养不良	E40-E46	105	Malnutrition	E40-E46
106	维生素A缺乏病	E50	106	Vitamin A deficiency	E50
107	其他维生素缺乏病	E51-E56	107	Other vitamin deficiencies	E51-E56
108	营养不良和其他营养缺乏的后遗症	E64	108	Sequelae of malnutrition and other nutritional deficiencies	E64
109	肥胖症	E66	109	Obesity	E66
110	血容量缺失	E86	110	Volume depletion	E86

111	其他内分泌、营养和代谢疾患	E15-E35，E58-E63，E65，E67-E85，E87-E90	111	Other endocrine, nutritional and metabolic disorders	E15-E35，E58-E63，E65，E67-E85，E87-E90
112	痴呆	F00-F03	112	Dementia	F00-F03
113	使用酒精引起的精神和行为障碍	F10	113	Mental and behavioural disorders due to use of alcohol	F10
114	使用其他精神活性物质引起的精神和行为障碍	F11-F19	114	Mental and behavioural disorders due to other psychoactive substance use	F11-F19
115	精神分裂症、分裂型障碍和妄想性障碍	F20-F29	115	Schizophrenia, schizotypal, and delusional disorders	F20-F29
116	心境[情感]障碍	F30-F39	116	Mood [affective] disorders	F30-F39
117	神经症性、应激相关的以及躯体形式的障碍	F40-F48	117	Neurotic, stress-related, and somatoform disorders	F40-F48
118	精神发育迟缓	F70-F79	118	Mental retardation	F70-F79
119	其他精神和行为障碍	F04-F09，F50-F69，F80-F99	119	Other mental and behavioural disorders	F04-F09，F50-F69，F80-F99
120	中枢神经系统炎性疾病	G00-G09	120	Inflammatory diseases of the central nervous system	G00-G09
121	帕金森病	G20	121	Parkinson's disease	G20
122	阿尔茨海默病	G30	122	Alzheimer's disease	G30
123	多发性硬化	G35	123	Multiple sclerosis	G35
124	癫痫	G40-G41	124	Epilepsy	G40-G41
125	偏头痛和其他头痛综合征	G43-G44	125	Migraine and other headache syndromes	G43-G44
126	短暂性大脑缺血性发作和相关的综合征	G45	126	Transient cerebral ischaemic attacks and related syndromes	G45
127	神经、神经根和神经丛疾患	G50-G59	127	Nerve, nerve root and plexus disorders	G50-G59
128	大脑性瘫痪和其他麻痹[瘫痪]综合征	G80-G83	128	Cerebral palsy and other paralytic syndromes	G80-G83
129	神经系统其他疾患	G10-G13，G21-G26，G31-G32，G36-G37，G46-G47，G60-G73，G90-G99	129	Other diseases of the nervous system	G10-G13，G21-G26，G31-G32，G36-G37，G46-G47，G60-G73，G90-G99
130	眼睑炎症	H00-H01	130	Inflammation of eyelid	H00-H01
131	结膜炎和结膜的其他疾患	H10-H13	131	Conjunctivitis and other disorders of conjunctiva	H10-H13
132	角膜炎以及巩膜和角膜的其他疾患	H15-H19	132	Keratitis and other disorders of sclera and cornea	H15-H19
133	白内障和晶状体的其他疾患	H25-H28	133	Cataract and other disorders of lens	H25-H28
134	视网膜脱离和断裂	H33	134	Retinal detachments and breaks	H33
135	青光眼	H40-H42	135	Glaucoma	H40-H42
136	斜视	H49-H50	136	Strabismus	H49-H50
137	屈光和调节疾患	H52	137	Disorders of refraction and accommodation	H52
138	盲和视力低下	H54	138	Blindness and low vision	H54
139	眼和附器其他疾病	H02-H06，H20-H22，H30-H32，H34-H36，H43-H48，H51，H53，H55-H59	139	Other diseases of the eye and adnexa	H02-H06，H20-H22，H30-H32，H34-H36，H43-H48，H51，H53，H55-H59

140	中耳炎以及中耳和乳突其他疾患	H65-H75	140	Otitis media and other disorders of middle ear and mastoid	H65-H75
141	听觉丧失	H90-91	141	Hearing loss	H90-H91
142	中耳和乳突其他疾患	H60-H62, H80-H83, H92-H95	142	Other diseases of the ear and mastoid process	H60-H62, H80-H83, H92-H95
143	急性风湿热	I00-I02	143	Acute rheumatic fever	I00-I02
144	慢性风湿性心脏病	I05-I09	144	Chronic rheumatic heart disease	I05-I09
145	特发性(原发性)高血压	I10	145	Essential (primary) hypertension	I10
146	其他高血压病	I11-I15	146	Other hypertensive diseases	I11-I15
147	急性心肌梗死	I21-I22	147	Acute myocardial infarction	I21-I22
148	其他缺血性心脏病	I20, I23-I25	148	Other ischaemic heart diseases	I20, I23-I25
149	肺栓塞	I26	149	Pulmonary embolism	I26
150	传导疾患和心律失常	I44-I49	150	Conduction disorders and cardiac arrhythmias	I44-I49
151	心力衰竭	I50	151	Heart failure	I50
152	其他心脏病	I27-I43, I51-I52	152	Other heart diseases	I27-I43, I51-I52
153	颅内出血	I60-I62	153	Intracranial haemorrhage	I60-I62
154	脑梗死	I63	154	Cerebral infarction	I63
155	脑卒中,未特指为出血或梗死	I64	155	Stroke, not specified as haemorrhage or infarction	I64
156	其他脑血管病	I65-I69	156	Other cerebrovascular diseases	I65-I69
157	动脉粥样硬化	I70	157	Atherosclerosis	I70
158	其他周围血管疾病	I73	158	Other peripheral vascular diseases	I73
159	动脉栓塞和血栓形成	I74	159	Arterial embolism and thrombosis	I74
160	动脉、小动脉和毛细血管的其他疾病	I71-I72, I77-I79	160	Other diseases of arteries, arterioles and capillaries	I71-I72, I77-I79
161	静脉炎、血栓性静脉炎、静脉栓塞和血栓形成	I80-I82	161	Phlebitis, thrombophlebitis, venous embolism and thrombosis	I80-I82
162	下肢静脉曲张	I83	162	Varicose veins of lower extremities	I83
163	痔	I84	163	Haemorrhoids	I84
164	循环系统其他疾病	I85-I99	164	Other diseases of the circulatory system	I85-I99
165	急性咽炎和急性扁桃体炎	J02-J03	165	Acute pharyngitis and acute tonsillitis	J02-J03
166	急性喉炎和气管炎	J04	166	Acute laryngitis and tracheitis	J04
167	其他急性上呼吸道感染	J00-J01, J05-J06	167	Other acute upper respiratory infections	J00-J01, J05-J06
168	流行性感冒	J09-J11	168	Influenza	J09-J11
169	肺炎	J12-J18	169	Pneumonia	J12-J18
170	急性支气管炎和急性细支气管炎	J20-J21	170	Acute bronchitis and acute bronchiolitis	J20-J21
171	慢性鼻窦炎	J32	171	Chronic sinusitis	J32
172	鼻和鼻窦其他疾病	J30-J31, J33-J34	172	Other diseases of nose and nasal sinuses	J30-J31, J33-J34
173	扁桃体和腺样体慢性疾病	J35	173	Chronic disease of tonsils and adenoids	J35
174	上呼吸道其他疾病	J36-J39	174	Other diseases of upper respiratory tract	J36-J39
175	支气管炎、肺气肿和其他慢性阻塞性肺病	J40-J44	175	Bronchitis, emphysema and other chronic obstructive pulmonary diseases	J40-J44
176	哮喘	J45-J46	176	Asthma	J45-J46
177	支气管扩张(症)	J47	177	Bronchiectasis	J47

178	肺尘埃沉着病	J60-J65	178	Pneumoconiosis	J60-J65
179	呼吸系统其他疾病	J22, J66-J99	179	Other diseases of the respiratory system	J22, J66-J99
180	龋(齿)	K02	180	Dental caries	K02
181	牙齿及支持结构的其他疾患	K00-K01, K03-K08	181	Other disorders of teeth and supporting structures	K00-K01, K03-K08
182	口腔、涎腺和颌的其他疾病	K09-K14	182	Other diseases of the oral cavity, salivary glands and jaws	K09-K14
183	胃和十二指肠溃疡	K25-K27	183	Gastric and duodenal ulcer	K25-K27
184	胃炎和十二指肠炎	K29	184	Gastritis and duodenitis	K29
185	食管、胃和十二指肠其他疾病	K20-K23, K28, K30-K31	185	Other diseases of oesophagus, stomach and duodenum	K20-K23, K28, K30-K31
186	阑尾疾病	K35-K38	186	Diseases of appendix	K35-K38
187	腹股沟疝	K40	187	Inguinal hernia	K40
188	其他疝	K41-K46	188	Other hernia	K41-K46
189	克罗恩病和溃疡性结肠炎	K50-K51	189	Crohn's disease and ulcerative colitis	K50-K51
190	麻痹性肠梗阻和不伴有疝的肠梗阻	K56	190	Paralytic ileus and intestinal obstruction without hernia	K56
191	肠憩室性疾病	K57	191	Diverticular disease of intestine	K57
192	肠和腹膜其他疾病	K52-K55, K58-K67	192	Other diseases of intestines and peritoneum	K52-K55, K58-K67
193	酒精性肝病	K70	193	Alcoholic liver disease	K70
194	肝的其他疾病	K71-K77	194	Other diseases of the liver	K71-K77
195	胆石症和胆囊炎	K80-K81	195	Cholelithiasis and cholecystitis	K80-K81
196	急性胰腺炎和胰腺其他疾病	K85-K86	196	Acute pancreatitis and other diseases of the pancreas	K85-K86
197	消化系统其他疾病	K82-K83, K87-K93	197	Other diseases of the digestive system	K82-K83, K87-K93
198	皮肤和皮下组织感染	L00-L08	198	Infections of the skin and subcutaneous tissue	L00-L08
199	皮肤和皮下组织其他疾病	L10-L99	199	Other diseases of the skin and subcutaneous tissue	L10-L99
200	类风湿性关节炎和其他炎性多关节病	M05-M14	200	Rheumatoid arthritis and other inflammatory polyarthropathies	M05-M14
201	关节病	M15-M19	201	Arthrosis	M15-M19
202	四肢后天性变形	M20-M21	202	Acquired deformities of limbs	M20-M21
203	其他关节疾患	M00-M03, M22-M25	203	Other disorders of joints	M00-M03, M22-M25
204	全身性结缔组织疾患	M30-M36	204	Systemic connective tissue disorders	M30-M36
205	颈和其他椎间盘疾患	M50-M51	205	Cervical, and other intervertebral disc disorders	M50-M51
206	其他背部病	M40-M49, M53-M54	206	Other dorsopathies	M40-M49, M53-M54
207	软组织疾患	M60-M79	207	Soft tissue disorders	M60-M79
208	骨密度和结构的疾患	M80-M85	208	Disorders of bone density and structure	M80-M85
209	骨髓炎	M86	209	Osteomyelitis	M86
210	肌肉骨骼系统和结缔组织其他疾病	M87-M99	210	Other diseases of the musculo-skeletal system and connective tissue	M87-M99
211	急性肾炎综合征和急进型肾炎综合征	N00-N01	211	Acute and rapidly progressive nephritic syndromes	N00-N01
212	其他肾小球疾病	N02-N08	212	Other glomerular diseases	N02-N08
213	肾小管-间质疾病	N10-N16	213	Renal tubulo-interstitial diseases	N10-N16

214	肾衰竭	N17-N19	214	Renal failure	N17-N19
215	尿石病	N20-N23	215	Urolithiasis	N20-N23
216	膀胱炎	N30	216	Cystitis	N30
217	泌尿系统其他疾病	N25-N29，N31-N39	217	Other diseases of the urinary system	N25-N29，N31-N39
218	前列腺增生	N40	218	Hyperplasia of prostate	N40
219	前列腺其他疾患	N41-N42	219	Other disorders of prostate	N41-N42
220	鞘膜积液和精子囊肿	N43	220	Hydrocele and spermatocele	N43
221	包皮过长、包茎和嵌顿包茎	N47	221	Redundant prepuce，phimosis and paraphimosis	N47
222	男性生殖器官其他疾病	N44-N46，N48-N51	222	Other diseases of male genital organs	N44-N46，N48-N51
223	乳房疾患	N60-N64	223	Disorders of breast	N60-N64
224	输卵管炎和卵巢炎	N70	224	Salpingitis and oophoritis	N70
225	宫颈炎性疾病	N72	225	Inflammatory disease of cervix uteri	N72
226	女性盆腔器官其他炎性疾病	N71，N73-N77	226	Other inflammatory diseases of female pelvic organs	N71，N73-N77
227	子宫内膜异位症	N80	227	Endometriosis	N80
228	女性生殖器脱垂	N81	228	Female genital prolapse	N81
229	卵巢、输卵管和阔韧带的非炎性疾患	N83	229	Noninflammatory disorders of ovary，fallopian tube and broad ligament	N83
230	月经疾患	N91-N92	230	Disorders of menstruation	N91-N92
231	绝经期和其他围绝经期的疾患	N95	231	Menopausal and other perimenopausal disorders	N95
232	女性不孕症	N97	232	Female infertility	N97
233	泌尿生殖道其他疾患	N82，N84-N90，N93-N94，N96，N98-N99	233	Other disorders of genitourinary tract	N82，N84-N90，N93-N94，N96，N98-N99
234	自然流产	O03	234	Spontaneous abortion	O03
235	医疗性流产	O04	235	Medical abortion	O04
236	其他流产结局的妊娠	O00-O02，O05-O08	236	Other pregnancies with abortive outcome	O00-O02，O05-O08
237	妊娠、分娩和产褥期的水肿、蛋白尿和高血压疾患	O10-O16	237	Oedema，proteinuria and hypertensive disorders in pregnancy，childbirth and the puerperium	O10-O16
238	前置胎盘、胎盘的过早分离和产前出血	O44-O46	238	Placenta praevia，premature separation of placenta and antepartum haemorrhage	O44-O46
239	与胎儿和羊膜腔及可能的分娩问题有关的其他孕产妇医疗	O30-O43，O47-O48	239	Other maternal care related to fetus and amniotic cavity and possible delivery problems	O30-O43，O47-O48
240	梗阻性分娩	O64-O66	240	Obstructed labour	O64-O66
241	产后出血	O72	241	Postpartum haemorrhage	O72
242	妊娠和分娩的其他并发症	O20-O29，O60-O63，O67-O71，O73-O75，O81-O84	242	Other complications of pregnancy and delivery	O20-O29，O60-O63，O67-O71，O73-O75，O81-O84
243	单胎顺产	O80	243	Single spontaneous delivery	O80
244	主要与产褥期和其他产科情况有关的并发症，不可归类在他处者	O85-O99	244	Complications predominantly related to the puerperium and other obstetric conditions，not elsewhere classified	O85-O99

245	胎儿和新生儿受母体因素和妊娠、产程和分娩并发症的影响	P00-P04	245	Fetus and newborn affected by maternal factors and by complications of pregnancy, labour and delivery	P00-P04
246	胎儿生长缓慢、胎儿营养不良和与孕期短和低出生体重有关的疾患	P05-P07	246	Slow fetal growth, fetal malnutrition and disorders related to short gestation and low birth weight	P05-P07
247	产伤	P10-P15	247	Birth trauma	P10-P15
248	子宫内低氧症和出生窒息	P20-P21	248	Intrauterine hypoxia and birth asphyxia	P20-P21
249	起源于围生期的其他呼吸性疾患	P22-P28	249	Other respiratory disorders originating in the perinatal period	P22-P28
250	先天性传染病和寄生虫病	P35-P37	250	Congenital infectious and parasitic diseases	P35-P37
251	特发于围生期的其他感染	P38-P39	251	Other infections specific to the perinatal period	P38-P39
252	胎儿和新生儿的溶血性疾病	P55	252	Haemolytic disease of fetus and newborn	P55
253	起源于围生期的其他情况	P08, P29, P50-P54, P56-P96	253	Other conditions originating in the perinatal period	P08, P29, P50-P54, P56-P96
254	脊柱裂	Q05	254	Spina bifida	Q05
255	神经系统其他先天性畸形	Q00-Q04, Q06-Q07	255	Other congenital malformations of the nervous system	Q00-Q04, Q06-Q07
256	循环系统先天性畸形	Q20-Q28	256	Congenital malformations of the circulatory system	Q20-Q28
257	唇裂和腭裂	Q35-Q37	257	Cleft lip and cleft palate	Q35-Q37
258	小肠先天性缺如、闭锁和狭窄	Q41	258	Absence, atresia and stenosis of small intestine	Q41
259	消化系统其他先天性畸形	Q38-Q40, Q42-Q45	259	Other congenital malformations of the digestive system	Q38-Q40, Q42-Q45
260	睾丸未降	Q53	260	Undescended testicle	Q53
261	泌尿生殖系统其他畸形	Q50-Q52, Q54-Q64	261	Other malformations of the genitourinary system	Q50-Q52, Q54-Q64
262	髋先天性变形	Q65	262	Congenital deformities of hip	Q65
263	足先天性变形	Q66	263	Congenital deformities of feet	Q66
264	肌肉骨骼系统其他先天性畸形和变形	Q67-Q79	264	Other congenital malformations and deformations of the musculoskeletal system	Q67-Q79
265	其他先天性畸形	Q10-Q18, Q30-Q34, Q80-Q89	265	Other congenital malformations	Q10-Q18, Q30-Q34, Q80-Q89
266	染色体异常,不可归类在他处者	Q90-Q99	266	Chromosomal abnormalities, not elsewhere classified	Q90-Q99
267	腹部和盆腔痛	R10	267	Abdominal and pelvic pain	R10
268	原因不明的发热	R50	268	Fever of unknown origin	R50
269	衰老	R54	269	Senility	R54
270	其他症状、体征和临床与实验室异常所见,不可归类在他处者	R00-R09, R11-R49, R51-R53, R55-R99	270	Other symptoms, signs and abnormal clinical and laboratory findings, not elsewhere classified	R00-R09, R11-R49, R51-R53, R55-R99
271	颅骨和面骨骨折	S02	271	Fracture of skull and facial bones	S02
272	颈部、胸部或骨盆骨折	S12, S22, S32, T08	272	Fracture of neck, thorax or pelvis	S12, S22, S32, T08
273	股骨骨折	S72	273	Fracture of femur	S72

274	其他四肢骨的骨折	S42,S52,S62,S82,S92,T10,T12	274	Fractures of other limb bones	S42,S52,S62,S82,S92,T10,T12
275	累及身体多个部位的骨折	T02	275	Fractures involving multiple body regions	T02
276	特指和身体多个部位的脱位、扭伤和劳损	S03,S13,S23,S33,S43,S53,S63,S73,S83,S93,T03	276	Dislocations, sprains and strains of specified and multiple body regions	S03,S13,S23,S33,S43,S53,S63,S73,S83,S93,T03
277	眼和眶损伤	S05	277	Injury of eye and orbit	S05
278	颅内损伤	S06	278	Intracranial injury	S06
279	其他内部器官损伤	S26-S27,S36-S37	279	Injury of other internal organs	S26-S27,S36-S37
280	特指和身体多个部位的挤压伤和创伤性截断	S07-S08,S17-S18,S28,S38,S47-S48,S57-S58,S67-S68,S77-S78,S87-S88,S97-S98,T04-T05	280	Crushing injuries and traumatic amputations of specified and multiple body regions	S07-S08,S17-S18,S28,S38,S47-S48,S57-S58,S67-S68,S77-S78,S87-S88,S97-S98,T04-T05
281	特指、未特指和身体多个部位的其他损伤	S00-S01,S04,S09-S11,S14-S16,S19-S21,S24-S25,S29-S31,S34-S35,S39-S41,S44-S46,S49-S51,S54-S56,S59-S61,S64-S66,S69-S71,S74-S76,S79-S81,S84-S86,S89-S91,S94-S96,S99,T00-T01,T06-T07,T09,T11,T13-T14	281	Other injuries of specified, unspecified and multiple body regions	S00-S01,S04,S09-S11,S14-S16,S19-S21,S24-S25,S29-S31,S34-S35,S39-S41,S44-S46,S49-S51,S54-S56,S59-S61,S64-S66,S69-S71,S74-S76,S79-S81,S84-S86,S89-S91,S94-S96,S99,T00-T01,T06-T07,T09,T11,T13-T14
282	通过自然腔口进入异物的效应	T15-T19	282	Effects of foreign body entering through natural orifice	T15-T19
283	烧伤和腐蚀伤	T20-T32	283	Burns and corrosions	T20-T32
284	药物和生物制品中毒	T36-T50	284	Poisoning by drugs and biological substances	T36-T50
285	主要为非药用物质的毒性效应	T51-T65	285	Toxic effects of substances chiefly nonmedicinal as to source	T51-T65
286	虐待综合征	T74	286	Maltreatment syndrome	T74
287	外因的其他和未特指效应	T33-T35,T66-T73,T75-T78	287	Other and unspecified effects of external causes	T33-T35,T66-T73,T75-T78
288	创伤的某些早期并发症以及手术和医疗并发症,不可归类在他处者	T79-T88	288	Certain early complications of trauma and complications of surgical and medical care, not elsewhere classified	T79-T88
289	损伤、中毒和外因的其他后果的后遗症	T90-T98	289	Sequelae of injuries, poisoning and of other consequences of external causes	T90-T98
290	为检查和调查而与保健机构接触的人	Z00-Z13	290	Persons encountering health services for examination and Investigation	Z00-Z13

291	无症状的人类免疫缺陷病毒[HIV]感染状态	Z21	291	Asymptomatic human immunodeficiency virus[HIV] infection status	Z21
292	具有与传染病有关的潜在健康危害的其他人	Z20,Z22-Z29	292	Other persons with potential health hazards related to communicable disease	Z20,Z22-Z29
293	避孕问题	Z30	293	Contraceptive management	Z30
294	出生前筛查和其他妊娠监督	Z34-Z36	294	Antenatal screening and other supervision of pregnancy	Z34-Z36
295	按照出生地点划分活产婴儿	Z38	295	Liveborn infants according to place of birth	Z38
296	产后医疗和检查	Z39	296	Postpartum care and examination	Z39
297	为特殊操作和卫生保健而与保健机构接触的人	Z40-Z54	297	Persons encountering health services for specific procedures and health care	Z40-Z54
298	为其他人而与保健机构接触的人	Z31-Z33,Z37,Z55-Z99	298	Persons encountering health services for other reasons	Z31-Z33,Z37,Z55-Z99
901	SARS	U04	901	SARS	U04

定　义
Definitions

定　义

注:世界卫生大会已根据世界卫生组织章程第23条通过这些定义（决议 WHA20.19 和 WHA43.24）。

1. 死亡原因

应记录在死亡原因医学证明书上的死亡原因是指所有导致或促进死亡的那些疾病、不健康的情况或损伤以及任何产生这些损伤的事故或暴力的情况。

2. 根本死亡原因

根本死亡原因是指（a)引起一系列直接导致死亡的事件的那个疾病或损伤；或(b)产生致命损伤的事故或暴力的情况。

3. 有关胎儿、围生儿、新生儿和婴儿死亡的定义

3.1 活产

活产是指不论妊娠期长短而自母体完全排出或取出的受孕产物，他与母体分离后，不论脐带是否切断或胎盘是否附着，只要能够呼吸或显示任何其他生命证据，如心脏跳动、脐带搏动或随意肌的明确运动，这样出生的每一产物均被视为活产。

3.2 胎儿死亡[死产胎儿]

胎儿死亡是指不论妊娠期长短而自母体完全排出或取出之前即已死亡的受孕产物(胎儿)。死亡的指征是在与母体分离后胎儿没有呼吸，也没有任何其他生命证据，如心脏跳动、脐带搏动或随意肌的明确运动。

3.3 出生体重

胎儿或新生儿在出生后第一次测量得到的体重。

3.4 低出生体重

出生体重低于2500克(最高达到2499克，包括2499克)。

3.5 很低出生体重

出生体重低于1500克(最高达到1499克，包括1499克)。

3.6 极低出生体重

出生体重低于1000克(最高达到999克，包括999克)。

3.7 胎龄

妊娠期应自末次正常月经的第一日算起。胎龄以完整的天数或周数来表示（例如分娩发生于末次正常月经开始后的第280至286整天期间，都认为胎龄是40周)。

3.8 不足月妊娠

妊娠不满37整周(少于259天)者。

3.9 足月妊娠

妊娠超过37整周而不满42整周(259-293天)者。

3.10 过期妊娠

妊娠达到或超过42整周(294天或超过294天)者。

3.11 围生期

围生期自妊娠的第22整周(154天)开始(此时正常出生体重为500克)，至出生后的7整天结束。

3.12 新生儿期

新生儿期自出生时开始，至出生后第 28 整天结束。新生儿死亡（活产儿在出生后未满 28 整天内的死亡）可以细分为早期新生儿死亡，即出生后未满 7 整天内的死亡；和晚期新生儿死亡，即出生后活满 7 整天但在未满 28 整天内的死亡。

对定义的注释

(1) 对活产儿来说，出生体重的测量时间最好是在出生后体重发生明显丢失之前的生命的头 1 小时之内。当统计报表中包括对出生体重按照500克间隔分组的栏目时，不应将体重记录在这些分组中。实际体重应记录到所能测量的精确程度。

(2)"低"、"很低"和"极低"出生体重的定义并不构成相互排除的等级。每个等级均可包括本组限之下的一切情况，因此是重叠的（即："低"包括"很低"和"极低"，而"很低"则包括"极低"）。

(3) 当根据月经日期计算时，胎龄常常是造成混淆的根源。为了从末次正常月经期的第一天日期和分娩日期来计算胎龄，应该记住第一天是 0 天而不是 1 天；所以 0-6 天相当于"0 整周"，7-13 天相当于"1 整周"，而实际妊娠的第 40 周是和胎龄的"39 整周"同义的。当末次正常月经期的日期不能得到时，最好根据临床估计值来估计胎龄。为了避免误解，报表应同时列出周数和天数。

(4) 在出生后的第 1 天（即 0 天）内死亡的年龄应该以生存的整分钟或整小时为单位来记录。对出生后的第 2 天（1 天）、第 3 天（2 天）直到 27 整天，死亡的年龄应以天为单位来记录。

4. 有关孕产妇死亡的定义

4.1 孕产妇死亡

孕产妇死亡是指处在妊娠期或妊娠终止后 42 天之内的妇女，不论妊娠期长短和何种受孕部位，由于任何与妊娠或妊娠处理有关的或由此而加重了的原因导致的死亡，但不包括由于意外或偶然原因导致的死亡。

4.2 晚期孕产妇死亡

晚期孕产妇死亡是指处在妊娠终止 42 天以后但未满一年之内的妇女，由于直接或间接产科原因导致的死亡。

4.3 与妊娠有关的死亡

与妊娠有关的死亡是指处在妊娠期或妊娠终止后 42 天之内的妇女，不管任何原因导致的死亡。

孕产妇死亡应再细分为两组：

4.4 直接产科死亡

直接产科死亡是指由于妊娠状态（妊娠、分娩和产褥期）下的产科并发症、由于医疗的操作干预、疏忽遗漏、处理不当或由于上述情况的任何一个而引起的一系列事件导致的死亡。

4.5 间接产科死亡

间接产科死亡是指由于以前已存在的疾病或在妊娠期新发生的疾病，这些疾病虽非由直接产科原因所引起，却由于妊娠的生理影响而加重，从而导致死亡。

关于命名的条例
Regulations regarding nomenclature

关于疾病和死亡原因命名的条例

(包括统计表的编制和公布)

第二十次世界卫生大会,鉴于以可比的形式编制和公布死亡和疾病统计表的重要性;遵照世界卫生组织章程第2(s)、第21(b)、第22和第64条款,于1967年5月22日通过了1967年命名条例;这些条例可被引用作为WHO命名条例。

第1条

世界卫生组织会员国,下面简称会员国,应按下面第7条的规定实施本条例。

第2条

编制死亡和疾病统计表的会员国,应根据世界卫生大会通过的疾病、损伤和死亡原因的国际统计分类现行修订本进行编制。该分类可被引用作为国际疾病分类。

第3条

在编制及公布死亡和疾病统计表时,会员国应尽量遵照世界卫生大会提出的对分类、编码步骤、年龄分组、地区识别及其他有关定义和标准的建议。

第4条

会员国应逐年编制和公布每个日历年度的死亡原因统计表,统计范围可包括本国的全部城市地区或能够获得信息的部分地区,并应注明统计所包括的范围。

第5条

会员国应采用一种用于描述导致或促进死亡的疾病情况或损伤、并能明确指出根本死亡原因的死因医学证明书的表格。

第6条

每个会员国应根据世界卫生组织章程第64条的要求提供按本条例编制的书面统计表,而不是章程第63条所要求的通讯统计表。

第7条

1. 本条例自1968年1月1日起实施。

2. 自本条例实施之日起,除服从下面所提出的例外以外,它们将在受本条例约束的会员国之间和会员国与世界卫生组织之间取代1948年的命名条例及其随后各次修订本的各项条款。

3. 按本条例第2条的规定,经世界卫生大会通过的国际疾病分类的任何次修订本,均自世界卫生大会下达指令之日起开始实施,除服从下面所提出的例外以外,它们应取代任何更早版本的分类。

第8条

1. 从总干事将世界卫生大会通过的本条例通知各会员国之日起的六个月内,是会员国对世界卫生组织章程第22条的实施提出拒绝实施或保留实施的期限。超过此期限以后递交给总干事的任何拒绝或保留实施均被视为无效。

2. 本条第一段的条款同样适用于世界卫生大会按本条例第2条通过的国际疾病分类今后的任何次修订本。

第 9 条

无论对本条例或对国际疾病分类及它的任何次修订本的拒绝实施以及任何全部或部分保留实施,均可随时通知总干事撤回。

第 10 条

总干事应通知全体会员国关于本条例的通过、关于国际疾病分类任何次修订本的通过以及他根据第 8 和第 9 条规定所收到的任何通知书。

第 11 条

本条例的原始文本将存入世界卫生组织档案。被公证的真实副本应由总干事负责送达全体会员国。在本条例开始实施时,总干事应根据联合国宪章第 102 条规定把被公证的真实副本递送联合国秘书长备案。

1967 年 5 月 22 日,我们在日内瓦确实签署了这个文件。

(签名)V. T. H. Gunaratne,
世界卫生大会主席
(签名)M. G. Candau
世界卫生组织总干事

编译审校的主要参考资料

1. 世界卫生组织编,北京世界卫生组织疾病分类合作中心译。国际疾病分类第九次修订本(ICD-9)(中文本)。第一卷。第一版。北京:人民卫生出版社,1984 年。
2. 世界卫生组织编,北京世界卫生组织疾病分类合作中心译。国际疾病分类第九次修订本(ICD-9)(中文本)。第二卷。第一版。北京:人民卫生出版社,1987 年。
3. 世界卫生组织编,日本厚生省大臣官房统计情报部编译。疾病、伤害および死因统计分类提要(ICD-10)(日文本)。第二卷。第一版。日本:厚生省大臣官房统计情报部,1993 年。
4. 世界卫生组织编,周珊珊等译。国际疾病分类肿瘤学专辑(ICD-O)(中文本)。第二版。北京:人民卫生出版社,1993 年。
5. 世界卫生组织编,范肖东等译。ICD-10 精神与行为障碍分类-临床描述与诊断要点(中文本)。第一版。北京:人民卫生出版社,1993 年。
6. 全国科学技术名词审定委员会。医学名词(一)-妇产科学、耳鼻咽喉科学、风湿病学、血液病学、呼吸病学、内分泌病学(1989)。第一版。北京:科学出版社,1990 年。
7. 全国科学技术名词审定委员会。医学名词(二)-口腔医学(1992)。第一版。北京:科学出版社,1992 年。
8. 全国科学技术名词审定委员会。医学名词(三)-医学遗传学、免疫学、病理学(1995)。第一版。北京:科学出版社,1995 年。
9. 全国科学技术名词审定委员会。医学名词(四)-心血管病学、肾脏病学、胃肠病学、消化内镜学、传染病学、寄生虫病学、神经病学、精神病学、结核病学、老年医学、儿科学(1995)。第一版。北京:科学出版社,1996 年。
10. 全国科学技术名词审定委员会。医学名词(五)-眼科学(1996)。第一版。北京:科学出版社,1997 年。
11. 全国科学技术名词审定委员会。医学名词(六)-普通外科学、神经外科学、胸心血管外科学、泌尿外科学、骨科学、小儿外科学、烧伤外科学、创伤学、器官移植学、急诊医学和麻醉学(1998)。第一版。北京:科学出版社,1998 年。
12. 全国科学技术名词审定委员会。医学名词(七)-整形外科学、医学美学与美容医学、皮肤病学、物理医学与康复(2002)。第一版。北京:科学出版社,2002 年。
13. 全国科学技术名词审定委员会。人体解剖学名词(1991)。第一版。北京:科学出版社,1992 年。
14. 全国科学技术名词审定委员会。微生物学名词(1988)。第一版。北京:科学出版社,1989 年。
15. 全国科学技术名词审定委员会。遗传学名词(1989)。第一版。北京:科学出版社,1990 年。
16. 全国科学技术名词审定委员会。组织学名词、胚胎学名词(1993)。第一版。北京:科学出版社,1994 年。
17. 王贤才主编。英中医学辞海。第一版。青岛:青岛出版社,1989 年。
18. 科学出版社编。英汉化学化工词汇。第三版。北京:科学出版社,1984 年。
19. 王同亿主编译。英汉辞海。第一版。北京:国防工业出版社,1990 年。
20. 吴光华主编。现代英汉综合大辞典。第一版。上海:上海科学技术文献出版社,1990 年。
21. 辞海编辑委员会编。辞海。第一版。上海:上海辞书出版社,1979 年。
22. 新华通讯社译名室编。世界人名翻译大辞典。第一版。北京:中国对外翻译出版公司,1993 年。